国家执业医师资格考试推荐用书

2020

中西医结合执业及助理医师资格考试
笔试重难点精析
（上册）

主编 昭昭医考
主审 李 闯

紧扣新大纲
执业及助理医师
通用

信昭昭 过医考 独家秘笈

表格理解 → 图形记忆 → 口诀背诵
考点贯通

重要提示

1. 凭刮刮卡（每书一个，限用3次）登录service.buaapress.com.cn或前往“北航考试”微信公众号可在线观看20小时视频。
2. 扫码关注“昭昭医考”微信公众号（二维码见封底），免费享受题库、视频及定期在线答疑服务。

北京航空航天大学出版社
BEIHANG UNIVERSITY PRESS

内容简介

本书分为上、下册。上册包括中医基础理论、中医诊断学、中药学、方剂学、针灸学、西医诊断学、传染病学、医学伦理学、卫生法规。下册包括中西医结合内科学、中西医结合外科学、中西医结合妇产科学、中西医结合儿科学、药理学。

本书适合具有规定学历的即将参加中西医结合执业及助理医师资格考试的考生使用，也可做为本科生、研究生、临床医生的学习指导用书。

图书在版编目（CIP）数据

中西医结合执业及助理医师资格考试笔试重难点精析 / 昭昭医考主编． -- 北京 ：北京航空航天大学出版社，2018.12

ISBN 978-7-5124-2905-5

Ⅰ．①中… Ⅱ．①昭… Ⅲ．①中西医结合－资格考试－自学参考资料 Ⅳ．①R2-031

中国版本图书馆 CIP 数据核字（2018）第 287714 号

中西医结合执业及助理医师资格考试笔试重难点精析（上册）

主编　昭昭医考

主审　李　闯

责任编辑　寿亚荷

*

北京航空航天大学出版社出版发行

北京市海淀区学院路 37 号（邮编 100191）　http://www.buaapress.com.cn

发行部电话：(010)82317024　传真：(010)82328026

读者信箱：bhjiaopei@163.com　邮购电话：(010)82316936

北京宏伟双华印刷有限公司印装　各地书店经销

*

开本：787×1 092　1/16　印张：81.5　字数：2 582 千字

2019 年 1 月第 1 版　2020 年 2 月第 2 次印刷

ISBN 978-7-5124-2905-5　定价：268.80 元（上、下册）

前 言

中医类别（含中医、中西医）执业及助理医师资格考试作为一门由国家组织统考的执业准入性考试，其特点是科目多、考点多且难记忆、通过率低，再加上有的考生工作繁忙没有充足的复习时间，有的年龄大、记不住，有的基础差、学不懂，有的缺乏临床经验难理解，这方方面面的原因给考生顺利通过考试带来了重重障碍。

作者根据考生的特点和要求，结合自身的多年行业辅导经验，深入研究考试大纲所包含的考点、真题出题角度、出题深度，领会出题人意图，组织编写了中医、中西医医师资格考试系列指导用书。有了这套丛书，只要考生认真学习、各个击破，执业医师资格考试考 450 分以上、助理医师资格考试考 250 分以上完全没问题。

2020《中西医结合执业及助理医师资格考试笔试重难点精析》依据 2020 年最新版中西医结合执业及助理医师资格考试大纲编写，且一并出版了配套习题集 2020《中西医结合执业医师资格考试笔试重难点精析同步练习》、2020《中西医结合执业助理医师资格考试笔试重难点精析同步练习》及 2020《中西医结合执业及助理医师资格考试精选真题考点精析》，能让考生在短时间内迅速捕获核心考点，轻松学懂学会，事半功倍。

一本好书，既是你有效复习的工具书，又是使你走向执业道路的助推器，希望本书能成为你的良师益友，给你带来拿证书的惊喜！

最后，祝大家顺利通过考试！

昭昭医考

征稿说明

对于从医人员来说，执业及助理医师考试是学习生涯及从业中一段十分重要的旅程。亲爱的考生朋友，在执业及助理医师考试的路上，你或许有一些难忘的经历，或许有一些重要的经验、实用的备考方法希望与其他考生分享，你或许还希望将这段奋斗历程铭刻下来。如果你有这样的想法，那么，机会来了：北航出版社特此向各位“过来人”征集稿件，与考生朋友们分享你的“备考故事”，我们将选用优秀文章集结成书予以出版。感兴趣的考生朋友可将文章发送至邮箱：bhjiaopei@163.com。别忘记留下你的姓名和联系方式哦！我们在此期待考生朋友们的精彩故事！

特别提示：各位考生在读书学习过程中有任何与考试相关及图书售后的问题，可加下列相应 QQ 号获取解答：

执业医师，请加 QQ：2049874354；

助理医师，请加 QQ：2146692958。

目 录

中药学

方剂学

针灸学

西医诊断学

传染病学

医学伦理学

卫生法规

中医基础理论

第一单元　中医学理论体系的主要特点

一、整体观念

整体观念，是中医学认识人体自身以及人与环境之间联系性和统一性的学术思想。

（一）人是一个有机整体

1. 生理功能的整体性 主要体现在三个方面，即五脏一体观、形神一体观和精气神一体观。

五脏一体观：人体以五脏为中心，配合六腑、形体、官窍，通过经络系统的联络作用，构成了心、肝、脾、肺、肾五个生理系统。这五个生理系统之间，具有结构的联系性和功能的统一性，相互促进，相互制约，共同维持生命活动的正常进行。这种以五脏为中心的结构与功能相统一的观点，称为“五脏一体观”。

形神一体观：形体与精神是生命的两大要素，二者既相互依存，又相互制约，是一个统一的整体。

精气神一体观：精、气、血、津液是构成和维持人体生命活动的基本物质，神是人体生命活动的整体表现。

2. 病机变化的整体性 中医学在分析疾病发生、发展、变化规律时，善于从整体出发，去分析局部病机变化的整体性根源。

3. 诊断防治的整体性 中医学在诊察疾病时，可通过观察分析形体、官窍、舌脉等外在异常表现，推测内在脏腑的病机变化，从而作出正确诊断。在防治疾病时，强调在整体层次上对全身各局部的调节，使之恢复常态。

4. 养生康复的整体性 人是形神统一的整体，中医养生主张形神共养以维护健康、形神共调以治疗康复疾病。

（二）人与自然环境的统一性

人类生活在自然界中，自然环境的各种变化可直接或间接地影响人体的生命活动，对人与自然环境息息相关的认识，即是“天人一体观”的整体思想。

（三）人与社会环境的统一性

人生活在特定的社会环境中，必然受到社会因素的影响。故人与社会环境既相互统一、又相互联系。人不单纯是生物个体，而且是社会的一员，具备社会属性。政治、经济、文化、宗教、法律、人际关系、婚姻等社会因素，必然通过与人的信息交换影响着人体的各种生理、心理和病变，而人也在与社会环境的交流中，维持着生命活动的稳定有序与协调平衡。

二、辨证论治

（一）症、证、病的基本概念

1. 症的基本概念 症，即症状和体征，是机体发病而表现出来的异常表现，包括患者所诉的异常感觉与医生所诊查的各种体征。如恶寒发热、恶心呕吐、烦躁易怒、舌苔、脉象等，都属症的概念。症是判断疾病、辨识证的主要依据，但其表现的是疾病的表面现象甚至假象，所以未必能完全反映疾病和证的本质。同一个症状，可由不同的致病因素引起，其病机不尽相同，也可见于不同的疾病和证中。孤立的症状或体征不能反映疾病或证的本质，因而不能作为治疗的依据。

2. 证的基本概念 证，是对疾病过程中一定阶段的病因、病位、病性、病势等病机本质的概括。如脾胃虚弱证，病位在脾胃，病性为虚。证是病机的概括，病机是证的内在本质，证所反映的是疾病的本质。

证候，即证的外候，是指疾病过程中一定阶段的病位、病因、病性、病势等本质有机联系的反应状态，表现为临床可被观察到的症状等，一般由一组相对固定的、有内在联系的、能揭示疾病某一阶段或某一类型病变本质的症状和体征构成。如食少纳呆，腹胀便溏，倦息乏力，面黄，舌淡红苔白，脉沉缓，属于脾胃虚弱证的证候表现。

3. **病的基本概念** 病，即疾病的简称，指有特定的致病因素、发病规律和病机演变的一个完整的异常生命过程，常常有较固定的临床症状和体征诊断要点、与相似疾病的鉴别点等。致病邪气作用于人体，人体正气与邪气相抗争，引起的机体阴阳失调、脏腑形体损伤、生理功能失常或心理活动障碍，从而体现一个完整的生命过程。在这一过程中，始终存在着损伤、障碍与修复、调节的矛盾斗争过程，即邪正斗争。反映的是贯穿一种疾病全过程的总体属性、特征和规律。如感冒、胸痹、消渴、积聚等，皆属疾病的概念。

症、证、病三者既有区别又有联系。病与证，虽然都是对疾病本质的认识，但病所反映的重点是贯穿疾病全过程的基本矛盾，而证反映的重点是当前阶段的主要矛盾。症状和体征是认识病和证的着眼点，是病和证的基本构成要素。具有内在联系的症状和体征组合在一起即构成证候，反映疾病某阶段或某一类型的病变本质；各阶段或类型的证贯穿并叠合起来，便是疾病的全过程。因此，一种疾病可由不同的证组成，而同一证又可见于不同的疾病过程中。

（二）辨证论治的基本概念

辨证论治，是中医学诊治疾病的基本理论与思维方法，即根据中医理论分析四诊获得的临床资料，明确病变的本质，拟定治则治法。

1. **辨证** 辨证是以中医学理论对四诊（望、闻、问、切）所得的资料进行综合分析，明确病变本质并确立为何种证的思维和实践过程。由于疾病发生的原因、病变的部位、疾病的性质、疾病的发展变化趋势是辨证的要素，故中医学在辨识证时，要求辨明病因、病位、病性及其发展变化趋势，即辨明疾病从发生到转归的总体病机。

2. **论治** 又称施治，是根据辨证的结果确立相应的治疗原则和方法及方药，选择适当的治疗手段和措施来处理疾病的思维和实践过程。论治过程一般分为以下三个步骤：因证立法、随法选方、据方施治。

（三）同病异治与异病同治

同病异治，指同一种病，由于发病的时间、地域不同，或所处疾病的阶段或类型不同，或患者的体质有异，故反映出的证不同，因而治疗也有异。如麻疹在不同的疾病阶段表现为不同的证，故初期当解表透疹；中期清肺热；后期滋养肺阴胃阴等不同的治法。

异病同治，指几种不同的疾病，在其发展变化过程中出现了大致相同的病机，表现为大致相同的证，因而采用大致相同的治法和方药来治疗。如胃下垂、肾下垂、子宫脱垂、脱肛等不同的病变，其病机的关键是“中气下陷”，可表现为大致相同的证，故皆可用补益中气的方法来治疗。

因此，中医学对疾病治疗的着眼点是证，即所谓“证同治亦同，证异治亦异”，这是辨证论治的精神实质。

（四）辨证与辨病相结合

辨证与辨病，都是认识疾病的思维过程。辨病侧重对贯穿疾病全过程的基本矛盾的认识，辨证侧重对疾病当前阶段主要矛盾的把握。

第二单元　中医学的哲学基础

精气学说（气一元论）、阴阳学说、五行学说，属于中国古代哲学的范畴，是用以认识和解释物质世界发生、发展和变化规律的宇宙观，是构建中医学理论体系的基石。

中医学运用气一元论、阴阳学说、五行学说关于宇宙物质性和运动变化的思维模式，归纳总结医

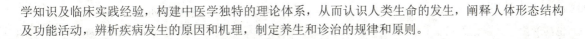

学知识及临床实践经验，构建中医学独特的理论体系，从而认识人类生命的发生，阐释人体形态结构及功能活动，辨析疾病发生的原因和机理，制定养生和诊治的规律和原则。

第一节 精气学说（气一元论）

一、精气学说的概念

（一）精的概念

精，又称精气，在中国古代哲学中，一般泛指气，是一种充塞宇宙之中的无形（指肉眼看不见形质）而运动不息的极细微物质，是构成宇宙万物的本源；在某些情况下专指气中的精粹部分，是构成人类的本原。

精概念的产生，源于“水地说”。

（二）气的概念

气，在古代哲学中，指存在于宇宙之中的无形而不断运动的极细微物质，是宇宙万物的共同构成本原。

气的概念源于“云气说”。

两汉时期的元气说同化了之前的各种气概念，认为元气是构成宇宙万物的最基本、最原始的物质。这就是后世所谓的“元气一元论”。

二、精气学说的基本内容

（一）精气是构成宇宙的本原（中医、中西医助理医师均不考）

精气学说认为，宇宙中的一切事物都是由精或气构成的，宇宙万物的生成皆为精或气自身运动的结果，精或气是构成天地万物包括人类的共同原始物质。精气生万物的机理，古代哲学家常用天地之气交感，阴阳二气合和来阐释。精气自身的运动变化，分为天地阴阳二气。天地阴阳二气的交感合和是宇宙万物包括人类的发生、发展与变化的根本机制。精气有“无形”与“有形”两种不同的存在形式。所谓“无形”，即精气处于弥散而运动的状态，充塞于无垠的宇宙空间，是精气的基本存在形式。由于用肉眼看不见，故称其“无形”。

（二）精气的运动与变化

精气是活动力很强、运行不息的精微物质。自然界一切事物的纷繁变化，都是精气运动的结果。气的运动，称为气机。气运动的形式多种多样，但主要有升、降、聚、散等几种。气的运动产生宇宙各种变化的过程称为气化，宇宙万物在形态、性能及表现方式上所出现的各种变化，皆是气化的结果。气的运动是产生气化过程的前提和条件，而在气化过程中又寓有气的各种形式的运动。万物的变化、人的生死也是气聚散运动的结果。

（三）精气是天地万物的中介（中医、中西医助理医师均不考）

由于精气是天地万物生成的本原，天地万物之间又充斥着无形之气，且这无形之气还能渗入有形实体，与已构成有形实体的气进行各种形式的交换活动，因而精气可为天地万物相互联系、相互作用的中介性物质。这种中介物质维系着天地万物之间的相互联系，使它们成为一个整体，同时，使万物得以相互感应、相互影响、相互作用。

（四）天地精气化生为人

人为宇宙万物之一，宇宙万物皆由精气构成，是由天地阴阳精气交感聚合而化生。人类与宇宙中的他物不同，不仅有生命，还有精神活动，故由“精气”，即气中的精粹部分所化生。气聚则成形，气散则形亡，人的生死过程，也就是气的聚散过程。

三、精气学说在中医学中的应用

（一）构建中医学的精气生命理论

中医学的精气学说是研究人体内精与气的内涵、来源、分布、功能、相互关系以及与脏腑经络关系的系统理论。古代哲学精气学说关于精或气是宇宙万物本原的认识，对中医学中精是人体生命之本原，气是人体生命之维系，人体诸脏腑形体官窍由精化生，人体的各种生理机能由气推动和调控等理论的产生，具有极为重要的影响。中医学的精气理论接纳了古代哲学精气学说的精髓，将其作为一种思维方法引入其中，与其自身固有的理论和实践相融合，创立了独特的中医学精气生命理论。

（二）构建中医学的整体观念

精气是宇宙万物的构成本原，人类为自然万物之一，与自然万物有着共同的化生之源；运行于宇宙中的精气，充塞于各个有形之物间，具有传递信息的中介作用，使万物之间产生感应。这些哲学思想渗透到中医学中，促使中医学形成了同源性思维和相互联系的观点，构建了表达人体自身完整性及人与自然社会环境统一性的整体观念。

第二节　阴阳学说

阴阳学说，属于中国古代哲学理论范畴，阴阳的对立统一是天地万物运动变化的根本规律。中医学以阴阳交感、对立、互根、消长、转化及自和规律，认识和说明生命、健康和疾病。

一、阴阳的概念与归类

（一）阴阳的基本概念

阴阳，指事物或事物之间相互对立的两种基本属性，既可标示一事物内部相互对立的两个方面，又可标示相互对立的两种事物或现象。

（二）阴阳的特性与归类

1. 阴阳的特性

（1）阴阳的普遍性　阴阳学说认为，世界上很多事物和现象都存在正反两个方面，皆可用阴阳来标示。阴阳可概括天地，包罗万象。如天阳地阴，日阳月阴，夏阳冬阴，火阳水阴，男阳女阴等。宇宙万物的发生发展变化及相互关系都可以纳入阴阳范畴。中医学认为“人生有形，不离阴阳”（《素问·宝命全形论》）。人体组织结构、生理功能、病机变化以及诊断治疗皆可用阴阳概括说明。

（2）阴阳的关联性　阴阳所概括的一对事物或现象应是共处于统一体中，或一事物内部对立的两个方面，如空间的上与下、内与外，时间的春夏与秋冬、昼与夜，温度的寒与热，生命物质的气与血等，都是既相对立又相互关联的两个方面，可用阴阳标示。若不是在一个统一体中，无关联性的事物或现象，如寒与上、昼与外等，则不能用阴阳概括说明。

（3）阴阳的规定性　阴阳学说对阴阳各自属性有着明确的规定，具有不可变性和不可反称性。如光明、温暖、向上、趋外、兴奋、发散等，是阳的特性；晦暗、寒冷、向下、内收、沉静、凝聚等，是阴的特性。用阴阳说明事物的属性，如水属阴、火属阳。水不能称为阳，火不能反称阴。人体脏腑中心阴与心阳、肾阴与肾阳、肝阴与肝阳等，皆有其特定内涵，不可反称。

（4）阴阳的相对性　相对性指事物阴阳属性并不是一成不变的，主要表现在三个方面：

其一，阴阳属性可以互相转化。在一定条件下，事物的阴阳属性可以发生相互转化，阴可以转化为阳，阳也可以转化为阴。如寒证和热证的转化：属阴的寒证在一定条件下可以转化为属阳的热证；属阳的热证在一定条件下也可以转化为属阴的寒证。病变的寒热性质发生变化其证候的阴阳属性也随之改变。

其二，阴阳之中复有阴阳，即阴中有阳，阳中有阴。阴阳双方的任何一方又可以再分阴阳，如昼为阳，夜为阴。白昼的上午与下午相对而言，则上午为阳中之阳，下午为阳中之阴；夜晚的前半夜与后半夜相对而言，则前半夜为阴中之阴，后半夜为阴中之阳。人体五脏分阴阳，心肺在上为阳、肝肾在下为阴。心与肺相对而言，心为阳中之阳，肺为阳中之阴；肝与肾相对，肾为阴中之阴，肝为阴中之阳。每一脏又各有明阳，如心阴、心阳，肝阴、肝阳等。事物这种既相互对立而又相互联系的现象，在自然界是无穷无尽的。故《素问·阴阳离合论》说：“阴阳者，数之可十，推之可百，数之可千，推之可万。万之大，不可胜数，然其要一也。”

其三，阴阳属性随比较对象而变。事物的阴阳属性是通过对立双方比较而划分的。若比较的对象发生了改变，事物的阴阳属性可随之发生改变。如100℃与50℃的水，100℃属阳，50℃属阴；而50℃与0℃相比较，则50℃属阳，0℃属阴。人体内六腑与五脏分阴阳。六腑主传泻水谷属阳，五脏主内藏精气属阴；六腑与四肢比较，则六腑居内为阴，四肢在外为阳。随着划分的前提和依据改变，事物的阴阳属性可随之变化。

2. 事物阴阳属性的归类

凡是具有相互关联且又相互对立的事物或现象，或同一事物内部相互对立的两个方面，都可以用阴阳来概括分析其各自的属性。

事物的阴阳属性，依据阴阳各自的属性特征进行类比区分。凡是具有运动的、外向的、上升的、弥散的、温热的、明亮的、兴奋的等特性的事物和现象，都属于阳；相对静止的、内守的、下降的、凝聚的、寒冷的、晦暗的、抑制的等特性的事物和现象，都属于阴。

事物阴阳属性归类表

属性	空间	时间	季节	温度	湿度	重量	性状	亮度	事物运动状态
阳	上 外 左 南 天	昼	春夏	温热	干燥	轻	清	明亮	上升 运动 兴奋 亢进
阴	下 内 右 北 地	夜	秋冬	寒凉	湿润	重	浊	晦暗	下降 静止 抑制 衰退

水与火这一对事物具备了寒热、动静、明暗的特性，集中反映了阴阳的属性，成为事物划分阴阳属性的标志。《素问·阴阳应象大论》说："水火者，阴阳之征兆也。"

二、阴阳学说的基本内容

（一）阴阳交感

阴阳交感，指阴阳二气在运动中相互感应而交合的相互作用。阴阳交通相合，彼此交感相错，是宇宙万物赖以生成和变化的根源。所谓"天地感而万物化生"（《周易·咸·象》），"阴阳相错，而变由生"（《(素问·天元记大论》）。

阴阳交感是天地万物化生的基础。"清阳为天，浊阴为地"（《素问·阴阳应象大论》）。阳气升腾而为天，阴气凝聚而为地。天气下降，地气上升，天地阴阳二气相互作用，交感合和，产生万物。《易传·系辞下》说："天地氤氲，万物化醇；男女构精，万物化生。"如自然界，天地阴阳二气交感，形成云、雾、雷电、雨露，万物得以化生。人类作为宇宙万物之一，同样由天地阴阳之气交感合和而生成，"天地合气，命之日人"（《素问·宝命全形论》）。生命便是在天地阴阳交互作用下孕育生息。如果没有阴阳二气的交感运动，就没有自然界万物，也就没有生命。

（二）阴阳对立

指属性相反的阴阳双方在一个统一体中的相互斗争、相互制约和相互排斥。阴阳的相互对立，主要表现于它们之间的相互斗争、相互制约。阴与阳之间的对立制约，维持了阴阳之间的动态平衡，因而促进了事物的发生发展和变化。人体处于正常生理状态下，相互对立着的阴阳两方面，处在相互制约、相互排斥、相互消长的动态之中。如果阴阳之间的对立制约关系失调，动态平衡遭到了破坏，则标志着疾病的产生。

（三）阴阳互根

阴阳互根，指一切事物或现象中相互对立着的阴阳两个方面，具有相互依存，互为根本的关系。即阴和阳任何一方都不能脱离另一方而单独存在，每一方都以相对的另一方的存在为自己存在的前提。"孤阴不生，独阳不生"，甚则"阴阳离决，精气乃绝"而死亡。

阴阳互用，指阴阳双方具有相互资生、促进和助长的关系。《素问·阴阳应象大论》说："阴在内，阳之守也；阳在外，阴之使也。"

（四）阴阳消长

阴阳消长是阴阳运动变化的一种形式，而导致阴阳出现消长变化的根本原因在于阴阳之间存在着的对立制约与互根互用的关系。由阴阳对立制约关系导致的阴阳消长主要表现为阴阳的互为消长，有阴长阳消、阳长阴消、阴消阳长、阳消阴长4种形式；由阴阳互根互用关系导致的阴阳消长主要表现为阴阳的皆消皆长，有阴随阳消、阳随阴消、阴随阳长、阳随阴长4种形式。

（五）阴阳转化

阴阳转化，指事物的总体属性，在一定条件下可以向其相反的方向转化，即属阳的事物可以转化为属阴的事物，属阴的事物可以转化为属阳的事物。阴阳双方的消长运动发展到一定阶段，事物内部阴与阳的比例出现了颠倒，则该事物的属性即发生转化，所以说转化是消长的结果。阴阳相互转化，一般都产生于事物发展变化的“物极”阶段，即所谓“物极必反”（寒极生热，热极生寒、重阴必阳、重阳必阴）。因此，在事物的发展过程中，如果说阴阳消长是一个量变的过程，阴阳转化则是在量变基础上的质变。阴阳转化一般有两种形式：一是渐变，如一年四季的温热寒凉变化；二是突变，如气候出现剧烈的寒热变化。

（六）阴阳的自和（中医、中西医助理医师均不考）

阴阳自和，指阴阳双方自动维持和自动恢复其协调平衡状态的能力和趋势。对生命体来说，阴阳自和是生命体内的阴阳二气在生理状态下的自我协调和在病理状态下的自我恢复平衡的能力。自和是阴阳的本性，是阴阳双方自动地向最佳目标的发展和运动，是维持事物或现象协调发展的内在机制。

第三节　五行学说

一、五行的概念与归类

（一）五行的基本概念

五行，即木、火、土、金、水五种物质及其运动变化，是归纳宇宙万物并阐释其相互关系的五种基本属性。

（二）五行的特性与归类

1. 五行的特性

是古人在长期的生活和生产实践中对木、火、土、金、水五种物质的直观观察和朴素认识的基础上，进行抽象而逐渐形成的理性概念，是用以识别各种事物的五行属性的基本依据。“水曰润下，火曰炎上，木曰曲直，金曰从革，土爰稼穑”是对五行特性的经典性概括。

“水曰润下”：“润”，即滋润、濡润；“下”即向下、下行。润下，是指水具有滋润、下行的特性。引申为凡具有滋润、下行、寒凉、闭藏等性质或作用的事物和现象，归属于水。

“木曰曲直”：“曲”，屈也；“直”，伸也。曲直，是指树木的枝条具有生长、柔和，能屈又能伸的特性，引申为凡具有生长、升发、条达、舒畅等性质或作用的事物和现象，归属于木。

“火曰炎上”：“炎”，是焚烧、炎热、光明之义；“上”，是上升。炎上，是指火具有炎热、上升、光明的特性。引申为凡具有温热、上升、光明等性质或作用的事物和现象，归属于火。

“金曰从革”：“从”，顺也；“革”，即变革。从草是指金有刚柔相济之性：金之质地虽刚硬，可作兵器以杀戮，但有随人意而更改的柔和之性。引申为凡具有沉降、肃杀、收敛等性质或作用的事物和现象，归属于金。

“土爰稼穑”：“爰”，通“曰”；“稼”，即种植谷物：“穑”，即收获谷物。稼穑，泛指人类种植和收获谷物的农事活动。引申为凡具有生化、承载、受纳性质或作用的事物和现象，归属于土。故有“土载四行”“万物土中生”“万物土中灭”和“土为万物之母”说。

2. 五行的归类

五行学说依据五行各自的特性，对自然界的各种事物和现象进行归类，从而构建了五行系统。事物和现象五行归类的方法，主要有取象比类法和推演络绎法两种。

（1）归类方法 取象比类法：“取象”，即是从事物的形象（形态、作用、性质）中找出能反映本质的特有征象；“比类”，即是以五行各自的抽象属性为基准，与某种事物所特有的征象相比较，以确定其五行归属。如五季、五脏。

推演络绎法：即根据已知的某些事物的五行归属，推演归纳其他相关的事物，从而确定这些事物的五行归属。

（2）事物属性的五行归类 中医学在天人相应思想指导下，以五行为中心，以空间结构的四方一位，时间结构的五季或四时，人体结构的五脏为基本框架，将自然界的各种事物和现象以及人体的生理病理现象，按其属性进行归纳，从而将人体的生命活动与自然界的事物或现象联系起来，形成了联系人体内外环境的五行结构系统，用以说明人体以及人与自然环境的统一。

事物属性的五行归类表

自然界							五行	人体						
五音	五味	五色	五化	五气	方位	季节		五脏	五腑	五官	形体	情志	五声	变动
角	酸	青	生	风	东	春	木	肝	胆	目	筋	怒	呼	握
徵	苦	赤	长	暑	南	夏	火	心	小肠	舌	脉	喜	笑	忧
宫	甘	黄	化	湿	中	长夏	土	脾	胃	口	肉	思	歌	哕
商	辛	白	收	燥	西	秋	金	肺	大肠	鼻	皮	悲	哭	咳
羽	咸	黑	藏	寒	北	冬	水	肾	膀胱	耳	骨	恐	呻	栗

二、五行学说的基本内容

（一）五行生克制化

1. 五行相生

五行相生，指木、火、土、金、水之间存在着有序的递相资生、助长和促进的关系。相生次序是：木生火，火生土，土生金，金生水，水生木。在五行相生关系中，任何一行都具有“生我”和“我生”两方面的关系。《难经》将此关系比喻为母子关系：“生我”者为母，“我生”者为子。五行相生，实际上是指五行中的某一行对其子行的资生、促进和助长。

2. 五行相克

五行相克，指木、火、土、金、水之间存在着有序的递相克制、制约的关系。相克次序是：木克土、土克水、水克火、火克金、金克木。在五行相克关系中，任何一行都具有“克我”和“我克”两方面的关系。《内经》把相克关系称为“所胜”“所不胜”关系：“克我”者为“所不胜”，“我克”者为“所胜”。五行相克，实为五行中的某一行对其所胜行的克制和制约。

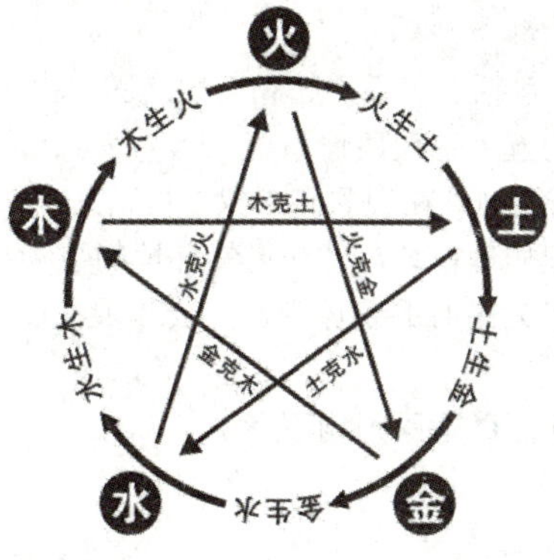

3. 五行制化

指五行之间既相互资生，又相互制约，维持平衡协调，推动事物间稳定有序地变化与发展。五行制化的规律是：五行中一行亢盛时，必然随之有制约，以防止亢而为害。即在相生中有克制，在克制中求发展。

规律：木生火，火生土，而木又克土；
火生土，土生金，而火又克金；
土生金，金生水，而土又克水；
金生水，水生木，而金又克木；
水生木，木生火，而水又克火。

（二）五行生克异常

1. 五行母子相及

母子相及包括母病及子和子病及母两种情况，属于五行之间相生关系异常的变化。

（1）母病及子　指五行中的某一行异常，累及其子行，导致母子两行皆异常。母病及子的一般规律是：母行虚弱，引起子行亦不足，终致母子两行皆不足。

（2）子病及母　指五行中的某一行异常，影响到其母行，终致子母两行皆异常。子病及母的一般规律有三种：一是子行亢盛，引起母行亦亢盛，结果是子母两行皆亢盛，一般称为“子病犯母”；二是子行虚弱，上累母行，引起母行亦不足，终致子母俱不足；三是子行亢盛，损伤母行，以致子盛母衰，一般称为“子盗母气”。

2. 五行相乘相侮

（1）相乘　指五行中一行对其所胜的过度制约或克制。相乘的次序与相克相同，即木乘土，土乘水，水乘火，火乘金，金乘木。导致五行相乘的原因有两种情况：一是指五行中的某一行过于亢盛，对其所胜行进行超过正常限度的克制，产生相乘，如木亢乘土等；二是五行中某一行过于虚弱，难以抵御其所不胜的正常限度的克制，产生相乘，如土虚木乘等。

（2）相侮　指五行中一行对其所不胜的反向制约和克制。相侮的次序是：木侮金，金侮火，火侮水，水侮土，土侮木。导致五相侮的原因有二：一是五行中的某一行过于强盛，使原来克制它的一行不仅不能克制它，反而受到它的反向克制，产生相侮，如木亢侮金等：二是五行中某一行过于虚弱，不仅不能制约其所胜的一行，反而受到其所胜的相侮，如金虚木侮等。

第三单元　藏　象

第一节　概　述

一、藏象的基本概念（中医、中西医助理医师均不考）

又写作“脏象”，是指藏于体内的内脏及其表现于外的生理病理征象及与自然界相通应的事物和现象。

“藏”，是藏于体内的内脏，包括五脏、六腑和奇恒之腑。由于五脏是所有内脏的中心，故“藏”之所指，实际上是以五脏为中心的五个生理病理系统。

“象”，是这五个生理病理系统的外在现象和均象，其涵义有二：一是表现于外的生理病理征象；二是内在以五脏为中心的五个生理病理系统与外在自然环境的事物与现象类比所获得的比象。

藏象学说的主要特点是以五脏为中心的整体观，主要体现在以五脏为中心的人体自身的整体性及五脏与自然环境的统一性两个方面。

二、藏象学说的形成（中医、中西医助理医师均不考）

（一）古代解剖学的认识

认识了内脏的某些机能。

（二）长期生活实践的观察

认识了人体的复杂机能，并赋予相应的脏腑。

（三）医疗实践经验的积累

可升华而形成理论，并通过临床疗效来探索和反证脏腑的生理病理，使藏象理论不断得到丰富充实和修正完善。

（四）古代哲学思想的渗透

使藏象理论系统化。

三、藏象学说的特点

（一）五脏功能系统观

五脏功能系统观，是以五脏代表五个生理功能系统，如心系统（心－小肠－脉－舌－面汗），肺系统（肺－大肠－皮－鼻－毛－涕），脾系统（脾－胃一肉－口－唇－涎），肝系统（肝－胆－筋－目－爪－泪），肾系统（肾－膀胱－骨髓－耳及二阴－发一唾）。五脏生理功能系统的脏腑、形体、官窍之间通过经络相互沟通联络，功能上相互配合，病理上相互影响。同时，五脏功能系统并非彼此孤立，而是密切联系，相互促进又相互制约，以维持整体功能的协调平衡。

（二）五脏阴阳时空观

五脏阴阳时空观，是以五行学说关于事物普遍联系的观点为指导，将自然界的时间（五时）、空间（五方）及其相关的五气、五化、五色、五味等与五脏生理功能系统联系在一起，形成人与自然相参、相应的“天地人一体”系统。

四、脏腑分类及各自生理特点

脏腑分为脏、腑和奇恒之腑三类。

脏有五，即心、肺、脾、肝、肾，合称五脏（在经络学说中，心包亦作为脏，故又称“六脏”）。腑有六，即胆、胃、小肠、大肠、膀胱、三焦，合称六腑。奇恒之腑亦有六，即脑、髓、骨、脉、胆、女子胞。

中医学以生理特点的不同作为区分脏与腑的主要依据。

五脏共同的生理特点是化生和贮藏精气，六腑共同的生理特点是受盛和传化水谷。“所谓五脏者，藏精气而不泻也，故满而不能实；六腑者，传化物而不藏，故实而不能满也。”奇恒之腑在形态上中空有腔与六腑相类，机能上贮藏精气与五脏相同，与五脏和六腑都有明显区别，故称之。

五脏六腑的生理特点，对临床辨证论治有重要指导意义。一般说来，病理上“脏病多虚”，“腑病多实”；治疗上“五脏宜补”，“六腑宜泻”。

第二节 五 脏

一、心

（一）生理特性

1. 心主通明

心在五行属火，属阳中之阳的太阳，故称为阳脏，又称“火脏”。心主通明，指心脉以通畅为本，心神以清明为要。心脉畅通和心神清明，是心阳的温煦、推动作用与心阴的凉润、宁静作用相协调的结果。

2. 心火宜降

心火在心阴的牵制下合化为心气下行以温肾，维持人体上下协调。

（二）生理功能

1. 心主血脉

指心气推动和调控血液在脉道中运行，流注全身，发挥营养和滋润作用。心主血脉包括心主血和主脉两个方面。

（1）心主血　心主血的基本内涵，是心气能推动血液运行，以输送营养物质于全身脏腑形体官窍。另一内涵是心有生血的作用，即所谓“奉心化赤”。饮食水谷经脾胃之气的运化，化为水谷之精，水谷之精再化为营气和津液，营气和津液入脉，经心火（即心阳）的作用，化为赤色血液，即《素问·经脉别论》所谓“浊气归心，淫精于脉”。

（2）心主脉　心主脉，指心气推动和调控心脏的搏动和脉的舒缩，使脉道通利，血流通畅。心气充沛，心脏有规律地搏动，脉有规律地舒缩，血液则被输送到各脏腑形体官窍，发挥濡养作用，以维持人体正常的生命活动。

心、脉、血三者密切相连，构成一个血液循环系统。血液在脉中正常运行，必须以心气充沛，血液充盈，脉道通利为基本条件。其中心脏的正常搏动起着主导作用。

2. 心主神明

又称主神明或主神志，指心有统帅全身脏腑、经络、形体、官窍的生活动和主司意识、思维、情志等精神活动的作用。人体之神，有广义与狭义之分。广义之神，是整个人体生命活动的主宰和总体现；狭义之神，指人的意识、思维、情感、性格等精神活动。心所藏之神，既是主宰人体生命活动的广义之神，又包括意识、思维、情感等狭义之神。《素问·灵兰秘典论》说："心者，君主之官也，神明出焉。"《素问·六节藏象论》说："心者，生之本，神之变也。"

心的主血脉与藏神机能是密切相关的。血是神志活动的物质基础之一，心血充足则能化神养神而使心神灵敏不惑，而心神清明，则能驭气以调控心血的运行，濡养全身脏腑形体官窍及心脉自身。

（三）系统联系

1. 心藏神

中医学将意识、思维等精神活动分为神、魂、魄、意、志，此五者又分藏于五脏，称为"五神脏"。《素问·宣明五气》："五藏所藏：心藏神，肺藏魄，肝藏魂，脾藏意，肾藏志，是为五脏所藏。"精神活动与五脏有关，但都发于心神，以心为主宰，故称"心藏神"。心藏神强调心对各种精神活动的统领。如《灵枢·口问》说："心者，五脏六腑之大主也，精神之所舍也。"心神失常，可波及他脏诸神产生变动。所以，"悲哀愁忧则心动，心动则五脏六腑皆摇"。

2. 心在志为喜

喜，是心之精气对外界刺激的应答而产生的良性情绪反应。心精、心血、心气充沛，心阴、心阳协调，是产生喜乐情绪的内在基础。喜乐愉悦有益于心主血脉的机能，但喜乐过度则可使心神受伤。如《灵枢·本神》说："喜乐者，神惮散而不藏。"心为神明之主，不仅喜能伤心，而且五志过极均能损伤心神。所以《灵枢·邪气藏府病形》说："愁忧恐惧则伤心。"

3. 心在体合脉，其华在面

在体合脉：指全身的血脉统属于心，由心主司。心之华在面。心血、心气的盛衰，可从面部的色泽表现出来。由于全身血气皆上注于面，故心的精气盛衰及其生理机能正常与否，可以显露于面部的色泽变化。

4. 心在窍为舌

在窍为舌：又称心开窍于舌，指心之精气盛衰及其机能常变可从舌的变化得以反映。因而观察舌的变化可以了解心的主血脉及藏神机能是否正常。另外，《素问·金匮真言论》有"南方，赤色，入通于心，开窍于耳"的说法。

5. 心在液为汗

心在液为汗：指心精、心血为汗液化生之源。汗液的生成、排泄与心血、心神的关系密切。心主血脉，血液与津液同源互化，故又有"血汗同源"，"汗为心之液"之说。心又藏神，汗液的生成与排泄又受心神的主宰与调节。

6. 心应夏

心气通于夏。夏季气候炎热，在人体则心为火脏而阳气最盛，同气相求，故夏季与心相应。

二、肺

（一）生理特性

1. 肺为华盖

肺位于胸腔，覆盖五脏六腑之上，位置最高，因而有"华盖"之称。肺居高位，又能行水，故称之为"水之上源"。肺覆盖于五脏六腑之上，又能宣发卫气于体表，具有保护诸脏免受外邪侵袭的作用，故有"脏之长"之称。

2. 肺为娇脏

肺脏清虚而娇嫩，不耐寒热燥湿诸邪之侵；外感六淫之邪从皮毛或口鼻而入，常易犯肺而为病。

3. 肺气宣降

肺气宣发，是肺气向上向外的布散运动，主要体现在以下三个方面：一是呼出体内浊气；二是将脾所转输来的津液和部分水谷精微上输头面诸窍，外达于全身皮毛肌腠；三是宣发卫气于皮毛肌腠，以温分肉，充皮肤，肥腠理，司开阖，将代谢后的津液化为汗液，并控制和调节其排泄。肺气肃降，是肺气向内向下的布散运动，主要体现在以下三个方面：一是吸入自然界之清气，并将吸入之清气与谷气相融合而成的宗气向下布散至脐下，以资元气；二是将脾转输至肺的津液及部分水谷精微向下向内布散于其他脏腑以濡润之；三是将脏腑代谢后产生的浊液下输于膀胱，成为尿液生成之源。肺气的宣发与肃降，是相互制约、相互为用的两个方面。宣降运动协调，维持着肺的呼吸和行水机能。

4. 肺喜润恶燥

肺气通于秋，燥为秋令主气，内应于肺。病理上，燥邪最易耗伤肺津，导致咽干鼻燥，干咳少痰等症。治疗多以润肺为主。

（二）生理功能

1. 肺主气司呼吸

包括主呼吸之气和主一身之气两个方面。

（1）肺主呼吸之气　指肺是气体交换的场所。通过肺的呼吸作用，不断吸进清气，排出浊气，吐故纳新，实现机体与外界环境之间的气体交换，以维持人体的生命活动。肺主呼吸，实际上是肺气的宣发与肃降运动在气体交换过程中的具体表现：肺气宣发，浊气得以呼出；肺气肃降，清气得以吸入。肺气的宣发与肃降运动协调有序，则呼吸均匀通畅。

（2）肺主一身之气　指肺有主司一身之气的生成和运行的作用。体现在两个方面：①宗气的生成。一身之气主要由先天之气和后天之气构成。宗气属后天之气，由肺吸入的自然界清气，与脾胃运化的水谷之精所化生的谷气相结合而生成。宗气在肺中生成，积存于胸中“气海”，上走息道出喉咙以促进肺的呼吸，并能贯注心脉以助心推动血液运行，还可沿三焦下行脐下丹田以资先天元气，故在机体生命活动中占有非常重要的地位。②对全身气机的调节作用。肺有节律的呼吸，对全身之气的升降出入运动起着重要的调节作用。《素问·六节藏象论》说：“肺者，气之本。”

2. 肺主通调水道

指肺气的宣发肃降运动推动和调节全身水液的输布和排泄。肺主行水表现在两个方面：一是通过肺气的宣发运动，将脾气转输至肺的水液和水谷之精中的较轻清部分，向上向外布散，上至头面诸窍，外达全身皮毛肌腠以濡润之；输送到皮毛肌腠的水液在卫气的推动作用下化为汗液，并在卫气的调节作用下有节制地排出体外。二是通过肺气的肃降运动，将脾气转输至肺的水液和水谷精微中的较稠厚部分，向内向下输送到其他脏腑以濡润之，并将脏腑代谢所产生的浊液下输至膀胱，成为尿液生成之源。肺以其气的宣发与肃降运动输布水液，故说“肺主行水”。又因为肺为华盖，故称“肺为水之上源”。若肺气的宣发或肃降失常，均可致津液代谢障碍而出现尿少、痰饮、水肿等病症，可用宣肺利水或降气利水方法进行治疗。

3. 肺朝百脉

指全身的血液都通过百脉流经于肺，经肺的呼吸，进行体内外清浊之气的交换，然后再通过肺气宣降作用，将富有清气的血液通过百脉输送到全身。全身的血脉均统属于心，心气是血液循环运行的基本动力。而血液的运行，又赖于肺气的推动和调节，即肺气具有助心行血的作用。肺通过呼吸运动，调节全身气机，从而促进血液运行。宗气有“贯心脉”以推动血液运行的作用。肺气充沛，宗气旺盛，气机调畅，则血运正常。

指肺气具有治理调节肺之呼吸及全身之气、血、水的作用，是对肺的主要生理机能的高度概括。主要表现在四个方面：一是治理调节呼吸运动：肺气的宣发与肃降运动协调，维持通畅均匀的呼吸，使体内外气体得以正常交换；二是调理全身气机：通过呼吸运动，调节一身之气的升降出入，保持全身气机调畅；三是治理调节血液的运行：通过肺朝百脉和气的升降出入运动，辅佐心脏，推动和调节血液的运行；四是治理调节津液代谢：通过肺气的宣发与肃降，治理和调节全身水液的输布与排泄。《素问·灵兰秘典论》说：“肺者，相傅之官，治节出焉。”

（三）系统联系

1. 肺藏魄

“魄”为与生俱来的、本能的感觉和动作。“肺藏魄”，源于《素问·宣明五气》，明确“魄”分属于肺。《灵枢·本神》曰：“并精而出入者谓之魄。”《类经·藏象类》说：“魄之为用，能动能作，痛痒由之而觉也。”如新生儿的啼哭、吮吸以及四肢运动、耳听、目视、肌肤触觉、冷热痛痒等感知觉等，皆属于魄的作用表现。魄藏于气，由肺所主，肺与魄关系密切。肺气充盛，则体魄健壮；肺气虚弱，则言语无力，做事缺乏魄力，治疗当补精益气，使肺气充盛，以恢复健康的体魄和充沛的精力。

2. 肺在志为忧（悲）

悲忧皆为人体正常的情绪变化或情感反映，由肺精、肺气所化生。过度悲哀或过度忧伤，又可损伤肺精、肺气，或导致肺气的宣降运动失调。

3. 肺在体合皮，其华在毛

在体合皮：又称肺合皮毛。肺对皮毛的作用有二：一是肺气宣发，将卫气外输于皮毛，以发挥其“温分肉，充皮肤，肥腠理，司开阖”及防御外邪的作用；二是肺气宣发，将水谷精津液外输于皮毛，以发挥其濡养、滋润的作用。若肺津亏、肺气虚，既可致卫表不固而见自汗或易罹感冒，又可因皮毛失养而见枯槁不泽。皮毛对肺的作用也主要有二：一是皮毛宣散肺气，以调节呼吸。《内经》把汗孔称作“玄府”，又叫“气门”，是说汗孔不仅是排泄汗液之门户，而且是随着肺气宣发肃降进行体内气体交换的场所；二是皮毛受邪，可内合于肺。如寒邪客表，卫气被遏，可见恶寒发热、头身疼痛、无汗、脉紧等症；若伴有咳喘等症，则表示病邪已伤及肺脏。故治疗外感表证时，解表与宣肺常同时并用。

肺之华在毛。由于肺气宣发，将输送于肺的津液和部分水谷之精向上向外布散于全身皮毛肌腠以滋养之，使之红润光泽。

4. 肺在窍为鼻，喉为肺之门户

肺开窍于鼻：鼻为呼吸道之最上端，通过肺系（喉咙、气管等）与肺相连，具有主通气和主嗅觉的机能。鼻的通气和嗅觉机能，都必须依赖肺气的宣发运动。喉为肺之门户，主司发音，有赖于肺津的滋养与肺气的推动。肺津充足，喉得滋养，或肺气充沛，宣降协调，则呼吸通畅，声音洪亮。若各种内伤或过用，耗损肺津、肺气，以致喉失滋养或推动，发音失常，出现声音嘶哑、低微，称为“金破不鸣”；若各种外邪袭肺，导致肺气宣降失常，郁滞不畅，出现声音嘶哑、重浊，甚或失音，称为“金实不鸣”。

5. 肺在液为涕

鼻涕由肺津所化，由肺气的宣发运动布散于鼻窍，有润泽鼻窍、防御外邪、利于呼吸的作用。肺津、肺气的作用是否正常，亦能从涕的变化中得以反映。

6. 肺应秋

时令至秋，暑去而凉生，草木皆凋。人体肺脏主清肃下行，为阳中之少阴，同气相求，故与秋气相应。

三、脾

（一）生理特性

1. 脾气宜升

（1）脾主升清　指脾气具有向上运动以维持水谷精微的上输和内脏位置相对稳定的生理特性。脾主升清，指脾气的升动转输作用，将胃肠道吸收的水谷精微和水液上输于心、肺等脏，通过心、肺的作用化生气血，以营养濡润全身。若脾气虚衰或为湿浊所困，不得升清，可见“清气在下，则生飧泄。”

（2）升举内脏　指脾气上升能起到维持内脏位置的相对稳定，防止其下垂的作用。若脾气虚弱，无力升举，可见胃下垂、肾下垂、子宫脱垂、脱肛等。

2. 脾喜燥恶湿

脾的喜燥恶湿的特性，与其运化水饮的生理机能相关。脾气健旺，运化水饮正常，水精四布，自然无痰饮水湿的停聚。脾气升动，才能将水液布散全身，而脾气升运的条件之一就是脾体干燥而不被痰饮水湿所困。因而有“脾生湿”“湿困脾”“脾恶湿”“脾燥则升”等说法。据以上两生理特性推测，

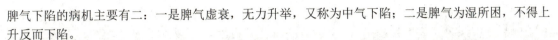

脾气下陷的病机主要有二：一是脾气虚衰，无力升举，又称为中气下陷；二是脾气为湿所困，不得上升反而下陷。

（二）生理功能

1. 脾主运化

脾具有把饮食水谷转化为水谷精微（即谷精）和津液（即水精），并把水谷精微和津液吸收、转输到全身各脏腑的生理机能。

（1）运化谷食　食物经胃的受纳腐熟，被初步消化后，变为食糜，下送于小肠作进一步消化，经脾气的作用，则分为清浊两部分。其精微部分，经脾气的激发作用由小肠吸收，再由脾气的转输作用输送到其他四脏，内养五脏六腑，外养四肢百骸。

（2）运化水饮　指脾气将水液化为水精，亦即津液，并将其吸收、转输到全身脏腑的生理机能。脾气转输津液的途径及方式有四：一是上输于肺，通过肺气宣降输布全身；二是向四周布散，“以灌四傍”，发挥其滋养濡润脏腑的作用；三是将胃、小肠、大肠中的部分水液经过三焦（六腑之一的三焦）下输膀胱，成为尿液生成之源；四是居中枢转津液，使全身津液随脾胃之气的升降而上腾下达：肺之上源之水下降，膀胱水府之津液上升。脾气健运，津液化生充足，输布正常，脏腑形体官窍得养。

运化食物和运化水液，是脾主运化的两个方面，二者是同时进行的。饮食物的消化及其精微的吸收、转输都由脾所主。脾气不但将饮食物化为水谷精微，而且能将水谷精微吸收并转输至全身促进人体的生长发育，是维持人体生命活动的根本，故称为“后天之本”。脾为“后天之本”的理论，对养生防病有着重要意义。

2. 脾主统血

指脾气具有统摄、控制血液在脉中正常运行而不逸出脉外的作用。脾气统摄血液，实际上是气的固摄作用的体现。脾气是一身之气分布到脾脏的部分，一身之气充足，脾气必然充盛；而脾气健运，一身之气自然充足。气足则能摄血，故脾统血与气摄血是统一的。

（三）系统联系

1. 脾藏意

脾藏意，指脾具有思维、记忆、意念的功能。《灵枢·本神》：“心有所忆谓之意。”意，是将从外界获得的认识，经过思维取舍，保留下来形成回忆、意念的神志活动。《灵枢·本神》：“脾藏营，营舍意。”脾气健运，营气化源充足，气血充盈，即表现出思路清晰，意念丰富，记忆力强；反之，脾的功能失常，则善忘，呆钝。《中西汇通医经精义·上卷》：“脾阳不足则思虑短少，脾阴不足则记忆多忘。”

2. 脾在志为思

思即思虑，属人体的情志活动。思虽为脾志，但与心神有关，故有“思出于心，而脾应之”之说。思虑过度，或所思不遂，最易妨碍脾气运化，致使脾胃之气结滞，脾气不能升清，胃气不能降浊，因而出现不思饮食、脘腹胀闷、头目眩晕等症。

3. 脾在体合肉，主四肢

在体合肉：指脾气的运化与肌肉的壮实及其机能发挥之间有着密切的联系，全身的肌肉都有赖于脾胃运化的水谷精微及津液的营养滋润，才能壮实丰满，并发挥其收缩运动。

4. 脾在窍为口，其华在唇

脾开窍于口：指人的食欲、口味与脾气的运化密切相关。脾的经脉“连舌本，散舌下”，舌又主司味觉，所以，食欲和口味都可反映脾的运化机能是否正常。脾之华在唇。口唇的色泽可以反映脾精、脾气的盛衰。

5. 脾在液为涎

脾在液为涎：涎为口津，即唾液中较清稀的部分，由脾精、脾气化生并转输。涎具有保护口腔、润泽口腔、助食物咀嚼和消化的作用。

6. 脾应长夏与脾主四时

脾气与四时之外的“长夏”（夏至～处暑）相通应。长夏之季，气候炎热，雨水较多，天气下迫，地气上腾，湿为热蒸，蕴酿生化，万物华实，合于土生万物之象，而人体的脾主运化，化生精气血津液，以奉生身，类于“土爰稼穑”之理，故脾与长夏，同气相求而相通应。

四、肝

（一）生理特性

1. 肝主升发

指肝气的向上升动和向外发散以调畅气机的生理特性。肝在五行属木，通于春气，比类春天树木的生长伸展和生机勃发之性，肝气具有条达疏畅、升发生长和生机盎然的特性。

2. 肝喜条达而恶抑郁

肝属木，肝气以疏通、畅达为顺，不宜抑制、郁结。《医方考·郁门》说：“肝木也，有垂枝布叶之象，喜条达而恶抑郁。”比类春天树木生长，枝叶伸展条畅。肝气疏通、畅达，对全身脏腑、经络、形体的功能活动等具有重要的调节作用。肝气疏通和畅达，与情志活动密切相关。情志的乐观愉悦，有助于肝气疏通和畅达；情志郁结，则肝气失于条达，而见胸胁、乳房、少腹胀痛或窜痛等症状。

3. 肝为刚脏

指肝气主升主动，具有刚强躁急的生理特性而言。肝在五行属木，木性曲直，肝气具有木的冲和条达、伸展舒畅之能；肝有主疏泄的生理机能，肝气性喜条达而恶抑郁；肝内寄相火，主升主动，皆反映了肝为刚脏的生理特性。

（二）生理功能

1. 肝主疏泄

肝气的疏泄作用失常，称为肝失疏泄。其病机主要有三个方面：一为肝气郁结，疏泄失职。多因情志抑郁，郁怒伤肝而致。临床多见闷闷不乐，悲忧欲哭，胸胁、两乳或少腹等部位胀痛不舒等症。二是肝气亢逆，疏泄太过。多因暴怒伤肝，或气郁日久化火，导致肝气亢逆，升发太过，临床表现为急躁易怒，失眠头痛，面红目赤，胸胁乳房走窜胀痛，或血随气逆而吐血、咯血，甚则突然昏厥，如《素问·调经论》说：“血之与气并走于上，则为大厥，厥则暴死，气复反（返）则生，不反则死。”三是肝气虚弱，疏泄不及，升发无力，表现出一系列因虚而郁滞的临床表现，如忧郁胆怯、懈怠乏力、头晕目眩、两胁虚闷、时常太息、脉弱等。《灵枢·本神》说：“肝气虚则恐。”

指肝气具有疏通、畅达全身气机的作用。主要表现于以下几个方面：

（1）调畅精神情志　肝气疏泄，能调畅气机，因而能使人心情舒畅，既无亢奋，也无抑郁。情志活动分属五脏，依赖于气机的调畅，因肝主疏泄，调畅气机，所以肝具有调畅情志的生理机能。

（2）协调脾升胃降　肝气疏泄，畅达气机，促进和协调脾胃之气的升降运动，使脾气升、胃气降的运动稳定有序，为脾胃正常纳运创造条件，促进饮食物的消化、水谷精微的吸收和糟粕的排泄。

（3）促进胆汁泌泄　肝气疏泄，畅达气机，促进和协调脾胃之气的升降，从而促进脾胃的运化。胆汁乃肝之余气所化，其分泌和排泄受肝气疏泄作用的影响。肝气疏泄，气机调畅，胆汁才能够正常的分泌与排泄。

（4）维持血液循行　血液的运行和津液的输布代谢，有赖于气机的调畅。肝气疏泄，调畅气机，使全身脏腑经络之气的运行畅达有序。气能运血，气行则血行，故说肝气的疏泄作用能促进血液的运行，使之畅达而无瘀滞。

（5）维持津液输布　气能行津，气行则津布。肝气疏泄，畅达气机，气行则津液布散，因而与津液输布密切相关。

（6）调节排精行经　促进男子排精与女子排卵行经：“主闭藏者肾也，司疏泄者肝也。”男子精液的贮藏与施泄，是肝肾二脏之气的闭藏与疏泄作用相互协调的结果。肝气疏泄，则精液排泄通畅有度；肝失疏泄，则排精不畅而致精瘀。女子的按时排卵，也是肝气疏泄和肾气闭藏作用相互协调的体现。气机调畅又是女子行经能否通畅有度的重要条件，因而亦受肝气的疏泄作用的影响。

2. 肝主藏血

指肝脏具有贮藏血液、调节血量和防止出血的功能。肝藏血的生理意义有以下三个方面。

（1）贮藏血液 肝藏充足的血液，化生和涵养肝气，使之冲和畅达，发挥其正常的疏泄作用。肝贮藏充足的血液，可濡养肝脏及其形体官窍，使其发挥正常的生理机能。《素何·五脏生成》云："肝受血而能视，足受血而能步，掌受血而能握，指受血而能摄。"肝藏血又称为血海，冲脉起于胞中而通于肝，与女子月经来潮密切相关，也称为"血海"。女子以血为本，肝藏血充足，冲脉血液充盛，是其月经按时来潮的重要保证。

（2）调节血量 在正常情况下，人体各部分的血量，是相对恒定的。但是随着机体活动量的增减、情绪的变化、外界气候的变化等因素，人体各部分的血量也随之有所变化。如剧烈运动或情绪激动时，外周血流量增加；而在安静或休息时，外周血液分配量则减少。《素问·五藏生成》说："人卧则血归于肝"，唐代王冰注解说："肝藏血，心行之，人动则血运于诸经，人静则血归于肝脏。何者？肝主血海故也。"这种变化是通过肝的藏血和疏泄机能协调而实现的。

（3）防止出血 肝主凝血以防止出血。气有固摄血液之能，肝气充足，则能固摄肝血而不致出血；又因阴气主凝，肝阴充足，肝阳被涵，阴阳协调，则能发挥凝血作用而防止出血。

（三）系统联系

1. 肝藏魂

肝藏魂，指肝主意识、思维活动以及梦幻活动。魂乃神之变，属神志活动的范畴，一是指伴随心神活动而作出反应的意识、思维活动，如《灵枢·本神》："随神往来者谓之魂。"二是指梦幻活动，《类经·藏象类》："魂之为言，如梦寐恍惚，变幻游行之境，皆是也。"魂由肝血化生和涵养，如《灵枢·本神》："肝藏血，血舍魂。"肝主疏泄及藏血，气机调畅，藏血充足，魂随神往，魂有所舍而不妄行游离，维持正常神志及睡眠。如果肝血不足，血不养魂，而见失眠多梦、梦魇梦呓、梦游或幻觉等症。肝火亢盛，魂不守舍，则出现狂乱烦躁、夜寐不安等症。

2. 肝在志为怒

怒是人在情绪激动时的一种情志变化，由肝血、肝气所化。一般来说，怒志人人皆有，一定限度内的情绪发泄对维持机体的生理平衡有重要的意义，但大怒或郁怒不解，对于机体是一种不良的刺激，可引起肝气上逆或肝气郁结的病机变化。

3. 肝在体合筋，其华在爪

在体合筋：筋依赖肝血的濡养。肝血充足，筋得其养，才能运动灵活而有力，能耐受疲劳，并能较快地解除疲劳，故称肝为"罢极之本"。肝之华在爪。爪甲，包括指甲和趾甲，乃筋之延续，所以有"爪为筋之余"之说。爪甲亦赖肝血的濡养，因而肝血的盈亏，可以影响到爪甲的荣枯，而观察爪甲的荣枯，又可以测知肝血是否充足。

4. 肝在窍为目

肝在窍为目：目为视觉器官，具有视物的机能，故又称"精明"。目之所以能视物辨色，依赖肝血之濡养和肝气之疏泄的协调。肝的经脉上连目系，肝之血气循此经脉上注于目，使其发挥视觉作用。肝血充足，肝气调和，目才能正常发挥其视物辨色的机能。除肝之外，目的视物辨色还依赖于五脏六腑之精的濡养。《灵枢·大惑论》说："五脏六腑之精气，皆上注于目而为之精。精之窠为眼，骨之精为瞳子，筋之精为黑眼，血之精为络，其窠气之精为白眼，肌肉之精为约束。"后世在此基础上发展了"五轮"学说，为眼科疾病的辨证论治奠定了理论基础。

5. 肝在液为泪

泪由肝精、肝血所化。肝开窍于目，泪从目出，有濡润、保护眼睛的作用。

6. 肝应春

肝气通于春。春季为一年之始，阳气始生，自然界生机勃发，一派欣欣向荣的景象。人体之肝主疏泄，其气升发，恶抑郁而喜条达，为阴中之少阳，故与春气同气相求而相通应。

五、肾

（一）生理特性

1. 肾主蛰藏

主蛰，喻指肾有潜藏、封藏、闭藏之生理特性，是对其藏精机能的高度概括。肾的藏精、主纳气、主生殖、主二便等机能，都是肾主蛰藏生理特性的具体体现。守位，是指肾中相火（肾阳）涵于肾中，潜藏不露，以发挥其温煦、推动等作用。相火与君火相对而言。君火，即心阳，心之生理之火，又称心火；相对于心火，其他脏腑之火皆称为相火。

2. 肾水宜升

肾阳鼓动肾阴，合化为肾气上升以济心，维持人体上下的协调。

3. 肾恶燥

肾为水脏，易燥伤阴液为病。《素问・宣明五气》：“五藏所恶……肾恶燥。”明・马莳注“肾主水，其性润，肾燥则精涸，故恶燥。”肾为水脏，主藏精，主津液，故喜润而不喜燥。燥胜则伤津，津液枯涸，则易使肾之阴精亏耗，而导致肾之病变。清・叶天士《外感温热论》：“热邪不燥胃津，必耗肾液”之名言，即从胃喜润恶燥、肾恶燥之生理特性出发，提出热邪耗伤津液，主要在于胃、肾的观点，对于温病治疗顾护胃津、肾液具有启示作用。

（二）生理功能

1. 肾主藏精

肾主藏精，指肾具有贮存、封藏精气以主司人体生长发育、生殖的的生理功能。

肾中精气的构成，以先天之精为基础，以后天之精为给养。先天生后天，后天养先天，先、后天之精结合为肾中精气。肾中精气分为肾精、肾气：肾精，即肾藏之精，来源于先天充养于后天，是肾脏生理活动的物质基础；肾气，即肾精所化之气，是肾脏生理活动的物质基础及其动力来源。两者相互化生、相互促进，共同完成肾的生理功能。

肾藏精的主要生理效应如下：

（1）主生长发育与生殖　肾精、肾气具有促进机体生长发育的作用。肾藏精，精化气，肾精足则肾气充，肾精亏则肾气衰。《素问・上古天真论》记述了肾气由稚嫩到充盛，由充盛到衰少，继而耗竭的演变过程：“女子七岁，肾气盛，齿更发长。二七而天癸至，任脉通，太冲脉盛，月事以时下，故有子。三七，肾气平均，故真牙生而长极。四七，筋骨坚，发长极身体盛壮。五七，阳明脉衰，面始焦，发始堕。六七，三阳脉衰于上，面皆焦，发始白。七七，任脉虚，太冲脉衰少，天癸竭，地道不通，故形坏而无子也。丈夫八岁，肾气实，发长齿更。二八，肾气盛，天癸至，精气溢泻，阴阳和，故能有子。三八，肾气平均，筋骨劲强，故真牙生而长极。四八，筋骨隆盛，肌肉满壮。五八，肾气衰，发堕齿搞。六八，阳气衰竭于上，面焦，发鬓斑白。七八，肝气衰，筋不能动，天竭，精少，肾藏衰，形体皆极。八八则齿发去。”

（2）为脏腑之本　肾中精气阴阳对先天脏腑的生成和后天脏腑的功能具有重要的生理作用。肾藏先天之精，为生命之元始，呼吸之根本。如《脉决汇辨・脉论》：“肾为脏腑之本十二脉之根，呼吸之本，三焦之源，而人资之以为始者也。”

肾阴、肾阳又称为“五脏阴阳之本”。生理上，肾之精、气、阴、阳与他脏之精、气、阴、阳之间，存在着相互资助和相互为用的动态关系。病理上，两者也相互影响。各脏之精、气阴、阳不足，最终必然会累及到肾，故有“久病及肾”之说。

（3）主生髓化血　肾藏精，精能生髓，精髓不仅可上充脑髓，还可充养脊髓、骨骼等组织器官，促进骨骼的生长发育，使骨健壮有力、牙齿坚固等。如《灵枢・经脉》：“人始生，先成精，精成而脑髓生，骨为干，脉为营，筋为刚，肉为墙，皮肤坚而毛发长，谷入于胃，脉道以通，血气乃行。”当肾精不足，化髓减少，可导致精髓亏虚、骨失充养而影响骨的生长发育，如骨质疏松、牙齿早脱等。临床可用补肾填精、益精壮骨的方法防治骨质疏松症。

人体血液的生成，一方面是后天脾胃运化的水谷精微上输心肺而化赤为血；另一方面是肾精生髓，髓充于骨，骨中精髓为化生血液之源。故《侣山堂类辨・卷上》指出：“肾为水脏主藏精而化血。”《张氏医通・虚损》亦有“血之源头在乎肾”之说。肾精充足而精髓盈满，则血液生化有源。肾精亏虚日久可导致血虚，临床上治疗血虚亦常用补肾填精之法。

（4）主抵御外邪 肾精具有保卫机体、抵御外邪，而使人免于疾病的作用。《素问·金匮真言论》："精者，身之本也。"精充则生命力强，卫外固密，适应能力强，邪不易侵。反之精亏则生命力弱，卫外不固，适应能力弱，邪易侵犯而致病。如《冯氏锦囊秘录·先天根本论》："足于精者，百病不生；穷于精者，万邪蜂起。"肾精这种抵御外邪的能力属正气范畴，与"正气存内，邪不可干"，"邪之所凑，其气必虚"的意义相同。

2. 肾主水

指肾气具有主司和调节全身水液代谢的作用。主要体现在两方面：

（1）调节并参与津液代谢相关脏腑功能 肾气及肾阴肾阳对水液代谢过程中各脏腑之气的功能，尤其是脾肺之气的运化和输布水液的功能，具有促进和调节作用。

（2）调节尿液的生成和排泄 水液代谢过程中，各脏腑形体官窍代谢后产生的浊液，下输于膀胱，在肾气的蒸化作用下，分为清浊：清者回吸收，由脾气的转输作用通过三焦水道上腾于肺，重新参与水液代谢；浊者则化为尿液，在肾与膀胱之气的推动作用下排出体外。

3. 肾主纳气

指肾气有摄纳肺所吸入的自然界清气，保持吸气的深度，防止呼吸表浅的作用。人体的呼吸，由肺所主，但吸入的清气，由肺气的肃降下达于肾，必须再经肾气的摄纳潜藏，使其维持一定的深度，以利于气体的交换。故《难经·四难》说："呼出心与肺，吸入肾与肝。"《类证治裁·喘证》说："肺为气之主，肾为气之根。"

（三）系统联系

1. 肾藏志

肾藏志，指肾主意志和记忆的功能。《灵枢·本神》："意之所存谓之志。"此处的"志"，指意志和记忆。在意识思维等精神活动过程中，肾与志之间存在着内在联系。《灵枢·本神》："肾藏精，精舍志。"肾藏精，精为神之宅。"志"藏于肾精之中，且受精的涵养。精生脑髓，精足则脑髓充而神旺。肾精充盛，则表现为意志坚定，情绪稳定，有毅力，对外界事物有较强的分析、识别判断和记忆能力，表现出足智多谋，反应灵敏，活动敏捷有力。若肾精不足，则表现出意志消沉，情感淡漠，对外界事物分析、识别、记忆能力下降，精神萎靡不振，神情呆滞，行动迟钝，健忘痴呆。如《灵枢·本神》："肾盛怒而不止则伤志，志伤则喜忘其前言。"

2. 肾在志为恐

恐，是一种恐惧、害怕的情志活动，由肾精、肾气对外在环境的应答而产生，人人皆有。过度恐惧可伤肾精、肾气，出现二便失禁，甚则遗精、滑精等症。

3. 肾在体合骨，荣齿，其华在发

肾在体合骨，生髓：髓分骨髓、脊髓和脑髓，皆由肾精化生。肾藏精，精生髓，髓居于骨中称骨髓。骨的生长发育，有赖于骨髓的充盈及其所提供的营养。脊髓上通于脑，脑由髓聚而成，故称"脑为髓海"。肾精的盛衰，不仅影响骨骼的发育，而且也影响脊髓及脑髓的充盈。故《素问·灵兰秘典论》说："肾者，作强之官，伎巧出焉。"齿与骨同出一源，亦由肾精充养，故称"齿为骨之余"。肾之华在发。发的生长，赖血以养，故称"发为血之余"。但发的生机根源于肾。肾藏精，精化血，精血旺盛，则毛发粗壮而润泽，由于发为肾之外候，所以发之生长与脱落，润泽与枯槁，常能反映肾精的盛衰。

4. 肾在窍为耳及二阴

耳是听觉器官，耳的听觉灵敏与否，与肾精、肾气的盛衰密切相关。临床常以耳的听觉变化，作为判断肾精及肾气盛衰的重要标志，故说肾开窍于耳。二阴，指前阴和后阴。前阴是指排尿和生殖的器官；后阴是指排泄粪便的通道，都与肾精、肾气及肾阴、肾阳关系密切。

5. 肾在液为唾

唾，即唾液中较稠厚的部分，由肾精化生，经肾气的推动作用，沿足少阴肾经，从肾向上经过肝、膈、肺、肺系，直达舌下之金津、玉液二穴，分泌而出，有润泽口腔，滋润食物及滋养肾精的作用。

6. 肾应冬

肾气通于冬。冬季是一年中气候最寒冷的季节，一派霜雪严凝，冰凌凛冽之象。自然界的物类，则静谧闭藏以度冬时。人体中肾为水脏，有润下之性，藏精而为封藏之本。同气相求，故肾与冬气相通应。

【附】命门（中西医助理医师不考）

命门学说是研究命门的概念、形态、部位、功用，以及与脏腑之间关系的理论。

命门一词，最早见于《灵枢·根结》：“太阳根于至阴，结于命门。命门者，目也。”命门指眼睛。《难经》将命门始作为内脏，指右肾。

关于命门的功用，有主火、水火共主、非水非火为肾间动气之不同。明·赵献可认为命门即是真火，主持一身阳气。明·张介宾则强调了命门之中具有阴阳水火二气，从而发挥对全身的滋养、激发作用。明·孙一奎则认为命门在两肾中间，非水非火，只是存在着的一种元气发动之机，是一种生生不息造化之机枢而已。

历代医家虽对命门的形态、部位有不同见解，但对命门与肾息息相通的认识又是基本一致的。历代医家大多认为命门与肾同为五脏之本，内寓真阴真阳。因此，目前多数医家认为肾阳即命门之火，肾阴即命门之水。肾阴、肾阳，即是真阴、真阳，或元阴、元阳。古代医家之所以称之“命门”，亦即“生命之门”，无非是强调肾气及肾阴、肾阳在生命活动中的重要性。

第三节 六 腑

六腑，是胆、胃、小肠、大肠、膀胱、三焦六个脏器的总称。是传化物而不藏，实而不能满。后世医家将此概括为“六腑以通为用”。

一、胆

胆位于右胁腹腔内，与肝紧密相连，附于肝之短叶间。胆为中空的囊状器官，内盛胆汁。因胆汁清静，称为“精汁”，故《灵枢·本输》称胆为“中精之腑”，亦有医家将其称为“中清之腑”。胆为中空器官而类腑，其内盛的胆汁应适时排泄，具有“泻而不藏”的特性，故胆为六腑之一；又因其内盛精汁，与六腑传化水谷，排泄糟粕有别，故又属奇恒之腑。

（一）胆贮藏和排泄胆汁

胆汁来源于肝，由肝之余气凝聚而成。胆汁生成后，进入胆腑，由胆腑浓缩并贮藏。藏于胆腑的胆汁，在肝气的疏泄作用下排泄而注入肠中，以促进饮食水谷的消化和吸收。

（二）胆主决断

指胆具有判断事物、作出决定的作用。胆的这一作用对于防御和消除某些精神刺激的不良影响，以维持精气血津液的正常运行和代谢，确保脏腑之间的协调关系，有着极为重要的意义。所以《素问·灵兰秘典论》说：“胆者，中正之官，决断出焉。”

二、胃

胃位于腹腔之内，横膈膜以下，上接食管，下连小肠。胃又称“胃脘”，分为上、中、下三部。上部为上脘，包括贲门；下部为下脘，包括幽门；上下脘之间为中脘，包括胃体。其中贲门上接食管，幽门下连小肠。

（一）胃主受纳水谷

指胃气具有接受和容纳饮食水谷的作用。饮食入口，经过食管（咽）进入胃中，在胃气的通降作用下，由胃接受和容纳，暂存于其中，故胃有“太仓”“水谷之海”之称。

（二）胃主腐熟水谷

指胃气将饮食物初步消化，并形成食糜的作用。容纳于胃中的饮食物，经过胃气的磨化和腐熟作用后，精微物质被吸收，并由脾气转输而营养全身，未被消化的食糜则下传于小肠做进一步消化。经过胃的腐熟，水谷才能游溢出人体所需要的精微物质，人的气血才能充盛，脏腑组织才能得到水谷精的充养而发挥其各自的生理机能，故又称胃为“水谷气血之海”，“五脏六腑之海也”。如胃火亢盛，

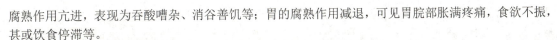

腐熟作用亢进，表现为吞酸嘈杂、消谷善饥等；胃的腐熟作用减退，可见胃脘部胀满疼痛，食欲不振，甚或饮食停滞等。

胃的生理特性有二：胃气下降；喜润恶燥。

三、小肠

小肠位于腹中，其上口与胃在幽门相接，下口与大肠在阑门相连。

（一）小肠主受盛化物

表现于以下两个方面：一是小肠接受由胃腑下传的食糜而盛纳之，即受盛作用。小肠承受适时下降的经过胃初步腐熟的饮食物，并在小肠内停留一定的时间，以便进一步充分的消化和吸收。二是由脾气对小肠中的食糜进一步消化，化为精微和糟粕两部分，即化物作用。故《素问・灵兰秘典论》说："小肠者，受盛之官，化物出焉。"若小肠的受盛失常，可见腹部胀闷疼痛；如化物失常，可致消化、吸收障碍，出现消化不良，腹泻便溏，甚或完谷不化等。

（二）小肠主泌别清浊

指小肠中的食糜在做进一步消化的过程中，随之分为清浊两部分：清者，即水谷精微和津液，由小肠吸收，经脾气的转输全身；浊者，即食物残渣和部分水液，经胃和小肠之气的作用通过阑门传送到大肠。

（三）小肠主液

指小肠在吸收谷精的同时，吸收了大量的津液。小肠吸收的津液与谷精合为水谷之精，由脾气转输到全身，其中部分津液经三焦下渗膀胱，成为尿液生成之源。如《类经・藏象类》说："小肠居胃之下，受盛胃中水谷而分清浊，水液由此而渗于前，糟粕由此而归于后，脾气化而上升，小肠化而下降，故曰化物出焉"临床上，以 "利小便所以实大便"的方法治疗泄泻，就是"小肠主液"理论的具体应用。

四、大肠

大肠居腹中，其上口在阑门与小肠相接，其下端连肛门，是一个管腔性器官。

（一）大肠主传导糟粕

大肠将食物残渣经过燥化变成粪便，并将粪便传送至大肠末端，经肛门有节制地排出体外。《素问・灵兰秘典论》说："大肠者，传导之官，变化出焉。"大肠的传化糟粕，实为对小肠泌别清浊的承接，并与胃气做通降、肺气的肃降、脾气的运化、肾气的推动和固摄作用相关。

（二）大肠主津

大肠接受食物残渣，吸收津液，使之形成粪便，即所谓燥化作用。大肠吸收食物残渣中的津液，由脾气转输全身，部分津液经三焦下渗于膀胱，成为尿液生成之源。由于大肠参与体内的津液代谢，故说"大肠主津"。大肠主津的机能失常，津液不得吸收，与糟粕俱下，可出现肠鸣、腹痛、泄泻等症；若大肠实热，消烁津液，或大肠津亏，肠道失润，又会导致大便秘结不通。

五、膀胱

膀胱位于小腹部，下有尿道，开口于前阴。

（一）膀胱主贮藏尿液

人体的津液通过肺、脾、肾等脏腑的作用，布散全身脏腑形体官窍，发挥其滋养濡润作用，其代谢后的浊液则下归于膀胱。胃、小肠、大肠中的部分津液由脾吸收后，经三焦之腑渗入膀胱，成为尿液生成之源。因此，膀胱是水液汇聚之处，故《灵枢》称之为"津液之府"。《素问・灵兰秘典论》说："膀胱者，州都之官，津液藏焉。"汇聚于膀胱中的水液，经肾气和膀胱之气的蒸化作用，其清者上输于脾，重新参与津液代谢，而剩余者则留于膀胱为尿液。

（二）膀胱主排泄尿液

膀胱中尿液的贮存和排泄，由肾气及膀胱之气的激发和固摄作用调节。肾气及膀胱之气的激发与固摄作用协调，则膀胱开合有度，尿液可及时地从溺窍排出体外。若肾气与膀胱之气的激发与固摄作用失调，膀胱开合失权，既可出现小便不利或癃闭，又可出现尿频、尿急、遗尿、小便不禁等。故《素问・宣明五气》说："膀胱不利为癃，不约为遗尿此外，由于膀胱通过尿道与外界直接相通，故湿热邪气易从外直接侵入膀胱，引起膀胱湿热蕴结，气化不利之膀胱湿热证，主要表现为尿频、尿急、尿痛，甚或可见血尿等症。

六、三焦

三焦是上焦、中焦、下焦的合称。三焦概念有六腑三焦、部位三焦与辨证三焦的不同。

（一）六腑之三焦

六腑三焦的主要生理机能是疏通水道，运行津液。《素问·灵兰秘典论》说："三焦者，决渎之官，水道出焉。"津液自胃肠经三焦下渗膀胱，三焦水道通畅，则津液源源不断渗入膀胱，成为尿液生成之源。《灵枢·本输》说："三焦者，中渎之府也，水道出焉，属膀胱。"

1. 运行津液

《素问·灵兰秘典论》说："三焦者，决渎之官，水道出焉。"三焦是全身津液上下输布运行的通道。全身津液的输布和排泄，是在肺、脾、肾等脏腑的协同作用下完成的，但必须以三焦为通道。三焦水道不利，肺、脾、肾等脏腑输布调节津液代谢的功能则难以实现。三焦具有疏通水道、运行津液的作用，以调节津液代谢平衡，称作"三焦气化"。三焦气化失常，水道不利，可导致津液代谢失调。正如《类经·藏象类》所说："上焦不治则水泛高原，中焦不治则水留中脘，下焦不治则水乱二便。三焦气治，则脉络通而水道利。"

2. 通行元气

《难经·六十六难》说："三焦者，原气之别使也。"《难经·三十八难》指出三焦"有原气之别焉，主持诸气。"三焦是一身之气上下运行的通道。肾精化生的元气，通过三焦输布到五脏，充沛于全身，以激发、推动各个脏腑组织的功能活动；胸中气海的宗气，自上而下达于脐下，以资先天元气。诸气的运行输布，皆以三焦为通道。因此，三焦通行元气的功能，关系到整个人体的气化作用。

三焦运行津液和通行元气的功能相互关联，实际上是一个功能的两个方面：津液的运行赖于气的推动（气能行津），而气又依附于津液面存在（津能载气）。故《难经·三十一难》所谓"三焦者，水谷之道路，气之所终始也"。

（二）部位三焦

三焦作为人体上中下部位的划分，源于《灵枢·营卫生会》的"上焦如雾，中焦如沤，下焦如渎"之论，与《难经·三十八难》所谓"有名而无形"的三焦相通。部位三焦，包含了上至头、下至足的整个人体，已经超出了实体六腑的概念。张介宾等医家将其称之为"孤府"。

第四节　奇恒之腑

包括脑、髓、骨、脉、胆、女子胞六个脏器组织。

特点：它们在形态上类腑，但其机能上似脏，主贮藏精气，与六腑传化水谷有别，故称之为奇恒之腑，亦即有别于六腑的腑。

一、脑

位于头部的颅腔之内，为髓汇聚之处，故《灵枢·海论》说："脑为髓之海"，《素问·五脏生成》说："诸髓者，皆属于脑。"

（一）主宰生命活动

脑为神明之所出，称为"元神之府"（《本草纲目》），是生命的枢机，主宰人体的生命活动。

（二）主司精神活动

人的精神活动，包括思维、意识和情志活动等，都是客观外界事物反映于脑的结果。思维意识是精神活动的高级形式，是"任物"的结果。脑为髓海，主人的思维意识和记忆，是精神活动的枢纽。

（三）主司感觉运动

人的感官位于头部，与脑相通，依赖脑髓的充养才能发挥感觉机能。脑主元神，神能驭气，各类感觉随气运行于诸筋百节，调控肢体运动。脑髓充盈，则视物精明，听力正常，嗅觉灵敏，感觉无碍，运动如常，轻劲多力。

二、髓

（一）充养脑髓

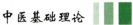

脑为髓之海，髓由肾精所化生。肾中精气，注入脊髓，上行入脑，不断补养脑髓，以维持脑的正常生理功能。肾精充足，则脑髓充盛，才能实现脑主宰生命的生理功能，表现为脑力充沛，思维敏捷，耳聪目慧，身强体健。《医林改错·脑髓说》说："精汁之清者，化而为髓由脊骨上行入脑，名曰脑髓。盛脑髓者，名曰髓海……小儿无记性者，脑髓未满；高年无记性者，脑髓渐空。"若先天不足或后天失养，导致肾精不足，不能生髓充脑，则髓海空虚，常出现头晕目眩，视物昏花，耳鸣如蝉，记忆力减退，腰膝酸软无力，或小儿发育迟缓，囟门退闭，智力不足等症。

（二）滋养骨骼

骨为髓之府，髓为骨之充。髓的盈盛亏虚，直接影响骨骼的生长发育和代谢。肾生骨髓肾荣精充则髓满，髓满则骨骼营养充分而强健有力。反之，精亏髓少，骨失充养，则会出现骨弱无力，或骨发育不良，或骨、骨脆、骨折等骨病变。《诸病源侯论·牙齿病诸候》说："齿牙皆是骨之所终，髓之所养，髓弱骨虚，风气客之，则齿断。"《素问·痿论》说："肾气热，则腰脊不举，骨枯而髓减，发为骨痿。"

（三）化生血液

骨髓是化生血液的重要物质基础。《诸病源侯论·虚劳病诸候》说："精者血之所成也。"又说："妊娠四月，始受水精，以成血脉。"精充髓满，则血液化源充足。因此，中医临床常用补肾填精之法治疗某些血虚证。

三、女子胞

女子胞，又称胞宫、胞脏、子宫、子脏等。女子胞位于小腹部，膀胱之后，直肠之前，通过阴道与外界相通，是女性的生殖器官。男子之胞称为"精室"。

（一）主持月经

又称月信、月事、月水，是女子天癸来至后周期性子宫出血的生理现象。健康女子，约到 14 岁左右，天癸至，生殖器官发育成熟，子宫发生周期性变化，约 1 月（28 天）左右周期性排血一次，即月经开始来潮，约到 49 岁左右，天癸竭绝，月经闭止。月经周期中还要排卵一次。月经的产生，是脏腑经脉气血及天癸作用于胞宫的结果，胞宫的形态与机能正常与否直接影响月经的来潮，所以胞宫有主持月经的作用。

（二）孕育胎儿

胞宫是女性孕育胎儿的器官。女子在发育成熟后，月经应时来潮，经后便要排卵，因而有受孕生殖的能力。此时，两性交媾，两精相合，就构成了胎孕。女子在受孕后，女子胞即成为孕育胎儿的场所。此时，女子胞停止排泄月经，全身的气血有相当一部分输送到胞宫，保护胎元，促进胎儿的发育，直至分娩。故《类经》说："女子之胞，子宫是也，亦以出纳精气而成胎孕者为奇。"

第五节　脏腑之间的关系

一、脏与脏之间的关系

（一）心与肺

心主血而肺主气，心主行血而肺主呼吸。

心与肺的关系，主要表现在血液运行与呼吸吐纳之间的协同调节关系。

血液的正常运行，必须依赖于心气的推动，亦有赖于肺气的辅助。由于宗气具有贯心脉而司呼吸的生理功能，从而加强了血液运行与呼吸吐纳之间的协调平衡。因此，积于胸中的宗气是连接心之搏动和肺之呼吸的中心环节。

（二）心与脾

1. 血液生成

心主血而脾生血，心主行血而脾主统血。心与脾的关系，主要表现在血液生成方面的相互为用及血液运行方面的相互协同。

2. 血液运行

血液在脉中正常运行，既有赖于心气的推动，又依靠脾气的统摄，心主行血与脾主统血相反相成、协调平衡，维持着血液的正常运行。临床上，若心气不足，行血无力；脾气虚损，统摄无权，均可导致血行失常，或见气虚血瘀，或见气不摄血的出血。

（三）心与肝

心与肝的关系，主要表现在行血与藏血以及精神调节两个方面。

1. 血液运行

心主行血，心为一身血液运行的枢纽；肝藏血，是贮藏血液、调节血量的重要脏器。两者相互配合，共同维持血液的正常运行。

2. 精神情志

心藏神，主宰意识、思维、情感等精神活动。肝主疏泄，调畅气机，维护情志的舒畅。心肝两脏，相互为用，共同维持正常的精神活动。

（四）心与肾

心与肾在生理上的联系，主要表现为“心肾相交”。心肾相交的机理，主要从水火既济、精神互用、君相安位来阐发。

1. 水火既济

心居上焦属阳，在五行中属火；肾居下焦属阴，在五行中属水。在上者宜降，在下者宜升，升已而降，降已而升。心位居上，故心火（阳）必须下降于肾，使肾水不寒；肾位居下，故肾水（阴）必须上济于心，使心火不亢。肾无心火之温煦则水寒，心无肾阴之凉润则火炽。心与肾之间的水火升降互济，维持了两脏之间生理机能的协调平衡。

2. 精神互用

心藏神，肾藏精。精能化气生神，为气、神之源；神能控精驭气，为精、气之主。故积精可以全神，神清可以控精。

3. 君相安位

心为君火，肾为相火（命火）。君火在上，如日照当空，为一身之主宰；相火在下，系阳气之根，为神明之基础。命火秘藏，则心阳充足；心阳充盛，则相火亦旺。君火相火，各安其位，则心肾上下交济。

（五）肺与脾

肺与脾的关系，主要表现在气的生成与水液代谢两个方面。

1. 气的生成

肺主呼吸，吸入自然界的清气；脾主运化，化生水谷之精并进而化为谷气。清气与谷气在肺中汇为宗气，宗气与元气再合为一身之气。一身之气的盛衰，主要取决于宗气的生成。

2. 津液代谢

肺气宣降以行水，使水液正常地输布与排泄；脾气运化，散精于肺，使水液正常地生成与输布。人体的水液，由脾气上输于肺，通过肺气的宣发肃降而布散周身及下输膀胱。肺脾两脏协调配合，相互为用，是保证津液正常输布与排泄的重要环节。

（六）肺与肝

主要体现在人体气机升降的调节方面。“肝生于左，肺藏于右；肝气从左升发，肺气由右肃降。肝气以升发为宜，肺气以肃降为顺。此为肝肺气机升降的特点所在。肝升肺降，升降协调，对全身气机的调畅，气血的调和，起着重要的调节作用。

（七）肺与肾

主要表现在水液代谢、呼吸运动及阴阳互资三个方面。

1. 呼吸运动

肺主气而司呼吸，肾藏精而主纳气。人体的呼吸运动，虽由肺所主，但亦需肾的纳气机能协助。只有肾精及肾气充盛，封藏机能正常，肺吸入的清气才能经过其肃降而下纳于肾，以维持呼吸的深度。

2. 津液代谢

肺主行水，为水之上源；肾主水液代谢，为主水之脏。肺气宣发肃降而行水的作用，有赖于肾气及肾阴肾阳的促进；肾气所蒸化的水液，有赖于肺气的肃降运动使之下归于膀胱。肺肾之气的协同作用，保证了体内水液输布与排泄的正常。

3. 阴阳互资

肺肾阴阳，相互资生。肺阴充足，下输于肾，使肾阴充盈。肾阴为诸阴之本，肾阴充盛，上滋于肺，使肺阴充足。肾阳为诸阳之本，能资助肺阳，推动津液输布，则痰饮不生，咳喘不作。

（八）肝与脾

主要表现在疏泄与运化的相互为用、藏血与统血的相互协调关系。

1. 疏泄与运化互用

饮食物消化：肝主疏泄，调畅气机，协调脾胃升降，并疏利胆汁，输于肠道，促进脾胃对饮食物的消化及对精微的吸收和转输。脾气健运，水谷精微充足，气血生化有源，肝得以濡养而使肝气冲和条达。

2. 藏血与统血协调

血液运行：肝主藏血，调节血量；脾主生血，统摄血液。脾气健运，水谷精微充足，气血生化有源，肝得以濡养而使肝气冲和条达。肝脾相互协作，共同维持血液的正常运行。

（九）肝与肾

有“肝肾同源”或“乙癸同源”之称。主要表现在精血同源、藏泄互用以及阴阳互滋互制等方面。

1. 精血同源

肝藏血，肾藏精，精血皆由水谷之精化生和充养，且能相互资生，故曰同源互化。

2. 藏泄互用

肝主疏泄，肾主封藏，二者之间存在着相互为用、相互制约的关系。肝气疏泄可促使肾气封藏有度，肾气闭藏可防肝气疏泄太过。疏泄与封藏，相反而相成，从而调节女子的月经来潮、排卵和男子的排精。

3. 阴阳互滋互制

肝气由肝血所化所养，内含肝阴与肝阳；肾气由肾精化生，内含肾阴与肾阳。不仅肝血与肾精之间存在着同源互化的关系，而且肝肾阴阳之间也存在着相互滋养和相互制约的联系。

（十）脾与肾

脾为后天之本，肾为先天之本，脾肾两者首先表现为先天与后天的互促互助关系；脾主运化水液，肾为主水之脏，脾肾的关系还表现在水液代谢方面。

1. 先天后天相互资生

脾主运化水谷精微，化生气血，为后天之本；肾藏先天之精，是生命之本源，为先天之本。脾的运化水谷，是有赖于肾气及肾阴肾阳的资助和促进，始能健旺；肾所藏先天之精及其化生的元气，亦赖脾气运化的水谷之精及其化生的谷气的不断充养和培育，方能充盛。后天与先天，相互资生，相互促进。

2. 津液代谢

脾气运化水液功能的正常发挥，须赖肾气的蒸化及肾阳的温煦作用的支持。肾主水液输布代谢，又须赖脾气及脾阳的协助，即所谓“土能制水”。脾肾两脏相互协同，共同主司水液代谢的协调平衡。

二、腑与腑之间的关系

胆、胃、小肠、大肠、膀胱、三焦的六腑之间的关系，主要体现于对饮食物的消化、吸收和排泄过程中的相互联系与密切配合。

饮食入胃，经胃腐熟而成食糜，下传小肠。小肠受盛，并在胆汁的参与下，泌别清浊，清者（水谷精微）由脾转输以养全身；其浊者，水液经三焦渗入膀胱，膀胱贮藏尿液，及时排泄；食物残渣下传大肠，经燥化吸收水液，形成粪便，由胃气下降和大肠传导通过肛门排泄。三焦不仅是水谷传化的通道，更重要的是三焦气化，推动和支持着六腑传化功能的正常运行。六腑传化水谷，虚实更替，完成受纳、消化、吸收、传导和排泄过程，宜通而不宜常，故《素向·五藏别论》有“胃实而肠虚”“肠实而胃虚”的论述，说明饮食物在胃肠中必须更替运化而不能久留，故后世医家有“六腑以通为用”“病以通为补”之说。

六腑在病变上相互影响，如胃有实热，津液被灼，可致大肠传导不利而见大便燥结。大肠传导失常，肠燥便秘也可引起胃失和降，胃气上逆，出现暖气、呕恶等症。

三、脏与腑之间的关系

（一）心与小肠

生理：心主血脉，心阳之温煦，心血之濡养，有助于小肠的化物等机能；小肠化物，泌别清浊，清者经脾上输心肺，化赤为血，以养心脉，即《素问·经脉别论》所谓 “浊气归心，淫精于脉。”

病变：心经实火，可移热于小肠，引起尿少、尿赤涩刺痛、尿血等小肠实热的症状。反之，小肠有热，亦可循经上熏于心，可见心烦、舌赤糜烂等症状。此外，小肠虚寒，化物失职，水谷精微不生，日久可出现心血不足的病证。

（二）肺与大肠

生理：肺气的下降可以推动大肠的传导，有助于糟粕下行。而大肠传导正常，腑气通畅，亦有利于肺气的下降。

病变：肺失清肃，津液不能下达，大肠失润，传导失常，可见大便干结难下。若肺气虚弱，推动无力，大肠传导无力，可见大便困难。中医称之为“气虚便秘”。反之，若大肠腑气不通，传导不利，则肺气壅塞而不能下降，出现胸闷、咳喘、呼吸困难等，是谓上窍不通则下窍不利，下窍不利则上窍为之闭塞。在治疗中，常通过通腑泻热治疗肺热咳喘，亦常采用宣降肺气治疗大肠腑气不通。

（三）脾与胃

水谷纳运协调：脾主运化，胃主受纳，受纳与运化相辅相成。二者一纳一运，紧密配合，完成饮食物的消化吸收，正如《景岳全书》说：“胃司受纳，脾司运化，一运一纳，化生精气。”在病理上，胃之受纳失常则脾之运化不利，脾失健运则胃纳失常，出现恶心呕吐、脘腹胀满、不思饮食等，称为“脾胃不和”。

气机升降相因：脾气主升，以升为顺；胃气主降，以降为和。脾气主升，将水谷精微输布于头目心肺；胃气主降，将水谷下降于小肠而泌别清浊，糟粕并得以下行。脾胃之气，升降相因，相反相成，饮食物得以正常的消化吸收。在病理上，脾气不升，水谷夹杂而下，出现泄泻，甚则完谷不化；胃气不降反而上逆，可见恶心呕吐，呃逆嗳气。故《素问·阴阳应象大论》说：“清气在下，则生飧泄；浊气在上，则生䐜胀。”

阴阳燥湿相济：脾为阴脏，喜燥而恶湿；胃为阳腑，喜润而恶燥。正如《临证指南医案》说：“太阴湿土，得阳始运，阳明燥土，得阴自安。以脾喜刚燥，胃喜柔润故也。”脾易生湿，得胃阳以制之，使脾不至于湿；胃易生燥，得脾阴以制之，使胃不至于燥。脾胃阴阳燥湿相济，是保证两者纳运、升降协调的必要条件。病理上，脾属阴，阳气易损，胃属阳，津液和阴气易伤。如湿困脾运，可导致胃纳不振；胃津不足，亦可影响脾气运化；脾湿则其气不升，胃燥则其气不降，可见中满痞胀、排便异常等症。

（四）肝与胆

同司疏泄：肝主疏泄，分泌胆汁；胆附于肝，藏泄胆汁。两者协调合作，疏利胆汁于小肠，帮助脾胃消化饮食物。肝气疏泄正常，促进胆汁的分泌和排泄；而胆汁排泄无阻，又有利于肝气疏泄的正常发挥。病理上，若肝气郁滞，可影响胆汁疏利；胆腑郁热，也可影响肝气疏泄。最终均可导致肝胆气滞、肝胆湿热，或郁而化火、肝胆火旺之证。

共主勇怯：《素问·灵兰秘典论》说：“肝者，将军之官，谋虑出焉。胆者，中正之官，决断出焉。”胆主决断与人的勇怯有关，而决断又基于肝之谋虑，肝胆相互配合，情志活动正常，处事果断。如《类经·藏象类》说：“胆附于肝，相为表里。肝气虽强，非胆不断。肝胆相济，勇敢乃成。”实际上，肝胆共主勇怯是以两者同司疏泄为生理学基础的。病理上，若肝胆气滞，或胆郁痰扰，均可导致情志抑郁或惊恐胆怯等病证。

（五）肾与膀胱

生理：肾为主水之脏，开窍于二阴；膀胱为津液之府。肾与膀胱相互协作，共同完成尿液的生成、贮存与排泄。膀胱的汇聚水液及贮尿排尿，取决于肾气的盛衰。肾气充足，蒸化及固摄作用正常发挥，则尿液正常生成，贮于膀胱并有度地排泄。膀胱贮尿排尿有度，也有利于肾气的主水作用。

病变：若肾气虚弱，蒸化无力，或固摄无权，可影响膀胱的汇聚水液及贮尿排尿，而见尿少、癃闭或尿失禁。膀胱湿热，或膀胱失约，也可影响到肾气的蒸化和固摄，出现尿液及其排泄异常。

四、五脏与奇恒之腑之间的关系

（一）五脏与脑

心是君主之官，五脏六腑之大主，神明之所出，故将人的意识、思维及情志活动统归于心，称之曰“心藏神”。但把神分为神、魂、魄、意、志五种不同的表现，分别由心、肝、肺、脾、肾五脏主司，即所谓“五神脏”。如《素问·宣明五气》说：“心藏神，肺藏魄，肝藏魂，脾藏意，肾藏志脑的机能与五脏密切相关，五脏之精充盈，五脏之气畅达，才能化养五神并发挥其生理机能。”

（二）五脏与脉

脉为血之府，是血液运行的通道，故又称“血脉”。脉的生理功能与五脏相关。

心主血脉，心与血脉合而为一个相对独立的血液循环系统。心气充沛，心脏有节律的搏动，则脉道通利，血行正常。心气虚弱，推动无力，则血脉不利，血行瘀滞。心主神明，神驭气，对心脏的搏动、血脉通利及血液运行也具有调节作用。肺主气而朝百脉，辅助心脏推动和调节血液的运行。临床可见脉道阻滞，血行不畅，影响心、肺的功能异常，甚则血瘀脉络，可致猝死。

脾主统血，固摄和控制血液在脉中运行而不逸出脉外。脾气虚弱，脾不统血，可致血液逸出脉外而见各种出血。脾又为血液生化之源，关乎血脉充盈与通利。肝主疏泄，调畅气机，气机畅达则血脉通利；肝主藏血，调节血量，能防止出血。

肾阴肾阳是五脏阴阳之本。肾阳资助心阳，促进血脉流畅；肾阴资助心阴，滋养血脉。临床可见心肾阳虚，温煦推动无力；或心肾阴虚，凉润宁静功能减退的心脉失常病证。

（三）五脏与骨、髓

髓的生成与肾的关系尤为密切。《素问·阴阳应象大论》说：“肾生骨髓。”肾精是化髓的基础物质，肾精充盛，化髓充足，则脑脊得养，骨骼得滋，脑脊功能正常，骨骼坚固强韧。如《四圣心源·形体结聚》说：“髓骨者，肾水之所生也，肾气盛则髓骨坚凝而轻利。”髓之为病，以不足居多，无论是生成不足还是消耗太过，总与肾精关系密切。如《素问·逆调论说：“肾不生则髓不能满。”《重广补注黄帝内经素问·生气通天论》说：“然强力入房则精耗，精耗则肾伤，肾伤则髓气内枯。”故历代医家益髓多重滋补肾精。

（四）五脏与女子胞

女子以血为本，经水为血液所化，月经的来潮和周期，以及孕育胎儿，均离不开气血的充盈和血液的正常运行。而心主血，肝藏血，脾胃为气血生化之源又主统血。肾藏精，关乎天癸，且精能化血。肺主气，朝百脉而输精微。诸脏分司血的生化、统摄与调节等。故脏腑安和，血脉流畅，血海充盈，则经候如期，胎孕乃成。五脏之中，女子胞与心、肝、脾、肾的关系尤为密切。

第四单元　精气血津液神

第一节　精

一、人体之精的基本概念

人体之精有广义、狭义之分，广义之精包括气、血、津液等人体一切精微物质；狭义之精专指生殖之精。

二、人体之精的生成、贮藏和施泄

（一）精的生成

人体之精由禀受于父母的先天之精及来源于吸入清气与水谷精微的后天之精相融合而生成。

先天之精是生命的本原物质，受之父母，先身而生，是构成人体胚胎和繁衍后代的基本物质。古人通过对生殖现象的观察和体验，认识到男女生殖之精结合能产生新的生命个体。《灵枢·天年》认为，人之始生，“以母为基，以父为楯。”父母生殖之精相合，既孕育了生命又转化为子代的先天之精。如《灵枢·决气》说：“两神相搏，合而成形，常先身生，是谓精。”

后天之精与先天之精相对而言，是人出生之后，从吸入的自然界清气及饮食物中摄取的营养精华以及脏腑气化所生成的精微物质。后天生命的维持需要不断地从自然界摄取清气与饮食水谷，清气与饮食水谷是后天化生精微物质的基础。其中，由饮食水谷所化生的精微物质又称“水谷之精”。后天之精由脾肺等脏腑转输至全身。如《素问·厥论》说：“脾主为胃行其津液者也。”《素向·玉机真藏论》说：“脾为孤脏，中央士以灌四傍。”

人体之精，以先天之精为本，赖后天之精的不断充养。先、后天之精彼此促进，人体之精则充盛盈满。若先天之精或后天之精亏虚，则可导致发育迟缓、早衰、生殖功能低下及营养不良等病证。

（二）精的贮藏与施泄

1. 精的贮藏

人体之精贮藏于脏腑身形中。肾所藏先天之精，作为生命本原，在胎儿时期便贮藏于各脏腑之中。后天之精则经由脾肺等输送到各脏腑，化为各脏腑之精，并将部分输送于肾中，以充养肾所藏的先天之精。故《素问·上古天真论》说：“肾者主水，受五脏六腑之精而藏之。”各脏所藏之精，是其功能活动的物质基础。由于先天之精主要藏于肾，并在后天之精的资养下化为生殖之精以繁衍生命，因而称肾为“先天之本”。肾的藏精功能主要依赖肾的封藏作用。肾精化生肾气，肾气的固摄封藏作用，使精藏于肾中而不妄泄，保证肾精发挥其各种生理功能。故《素问·六节藏象论》说：“肾者主蛰，封藏之本，精之处也。”若肾气虚亏，封藏失职，则可出现遗精、滑精等症状。

2. 精的施泄

精的施泄主要有两种形式：一是分藏于各脏腑，濡养脏腑，并化气以推动和调节其功能活动；二是生殖之精的排泄以繁衍生命。

肾所藏先天之精化生元气，元气以三焦为通道，布散到全身各脏腑，推动和激发其功能活动，为生命活动的原动力。因此，肾精亏虚可影响全身脏腑的生理功能。

后天之精经由脾肺等转输到各脏腑，成为脏之精。脏腑之精与血、津液等物质相互化生，以多种形式促进脏腑生理功能的发挥。精布散于全身，不仅作为构成人体的基本物质，而且是人体各脏腑生理活动不可缺少的物质基础。脏腑之精亏虚则难以维持其自身的生理功能。生殖之精，以先天之精为主体，在后天之精的资助下化生。人体生长发育至女子“二七”、男子“二八”，随着肾精的不断充盛，肾气充沛，天按时而至。肾精的一部分在天癸的作用下，化为生殖之精以施泄。如《素问·上古天真论》说：男子“二八，将气盛，天癸至，精气溢泻，阴阳和，故能有子。”生殖之精的化生与施泄适度，还与肾气封藏、肝气疏泄以及脾气的运化作用密切相关。

三、人体之精的功能

（一）繁衍生命

由先天之精与后天之精合化而生成的生殖之精，具有繁衍生命的作用。由于具有遗传功能的先天之精主要藏于肾，并且五脏六腑之精都可资助藏于肾的先天之精，故生殖之精实由肾精化生。

（二）濡养作用

精能滋润濡养人体各脏腑形体官窍。先天之精与后天之精充盛，则脏腑之精充盈，肾精也充盛，因而全身脏腑组织官窍得到精的濡养，各种生理机能得以正常发挥。

（三）化血作用

一是精可以转化为血，是血液生成的来源之一；二是精作为精微的生命物质，既可单独存在于脏腑组织中，也可不断地融合于血液中。如心精一般融入心血中，肝精一般融入肝血中以发挥其濡养作用。

（四）化气作用

先天之精可以化生先天之气（元气），水谷之精可以化生谷气，再加上肺吸入的自然界清气，综合而成一身之气。精是气的化生本源。

（五）化神作用

精是神化生的物质基础之一。神是人体生命活动的主宰及其外在总体现，其产生离不开精这一基本物质。只有积精，才能全神，这是生命存在的根本保证。反之，精亏则神疲，精亡则神散，生命休矣。

（六）抗邪作用

精具有保卫机体、抵御外邪入侵的功能。精足则正气盛，抗邪力强，不易受外邪侵袭。若精虚则正气不足，抗邪力弱，易受外邪侵袭；或无力驱邪，邪气潜伏，在一定条件下发病。《素问·金匮真言论》说："故藏于精者，春不病温。"

四、人体之精的分类

（一）先天之精

人体之精从生成来源来说，有先天之精与后天之精之分。先天之精禀受于父母，源于父母的生殖之精，是构成胚胎的原始物质，是生命产生的本源。

（二）后天之精

后天之精源于饮食水谷，由脾胃等脏腑吸取饮食精华而产生，是维持人体生命活动的重要物质。先天之精为基础，后天之精为补充，二者相辅相成，使一身之精生成有源，逐渐充盛。

（三）生殖之精

生殖之精源于肾精，在天癸的促发下由肾藏的先天之精在水谷之精的资助充养下合化而成，起着繁衍后代的作用。人们在生殖活动过程中，通过生殖之精的交合将生命物质遗传给下一代。男女双方生殖之精结合成为胚胎，产生了新的生命体。

（四）脏腑之精

一身之精分藏于脏腑，成为脏腑之精。脏腑之精，指脏腑所藏的具有濡养、滋润本脏腑及其所属的形体、官窍等作用的液态精华物质。各脏腑之精都由先天之精与后天之精相融合而成，其中肾精主要由先天之精构成，而心肺脾肝四脏之精主要由后天之精构成。

第二节 气

一、人体之气的基本概念

气是人体内活力很强运行不息的极精微物质，是构成人体和维持人体生命活动的基本物质之一。气运行不息，推动和调控着人体内的新陈代谢，维系着人体的生命进程。气的运动停止，则意味着生命的终止。

人体之气是客观存在于人体中的运动不息的细微物质，既是构成人体的基本物质，又对生命活动起着推动和调控作用。

古代哲学认为存在于宇宙中的气，是宇宙万物包括人类的生成本原。

精是构成人体的最基本物质，也是维持人体生命活动的基本物质。《灵枢·经脉》说："人始生，先成精。"

气是由精化生的运行不息的极细微物质。《素问·阴阳应象大论》说："精化为气。"精为脏腑机能活动的物质基础。

气是推动和调控脏腑生理机能的动力。精是人体生命的本源，气是人体生命的维系。

人体之精化为人之气，人体之气含有阴气、阳气两部分：阴气是气中具有寒凉、抑制等特性的部分，阳气是气中具有温热、兴奋等特性的部分。气中的阴阳两部分对立互根，协调共济，共同推动和调控机体的生命进程。

二、人体之气的生成

（一）物质基础

1. 先天之精气

人体之气来源于先天之精所化生的先天之气（即元气）。

2. 后天水谷精气和自然界清气

水谷之精所化生的水谷之气和自然界的清气，后两者又合称为后天之气（即宗气），并通过肺、脾胃和肾等脏腑的综合作用，将此三者结合起来而成一身之气，《内经》称为“人气”。

（二）相关脏腑

1. 肾为生气之根

肾藏先天之精，并受后天之精的充养。先天之精化生元气。

2. 脾胃为生气之源

脾主运化，胃主受纳，共同完成对饮食水谷的消化和水谷精微的吸收。水谷之精化生水谷之气。

3. 肺为生气之主

肺主气，主司宗气的生成，在气的生成过程中占有重要地位。

三、人体之气的运动与变化

（一）气机

1. 气机的概念

气的运动称作气机。

2. 气运动的基本形式与意义

人体之气的运动形式，可以简单地归纳为升、降、出、入四种基本形式。例如元气自脐下（下气海）向上运行，宗气自胸中（上气海）向下运行，属气的升降运动；白天营气随卫气由体内运行于体表，夜间卫气随营气由体表运行于内脏，称营卫出入运动。人体的浊气自下而升至肺并呼出自然界，体现肺气的宣发运动；自然界的清气由肺吸入并下纳于肾，体现肺气的肃降运动。气机的升降出入运动，对于人体的生命活动至关重要。故《素问・六微旨大论》说：“出入废则神机化灭，升降息则气立孤危。故非出入，则无以生长壮老已；非升降，则无以生长化收藏。是以升降出入，无器不有。”

3. 脏腑之气的运动规律

心肺位置在上，其气宜降：心属火，位南方，应夏季，属阳中之阳的太阳，其气升已而降；肺属金，位西方，应秋季，属阳中之阴的少阴，其气当右降。肝肾位置在下，在下者宜升：肾属水，位北方，应冬季，属阴中之阴的太阴，其气降已而升；肝属木，位东方，应春季，属阴中之阳的少阳，其气当左升。脾胃属土，居中央，主四时，养四脏，脾气升而胃气降，斡旋四脏之气的升降运动，为脏气升降之枢纽。脾胃之气的升降失调，不仅影响饮食物的消化和水谷精微的吸收，导致气血化生无源，而且可阻滞中焦，导致其他四脏之气的升降运动失常而出现心肾水火不济、肝肺左升右降不和等病理状态。

4. 气运动失常的表现形式

气的升降出入运动失常称为“气机失调”。气的运行受阻而不畅通，称作“气机不畅”；受阻较甚，局部阻滞不通，称作“气滞”；气的上升太过或下降不及，称作“气逆”；气的上升不及或下降太过，称作“气陷”；气的外出太过而不能内守，称作“气脱”；气不能外达而郁结闭塞于内，称作“气闭”。

（二）气化

1. 气化的概念

气的运动而产生的各种变化称为气化。诸如体内精微物质的化生及输布，精微物质之间、精微物质与能量之间的互相转化，以及废物的排泄等都属气化。

2. 气化的形式

形式多种多样。《素问・阴阳应象大论》说：“味归形，形归气；气归精，精归化；精食气，形食味；化生精，气生形……精化为气”，就是对气化过程的简要概括。体内精气血津液各自的代谢及其相互转化，是气化的基本形式。如精的生成，包括先天之精的充盛和后天水谷之精的化生；精化为气，包括先天之精化生元气和后天之精化生谷气以及谷气分化为营卫二气；精化为髓，髓充骨而造血或汇脑而化神；精与血同源互化；津液与血同源互化；血的化生与其化气养神；津液的化生与其化汗化尿；气的生成与代谢，包括化为能量、热量以及生血、化精、化神，并分化为脏腑之气和经络之气。如此等等，皆属气化的具体体现。气化过程的有序进行，是脏腑生理活动相互协调的结果。

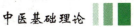

四、人体之气的功能

（一）推动作用

指气中属阳部分（阳气）的激发、兴奋、促进等作用。主要体现于：①激发和促进人体的生长发育及生殖机能。②激发和促进各脏腑经络的生理机能。③激发和促进精血津液的生成及运行输布。④激发和兴奋精神活动。

（二）温煦作用

指气中属阳部分（阳气）的促进产热，消除寒冷，使人体温暖的作用。气的温煦作用对人体有重要的生理意义：①温煦机体，维持相对恒定的体温。②温煦各脏腑、经络、形体、官窍，助其进行正常的生理活动。③温煦精血津液，助其正常施泄、循行、输布，即所谓“得温而行，得寒而凝”。

（三）防御作用

气既能护卫肌表，防御外邪入侵，同时也可以祛除侵入人体内的病邪。《素问遗篇·刺法论》说：“正气存内，邪不可干。”说明气的防御功能正常，则邪气不易入侵。若气的防御作用低下，邪气易于入侵而发生疾病，故《素问·评热病论》说：“邪之所凑，其气必虚。”气的防御功能决定着疾病的发生、发展和转归。

邪气有阴邪、阳邪之分，人体正气含有阴气、阳气两部分。正气中的阳气部分能抵抗寒冷等阴邪的入侵并能祛除已侵入的阴邪，正气中的阴气部分能抵抗火热等阳邪的入侵并能祛除已侵入的阳邪。

（四）固摄作用

指气对体内血、津液、精等液态物质的固护、统摄和控制作用，防止其无故流失，保证它们发挥正常的生理作用。气的固摄作用表现为：①统摄血液，使其在脉中正常运行，防止其逸出脉外。②固摄汗液、尿液、唾液、胃液、肠液，控制其分泌量、排泄量，使之有度而规律地排泄，防止其过多排出及无故流失。③固摄精液，防止其妄泄。若气的固摄作用减弱，则有可能导致体内液态物质的大量丢失。例如，气不摄血引起各种出血症；气不摄津引起自汗、多尿、小便失禁、流涎、呕吐清水、泄泻滑脱等症；气不固精可以引起遗精、滑精、早泄等病症。

（五）中介作用

指气能感应传导信息以维系机体的整体联系。气充斥于人体各个脏腑组织器官之间，是感应传递信息之载体，彼此相互联系的中介。外在信息感应并传递于内脏，内脏的各种信息反映于体表以及内脏之间各种信息的相互传递，都以人体之气作为信息的载体来感应和传导。例如，针灸、按摩或其他外治方法产生的激和信息，是通过气的感应运载而传导于内脏，达到调节机体生理活动协调的目的。

五、人体之气的分类

人体之气，因其生成来源、分布部位及功能特点的不同而有着各自不同的名称，一般可从三个层次进行分类：第一层次是人身之气，亦即一身之气；第二层次是元气、宗气、营气和卫气，都属一身之气的组成部分；第三层次是脏腑之气和经络之气，它们都由先天元气和后天宗气来构成。

（一）元气

元气是人体最根本、最重要的气，是人体生命活动的原动力。元气在《难经》中又称“原气”，《内经》中无“元气”或“原气”之称，但有“真气”之说。“元”“真”“原”本分为儒家或道家术语，中医学用之表述先天禀赋。元气、原气、真气，三者的内涵是同一的，都是由先天之精化生的先天之气。

1. 生成与分布

元气由肾精化生，根于命门。肾精的主体成分是先天之精，但必须得到水谷之精的充养，方能充盛而化生充足的元气。元气通过三焦流行于全身。

2. 生理功能

（1）推动和调节人体的生长发育和生殖功能 元气充沛，机体生长发育正常，脏腑、经络、形体、官窍生理功能旺盛，体魄强健而少病；若先天禀赋不足，或后天失养，或久病损伤元气，则可因元气虚衰而出现生长发育迟缓、生殖功能低下及未老先衰的临床表现。

（2）推动和调节各脏腑、经络、形体、官窍的生理活动 元气含有元阴、元阳，为一身阴阳之根，脏腑阴阳之本。元阳具有推动、兴奋、温煦等作用；元阴具有宁静、抑制、凉润等作用。元阴与元阳协调平衡，元气则能发挥推动和调控各脏腑的生理机能、人体的生长发育和生殖机能。元气根于命门，故《景岳全书·传忠录下》说："命门为元气之根，为水火之宅，五脏之阴气非此不能滋，五脏之阳气非此不能发。"

（二）宗气

宗气是由谷气与自然界清气相结合而积聚于胸中的气，属后天之气的范畴。宗气的生成直接关系到一身之气的盛衰。宗气在胸中积聚之处，《灵枢·五味》称为"气海"又名为"膻中"。

1. 生成与分布

一是脾胃运化的水谷之精所化生的水谷之气，一是肺从自然界中吸入的清气，二者相结合生成宗气。宗气聚于胸中，通过上出息道（呼吸道），贯注心脉及沿三焦下行的方式布散全身。

2. 生理功能

主要有走息道以行呼吸、贯心脉以行血气和下畜丹田以资先天三个方面。凡语言、声音、呼吸的强弱，气血的运行，肢体的寒温和活动能力，视听的感觉能力，心搏的强弱及其节律等，皆与宗气的盛衰有关。

《素问·平人气象论》说："胃之大络，名曰虚里，贯膈络肺。出于左乳下，其动应衣，脉宗气也。"临床上常以"虚里"处（相当于心尖搏动部位）的搏动情况和脉象变化来测知宗气的盛衰。

（三）营气

营气是行于脉中而具有营养作用的气。营气在脉中，是血液的重要组成部分， 营与血关系密切，可分不可离，故常常将"营血"并称。营气与卫气从性质、功能和分布进行比较，则营属阴，卫属阳。有些医籍将营气称为"营阴"，将卫气称为"卫阳"。

1. 生成与分布

由水谷精微中的精华部分化生，并进入脉中运行全身。《素问·痹论》说："营者，水谷之精气也。和调于五脏，洒陈于六腑，乃能入于脉也。故循脉上下，贯五脏，络六腑也。"

2. 生理功能

有化生血液和营养全身两个方面。营气注于脉中，化为血液。《灵枢·邪客》说："营气者，泌其津液，注之于脉，化以为血。"营气循血脉流注于全身，五脏六腑、四肢百骸都得到营气的滋养。

（四）卫气

卫气是运行于脉外而具有保卫作用的气。因其有卫护人体，避免外邪入侵的作用，故称之为卫气。

1. 生成与分布

生成由水谷精微中的慓悍滑利部分化生，在脉外运行。《素问·痹论》说："卫者，水谷之悍气也。其气慓疾滑利，不能入于脉也。故循皮肤之中，分肉之间，熏于肓膜，散于胸腹。"卫气行于脉外，外而皮肤肌腠，内而胸腹脏腑，布散全身。

2. 生理功能

主要有：①防御外邪。②温养全身。③调节腠理。《灵枢·本藏》说："卫气者，所以温分肉、充皮肤、肥腠理、司开合者也。"又说："卫气和，则分肉解利，皮肤润柔，腠理致密矣。"

（五）脏腑之气

脏腑之气由脏腑之精化生，也可以说是一身之气分布到各脏腑的部分。一身之气含有阴气与阳气两个部分，因而各脏腑之气也含有阴气与阳气两个部分：脏腑之阴气，是脏腑之气中具有凉润、宁静、抑制等作用的部分；脏腑之阳气，是脏腑之气中具有温煦、推动、兴奋等作用的部分。在正常情况下，脏腑之阴气与脏腑之阳气维持着协调平衡关系，因而脏腑之气冲和畅达，运行有序，各发挥其应有的作用。

由于肾气由肾精所化，而肾精的主体是先天之精，故肾气也主要属于先天之气，其所含有的肾阴、肾阳分别是各脏腑阴气与脏腑阳气的根本，所谓“五脏之阴气，非此不能滋”，“五脏之阳气，非此不能发”。

脏腑之气不足，如心气虚、肺气虚、脾气虚、肝气虚、肾气虚等，一般出现推动、调控、固摄、防御等作用减退的虚弱无力的病证。脏腑之阴气不足，如心阴虚、肺阴虚、脾阴虚、胃阴虚、肝阴虚、肾阴虚等，一般出现因凉润、宁静等作用减退而产生的虚热性病证和虚性亢奋的病证；脏腑之阳气不足，如心阳虚、肺阳虚、脾阳虚、胃阳虚、肝阳虚、肾阳虚等，一般出现因温煦、推动等作用减退而产生的虚寒性病证和抑制太过的病证。

（六）经络之气

经络之气，是一身之气运行于经络系统的极细微物质，是各种刺激、信息的感应、负载和传导者。经络之气在经络系统中运行，感应、负载和传导各种刺激、信息（如针灸、推拿、拔罐等）到达病所，因而起到治疗作用。

第三节　血

一、血的基本概念

血是循行于脉中而富有营养的红色液态物质，又称血液。它是构成人体和维持人体生命活动的基本物质之一，具有很高的营养和滋润作用。血液必须在脉管中循行，才能发挥其正常的生理效应。如因某些原因而致血液逸出于脉外，则失去其正常的生理作用，即为出血，又称为“离经之血”。

二、血的生成

（一）物质基础

1. 水谷之精

水谷之精化血。《灵枢·决气》指出：“中焦受气取汁，变化而赤，是谓血。”即是说明中焦脾胃受纳运化饮食水谷，吸取其中的精微物质，即所谓 “汁”，其中包含营气和津液，二者进入脉中，变化而成红色的血液。因此，由水谷之精化生的营气和津液是化生血液的主要物质，也是血液的主要构成成分。

2. 肾精、髓

肾精化血。精与血之间存在着相互资生和相互转化的关系，因而肾精充足，则可化为肝血以充实血液。如《张氏医通·诸血门》说：“精不泄，归精于肝而化清血。”

（二）相关脏腑

1. 脾胃

脾胃是血液生化之源：脾胃运化的水谷精微所产生的营气和津液，是化生血液的主要物质。

2. 肾肝

肾藏精，精生髓，精髓是化生血液的基本物质之一。同时肾精充足，肾气充沛，也可以促进脾胃的运化，有助于血液的化生。

3. 心肺

心肺对血液的生成起重要作用：脾胃运化水谷精微所化生的营气和津液，由脾向上升输于心肺，与肺吸入的清气相结合，贯注心脉，在心气的作用下变化而成为红色血液。

三、血的运行

（一）影响血液运行的因素

①血液的正常运行需要气的推动与宁静作用的协调、温煦与凉润作用的平衡。②血的运行还需要

气的固摄作用的发挥。③血的运行需要脉道的完好无损与通畅无阻。④血的运行还与血液的清浊及黏稠状态相关。⑤血液的或寒或热，直接影响着血运的或迟或速。⑥阳邪侵入则阳盛，易致血液妄行；阴邪侵袭则阴盛，可致血行缓慢，甚至出现瘀血。

（二）相关脏腑

心、肝、脾、肺等脏生理机能的相互协调与密切配合，共同保证了血液的正常运行。心阳的推动和温煦、肺气的宣发与肃降、肝气的疏泄是推动和促进血液运行的重要因素；心阴的宁静与凉润、脾气的统摄、肝气的藏血是控制和固摄血液运行的重要因素。

四、血的功能

（一）濡养作用

血液由水谷精微所化生，含有人体所需的丰富的营养物质，对全身各脏腑组织器官起着濡养和滋润作用。《难经·二十二难》提出“血主濡之”。《素问·五藏生成》也提出：“肝受血而能视，足受血而能步，掌受血而能握，指受血而能摄。”血的濡养作用，较明显地反映在面色、肌肉、皮肤、毛发、感觉和运动等方面。血量充盈，濡养作用正常，则面色红润，肌肉壮实，皮肤和毛发润泽，感觉灵敏，运动自如。如若血量亏少，濡养作用减弱，则可能出现面色萎黄，肌肉瘦削，肌肤干涩，毛发不荣，肢体麻木或运动无力失灵等。

此外，血液亦是化生经水、乳汁，养育胎儿，哺育婴儿的物质基础。若血液亏虚，则经水无源，乳汁亦见缺少，临床则可见经少，甚则经闭，以及缺乳等症。

（二）化神作用

血是机体精神活动的主要物质基础。《素问·八正神明论》说：“血气者，人之神，不可不谨养。”《灵枢·平人绝谷》说：“血脉和利，精神乃居。”说明人体的精神活动必须得到血液的营养，只有物质基础的充盛，才能产生充沛而舒畅的精神活动。若人体血气充盛，则精神充沛，神志清晰，感觉灵敏，思维敏捷。反之，在诸多因素影响下，出现血液亏耗，血行异常时，都可能出现不同程度的精神方面的病症，如精神疲惫、健忘、失眠、多梦、烦躁、惊悸，甚至神志恍惚、谵妄、昏迷等。

第四节 津 液

一、津液的基本概念

津液，是机体一切正常水液的总称，包括各脏腑形体官窍的内在液体及其正常的分泌物。津液是构成人体和维持生命活动的基本物质之一。

津液是津和液的总称。质地较清稀，流动性较大，布散于体表皮肤、肌肉和孔窍，并能渗入血脉之内，起滋润作用的，称为津；质地较浓稠，流动性较小，灌注于骨节、脏腑、脑、髓等，起濡养作用的，称为液。《灵枢·决气》说：“腠理发泄，汗出溱溱，是谓津。”，“谷入气满，淖泽注于骨，骨属屈伸，泄泽补益脑髓，皮肤润泽，是谓液。”

二、津液的生成、输布和排泄

（一）津液的生成

津液来源于饮食水谷，通过脾胃的运化及有关脏腑的生理机能而生成。胃主受纳腐熟，“游溢精气”而吸收饮食水谷的部分精微。小肠泌别清浊，将水谷精微和水液大量吸收后并将食物残渣下送大肠。大肠主津，在传导过程中吸收食物残渣中的水液，促使糟粕成形为粪便。

（二）津液的输布

主要是依靠脾、肺、肾、肝和三焦等脏腑生理机能的协调配合来完成的：①脾气转输布散津液。②肺气宣降以行水。③肾气蒸腾气化水液。④肝气疏泄促水行。⑤三焦决渎利水道。

（三）津液的排泄

主要通过排出尿液和汗液来完成。除此之外，呼气和粪便也将带走一些水分。因此，津液的排泄主要与肾、肺、脾的生理机能有关。由于尿液是津液排泄的最主要途径，因此肾在津液排泄中的地位最为重要。

三、津液的功能

（一）滋润濡养

津液是液态物质，有着较强的滋润作用。津液中含有营养物质，又有着丰富的濡养作用。如若津液不足，可致皮毛、肌肉、孔窍、关节、脏腑失去滋润而出现一系列干燥的病变，骨髓、脊髓、脑髓失去濡养而使生理活动受到影响。

（二）充养血脉

津液入脉，成为血液的重要组成部分。《灵枢·邪客》中已说明津液在营气的作用下，渗注于脉中，化生为血液，以循环全身发挥滋润、濡养作用。

第五节　神（中医、中西医助理医师均不考）

一、人体之神的基本概念

人体之神，指人体生命活动的主宰及其外在总体表现的统称。人体之神的含义有广义与狭义之分：广义之神指人体生命活动的主宰或其总体现，包括形色、眼神、言谈、表情、应答、举止、精神、情志、声息、脉象等方面；狭义之神指人的意识、思维、情感等精神活动。

二、人体之神的生成

人体内的精气血津液，是神产生的物质基础。脏腑精气对自然环境与社会环境的各种刺激作出应答，便产生了意识、思维、情感等精神活动。心是接受自然环境和社会环境的事物和刺激而作出应答，产生精神活动的脏腑，故《灵枢·本神》说：“所以任物者，谓之心。”自然环境与社会环境的刺激，作用于心及其他脏腑，其精气血对各种刺激作出相应的反应，则产生了相应的情绪、意识、思维、认知、感觉等精神活动。

三、人体之神的功能

（一）主宰生命活动

《素问·移精变气论》说：“得神者昌，失神者亡。”神的盛衰是生命力盛衰的综合体现，因此神是人体生理活动和心理活动的主宰。神是机体生命存在的根本标志，形离开神则形亡，形与神俱，神为主宰。

（二）主宰精神活动

意识、思维、情志等精神活动是人体生命活动的最高级形式。心神统率魂、魄、意、志，是精神活动的主宰，故《类经·疾病类》说：“心为五脏六腑之大主，而总统魂魄，兼赅意志。”神的生理功能正常，则意识清晰，思维敏捷，反应灵敏，睡眠安好，情志正常。神的生理功能异常，可见神疲健忘，思维迟钝，反应呆滞，失眠多梦，情志异常，甚则神昏，痴呆，癫狂等。

（三）调节精气血津液

神既由精、气、血、津液等作为物质基础而产生，又能反作用于这些物质。神具有统领、调控这些物质在体内进行正常代谢的作用。《类经·摄生类》说：“虽神由精气而生，然所以统驭精气而为运用之主者，则又在吾心之神。”

（四）调节脏腑功能

脏腑精气产生神，神通过对脏腑精气的主宰来调节其生理活动。

四、人体之神的分类

人体之神有广义与狭义之分，而狭义之神又有五神、情志及思维活动之别。

（一）五神

五神，即神、魂、魄、意、志，是对人的感觉、意识等精神活动的概括。五神分属于五脏，如《素问·宣明五气》所说：“心藏神，肺藏魄，肝藏魂，脾藏意，肾藏志。”魄是与生俱来的感知觉和运动能力；魂是人的意识活动；意、志是人类特有的理智、理性等精神活动。心神统率魂、魄、意、志诸神，是精神活动的主宰，故张介宾说：“心为五脏六腑之大主，而总统魂魄，兼赅意志。”

（二）情志

包括七情、五志，亦是精神活动的表现，属于神的范畴。七情，是喜、怒、忧、思、悲、恐、惊七种情志活动的概括。根据五行学说，情志分属于五脏：心在志为喜，肝在志为怒，肺在志为忧，脾在志为思，肾在志为恐，合称五志。情志是脏腑机能活动的表现形式，脏腑精气是情志活动产生的物质基础。如《素问·阴阳应象大论》说：“人有五脏化五气，以生喜怒悲忧恐。”五志虽分属五脏，但受心神统摄调节。

（三）思维

思维活动，《内经》概括为意、志、思、虑、智，是对客观事物的整个认识过程，是以心神为主导的各脏腑的机能活动协调的结果。即《灵枢·本神》所说：“所以任物者谓之心，心有所忆谓之意，意之所存谓之志，因志而存变谓之思，因思而远慕谓之虑。因虑而处物谓之智。”外界事物的信息通过耳目等感官入心，心接受外界事物信息进行思维活动；通过心的忆念活动形成对事物表象的认识，称为意；将忆念保存下来，即通过记忆来累计事物表象认识，形成志向，称为志；在此基础上酝酿思索，反复分析、比较事物的过程，称为思；在反复思索的基础上，由近而远地估计未来的思维过程称为虑；最后在上述基础上，准确处理事物，支配行为对事物做出适当反应的措施，称为智。

第六节　精气血津液神之间的关系

精、气、血、津液均是人体内的精微物质，是产生一切生理机能和维持生命活动的物质基础，皆归属为“形”。而人体生命的主宰及总体现，包括意识、思维、情志等精神活动，概称之为“神”。形与神二者之间相互依附而不可分割：无形则神无以附，无神则形无以活；形为神之宅，神为形之主。形神统一是生命存在的根本保证。

一、气与血的关系

（一）气为血之帅

1. 气能生血　气能参与、促进血液的化生。血液的化生以营气、津液和肾精作为物质基础，在这些物质本身的生成以及转化为血液的过程中，每一个环节都离不开相应脏腑之气的推动和激发作用，这是血液生成的动力。

2. 气能行血　气能推动与调控血液在脉中稳定运行。血液的运行主要依赖于心气、肺气的推动和调控以及肝气的疏泄调畅。

3. 气能摄血　气能控制血液在脉中正常循行而不逸出脉外。气的摄血主要体现在脾气统血的生理作用中。

（二）血为气之母

1. 血能养气　指血液对气的濡养作用，血足则气旺。

2. 血能载气　指气存于血中，依附于血而不致散失，赖血之运载而运行全身。大失血的病人，气亦随之发生大量丧失，导致气的涣散不收、漂浮无根的气病变，称为“气随血脱”。

二、气与津液的关系

（一）气对津液的作用

1. 气能生津

气是津液生成的动力，津液的生成依赖于气的推动作用。在津液生成的一系列气化过程中，诸多脏腑之气，尤其是脾胃之气起到至关重要的作用。

2. 气能行津

气是津液在体内正常输布运行的动力，津液的输布、排泄等代谢活动离不开气的推动与调控作用的协调和升降出入运动的有序。津液由脾胃化生之后经过脾、肺、肾及三焦之气有序地升降出入运动，输布到全身各处，以发挥其生理作用。

3. 气能摄津

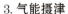

气的固摄作用可以防止体内津液无故地大量流失，气通过对津液排泄的有节制地控制，维持着体内津液量的相对恒定。例如，卫气司汗孔开阖，固摄肌腠，不使津液过多外泄；肾气固摄下窍，使膀胱正常贮尿，不使津液过多排泄等，都是气对于津液发挥固摄作用的体现。

（二）津液对气的作用

1. 津能化气

津液在输布过程中受到各脏腑阳气的蒸腾温化，可以化生为气，以敷布于脏腑、组织、形体、官窍，促进正常的生理活动。

2. 津能载气

津液是气运行的载体之一。在血脉之外，气的运行必须依附于津液，否则也会使气漂浮失散而无所归，故说津能载气。因此，津液的丢失，必定导致气的损耗。例如暑热病证，不仅伤津耗液，而且气亦随汗液外泄，出现少气懒言、体倦乏力等气虚表现。而当大汗、大吐、大泻等津液大量丢失时，气亦随之大量外脱，称之为“气随津脱”。

三、精血津液之间的关系

（一）精血同源

精与血都由水谷精微化生和充养，化源相同；两者之间又互相资生，互相转化，并都具有濡养和化神等作用。精与血的这种化源相同而又相互资生的关系称为精血同源。

（二）津血同源

血和津液都由饮食水谷精微所化生，都具有滋润濡养作用，二者之间可以相互资生，相互转化，这种关系称为“津血同源”。由于汗由津液化生，故又有“汗血同源”之说，《灵枢·营卫生会》有“夺血者无汗，夺汗者无血”之论。

四、精气神之间的关系

（一）精气相关

精能化气。人体之精在气的推动激发作用下可化生为气。各脏之精化生各脏之气，而藏于肾中的先天之精化为元气，水谷之精化为谷气。精为气化生的本源，精足则人之气得以充盛，分布到各脏腑经络，则各脏腑经络之气亦充足；各脏之精充足则各脏之气化生充沛，自能推动和调控各脏腑形体官窍的生理活动。

精是生命产生的本源，气是生命维系的动力，神是生命活动的体现及主宰。精、气、神三者为人身之“三宝”，可分而不可离。气的运行不息能促进精的化生；气又能固摄精，防止其无故耗损外泄。气虚可致精的化生不足而出现精亏，或致精不固聚而出现失精等病证，临床上常常采用补气生精、补气固精的治疗方法。

（二）精神互用

精与气都是神得以化生的物质基础，神必须得到精和气的滋养才能正常发挥作用。精盈则神明，精亏则神疲，故《内经》倡导“积精全神”以养生。气充则神明，气虚则神衰，故称气为“神之母”。

神以精气为物质基础，但神又能驭气统精。人体脏腑形体官窍的机能活动及精气血等物质的新陈代谢，都必须受神的调控和主宰。形是神之宅，但神乃形之主，神安则精固气畅，神荡则精失气衰。

（三）神气互生

气能养神，神为气主。气为神志活动提供物质基础；神则为气的运动和变化的主宰。故气聚则神生，神至则气动；神寓于气，神以驭气。若气虚或气机失调，均可导致神志异常改变。而精神异常，或七情内伤，均可导致气机紊乱。故临床常用益气安神、调气宁神，或调神运气、调神养气之法治疗神气异常的病证。

总之，精、气、神的关系，可以概括为形神关系。形与神俱，即精气神合一，是生命活动的根本保证，如《素问·上古天真论》说：“故能形与神俱，而尽终其天年。”中医学的形神统一观是养生防病、延年益寿以及诊断治疗、推测预后的重要理论依据。

第五单元 经 络

第一节 概 述

一、经络的基本概念

经络，是经脉和络脉的总称，是运行全身气血，联络脏腑形体官窍，沟通上下内外，感应传导信息的通路系统，是人体结构的重要组成部分。

经脉是经络系统中的主干，是气血运行和信息传导的主要通道；络脉是经脉的分支，网络全身。《灵枢·本藏》说："经脉者，所以行血气而营阴阳，濡筋骨，利关节者也。"《灵枢·海论》说："夫十二经脉者，内属于腑脏，外络于肢节。"说明经络是运行气血、沟通联系脏腑肢节的通路。

在经络中运行的气称为经络之气，简称经气。经气是一身之气分布到经络的部分，与脏腑之气相通。经气是信息的载体，有感应和传导信息的作用，是经络沟通联络脏腑形体官窍的中介。

二、经络系统的组成

（一）经脉

正经有十二，故又称"十二正经"或"十二经脉"，包括手三阴经、足三阴经、手三阳经、足三阳经。十二正经是气血运行的主要通道，在肢体的分布及走向有一定的规律，相互之间有表里关系，与脏腑有直接的属络关系。

奇经八脉是十二经脉以外的重要经脉，包括督脉、任脉、冲脉、带脉、阴维脉、阳维脉、阴跷脉、阳跷脉，有统率、联络和调节十二经脉的作用。

十二经别是从十二经脉别出的经脉，有加强十二经脉中相为表里的两经之间联系的作用。

（二）络脉

别络是十二经脉及任、督各分出一支别络，加脾之大络，共15支，有加强十二经脉表里两经在体表的联系和渗灌气血的作用。浮络是浮现于体表的络脉。孙络是最细小的络脉。

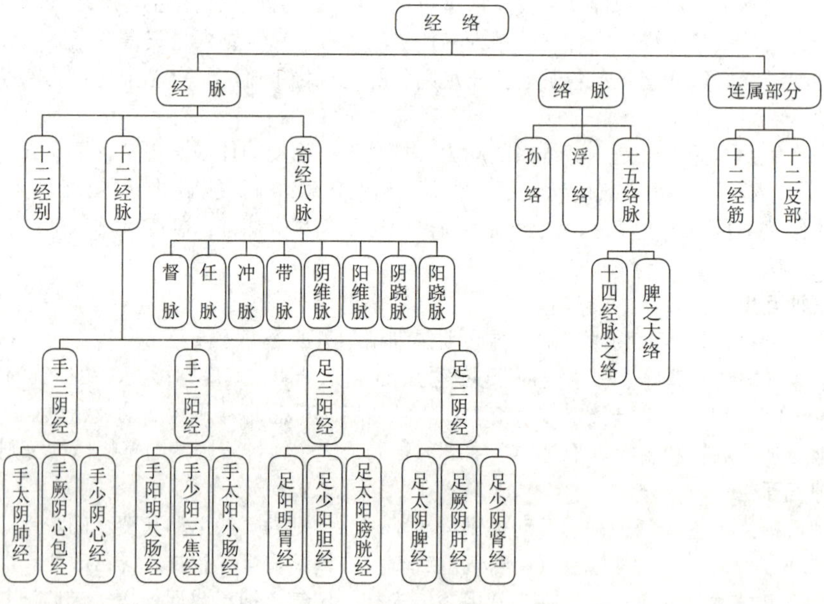

第二节 十二经脉

一、十二经脉的名称

十二经脉的名称由手足、阴阳、脏腑三部分而组成。命名原则如下：

上为手，下为足：手经行于上肢，足经行于下肢。起于或止于手的经脉，称“手经”；起于或止于足的经脉，称“足经”。

内为阴，外为阳：分布循行于四肢内侧的经脉，称“阴经”；分布循行于四肢外侧的经脉，称“阳经”。按照阴阳三分法，阴分为三阴：太阴、少阴、厥阴；阳分为三阳：阳明、太阳、少阳。手足各有三阴经：太阴经、少阴经、厥阴经；手足各有三阳经：阳明经、太阳经、少阳经。

脏属阴，腑属阳：十二经脉与六脏六腑各有特定的配属关系，六阴经属于脏，并冠以所属脏之名，如内属于肺则称“肺经”；六阳经属于腑，并冠以所属腑之名，如内属于胃则称“胃经”。

十二经脉名称分类表

	阴经（属脏络腑）	阳经（属腑络脏）	分布部位（阴经行内侧、阳经行外侧）	
手	太阴肺经	阳明大肠经	上肢	前缘
	厥阴心包经	少阳三焦经		中线
	少阴心经	太阳小肠经		后缘
足	太阴脾经	阳明胃经	下肢	前缘
	厥阴肝经	少阳胆经		中线
	少阴肾经	太阳膀胱经		后缘

二、十二经脉的走向和交接规律

（一）走向规律

十二经脉的循行走向总的规律是：手三阴经从胸走手，手三阳经从手走头，足三阳经从头走足，足三阴经从足走胸腹。故称“头为诸阳之会”（《类经·藏象类》）。

（二）交接规律

1. 相表里的阴经与阳经在四肢末端交接

如手太阴肺经于手阳明大肠经交接于食指端。

2. 同名的手足阳经在头面部交接

如手阳明大肠经与足阳明胃经交接于鼻旁。

3. 足、手阴经在胸中交接

如足太阴脾经与手少阴心经交接于心中。

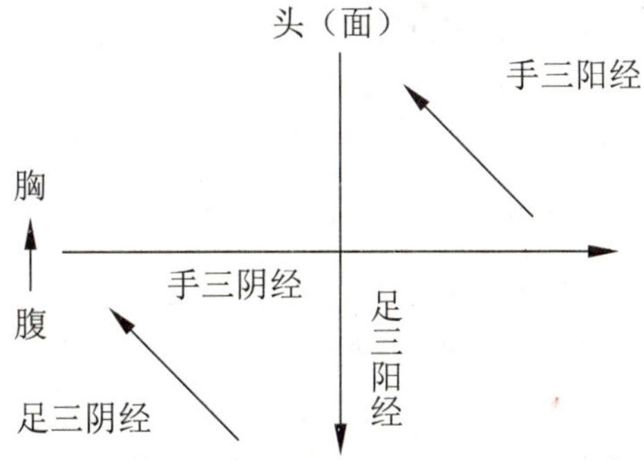

十二经脉走向交接规律示意图

三、十二经脉的分布规律

十二经脉左右对称分布于人体两侧，每条经脉虽有迂回曲折，或交叉出入，但基本上为纵行，或自上而下，或由下而上。

（一）头面部的分布

手三阳经止于头，足三阳经起于头。手足六条阳经交会于头面部，故称“头为诸阳之会”。

诸阳经分布特点可概括为：阳明在前，少阳在侧，太阳在后。阳明经行于面部、额部；少阳经行于头两侧部；太阳经行于面颊、头顶和头后部。

诸阴经不起止于头面部，但部分阴经或其分支可上达头面部，手少阴心经的分支、足厥阴肝经上达目系，足厥阴肝经与督脉会于头顶部，足少阴肾经的分支上抵舌根，足太阴脾经连舌本、散舌下等。

（二）躯干部的分布

手三阴经均从胸部行至腋下；手三阳经行于肩和肩胛部。

足三阳经自上而下走行，则阳明经行手前（胸腹面），太阳经行于后（背腰面），少阳经行于躯体两侧。足三阴经自下而上均行于腹胸面。

十二经脉在腹胸部的分布规律，自内向外依次为足少阴肾经、足阳明胃经、足太阴脾经和足厥阴肝经。

（三）四肢部的分布

手经行于上肢，足经行于下肢；阴经行于内侧面，阳经行于外侧面。

按正立姿势，两臂自然下垂、拇指向前的体位描述，四肢部的分布规律为：手足阴经为太阴在前缘、厥阴在中线、少阴在后缘；手足阳经为阳明在前缘、少阳在中线、太阳在后缘。但足厥阴肝经有例外，即内踝尖上 8 寸以下为厥阴行于前，太阴行于中，少阴仍在后。

四、十二经脉的表里关系

十二经脉的阳经与阴经之间，通过经脉与脏腑的属络关系，以及经别和别络的相互沟通作用，组成六对“表里相合”关系。如《素问·血气形志》说：“手太阳与少阴为表里，少阳与厥阴为表里，阳明与太阴为表里，是为手之阴阳也。”，“足太阳与少阴为表里，少阳与厥阴为表里，阳明与太阴为表里，是为足阴阳也。”

其中足三阴经在足内踝 8 寸以下为厥阴在前、太阴在中、少阴在后，至内踝 8 寸以上，太阴交出于厥阴之前。

十二经脉的表里关系表

表	手阳明大肠经	手少阳三焦经	手太阳小肠经	足阳明胃经	足少阳胆经	足太阳膀胱经
里	手太阴肺经	手厥阴心包经	手少阴心经	足太阴脾经	足厥阴肝经	足少阴肾经

五、十二经脉的气血流注次序

十二经脉是气血运行的主要通道，它们首尾相贯、依次衔接，因而脉中气血的运行也是循经脉依次传注的。

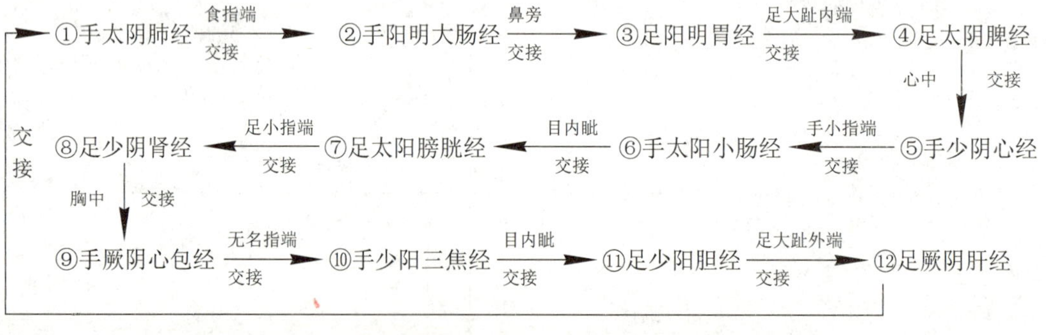

【附】十二经脉的循行部位（中医执业及助理医师、中西医助理医师均不考）

（一）手太阴肺经

起于中焦，下络大肠，还循胃口（下口幽门，上口贲门），通过膈肌、属肺，从肺系横出腋下，沿上肢内侧前缘下行，过肘窝，入寸口，上鱼际，直出拇指桡侧端（少商穴）。分支：从手腕的后方（列缺穴）分出，沿掌背侧走向食指桡侧端（商阳穴），交于手阳明大肠经。

（二）手阳明大肠经

起于食指桡侧端（商阳穴），经过手背部行于上肢伸侧（外侧）前缘，上肩，至肩关节前缘，向后到第七颈椎棘突下（大椎穴），再向前下行入缺盆（锁骨上窝），进入胸腔络肺，向下通过膈肌下行至大肠，属大肠。分支：从锁骨上窝上行，经颈部至面颊，入下齿中，回出挟口两旁，左右交叉于人中，至对侧鼻翼旁，交于足阳明胃经。

（三）足阳明胃经

起于鼻翼旁（迎香穴）……旁行入目内眦，向下沿鼻柱外侧，入上齿中，出而夹口两旁，环绕口唇沿发际，到额前。分支：从颌下缘（大迎穴）分出，下行到人迎穴，沿喉咙向下后行至大椎，折向前行，入缺盆，深入体腔，下行穿过膈肌，属胃，络脾。直行者：从缺盆出体表，沿乳中线下行，夹脐两旁，下行至腹股沟处的气街。分支：从胃下口幽门处出，沿腹腔内下行至气街，与直行之脉会合，而后沿大腿前侧下行，至膝膑，向下沿胫骨前缘行至足背，入足第二趾外侧端（厉兑穴）。分支：从膝下三寸处（足三里穴）分出，下行入中趾外侧端。分支：从足背（冲阳穴）分出，前行入足大趾内侧端（隐白穴），交于足太阴脾经。

（四）足太阴脾经

起于足大趾内侧端……至内踝尖上 8 寸处，交出足厥阴肝经之前……进入腹中，属脾，络胃。向上穿过膈肌，沿食道两旁，连舌本，散舌下。分支：从胃别出，上行通过膈肌，注入心中，交于手少阴心经。

（五）手少阴心经

起于心中，走出后属心系，向下穿过膈肌，络小肠。分支：从心系分出，夹食道上行，连于目系。直行者：从心系出来……出小指桡侧端（少冲穴），交于手太阳小肠经。

（六）手太阳小肠经

起于小指尺侧端……循上肢外侧后缘，过肘部，到肩关节后面，绕行肩胛部，交肩上后过大椎穴，再前行人缺盆，深入体腔，络心，沿食道下行，穿过膈肌，到达胃部，下行，属小肠。分支：从缺盆出来，沿颈部上行到面颊，至目外眦后，退行进入耳中（听宫穴）。分支：从面颊部分出，向上行于目眶下，至目内眦，交于足太阳膀胱经。

（七）足太阳膀胱经

起于目内眦，向上到达额部，左右交会于头顶部。分支：从头顶部分出，到耳上角处的头侧部。直行者：从头顶部分出，向后行至枕骨处，进入颅腔，络脑，回出后下行到项部（天柱穴），下行交会于大椎穴，再分左右沿肩胛内侧、脊柱两旁下行，到达腰部，进入脊柱两旁的肌肉，深入体腔，络肾，属膀胱。分支：从腰部分出，沿脊柱两旁下行，穿过臀部，从大腿后侧外缘下行至腘窝中。分支：从项部（天柱穴）分出下行，经肩胛内侧，从附分穴夹脊下行至髀枢，经大腿后侧至腘窝中，与前一支脉会合，然后下行穿过腓肠肌，出走于足外踝后，沿足背外侧缘至小趾外侧端，交于足少阴肾经。

（八）足少阴肾经

起于足小趾下，斜行于足心（涌泉穴），出行于舟骨粗隆之下，沿内踝后，分出进入足跟部，向上沿小腿内侧后缘，至腘窝内侧，上股内侧后缘入脊内（长强穴），穿过脊柱至腰部，属肾，络膀胱。直行者：从肾上行，穿过肝和膈肌，进入肺，沿喉咙，到舌根两旁。分支：从肺中分出，络心，注入胸中，交于手厥阴心包经。

（九）手厥阴心包经

起于胸中，出属心包络，向下穿过膈肌，依次络于上、中、下三焦。分支：从胸中分出，沿胸浅出胁部，当腋下 3 寸处（天池穴），向上至腋窝下，沿上肢内侧中线人肘，过腕部，入掌中，沿中指桡侧，出中指桡侧端。分支：从掌中分出，沿无名指出尺侧端，交于手少阳三焦经。

（十）手少阳三焦经

起于无名指尺侧端，沿上臂外侧向上至肩部，向前行入缺盆，布于膻中，散络心包，穿过膈肌，依次属上、中、下三焦。分支：从膻中分出，上行出缺盆，至肩部，左右交会于大椎，分开上行到项部，沿耳后（翳风穴），直上出耳上角，然后屈曲向下经面颊部至目眶下。分支：从耳后分出，进入耳中，出走耳前……至目外眦（瞳子髎穴），交于足少阳胆经。

（十一）足少阳胆经

起于目外眦，上至额角（颔厌穴），再向下到耳后（完骨穴）……左右交会于大椎穴，分开前行入缺盆。分支：从耳后完骨穴分出，经翳风穴进入耳中，出走于耳前，过听宫穴至目外眦后方。分支：从目外眦分出，下行至下颌部的大迎穴处……与前脉会合于缺盆。然后下行进入胸腔，穿过膈肌，络肝，属胆，沿胁里浅出气街，绕毛际，横向至髋关节处。直行者：从缺盆下行至腋，沿侧胸，过季胁，下行至髋关节处与前脉会合，再向下沿大腿外侧、膝关节外缘，行于腓骨前面，直下至腓骨下端（绝骨穴），浅出外踝之前，沿足背下行，出于足第四趾外侧端。分支：从足背（临泣穴）分出，前行出足大趾外侧端，折回分布于足大趾爪甲后丛毛处，交于足厥阴肝经。

（十二）足厥阴肝经

起于足大趾爪甲后丛毛处……在内踝尖上 8 寸处交出足太阴脾经之后，上行过膝内侧，沿大腿内侧中线进入阴毛中，绕阴器，至小腹，夹胃两旁，属肝，络胆，向上穿过膈肌，分布于胁肋部，沿喉咙的后边，向上进入鼻咽部，上行连接目系，出于额，上行与督脉会于头顶部。分支：从目系分出，下行颊里，环绕口唇的里边。分支：从肝分出，穿过膈肌，向上注入肺，交于手太阴肺经。

第三节　奇经八脉

一、奇经八脉的名称

奇经八脉是督脉、任脉、冲脉、带脉、阴跷脉、阳跷脉、阴维脉、阳维脉的总称。

奇经是与正经相对而言的，由于其分布不如十二经脉那样有规律，与五脏六腑没有直接的属络联系，相互之间也没有表里关系，有异于十二正经，故曰“奇经”。又因其数有八，故曰“奇经八脉”。

二、奇经八脉的走向和分布特点

奇经八脉走向和分布特点，主要有四个方面：其一，除带脉外，均自下向上走行；其二，奇经八脉纵横交错地循行分布于十二经脉之间，但上肢没有奇经的分布；其三，冲（除小部分外）、任、督、带四脉都是单行一条。督、任、冲三脉皆起于胞中，称为“一源而三歧”：督脉行于后正中线，上至头面；任脉行于前正中线，上抵颏部；冲脉行于腹胸部、脊柱前及下肢内侧。带脉横行腰腹；其四，阴阳跷脉和阴阳维脉分布左右对称：阳跷脉行于下肢外侧、腹胸侧后及肩、头部，阴跷脉行于下肢内侧、腹胸及头目。阳维脉行于下肢外侧、肩和头项，阴维脉行于下肢内侧、腹部和颈部。

三、奇经八脉的生理功能

（一）密切十二经脉的联系

奇经八脉在循行分布过程中，不但与十二经脉交叉相接，加强十二经脉间的联系，补充十二经脉在循行分布上的不足，而且对十二经脉的联系还起到分类组合的作用。

（二）调节十二经脉气血

奇经八脉具有蓄溢和调节十二经气血的作用。当十二经脉气血满溢时，则流入奇经八脉，蓄以备用；当十二经脉气血不足时，奇经中所蓄溢的气血则溢出给予补充，以保持十二经脉气血的相对恒定状态，有利于维持机体生理机能的需要。

（三）与某些脏腑关系密切

奇经八脉虽然不似十二经脉那样与脏腑有直接的属络关系，但它在循行分布过程中与脑、髓、女子胞等奇恒之腑以及肾脏等有较为密切的联系。

四、奇经八脉各自的生理功能

（一）督脉

1. 调节阳经气血，为“阳脉之海”

督脉行于背部正中，背为阳，其脉与手足三阳经交会于大椎穴；督脉又与阳维脉会合于头部，故能蓄溢、调节全身阳经之气血，总督一身之阳经。

2. 反映脑、髓和肾的功能

督脉循行于脊柱后面，入颅络脑，分支属肾，肾能藏精生髓，脑为髓海，故督脉与脑、髓和肾的机能活动有着密切的联系。《素问·骨空论》说："督脉为病，脊强反折。"说明督脉病变，可引起脊髓与脑的病变。督脉属肾，故与肾的机能也有着密切关系。肾藏精主生殖，精冷不孕等生殖系统疾病与督脉有关。

（二）任脉

1. 调节阴经气血，为"阴脉之海"

任脉循行于腹面正中线，与足三阴经交会于关元、气海，而足三阴经上接手三阴经；任脉又与阴维脉交会于廉泉、天突，故能总任阴脉之间的相互联系，对阴经气血起着调节作用。

2. 任主胞胎

任脉起于胞中，与女子月经来潮及妊养生殖机能有关，故为生养之本，有"任主胞胎"之说。

（三）冲脉

1. 调节十二经气血

冲脉上行于头，下至于足，后行于背，前布于胸腹，贯穿全身，通受十二经之气血，为总领诸经气血之要冲。当脏腑经络气血有余时，冲脉能加以涵蓄和储存，而在脏腑经络气血不足时，则冲脉给予补充灌注，以维持人体各组织器官正常生理活动的需要。由于冲脉能调节十二经脉气血，故又称其为"十二经脉之海"或"五脏六腑之海"。

2. 与女子月经及生殖功能有关

冲脉起于胞中，具有调节妇女月经的机能，与人体生殖机能有着密切的联系，如《素问·上古天真论》说："太冲脉盛，月事以时下，故有子。"，"太冲脉"即冲脉，故亦称其为"血海"（《灵枢·海论》）。冲脉起于胞中，分布广泛，又为"十二经脉之海"。

（四）带脉

1. 约束纵行诸经

十二正经与奇经中的其余七脉均为上下纵行，唯有带脉环腰一周，有总束诸脉的作用。固护胞胎：《傅青主女科》载："带脉者，所以约束胞胎之系也，带脉无力，则难以提系，必然胞胎不固。"说明带脉还有维络腰腹，提系胞胎，固护胎儿的作用。

2. 主司妇女带下

因带脉有病，常见妇人带下，故有"带脉主司带下"之说。

（五）阴跷脉、阳跷脉

1. 主司下肢运动

具有交通一身阴阳之气和调节肢体肌肉运动的作用，主要使下肢运动灵活跷捷。

2. 司眼睑开合

阴阳跷脉有司眼睑开合的作用，跷脉有病则目不合。

（六）阴维脉、阳维脉

阴维有维系联络全身阴经的作用；阳维有维系联络全身阳经的作用。

【附】奇经八脉的循行部位

（一）督脉

督脉起于胞中，下出会阴，沿脊柱里面上行，至项后风府穴处进入颅内，络脑，并由项沿头部正中线，经头顶、额部、鼻部、上唇，到上唇系带处。分支：从脊柱里面分出，络肾。分支：从小腹内分出，直上贯脐中央，上贯心，到喉部，向上到下颌部，环绕口唇，再向上到两眼下部的中央。

（二）任脉

任脉起于胞中，下出会阴，经阴阜，沿腹部和胸部正中线上行，至咽喉，上行至下颌部，环绕口唇，沿面颊，分行至目眶下。分支：由胞中别出，与冲脉相并，行于脊柱前。

（三）冲脉

冲脉起于胞中，下出会阴，从气街部起与足少阴经相并，挟脐上行，散布于胸中，再向上行，经喉，环绕口唇，到目眶下。分支：从少腹输注于肾下，浅出气街，沿大腿内侧进入腘窝，再沿胫骨内缘，下行到足底。分支：从内踝后分出，向前斜入足背，进入大趾。分支：从胞中分出，向后与督脉相通，上行于脊柱内。

（四）带脉

带脉起于季胁，斜向下行到带脉穴，绕身一周，并于带脉穴处再向前下方沿髂骨上缘斜行到少腹。

（五）阴跷脉和阳跷脉

阴跷脉起于内踝下足少阴肾经的照海穴，沿内踝后直上小腿、大腿内侧，经前阴，沿腹、胸进入缺盆，出行于人迎穴之前，经鼻旁，到目内眦（晴明穴），与足太阳经、阳晓脉会合。阳跷脉起于外踝下足太阳膀胱经的申脉穴，沿外踝后上行，经小腿、大腿外侧，再向上经腹、胸侧面与肩部，由须外侧上挟口角，到达目内眦（睛明穴），与手足太阳经、阴跷脉会合，再上行进入发际，向下到达耳后，与足少阳胆经会合于项后。

（六）阴维脉和阳维脉

阴维脉起于小腿内侧足三阴经交会之处，沿下肢内侧上行，至腹部与足太阴脾经同行，到胁部与足厥阴肝经相合，然后上行至咽喉，与任脉相会。

阳维脉起于外踝下，与足少阳胆经并行，沿下肢外侧向上，经躯干部后外侧，从腋后上肩，经颈部、耳后，前行到额部，分布于头侧及项后，与督脉会合。

第四节　经别、经筋、皮部、别络

一、十二经别

经别，即别行的正经。十二经别，是从十二经别行分出，深入躯体深部，循行于胸腹及头部的重要支脉。

（一）十二经别的循行分布特点

十二经别，多分布于肘膝、脏腑、躯干、颈项及头部。其循行分布特点，可用“离、合、出、入”来加以概括。十二经别循行，多从四肢肘膝以上部位 别出，称为“离”；走入体腔脏腑深部，呈向心性循行，称为“入”；然后浅出体表，而上头面，称为“出”；阴经的经别合于相表里的阳经经别，然后一并注入六条阳经，称为 “合”。每一对相表里的经别组成一“合”，这样十二经别分手足三阴、三阳共组成六对，称为“六合”。

（二）十二经别的生理功能

1. 加强十二经脉表里两经在体内的联系。
2. 加强体表与体内、四肢与躯干的向心性联系。
3. 加强足三阴、足三阳经脉与心脏的联系。
4. 加强了十二经脉和头面部的联系。

这为“十二经脉，三百六十五络，其血气皆上于面而走空窍”（《灵枢・邪气脏腑病形》）的理论奠定了基础。

5. 扩大十二经脉的主治范围。

二、十二经筋

经筋，是十二经脉之气濡养和支持筋肉骨节的体系，为十二经脉的附属部分，具有约束骨骼，屈伸关节的作用。

（一）十二经筋的循行分布特点

经筋均起于四肢末端，走向头身。经筋一般分布在周身的浅部，多结聚于关节和骨骼附近。有的进入胸腹腔，但不属络于脏腑。其中手足三阴经筋分布在肢体的内侧，手足三阳经筋分布在肢体的外侧。

（二）十二经筋的生理功能

经筋多附于骨和关节，具有约束骨骼，主司关节运动的作用。

三、十二皮部

皮部，是十二经脉及其所属络脉在体表的分区，经气布散之所在，具有保卫机体，抗御外邪的作用，并能反映十二经脉的病证。《素问·皮部论》说：“皮有分部。”“皮者，脉之部也。”“欲知皮部，以经脉为纪。”由于正经有 12 条，所以体表皮肤亦相应地划分为 12 个部分，称之为“十二皮部”。皮部不仅是经脉在体表的分区，也与络脉的分布有密切的关系。故《素问·皮部论》还说：“凡十二经络脉者，皮之部也。”因此可以认为，十二皮部是指十二经脉及其所属络脉在皮表的分区，也是十二经脉之气的散布所在，皮部的分布范围比经络更为广泛。

1. 用于疾病的诊断：由于十二皮部分属于十二经脉，而十二经脉又内属于脏腑，所以脏腑、经络的病变亦能在相应的皮部分区反映出来，故在临床上观察不同部位皮肤的色泽和形态变化，即可以诊断某些脏腑、经络的病变。

2. 用于疾病的治疗：通过对浅表皮部的刺激和渗透作用，结合经络穴位所形成的敷贴、药浴、温灸、热熨、梅花针等疗法，可温通气血、疏通经络、增强机体抗病能力，治疗内在脏腑的病变。

四、十五别络

别络，也是从经脉分出的支脉，大多分布于体表。别络有 15 条，即十二经脉各有一条，加之任脉、督脉的别络和脾之大络。另外，若再加胃之大络，也可称为十六别络。

（一）十五别络的循行分布特点

别络多为斜行的支脉，其分布亦均有一定的规律。在四肢部，十二经脉的别络都是从四肢肘、膝以下分出，阴经的络脉走向与其相为表里的阳经，阳经的络脉走向与其相为表里的阴经，以沟通表里两经。在躯干部，共有三络分布于身前、身后、身侧，即任脉的络脉散布于腹部；督脉的络脉行于背部，散于头上并别走足太阳经；脾之大络散布于胸胁部。

（二）十五别络的生理功能

1. 加强十二经脉表里两经在体表的联系。

2. 加强人体前、后、侧面统一联系，统率其他络脉。

3. 渗灌气血以濡养全身。

第五节　经络的生理功能和应用

一、经络的生理功能

（一）沟通联系作用

经络沟通联系的作用加强了脏腑与体表、脏腑与官窍、脏腑与脏腑之间以及经脉与经脉之间的联系。

（二）运行气血作用

经脉作为运行气血的主要通道具有运输气血的作用，络脉作为经脉的分支具有布散和渗灌经脉气血到脏腑形体官窍及经络自身的作用。

（三）感应传导作用

感应传导，是指经络系统具有感应及传导针灸或其他刺激等各种信息的作用。如对经穴刺激引起的感应及传导，通常称为“得气”，即局部有酸、麻、胀的感觉及沿经脉走向传导，就是经络感应传导作用的体现。

（四）调节功能平衡

经络系统通过其沟通联系、运输渗灌气血作用及其经气的感受和负载信息的作用，对各脏腑形体官窍的机能活动进行调节，使人体复杂的生理机能相互协调， 维持阴阳动态平衡状态。

二、经络学说的应用

（一）阐释病机变化

1. 外邪由表传里的途径

由于经络内属于脏腑，外布于肌表，因此当体表受到病邪侵袭时，可通过经络由表及里，由浅入深，逐次向里传变而波及脏腑。

2. 体内病变反映于外的途径

由于内在脏腑与外在形体、官窍之间，通过经络密切相连，故脏腑病变可通过经络的传导反映于外。

3. 脏腑病变相互传变的途径

由于脏腑之间有经脉相互联系，所以一脏腑的病变可以通过经络传到另一脏腑。

（二）指导疾病诊断

1. 循经诊断

即根据疾病表现的症状和体征，结合经络循行分布部位及其属络脏腑进行诊断。

2. 分经诊断

即根据病变所在部位，详细区分疾病所属经脉进行诊断。

（三）指导疾病治疗

1. 指导针灸推拿治疗。
2. 指导药物治疗。

第六单元 体 质

第一节 体质的概念与构成要素

一、体质的概念与特点

（一）体质的基本概念

体质是指人体生命过程中，在先天禀赋和后天获得的基础上所形成的形态结构、生理机能和心理状态方面综合的相对稳定的固有特质。

（二）体质的特点

1. 个体差异性

体质特征因人而异，其有明显的个体差异性，且千变万化，呈现出多样性特征。它通过人体形态、机能和心理活动的差异现象表现出来，因此个体多样性差异现象是体质学说研究的核心问题。

2. 形神一体性

“形神合一”是中医学体质概念的基本特征之一，复杂多样的体质差异现象全面地反映着人体在形态结构（形）以及由脏腑机能活动所产生的各种精神活动（神）这两个方面的基本特征，是特定的生理特性与心理特性的综合体，是对个体身心特性的概括。

3. 群类稳定性

同一种族或聚居在同一地域的人，因为生存环境和生活习惯相同，遗传背景和生存环境具有同一性和一致性，从而使人群的体质具有相同或类似的特点，形成了地域人群的不同体质特征，使特定人群的体质呈现类似的特征，因此体质具有群类趋同性。

4. 相对稳定性

个体禀承于父母的遗传信息，使其在生命过程中遵循某种既定的内在规律，呈现出与亲代类似的特征，这些特征一旦形成，不会轻易改变，在生命过程某个阶段的体质状态具有相对的稳定性。

5. 动态可变性

先天禀赋决定着个体体质的相对稳定性和个体体质的特异性，后天各种环境因素、营养状况、饮食习惯、精神因素、年龄变化、疾病损害、针药治疗等，又使得体质具有可变性。

6. 连续可测性

体质的连续性体现在不同个体体质的存在和演变时间的不间断性，体质的特征伴随着生命自始至终的全过程，具有循着某种类型体质固有的发展演变规律缓慢演化的趋势，这就使得体质具有可预测性，为治未病提供了可能。

7. 后天可调性

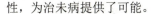

体质既是相对稳定的，又是动态可变和连续可测的，这就为改善体质的偏倾，防病治病提供了可能。

二、体质的构成要素与评价

（一）体质的构成要素

1. 形态结构的差异性

人体形态结构是个体体质特征的重要组成部分，包括外部形态结构和内部形态结构（有脏腑、经络、气血津液等）。根据中医学“司外揣内”的认识方法，内部形态结构与外观形象之间是有机的整体，外部形态结构是体质的外在表现，内部形态结构是体质的内在基础。

2. 生理功能的差异性

形态结构是产生生理机能的基础，个体不同的形态结构特点决定着机体生理机能及对刺激反应的差异，而机体生理机能的个性特征，又会影响其形态结构，引起一系列相应的改变。因此，生理机能上的差异也是个体体质特征的组成部分。

3. 心理特征的差异性

心理是指客观事物在大脑中的反映，是感觉、知觉、情感、记忆、思维、性格、能力等的总称，属于中医学神的范畴。形与神是统一的整体，体质是特定的形态结构、生理机能与相关心理状况的综合体，形态、机能、心理之间具有内在的相关性。

（二）体质的评价

1. 体质的评价指标

（1）身体的形态结构状况。

（2）身体的功能水平。

（3）身体的素质及运动能力水平。

（4）心理的发育水平。

（5）适应能力。

2. 理想体质的标志

（1）身体发育良好，体格健壮，体型匀称，体重适当。

（2）面色红润，两目有神，须发润泽，肌肉皮肤有弹性。

（3）声音洪亮有力，牙齿清洁坚固，双耳聪敏，脉象和缓均匀，睡眠良好，二便正常。

（4）动作灵活，有较强的运动与劳动等身体活动能力。

（5）精力充沛，情绪乐观，感觉灵敏，意志坚强。

（6）处事态度积极，镇定，有主见，富有理性和创造性。

（7）应变能力强，能适应各种环境，有较强的抗干扰、抗不良刺激和抗病能力。

第二节　体质的生理学基础与形成因素（中医、中西医助理医师均不考）

一、体质的生理学基础

（一）体质与脏腑经络的关系

脏腑经络的盛衰偏倾决定体质的差异。脏腑是构成人体，维持正常生命活动的中心，人体的各项生理活动均离不开脏腑，所以，个体体质的差异必然以脏腑为中心，反映出构成身体诸要素的某些或全部的素质特征。

（二）体质与精气血津液的关系

精气血津液是决定体质特征的重要物质基础，其中精的多少优劣是体质差异的根本。

二、体质的形成因素

（一）先天因素

1. **父母禀赋**

禀赋，是指子代出生以前在母体内所禀受的一切，包括父母生殖之精的质量，父母血缘关系所赋予的遗传性，父母生育的年龄以及在母体内孕育过程中母亲是否注意养胎和妊娠期疾病所给予的一切影响。

2. **性别差异**

就体质学说而论，人类最基本的体质类型可分为男性体质与女性体质两大类。由于男女在遗传性征、身体形态、脏腑结构等方面的差别，相应的生理机能、心理特征也就有异，因而体质上存在着性别差异。

（二）后天因素

1. **年龄因素**

体质是一个随着个体发育的不同阶段而不断演变的生命过程，某个阶段的体质特点与另一个阶段的体质特点是不同的。这是因为人体有生、长、壮、老、已的变化规律，在这一过程中，人体脏腑经络的生理机能及精气血津液的盛衰都发生着相应的变化。

2. **饮食因素**

饮食结构和营养状况对体质有明显的影响。饮食物各有不同的成分或性味特点，而人之五脏六腑，各有所好。脏腑之精气阴阳，需五味阴阳和合而生。长期的饮食习惯和固定的膳食品种质量，日久可因体内某些成分的增减等变化而影响体质。

3. **劳逸所伤**

过度的劳动和安逸是影响体质的又一重要因素。劳逸结合，有利于人体的身心健康，保持良好的体质。

4. **情志因素**

情志活动由脏腑精气对外界环境的应答而产生，而过度或持久的情志变化，可损伤脏腑精气，从而影响人体的体质。

5. **地理因素**

不同地区或地域具有不同的地理特征，影响着不同地域人群的饮食结构、居住条件、生活方式、社会民俗等，从而制约着不同地域生存的不同人群的形态结构、生理机能和心理行为特征的形成和发展。

6. **疾病针药及其他因素**

疾病是促使体质改变的一个重要因素。一般来说，疾病改变体质多是向不利方面变化。针药作为治疗方法，直接参与对脏腑经络的调节，久之可影响机体的基本机能而改变体质。

第三节 体质的分类

一、体质的分类方法

体质的分类方法是认识和掌握体制差异性的重要手段。中医学体质分类，是以整体观念为指导思想，以阴阳五行学说为框架，以藏象及精气血津液神为理论基础而进行的。

脏腑精气阴阳及其功能的差异和经络气血之偏颇，导致了个体之间在生命活动表现形式的某种倾向性和属性上偏阴偏阳的差异性，从而决定了人类体质的趋同性。因此，着眼于整体生理功能的强弱，运用阴阳的分类方法对体质进行分类，是体质分类的基本方法。

二、体质的基本分类及特征

在正常生理状态下，机体阴阳总是处于动态的消长变化之中，使体质出现阴阳平和，或偏阴或偏阳的状态。故人体正常体质大致可分为阴阳平和质、偏阳质和偏阴质三种类型。

（一）阴阳平和质

阴阳平和质是功能较为协调的体质类型。体质特征是身体强壮，胖瘦适度；面色与肤色虽有五色之偏，但都明润含蓄；食量适中，二便通调；舌红润，脉象缓匀；目光有神，性格开朗、随和；夜眠安和，精力充沛，反应灵活、思维敏捷，工作潜力大；自身调节和对外适应能力强。

具有这种体质特征的人，不易感受外邪；较少生病。即使患病，多为表证、实证，且易于治愈，康复亦快，亦可不药而愈。如果后天调养得宜，无暴力外伤、慢性疾患及不良生活习惯，其体质不易改变，多长寿。

（二）偏阳质

偏阳质是具有兴奋、好动、偏热特征的体质类型。体质特征是形体适中或偏瘦；面色多略偏红或微苍黑，或呈油性皮肤；食量较大，大便易干燥，小便易黄赤；平时畏热喜冷，或易出汗，喜饮水；唇、舌偏红，苔薄易黄，脉多滑数；性格外向，喜动好强，易急躁，自制力较差；精力旺盛，动作敏捷，反应灵敏，性欲较强。

具有这种体质特征的人，受邪发病后多表现为热证、实证，并易化燥伤阴；皮肤易生疖疮；内伤杂病多见火旺、阳亢或兼阴虚之证；容易发生眩晕、头痛、心悸、失眠及出血等病证。

（三）偏阴质

偏阴质是具有抑制、喜静、偏寒特征的体质类型。体质特征是形体适中或偏胖，容易疲劳；面色偏白而欠华；食量较小；平时畏寒喜热；唇、舌偏白偏淡，脉多沉细；性格内向，喜静少动，或胆小易惊；精力偏弱，动作迟缓，反应较慢，性欲偏弱。

具有这种体质特征的人，受邪发病后多表现为寒证、虚证；表证易传里或直中内脏；冬天易生冻疮；内伤杂病多见阴盛、阳虚之证；容易发生湿滞、水肿、痰饮、血瘀等病证。

第四节　体质学说的应用

一、体质与养生

善于养生者，要根据各自不同的体质特征，选择相应的措施和方法。如：

饮食调养：体质偏阳者，进食宜凉而忌热；体质偏寒者，进食宜温而忌寒；形体肥胖者多痰湿，食宜清淡而忌肥甘；阴虚之体，饮食宜甘润生津之品，忌肥腻厚味、辛辣燥烈之品；阳虚之体宜多食温补之品。

精神调摄：气郁质者，精神多抑郁不爽，神情多愁闷不乐，性格多孤僻内向，多愁善感，气度狭小，应注意情感上的疏导，消解其不良情绪，以防过极；阳虚质者，精神多萎靡不振，神情偏冷漠，多自卑而缺乏勇气，应帮助其树立起生活的信心。

二、体质与病因

当体质因素对某些病因的易感性具有重要意义。如《灵枢·五变》说："肉不坚，腠理疏，则善病风。"清·吴德汉《医理辑要·锦囊觉后编》说："要知易风为病者，表气素虚；易寒为病者，阳气素弱；易热为病者，阴气素衰；易伤食者，脾胃必亏；易劳伤者，中气必损。"明确指出体质因素决定个体对某种病邪的易感性。在疾病尚未发生或未有明确表征之前，可以通过不同的体质特征对其易患疾病进行预测，以预知可能的疾病倾向情况等，达到"未病先防""既病防变"的目的。

体质因素对某些病邪易感性的规律是：偏阳质者，易感受风、暑、热之邪，感受风邪易伤肺脏，感受暑热之邪易伤肺胃之津液及肝肾之阴气。偏阴质者，易感受寒湿之邪，感受寒邪后易入里，常伤脾肾之阳气；感受湿邪最易困遏脾阳，外湿引动内湿而为泄为肿等。小儿气血未充，稚阴稚阳之体，常易感受外邪或因饮食所伤而发病。

三、体质与病机

（一）影响发病与证候倾向性

决定个体对某些病因的易感性：体质反映了机体自身生理范围内阴阳寒热的盛衰偏倾，这种偏倾性决定了个体的机能状态的不同，因而对外界刺激的反应性、亲和性、耐受性不同。因此，体质因素决定着个体对某些病邪的易感性、耐受性。

（二）影响病机从化

决定病变的从化和传变：从化，即病情随体质而变化。由于体质的特殊性，不同的体质类型有其潜在的、相对稳定的倾向性，可称之为“质势”。人体遭受致病因素的作用时，即在体内产生相应的病理变化，而且不同的致病因素具有不同的病变特点，这种病理演变趋势称之为“病势”。病势与质势结合就会使病变性质发生不同的变化。这种病势依附于质势，从体质而发生的转化，称之为“质化”，亦即从化。

（三）影响疾病传变

传变，指病变部位在脏腑经络等之间的传递转移，体质因素决定疾病的传变，主要体现于两个方面：一是通过影响正气强弱而决定疾病的传变：体质强者，正气亦强，不易发生传变；体质弱者，正气亦弱，易于发生传变。二是通过决定病邪的从化而影响传变：体质为阳盛阴虚者，感邪易从阳化热；体质为阴盛阳虚者，感邪多从阴化寒。

四、体质与辨证论治

体质是辨证的基础，体质决定疾病的证的类型。感受相同的致病因素或患同一种疾病，因个体体质的差异可表现出阴阳表里寒热虚实等不同的证的类型，即同病异证。感受不同的病因或患不同的疾病，而体质在某些方面具有共同点时，常常可表现为相同或类似的证的类型。

（一）辨体论治，因人制宜

在治疗中，常以患者的体质状态作为立法处方用药的重要依据。针对证的治疗实际上包含了对体质内在偏颇的调整，是根本的治疗，也是治病求本的反映。如面色白而体胖，属阳虚体质者，感受寒湿阴邪，易从阴化寒化湿，当用附子、肉 桂、干姜等大热之品以温阳祛寒或通阳利湿；面色红而形瘦，属阴虚体质者，内火易动，若同感受寒湿阴邪，反易从阳化热伤阴，治宜清润之品。因此，偏阳质者，多发实热证，当慎用温热伤阴之剂；偏阴质者，多发实寒证，当慎用寒凉伤阳之药。针刺治疗也要依据病人体质施以补泻之法：体质强壮者，多发为实性病证，当用泻法；体质虚弱者，多发为虚性病证，当用补法。如《灵枢·根结》说：“刺布衣者深以留之，刺大人者微以徐之。”

（二）辨体施药，权衡性味

一般来说，体质偏阳者宜甘寒、酸寒、咸寒、清润，忌辛热温散；体质偏阴者宜温补益火，忌苦寒泻火；素体气虚者宜补气培元，忌耗散克伐；阴阳平和质者宜视病情权衡寒热补泻，忌妄攻蛮补；痰湿质者宜健脾芳香化湿，忌阴柔滋补；湿热质者宜清热利湿，忌滋补厚味；瘀血质者，宜疏利气血，忌固涩收敛等。

不同的体质对药物的反应不同，一般说来，体质强壮者，对药物耐受性强，剂量宜大，用药可峻猛；体质瘦弱者，对药物耐受性差，剂量宜小，药性宜平和。

（三）辨体针灸，治法各异

体质不同，针灸治疗后的疼痛反应和得气反应有别。一般体质强壮者，对针石、火焫的耐受性强，体质弱者，耐受性差；肥胖体质者，多气血迟涩，对针刺反应迟钝，进针宜深，刺激量宜大，多用温针艾灸；瘦长体型者气血滑利，对针刺反应敏感，进针宜浅，刺激量相应宜小，少用温灸。

（四）辨体康复，善后调理

疾病初愈或趋向恢复时，调理时皆须兼顾患者的体质特征。如体质偏阳者大病初愈，慎食狗肉、羊肉、桂圆等温热及辛辣之味；体质偏阴者大病初愈，慎食龟鳖、熟地等滋腻之物和五味子、诃子、乌梅等酸涩收敛之品。

第七单元 病 因

病因即导致疾病发生的原因，又称为致病因素。如六气异常、疠气传染、七情内伤、饮食失宜、劳逸失度、持重努伤、跌仆金刃、外伤及虫兽所伤等，均可导致发病而成为病因。某些病理产物如痰饮、瘀血，医、药失当及先天因素等，也可成为病因。

分类：《内经》将病因分为阴阳两类，如《素问·调经论》说："夫邪之生也，或生于阴，或生于阳。其生于阳者，得之风雨寒暑；其生于阴者，得之饮食居处，阴阳喜怒。"《内经》还提出了病因的"三部"分类，如《灵枢·百病始生》说："夫百病之始生也，皆生于风雨寒暑，清湿喜怒。喜怒不节则伤脏，风雨则伤上，清湿则伤下。"宋·陈言在《三因方》中将病因分为外所因、内所因和不内外因三类，即六淫邪气侵犯为外所因，七情所伤为内所因，饮食劳倦、跌仆金刃及虫兽所伤等为不内外因。

辨证求因：中医探求病因，主要是以临床表现为依据，通过分析病证的症状、体征来推求病因，为治疗用药提供依据。这种方法称为"辨症求因"，又称"审症求因"，是中医病因学的主要特点之一。

第一节　外感病因

一、六淫

（一）六淫的概念及共同致病特点

1. 六淫的基本概念

六淫，指风、寒、暑、湿、燥、火（热）六种外感病邪。正常情况下，风、寒、暑、湿、燥、火是自然界六种不同的气候变化，是万物生长变化和人类赖以生存的条件，称为"六气"。当自然界气候变化异常，超过了人体的适应能力，或人体正气不足，抗病能力下降，不能适应自然界气候变化而导致发病时，六气则成为六淫，又称为六邪。

2. 六淫致病的共同特点

（1）外感性　六淫致病，其侵犯途径多从肌表、口鼻而入，或两者同时受邪。如风寒湿邪易犯人肌表，温热燥邪易自口鼻而入等。由于六淫邪气均是自外界侵犯人体，故称其为外感致病因素，所致疾病即称为"外感病"。

（2）季节性　六淫致病常具有明显的季节性。如春季多风病，夏季多暑病，长夏多湿病，秋季多燥病，冬季多寒病等。六淫致病与时令气候变化密切相关，故其所致病变又称之为"时令病"。由于气候异常变化的特殊性，因此夏季也可见寒病，冬季也可有热病。

（3）地域性　六淫致病与生活、工作的区域环境密切相关。如西北多燥病、东北多寒病、江南多湿热病；久居潮湿环境多湿病；长期高温环境作业者，多燥热或火邪为病等。

（4）相兼性　六淫邪气既可单独伤人致病，又可两种以上同时侵犯人体而为病。如风热感冒、暑湿感冒、湿热泄泻、风寒湿痹等。如《素问·痹论》说："风寒湿三气杂至，合而为痹也。其风气胜者为行痹，寒气胜者为痛痹，湿气胜者为着痹也。"

（二）六淫的性质和致病特点

1. 风邪

（1）风为阳邪，轻扬开泄，易袭阳位风邪具轻扬、向上、向外特性。开泄，指风邪伤人易使腠理不固而汗出。故风邪侵袭，常伤及人体的上部（头、面和肌表，易出现头痛、汗出、恶风、咽痒、咳嗽等症。）

（2）风性善行而数变　"善行"，指风性善动不居，游走不定。故风邪致病具有病位游走、行无定处的特点。如风寒湿三气杂至而引起的痹证，若见游走性关节疼痛，痛无定处，即是风邪偏盛的表现，称为"行痹"或"风痹"。"数变"，指风邪致病变幻无常，发病迅速。如风疹常表现为皮肤瘙痒时作，疹块发无定处，此起彼伏，时隐时现等。而且以风邪为先导的外感病，一般发病急，传变也较快。

（3）风性主动　指风邪致病具有动摇不定的特征。如风邪伤人，常见颜面肌肉抽掣，或眩晕、震颤、抽搐、颈项强直、角弓反张、两目上视等。

（4）风为百病之长　一指风邪常兼它邪而伤人致病。故凡寒、湿、暑、燥、热诸邪，常依附于风而侵犯人体，从而形成外感风寒、风湿、风热、风燥等证。二指风邪伤人致病最多。风邪终岁常在，且风邪伤人，无孔不入，表里内外均可伤及，易发生多种病证。古人习惯将风邪作为外感致病因素的总称。

2. 寒邪

（1）寒为阴邪，易伤阳气 寒即阴气盛的表现，故称其为阴邪。感受寒邪，最易损伤人体阳气。即“阴盛则阳病”。寒邪袭于肌表，卫阳被遏，可见恶寒、发热、无汗、鼻塞、流清涕等症；寒邪直中脾胃，脾阳受损，可见脘腹冷痛、呕吐、腹泻等症；若心肾阳虚，寒邪直中于少阴，则可见恶寒蜷卧、手足厥冷、下利清谷、小便清长、精神萎靡、脉微细等症。

（2）寒性凝滞主痛 指寒邪伤人，易致所伤部位之气血津液凝结，经脉阻滞。寒邪伤人，阳气受损，失其温煦，易使经脉气血运行不畅，甚或凝结阻滞不通，不通则痛。故寒邪是最易导致疼痛的外邪。如寒客肌表经络，气血凝滞不通，则头身肢体关节疼痛，痹证中若以关节冷痛为主者，称为“寒痹”或“痛痹”；寒邪直中脾胃，则脘腹剧痛；寒客肝脉，可见少腹或外阴部冷痛等。

（3）寒性收引 指寒邪伤人，可致气机收敛，腠理、筋脉挛急收缩。如寒邪伤及肌表，卫阳被郁遏不得宣，可见无汗等；寒客血脉，则气血凝滞，血脉挛缩，可见头身疼痛，脉紧等。《素问·举痛论》说：“寒则气收。”

3. 暑邪

（1）暑为阳邪，其性炎热 暑为盛夏火热之气所化，故暑邪为阳邪。暑邪伤人多表现为一系列阳热症状，如高热、心烦、面赤、脉洪大等。

（2）暑性升散，易扰心神，伤津耗气 暑为阳邪，易升发上犯，故易上扰心神、头目，出现心胸烦闷不宁、头昏、目眩、面赤等。暑邪伤人，可致腠理开泄而多汗。且汗出过多，不仅伤津，而且气随津泄则易耗气，故临床除常见口渴喜饮、尿赤短少等津伤之症外，往往可见气短、乏力，甚则耗伤太过，清窍失养而突然昏倒、不省人事等。《素问·举痛论》说：“炅则气泄。”

（3）暑多夹湿 暑季气候炎热，且常多雨潮湿，热蒸湿动，故暑邪致病，多夹湿邪为患。临床表现除发热、烦渴等暑热症状外，常可见身热不扬、汗出不畅、四肢困重、倦怠乏力、胸闷呕恶、大便溏泄不爽等湿滞症状。

4. 湿邪

（1）湿为阴邪，易伤阳气，易阻气机 湿与水同类，故属阴邪。阴邪侵人，机体阳气与之抗争，故湿邪侵人，易伤阳气。脾主运化水液，性喜燥而恶湿，故外感湿邪，常易困脾，致脾阳不振，运化无权，从而使水湿内生、停聚，发为泄泻、水肿、痰饮等。所以说湿易损伤脾阳。《素问·六元正纪大论》说：“湿胜则濡泄，甚则水闭跗肿。”清·叶桂《温热论·外感温热篇》说：“湿胜则阳微。”

（2）湿性重浊 湿邪致病，常出现以沉重感及附着难移为特征的临床表现，如头身困重、四肢酸楚沉重并且附着难移等。湿邪外袭肌表，困遏清阳，清阳不升，则头重如束布帛，如《素问·生气通天论》说：“因于湿，首如裹。”湿邪阻滞经络关节，阳气不得布达，则可见肌肤不仁、关节疼痛重着或屈伸不利等，病位多固定且附着难移，称之为“湿痹”或“着搏”。湿邪为患，易出现分泌物和排泄物秽浊不清的特征。如湿浊在上，则面垢、眵多；湿浊下注，则小便浑浊或滞涩不利、妇女白带过多；湿滞大肠，则大便溏泄、下痢脓血；湿邪浸淫肌肤，则可见湿疹浸淫流水等。

（3）湿性黏滞 湿邪致病，其黏腻停滞的特性主要表现在三个方面：一是症状的黏滞性。湿邪为患，易呈现分泌物和排泄物黏滞不爽的特征，如湿热痢疾的大便排泄不爽，淋证的小便滞涩不畅，以及汗出而黏、口黏、口甘和舌苔厚滑黏腻等。二是病程的缠绵性。因湿性黏滞，易阻气机，气不行则湿不化，胶着难解，故湿邪为病，起病隐缓，病程较长，反复发作，或缠绵难愈。如湿温、湿疹、湿痹（着痹）等，皆因其湿邪难除而不易速愈，或反复发作。三是易阻气机。因湿为重浊之邪，故伤人最易留滞于脏腑经络，阻遏气机，使脏腑气机升降失常，经络阻滞不畅。如湿阻胸膈，气机不畅则胸膈满闷；湿阻中焦，脾胃气机升降失常，纳运失司，则脘痞腹胀，食欲减退；湿停下焦，肾与膀胱气机不利，则小腹胀满、小便淋涩不畅等。

（4）湿性趋下，易袭阴位 湿邪类水属阴而有趋下之势，故湿邪为病，多易伤及人体下部。如水肿、湿疹、脚气等病以下肢较为多见，故《素问·太阴阳明论》说：“伤于湿者，下先受之。”小便浑浊、泄泻、下痢、妇女带下等，多由湿邪下注所致。但易伤人体下部的病邪尚有寒邪，如《灵枢·百病始生》说：“清（寒）湿袭虚，病起于下。”

5. 燥邪

（1）燥性干涩，易伤津液 燥邪为多发于秋季的干燥涩滞之病邪，侵犯人体，最易损耗津液，出现各种干燥、涩滞的症状，如口燥咽干，皮肤干涩，甚则皲裂，毛发不荣，小便短少，大便干结等。《素问·阴阳应象大论》说："燥胜则干。"

（2）燥易伤肺 肺为娇脏，喜润而恶燥。肺司呼吸，开窍于鼻，燥邪易从口鼻而入，故最易损伤肺津，从而影响肺气之宣降，甚或燥伤肺络，出现干咳少痰，或痰黏难咯，或痰中带血，甚则喘息胸痛等。由于肺与大肠相表里，肺津耗伤，大肠失润，传导失司，可现大便干涩不畅等症。

6. 火邪

（1）火热为阳邪，其性炎上 火热之性燔灼、升腾，故为阳邪。阳邪伤人，发为实热性病证，临床多见高热、恶热、烦渴、汗出、脉洪数等症。火性炎上，火热之邪易侵害人体上部，故火热病证，多发生在人体上部，尤以头面部为多见，如目赤肿痛、咽喉肿痛、口舌生疮糜烂、口苦咽干、牙龈肿痛、头痛眩晕，耳内肿痛或流脓等。

（2）火热易扰神 火性炎上躁扰，故火邪伤人尤易影响心神，轻者心神不宁而心烦、失眠；重者可扰乱心神，出现狂躁不安，或神昏、谵语等症。

（3）火热易伤津耗气 火热之邪伤人，因其性燔灼急迫，一是可迫津外泄，使气随津泄而致津亏气耗；二是直接消灼津液，耗伤人体的阴气。故火热之邪致病，临床表现除热象外，往往伴有口渴喜冷饮，咽干舌燥，小便短赤，大便秘结等津伤阴亏的征象。若阳热过盛，大量伤津耗气，还可兼见体倦乏力、少气懒言等气虚症状，重者可致全身津气脱失的虚脱证。

（4）火热易生风动血 "生风"，指火热之邪侵犯人体，燔灼津液，劫伤肝阴，筋脉失养失润，易引起肝风内动的病症。临床表现为高热神昏、四肢抽搐、两目上视、角弓反张等。"动血"，指火热邪气入于血脉，迫血妄行和损伤血络。轻则血行加速而脉数，甚则可灼伤脉络，迫血妄行，引起各种出血证，如吐血、衄血、便血、尿血、皮肤发斑、妇女月经过多、崩漏等。

（5）火邪易致疮痈 火邪入于血分，结聚于局部，燔灼腐肉，易发为痈肿疮疡，以局部红肿热痛为临床特征。

二、疠气

疠气，是一类具有强烈致病性和传染性病邪的统称。又称为"疫毒""疫气""异气""戾气""毒气""乖戾之气"等。明·吴又可《温疫论·原序》说："夫瘟疫之为病，非风非寒非暑非湿，乃天地间别有一种异气所感。"

疠气可通过空气传染，多从口鼻侵犯人体而致病；也可随饮食污染、蚊虫叮咬、虫兽咬伤、皮肤接触、性接触、血液传播等途径感染而发病。

种类繁多，其所引起的疾病，统称为疫疠，又称疫病、瘟病，或瘟疫病。如时行感冒、痄腮（腮腺炎）、烂喉丹痧（猩红热）、白喉、天花、疫毒痢（中毒性痢疾）、肠伤寒、霍乱、鼠疫、疫黄（急性传染性肝炎）以及流行性出血热、艾滋病（AIDS）、严重急性呼吸道综合征（SARS）、禽流感、甲型H1N1流感等，都属感染疠气引起的疫病，实际上包括了现代临床许多传染病和烈性传染病。

（一）疠气的性质和致病特点

1. 传染性强，易于流行

疠气可通过空气、食物、接触等多种途径伤人致病。无论男女老少，体质强弱，凡触之者，多可发病。且疠气发病，传染性强，可致疫病流行。

2. 发病急骤，病情危笃

病情危笃疠气之邪，其性暴戾，其伤人致病大多具有发病急骤，来势凶猛，变化多端，病情险恶的特点，病程中常出现发热、扰神、动血、生风、剧烈吐泻等危重病状。所以说病气致病病情凶险，死亡率高。

3. 一气一病，症状相似

症状相似疠气种类不同，所致之病各异。不同的疠气可专门侵犯某脏腑、经络或某一部位而发病。

每一种疠气所致之疫病，均有各自的临床特点和传变规律，所谓“一气致一病”，且大都症状相似。例如痄腮，无论男女，大都表现为耳下腮部肿胀等。

（二）影响疠气产生的因素

影响疠气产生的因素有多种，主要有气候因素、环境因素、预防措施和社会因素等。

气候因素：自然气候的反常变化，如久旱、酷热、洪涝、湿雾瘴气等，均可生疠气而导致疫疠病的发生。如霍乱等病的大流行与此类因素有关。

环境因素：环境卫生不良，如水源、空气污染等，均可滋生疠气。食物污染饮食不当也可引起疫疠病发生。如疫毒痢、疫黄等病，即是疠气随饮食入里而发病。地震等地质灾害也易形成疠气的流行。

预防措施不当：由于疠气具有强烈的传染性，人触之者皆可发病。若预防隔离不好，也往往造成疫疠病发生或流行。故《松峰说疫》云：“凡有疫之家，不得以衣服、饮食、器皿送于无疫之家，而无疫之家亦不得受有疫之家之衣服、饮食、器皿。”

社会因素：社会因素对疫疠病发生和流行有一定的影响。若因战乱，或社会动荡不安，或工作环境恶劣，或生活极度贫困等，则易致疫病发生和流行。若国家安定，且注意卫生防疫工作，采取一系列积极有效的防疫和治疗措施，疫疠即能得到有效的控制。

第二节　内伤病因

一、七情内伤

（一）七情内伤的基本概念

七情，指喜、怒、忧、思、悲、恐、惊七种正常的情志活动，是人体脏腑生理和精神活动对内外环境变化产生的情志反应，一般不会导致或诱发疾病。

七情内伤，指喜、怒、忧、思、悲、恐、惊等七种引发和诱发疾病的情志活动。过于突然、强烈或持久不解的七情反应，超越了人体生理和心理的适应和调节能力，导致脏腑精气损伤，机能失调，或人体正气虚弱，脏腑精气虚衰，对情志刺激的适应和调节能力低下，引发或诱发疾病时，七情则成为病因，因病从内发而称之为“七情内伤”。

情志活动与脏腑精气有着密切的关系。五脏精气是情志活动产生和保持正常的物质基础。外界的各种刺激只有作用于相应的内脏，五脏精气应答，才能表现出不同的情志反应。《素问·天元纪大论》说：“人有五脏化五气，以生喜、怒、思、忧、恐。”即心“在志为喜”，肝“在志为怒”，脾“在志为思”，肺“在志为忧”，肾“在志为恐”。如果五脏精气发生病变，就会影响人的情志活动，出现异常的情志反应。如《灵枢·本神》说：“肝气虚则恐，实则怒……心气虚则悲，实则笑不休。”

另一方面，外在环境的变化过于强烈，情志过激或持续不解，又可导致五脏精气的失常，气血运行失调，如大喜大惊伤心，大怒郁怒伤肝，过度思虑伤脾，过度悲忧伤肺，过度恐惧伤肾等。

（二）七情内伤的致病特点

1. 直接伤及内脏

直接伤及内脏《灵枢·百病始生》说：“喜怒不节则伤脏。”

（1）首先影响心神　心主神志，七情皆从心而发，故七情内伤均可作用于心神，导致心神不宁，甚至精神失常。如《灵枢·本神》说：“是故怵惕思虑者则伤神……喜乐者，神惮散而不藏；愁忧者，气闭塞而不行；盛怒者，迷惑而不治；恐惧者，神荡惮而不收。”《素问·举痛论》也说：“惊则心无所倚，神无所归”，“思则心有所存，神有所归”。说明不仅喜乐过度可伤心，致使精神涣散，神志失常，而且怵惕思虑、盛怒、恐惧、大惊等情志太过都可伤及心神。七情发于心而应于五脏。无论何种情志致病，均可影响心神和损伤相应的脏腑。对此《类经·疾病类·情志九气》解释说：“情志之伤，虽五脏各有所属，然求其所由，则无不从心而发。”又说：“心为五脏六腑之大主，而总统魂魄，兼赅志意。故忧动于心则肺应，思动于心则脾应，怒动于心则肝应，恐动于心则肾应，此所以五志惟心所使也。”《灵枢·口问》也说：“心者，五脏六腑之大主也……故悲哀愁忧则心动，心动则五脏六腑皆摇。”

（2）损伤相应之脏 七情过激损伤相应之脏。即心在志为喜，过喜则伤心；肝在志为怒，过怒则伤肝；脾在志为思，过度思虑则伤脾；肺在志为悲为忧，悲忧过度则伤肺；肾在志为恐，过恐则伤肾。

（3）易伤心肝脾 七情伤脏，既可单一情志伤人，又可两种以上情志交织伤人。由于心肝脾三脏在人体生理和情志活动中发挥着重要作用，故情志内伤，最易损伤心肝脾三脏。

（4）易损潜病之脏腑 潜病，是指已经存在但无明显临床表现的病证。潜病之脏腑是指潜病所在的脏腑。潜病之脏腑因其正气已虚，即是情志易伤之所，故七情内伤易于损伤潜病之脏腑。例如曾患胸痹、飧泄、头痛等病证的患者，若遭遇情志刺激，最易导致潜病发作或反复发作。

2. 影响脏腑气机

情志内伤影响脏腑之气的运行，导致脏腑气机升降失常而出现相应的临床表现。故《素问·举痛论》说：“百病生于气也，怒则气上，喜则气缓，悲则气消，恐则气下，惊则气乱，思则气结。”

怒则气上：指大怒致使肝气上逆，甚则血随气逆的病机变化。临床主要表现为：头胀头痛，面红目赤，急躁易怒；血随气逆则呕血，甚则昏厥卒倒；若肝气横逆犯脾，可兼见腹痛、腹泻等症。《素问·生气通天论》说：“大怒则形气绝，而血菀于上，使人薄厥。”《素问·举痛论》说：“怒则气逆，甚则呕血及飧泄。”

喜则气缓：指过度喜乐，致使心气涣散或心神惮散的病机变化。轻者可见心悸失眠、少气无力、精神不集中等；重者神志失常、狂乱，或见心气暴脱而大汗淋漓、气息微弱、脉微欲绝等。如《素问·阴阳应象大论》说：“暴喜伤阳。”《灵枢·本神》又说：“喜乐者，神惮散而不藏。”

悲则气消：指过度悲忧，导致肺气耗伤或宣降失常的病机变化。临床常见意志消沉、精神不振、气短胸闷、乏力懒言等症。《素问·举痛论》说：“悲则心系急，肺布叶举，而上焦不通，荣卫不散，热气在中，故气消矣。”

恐则气下：指过度恐惧，致使肾气失固，气陷于下的病机变化。临床可见二便失禁，遗精、滑精、骨痿等症。《灵枢·本神》说：“恐惧而不解则伤精，精伤则骨痿厥，精时自下。”

惊则气乱：指猝然受惊，导致心神不定，气机逆乱的病机变化。临床可见惊悸不安，慌乱失措，甚则神志错乱。《素问·举痛论》说：“惊则心无所倚，神无所归，虑无所定，故气乱矣。”

思则气结：指过度思虑，导致心脾气机郁滞，运化失职的病机变化。临床可见心悸、失眠、多梦、精神萎靡及倦怠乏力、食少、腹胀、便溏等症状。《素问·举痛论》说：“思则心有所存，神有所归，正气留而不行，故气结矣。”

3. 多发为情志病

情志病，系指发病与情志刺激有关或具有情志异常表现的病证。包括：①因情志刺激而发的病证，如郁证、癫、狂等。②因情志刺激而诱发的病证，如胸痹、真心痛、眩晕、胃脘疼痛等。③其他原因所致但具有情志异常表现的病证，如消渴、恶性肿瘤、慢性肝胆疾病等，大都有异常的情志表现，并且其病情也随其情绪变化而有相应的变化。

4. 影响病情变化

七情变化对病情具有两方面的影响：

一是有利于疾病康复。良性的或积极乐观的情绪，有利于病情的好转乃至痊愈。二是诱发疾病发作或加重病情。消极悲观的情绪，或七情强烈波动，可诱发疾病发作或使病情加重、恶化。

二、饮食失宜

饮食不节即饮食失于节制。如过饥过饱，或饥饱无常，均可影响健康，导致疾病发生。

（一）饮食不节

1. 过饥

指摄食不足，如饥而不得食，或有意识限制饮食，或因脾胃机能虚弱而纳少，或因七情强烈波动而不思饮食，或不能按时饮食等。过饥，一方面因气血亏虚而脏腑组织失养，机能衰退，全身虚弱；另一方面因正气不足，抗病力弱，易感邪而发病。

2. 过饱

即饮食过量，或暴饮暴食，或中气虚弱而强食，以致脾胃难以运化而致病。轻则饮食积滞不化，以致“宿食”内停，可见脘腹胀满疼痛，嗳腐泛酸，呕吐、泄泻、厌食等。重则食滞日久，可至脾胃大伤，或可聚湿、化热、生痰而变生他病。

（二）饮食不洁

饮食不洁指因食用不清洁、不卫生或陈腐变质或有毒的食物而成为致病因素。饮食不洁所致病变以胃肠病为主。如进食腐败变质食物，则胃肠机能紊乱，出现脘腹疼痛、恶心呕吐、肠鸣腹泻等。如进食或误食被毒物污染或有毒性的食物，则会发生食物中毒，轻则脘腹疼痛，呕吐腹泻；重则毒气攻心，神志昏迷，危及生命。

（三）饮食偏嗜

饮食偏嗜指过于喜食某种性味的食物或专食某些食物。包括饮食偏寒偏热，偏嗜五味，或食类偏嗜等。

1. 寒热偏嗜

良好的饮食习惯要求寒温适中。若过于偏嗜寒热饮食，可导致人体阴阳失调而发生某些病变。如偏食生冷寒凉之品日久，则易损伤脾胃阳气，导致寒湿内生；如偏嗜辛温燥热饮食日久，则易致肠胃积热等。

2. 五味偏嗜

指长期嗜食酸、苦、甘、辛、咸不同味道的饮食物。五味各入五脏，如果长期嗜好某种性味的食物，就会导致该脏的脏气偏盛，机能失调而发生多种病变。故《素问·至真要大论》又说：“久而增气，物化之常也。气增日久，夭之由也。”

3. 食类偏嗜

指偏食某种或某类食品，或厌恶某类食物而不食等，久之也可成为导致某些疾病发生的原因。如过食肥甘厚味，可聚湿生痰、化热，易致肥胖、眩晕、中风、胸痹、消渴等病变。

4. 嗜酒成癖

若嗜酒成癖，久易聚湿、生痰、化热而致病，甚至变生癥积。

三、劳逸失度

（一）过劳

1. 劳力过度

即过度劳伤形体而积劳成疾，或是病后体虚，勉强劳作而致病。其病变特点主要表现在两个方面：一是过度劳力而耗气，出现少气懒言，体倦神疲，喘息汗出等。《素问·举痛论》说：“劳则气耗。”二是劳伤筋骨。长时间用力太过，则致形体组织损伤，久而积劳成疾。《素问·宣明五气》说：“久立伤骨，久行伤筋。”

2. 劳神过度

即长期思虑劳神而积劳成疾。长思久虑，暗耗心血，损伤脾气，以致心神失养而心悸、健忘、失眠、多梦和脾失健运而纳少、腹胀、便溏、消瘦等。

3. 房劳过度

即房事太过，或手淫过度，或妇女早孕多育等，以致耗伤肾精肾气而致病。常见腰膝酸软、眩晕耳鸣、精神萎靡、性功能减退、早衰等。

（二）过逸

过度安逸包括体力过逸和脑力过逸。其致病特点主要表现在三个方面：一是安逸少动，气机不畅。若长期运动减少，则人体气机失于畅达，可致脾胃等脏腑机能活动呆滞不振，出现食少、胸闷、腹胀、肌肉软弱或发胖臃肿等。久则进一步影响血液运行和津液代谢，导致气滞血瘀、水湿痰饮内生等。二是阳气不振，正气虚弱。过度安逸，或长期卧床则阳气失于振奋，以致脏腑经络机能减退，体质虚弱，正气不足，抗病力下降等。常见动则心悸、气喘汗出等，或易感外邪致病。《素问·宣明五气》说：“久卧伤气，久坐伤肉。”三是长期用脑过少，加之阳气不振，可致神气衰弱，常见精神萎靡、健忘、反应迟钝等。

第三节 病理产物性病因

一、痰饮

（一）痰饮的基本概念

痰饮是人体水液代谢障碍所形成的病理产物，一般以较稠浊者称为痰，清稀者称为饮。痰分为有形之痰和无形之痰。有形之痰，指视之可见，闻之有声的痰液，如咳嗽吐痰、喉中痰鸣等，或指触之有形的痰核等。无形之痰，是指只见其征象，不见其形质，但从痰治疗有效，从而推测其病因为痰。如眩晕、癫狂等，是无形之痰在作祟。饮则流动性较大，可留积于人体脏器组织的间隙或疏松部位。因其停留的部位不同而表现各异。如《金匮要略·痰饮咳嗽病脉证并治》的“痰饮”“悬饮”“溢饮”“支饮”等。

（二）痰饮的形成

多因外感六淫，或七情内伤，或饮食不节等，以致脏腑机能失调，气化不利，水液代谢障碍，津液停聚而形成。由于肺、脾、肾、肝及三焦等对水液代谢起着重要作用，故痰饮的形成，多与肺、脾、肾、肝及三焦的机能失常密切相关。

（三）痰饮的致病特点

痰饮的致病特点痰饮一旦产生，可随气流行，外而经络、肌肤、筋骨，内而脏腑，无处不到，易导致各种不同的病变。

1. 阻滞气血运行

痰饮通常称为有形实邪，其随气流行，或停滞于经脉，或留滞于脏腑。若流注经络，可致经络阻滞，气血运行不畅，出现肢体麻木、屈伸不利，甚则半身不遂等。若结于局部，可形成瘰疬痰核、阴疽流注等。若留滞于脏腑，可致脏腑气机失常。如肺失宣降而胸闷气喘、咳嗽吐痰等；胃失和降而恶心呕吐等；搏阻心脉而胸闷心痛等；痰结咽喉形成“梅核气”等。

2. 影响水液代谢

痰饮本为水液代谢障碍所形成的病理产物，但痰饮形成之后又可作为致病因素反过来作用于机体，进一步影响肺、脾、肾等脏腑的机能活动而加重水液代谢失常。如痰湿困脾，脾气不升，可致水湿不运；痰饮阻肺，肺失宣降，可致水液不布；痰饮停滞下焦，影响肾气的蒸化，可致水液停蓄。

3. 易于蒙蔽心神

神痰饮致病，随气上逆，易于蒙蔽清窍，扰乱心神，致使心神活动失常，出现头晕目眩、精神不振等；或者痰浊上犯，与风、火相合，尤易扰乱神明，出现神昏谵妄，甚或引起癫、狂、痫等疾病。

4. 致病广泛，变幻多端

由于痰饮随气流行，内可五脏六腑，外可四肢百骸、肌肤腠理。故其致病面广，发病部位不一，且又易于兼邪致病，因而痰饮所形成的病证繁多，症状表现十分复杂，故有“百病多由痰作祟”之说。且痰饮停滞体内，还可夹风、夹热、化寒、化火、化燥；即可上犯清窍，也可下注足膝，且病势缠绵，病程较长。

二、瘀血

（一）瘀血的基本概念

瘀血是指体内因血行滞缓或血液停积而形成的病理产物，又称“恶血”“坏血”“蓄血”“败血”“污血”等。瘀血既是病理产物，又是具有致病作用的“死血”。“瘀血”与“血瘀”的概念不同，血瘀是指血液运行不畅或血液瘀滞不通的病理状态，属于病机学概念；瘀血是指具有致病性的病理产物，属于病因学概念。

（二）瘀血的形成

1. 血出致瘀

各种外伤，如跌打损伤、金刃所伤、手术创伤等，致血脉损伤而出血；或其他原因，如脾不统血、肝不藏血、热灼脉络而致出血以及妇女经行不畅、流产等，其所出之血未能排出或及时消散，留积于体内则成、瘀血。

2. 气滞致瘀

凡是影响血液正常运行，使血液运行不畅的各种因素，均可致瘀血。如气滞致瘀、因虚致瘀（气虚而推动无力、阳虚而脉道失于温通、阴虚而脉道失于柔润、津液亏虚而无以充养血脉等）、血寒致瘀（寒邪入于血脉则血液凝涩而运行不畅）、血热致瘀（火热邪气入舍于血，血热互结，煎灼血中津液，血液黏稠而不畅）等。

3. 因虚致瘀

气虚则运血无力，阳虚则脉道失于温通，阴虚则脉道失于柔润，皆可引起血液运行涩滞。因此，气血阴阳失调，可导致血液在体内某些部位停积而成瘀血。

4. 血寒致瘀

血得热则行，得寒则凝。若外感寒邪，入于血脉，或阴寒内盛，血脉挛缩，则血液凝涩而运行不畅，导致血液在体内某些部位瘀积不散，形成瘀血。如《灵枢·痈疽》说："寒邪客于经络之中则血泣（通'涩'，闭塞之义），血泣则不通。"《医林改错·积块》说："血受寒则凝结成块。"

5. 血热致瘀

外感火热邪气，或体内阳盛化火，入舍于血，血热互结，煎灼血中津液，使血液黏稠而运行不畅；或因热灼脉络，迫血妄行导致出血，以致血液壅滞于体内局部而不散而成瘀血，如《医林改错·积块》说："血受热则煎熬成块。"

6. 津亏致瘀

津液是血液的组成部分，故在剧烈吐泻、烧伤等津液大量丢失时，由于津液亏虚，血液黏稠，运行涩滞，亦可导致瘀血。

7. 痰饮致瘀

痰饮亦为病理产物性病因，痰饮停滞，阻滞气机，妨碍血行，则导致痰瘀互结，常见眩晕头痛，心前区憋闷疼痛等症状。

（三）瘀血的致病特点

1. 易于阻滞气机

瘀血一旦形成，必然影响和加重气机郁滞，即所谓"血瘀则气滞"。且气机郁滞，又可引起局部或全身的血液运行不畅。出现局部青紫、肿胀、疼痛等症。

2. 影响血脉运行

瘀血形成之后，无论其瘀滞于脉内，还是留积于脉外，均可导致局部或全身的血液运行失常。如瘀血阻滞于心，心脉痹阻，气血运行不畅，可致胸痹心痛；瘀血阻滞于脉道，损伤脉络，血逸脉外，可致出血，血色紫暗有块等。

3. 影响新血生成

瘀血为病理性产物不仅已失去其对机体的濡养滋润作用，且因其阻滞于体内，尤其是瘀血日久不散，还可严重地影响气血的运行，脏腑机能失常，生机受阻，影响新血的生成。因而有"瘀血不去，新血不生"之说。故久瘀之人，常可表现出肌肤甲错、毛发不荣等失于濡养的临床特征。

4. 病位固定，病证繁多

瘀血一旦停滞于某脏腑组织，多难于及时消散，故其致病又具有病位相对固定的特征，如局部刺痛、固定不移，或肿块形成等。而且因瘀血阻滞的部位不同、形成原因各异、兼邪不同，其病理表现也就不同。如瘀阻于心，血行不畅则胸闷心痛；瘀阻于肺，则宣降失调，或致脉络破损，可见胸痛、气促、咯血；瘀阻胞宫，经行不畅，可见痛经、闭经、经色紫暗有块；瘀阻于肢体肌肤，可见局部肿痛青紫；所以说瘀血致病，病证繁多。

瘀血致病，虽然病证繁多，症状错综复杂，但具有共同的症状特点：①疼痛：多为刺痛，痛处固定不移，拒按，夜间痛甚。②肿块：瘀血积于皮下或体内则可见肿块，肿块部位固定。③出血：因瘀血阻滞，损伤血络，血逸脉外而见出血色紫暗，或夹有瘀血块。④色诊多见紫暗：一是面色紫暗，口唇、爪甲青紫等；二是舌质紫暗，或舌有瘀斑、瘀点等。⑤脉诊多见涩脉、结脉、代脉等。其他症状，亦可见面色黧黑，肌肤甲错、善忘等。

三、结石

（一）结石的基本概念

结石，指体内某些部位形成并停滞为病的砂石样病理产物或结块。常见的砂石有泥沙样结石、圆形或不规则形状的结石、结块样结石（如胃结石）等，且大小不一。一般来说，结石小者，易于排出；而结石较大者，难于排出，多留滞而致病。

（二）结石的形成

1. 饮食不当

饮食偏嗜，喜食肥甘厚味，影响脾胃运化，蕴生湿热，内结于胆，久则可形成胆结石。湿热下注，蕴结于下焦，导致肾的气化失司，日久可形成肾结石或膀胱结石。空腹食入过多的未熟柿子、黑枣等，可影响胃的受纳和通降，形成胃结石。此外，某些地域的水质中含有过量的矿物及杂质等，也是促使结石形成的原因之一。

2. 情志内伤

若情志不遂，肝气郁结，疏泄失职，可导致胆气不利，胆汁淤积，排泄受阻，日久也可形成胆结石。

3. 服药不当

长期过量服用某些药物，致使脏腑功能失调，或药物代谢产物沉积于局部，是形成肾或膀胱结石的原因之一。

4. 体质差异

由于先天禀赋及后天因素引起的体质差异，导致对某些物质的代谢异常，从而易于在体内形成结石。

（三）结石的致病特点

结石致病，由于致病因素、形成部位不同，临床表现差异很大。但总体而言，气机不畅为各种结石的基本病机，疼痛是各种结石的共同症状。

1. 多发于肝、胆、肾、膀胱等脏腑

肝主疏泄，关系着胆汁的生成和排泄；肾气的蒸腾气化，影响尿液的生成和排泄，故肝肾功能失调易生成结石；胆、膀胱等管腔性器官，结石易于停留，故结石为病，以肝胆结石、肾膀胱结石最为常见。

2. 病程较长，病情轻重不一

结石多为湿热内蕴，日渐煎熬而成，故大多数结石的形成过程缓慢。由于结石的大小不等，停留部位不一，故临床症状表现差异很大。一般来说，结石小，有的甚至无任何症状；结石过大，或梗塞在较狭窄的部位，则发作频繁，症状明显，疼痛剧烈。

3. 阻滞气机，损伤脉络

结石为有形实邪，停留体内，势必阻滞气机，影响气血津液运行，引起局部胀痛、水液停聚等。重者，结石嵌滞于狭窄部位，如胆道或输尿管中，常出现剧烈绞痛；结石嵌滞局部，损伤脉络，可引起出血，如肾结石、膀胱结石可致尿血等。

第四节　其他病因

除上述病因之外的致病因素，统称为其他病因，主要有外伤、诸虫、毒邪、药邪、医过、先天因素等。

一、外伤

外伤，指跌仆、利器等外力击撞以及虫兽咬伤、烫伤、烧伤、冻伤等而导致皮肤、肌肉、筋骨和内脏损伤。外伤致病，多有明确的外伤史。常见的外伤类型，根据其损伤性质可分为外力损伤、烧烫伤、冻伤、虫兽所伤等。

（一）外力损伤

外力损伤，指因机械暴力引起的创伤，包括跌仆、坠落、撞击、压轧、负重、努责、金刃等所伤。轻者可为皮肉损伤，血行不畅，出现局部青紫、肿痛或出血等；重则损伤筋骨、内脏，表现为筋肉撕裂，关节脱臼，骨折，内脏破裂，出血过多，甚至危及生命。

（二）烧烫伤

烧烫伤，主要是火毒为患，包括火焰、沸水、热油、蒸汽、雷电等灼伤形体。轻者灼伤皮肤而见局部灼热、红肿、疼痛或起水泡；重者焦炙肌肉筋骨而见患部如皮革样，或呈蜡白、焦黄，甚至炭化样改变。若大面积烧烫伤，可致火毒内攻脏腑，而神识昏迷，或大量伤津耗液而致亡阴亡阳。

（三）冻伤

冻伤，是低温所造成的全身或局部的损伤。冻伤的程度与温度和受冻时间、部位等直接相关，温度越低，受冻时间越长，则冻伤程度越重。局部冻伤，多发生在手、足、耳、鼻及面颊等裸露和末端部位。初起，因寒性凝滞收引，局部可见肌肤苍白，冷麻，作痛；继而肿胀青紫，痒痛或起水泡，甚至溃烂；日久则组织坏死而难愈。全身性冻伤，多为外界阴寒太甚，御寒条件太差，致使阳气严重受损，失其温煦作用，而出现寒战，体温骤降，面色苍白，唇舌指甲青紫，肢体麻木，反应迟钝，甚则呼吸微弱，脉微欲绝，神识昏迷。如不及时救治，可危及生命。

（四）虫兽所伤

虫兽所伤，主要指猛兽、毒蛇、疯狗及其他家畜、动物咬伤。其中猛兽所伤，轻者局部皮肉损伤，出血，肿痛；重者可损伤内脏，或出血过多而致死亡。毒蛇咬伤及蜈蚣、蜂、蝎等蜇伤，多致局部肿痛，或出现头晕，心悸，恶心呕吐，甚则昏迷等全身中毒症状；特别是毒蛇咬伤，常可迅速导致死亡。疯狗咬伤，除局部皮肉损伤、出血、肿痛外，经过一段时间潜伏后可发为“狂犬病”，出现烦躁、惊慌、恐水、恐风、抽搐等症，乃至死亡。

二、诸虫

诸虫即寄生虫，人体常见的寄生虫有蛔虫、蛲虫、绦虫、钩虫、血吸虫等。这类寄生虫寄居于人体内，不仅消耗人体的营养物质，还可以造成各种损害，导致疾病发生。不同的寄生虫，致病各有特点。

（一）蛔虫

蛔虫，又称“蚘虫”“长虫”，致病较为普遍，尤其是儿童更为常见。多由饮食不洁，摄入被蛔虫卵污染的食物而感染。寄生于肠道，当脾胃功能失调时，易在肠中作祟而致病，可见腹部疼痛，尤以脐周疼痛为多，时轻时重，或吐清涎，或夜间磨牙等。若蛔虫上窜，入于胆道，则见胁部绞痛，恶心呕吐，或吐蛔，四肢厥冷，称为“蛔厥”。若虫扭结成团，可致肠道梗塞不通。若虫寄宿日久，可致脾胃虚弱，气血日亏，面黄肌瘦，在小儿则易致疳积。

（二）蛲虫

蛲虫，主要通过手指、食物污染而感染，寄生于肠道。症状可见肛门奇痒，夜间尤甚，以致睡眠不安。病久亦常伤人脾胃，耗人气血。明・龚廷贤《寿世保元》说：“蛲虫者，九虫内之一虫也。在于肠间，若脏腑气爽则不妄动。胃弱阳虚，则蛲虫乘之，轻则或痒，或虫从谷道（肛门）中溢出，重者侵蚀肛门疮烂。”

（三）绦虫

绦虫，又称“白虫”“寸白虫”。多因食用被污染的生鲜或未熟的猪、牛肉而得。绦虫寄生于肠道，多见腹部隐痛，腹胀或腹泻，食欲亢进，面黄体瘦，有时在大便中可见白色带状成虫节片。

（四）钩虫

钩虫，又称“伏虫”，常由手足皮肤膜接触被钩虫蚴污染的粪土而感染，初起见局部皮肤痒痛、红肿等，俗称为“粪毒”。成虫寄生于小肠，可严重影响脾胃功能和耗伤气血。症见腹部隐痛，食欲不振，面黄肌瘦，神疲乏力，心悸气短，甚或肢体浮种等。

（五）血吸虫

血吸虫，古代文献称“蛊”或“水蛊”，多因皮肤接触有血吸虫幼虫的疫水而感染。血吸虫病急性期有发热、咳嗽、肝肿大和肝区疼痛；慢性期有腹泻、肝脾肿大；脑型血吸虫病有症状性癫痫等；晚期有肝硬化。儿童得病，可严重影响生长发育，形成“侏儒症”。《诸病源候论・水蛊候》说：“此由水毒气结聚于内，令腹渐大……名水蛊也。”感染后，初起可见发热恶寒、咳嗽、胸痛等；日久则以胁下癥块、鼓胀腹水等为特征，后果较严重。

三、毒邪

毒邪，简称“毒”，泛指一切强烈、严重损害机体结构和功能的致病因素。清·尤在泾出《金匮要略心典·百合狐盛阴阳毒病证治》说：“毒、邪气蕴蓄不解之谓。”凡恶物皆可称毒。毒的概念在中医学中应用非常广泛，病因、病机、病证、药物等，都与之有关。

（一）毒邪的形成

1. 外来之毒

来源于自然界，多为天时不正之气所感，或起居接触，或外伤感染等侵入人体所致。形成与时令、气候、环境有关，具有外感性特点。如大风苛毒、疠毒、疫毒、热毒、寒毒、湿毒、燥毒、温毒、暑毒以及梅毒、秽毒、水毒、虫毒、蛊毒、漆毒、煤气毒、瘴毒等。

2. 内生之毒

来源于饮食失宜、七情内伤、痰饮瘀血，治疗不当等；或脏腑功能失调，毒邪郁积所致具有内生病邪和病理产物性病因的特点。如食毒、药毒、丹毒、瘤毒、疮毒、疡毒、伏毒（邪伏化郁而成毒）、瘀毒、痰毒、胎毒、脏毒等。

（二）毒邪的致病特点

不同的毒邪，虽各有差异，但具有共同的致病特点：

1. 毒性暴戾，损脏伤形

毒邪致病，多发病较急，传变较快，扰及神明，病势危重，可见壮热、恶寒、神昏、谵语、烦躁、呕吐、泄泻、出血、紫癜、黄疸等，甚至死亡。毒邪致病，常损伤正气，导致脏腑阴阳气血失调、生理功能异常和形态结构破坏；或伤及肌肤、筋骨、血脉等形体，导致疮疡痈肿，筋伤骨坏，血脉浸淫等。

2. 致病广泛，复杂多变

毒邪致病，常兼挟其他病邪，侵犯部位广泛，外至形体、经络、官窍，内至脏腑，涉及多脏腑、多部位发病，导致多种疾病发生。邪气蕴结，形成毒邪后，又作为新的病因，多因素交互作用，使病情更加复杂多变。如毒易化热化火，伤阴败血，多见高热，汗出，口渴，舌干便秘等火热伤阴症状；火热邪毒，灼伤脉络，迫血妄行，可致吐血、衄血、咳血；热盛肉腐，则为疮疡痈肿等。

3. 顽固难愈，症状秽浊

毒邪蕴积，易成痼疾，反复发作，病程较长；迁延日久，则病多缠绵，难以治愈。如瘀毒致病，每多挟痰，痰瘀凝结，深入于里，影响脏腑，阻滞经络；瘤毒致病，结为癥积，形成痼疾。毒邪致病，郁积日久，可见皮肤、黏膜等的黏液、糜烂、溃疡、腐败等秽浊不清的症状表现。

4. 传染流行，病状特异

某些毒邪致病具有强烈的传染性，尤其在气候变化异常或环境恶劣的条件下，易于流行。感受同一毒邪，一毒一病，多具有特殊的、相似的病变过程和临床表现。如疫毒、疹毒、虫毒等。

四、药邪

药邪，指因药物炮制，或使用不当而引起发病的一类致病因素。药物既可治病，也可致病。如果药物炮制不当，或医生不熟悉药物的性味、用量、配伍禁忌而使用不当，或患者不遵医而误服某些药物等，均可引起疾病发生。

（一）药邪的形成

1. 用药过量

药物用量过大，特别是一些有毒药物的用量过大，则易于中毒。如生川乌、生草乌、马钱子、细辛、巴豆等均含有毒成分，临床使用均有用量规定，必须严格遵守，用量过大则易中毒。

2. 炮制不当

某些含有毒性成分的药物经过适当的炮制可减轻毒性。如乌头火炮或蜜制、半夏姜制、马钱子去毛去油等。如果对此类药物炮制不规范，达不到降低毒性的目的，服用后则易致中毒。

3. 配伍不当

部分药物配伍使用时会产生毒性或使毒性增加。如中药“十八反”的藜芦与人参相反等。

4. 用法不当

某些药物在使用上有着特殊要求和禁忌。如有的药物应先煎以减低毒性，妇女妊娠期间用药禁忌等。若使用不当或违反有关禁忌，也可致副作用或变生他疾。

（二）药邪的致病特点

1. 中毒

误服或过量服用有毒药物则易致中毒，且其中毒症状与药物的成分、用量有关。轻者常表现为头晕心悸、恶心呕吐、腹痛腹泻、舌麻等。重者可出现全身肌肉震颤，烦躁，黄疸，发绀，出血，昏迷乃至死亡。

2. 加重病情，变生他疾

药物使用不当，非助邪即伤正，不仅可使原有的病情加重，还可引起新的病变发生。如妇女妊娠期间可因用药不当而引起流产、畸胎、死胎等。

五、医过

医过，也称“医源性致病因素”，指由于医护人员的过失，而导致病情加重或变生他疾的类致病因素。医源性因素涉及面很广，医护人员接触患者整个过程中的言行举止，都有可能产生正反两方面的效应。《内经》对此早有认识，并著有“疏五过论”“征四失论”等专篇进行论述。后世医家也告诫注意避免医过的损害。

（一）医过的形成

1. 言行不当

医生言语亲切，行为得体，态度和蔼，可起到辅助治疗的作用，有利于患者病情缓解。如果说话不注意场合，或语言粗鲁，态度生硬，则会对患者产生不良影响。如泄露隐私，会给患者造成更大的痛苦，甚至引起严重后果。医生举止鲁莽，行为不端，也会给患者带来不信任感，甚至不良刺激，有时可因此而加重病情或导致患者拒绝治疗。

2. 处方草率

诊治时漫不经心，“相对斯须，便处汤药；按寸不及尺，握手不及足……”（《伤寒杂病论·序》）等草率马虎行为，包括处方用字，故意用别名、僻名，字迹潦草等，均可产生不利影响。轻者使患者在疑惑不信任状态下服用，不利于治疗，或处方药名难辨而误时间；重则可贻误治疗，甚至错发药物而致不测。处方用字关系重大，清·唐大烈《吴医汇讲》中专列“书方宜人共识说”，呼吁医界同道“凡书方案，字期清爽，药期共晓”。

3. 诊治失误

医生诊察有失，辨证失准，以致用药失误，或手法操作不当，是重要的医源性致病因素。如用药寒热不辨，补泻误投；针刺时刺伤重要脏，导致气胸，或断针体内；推拿时用力过大或不当，引起筋脉损伤，甚或骨折等。

（二）医过的致病特点

1. 易致患者情志波动

医生言行不当或诊治草率，极易引起者的不信任，甚至情志异常波动，或拒绝治疗，或导致气血乱而使病情加重。

2. 加重病情，变生他疾。

医生言行不当，处方草率，或是诊治失误，均可贻误治疗，加重病情，甚至变生他疾。

六、先天病因

先天病因，指个体出生时受之于父母的病因，包括父母的遗传性病因和母体在胎儿孕育期及分娩异常所形成的病因。先天病因一般分为胎弱、胎毒两个方面。

（一）胎弱

胎弱，也称胎怯，指胎儿禀受父母的精血不足或异常，以致畸形，或发育障碍。胎弱的表现很多，如皮肤脆薄，发肤色白，形寒肢冷，面黄肌瘦，筋骨不利，齿生不齐，项软头倾，手足痿软，神痴气怯等。

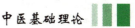

胎弱为病，主要包括两类情况：一是各类遗传性疾病。多因于父母之精本有异常，如先天性畸形等。二是先天禀赋虚弱。多因于受孕妊娠之时，父母身体虚弱，或疾病缠身；或饮食不调，七情内伤，劳逸过度，以致精血不充，胎元失养等所致。如《医宗金鉴·幼科杂病心法要诀》说："小儿五迟（立迟、行迟、发迟、齿迟、语迟）之证，多因父母气血虚弱，先天有亏，致儿生下筋骨软弱，行步艰难，齿不速长，坐不能稳，要皆肾气不足之故。"

（二）胎毒

胎毒，有广义和狭义之分。广义胎毒，指妊娠早期，其母感受邪气或误用药物、误食伤胎之物，导致遗毒于胎，出生后渐见某些疾病。如《诸病源候论·胎寒候》说："小儿在胎时，其母将养取冷过度，冷气入胞，伤儿肠胃。故儿生之后，冷气犹在肠胃之间。其状，儿肠胃冷，不能消乳哺，或腹胀，或时谷利，令儿颜色素葩，时啼哭者，是胎寒故也。"又如小儿出生之后，易患疮疖、痘疹等，多与胎传火毒有关。狭义胎毒，指某些传染病，在胎儿期由亲代传给子代。如梅毒可由其父母传染而得。

此外，近亲婚配、怀孕时遭受重大精神刺激以及分娩时的种种意外等，也可成为先天性病因，使初生儿或出生后表现出多种异常。如先天性心脏病、唇腭裂、多指（趾）、色盲、癫痫等。同时，父母个体的体质类型也可遗传给子女，形成某些特殊的体质，决定对某些病变的易感性特点，易于患相同或相似的疾病。

第八单元 病 机

病机，即疾病发生、发展与变化的规律和机理。

《素问·至真要大论》总结归纳了脏腑病机和六气病机，被后世称为"病机十九条"："诸风掉眩，皆属于肝。诸寒收引，皆属于肾。诸气膹郁，皆属于肺。诸湿肿满，皆属于脾。诸热瞀瘛，皆属于火。诸痛痒疮，皆属于心。诸厥固泄，皆属于下。诸痿喘呕，皆属于上。诸禁鼓栗，如丧神守，皆属于火。诸痉项强，皆属于湿。诸逆冲上，皆属于火。诸胀腹大，皆属于热。诸躁狂越，皆属于火。诸暴强直，皆属于风。诸病有声，鼓之如鼓， 皆属于热。诸病胕肿，疼酸惊骇，皆属于火。诸转反戾，水液浑浊，皆属于热。诸病水液，澄澈清冷，皆属于寒。诸呕吐酸，暴注下迫，皆属于热。"

第一节 发 病

发病，是机体处于病邪的损害与正气的抗损害的相搏交争过程。《灵枢·根结》有"正邪相搏"记载。《内经》提出了"两虚相得"和"外内合邪"的发病观，如《灵枢·百病始生》说："卒然逢疾风暴雨而不病者，盖无虚，故邪不能独伤人。此必因虚邪之风，与其身形，两虚相得，乃客其形。"《素问·咳论》则指出，先有脏腑损伤，内疾产生，若再有外邪侵袭，则"外内合邪因而客之"，导致疾病发生。

一、发病的基本原理

（一）正气不足是疾病发生的内在因素

1. 正气的基本概念

正气，相对"邪气"而言，指人体内具有抗病、驱邪、调节、修复等作用的一类细微物质。正气含有阴气、阳气两部分：阴气有凉润、宁静、抑制、沉降等作用和运动趋向，阳气有温煦、推动、兴奋、升发等作用和运动趋向。阴气能抵抗阳邪的侵袭，并能抑制、祛除阳邪，阻止阳热病证的发展以使病情向愈；阳气能抵抗阴邪的入侵，并能制约、祛除阴邪，阻止阴寒病证的传变并使之康复。阳虚体质者，易引致寒邪的侵袭；阴虚体质者，易引致热邪的伤害。

2. 正气的作用

（1）抵御外邪 正气强盛，抗邪有力，则病邪难以入侵，故不发病，或虽邪气已经进入，但正气盛，能及时抑制或消除邪气的致病力亦不发病。

（2）祛除病邪 正气强盛，可祛除入侵病邪，或阻止邪气的深入，致病较轻浅，预后良好。

（3）修复调节 正气对邪气侵入而导致的机体阴阳失调、脏腑组织损伤、精血津液亏耗及生理机能失常，有调节、修复的作用，可使疾病向愈。

（4）维持脏腑经络机能的协调 防止痰饮、瘀血、结石等病理产物以及内风、内寒、内湿、内燥、内火等内生五“邪”的产生。

3. 正气与发病

正气不足是疾病发生的内在因素《素问遗篇・刺法论》说：“正气存内，邪不可干。”《素问・评热病论》说：“邪之所凑，其气必虚。”正气在发病中起主导作用。主要体现在以下几个方面：

（1）正虚感邪而发病 正气不足，抗邪无力，外邪乘虚而入，疾病因之发生。如《灵枢・百病始生》说：“卒然逢疾风暴雨而不病者，盖无虚，故邪不能独伤人。此必因虚邪之风，与其身形，两虚相得，乃客其形”。

（2）正虚生邪而发病 正气不足，调节脏腑经络机能活动的能力下降，易致脏腑机能紊乱，精气血津液的代谢失常，可“内生五邪”而发病；或导致病理产物的积聚而引起新的病变。如《灵枢・口问》说：“故邪之所在，皆为不足。”

（3）正气强弱可决定发病的证候性质 邪气侵入，若正气充盛，奋起抗邪，邪正相搏剧烈，多表现为实证；正气不足，脏腑机能减退，气血精津液亏损，多表现为虚证或虚实夹杂证。若正气虚衰，不能敌邪，邪气易于深入内脏，为病多重。

（二）邪气是发病的重要条件

1. 邪气的基本概念

邪气，泛指各种致病因素，简称为“邪”。包括由外而入或由体内产生的各种具有致病作用的因素。如六淫、疠气、外伤、虫兽伤、寄生虫、七情内伤、饮食失宜、痰饮、瘀血、结石等。

《素问・调经论》根据病邪来源不同，用阳邪与阴邪区分外感和内伤两类病邪：“夫邪之生也，或生于阴，或生于阳。其生于阳者，得之风雨寒暑；其生于阴者，得之饮食居处，阴阳喜怒。”《素问・八正神明论》将邪气分为“虚邪”与“正邪”，《灵枢・刺节真邪》称为“虚风”和“正风”，指出四时不正之气（如六淫、疠气）乘虚侵入，致病较重者，为虚邪或虚风；四时之正气（六气）因人体一时之虚而侵入，致病轻浅者，称为正邪或正风。

2. 邪气的作用

（1）导致生理机能失常 邪气侵入发病，可导致机体的阴阳失调，脏腑经络等组织器官的机能紊乱，气血精津液的代谢失常。

（2）造成脏腑形质损害 邪气作用于人体，可对机体的皮肉筋骨、脏腑经络等组织器官造成不同程度的损伤，或致气血精津液等物质的亏耗而为病。

（3）改变体质类型 邪气侵入，还能改变个体的体质特征，进而影响其对疾病的易罹倾向。如阴邪致病，损伤阳气，久之可使体质由原型转变为阳虚体质，使之易感阴寒之邪；阳邪致病，易伤阴气，可使体质转化为阴虚体质，使之易感阳热之邪。

3. 邪气与发病

邪气是发病的重要条件。邪气在发病中的作用主要有：

（1）邪气是疾病发生的原因 一般说来，没有邪气侵袭，人体不会发病。

（2）影响发病的性质、类型和特点 不同的邪气作用于人体，表现出不同的发病特点、证候类型。如六淫邪气致病，发病急，病程较短，初起多有卫表证候，证属风、寒、暑、湿、燥、火。七情内伤，发病多缓慢，病程较长，多直接伤及内脏，或致气机紊乱气血失调产生病变。

（3）影响病情和病位 邪气的性质、感邪的轻重、邪所中的部位与发病时病情的轻重有关。

（4）某些情况下主导疾病的发生 在邪气的毒力和致病力特别强，超越人体正气抗御能力和调节范围时，邪气对疾病的发生起着决定性的作用。如疠气、高温、高压、电流、枪弹伤、虫兽伤等，即使正气强盛，也难免被损伤而产生病变。

（三）邪正相搏的胜负与发病

邪气伤人，必然引起邪正相争，而邪正相争的胜负，不仅关系着疾病的发生，还关系疾病全过程病变的发展、变化与转归。就发病而言，邪气伤人，若正胜邪却则不发病。即病邪伤人之初，由于机体正气充足，正气驱邪外出，正胜邪却，机体不被邪气所侵害，可不发病。

邪胜正负则发病。即邪气伤人之后，正虚抗邪无力，邪气得以深入，则引起疾病发生。而且发病后，邪正相争的状态还决定其证候类型、病变性质、病情轻重。如正盛邪实，多形成实证；正虚邪衰，多形成虚证；正虚邪盛，多形成较为复杂的虚实夹杂证。感受阳邪，易形成实热证；感受阴邪，易形成实寒证或寒湿证。感邪轻或正气强，病位多轻浅；感邪重或正气弱，病位常较深重。

二、影响发病的主要因素

（一）环境与发病

环境，指与人类生存密切相关的自然环境与社会环境而言，主要包括气候因素、地域因素、生活工作环境、社会环境等。这些因素均可形成病邪或导致正气不足而影响发病。

（二）体质与发病

体质对发病的影响主要表现为：

1. 影响发病倾向

如体质虚弱，则易感邪发病，且发病后易形成虚实夹杂证。

2. 影响对某些病邪的易感性

如阳虚之体，每易感受寒邪；阴虚之质，每易感受热邪等。

3. 影响某些疾病发生的证候类型

如感湿邪，阳盛之体易热化形成湿热病变；阳虚者则易寒化为寒湿病变等。

（三）精神状态与发病

精神状态能影响内环境的协调平衡，故能影响发病。精神状态好情志舒畅，气机通畅，气血调和，脏腑机能协调，则正气强盛，邪气难以入侵，或虽受邪也易祛除。

三、发病类型

（一）感邪即发

感邪即发又称为卒发、顿发，即感邪后立即发病。多见于：①新感外邪较盛。如感受风寒、风热、温热、暑热、温毒邪气，邪气较盛时，多感邪即发。②情志剧变。剧烈的情绪变化，如暴怒、过度悲伤均可致气机逆乱，气血失调，脏腑机能障碍而顷刻发病。③毒物所伤。误服有毒食品，药物中毒、吸入有毒的秽浊之气，可使人中毒而迅速发病。④外伤。无论何种外伤，伤人后立即发病。⑤感受疠气。由于其毒烈，致病力强，来势凶猛，感邪后多呈暴发。

（二）徐发

徐发又称为缓发，指感邪后缓慢发病。徐发与致病因素的种类、性质以及体质因素等密切相关。徐发多见于内伤邪气致病，如思虑过度、房室不节、忧愁不解、嗜酒成癖，引起机体渐进性病理改变，不断积累，而逐渐出现临床症状。在外感病邪中，如感受湿邪，其性黏滞重浊，起病多缓慢。正气不足之人，若感邪较轻，正气抗邪缓慢，亦可见到徐发。

（三）伏而后发

伏而后发即指感受邪气后，并不立即发病，病邪在机体内潜伏一段时间，或在诱因的作用下，过时而发病。这种发病形式多见于外感性疾病和某些外伤。外感性疾病多见于感受温热邪气所形成的“伏气温病”等。外伤所致的肌肤破损，经过一段时间后，发为破伤风、狂犬病等，亦属伏而后发。伏邪发病时，病情一般较重且多变。

（四）继发

继发指在原发疾病的基础上继发新的疾病。其特点是新的疾病与原发病在病理上有密切联系。如肝阳上亢所致的中风，小儿食积而致的疳积等。

（五）复发

复发指疾病初愈或慢性疾病的缓解阶段，在某些诱因的作用下，引起疾病再度发作或反复发作的一种发病形式。引起复发的机理是余邪未尽，正气未复，或慢性病变宿根未除，均可在诱因的作用下而引起复发。

1. 复发的基本特点

①原病基本病症特点再度出现，但又不是原有病理过程的完全重现，大多比原病更复杂，病情更重。②复发的次数愈多，其宿根难除，大多反复发作，且容易留下后遗症。③大多有诱因。

2. 复发的主要类型

由于病邪的性质不同，正气强弱各异，邪正交争态势不一，故复发的类型大致分为少愈即复、休止与复发交替、急性发作与慢性缓解交替等三种类型。

（1）疾病少愈即复发 指疾病恢复期，在复感外邪、饮食不慎、劳累过度等诱因下，可致余邪复燃，正气更虚，从而引起复发的类型。多由于疾病恢复期余邪未尽，正气已虚所致。如湿温、温热、温毒等疾病，在恢复期若调养不当，则容易导致复发。

（2）休止与复发交替 指初次患病时，经治疗虽症状和体征消除，但疾病仍有“宿根”留于体内，在诱因作用下导致复发的类型。“宿根”的形成，一是由于正气不足，无力祛除病邪；二是病邪性质重浊胶黏，难以清除。如休息痢、癫痫、结石所致的疾病，休止期如常人，在诱因作用下而致复发。

（3）急性发作与慢性缓解交替 指疾病慢性缓解时症状较轻，由于诱因的刺激导致急性发作而症状较重的类型。如哮喘、鼓胀、胸痹等病证，在慢性缓解期症状表现较轻，若因情志刺激，饮食不当，或重感外邪，或劳累过度等诱因激发，则可致疾病急性发作，症状加重。

3. 复发的诱因

（1）重感致复 疾病初愈，邪气未尽，正气未复，或宿根未除，抗病力低下，易外感邪气而复发。

（2）食复 因饮食失宜而致疾病复发。

（3）劳复 因形神过劳，或早犯房事而致疾病复发。

（4）药复 因病后滥用补剂，或药物调理失当而致疾病复发。

（5）情志致复 因情志失调引起疾病复发。

（6）环境变化致复 某些气候因素、地域因素也可成为复发的诱因。

第二节 基本病机

一、邪正盛衰

（一）邪正盛衰与虚实变化

1. 虚实病机

《素问·通评虚实论》说：“邪气盛则实，精气夺则虚。”

（1）实 指以邪气亢盛为主，而正气未衰，正邪激烈相争，临床上出现一系列以太过、亢奋、有余为特征的一种病理变化。常见壮热、狂躁、声高气粗、腹痛拒按、二便不通、脉实有力、舌苔厚腻等。常见于外感六淫和疠气致病的初期和中期，或由于湿、痰、水饮、食积、气滞、瘀血等引起的内伤病变。

（2）虚 指以正气虚损为主，而邪气已退或不明显，正邪难以激烈相争，出现一系列以虚弱、衰退和不足为特征的一种病理变化。常见神疲体倦、面色无华、气短、自汗、盗汗，或五心烦热，或畏寒肢冷、脉虚无力等。多见于素体虚弱，精气不充；或外感病的后期以及各种慢性病证日久，耗伤人体的精血津液；或因暴病吐利、大汗、亡血等致使正气脱失的病变。

2. 虚实错杂

（1）虚中夹实 即以正虚为主，又兼有实邪为患的病理变化。如脾虚湿滞病变，即是由于脾气亏损，运化无力，而致湿自内生，阻滞中焦所致。临床上既有脾气虚弱的神疲肢倦、食少、食后腹胀、大便稀等症状，又兼见湿滞的口黏、舌苔厚腻等。

（2）实中夹虚 即以邪实为主，又兼有正气虚损的病理变化。如外感热病发展过程中，由于热邪耗伤津液，可形成邪热炽盛兼津液损伤之证。临床表现既有高热气粗、心烦不安、面红目赤、尿赤便秘、苔黄脉数等实热，又兼见口渴引饮、舌燥少津等津液不足之症。

3. 虚实转化

虚实转化，指在疾病过程中，由于邪气伤正，或正虚而邪气积聚，发生病机性质由实转虚，或因虚致实的变化。

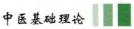

虚实转化取决于邪正的盛衰变化。在疾病发展过程中，邪正双方的力量对比经常发生着变化，当邪正双方力量的消长变化达到主要与次要矛盾方面互易其位的程度时，则疾病的虚实性质亦会发生转变，呈现由实转虚或因虚致实的变化。

（1）由实转虚 指病证本来以邪气盛为矛盾主要方面的实性病变，转化为以正气虚损为矛盾主要方面的虚性病变的过程。如实热证大量耗伤阴液，可转化为虚热证。由实转虚病机，多因病邪过盛，正不敌邪，或体质素虚，正气虚弱，或失治、误治等因素，使病程迁延，虽邪气已去，但正气耗伤，因而逐渐转化为虚性病机。如痢疾病证，腹痛后重，痢下赤白，本属湿热下注的实证，但由于未能及时泻除积滞，则泻痢日久，损伤正气，以致体质日渐瘦弱，则转化成虚证。

（2）因虚致实 指本来以正气虚损为矛盾主要方面的虚性病变，转变为邪气盛较突出的病变过程。如气虚证日久导致血瘀，转化为气虚血瘀证。因虚致实的病变过程，由于正虚始终存在，故转化结果只是邪实暂时居于突出地位，为实中夹虚证，而非真正的实证。因虚致实，多由于脏腑功能减退，气血阴阳亏虚，而产生气滞、痰饮、内湿、瘀血、食积等病机变化或病理性产物，或因正虚抗邪无力而复感外邪，邪盛则实，形成虚实并存的病机变化。如肺肾两虚的哮证，肺卫不固，复感风寒，哮喘复发，而见寒邪束表，痰涎壅肺为主的实中夹虚证。

4. 虚实真假

（1）真实假虚 指病机的本质为“实”，但表现出“虚”的假象。大多是因邪气过盛，结聚体内，阻滞经络，气血不能外达所致，故真实假虚又称为“大实有羸状”如因瘀血内阻而出现的妇女崩漏下血，热结肠胃而见泻下稀水臭秽的“热结旁流”等。

（2）真虚假实 是指病机的本质为“虚”，但表现出“实”的假象。大多是因正气虚弱，脏腑经络之气不足，推动无力所致，故真虚假实证又称为“至虚有盛候”。如脾气虚弱，运化无力之食少脘腹胀满；气血亏损，血海空虚之女子经闭等。

（二）邪正盛衰与疾病转归

1. 正胜邪退

指在疾病过程中，正气渐复并趋强盛，而邪气渐趋衰减，疾病向好转和痊愈方向发展的一种病理变化。多是因为患者的正气较盛，抗邪能力较强，或因为邪气较弱，或因治疗及时、正确，疾病可以较快地趋于好转、痊愈。

2. 邪去正虚

指在疾病过程中，正气抗御邪气，邪气退却而正气大伤的病理变化。多因邪气亢盛，正气耗伤较重；或正气素虚，感邪后重伤正气；或攻邪猛烈，正气伤所致。此时的病机特点是邪气已退，对机体的损害作用也已消失，但正气被消耗的状况尚有待恢复。邪去正虚多见于重病的恢复期，其最终的转归一般仍然是趋向好转、痊愈。

3. 邪盛正衰

指在疾病过程中，邪气亢盛，正气渐弱，机体抗邪无力，疾病趋于恶化、危重，甚至向死亡方面转归的一种病理变化。多是由于机体的正气大虚，或邪气过盛，或失于治疗，或治疗不当，以致机体正气不能制止邪气的致病性，病情因而趋向恶化和加剧。

4. 邪正相持

指在疾病过程中，机体正气不甚虚弱，而邪气亦不亢盛，则邪正双方势均力敌，相持不下，病势处于迁延状态的一种病理变化。此时，由于正气不能完全祛邪外出，邪气可以稽留于一定的部位，病邪既不能消散，亦不能深入，又称为“邪留”或“邪结”。一般说来，邪气留结之处，即是邪正相搏病理表现明显之所。疾病则随邪留部位的不同而有不同的临床表现。

5. 正虚邪恋

指在疾病过程中，正气大虚，余邪未尽，或邪气深伏伤正，正气无力祛除病邪，致使疾病处于缠绵难愈的病理变化。一般多见于疾病后期，且是多种疾病由急性转为慢性，或慢性病久治不愈，或遗留某些后遗症的主要原因之一。

二、阴阳失调

（一）阴阳偏胜

指人体在邪正斗争及其盛衰变化中，阴或阳一方病理性亢盛的病变，属于“邪气盛则实”的实性病机。

1. 阳偏胜

即是阳盛，指机体在疾病过程中所出现的一种阳气病理性偏盛、机能亢奋、机体反应性增强、热量过剩的病理变化。

多表现为阳盛而阴未虚的实热病变。

多由于感受温热阳邪，或阴邪从阳化热；也可由于情志内伤，五志过极而化火；或气滞、血瘀、食积等郁而化热所致。阳气病理性亢盛，多以热、动、燥为其特点，故常见壮热、烦渴、面红、目赤、尿黄、便干、苔黄、脉数等症。阳气亢盛，必然消灼津液和阴气。所以说“阳胜则阴病”。阳盛之初，对津液和阴气的损伤一般不明显，因而表现为实热病变。如果病情发展，阳气亢盛且明显耗伤机体津液和阴气，病变可从实热转化为实热兼津亏阴虚；若致阴气大伤，则病由实转虚而发展为虚热性病变。

2. 阴偏胜

即是阴盛，指机体在疾病过程中所出现的一种阴气病理性偏盛、机能抑制、热量耗伤过多的病理变化。

多表现为阴盛而阳未虚的实寒病变。

多由于感受寒湿阴邪，或过食生冷，寒邪中阻等。阴气过盛，多以寒、静、湿为其特点，如形寒、肢冷、蜷卧、舌淡而润、脉迟等。阴气过盛，必然损伤阳气，所以说“阴胜则阳病”。故在阴偏胜时，常同时伴有程度不同的阳气不足。若阳气损伤较重，可发展为虚寒性病变。

（二）阴阳偏衰

指人体在疾病过程中，阴或阳一方虚衰不足的病变，属于“精气夺则虚”的虚性病机。

1. 阳偏衰

即是阳虚，指机体阳气虚损，温煦、推动、兴奋等作用减退，出现机能减退或衰弱，代谢减缓，产热不足的病理变化。多表现为阳气不足，阳不制阴，阴气相对偏亢的虚寒证。

多因先天禀赋不足，或后天失养，或劳倦内伤，或久病损伤阳气致。阳偏衰虽也可见到面色㿠白、畏寒肢冷、脘腹冷痛、舌淡、脉迟等寒象，但还有喜静蜷卧、脉微细等虚象。所以阳虚则寒与阴胜则寒，不仅在病机上有区别，而且在临床表现方面也有不同：前者是虚而有寒；后者是以寒为主，虚象不明显。

阳气不足可发于五脏六腑，如心阳、脾阳和肾阳等，皆可出现虚衰病变，但一般以肾阳虚衰最为重要。肾阳为人身诸阳之本，所以肾阳虚衰在阳气偏衰的病机中占有极其重要的地位。

2. 阴偏衰

即阴虚，指机体阴气不足，凉润、宁静、抑制等作用减退，出现代谢相对增快，机能虚性亢奋，产热相对增多的病理变化。多表现为阴气不足，阴不制阳，阳气相对偏盛的虚热证。

多因阳邪伤阴，或因五志过极，化火伤阴，或因久病伤阴所致。阴气虚衰，主要表现为凉润、抑制与宁静的作用减退，阴不能制约阳，阳气相对偏亢，从而形成阴虚内热、阴虚火旺和阴虚阳亢等多种病变，表现出虚热及虚性亢奋的症状，如低热、五心烦热、骨蒸潮热、面红升火、消瘦、盗汗、舌红少苔、脉细数等，即所谓“阴虚则热”。阴虚则热与阳胜则热的区别：病机不同，其临床表现也有所区别：前者是虚而有热；后者以热为主，虚象并不明显。

阴气不足可见于五脏六腑，如肺阴、脾阴、胃阴、心阴、肝阴和肾阴皆可发生亏虚的病变，但一

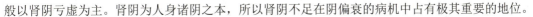

般以肾阴亏虚为主。肾阴为人身诸阴之本，所以肾阴不足在阴偏衰的病机中占有极其重要的地位。

（三）阴阳互损

指在阴或阳任何一方虚损的前提下，病变发展损及另一方，形成阴阳两虚的病机。

1. 阴损及阳

指由于阴气亏损日久，以致阳气生化不足，形成以阴虚为主的阴阳两虚病理：如肝肾阴虚，水不涵木，阴不制阳的肝阳上亢，随着病变发展，可进一步损及阳气，可继而出现畏寒、肢冷、面白，脉沉细等阳虚征象。

2. 阳损及阴

指由于阳气虚损日久，以致阴气化生不足，形成以阳虚为主的阴阳两虚病理。如肾阳亏虚之水肿，其病机主要为阳气不足，温煦、推动作用减退，水液停聚所致。但其病变发展，则又可因阳气不足而导致阴气化生无源而阴虚，出现日益消瘦，烦躁升火，甚至阴虚风动而抽搐等。

（四）阴阳格拒

指在阴阳偏盛至极的基础上，阴阳双方相互排斥而出现寒热真假病变的一类病机。

1. 阴盛格阳

指阴气偏盛至极，壅闭于里，寒盛于内，逼迫阳气浮越于外的一种病理变化。寒盛于内是疾病的本质，由于排斥阳气于外，可在原有面色苍白、四肢逆冷、精神萎靡、畏寒蜷卧、脉微欲绝等寒盛于内表现的基础上，又出现面红、烦热、口渴、脉大无根等假热之象，故称为真寒假热证。

2. 阳盛格阴

指阳气偏盛至极，深伏于里，热盛于内，格阴于外的一种病理变化。热盛于内是疾病的本质，但由于格阴于外，可在原有壮热、面红、气粗、烦躁、舌红、脉数大有力等热盛于内表现的基础上，又现四肢厥冷、脉象沉伏等假寒之象，故称为真热假寒证。

（五）阴阳转化

阴阳转化，指阴阳之间在“极”或“重”的条件下，证候性质向相反方面转化的病机过程，包括由阴转阳和由阳转阴两方面。

1. 由阴转阳

由阴转阳，指阴偏盛的寒证，转化为阳偏盛的热证的病机过程。临床表现为由寒化热的病性转化。

由阴转阳的形成，发生于阳盛或阴虚阳亢的体质，或邪侵属阳的脏腑经络，在此条件下寒证从阳化热；或失治误治伤阴，邪从热化。

如太阳病，初起恶寒重，发热轻，头身痛，无汗，脉浮紧，此为表寒证；继而出现阳明里证，症见壮热，不恶寒，心烦口渴，大汗出，脉数，则表示病变已从表入里，从阳化热。

2. 由阳转阴

由阳转阴，指阳偏盛的热证，转化为阴偏盛的寒证的病机过程。临床表现为由热化寒的病性转化。

由阳转阴的形成，多发生于阳虚阴盛体质，或邪侵属阴的脏腑或经络，在此条件下，热证从阴化寒；或失治误治伤阳，邪从寒化。

如某些外感疾病，初期出现壮热、面赤、口渴、咳嗽、舌红苔黄、脉数等热邪亢盛之象属阳证；由于邪热炽盛，或失治误治，突然出现面色苍白，四肢厥冷，冷汗淋漓，脉微欲绝等亡阳危象，属阴证。

由阴转阳和由阳转阴的病机变化过程，与阴盛格阳和阳盛格阴完全不同：前者是证候性质在前后两个阶段发生彻底改变；而后者证候性质并未出现变化，只是出现症状假象而已。

（六）阴阳亡失

指机体的阴气或阳气突然大量地脱失，导致生命垂危的一种病理变化。

1. 亡阳

指机体的阳气突然大量脱失，而致全身机能严重衰竭的一种病理变化。多因邪气过盛，正不敌邪，阳气突然脱失所致；也可因汗出过多，或吐泻太过，气随津泄，阳气外脱；或由于素体阳虚，劳伤过度，阳气消耗过多所致；亦可因慢性疾病，长期大量耗散阳气所致。阳气暴脱，多见冷汗淋漓、面色苍白、四肢逆冷、精神萎靡、脉微欲绝等生命垂危的临床征象。

2. 亡阴

指由于机体阴气发生突然大量消耗或丢失，而致全身机能严重衰竭的一种病理变化。亡阴多由于热邪炽盛，或邪热久留，大量伤耗阴气，煎灼津液，或逼迫津液大量外泄而为汗，以致阴气随之大量消耗而突然脱失；也可由于长期大量耗损津液和阴气，日久导致亡阴者。阴气脱失，多见手足虽温而大汗不止、烦躁不安、心悸气喘、体倦无力、脉数疾躁动等危重征象。

由于机体的阴和阳存在着互根互用的关系，阴亡则阳无所依附而散越，阳亡则阴无以化生而耗竭，故亡阴可以迅速导致亡阳，亡阳也可继而出现亡阴，最终导致“阴阳离决，精气乃绝”，生命活动终止而死亡。

阴阳失调的病机虽然是复杂的，但其中最基本的病机是阴阳的偏胜和偏衰。阴阳偏胜不仅可以导致其对方的亏损，也可以形成阴阳格柜或阴阳转化；阴阳偏衰不仅可发展为阴阳互损，也可导致阴阳亡失。

三、精气血的失常

（一）精的失常

1. 精虚

指肾精（主要为先天之精）和水谷之精不足，及其功能低下所产生的病理变化。因先天禀赋不足，或后天失养，或过劳伤肾以及脏腑精亏不足，日久累及于肾等，均能导致肾精不足的病理变化。肾精不足常见生长发育不良、女子不孕、男子精少不育或滑遗过多、精神萎顿、耳鸣、健忘以及体弱多病、未老先衰等。脾失健运，或饮食不当等，可致水谷之精生成不足的病理变化。水谷之精不足，可出现面黄无华、肌肉瘦削、头昏目眩、疲倦乏力等虚弱状态。

2. 精的施泄失常

（1）失精　指生殖之精和水谷之精大量丢失的病理变化。失精的临床表现有两类：一是生殖之精的大量丢失，表现为精液排泄过多，或兼有滑精、梦遗、早泄等症，并兼有精力不支、思维迟钝、失眠健忘、少气乏力、耳鸣目眩等症。治疗一般宜补肾气加填肾精，而偏实者当泻肝火兼滋肾阴。二是水谷之精大量丢失，表现为长期蛋白尿或乳糜尿，并兼有少气乏力、精力不支、面黄无华、肌肉瘦削、失眠健忘等，治疗当用补脾气以摄精。精脱为失精之重证。若精泄不止，则成精脱。精为气的化生本原，精脱必致气的大量损耗而致气脱。精脱的治疗以固气为要。

（2）精瘀　指男子精滞精道，排精障碍而言。多因房劳过度，忍精不泄，少年手淫，或久旷不交，或惊恐伤肾，或瘀血、败精、湿热瘀阻，或手术所伤等所致。精瘀的主要临床表现是排精不畅或排精不能，可伴随精道疼痛、睾丸小腹重坠、精索小核硬结如串珠、腰痛、头晕等症状。治疗则应审因论治，或补气，或疏肝，或活血化瘀，或祛痰利湿。

（二）气的失常

1. 气虚

指一身之气不足及其功能低下的病理变化。多因先天禀赋不足，或后天失养，或肺脾肾的机能失调而致气的生成不足。也可因劳倦内伤，或久病不复等，过多耗气而致。常见神疲、乏力、眩晕、自汗、易感冒、面白、舌淡、脉虚等。

2. 气机失调

气机失调，指气的升降出入运动失常，包括气滞、气逆、气陷、气闭、气脱等病理变化。

（1）气滞　指气的运行不畅，或郁滞不通的病理变化。多是由于情志抑郁，或痰、湿、食积、热郁、瘀血等的阻滞，影响到气的流通；或因脏腑机能失调，如肝气失于疏泄、大肠失于传导等所致。气滞大多属于邪实，但亦有因气虚推动无力而致者，气滞的病理表现有多个方面：气滞于某一经络或局部，可出现相应部位的胀满、疼痛。气滞则血行不利，津液输布不畅，故气滞甚者可引起血瘀、津停，形成瘀血、痰饮水湿等病理产物。由于肝升肺降、脾升胃降，在调整全身气机中起着极其重要的作用，故脏腑气滞以肺、肝、脾胃为多见。肺气壅塞，见胸闷、咳喘；肝郁气滞，见情志不畅、胁肋或少腹胀痛；脾胃气滞，见脘腹胀痛，休作有时，大便秘结等。气滞的表现虽然各不一样，但共同的特点不外闷、胀、疼痛。因气虚而滞者，一般在闷、胀、痛方面不如实证明显，并兼见相应的气虚征象。

（2）气逆 指气升之太过，或降之不及，以致气逆于上的一种病理变化。气逆，多因情志所伤，或饮食不当，或外邪侵犯，或痰浊壅阻所致，亦可因虚而无力下降导致气机上逆者。气逆多见于肺、肝、胃等脏腑。肺气上逆，发为咳逆上气；胃气上逆，发为恶心、呕吐、嗳气、呃逆；肝气上逆，发为头痛头胀，面红目赤，易怒等。

（3）气陷 指气的上升不足或下降太过，以气虚升举无力而下陷为特征的一种病理变化。气陷多由气虚发展而来，与脾的关系最为密切，通常又称"脾气下陷"。气陷的病理变化，主要表现为"上气不足"与"中气下陷"两方面。"上气不足"，主要指上部之气不足，头目失养的病变。多因脾气虚损，升清无力，以致头目失养，可见头晕、目眩、耳鸣等症。"中气下陷"，指脾气虚损，升举无力，气机趋下，甚至内脏下垂，常见气短乏力，语声低微，小腹坠胀，便意频频，以及胃下垂、子宫脱垂、脱肛等。

（4）气闭 指气机闭阻，失于外达，甚至清窍闭塞，出现昏厥的一种病理变化。多与情志刺激，或外邪、痰浊等闭塞气机有关。气闭病机有而因触冒秽浊之气所致的闭厥，突然精神刺激所致的气厥，剧痛所致的痛厥，痰闭气道之痰厥等。

（5）气脱 指气虚至极，不能内守而大量脱失，以致生命机能突然衰竭的一种病理变化。多是由于正不敌邪，或慢性疾病，长期耗气而衰竭，以致突然气不内守而外脱；或因大出血、大汗等气随血脱或气随津泄而致气脱。可见面色苍白、汗出不止、目闭口开、全身瘫软、手撒、二便失禁、脉微欲绝或虚大无根等症状。

气脱与亡阳、亡阴在病机和临床表现方面多有相同之处，病机都属气的大量脱失，临床上都可见因气脱失而致生命机能严重衰竭的表现。但亡阳是阳气突然大量脱失，当见冷汗淋漓、四肢厥冷等寒象；亡阴是阴气突然大量脱失，当出现大汗而皮肤尚温、烦躁、脉数疾等热性征象。若无明显寒象或热象，但见气虚不固及生命机能衰竭的上述表现，则称为气脱。

（三）血的失常

1. 血虚

指血液亏少，濡养功能减退的病理变化。多因失血过多，或脾胃虚弱，血液生化乏源；或血液的化生障碍；或久病消耗等因素而致营血暗耗等，均可导致血虚。常见面色淡白或萎黄、唇舌爪甲色淡无华、神疲乏力、头目眩晕、心悸不宁、脉细等临床表现。血虚以心、肝两脏为多见。

2. 血行失常

血行失常，指血液运行失常出现的病机变化，主要有血寒、血热、血瘀和出血。

（1）血寒 指血脉受寒，血流滞缓，乃至停止不行的病机变化。

血寒的形成，多因外感寒邪，侵犯血分；或阳气失于温煦所致。临床表现常以血脉瘀滞而引起局部疼痛为特征，伴见手足、爪甲、皮肤及舌色青紫等症状。

由于血寒所致血脉瘀滞的部位不同，临床表现各异。如寒凝心脉，心脉血气痹阻，可发生真心痛；寒凝肝脉，血气瘀滞，可见巅顶、胁下、少腹、阴部冷痛，或妇女痛经、闭经等；寒瘀互结，酿毒于内，可生癥积；外寒侵犯皮肤肌腠，则见冻伤等。

（2）血热 指热入血脉，使血行加速，脉络扩张，或灼伤血脉，迫血妄行的病机变化。

血热的形成，多因外感温热之邪、疠气入于血分；或其他病邪入里化热，伤及血分；或五志过极化火，内火炽盛郁于血分；或阴虚火旺等所致。

血热的临床表现，以热象、动血为其特征。常见面红目赤、肤色发红、舌色红绛、脉数等症状。血热动血可见各种出血，以来势较急、血色鲜红量多为特点。

血液主要由营气和津液组成，热入血脉不仅可以耗伤营气、津液而致阴虚；而且可由热灼津伤，使其失去润泽流动之性，变得浓稠，乃至干涸不能充盈脉道，血液运行不畅而为瘀。

（3）血瘀 指血液的运行不畅，甚至血液瘀滞不通的病理变化。血瘀主要是血液运行不畅，或形成瘀积，可为全身性病变，亦可瘀阻于脏腑、经络、形体、官窍等某一局部。血瘀病机的形成，多与气虚、气滞、痰浊、瘀血、血寒、血热、津亏等所致血行不畅有关。

（4）出血 指血液溢出血脉的病理变化。若突然大量出血，可致气随血脱而引起全身机能衰竭。出血病机的形成多与血热、气虚、外伤及瘀血内阻等有关。

（四）精气血关系失调

1. 精与气血关系的失调

（1）精气两虚 由于精可化气，气聚为精，故精气两虚或精伤及气、气伤及精，都可见精气两虚。肾主藏精化元气，因此，精气两虚多与肾有关。肾之精气亏虚，以生长、发育迟缓，生殖机能障碍以及早衰等为临床特征。

（2）精血不足 肾藏精，肝藏血，两者精血同源。病及肝肾，或肝病及肾、肾病及肝皆可形成肝肾精血不足的病机，常见面色无华、眩晕、耳鸣、神疲健忘、毛发脱落稀疏、腰膝酸软；男子精少、不育；女子月经愆期、经少、不孕等。

（3）气滞精瘀和血瘀精阻 气机阻滞，疏泄失司，或瘀血内阻，血瘀气滞，皆可致精道瘀阻而形成气滞精瘀或血瘀精阻的病机变化。

2. 气与血关系的失调

（1）气滞血瘀 指气机阻滞，导致血液运行障碍，出现血瘀的病理变化。气滞可致血瘀，血瘀可致气滞，两者互相影响。多见于肝肺气滞而致心血、肝血瘀滞的病变，出现疼痛、瘕聚、癥积、咳喘、心悸、胸痹等。

（2）气虚血瘀 指因气虚推动无力而致血行不畅，甚至瘀阻不通的病理变化。多见于心气不足，运血无力而致的惊悸怔忡、喘促、胸闷、水肿等症。

（3）气不摄血 指因气虚统摄无力，以致血逸脉外而出血的病理变化。由于脾主统血，所以气不摄血的病变，多与脾气亏虚有关。

（4）气随血脱 指在大量出血的同时，气随血液的流失而脱失，形成气血两脱的危重病理变化。常见于外伤失血，呕血，或妇女产后大出血的过程中。

（5）气血两虚 即气虚和血虚同时存在的病理变化。多因久病气血耗伤；或先有失血，气随血耗；或先因气虚，血液生化障碍而日渐衰少而形成气血两虚。气血两虚，则脏腑经络、形体官窍失之濡养，机能衰退，出现脏腑组织不荣的病变。常见面色淡白或萎黄、少气懒言、疲乏无力、形体瘦怯、心悸失眠、肌肤干燥、肢体麻木，甚至感觉障碍、肢体痿废不用等。

四、津液失常

（一）津液不足

指津液亏损，脏腑组织失于滋养，表现一系列干燥枯涩征象的病理变化。导致津液不足的原因：一是热邪伤津，如外感燥热之邪，灼伤津液；二是耗失过多，如吐泻、大汗、多尿或久病耗津等。三是生成不足，如脏腑机能减退，津液生成不足。轻者，常见口渴引饮、大便燥结、小便短少色黄及口、鼻、皮肤干燥等。重则可出现目眶深陷、小便全无、精神萎顿。甚至大肉尽脱、手足震颤、舌光红无苔等。

（二）津液输布与排泄障碍

津液输布障碍：指津液转输、运行失调，津液停滞体内某些部位的病变。津液排泄障碍：指津液化为汗、尿的作用失调，导致水液贮留体内为患。

津液的输布障碍和排泄障碍，均导致痰饮水湿形成，且两者常相互影响，导致湿浊困阻、痰饮凝聚、水液贮留等多种病变。

（三）津液与气血关系失调

1. 水停气阻

指津液代谢障碍，水湿痰饮停留导致气机阻滞的病理变化。因水湿痰饮的形成，可因气滞而水停，而痰饮等有形之邪停滞，又易阻碍气的运行，故水停与气滞常常并见。

2. 气随津脱

指津液大量耗失，气失其依附而出现暴脱亡失的病理变化。多由高热伤津，或大汗伤津，或严重吐泻耗伤津液等所致。如《金匮要略心典·痰饮篇》说："吐下之余，定无完气。"

3. 津枯血燥

指津液亏损，导致血燥虚热内生或血燥生风的病理变化。多因高热伤津，或烧伤导致津液耗损，或阴虚痨热，津液暗耗，而致津枯血燥。

4. 津亏血瘀

指津液耗损导致血行瘀滞不畅的病理变化。津液充足是保持血脉充盈，血行通畅的重要条件。若因高热、烧伤，或吐泻、大汗出等因素，致使血中津液大量亏耗，则血液循行滞涩不畅，从而发生血瘀之病变。

5. 血瘀水停

指因血脉瘀阻，血行不畅导致津液输布障碍而水液停聚的病理变化。血瘀则津液不行，从而导致津停为水湿痰饮。

第三节　内生五邪（中西医助理医师不考）

内生"五邪"，指在疾病过程中，机体自身由于脏腑机能异常而导致化风、化火、化寒、化燥、化湿的病理变化。因病起于内，又与风、寒、湿、燥、火外邪所致病证的临床征象类似，故分别称为"内风""内寒""内湿""内燥"和"内火"，统称为内生"五邪"。内生"五邪"并不是致病因素，而是由于脏腑机能失调及精气血津液代谢失常所引起的综合性病机变化。

内生"五邪"属内伤病的病机；外感六淫属于外感病的病因。

一、风气内动

风气内动即"内风"，与外风相对，指脏腑精气阴阳失调，体内阳气亢逆而致风动之征的病理变化。凡是在疾病发展过程中，因为阳盛，或阴虚不能制阳，阳升无制，出现动摇、眩晕、抽搐、震颤等类似风动的征象，都是风气内动的具体表现。

（一）肝阳化风

指肝阳偏亢，或肝肾阴亏，阴不制阳，致肝阳亢逆无制而动风的病理变化。多由于情志所伤，肝郁化火；或年老肝肾阴亏；或操劳过度等，耗伤肝肾之阴，导致阴虚阳亢，风气内动。常见临床表现：轻者可见筋惕肉瞤、肢麻震颤、眩晕欲仆，或见口眼㖞斜、半身不遂。严重者则因血随气升而发卒然仆倒，或为闭证，或为厥证。

（二）热极生风

又称热甚动风，指邪热炽盛，燔灼津液，劫伤肝阴，筋脉失养而动风的病理变化。多见于热性病的极期，由于火热亢盛，煎灼津液，致使筋脉失养，动而生风。常见临床表现：在高热不退基础上出现痉厥、抽搐、鼻翼扇动、目睛上吊、神昏谵语等。

（三）阴虚风动

指阴气虚衰，宁静、抑制作用减退而动风的病理变化。多见于热病后期，或由于久病耗伤，阴气和津液大量亏损，阴虚则阳亢，抑制能力减弱，加之筋脉失之滋润，变生内风。临床可见筋挛肉瞤、手足蠕动等动风症状，并见低热起伏、舌光红少苔、脉细如丝等阴气衰少表现。

（四）血虚生风

是血液虚少，筋脉失养而动风的病理变化。多由于生血不足或失血过多，或久病耗伤营血，肝血不足，筋脉失养，或血不荣络，致虚风内动。临床可见肢体麻木不仁、筋肉跳动甚则手足拘挛不伸等症。

二、寒从中生

又称"内寒"，指机体阳气虚衰，温煦作用减退，阳不制阴而虚寒内生的病理变化。多因先天禀赋不足，阳气素虚，或久病伤阳，或外感寒邪，过食生冷，损伤阳气，以致阳气虚衰所致。常见面色苍白，畏寒喜热，四肢不温，舌质淡胖，苔白滑润，脉沉迟弱或筋脉拘挛，肢节痹痛等。内寒病机多见于心脾肾。

阳虚阴盛之寒从中生，与外感寒邪之外寒的区别是："内寒"的临床特点主要是虚而有寒，以虚为主；"外寒"的临床特点是以寒为主，多为实寒。两者之间的联系：寒邪侵犯人体，必然会损伤体阳气，而日久可致阳虚；阳气素虚之体，易感寒邪而致病。

三、湿浊内生

又称"内湿"，指因体内水液输布排泄障碍而致湿浊停滞的病理变化。多因过食肥甘，嗜烟好酒，恣食生冷，内伤脾胃，以致脾失健运，或喜静少动，素体肥胖，情志抑郁，以致气机不利，津液输布障碍，聚而成湿所致。脾气的运化失职是湿浊内生的关键，但脾气运化有赖肾阳的温煦，故肾阳虚亦易导致湿浊内生。

其临床表现常因湿邪阻滞部位不同而异。如湿邪留滞经脉之间，则见头闷重如裹，肢体重着或屈伸不利；湿犯上焦，则胸闷咳嗽；湿阻中焦，则脘腹胀满、食欲不振、口腻或口甜、舌苔厚腻；湿滞下焦，则腹胀便溏、小便不利。

外感湿邪与内生湿浊常密切相关。湿邪外袭每易伤脾，困遏脾气，而脾失健运，内湿素盛之体，又易外感湿邪而发病。

四、津伤化燥

又称"内燥"，指津液耗伤，各脏腑形体官窍失其滋润而出现干燥枯涩的病理状态。多因久病伤津耗液，或大汗、大吐、大下，或亡血失精导致津亏，也可因热性病过程中热盛伤津所致。内燥病变可发生于各脏腑形体官窍，但以肺、胃及大肠为多见。常见肌肤干燥不泽，起皮脱屑，甚则皲裂，口燥咽干，舌上无津，大便燥结，小便短赤等症。如以肺燥为主，还兼见干咳无痰、甚则咯血；以胃燥为主时，可见食少、舌干少津；若系肠燥，则兼见便秘等症。

另外，因气虚或气滞，津液不得布散而发挥滋润作用，也可导致内燥产生。

五、火热内生

火热内生，又称"内火"或"内热"，与外火相对而言，指脏腑阴阳失调，而致火热内扰的病机变化。

火热内生，多由于阳盛有余，或阴虚阳亢，或由于五志化火，或气血滞、病邪郁结，都而化火所致。

火与热同类，均属于阳，在病机与临床表现上基本是一致的，唯在程度上有所差别。故有"火为热之极，热为火之渐"之说。

火热内生有虚实之分，阳盛化火、邪郁化火、五志化火多属实火；阴虚火旺则属虚火。

（一）阳盛化火

病理性的阳邪亢盛称为"壮火"，又称为"气有余便是火"。阳邪亢盛，功能亢奋，可见壮热、面赤、烦躁、大汗、舌红、脉数等一派热象；阳盛则阴病，必然使物质的消耗增加，以致伤阴耗津，兼见口渴、尿少、便秘等症状。

（二）邪郁化火

邪郁化火，包括两方面的内容：其一，外感六淫病邪，在疾病过程中，皆可郁滞而从阳化热化火，如寒郁化热、湿郁化火等。其二，病理产物郁积（如痰浊、血、结石等）和食积、虫积等，亦能郁而化火。

（三）五志过极化火

五志过极化火，又称为"五志之火"，指由于情志刺激，影响脏腑精气阴阳的协调平衡，导致气机郁结或亢逆，气郁日久则可化热，气逆自可化火，因之火热内生。如情志内伤，抑部不畅，导致肝郁气滞，气郁化火，发为"肝火"。

（四）阴虚火旺

阴虚火旺，又称阴虚之火，属虚火。多由于阴液大伤，阴虚阳亢，虚热虚火内生。一般而言，阴虚内热多见全身性的虚热征象。如五心烦热、骨蒸潮热、面部烘热、消瘦、盗汗、舌红少苔、脉细数无力等；阴虚火旺，多见集中于机体某一部位的火热征象，如虚火上炎所致的牙痛、齿衄、咽痛、颧红等。

内火与外火的区别与联系：内火的病机特点为脏功能失调，阳气郁滞，所致的实火或虚火，病位在里在脏腑；外感火热病邪袭表，病位在表在肺卫，伴有表证。外火可入里引发内火；内火日久损伤肺卫，亦可易于招致外感火热之邪的侵袭而发病。

第四节 疾病传变

一、疾病传变形式

（一）病位传变

包括表里之间与内脏之间的传变。

1. 表里传变

表与里，是一个相对的概念。疾病表里的传变，即是病邪的表里出入。包括：表邪入里和里病出表。

（1）表病入里，指外邪侵袭肌表之后，由表传里，病及脏腑的病理传变过程。多是由于机体正气受损，抗病能力减退，病邪入里，或因邪气过盛，或因失治、误治等，以致表邪不解，迅速传变入里所致。

（2）里病出表 指病邪原本位于脏腑，由于正气渐复，抗邪有力，病邪由里透达于外的病理传变过程。如温热病变之汗出而热邪外解，脉静身凉，症状缓解等。

2. 外感热病传变

（1）伤寒六经传变 指外邪循六经传变，由表入里，渐次深入。一般传变规律为太阳→阳明→少阳→太阴→少阴→厥阴，称为“循经传”。六经传变，还有一些特殊的传变形式，如越经传、表里传、直中、合病与并病等。

（2）温病卫气营血传变 指温热病过程中，病变部位在卫、气、营、血四个阶段的传移变化。卫分是温病的初期阶段，病位在肺卫；气分为温病的中期，病位在胃、肠、脾及肺、胆；营分是温病的严重阶段，病位在心包及心，血分属温病的晚期，病位在肝、肾及心。卫气营血传变，一般从卫分，发展为气分，再入营分、血分。反映病邪由浅入深，病势由轻而重的发展过程，称为“顺传”。若邪入卫分后，不经过气分阶段，直接深入营分或血分，称为“逆传”。此外，卫气营血传变，还有初起即不见卫分阶段，而径入气分、营分者，亦有卫分证未罢，又兼见气分证的“卫气同病”；或气分证尚存，同时出现营分、血分证而成“气营两燔”“气血两燔”等。

（3）温病三焦传变 指外感病循上、中、下三焦发生传移。温热病邪，多自口鼻而入，首先侵犯上焦肺卫。病邪深入，则从上焦传入中焦脾胃，再入下焦肝肾。这是疾病由浅入深，由轻而重的一般发展过程，故之为顺传。若病邪从肺卫直接传入心包，病情恶化，则称为逆传。

3. 内伤病传变

（1）脏腑之间的传变

脏与脏之间的传变：即指病位传变发生于五脏之间，这是内伤病最主要的病位传变形式。

脏与腑传变：具体传变形式则是按脏腑之间表里关系而传。

腑与腑传变：指病变部位在六腑之间发生传移变化。

形脏内外传变：包括病邪通过形体而内传相关之脏腑，及脏腑病变影响外在形体。如《素问·痹论》说：“五脏皆有合，病久而不去者，内舍于其合也。故骨痹不已，复感于邪，内舍于肾；筋痹不已，复感于邪，内舍于肝；脉痹不已，复感于邪，内舍于心；肌痹不已，复感于邪，内舍于脾；皮痹不已，复感于邪，内舍于肺。所谓痹者，各以其时，重感于风寒湿之气也。”

（2）经络之间的传变 指经脉之间阴阳相贯，一经有病必然传至他经，或影响相联系的其他各经。如足厥阴肝经，布胁肋，注肺中，故肝气郁结，郁而化火，循经上犯，灼伤肺经，即所谓木火刑金，而出现胸胁灼痛、咳嗽，咳引胸痛等肺肝两经之证。

（3）经络脏腑之间的传变 指邪气由经脉传至脏腑，或由脏腑传至经脉。如心肺有病，通过其所属经脉的循行部位而反映出来，出现胸痛臂痛等症。

（二）病性转化

1. 寒热转化

（1）寒转热

实寒转为实热：以寒邪化热入里为常见。如太阳表寒证，疾病初起恶寒重，发热轻，脉浮紧，以后继则出现阳明里热证，而见壮热，不恶寒反恶热，心烦口渴，脉数。

虚寒转化为虚热：虚寒转化为虚热病变，即“阳损及阴”。

（2）热转寒

实热转为虚寒：一般多是“壮火食气”所致。如外感高热患者，由于大汗不止，阳从汗脱；或因吐泻过度，阳随津脱，病机就由实热转为虚寒的亡阳危证，出现冷汗淋漓、体温骤降、四肢厥冷、面色苍白、脉细微欲绝等症。

实热转为实寒：如风湿热邪痹阻肢体关节的热痹证，或因治疗用药，或素体阳虚，热去而从寒化为风寒湿邪痹阻的寒痹证。

虚热转为虚寒：虚热转化为虚寒病变，即为“阴损及阳”。

2. 虚实转化

（1）由实转虚　指疾病本是以邪气盛为矛盾主要方面的实性病变，转化为以正气虚损为矛盾主要方面的虚性病变，多是由于邪气过于强盛，正不敌邪，正气耗损所致。此外，因失治、误治等原因，致使病程迁延，虽邪气渐去，然正气已伤，亦可由实转虚。如肝火上炎的眩晕，日久可因火盛伤阴而发展为肝肾阴虚的病变。

（2）因虚致实　指疾病本来是以正气亏损为矛盾主要方面的虚性病变，转变为邪气盛为主的实性病变。多是由于脏腑机能减退，气化失常，以致全身气血津液等代谢障碍，从而产生食积、水饮、痰浊、瘀血等病理变化；或因正虚病证，复感外邪，邪盛致实，如肺肾两虚的哮喘，因肺卫不固，复感风寒，哮喘复发，表现以寒邪束表、痰涎壅肺的实性病变。

二、影响疾病传变的因素

（一）环境因素

（二）生活因素

（三）体制因素

（四）病邪因素

（五）诊治因素

第九单元　养生与防治原则

第一节　养　生

一、养生的概念与衰老机制

（一）养生的基本概念

养生，又称道生、摄生、保生，即采取各种方法以保养身体，增强体质，预防疾病，延缓衰老。

（二）衰老的概念及机制

1. 天年

“天年”，是中医学关于人之寿命期限的一个重要命题。人的自然寿命，谓之天年，亦即天赋之年寿。人的寿命，即机体从出生到死亡所经历的时间，通常是以年龄作为衡量其长短的尺度。人的生命是有一定限度的，人类自然寿命的最高限度，称之为寿限。中医学认为，人的天年限度一般为120岁左右。《养生论》曰：“上寿百二十，古今所同。”自古以来，能够尽享天年的人较少，究其原因，除了先天禀赋和不可抵御的意外等因素外，主要由于人们不知调摄，以致正气的抗病力减弱，易受病邪侵害，过早衰老的缘故。因此，要想强身增寿，必须注意养生保健，预防疾病，以延缓衰老。

2. 衰老

衰老，指随着年龄的增长，机体脏腑、精气血津液神、经络等生理功能全面地逐渐地减退的生命过程。衰与老虽有直接的关系，如年老易衰，衰者多老，但衰老与老年不能等同。衰老是生命的一个动态变化过程，而老年则是人生的一个年龄阶段。老年未必均衰，衰亦未必均老，故有“老当益壮”“未老先衰”之说。关于“老年”的年龄界限，历代说法不一，但一般视 60 ～ 65 岁为老年期的开始年龄。

衰老发生和发展的机制，主要包括阴阳失调、五脏虚衰、精气不足和情志失调、痰瘀、毒邪侵害等。

（1）衰老以阴阳失调、五脏虚衰、精气不足为本。

（2）衰老以情志失调、痰瘀毒内生为标。

二、养生的基本原则

（一）顺应自然

顺应自然，是中医养生学的重要原则。人以天地之气生，四时之法成。人生于天地之间，依赖于自然而生存，同时也受到自然规律的支配和制约，即人与天地相参，与日月相应。

（二）形神共养

形神共养，指形体与精神的协调统一，身心和谐的养生原则，不仅要注意形体的保养，而且要注意精神的调摄，使形体强健，精神充沛，身体和精神得到协调发展，才能保持生命的健康长寿。

（三）保精护肾

保精护肾，指利用各种手段和方法来调养肾精，使精气充足、体健神旺，从而达到延年益寿的目的。

（四）调养脾胃

调养脾胃，指利用各种手段和方法来调护保养脾胃，发挥脾升胃降协调、受纳运化相因、水谷精气充足、营养脏腑经络及四肢百骸的功能。

第二节　治未病

一、未病先防

未病先防，指在疾病未发生之前，采取各种预防措施，增强机体的正气，消除有害因素的侵袭，以防止疾病的发生。这是中医预防疾病，防重于治思想的突出体现。疾病的发生，主要关系到邪正盛衰。正气不足是疾病发生的主导因素，邪气是发病的重要条件。因此，未病先防，必须从增强人体正气和防止病邪侵害两方面入手。

（一）扶助机体正气

1. 顺应自然

2. 调畅情志

3. 饮食有节

4. 起居有常

5. 锻炼身体

（二）防止病邪侵害

1. 避其邪气

《素问·上古天真论》说：“虚邪贼风，避之有时。”

2. 药物预防

二、既病防变

（一）早期诊治

《素问·阴阳应象大论》说：“故邪风之至，疾如风雨，故善治者治皮毛，其次治肌肤，其次治筋脉，其次治六腑，其次治五脏。治五脏者，半死半生也。”《素问·八正神明论》说：“上工救其萌芽……下工救其已成。”

（二）防止传变

1. 阻截病传途径

2. 先安未受邪之地

三、愈后防复

愈后防复，指在疾病初愈、缓解或痊愈时，要注意从整体上调理阴阳，维持并巩固阴阳平衡的状态，预防疾病复发及病情反复。

第三节 治 则

治病求本，指在治疗疾病时，通过辨析其病因病机，抓住疾病的本质，并针对疾病的本质进行治疗。因此，治病求本是中医学治疗疾病的指导思想，位于治则治法理论体系的最高层次。

治则：是治疗疾病时所必须遵循的基本原则，是在整体观念和辨证论治精神指导下而制定的治疗疾病的准绳。如扶正祛邪、调整阴阳、正治反治、治标治本、调理精气血津液及三因制宜等，属于基本治则，从属于治病求本的指导思想。

治法：是在一定治则指导下制定的针对疾病与证的具体治疗大法、治疗方法和治疗措施。其中治疗大法是针对一类相同病机的证而确立的，如汗、吐、下、和、清、温、补、消法等八法，其适应范围相对较广，是治法中的较高层次。治疗方法则是在治疗大法限定范围之内，针对某一具体的证所确立的具体治疗方法，如辛温解表、镇肝息风、健脾利湿等，它可以决定选择何种治疗措施。治疗措施，是在治法指导下对病证进行治疗的具体技术、方式与途径，包括药治、针灸、按摩、导引、熏洗等，是治法中的较低层次。

一、正治与反治

正治与反治是针对疾病过程中病变本质与征象是否一致而提出的治则。

（一）正治

正治，指采用与证候性质相反的方药以治疗的治则。由于采用方药或措施的性质与证候的性质相逆，如热证用寒药，故又称“逆治”。

正治适用于疾病的征象与其本质相一致的病证。包括寒者热之、热者寒之、虚者补之、实者泻之。

1. 寒者热之

即以热治寒，指用温热方药或具有温热功效的措施而治疗寒性病证的治法。如表寒证用辛温解表方药，里寒证用辛热温里方药等。

2. 热者寒之

即以寒治热，指用寒凉方药或具有寒凉功效的措施而治疗热性病证的治法。如表热证用辛凉解表方药，里热证用苦寒清里方药等。

3. 虚则补之

指用补益方药或具有补益功效的措施而治疗虚性病证的治法。如阳虚用温阳方药，阴虚用滋阴方药，气虚用益气方药，血虚用补血方药等。

4. 实则泻之

指用攻伐方药或具有攻伐功效的措施而治疗实性病证的治法。如食滞用消食导滞方药，水饮内停用逐水方药，瘀血用活血化瘀方药，湿盛用祛湿方药等。

（二）反治

反治，指顺从病证的外在假象面治的治则。由于采用的方药性质与病证中假象的性质相故又称为“从治”。

反治适用于疾病的征象与其本质不完全符合的病证。反治用药虽然是顺从病证的假象，却是与证候本质相反，故仍然是在治病求本思想指导下针对疾病的本质进行的治疗。主要包括以下四个方面：

1. 热因热用

即以热治热，是指用温热方药或具有温热功效的措施来治疗具有假热征象的治法。适用于真寒假热证，即阴寒内盛，格阳于外，形成里真寒外假热的病证。由于阴寒充盛于内，阳气被格拒于外，临床既可见身反不恶寒、面赤如救等外假热之象；但由于阴寒内盛是病本，故同时也见下利清谷、四肢厥逆、脉微欲绝、舌淡苔白等内真寒的表现。因此，虽然治疗假热，但实则仍为用温热方药以治其本。

2. 寒因寒用

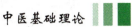

即以寒治寒，是指用寒凉方药或具有寒凉功效的措施来治疗具有假寒征象的治法。适用于里热炽盛、阳盛格阴的真热假寒证。如热质证，由于里热盛极，阳气郁阻于内，不能外达于肢体起温作用，并格阴于外而见手足厥冷、脉沉伏之假寒之象。但细究之，患者手足虽冷，但胸腹均热而欲掀衣揭被，或见恶热、烦渴饮冷、小便短赤、舌红绛、苔黄等里真热的征象。此为阳热内盛，深伏于里所致，外在寒象是假，里热盛极才是病之本质，故需用寒凉药清其里热。

3. 塞因塞用

即以补开塞，是指用补益、固涩方药或具有补益、固涩功效的措施来治疗具有闭塞不通症状的治法。适用于因体质虚弱，脏腑精气功能减退而出现闭塞症状的真虚假实证。如血虚经闭，由于血液化源不足，故当补益气血而充其源，则无须用通药而经自来。或肾虚癃闭，由于肾阳虚衰，推动蒸化无力而致的尿少癃闭，当温补肾阳，温煦推动尿液的生成和排泄，则小便自然通利。或脾虚腹满，由于脾气虚弱，运化失常，出现纳呆、脘腹胀满、大便不畅，当采用健脾益气的方药治疗，使其恢复正常的运化及气机升降，则症状自减。因此，以补开塞，表面上使用补益之法治疗闭塞不通症状，实则仍是针对病证虚损不足本质而治。

4. 通因通用

即以通治通，是指用通利方药或具有通利功效的措施来治疗具有通泻症状的治法。适用于因实邪内阻出现通泄症状的真实假虚证。一般情况下，对泄泻、崩漏、尿频等症，多用止泻、固冲、缩尿等法。但如果泄泻、崩漏、尿频等症状出现在实性病证中，则当以通治通。如食滞泄泻，由于食滞内停，阻滞胃肠，致腹痛泄泻，泻下物臭如败卵，治疗不仅不能止泄，相反应消食导滞攻下，推荡积滞，使食积去而泄自止。或瘀血崩漏，由于瘀血内阻，血不循经所致的崩漏，如用止血药，则瘀阻更甚而血难循其经，出血难止，此时当活血化瘀，瘀去则血自归经而出血自止。或湿热淋证，由于膀胱湿热而致的淋证，见尿频、尿急、尿痛等症，以利尿通淋而清其湿热，则症状自消。因此，通因通用，表面上是使用通利之法治疗通泻症状，实则仍是针对邪实本质而治。

正治与反治相同之处，都是针对疾病的本质而治，故同属于治病求本的范畴。但是，正治与反治有所不同：一是概念内涵有别，就各自采用方药的性质、效用与疾病的本质、现象间的关系而言，方法上有逆从之分；二是适应病证有别，病变本质与临床表现相符者，采用正治；病变本质与临床表现不完全一致者，则适于用反治。在临床上，大多数疾病的本质与其征象的属性是比较一致的，因而正治是最常用的一种治疗法则。

二、治标与治本

标与本是相对而言的，这里主要是用来概括病变过程中矛盾的主次关系。如邪与正，正气为本，邪气为标；病机与症状，病机为本，症状为标；疾病先后，旧病、原发病为本，新病、继发病为标。在复杂多变的疾病过程中，根据标本主次的不同，治疗上就有先后缓急之分。

（一）缓则治本

多用在病情缓和、病势迁延、暂无急重病状的情况下，此时必须着眼于疾病本质的治疗。因标病产生于本病，本病得治，标病自然也随之而去。如痨病肺肾阴虚之咳嗽，肺肾阴虚是本，咳嗽、潮热、盗汗是标，标病不至于危及生命，故治疗多不选用单纯止咳、敛汗之剂来治标，而采滋补肺背之阴以治其本，本病得以恢复，咳嗽盗汗等诸症也自然会消除。

（二）急则治标

适用于病情严重，在疾病过程中又出现某些急重症状的情况。这时则应当先治或急治。此时的危重症状已成为疾病矛盾的主要方面，若不及时解决就要危及生命，或影响本病的治疗，故必须采取紧急措施先治其标。如病因明确的剧痛、频繁呕吐、二便不通等，可分别采用缓急止痛、降逆止呕、通利二便等治标之法，缓解危机再图其本。又如水臌病人，就原发病与继发病而言，臌胀多是在肝病基础上形成，则肝血瘀阻为本，腹水为标，如腹水不重，则宜化瘀为主，兼以利水；但若腹水严重、腹部胀满、呼吸急促、二便不利时，则为标急，此时当先治标病之腹水，待腹水减退，病情稳定后，再治其肝病。又如大出血病人，由于大出血会危及生命，故不论何种原因的出血，均应采用“急则治其标”紧急止血，待血止，病情缓和后再治其本。

（三）标本兼治

病变过程中标本错杂并重时，当标本兼治。如素体气虚，抗病力低下，反复感冒，如单补气则易留邪，只解表则易伤正，当标本兼顾，治宜益气解表等。

三、扶正与祛邪

（一）扶正祛邪的概念

扶正，即扶助正气以提高机体的抗病能力。适用于各种虚性病变，即“虚则补之”。祛邪，即祛除邪气以安正气。适用于各种实性病变，即所谓“实则泻之”。

（二）扶正祛邪的运用

1. 单独运用

（1）扶正 适用于虚性病变或真虚假实。

（2）祛邪 适用于实性病变或真实假虚。

2. 同时运用

即攻补兼施，适用于虚实夹杂的病变。

（1）扶正兼祛邪

（2）祛邪兼扶正

3. 先后运用

适用于虚实夹杂病变。

（1）先扶正后祛邪 即先补后攻，适应于正虚为主，兼祛邪反更伤正气，或机体不能耐受攻伐者。

（2）先祛邪后扶正 即先攻后补，适用于邪盛为主，兼扶正反会助邪，或正气尚能耐受攻伐者。

四、调整阴阳

（一）损其有余

即“实则泻之”。适用于疾病过程中人体阴阳偏盛有余的实性病变。

1. 热者寒之

对“阳胜则热”所致的实热证，宜用寒凉药物以清泻其偏盛之阳热，此即“热者寒之”之法。若在阳偏盛的同时，由于“阳胜则阴病”，导致阴气亏虚，此时不宜单纯地清其阳热，而须兼顾阴气的不足，即清热的同时，配以滋阴之品，即祛邪为主兼以扶正。

2. 寒者热之

对“阴胜则寒”所致的实寒证，宜用温热药物以消解其偏盛之阴寒，此即“寒者热之”之法。若在阴偏盛的同时，由于“阴胜则阳病”，导致阳气不足，此时不宜单纯地温散其寒还须兼顾阳气不足，即在散寒的同时，配以扶阳之品，同样是祛邪为主兼以扶正之法。

（二）补其不足

即“虚则补之”，适用于疾病过程中人体阴阳中一方虚损不足的病变。“阴虚则热”的虚热，当“壮水之主，以制阳光”，也可“阳中求阴”，即在补阴时适当佐以补阳药，如肾阴虚衰而相火上僭的虚热证，可用滋阴降火的知柏地黄丸少佐温热药性的肉桂以阳中求阴。“阳虚则寒”的虚寒则“益火之源，以消阴翳”，也可“阴中求阳”，即补阳时适当佐以补阴药，如真武汤中大量补阳药中配以芍药，以阴中求阳。

五、调和脏腑

（一）顺应脏腑生理特性

（二）调和脏腑阴阳气血

（三）调和脏腑相互关系

1. 根据五行生克规律调和脏腑

（1）根据五行相生规律确立治则治法 临床上运用五行相生规律来治疗疾病，其基本治疗原则是补母和泻子，即“虚则补其母，实则泻其子”（《难经·六十九难》）。

补母，即“虚则补其母”，指一脏之虚证，不仅可以补其本脏进行治疗，同时还可依据五行相生规律，补其“母脏”，通过相生作用而促其恢复。适用于母子关系的虚证。如肝血不足，除需用补肝血的药物外，还可以用补益肾精的方法，通过“水生木”的作用促使肝血的恢复。

泻子，即“实则泻其子”，指一脏之实证，不仅可以泻除本脏亢盛之气，同时还可依据五行相生规律，泻其子脏以泻除其母脏的亢盛之气。适用于母子关系的实证。如肝火炽盛，除需用清泻肝火的药物外，还可以用清泻心火的方法，以消除亢盛的肝火。

根据五行相生规律确立的治法，包括滋水涵木法、益火补土法、培土生金法、金水相生法、益木生火法。

滋水涵木法，是滋肾阴以养肝阴的治法，又称滋肾养肝法、滋补肝肾法。适用于肾阴亏损而肝阴不足，甚或肝阳上亢之证。

益火补土法，是温肾阳以补脾阳的治法，又称温肾健脾法、温补脾肾法。适用于肾阳衰微而致脾阳不振之证。

必须说明的是，按五行生克次序来说，心属火，脾属土，火不生土应当是心火不生脾土，而益火补土应当是温心阳以暖脾土。但自命门学说兴起以来，多认为命门之火具有温煦脾土的作用。因此，目前临床上多将“益火补土”法用于肾阳（命门之火）衰微而致脾失健运之证，而少指心火与脾阳的关系。

培土生金法，是健脾生气以补益肺气的治法。主要用于脾气虚衰，生气无源，以致肺气虚弱之证。若肺气虚衰，兼见脾运不健者，亦可应用。

金水相生法，是滋养肺肾之阴的治法，亦称滋养肺肾法。主要用于肺阴亏虚，不能滋养肾阴，或肾阴亏虚，不能滋养肺阴的肺肾阴虚证。

益木生火法，是补肝血以养心血的治法。主要用于肝血不足，不能滋养心血，以致心肝血虚之证。

（2）根据五行相克规律确立治则治法　临床上运用五行相克规律来治疗疾病，其基本治疗原则是抑强和扶弱。

五脏相克关系异常而出现的相乘、相侮等病机变化的原因，不外乎“太过”和“不及”两个方面。“太过”者属强，表现为功能亢进；“不及”者属弱，表现为功能衰退。因而治疗上须同时采取抑强和扶弱的治疗原则，并侧重于制其强盛，使弱者易于恢复。若一方虽强盛而尚未发生克伐太过时，亦可利用这一治则，预先加强其所胜的力量，以阻止病情发展。

抑强，适用于相克太过引起的相乘和相侮。如肝气横逆，乘脾犯胃，出现肝脾不调、肝胃不和之证，称为“木旺乘土”，治疗应以疏肝平肝为主。又如木本克土，若土气壅滞，或脾胃湿热或塞湿壅脾，不但不受木之所克，反而侮木，致使肝气不得疏达，称为“土壅木郁”，治疗应以运脾祛邪除湿为主。抑其强者，则其弱者功能自然易于恢复。

扶弱，适用于相克不及引起的相乘和相侮。如脾胃虚弱，肝气乘虚而入，导致肝脾不和之证，称为“土虚木乘”，治疗应以健脾益气为主。又如土本制水，但由于脾气虚弱，不仅不能制水，反遭肾水之反制而出现水湿泛滥之证，称为“土虚水侮”，治疗应以健脾为主。扶助弱者，加强其力量，可以恢复脏腑正常功能。

依据五行相克规律确立的治法，包括抑木扶土法、泻火润金法、培土制水法、佐金平木法、泻南补北法。

抑木扶土法，是疏肝健脾或平肝和胃以治疗肝脾不和或肝气犯胃病证的治法，又称疏肝健脾法、调理肝脾法（或平肝和胃法）。适用于木旺乘土或土虚木乘之证。临床应用时，应依据具体情况的不同而对抑木和扶土法有所侧重。如用于木旺乘土之证，则以抑木为主，扶土为辅；若用于土虚木乘之证，则应以扶土为主，抑木为辅。

泻火润金法，是清泻心火以润肺金的治法。适用于火旺乘金之证，即心火过旺以消灼肺阴，以致肺热伤津之证。

培土制水法，是健脾利水以治疗水湿停聚病证的治法，又称为教土利水法。适用于脾虚不运，水湿泛滥而致水肿胀满之证。

佐金平木法，是滋肺阴清肝火以治疗肝火犯肺病证的治法，也可称为“滋肺清肝法”。适用于肺阴不足、右降不及的肝火犯肺证。若属肝火亢盛，左升太过，上炎侮肺，耗伤肺阴的肝火犯肺证，当清肝平木为主，兼以滋肺阴以肃降肺气为治。

泻南补北法，是泻心火补肾水以治疗心肾不交病证的治法，又称为泻火补水法、滋阴降火法。适用于肾阴不足、心火偏旺、水火不济、心肾不交之证。因心属火，位南方；肾属水，位北方，故称泻南补北法。若由手心火独亢于上，不能下交于肾，则应以泻心火为主；若因肾水不足，不能上奉于心，则应以滋肾水为主。但必须指出，肾为水火之宅，肾阴虚亦可致相火偏旺，也称为水不制火，这属于一脏本身水火阴阳的偏盛偏衰，不能与五行生克中水不克火混为一谈。

总之，根据五行相生、相克规律可以确立有效的治则和治法，指导临床用药。但在具体运用时又须分清主次，要依据双方力量的对比进行全面考虑。或以治母为主，兼顾其子；或以治子为主，兼顾其母；或以抑强为主，扶弱为辅；或以扶弱为主，抑强为辅。如此，方能正确地指导临床实践，提高治疗效果。

2. 根据脏腑相合关系调理

人体脏与腑的配合，体现了阴阳、表里配合的关系。脏行气于腑，腑输精于脏。生理上彼此协调，病机上又相互影响，相互传变。因此，治疗脏腑病变，除了直接治疗本脏本腑之外，还可以根据脏腑相合理论，或脏病治腑，或腑病治脏，或脏腑同治。

脏病治腑：如心合小肠，心火上炎之证，可以通利小肠而直泻心火，导心经之热从下而出，则心火自降。其他如肝实泻胆、脾实泻胃等，亦为临床常用。

腑病治脏：肾合膀胱，膀胱气化功能失常，水液代谢障碍，治肾即所以治膀胱。大便秘结，腑气不通，则肺气壅塞，而宜降肺气，亦可使腑气得顺，大便自通。

脏腑同治：脏腑病变，虽可脏病治腑，腑病治脏，但临床上多脏腑同治。如脾与胃，纳运相得，燥湿相济，升降相因，故脾病必及胃，胃病必累脾。所以，临床上常脾胃同治。

六、调理精气血津液

气与血：气虚生血不足，而致血虚者，宜补气为主，辅以补血，或气血双补；气虚行血无力而致血瘀者，宜补气为主，辅以活血化瘀；气滞致血瘀者，行气为主，辅以活血化瘀；气虚不能摄血者，补气为主，辅以收涩止血。血虚不足以养气，可致气虚，宜补血为主，辅以益气；但气随血脱者，应先益气固脱以止血，待病势缓和后再进补血之品。

气与津液：气虚而致津液化生不足者，宜补气生津；气不行津而成水湿痰饮者，宜补气、行气以行津；气不摄津而致体内津液丢失者，宜补气以摄津。津停而致气阻者，在治水湿痰饮的同时，应辅以行气导滞；气随津脱者，宜补气以固脱，辅以补津。

气与精：气滞致精阻而排出障碍者，治宜疏利精气；精亏不化气或气虚不化精的精气两虚，治宜补气填精并用。

精血津液：“精血同源”，故血虚者在补血的同时，也可填精补髓； 精亏者在填精补髓的同时，也可补血。“津血同源”，病理上常有津血同病而见津血亏少或津枯血燥，治当补血养津或养血润燥。

七、三因制宜

（一）因时制宜

是根据时令气候特点，考虑用药的治则。如《素问·六元正纪大论》所说：“用寒远寒，用凉远凉，用温远温，用热远热，食宜同法。”

（二）因地制宜

是根据不同地域环境特点，考虑用药的治则。不同的地域，地势有高下，气候有寒热湿燥，水土性质各异以及生活习惯与方式的不同，病理变化亦不尽相同，因此，处方用药要因地制宜。

（三）因人制宜

是根据病人的年龄、性别、体质等不同特点，考虑用药的治则。

中医诊断学

第一单元 绪 论

一、中医诊断的基本原理（中医、中西医助理医师不考）

（一）司外揣内

通过诊察其反映于外部的现象，便有可能测知内在的变动情况。

（二）见微知著

指机体的某些局部，常包含着整体的生理、病理信息，通过微小的变化，可以测知整体的情况。

（三）以常衡变

又称以常达变，指在认识正常的基础上，发现太过、不及的异常变化。

（四）因发知受

“发”指人在疾病中出现的证候表现，“受”指感受的邪气和机体的反应状态。因发知受，是根据机体在疾病中所反映的证候特征，确定是寒是热，是风是湿，这种寒、热火风、湿，不是根据气候变化或气温、湿度高低做出判断。

二、中医诊断的基本原则

（一）整体审察

指诊断疾病时，重视病人整体的病理联系，同时，还要将病人与其所处环境结合起来综合地判断病情。

（二）四诊合参

四诊并重，诸法参用，综合收集病情资料。

（三）病证结合

中医历来既强调辨证，也不忽视辨病，把辨证与辨病结合起来。

（四）动静统一

由于疾病是发展变化的，在疾病的发生、发展变化过程中，人体的正气不断地与邪气进行抗争，以期恢复机体阴阳的动态平衡，症状的有无、轻重的变化，往往提示着病情的轻重、缓急与转归。

第二单元 望 诊

第一节 全身望诊

一、望神

（一）神的概念

神，是人体生命活动的总称，是对人体生命活动外在表现的高度概括。神的含义有广义狭义之分。广义之神，即“神气”，指脏腑功能活动的外在表现；狭义之神，即“神志”，指人的意识、思维、情志活动。

望神，是指通过观察人体生命活动的整体表现来判断健康状态、了解病情的方法，这里既包括对脏腑功能活动表征的观察，也包括对意识、思维、情志活动状态的审察，是对神气与神志的综合观察判断。

（二）望神的原理及意义

神的产生来源于先天之精，即父母之精的结合孕育了生命，才产生了神。《灵枢·本神》指出："故生之来谓之精，两精相搏谓之神。"同时，神又必须依赖后天水谷精气的不断充养，才能维持健旺的神气状态，故《灵枢·平人绝谷》说："神者，水谷之精气也。"其次，气、血、津液等精微物质，均是神的物质基础，只有当气血津液充足，脏腑组织功能正常，人体才能表现出良好的神气状态。正如《素问·六节藏象论》所说："气和而生，津液相成，神乃自生。"《灵枢·营卫生会》亦云："血者，神气也。"再则，神作为机体生命活动的外在表现，不能离开人的形体而独立存在，有形才能有神，形健方可神旺，此即《素问·上古天真论》所谓"形与神俱"之意。由此可见，神的产生与人体精气、脏腑功能及形体的关系十分密切，精气是神的物质基础，神是精气的外在表现。若体健神旺，则说明精气充足，津血调匀，抗病力强，即使有病也多属轻病，预后较好；若体弱神衰，则说明精气亏虚或津血损伤，抗病力弱，有病多重，预后较差。故《素问·移精变气论》说："得神者昌，失神者亡。"

（三）望神的主要内容

1. 望神的重点

（1）两目 《医原·望病须察神气论》云："人之神气，栖于二目。"说明两目最易传神。因为，目为五脏六腑精气汇聚之地，《灵枢·大惑论》说："五脏六腑之精气，皆上注于目而为之精。"目系通于脑，其活动直接受心神支配，《灵枢·大惑论》说："目者……神气之所生也。"所以，观察两目对于望神显得尤为重要。一般而言，若目光炯炯，精彩内含，两眼运动灵活，为有神，说明脏腑精气充足；若目无光彩、晦暗，两眼运动呆滞，为无神，说明脏腑精气虚衰。

（2）面色 人体面部皮肤的色泽，亦是神气外现的重要征象。心主藏神，其华在面，故面部皮肤的颜色及光泽的变化，能较为准确地反映心神健旺与否。皮肤荣润，红光满面，为神气充盛之象；皮肤枯槁，面色晦暗，乃神气衰败之征。故《医门法律·望色论》说："色者神之旗也，神旺则色旺，神衰则色衰，神藏则色藏，神露则色露。"

（3）神情 所谓神情，是指精神意识和面部表情的综合体现，是心神和脏腑精气盛衰的外在表现。心为五脏六腑之大主，心神为人体生命活动的主宰，若神志清晰，思维有序，表情自然，表明心神健旺；反之，若神识不清，思维紊乱，表情淡漠，表明心神已衰。

（4）体态 人体的形体动态，也是反映神之盛衰的主要标志之一，因为形体的强弱胖瘦、动态的自如与否，均与脏腑精气的盛衰密切相关。凡形体丰满、动作敏捷、转摇自如者，多属精气充盛；若消瘦枯槁、动作迟缓、转侧艰难者，多属精气衰败。

此外，临床察神除上述重点观察方面外，还需结合其他诊法，对语言、呼吸、舌象、脉象等进行综合判断，即所谓"声贵有神""舌贵有神"及"脉贵有神"等。

2. 神的判断

临床上一般将神的表现概括为得神、少神、失神、假神及神乱五类，作为判断病情的轻重、预后的重要依据。

（1）得神 得神，又称"有神"。其临床表现为神志清楚，语言清晰；目光明亮，精彩内含；面色红润，表情自然；肌肉不削，体态自如；动作灵活，反应灵敏；呼吸均匀。得神说明精气充盛，体健神旺，是健康的表现；若病而有神，则表明脏腑功能不衰，正气未伤，病多轻浅，预后良好。

（2）少神 少神，又称"神气不足"。其临床表现为精神不振，嗜睡健忘；目光乏神，双目少动；面色淡白少华；肌肉松弛，倦息乏力，动作迟缓；气少懒言，食欲减退等。少神多由正气不足，精气轻度损伤，脏腑功能减退所致，多见于轻病或疾病恢复期的患者；素体虚弱者，平时亦多出现少神。

（3）失神 失神，又称"无神"。可见于久病虚衰或邪实神乱的重病患者。

精亏神衰而失神：临床表现为精神萎靡，意识模糊；目暗睛迷，瞳神呆滞，或目翻上视；面色晦暗无华，表情淡漠；肌肉瘦削，大肉已脱，动作失灵；循衣摸床，撮空理线；呼吸异常，气息微弱。提示人体精气大伤，脏腑功能严重受损，机能衰竭，预后不良。

邪盛扰神而失神：神昏谵语或昏愦不语，舌謇肢厥；或猝倒神昏，两手握固，牙关紧急二便闭塞。

多因邪陷心包，内扰神明；或因肝风夹痰，蒙蔽清窍。皆属病情危重。

（4）假神　假神，是指久病、重病患者，精气本已极度衰竭，突然出现神气暂时“好转”的假象，并非佳兆，古人喻为“回光返照”“残灯复明”。如本已神识不清，却突然精神转佳，语言不休，想见亲人；本已目光晦暗，却突然目似有光而浮露；本已面色晦暗枯槁，却突然颧赤如妆；本已久病卧床不起，却忽思下床活动；本来毫无食欲或久不能食，而突然食欲大增或主动索食。假神说明脏腑精气极度衰竭，正气将脱，阴阳即将离决，常为临终前的征兆。

得神、少神、失神、假神鉴别表

	得神	少神	失神	假神
目光	两目灵活 明亮有神	两目晦滞 目光乏神	两目晦暗 瞳神呆滞	原本目光晦暗 突然浮光暴露
神情	神志清晰 表情自然	精神不振 思维迟钝	精神萎靡 意识模糊	本已神昏 突然神识似清
面色	面色红润 含蓄不露	面色少华 色淡不荣	面色无华 晦暗暴露	本为面色晦暗 突然颧红如妆
体态	肌肉不削 反应灵敏	肌肉松软 动作迟缓	形体羸瘦 反应迟钝	久病卧床不起 忽思活动
语言	语言清晰 对答如常	声低懒言	低微断续 言语失伦	本不言语 突然言语不休
饮食	饮食如常	食欲减退	毫无食欲	久不能食 突然索食

（5）神乱　神乱是指神志意识错乱失常，主要表现为焦虑恐惧，淡漠痴呆，狂躁妄动猝然昏仆等，多见于脏躁、癫、狂、痫等患者。

焦虑恐惧：患者常表现为焦虑不安、心悸不宁，或恐惧胆怯、不敢独处一室等。多由心胆气虚，心神失养所致，可见于脏躁等。

淡漠痴呆：患者表现为神识痴呆，表情淡漠，喃喃自语，哭笑无常。多因忧思气结，痰浊蒙蔽心神，或先天禀赋不足所致，常见于病或痴呆等。

狂躁不安：表现为狂妄躁动，呼笑怒骂，打人毁物，不避亲疏，甚或登高而歌，弃衣而走，妄行不休，力逾常人。多因暴怒化火，炼津为痰，痰火扰神所致，常见于狂病等。

猝然昏仆：表现为猝然扑倒，不省人事，口吐涎沫，口出异声，四肢抽搐，醒后如常。多与先天禀赋因素有关，因肝风夹痰，蒙蔽清窍所致，常见于痫病。

二、望色

（一）望色的原理及意义

1. 望面色的原理　《灵枢·邪气脏腑病形》指出：“十二经脉，三百六十五络，其血气皆上于面而走空窍。”说明面部色泽是由气血上荣于面而成。由于心主血脉，其华在面，手足三阳经皆上行于头面，特别是多气多血的足阳明闰经分布于面，故面部的血脉丰富，脏腑气血充盈而为之所荣。同时，面部皮肤色泽变化易于观察，凡脏腑的虚实、气血的盛衰，皆可通过面部色泽的变化而反映出来，因而临床将面部作为望色的主要部位。

2. 望色、泽的意义

（1）颜色　一般将皮肤的颜色划分为青、赤、黄、白、黑五种色调，颜色可以反映气血的盛衰和运行情况，并在一定程度上反映疾病的不同性质和不同脏腑的病证。五脏之气外发，五脏之色可隐现于皮肤之中，当脏腑有病时，则可显露出相应的异常颜色。

（2）光泽　皮肤的光泽是脏腑精气盛衰的表现，《素问·脉要精微论》说：“夫精明五色者，气之华也。”说明人体的皮肤随着精气的充养而有光泽，而精气是由脏腑的功能活动所产生的。因此，肤色的荣润或枯槁，可反映脏腑精气的盛衰，对判断病情的轻重和预后有重要的意义。凡面色荣润光泽者，为脏腑精气未衰，属无病或病轻；凡面色晦暗枯槁者，为脏腑精气已衰，属病重。

《四诊抉微》说：“夫气由脏发，色随气华。”临床所见凡有色有气，表示脏腑精气内藏未衰；若有色无气，表示脏腑精气泄露衰败。气与色相比较，气的盛衰有无，对判断病情轻重和预后比色更为重要。五色之中，凡明润含蓄为气至，晦暗暴露为气不至，正如《望诊遵经》所说：“有气不患无色，有色不可无气也。”临床诊病时，必须将泽与色两者综合起来，才能作出正确的判断。

3. 面部脏腑分候 根据传统中医学理论，面部的一定区域与某一脏腑存在一定的相关性，故而通过观察面部不同部位色泽的变化，可以诊察相应脏腑的病变情况。面部分候脏腑的方法，按照《黄帝内经》的有关论述，主要有两种：一种为《灵枢·五色》所提出，其方法是对面部的不同部位进行命名，分别配属不同脏腑，具体对应关系见下面图、表；另一种是《素问·刺热》所提出，以面部分候五脏，其对应关系为：额部候心，鼻部候脾，左颊候肝，右颊候肺，颏部候肾。通常而言，《灵枢·五色》分候法多用于内伤杂病，《素问·刺热》分候法多用于外感热病。尽管面部分候脏腑的方法可作为临床诊病的参考，但应用时不可拘泥，应以观察患者面部整体色泽变化为主、分部诊察为辅。

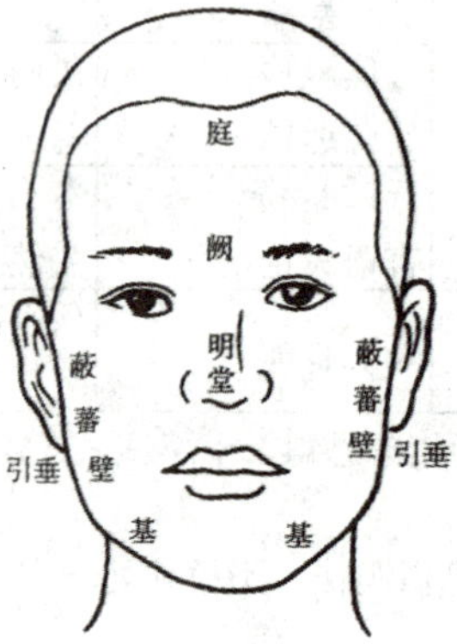

明堂蕃蔽图

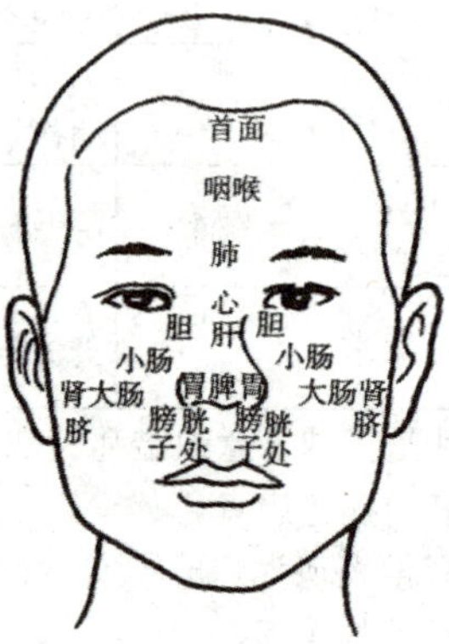

面部脏腑分属图

《灵枢·五色》面部名称及所候脏腑

面部名称		所候脏腑	面部名称		所候脏腑
现用名称	《灵枢·五色》名称		现用名称	《灵枢·五色》名称	
额	庭（颜）	首面	鼻尖	肝下（面王）	脾
眉心上	阙上	咽喉	鼻翼旁	面王以上	小肠
眉心	阙中	肺	鼻翼	方上	胃
鼻根	下极（阙下）	心	颧骨下	中央	大肠
鼻柱	直下（下极之下）	肝	颊	夹大肠	肾
鼻柱旁	肝左者	胆	人中	面王以下	膀胱、子处

（二）常色

明润含蓄红黄隐隐（国人）健康人面部皮肤的色泽，表示人体精神气血津液充盈。

1. 主色 属个体素质，一生基本不变。

2. 客色 外界因素（如季节、昼夜、阴晴、气候等）的不同，或生活条件的差别而微有相应变化的正常肤色。

（三）病色

1. 病色善恶

人体在疾病状态时面部显示的色泽。

（1）善色 面色虽有异常，但仍光明润泽，亦称“气至”。善色说明病变尚轻，脏腑精气未衰，胃气尚能上荣于面。其病易治，预后较好。

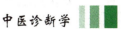

（2）恶色 指病人面色异常，且枯槁晦暗，亦称“气不至”。恶色说明病变深重，脏腑精气已衰，胃气不能上荣于面。其病难治，预后较差。

《黄帝内经·脉要精微论》和《素问·五脏生成》中对面色的“平、病、善、恶”有较为详细的论述。

《黄帝内经》论述面部色泽变化归纳表

五色	五脏	平人		病人	
		有华无病	无华将病	有华主生（善色）	无华病危（恶色）
青	肝	如苍璧之泽	如蓝	如翠羽	如草兹
赤	心	如白裹朱	如赭	如鸡冠	如衃血
黄	脾	如罗裹雄黄	如黄土	如蟹腹	如枳实
白	肺	如鹅羽	如盐	如豕膏	如枯骨
黑	肾	如重漆色	如地苍	如乌羽	如炲

2. 五色主病

（1）青色 主寒证、气滞、血瘀、疼痛、惊风。

由于寒邪凝滞，或气滞血瘀，或因疼痛剧烈，或因筋脉拘急，或因热盛动风，致脉络阻滞，血行不畅，故见青色。

面色淡青或青黑者，多属阴寒内盛、疼痛剧烈，可见于寒盛所致的骤起脘腹疼痛患者，如寒滞肝脉等证。

突见面色青灰，口唇青紫，肢凉脉微，多属心阳不振、心脉闭阻之象，可见于胸痹、真心痛等患者。

久病面色与口唇青紫者，多属心气、心阳虚衰，心血瘀阻；或肺气闭塞，呼吸不利。面色青黄（即面色青黄相兼，又称苍黄）者，多属肝郁脾虚、血瘀水停，可见于鼓胀，或胁下癥积的患者。

小儿眉间、鼻柱、唇周发青者，多属惊风或欲作惊风之象，可见于高热抽搐患儿。

（2）赤色 主热证，亦可见于真寒假热之戴阳证。

患者面色红赤，多因热迫血行，面部脉络扩张充盈，血色上荣于面所致。其中满面通红、目赤，为实热证，因热性炎上，血行加速而充盈于面，可见于脏腑火热炽盛或外感邪热亢盛患者；午后两颧潮红，为虚热证，因阴虚阳亢，虚火上炎所致，可见于肺痨病等患者。久病重病患者面色苍白，却时而颧赤泛红如妆、游移不定，为戴阳证。是因久病阳气虚衰，阴寒内盛，阴盛格阳，虚阳浮越所致，属真寒假热之证，多见于久病脏腑精气极度衰竭患者，为病情危重征象。

（3）黄色 主脾虚、湿证。

患者面色发黄，多由脾虚失运，气血生化不足，无以上荣于面所致；或湿邪内蕴、脾失运化，以致脾土之色外现而见面黄。

面色黄而枯槁无光，称为萎黄，多属脾胃气虚，气血不足。因脾胃虚衰，无以运化水谷精微，气血化生无源，机体失养所致。

面色黄而虚浮者，称为黄胖，属脾虚湿蕴。因脾失键运，水湿内停，泛溢肌肤所致。面目一身俱黄者，称为黄疸。其中黄而鲜明如橘皮色者，称为阳黄，多由湿热蕴结所致；黄而晦暗如烟熏者，称为阴黄，多因寒湿困阻而成。

（4）白色 主虚证、寒证、失血、夺气。

虚证患者见面色白，是因气血亏虚，或失血、夺气，气血不能上荣于面所致。寒证患者见面色白，是因寒凝气收，脉络收缩，血行迟滞；或阳气虚弱，推动无力，以致运行于面血液减少，故亦见白色。

面色淡白无华，唇、舌色淡者，多属气血不足，或见于失血患者。面色白者，多属阳虚寒证；㿠白虚浮者，则多属阳虚水泛。

面色苍白伴大出血者，为脱血；面色苍白伴四肢厥冷、冷汗淋漓等，多属阳气暴脱之亡阳证。

（5）黑色 主肾虚、寒证、水饮、血瘀、疼痛。

肾属水，其色黑，故肾虚患者多面见黑色。肾阳虚衰，阴寒内盛，血失温养，或寒凝经脉，瘀阻不通则痛，或阳虚水饮内停，皆可导致脉络拘急，血行不畅，故寒证、痛证、血瘀、水饮患者皆可见面色黑。

面色黧黑晦暗，多属肾阳亏虚，为阳虚火衰，失于温煦，浊阴上泛所致。

面色黑而干焦，多属肾阴亏虚，为阴虚内热，虚火灼精所致。

面色紫暗黧黑，伴有肌肤甲错，多属瘀血，为瘀阻脉络、肌肤失养所致。

眼眶周围发黑，多属肾虚水饮内停，或寒湿带下。

（四）望色十法

望色十法，是根据面部皮肤色泽的浮、沉、清、浊、微、甚、散、抟、泽、夭十类变化，以分析病变性质、部位及其转归的方法。望色十法见于清代汪宏《望诊遵经》，其根据《灵枢·五色》中“五色各见其部，察其浮沉，以知浅深；察其泽夭，以观成败；察其散抟，以知远近；视色上下，以知病处”的论述，结合临床实践归纳总结而成。

（1）浮沉分表里　浮，是面色浮显于皮肤之外，多主表证；沉，是面色沉隐于皮肤之内，多主里证。面色由浮转沉，是邪气由表入里；由沉转浮，是病邪自里达表。

（2）清浊审阴阳　清，是面色清明，多主阳证；浊，是面色浊暗，多主阴证。面色由清转浊，是病从阳转阴；由浊转清，是病由阴转阳。

（3）微甚别虚实　微，是面色浅淡，多主虚证；甚，是面色深浓，多主实证。面色由微转甚，是病因虚而致实；由甚转微，是病由实而转虚。

（4）散抟辨新久　散，是面色疏散，多主新病，或病邪将解；抟，是面色壅滞聚结，多主久病，或病邪渐聚。面色由抟转散，是病虽久而邪将解；由散转抟，是病虽近而邪渐聚。

（5）泽夭测成败　泽，是面色润泽，主精气未衰，病轻易治；夭，是面色枯槁，主精气已衰，病重难治。面色由泽转夭，是病趋重危；由夭转泽，是病情好转。

（五）望色的注意事项

1. 排除非病理因素的影响　气候、昼夜、情绪、饮食等因素，均可在一定程度上影响人体气血运行而使面色发生相应的变化，故临床望色时应注意排除这些非病理因素对面色的影响，以免造成误诊。

2. 注意色与脉症互参分析　临床望面色，常须结合患者的脉象、症状等表现，全面分析判断。通常情况下，疾病所表现的色、脉、症大多是一致的，如发热患者，面见红赤，脉亦数而有力，伴见口干、尿黄、便秘等症，辨证当属实热证。但若患者虽面色红，脉却浮大而数、按之空虚无根，伴见发热反欲近衣被、口干反欲热饮等症，则属真寒假热证。因此，在诊病过程中，必须全面观察，综合分析，特别是在病情表现较复杂时，更需色、脉、症互参，方能作出准确诊断。

3. 综合判断病色生克顺逆　前人根据五行理论，对病与色不相应时，提出按照五行生克关系以判断其顺逆，可作为临床诊病的参考。其方法是：若某脏患病，所见面色为其相生之色，则属顺证；若见相克之色，则属逆证。例如，脾病见面色赤，为顺证，其病较轻易治；脾病见面色青，为逆证，病多难治。必须指出，实际应用时不可过于机械，应当四诊合参，灵活运用。诚如《望诊遵经》所说：“倘色夭不泽，虽相生亦难调治；色泽不夭，虽相克亦可救疗。”

三、望形

（一）望形的原理及意义

皮、肉、脉、筋、骨，是构成躯体身形的五种基本要素，称为“五体”。五体的结构和功能直接影响身形动作和姿态。例如，肉盛而骨小为肥胖；肉削骨耸为消瘦；动作灵活，强劲有力多壮实；动作呆钝，迟缓无力多虚弱。五体与五脏有着密切的联系，肺合皮毛、脾合肌肉心合脉、肝合筋、肾合骨。五体依赖五脏精气的充养，五脏精气的盛衰和功能的强弱又可通过五体反映于外。《难经·十四难》中有五损之说：“一损损于皮毛，皮聚而毛落；二损损于血脉，血脉虚少，不能荣于五脏六腑；三损损于肌肉，肌肉消瘦，饮食不能为肌肤；四损损于筋，筋缓不能自收持；五损损于骨，骨痿不能起于床。”体现了五体在疾病过程中由轻到重的病理变化。一般内盛则外强，内衰则外弱。故观察患者形体强弱、胖瘦等特点，可以了解内在脏腑的虚实、气血的盛衰、体质特征等，从而有助于疾病的诊断。

（二）望形的内容

1. 形体强弱

（1）体强 胸廓宽厚，骨骼粗大，皮肤润泽，肌肉丰满。内脏坚实，气血旺盛，抗病能力强。

（2）体弱 胸廓狭窄，骨骼细小，皮肤枯槁，肌肉消瘦。内脏脆弱，气血不足，抗病能力弱。

2. 形体胖瘦

（1）肥胖 体胖能食，肌肉坚实，神旺有力——形气有余；体胖食少，肉松皮缓，神疲乏力——形盛气虚。“肥人湿多”“肥人多痰”。

（2）消瘦 体瘦食多——中焦有火；体瘦食少，舌淡便溏——中气虚弱；久病卧床不起，骨瘦如柴——脏腑精气衰竭，气液干枯。“瘦人多火”“瘦人多痨嗽”。

（3）形体体质

中医体质学说具有丰富的内容，早在《黄帝内经》中就有关于体形分类和体质与疾病关系的论述，包括“五形人”“五态人”“阴阳二十五人”等有代表性的分类法。根据体形体质分类，一般可以分为阴脏人、阳脏人和平脏人三种。

四、望态

（一）望态的原理及意义

正常人能随意运动而且动作协调，体态自然，无明显不适，是脏腑气血阴阳调畅的表现。患者的动静姿态、体位动作与机体的阴阳气血的消长和寒热虚实变化关系密切。疾病状态下，患者动静姿态、体位动作的改变往往是机体病理变化的外在反映，这些表现可以归纳为“阳主动，阴主静”。一般而言，阳、热、实证患者，机体功能亢进，多表现为躁动不安；阴、寒虚证患者，机体功能衰减，多表现为喜静少动。此外，不同的疾病常常可使患者产生不同的体位和动态。因此，观察患者的动静姿态和体位动作可以判断邪正关系、疾病的寒热虚实等，有助于疾病的诊断。正如《望诊遵经》所云：“善诊者，观动静之常，以审动静之变，合乎望闻问切，辨其寒热虚实。”

（二）望态的内容

1. 动静姿态

（1）坐形 坐而喜仰，但坐不得卧，卧则气逆，多为咳喘肺胀，或水饮停于胸腹等所致肺实气逆。坐而喜俯，少气懒言，多属体弱气虚。但卧不得坐，坐则神疲或昏眩，多为气血俱虚，或夺气脱血，或肝阳化风。坐时常以手抱头，头倾视深，为精神衰败。

（2）卧式 卧时常向外，躁动不安，身轻能自转侧，多为阳证、热证、实证。卧时喜向里，喜静懒动，身重不能转侧，多为阴证、寒证、虚证。蜷卧缩足，喜加衣被者，多为虚寒证。仰卧伸足，掀去衣被，多属实热证。咳逆倚息不得卧，卧则气逆，多为肺气壅滞，或心阳不足，水气凌心，或肺有伏饮。

（3）立姿 站立不稳，伴见眩晕者，多属肝风内动，或脑有病变。不耐久站，站立时常欲倚靠它物支撑，多属气虚血衰。若以两手护腹，俯身前倾者，多为腹痛之征。

（4）行态 以手护腰，弯腰曲背，行动艰难，多为腰腿疼。行走之际，突然止步不前，以手护心，多为脘腹痛或心痛。行走时身体震动不定，为肝风内动。

2. 异常动作

（1）颤动 患者睑、面、唇、指、趾不时颤抖或振摇不定，不能自主，若见于外感热病，多为热盛动风；若见于内伤虚证，多为血虚阴亏经脉失养，属虚风内动。

（2）手足蠕动 手足时时掣动，动作迟缓无力，类似虫之蠕行。多为脾胃气虚，气血生化不足，筋脉失养，或阴虚动风所致。

（3）手足拘急 手足筋肉挛急不舒，屈伸不利。如在手可表现为腕部屈曲，手指强直，拇指内收贴近掌心与小指相对；在足可表现为踝关节后弯，足趾挺直而倾向足心。多因寒邪凝滞或气血亏虚，筋脉失养所致。

（4）四肢抽搐 四肢筋脉挛急与弛张间作，舒缩交替，动作有力，多因肝风内动，筋脉拘急所致，可见于惊风、痫病。

（5）角弓反张 患者颈项强直，脊背后弯，反折如弓。为肝风内动，筋脉拘急之象，可见于热极生风、破伤风、马钱子中毒等。

（6）循衣摸床，撮空理线　患者重病神识不清，不自主地伸手抚摸衣被、床沿，或伸手向空，手指时分时合。为病重失神之象。

（7）猝然跌倒　猝然昏仆，不省人事，伴半身不遂，口眼㖞斜者，多属中风病。猝倒神昏，口吐涎沫，四肢抽搐，醒后如常者，多属痫病。

（8）舞蹈病状　儿童手足伸屈扭转，挤眉眨眼，努嘴伸舌，状似舞蹈，不能自制，多由先天禀赋不足或气血不足、风湿内侵所致。

3. **衰惫姿态**　脏腑精气充足和功能正常，是人体强壮的根本保证。脏腑精气虚衰和功能低下时，必然影响机体出现相应的衰惫姿态。观察这些衰惫姿态，可以了解脏腑的病变程度和预测疾病的转归。

《素问·脉要精微论》云："夫五脏者，身之强也。头者，精明之府，头倾视深，精神将夺矣；背者，胸中之府，背曲肩随，府将坏矣；腰者，肾之府，转摇不能，肾将惫矣；膝者，筋之府，屈伸不能，行则偻俯，筋将惫矣；骨者，髓之府，不能久立，行则振掉，骨将惫矣。"意思是，头为精明之府，患者如头部低垂，无力抬起，两目深陷，呆滞无光，是精气神明将衰败的表现；背为胸中之府，患者如后背弯曲，两肩下垂，是心肺宗气将衰惫的表现；腰为肾之府，患者如腰酸软疼痛不能转动，是肾中精气将衰惫的表现；膝为筋之府，患者如两膝屈伸不利，行则俯身扶物，是肝不养筋，筋将衰惫的表现；骨为髓之府，患者如不能久立，行则振摇不稳，是髓不养骨，骨将衰惫的表现。"五府"的衰惫姿态皆是脏腑精气虚衰的表现，多属病情较重，预后不良。

第二节　局部望诊

一、望头面

（一）望头

1. **头形**

（1）头大　头颅增大，颅缝开裂，颜面较小，智力低下者，多因先天不足，肾精亏损，水液停聚于脑所致。

（2）头小　头颅狭小，头顶尖圆，颅缝早合，智力低下者，多因肾精不足、颅骨发育不良所致。

（3）方颅　前额左右突出，头顶平坦，颅呈方形，多因肾精不足或脾胃虚弱、颅骨发育不良所致，多见于佝偻病或先天性梅毒患儿。

2. **动态**　头部不自觉地摇动而不能自制者，为头摇，俗称"摇头风"。无论成人或小儿多为肝风内动之兆。《医学准绳六要》云："头摇，属风属火，年高病后，辛苦人，多属虚。"

3. **囟门**

（1）囟填　囟填即囟门突起，多属实证。多因热邪炽盛，火毒上攻；或颅内水液停聚；或脑髓有病所致。小儿哭泣时囟门可暂时稍微突起，安静后即恢复正常。

（2）囟陷　囟陷即囟门凹陷，多属虚证。多因吐泻伤津、气血不足和先天肾精亏虚、脑髓失充所致。但6个月以内的婴儿囟门微陷属正常。

（3）解颅　解颅即囟门迟闭，骨缝不合，也称"囟解""囟开不合"。此为先天肾精不足，或后天脾胃虚弱、发育不良的表现，多见于佝偻病患儿，常兼有"五迟"（立迟、行迟、发迟、齿迟、语迟），"五软"（头项软、口软、手软、足软、肌肉软）等表现。《幼幼集成》云："解颅者……是由禀气不足，先天肾元大亏，肾主脑髓，肾亏则脑髓不足，故颅为之开解。"《小儿卫生总微论方》曰："囟门者系于脾胃。"

（二）望发

头发的生长与肾气和精血的盛衰关系密切，故望发可以诊察肾气的强弱和精血的盛衰。正常人发黑、稠密、润泽，是肾气充盛，精血充足的表现。

1. **色泽**　发黄干枯，稀疏易落，多属精血不足，可见于大病后或慢性虚损患者；小儿头发稀疏黄软，生长迟缓，多因先天不足，肾精亏损所致；青壮年白发，俗称"少白头"，若伴有耳鸣、腰酸等症者，属肾虚；伴有失眠、健忘等症者，为劳神伤血所致；短时间内须发大量变白，伴情志抑郁者，为肝郁气滞，也见于先天禀赋所致者；小儿发结如穗，枯黄无泽，兼面黄肌瘦，腹大便溏者，常见于疳积。

2. 脱发 头发突然呈片状脱发，显露圆形或椭圆形光亮头皮，称为斑秃，俗称“鬼剃头”，多为血虚受风。发稀而细易脱，质脆易断者，多因肾虚、精血不足所致。青壮年头发稀疏易落，若兼眩晕、健忘、腰膝酸软者，为肾虚；若兼头皮发痒、多屑、多脂者，为血热生风所致头发部分或全部脱落。日久不长，伴头痛、面色暗滞，舌质暗或有紫斑，脉细涩者，为瘀血阻滞。

（三）望面

1. 面形异常

（1）面肿 面部浮肿，按之凹陷者。颜面浮肿，发病迅速者，为阳水，外感风邪，肺失宣降。颜面浮肿，兼见面色㿠白，发病缓慢者属阴水，脾肾阳虚，水湿泛滥。颜面浮肿，兼见面唇青紫，心悸气喘，不能平卧者，多属心肾阳虚，血行瘀滞，水气凌心所致。

（2）腮肿 一侧或两侧腮部以耳垂为中心肿起，边缘不清，按之柔韧感、压痛——痄腮（由风温毒邪，壅阻少阳所致，相当于流行性腮腺炎）。颧下颌上耳前发红肿起，伴寒热、疼痛——发颐或托腮痈（由阳明热毒上攻所致）。

（3）面削颧耸 又称面脱。因气血虚衰，脏腑精气衰竭。

（4）口眼㖞斜 单侧见口眼㖞斜，肌肤不仁，患缓健急，口目不闭，流泪，不能鼓腮，语言不利——面瘫（风邪中络）。若兼半身不遂为中风病，肝阳上亢，风痰阻闭经络。

2. 特殊面容

（1）惊恐貌 面部呈现惊悚恐惧的表现，常因闻听高声或见水时而引发，多见于狂犬病。

（2）苦笑貌 面部呈现无可奈何的苦笑样表现。多因面部肌肉痉挛所致，为破伤风的特殊征象。

二、望五官

（一）望目

目为肝之窍，心之使，五脏六腑之精气皆上注于目，因而目与五脏六腑皆有密切联系。古人将目的不同部位分属于五脏，《灵枢·大惑论》曰：“精之窠为眼，骨之精为瞳子，筋之精为黑眼，血之精为络，其窠气之精为白眼，肌肉之精为约束。”后世医家据此而归纳为“五轮学说”，即瞳仁属肾，称为水轮；黑睛属肝，称为风轮；两眦血络属心，称为血轮；白睛属肺，称为气轮；眼睑属脾，称为肉轮（如图），并且认为观察五轮的形色变化，可以诊察相应脏腑的病变。因此，望目不仅在望神中有重要意义，而且可以测知五脏的病变，甚至对某些疾病的诊断，也可起到“见微知著”的作用。故《重订通俗伤寒论》曰：“凡病至危，必察两目，视其目色，以知病之存亡也，故观目为诊法之首要。”

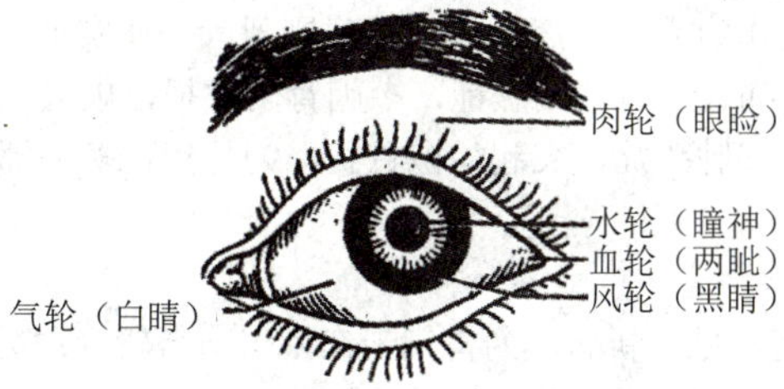

1. 目色

（1）目赤 多属实热证白睛色红为肺火或外感风热；两眦赤痛为心火；睑缘赤烂为脾有湿热；全目赤肿为肝经风热上攻。

（2）白睛发黄 多由湿热或寒湿内蕴，肝胆疏泄失常，胆汁外溢所致。为黄疸的主要标志。

（3）目眦淡白 多属血虚、失血血少不能上荣于目所致。

（4）目胞色黑晦暗 多属肾虚。

（5）黑睛灰白混浊 多因邪毒侵袭，或肝胆实火上攻，或湿热熏蒸，或阴虚火炎等，使黑睛受伤而成。

2. 目形

（1）胞睑肿胀 为水肿的常见表现睑缘肿起结节如麦粒，红肿较轻者，称为针眼；胞睑漫肿，红肿较重者，称为眼丹，为风热邪毒或脾胃蕴热上攻于目。

（2）眼窠凹陷 多为伤津耗液或气血不足。可见于吐泻伤津或气血虚衰的病人；久病重病眼球深陷，伴形瘦如柴，属病危脏腑精气竭绝，正气衰竭。

（3）眼球突出 兼喘满上气者，属肺胀，为痰浊阻肺、肺气不宣、呼吸不利。兼颈前微肿，急躁易怒者，称为瘿病，因肝郁化火、痰气壅结所致。

3. 目态

（1）瞳孔缩小 见于川乌、草乌、毒蕈、有机磷类农药及吗啡、氯丙嗪等药物中毒。

（2）瞳孔散大 见于颅脑损伤（如头部外伤）、出血中风病等，提示病情危重；两侧瞳孔完全散大，对光反射消失则是临床死亡的指征之一；也可见于青风内障或颠茄类药物中毒等。

（3）目睛凝视 病人两眼固定，不能转动。固定前视者，称瞪目直视；固定上视者，称戴眼反折；固定侧视者，称横目斜视。多属肝风内动所致。

（4）睡眠露睛 病人昏昏欲睡，睡后胞睑未闭而睛珠外露。多属脾气虚弱，气血不足，胞睑失养所致。常见于吐泻伤津和慢惊风的患儿。

（5）胞睑下垂 又称睑废，指胞睑无力张开而上睑下垂者。双睑下垂者，多为先天不足、脾肾亏虚；单睑下垂者，多见于外伤所致。

（二）望耳

1. 耳之色泽

（1）润枯 正常人表现为耳廓色泽红润，是气血充足的表现；耳廓焦黑干枯，多属肾精亏虚。

（2）颜色 耳廓淡白，多属气血亏虚；耳轮红肿，多属肝胆湿热或热毒上攻；耳轮青黑，多见于阴寒内盛或有剧痛的患者；小儿耳背有红络，耳根发凉，多为麻疹先兆。

2. 耳之形态

（1）耳廓形大 耳廓外形厚而大，属形盛，为肾气充足；耳廓肿大，伴见色红，为邪气实，多属少阳相火上攻。

（2）耳廓瘦小 耳廓瘦小而薄，属先天亏损，肾气不足；耳廓瘦削而干焦，为正气虚，多为肾精耗竭或肾阴不足；耳廓萎缩，为肾气竭绝。

（3）耳轮甲错 即耳轮肌肤甲错，多属久病血。

3. 耳内病变

（1）耳内流脓 耳道内流出脓液，其色或黄或青，其质或稠或稀，称为脓耳。耳内流脓有虚实之别，涉及肝、胆、肾三经。发作急骤，脓液黄稠，耳痛剧烈者，属实证，多因风热上扰或肝胆湿热所致；流脓日久，脓液清稀，耳痛较缓者，属虚证，多因肾阴虚损，虚火上炎所致。

（2）耳道红肿 耳道局部红肿疼痛，突起如椒目状，为耳疖，多因邪热搏结耳窍所致。

（三）望鼻

1. 鼻之色泽

（1）润枯 鼻端微黄明润，见于新病，为胃气未伤，属病势较轻；见于久病为胃气来复，属病势向愈。鼻端晦暗枯槁，为胃气已衰，属病重。

（2）颜色 鼻端色白，多为气血亏虚；色赤为肺脾蕴热；色黄为有湿热；色青为阴寒腹痛；小儿山根青筋，多因肝经气滞寒凝、肝脾不和、乳食积滞所致。

2. 鼻之形态

（1）鼻头肿胀 若属红肿或生疮，并感疼痛，属邪热盛，常见于胃热或血热。若鼻及鼻周围皮色暗红或血络扩张，伴丘疹、脓疱或鼻赘，称为酒齄鼻，多因肺胃蕴热，血瘀成齄所致。

（2）鼻柱溃陷 多见于梅毒患者；若鼻柱塌陷，兼眉毛脱落，为麻风恶候。

（3）鼻翼扇动 鼻孔两翼因呼吸急促而扇动的症状，也称为鼻扇。多属肺热，或见于哮病，是肺气不宣，呼吸困难的表现；若重病中出现鼻孔扇张，喘而额汗如油，是肺气衰竭之危候。

3. 鼻内病变

（1）鼻流清涕　若伴见恶寒发热、鼻塞等，多属风寒表证；若常流清涕，量多，经久不愈，多为鼻鼽，多因阳气虚弱所致。

（2）鼻流浊涕　若伴见恶寒发热、咽痛等，多属风热表证；若常流浊涕，量多不止，其气腥臭，常伴头痛、鼻塞、嗅觉减退，为鼻渊，多因外感风热，或胆经蕴热上攻于鼻所致。

（3）鼻腔出血　鼻腔出血称为鼻衄。外感引起者，多因风热犯肺、燥邪伤肺所致；出血量多，色深红质稠者，多因肝火犯肺，或胃火炽盛，火热上炎，灼伤阳络，迫血外溢所致；血色淡红而质稀，多因脾不统血，血不循经而外溢所致。个别妇女经期鼻衄随月经周期而作，称为“倒经”，多因肝郁化火犯肺，或阴虚肺热所致。

（4）鼻内赘生物　鼻腔内长有状若葡萄或榴子，光滑柔软，带蒂可活动，而无痛感的肉状物，为鼻痔（鼻息肉）。若其撑塞鼻孔，则致气息难通。多因湿热邪毒结鼻窍所致。

（四）望口与唇

1. 望口

（1）口角流涎　小儿多属脾虚湿盛；成人多为中风口歪不能收摄。

（2）口疮　唇内和口腔肌膜出现灰白色小溃疡，周围红晕，局部疼痛，多由心脾二经积热上熏所致。口糜口腔肌膜糜烂成片，口气臭秽，多由湿热内郁、上蒸口腔而成。

（3）鹅口疮　小儿口腔、舌上出现片状白屑，状如鹅口者，多因感受邪毒，心脾积热，上熏口舌所致。

（4）口之动态。

口张：口开而不闭，属虚证。若状如鱼口，但出不入，则为肺气将绝。

口噤：口闭而难开，牙关紧急，属实证，多因筋脉拘急所致，可见于中风、痫病、惊风、破伤风等。

口撮：上下口唇紧聚，不能吸吮，可见于小儿脐风。

口僻：口角向一侧歪斜，见于风邪中络，或中风病的中经络。

口振：战栗鼓颌，口唇振摇，多为阳虚寒盛或邪正剧争所致，可见于温病、伤寒欲作汗时，或疟疾发作时。

口动：口频繁开合，不能自禁，是胃气虚弱的表现；若口角掣动不止，是热极生风或脾虚生风之象。

2. 望唇

（1）唇色淡白　多属血虚或失血。

（2）唇色深红　多属热盛；深红干燥，属热盛伤津。

（3）唇色青紫　多属阳气虚衰，血行瘀滞。

（4）唇色青黑　因寒凝血瘀，或痛极血络郁阻所致。

（5）口唇干裂　为津液损伤，多因燥热伤津或阴虚液亏所致。

（6）口唇糜烂　多因脾胃积热上蒸，热邪灼伤唇部所致；唇内溃烂，其色淡红，为虚火上炎。

（7）唇边生疮，红肿疼痛为心脾积热。

（五）望齿与龈

1. 望牙齿

（1）牙齿形色　牙齿洁白润泽：是津液内充、肾气充足的表现。牙齿干燥：为胃阴已伤。牙齿光燥如石：是阳明热盛，津液大伤。牙齿燥如枯骨：是肾阴枯涸，精不上荣，见于温热病的晚期。牙齿枯黄脱落：见于久病者，多为骨绝。齿焦有垢，为胃肾热盛，但气液未竭；齿焦无垢，为胃肾热甚，气液已竭。

（2）牙齿动态　牙关紧急多属风痰阻络或热极生风。咬牙龂齿为热盛动风。睡中龂齿多因胃热或虫积所致，也可见于正常人。

2. 望牙龈

（1）牙龈色泽　牙龈淡红而润泽是胃气充足，气血调匀。牙龈淡白多是血虚或失血。牙龈红肿疼痛多是胃火亢盛。

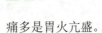

（2）牙龈形态 龈肉萎缩，牙根暴露，牙齿松动，称为牙宣，多属肾虚或胃阴不足。牙龈溃烂，流腐臭血水，称为牙疳，多因外感疫疠之邪，积毒上攻所致。

（3）齿衄 齿缝出血，痛而红肿，多为胃热伤络；不痛不红微肿者，多为气虚，或肾火伤络。

（六）望咽喉

1. 红肿

（1）新病咽部深红，肿痛较甚，多属实热证，因风热邪毒或肺胃热毒壅盛所致。

（2）久病咽部嫩红，肿痛不甚，多属阴虚证，因肾阴亏虚，虚火上炎所致。

（3）若咽部淡红漫肿，疼痛轻微，多因痰湿凝聚所致。

（4）咽喉部一侧或两侧喉核红肿突起，形如乳头，或如蚕蛾，表面或有黄白色脓样分泌物，咽痛不适者，为乳蛾，又名喉蛾。因风热外侵，邪客肺卫；或肺胃热盛，壅滞喉核。若喉核肿胀，热痛不甚，经久不消，时作时止，反复不已，多因肺肾阴虚，虚火上炎，气血滞所致。

（5）咽喉部红肿高突，疼痛剧烈，吞咽、言语困难，身发寒热者，为喉痈，多因脏腑蕴热，复感外邪，热毒客于咽喉所致。

2. 溃烂 新病咽部溃烂，分散表浅，周围色红，为肺胃之热轻浅；若溃烂成片或洼陷，周围红肿，为肺胃火毒盛，蒸灼肌膜而致；咽部溃腐浅表分散，反复发作，周围淡红，多属虚火上炎；若成片洼陷，周围淡白或苍白，久不愈者，多为气血不足，肾阳亏损，邪毒内陷所致。

3. 伪膜 咽部溃烂，表面所覆盖的一层黄白或灰白色腐膜，称为伪膜。若伪膜松厚易拭去者为病轻，为肺胃热浊之邪上于咽所致；若伪膜坚韧不易拭去，强剥出血，或剥后复生，伴犬吠样咳嗽、喘鸣者，为病重，此为“白喉”，因外感时行疫邪，疫毒内盛，或热毒伤阴所致。

三、望颈项（中医、中西医助理医师均不考）

1. 外形变化

（1）瘿瘤 颈部结喉处有肿块突起，或大或小，或单侧或双侧，可随吞咽而上下移动。多因肝郁气结痰凝，或水土失调，痰气搏结所致。

（2）瘰疬 颈侧颌下有肿块如豆，累累如串珠。多由肺肾阴虚，虚火内灼，炼液为痰，结于颈部，或外感风火时毒，夹痰结于颈部所致。

2. 动态变化

（1）项强 项部拘紧或强硬兼有恶寒、发热，是风寒侵袭太阳经脉，经气不利所致；兼壮热、神昏、抽搐者，多属温病火邪上攻，或脑髓有病；兼头晕者，多属阴虚阳亢，或经气不利；睡眠之后，项强而痛，并无他苦者，为落枕，多因睡姿不当，项部经络气滞。

（2）项软 颈项软弱，抬头无力。小儿项软，多因先天不足，肾精亏损，后天失养，发育不良，可见于佝偻病患儿。久病、重病颈项软弱，头垂不抬，眼窝深陷，多为脏腑精气衰竭之象，属病危。

（3）颈脉怒张 颈部脉管明显胀大，平卧时更甚，多见于心血瘀阻、肺气壅滞及心肾阳衰、水气凌心的病人。

四、望躯体

（一）望胸胁

正常人的胸廓呈扁圆柱形，两侧对称，左右径大于前后径（比例约为 1.5 ∶ 1），小儿和老人则左右径略大于前后径或相等，两侧锁骨上下窝亦对称。常见的胸廓异常有：

1. 扁平胸 胸廓前后径较常人明显缩小，小于左右径的一半，呈扁平形。多见于肺肾阴虚、气阴两虚的患者。

2. 桶状胸 胸廓前后径较常人增大，与左右径几乎相等，呈圆桶状。多为素有伏饮积痰壅滞肺气，久病伤及肾气，肾不纳气，日久胸廓变形所致。见于久病咳喘之患者。

3. 鸡胸 胸骨下部明显向前突出，形似鸡之胸廓畸形。因先天禀赋不足，肾精亏虚，或后天失养，脾胃虚弱，骨骼失于充养所致。常见于小儿佝偻病。

4. **漏斗胸** 胸骨下段及与其相连的两侧肋软骨向内凹陷，形成漏斗状。多因先天发育不良所致。

5. **肋如串珠** 肋骨与肋软骨连接处变厚增大，状如串珠。因肾精不足，或后天失养，发育不良所致。多见于佝偻病患儿。

6. **胸不对称** 一侧胸廓塌陷，肋间变窄，肩部下垂，脊骨常向对侧凸出者，多见于肺痿、肺部手术后等患者；若一侧胸廓膨隆，肋间饱满，按之软，咳则引痛，气管向健侧移位，多见于悬饮证或气胸患者。

7. **乳痈** 妇女哺乳期乳房局部红肿热痛，乳汁不畅，甚则破溃流脓，身发寒热。多因肝气郁结，胃热壅滞，或外感邪毒所致。

（二）望腹部

1. **腹部膨隆** 仰卧时前腹壁明显高于胸耻连线。若腹部胀大，伴周身俱肿者，为水肿病，因肺、脾、肾三脏功能失调，水湿内停所致；若仅见腹部肿大，四肢消瘦者，为鼓胀，多因肝气或脾虚，以致气滞血瘀水停所致。《医学入门》曰："凡胀初起是气，久则成水。"

2. **腹部凹陷** 仰卧时前腹壁明显低于胸耻连线，腹部凹陷如舟状，肌肉松弛失去弹性，伴形体消瘦。可见于久病脾胃气虚，机体失养，或新病吐泻太过，津液大伤的患者。若腹皮甲错，深凹着脊，称为"肉消着骨"，为脏腑精气耗竭，属病危。

3. **腹露青筋** 腹部皮肤青筋暴露。常与腹部膨隆同时出现，可因肝郁气滞，脾失健运气滞湿阻，或脾肾阳虚、水湿内停等，导致气血运行不畅，脉络瘀阻。见于鼓胀重证。

（三）望腰背部

1. **脊柱后突** 脊骨过度后弯，以致背高如龟，称为"龟背"，俗称"驼背"。若见于小儿，多因胎禀怯弱，肾精亏虚，或后天失养，骨髓失充，督脉虚损，脊柱弯曲变形所致；若见于成年后，多为脊椎疾患。若久病见后背弯曲，两肩下垂，称为"背曲肩随"，为脏腑精气虚衰之象。

2. **脊柱侧弯** 脊柱的某一段持久地偏离身体正中线，使脊柱形成侧向弧形或"S"形。多因小儿发育期坐姿不良所致，亦可见于先天禀赋不足、肾精亏虚、发育不良的患儿或一侧胸部疾患者。

3. **脊疳** 背部肌肉消瘦，脊骨突出如锯齿状。为脏腑精气极度亏损之象。

4. **腰部拘急** 腰部疼痛，活动受限，转侧不利。多因寒湿侵袭、经气受阻、跌仆闪挫、血脉瘀滞所致。

五、望四肢（中医、中西医助理医师均不考）

（一）外形

1. **肢体肿胀** 四肢红肿疼痛者，多为热壅血瘀所致。足部或下肢肿胀，甚至兼全身浮肿者，多见于水肿。下肢肿胀，皮肤粗厚如象皮者，多见于丝虫病。

2. **四肢畸形**

（1）膝部肿大 膝部红肿热痛，屈伸不利，多见于热痹，为风湿郁久化热。膝部肿大而股腔消瘦，称为"鹤膝风"，多因寒湿久留，气血亏虚。

（2）下肢畸形 直立时两踝并拢而两膝分离，称为膝内翻（又称"O"形腿）。两膝并拢而两踝分离，称为膝外翻（又称"X"形腿）。踝关节呈固定型内收位，称足内翻。踝关节呈固定型外展位，称足外翻。均属先天不足，肾气不充，或后天失养，发育不良。

（3）手指变形 手指关节呈梭状畸形，活动受限，称为梭状指，多因风湿久蕴、痰瘀结聚所致；指趾末端增生、肥厚，呈杵状膨大，称为杵壮指，亦称鼓槌指，常兼气喘唇暗，多因久病心肺气虚、血瘀痰阻所致。

3. **小腿青筋** 小腿青筋暴露，形似蚯蚓。多因寒湿内侵，络脉血瘀所致。

（二）动态

肢体痿废 肢体肌肉萎缩，筋脉弛缓，痿废不用，多见于痿病。常因精津亏虚或湿热浸淫，筋脉失养所致。若双下肢痿废不用者，多见于截瘫病人。

六、望二阴

（一）望前阴

1. **阴囊肿大** 男性阴囊肿大，因小肠坠入阴囊所致者，为疝气；或因内有瘀血、水液停积，或脉络迂曲，睾丸肿胀等引起；若阴囊红肿热痛，皮紧光亮，寒热交作，形如瓢状，称为囊痈，多为肝经湿热下注所致。

2. **阴部湿疹** 男子阴囊，或女子大小阴唇起疹，瘙痒灼痛，湿润或有渗液，反复发作，为湿疮。多因肝经湿热下注，风邪外袭所致；日久湿疮皮肤粗糙变厚，呈苔藓样变，则为阴虚血燥。

3. **子宫脱垂** 妇女阴部有物下坠或挺出阴道口外，又称阴挺。《景岳全书·妇人规》曰："妇人阴中突出如菌如芝，或挺出数寸，谓之阴挺。"多因气虚下陷，带脉失约，冲任虚损，或生育过多，或产后劳伤，损伤胞络及肾气，系胞无力而使胞宫下坠于阴户之外。

（二）望后阴

1. **肛裂** 肛管的皮肤全层纵行裂开，并伴有多发性小溃疡，久不愈合，排便时疼痛流血者，为肛裂。多因热结肠燥或阴虚津亏，大便秘结，排便努责，使肛管皮肤裂伤，伤口染毒，逐渐形成慢性溃疡。

2. **痔疮** 肛门内、外生有紫红色柔软肿块，突起如峙者，为痔疮。常伴便血、疼痛、脱出、便秘，或肛周潮湿、瘙痒等症状。其生于肛门齿状线以上者为内痔，生于肛门齿状线以下者为外痔，内外皆有者为混合痔。多因肠中湿热蕴结或血热肠燥，或久坐、负重、便秘等，使肛门部血脉瘀滞，热与血相搏，结滞不散而成。

3. **肛瘘** 直肠或肛管与周围皮肤相通所形成的瘘管，称为肛瘘，也称为肛漏。以局部反复流脓、疼痛、瘙痒为特征。多因肛门周围痈肿余毒未尽，溃口不敛所致。

4. **脱肛** 直肠黏膜或直肠反复脱出肛门外，伴肛门松弛。常因大便、咳嗽用力而脱出。轻者便时脱出，便后缩回；重者脱出后不能自回，须用手慢慢还纳。多因脾虚中气下陷所致，常见于老人及产妇，也常见于久泻、久咳和习惯性便秘者。

5. **肛痈** 肛门周围局部红肿疼痛，状如桃李，破溃流脓者，为肛痈。以发病急骤、疼痛剧烈、伴高热、破溃后形成肛漏为特点。多因湿热下注，或外感邪毒阻于肛周所致。

七、望皮肤

（一）色泽异常

1. **皮肤发黄** 面目、皮肤、爪甲俱黄者，为黄疸，多因外感湿热、疫毒，内伤酒食，或脾虚湿困，血瘀气滞等所致。黄色鲜明如橘皮色者，属阳黄，因湿热蕴蒸、胆汁外溢肌肤而成；黄色晦暗如烟熏色者，属阴黄，因寒湿阻遏、胆汁外溢肌肤所致。

2. **皮肤发赤** 皮肤突然鲜红成片，色如涂丹，边缘清楚，灼热肿胀者，为"丹毒"。发于头面者，名"抱头火丹"；发于小腿足部者，名"流火"；发于全身、游走不定者，名"赤游丹"。发于上部者多由风热化火所致，发于下部者多因湿热化火而成，亦有因外伤染毒而引起者。

3. **皮肤发黑** 面、手、乳晕、腋窝、外生殖器、口腔黏膜等处呈弥漫性棕黑色改变者，多为黑疸。由劳损伤肾所致；周身皮肤发黑亦可见于肾阳虚衰的病人。

4. **皮肤白斑** 四肢、面部等处出现白斑，大小不等，界限清楚，病程缓慢者，为白驳风。多因风湿侵袭、气血失和、血不荣肤所致。

（二）形态异常

1. **皮肤干枯** 皮肤干枯无华，甚至皲裂、脱屑。多因阴津耗伤，营血亏虚，肌肤失养，或燥邪侵袭，气血滞涩所致。

2. **肌肤甲错** 皮肤发生局限性或广泛性的干枯粗糙，状若鱼鳞。多因血瘀日久，肌肤失养所致。

3. **肌肤水肿** 皮肤水肿有阳水与阴水之分。阳水以肿起较速，眼睑、颜面先肿，继则遍及全身为特征，多由外感风邪，肺失宣降所致；阴水以肿起较缓，下肢、腹部先肿，继则波及颜面为特征，多由脾肾阳衰，水湿泛溢所致。

（三）皮肤病症

1. **斑疹** 斑、疹均为全身性疾病表现于皮肤的症状，两者虽常常并称，但实质有别。

（1）斑 斑是指皮肤出现的深红色或青紫色片状斑块，平铺于皮下，抚之不碍手，压之不褪色。

可由外感温热邪毒，热毒窜络，内迫营血所致；或因脾虚血失统摄，阳衰寒凝气血所致；或因外伤等，使血不循经，外溢肌肤所致。其中，若因外感热病，热入营血，迫血外溢而发，表现为斑点成片，或红或紫，平铺皮下者，为阳斑；若因内伤气虚，气不摄血所致，表现为斑点大小不一，色淡红或紫暗，隐隐稀少，发无定处，但不见于面、背部，出没无常，为阴斑。

（2）疹 疹是指皮肤出现红色或紫红色、粟粒状疹点，高出皮肤，抚之碍手，压之褪色。常见于麻疹、风疹、瘾疹等病。多因外感风热时邪或过敏，或热入营血所致。

麻疹：麻疹为儿童常见的一种急性发疹性传染病，多因感受时邪疫毒所致。表现为出疹前先有发热恶寒，咳嗽喷嚏，鼻流清涕，眼泪汪汪，耳根冰冷，或耳后有红丝出现，3～4天疹点出现于皮肤，从头面到胸腹、四肢，色如桃红，形如麻粒，尖而稀疏，抚之触手，逐渐稠密，2～5天出全，然后按出疹顺序逐渐回隐，留下棕褐斑状色素沉着，并有糠麸脱屑。根据麻疹的出疹次序、疹的疏密、色泽和兼症，可以判断病情的顺逆。

风疹：风疹是一种较轻的发疹性传染病。以初起类似感冒，发热1～2天后，皮肤出现淡红色斑丘疹，瘙痒不已，耳后及枕部核肿大为其特征。因皮疹细小如沙，故又称“风痧”。多因感受风热时邪，与气血相搏所致。

瘾疹：瘾疹是一种以皮肤丘疹为特征的疾患。表现为皮肤突然出现大小不等、形状不边界清楚的红色或苍白色丘疹，并表现出剧烈瘙痒，抓挠后增大、增多，发无定处，骤起骤退，退后不留痕迹，且具有反复发作的特点。多因正气不足，卫外不固，外感风邪；或因饮食失节，肠胃积热，复感风邪；或因情志内伤，冲任不调，血虚生风；或对某些物质过敏所致。不论斑或疹，在外感热病中见之，若色红身热，先见于胸腹，后延及四肢，斑疹发后热退神清者，是邪去正安，为顺；若布点稠密成团，色深红或紫暗，先见于四肢，后延及胸腹，斑疹现后仍壮热不退、神识不清者，是邪气内陷，为逆。

2. **水疱** 水疱是指皮肤上出现成簇或散在性小水疱的表现，有白痦、水痘、热气疮、缠腰火丹、湿疹等。

（1）水痘 小儿皮肤出现粉红色斑丘疹，很快变成椭圆形的小水疱，其后结痂，常伴发热。其疱疹特点为，顶满无脐，晶莹明亮，浆液稀薄，皮薄易破，大小不等，分批出现。多因外感时邪，内蕴湿热所致，属儿科常见传染病。

（2）白痦 暑湿、湿温患者皮肤出现的一种白色小疱疹，晶莹如粟，又称白疹。多因外感湿热之邪，郁于肌表，汗出不彻，酝酿所致，乃湿温患者湿热之邪透泄外达之机。白痦晶莹饱满，颗粒清楚者，称为晶痦，为津气尚充足，是顺证；白痦色枯而白，干瘪无浆者，称为枯痦，为津气已亏竭，是逆证。

（3）热气疮 口唇、鼻孔周围、面颊及外阴等皮肤黏膜交界处，出现针头至绿豆大小簇集成群的水疱，灼热瘙痒，溃后结痂。多因外感风温热毒，阻于肺胃，湿热蕴蒸皮肤所致；或因肝经湿热下注，阻于阴部而成。

（4）缠腰火丹 多见于一侧腰部或胸胁部，初起皮肤灼热刺痛，继之出现粟米至黄豆大小簇集成群的水疱，排列如带状，局部刺痛。多因肝经湿热熏蒸所致。

（5）湿疹 周身皮肤出现红斑，迅速形成丘疹、水疱，破后渗液，出现红色湿润之糜烂面。多因禀赋不耐，饮食失节，湿热内蕴，复感风邪，内外两邪相搏，郁于肌肤所致。

3. **疮疡** 疮疡是指各种致病因素侵袭人体后引起的体表化脓性疾病，主要有痈、疽、疔、疖等。

（1）痈 红肿高大，根盘紧束，焮热疼痛。具有未脓易消、已脓易溃、疮口易敛的特点。属阳证，多因湿热火毒蕴结，气血壅滞，热蒸肉腐成脓所致。

（2）疽 发于皮肤肌肉间，初起局部有粟粒样脓头，焮热红肿胀痛，易向深部及周围扩散，脓头相继增多者，称为有头疽，属阳证，多因外感热邪火毒、内有脏腑蕴毒，凝聚肌表，气血壅滞而成。而漫肿无头，皮色不变，无热少痛，具有难消、难溃、难敛，溃后易伤筋骨的特点者，称为无头疽，属阴证，多因气血亏虚，寒痰凝滞所致。

（3）疔 形小如粟，根深坚硬，状如钉丁，麻木疼痛，多发于颜面和手足等处。病情变化迅速，容易造成毒邪走散。多因竹木刺伤，或感受疫毒、病毒、火毒等邪所致。

（4）疖　形小而圆，根浅局限，红肿不甚，容易化脓，脓溃即愈。因外感火热毒邪，或湿热蕴结所致。

4. 痤疮　以颜面、胸、背等处生丘疹如刺、可挤出白色碎米样粉汁者，又称“粉刺”“青春痘”及“暗疮”等。多因肺经风热阻于肌肤所致；或因过食肥甘、油腻、辛辣食物，脾胃蕴热，湿热内生，熏蒸于面而成；或因青春之体，阳热较盛，劳汗当风，风寒之邪与阳热相搏，郁阻肌肤所致。

第三节　舌　诊

一、舌的形体结构

舌的上面称为舌背，中医称为舌面；舌的下面称为舌底。舌体的前端称为舌尖；舌体的中部称为舌中；舌体的后部、人字形界沟之前，称为舌根；舌体两侧称为舌边。舌体的正中有一条不甚明显的纵行皱褶，称为舌正中沟。当舌上翘时，可看到舌底，舌底正中线上有一条连于口腔底的皱襞，称为舌系带。舌系带终点两侧各有一个小圆形突起，称为舌下肉阜，皆有腺管开口，中医称左侧为金津，右侧为玉液，是胃津、肾液上潮的孔道。

舌背表面上覆盖着黏膜，薄而透明，舌背黏膜粗糙，有许多突起，称为舌乳头。根据舌乳头的不同形态，分为丝状乳头、蕈状乳头、轮廓乳头和叶状乳头四种。其中丝状乳头和蕈状乳头与舌象的形成有着密切联系，轮廓乳头、叶状乳头与味觉有关。

丝状乳头数目最多，遍布于舌背的前2/3，形如圆锥状乳白色的软刺。它的复层扁平上皮常有角化和脱落，混以食物残渣、唾液等，使舌黏膜表面覆以一层白色薄苔，称为舌苔。舌上皮细胞的形状，常随健康状态而发生改变。蕈状乳头上部圆钝如球，根部细小呈蕈状，多见于舌尖及舌边，分散在丝状乳头之间。上皮表面比较平滑，有时可见有味蕾存在，固有膜中血管丰富，故乳头呈红色，肉眼观察呈红色小点。蕈状乳头的形态及色泽改变，是舌质变化的主要因素。轮廓乳头体积较大，数目少，分布于舌根与舌体的交界处。叶状乳头位于舌体后部两侧边缘，数目最少。人类叶状乳头已经退化，形状变化很大，只有新生儿较为明显。

二、舌诊原理

（一）脏腑经络联系于舌

舌与脏腑主要是通过经络构成联系。在脏腑中，尤以心和脾胃与舌的关系最为密切。

舌为心之苗窍，手少阴心经之别系舌本。《灵枢·脉度》曰：“心气通于舌，心和则舌能知五味矣。”因心主血脉，而舌的脉络丰富，心血上荣于舌，故人体气血运行情况，可反映在舌质的颜色上；心主神明，舌体的运动又受心神的支配，因而舌体运动是否灵活自如，语言是否清晰，与神志密切相关。故舌可以反映心、神的病变。

舌为脾之外候，足太阴脾经连舌本、散舌下，舌居口中司味觉。《灵枢·脉度》曰：“脾气通于口，脾和则口能知五谷矣。”故曰脾开窍于口。中医学认为，舌苔是由胃气熏蒸谷气上承于舌面而成，与脾胃运化功能相应。正如章虚谷所说：“脾胃为中土，邪入胃则生苔，如地上生草也。”舌体赖气血充养，所以舌象能反映气血的盛衰，而与脾主运化、化生气血的功能直接相关。

此外，肝藏血、主筋，足厥阴肝经络舌本；肾藏精，足少阴肾经循喉咙，夹舌本；足太阳膀胱经筋结于舌本；肺系上达咽喉，与舌根相连。其他脏腑组织，由经络沟通，也直接或间接与舌产生联系，因而脏腑一旦发生病变，舌象也会出现相应的变化。所以，舌可以作为观察体内脏腑气血盛衰变化的窗口。

（二）舌面的脏腑分候

脏腑的病变反映于舌面，具有一定的分布规律。对此古代医籍有不同的划分记载，具体划分方法有三种。

以五脏来划分，各家学说略有不同，但比较一致的观点是，舌尖属心肺，舌边属肝胆，舌中属脾胃，舌根属肾。

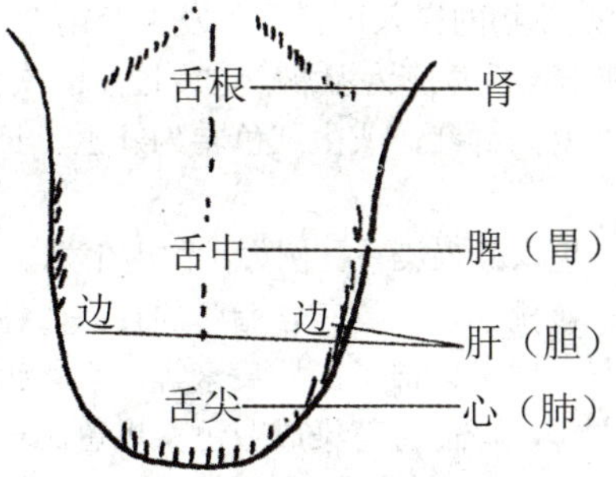

以胃经来划分，舌尖属上脘，舌中属中脘，舌根属下脘。此法适用于胃病的诊断。

以三焦来划分，舌尖属上焦（心肺），舌中属中焦（脾胃），舌根属下焦（肝肾）。此法适用于温热病的诊断。

上述舌面分布理论，说明内脏病变在舌象变化方面有一定的规律，是历代医家临床经验的总结，具有一定的参考价值，但不可过于机械与拘泥，应四诊合参，结合全身其他症状，综合分析。

（三）气血津液充养于舌

舌为血脉丰富的肌性器官，有赖气血的需养和津液的滋润。舌体的形质和舌色，与气血的盛衰和运行状态有关；舌苔和舌体的润燥与津液的盈亏有关。舌下肉阜部有金津、玉液，中医学认为，唾为肾液、涎为脾液，皆为津液的一部分，其生成、输布离不开脏腑功能，尤其与肾、脾胃等脏腑密切相关，所以通过观察舌体的润燥，可判断体内津液的盈亏及病邪性质的寒热。

三、舌诊的方法和注意事项

（一）舌诊的方法

望舌时，医者姿势可略高于患者，以便俯视口舌部位。患者可以采用坐位或仰卧位，头略扬起，尽量张口，自然地将舌伸出口外，舌体放松，舌尖略向下，舌面平展，使舌体充分暴露。望舌的顺序是先看舌尖，再看舌中、舌边，最后看舌根部。由于舌质的颜色易变，伸舌较久则随血脉的运行变化而使舌质色泽失真，而舌苔覆盖于舌体上，一般不会随观察的久暂而变化，因而望舌应当先看舌质，再看舌苔。然后根据舌质、舌苔的基本特征，分项察看。望舌质，主要观察舌质的颜色、光泽、形状及动态等；察舌苔，重点观察舌苔的有无、色泽、质地及分布状态等。在望舌过程中，既要迅速敏捷，又要全面准确，尽量缩短患者伸舌的时间，以免口舌疲劳。若一次望舌判断不准，可让患者休息片刻后，再重新望舌。根据临床需要，还可察看舌下络脉。

舌诊以望诊为主，为了使诊断更加准确，必要时还须结合闻诊、问诊和扪摸揩刮等方法进行全面诊察。如《舌鉴辨正》中提出用刮舌验苔的方法进行舌诊，认为副去浮苔，观察苔底是辨舌的一个重要方面。刮舌可用消毒压舌板的边缘，以适中的力量，在舌面上由舌根向舌尖刮三五次。若刮之不去或刮而留有污质，多为里有实邪；刮之即去，舌体明净光滑者，多为虚证。如需揩舌，可用消毒棉签蘸少许清水在舌面上揩抹数次。这两种方法可用于鉴别舌苔有根无根以及是否属于染苔。此外，还可以询问舌上味觉的情况，舌体是否有疼痛、麻木、灼辣等异常感觉，舌体运动是否灵活等，以协助诊断。

（二）舌诊的注意事项

为了使舌诊所获得的信息准确，必须注意排除各种操作因素所造成的虚假舌象。望舌时应注意以下几点：

1. 光线的影响 光线的强弱与色调，对颜色的影响极大，常常会使望诊者对同一颜色产生不同的感觉，稍有疏忽易产生错觉。正如《辨舌指南》所说："灯下看黄苔，每成白色，然则舌虽可凭，而亦未尽可凭，非细心审察，亦难免于误治矣。"

望舌以白天充足而柔和的自然光线为佳，如在夜间或暗处，用白色日光灯为好，光线要直接照射到舌面，避免有色光源对舌色的影响。

2. 饮食或药品的影响 饮食及药物的摄入可使舌象发生变化。如进食之后，由于食物的反复摩擦，使舌苔由厚变薄；饮水后，可使干燥舌苔变为湿润。过冷过热的饮食及刺激性食物可使舌色发生改变，如刚进辛热食物，舌色可由淡红变为鲜红，或由红色转为绛色。长期服用某些抗生素，可产生黑腻苔或霉腐苔。

某些食物或药物会使舌苔染色，称为染苔。例如，饮用牛奶、豆浆、钡剂、椰汁等可使舌苔变白、变厚；食用花生、瓜子、豆类、核桃、杏仁等富含脂肪的食品，往往在短时间可使舌面附着黄白色渣滓，易与腐腻苔相混；食用蛋黄、橘子、柿子、核黄素等，可将舌苔染成黄色；各种黑褐色食品、药品，或吃橄榄、酸梅，长期吸烟等，可使舌苔染成灰色、黑色。一般染苔多在短时间内自然退去，或经揩舌除去，多不会均匀附着于舌面，且与病情亦不相符。如有疑问时，可询问饮食、服药等情况进行鉴别，慎勿误认。

3. 口腔对舌象的影响 牙齿残缺，可造成同侧舌苔偏厚；镶牙、牙床不规整，可以使舌边留有齿痕；睡觉时张口呼吸，可以使舌苔增厚、干燥等。这些因素所致的舌象异常，不能作为病理征象，临床上应仔细鉴别，以免误诊。

4. 伸舌姿势的影响 伸舌时舌体蜷缩，或过分用力，或伸舌时间过长，会影响舌体血液运行而引起舌色改变，或导致舌苔紧凑变样，或舌苔干湿度发生变化。

四、舌诊的内容和正常舌象

（一）舌诊的内容

舌诊的内容主要包括望舌质和望舌苔两方面。舌质，即舌体，是舌的肌肉脉络组织，为脏腑气血之所荣。望舌质包括舌的神、色、形、态四方面，以察脏腑的虚实，气血的盛衰。舌苔是指舌面上附着的一层苔状物，是胃气上蒸所生。望舌苔包括诊察苔质和苔色两方面，以察病位的浅深、病邪的性质、邪正的消长。舌诊时，必须全面观察舌质与舌苔，综合分析，才能作出正确诊断。

（二）正常舌象

淡红舌，薄白苔舌色淡红鲜明，舌质滋润，舌体大小适中、柔软灵活；舌苔均匀薄白而润胃气旺盛，气血津液充盈，脏腑功能正常。

（三）舌象的生理性变异

年龄性别因素；体质禀赋因素；气候环境因素。

五、望舌质

（一）望舌神（中医、中西医助理医师均不考）

1. 荣舌

【舌象特征】舌质荣润红活，有生气，有光彩，舌体活动自如，故谓舌之有神。

【临床意义】为气血充盛的表现，常见于健康人。在病中，虽病也是善候。

【机理分析】气血旺盛，气帅血液上荣于舌，故而荣润红活。

2. 枯舌

【舌象特征】舌质干枯死板，毫无生气，失去光泽或活动不灵，故谓舌之无神。

【临床意义】为气血衰败的征象。病见枯舌，多属危重病证，是为恶候。

【机理分析】脏腑气血败坏，不能荣润舌体，故而晦暗干枯死板。

（二）望舌色

1. 淡红舌

【舌象特征】舌色淡红润泽。

【临床意义】常见于健康人；外感病见之，多属表证；内伤杂病见之，多病轻。

【机理分析】红为血之色，明润光泽为胃气之华。淡红舌则说明心血充足、胃气旺盛。健康之人，气血调和，故舌见淡红。

外感表证初起，病情轻浅，邪尚未伤及气血、脏腑，故舌色仍见淡红。内伤杂病中，若舌色淡红明润，表明阴阳平和，气血未损，病情尚轻，或为疾病转愈之佳兆。

2. 淡白舌

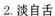

【舌象特征】比正常舌色浅淡。舌色白而几无血色者，称为枯白舌。

【临床意义】主气血两虚、阳虚。枯白舌主亡血夺气。

【机理分析】气血亏虚，血不荣舌，或阳气虚衰，运血无力，不能温运血液上荣于舌，致舌色浅淡。若淡白光莹，舌体瘦薄，属气血两虚；若淡白湿润，舌体胖嫩，多属阳虚水湿内停。亡血夺气，病情危重，舌无血气充养，则显枯白无华。

3. 红舌

【舌象特征】比正常舌色红，或呈鲜红色。

【临床意义】主热证。

舌鲜红而起芒刺，或兼黄厚苔，多属实热证。鲜红而少苔，或有裂纹，或红光无苔，为虚热证。舌尖红，多为心火上炎；舌两边红，多为肝经有热。

【机理分析】由于血得热则循行加速，舌体脉络充盈，故舌质鲜红。

4. 绛舌

【舌象特征】较红舌颜色更深，或略带暗红色。

【临床意义】主热盛证。

【机理分析】绛舌多由红舌进一步发展而成。其形成的原因是热入营血，气血沸涌，耗伤营阴，血液浓缩；或虚火旺盛，上炎于舌络，血络充盈，故舌呈绛色。

舌绛有苔，多属温热病热入营血，或脏腑内热炽盛。绛色愈深，热邪愈甚。

舌绛少苔或无苔，或有裂纹，多属久病阴虚火旺，或热病后期阴液耗损。

5. 青紫舌

【舌象特征】全舌淡紫而无红色，称为青舌，有古籍谓之水牛舌。深而色暗，称为紫舌。其中，舌淡而泛现青紫者，为淡紫舌；舌红而泛现紫色者，为紫红舌；舌绛而泛现紫色者，为紫舌；舌体局部出现紫色斑点，大小不等，称为紫斑或紫点。

【临床意义】主气血瘀滞。

【机理分析】由于气血运行不畅，故舌见青紫。青紫舌多由淡白舌或红绛舌发展而成，故其主病即是在淡白舌或红绛舌基础上出现气血运行不畅的病理改变。

全舌青紫者，其病多是全身性血行瘀滞；舌有紫色斑点者，可能是瘀血阻滞于某局部，或局部血络损伤所致，故常称之为“瘀斑”或“瘀点”。

舌色淡红中泛现青紫者，多因肺气壅滞，或肝郁血塞，或气虚无力推动血液运行，血流缓慢所致；亦可见于先天性心脏病，或某些药物、食物中毒等。

淡紫舌多由淡白舌转变而成，其舌淡紫而湿润。可由阴寒内盛，阳气被过，血行凝滞，或阳气虚衰，气血运行不畅，血脉瘀滞所致。

紫红舌、绛紫舌多为红绛舌的进一步发展，其舌紫红、蜂紫而干枯少津。为热毒炽盛，内入营血，营阴受灼，津液耗损，气血壅滞所致。

（三）望舌形

1. 老、嫩舌

【舌象特征】舌质纹理粗糙或皱缩，形色坚敛苍老者，舌色较暗者，为苍老舌；舌质纹理细腻，形色浮胖娇嫩，舌色浅淡者，为娇嫩舌。

【临床意义】老舌多主实证；嫩舌多主虚证。

【机理分析】舌质老、嫩是疾病虚实的标志之一。实邪亢盛，充斥体内，而正气未衰，邪正交争，邪气壅滞于上，故舌质苍老。气血不足，舌体脉络不充，或阳气亏虚，运血无力，寒湿内生，以致舌嫩色淡白。

2. 胖、瘦舌

【舌象特征】胖舌有胖大、肿胀之分。舌体比正常舌大而厚，伸舌满口，称为胖大舌；舌体肿大满嘴，甚至不能闭口，伸出则难以缩回，称为肿胀舌。舌体比正常舌瘦小而薄，称为瘦薄舌。

【临床意义】胖大舌多主水湿、痰饮内停；肿胀舌多主湿热、热毒上；瘦薄舌多主气血两虚、阴虚火旺。

【机理分析】舌淡胖大者，多为脾肾阳虚，津液输布障碍，水湿之邪停滞于体内的表现。舌红胖大者，多属脾胃湿热或痰热相搏，湿热痰饮上泛所致。舌肿胀色红绛，其成因主要有：心脾热盛，热毒上壅；或素嗜饮酒，又病温热，邪热夹酒毒上壅；或因中毒导致血液瘀滞。此外，先天性舌血管瘤患者，可因舌局部血络郁闭，呈现青紫肿胀者。

瘦薄舌总由气血阴液不足，不能充盈舌体，舌失濡养所致。舌体瘦薄而色淡者，多是气血两虚；舌体瘦薄红绛，舌干少苔或无苔者，多见于阴虚火旺。

3. 点、刺舌

【舌象特征】点，指突起于舌面的红色、白色或黑色星点。大者为星，称红星舌；小者为点，称红点舌。刺，指舌乳头突起如刺，摸之棘手的红色或黄黑色点刺，称为芒刺舌。点和刺相似，时常并见，故可合称点刺舌。点刺多见于舌的边尖部分。

【临床意义】主脏腑热极，或血分热盛。

【机理分析】点，是由蕈状乳头增生，数目增多，充血肿大而形成。刺，是蕈状乳头增大高突，形成尖峰，形如芒刺。舌生点刺是邪热炽盛，充斥舌络所致。一般点刺愈多，邪热愈甚。

观察点刺的颜色，可以判断气血运行情况及病情的轻重。例如，舌红而生芒刺，多为气分热盛；点刺色鲜红，多为血热内盛，或阴虚火旺；点刺色绛紫，为热入营血而气血壅滞。

根据点刺出现的部位，一般可区分热在何脏，如舌尖生点刺，多为心火亢盛；舌边有点刺，多属肝胆火盛；舌中生点刺，多为胃肠热盛。

4. 裂纹舌

【舌象特征】舌面上出现各种形状的裂纹、裂沟，深浅不一，多少不等。舌上裂纹可见于全舌，亦可见于舌前部或舌尖、舌边等处，裂纹可呈现“人”“川”“爻”等形状，严重者可如脑回状、辐射状、卵石状，或如刀割、剪碎一样。

【临床意义】主阴血亏虚、脾虚湿侵。

【机理分析】舌红绛而有裂纹，多属热盛伤阴。因邪热内盛，阴液大伤，或阴虚液损，使舌体失于濡润，舌面萎缩所致。

舌淡白而有裂纹，多为血虚不润。因血虚不能上荣于舌，舌体失养，故见裂纹。

舌淡白胖嫩，边有齿痕又兼见裂纹者，则多属脾虚湿侵。因脾失健运，湿邪内侵，则舌胖嫩有齿痕；精微不能上输濡养舌体，则舌淡而见裂纹。

若生来舌面上就有较浅的裂沟、裂纹，裂纹中一般有若覆盖，且无不适感觉者，称为先天性舌裂，应与病理性裂纹加以鉴别。

5. 齿痕舌

【舌象特征】舌体边缘有牙齿压迫的痕迹，又称齿印舌。

【临床意义】主脾虚、湿盛证。

【机理分析】舌边有齿痕，多因舌体胖大而受牙齿挤压所致，故多与胖大舌同见。亦有舌体不大而呈现齿痕者，是舌质较嫩的齿痕舌。

舌淡胖大而润，舌边有齿痕者，多属寒湿盛，或阳虚水湿内停；舌质淡红而舌边有齿痕者，多为脾虚或气虚；舌红而肿胀满口，舌有齿痕者，为内有湿热痰浊壅滞。

舌淡红而嫩，舌体不大而边有轻微齿痕者，可为先天性齿痕舌，病中见之示病情较轻，多见于小儿或气血不足者。

（四）望舌态

1. 痿软舌

【舌象特征】舌体软弱，无力伸缩，痿废不用。

【临床意义】主气血俱虚、阴亏已极。

【机理分析】痿软舌多因气血亏虚，阴液亏损，舌肌筋脉失养而废弛，致使舌体痿软。舌痿软而淡白无华者，多属于气血俱虚，多因慢性久病，气血虚衰，舌体失养所致。舌痿软而红绛少苔或无苔者，多见于外感病后期，热极伤阴，或内伤杂病，阴虚火旺所致。舌红干而渐痿者，乃肝肾阴亏，舌肌筋脉失养所致。

2. 强硬舌

【舌象特征】舌体板硬强直，失于柔和，屈伸不利，甚者语言謇涩。

【临床意义】主热入心包、热盛伤津、风痰阻络。

【机理分析】强硬舌多因外感热病，邪入心包，扰乱心神，致舌无主宰；或热盛伤津，筋脉失养，使舌体失其柔和之性，故见强硬；或肝风夹痰，风痰阻滞舌体脉络等，亦可使舌体强硬不灵。

舌强硬而色红绛少津者，多因邪热炽盛所致。舌体强硬、胖大兼厚腻苔者，多因风阻络所致。舌强语言謇涩，伴肢体麻木、眩晕者，多为中风先兆。

由于舌能调节发音，故强硬舌多兼见语言謇涩。

3. 歪斜舌

【舌象特征】伸舌时舌体偏向一侧，或左或右。

【临床意义】多见中风或中风先兆。

【机理分析】歪斜舌多因肝风内动，夹痰或夹瘀，痰瘀阻滞经络，使一侧舌肌弛缓，伸缩无力，导致伸舌时舌体向此侧偏斜。

4. 颤动舌

【舌象特征】舌体震颤抖动，不能自主。轻者仅伸舌时颤动；重者不伸舌时亦抖颤难宁。

【临床意义】多主肝风内动。

【机理分析】凡气血亏虚，使筋脉失于濡养而无力平稳伸展舌体；或因热极阴亏而动风、肝阳化风等，皆可出现舌颤动。

久病舌淡白而动者，多属血虚动风；新病舌绛而动者，多属热极生风；舌红少津而动者，多属阴虚动风、肝阳化风。另外，酒毒内蕴，亦可见舌体颤动。

5. 吐弄舌

【舌象特征】舌伸于口外，不即回缩者，称为吐舌；舌微露出口，立即收回，或舌舐口唇四周，掉动不停者，称为弄舌。

【临床意义】多主心脾有热。

【机理分析】心开窍于舌，脾开窍于口，心脾有热，故舌常伸于口外。吐舌可见于疫毒攻心，或正气已绝；弄舌多见于热甚动风先兆。吐弄舌亦可见于小儿智力发育不全。

6. 短缩舌

【舌象特征】舌体卷短、紧缩，不能伸长，甚者伸舌难于抵齿。

【临床意义】主寒凝、痰阻、血虚、津伤。

【机理分析】舌短缩，色淡白或青紫而湿润者，多属寒凝筋脉，舌脉挛缩；或气血俱虚，舌失充养，筋脉痿弱而显短缩。舌短缩而胖，苔滑腻者，多因脾虚不运，痰浊内蕴，经气阻滞所致。舌短缩而红绛干燥者，多因热盛伤津，筋脉挛急所致。总之，病中见舌短缩，是病情危重的表现。

此外，先天性舌系带过短，亦可显现出舌短缩，但无辨证意义，应与短缩舌鉴别。

六、望舌苔

（一）望苔质

1. 薄、厚苔

【舌象特征】舌苔的薄、厚以“见底”“不见底”作为标准。即透过舌苔能隐隐见到活质者，称为薄苔，又称见底苔；不能透过舌苔见到舌质者，称为厚苔，又称不见底苔。

【临床意义】主要反映邪正的盛衰和邪气的深浅。

薄，多见于疾病初起，病邪在表。厚苔多主邪盛入里，或内有痰饮食积。薄白苔为正常舌苔的表现之一。

【机理分析】舌苔薄白而均匀，或中部稍厚，干湿适中，此为正常舌苔，提示胃有生发之气。若在病中，说明病情轻浅，未伤胃气。厚苔是由胃气兼夹湿浊、痰浊、食浊等熏蒸，积滞舌面所致。说明疾病在里，病情较重。

舌苔的厚薄变化，称为舌苔的消长。舌苔由薄转厚，为舌苔长，提示邪气渐盛，或表邪入里，为病进；舌苔由厚转薄，为舌苔消，提示正气胜邪，或内邪消散外达，为病退的征象。

舌苔的厚薄转化，一般是渐变的过程，如薄苔突然增厚，提示邪气极盛，迅速入里；苔骤然消退，舌上无新生舌苔，为正不胜邪，或胃气暴绝。

2. 润、燥苔

【舌象特征】舌苔润泽有津，干湿适中，称为润苔；舌面水分过多，扣之湿滑，甚者伸舌欲滴，称为滑苔；舌苔干燥，望之干枯，扪之无津，甚则舌苔干裂，称为燥苔；苔质颗粒粗糙如砂石，扪之糙手，称为糙苔。

【临床意义】主要反映津液的盈亏和输布情况。

【机理分析】润苔是正常舌苔的表现之一，是胃津、肾液上承，濡润舌面的表现。疾病过程中见润苔，提示体内津液未伤，如风寒表证、湿证初起、食滞、瘀血等均可见润苔。

滑苔为水湿之邪内聚的表现，主饮、水湿。因寒湿内侵，或阳气虚衰，不能运化水液，寒湿、痰饮内生，聚于舌面而成。

燥苔提示体内津液已伤。如邪热炽盛，大汗、吐调后，或过服温燥药物等，导致津液不足，舌苔失于濡润而干燥。亦有因痰饮、瘀血内阻，阳气被遏，津液输布障碍而不能上承舌面而见燥苔。

糙苔可由燥进一步发展而成。舌苔干结粗糙，津液全无，多见于热盛伤津之重证；苔质粗糙而不干者，多为秽浊之邪盘踞中焦。

舌苔由润变燥，表示热重津伤，或津失输布；舌苔由燥转润，主热退津复，或饮邪始化。

3. 腻、腐苔

【舌象特征】苔质颗粒细腻致密，融合成片，如涂有油腻之状，紧点舌面，揩之不去，刮之不脱，称为腻苔；苔质颗粒疏松，粗大而厚，形如豆腐渣堆积舌面，揩之易去，称为腐苔；若舌上黏厚一层，犹如疮脓，则称为脓腐苔。

【临床意义】皆主痰浊、食积；脓腐苔主内痈。

【机理分析】腻苔多由湿浊内蕴，阳气被遏，湿浊痰饮停聚舌面所致。舌苔厚腻，多为湿浊、痰饮、食积；舌若白不燥，自觉胸闷，多为脾虚湿困，阻滞气机；舌苔白腻而滑者，为痰浊、寒湿内阻，阳气被遏，气机阻滞；舌苔黏腻而厚，口中发甜，是脾胃湿热，邪聚上泛；舌苔黄腻而厚，为痰热、湿热、暑湿等邪内蕴，腑气不畅。

腐苔的形成，多因阳热有余，蒸腾胃中秽浊之邪上泛，聚积舌面，主食积胃肠，或痰浊内蕴。脓腐苔，多见于内痈或邪毒内结，是邪盛病重的表现。病中腐苔渐退，续生薄白新苔，为正气胜邪之象，是病邪消散；若腐苔脱落，不能续生新苔者，为病久胃气衰败，属于无根苔。

4. 剥（落）苔

【舌象特征】舌面本有舌苔，疾病过程中舌苔全部或部分脱落，脱落处光滑无苔。

根据舌苔剥脱的部位和范围大小不同，可分为以下几种：舌前半部苔剥脱者，称为前剥苔；舌中部苔剥脱者，称为中剥苔；舌根部苔剥脱者，称为根剥苔；舌苔多处剥脱，舌面仅斑驳残存少量舌苔者，称为花剥苔；舌苔不规则地剥脱，边缘凸起，界限清楚，形似地图，部位时有转移者，称为地图舌；舌苔全部剥脱，舌面光洁如镜者，称为镜面舌，又称光滑舌；舌苔剥脱处舌面不光滑，仍有新生苔质颗粒可见者，称为类剥替。

【临床意义】主胃气不足，胃阴损伤，或气血两虚。

【机理分析】剥（落）苔的形成，总因胃气匮乏，不得上照于舌，或胃阴损伤，不能上潮于舌所致。由于导致胃气、胃阴亏损的原因不同，损伤的程度亦有轻重，因而形成各种类型的剥脱苔。

舌红苔剥多为阴虚；舌淡苔剥或类剥苔，多为血虚或气血两虚；镜面舌色红绛者，为胃阴枯竭，胃乏生气之兆，属阴虚重证；舌面光洁如镜，甚则毫无血色者，主营血大虚，阳气虚衰，病重难治；舌苔部分脱落，未剥脱处仍有腻苔者，多为正气亏虚，痰浊未化，病情较为复杂。剥（落）苔的范围大小，多与气阴或气血不足程度有关。剥脱部位，多与舌面脏腑分属相应。地图舌以儿童多见，多与阴虚禀赋体质有关。

总之，观察舌苔的有无、消长及剥脱变化，不仅能测知胃气、胃阴的存亡，亦可反映邪正盛衰，判断疾病的预后。舌苔从全到剥，是胃的气阴不足，正气渐衰的表现；舌苔剥脱后，复生薄白之苔，为邪去正胜，胃气渐复之佳兆。

辨舌苔的剥落还应与先天性剥苔加以区别。先天性剥苔是生来就有的剥苔，其部位常在舌面中央人字界沟之前，呈菱形，多与先天因素有关。

5. 偏、全苔

【舌象特征】舌苔遍布舌面，称为全苔。舌苔半布，偏于前、后、左、右某一局部，称为偏苔。

【临床意义】病中见全苔，常主邪气散漫，多为湿痰中阻之征。舌苔偏于某处，常提示该处所候脏腑有邪气停聚。

【机理分析】舌苔偏于舌尖部，是邪气入里未深，而胃气却已先伤；舌苔偏于舌中舌根部，是外邪虽退，但胃滞依然；舌苔仅见于舌中，常是痰饮、食浊停滞中焦；舌苔偏于左或右，常提示肝胆湿热之类疾患。

偏苔应与剥苔鉴别。偏苔为舌苔前、后、左、右厚薄不均，而非剥苔之本来有苔而剥落，以致舌苔显示偏于某处。若因一侧牙齿脱落，摩擦减少而使该侧舌苔较厚者，亦与病理性偏苔有别。

6. 真、假苔

【舌象特征】舌苔坚敛着实，紧贴舌面，刮之难去，像从舌体上长出者，称为有根苔，此属真苔。若舌苔不着实，似浮涂舌上，刮之即去，不像舌上自生出来的，称为无根苔，即是假苔。

【临床意义】对辨别疾病的轻重、预后有重要意义。

【机理分析】判断舌苔真假，以有根无根为依据。真苔是胃气所生或胃气熏蒸食浊等邪气上聚于舌面而成，苔有根蒂，故舌苔与舌体不可分离。假苔是因胃气匮乏，不能续生新苔，而已生之旧苔逐渐脱离舌体，浮于舌面，故苔无根蒂，刮后无垢。

平人之正常苔，见薄苔有根，乃胃有生气。病之初期、中期，舌见真苔且厚，为邪气深重，正气亦盛，病属实证；久病见真苔，说明正气虽有损耗，但胃气尚存，预后较佳。无根之苔，无论厚薄，只要刮后舌面光滑，无生苔迹象，便是脾、胃、肾之气不能上潮，正气已衰竭。

舌面上浮一层厚苔，望似无根，刮后却见已有薄薄新苔者，是疾病向愈的善候。

（二）望苔色

苔色的变化主要有白苔、黄苔、灰黑苔三类，临床既可单独出现，亦可相兼出现。各种苔色变化需要参照苔质、舌色、舌形及舌态变化进行综合分析。

1. 白苔

【舌象特征】舌面上所附着的苔垢呈现白色。白苔有厚薄之分。苔白而薄，透过舌苔可看到舌体者，是薄白苔；苔白而厚，舌体被遮盖而无法透见者，是厚白苔。

【临床意义】为正常舌苔，亦主表证、寒证。

【机理分析】白苔为舌苔之本色，是最常见的苔色，其他苔色均可由白苔转化而成。苔薄白而润，可为正常舌象，或表证初起，或里证病轻，或阳虚内寒。苔薄白而滑，多为外感寒湿，或脾肾阳虚，水湿内停。苔薄白而干，多由外感风热或凉燥所致。

苔白厚腻，多为湿浊内停，或为痰饮、食积。

但在特殊情况下，白苔也主热证。如苔白如积粉，扪之不燥者，称为积粉苔，常见于瘟疫或内痈等病，系秽浊湿邪与热毒相结而成。苔白而燥裂，粗糙如砂石，提示燥热伤津，阴液亏损。

2. **黄苔**

【舌象特征】舌苔呈现黄色。根据苔黄的程度，有浅黄、深黄和焦黄之分。浅黄苔呈淡黄色，多由薄自苔转化而来；深黄苔色黄而深浓；焦黄苔是深黄色中夹有灰黑色苔。黄苔多分布于舌中，亦可布满全舌。黄苔常与红绛舌同时出现。

【临床意义】主热证、里证。

【机理分析】邪热熏灼于舌，故苔呈黄色。一般情况下，苔色愈黄，说明热邪愈甚，浅黄苔为热轻，深黄苔为热重，焦黄苔为热结。

舌苔由白转黄，或呈黄白相兼，多为外感表证处于化热入里，表里相兼阶段。薄黄苔提示热势轻浅，多见于风热表证，或风寒化热入里之初。

苔淡黄而润滑多津者，称为黄滑苔，多为寒湿、痰饮聚久化热；或为气血亏虚，复感湿热之邪所致。

苔黄而干燥，甚至苔干而硬，颗粒粗大，扪之糙手者，称为黄糙苔；苔黄而干涩，中有裂纹如花瓣状，称为黄瓣苔；黄黑相兼而干焦，称为焦黄苔。以上诸苔均主邪热伤津，燥结腑实之证。黄苔而质腻者，称为黄苔，主湿热或痰热内蕴，或为食积化腐。

根据苔黄出现的部位，还可分辨邪热所在病位：舌尖苔黄，为热在上焦；舌中苔黄，为热在胃肠；舌根苔黄，为热在下焦。

3. **灰黑苔**

【舌象特征】替色浅黑，称为灰苔；黑苔较灰苔色深，多由灰苔或焦黄苔发展而来。灰苔与黑苔只是颜色浅深差别，故常并称为灰黑苔。灰黑替的分布，在人字界沟附近苔黑较深，越近舌尖，灰黑色渐浅。灰黑苔多由白苔或黄苔转化而成，多在疾病持续一定时日发展到相当程度后才出现。

【临床意义】主阴寒内盛，或里热炽盛等。

【机理分析】灰黑苔可见于热性病中，亦可见于塞湿病中，但无论寒、热均属重证，黑色越深，病情越重。但亦有苔灰黑而无明显症状者，如吸烟过多者，是为染苔。

苔质的润燥是辨别灰黑苔寒热属性的重要指征。在寒湿病中出现灰黑苔，多由白苔转化而成，其舌苔灰黑必湿润多津；在热性病中出现，多由黄苔转变而成，其舌苔灰黑必干燥无津液。

舌边、舌尖部呈白腻苔，而舌中、舌根部出现灰黑苔，舌面湿润，多为阳虚寒湿内盛，或痰饮内停。舌边、舌尖见黄腻苔，而舌中为灰黑苔，多为湿热内蕴，日久不化所致。自苔焦黑干燥，舌质干裂起刺者，无论外感或内伤，均为热极津枯之证。苔黑褐色或如有霉斑者，为霉酱苔，多由胃肠素有湿浊素食，积久化热，熏蒸秽浊上泛舌面所致，亦可见于湿热夹痰的病证。

七、望舌下络脉（中医、中西医助理医师均不考）

脉络短而细，色偏淡多气血不足，脉络曲张如紫色珠子状大小不等的结节等改变皆为血瘀的征象。

八、舌象分析要点及舌诊的临床意义

（一）舌象分析要点

1. **察舌的神气和胃气**

（1）舌之神气　舌神是全身神气表现的一部分。无论舌象如何变化，通过观察舌神的有无，可把握体内气血、津液的盈亏，脏腑的盛衰及疾病转归之凶吉等基本情况。荣舌为有神之，说明明阳气血精神皆足，生机乃旺，虽病也是善候、预后较好；枯舌为无神之舌，说明阴阳气血精神皆衰，生机已微，预后较差。

（2）舌之胃气　胃气的盛衰，可从舌苔的生长及是否有根表现出来。舌苔薄白均匀，或舌苔虽厚，刮之仍有苔迹，或脱落后复生新苔以及舌苔有根，均提示胃气充足。舌苔似有似无，或浮而无根，刮之即去，光滑如镜，则提示胃气衰败，是无胃气的征象。

2. **舌质和舌苔的综合判断**　舌苔和舌质的变化，所反映的生理病理意义各有侧重。一般认为，舌质颜色、形态主要反映脏腑气血津液的情况；舌苔的变化，主要与感受病邪和病证的性质有关。所以，察舌质可以了解脏腑虚实、气血津液的盛衰；察舌苔重在辨别病邪的性质、邪正的消长及胃气的存亡。

临床常见舌象及临床意义简表

舌象		简称	临床意义
舌质	舌苔		
淡红	薄白	淡红舌，薄白苔	健康人；风寒表证；病势轻浅
	白苔	舌尖红，白苔	风热表证；心火亢盛
	白似积粉	淡红舌，积粉苔	瘟疫初起；或有内痈
	白腐	淡红舌，白腐苔	痰食内停；胃浊蕴热
	黄白相兼	淡红舌，黄白苔	外感表证将要传里化热
	白腻而厚	淡红色，白厚腻苔	湿浊痰饮内停；食积胃肠；寒湿痹证
	薄黄	淡红舌，薄黄苔	里热轻证；风热表证
	黄干少津	淡红舌，黄干苔	里热伤津化燥
	黄腻	淡红舌，黄腻苔	里有湿热；痰热内蕴；食积化热
	灰黑湿润	淡红舌，灰黑润苔	寒证；阳虚
鲜红	白而干燥	红舌，白干苔	邪热入里伤津
	白而浮垢	红舌，白垢苔	正气亏虚；湿热未净
	白黏	红舌，白黏苔	里热夹痰湿；阴虚兼痰湿
	薄黄少津	红舌，薄黄干苔	里热证，津液已伤
	厚黄少津	红舌，厚黄干苔	气分热盛，阴液耗损
	黄腻	红舌，黄腻苔	湿热内蕴；痰热互结
	黑而干燥	红瘦舌，黑干苔	津枯血燥
绛红	焦黄干燥	绛舌，焦黄苔	邪热深重；胃肠热结
	黑而干燥	绛舌，黑干苔	热极伤阴
	无苔	绛舌，无苔	热入血分；阴虚火旺
青紫	黄燥	紫舌，黄燥苔	热极津枯
	焦黑而干	紫舌，苔黑干焦	热毒深重，津液大伤
	白润	青舌，白润苔	阳衰寒盛；气血凝滞
淡白	无苔	淡白舌，无苔	久病阳衰；气血俱虚
	透明	淡白舌，无苔	脾胃虚寒
	边薄白中无	淡白舌，中剥苔	气血两虚；胃阴不足
	白	淡白舌，白苔	阳气不足；气血虚弱
	白腻	淡白舌，白腻苔	脾胃虚弱，痰湿停聚
	灰黑润滑	淡白舌，黑润苔	阳虚内寒；痰湿内停

（1）舌苔或舌质单方面异常，意味着病情尚属单纯

淡红舌而伴有干、厚、腻、滑、剥等苔质变化，或苔色出现黄、灰、黑等异常时，提示病邪性质、病程长短、病位深浅、病邪盛衰和消长等方面的情况，正气尚未明显损伤，临床治疗时应以祛邪为主。

舌苔薄白而出现舌质老嫩，舌体胖瘦或舌色红绛、淡白、青紫等变化时，反映脏腑功能强弱，或气血、津液的盈亏以及运行的畅滞，或为病邪损及营血的程度等，临床治疗应着重于调整阴阳，调和气血，扶正祛邪。

（2）舌质和舌苔均出现异常

舌苔和舌体变化一致：病机相同，所主病证一致，说明病变比较单纯。舌质红，舌苔黄而干燥，主实热证；舌体红绛而有裂纹，舌苔焦黄干燥，多主热极津伤；青紫舌与白腻苔并见，提示气血瘀阻，痰湿内阻。

舌苔和舌体变化不一致：病因病机复杂，对二者的病因病机及相互关系综合分析。淡白舌黄腻苔者：舌淡白多主虚寒，苔黄腻又常为湿热之征，脾胃虚寒而感受湿热之邪可见上述之舌象，表明本虚标实，寒热夹杂。红绛舌白滑腻苔：舌色红绛属内热盛，而白滑腻苔又常见于寒湿内阻，分析可能是由于外感热病，营分有热，故舌色红绛，但气分有湿则苔白滑而腻；又有素体阴虚火旺，复感寒湿之邪或饮食积滞，亦可见红绛舌白滑腻苔。所以当舌苔和舌体变化不一致时，往往提示体内存在两种或

两种以上的病理变化，病情一般比较复杂。

3. 舌象的动态分析 观察舌象的动态改变，可以了解疾病的进退、顺逆。外感病：舌苔由薄变厚表明邪由表入里；舌苔由白转黄，为病邪化热；舌色转红，舌苔干燥为邪热充斥，气营两燔。舌苔剥落，舌质红绛为热入营血，气阴俱伤。

内伤杂病：舌象亦会产生一定的变化规律，如中风病人舌色淡红，舌苔薄白，表示病情较轻，预后良好；如舌色由淡红转红，转暗红、红绛、紫暗，舌苔黄腻或焦黑，或舌下络脉怒张，表明风痰化热，瘀血阻滞。反之，舌色由暗红、紫暗转为淡红，舌苔渐化，多提示病情趋向稳定好转。

（二）舌诊的临床意义

舌象变化能较客观地反映病情，故对临床辨证、立法、处方、用药以及判断疾病转归，分析病情预后，都有十分重要的意义。

1. 分辨病位浅深 病邪轻、浅多见舌苔变化，而病情深、重可见舌苔舌体同时变化。以外感温热病而言，其病位可划分为卫、气、营、血四个层次。邪在卫分，则舌苔薄白；邪入气分，舌苔白厚而干或见黄苔，舌色红；舌绛则为邪入营分；舌色深红、紫绛或紫暗，舌枯少苔或无苔为邪入血分。说明不同的舌象提示病位浅深不同。

2. 区别病邪性质 不同的病邪致病，舌象特征亦各异。如外感风寒，苔多薄白；外感风热苔多薄黄。寒湿为病，舌淡而苔白滑；痰饮、湿浊、食滞或外感秽浊之气，均可见舌苔厚腻；燥热为病，则舌红苔燥；瘀血内阻，舌紫暗或有瘀点等。风、寒、热、燥、湿、痰、瘀、食等诸种病因，大多可从舌象上加以辨别。

3. 判断邪正盛衰 气血充盛则舌色淡红而润；气血不足则舌色淡白；气滞血瘀则舌色青紫或舌下络脉怒张。津液充足则舌质舌苔滋润；津液不足则舌干苔燥。舌苔有根，表明胃气旺盛；舌苔无根或光剥无苔，表明胃气衰败等。

4. 分析病势进退 病情发展的进退趋势，可从舌象上反映出来。从舌苔上看，舌苔由薄转厚，由白转黄，由黄转焦黑色，苔质由润转燥，提示热邪由轻变重、由表及里、津液耗损；反之，苔由厚变薄，由黄转白，由燥变润，为邪热渐退，津液复生，病情向好的趋势转变。舌苔突然剥落，舌面光滑无苔，为邪盛正衰，胃气、胃阴暴绝；薄苔突然增厚，是病邪急剧入里的表现。从舌质观察，舌色淡红转红、绛，甚至转为绛紫，或舌上起刺，是邪热深入营血，有伤阴、血瘀之势；舌色由淡红转为淡白、淡青紫，或舌胖嫩湿润，则阳气受伤，阴寒渐盛，病邪由表入里，由轻转重，由单纯变复杂，病势在进展。

5. 推测病情预后 舌荣有神，舌面薄苔，舌态正常者为邪气未盛，正气未伤之象，预后较好。舌质枯晦，舌苔无根，舌态异常者为正气亏损，胃气衰败，病情多凶险。

第四节　望小儿食指络脉

一、望小儿食指络脉的原理及意义

因食指掌侧前缘络脉为寸口脉的分支（其支者，从腕后直出循次指内廉，出其端），与寸口脉同属手太阴肺经，故望小儿指纹与诊寸口脉意义相同，可以诊察体内的病变。加之 3 岁以内的小儿寸口脉位短小，切脉时只能“一指定三关”，诊脉时又常哭闹，气血先乱，使脉象失真，从而影响诊脉的准确性。而小儿皮肤较薄嫩，食指络脉易于观察，望指纹较之诊脉更为方便易行，故常以此作为一种辅助诊断方法，弥补小儿脉诊的不足。

二、望小儿食指络脉的方法

诊察小儿指纹时，可抱小儿面向光亮，医生用左手拇指和食指握住小儿食指末端，再以右手拇指的侧缘在小儿食指掌侧前缘从指尖向指根部轻推几次，用力要适中，使络脉显露，便于观察。

三、小儿食指正常络脉

小儿食指按指节分为三关。食指第一节，即掌指横纹至第二节横纹之间，为风关；第二节，即第二节横纹至第三节横纹之间，为气关；第三节，即第三节横纹至指端，为命关。

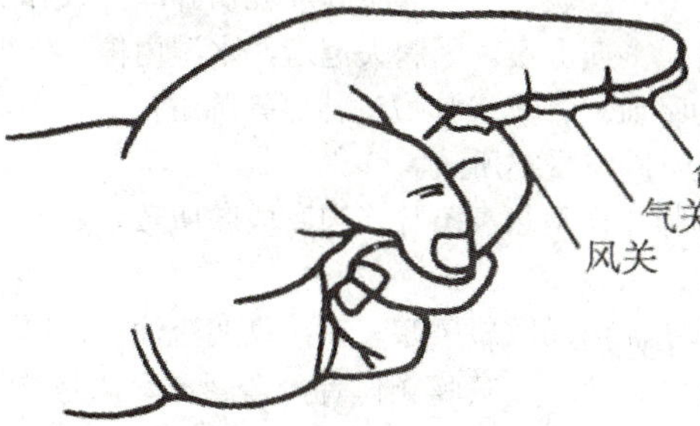

1. 正常络脉特点 小儿正常食指指纹在掌侧前缘，纹色浅红，红黄相间，络脉隐隐显露于风关之内，粗细适中。

2. 影响因素 年幼儿络脉显露而较长；年长儿络脉不显而略短。皮肤薄嫩者，络脉较显而易见；皮肤较厚者，络脉常模糊不显。肥胖儿络脉较深而不显；体瘦儿络脉较浅而易显。天热脉络扩张，指纹增粗变长；天冷脉络收缩，指纹变细缩短。因此，望诊时要排除相关影响。

四、小儿食指病理络脉

对小儿病理络脉的观察，应注意其深浅、颜色、形态和长短四方面的变化，其要点可概括为浮沉分表里，红紫辨寒热，淡滞定虚实，三关测轻重。

1. 浮沉分表里 指纹浮而显露，为病邪在表，见于外感表证。因外邪袭表，正气抗争，鼓舞气血趋向于表，故指纹浮显。

指纹沉隐不显，为病邪在里，见于内伤里证。因邪气内困，阻滞气血难于外达，故指纹沉隐。

2. 红紫辨寒热 指纹色鲜红，主外感风寒表证。因风寒外袭，邪正相争，气血趋向于表，故指纹浮显易见而纹色偏红。

指纹紫红，主内热证，因热盛血涌，气血壅滞脉络，故纹色紫红。

另外，病理指纹颜色变化还常见青、淡白、紫黑等，其主病分别为：指纹色青，主疼痛惊风，因痛则不通，或肝风内动，脉络郁滞，以致气血运行不畅，故纹色变青紫；指纹淡白，主脾虚、疳积，因脾胃虚弱，气血生化不足，无以充养脉络，故纹色淡白；指纹色紫黑，为血络郁闭，多属病危之象，因邪气壅盛，郁闭心脉，或心肺气衰，脉络瘀阻，故见紫黑。总的来讲，指纹色浅淡者，多属虚证；指纹色深暗者，多属实证。故《四诊抉微・三关脉纹主病歌》有云：“紫热红伤寒，青惊白是疳，黑时因中恶，黄即困脾端。”

3. 淡滞定虚实 指纹浅淡而纤细者，多属虚证，因气血不足，脉络不充所致。指纹浓滞而增粗者，多属实证，因邪正相争，气血壅滞所致。

4. 三关测轻重 根据络脉在食指三关出现的部位，可以测定邪气的浅深，病情的轻重。指纹显于风关，是邪气入络，邪浅病轻，可见于外感初起。指纹达于气关，是邪气入经，邪深病重。指纹达于命关，是邪人脏腑，病情严重。指纹直达指端，称为“透关射甲”，提示病情凶险，预后不良。

望小儿食指络脉，对儿科疾病的诊断虽然有重要作用，但临床运用时，还需要结合其他诊法和具体病情进行分析，才能作出正确的结论。

第五节 望排出物

一、望痰

痰白质清稀者，多属寒痰。因寒邪阻肺，津凝不化，聚而为痰，或脾阳不足，湿聚为痰，上犯于肺所致。

痰黄质黏稠，甚则结块者，多属热痰。因邪热犯肺，煎津为痰，痰聚于肺所致。

痰少而质黏，难于咯出者，多属燥痰。因燥邪犯肺，耗伤肺津，或肺阴虚津亏，清肃失职所致。

痰白质滑量多，易于咯出者，多属湿痰。因脾失健运，水湿内停，湿聚为痰，上犯于肺所致。

痰中带血，色鲜红者，称为咯血。常见于肺痨、肺癌等肺脏疾病，多因肺阴亏虚和肝火犯肺，火热灼伤肺络，或痰热、邪毒壅阻，肺络受损所致。

咯吐脓血痰，味腥臭者，为肺痈，是热毒蕴肺，肉腐成脓所致。

二、望涕

新病流涕多属外感表证，鼻塞流清涕，属风寒表证；鼻塞流浊涕，属风热表证。

反复阵发性清涕，量多如注，伴鼻痒、喷嚏频作者，多属鼻鼽，是肺气虚，卫表不固，风寒乘虚侵入所致。

久流浊涕，质稠、量多、气腥臭者，多为鼻渊，是湿热蕴阻所致。

三、望唾

口流清涎量多者，多属脾胃虚寒。因脾胃阳虚，气不化津所致。

口中时吐黏涎者，多属脾胃湿热。为湿热困阻中焦，脾失运化，湿浊上泛所致。小儿口角流涎，涎渍颐下，病名曰滞颐。多由脾虚不能摄津所致，亦可见于胃热虫积。

睡中流涎者，多为胃中有热或宿食内停，痰热内蕴。

时时吐唾，多因胃中虚冷，肾阳不足，水液上泛所致；胃有宿食，或湿邪留滞，唾液随胃气上逆而溢于口，也见多唾。

四、望呕吐物（中医、中西医助理医师均不考）

呕吐物清稀无酸臭，多属寒呕。因脾胃阳虚，腐熟无力，或寒邪犯胃，损伤胃阳，水饮内停，使胃失和降所致。

呕吐物秽浊有酸臭味，多属热呕。多因邪热犯胃，胃失和降，邪热蒸腐胃中饮食，则吐物酸臭。

呕吐清水痰涎，胃有振水声，口干不饮者，为痰饮。因脾失健运，水饮内停，胃失和降所致。

呕吐不消化、气味酸腐的食物，多属伤食。因暴饮暴食，损伤脾胃，食积不化，胃气上逆，推邪外出所致。

呕吐黄绿苦水，多属肝胆湿热或郁热。

吐血，色暗红或紫暗有块，夹有食物残渣者，属胃有积热，或肝火犯胃，或胃腑血瘀所致。

望排出物除了上述内容之外，还包括望二便、望经带等，但在临床上这些通常是通过询问患者来加以了解，故二便、经带等情况将在问诊中结合相关内容进行阐述。

第三单元 闻 诊

第一节 听声音

一、正常声音

正常声音是指人在正常生理状态下发出的声音，又称“常声”。正常声音具有发声自然、声调和畅、语言流畅、应答自如、言与意符等特点。此为气血充盈，发音器官和脏腑功能正常的表现。

二、病变声音

（一）发声

1. 语声重浊 语声重浊是指发出的声音沉闷而不清断或似有鼻音，又称声重。多为外感风寒，或湿浊阻滞，以致肺气不宣，鼻窍不利。

2. 音哑与失音 语声嘶哑者为音哑，语而无声者为失音，古称为“喑”。两者病因病机基本相同，前者病轻，后者病重。新病音哑或失音者，多属实证，多因外感风寒或风热袭肺，或痰湿塞肺，肺气不宣，清肃失司所致，即所谓“金实不鸣”。久病音哑或失音者，多属虚证，多因各种原因导致阴虚火旺，或肺气不足，津亏肺损，声音难出，即所谓“金破不鸣”。若久病重病，突现语声嘶哑，多是脏气将绝之危象。暴怒喊叫或持续高声宣讲，耗气伤阴，咽喉失润，亦可导致音哑或失音。妇女妊娠后期出现音哑或失音者，称为妊娠失音，古称“子暗”，多因胞胎阻碍肾之络脉，肾精不能上荣于咽喉所致，一般分娩后即愈。

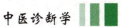

此外，应注意失音与失语的区别。失音是神志清楚而不能发出声音，即“语而无声”；失语为神志清晰，虽能发出声音，但表达障碍而言语难成，或语不成句，即“有声而无语”，多见于中风或脑外伤之后遗症。

3. 惊呼 惊呼是指患者突然发出的惊叫声。其声尖锐，表情惊恐者，多为剧痛或惊恐所致。小儿阵发惊呼，多为受惊。成人发出惊呼，除惊恐外，多属剧痛，或精神失常。

（二）语言

1. 谵语 谵语是指神识不清，语无伦次，声高有力。多由邪热内扰神明所致，属实证，即《伤寒论》所言“实则谵语”。见于外感热病，温病邪入心包或阳明腑实证、痰热扰乱心神等。

2. 郑声 郑声是指神识不清，语言重复，时断时续，语声低弱模糊。多因久病脏气衰竭，心神散乱所致，属虚证，故《伤寒论》谓“虚则郑声”。见于多种疾病的晚期、危重阶段。

3. 独语 独语是指自言自语，喃喃不休，见人语止，首尾不续。多因心气不足，神失所养，或气郁痰阻，蒙蔽心神所致，属阴证。多见于癫病、郁病。

4. 错语 错语是指神识清楚而语言时有错乱，说后自知言错。证有虚实之分，虚证多因心气不足，神失所养，多见于久病体虚或老年脏气衰微之人；实证多为浊、瘀血、气郁等阻碍心神所致。

5. 狂言 狂言是指精神错乱，语无伦次，狂躁妄言。《素问·脉要精微论》曰：“衣被不敛，言语善恶，不避亲疏者，此神明之乱也。”多因情志不遂，气郁化火，痰火互结，内扰神明所致。多属阳证、实证，多见于狂病、伤寒蓄血证等。

6. 语謇 语謇是指神志清楚，思维正常，但语言不流利，或吐字不清。因习惯而成者称为口吃，不属病态。病中语言謇涩，每与舌强并见者，多因风痰阻络所致，为中风之先兆或中风后遗症。

（三）呼吸

1. 喘 喘是指呼吸困难、短促急迫，甚至张口抬肩，鼻翼扇动，难以平卧。其发病多与肺、肾等脏腑有关，临床有虚实之分。

发作急骤，呼吸深长，声高息粗，惟以呼出为快，形体强壮，脉实有力者，为实喘。多为风寒袭肺或痰热壅肺、痰饮停肺，肺失清肃，肺气上逆或水气凌心射肺所致。

发病缓慢，声低气怯，息短不续，动则喘甚，惟以深吸为快，形体羸弱，脉虚无力者，为虚喘。多为肺气不足，肺肾亏虚，气失摄纳所致。

2. 哮 哮是指呼吸急促似，喉间有哮鸣音，常反复发作，缠绵难愈。多因痰饮内伏，复感外邪而诱发；也可因久居寒湿之地，或过食酸、成、生冷等而诱发。

喘不兼哮，但哮必兼喘。喘以气息急迫、呼吸困难为主；哮以喉间哮鸣声为特征。临床上哮与喘常同时出现，所以常并称为哮喘。

3. 短气 短气是指呼吸气急短促，气短不足以息，数而不相接续，似喘而不抬肩，喉中无痰鸣音。短气有虚实之别，虚证短气，兼有形瘦神疲，声低息微等，多因体质虚弱或元气亏损所致；实证短气，常兼有呼吸声粗，或胸部窒闷，或胸腹胀满等，多因痰饮、胃肠积滞、气滞或瘀阻所致。

4. 少气 少气是指呼吸微弱而声低，气少不足以息，言语无力。少气又称气微，主诸虚劳损，多因久病体虚或肺肾气虚所致。

5. 鼻鼾 鼻鼾是指熟睡或昏迷时鼻喉发出的一种声响，是气道不利所发出的异常呼吸声。熟睡有鼾声，但又无其他明显症状者，多因慢性鼻病，或睡姿不当所致，老年人及体胖多痰者较常见。若昏睡不醒或神识昏迷而鼾声不断者，多属高热神昏，或中风入脏之危候。

（四）咳嗽

咳声重浊沉闷，多属实证，多因寒痰湿浊停聚于肺，肺失肃降所致。

咳声轻清低微，多属虚证，多因久病耗伤肺气，失于宣降所致。

咳声重浊，痰白清稀，鼻塞不通，多因风寒袭肺，肺失宣降所致。

咳嗽声高响亮，痰稠色黄，不易咯出，多属热证，多因热邪犯肺，灼伤肺津所致。

咳嗽痰多，易于咯出，多因痰浊阻肺所致。

干咳无痰或痰少而黏，不易咯出，多属燥邪犯肺或阴虚肺燥所致。

咳呈阵发，连续不断，咳止时常有鸡鸣样回声，称为顿咳。因其病程较长，缠绵难愈，又称“百日咳”。多因风邪与痰热搏结所致，常见于小儿。

咳声如犬吠，伴有声音嘶哑，吸气困难，喉中有白膜生长，擦破流血，随之复生，是时行疫毒攻喉所致，多见于白喉。

（五）呕吐

吐势徐缓，声音微弱，呕吐物清稀者，多属虚寒证。常因脾胃阳虚，脾失健运，胃失和降，胃气上逆所致。

吐势较猛，声音壮厉，呕吐出黏稠黄水，或酸或苦者，多属实热证。常因邪热犯胃，胃失和降，胃气上逆所致。

呕吐呈喷射状者，多为热扰神明，或因头颅外伤，或因脑髓有病等。

呕吐酸腐味食物，多属伤食。多因暴饮暴食，或过食肥甘厚味，损伤脾胃，食滞胃脘，胃失和降，胃气上逆所致。

共同进餐者多人发生吐泻，可能为食物中毒。

朝食暮吐、暮食朝吐者，为胃反，多属脾胃阳虚证。

口干欲饮，饮后则吐者，称为水逆。多因饮邪停胃，胃气上逆所致。

（六）呃逆

呃逆是指从咽喉发出一种不由自主的冲击声，呃呃作响，声短而频，不能自制的症状。呃逆俗称“打呃”，唐代以前称“哕”，是胃气上逆的表现。

呃声频作，高亢而短，其声有力者，多属实证；呃声低沉，声弱无力，多属虚证。

新病呃逆，其声有力，多属寒邪或热邪客于胃；久病、重病呃逆不止，声低无力者，属胃气衰败之危候。

突发呃逆，呃声不高不低，持续时间短暂，无其他病史及兼症者，多属饮食刺激，或偶感风寒。多因一时胃气上逆动膈所致，一般为时短暂，不治自愈。

（七）嗳气

嗳气是指胃中气体上出咽喉所发出的一种声长而缓的症状。嗳气俗称“打饱膈”，古称“噫”，是胃气上逆的表现。

嗳气酸腐，兼脘腹胀满者，多因宿食内停，属实证。

嗳气频作而响亮，吸气后脘腹胀减，嗳气发作因情志变化而增减者，多为肝气犯胃，属实证。

嗳气频作，兼脘腹冷痛，得温症减者，多为寒邪犯胃，或为胃阳亏虚。

嗳声低沉断续，无酸腐气味，兼见食少纳呆者，为脾胃虚弱，属虚证。多见于老年人或体虚之人。

饱食或喝碳酸饮料之后，偶有嗳气，无其他兼症者，不属病态。

（八）太息

太息又称叹息，是指患者情志抑郁，胸闷不畅时发出的长呼或短叹声，多是情志不遂，肝气郁结的表现。

（九）喷嚏

喷嚏是指肺气上逆于鼻而发出的声响。应注意喷嚏的次数及有无兼症。偶发喷嚏，不属病态。若新病喷嚏，兼有恶寒发热、鼻塞流清涕等症状，多因外感风寒，鼻窍不利之故，属表寒证。若季节变化，反复出现喷嚏，鼻痒，流清涕，多因气虚、阳虚之体，易受风邪袭扰所致。

（十）肠鸣

肠鸣是指腹中胃肠蠕动所产生的声响。在正常情况下，肠鸣声低弱而和缓，一般难以直接闻及；而当腹中气机不利，导致胃肠中水气相搏发出的声响，则可闻及。

1. 肠鸣增多 脘腹部鸣响如囊裹浆，辘辘有声，行走或推抚脘部时，其声下移者，称为振水声。若是饮水过后出现多属正常；若非饮水而常见此声者，多为水饮留聚于胃，为中焦气机阻遏所致。

鸣响在脘腹，如饥肠辘辘，得温得食则减，饥寒则重者，为中气不足，胃肠虚寒。

肠鸣高亢而频急，脘腹痞满，大便泄泻者，多为感受风寒湿邪以致胃肠气机紊乱所致。若伴有腹痛，便急难忍，腹泻，或水样便，或伴见呕吐者，属饮食不洁。肠鸣阵作，伴有腹痛欲泻，泻后痛减，胸胁满闷不舒者，为肝脾不调。

2. 肠鸣稀少 肠鸣稀少多因肠道传导功能障碍所致。可因实热蕴结肠胃，肠道气机受阻；肝脾不调，气机郁滞，肠道腑气欠通；脾肺气虚，肠道虚弱，传导无力；阴寒凝滞，气机闭阻，肠道不通等所致。

肠鸣音完全消失，脘腹部胀满疼痛拒按者，多属肠道气滞不通之重证，可见于肠痹或肠结等病。

第二节 嗅气味

一、病体之气

（一）口气

口中散发臭气者，称为口臭，多与口腔不洁、龋齿、便秘及消化不良等因素有关。

口气酸臭，兼见食少纳呆，脘腹胀满者，多属食积胃肠。

口气臭秽者，多属胃热。

口气腐臭，或兼咳吐脓血者，多是内有溃腐脓疡。

口气臭秽难闻，牙龈腐烂者，为牙疳。

（二）汗气

汗出腥膻，多见于风温、湿温、热病，是风湿热邪久蕴皮肤，津液受到蒸变或汗后衣物不洁所致。

汗出腥臭，多见于瘟疫，或暑热火毒炽盛所致。

腋下随汗散发阵阵臊臭气味者，多为湿热内蕴所致，可见于狐臭。

（三）痰涕之气

咳吐痰涎清稀量多，无特异气味者，属寒证。

咳痰黄稠味腥，是肺热壅盛所致。

咳吐浊痰脓血，腥臭异常者，多是肺痈，为热毒炽盛所致。

鼻流浊涕，腥秽如鱼脑，为鼻渊。

鼻流清涕无气味，多为外感风寒。

（四）呕吐物之气

呕吐物清稀，无臭味，多属胃寒；气味酸腐臭秽者，多属胃热。

呕吐未消化食物，气味酸腐，为食积。

呕吐脓血而腥臭，多为内有痈疡。

（五）排泄物之气

排泄物之气包括二便及妇女经、带等的异常气味，应结合望诊、问诊综合判断。

大便臭秽难闻者，多为肠中郁热；大便溏泄而腥者，多属脾胃虚寒；大便泄泻臭如败卵或夹有未消化食物，矢气酸臭者，为伤食。

小便黄赤混浊，臊臭异常者，多属膀胱湿热；尿液若散发出烂苹果样气味者，多属消渴病后期。

妇女月经臭秽者，多属热证；经血味者，多属寒证。带下臭秽而黄稠者，多属湿热；带下腥臭而清稀者，多属寒湿。崩漏或带下奇臭，兼见颜色异常者，应进一步检查，以判别是否为癌症所致。

二、病室之气

病室臭气触人，多为瘟疫类疾病。

病室有血腥味，多为失血证。

病室有腐臭气，多患溃腐疮疡。

病室尸臭，多为脏腑衰败，病情重笃。

病室有尿臊味，多见于水肿晚期。

病室有烂苹果样气味，多见于重症消渴病。

病室有蒜臭味，多见于有机磷农药中毒。

第四单元 问 诊

第一节 问诊的意义及方法

一、问诊的意义

（一）获取的病情资料比较全面

（二）有利于疾病的及时诊断

（三）有助于医患之间的交流

二、问诊的方法和注意事项

（一）问诊的方法

1. 抓住重点，全面询问

2. 边问边辨，问辨结合

（二）问诊的注意事项

1. 诊室安静适宜

2. 态度和蔼认真

3. 语言通俗易懂

4. 避免诱导或暗示

5. 分清主次缓急

第二节 问诊的内容

问诊主要包括一般情况、主诉、现病史、既往史、个人生活史、家族史等方面的内容。

一、一般情况

一般情况包括患者的姓名、性别、年龄、婚否、民族、职业、籍贯、工作单位、现住址、联系方式等。

二、主诉

主诉是患者就诊时最感痛苦的症状、体征及其持续时间，是促使患者就诊的主要原因。如“反复咳喘 2 年，加重伴心悸、下肢浮肿 1 周”；“发热、咳嗽 5 天，加重伴胸痛、咯脓血痰 1 天”。

主诉一般只有 1 ～ 2 个症状，但往往是当前疾病的主症，体现当前疾病的主要矛盾。确切的主诉常可作为对疾病正确诊断的向导，如患者叙述心悸、胸痛、乏力，若其中心悸、胸痛较突出，便可以初步考虑为心病；咳嗽、痰多、胸闷，则可初步考虑为肺病。

描述主诉时一般不能用诊断性术语，如“肝阳上亢”“胸痹”等，只能用具体症状、体征进行描述。但若患者就诊时无自觉症状，甚或望、闻、切诊均未发现异常体征，仅仅是现代医学体检、化验或仪器检查发现异常时可以例外。

三、现病史

1. 起病情况 主要包括发病时间、起病缓急及发病原因或诱因、最初症状、性质、部位、当时处理情况等。询问患者的发病情况，对于辨识疾病的原因、部位及性质具有重要意义。一般起病急、病程短者，多为外感病，多属实证；患病已久，反复发作，多为内伤病，多属虚证或为虚实夹杂证。如因天气突变而致恶寒发热、鼻塞流涕者，多属外感表证；如因情志不舒而致胁肋胀痛、急躁易怒者，多属肝气郁结；因暴饮暴食而致胃脘胀满疼痛者，多属食滞胃脘等；因长期贪凉喜冷而致胃脘隐隐作痛者，多属胃阳虚损。

2. **病变过程** 病变过程是指从患者起病到本次就诊时病情发展变化情况。医生了解患者的病变过程，一般可按照疾病发生的时间顺序进行询问。如发病后出现哪些症状，症状的性质、程度；何时、何种情况下病情好转或加重；何时出现新的病情，病情变化有无规律等。通过询问病变过程，有助于了解疾病的病机演变情况及发展趋势。

3. **诊治经过** 诊治经过是指患者患病后至此次就诊前所接受过的诊断与治疗情况。一般对初诊者，应按时间顺序详细询问，如起病时的主要症状，曾在何处做过哪些检查，诊断结论，经过哪些治疗，治疗的效果如何等。了解患者的既往诊治情况，对当前的诊断和治疗有重要的参考和借鉴作用。

4. **现在症** 现在症是指患者就诊时所感到的痛苦和不适。现在症是问诊的主要内容，是辨病、辨证的重要依据之一。本单元第三节将详细讨论。

四、既往史

（一）平素的健康状况

患者既往的健康状况与当前疾病可能有一定联系，故可作为分析判断病情的参考依据。例如，素体健壮者，现患疾病多属实；素体虚弱者，现患疾病多属虚；素体阴虚者，易感温燥之邪而多为热证；素体阳虚者，易受寒湿之邪而多为寒证、湿证等。

（二）既往的患病情况

既往的患病情况，是指患者过去曾患疾病的情况。曾患过的疾病，可能与现患疾病有密切关系，因而对诊断现患疾病有一定的参考价值。例如，哮、喘、胸痹等病，虽经治疗后症状消失，但由于尚未根除，某些诱因可导致其旧病复发；儿童在水痘流行区域，出现一些类似水痘前驱症状，通过询问既往是否患过水痘，可作出鉴别诊断。

同时，询问既往史时，还应注意了解患者过去有无对某些药物或其他物品的过敏史、手术史等。

五、个人生活史

（一）生活经历

生活经历包括出生地、居住地及经历地。询问生活经历时，要特别注意某些地方病、传染病的流行区域和患者的居住环境与条件，以便判断现患疾病是否与此相关。例如，居住疟疾高发地区，易患疟疾病；长期居住潮湿地带，易患风湿痹病等。

（二）饮食起居

饮食起居包括平时的饮食嗜好与生活起居习惯等。饮食偏嗜与不良的生活起居习惯可导致疾病的发生。例如，嗜食肥甘者，多病痰湿；偏食辛辣者，易患热证；贪食生冷者，可致寒证；饮食无节、嗜酒过度者，易患胃病、肝病等；好动者，气血周流不畅，易生痰湿；劳累过度、房室不节者，易耗伤精气，多患诸虚劳损。

（三）精神情志

不良的情志刺激，可导致脏腑气血功能的紊乱，从而引起疾病。因此，询问、了解患者平素的性格特征、疾病的发生变化与情志的关系等，有助于疾病的诊断与治疗。如平素性格内向，或忧思恼怒者，易患郁证；若病起于情志刺激者，多出现肝气郁结、肝郁化火等证候表现，对于这类病证在药物治疗的同时，还应辅以心理疏导，帮助患者尽快康复。

（四）婚育状况

对成年男女应询问其是否结婚、结婚年龄、有无生育、配偶健康状况及有无传染病、遗传病等。对女性患者要记录其经、带、胎、产的情况，如初潮年龄、绝经年龄、月经周期、行经日数及月经和带下的量、色、质情况等。对已婚妇女还应询问妊娠次数、生产胎数，以及有无流产、早产和难产等。

六、家族史

家族史主要询问与患者有血缘关系的直系亲属（如父母、子女、兄弟姐妹等）的健康与患病情况，必要时应注意询问亲属的死亡原因。询问家族史，有助于某些遗传性疾病和传染性疾病的诊断。

第三节 问现在症

明代医家张介宾在总结前人问诊经验的基础上，编成《十问篇》，经清代陈修园将其略作修改而成《十问歌》，即“一问寒热二问汗，三问头身四问便，五问饮食六胸腹，七聋八渴俱当辨，九问旧病十问因，再兼服药参机变，妇女尤必问经期，迟速闭崩皆可见，再添片语告儿科，天花麻疹全占验”。

一、问寒热

“寒”是指患者自觉怕冷的感觉。由于病因、病机的不同，这种主观的怕冷感又常分为三种，恶风、恶寒和畏寒。恶风是指患者遇风觉冷，避之可缓；恶寒是指患者自觉怕冷，多加衣被或近火取暖仍不能缓解；畏寒是指患者自觉怕冷，多加衣被或近火取暖能够缓解。

“热”是指发热，包括患者体温升高，或体温正常而患者自觉全身或局部（如手足心）发热的感觉。

寒与热的产生，主要取决于病邪的性质和机体阴阳的盛衰两个方面。邪气致病者，由于寒为阴邪，其性清冷，故寒邪致病，怕冷症状突出；热为阳邪，其性炎热，故热邪致病，发热症状明显。机体阴阳失调时，阳盛则热，阴盛则寒，阴虚则热，阳虚则寒。由此可见，寒热是机体阴阳盛衰的反映，即寒为阴征，热为阳象。所以，询问患者怕冷与发热的情况，可作为辨别病邪性质和机体阴阳盛衰的重要依据。

（一）恶寒发热

恶寒发热是指患者恶寒与发热同时出现，是表证的特征性症状。由于感受外那性质的不同，寒热症状可有轻重的区别。临床上常见以下三种类型。

1. **恶寒重发热轻** 指患者感觉怕冷明显，并有轻微发热的症状。由外感风寒之邪所致是风寒表证的特征。因寒为阴邪，其性收引、寒邪袭表，束表伤阳，肌腠闭塞，卫阳郁闭于内，肌表失于温，故恶寒明显而发热轻。

2. **发热重恶寒轻** 指患者自觉发热较重，同时又有轻微怕冷的症状。由外感风热之邪所致，是风热表证的特征。因风热为阳邪，易致阳盛，阳盛则热，故发热明显；风热袭表，卫气功能失常，温煦失职，故同时有轻微恶寒。

3. **发热轻而恶风** 指患者自觉有轻微发热，并有遇风觉冷、避之可缓的症状。由外感风邪所致，是伤风表证的特征。因风性开泄，肌腠疏松，卫阳外泄，阳气郁遏不甚，正邪交争不剧，故发热轻而恶风。有的患者只有恶风的感觉，无或尚无发热之感，一般为外感风邪，或为肺卫气虚，卫表不固所致。

外感表证的寒热轻重，不仅与感受病邪的性质有关，而且与感受病邪的轻重密切相关。一般情况下，病邪轻者，则恶寒发热俱轻；病邪重者，则恶寒发热俱重。同时，外感表证的寒热轻重，还常与机体正气与病邪的盛衰相关。一般情况下，正气、邪气俱盛，则恶寒发热俱重；病邪盛而正气衰，则恶寒重而发热轻。

外感病初期的表证阶段，有的患者虽然只有恶寒的感觉，并不觉得发热，但实际体温可能升高，随着病情的发展，患者很快就会伴有发热的感觉。因此，恶寒与发热并见是诊断表证的重要依据。特别是恶寒一症，为诊断表证所必须具备的症状。

（二）但寒不热

但寒不热是指患者只感寒冷而不发热的症状，是里寒证的特征。其怕冷的产生，多为感受寒邪，阻遏或损伤机体阳气所致，或为阳气不足而阴寒内生。根据发病的缓急和病程的长短，临床上常见以下两种类型。

1. **新病恶寒** 指患者病初即感觉怕冷，但体温不高的症状。多伴见脘腹或其他局部冷痛剧烈，或四肢不温，或呕吐泄泻，或咳喘痰鸣，脉沉紧等症，主要见于里实寒证。多因感受寒邪较重，寒邪直中脏腑、经络，郁遏阳气，肌体失于温煦，故突起恶寒而体温不高。另外，表寒证初期也可见但寒不热。

2. **久病畏寒** 指患者经常怕冷，四肢凉，得温可缓的症状。常兼面色皖白、舌淡胖嫩脉弱等症，主要见于里虚寒证。因阳气虚衰，形体失于温煦所致。

（三）但热不寒

指患者只觉发热，而无怕冷之感的症状。多因阳盛或阴虚所致，是里热证的特征。根据发热的轻重、时间、特点等，临床上常见以下三种类型：

1. **壮热** 指高热（体温在39℃以上）持续不退，不恶寒只恶热的症状。常兼满面通红、口渴、大汗出、脉洪大等症。多因风热内传，或风寒入里化热，正邪相搏，正盛邪实，阳热内盛，蒸达于外所致，属里实热证。常见于伤寒阳明经证或温病气分证。

2. **潮热** 指按时发热，或按时热势加重，如潮汐之有定时的症状。

（1）阳明潮热 日晡（下午3～5时，即申时）发热明显，且热势较高，亦称为日晡潮热。兼见口渴饮冷、腹胀便秘等症。阳明经气旺于申时，因胃肠燥热内结，正邪斗争剧烈，故在此时热势加重。常见于伤寒之阳明腑实证。

（2）阴虚潮热 午后和夜间有低热，兼见额红、盗汗、五心烦热（即胸中烦、手足心发热而喜就凉处）等；严重者，感觉有热自骨内向外透发者，称为"骨蒸潮热"，多属阴虚火旺所致。由于阴液亏虚，不能制阳，机体阳气偏亢，午后卫阳渐入于里，夜间卫阳行于里，使体内偏亢的阳气更盛，故见发热。

（3）湿温潮热 午后热甚，兼见身热不扬（即肌肤初扪之不觉很热，但扪之稍久即感灼手），头身困重等。因湿邪黏腻，湿遏热伏，故身热不扬；午后阳气盛，故午后发热明显。是湿热证特有的一种热型，常见于湿温病。

此外，午后或夜间发热，亦可见于血久积，郁而化热者；发热以夜间为甚者，称为身热夜甚，温病见之多为热入营分，耗伤营阴的表现。

3. **微热** 指发热不高，体温一般在38℃以下，或仅自觉发热的症状。发热时间一般较长，病因病机较为复杂。常见于温病后期和某些内伤杂病。

（1）气虚发热 长期微热，劳累则甚，或仅面部发热而体温不高，兼倦怠疲乏、少气、自汗等症。

（2）阴虚发热 长期低热，兼颧红、五心烦热等症。

（3）气郁发热 每因情志不舒而时有微热，兼胸闷、急躁易怒等症，亦称郁热。

（4）小儿夏季热 小儿于夏季气候炎热时长期发热，兼有烦渴、多尿、无汗等症，至秋凉可自愈，多属气阴两虚发热。

（四）寒热往来

寒热往来是指患者自觉恶寒与发热交替发作的症状，是正邪相争，互为进退的病理反映，常见于伤寒病的少阳病，或温病的邪伏膜原，为邪在半表半里的特征。因外感病邪至半表半里阶段时，正邪相争，正胜则发热，邪胜则恶寒，故恶寒与发热交替发作，发无定时。

如果患者恶寒战栗与高热交替发作，每日或二三日发作一次，发有定时的症状，常见于疟疾。其特点是发作时先出现恶寒战栗，痛苦非常，伴有剧烈头痛，然后又出现发热较甚，热后大汗出，口渴引饮而热退。因疟邪侵入人体，潜伏于半表半里的部位，入与阴争则寒，出与阳争则热，故恶寒战栗与高热交替出现，休作有时。

此外，气郁化火及妇女热入血室等，也可出现寒热往来，似疟非疟。

二、问汗

（一）有汗无汗

1. **无汗** 病理性无汗有表证、里证之分。表证无汗，若兼见恶寒重，发热轻者，多属风寒表证，因寒性收引，外感寒邪，则腠理致密，玄府闭塞所致。里证无汗，若兼见口不甚渴，舌绛而干者，多因阴津亏虚，化汗乏源；若兼见面唇色淡，舌色淡白，多为血虚，化源不足；若兼见畏寒乏力，舌淡苔白者、多因阳气亏虚，无力化汗所致。

2. **有汗** 病理性有汗亦有表证、里证之分。表证有汗，若兼见发热恶寒、咽痛鼻塞，多见于风热表证，为热邪袭表，迫津外泄；若兼见恶风、脉浮缓，多见于风邪犯表证，为风性开泄，肌腠疏松。里证有汗，若兼见发热面赤，口渴饮冷者，多见于里热证，因里热炽盛，迫津外泄，则汗出量多；里证有汗亦可见于里虚证，如阳气亏虚，肌表不固，或阴虚内热，蒸津外泄，均常有出汗的症状。

（二）特殊汗出

1. **自汗** 指醒时经常汗出，活动后尤甚的症状。常兼见神疲乏力，少气懒言或畏寒肢冷等症状，多见于气虚证和阳虚证。因阳气亏虚，不能固护肌表，玄府不密，津液外泄而汗出，动则耗伤阳气，故活动后汗出尤甚。

2. **盗汗** 指睡时汗出，醒则汗止的症状。常兼见潮热，舌红少苔，脉细数等症状，多见于阴虚证。因阴虚阳亢，虚热内生，入睡则卫阳由表入里，肌表不固，内热加重，蒸津外泄而汗出；醒后卫阳由里出表，内热减轻面肌表得以固密，故汗出止。若气阴两虚者，常自汗、盗汗并见。

3. **绝汗（中西医助理医师不考）** 指在病情危重的情况下，出现大汗不止的症状。常是亡阴或亡阳的表现，属危重证候，故其汗出谓之绝汗，又称脱汗。若病势危重，冷汗淋滴如水，面色苍白，肢冷脉微者，属亡阳之汗，为阳气亡脱，津随气泄之危象。若病势危重，汗热而黏如油，烦躁口渴，脉细数或疾者，属亡阴之汗，为枯竭之阴津外泄之危象。

4. **战汗（中西医助理医师不考）** 指患者先恶寒战粟而后汗出的症状。因邪盛正衰，邪伏不去，一旦正气来复，正邪剧争，就可出现战汗。常见于外感热病或伤寒邪正剧烈斗争的阶段，是疾病发展的转折点。若汗出热退，脉静身凉，提示邪去正复，疾病向愈；若汗出而身热不退，烦躁不安，脉象急疾，提示邪盛正衰，病情恶化。

5. **黄汗** 指汗出沾衣，色如黄柏汁的症状。多见于腋窝部。多因风湿热邪交蒸所致。

（三）局部汗出

1. **头汗（中西医助理医师不考）** 又称但头汗出。指汗出仅见于头部，或头颈部汗出量多的症状。若兼见心胸烦闷，口渴面赤，多因上焦热盛，迫津外泄；若兼见身重倦怠、胃脘痞满，多因中焦湿热蕴结，湿郁热蒸，迫津上越；若兼见四肢厥冷，气喘脉微，多因元气将脱，阴阳离决，虚阳上越，津随阳泄。小儿睡眠时，常有头汗较多，若无其他不适者，属正常现象，俗称“蒸笼头”，因小儿为纯阳之体，睡时阳气聚会于头部，蒸津而外泄。

2. **手足汗出（中西医助理医师不考）** 指手足心汗出的症状。手足心微汗出，多为生理现象。手足心汗出量多，则为病理性汗出。若兼见五心烦热，咽干口燥者，多因阴虚内热，迫津外泄；若兼见腹胀便秘，日晡潮热者，多因阳明燥热内结；若兼见口干欲饮，牙龈肿痛，肢体困重，便溏呕恶者，多因脾胃湿热内盛所致。

3. **心胸汗出** 指心胸部易出汗或汗出过多的症状。多见于虚证。若兼见心悸、失眠、腹胀、便溏者，多为心脾两虚；若兼见心悸心烦、失眠、腰膝酸软者，多为心肾不交。

4. **半身汗出** 指患者仅一侧身体汗出的症状，或左侧，或右侧，或见于上半身，或见于下半身，但汗出常见于健侧，无汗的半身常是病变的部位。多见于痿病、中风及截瘫患者。多因风痰、痰瘀、风湿等阻滞经络，营卫不能周流，气血失和所致。

三、问疼痛

疼痛有虚实之分。实证疼痛多因感受外邪，或气滞血瘀，或痰浊凝滞，或食积、虫积、结石等阻滞脏腑、经络，闭塞气机，使气血运行不畅所致，即所谓“不通则痛”。虚证疼痛多因阳气亏虚，精血不足，脏腑经络失养所致，即所谓“不荣则痛”。

（一）问疼痛的性质

1. **胀痛** 指疼痛兼有胀感的症状，是气滞作痛的特点。常表现为部位不固定，受情绪波动影响，嗳气、矢气后减轻。例如，胸、胁、脘、腹胀痛，时发时止者，多是气滞为患；但头目胀痛，则多因肝火上炎或肝阳上亢所致。

2. **刺痛** 指疼痛如针刺之状或刀割样，是瘀血致痛的特点。常表现为部位比较固定，夜间尤甚，如胸、胁、脘、腹等部位刺痛，多是瘀血阻滞，血行不畅所致。

3. **窜痛** 指疼痛部位走窜不定，或攻冲作痛的症状，如胸、胁、院、腹等处的窜痛，多因气滞所致。

4. **游走痛** 指疼痛部位游走不定的症状，如四肢关节的游走痛，常见于痹病，多因风邪偏胜所致。

5. **固定痛** 指疼痛部位固定不移的症状。若胸、胁、脘、腹等处固定作痛，多是瘀血为患；若四肢关节固定作痛，多因寒湿、湿热阻滞，或热壅血瘀所致。

6. **冷痛** 指疼痛有冷感而喜暖的症状，常见于腰脊、脘腹、四肢关节等处。因寒邪阻经络所致者，为实证；因阳气亏虚，脏腑、经络、肢体失于温煦所致者，为虚证。

7. **灼痛** 指疼痛有灼热感而喜凉的症状。常因火邪窜络，或阴虚火旺，组织被灼所致。火邪窜络所致者，为实证；阴虚火旺所致者，为虚证。

8. **绞痛** 指痛势剧烈，如刀绞割的症状。多因有形实邪阻闭气机，或寒邪凝滞气机所致。如心脉痹阻引起的"真心痛"，结石阻滞胆管引起的上腹痛，结石阻塞尿路引起的小腹痛，寒邪犯胃引起的胃脘痛等，皆具有绞痛的特点。

9. **隐痛** 指疼痛不剧烈，尚可忍耐，但绵绵不休的症状。多因阳气不足、精血亏虚，脏腑经络失于温养所致。常见于头、胸、脘、腹等部位。

10. **重痛** 指疼痛兼有沉重感的症状。多因湿邪困阻气机所致。由于湿性重浊黏滞，故有沉重而痛的感觉。重痛常见于头部、四肢、腰部及全身。

11. **酸痛** 指疼痛兼有酸软感的症状。多因湿邪侵袭肌肉、关节，气血运行不畅所致，亦可因肾虚骨髓失养引起。

12. **掣痛** 指抽掣牵引作痛，由一处连及他处的症状，也称引痛、彻痛。多因筋脉失养，或筋脉阻滞不通所致。

13. **空痛** 指疼痛兼有空虚感的症状。多因气血亏虚，精髓不足，脏腑经络失其荣养所致。常见于头部或小腹部等处。

一般而言，凡新病疼痛，痛势剧烈，持续不解，或痛而拒按，多属实证；久病疼痛，痛势较轻，时痛时止，或痛而喜按，多属虚证。

（二）问疼痛的部位

1. **头痛** 指整个头部或头的某一部位（如前后、两侧及顶部等）疼痛的症状。"头为诸阳之会"，手、足三阳经均直接循行于头部，足厥阴肝经亦上行于头，与督脉相交，其他阴经也多间接与头部相联系，故根据头痛的部位，可确定病在何经。

阳明经与任脉行于头前，故前额连眉棱骨痛者，病在阳明经；太阳经与督脉行于头后，故后头连项痛者，病在太阳经；少阳经起于目外眦，上抵头角，行于头侧部，故头两侧痛者，病在少阳经；足厥阴肝经系目系，与督脉络于颠，行于颠顶部，故颠顶痛者，病在厥阴经等。

头痛有虚实之分。凡外感风、寒、暑、湿、燥、火或瘀血、痰浊、郁火、阳亢、癥积、寄生虫等所致者，多属实证；凡气血阴精亏虚，不能上荣于头所致者，多属虚证。

2. **胸痛** 指胸的某一部位疼痛的症状。胸居上焦，内藏心肺，故胸痛多与心肺病变有关。临床应根据胸痛的具体部位、性质和兼症进行诊断。

左胸心前区闷作痛，时痛时止，痛引肩臂者，多因痰、瘀等邪阻滞心脉所致，可见于胸痹等病。胸背彻痛剧烈，面色青灰，手足青至节者，多因心脉急骤闭塞不通所致，可见于厥心痛（真心痛）等病。胸痛，颧赤盗汗，午后潮热，咳痰带血者，多因肺阴亏虚，虚火灼伤肺络所致，可见于肺痨等病。胸痛，喘促鼻扇，壮热面赤者，多因热邪壅肺，可见于肺热病等病。胸痛，壮热，咳吐脓血腥臭痰者，多因痰热壅肺，腐肉成脓所致，可见于肺痈等病。胸胀痛、窜痛，太息易怒者，多因情志郁结不舒，胸中气机不利所致。胸部刺痛、固定不移者，多因跌打外伤，瘀血阻滞胸部脉络所致。胸肋软骨疼痛而局部高起，皮色不变，或沿肋骨相引掣痛者，多因气结痰凝血瘀，经气不和所致，可见于胁肋痛等病。此外，肺癌、胸部外伤等，亦可导致胸部疼痛。

3. **胁痛** 指胁的一侧或两侧疼痛的症状。由于两胁为足厥阴肝经和足少阳胆经的循行部位，肝胆又位于右胁部膈下末肋之内，故胁痛多与肝胆病变有关。如肝郁气滞、肝胆湿热、肝胆火盛、肝阴亏虚及饮停胸胁，阻滞气机、经脉不利，均可导致胁痛。

4. **脘痛** 指上腹中部剑突下、胃之所在部位疼痛的症状。胃失和降，气机不畅，则会导致胃脘痛。

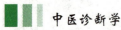

因寒、热、气滞、瘀血和食积所致者，属实证；因胃阴虚或胃阳不足，胃失所养引起者，属虚证。实证多在进食后疼痛加剧，虚证多在进食后疼痛缓解。胃脘冷痛剧烈、得热痛减者，多属寒邪犯胃；胃脘灼热疼痛、消谷善饥、口臭便秘者，多属胃火炽盛；胃脘胀痛、嗳气、郁怒则痛甚者，多属胃腑气滞；胃脘刺痛、痛有定处者，多属胃腑血瘀。胃脘剧痛暴作，出现腹部板硬、压痛及反跳痛者，多因胃穿孔所致。胃脘疼痛失去规律，痛无休止而明显消瘦者，应考虑胃癌的可能。

5. **腹痛** 指剑突下至耻骨毛际以上（胃脘所在部位除外）的腹部疼痛，或其中某一部位疼痛的症状。腹有大腹、小腹和少腹之分。脐以上为大腹，属脾胃；脐以下至耻骨毛际以上为小腹，属肾、膀胱、大小肠、胞宫；小腹两侧为少腹，是足厥阴肝经循行的部位。

因寒、热、寒湿、湿热、气滞、瘀血、结石、虫积和食积等所致者，多属实证；因气虚、血虚、阳虚、阴虚所致者，多属虚证。但某些外科、妇科疾病所出现的疼痛，不能单纯以虚实概括之。

腹部持续性疼痛，阵发性加剧，伴腹胀、呕吐、便闭者，多见于肠痹或肠结，因肠道麻痹、梗阻、扭转或套叠，气机闭塞不通所致。

全腹痛，有压痛及反跳痛者，多因腹部脏器穿孔或热毒弥漫所致。

脐外侧及下腹部突然剧烈绞痛，向大腿内侧及阴部放射，尿血者，多系结石所致。妇女小腹及少腹部疼痛，常见于痛经、异位妊娠破裂等。

另外，某些心肺病变可引起上腹部疼痛，肝肾病变可引起少腹部疼痛。

总之，腹痛病因复杂，涉及内、外、妇、儿各科，需要问诊与按诊相配合，首先查明疼痛的确切部位，判断病变所在的脏腑，然后根据病史，结合疼痛的性质及兼症，确定疼痛的原因。

6. **背痛** 背痛是指自觉背部疼痛的症状。背是指躯干后部上平大椎、下至季肋的部位。背部中央为脊骨，脊骨内有髓，督脉贯管行于正中，是太阳膀胱经分行夹于腰背两侧，其上有五脏六腑背俞穴，两肩背部又是手三阳经分布之处。

脊痛不可俯仰者，多因寒湿阻滞或督脉损伤所致；背痛连项者，多因风寒客于太阳经所致；肩背痛，多因寒湿阻滞，经气不利所致。

7. **腰痛** 指腰部两侧，或腰脊正中疼痛的症状。腰是指躯干后部季肋以下、髂嵴以上的部位。腰部中间为脊骨，腰部两侧为肾所在部位，故称“腰为肾之府”。带脉横行环绕腰腹，总束阴阳诸经。

腰部经常绵绵作痛，酸软无力者，多因肾虚所致；腰部冷痛沉重，阴雨天加重，多因寒湿所致；腰部刺痛，或痛连下肢者，多因瘀血阻络或腰椎病变所致；腰部突然剧痛，向少腹部放射，尿血者，多因结石阻滞所致；腰痛连腹，绕如带状，多因带脉损伤所致。另外，骨痨、外伤亦可导致腰痛。

8. **四肢痛** 指四肢的肌肉、筋脉和关节等部位疼痛的症状。多因风、寒、湿邪侵袭，或风湿郁而化热，或痰瘀、瘀热阻滞气血运行所致。亦可因脾胃虚损，水谷精微不能布达于四肢引起。若独见足跟痛或胫膝酸痛者，多因肾虚所致，常见于老年人或体弱者。

9. **周身疼痛** 指头身、腰背及四肢等部位皆痛的症状。新病周身痛者，多属实证，以外感风寒、风湿或湿热疫毒所致者居多。久病卧床不起而周身痛者，多属虚证，常因气血亏虚，形体失养所致。

四、问头身胸腹不适

（一）头晕

头晕胀痛，口苦，易怒，脉弦数者，多因肝火上炎、肝阳上亢，脑神被扰所致。

头晕面白，神疲乏力，舌淡脉弱，多因气血亏虚，脑失充养所致。

头晕而重，如物缠裹，痰多苔腻，多因痰湿内阻，清阳不升所致。

头晕耳鸣，遗精健忘，腰膝酸软，多因肾虚精亏，髓海失养所致。

外伤后头晕刺痛，多因瘀血阻滞，脑络不通所致。

（二）胸闷

胸闷，心悸气短，多因心气虚或心阳不足所致。

胸闷，咳喘痰多，多因痰饮停肺所致。

胸闷，壮热，鼻翼扇动，多因热邪或痰热壅肺所致。

胸闷气喘，畏寒肢冷，多因寒邪客肺所致。

胸闷气喘，少气不足以息，多因肺气虚或肺肾气虚所致。

另外，气管或支气管异物、气胸及肝气郁结等，均可导致胸闷。

（三）心悸

心悸，气短、乏力、自汗，多属心气、心阳亏虚，鼓动乏力。

心悸，面白唇淡，头晕气短，多属气血两虚，心神失养。

心悸，颧红、盗汗，多属心阴不足，心神失养。

心悸，时作时止，胸闷不适，痰多，多属胆郁痰扰，心神不安。

心悸，下肢或颜面浮肿，喘促，多属阳虚水泛，水气凌心。

心悸，短气喘息，胸痛不移，舌紫暗，多属心脉痹阻，血行不畅。

（四）胁胀

胁肋胀痛，太息易怒，脉弦，多因肝气郁结所致。

胁肋胀痛，身目发黄，口苦，苔黄腻，多因肝胆湿热所致。

此外，胁胀，患侧肋间饱满，咳唾引痛，多因饮停胸胁所致。

（五）脘痞

脘痞是指患者自觉胃脘胀闷不舒的症状。是脾胃病变的表现，病机有虚实之分。

脘痞，饥不欲食，干呕，舌红少苔，多为胃阴亏虚。

脘痞，食少，便溏，多为脾胃气虚。

脘痞，嗳腐吞酸，多为食积胃脘。

脘痞，纳呆呕恶，苔腻，多为湿邪困脾。

脘痞，胃脘有振水声，多为饮邪停胃。

（六）腹胀

食后腹胀，多属脾虚不运。

腹胀，冷痛，呕吐清水，多为寒湿犯胃或脾胃阳虚。

腹胀，身热面赤，便秘，腹硬痛拒按，多为热结阳明的阳明腑实证。

腹胀，食欲不振，嗳腐吞酸，或腹痛拒按，大便秘结，多为食积。

腹胀，嗳气太息，遇情志不舒加重，多属肝气郁滞。

腹胀，呃逆呕吐，腹部按之有水声，多属痰饮。

小儿腹大，面黄肌瘦，不欲进食，发结如穗，多为疳积。

（七）身重

身重是指患者自觉身体沉重的症状。主要与水湿泛溢及气虚不运有关。

身重，脘闷苔腻，多因湿困脾阳，阻滞经络所致。

身重，浮肿，系水湿泛溢肌肤所致。

身重，嗜卧，疲乏，多因脾气虚，不能运化精微布达四肢、肌肉所致。

热病后期见身重乏力，多系邪热耗伤气阴，形体失养所致。

（八）身痒

身痒是指患者自觉全身皮肤瘙痒不适的表现。多由风邪袭表、血虚风燥、湿热浸淫等所致。多见于风疹、瘾疹、疮疥、黄疸等疾患。

（九）麻木（中西医助理医师不考）

麻木是指患者自觉皮肤发麻，或肌肤感觉减退，甚至消失的症状。麻木亦称不仁，多见于头面、四肢等部位。

麻木有虚实之别，气血亏虚、风寒入络、肝风内动、风痰阻络、痰湿或瘀血阻络等皆可引起麻木，其主要病机在于肌肤、筋脉失养。

颜面麻木，伴有口眼㖞斜，多为风邪阻络，见于中风的中络证。

四肢麻木，活动正常，伴有关节痛等，多为寒湿阻滞，可见于痹病。

四肢麻木，痿废不用，多为脾胃虚弱，可见于痿病。

半身麻木，活动自如，多为中风先兆；若伴有头晕目眩，气短乏力，多属气血两虚。

（十）拘挛

拘挛是指手足筋肉挛急不舒，屈伸不利的症状。拘挛也称“痀挛”。

拘挛多因寒邪凝滞或气血亏虚，筋脉失养所致。

（十一）乏力（中西医助理医师不考）

乏力，神疲气短，倦怠懒言，动则益甚，舌淡脉弱，多为气虚。

乏力，头晕，心悸气短，伴面色无华，多为气血亏虚。

乏力身重，困倦，或伴纳呆脘痞，苔腻脉濡，多为湿困；若伴面色萎黄，便溏或稀便，食少腹胀，多为脾虚湿盛。

五、问耳目

（一）问耳

1. **耳鸣** 是指患者自觉耳内鸣响的症状，如闻潮水，或如蝉鸣。耳鸣可为单侧或双侧，或持续，或时发时止。

突发耳鸣，声大如雷，按之尤甚，属实证。多由肝胆火扰、肝阳上亢，或痰火壅结、气血瘀阻、风邪上袭，或药毒损伤耳窍等所致。

渐起耳鸣，声细如蝉，按之可减，或耳渐失聪而听力减退，多属虚证。可因肾精亏虚，或脾气亏虚，清阳不升，或肝阴、肝血不足，髓海失充，耳窍失养所致。

耳鸣与耳聋可同时出现，或先后发生。

2. **重听、耳聋** 患者自觉听力减退，听音不清，或听觉迟钝的症状，称为重听；严重者听力明显减退，甚至听觉完全丧失，称为耳聋，耳聋可为单侧或双侧。

重听和耳聋的意义基本相同。日久渐成者，以虚证居多，常见于老年体弱者，多因肾之精气亏虚，耳窍失荣所致；若骤发重听、耳聋，以实证居多，常因肝胆火扰、痰浊上蒙，或风邪上袭耳窍所致。

此外，年老重听、耳聋渐成者，一般是生理现象，多是精衰气虚之故。凡属虚证重听、耳聋者，均较难治。

（二）问目

1. **目痛、目痒** 目痛是指患者自觉单目或双目疼痛的症状。目痛可见于许多眼科疾病，原因复杂。一般痛剧病程短者，多属实证；痛微病程长者，多属虚证。目剧痛难忍，面红目赤者，多因肝火上炎所致；目赤肿痛，羞明多眵者，多因风热上袭所致；目微痛微赤，时痛时止而干涩者，多因阴虚火旺所致。目剧痛，连及头痛，恶心呕吐，瞳孔散大，如云雾状，色青或绿或黄者，为青（或绿，或黄）风内障。

目痒是指患者自觉眼睑、眦内或目珠有瘙痒的症状，轻者揉拭则止，重者极痒难忍。两目痒甚如虫行，伴有畏光流泪、灼热者，多属实证，因肝火上扰或风热上袭等所致。目微痒而势缓，多属虚证，因血虚，目失濡养所致，亦可见于实性目痒初起或剧痒渐愈，邪退正复之时。

2. **目眩，亦称眼花** 是指患者自觉视物旋转动荡，如坐舟车，或眼前如有蚊蝇飞动的症状。兼见头晕头胀、面赤耳鸣、腰膝酸软者，为肝肾阴虚，肝阳上亢所致；兼见头晕胸闷、体倦肢麻、恶心苔赋者，为湿痰内蕴，清阳不升所致。因气虚、血亏、阴精不足，目失所养引起者，多属虚证；因肝火上炎、肝阳化风及痰湿上蒙清窍所致者，多属实证，或本虚标实证。

3. **目昏、雀盲、歧视（中医、中西医助理医师均不考）** 目昏是指视物昏暗，模糊不清的症状。如两目昏花、干涩、视物不清者，可由气虚、肝血不足、肾精亏耗，目失所养而致。雀盲是指白昼视力正常，每至黄昏以后视力明显减退，视物不清的症状，亦称夜盲、雀目、鸡盲。歧视是指视一物成二物而不清的症状。

目昏、雀盲、歧视三者，皆为视力不同程度减退的病变，有各自的特点，但其病因、病机基本相同，多因肝肾亏虚，精血不足，目失所养引起，常见于年老、体弱或久病之人。

六、问睡眠

（一）失眠

失眠主要是由于机体阴阳平衡失调，阴虚阳盛，阳不入阴，神不守舍，心神不安所致。

引起失眠的原因有很多，主要有两个方面：一是营血亏虚，或阴虚火旺，心神失养，或心胆气虚，心神不安所致，其证属虚。二是邪气干扰，如火邪、痰热内扰心神，心神不安，或食积胃脘所致，其证属实。

（二）嗜睡

嗜睡多因机体阴阳平衡失调，阳虚阴盛所致。

困倦嗜睡，头目昏沉，胸闷脘痞，肢体困重，苔腻脉濡者，多是痰湿困脾，清阳不升所致。饭后困倦嗜睡，形体衰弱，纳呆腹胀，少气懒言者，多因脾气虚弱，清阳不升，心失所养引起。精神极度疲惫，神识朦胧，困倦易睡，肢冷脉微者，多因心肾阳虚，阴寒内盛所致。大病之后，神疲嗜睡，乃是正气未复的表现。

嗜睡伴轻度意识障碍，叫醒后不能正确回答问题者，多因邪闭心神所致。其病邪以热邪、痰热、湿浊为多见。此种嗜睡常是昏睡、昏迷的前期表现。邪闭心神的嗜睡，伴有轻度意识障碍，而上述各种嗜睡尽管睡意很浓，但神志正常。

嗜睡与昏睡、昏迷不同，后者难以呼醒，强行唤醒而仍神志模糊，甚至呼之不醒。

七、向饮食口味

（一）问口渴与饮水

1. **口不渴** 患者无明显口渴的感觉，饮水也不多。提示津液未伤，多见于寒证、湿证。因寒、湿为阴邪，不耗伤津液，故口不渴。此外，无明显燥热证者，亦见口不渴饮。

2. **口渴多饮** 患者口渴明显，饮水量多，是津液损伤的表现。

若口渴咽干，鼻干唇燥，发于秋季者，多因燥邪伤津所致。

若口大渴喜冷饮，兼见壮热面赤，汗出心烦，小便短黄，脉洪数者，属实热证。因里热炽盛，耗伤津液所致。

若口渴多饮，甚或饮一溲一，小便量多，多食易饥，身体消瘦者，属消渴病。乃素体阴虚，燥热内生，阴津耗损所致。

此外，大量汗出或发汗太过，剧烈吐泻以及利尿太过，导致体内津液大量消耗，人必欲引水自济，也会见口渴多饮。

3. **渴不多饮** 患者有口干口渴的感觉，但又不欲饮水，或饮水不多。是轻度伤津，或津液输布障碍所致。

外感疾病中，见口干微渴，恶寒发热，咽痛，脉浮数者，为风热表证。因风热之邪外侵，热象不重，津伤较轻，故口干微渴。

温病见口渴而不多饮，身热夜甚，心烦不寐，舌质红绛者，为营分证。因热入营分，灼伤营阴，故见口渴；但邪热蒸腾营阴上潮于口，故不多饮。

口干不欲饮，兼见五心烦热，颧红盗汗，舌红少苔，脉细数者，属阴虚证。因阴津亏虚虚火内扰所致。

口渴不多饮，兼身热不扬，头身困重，胸闷纳呆，舌苔黄腻者，属湿热证。因湿热为患，热灼津伤，故见口渴；但湿邪内阻，郁蒸于内，故饮水不多。

口渴喜热饮，饮入不多，或水入即吐者，属痰饮病。因脾胃阳虚，饮停胃肠，致津液输布障碍，阳气不能气化津液上承于口，故见口渴喜热饮；饮后水停胃肠更甚，胃失和降而上逆，故水入即吐。

口干，但欲漱水不欲咽，兼舌质青紫，脉涩者，为血瘀证。因血内阻，气化不利，津液输布异常，不能上承于口，故见口干；体内津液本不匮乏，故欲漱水而不欲咽。

（二）问食欲与食量

1. **食欲减退** 又称“纳呆”“不欲食”“食欲不振”，多由脾胃亏虚，或湿邪困阻脾胃所致。此外，外感疾病，病邪干扰胃气，脾胃升降失职，也可见食欲减退。

若患者纳呆食少，兼见形体消瘦，面色淡白或萎黄，腹胀便溏，疲倦乏力，舌淡，脉虚者，属脾胃气虚。因脾胃亏虚，受纳、运化功能减退所致。

患者纳呆腹胀，胸闷恶心，呕吐泄泻，头身困重，苔腻，脉滑或濡缓者，属湿邪困脾。因湿邪内阻，脾胃运化障碍所致。

患者不欲饮食，兼见寒热往来，胸胁苦满，神情默默，口苦咽干，目眩者，属少阳病。因邪入少阳，经气失疏，影响脾胃运化所致。

2. **厌食** 指厌恶食物，食欲大减，甚至恶闻饮食之味，多由食滞、湿邪困阻脾胃所致。

患者厌食腹胀，脘闷欲呕，嗳腐食臭，舌苔厚腻，脉滑者，为食滞胃脘。多因暴饮暴食损伤脾胃，致使脾胃的腐熟、运化功能失职所致。

患者厌食油腻，脘闷腹胀，泛恶欲呕，便溏不爽，肢体困重者，为湿热蕴脾。因湿热中阻，胃失和降，胃气上逆所致。

患者厌油腻饮食，身目发黄，胁肋胀痛，口苦咽干，为肝胆湿热。因湿热内蕴肝胆，肝失疏泄，影响脾胃所致。

此外，女子妊娠早期，见厌食恶心，或食入即吐，此属妊娠反应，乃因妊娠后血聚于下养胎，冲脉之气盛，上逆犯胃，胃失和降所致。轻者无其他不适，不影响日常工作生活，无须治疗。重者厌食明显，呕吐频繁，称为“妊娠恶阻”。

3. **消谷善饥** 亦称“多食易饥”，是指患者食欲亢进，进食量多，易感饥饿的症状，多由胃热炽盛，腐熟太过所致。

消谷善饥，兼多饮多尿，身体消瘦者，多见于消渴病。

多食易饥，兼见大便溏泄者，为胃强脾弱。因胃的腐熟水谷功能亢进，故多食易饥；而脾的运化功能低下，故大便溏泄。

4. **饥不欲食** 指患者虽有饥饿的感觉但不欲进食，或进食不多的症状，见于胃阴虚证。常伴胃脘部嘈杂、嗳气、干呕、呃逆、咽干口燥等症状。因阴虚虚火内扰于胃，故胃中有饥饿感；但胃虚受纳功能减退，故不欲食。

5. **胃脘嘈杂** 指胃中空虚，似饥非饥，似痛非痛，热辣不宁者。常伴有情绪抑郁，胸胁胀满，嗳腐吞酸等，因肝气不舒，郁久化热，肝火横逆，克伐胃腑所致。

6. **偏嗜食物** 指患者偏嗜某种食物或异物，如生米、泥土，或偏嗜酸辣等。小儿偏嗜生米、泥土，兼见腹胀腹痛，面色萎黄，属虫积。乃由饮食不洁，虫积肠道，脾胃运化失常所致。妇女妊娠期间偏嗜酸辣食物，此为生理现象，不属病态。

正常人由于地域或生活习惯不同，亦常有饮食的偏嗜，一般不会引起疾病。但若饮食偏嗜太甚，亦可能诱发或导致疾病，如偏嗜肥甘易生痰湿，过食辛辣易致燥热，过食生冷易伤脾胃等。

此外，在疾病过程中，根据患者对饮食寒热的喜好不同，可帮助了解病性之寒热，如喜食温热者多属寒证，喜食寒凉者多属热证。

脾胃为后天之本，气血生化之源。在疾病的过程中，观察患者食欲与食量的变化也可测知病情的进退。若患者食欲逐渐减退，食量渐少，日渐消瘦者，是后天脾胃功能渐衰，疾病加重。反之，久病患者，食欲逐渐好转，食量渐增，精神转好者，表示胃气渐复，预后较好。若危重患者，本来毫无食欲，突然索食，食量大增，称为“除中”，是假神的表现之一，因胃气败绝所致。

（三）问口味

1. **口淡** 指患者味觉减退，口中乏味，常伴食欲减退，属脾胃虚弱，或寒湿内阻。因脾胃阳气亏虚，运化腐熟功能低下，或寒湿内停，阴不耗液，故口淡不渴。

2. **口苦** 指患者自觉口中有苦味，见于实热证，尤以心、肝、胆火旺者多见。心烦失眠者，常有口苦，乃心火上炎之故；胆汁味苦，故肝火上炎或胆气上泛，皆可致口苦。

3. **口甜** 指患者口中有甜味感，多与脾胃病有关。若口中甜而黏腻，脘闷不舒，舌苔黄者，为脾胃湿热。因湿热内阻，脾胃升降失职，浊气上蒸，故见口甜。若口甜而食少，神疲乏力者，为脾虚，因甘味入脾，脾气虚则甘味上泛之故。

4. **口酸** 指患者口中泛酸水或有酸馊味，属肝胃郁热，或伤食证。若患者口中泛吐酸水，嗳气不适，脘腹疼痛者，多因肝火横逆犯胃，木郁作酸，故见泛吐酸水。若患者口中有酸馊味，口气酸臭者，多因暴饮暴食，损伤胃肠，食积不化，胃中浊气上泛所致。

5. **口咸** 指患者自觉口中有咸味，见于肾虚或寒证。因咸入肾，肾阴不足，虚火上炎，又或肾阳亏虚，寒水上泛，皆可令口中有咸味。

6. **口涩** 指患者自觉口中有涩味，如食生柿，燥涩不适，属燥热伤津，或脏腑热盛。因燥热伤津，不能濡润口舌之故。

7. **口黏腻** 指患者自觉口中黏腻不适，多由湿浊困阻中焦所致。如脾胃湿热、食积化热、痰湿内盛等，皆可见口中黏腻不适。

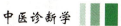

八、问二便

（一）问大便

1. **便次异常** 指大便次数的改变，有便秘和泄泻之分。

（1）便秘 指排便时间延长，便次减少，便质干燥，或时间虽不延长但排便困难者。便秘有虚实之分，实证多由热邪内结或寒邪凝滞大肠所致；虚证多由阴血、津液亏虚，肠道失润，或气虚、阳虚，肠道传导无力所致。

若患者便秘，腹胀痛拒按，口渴喜饮，舌苔黄燥者，为热结便秘，属实证。因邪热结聚于胃肠，大肠津液受伤，肠失润所致。

若大便秘结，排出困难，数日一行，兼口燥咽干，舌红少苔，脉细数者，属阴虚。因阴虚内热，肠中津亏，肠道失润所致。久病、年老、产后，致气阴亏虚者，亦常见便秘。

大便秘结，难以排出，兼见面色无华，少气乏力，头晕目眩者，为气血亏虚。因气血不足，血虚失润，气虚传导无力所致。

患者大便艰涩，排出困难，面色苍白，手足不温，舌淡，脉沉迟者，属冷秘。因阳气虚衰，或阴寒内盛，阻滞大肠气机所致。

（2）泄泻 指大便次数增多，粪质稀薄，甚至泻下如水样的症状。泄泻亦有虚实之分，实证多因寒湿、湿热、食积或肝郁气滞等引起，虚证多由脾虚，或肾阳虚，命门火衰所致。其中尤与脾虚、湿盛关系最为密切。

新病暴泻，下清稀如水，肠鸣腹痛，或伴恶寒发热者，属寒湿泄泻。

泄泻腹痛，泻而不爽，粪色黄褐，气味臭秽，兼见肛门灼热，小便短黄者，属湿热泄泻。

脘闷纳呆，腹痛泄泻，泻下臭秽，泻后痛减，或大便中伴有不消化之物，属伤食。

患者纳少腹胀，大便溏泄，脘腹隐痛喜按，面色萎黄，消瘦神疲者，属脾虚。患者黎明前腹痛作泻，泻后则安，腰膝酸冷，形寒肢冷者，称为“五更泄”，属脾肾阳虚。因肾阳不足，命门火衰，火不生土所致。黎明前为阳气未旺，阴气极盛之时，故此时腹痛作泻。

患者腹痛作泻，泻后痛减，每因情志抑郁恼怒或精神紧张时症状加重，属肝郁乘脾。

2. **便色异常** 指大便颜色的改变。

（1）大便黄褐如糜而臭 大便黄褐而臭，兼发热，腹痛腹胀，口渴，舌苔黄腻者，属大肠湿热。

（2）大便灰白 大便颜色灰白如陶土，溏结不调者，见于黄疸。乃肝胆疏泄失职，胆汁不能正常排泄，影响脾胃运化所致。

（3）大便有黏冻、脓血 指大便脓血并见，或伴有黏液的症状，亦称为“下利赤白”，多见于痢疾。因湿热阻困肠道，壅阻气机，伤及气血，故见大便脓血。此外，肠癌患者因气血瘀阻，肠络受损，也可见大便脓血的症状。

3. **便质异常** 指大便质地的改变。

（1）完谷不化 指大便中夹有很多未被消化的食物，多属脾肾阳虚或伤食。

若大便泄泻日久，完谷不化，纳差，腹痛喜温喜按，面白神疲，或腰膝酸冷者，属脾肾阳虚。因肾阳不足，命门火衰，不能温煦脾土，脾失健运所致。

若暴饮暴食，见大便完谷不化，腹胀腹痛，泻下臭秽者，为伤食。是因饮食停滞，胃腑失和，不能腐熟水谷所致。

（2）溏结不调 指大便时稀时干，粪质难以正常者，多因肝郁或脾虚所致。

若患者平素大便时干时稀，属肝郁乘脾。正常情况下，肝的疏泄有助于脾的运化，若肝气郁结，疏泄失职，影响脾脏的运化，故见大便结不调。

若大便先结而后溏者，属脾虚。因脾虚运化失职，故便溏；而大肠传导不畅，则便结。

（3）便血 指便中带血，为胃肠血络受伤的表现，有远血和近血之分。胃、食道等离肛门较远的部位出血，为远血；直肠或肛门附近的出血，为近血。

远血大多表现为先便后血，便血暗红或紫黑，甚至色黑如柏油样。多由脾虚不能统摄血液，或瘀阻胃络所致。

近血大多表现为大便带血，血色鲜红，血液附于粪便表面，或于排便前后点滴而出。多由大肠湿热，或大肠风燥，伤及血络所致。

4. 排便感异常

（1）肛门灼热 指排便时自觉肛门周围有灼热不适之感。多由大肠湿热所致。

（2）里急后重 指腹痛窘迫，时时欲泻，肛门重坠，便出不爽，常见于痢疾。是湿热内阻，肠道气滞之故。

（3）排便不爽 指排便不通畅，有涩滞难尽之感。是大肠气机阻滞，传导失司所致。

若患者腹痛欲便，排便不爽，抑郁易怒者，多属肝郁乘脾，大肠气滞所致。

若患者排便不爽，腹痛泄泻，黄褐臭秽，肛门灼热，或伴里急后重者，为大肠湿热，肠道气机受阻所致。

若大便不爽，腹胀腹泻，夹有未消化食物，酸臭难闻者，为伤食。是食滞内停，大肠气机不通所致。

（4）滑泻失禁 指大便不能随意控制，呈滑出之状，甚至便出而不自知的症状，属脾肾阳虚。

若患者滑泻不止，腹痛喜温喜按，形瘦纳少，倦怠乏力，为脾阳虚。若患者滑泻失禁，兼见腰膝冷痛，或为五更泄，为肾阳虚。

（5）肛门重坠 指患者自觉肛门有沉重下坠的感觉，见于脾虚气陷或大肠湿热等证。

若患者觉肛门重坠，甚或脱肛，头晕乏力，面色少华，为脾虚气陷。因脾气亏虚，中气下陷，清气不升，故有肛门下坠感。

若肛门重坠，腹痛窘急，时时欲泻，大便黄褐臭秽，或见脓血便者，属大肠湿热。因湿热蕴结于大肠，气机郁滞之故。

（二）问小便

健康成人在一般情况下，白天小便 4 ～ 6 次，夜间 0 ～ 2 次，一天的尿量在 1000 ～ 2000mL 之间。尿次和尿量受饮水、温度、汗出、年龄等因素影响。

1. 尿量异常

（1）尿量增多 指每天的尿量较正常明显增多，常见于虚寒证和消渴患者。

若小便清长量多，形寒肢冷者，属虚寒证。因阳虚寒盛，不能温化水液，水液下渗，故小便清长量多。

若患者小便量多，伴多饮、多食而身体消瘦，属消渴病。此乃肾阴亏虚，开多阖少之故。

（2）尿量减少 指每天的尿量较正常明显减少。多由体内津液不足所致，亦可见于水肿病。

若高热汗出，小便短少，口渴者，属实热证。因热盛津伤，尿液化源不足所致。若汗、吐、下太过，耗伤津液，亦可见小便量少。

尿少而见肌肤浮肿者，为水肿病。是肺、脾、肾三脏功能失常，津液输布障碍，水液停聚，泛滥肌肤，故见尿少浮肿。

2. 尿次异常

（1）小便频数 指小便次数增多，时欲小便的症状。

患者小便频数、短赤、尿急、尿痛者，常见于淋病。多因湿热蕴结下焦，膀胱气化不利所致。

老年人或久病患者小便频数，色清量多，夜间明显，多因肾阳虚衰，或肾气不固，膀胱失约所致。

（2）癃闭 小便不畅，点滴而出者为“癃”；小便不通，点滴不出者为“闭”，统称为“癃闭”。癃闭有虚实之分，实证多因湿热下注、瘀血内阻、结石阻塞，引致尿路不通，膀胱气化失利；虚证乃由年老气虚，或肾阳不足，膀胱气化功能减退所致。

3. 尿色质异常

（1）小便清长 指小便色清量多，见于寒证。因寒盛、阳虚，不能温化水津，水液下膀胱过多所致。

（2）小便短黄 小便色黄而短少，多属热证。因热盛伤津所致，也可见于汗、吐、下太过，损伤津液。

（3）尿中带血 指小便色赤，混有血液，甚至血块的症状。

若尿血鲜红，小便黄赤，心烦口渴者，多因热伤膀胱血络，或心火亢盛移热小肠。

若尿血日久，兼见面色不华，少气懒言，或见皮肤紫斑者，为脾不统血。

若久病尿血，头晕耳鸣，腰膝酸痛者，为肾气不固。

（4）小便混浊 指小便混浊，如膏脂或米泔的症状。

若小便混浊如膏脂，或尿时疼痛，苔黄腻，脉滑数者，为膏淋。是湿热下注膀胱所致。

若小便混浊如米泔，小腹坠胀，面色淡白，神疲乏力，劳则尤甚者，属中气下陷证。因脾虚不能升清，精微下泄所致。

（5）尿中有砂石 尿中夹有砂石，兼见小便短赤疼痛，或有尿血，属石淋。因湿热内蕴煎熬尿液，结为砂石，伤及血络所致。

4. 排尿感异常

（1）小便涩痛 指排尿时自觉尿道灼热疼痛，小便涩滞不畅，常见于淋病。是湿热蕴结，膀胱气化不利所致。

（2）余沥不尽 指排尿后仍有小便点滴不尽的症状，多属肾阳虚、肾气不固。常见于老年人或久病体虚者，因年老体弱，肾脏阳气虚衰，肾关不固，开合失司所致。

（3）小便失禁 指患者神志清醒时，小便不能随意控制而自行溢出的症状，多属肾气亏虚，膀胱失约。亦有因尿路损伤，或湿热、瘀血阻滞，以致膀胱失约，气机失常而见小便失禁。若患者神昏而见小便失禁者，病属危重。

（4）遗尿 指睡眠中经常不自主排尿的症状，多见于3岁以上小儿或老年人。多因禀赋不足，肾气未充，或肾气亏虚，不能固约膀胱所致。

九、问经带

（一）问月经

月经是指正常性发育成熟女子有规律的周期性胞宫出血的生理现象。

月经一般每月1次，周期28天左右，故称月经，又称月信、月事、月水、经水、经候等。

月经行经天数为3～5天，经量中等（一般50～100mL），经色正红无块，质地不稀不稠。女子14岁（现在有明显提前的趋势）左右月经初潮，49岁左右绝经。在妊娠期和哺乳期月经不来潮。

1. 经期异常 经期即月经的周期，是指每次月经相隔的时间。经期异常主要表现为月经先期、月经后期和月经先后不定期。

（1）月经先期 指连续2个月经周期以上出现月经来潮提前7天以上。先期者，多因血热妄行，或气虚不摄而致。

月经先期，经色深红，质稠量多，为血热。多因素体阳盛，感受热邪，或肝郁化火，热扰于血，或肾阴亏损，阴血不足，虚热内生所致。

月经先期，经色淡红，质稀量多，气短乏力，为气虚不摄。多因脾气亏虚、肾气不足，冲任不固所致。

（2）月经后期 指连续2个月经周期以上出现月经来潮延后超过7天以上。后期者，多因血虚、血瘀而致。

月经后期，经色淡红，质稀，唇淡面白，为血虚。多因营血亏损、肾精不足，或因阳气虚衰，无以化血，使血海不能按时蓄溢所致。

月经后期，经色紫暗，夹有血块等，为血瘀。可因气滞血瘀、寒凝血瘀、痰湿阻滞、冲任不畅所致。

（3）月经先后不定期 指连续2个月经周期以上，月经时而提前，时而延后达7天以上的症状，亦称经期错乱。多因肝气郁滞，气机逆乱，或脾肾虚损，冲任失调，血海蓄溢失常所致。

经行无定期，经色紫红，有血块，兼见乳房胀痛，为气郁情志不舒，肝气郁结，失于条达所致。

经行无定期，经色淡红，质稀，腰酸乏力，为脾肾虚衰，气血不足，冲任失调所致。

2. 经量异常 月经的出血量，称为经量，正常情况下平均为50mL左右，可略有差异。经量的异常主要表现为月经过多和月经过少。

（1）月经过多 指月经血量较常量明显增多的症状。多因血热内扰，迫血妄行；或气虚冲任不固，经血失约；或瘀血阻滞冲任，血不归经所致。

月经过多，伴有月经先期，经色深红，身热或五心烦热，为血热；经色淡红，质稀量多，气短，乏力，为气虚不摄。

月经过多，伴有月经后期，经色紫暗，有血块，为血瘀。

（2）崩漏 指非正常行经期间阴道出血的症状。若来势迅猛，出血量多者，谓之崩；势缓而量少，淋漓不断者，谓之漏，合称崩漏。崩与漏虽然在病势上有缓急之分，但发病机理基本相同，且在疾病演变过程中，常互相转化，交替出现。所以，历代医家都将崩漏并提。崩漏形成的原因主要是气虚、血热、血瘀。

经血不止，经色深红，质稠，其势急骤者，多为血热妄行，损伤冲任所致。

经血不止，经色淡红，质稀，其势缓和者，多为气虚冲任不固，血失摄纳所致。

经行非时而下，时来时止，或时闭时崩，或久漏不止，血色紫暗或夹有血块，多为瘀血阻滞冲任，血不循经所致。

（3）月经过少 指月经血量较常量明显减少，甚至点滴即净的症状。多因营血不足，或肾气亏虚，精血不足，血海不盈；或寒凝、血瘀、痰湿阻滞，血行不畅所致。

（4）闭经 闭经也称经闭，是指女子年逾18周岁，月经尚未来潮，或已行经，未受孕、不在哺乳期，而又停经达3个月以上的症状。

经闭可由多种原因而形成，其病因虽多，总不外肝肾不足，气血亏虚，阴虚血燥，血海空虚；或因痨虫侵及胞宫，或气滞血、阳虚寒凝、痰湿阻滞胞脉，冲任不通。

经闭，急躁易怒，太息，胸胁小腹胀，多为肝气郁结。

经闭，面色暗黑，小腹胀痛拒按，舌紫暗或紫斑，多为血瘀。

经闭，体胖面浮，胸闷腹胀，纳少痰多，气短乏力，多为湿盛痰阻。

经闭，潮热，盗汗，皮肤干燥，形体消瘦，多为阴虚。

闭经应注意与妊娠期、哺乳期、绝经期等生理性闭经，或者青春期、更年期，因情绪、环境改变而致一时性闭经及暗经加以区别。

3. 经色、经质异常 经色、经质变化总的规律是：经色淡红质稀，多为血少不荣；经色深红质稠，乃血热内炽；经色暗紫，夹有血块，多属寒凝血瘀。

4. 痛经 指在行经期间，或行经前后，阵发性出现下腹部疼痛，或痛引腰骶，甚至剧痛难忍，并伴随月经呈周期性发作的症状，亦称行经腹痛。

若经前或经期小腹胀痛或刺痛拒按，多属气滞血瘀。

月经后期或行经后小腹隐痛、空痛，多属气血两虚，或肾精不足，胞脉失养所致。

小腹灼痛拒按，平素带下黄稠臭秽，多属湿热蕴结。

小腹冷痛，遇暖则减，多属寒凝或阳虚。

（二）带下

在正常情况下，妇女阴道内有少量无色、无臭的分泌物，谓之带下。带下具有濡润阴道的生理性

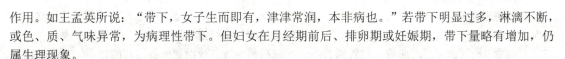

作用。如王孟英所说："带下，女子生而即有，津津常润，本非病也。"若带下明显过多，淋漓不断，或色、质、气味异常，为病理性带下。但妇女在月经期前后、排卵期或妊娠期，带下量略有增加，仍属生理现象。

带下异常的规律：一般情况下，带下色深，质地黏稠，有臭味，多属实热；质稀或有腥气味者，多属虚寒。

1. **白带** 指带下色白量多，质稀如涕，淋漓不绝而无臭味的症状。多因脾肾阳虚，寒湿下注所致。若状如凝乳或豆腐渣，多因湿浊下注所致。

2. **黄带** 指带下色黄，质黏臭秽的症状。多因湿热下注或湿毒蕴结所致。

3. **赤白带** 指白带中混有血液，赤白杂见的症状。多因肝经郁热，或湿毒蕴结、损伤络脉所致。若绝经后仍见赤白带淋漓不断，可能由癌瘤引起。

此外，对成年女性，应注意询问其是否结婚，结婚年龄，配偶的健康状况，以及有无传染病或遗传性疾病。对育龄期女性应询问初潮年龄及绝经年龄和绝经前后的情况。已婚女性还应询问妊娠次数、生产胎数，以及有无流产、早产、难产等。

十、问小儿

（一）问出生前后情况

小儿的某些疾病，如新生儿（出生后至 1 个月）疾病、痫病等，多与母亲妊娠期健康状态及分娩情况有关，故应注意询问产妇妊娠期和哺乳期的营养状况，有无疾病、治疗用药情况，以及小儿是否难产、早产，颅脑是否受到损伤等。

婴幼儿（1 个月至 3 周岁）发育较快，需要营养较多而脾胃功能相对较弱，喂养不当易致消化不良、吐泻、疳积，或表现为"五软""五迟"等。故应注意询问小儿的喂养情况和坐、爬、立、走、出牙、学语的情况，以了解小儿的后天营养是否充足和生长发育是否正常。

（二）问预防接种、传染病史

小儿 6 个月～5 周岁之间，从母体获得的先天免疫力逐渐消失，而自身的免疫机能尚未健全，一旦接触某种传染病则容易感染而发病，如水痘、麻疹等。预防接种能帮助小儿建立后天免疫机能，以减少感染发病概率。某些传染病获病之后，常可获得终生免疫力。故询问预防接种、传染病史及传染病接触史，可为确定诊断提供依据。

（三）问发病原因

小儿的生理特点决定其对某些致病因素反应较为敏感。例如，小儿脏腑娇嫩，抗病能力弱，易受寒热等气候、环境影响，感受外邪而致病。小儿脾胃薄弱，消化力差，容易伤食而出现呕吐、腹泻等症；小儿脑神发育不完善，易受惊吓，而见哭闹、惊叫、夜啼，甚至惊风抽搐等表现。故询问小儿发病原因时，应注意围绕上述因素加以询问。

第五单元　切　诊

第一节　脉　诊

脉诊又称切脉，是医生用手指对患者身体某些特定部位的动脉进行切按，体验脉动应指的形象，以了解健康或病情，辨别病证的一种诊察方法。

一、脉诊的原理

脉象是手指感觉脉搏跳动的形象，或称为脉动应指的形象。人体的血脉贯通全身，内连脏腑，外达肌表，运行气血，周流不休，所以，脉象能够反映全身脏腑功能、气血、阴阳的综合信息。脉象的产生，与心脏的搏动、心气的盛衰、脉管的通利和气血的盈亏及各脏腑的协调作用直接有关。

（一）心脏搏动是形成脉象的主要动力

1. **心脏的搏动** 在宗气和心气的作用下，心脏一缩一张的搏动，把血液排入脉管而形成脉搏。脉动源出于心，脉搏是心功能的具体表现。因此，脉搏的动与心脏搏动的频率、节律基本一致。

2. **脉管** 是气血运行的通道。脉管尚有约束、控制和推进血液沿着脉管运行的作用。当血液由心脏排入脉管，则脉管必然扩张，然后血管依靠自身的弹性收缩，压迫血液向前运行，脉管的这种一舒一缩功能，既是气血周流、循行不息的重要条件，也是产生脉搏的重要因素。所以脉管的舒缩功能正常与否，能直接影响脉搏，产生相应的变化。

3. **心阴与心阳的协调** 心血和心阴是心脏生理功能活动的物质基础，心气和心阳主导心脏的功能活动。心阴心阳的协调，是维持脉搏正常的基本条件。当心气旺盛，血液充盈，心阴心阳调和时，心脏搏动的节奏和谐有力，脉搏亦从容和缓，均匀有力。反之，可能出现脉搏的过大过小、过强过弱、过速过迟或节律失常等变化。

（二）气血运行是形成脉象的基础

气、血是构成人体组织和维持生命活动的基本物质。脉道必赖血液以充盈，因而血液的盈亏，直接关系到脉象的大小；气属阳主动，血液的运行全赖于气的推动，脉的壅遏营气有赖于气的固摄，心搏的强弱和节律亦赖气的调节。脉乃血脉，赖血以充，赖气以行。心与脉、血相互作用，共同形成“心主血脉”的活动整体。

（三）脏腑协同是脉象正常的前提

1. **肺 肺主气，司呼吸**。肺对脉的影响，首先体现在肺与心以及气与血的功能联系上。由于气对血有运行、统藏、调摄等作用，所以肺的呼吸运动是主宰脉动的重要因素，一般情况下，呼吸平缓则脉象徐和；呼吸加快，脉率亦随之急促；呼吸匀和深长，脉象流利盈实；呼吸急迫浅促，或肺气壅滞而呼吸困难，脉象多呈细涩；呼吸不已则脉动不止，呼吸停息则脉搏亦难以维持。

2. **脾 胃脾胃能运化水谷精微，为气血生化之源，“后天之本”**。气血的盛衰和水谷精微的多寡，表现为脉之“胃气”的多少。脉有胃气为平脉（健康人的脉象），胃气少为病脉，无胃气为死脉，所以临床上根据胃气的盛衰，可以判断疾病预后的善恶。同时，血液之所以能在脉管中正常运行而形成脉搏，还依赖脾气的统摄与裹护，使血液不溢于脉管之外而在脉管内运行，即“脾主统血”之谓。

3. **肝肝藏血，具有贮藏血液、调节血量的作用**。肝主疏泄，可使气血调畅，经脉通利。肝的生理功能失调，可以影响气血的正常运行，从而引起脉象的变化。

4. **肾 肾藏精，为元气之根，是脏腑功能的动力源泉，亦是全身阴阳的根本**。肾气充盛则脉搏重按不绝，尺脉有力，是谓“有根”。若精血衰竭，虚阳浮越则脉象变浮，重按不应指，是为无根脉，提示阴阳离散、病情危笃。

二、诊脉的部位

（一）遍诊法

遍诊法，又称为三部九候诊法，出自《素问·三部九候论》。遍诊法是遍诊上、中、下三部有关的动脉，以判断病情的一种诊脉方法。上为头部、中为手部、下为足部。上、中、下三部又各分为天、地、人三候，三三合而为九，故称为三部九候诊法。《素问·三部九候论》曰：“人有三部，部有三候，以决死生，以处百病，以调虚实，以除邪疾。”这是一种古老的诊脉方法，其用意是何处脉象有变化，便可以提示相应部位、经络、脏腑发生病变的可能，而不是用一处或几处脉象来测知全身情况。

遍诊法诊脉部位及临床意义

三部	九候	相应经脉和穴位	所属动脉	诊断意义
上部（头）	天	足少阳经（两额动脉）太阳穴	颞浅动脉	候头角之气
	地	足阳明经（两颊动脉）巨髎穴	面动脉（颌内动脉）	候口齿之气
	人	手少阳经（耳前动脉）耳门穴	颞浅动脉	候耳目之气
中部（手）	天	手太阴经 寸口部的太渊穴、经渠穴	桡动脉	候肺之气
	地	手阳明经 合谷穴	拇主要动脉	候胸中之气
	人	手少阴经 神门穴	尺动脉	候心之气

下部（足）	天	阻绝阴经 五里穴或太冲穴	股动脉或趾背动脉	候肝之气
	地	足少阴经，太溪穴	胫后动脉跟支	候肾之气
	人	足太阴经箕门穴，或足阳明经冲阳穴	股动脉或足背动脉	候脾胃之气

（二）三部诊法

三部诊法，见于《伤寒杂病论》，即诊人迎、寸口、趺阳三脉。其中诊寸口脉候脏腑病变，诊人迎、趺阳脉分候胃气。也有去趺阳加诊太溪以候肾气者。现在这种方法多在切两手寸口无脉或观察危重患者时运用，诊察人迎、趺阳、太溪，以确定胃、肾之气的存绝。例如两手寸口脉象十分微弱，而趺阳脉尚有一定力量时，提示患者的胃气尚存，尚有救治的可能；如趺阳脉难以触及时，提示患者的胃气已绝，难以救治。

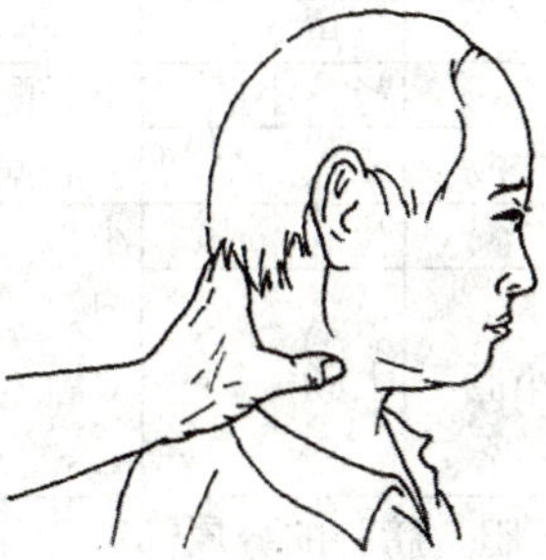

诊人迎脉

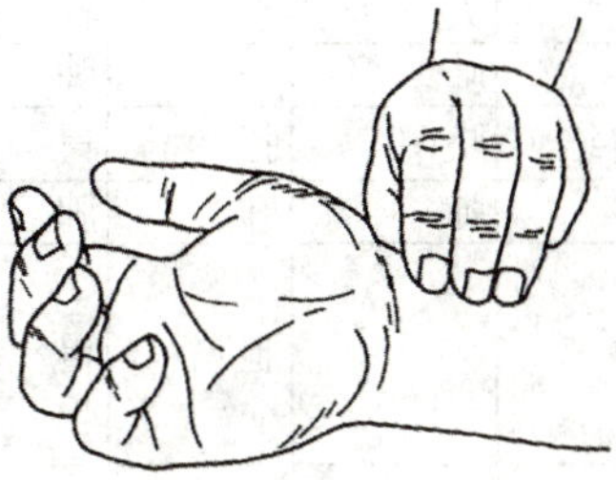

诊寸口脉

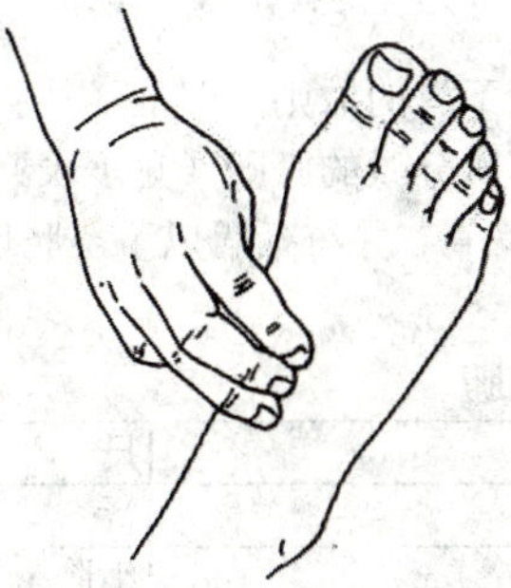

诊趺阳脉

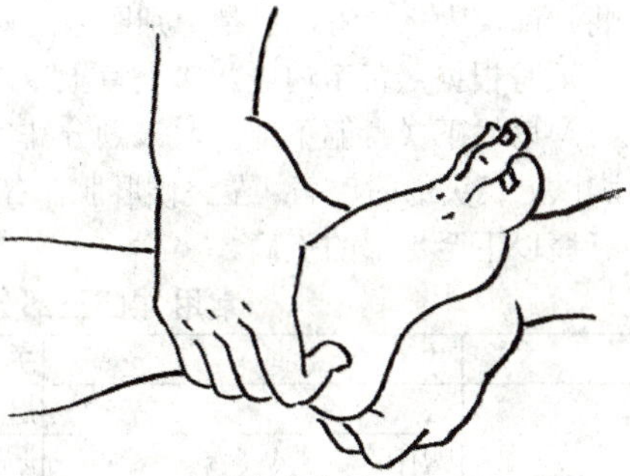

诊太溪脉

（三）寸口诊法

寸口诊法是指切按桡骨茎突内侧一段桡动脉的搏动，根据其脉动形象，以推测人体生理、病理状态的一种诊察方法。

1. 寸口分部 寸口脉分为寸、关、尺三部。通常以腕后高骨（桡骨茎突）为标记，其内侧的部位为关，关前（腕侧）为寸，关后（肘侧）为尺。两手各有寸、关、尺三部，共六部脉。寸、关、尺三部又可施行浮、中、沉三候。《难经·十八难》说："三部者，寸、关、尺也；九候者，浮、中、沉也。"由此可见，寸口诊法的三部九候和遍诊法的三部九候名同而实异。

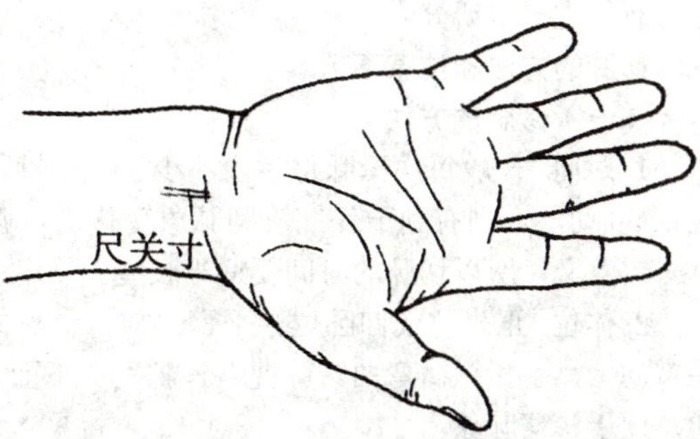

2. 寸口脉诊病原理 诊脉独取寸口的理论依据：一是寸口脉为手太阴肺经原穴太渊所在之处，十二经脉之气汇聚于此，故称为"脉之大会"；"肺朝百脉"，五脏六腑十二经气血运行皆起于肺而止于肺，故脏腑气血之病变皆可反映于寸口；二是手

太阴肺经起于中焦，与脾经同属太阴，肺与脾胃之气相通，而脾胃为后天之本，气血生化之源，因此，在寸口可以诊察胃气的强弱，同时也可了解全身脏腑气血之盛衰。另外，寸口处为桡动脉，该动脉所在桡骨茎突处，其行径相对固定、浅表，诊察方便易行，故为诊脉的理想部位。

3. **寸口分候脏腑** 关于寸、关、尺分候脏腑，文献记载有不同的说法，具有代表性者如下表。

文献	寸		关		尺		说明
	左	右	左	右	左	右	
难经	心	肺	肝	脾	肾	肾	大、小肠配心肺，是表里相属；右肾属火，故右尺亦候命门
	小肠	大肠	胆	胃	膀胱	命门	
脉经	心	肺	肝	脾	肾	肾	——
	小肠	大肠	胆	胃	膀胱	三焦	
景岳全书	心	肺	肝	脾	肾	肾、小肠	小肠配右尺是火居火位；大肠配左尺是金水相从
	心包络	膻中	胆	胃	膀胱、大肠	三焦、命门	
医宗金鉴	心	肺	肝	脾	肾	肾	小肠配左尺，大肠配右尺，是以尺候腹中的相应部位，故又以三焦分配寸、关、尺三部
	膻中	胸中	胆膈	胃	膀胱、小肠	大肠	

从表中可以看出，寸口六部脏腑分候中，五脏及胃、胆、膀胱的分属部位，各家所说皆同，分歧主要在大、小肠和三焦。产生分歧的主要原因不外两个方面：一是根据脏腑经络相表里的关系，把肺与大肠定位于右寸，心与小肠定位于左寸；另一种是根据脏腑的解剖位置“尺主腹中”，故把大、小肠定位在尺部，将尺部定为三焦者，只是个别医家的意见。

现在临床上一般是根据《黄帝内经》“上竟上”“下竟下”的原则，即上（寸脉）以候上（身躯上部），下（尺脉）以候下（身躯下部），来划分寸口三部所分候的脏腑（见下表）：左寸候心，右寸候肺，并统括胸以上及头部的疾病；左关候肝胆，右关候脾胃，并统括膈以下至脐以上部位的疾病；两尺候肾，并包括脐以下至足部的疾病。

常用寸口三部分候脏腑

寸口	寸	关	尺
左	心	肝胆	肾
	膻中	膈	小腹
右	肺	脾胃	肾
	胸中		小腹

此外，也有不分寸、关、尺，但以浮、中、沉分候脏腑的方法，如以左手浮取候心，中取候肝，沉取候肾；右手浮取候肺，中取候脾，沉取候肾（命门）。

寸口诊法的脏腑相应定位，在临床实践中积累了丰富的经验。但其中还存在着一些理论和实际问题，有待进一步研究。

三、诊脉的方法和注意事项

（一）诊脉的方法

1. **时间** 一般每次诊脉每手应不少于 1 分钟，两手以 3 分钟左右为宜。注意每次诊脉的时间至少应在 50 动，一则有利于仔细辨别脉象变化，一则切脉时初按和久按的指感有可能不同，对临床辨证有一定意义，所以切脉的时间要适当长些。

2. **体位** 正坐位或仰卧位。平臂：前臂自然向前平展。平心：与心脏置于同一水平，手腕伸直，手掌向上，手指微微弯曲。脉枕：在腕关节下面垫一松软的脉枕，使寸口部位充分伸展，局部气血畅通，便于诊察脉象。

3. **平息** 医生在诊脉时注意调匀呼吸，即所谓“平息”。一方面医生保持呼吸调匀，清心宁神，以自己的呼吸计算病人的脉搏至数；一方面平息有利于医生思想集中，可以仔细地辨别脉象。

4. **定三关** 医生左手或右手的食指、中指和无名指三个手指；指目是指尖和指腹交界棱起处，手指触觉较灵敏的部位；手指略呈弓形，与受诊者体表约呈 45° 左右为宜。

5. **布指** 中指定关，医生先以中指按在掌后高骨内侧动脉处，然后食指按在关前（腕侧）定寸，无名指按在关后（肘侧）定尺。布指疏密与患者手臂长短、医生手指粗细相适应；病人的手臂长或医者手指较细者，布指宜疏，反之宜密。

6. **指力** 运用指力的轻重、挪移及布指变化以体察脉象。常用的指力有举、按、寻等。

（1）举 医生用较轻的指力，按在寸口脉搏跳动部位，以体察脉搏部位的方法。亦称“轻取”或“浮取”。

（2）按 医生用较重的指力，甚至按到筋骨体察脉象的方法。此法又称“重取”或“沉取”。

（3）寻 寻是指切脉时指力从轻到重，或从重到轻，左右推寻，调节最适当指力的方法。在寸口三部细细寻找脉动最明显的部位，统称寻法，以捕获最丰富的脉象信息。

7. **指法**

（1）总按 即三指同时用力诊脉的方法。从总体上辨别寸关尺三部和左右两手脉象的形态、脉位的浮沉等。总按时一般指力均匀，但亦有三指用力不一致的情况。

（2）单按 用一个手指诊察一部脉象的方法。主要用于分别了解寸、关、尺各部脉象的形态特征。

（二）诊脉的注意事项

注意诊察患者的脉位（浮沉、长短）、脉次（至数与均匀度）、 脉形（大小、软硬、紧张度等）、脉势（强弱与流利度等）及左右手寸关尺各部表现。

先用总按的方法，从总体上辨别脉象的形态、脉位的浮沉，然后再使用循法和单诊手法等辨别左右手寸、关、尺各部脉象的形态特征。

（三）脉象要素

1. **脉位** 脉搏跳动显现的部位和长度。正常脉搏的脉位：不浮不沉，中取可得，寸、关、尺三部有脉。异常脉搏的脉位：脉位表浅者为浮脉。脉位深沉者为沉脉。脉搏超越寸、关、尺三部者为长脉。脉动不及寸、尺者为短脉。

2. **至数** 脉搏跳动的至数和节律。正常成人脉搏的频率：约每分钟 72 ～ 90 次，且节律均匀，没有歇止。异常成人脉搏的频率：一息五至以上为数脉。一息不满四至为迟脉。出现歇止者，有促、结、代等脉的不同。脉律快慢不匀者，为三五不调。

3. **脉长** 脉动应指的轴向范围长短。脉动范围超越寸、关、尺三部称为长脉，应指不及三部，但见关部或寸部者均称为短脉。

4. **脉宽** 脉动应指的径向范围大小，手指感觉到脉道的粗细。脉道宽大的为大脉，狭小的为细脉。

5. **脉力** 指脉搏的强弱。脉搏应指有力为实脉，应指无力为虚脉。

6. **脉律** 一是脉动节律是否均匀，脉律不均匀，脉搏搏动无规律可见于散脉、微脉等，出现歇止者，有促、结、代等脉的不同。一是脉搏力度、大小是否一致，一致为均匀，不一致为参差不齐。

7. **流利度** 脉搏来势的流利通畅程度。脉来流利圆滑者为滑脉；来势艰难，不流利者为涩脉。

8. **紧张度** 脉管的紧急或弛缓程度。脉管绷紧为弦脉；弛缓为缓脉。

四、正常脉象

（一）正常脉象的特点

寸关尺三部有脉一息四～五至，相当于 72 ～ 80 次 / 分（成年人），不浮不沉，不大不小，从容和缓，节律一致尺部沉取有一定力量，并随生理活动、气候、季节和环境不同而有相应变化。

1. **有胃** 也称胃气。主要反映脾胃运化功能的盛衰和营养状况的优劣。有胃气的特点是徐和、从容、软滑的感觉。

2. **有神** 脉搏有力是有神的标志，脉之有神是指有力柔和、节律整齐。

3. **有根** 脉之有根关系到肾。脉之有根主要表现在尺脉有力、沉取不绝两个方面。

（二）脉象的生理变异

1. **影响因素** 包括：四季气候、地理环境、性别、年龄、体质、情志、劳逸、饮食、昼夜等。

2. **脉位变异** 少数人脉不见于寸口，而从尺部斜向手背，称为斜飞脉；若脉出现在寸口的背侧，称为反关脉；还有出现于腕侧其他位置者，都是生理特异的脉位，即桡动脉解剖位置的变异，不属病脉。

五、病理脉象

（“散脉、芤脉、革脉、伏脉、牢脉、疾脉、长脉、短脉、动脉的特征及鉴别”中西医助理医师不考）

疾病反映于脉象的变化，称为病理脉象，简称“病脉”。一般说来，除了正常生理变化范围及个体生理特异变化之外的脉象，均属病脉。

（一）常见病理脉象（“常见脉象的临床意义”中医助理医师不考）

近代临床所提及的脉象，有浮、沉、迟、数、洪、细、虚、实、滑、涩、弦、紧、结、代、促、长、短、缓、濡、弱、微、散、芤、伏、牢、革、动、疾28种。

1. 浮脉

【脉象特征】轻取即得，重按稍减而不空，举之有余，按之不足。

【临床意义】一般见于表证，亦见于虚阳浮越证。

【机理分析】《黄帝内经》称为毛脉，在时应秋，在脏应肺。

表证见浮脉是机体驱邪向外的表现。外邪侵袭肤表，卫阳抗邪于外，人体气血趋向于肤表，脉气亦鼓动于外，故见浮脉。邪盛而正气不虚时，脉浮而有力；虚人外感或邪盛正虚时，脉多浮而无力。外感风寒，则寒主收引，血管拘急，故脉多浮紧；外感风热，热则血流迫急，故脉多浮数。

若久病体虚，脉见浮而无力，散乱无根，可能为虚阳外越，病情危重之征象。

瘦人肌薄而见浮脉，桡动脉部位浅表而多显浮象，夏秋脉象偏浮，皆属常脉。

相类脉

（1）散脉

【脉象特征】浮散无根，稍按则无，至数不齐。

【临床意义】多见于元气离散，脏腑精气衰败，尤其是心、肾之气将绝的危重病证。

【机理分析】由于气血衰败，精气欲竭，阴阳不敛，元气耗散，脉气不能内敛，涣散不收，故脉轻取浮散而不聚，重按则无，漫无根蒂，至数不齐。故散脉为元气耗散，脏腑精气欲绝之危候。

（2）芤脉

【脉象特征】浮大中空，如按葱管。

【临床意义】常见于失血、伤阴等病证。

【机理分析】血崩、呕血、外伤性大出血等突然失血过多之时，血量骤然减少，无以充脉；或因剧烈吐泻，津液大伤，血液不得充养，阴血不能维系阳气，阳气浮散于外，皆可见芤脉。

（3）革脉

【脉象特征】浮而搏指，中空外坚，如按鼓皮。

【临床意义】多见于亡血、失精、半产、漏下等病证。

【机理分析】因精血耗伤，脉道不充，正气不固，气无所恋而浮越于外，以致脉来浮大搏指，外急中空，恰似绷急的鼓皮，有刚无柔，此为太过，为无胃气的真脏脉，多属危候。

2. 沉脉

【脉象特征】轻取不应，重按始得，举之不足，按之有余。

【临床意义】主里证。有力为里实，无力为里虚。

【机理分析】《黄帝内经》称为“石脉”，在时应冬，在脏应肾。

沉脉的形成有虚实两方面因素。一为邪实内郁，正气尚盛，邪正相争于里，致气滞血阻，阳气被遏，不能鼓搏脉气于外，故脉沉而有力，可见于气滞、血瘀、食积、痰饮等病证；二为脏腑虚弱，气血不足，或阳虚气乏，升举鼓动无力，不能统运营血于外，故脉沉而无力，可见于各脏腑的虚证。

肥人脂厚肉丰，脉位深在，故脉多沉；冬季气血收敛沉潜，故脉象亦偏沉；若两手六脉皆沉细而无临床症状，称为六阴脉，均可视为平脉，属于正常生理现象。

相类脉

（1）伏脉

【脉象特征】重按推筋着骨始得，甚则暂伏而不显。

【临床意义】主里证。常见于邪闭、厥证、痛极。

【机理分析】伏脉多为邪气内伏，脉气不得宣通而致。邪气闭塞，气血凝结，致正气不能宣通，脉管潜伏而不显，但必伏而有力，多见于暴病。如实邪内伏，气血阻滞所致气闭、寒闭、痛闭、痰闭等。如久病缠绵，气血虚损，阳气欲绝，不能鼓脉于外，而致脉搏沉伏着骨，必伏而无力。伏脉为正虚真气欲亡之兆，多见于卒中、昏迷、虚脱等危重之证。若两手脉涩伏，同时太溪与趺阳脉均不见者，属险证。

（2）牢脉

【脉象特征】沉而实大弦长，坚牢不移。

【临床意义】多见于阴寒内盛、疝气、癥积等病证。

【机理分析】牢脉多由病气坚实，阴寒内积，使阳气沉潜于下，固结不移所成。牢脉主实，有气血之分。癥积肿块，为实在血分；瘕聚疝气，是实在气分。若失血、阴虚等患者反见牢脉，当属危重征象。

3. 迟脉

【脉象特征】脉来迟慢，一息不足四至，相当于每分钟脉搏在 60 次以下。

【临床意义】多见于寒证，亦可见于邪热结聚之里实热证。

【机理分析】“迟主脏寒，其病为阴。”脉的搏动缘于血流，血属阴，血的运行有赖于阳气的推动。另外，血亦有得温则行、得寒则凝的特性。寒邪侵袭入体，困遏阳气，或阳气亏损，均可导致心动迟缓，气血凝滞，脉流不畅，使脉来迟慢。若为阴寒内盛而正气不衰的实寒证则脉来迟而有力；若心阳不振，无力鼓运气血，则脉来迟而无力。

阳明实证多因邪热亢盛与肠道糟粕相搏，结为燥屎，实邪阻于肠中，腑气滞不通，气血运行受阻，故必迟而有力。迟脉不可一概认为是寒证。

此外，运动员或经过体力锻炼之人，在静息状态下脉来退而和缓；正常人入睡后，脉率较慢，都属于生理性迟脉。

相类脉

缓脉

【脉象特征】一息四至，来去缓怠。

【临床意义】多见于湿病，脾胃虚弱，亦可见于正常人。

【机理分析】缓为脾胃本脉。和缓有神，为脾气健旺，身体健康之征，故为平人之正脉。脾胃为气血生化之源，脾胃虚弱，气血不足，则脉道不充，亦无力鼓动，故脉象息缓无力，弛纵不张。若湿性黏滞，阻遏脉道，气机被困，则脉来虽缓，必见怠慢不振，脉管弛缓有似困缚之象。若有病之人，脉转和缓，是正气恢复之征，疾病将愈。

4. 数脉

【脉象特征】脉来急促，一息五六至。

【临床意义】多见于热证，亦见于里虚证。

【机理分析】数脉是热证的主脉。实热内盛或外感病邪热亢盛，正气不衰，邪正相争，气血受邪热鼓动而运行加速，则见数而有力，往往热势越高，脉搏越快。病久阴虚，虚热内生也可使气血运行加快，且因阴虚不能充盈脉道而致脉体细小，故阴虚者可见脉细数无力。

数脉还可见于气血不足的虚证，尤其是心气血虚证。心主血脉，主要依赖于心气的推动。若人体气血亏虚，为满足身体各脏腑、组织、器官生理功能的需要，心气勉其力而行之，则表现为心动变快而脉动加速、脉率增快，但必数而无力。若为阳虚阴盛，逼阳上浮，或为精血亏甚，无以敛阳，而致阳气外越，亦可见数而无力之脉。

相类脉

疾脉

【脉象特征】脉来急疾，一息七八至。

【临床意义】多见于阳极阴竭，元气欲脱之病证。

【机理分析】若疾而有力，按之愈坚，为阳亢无制，真阴垂绝之候，可见于外感热病之热邪亢极之时。若脉疾而虚弱或散乱，按之不鼓指，多为虚阳外越，元气欲脱。劳瘵亦可见疾脉，多属危候。

生理性疾脉可见于剧烈运动后。3 岁以下小儿脉来一息七八至，亦为平脉，不作病脉论。

5. 虚脉

【脉象特征】三部脉举之无力、按之空豁，应指松软。虚脉亦是无力脉象的总称。

【临床意义】见于虚证，多为气血两虚。

【机理分析】虚脉主虚证。气虚不足以运其血，搏动力弱，故脉来无力；气虚不敛则脉管松弛，故按之空豁；血虚不能充盈脉管，脉道空虚，则脉来无力。迟而虚多阳气不足，数而虚多阴血亏虚，故虚脉包括气血两虚及脏腑诸虚。

相类脉

短脉

【脉象特征】首尾俱短，常只显于关部，而在寸、尺两部多不显。

【临床意义】多见于气虚或气郁等证。

【机理分析】《素问·脉要精微论》说："短则气病。"短而无力为气虚，短而有力为气郁。气虚不足，无力推动血行，则气血不仅难以达于四末，亦不能充盈脉道，致使寸口脉短缩且无力。气滞血瘀或痰凝食积，致使气机阻滞，脉气不能伸展而见短脉者，必短涩而有力，故短脉不可盖作虚证论。

6. 实脉

【脉象特征】三部脉举按均充实有力，其势来去皆盛，应指愊愊。实脉亦为有力脉象的总称。

【临床意义】见于实证，亦见于常人。

【机理分析】邪气亢盛而正气不虚，邪正相搏，气血盛，脉道坚满充盈，故脉来充实有力。

若为久病出现实脉，则预后多不良，往往为孤阳外脱的先兆，但必须结合其他症状加以辨别。

实脉也见于正常人，必兼和缓之象，且无病证表现。一般两手六脉均实大者，称为六阳脉，是气血旺盛的表现。

相类脉

长脉

【脉象特征】首尾端直，超过本位。

【临床意义】常见于阳证、热证、实证，亦可见于平人。

【机理分析】长脉主阳热内盛等有余之证。若热盛、蕴火内蕴、阳亢，正气不衰，使气血盛，脉道充实而致脉长而有力，前后超过寸尺，如循长竿之状。正常人气血旺盛，精气盛满，脉气充盈有余，故搏击之势过于本位，可见柔和之长脉，为强壮之征象。老年人两尺脉长而滑实，多长寿。

7. 洪脉

【脉象特征】脉体宽大而浮，充实有力，来盛去衰，状若波涛汹涌。

【临床意义】多见于阳明气分热盛，亦主邪盛正衰。

【机理分析】洪脉，在时应夏，在脏应心。洪脉多见于外感热病的极期阶段，如伤寒阳明经证或温病气分证。此时由于阳气有余，内热鸱张，且正气不衰而奋起抗邪，邪正剧烈交争致使脉道扩张，气盛血涌，故脉大而充实有力。

若久病气虚，或虚劳、失血、久泄等病证而出现洪脉，必浮取盛大，而沉取无力无根，或见躁疾，此为阴精耗竭，孤阳将欲外越之兆，多属危候。

此外，夏令阳气亢盛，肤表开泄，气血向外，故脉象稍现洪大，为夏令之平脉。

相类脉

大脉

【脉象特征】脉体宽大，但无脉来汹涌之势。大脉的特点是寸口三部皆脉大而和缓、从容。

【临床意义】多见于健康人，或为病进。

【机理分析】健康人见之，为体魄健壮的征象。疾病中若脉大，则提示病情加重。脉大而数实者为邪实。若脉大而无力者为正虚。

8. 细脉

【脉象特征】脉细如线，但应指明显。

【临床意义】多见于虚证或湿证。

【机理分析】气虚则无力鼓动血行，阴血亏虚不能充盈脉道，故脉来细小如线且无力。湿性重浊黏滞，脉道受湿邪困，气血运行不利而致脉体细小而缓。若温热病神昏谵语见细数脉，则为热邪深入营血或邪陷心包之征象。

相类脉

（1）濡脉

【脉象特征】浮细无力而软。

【临床意义】多见于虚证或湿证。

【机理分析】脉道因气虚而不敛，无力推运血行，形成松弛软弱之势；精血虚而不荣于脉，脉道不充，则脉形细小应指乏力。如湿困脾胃，郁遏阳气，阻压脉道，也可以出现濡脉。

（2）弱脉

【脉象特征】沉细无力而软。

【临床意义】多见于阳气虚衰、气血两虚证。

【机理分析】脉为血之府，阴血亏少，不能充其脉道，故脉形细小；阳气衰少，无力推动血液运行，脉气不能外鼓，则脉深沉而软弱无力。久病正虚，见脉弱为顺；新病邪实，见脉弱为逆。

（3）微脉

【脉象特征】极细极软，按之欲绝，若有若无。

【临床意义】多见于气血大虚，阳气衰微。

【机理分析】营血大虚，脉道失充，阳气衰微，鼓动无力，故见微脉，按之欲绝，似有似无。若久病脉微，是正气将绝，气血衰微之兆；新病脉微，则是阳气暴脱之征，临床上多见于心肾阳衰及暴脱的患者，或久病元气大虚者。

9. 滑脉

【脉象特征】往来流利，应指圆滑，如盘走珠。

【临床意义】多见于痰湿、食积和实热等病证。

【机理分析】《素问·脉要精微论》说：“滑者，阴气有余也。”痰湿留聚，食积饮停，皆为阴邪内盛，实邪壅盛于内，气实血涌，故脉见圆滑流利而无滞碍。火热之邪波及血分，血行加速，则脉来亦滑，但必兼数。

若其人平素健康，脉来滑利而和缓，这是荣卫充实之兆，属平脉，多见于青壮年人。育龄妇人经停而见脉滑，应考虑有妊娠可能。

相类脉

动脉

【脉象特征】脉形如豆，滑数有力，厥厥动摇，关部尤显。

【临床意义】常见于惊恐、疼痛。

【机理分析】动脉是因阴阳相搏，升降失和，使其气血冲动，而脉道随其气血冲动搏动而成。痛则气结，阴阳不和，气血阻滞；惊则气乱，气血运行乖违，脉行躁动不安，则出现滑数而短的动脉。

10. 涩脉

【脉象特征】形细而行迟，往来艰涩不畅，脉势不匀。

【临床意义】多见于气滞、血瘀、痰食内停和精伤、血少。

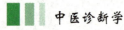

【机理分析】气滞、血瘀、痰浊、宿食等邪气内停，阻滞脉道，气机不畅，血行壅滞，以致脉气往来艰涩，此系实邪内盛，正气未衰，故脉涩而有力。精血亏少，津液耗伤，不能充养脉道，久而脉失濡润，气血运行不畅，以致脉气往来艰涩而无力。总之，脉涩而有力者，为实证；脉涩而无力者，为虚证。

11. 弦脉

【脉象特征】端直以长，如按琴弦。

【临床意义】多见于肝胆病、疼痛、痰饮等，或胃气衰败。

【机理分析】弦脉在脏应肝，血是脉气紧张的表现。

肝主疏泄，调畅气机，以柔和为贵。若情志不遂，肝气郁结，疏泄失常，气郁不利致经脉拘束，则见弦脉。气机阻滞，阴阳不和，亦可致脉弦。若疟邪侵入，伏于半表半里，少阳枢机不利亦可见弦脉。寒热诸邪、疼痛、痰饮等，均可使肝失条达，气机阻滞，阴阳不和，脉气因而紧张，故脉可强硬而弦，并随邪气性质不同而或为弦紧，或为弦数，或为弦滑等。

虚劳内伤，中气不足，肝木乘脾土；或肝病及肾，阴虚阳亢，也可见弦脉，但应为弦缓或弦细。如脉弦劲如循刀刃，为生气已败，病多难治。

春季平人脉象多稍弦，是由于初春阳气主浮而天气犹寒，脉道稍带敛束，故脉如琴弦之端直而挺然，此为春季平脉。老年人脉象多弦硬而失柔和，为精血衰减，脉道失其满养而弹性降低的征象，属于生理性退化表现。

相类脉

紧脉

【脉象特征】脉来绷急弹指，状如牵绳转索。

【临床意义】多见于实寒证、疼痛、食积等。

【机理分析】寒邪侵袭机体，正气未衰，正邪相争剧烈，脉管收缩紧束而拘急，则脉来急而搏指，状如切绳，故主实寒证。寒邪在表，脉见浮紧；寒邪在里，脉见沉紧。诸痛、宿食出现紧脉，亦为寒邪积滞与正气相搏，脉失柔和所致。

12. 结脉

【脉象特征】脉来缓慢，时有中止，止无定数。

【临床意义】多见于阴盛气结、寒痰血，亦可见于气血虚衰等证。

【机理分析】阴寒偏盛则脉气凝滞，故脉率缓慢；气结、痰凝、血塞等积滞不散，心阳被抑，脉气阻滞而失于宣畅，故脉来缓慢而时有一止，且为结而有力；若久病气血衰弱，尤其是心气、心阳虚衰，鼓动无力，气血运行不畅，脉气不续，故脉来缓慢而时有一止，且为结而无力。

相类脉

（1）代脉

【脉象特征】脉来一止，止有定数，良久方还。

【临床意义】见于脏气衰微，疼痛、惊恐、跌仆损伤等。

【机理分析】脏气衰微，元气不足，鼓动乏力，以致脉气不相接续，故脉来时有歇止，良久复还，脉虚无力。另外，疼痛、惊恐、跌打损伤等见代脉，是因暂时性的气结、血、痰凝等阻抑脉道，血行涩滞，脉气不能衔接，而致脉代而应指有力。

（2）促脉

【脉象特征】脉来数而时有一止，止无定数。

【临床意义】多见于阳盛实热、气血痰食停滞，亦见于脏气衰败。

【机理分析】阳邪亢盛，热迫血行，心气亢奋，故脉来急数；热灼阴津则津血衰少，心气受损，脉气不相接续，故脉有歇止；气滞、血瘀、痰饮、食积等有形实邪阻滞，脉气接续不及，亦可时见歇止。两者均为邪气内扰，脏气乖违，脉不接续所致，故其脉来促而有力。

若因真元衰惫，心气亏损，虚阳浮动，亦可致脉气不相顺接而见促脉，但必促而无力。正常人亦有因情绪激动、过劳、酗酒、饮用浓茶等而偶见促脉者。

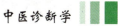

（二）相似脉的鉴别

1. 比类法

（1）归类　归类或称分纲，即将28种脉象进行归类、分纲，就能提纲挈领，执简驭繁。如浮脉类有浮、洪、濡、散、芤、革；沉脉类有沉、伏、弱、牢；迟脉类有迟、缓、涩、结；数脉类有数、疾、促、动；虚脉类有虚、细、微、代、短；实脉类有实、滑、弦、紧、长、大。

常见病脉归类简表

<table>
<tr><th rowspan="2">脉纲</th><th rowspan="2">共同特点</th><th colspan="3">相类脉</th></tr>
<tr><th>脉名</th><th>脉象</th><th>主病</th></tr>
<tr><td rowspan="6">浮脉类</td><td rowspan="6">轻取即得</td><td>浮</td><td>举之有余，按之不足</td><td>表证，亦见于虚阳浮越证</td></tr>
<tr><td>洪</td><td>脉体阔大，充实有力，来盛去衰</td><td>热盛</td></tr>
<tr><td>濡</td><td>浮细无力而软</td><td>虚证，湿困</td></tr>
<tr><td>散</td><td>浮取散漫而无根，伴至数或脉力不匀</td><td>元气离散，脏气将绝</td></tr>
<tr><td>芤</td><td>浮大中空，如按葱管</td><td>失血，伤阴之际</td></tr>
<tr><td>革</td><td>浮而搏指，中空边坚</td><td>亡血，失精，半产，崩漏</td></tr>
<tr><td rowspan="4">沉脉类</td><td rowspan="4">重按始得</td><td>沉</td><td>轻取不应，重按始得</td><td>里证</td></tr>
<tr><td>伏</td><td>重按推至筋骨始得</td><td>邪闭、厥证、痛极</td></tr>
<tr><td>弱</td><td>沉细无力而软</td><td>阳气虚衰、气血俱虚</td></tr>
<tr><td>牢</td><td>沉按实大弦长</td><td>阴寒内积、疝气、癥积</td></tr>
<tr><td rowspan="4">迟脉类</td><td rowspan="4">一息不足四至</td><td>迟</td><td>一息不足四至</td><td>寒证，亦见于邪热积聚</td></tr>
<tr><td>缓</td><td>一息四至，脉来怠缓</td><td>湿病，脾胃虚弱，亦见于平人</td></tr>
<tr><td>涩</td><td>往来艰涩，迟滞不畅</td><td>精伤、血少、气滞、血瘀、痰食内停</td></tr>
<tr><td>结</td><td>迟而时一止，止无定数</td><td>阴盛气结，寒痰瘀血、气血虚衰</td></tr>
<tr><td rowspan="4">数脉类</td><td rowspan="4">一息五至以上</td><td>数</td><td>一息五至以上，不足七至</td><td>热证，亦主里虚证</td></tr>
<tr><td>疾</td><td>脉来急疾，一息七八至</td><td>阳极阴竭，元气欲脱</td></tr>
<tr><td>促</td><td>数而时一止，止无定数</td><td>阳热亢盛，瘀滞、痰食停积，脏器衰败</td></tr>
<tr><td>动</td><td>脉短而豆，滑数有力</td><td>疼痛，惊恐</td></tr>
<tr><td rowspan="5">虚脉类</td><td rowspan="5">应指无力</td><td>虚</td><td>举之无力，应指松软</td><td>气血两虚</td></tr>
<tr><td>细</td><td>脉细如线，应指明显</td><td>气血两虚、湿证</td></tr>
<tr><td>微</td><td>脉细极软，似有似无</td><td>气血大虚，阳气暴脱</td></tr>
<tr><td>代</td><td>迟而中止，止有定数</td><td>脏气衰微、疼痛、惊恐、跌扑损伤</td></tr>
<tr><td>短</td><td>首尾俱短，不及本部</td><td>有力为气郁，无力主气损</td></tr>
<tr><td rowspan="6">实脉类</td><td rowspan="6">应指有力</td><td>实</td><td>举按充实有力</td><td>实证、平人</td></tr>
<tr><td>滑</td><td>往来流利，应指圆滑</td><td>痰湿，食积，实热及青壮年、孕妇</td></tr>
<tr><td>弦</td><td>端直以长，如按琴弦</td><td>肝胆病、疼痛、痰饮等，老年健康者</td></tr>
<tr><td>紧</td><td>绷急弹指，状如转索</td><td>实寒证、疼痛、宿食</td></tr>
<tr><td>长</td><td>首尾端直，超过本部</td><td>阳气有余、阳证、热证、实证、平人</td></tr>
<tr><td>大</td><td>脉体宽大，无汹涌之势</td><td>健康人、病进</td></tr>
</table>

（2）辨异

①浮脉与濡脉、芤脉、革脉、散脉：五种脉象的脉位均表浅，轻取皆可得。

不同的是浮脉举之有余，重按稍减而不空，脉形不大不小；芤脉浮大无力，中间独空，如按葱管；濡脉浮细无力而软，重按若无；革脉是浮取弦大搏指，外急中空，如按鼓皮；散脉是浮而无根，至数不齐，脉力不匀。

②沉脉与伏脉、牢脉、弱脉：四种脉象的脉位均在皮下深层，故轻取不应。不同的是沉脉重按乃得；伏脉较沉脉部位更深，须推筋着骨始得其形，甚则暂时伏而不见；牢脉沉取实大弦长，坚牢不移；弱脉是沉而细软，搏动无力，按之乃得。

③迟脉与缓脉、结脉：三者脉率均小于五至。但迟脉一息不足四至；缓脉虽然一息四至，但脉来怠缓无力；结脉不仅脉率不及四至，而且有不规则的歇止。

④数脉与疾脉、滑脉、促脉：数脉、疾脉与促脉的共同点是脉率均快于正常脉象。不同的是数脉一息五至以上，不足七至；疾脉一息七八至；促脉不仅脉率每息在五至以上，且有不规则的歇止。而滑脉仅指脉势上往来流利，应指圆滑，不受脉率限定，可似数但并不数。

⑤细脉与微脉、弱脉、濡脉：四种脉象都是脉形细小且脉势软弱无力。细脉形小如线而应指明显；微脉则极软极细，按之欲绝，若有若无，起落模糊；弱脉为沉而细软，搏动无力；濡脉为浮细而无力，即脉位与弱脉相反，轻取即得，重按反不明显。

⑥弦脉与紧脉、长脉：弦脉与紧脉，二者均为脉气紧张，但弦脉如按琴弦之上，无绷急之势；紧脉端直绷急，弹指如牵绳转索，紧脉比弦脉更有力，更紧急。弦脉与长脉相似，长脉首尾俱端，过于本位，如循长竿，但长而不急；弦脉端直以长，但脉气紧张，指下如按琴弦。

⑦实脉与洪脉：二者在脉势上都是充实有力。但实脉应指有力，举按皆然，来去俱盛；而洪脉浮而有力，状若波涛汹涌，盛大满指，来盛去衰。

⑧短脉与动脉：二者在脉搏搏动范围上都较小，仅关部明显。但短脉常兼迟涩；动脉其形如豆，常兼滑数有力之象。

⑨结脉与代脉、促脉：三者均属有歇止的脉象。但促脉为脉数而中止，结脉为脉缓而中止，二者歇止均不规则；代脉是脉来一止，其歇止有规则，且歇止时间较长。

2. 对举法

（1）浮脉与沉脉　是脉位浅深相反的两种脉象。浮脉脉位浅表，轻取即得，重按反弱“如水漂木”；沉脉脉位深沉，轻取不应，重按始得，“如水投石”。

（2）迟脉和数脉　是脉率慢快相反的两种脉象。迟脉脉率比平脉慢，一息不足四至；数脉脉率比平脉快，一息五至以上不足七至。

（3）虚脉与实脉　是脉搏气势相反的两种脉象。虚脉三部脉举按均无力；实脉三部脉举按皆有力。

（4）滑脉与涩脉　是脉搏流利度相反的两种脉象。滑脉是往来流利，应指圆滑，“如盘走珠”；涩脉是往来艰涩，滞涩不畅，“如轻刀刮竹”。

（5）洪脉与细脉　是脉体大小和气势强弱相反的两种脉象。洪脉的脉体宽大，充实有力，来势盛而去势衰；细脉脉体细小如线，其势软弱无力，但应指明显。

（6）长脉与短脉　是脉位长短相反的两种脉象。长脉的脉象是脉管搏动的范围超过寸关、尺三部；短脉的脉象是脉管的搏动短小，仅在关部明显，而在寸、尺两部不明显。

（7）紧脉与缓脉　是脉搏气势相反的两种脉象。紧脉脉势紧张有力，如按切绞绳转索，脉管的紧张度较高；缓脉脉势怠缓，脉管的紧张度较低，且脉来一息仅四至。

（8）散脉与牢脉　是脉位与气势相反的两种脉象。散脉脉位浅表，浮取应指，脉势软弱，散而零乱，至数不清，中取、沉取不应；牢脉脉位深沉，脉势充实有力，大而弦长，坚牢不移。

（三）相兼脉与主病（中医、中西医助理医师均不考）

凡两种或两种以上的单因素脉相兼出现，复合构成的脉象即称为“相兼脉”或“复合脉

临床常见相兼脉及其主病

相兼脉	主病
浮紧脉	多见于外感寒邪之表寒证，或风寒痹病疼痛
浮缓脉	多见于风邪伤卫，营卫不和的太阳中风证
浮数脉	多见于风热袭表的表热证

浮滑脉	多见于表证夹痰，常见于素体多痰湿而又感受外邪者
沉迟脉	多见于里寒证
沉弦脉	多见于肝郁气滞，或水饮内停
沉涩脉	多见于血瘀，尤常见于阳虚而寒凝血瘀者
沉缓脉	多见于脾虚，水湿停留
沉细数脉	多见于阴虚内热或血虚
弦紧脉	多见于寒证、痛证，常见于寒滞肝脉，或肝郁气滞等所致疼痛等
弦数脉	多见于肝郁化火或肝胆湿热、肝阳上亢
弦滑数脉	多见于肝火夹痰，肝胆湿热或肝阳上扰，痰火内蕴等病证
弦细脉	多见于肝肾阴虚或血虚肝郁，或肝郁脾虚等证
滑数脉	多见于痰热（火）、湿热或食积内热
洪数脉	多见于阳明经证、气分热盛、外感热病

（四）真脏脉（中医、中西医助理医师均不考）

真脏脉又称“败脉”“绝脉”“死脉”“怪脉”，是在疾病危重期出现的无胃、无神、无根的脉象，表示病邪深重，元气衰竭，胃气已败。无胃之脉象以无冲和之意，应指坚搏为主要特征；无神之脉以脉形散乱，脉律无序，或有或无为主要特征；无根之脉象以浮大散乱或微弱不应指为主要特征。

七种怪脉的脉象表现

名称	特征		临床意义
釜沸脉	脉在皮肤	浮数之极，至数不清，如釜中沸水，浮泛无根	三阳热极，阴液枯竭，主脉绝，临死前脉象
鱼翔脉		脉在皮肤，头定而尾摇，似有似无，如鱼在水中游动	三阴寒极，阳亡于外
虾游脉		如虾游水，时而跃然而去，须臾又来，其急促躁动之象仍如前	孤阳无依，躁动不安之候，主大肠气绝
屋漏脉	脉在筋肉间	如屋漏残滴，良久一滴，即脉搏极迟缓，溅起无力	胃气营卫将绝
雀啄脉		连连数急，三五不调，止而复作，如雀啄食之状	脾无谷气已绝于内
解索脉		乍疏乍密，如解乱绳状，时快时慢，散乱无序	肾与命门之气皆亡
弹石脉	脉在筋肉下	如指弹石，辟辟凑指，毫无柔和软缓之象	肾气竭绝

六、妇人脉和小儿脉

（一）妇人脉

1. 诊月经脉 妇人左关、尺脉忽洪大于右手，口不苦，身不热，腹不胀，是月经将至。寸、关脉调和而尺脉弱或细涩者，月经多不利。

妇人闭经，尺脉虚细而涩者，多为精血亏少的虚闭；尺脉弦或涩者，多为气滞血瘀的实闭；脉象弦滑者，多为痰湿阻于胞宫。

2. 诊妊娠脉 已婚妇女，平时月经正常，突然停经，脉来滑数冲和，兼饮食偏嗜者，多为妊娠之征。《素问·阴阳别论》云：“阴搏阳别，谓之有子。”《素问·平人气象论》又云：“妇人手少阴脉动甚者，妊子也。”指出妇人两尺脉搏动强于寸脉或左寸脉滑数动甚者，均为妊娠之征。尺脉候肾，胞宫系于肾，妊娠后胎气鼓动，故两尺脉滑数搏指，异于寸部脉者为有孕之征。此两说可供临床参考。

（二）小儿脉

诊小儿脉在《黄帝内经》中已有记述，自后世医家提出望小儿食指络脉的诊法以后，对于3岁以内的婴幼儿，往往以望食指络脉代替脉诊。

1. 一指三部诊法 小儿寸口部位短，难以布三指以分三关，故诊小儿脉的方法与诊成人不同，常采用一指总候三部诊法，简称“一指定三关”。

操作方法是用左手握小儿手，对 3 岁以内婴幼儿，医生可用右手拇指或食指按于掌后高骨处诊得脉动，不分三部，以定至数为主；对 3 ～ 5 岁病儿，以高骨中线为关，向高骨的前后两侧（掌端和肘端）滚转寻三部；对 6 ～ 8 岁病儿，可以向高骨的前后两侧（掌端和肘端）挪动拇指，分别诊寸、关、尺三部；对 9 ～ 10 岁病儿，可以次第下指，依寸、关、尺三部诊脉；对 10 岁以上的病儿，则可按诊成人脉的方法取脉。

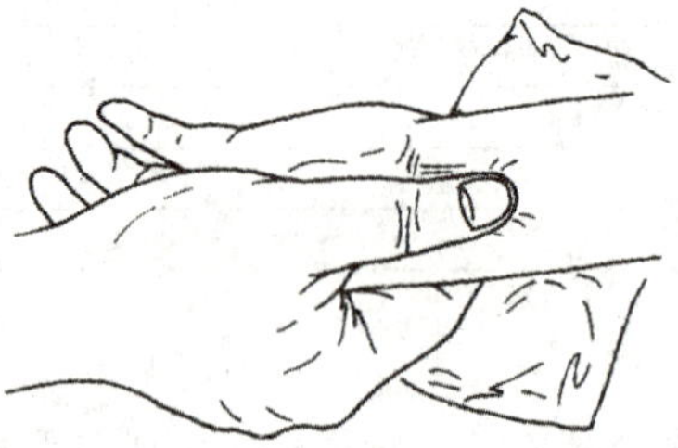

诊小儿脉法示意图 1

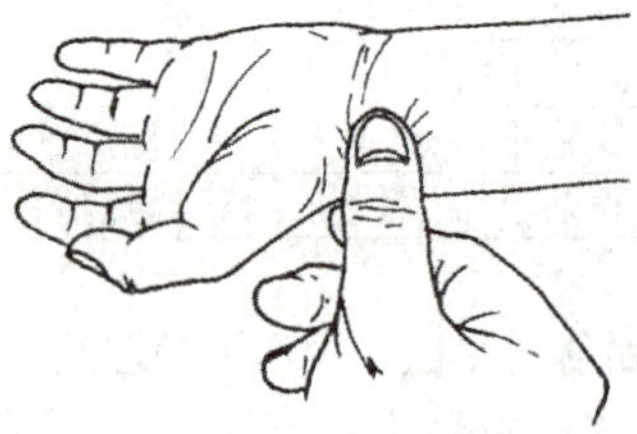

诊小儿脉法示意图 2

2. 小儿脉象主病（中医、中西医助理医师均不考） 小儿脏腑娇嫩，形气未充，且又生机旺盛，发育迅速，故正常小儿的平和脉象，较成人脉软而速，年龄越小脉搏越快。若按成人正常呼吸定息，2 ～ 3 岁的小儿脉动 6 ～ 7 次为常脉，每分钟脉跳 100 ～ 120 次；5 ～ 10 岁的小儿，脉动 6 次为常脉，约每分钟脉跳 100 次左右。

小儿疾病一般都比较单纯，故其病脉也不似成人那么复杂，主要以脉的浮、沉、迟、数辨病证的表、里、寒、热；以脉的有力、无力定病证的虚、实。浮脉多见于表证，浮而有力为表实，浮而无力为表虚；沉脉多见于里证，沉而有力为里实，沉而无力为里虚；迟脉多见于寒证，迟而有力为实寒，迟而无力为虚寒；数脉多见于热证，浮数为表热，沉数为里热，数而有力为实热，数而无力为虚热。

此外，痰热壅盛或食积内停可见滑脉；湿邪为病可见濡脉；心气、心阳不足可见歇止脉。

第二节 按 诊

一、按诊的意义

按诊是切诊的组成部分，在辨证中起着重要的作用，是四诊中不容忽视的一环。按诊不仅可以进一步确定望诊之所见，补充望诊之不足，亦可为问诊提示重点，特别是对脘腹部疾病的诊断有着更为重要的作用。因此，在望、闻、问诊运用的基础上，通过按诊可更进一步地深入探明疾病的部位、性质和程度，为诊治疾病提供重要依据。

二、按诊的方法和注意事项

（一）按诊的方法

1. 触法 医生将自然并拢的第二、三、四、五手指掌面或全手掌轻轻接触或轻柔地进行滑动触摸病人局部皮肤，了解肌肤的凉热、润燥等情况，用于分辨病属外感还是内伤，是否汗出，及阳气津血的盈亏。

2. 摸法 医生用指掌稍用力寻抚局部，如胸腹、腧穴、肿胀部位等，探明局部的感觉情况，如有无疼痛和肿物，肿胀部位的范围及肿胀程度等，以辨别病位及病性的虚实。

3. 按法 医生以重手按压或推寻局部，如胸腹部或某一肿胀或肿瘤部位，了解深部有无压痛或肿块，肿块的形态、大小，质地的软硬、光滑度，活动程度等。辨脏腑虚实和邪气痼结情况。

4. 叩法 医生用手叩击病人身体某部，使之震动产生叩击音、波动感或震动感，确定病变的性质和程度的一种检查方法。

（1）直接叩击法 医生用中指指尖或并拢的二、三、四、五指的掌面，轻轻地直接叩击或拍打按诊部位，通过听音响和叩击手指的感觉来判断病变部位的情况。

（2）间接叩击法　①拳掌叩击法：医生用左手掌平贴在病人的诊察部位，右手握成空拳叩击左手背，边叩边询问患者叩击部位的感觉，有无局部疼痛，医生根据病人感觉以及左手震动感，以推测病变部位、性质和程度。临床常用以诊察腹部和腰部疾病。②指指叩击法：医生用左手中指第二指节紧贴病体需诊察的部位，其他手指稍微抬起，勿与体表接触，右手指自然弯曲，第二、四、五指微翘起，以中指指端叩击左手中指第二指节前端，叩击方向应与叩击部位垂直，叩时应用腕关节与掌指关节活动之力，指力要均匀适中，叩击动作要灵活、短促、富有弹性，叩击后右手中指应立即抬起，以免影响音响。此法病人可采取坐位或仰卧位，常用于对胸背腹及肋间的诊察，如两肋叩击音实而浊，多为悬饮之表现。

（二）按诊注意事项

1. 体位与手法的选择按诊的体位及触、摸、按、叩四种手法的选择应具有针对性。

2. 医生举止要稳重大方，态度要严肃认真，手法要轻巧柔和；避免突然暴力或冷手按诊引起病人精神和肌肉紧张，以致不配合，影响准确性。

3. 注意争取病人的主动配合，使病人能准确地反映病位的感觉。

4. 要边检查边注意观察病人的反应及表情变化，注意对侧部位以及健康部位与疾病部位的比较，以了解病痛所在的准确部位及程度。

三、按诊的内容

（一）按胸胁

1. 按虚里（中医、中西医助理医师均不考）

虚里即心尖搏动处，位于左乳下第四、五肋间，乳头下稍内侧，当心脏收缩时，心尖向胸壁冲击而引起的局部胸壁的向外搏动，可用手指指尖触到。

正常情况下，虚里按之应手，动而不紧，缓而不怠，动气聚而不散，节律清晰一致，一息 4 ～ 5 至，是心气充盛，宗气积于胸中的正常征象。

病理情况下，虚里按之其动微弱者为不及，宗气内虚之征，或为饮停心包之支饮。搏动迟弱，或久病体虚而动数者，多为心阳不足。按之弹手，洪大而搏，或绝而不应者，是心肺气绝，属于危候。孕妇胎前产后，虚里动高者为恶候。虚损劳瘵之病，虚里日渐动高者为病进。虚里搏动数急而时有一止，为宗气不守。胸高而喘，虚里搏动散漫而数者，为心肺气绝之兆。虚里动高，聚而不散者，为热甚，多见于外感热邪、小儿食滞或痘疹将发之时。因惊恐、大怒或剧烈运动后，虚里动高，片刻之后即能平复如常不属病态；肥胖之人因胸壁较厚，虚里搏动不明显，亦属生理现象。

2. 按胸部　胸部按诊时患者多采取坐位，若患者不能坐时，可先仰卧位诊察前胸，然后侧卧位诊察侧胸及背部。方法多采用触法、摸法和指指叩击法，采取指指叩击法叩击时左手中指应沿肋间隙滑行（与肋骨平行），右手指力应适中，顺序应由上而下地按前胸、侧胸和背部，并应注意两侧对称部位的比较。

正常胸（肺）部叩诊呈清音，但胸肌发达者、肥胖者或乳房较大者叩诊稍浊，背部较前胸音浊，上方较下方音浊。胸部自上而下叩诊时，浊音与实音交界处即为肺下界。

肺下界下移可见于肺胀、腹腔脏器下垂等；肺下界上移可见于肺痿、悬饮、鼓胀、腹内脚瘤或癥瘕等。前胸高突，叩之膨膨然如鼓音，其音清者，系肺气壅滞所致，多为肺胀，也见于气胸；叩之音浊或呈实音，并有胸痛，多为饮停胸膈，或肺痨损伤，或肺内肿瘤，或为肺、痰热壅肺。胸部压痛，有局限性青紫肿胀者，多见于外伤（肋骨骨折等）。

正常乳房按诊时呈模糊的颗粒感和柔韧感，质地均匀一致，无触痛。乳房局部压痛，多见于乳痈、乳发、乳疽等病变。

当乳房内发现肿块时，应注意肿块的数目、部位、大小、外形、硬度、有无压痛和活动度，以及腋窝、锁骨下淋巴结的情况。

妇女乳房若有肿块大小不一，边界不清，质地不硬，活动度好，伴有疼痛，且发病缓慢者，多见于乳癖；若硬结肿块形如鸡卵，边界清楚，表面光滑，推之活动而不痛者，多为乳核；若结节如梅李，边缘不清，皮肉相连，发展缓慢，日久破溃，流稀脓夹有豆渣样物者，多为乳痨；若肿块质硬，形状不规则，高低不平，边界不清，腋窝多可扪及肿块，或有血性分泌物从乳头溢出，应考虑乳岩的可能。

3. 按胁部 按胁部常采取仰卧位或侧卧位，包括胁肋和胁下部位，除了在胸侧腋下至肋弓部位进行按、叩之外，还应从上腹部中线向两侧肋弓方向轻循，并按至肋弓下，以了解胁内脏器状况。

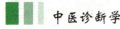

按诊时应注意是否有肿块及压痛，肿块的质地、大小、形态等。因肝脏居于右胁内，其下界与右肋弓下缘一致，故在胁下一般不能扪及。只有腹壁松弛的瘦人，在深吸气时在肋弓下缘可触到肝脏下缘，质地柔软，无压痛。

若胁痛喜按，胁下按之空虚无力为肝虚；胁下肿块，刺痛拒按，为血瘀；若右胁下肿块，质软，表面光滑，边缘钝，有压痛者，为肝热病、肝著等；若右胁下肿块，质硬，表面平或呈小结节状，边缘锐利，压痛不明显，为肝积；若右胁下肿块，质地坚硬，按之表面凹凸不平，边缘不规则，常有压痛，应考虑肝癌；若右侧腹直肌外缘与肋缘交界处附近触到梨形囊状物，并有压痛，为胆石、胆胀等胆囊病变；左胁下痞块，为肥气等脾脏病变；疟疾后左胁下可触及痞块，按之硬者为疟母。

（二）按脘腹

1. 脘腹分区 脘腹各部位的划分：膈以下统称为腹部。大体分为心下、胃脘、大腹、小腹、少腹等部分。剑突的下方、称为心下：心下至脐上为大腹，其上半部称为胃脘部。脐周部位称为脐腹，脐下至耻骨上缘称为小腹；小腹两侧称为少腹。

2. 按脘部 脘部痞满，按之较硬而疼痛者属实证，多因实邪聚结胃脘所致。按之濡软而无痛者属虚证，多因胃腑虚弱所致。脘部按之有形而胀痛，推之漉漉有声者，为胃中有水饮。

3. 按腹部 正常情况下，除了大肠（结肠）、膀胱（充盈时）按诊可触及之外，其他脏器一般不能触及。一般来说，腹痛喜按，按之痛减，腹壁柔教者，多为虚证，常见于脾胃气虚等证；腹痛拒按，按之痛甚，并伴有腹部硬满者，多为实证，如饮食积滞、胃肠积热之阳明腑实、瘀血肿块等。凡腹部按之肌肤凉而喜温者，属寒证：腹部按之肌肤灼热而喜凉者，属热证。尤其是按诊腹部皮肤温凉，对判断真热假寒有重要意义，无论患者四肢温凉与否，只要胸腹灼热，就基本可以断定疾病的实热本质。若局部肿胀拒按者，多为内痈；按之疼痛，固定不移，多为内有血；按之胀痛，病处按此联彼者，为病在气分，多为气滞。

若腹部有肿块，按诊时要注意肿块的部位、形态、大小、硬度、有无压痛和能否移动等情况。凡肿块按之有形，推之不移，痛有定处者，为癥积，病属血分；肿块推之可移，或痛无定处，聚散不定者，为瘕聚，病属气分。脚块大者为病深；形状不规则，表面不光滑者为病重；坚硬如石者为恶候，肿块生长迅速者往往预后不良。

若腹部有压痛，多提示该处腹腔脏器疾患。例如，上腹部压痛，多见于肝、胆、胃腑、胰及结肠等病变；下腹部压痛，常见于膀胱或胞宫等病变。

（1）按大腹 一般腹满多指大腹部的胀满。腹胀满有虚实之分，凡腹部按之手下饱满充实而有弹性、有压痛者，多为实满。若腹部虽膨满，但按之手下虚软而缺乏弹性，无压痛者，多为虚满。腹部高度胀大，如鼓之状者，称为鼓胀。鼓胀有气鼓和水鼓之分，可以通过以下方法鉴别：两手分置于腹部两侧对称位置，一手轻轻叩拍腹壁，另一手若有波动感，按之如囊惠水者为水鼓；一手轻轻叩拍腹壁，另一手无波动感，以手叩击如鼓之膨膨然者为气鼓。肥胖之人腹大如鼓，按之柔软，无脐突、无病症表现者，不属病态。

（2）按小腹和少腹 若小腹部触及肿物，触之有弹性，不能被推移，呈横置的椭圆形或球形，按压时有压痛，有尿意，排空尿后肿物消失者，多系因积尿所致而胀大的膀胱；排空尿液后小腹肿物不消，如系妇女停经后者，多为怀孕而胀大的胞宫；否则可能是石瘕等胞宫或膀胱的肿瘤。右少腹剧痛而拒按，弹痛（反跳痛）或按之有包块者，多为肠痈。若时时发热，自汗出，微恶寒，脉沉紧者，为脓未成；若腹皮急，按肿块软，身无热，脉洪数者，为脓已成。左少腹作痛，按之累累有硬块者，多为肠中宿便。若腹中结块，按之起伏聚散，往来不定，或按之形如条索状，久按转移不定，或按之手下如蚯蚓端动者，多为虫积。若腹痛的同时，伴见腹正中，或脐部，或腹股沟有肿块凸起，按之可回复者，属疝气。

（三）按肌肤

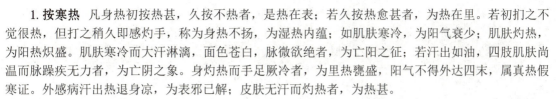

1. 按寒热 凡身热初按热甚，久按不热者，是热在表；若久按热愈甚者，为热在里。若初扪之不觉很热，但扪之稍久即感灼手，称为身热不扬，为湿热内蕴；如肌肤寒冷，为阳气衰少；肌肤灼热，为阳热炽盛。肌肤寒冷而大汗淋漓，面色苍白，脉微欲绝者，为亡阳之征；若汗出如油，四肢肌肤尚温而脉躁疾无力者，为亡阴之象。身灼热而手足厥冷者，为里热壅盛，阳气不得外达四末，属真热假寒证。外感病汗出热退身凉，为表邪已解；皮肤无汗而灼热者，为热甚。

局部病变中，还可从肌肤之寒热辨别证之阴阳，如皮肤不热，红肿不明显者，多为阴证；皮肤灼热，红肿疼痛者，多为阳证。

2. 按润燥滑涩 一般皮肤干燥，是未出汗；新病皮肤滑润而有光泽者，为气血津液未伤；久病肌肤枯涩者，为津液亏虚或气血两伤；肌肤甲错者，为瘀血内阻，新血不生。

3. 按疼痛 患者疼痛时，医生在局部进行力度不同的按压，一般肌肤濡软，按之痛减者，为虚证；硬痛拒按者，为实证；轻按即痛者，病在表浅；重按方痛者，病在深部。

4. 按肿胀 医生在患者肿胀部位用重手进行按压，若按之凹陷，不能即起者，为水肿；按之凹陷，举手即起者，为气肿。

5. 按疮疡 对疮疡的按诊，医生可用两手拇指和食指自然伸出，其余三指自然屈曲，用两食指寻按疮疡根底及周围肿胀状况，未破溃的疮疡可用两手食指对应夹按，或用一手食指轻按疮疡顶部，另一手食指置于疮疡旁侧，诊其软坚情况，有无波动感，以了解成脓的程度。凡痈疡按之肿硬而不热者，属寒证；按之高肿灼手而有压痛者，属热证。根盘平塌漫肿者，属虚证；根盘收束而隆起者，属实证。按之患处坚硬而热微为无脓；若边硬顶软而热甚为有脓。轻按即痛者，为脓在浅表；重按而痛者，为脓在深部。按之陷而不起者，为脓未成；按之有波动感者，为脓已成。

6. 按尺肤 诊尺肤可采取坐位或仰卧位。诊左尺肤时，医生用右手握住患者上臂近肘处，左手握住患者手掌，同时向桡侧转辗前臂，使前臂内侧面向上平放，尺肤部充分暴露，医生用指腹或手掌平贴尺肤处并上下滑动来感觉尺肤的寒热、滑涩、缓急（紧张度）；诊右尺肤时，医生操作手法同上，左、右手置换位置，方向相反。诊尺肤应注意左、右尺肤的对比。

健康人尺肤温润滑爽而有弹性。若尺肤热甚，其脉象洪滑数者，为温热之证；尺肤凉，而脉象细小者，多为泄泻、少气；按尺肤窅而不起者，为风水肤胀；尺肤粗糙如枯鱼之鳞者，多为精血不足，或瘀血内阻，肌肤失养所致，亦可是脾阳虚衰，水饮不化之痰饮病。

（四）按手足

在按诊时患者采取坐位或卧位（仰、侧皆可），充分暴露手足，医生可单手抚摸，亦可用双手抚握患者双手足，并做左右手足对比。按诊的重点在手足心寒热的程度。

正常情况下，手足一般是温润的。诊手足寒温，对判断阳气存亡，推测疾病预后，具有重要意义。若阳虚之证，四肢犹温，为阳气尚存；若四肢厥冷，多病情深重。手足俱冷者，为阳虚寒盛，属寒证；手足俱热者，多为阳盛热炽，属热证。热证见手足热者，属顺候；热证反见手足逆冷者，属逆候，多因热盛而阳气闭结于内，不得外达，即热深厥亦深的表现，应注意鉴别。

诊手足时，还可做比较诊法，如手足心与手足背比较，若手足背热甚者，多为外感发热；手足心热甚者，多为内伤发热。手心热与额上热比较，若额上热甚于手心热者为表热；手心热甚于额上热者为里热。

（五）按腧穴（中医、中西医助理医师均不考）

按腧穴可根据按诊需要，取坐位或卧位（仰卧、俯卧、侧卧），关键在于找准腧穴。医生用单手或双手的食指或拇指按压腧穴，若有结节或条索状物时，手指应在穴位处滑动按寻，进一步了解指下物的形态、大小、软硬程度、活动情况等。

正常腧穴按压时有酸胀感、无压痛、无结节或条索状物、无异常感觉和反应。按压身体上某些特定穴位，应注意发现这些穴位所出现的明显压痛、结节、条索状物及其他敏感反应等，进而可推断内脏的某些疾病。例如，肺俞穴摸到结节，或按中府穴有明显压痛者，为肺病的反应；在胃俞或足三里有压痛者，提示胃病；按上巨虚穴下 1 ～ 2 寸处有显著压痛者，为肠痈的表现；在肝俞或期门穴有压痛者，提示肝病。

临床观察发现，背部俞穴亦同样具有重要的诊断价值。临床上诊断脏腑病变的常用腧穴有很多，如肺病为中府、肺俞、太渊；心病为巨、膻中、大陵；脾病为章门、太白、脾俞；肝病为期门、肝俞、太冲；肾病为气海、太溪；大肠病为天枢、大肠俞；小肠病为关元；胆病为日月、胆俞；胃病为胃俞、足三里；膀胱病为中极。

第六单元　八纲辨证

八纲，指表、里、寒、热、虚、实、阴、阳八个纲领。

根据病情资料，运用八纲进行分析综合，从而辨别疾病现阶段病变部位的浅深、病情性质的寒热、邪正斗争的盛衰和病证类别的阴阳，以作为辨证纲领的方法，称为八纲辨证。

第一节　八纲基本证

一、表里辨证

（一）表证

六淫、疫疠等邪气，经皮毛、口鼻侵入机体的初期阶段，正（卫）气抗邪于肌表浅层，以新起恶寒发热为主要表现的轻浅证候。

【证候表现】新起恶风寒，或恶寒发热，头身疼痛，喷嚏，鼻塞，流涕，咽喉 痒痛，微有咳嗽、气喘，舌淡红，苔薄，脉浮。

一般以新起恶寒，或恶寒发热并见，脉浮，内部脏腑的症状不明显。多见于外感病初期，具有起病急、病位浅、病程短特点。

（二）里证

病变部位在内，脏腑、气血、骨髓等受病所反映的证候。

【证候表现】多种多样，概而言之，凡非表证（及半表半里证）的特定证候，一般都属里证的范畴，即所谓“非表即里”。

无新起恶寒发热并见，以脏腑症状为主要表现。可见于外感疾病的中、后期阶段，或为内伤疾病。不同的里证，可表现为不同的证候，一般病情较重，病位较深，病程较长。

（三）半表半里证

半表半里证是指病变既非完全在表，又未完全入里，病位处于表里进退变化之中，以寒热往来等为主要表现的证。

【证候表现】寒热往来，胸胁苦满，心烦喜呕，默默不欲饮食，口苦，咽干，目眩，脉弦。

证候分析详见“六经辨证”中的“少阳病证”。

（四）表证与里证的鉴别

表证和里证的辨别，主要审察寒热症状，内脏证候是否突出，舌象、脉象等变化。

鉴别要点	表证	半表半里证	里证
寒热	恶寒发热	寒热往来	但热不寒或但寒不热
脏腑症状	不明显	胸胁苦满等	明显
舌象	变化不明显	变化不明显	多有变化
脉象	浮脉	弦脉	沉脉或其他脉象

二、寒热辨证

（一）寒证

感受寒邪，或阳虚阴盛，导致机体功能活动衰退所表现的具有冷、凉特点的证候。

【证候表现】恶寒，畏寒，冷痛，喜暖，口淡不渴，肢冷蜷卧，痰、涎、涕清稀，小便清长，大便稀溏，面色㿠白，舌淡，苔白而润，脉紧或迟等。

（二）热证

感受热邪，或脏腑阳气亢盛，或阴虚阳亢，导致机体机能活动亢进所表现的具有温、热特点的证候。

【证候表现】发热，恶热喜冷，口渴欲饮，面赤，烦躁不宁，痰、涕黄稠，小便短黄，大便干结，舌红，苔黄燥少津，脉数等。

（三）寒证与热证的鉴别

1. 寒证与热证的鉴别要点

寒证与热证的鉴别要点

鉴别内容	寒证	热证
寒热喜恶	恶寒喜温	恶热喜凉
四肢	冷	热
口渴	不渴	渴喜冷饮
面色	白	红
大便	稀溏	干结
小便	清长	短黄
舌象	舌淡苔白润	舌红苔黄燥
脉象	迟或紧	数

2. 寒证、热证的真假鉴别

类型	别名	概念	病因病机	临床表现
真热假寒	阳盛格阴	内有真热而外见某些假寒的“热极似寒”证候	阳盛于内格阴于外	假寒：四肢凉甚至厥冷，神识昏沉，面色紫暗，脉沉迟。 真热：身热，胸腹灼热，口鼻气灼，口臭息粗，口渴引饮，小便短黄，舌红苔黄而干，脉有力。
真寒假热	阴盛格阳 戴阳证	内有真寒而外见某些假热的“寒极似热”证候	阳气虚衰阴寒内盛迫虚阳浮于上，越于外	真寒：自觉发热，欲脱衣揭被，触之胸腹无灼热、下肢厥冷。 假热：面色浮红如妆，非满面通红；神志躁扰不宁，疲乏无力；口渴但不欲饮；咽痛而不红肿；脉浮大或数，按之无力（假热）；便秘而便质不燥，或下利清谷；小便清长（或尿少浮肿），舌淡苔白。

三、虚实辨证

（一）虚证

人体阴阳、气血、津液、精髓等正气亏虚，而邪气不著，表现为不足、松弛、衰退特征的各种证候。

【证候表现】一般久病、势缓者多为虚证，耗损过多者多虚证，体质素弱者多虚证。

各种虚证的表现极不一致，各脏腑虚证的表现更是各不相同，很难用几个症状全面概括。

（二）实证

人体感受外邪，或疾病过程中阴阳气血失调，体内病理产物蓄积，以邪气盛、正气不虚为基本病理，表现为有余、亢盛、停聚特征的各种证候。

【证候表现】一般新起、暴病者多为实证，病情急剧者多实证，体质壮实者多实证。

感受邪气的性质及致病特点的差异，以及病邪侵袭、停积部位的不同，实证的证候表现各不相同，很难以哪几个症状作为实证的代表。

（三）虚证与实证的鉴别

1. 虚证与实证的鉴别要点

虚证与实证的鉴别要点

鉴别要点	虚证	实证
病程	较长（久病）	较短（新病）
体质	多虚弱	多壮实

精神	多萎靡	多兴奋
声息	声低息微	声高气粗
疼痛	喜按	拒按
胸腹胀满	按之不痛，胀满时减	按之疼痛，胀满不减
发热	多为潮热、微热	多为高热
恶寒	畏寒，添衣近火得温可减	恶寒，添衣近火得温不减
舌象	舌质嫩，苔少或无	舌质老，苔厚
脉象	无力	有力

2. 虚证与实证的真假辨别

类型	别名	概念	形成机理	临床表现
真虚假实	至虚有盛候	本质为虚证，反见某些盛实现象的证候	正气虚甚，气机不运以致阻闭不通不利	假实：腹部胀满，呼吸喘促，或二便闭涩，脉数等表现。 真虚：但腹虽胀满而有时缓解，或触之腹内无肿块而喜按；虽喘促但气短息弱；虽大便闭塞而腹部不甚硬满；虽小便不利但无舌红口渴等。并有神疲乏力，面色萎黄或淡白，脉虚弱，舌淡胖嫩等。
真实假虚	大实有羸状	本质为实证，反见某些虚羸现象的证候	实邪内阻，大积大聚，经脉阻滞，气血不畅，外周，脑府未得温煦、濡养	假虚：神情默默，倦怠懒言，身体羸瘦，脉象沉细。 真实：虽默默不语却语时声高气粗；虽倦怠乏力却动之觉舒；肢体羸瘦而腹部硬满拒按；脉沉细而按之有力。

四、阴阳辨证

阴证：凡见抑制、沉静、衰退、晦暗等表现的里证、寒证、虚证，向下的、不易发现的，或病邪性质为阴邪致病、病情变化较慢等。

阳证：凡见兴奋、躁动、亢进、明亮等表现的表证、热证、实证，向上的、容易发现的，或病邪性质为阳邪致病、病情变化较快等。

阴证与阳证的鉴别要点：

阴证与阳证的鉴别，其要点可见于表里、寒热、虚实证候的鉴别之中，亦可从四诊角度进行对照鉴别。鉴别要点如下表。

鉴别要点		阴证	阳证
一般规律		**症状表现于内的、向下的均属阴证范畴**	**症状表现于外的、向上的均属阳证范畴**
四诊	望	面色苍白或暗淡，身重蜷卧，倦怠无力，精神萎靡，舌淡胖嫩，舌苔润滑	面色潮红或通红，狂躁不安，口唇燥裂，舌红绛，苔黄燥或黑而生芒刺
	闻	语声低微，静而少言，呼吸怯弱，气短	语声壮厉，烦而多言，呼吸气粗，喘促痰鸣
	问	恶寒畏冷，喜温，食少乏味，不渴或喜热饮，小便清长或短少，大便溏泄气腥	身热，恶热，喜凉，恶食，心烦，口渴引饮，小便短赤涩痛，大便干硬，或秘结不通，或有奇臭
	切	腹痛喜按，肢凉，脉沉、细、迟、无力等	腹痛拒按，肌肤灼热，脉浮、洪、数、大、滑、有力等

第二节 八纲证之间的关系

八纲证候间的关系，主要可归纳正候相兼、证候错杂、证候转化、证候真假四个方面。

一、证的相兼

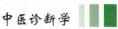

广义：各种证候的相兼存在。狭义：在疾病某一阶段，其病位无论是在表、在里，但病情性质上没有寒与热、虚与实等相反的证候存在。常见证型：表实寒证、表实热证、里实寒证、里实热证、里虚寒证、里虚热证等。一般是有关纲领证候的相加。如恶寒重发热轻，头身疼痛，无汗，脉浮紧等，为表实寒证；五心烦热，盗汗，口咽干燥，颧红，舌红少津，脉细数等，为里虚热证。

二、证的错杂

病某一阶段，不仅表现为病位的表里同时受病，而且呈现寒、热、虚、 实性质相反的证候。

常见证型：表里同病、寒热错杂、虚实夹杂。一是表里同病而寒热虚实性质全一致，表里实寒证；二是表里同病，寒热性质相同，但虚实性质不同，如表实寒里虚寒证；三是表里同病，虚实性质相同，寒热性质不同，表实寒里实热证，即“寒包火”证；四是表里同病，而寒与热、虚与实的性质均相反的证候，临床上除可有表实寒里虚热证外，其余组合极少见到。

三、证的转化

疾病在其发展变化过程中，其病位、病性，或邪正盛衰的状态发生变化，由一种证候转化为对立的另一种证候。

（一）表里出入

病情表与里的相互转化，或病情由表入里而转化为里证，或病邪由里出表而有出路。表证入里：病情由浅入深，病势发展。由里出表：邪有出路，病情向愈趋势。

（二）寒热转化

疾病的寒热性质发生相反的转变。寒证化热示阳气旺盛。热证转寒示阳气衰惫。

（三）虚实转化

提示邪与正之间的盛衰关系出现了本质性变化。实证转虚为疾病的一般规律。虚证转实常常是证候的虚实夹杂。

第七单元　病性辨证

第一节　六淫辨证

（“风、寒、暑、湿、火的临床表现”中医、中西医助理医师均不考）

一、风淫证

风为阳邪，其性开泄，易袭阳位，善行而数变，常兼夹其他邪气为患。风淫证具有发病迅速，变化快，游走不定的特点。风邪侵袭的部位及兼夹的邪气不同，常见风邪袭表、风邪犯肺、风客肌肤、风中经络、风毒窜络、风胜行痹、风水相搏。

风邪袭表证：肺卫失调，腠理疏松，卫气不固，则具有恶寒发热、脉浮等表证的特征症状，并以汗出、恶风、脉浮缓为特点。

风邪犯肺证：外邪易从肺系而入，风邪侵袭肺系，肺气失宣，鼻窍不利，则见咳嗽、咽喉痒痛、鼻塞、流清涕或喷涕等症。

风客肌肤证：风邪侵袭肤腠，邪气与卫气搏击于肌表，见皮肤瘙痒、丘疹。

风邪中络证：风邪或风毒侵袭经络、肌肤，经气阻滞，肌肤麻痹，则可出现肌肤麻木、口眼㖞斜等症。

风胜行痹证：风与寒湿合邪，侵袭筋骨关节，阻痹经络，则见肢体关节游走疼痛。

风水相搏证：风邪侵犯肺卫，宣降失常，通调水道失职，则见突起面睑肢体浮肿。

二、寒淫证

感受阴寒之邪所致。寒为阴邪，具有凝滞、收引、易伤阳气的特性。寒淫证有伤寒证和中寒证之分，两者在病因、病位、证候表现、病机等方面有异有同。

伤寒证：是指寒邪外袭于肌表，阻遏卫阳，阳气抗邪于外所表现的表实寒证，又称外寒证、表寒证、寒邪束表证、太阳表实证、太阳伤寒证等。寒邪袭表，郁闭肌肤，阳气失却温煦，见恶寒、头身疼痛、无汗、苔白、脉浮紧等症。

中寒证：是指寒邪直接内侵脏腑、气血遏制及损伤阳气，阻滞脏腑气机和血液运行所表现的里实寒证，又称内寒证、里寒证等。

寒邪客于不同脏腑，可有不同的证候特点，寒邪客肺，肺失宣降，故见咳嗽、哮喘、咯稀白痰等症；寒滞胃肠，使胃肠气机失常，运化不利，见脘腹疼痛、肠鸣腹泻、呕吐等。

寒邪常与风、湿、燥、痰、饮等邪共存，而表现为风寒证、寒湿证、凉燥证、寒痰证、寒饮证等。寒邪侵袭，常可形成寒凝气滞证、寒凝血瘀证，耗伤阳气则可演变成虚寒证，甚至导致亡阳。

三、暑淫证

感受暑热之邪所致。暑为阳邪，具有暑性炎热升散，耗气伤津，易夹湿邪等致病特点。由于暑性炎热升散，故见发热恶热，汗出多；暑邪耗气伤津，而见口渴喜饮，气短神疲，尿短黄等症；暑夹湿邪，阻碍气机，故见肢体困倦，苔白或黄；暑闭心神，引动肝风，则见神昏，甚至猝然昏倒、昏迷、惊厥、抽搐；暑闭气机，心胸气滞而见胸闷；脾胃运化失司、气机升降失调，则表现为腹痛、呕恶；肺气闭阻，玄府不通，则为无汗、气喘。

四、湿淫证

外湿侵袭，如淋雨下水、居处潮湿、冒受雾露等而形成，又可因脾失健运，水液不能正常输布而化为湿浊，或多食油腻、嗜酒饮冷等而湿浊内生所致。

湿为阴邪，具有阻遏气机，损伤阳气，黏滞缠绵，重浊趋下等致病特点。湿邪阻滞气机、困遏清阳，故湿淫证以困重、闷胀、酸楚、腻浊、脉濡缓或细等为证候特点。

外湿、内湿在证候表现上，有一定的差异，外湿以肢体困重、酸痛为主，或见皮肤湿疹、瘙痒，或有恶寒微热，病位偏重于体表，是因湿郁于肌表，阻滞经气所致；内湿以脘腹痞胀、纳呆、恶心、便稀等为主，病位多偏重于内脏，是因湿邪阻滞气机，脾胃运化失调所致。

五、燥淫证

秋天的常见证候，有明显的季节性。发于初秋气温者为温燥，发于深秋气凉者为凉燥。燥邪侵袭，易伤津液，而与外界接触的皮肤、清窍和肺系首当其冲，燥淫证主要表现为皮肤、口唇、鼻孔、咽喉、舌苔干燥，干咳少痰等症；大便干燥，小便短黄，口渴饮水，系津伤自救的表现。燥淫证主要是感受外界燥邪所致，所以除了“干燥”的证候以外，还有“表证”的一般表现，如轻度恶寒或发热、脉浮等。

六、火淫证

外界阳热之邪侵袭，或过食辛辣燥热之品，或寒湿等邪气郁久化热，或情志过极而化火，脏腑气机过旺等所致。

火为阳邪，具有炎上，耗气伤津，生风动血，易致肿疡等特性。

阳热之气过盛，火热燔灼急迫，气血沸涌，则见发热恶热，颜面色赤，舌红或绛，脉数有力；热扰心神，则见烦躁不安；邪热迫津外泄，则汗多；阳热之邪耗伤津液，则见口渴喜饮，大便秘结，小便短黄等。

火热所导致的病理变化，最常见者为伤津耗液，甚至亡阴；火热迫血妄行可见各种出血；火热使局部气血壅聚，血肉腐败而形成痈肿脓疡；火热炽盛可致肝风内动，则见抽搐、惊厥；火热闭扰心神，则见神昏谵语等，其中不少为危重证候。

第二节　阴阳虚损辨证

一、阳虚证

【证候表现】畏寒，肢冷，口淡不渴，或喜热饮，或自汗，小便清长或尿少浮肿，大便稀薄，面色㿠白，舌淡胖嫩，苔白滑，脉沉迟无力。可兼有神疲、乏力、气短等气虚表现。

【证候分析】多因久病伤阳，或气虚进一步发展；或久居寒凉之处，或过服苦寒清凉之品，耗伤阳气；或年老命火渐衰等而成。

由于阳气亏虚，机体失温，故见畏寒，肢冷；气化无权，则见小便清长或尿少，大便稀薄；水湿不化，津不上承，则口淡不渴或喜热饮；失于固摄，则见自汗；水液内停，水气泛溢，则见面色皖白，浮肿，舌淡胖嫩，苔白滑；推动乏力，则脉沉迟无力，或兼见神疲，乏力，气短等气虚症状。

阳虚可见于不同脏腑的病变，临床常见证型有心阳虚证、脾阳虚证、肾阳虚证、胃阳虚证、胞宫（精室）虚寒证等。

阳虚证多与气虚证共存，故常合称阳气亏虚证；阳虚证者又易感寒邪；阳虚证可发展为亡阳证，或阳损及阴而为阴阳两虚证；阳虚证也可导致气滞、血瘀、水泛、痰饮等病理变化。

【辨证要点】畏寒肢冷、小便清长、面色白，常与气虚症状共见。

二、阴虚证

【证候表现】形体消瘦，口燥咽干，两颧潮红，五心烦热。潮热盗汗，小便短黄，大便干结，舌红少津、少苔，脉细数等。

【证候分析】多因热病后期，或杂病日久，耗伤阴液；情志过极，火邪伤阴；房室不节，耗伤阴精；过服温燥之品，暗耗阴液；年高体衰，阴液亏虚所致。

阴液亏少，机体失于滋润濡养，则形体消瘦，口燥咽干，小便短黄，大便干结，舌质少津、少苔，脉细；阴不制阳，虚热内生，则见两颧潮红，五心烦热，潮热盗汗，舌红，脉数等症。

阴虚可见于不同脏腑的病变，常见证型有心阴虚证、肺阴虚证、肝阴虚证、肾阴虚证、胃阴虚证等。

阴虚证可与气虚、血虚、阳虚、阳亢、精亏、津液亏虚或燥热等证同时存在，或互为因果，表现为气阴亏虚证、阴血亏虚证、阴阳两虚证、阴虚阳亢证、阴精亏虚证、阴津（液）亏虚证、阴虚燥热证等；阴虚可发展为亡阴，也可导致动风、气滞、血瘀、水停等病理变化。

【辨证要点】口咽干燥、五心烦热、潮热盗汗、两颧潮红、舌红少苔、脉细数等为主要表现。

三、亡阳证

亡阳证是指人体阳气极度衰微而欲脱，以冷汗、肢厥、面白、脉微等为主要表现的危重证。

【证候表现】冷汗淋漓，汗液稀淡，面色苍白，手足厥冷，肌肤不温，神情淡漠，呼吸气弱，舌质淡润，脉微欲绝等。

【证候分析】可因阳虚进一步发展，或因阴寒之邪过盛而致阳气暴伤，或因大汗、亡血失精等致阴血消亡而阳随阴脱，或因严重外伤、剧毒刺激、痰瘀阻塞心窍而使阳气暴脱。由于阳气极度衰微，失却温煦、固摄、推动之能，故见冷汗，肢厥，面色苍白，神情淡漠，呼吸气弱，脉微等垂危病状。

临床所见之亡阳证，一般是指心肾阳脱证。由于人体阴阳互根，故阳气衰微亦可致阴液消亡。

【辨证要点】四肢厥冷、面色苍白、冷汗淋漓、气息微弱、脉微欲绝等为主要表现。

四、亡阴证

【证候表现】汗热而黏，如珠如油，身热肢温，虚烦躁扰，呼吸气急，口渴饮冷，小便极少，皮肤皱瘪，目眶凹陷，面赤颧红，唇舌干焦，脉细数疾，按之无力。

【证候分析】可因病久致阴液亏虚发展而成，或因高热大汗、吐泻过度、失血过多、严重烧伤等致阴液暴失而成。

由于阴液亏虚欲绝，阴竭阳浮，迫津外泄，故见汗出如油，身热肢温，呼吸气急；阴亏液竭，失于濡润，故见口渴，皮肤皱瘪，目眶凹陷，小便极少，唇舌干焦；阴竭阳浮，上扰心神，则虚烦躁扰；阳气浮亢于上，则面赤颧红；脉细数疾，为阴伤重症之候。

亡阴所涉及的脏腑，多与心、肝、肾有关，临床一般不再逐一区分。本证若救治不及，阳气亦随之而衰亡。

【辨证要点】汗出如油、身热口渴、面赤唇焦、脉数疾为主要表现。

第三节　气血辨证

一、气病辨证

（一）气虚证

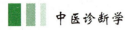

元气不足，气的推动、固摄、防御、气化等功能减退，或脏器组织的机能减退，以气短、乏力、神疲、脉虚等为主要表现的虚弱证候。

【证候表现】气短声低，少气懒言，精神疲惫，体倦乏力，脉虚，舌质淡嫩，或有头晕目眩，自汗，动则诸症加重。

【证候分析】气虚证所反映的是机体气生成不足，消耗太过的状态，原因主要有：久病、重病、劳累过度等，使元气耗伤太过；先天不足，后天失养，致元气生成匮乏；年老体弱，脏腑机能减退而元气自衰。元气不足，脏腑机能衰退，故出现气短、声低、懒言、神疲、乏力；气虚而不能推动营血上荣，则头晕目眩，舌淡嫩；卫气虚弱，不能固护肌表，故为自汗。

"劳则气耗"，故活动劳累则诸症加重；气虚鼓动血行之力不足，故脉象虚弱。

气虚证临床常见于心、肺、脾、肾、胃等脏腑疾病，此时除见气虚证一般表现外，还有各脏腑气虚的特定表现。

【辨证要点】病体虚弱，神疲、乏力、气短、脉虚。

（二）气陷证

气虚无力升举，清阳之气下陷，以自觉气坠，或脏器下垂为主要表现的虚弱证候。

【证候表现】头晕眼花，气短疲乏，脘腹坠胀感，大便稀溏，形体消瘦，或见内脏下垂、脱肛、阴挺等。

【证候分析】气陷多是气虚的发展，或为气虚的一种特殊表现形式，一般指脾（中）气的下陷。

清阳之气不升，则自觉气短、气坠，头晕眼花；气陷而机体失却营精的充养，则见神疲乏力，形体消瘦；脾失健运，水谷精微下趋，则见大便稀溏；气陷无力升举，不能维持脏器正常位置，故觉脘腹坠胀，甚至出现内脏下垂。

【辨证要点】体弱而瘦，气短、气坠、脏器下垂。

（三）气不固证

指气虚失其固摄之能，以自汗，或大便、小便、经血、精液、胎元等不固为主要表现的虚弱证候。

【证候表现】气短，疲乏，面白，舌淡，脉虚无力；或见自汗不止；或为流涎不止；或见遗尿，余溺不尽，小便失禁；或为大便滑脱失禁；或妇女出现崩漏，或为滑胎、小产；或见男子遗精、滑精、早泄等。

【证候分析】本证因气虚固摄失职所致。

气不固，包括不能固摄津液、血液、小便、大便、精液、胎元等。其辨证是有气虚证的一般证候表现，并有各自"不固"的证候特点。气不摄血则可导致妇女崩漏及各种慢性出血；气不摄津则可表现为自汗，流涎；气虚不能固摄二便，可表现为遗尿、余溺不尽、小便失禁，或大便滑脱失禁；气不摄精，见遗精、滑精、早泄；气虚胎元不固，可导致滑胎、小产。

【辨证要点】病体虚弱，疲乏、气短、脉虚及自汗或二便、经、精等的不固。

（四）气脱证（中医、中西医助理医师均不考）

元气亏虚已极，急骤外泄，以气息微弱、汗出不止等为主要表现的危重证候。

【证候表现】呼吸微弱而不规则，汗出不止，口开目合，全身瘫软，神识朦胧，二便失禁，面色苍白，口唇青紫，脉微，舌淡，舌苔白润。

【证候表现】本证可由气虚证、气不固证发展而来；也可以在大失血、大汗、大吐、大泻、出血中风等情况下，出现"气随血脱""气随津脱"；或于长期饥饿、极度疲劳、暴邪骤袭等状态下发生。

真气欲脱，则心、肺、脾、肾等脏腑之气皆衰。气息微弱欲绝、汗出不止，为肺气外脱之征；面白、脉微、神识朦胧，为心气外越之象；二便失禁为肾气欲脱的表现；全身瘫软、口开、手撒，为脾气外泄之征。

【辨证要点】病势危重，气息微弱、汗出不止、脉微等。

（五）气滞证

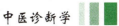

人体某一部分或某一脏腑、经络的气机阻滞。运行不畅，以胀闷疼痛为主 要表现的证候。

【证候表现】胸胁、脘腹等处或损伤部位的胀闷或疼痛，疼痛性质可为胀痛、窜通、攻痛，症状时轻时重，部位不固定，按之一般无形，通常随嗳气、肠鸣、矢气等而减轻，或症状随情绪变化而增减，脉象多弦，舌象可无明显变化。

【证候分析】引起气滞证的原因，主要有三方面：一是情志不舒，忧郁悲伤，思虑过度，而致气机郁滞；二是痰饮、瘀血、宿食、蛔虫、砂石等病理物质的阻塞，或阴寒凝滞，湿邪阻碍，外伤络阻等，都能导致气机郁滞；三是脏气虚弱，运行乏力而气机阻滞。

气机阻滞的主要机理是气的运行发生障碍，气机不畅则痞胀，障碍不通则疼痛，气得运行则症减，故气滞以胀闷疼痛为主要临床表现。

【辨证要点】胸胁脘腹或损伤部位的胀闷、胀痛、窜痛。

（六）气逆证

指气机失调，气上冲逆，以咳嗽喘促、呃逆、呕吐等为主要表现的证候。

【证候表现】咳嗽频作，呼吸喘促、呃逆、嗳气不止，或呕吐、呕血；头痛、眩晕，甚至昏厥、咯血等。

【证候分析】气逆一般是在气滞基础上的一种表现形式。导致气逆的原因，可有外邪侵袭、痰饮瘀血内停、寒热刺激、情志过激等。表现为气机的当降不降而反上升，或升发太过。主要是指肺胃之气不降而上逆，或肝气升发太过而上逆。

【辨证要点】以咳喘或呕吐、呃逆等为突出表现。

（七）气闭证（中医、中西医助理医师均不考）

指邪气阻闭神机或脏器、官窍，以突发昏厥或绞痛为主要表现的实性急重证候。

【证候表现】突然发生势急、症重之昏厥，或内脏绞痛，或二便闭塞，呼吸气粗，声高，脉沉弦有力等。

【证候分析】形成气闭证的主要原因有：强烈精神刺激，使神机闭塞；砂石、虫、痰等阻塞脉络、管腔，导致气机闭塞；溺水、电击等意外事故，致使心、肺气闭。

【辨证要点】以突发昏厥或绞痛、二便闭塞、息粗、脉实为主要表现。

二、血病辨证

（一）血虚证

血液亏虚，不能濡养脏腑、经络、组织，以面、睑、唇、舌色白，脉细为主要表现的虚弱证候。

【证候表现】面色淡白或萎黄，眼睑、口唇、舌质、爪甲的颜色淡白，头晕；或见眼花、两目干涩，心悸，多梦，健忘，神疲，手足发麻；或妇女月经量少、色淡、延期甚或经闭，脉细无力等。

【证候分析】本证多因血液耗损过多或生化不足所致。可因先天禀赋不足，或因脾胃、肾脏病变，生化乏源；或因各种急慢性出血，或因思虑劳神过度，暗耗阴血；或因虫积肠道，耗吸营养等导致。血液亏虚，脉络空虚，形体组织缺乏濡养荣润，则见颜面、眼睑、口唇、舌质、爪甲的颜色淡白，脉细无力；血虚而脏器、组织得不到足够的营养，则见头晕，眼花，两目干涩，心悸，手足发麻，妇女月经量少、色淡；血虚失养而心神不宁，故症见多梦，健忘，神疲等。

【辨证要点】病体虚弱，面、睑、唇、舌、爪甲的颜色淡白、脉细。

（二）血脱证（中医、中西医助理医师均不考）

突然大量出血或长期反复出血，血液亡脱，以面色苍白、心悸、脉微或芤为主要表现的危重证候。

【证候表现】面色苍白，头晕，眼花，心悸，气短，四肢逆冷，舌色枯白，脉微或芤。

【证候分析】导致血脱证的主要原因是突然大量出血，诸如呕血、便血、崩漏、外伤失血等，也可以是因长期失血、血虚进一步发展而成。所以大失血、严重血虚等病史可以作为血脱证的主要诊断依据。血液大量耗失，血脉空虚，不得荣润，则见面色苍白，舌色枯白，脉微或芤；血液亡失，心脏、清窍失养，则见心悸，头晕，眼花等症。

【辨证要点】有血液严重损失的病史，面色苍白、脉微或芤。

（三）血瘀证

指瘀血内阻，血行不畅，以固定刺痛、肿块、出血、瘀血色脉征为主要表现的证候。

【证候表现】疼痛特点为刺痛、痛久拒按、固定不移、常在夜间痛甚；肿块的性状是在体表者包块色青紫，腹内者触及质硬而推之不移；出血的特征是出血反复不止，色紫暗或夹血块，或大便色黑如柏油状，或妇女血崩、漏血；瘀血色脉征主要有面色黧黑，或唇甲青紫，或皮下紫斑，或肌肤甲错，或腹露青筋，或皮肤出现丝状红缕，或舌有紫色斑点、舌下络脉曲张，脉多细涩或结、代、无脉等。

【证候分析】本证多因气滞而血行不畅，或阳气亏虚，运血无力，或血寒、血热，或外伤出血等引起；也可因湿热、痰浊、砂石阻遏，使血行不畅，脉络阻滞不通所致。

血瘀证的机理主要为瘀血内积，气血运行受阻，不通则痛，故有刺痛、固定、拒按等特点；夜间阳气内藏，阴气用事，血行较缓，瘀滞益甚，故夜间痛增；血液瘀积不散而凝结成块，则见肿块紫暗、出血紫暗成块；血不循经而溢出脉外，则见各种出血；血行障碍，气血不能濡养肌肤，则见皮肤干涩、肌肤甲错；血行瘀滞，则血色变紫变黑，故见面色黧黑、唇甲青紫；脉络瘀阻，则见络脉显露、丝状红缕，舌现斑点，脉涩等症。

瘀血可阻滞于各种脏器、组织，而有不同的血瘀证名，如心脉瘀阻证、瘀阻脑络证、胃肠血瘀证、肝经血瘀证、瘀阻胞宫证、瘀滞胸膈证、下焦瘀血证、瘀滞肌肤证、瘀滞脉络证等，并表现出各自脏器、组织的证候特点。

【辨证要点】固定刺痛、肿块、出血、瘀血舌脉征。

（四）血热证

火热内炽，侵迫血分，以身热口渴、斑疹吐衄、烦躁谵语、舌绛、脉数等为主要表现的实热证候。即血分的热证。

【证候表现】身热夜甚，或潮热，口渴，面赤，心烦，失眠，躁扰不宁，甚或狂乱、神昏谵语，或见各种出血色深红，或斑疹显露，或为疮痈，舌绛，脉数疾等。

【证候分析】本证多因外感温热之邪，或情志过极、气郁化火，或过食辛辣燥热之品，导致火热内炽所致。热在血分，血行加速，脉道扩张，则见面红目赤，舌绛，脉数疾；血热迫血妄行，可见各种出血；血热内扰心神，而见心烦，失眠，躁扰不宁，甚则狂乱、神昏谵语；热邪内犯营血，灼肉腐血，可为疮痈脓疡；身热夜甚，口渴，为热邪升腾，耗伤津液之象。血热证常见于外感温热病中，即卫气营血辨证中的血分证；又可见于外科疮疡病、妇科月经病、其他杂病之中。

【辨证要点】身热口渴、斑疹吐衄、烦躁谵语、舌绛、脉数。

（五）血寒证

寒邪客于血脉，凝滞气机，血行不畅，以患处冷痛拘急、畏寒、唇舌青紫，妇女月经愆期、经色紫暗夹块等为主要表现的实寒证候。即血分的寒证。

【证候表现】畏寒，手足或少腹等患处冷痛拘急、得温痛减，肤色紫暗发凉，或为痛经、月经愆期、经色紫暗、夹有血块，唇舌青紫，苔白滑，脉沉迟弦涩等。

【证候分析】血寒证主要因寒邪侵犯血脉，或阴寒内盛，凝滞脉络而成。寒凝脉络，气血运行不畅，阳气不得流通，组织失于温养，故常表现为患处的寒冷、疼痛，寒性凝滞收引，故其痛具有拘急冷痛、得温痛减的特点。肤色紫暗，月经愆期、经色紫暗、夹有血块，唇舌青紫，脉沉迟弦涩等，均为血行不畅之瘀血征象。血寒证属实寒证的范畴，寒滞肝脉证、寒凝胞宫证、寒凝脉络证等，均属于血寒证。

【辨证要点】患处冷痛拘急、畏寒、唇舌青紫，妇女月经愆期、经色紫暗夹块。

三、气血同病辨证

气病或血病发展到一定的程度，往往影响到另一方的生理功能而发生病变，从而表现为气血同病的证候。

临床常见的气血同病证候，有气滞血瘀证、气虚血瘀证、气血两虚证、气不摄血证和气随血脱证等。

各证的临床表现，一般是两个基本证候的相合而同时存在。

（一）气血两虚证

气虚证和血虚证同时存在所表现的证候。

【证候表现】头晕目眩，少气懒言，神疲乏力，自汗，面色淡白或萎黄，唇甲淡白，心悸失眠，形体消瘦，舌淡而嫩，脉细弱。

【证候分析】本证多由久病不愈，气虚不能生血，或血虚无以化气所致。气血互根、互化，血虚则脏腑组织失养，气虚则机能活动减退，故见气血亏虚表现。气血两虚证，以气虚与血虚的证候共见为辨证要点。少气懒言，乏力自汗，为脾肺气虚之象；心悸失眠，为血不养心所致；血虚不能充盈脉络，见唇甲淡白，脉细弱；气血两虚不得上荣于面、舌，则见面色淡白或萎黄，舌淡嫩；不得外养肌肉则致形体瘦弱。

【辨证要点】以少气懒言，神疲乏力，自汗；面色淡白无华或萎黄，口唇、爪甲颜色淡白，或见心悸失眠，头晕目眩，形体消瘦，手足发麻；舌质淡白，脉细无力等为辨证依据。

（二）气虚血瘀证

指气虚运血无力，导致血液瘀滞于体内所产生的证候。属本虚标实证。

【证候表现】面色淡白，神疲乏力，气短懒言，食少纳呆；面色晦滞，局部青紫、肿胀、刺痛不移而拒按，或肢体瘫痪、麻木，或可触及肿块，舌淡紫或有瘀点瘀斑，脉细涩。

【证候分析】气为血之帅，气虚则推动血行无力，导致血液瘀滞难行，形成气虚血瘀证，故见气虚和血瘀表现。气虚血瘀证虚中夹实，以气虚和血瘀的证候表现为辨证要点。面色淡白，身倦乏力，气短懒言，食少纳呆为气虚之证；气虚运血无力，血行缓慢，终致瘀阻络脉，故面色晦滞，局部青紫、肿胀；血行瘀阻，不通则痛，故疼痛如刺，拒按不移，瘀阻脑络则肢体瘫痪、麻木，结成癥瘕积聚时可触及肿块。气虚舌淡，血瘀舌紫暗，气虚血少则脉细，涩脉主瘀，是为气虚血瘀证的常见舌脉。

【辨证要点】临床以面色淡白无华或面色紫暗，倦怠乏力，少气懒言，局部疼痛如刺，痛处固定不移、拒按，舌淡紫，或有斑点，脉涩等为辨证依据。

（三）气不摄血证

气虚摄血无力，导致血溢脉外所产生的证候。

【证候表现】吐血、便血、崩漏、皮下瘀斑、鼻衄，神疲乏力，气短懒言，面色淡白，舌淡，脉弱。

【证候分析】气为血之帅，统摄血液运行。气虚则统血无权，血不归经而外溢，故见气虚及各种出血表现。气不摄血证，以出血和气虚证共见为辨证要点。血液能循行脉内而不溢于脉外，全赖气的统摄作用，气虚统摄无权，血即离经而外溢，溢于胃肠，便为吐血、便血；溢于肌肤，则见皮下瘀斑；脾虚统摄无权，冲任不固，渐成月经过多或崩漏；气虚则气短，倦怠乏力；血虚则面白无华；舌淡，脉细弱，皆为气血不足之征。

【辨证要点】临床以衄血、便血、尿血、崩漏、皮下青紫色斑块等各种慢性出血，并见面色淡白无华，神疲乏力，少气懒言，心慌心悸，食少，舌淡白，脉弱等为辨证依据。

（四）气随血脱证

由大失血，导致元气外脱所产生的危重证候。

【证候表现】大出血时，突然面色苍白，大汗淋漓，四肢厥冷，呼吸微弱，甚至晕厥，舌淡，脉微欲绝或见芤脉。

【证候分析】血为气之母，血脱则气无所依附，元气随血外脱，导致温运、推动、固摄等功能失职。本证以大出血时突然出现气脱之证为辨证要点。由于气血相互依存，当血液大量亡失之时，则气无所依，乃随之外脱。气脱阳亡，不能上荣于面，故面色苍白；不能温煦四末，故手足厥冷；不能温固肌表，故见大汗淋漓；神随气散，神无所主，故昏厥。舌淡，脉微欲绝或芤，皆为失血亡阳气脱之象。

【辨证要点】临床以大量出血的同时，出现面色苍白，气少息微，冷汗淋漓，舌淡，脉微欲绝或散大无根等为辨证依据。

（五）气滞血瘀证

气机郁滞，导致血行瘀阻所产生的证候。

【证候表现】胸胁胀满疼痛，乳房胀痛，情志抑郁或易怒，兼见痞块刺痛、拒按，妇女痛经，经血紫暗有块，或闭经，舌紫暗或有瘀点瘀斑，脉弦涩。

【证候分析】气机郁滞日久，血行瘀阻不畅，故见气滞及血瘀证表现。本证以情志不舒，同时伴有胸胁胀满疼痛、刺痛，女子月经不调为诊断要点。肝主疏泄而藏血，具有条达气机，调节情志的功能，情志不遂或外邪侵袭肝脉则肝气郁滞，疏泄失职，故情绪抑郁或急躁易怒，胸胁胀满疼痛，乳房胀痛；气为血帅，肝郁气滞，日久不解，必致瘀血内停，故渐成胁下痞块，刺痛拒按；肝主藏血，为妇女经血之源，肝血瘀滞，瘀血停滞，积于血海，阻碍经血下行，经血不畅则致经闭、痛经。舌质紫暗或有瘀斑，脉弦涩，均为瘀血内停之症。

【辨证要点】临床以身体局部胀闷走窜疼痛，甚或刺痛，疼痛固定、拒按；或有肿块坚硬，局部青紫肿胀；或有情志抑郁，性急易怒；或有面色紫暗，皮肤青筋暴露；妇女可见经闭或痛经，经色紫暗或夹血块，或乳房胀痛；舌质紫暗或有斑点，脉弦涩等为辨证依据。

第四节　津液辨证

一、津液亏虚证

津液亏虚证是指体内津液亏少，脏腑、组织、官窍失却滋润、濡养、充盈，以口渴尿少，口、鼻、唇、舌、皮肤、大便干燥等为主要表现的证候。

【证候表现】口、鼻、唇、舌、咽喉、皮肤、大便等干燥，皮肤枯瘪而缺乏弹性，眼球深陷，口渴欲饮水，小便短少而黄，舌红，脉细数无力等。

【证候分析】本证多因大汗、大吐、大下、高热、烧伤等，使津液耗损过多；或外界气候干燥，或体内阳气偏亢，使津液耗损；饮水过少，或脏气虚衰，使津液生成不足所致。津液亏少，不能充养、濡润脏器、组织、官窍，则见口、鼻、唇、舌、咽喉、皮肤、大便等干燥，皮肤枯瘪而缺乏弹性，眼球深陷，口渴欲饮水等一派干燥少津的症状；津液亏少，阳气偏旺，则有舌红、脉细数等症。津液亏虚的常见证有肺燥津伤证、胃燥津亏证、肠燥津亏证等，均有干燥见症，并表现出各自脏器的证候重点。

【辨证要点】以口渴尿少，口、鼻、唇、舌、皮肤、大便干燥等为主要表现。

二、痰证

指痰浊内阻或流窜，以咳吐痰多、胸闷、呕恶、眩晕、体胖，或局部有圆滑包块，苔腻，脉滑等为主要表现的证候。

【证候表现】常见咳嗽痰多，痰质黏稠，胸脘痞闷，呕恶，纳呆，或头晕目眩，或形体肥胖，或神昏而喉中痰鸣，或神志错乱而为癫、狂、痴、痫，或某些部位出现圆滑柔韧的包块等，舌苔腻，脉滑。

【证候分析】本证多因外感六淫、饮食不当、情志刺激、过逸少动等，影响肺、脾、肾等脏的气化功能，以致水液未能正常输布而停聚凝结成痰。痰的生成与脾的运化功能失常，水湿不化而凝聚密切相关；痰浊为病，颇为广泛，见症多端。痰浊最易内停于肺，而影响肺气的宣发肃降，故痰证以咳吐痰多、胸闷等为基本表现。痰浊中阻，胃失和降，可见脘痞、纳呆、泛恶呕吐痰涎等症；痰的流动性小而难以消散，故常凝积聚于某些局部而形成圆滑包块；痰亦可随气升降，流窜全身，如痰蒙清窍，则头晕目眩；痰蒙心神则见神昏、神乱；痰泛于肌肤则见形体肥胖；苔腻、脉滑等为痰浊内阻的表现。

【辨证要点】以咳吐痰多、胸闷、呕恶、眩晕、体胖，或局部有圆滑包块，苔腻，脉滑为主要表现。

三、饮证（中医、中西医助理医师均不考）

指水饮停聚于腔隙或胃肠，以胸闷脘痞、呕吐清水、咳吐清稀痰涎、肋间饱满、苔滑等为主要表现的证候。

【证候表现】脘腹痞胀，泛吐清水，脘腹部水声漉漉。

肋间饱满，咳唾引痛；胸闷，心悸，息促不得卧；身体、肢节疼重；咳吐清稀痰涎，或喉间哮鸣有声；头目眩晕，舌苔白滑，脉弦或滑等。

【证候分析】本证可因外邪侵袭，或为中阳素虚，使水液输布障碍而停聚成饮。饮邪主要停积胃肠、胸胁、心包、肺等身体的管腔部位。狭义的“痰饮”：饮邪停留于胃肠，阻滞气机，胃失和降，可见泛吐清水，脘腹痞胀，腹部水声漉漉；悬饮：饮邪停于胸胁，阻碍气机，压迫肺脏，则有肋间饱满，咳唾引痛，胸闷息促等症；支饮：饮邪停于心肺，阻遏心阳，阻滞气血运行，则见胸闷心悸，气短不得卧等症；饮邪犯肺，肺失宣降，气道滞塞，则见胸部紧闷，咳吐清稀痰涎，或喉间哮鸣有声；饮邪内阻，清阳不能上升，则见头目眩晕；舌苔白滑，脉弦或滑等，亦为饮证的表现。

根据饮停主要部位的不同，临床有饮停胃肠证、饮停胸胁证、饮停心包证、饮邪客肺证等，并表现出各自的证候特点。

【辨证要点】以胸闷脘痞、呕吐清水、咳吐清稀痰涎、肋间饱满、苔滑等为主要表现。

四、水停证

水停证是指体内水液因气化失常而停聚，以肢体浮肿、小便不利，或腹不痞胀，舌淡胖等为主要表现的证候。

【证候表现】头面、肢体甚或全身水肿，按之凹陷不易起，或为腹水而见腹部膨隆、叩之音浊，小便短少不利，身体困重，舌淡胖，苔白滑，脉濡缓等。

【证候分析】本证多风邪外袭，或湿邪内阻，亦可因房劳伤肾，或久病肾虚等，影响肺、脾、肾的气化功能，使水液运化、输布失常而停聚为患。此外，瘀血内阻，经脉不利，亦可影响水液的运行，使水蓄腹腔等部位，而成血瘀水停。水为有形之邪，水液输布失常而泛溢肌肤，故以水肿、身体困重为主症；水液停聚腹腔，而成腹水，故见腹部膨隆、叩之音浊；膀胱气化失司，水液停蓄而不泄，故见小便不利；舌淡胖，苔白滑，脉濡，是水湿内停之征。

根据形成水停的机理、脏器的不同，临床常见的水停证有风水相搏（风袭水停）证、脾虚水泛证、肾虚水泛证、水气凌心证等。

【辨证要点】以肢体浮肿、小便不利，或腹大痞胀，舌淡胖等为主要表现。

第八单元　病位辨证

第一节　脏腑辨证

一、心与小肠病辨证

（一）心血虚证

血液亏虚，心与心神失于濡养，以心悸、失眠、多梦及血虚症状为主要表现的虚弱证候。

【证候表现】心悸，头晕眼花，失眠，多梦，健忘，面色淡白或萎黄，舌色淡，脉细无力。

【辨证要点】本证多有久病、失血等病史，以心悸、失眠、多梦与血虚症状共见为辨证的主要依据。

（二）心阴虚证

指阴液亏损，心与心神失养，虚热内扰，以心烦、心悸、失眠及阴虚症状为主要表现的虚热证候。

【证候表现】心烦，心悸，失眠，多梦，口燥咽干，形体消瘦，或见手足心热，潮热盗汗，两颧潮红，舌红少苔乏津，脉细数。

【辨证要点】本证以心烦、心悸、失眠与阴虚症状共见为辨证的主要依据。

（三）心气虚证

心气不足，鼓动无力，以心悸、神疲及气虚症状为主要表现的虚弱证候。

【证候表现】心悸，胸闷，气短，精神疲倦，或有自汗，活动后诸症加重，面色淡白，舌质淡，脉虚。

【辨证要点】本证以心悸、神疲与气虚症状共见为辨证的主要依据。

（四）心阳虚证

指心阳虚衰，温运失司，鼓动无力，虚寒内生，以心悸怔忡、心胸憋闷及阳虚症状为主要表现的虚寒证候。

【证候表现】心悸怔忡，心胸憋闷或痛，气短，自汗，畏冷肢凉，神疲乏力，面色㿠白，或面唇青紫，舌质淡胖或紫暗，苔白滑，脉弱或结或代。

【辨证要点】本证以心悸怔忡、心胸憋闷与阳虚症状共见为辨证的主要依据。

（五）心阳虚脱证（中西医助理医师不考）

指心阳衰极，阳气欲脱，以心悸胸痛、冷汗、肢厥、脉微为主要表现的危重证候。

【证候表现】在心阳虚证的基础上，突然冷汗淋漓，四肢厥冷，面色苍白，呼吸微弱，或心悸，心胸剧痛，神志模糊或昏迷，唇舌青紫，脉微欲绝。

【辨证要点】本证以心悸胸痛、冷汗、肢厥、脉微等表现为辨证依据。

（六）心火亢盛证

指火热内炽，扰乱心神，迫血妄行，上炎口舌，热邪下移，以发热、心烦、吐衄、舌赤生疮、尿赤涩灼痛等为主要表现的实热证候。

【证候表现】发热，口渴，心烦，失眠，便秘，尿黄，面红，舌尖红绛，苔黄，脉数有力，甚或口舌生疮、溃烂疼痛；或见小便短赤、灼热涩痛；或见吐血、衄血；或见狂躁谵语、神识不清。

以口舌生疮、赤烂疼痛为主者，称为心火上炎证。兼小便赤、涩、灼、痛者，称为心火下移证，习称心移热于小肠。吐血、衄血表现突出者，称为心火迫血妄行证。以狂躁谵语、神识不清为主症者，称为热扰心神证或热闭心神证。

【辨证要点】本证以发热、心烦、吐衄、舌赤生疮、尿赤涩灼痛等症为辨证的主要依据。

（七）心脉痹阻证

指瘀血、痰浊、阴寒、气滞等因素阻痹心脉，以心悸怔忡、胸闷、心痛为主要表现的证候。又名心血（脉）瘀阻证。

【证候表现】心悸怔忡，心胸憋闷疼痛，痛引肩背内臂，时作时止。或以刺痛为主，舌质晦暗或有青紫斑点，脉细、涩、结、代；或以心胸憋闷为主，体胖痰多，身重困倦，舌苔白腻，脉沉滑或沉涩；或以遇寒痛剧为主，得温痛减，畏寒肢冷，舌淡苔白，服沉迟或沉紧；或以胀痛为主，与情志变化有关，喜太息，舌淡红，脉弦。

【辨证要点】本证以心悸怔忡，心胸憋闷疼痛与瘀血症状共见为辨证的主要依据。

（八）痰蒙心神证

指痰浊蒙蔽心神，以神志抑郁、错乱、痴呆、昏迷为主要表现的证候。又名痰迷心窍证。

【证候表现】神情痴呆，意识模糊，甚则昏不知人，或神情抑郁，表情淡漠，喃喃独语，举止失常。或突然昏仆，不省人事，口吐涎沫，喉有痰声。并见面色晦暗，胸闷，呕恶，舌苔白腻，脉滑等。

【辨证要点】本证以神志抑郁、错乱、痴呆、昏迷与痰浊症状共见为辨证的主要依据。

（九）痰火扰神证

是指火热痰浊交结，扰闭心神，以狂躁、神昏及痰热症状为主要表现的证候。又名痰火扰心（闭窍）证。

【证候表现】发热，口渴，胸闷，气粗，咯吐黄痰，喉间痰鸣，心烦，失眠，甚则神昏谵语，或狂躁妄动，打人毁物，不避亲疏，胡言乱语，哭笑无常，面赤，舌质红，苔黄腻，脉滑数。

【辨证要点】本证以神志狂躁、神昏谵语与痰热症状共见为辨证的主要依据。

（十）瘀阻脑络证

指瘀血犯头，阻滞脑络，以头痛、头晕及瘀血症状为主要表现的证候。

【证候表现】头晕、头痛经久不愈，痛如锥刺、痛处固定，或健忘，失眠，心悸，或头部外伤后昏不知人，面色晦暗，舌质紫暗或有斑点，脉细涩。

【辨证要点】本证以头痛、头晕与瘀血症状共见为辨证的主要依据。

（十一）小肠实热证

指心火下移小肠，以小肠里热炽盛为主要表现的证候。

【证候表现】心烦失眠，面赤口渴，口舌生疮，溃烂灼痛，小便赤涩，尿道灼痛，尿血，舌红苔黄，脉数。

【辨证要点】本证以小便赤涩灼痛与心火炽盛为辨证的主要依据。

二、肺与大肠病辨证

（一）肺气虚证

指肺气虚弱，呼吸无力，卫外不固，以咳嗽无力、气短而喘、自汗等为主要表现的虚弱证候。

【证候表现】咳嗽无力，气短而喘，动则尤甚，咯痰清稀，声低懒言，或有自汗、畏风，易于感冒，神疲体倦，面色淡白，舌淡苔白，脉弱。

【辨证要点】本证以咳嗽无力、气短而喘、自汗与气虚症状共见为辨证的主要依据。

（二）肺阴虚证

指肺阴亏虚，虚热内扰，以干咳少痰、潮热、盗汗等为主要表现的虚热证候。又名肺虚热证。

【证候表现】干咳无痰，或痰少而黏、不易咯出，或痰中带血，声音嘶哑，口燥咽干，形体消瘦，五心烦热，潮热盗汗，两颧潮红，舌红少苔乏津，脉细数。

【辨证要点】本证以干咳、痰少难咯、潮热、盗汗等为辨证的主要依据。

（三）风寒犯肺证

指风寒侵袭，肺卫失宣，以咳嗽、咯稀白痰、恶风寒等为主要表现的证候。

【证候表现】咳嗽，咯少量稀白痰，气喘，微有恶寒发热，鼻塞，流清涕，喉痒，或见身痛无汗，舌苔薄白，脉浮紧。

【辨证要点】本证多有外感风寒的病史，以咳嗽、咯稀白痰与风寒表证共见为辨证的主要依据。

（四）风热犯肺证

指风热侵袭，肺卫失宣，以咳嗽、发热恶风等为主要表现的证候。本证在三焦辨证中属上焦病证，在卫气营血辨证中属卫分证。

【证候表现】咳嗽，痰少而黄，气喘，鼻塞，流浊涕，咽喉肿痛，发热，微恶风寒，口微渴，舌尖红，苔薄黄，脉浮数。

【辨证要点】本证多有感受风热的病史，以咳嗽、痰少色黄与风热表证共见为辨证的主要依据。

（五）燥邪犯肺证

指外感燥邪，肺失宣降，以干咳痰少、鼻咽口舌干燥等为主要表现的证候，简称肺燥证。

燥邪有偏寒、偏热的不同，而有温燥袭肺证和凉燥袭肺证之分。

【证候表现】干咳无痰，或痰少而黏、不易咯出，甚则胸痛，痰中带血，或见鼻衄，口、唇、鼻、咽、皮肤干燥，尿少，大便干结，舌苔薄而干燥少津。或微有发热恶风寒，无汗或少汗，脉浮数或浮紧。

【辨证要点】本证与气候干燥有关，以干咳，痰少，质黏及燥邪犯表证为辨证的主要依据。

（六）肺热炽盛证

指火热炽盛，壅积于肺，肺失清肃，以咳喘气粗、鼻翼扇动等为主要表现的实热证候。简称肺热证或肺火证。本证在卫气营血辨证中属气分证，在三焦辨证中属上焦病证。

【证候表现】发热，口渴，咳嗽，气粗而喘，甚则鼻翼扇动，鼻息灼热，胸痛，或有咽喉红肿疼痛，小便短黄，大便秘结，舌红苔黄，脉洪数。

【辨证要点】本证以新病势急，咳喘气粗、鼻翼扇动与火热症状共见为辨证的主要依据。

（七）痰热壅肺证

指痰热交结，壅滞于肺，肺失清肃，以发热、咳喘、痰多黄稠等为主要表现的证候。

【证候表现】指痰热交结，壅滞于肺，肺失清肃，以发热、咳喘、痰多黄稠等为主要表现的证候。

【辨证要点】本证以发热、咳喘、痰多黄稠等为辨证的主要依据。

（八）寒痰阻肺证

指寒饮或痰浊停聚于肺，肺失宣降，以咳喘、痰白量多易咯等为主要表现的证候。又名寒饮停肺证、痰湿阻肺证。

【证候表现】咳嗽，痰多、色白、质稠或清稀、易咯，胸闷，气喘，或喉间有哮鸣声，恶寒，肢冷，舌质淡，苔白腻或白滑，脉弦或滑。

【辨证要点】本证以咳喘，痰白量多易咯等为辨证的主要依据。痰稀者为寒饮停肺证，痰稠者为寒痰阻肺证。

（九）饮停胸胁证

指水饮停于胸腔，阻碍气机，以胸廓饱满、胸胁胀闷或痛等为主要表现的证候。

【证候表现】胸廓饱满，胸胁部胀闷或痛，咳嗽，气喘，呼吸、咳痰或身体转侧时牵引胁痛，或有头目晕眩，舌苔白滑，脉沉弦。

【辨证要点】本证以胸廓饱满、胸胁胀闷或痛等为辨证的主要依据。

（十）风水相搏证（中医、中西医助理医师均不考）

指风邪外袭，肺卫失宣，水湿泛溢肌肤，以突起头面浮肿及卫表症状为主要表现的证候。

【证候表现】眼睑头面先肿，继而遍及全身，上半身肿甚，来势迅速，皮肤薄而发亮，小便短少，或见恶寒重发热轻，无汗，舌苔薄白，脉浮紧。或见发热重恶寒轻，咽喉肿痛，舌苔薄黄，脉浮数。

【辨证要点】本证以突起头面浮肿与卫表症状共见为辨证的主要依据。

（十一）大肠湿热证

指湿热内蕴，阻滞肠道，以腹痛、暴泻如水、下痢脓血、大便黄稠秽臭及湿热症状为主要表现的证候。

【证候表现】身热口渴，腹痛腹胀，下痢脓血，里急后重，或暴泻如水，或腹泻不爽、粪质黄稠秽臭，肛门灼热，小便短黄，舌质红，苔黄腻，脉滑数。

【辨证要点】本证以腹痛、暴泻如水、下痢脓血、大便黄稠秽臭等与湿热症状共见为辨证的主要依据。

（十二）肠热腑实证

指里热炽盛，腑气不通，以发热、大便秘结、腹满硬痛为主要表现的实热证候。又名大肠热结证、大肠实热证。六经辨证中称为阳明腑证，卫气营血辨证中属气分证，三焦辨证中属中焦证。

【证候表现】高热，或日晡潮热，汗多，口渴，脐腹胀满硬痛、拒按，大便秘结，或热结旁流，大便恶臭，小便短黄，甚则神昏谵语、狂乱，舌质红苔黄厚而燥，或焦黑起刺，脉沉数（或迟）有力。

【辨证要点】本证以发热、大便秘结、腹满硬痛为辨证的主要依据。

（十三）肠燥津亏证

指津液亏损，肠失濡润，传导失职，以大便燥结、排便困难及津亏症状为主要表现的证候。

【证候表现】大便干燥如羊屎，艰涩难下，数日一行，腹胀作痛，或可于左少腹触及包块，口干，或口臭，或头晕，舌红少津，苔黄燥，脉细涩。

【辨证要点】本证多属病久而势缓，以大便燥结、排便困难与津亏症状共见为辨证的主要依据。

（十四）肠虚滑泻证

所虚滑泻证是指大肠阳气虚衰不能固摄，以大便滑脱不禁及阳虚症状为主要表现的证。肠虚滑泻证又称大肠虚寒证。

【证候表现】下利无度，或大便失禁，甚则脱肛，腹痛隐隐，喜温喜按，畏寒神疲，舌淡苔白滑，脉弱。

【证候分析】多因泻、痢久延不愈所致。

久泻久痢，损伤阳气，大肠失其固摄，因而下利无度，甚则大便失禁或脱肛；大肠阳气虚衰，阳虚则阴盛，寒从内生，寒凝气滞，则腹部隐痛，喜温喜按，畏寒神疲；舌淡苔白滑脉弱，均为阳虚阴盛之象。

【辨证要点】大便失禁与阳虚症状共见。

（十五）虫积肠道证

虫积肠道证是指蛔虫等寄居肠道，阻滞气机，噬耗营养，以腹痛、面黄体瘦、大便排虫及气滞症状为主要表现的证。

【证候表现】胃脘嘈杂，时作腹痛，或嗜食异物，大便排虫，或突发腹痛，按之有条索状物，甚至剧痛，呕吐蛔虫，面黄体瘦，睡中龂，鼻痒，或面部出现白斑，唇内有白色粟粒样凸起颗粒，白睛见蓝斑。

【证候分析】多因进食不洁的瓜果、蔬菜等，虫卵随饮食而入，在肠道内滋生繁殖所致。虫居肠道，争食水谷，噬耗精微，故觉胃中嘈杂不舒，久则面黄体瘦；蛔虫扰动，气机阻滞，则时作腹痛，虫静气畅则痛止，或随粪便而排至体外；若蛔虫钻窜，聚而成团，结于肠道，阻塞不通，则腹痛且扪之有条索状物；蛔虫上窜，侵入胆道，气机逆乱则脘腹阵发剧痛，呕吐蛔虫；虫积肠道，湿热内蕴，循经上熏，故可表现为鼻痒，龂，面部生白斑，唇内有颗粒；肺与大肠相表里，白睛属肺，蛔虫寄居肠道，故可见白睛蓝斑。

【辨证要点】腹痛、面黄体瘦、大便排虫或与气滞症状共见。

三、脾与胃病辨证

（一）脾气虚证

指脾气不足，运化失职，以食少、腹胀、便溏及气虚症状为主要表现的虚弱证候。

【证候表现】不欲食，纳少，脘腹胀满，食后胀甚，或饥时饱胀，大便溏稀，肢体倦怠，神疲乏力，少气懒言，形体消瘦，或肥胖、浮肿，面色淡黄或萎黄，舌淡苔白，脉缓或弱。

【辨证要点】本证以食少，腹胀，便溏与气虚症状共见为辨证的主要依据。

（二）脾虚气陷证

指脾气虚弱，中气下陷，以脘腹重坠、内脏下垂及气虚症状为主要表现的虚弱证候。又名中气下陷证。

【证候表现】脘腹重坠作胀，食后益甚，或便意频数，肛门重坠，或久泻不止，甚或脱肛，或小便浑浊如米泔，或内脏、子宫下垂，气短懒言，神疲乏力，头晕目眩，面白无华，食少，便溏，舌淡苔白，脉缓或弱。

【辨证要点】本证以脘腹重坠、内脏下垂与气虚症状共见为辨证的主要依据。

（三）脾阳虚证

指脾阳虚衰，失于温运，阴寒内重，以食少、腹胀腹痛、便溏等为主要表现的虚寒证候。又名脾虚寒证。

【证候表现】食少，腹胀，腹痛绵绵，喜温喜按，畏寒怕冷，四肢不温，面白少华或虚浮，口淡不渴，大便稀溏，甚至完谷不化，或肢体浮肿，小便短少，或白带清稀量多，舌质淡胖或有齿痕，舌苔白滑，脉沉迟无力。

【辨证要点】本证以食少、腹胀腹痛、便溏与虚寒症状共见为辨证的主要依据。

（四）脾不统血证

指脾气虚弱，不能统摄血行，以各种慢性出血为主要表现的虚弱证候。又名脾不摄血证。

【证候表现】各种慢性出血，如便血、尿血、吐血、鼻衄、紫斑，妇女月经过多、崩漏，食少便溏，神疲乏力，气短懒言，面色萎黄，舌淡，脉细无力。

【辨证要点】本证以各种慢性出血与气血两虚证共见为辨证的主要依据。

（五）湿热蕴脾证

指湿热内蕴，脾失健运，以腹胀、纳呆、发热、身重、便溏不爽等为主要表现的湿热证候。又名中焦湿热、脾经湿热证。

【证候表现】脘腹胀闷，纳呆，恶心欲呕，口中黏腻，渴不多饮，便溏不爽，小便短黄，肢体困重，或身热不扬，汗出热不解，或见面目发黄鲜明，或皮肤发痒，舌质红，苔黄腻，脉濡数或滑数。

【辨证要点】本证以腹胀、纳呆、发热、身重、便溏不爽、苔黄腻等为辨证的主要依据。

（六）寒湿困脾证

指寒湿内盛，困阻脾阳，脾失温运，以纳呆、腹胀、便溏、身重等为主要表现的寒湿证候。又名湿困脾阳证、寒湿中阻证、太阴寒湿证。

【证候表现】脘腹胀闷，口腻纳呆，泛恶欲呕，口淡不渴，腹痛便溏，头身困重，或小便短少，肢体肿胀，或身目发黄，面色晦暗不泽，或妇女白带量多，舌体淡胖，舌苔白滑或白腻，脉濡缓或沉细。

【辨证要点】本证以纳呆、腹胀、便溏、身重、苔白腻等为辨证的主要依据。

（七）胃气虚证

指胃气虚弱，胃失和降，以胃脘隐痛或痞胀、喜按，食少等主要表现的虚弱证候。

【证候表现】胃脘隐痛或痞胀、按之觉舒，食欲不振，或得食痛缓，食后胀甚，嗳气，口淡不渴，面色萎黄，气短懒言，神疲倦怠，舌质淡，苔薄白，脉弱。

【辨证要点】本证以胃脘痞满、隐痛喜按，食少与气虚症状共见为辨证的主要依据。

（八）胃阳虚证

指阳气不足，胃失温煦，以胃脘冷痛、喜温喜按，畏冷，肢凉等为主要表现的虚寒证候。又名胃虚寒证。

【证候表现】胃脘冷痛，绵绵不已，时发时止，喜温喜按，食后缓解，泛吐清水或夹有不消化食物，食少脘痞，口淡不渴，倦怠乏力，畏寒肢冷，舌淡胖嫩，脉沉迟无力。

【辨证要点】本证以胃脘冷痛、喜温喜按，畏冷肢凉为辨证的主要依据。

（九）胃阴虚证

指阴液亏虚，胃失濡润、和降，以胃脘嘈杂，饥不欲食，脘腹痞胀、灼痛等为主要表现的虚热证候。又名胃虚热证。虚热证不明显者，则称胃燥津亏证。

【证候表现】胃脘嘈杂，饥不欲食，或痞胀不舒，隐隐灼痛，干呕，呃逆，口燥咽干，大便干结，小便短少，舌红少苔乏津，脉细数。

【辨证要点】本证以胃脘嘈杂、灼痛，饥不欲食与虚热症状共见为辨证的主要依据。

（十）寒滞胃脘证

指寒邪犯胃，阻滞气机，以胃脘冷痛，痛势急剧等为主要表现的实寒证候。又名中焦实寒证。

【证候表现】胃胺冷痛，痛势暴急，遇寒加剧，得温则减，恶心呕吐，吐后痛缓，口淡不渴，或口泛清水，腹泻清稀，或腹胀便秘，面白或青，恶寒肢冷，舌苔白润，脉弦紧或沉紧。

【辨证要点】本证多有寒冷刺激的诱因，以胃脘冷痛，痛势急剧等为辨证的主要依据。

（十一）胃热炽盛证

指火热壅滞于胃，胃失和降，以胃脘灼痛、消谷善饥等为主要表现的实热证候。又名胃（实）热（火）证。

【证候表现】胃脘灼痛、拒按，渴喜冷饮，或消谷善饥，或口臭，牙龈肿痛溃烂，齿衄，小便短黄，大便秘结，舌红苔黄，脉滑数。

【辨证要点】本证以胃脘灼痛、消谷善饥等与实火症状共见为辨证的主要依据。

（十二）食滞胃脘证

指饮食停积胃肠，以脘腹痞胀疼痛、呕泻酸馊腐臭食物等为主要表现的证候。又名食滞胃脘证。

【证候表现】脘腹胀满疼痛、拒按，厌食，嗳腐吞酸，呕吐酸馊食物，吐后胀痛得减，或腹痛，肠鸣，矢气臭如败卵，泻下不爽，大便酸腐臭秽，舌苔厚腻，脉滑或沉实。

【辨证要点】本证多有伤食病史，以脘腹痞胀疼痛、呕泻酸馊腐臭等为辨证的主要依据。

四、肝与胆病辨证

（一）肝血虚证

指血液亏损，肝失濡养，以眩晕、视力减退、经少、肢麻手颤等及血虚症状为主要表现的虚弱证候。

【证候表现】头晕眼花，视力减退或夜盲，或肢体麻木，关节拘急，手足震颤，肌肉瞤动，或为妇女月经量少、色淡，甚则闭经，爪甲不荣，面白无华，舌淡，脉细。

【辨证要点】本证以眩晕、视力减退、经少、肢麻手颤等与血虚症状共见为辨证的主要依据。

（二）肝阴虚证

指阴液亏损，肝失濡润，阴不制阳，虚热内扰，以头晕、目涩、胁痛、烦热等为主要表现的虚热证候。又名肝虚热证。

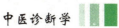

【证候表现】头晕眼花，两目干涩，视力减退，或胁肋隐隐灼痛，面部烘热或两颧潮红，或手足蠕动，口咽干燥，五心烦热，潮热盗汗，舌红少苔乏津，脉弦细数。

【辨证要点】本证以头晕、目涩、胁痛等与虚热症状共见为辨证的主要依据。

（三）肝郁气滞证

指肝失疏泄，气机郁滞，以情志抑郁、胸胁或少腹胀痛等为主要表现的证候。又名肝气郁结证，简称肝郁证。

【证候表现】情志抑郁，善太息，胸胁、少腹胀满疼痛，走窜不定。或咽部异物感，或颈部瘿瘤、瘰疬，或胁下肿块。妇女可见乳房作胀疼痛，月经不调，痛经。舌苔薄白，脉弦。病情轻重与情绪变化关系密切。

【辨证要点】本证多与情志因素有关，以情志抑郁、胸胁或少腹胀痛等为辨证的主要依据。

（四）肝火炽盛证

指火热炽盛，内扰于肝，气火上逆，以头痛、烦躁、耳鸣、胁痛等及火热症状为主要表现的实热证候。又名肝火上炎证、肝经实火证，简称肝火（热）证。

【证候表现】头晕胀痛，痛如刀劈，面红目赤，口苦口干，急躁易怒，耳鸣如潮，甚或突发耳聋，失眠，恶梦纷纭，或胁肋灼痛，吐血、衄血，小便短黄，大便秘结，舌红苔黄脉弦数。

【辨证要点】本证以头痛，烦躁，耳鸣，胁痛等与火热症状共见为辨证的主要依据。

（五）肝阳上亢证

指肝阳亢扰于上，肝肾阴亏于下，以眩晕耳鸣、头目胀痛、面红、烦躁、腰膝酸软等为主要表现的证候。

【证候表现】眩晕耳鸣，头目胀痛，面红目赤，急躁易怒，失眠多梦，头重脚轻，腰膝酸软，舌红少津，脉弦有力或弦细数。

【辨证要点】本证以眩晕耳鸣、头目胀痛、面红、烦躁、腰膝酸软等为辨证的主要依据。

（六）肝风内动证

1. 肝阳化风证

指肝阳上亢，亢则化风，肝风内动，以眩晕、肢麻震颤、头胀痛、面赤，甚至突然昏仆、口眼㖞斜、半身不遂等为主要表现的证候。

【证候表现】眩晕欲仆，步履不稳，头胀头痛，急躁易怒，耳鸣，项强，头摇，肢体震颤，手足麻木，语言謇涩，面赤，舌红，或有苔腻，脉弦细有力。甚至突然昏仆，口眼㖞斜，半身不遂，舌强语謇。

【辨证要点】本证以眩晕、肢麻震颤、头胀痛、面赤，甚至突然昏仆、口眼㖞斜、半身不遂等为辨证主要依据。

2. 热极生风证

指邪热炽盛，热极动风，以高热、神昏、抽搐为主要表现的证候。本证在卫气营血辨证中归属血分证。

【证候表现】高热口渴，烦躁谵语或神昏，颈项强直，两目上视，手足抽搐，角弓反张，牙关紧闭，舌质红绛，苔黄燥，脉弦数。

【辨证要点】本证以高热、神昏、抽搐为辨证的主要依据。

3. 阴虚动风证

肝阴亏虚，虚风内动，以眩晕，手足震颤、蠕动或肢体抽搐等及阴虚症状为主要表现的证候。

【证候表现】手足震颤、蠕动，或肢体抽搐，眩晕耳鸣，口燥咽干，形体消瘦，五心烦热，潮热颧红，舌红少津，脉弦细数。

【辨证要点】本证以眩晕，手足震颤、蠕动与阴虚内热症状共见为辨证的主要依据。

4. 血虚生风证

指肝血亏虚，虚风内动，以眩晕，肢体震颤、麻木、拘急、瞤动、瘙痒等及血虚症状为主要表现的证候。

【证候表现】眩晕，肢体震颤、麻木，手足拘急，肌肉瞤动，皮肤瘙痒，爪甲不荣，面白无华，舌质淡白脉细或弱。

【辨证要点】本证以眩晕、肢麻、震颤、瘙痒、拘急、瞤动等与血虚症状共见为辨证的主要依据。

（七）寒凝肝脉证

指寒邪侵袭，凝滞肝经，以少腹、前阴、巅顶等肝经经脉循行部位冷痛为主要表现的实寒证候。又名寒凝肝经证、肝寒证、肝经实寒证。

【证候表现】少腹冷痛，阴部坠胀作痛，或阴器收缩引痛，或巅顶冷痛，得温则减，遇寒痛增，恶寒肢冷，舌淡，苔白润，脉沉紧或弦紧。

【辨证要点】本证以少腹、前阴、巅顶冷痛与实寒症状共见为辨证的主要依据。

（八）胆郁痰扰证

指痰浊或痰热内扰，胆郁失宣，以胆怯、惊悸、烦躁、失眠、眩晕、呕恶等为主要表现的证候。

【证候表现】胆怯易惊，惊悸不宁，失眠多梦，烦躁不安，胸胁胀闷，善太息，头晕目眩，口苦呕恶，舌淡红或红，苔白腻或黄滑，脉弦缓或弦数。

【辨证要点】本证以胆怯、惊悸、烦躁、失眠、眩晕、呕恶等为辨证的主要依据。

五、肾与膀胱病辨证

（一）肾阳虚证

指肾阳亏虚，机体失却温煦，以腰膝酸冷、性欲减退、夜尿多为主要表现的虚寒证候。又名元阳亏虚证、命门火衰证。

【证候表现】头目眩晕，面色㿠白或黧黑，腰膝酸冷疼痛，畏冷肢凉，下肢尤甚，精神萎靡，性欲减退，男子阳痿早泄、滑精精冷；女子宫寒不孕，或久泻不止，完谷不化，五更泄泻，或小便频数清长，夜尿频多，舌淡，苔白，脉沉细无力，尺脉尤甚。

【辨证要点】本证以腰膝酸冷、性欲减退、夜尿多与虚寒症状共见为辨证的主要依据。

（二）肾虚水泛证

指肾的阳气亏虚，气化无权，水液泛溢，以水肿下肢为甚、尿少、畏冷肢凉等为主要表现的证候。

【证候表现】腰膝酸软，耳鸣，身体浮肿，腰以下尤甚，按之没指，小便短少，畏冷肢凉，腹部胀满，或见心悸，气短，咳喘痰鸣，舌质淡胖苔白滑脉沉迟无力。

【辨证要点】本证以水肿下肢为甚、尿少、畏冷肢凉等为辨证的主要依据。

（三）肾阴虚证

指肾阴亏损，失于滋养，虚热内扰，以腰酸而痛、遗精、经少、头晕耳鸣等为主要表现的虚热证候。又名真阴（肾水）亏虚证。

【证候表现】腰膝酸软而痛，头晕，耳鸣，齿松，发脱，男子阳强易举、遗精、早泄；女子经少或经闭、崩漏，失眠，健忘，口咽干燥，形体消瘦，五心烦热，潮热盗汗，骨蒸发热，午后颧红，小便短黄，舌红少津、少苔或无苔，脉细数。

【辨证要点】本证以腰酸而痛、遗精、经少、头晕耳鸣等与虚热症状共见为辨证的主要依据。

（四）肾精不足证

指肾精亏损，脑与骨、髓失充，以生长发育迟缓、早衰、生育机能低下等为主要表现的虚弱证候。

【证候表现】小儿生长发育迟缓，身体矮小，囟门迟闭，智力低下，骨骼痿软；男子精少不育，女子经闭不孕，性欲减退；成人早衰，腰膝酸软，耳鸣耳聋，发脱齿松，健忘恍惚，神情呆钝，两足痿软，动作迟缓，舌淡，脉弱。

【辨证要点】本证多与先天不足有关，以生长发育迟缓、早衰、生育机能低下等为辨证的主要依据。

（五）肾气不固证

指肾气亏虚，失于封藏、固摄，以腰膝酸软，小便、精液、经带、胎气不固等为主要表现的虚弱证候。

【证候表现】腰膝酸软，神疲乏力，耳鸣失聪；小便频数而清，或尿后余沥不尽，或遗尿，或夜尿频多，或小便失禁；男子滑精、早泄、女子月经淋沥不尽，或带下清稀量多，或胎动易滑。舌淡，苔白，脉弱。

【辨证要点】本证以腰膝酸软，小便、精液、经带、胎气不固与气虚症状共见为辨证的主要依据。

（六）肾不纳气证

肾不纳气证是指肾气亏虚，纳气无权，以久病咳喘、呼多吸少、动则尤甚及肾虚症状为主要表现的证。肾不纳气证又称肺肾气虚证。

【证候表现】久病咳喘，呼多吸少，气不接续，动则喘甚，腰膝酸软，或自汗神疲，声音低怯，舌淡苔白，脉沉弱；或喘息加剧，冷汗淋漓，肢冷面青，脉浮大无根；或气短息促，颧红心烦，口燥咽干，舌红少苔，脉细数。

【证候分析】多因久病咳喘，肺病及肾；或年老肾亏，劳伤太过，致肾气不足，不能纳气。肺为气之主，司宣发肃降，肾为气之根，主摄纳肺吸入之清气，保证体内外气体的正常交换。咳喘久延不愈，累及于肾，致肺肾气虚，则肾不纳气，气不归元；故呼多吸少，气不得续，动则喘息益甚；肾气不足，失其充养，则腰膝酸软乏力；气虚机能减退，则神疲乏力，宗气不足则声音低怯，卫气不固则自汗；舌淡苔白，脉沉弱，皆为气虚之象。肾气虚极则肾阳亦衰，甚至虚阳浮越欲脱，则见喘息加剧，冷汗淋漓，肢冷面青，脉浮大无根。阴阳互根，肾气虚衰，若久延伤阴，或素体阴虚，均可致气阴两虚，而见气短息促，以及颧红心烦、口燥咽干、舌红少苔、脉细数等阴虚内热之象。

【辨证要点】久病咳喘、呼多吸少、动则尤甚与肾气虚症状共见。

（七）膀胱湿热证

指湿热侵袭，蕴结膀胱，以小便频急、灼涩疼痛及湿热症状为主要表现证候。

【证候表现】小便频数，排尿灼热涩痛，小便短赤，尿血或有砂石，小腹胀痛，腰痛， 发热口渴，舌红苔黄腻，脉濡数。

【辨证要点】本证属新病势急，以小便频急、灼涩疼痛等与湿热症状共见为辨证的主要依据。

六、脏腑兼病辨证

（一）心肾不交证

指心与肾的阴液亏虚，阳气偏亢，以心烦、失眠、梦遗、耳鸣、腰酸等为主要表现的虚热证候。又名心肾阴虚阳亢（火旺）证。

【证候表现】心烦失眠，惊悸健忘，头晕，耳鸣，腰膝酸软，梦遗，口咽干燥，五心烦热，潮热盗汗，便结尿黄，舌红少苔，脉细数。

【辨证要点】心烦、失眠、腰酸、耳鸣、梦遗与虚热症状并见为辨证的主要依据。

（二）心肾阳虚证

指心与肾的阳气虚衰，失于温煦，以心悸、水肿等为主要表现的虚寒证候。又名心肾虚寒证。水肿明显者，可称水气凌心证。

【证候表现】畏寒肢冷，心悸怔忡，胸闷气喘，肢体浮肿，小便不利，神疲乏力，腰膝酸冷，唇甲青紫，舌淡紫，苔白滑，脉弱。

【辨证要点】本证以心悸、水肿与虚寒症状共见为辨证的主要依据。

（三）心肺气虚证

指心肺两脏气虚，以咳喘、心悸、胸闷等为主要表现的虚弱证候。

【证候表现】胸闷，咳嗽，气短而喘，心悸，动而尤甚，吐痰清稀，神疲乏力，声低懒言，自汗，面色淡白，舌淡苔白，或唇舌淡紫，脉弱或结或代。

【辨证要点】本证以咳喘、心悸、胸闷与气虚症状共见为辨证的主要依据。

（四）心脾两虚证

脾气亏虚，心血不足，以心悸、神疲、头晕、食少、腹胀、便溏等为主要表现的虚弱证候。简称心脾两虚证。

【证候表现】心悸怔忡，头晕，多梦，健忘，食欲不振，腹胀，便溏，神疲乏力，或见皮下紫斑，女子月经量少色淡、淋沥不尽，面色萎黄，舌淡嫩，脉弱。

【辨证要点】本证以心悸、神疲、头晕、食少、腹胀、便溏等为辨证的主要依据。

（五）心肝血虚证

指血液亏少，心肝失养，以心悸、多梦、眩晕、肢麻、经少与血虚症状为主要表现的证候。

【证候表现】心悸心慌，多梦健忘，头晕目眩，视物模糊，肢体麻木、震颤，女子月经量少色淡，甚则经闭，面白无华，爪甲不荣，舌质淡白，脉细。

【辨证要点】本证以心悸、多梦、眩晕、肢麻等与血虚症状共见为辨证的主要依据。

（六）脾肺气虚证

指脾肺两脏气虚，以咳嗽、气喘、咯痰、食少、腹胀、便溏等为主要表现的虚弱证候。又名脾肺两虚证。

【证候表现】食欲不振，食少，腹胀，便溏，久咳不止，气短而喘，咯痰清稀，面部虚浮，下肢微肿，声低懒言，神疲乏力，面白无华，舌淡，苔白滑，脉弱。

【辨证要点】本证以咳嗽、气喘、咯痰，食少、腹胀、便溏与气虚症状共见为辨证的主要依据。

（七）肺肾阴虚证

指肺肾阴液亏虚，虚热内扰，以干咳、少痰、腰酸、遗精等为主要表现的虚热证候。

【证候表现】咳嗽痰少，或痰中带血，或声音嘶哑，腰膝酸软，形体消瘦，口燥咽干，骨蒸潮热，盗汗，颧红，男子遗精，女子经少，舌红，少苔，脉细数。

【辨证要点】本证以干咳、少痰、腰酸、遗精等与虚热症状共见为辨证的主要依据。

（八）肝火犯肺证

指肝火炽盛，上逆犯肺，肺失肃降，以胸胁灼痛、急躁、咳嗽痰黄或咳血等为主要表现的实热证候。

【证候表现】胸胁灼痛，急躁易怒，头胀头晕，面红目赤，口苦口干，咳嗽阵作，痰黄稠黏，甚则咳血，舌红，苔薄黄，脉弦数。

【辨证要点】本证以胸胁灼痛、急躁、咳嗽痰黄或咳血等与实热症状共见为辨证的主要依据。

（九）肝胃不和证

指肝气郁结，胃失和降，以脘胁胀痛、嗳气、吞酸、情绪抑郁等为主要表现的证候。又名肝气犯胃证、肝胃气滞证。

【证候表现】胃脘、胁肋胀满疼痛，走窜不定，嗳气，吞酸嘈杂，呃逆，不思饮食，情绪抑郁，善太息，或烦躁易怒，舌淡红，苔薄黄，脉弦。

【辨证要点】本证以脘胁胀痛、嗳气、吞酸、情绪抑郁等为辨证的主要依据。

（十）肝郁脾虚证

指肝失疏泄，脾失健运，以胁胀作痛、情志抑郁、腹胀、便溏等为主要表现的证候。又称肝脾不调证。

【证候表现】胸胁胀满窜痛，善太息，情志抑郁，或急躁易怒，食少，腹胀，肠鸣矢气，便溏不爽，或腹痛欲便、泻后痛减，或大便溏结不调，舌苔白，脉弦或缓。

【辨证要点】本证以胁胀作痛、情志抑郁、腹胀、便溏等为辨证的主要依据。

（十一）肝胆湿热证

肝胆湿热证是指湿热内蕴肝胆，肝胆疏泄失常，以身目发黄、胁肋胀痛及湿热症状为主要表现的证。以阴痒、带下黄臭及湿热症状为主要表现者，称为肝经湿热（下注）证。

【证候表现】胁肋胀痛，纳呆腹胀，泛恶欲呕，口苦厌油，身目发黄，大便不调，小便短黄；或寒热往来，舌红，苔黄腻，脉弦滑数；或阴部潮湿、瘙痒、湿疹，阴器肿痛，带下黄臭等。

【证候分析】多由感受湿热病邪，或嗜食肥甘化生湿热，或脾胃纳运失常，湿浊内生，郁而化热，熏蒸肝胆所致。

肝主疏泄，调节胆汁分泌。湿热内蕴，肝胆疏泄失职，气机不畅，故胁肋胀痛；湿热阻滞，脾胃纳运失司，则纳呆腹胀，厌油，泛恶欲呕；若湿浊下注偏盛则大便稀溏，若湿阻气滞则排便不爽，热偏盛则大便干结；湿热郁蒸，胆汁不循常道，泛溢肌肤，则身目发黄；胆气上溢，则口苦；湿热内蕴肝胆，少阳枢机不利，正邪相争，则寒热往来；若湿热循肝经下注，则阴部潮湿、瘙痒，或男子睾丸肿胀热痛，或妇人带下黄臭；舌红，苔黄腻，脉弦滑数，为湿热常见之征。

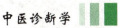

【辨证要点】肝胆湿热以胁肋胀痛、身目发黄等与湿热症状共见；肝经湿热以阴部瘙痒带下黄臭等与湿热症状共见。

肝胆湿热证须与湿热蕴脾证鉴别。两证均可见湿热内阻的表现，常见发热、纳呆、恶心、黄疸、苔黄腻等症状。不同点在于，前者病位在肝胆，故胁肋胀痛明显，或见阴痒等肝经湿热症状；后者病位在脾，常见脾失健运的表现，如腹胀、便溏不爽等症状，而无胁肋胀痛。

（十二）肝肾阴虚证

肝肾阴液亏虚，虚热内扰，以腰酸胁痛、眩晕、耳鸣、遗精等为主要表现虚热证候。又名肝肾虚火证。

【证候表现】头晕，目眩，耳鸣，健忘，胁痛，腰膝酸软，口燥咽干，失眠多梦，低热或五心烦热，颧红，男子遗精，女子月经量少，舌红，少苔，脉细数。

【辨证要点】本证以腰酸胁痛、眩晕、耳鸣、遗精等与虚热症状共见为辨证的主要依据。

（十三）脾肾阳虚证

指脾肾阳气亏虚，虚寒内生，以久泻久利、水肿、腰腹冷痛等为主要表现的虚寒证候。

【证候表现】腰膝、下腹冷痛，畏冷肢凉，久泄久利，或五更泄泻，完谷不化，便质清冷，或全身水肿，小便不利，面色㿠白，舌淡胖，苔白滑，脉沉迟无力。

【辨证要点】本证以久泻久痢、水肿、腰腹冷痛等与虚寒症状共见为辨证的主要依据。

第二节　六经辨证（中医、中西医助理医师均不考）

六经辨证是由东汉・张仲景在《素问・热论》的基础上，根据伤寒病的证候特点和传变规律而总结出来的一种用于外感病的辨证方法。

六经，指太阳、阳明、少阳、太阴、少阴和厥阴。六经辨证，就是以六经所系经络、脏腑的生理病理为基础，将外感病过程中所出现的各种证候，综合归纳为太阳病证、阳明病证、少阳病证、太阴病证、少阴病证和厥阴病证等六类证候，用来阐述外感病不同阶段的病理特点，并指导临床治疗。

一、辨六经病证

（一）太阳病证

太阳病证是指外感病初期所表现的证。太阳主一身之表，抗御外邪侵袭，为人体的藩篱外邪侵袭人体，大多从太阳而入，因此首先表现出太阳病证。

邪犯太阳，随其浅深而证有经腑之分。正邪抗争于肤表浅层所表现的证，为太阳经证；若太阳经证不愈，病邪循经入腑，乃成太阳腑证。

1. 太阳经证　指六淫之邪侵袭人体肌表，正邪相争，营卫失和所表现的证。太阳经证为外感病的初起阶段。

其证候表现为恶寒，头项强痛，脉浮。外邪侵袭肌表，卫阳被郁，肌表失于温胞，故见恶寒；太阳经脉循行于头项背部，寒邪凝滞经脉，经气不利，故头项强痛；正邪抗争于表，脉气鼓动向外，故脉亦应之为浮。

恶寒，头项强痛，脉浮为太阳病的主症主脉，不论病程长短，但见有此脉症，即可辨为太阳病。

由于感受病邪的不同和体质的差异，太阳经证又有太阳中风证与太阳伤寒证之分。

（1）太阳中风证　指以风邪为主的风塞之邪侵袭太阳经脉，致使卫强营弱所表现的证。临床又称外感表虚证。

【证候表现】发热，恶风，头痛，自汗出，脉浮缓；或见鼻鸣，干呕。

【证候分析】太阳主表，统摄营卫，风邪外袭，营卫失调，肌表失于温煦则恶风；风为阳邪，邪正交争于表，则发热；风性开泄，卫外不固，腠理疏松，营阴不能内守，则自汗出；汗出肌腠疏松，营阴不足，脉道松弛，故脉浮缓；鼻鸣，干呕，乃是风邪袭表，表气不利，肺胃之气不和之象。

【辨证要点】发热，恶风，汗出，脉浮缓。

（2）太阳伤寒证 指以寒邪为主的风寒之邪侵袭太阳经脉，使卫阳被遏，营阴郁滞所表现的证。临床又称伤寒表实证。

【证候表现】恶寒，发热，头项强痛，肢体疼痛，无汗而喘，脉浮紧。

【证候分析】外感寒邪，束于肌表，卫阳被郁，温煦失职，故见恶寒；邪正交争，卫阳奋起抗邪，故见发热；寒凝收引，营阴郁滞，太阳经气不利，故见头项、肢体骨节疼痛；寒束于表，腠理闭塞，邪闭于外，肺气不利，故见无汗而喘；正气欲驱邪于外而寒邪紧束于表，故脉浮紧。

【辨证要点】恶寒，无汗，头身疼痛，脉浮紧。

2. **太阳腑证** 指太阳经证不解，病邪循经内传太阳之腑所表现的证。因其病位、病机和证候表现不同，临床又分为太阳蓄水证和太阳蓄血证。

（1）太阳蓄水证 指太阳经证不解，邪气内传足太阳膀胱，邪与水结，膀胱气化失司，水液停蓄所表现的证。

【证候表现】发热，恶寒，小腹满，小便不利，口渴，或水入则吐，脉浮或浮数。

【证候分析】太阳经证未解，故恶寒、发热、脉浮或脉浮数等表证仍在。邪气内传入与水内结于膀胱，膀气化不利，水液内停，故小腹满，小便不利；邪与水结，气不化津，津不上承，故见口渴；饮多则水停不化，反蓄于胃，故见水入即吐的“水逆证”。

【辨证要点】小腹满、小便不利与太阳经证症状共见。

（2）太阳蓄血证 指太阳经证未解，邪热内传，邪热与瘀血互结于少腹所表现的证。

【证候表现】少急结或硬满，小便自利，如狂或发狂，善忘，大便色黑如，脉沉涩或沉结。

【证候分析】太阳经证失治，邪热循经内传，与血搏结，热阻于下焦少腹，故致少腹急结，硬满胀痛；邪在血分，膀胱气化如常，故小便自利；热互结，上扰心神，轻则如狂，善忘，重则发狂；热下行，随大便而出，故见大便色黑如漆；脉沉涩或沉结，乃瘀热内阻，脉道不畅所致。

【辨证要点】少腹急硬，小便自利，便黑。

太阳蓄水证与太阳蓄血证均由太阳病经邪不解内传于腑所致，但有传入气分和血分之不同。前者为膀胱气化受阻，水液内停；后者为经热入里，与瘀血互结。前者小便不利而渴，后者小便自利而便黑，是两证的主要区别。

（二）阳明病证

阳明病证是指外感病发展过程中，病邪内传阳明而致，多系阳热亢盛，胃肠燥热所表现的证。其特点是阳热炽盛，属里实热证，为邪正斗争的极期阶段。故将其主要病机简要概括为“胃家实”。

由于其邪热内实的病机不同，临床又分为阳明经证和阳明腑证。

1. **阳明经证** 指邪热亢盛，充斥阳明之经，弥漫于全身，而肠中糟粕尚未结成燥屎所表现的证。

【证候表现】身大热，汗出，口渴引饮，或心烦躁扰，气粗似喘，面赤，苔黄燥，脉洪大。

【证侯分析】邪入阳明，化燥化热，正邪交争，充斥阳明经，弥漫于全身，故周身大热；邪热炽盛，热迫津液外泄，故汗出；热灼津伤，且汗出复伤津液，故口渴引饮；邪热蒸腾，扰动心神，心神不宁，故见面赤，心烦；热追于肺，呼吸不利，故气粗似喘；热盛津亏，故舌苔黄燥；热壅脉道，气血涌盛，故脉洪大有力。

【辨证要点】壮热，汗出，口渴，脉洪大。

2. **阳明腑证** 指邪热内炽阳明之腑，并与肠中糟粕相搏，燥屎内结，阻滞肠道所表现的证。

【证候表现】日晡潮热，手足濈然汗出，脐腹胀满硬痛而拒按，大便秘结不通，甚则谵语、狂乱、不得眠，舌苔黄厚干燥，或起芒刺，甚至苔焦黑燥裂，脉沉迟而实或滑数。

【证候分析】多因阳明经证大热汗多，或误用汗法，使津液外泄，以致热邪与肠中燥屎互结，腑气不通而成。

阳明经气旺于日，实热弥漫于经，邪正相争更剧，故潮热日尤甚；四肢禀气于阳明，热蒸津泄，故手足濈然汗出；邪热与糟粕互结肠中，气闭阻不通，故脐腹胀满硬痛而拒按，大便秘结；邪热炽盛，

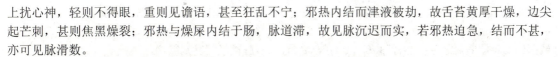

上扰心神，轻则不得眠，重则见谵语，甚至狂乱不宁；邪热内结而津液被劫，故舌苔黄厚干燥，边尖起芒刺，甚则焦黑燥裂；邪热与燥屎内结于肠，脉道滞，故见脉沉迟而实，若邪热迫急，结而不甚，亦可见脉滑数。

【辨证要点】潮热汗出，腹满硬痛，大便秘结，苔黄燥，脉沉实。

阳明经证和阳明腑证均为里实热证，但邪入阳明，弥漫全身，往往先出现阳明经证，邪热持续亢盛，消烁津液，继而导致肠燥便结，最终形成阳明腑证。故阳明腑证的病情较阳明经证为重。一般临床所见阳明病证多于经证，因为经邪弥漫不能久留，腑邪内结则聚而不行，故张仲景以“胃家实”为阳明正病。

（三）少阳病证

少阳病证是指邪犯少阳，正邪分争，枢机不利，胆火内郁，经气不畅所表现的证。从其病证看，少阳病虽属热证、实证，但相对而言，亦多表现有正气相对不足的一面。

【证候表现】寒热往来，口苦，咽干，目眩，胸胁苦满，默默不欲饮食，心烦喜呕，脉弦。

【证候分析】多系太阳经证不解，邪传少阳，或厥阴病转出少阳，或外邪直入少阳，胆气被郁，正邪分争而成。

少阳阳气较弱，邪正分争，正胜则发热；邪胜则恶寒，邪正互有胜负，故见寒热往来；少阳受病，邪热熏蒸，胆热上泛必致口苦，津为热灼则咽干，少阳风火上逆，所以目为之眩；少阳之脉布于胁肋，邪郁少阳，经气不利，故胸胁苦满；胆热木郁，横犯胃腑，胃气上逆，故默默不欲饮食，甚或时时欲呕；胆热上逆，内扰心神，故心中烦扰；胆气被郁，脉气紧张，是以脉弦。

【辨证要点】寒热往来，胸胁苦满，口苦，咽干，目眩，脉弦。

对于少阳病证所表现的证候，不必一一求齐，临证只要见到能够反映少阳病机的证候即可诊断，正是“有柴胡证，但见一证便是，不必悉具”。

（四）太阴病证

太阴病证是指脾阳虚弱，邪从寒化，寒湿内生所表现的证。脾属太阴，为三阴之屏障，病邪内入三阴，太阴首当其冲，故太阴病证为三阴病证之初期阶段，以脾虚寒湿为病变特点。

【证候表现】腹满而吐，食不下，口不渴，自利，时腹自痛，四肢欠温，脉沉缓而弱。

【证候分析】多由三阳病失治、误治，损伤脾阳，邪传太阴，或脾阳素虚，风寒之邪直中太阴而成。

太阴脾土主湿，中焦虚寒则脾失健运，寒湿内生，气机郁滞，故腹部胀满，腹痛时发；脾虚失运，寒湿中阻，胃失和降，故腹满而吐，食不下；脾阳失于温煦运化，寒湿内停，故口不渴；寒湿下注，水走肠间，故自利；脾主四肢，中阳内虚，温胞失职，故四肢欠温；脾虚气弱，寒湿内阻脉道，故脉沉缓而弱。

【辨证要点】腹满时痛、自利、口不渴与虚寒症状共见。

太阴与阳明同居中焦、互为表里、生理上相互为用、病理上相互影响，两经病证在一定的条件下常易相互转化。阳明病证清、下太过，损伤脚阳，易转为太阴病证；而太阴病证滥用温燥，或寒湿郁久化热，亦可转为阳明病证。故有“实则阳明（热）、虚则太阴（寒）”之说，脾证需时时注意病情虚实寒热的变化。

（五）少阴病证

少阴病证是指伤寒六经病变的后期阶段出现心肾亏虚，全身性阴阳衰惫所表现的证。少阴经属心、肾，为水火之脏，人身之根本。病至少阴，已属疾病后期的危重阶段。

由于人体阴阳有偏盛偏衰的不同，病邪从阴化寒则为少阴寒化证，从阳化热则为少阴热化证。

1. **少阴寒化证** 指病邪深入少阴，心肾阳气虚衰，从阴化寒，阴寒独盛所表现的虚寒证。

【证候表现】无热恶寒，但欲寐，四肢冷，下利清谷，呕不能食，或食入即吐，脉微细，甚或欲绝，或见身热反不恶寒，甚则面赤。

【证候分析】多由素体阳弱，病邪直中少阴；或他经病久渐入少阴，损伤心肾之阳，阳虚阴盛而成。

少阴阳气衰微，阴寒独盛，失于温养，故无热恶寒；心肾阳气衰微，神失所养，故见但欲寐，呈衰惫之态；四肢为诸阳之本，阳衰失于温运，故四肢厥冷；肾阳虚衰，火不暖土，脾胃纳运升降失调，故下利清谷，呕不能食，或食入即吐；若阴寒盛极，格阳于外，虚阳外浮，则表现出身热反不恶寒，或面红如妆的假热之象；心肾阳衰，无力鼓动血行，故脉微细，甚则欲绝。

【辨证要点】无热恶寒，四肢厥冷，下利清谷，脉微细。

2. **少阴热化证** 指病邪深入少阴，心肾阴虚，从阳化热所表现的虚热证。

【证候表现】心烦不得眠，口燥咽干，或咽痛，舌尖红少苔，脉细数。

【证候分析】邪入少阴，从阳化热，灼耗真阴，不能上承，故口燥咽干；心肾不交，水火失济，水亏则不能上济于心，心火独亢，心神不宁，故心烦不得眠；阴不制阳，虚火循肾经上攻咽联，故咽痛；少阴心肾阴虚，虚火内炽，故见舌尖红少苔，脉细数等虚热之象。

【辨证要点】心烦失眠，口燥咽干，舌尖红，脉细数。

少阴兼水火二气，故邪入少阴，既可从阴化寒，也可从阳化热。就伤寒病而言，临床少阴病以阳虚寒化类型为多见。

（六）厥阴病证

厥阴病证是指疾病发展传变到较后阶段，所出现的阴阳对峙、寒热交错、厥热胜复所表现的证。

阴经系阴经之尽，阳经之始，阴中有阳，故其生理乃循阴尽阳生之机，主司阴阳之气的交接。病至厥阴，势必干扰阴阳出入和交接之机，产生阴阳逆乱、变化多端的病变，其证以寒热错杂为提纲。

【证候表现】消渴，气上撞心，心中疼热，饥而不欲食，食则吐蛔。

【证候分析】此处所述为上热下寒的症状。上热，为胃中有热，表现为消渴，气上撞心，心中疼热；下寒，为肠中有寒，表现为饥而不欲食，食则吐蛔。

邪入厥阴，阴阳交争，寒热错杂，阳热趋上，灼劫阴津，故见消渴不止；肝热上逆，上冲胃脘，则自觉气上撞心，心中疼热；阴寒趋下，脾失健运，更因肝木之乘，胃失和降，中焦气机逆乱，故见饥而不欲食，强食则吐；上寒下热，蛔虫不安，则可随呕吐而出。

【辨证要点】消渴，心中疼热，饥而不欲食。

二、六经病证的传变

六经病证循着一定的趋向发展，在一定的条件下发生转变，谓之传变。六经病证是否传变以及如何传变，取决于正邪的盛衰、病体的强弱、治疗是否得当等因素。一般情况下，六经病证依据脏腑、经络的相互联系而传变，表现为传经、直中、合病、并病四种方式。

（一）传经

病邪从外侵入，由表及里，或正气来复，由里出表，由某一经病证转变为另一经病证，称为传经。传经的方式有三种。

1. **循经传** 指按伤寒六经的顺序相传。例如，太阳病不愈，传入阳明，阳明不愈，传入少阳；三阳不愈，传入三阴，首传太阴，次传少阴，终传厥阴。但亦有按太阳→少阳→阳明→太阴→厥阴→少阴传变的说法。

2. **越经传** 指不按循经传次序，隔一经甚或隔两经相传。例如，太阳病不愈，不传阳明，而直传少阳，或直传太阴。多由病邪亢盛，正气不足所致。

3. **表里传** 指六经中互为表里的阴阳两经相传。例如，太阳膀胱经传入少阴肾经，阳明胃经传入太阴脾经，少阳胆经传入厥阴肝经等。表里相传之中，从阳经传入阴经者，多为邪盛正虚，由实转虚，病情加重之恶兆；从阴经传出阳经者，则为正能胜邪，病情向愈之佳兆。

（二）直中

凡外感病邪不从阳经传入，而直接侵袭阴经者，称为直中。其特点是一发病就表现出三阴经的证候。直中多发于正气先虚，又复感重邪之人。一般而言，直中太阴者病尚浅，直中少阴、厥阴者病较深。

（三）合病

凡疾病发病之初，两经或三经的病证同时出现，称为合病。《伤寒论》中有“太阳阳明合病”“太阳少阳合病”和“三阳合病”等。三阴经有合病之实，却无合病之名。在合病中，往往某一经偏盛，其症状较为突出，临床应注意观察分析。

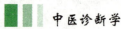

（四）并病

疾病凡一经病证未罢，又出现另一经病证，两经病证合并出现，称为并病。《伤寒论》中有“太阳阳明并病”“太阳少阳并病”等，先出现太阳病证，而后出现阳明或少阳病证。一般并病者两经症状可以明显区分，出现的次序有先后不同。

第三节 卫气营血辨证

卫气营血辨证，是清代医家叶天士创立的一种辨治外感温热病的辨证方法。温热病是一类由温热病邪所引起的热象偏重、并具有一定季节性和传染性的外感疾病。叶氏应用《黄帝内经》中关于“卫”“气”“营”“血”的分布与生理功能不同的论述，将外感温热病发展过程中所反映的不同的病理阶段，分为卫分证、气分证、营分证、血分证四类，用以阐明温热病变发展过程中，病位的浅深、病情的轻重和传变的规律，并指导临床治疗。

卫气营血，代表着温热病浅深、轻重不同的四个病理阶段。温热病邪从口鼻而入，首先犯肺，由卫及气，由气入营，由营入血，病邪步步深入，病情逐渐深重。卫分证主表，邪在肺与皮毛，为外感温热病的初起阶段；气分证主里，病在胸、膈、胃、肠、胆等脏腑，为邪正斗争的亢盛期；营分证为邪人营分，热灼营阴，扰神窜络，病情深重；血分证为邪热深入血分，血热亢盛，耗血动血，瘀热内阻，为病变的后期，病情更为严重。

卫气营血辨证是在六经辨证的基础上发展起来的，是外感温病的辨证纲领，它弥补了六经辨证的不足，完善并丰富了中医学对外感病的辨证方法和内容。

一、辨卫气营血证

（一）卫分证

卫分证是指温热病邪侵袭肌表，卫气功能失常所表现的证。常见于外感温热病的初起阶段。

【证候表现】发热，微恶风寒，头痛，口干微渴，舌边尖红，苔薄黄，脉浮数。或伴有咳嗽，咽喉肿痛。

【证候分析】温热病邪侵袭肌表，卫气被邪热郁遏，故发热重，微恶风寒；温热之邪上扰清窍，则头痛；温热病初起，伤津不甚，故口干微渴；温热在表，故舌边尖红，脉浮数；温邪犯肺，肺气失宣，则咳嗽；温热上灼咽喉，气血壅滞，故咽喉红肿疼痛。

卫分证可因感受不同类型的温邪而有不同的病机和症状。如风热犯卫，肺卫失宣，症见发热，恶寒，头痛，汗或无汗，咳嗽，咽红或痛，鼻塞流浊涕，口微渴，舌边尖红，苔薄白或微黄，脉浮数。暑湿犯卫，阻遏气机，症见发热，恶寒，无汗，头痛，身重，胃脘部痞满，心烦，口渴，舌红，苔白腻，脉濡数。湿热犯卫，湿遏热伏，气机阻滞，症见恶寒，身热不扬或午后热势加剧，头痛如裹，肢体困重，胸脘痞闷，口黏不渴，舌苔白腻，脉濡数。燥热犯卫，肺失清肃，津伤不润，症见发热，微恶风塞，少汗，伴有皮肤及口鼻干燥，咽喉干疼，干咳少痰，舌红欠润，苔薄白而干，脉浮数。

【辨证要点】发热、微恶风寒、否边尖红、脉浮数等为主要表现。

（二）气分证

气分证是指温热病邪内传脏腑，正盛邪炽，阳热亢盛所表现的里实热证。

【证候表现】发热，不恶寒，反恶热，汗出，口渴，尿黄，舌红苔黄，脉数有力。或见咳喘，胸痛，咯痰黄稠；或见心烦懊侬，坐卧不安；或见日晡潮热，便秘腹胀，痛而拒按，甚或谵语、狂乱，苔黄干燥甚则焦黑起刺，脉沉实；或见口苦咽干，胸胁满痛，心烦，干呕，脉弦数。

【证候分析】多因卫分之邪不解，传入气分，或因温邪直入气分，或气分伏热外发，或邪热由营分转出气分所致。根据温邪侵犯肺、胸膈、肠、胆等脏腑，病变部位因温热、湿热病邪性质的不同，而兼有不同的症状。

邪入气分，里热炽盛，邪正剧争，故发热恶热；邪热蒸腾，迫津外泄，则汗出；热灼津伤，则口渴，尿黄；热盛血涌，则舌红苔黄，脉数有力。

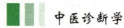

若热邪壅肺，炼液为痰，肺失清肃，则咳喘，胸痛，痰黄黏稠。若热扰胸膈，心神不宁，则心烦懊侬，坐卧不安。若热结大肠，气不通，则便秘腹胀，痛而拒按；热扰心神，则谵语、狂乱；燥热内结，故苔黄干燥甚则焦黑起刺，脉沉实。若热郁胆经，胆气上逆，则口苦咽干；胆气郁滞，经气不利，故胸胁满痛；胆热扰心，则心烦；胆火犯胃，胃失和降，则干呕；胆经有热，则脉弦数。

湿热病邪所引起的气分证，其症状与一般温邪所引起的气分证有较大的不同，因湿热交蒸，郁阻气机而表现为发热、脘腹痞满，呕恶、便溏、苔腻等症。

【辨证要点】发热、汗出、口渴、舌红苔黄、脉数有力等为温热类温病气分证的主要表现。身热汗出、脘腹痞满、苔腻为气分湿热证的基本表现。再根据兼见症状之不同，进一步判断何脏、何腑受病。

（三）营分证

营分证是指温病邪热内陷，营阴受损，心神被扰所表现的证。营分证是温热病发展过程中较为深重的阶段。

【证候表现】身热夜甚，口不甚渴或不渴，心烦不寐，甚或神昏谵语，斑疹隐隐，舌质红绛无苔，脉细数。

【证候分析】多因气分邪热传入营分而成，或由卫分证直接传入营分而成，称为“逆传心包”；亦有营阴素亏，初感温热之邪整，来势凶猛，发病急骤，起病即见营分证者。

营行脉中，内通于心。邪热入营，灼伤营阴，夜与入阴之卫阳相搏，则身热夜甚；邪热蒸腾营阴上潮于口，故口不甚渴或不渴；热深入营，侵扰心神，故心烦不寐，甚至神昏谵语；邪热入营，灼伤血络，则斑疹隐隐；营分有热，劫伤营阴，故舌质红绛无若，脉细数。

【辨证要点】身热夜甚、心烦、舌红绛、脉细数等为主要表现。

（四）血分证

血分证是指温病邪热深入阴血，导致动血、动风、耗阴所表现的一类证。血分证是温热病发展过程中最为深重的阶段。

血分证病变主要累及心、肝、肾三脏，根据病理改变及受损脏腑的不同，血分证可分为血分实热证和血分虚热证。

1. **血分实热证** 指温热病邪深入血分，闭扰心神，迫血妄行，或烧灼肝经所表现的证。本证多为血分证的前期阶段。

【证候表现】身热夜甚，躁扰不宁，甚者神昏谵语，舌质深锋，脉弦数；或见斑疹显露、色紫黑，或吐血、衄血、便血、尿血；或见四肢抽搐，颈项强直，角弓反张，目睛上视，牙关紧闭。

【证候分析】多因邪在营分不解，传入血分而成；或气分热炽，劫营伤血，径入血分而成；或素体阴亏，已有伏热内蕴，温热病邪直入血分而成。

邪热深入血分，病情更加深重。除了身热夜甚、心烦不寐等营分证表现之外，还可见血热内扰心神之躁扰不宁，或神昏谵语。邪热迫血安行，溢于脉外，则见斑疹显露、色紫黑，或吐血、衄血、便血、尿血等。邪热燔灼肝经，炽伤筋脉，则可引动肝风，导致四肢抽搐，颈项强直甚至角弓反张，目睛上视，牙关紧闭等。

【辨证要点】身热夜甚、躁扰神昏、舌质深、脉弦数与出血或动风症状共见。

2. **血分虚热证** 指血热久羁，耗伤肝肾之阴，以持续低热，并见机体失养，或虚风内动等所表现的证。本证多为血分证的后期阶段。

【证候表现】持续低热，暮热早凉，五心烦热，或见口干咽燥，形体干瘦，神疲耳聋，舌干少苔，脉虚细，或见手足蠕动。

【证候分析】邪热久羁，劫灼阴分，余热未清，故持续低热，暮热早凉，五心烦热；伤阴耗液，穷必及肾，上窍失润，则口干咽燥，舌干少苔；形体失于充养，故见形体干瘦、脉虚细；阴耗精损，不能上充脑髓，神窍失养，则神疲耳聋；肝阴亏损，筋脉失濡，虚风内动，则手足蠕动。

【辨证要点】低热持续不退与形体干瘦，或手足蠕动、瘈疭等症状共见。

二、卫气营血证的传变

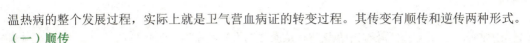

温热病的整个发展过程，实际上就是卫气营血病证的转变过程。其传变有顺传和逆传两种形式。

（一）顺传

顺传是指温热病邪按照卫分→气分→营分→血分的次序传变。顺传标志着病邪由表入里、由浅入深，病情逐渐加重，此为温病发展演变的一般规律。

（二）逆传

逆传是指温热病邪不按照上述次序及规律传变，如邪入卫分后，不经过气分阶段而直接深入营分、血分，出现神昏、谵语等重笃病情。逆传标志着邪气太盛或正气大虚，病势更加危急凶险。

此外，由于感受温邪的类别、患者体质的差异及治疗的影响等，温热病也有不按上述规律传变的。例如，温病初发，邪在卫分，经积极治疗后疾病痊愈而不向里传变；也有发病之初无卫分证，而径见气分证或营分证；或卫分证未罢，又兼气分证，而致“卫气同病”；或气分证尚存，又出现营分证或血分证，称为“气营两燔”或“气血两燔”。

可见，温热病过程中，卫气营血病证的相互转化形式非常复杂。温热病整个发生、发展和演变过程中，卫、气、营、血四个阶段经常相互联系。

第四节　三焦辨证（中医、中西医助理医师均不考）

三焦辨证是清代著名医家吴鞠通创立的一种诊治温热病的辨证方法。其依据《黄帝内经》及先贤对三焦所属部位的论述，结合张仲景六经辨证及叶天士卫气营血辨证，以临床温热病的传变特点及规律为核心总结而成。三焦辨证将外感温热病的各种证分别纳入上焦病证、中焦病证、下焦病证，着重阐明了三焦所属脏腑在温热病过程中的病理变化、临床表现、证候特点及其传变规律。

三焦辨证在阐述三焦所属脏腑病理变化及其临床表现的基础上，也反映着温病发展过程中的不同病理阶段，说明了温病初、中、末三个不同阶段。从三焦证来看，上焦病证主要包括手太阴肺和手厥阴心包的病变，而手太阴肺经证多为温病的初起阶段，病情轻浅；手厥阴心包经证为肺经温热邪气内陷心包之证。中焦病证主要包括足阳明胃、足太阴脾及手阳明大肠的病变，而足阳明胃主燥，易从燥化，多为里热燥实证；足太阴脾主湿，易从湿化，多为湿温病证。中焦病证多为温病的中期阶段，病情较重。下焦病证主要包括足少阴肾和足厥阴肝的病变，属温病的末期阶段，多表现为肝肾阴虚之证，病情深重。

一、辨三焦病证

（一）上焦病证

上焦病证是指温热之邪侵袭手太阴肺和手厥阴心包所表现的证。

【证候表现】发热，微恶风寒，微汗出，头痛，咳嗽，鼻塞，口渴，舌边尖红，脉浮数；或但热不寒，多汗，烦躁口渴，咳嗽，气喘，苔黄，脉数；甚则高热，神昏，谵语，舌謇，肢厥，舌质红绛。

【证候分析】温邪由口鼻而入，鼻通于肺，首先犯肺，所以温病一开始，即出现肺卫受邪的症状。温邪犯肺以后，有两种不同的传变趋向：一为“顺传”，即病邪由上焦顺序传入中焦，而出现中焦足阳明胃经的证；另一种为“逆传”，即从手太阴肺卫直接传入手厥阴心包经，出现“邪陷心包”的证。故上焦病证有“邪犯肺卫”“邪热肺”与“邪陷心包”的不同。

邪犯肺卫，肺失宣肃，卫气郁遏，故见发热，微恶风寒；邪热蒸津外泄，则汗出；温邪上扰清窍，则头痛；肺开窍于鼻，邪居肺卫，肺气失宜，故咳嗽，鼻塞；津伤，则口渴；温热之邪在表，则舌边尖红，脉浮数等。若邪热已由表入里，故但热不寒；邪热内盛，则汗出，烦口渴；邪热入里，热盛肺壅，肺失肃降，气逆于上，故见咳嗽，气喘；肺热内盛，则苔黄，脉数。若肺经之邪不解，逆传心包，心神受扰，舌为心旁，则见神昏，谵语，舌謇；里热盛故见高热不退；邪热内郁，阳气被遏，不达于四末，故见肢厥；热灼营阴，则舌质红绛。

【辨证要点】邪犯肺卫，以发热、微恶风寒、舌边尖红、脉浮数为主要表现；邪热壅肺，以但热不寒、咳喘、苔黄、脉数为主要表现；邪陷心包，以高热、神昏、肢厥、舌质红绛为主要表现。

（二）中焦病证

中焦病证是指温热之邪侵犯中焦脾胃，从燥化或从湿化所表现的证。

【证候表现】身热气粗，面红目赤，腹满便秘，渴欲饮冷，口燥咽干，唇裂舌焦，小便短赤，大便干结，苔黄燥或焦黑，甚则神昏谵语，脉沉实有力；或身热不扬，头身困重，胸脘痞闷，泛恶欲呕，小便不利，大便不爽或溏泄，舌苔黄腻，脉细而需数。

【证候分析】温邪从上焦顺传于中焦脾胃，邪入阳明则易化燥伤津，出现阳明的燥热证。邪入太阴则易湿化，而出现太阴脾经的湿热证。故中焦病证有“阳明燥热证”和“太阴湿热证”的不同。

温热之邪内入阳明，燥热炽盛，故见身热；邪热盛，故呼吸气粗；热性炎上，故面红目赤；热炽津伤，故渴欲饮冷，口燥咽干，唇裂舌焦，小便短赤；胃肠津亏，燥屎内停，故见腹满便秘；侵扰心神，故见神昏谵语；苔黄燥或焦黑，脉沉实有力，为热结津亏之征。温邪内犯太阴，中焦湿热蕴郁，热蒸于湿，湿郁于肌腠，故身热不扬；湿性重着，留于肌腠，故头身困痛；湿热阻滞于中焦，脾气受困，故见胸院痞闷，泛恶欲呕，大便不爽或溏泄；苔黄腻，脉细而濡数，为湿热内蕴之象。

【辨证要点】阳明燥热，以身热、腹满、便秘、苔黄燥、脉沉实等为主要表现；太阴湿热，以身热不扬、脘痞欲呕、头身困重、苔黄腻、脉濡数等为主要表现。

（三）下焦病证

下焦病证是指温热之邪犯及下焦，以劫夺肝肾之阴为主所表现的证。

【证候表现】身热，手足心热甚于手足背，颧红，口舌干燥，神倦，耳聋，舌红少苔，脉虚大；或见手足蠕动，或瘈疭，心中憺憺大动，神倦，脉虚，舌绛苔少，甚或时时欲脱。

【证候分析】温热病邪，久居中焦，燥热消灼下焦阴液，而致肝肾受累，故多为肝肾阴伤之证。

温病后期，邪热深入下焦，损及肝肾之阴。肾阴亏耗，虚热内生，故见身热，手足心热甚于手足背，颧红；肝肾阴精既耗，神失充养，故神倦；耳失充养，故耳聋；口舌干燥，舌红少苔，脉虚大，为阴虚内热之象。热邪久羁绊，肾阴被灼，水不涵木，筋失所养，虚风内动，以致出现手足动，甚或瘈疭；心中憺憺大动亦系阴虚水亏，虚风内扰所致；神倦，脉虚，舌绛苔少，甚或时时欲脱均为阴精耗竭之象。

【辨证要点】肾阴亏虚，以身热颧红、神倦耳聋等与阴虚症状共见；肝阴亏虚，以手足蠕动、瘈疭、舌绛苔少、脉虚等与阴虚症状共见。

二、三焦病证的传变

三焦病证的传变与否，取决于病邪的轻重和机体正气的强弱。病邪盛，或正气虚，则传变易于发生。传变的主要表现形式正如《温病条辨·中焦篇》所言：“温病由口鼻而入，鼻气通于肺，口气通于胃。肺病逆传则为心包。上焦病不治，则传中焦，胃与脾也。中焦病不治，即传下焦，肝与肾也。始上焦，终下焦。”

（一）顺传

传变一般多由上焦手太阴肺经开始，继而传入中焦，最后传入下焦，此为“顺传”。提示病邪由浅入深，病情由轻转重。

（二）逆传

温热病邪由肺卫直接传入手厥阴心包经，此为“逆传”。说明邪热炽盛，病情重笃。

三焦病证的传变过程，并不是固定不变的。有的病犯上焦，经治而愈，并无传变；有的又可自上焦径传下焦，或由中焦再传肝肾，也有初起即见中焦太阴病症状，也有发病即见厥阴病症状。此外，还有两焦症状互见和病邪弥漫三焦，临床当灵活掌握。

第五节　经络辨证

经络辨证，是以经络学说为理论依据，对患者所反映的症状、体征进行分析综合，以判断病属何经、何脏、何腑，并进而确定发病原因、病变性质及其病机的一种辨证方法。

划分病变所在的经络病位，源于《黄帝内经》，后世多有发挥。《灵枢·经脉》载有十二经病证，奇经八脉病证则以《素问·骨空论》《难经·二十九难》及李时珍《奇经八脉考》论述甚详。

经络分布周身，运行全身气血，联络脏腑关节，沟通上下内外，使人体各部相互协调，共同完成各种生理活动。当人体患病时，经络又是病邪传递的途径，外邪从皮毛、口鼻侵入人体，首先导致经络之气失调，进而内传脏腑；反之，如果脏腑发生病变时，同样也可循经络反映于体表，在体表经络循行的部位，特别是经气聚集的腧穴之处，出现各种异常反应，如麻木、酸胀、疼痛，对冷热等刺激的敏感度异常，或皮肤色泽改变等。这样，便可辨别病变所在的经络、脏腑。

经络辨证是对脏腑辨证的补充和辅助，特别是在针灸、推拿等治疗方法中，更常运用经络辨证。

经络辨证的内容有十二经脉病证和奇经八脉病证。

一、辨十二经脉病证

十二经脉包括手、足三阴经和手、足三阳经。

十二经病证有一定规律可循，可表现为本经经脉循行部位和所属脏腑的病变。掌握其规律和特点，便有助于推求病变所在的经络及脏腑。

1. 经络循行部位的症状 经脉受邪，经气不利，所现病证多与其循行部位有关。例如，足太阳膀经受邪，可见项背、腰脊、腘窝、足跟等处疼痛。由于肝经循行于胁肋、少腹，故《素问·脏气法时论》说："肝病者，两胁下痛引少腹。"

2. 经络及所属脏腑症状 经络受病可影响脏腑，脏腑病变可反映于经络，而常表现为所属脏腑的病候与经脉循行部位的症状相兼。例如，手太阴肺经病证，可见咳喘气逆、胸满、臑臂内侧前缘疼痛等，并常在肺俞、中府等穴出现压痛感。

3. 多经合病的症状 一经受邪，可影响其他经脉，表现为多经合病的症状。例如，脾经有病可见胃脘疼痛，食后作呕等胃经症状；足厥阴肝经受病，可出现胸胁满痛，呕逆，飧泄，癃闭等症。

二、辨奇经八脉病证

奇经八脉，即冲、任、督、带、阳维、阴维、阳跷、阴跷八条经脉。奇经八脉具有联系十二经脉，调节人体阴阳气血作用。

奇经八脉的病证，由其所循行的部位和所具有的特殊功能所决定。

督脉总督一身之阳，任脉总任一身之阴，冲脉为十二经之海，三脉皆起于下极而一源三歧，与足阳明胃经、足少阴肾经联系密切。所以，冲、任、督脉的病证，常与人的先、后天真气有关，并常反映为生殖功能的异常。故调理冲任可以治疗妇女月经不调、不孕、滑胎流产等；温养督任可以治疗生殖机能衰退等。

带脉环绕腰腹，其病常见腰脊绕腹而痛、子宫脱垂、赤白带下等。

阳跷为足太阳之别，阴断为足少阴之别，能使机关矫健。其病多表现为肢体痿痹无力、运动障碍。

阳维脉起于诸阳会，以维系诸阳经；阴维脉起于诸阴交，以维系诸阴经，故为全身之纲维。阳维脉为病，多见寒热；阴维脉为病，多见心胸、脘腹、阴中疼痛。

中药学

第一单元 总 论

第一节 中药的炮制

一、中药炮制的目的

（一）纯净药材，保证质量，分拣药物，区分等级

（二）切制饮片，便于调剂制剂

（三）干燥药材，利于贮藏

（四）矫味、矫臭，便于服用

（五）降低毒副作用，保证安全用药

（六）增强药物功能，提高临床疗效

（七）改变药物性能，扩大应用范围

（八）引药入经，便于定向用药

二、中药炮制的方法

（一）修治

（二）水制

（三）火制

（四）水火共制

（五）其他制法

第二节 中药的性能

又称药性，是指中药具有的若干特性，又称为中药的偏性。其主要内容包括四气、五味、升降沉、浮归经、毒性。

一、四气

又称四性，指药物的寒、热、温、凉四种不同药性。

原理：“疗寒以热药，疗热以寒药。”能够减轻或消除热证的药物属于寒性或凉性，如黄芩、板蓝根等有清热解毒作用；而能够减轻或消除寒证的药物属于温性或热性，如附子、干姜等有温中散寒作用。

作用：寒凉药：具有清热泻火、凉血解毒、滋阴除蒸、泻热通便、清热利尿、清化痰热、清心开窍、凉肝息风等作用。温热药：具有温里散寒、暖肝散结、补火助阳、温阳利水、温经通络、引火归原、回阳救逆等作用。

二、五味

指药物有辛、甘、酸、苦、咸五种不同的味道，因而具有不同的治疗作用。

（一）辛

“能散能行”，即具有发散、行气、行血的作用。一般来讲，解表药、行气药、活血药多具有辛味。因此辛味药多用治表证及气血阻滞之证。如紫苏发散风寒、木香行气止痛、川芎活血化瘀等。

（二）甘

“能补能和能缓”，即具有补益、和中、调和药性和缓急止痛的作用。一般来讲，滋养补虚、消食和胃、调和药性及缓解疼痛的药物多具有甘味。甘味药多用治正气虚弱、食积不化、脘腹挛急疼痛及调和药性、中毒解救等。如人参大补元气，熟地黄滋补精血，神曲消食和胃，饴糖缓急止痛，甘草调和药性并解药食中毒等。

（三）酸

“能收能涩”，即具有收敛、固涩的作用。一般固表止汗、敛肺止咳、涩肠止泻、固精缩尿、固崩止带的药物多具有酸味。酸味药多用治自汗盗汗、肺虚久咳、久泻久痢、遗精滑精、遗尿尿频、崩带不止等滑脱不禁的病证。如五味子固表止汗，乌梅敛肺止咳，五倍子涩肠止泻，山茱萸涩精止遗，金樱子固精缩尿止带等。此外，部分酸味药具有生津的作用，也可用治津亏口渴，如乌梅、酸枣仁等。有些药用醋制可以增强其引药入肝的作用，如醋制香附、柴胡增强疏肝解郁之功。

（四）苦

“能泄、能燥、能坚”，即具有清泄火热、泄降气逆、通泄大便、燥湿、坚阴（泻火存阴）等作用。一般来讲，清热泻火、下气平喘、降逆止呕、通利大便、清热燥湿、散寒燥湿、泻火存阴的药物多具有苦味。苦味药多用治火热证、咳喘、呕恶、便秘、湿证、阴虚火旺等证。如栀子、黄芩清热泻火，苦杏仁、葶苈子降气平喘，半夏、陈皮降逆止呕，大黄、芒硝泻热通便，龙胆草、黄连清热燥湿，苍术、厚朴苦温燥湿，知母、黄柏泻火存阴等。

（五）咸

“能下、能软”，即具有泻下通便、软坚散结的作用。一般来讲，泻下通便及软化坚硬、消散结块的药物多具有咸味。咸味药多用治大便燥结、痰核、瘰疬、瘿瘤、癥瘕痞块等证。如芒硝泻热通便，海藻、牡蛎消散瘿瘤，鳖甲软坚消癥等。

此外，有“咸走血”之说，因肾属水，咸入肾，心属火而主血，故咸走血即以水胜火之意。不少入肾经的咸味药如紫河车、海狗肾、蛤蚧、龟甲、鳖甲等都具有良好的补肾作用。为了引药入肾，增强作用，不少药物如知母、黄柏、杜仲、巴戟天等药用盐水炮制也是这个意思。

（六）淡

“能渗、能利”，即具有利水渗湿的作用，故有些利水渗湿的药物具有淡味。淡味药多用治水肿、脚气浮肿、小便不利之证。如薏苡仁、通草、灯心草、茯苓、猪苓、泽泻等。后世医家主张“淡附于甘”，故只言五味，不称六味。

（七）涩

与酸味药的作用相似，具有收敛、固涩的作用。多用治自汗盗汗、久泻久痢、遗尿尿频、遗精滑精、崩带不止等滑脱不禁的病证。如莲子固精止带，赤石脂、禹余粮涩肠止泻，海螵蛸收敛止血等。

三、升降浮沉

升浮即向上、向外；发表、透疹、升阳、涌吐、开窍等药具有升浮作用；影响因素：四气（温热）、五味（辛甘淡）、质地（花类、叶类）、炮制（酒、姜）等。

沉降即向下、向内；收敛固涩、泻下、利水、潜阳、镇惊安神、止咳平喘、止呕等药具有沉降作用；影响因素：四气（寒凉）、五味（酸苦咸）、质地（金石贝壳类、种子类）、炮制（醋、盐水）等。

“诸花皆升，旋复独降；诸子皆降，苍耳独升。”

四、归经

指药物对于机体某部分的选择性作用，即某药对某些脏腑经络有特殊的亲和作用，因而对这些部位的病变起着主要的或特殊的治疗作用，药物归经不同，其治疗作用也不同。归经指明了药物治病的适应范围，也就是说明了药效的所在，包含了药物定性定位的概念。

以中医的生理病理作为理论基础，结合药物在人体发挥的治疗作用得出来的。

五、中药的毒性（中医、中西医助理医师均不考：结合具体有毒药物认识其使用注意事项）

毒性指药物对机体所产生的不良影响及损害性。毒性反应与副作用不同，它对人体的危害性较大，甚至可危及生命。所谓毒性一般系指药物对机体所产生的不良影响及损害性。包括急性毒性、亚急性毒性、亚慢性毒性、慢性毒性和特殊毒性如致癌、致突变、致畸胎、成瘾等。

第三节 中药的配伍（中西医助理医师不考：配伍的意义）

从中药的发展史来看，在医药萌芽时代，治疗疾病一般都是采用单味药物的形式，后来由于药物品种日趋增多，对药性特点不断明确，对疾病的认识逐渐深化，由于疾病可表现为数病相兼，或表里同病，或虚实互见，或寒热错杂的复杂病情，因而用药也就由简到繁，出现了多种药物配合应用的方法，并逐渐形成了配伍用药的规律，从而既照顾到复杂病情，又增进了疗效，减少了毒副作用。因此，掌握中药配伍规律对指导临床用药意义重大。

七情药物单独或配合应用主要有单行、相须、相使、相畏、相杀、相恶、相反七种情况，称为中药的“七情”配伍。

1. **单行** 就是单用一味药物治疗某种病情单一的疾病。对病情比较单纯的病证，往往选择一种针对性强的药物即可达到治疗目的，如独参汤。

2. **相须** 就是两种功效相似的药物配合应用，可以增强原有药物的疗效。如麻黄配桂枝，能增强发汗解表、祛风散寒的作用；石膏与知母配合，能明显增强清热泻火的治疗。

3. **相使** 就是以一种药物为主，另一种药物为辅，两种药物合用，辅药可以提高主药的功效。如黄芪补气利水，茯苓利水健脾，两药配合，茯苓能提高黄芪补气利水的治疗效果；大黄清热泻火、泻热通便，芒硝润燥通便，可增强大黄峻下热结、排除燥屎的作用。

4. **相畏** 就是一种药物的毒副作用能被另一种药物所抑制。如生半夏和生南星的毒性能被生姜减轻或消除，所以说生半夏和生南星畏生姜。

5. **相杀** 就是一种药物能够减轻或消除另一种药物的毒副作用。如生姜能减轻或消除生半夏和生南星的毒性或副作用，所以说生姜杀生半夏和生南星的毒。相畏、相杀实际上是同一配伍关系从不同角度的两种提法。

6. **相恶** 就是两药合用，一种药物能破坏另一种药物的功效。如人参恶莱菔子，莱菔子能削弱人参的补气作用。

7. **相反** 就是两种药物同用能产生或增强毒性或副作用。如甘草反甘遂，贝母反乌头等，详见用药禁忌“十八反”“十九畏”中的若干药物。

提倡使用的配伍关系：相须、相使、相畏、相杀。

配伍禁忌：相恶、相反。

第四节 中药的用药禁忌

主要包括配伍禁忌、证候禁忌、妊娠禁忌和服药饮食禁忌四个方面。

一、配伍禁忌

（一）十八反

甘草反甘遂、大戟、海藻、芫花；乌头反贝母、瓜蒌、半夏、白蔹、白及；藜芦反人参、沙参、丹参、玄参、细辛、芍药。（“本草明言十八反，半蒌贝蔹及攻乌，藻戟遂芫俱战草，诸参辛芍叛藜芦。”）

（二）十九畏

硫黄畏朴硝，水银畏砒霜，狼毒畏密陀僧，巴豆畏牵牛，丁香畏郁金，川乌、草乌畏犀角，牙硝畏三棱，官桂畏赤石脂，人参畏五灵脂。

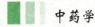

二、证候用药禁忌

由于药物的药性不同，其作用各有专长和一定的适应范围，因此，临床用药也就有所禁忌，称“证候禁忌”。如麻黄性味辛温，功能发汗解表，散风寒，又能宣肺平喘利尿，故适用于外感风寒表实无汗或肺气不宣的喘咳，对表虚自汗及阴虚盗汗、肺肾虚喘则禁止使用。

三、妊娠用药禁忌（中西医助理医师不考：妊娠用药禁忌的概念）

妊娠用药禁忌是指妇女妊娠期治疗用药的禁忌。某些药物具有损害胎元以致堕胎的副作用，所以应作为妊娠禁忌的药物。根据药物对胎元损害的程度不同，一般可分为慎用与禁用两类。

禁用药物：指毒性较强或药性猛烈的药物，如巴豆、牵牛子、大戟、商陆、麝香、三棱、莪术、水蛭、斑蝥、雄黄、砒霜等。

慎用药物：慎用的药物包括通经去瘀、行气破滞及辛热滑利之品，如桃仁、红花、牛膝、大黄、枳实、附子、肉桂、干姜、木通、冬葵子、瞿麦等。

慎用的药物可以根据病情需要酌情使用，禁用的药物绝对不能使用。

四、服药饮食禁忌

（一）一般的饮食禁忌

一般忌食生冷、油腻、腥膻、有刺激性的食物。

根据病情的不同，饮食禁忌也有区别。如热性病，应忌食辛辣、油腻、煎炸性食物；寒性病，应忌食生冷食物、清凉饮料等；胸痹患者应忌食肥肉、脂肪、动物内脏及烟、酒等；肝阳上亢头晕目眩、烦躁易怒等应忌食胡椒、辣椒、大蒜、白酒等辛热助阳之品；黄疸胁痛应忌食动物脂肪及辛辣烟酒刺激物品；脾胃虚弱者应忌食油炸黏腻、寒冷固硬、不易消化的食物；肾病水肿应忌食盐、碱过多和酸辣太过的刺激食品；疮疡、皮肤病患者，应忌食鱼、虾、蟹等腥膻发物及辛辣刺激性食品。

（二）特殊疾病的饮食禁忌（中医、中西医助理医师均不考）

古代文献记载，甘草、黄连、桔梗、乌梅忌猪肉，鳖甲忌苋菜，常山忌葱，地黄、何首乌忌葱、蒜、萝卜，丹参、茯苓、茯神忌醋，土茯苓、使君子忌茶，薄荷忌蟹肉以及蜜反生葱、柿反蟹等，也应作为服药禁忌的参考。

第五节　中药的剂量与用法

一、中药的剂量（中医、中西医助理均不考：有毒药、峻猛药及某些名贵药的剂量）

影响中药剂量的因素：毒剧药物、剂型、配伍、年龄、体质、病情、季节等。除了剧毒药、峻猛药、精制药及某些贵重药外，一般中药常用内服剂量为 5 ～ 10g，部分常用量较大，剂量为 15 ～ 30g；新鲜药物常用量为 30 ～ 60g。

二、中药的用法

（一）给药途径

中药的传统给药途径，除口服和皮肤给药两种主要途径外，还有吸入、舌下给药、黏膜表面给药、直肠给药等多种途径。20 世纪 30 年代后，中药的给药途径又增添了皮下注射、肌内注射、穴位注射和静脉注射等。

（二）应用形式

传统中药剂型中，有供口服的汤剂、丸剂、散剂、滋膏剂、露剂等；供皮肤用的软膏剂、硬膏剂、散剂、丹剂、涂擦剂、浸洗剂、熏剂等；供体腔使用的栓剂、药条、钉剂等。20 世纪 30 年代研制出了中药注射剂，以后又发展了胶囊剂、颗粒剂、气雾剂、膜剂等剂型。

（三）汤剂煎煮法

1. **煎药用具** 以砂锅、瓦罐为好，搪瓷罐次之，忌用铜、铁、铝等金属锅具，以免发生化学变化，影响疗效。

2. **煎药用水** 古时曾用长流水、井水、雨水、泉水、米泔水等煎煮。现在多用自来水、井水、蒸馏水等，但总以水质洁净新鲜为好。

3. **煎药火候** 有文火、武火之分。文火，是指使温度上升及水液蒸发缓慢的火候；而武火，又称急火，是指使温度上升及水液蒸发迅速的火候。

4. 煎煮方法 先将药材浸泡 30 ～ 60 分钟，用水量以高出药面为度。一般中药煎煮两次，第二煎加水量为第一煎的 1/3 ～ 1/2。两次煎液去渣滤净混合后分 2 次服用。煎煮的火候和时间，要根据药物性能而定。一般来讲，解表药、清热药宜武火煎煮，时间宜短，煮沸后煎 3 ～ 5 分钟即可；补养药需用文火慢煎，时间宜长，煮沸后再续煎 30 ～ 60 分钟。某些药物因其质地不同，煎法比较特殊，处方上需加以注明，归纳起来包括先煎、后下、包煎、另煎、溶化、泡服、冲服、煎汤代水等不同煎煮法。

（1）先煎 主要指有效成分难溶于水的一些金石、矿物、介壳类药物，应打碎先煎，煮沸 20 ～ 30 分钟，再下其他药物同煎，以使有效成分充分析出。如磁石、代赭石、生铁落、生石膏、寒水石、紫石英、龙骨、牡蛎、海蛤壳、瓦楞子、珍珠母、石决明、紫贝齿、龟甲、鳖甲等。此外，附子、乌头等毒副作用较强的药物，宜先煎 45 ～ 60 分钟后再下他药，久煎可以降低毒性，安全用药。

（2）后下 主要指某些气味芳香的药物，久煎其有效成分易于挥发而降低药效，须在其他药物煎沸 5 ～ 10 分钟后放入，如薄荷、青蒿、香薷、木香、砂仁、沉香、白豆蔻、草豆蔻等。此外，有些药物虽不属芳香药，但久煎也能破坏其有效成分，如钩藤、大黄、番泻叶等亦属后下之列。

（3）包煎 主要指那些黏性强、粉末状及带有绒毛的药物，宜先用纱布袋装好，再与其他药物同煎，以防止药液混浊或刺激咽喉引起咳嗽及沉于锅底，加热时引起焦化或煳化。如蛤粉、滑石、青黛、旋覆花、车前子、蒲黄及灶心土等。

（4）另煎 又称另炖，主要是指某些贵重药材，为了更好地煎出有效成分，还应单独另煎，即另炖 2 ～ 3 小时。煎液可以另服，也可与其他煎液混合服用。如人参、西洋参、羚羊角、麝香、鹿茸等。

（5）烊化 又称溶化，主要是指某些胶类药物及黏性大而易溶的药物，为避免入煎粘锅或黏附其他药物影响煎煮，可单用水或黄酒将此类药加热溶化即烊化后，用煎好的药液冲服，也可将此类药放入其他药物煎好的药液中加热烊化后服用。如阿胶、鹿角胶、龟甲胶、鳖甲胶、鸡血藤胶及蜂蜜、饴糖等。

（6）泡服 又叫焗服，主要是指某些有效成分易溶于水或久煎容易破坏药效的药物，可以用少量开水或复方其他药物滚烫的煎出液趁热浸泡，加盖闷润，减少挥发，半小时后去渣即可服用。如藏红花、番泻叶、胖大海等。

（7）冲服 主要指某些贵重药，用量较轻，为防止散失，常需要成细末制成散剂，用温开水或复方其他药物煎液冲服。如麝香、牛黄、珍珠、羚羊角、猴枣、马宝、西洋参、鹿茸、人参、蛤蚧等。某些药物，根据病情需要，为提高药效，也常研成散剂冲服。如用于止血的三七、花蕊石、白及、紫珠草、血余炭、棕榈炭及用于息风止痉的蜈蚣、全蝎、僵蚕、地龙和用于制酸止痛的乌贼骨、瓦楞子、海蛤壳、延胡索等。某些药物高温容易破坏药效或有效成分难溶于水，也只能做散剂冲服。如雷丸、鹤草芽、朱砂等。此外，还有一些液体药物如竹浙汁、姜汁、藕汁、荸荠汁、鲜地黄汁等也需冲服。

（8）煎汤代水 主要指为了防止某些药物与其他药物同煎使煎液混浊，难于服用，宜先煎后取其上清液代水再煎煮其他药物，如灶心土等。此外，某些药物质轻用量多，体积大，吸水量大，如玉米须、丝瓜络、金钱草等，也需煎汤代水用。

四、服药法

1. 服药时间（中西医、中医助理均不考） 汤剂一般每日 1 剂，煎 2 次分服，两次间隔时间为 4 ～ 6 小时左右。临床用药时可根据病情增减，如急性病、热性病可 1 日 2 剂。至于饭前还是饭后服则主要取决于病变部位和性质。一般来讲，病在胸膈以上者如眩晕、头痛、目疾、咽痛等宜饭后服；如病在胸膈以下，如胃、肝、肾等脏疾患，则宜饭前服。某些对胃肠有刺激性的药物宜饭后服；补益药多滋腻碍胃，宜空腹服；驱虫药、泻下药也宜空腹服；治疟药宜在症疾发作前的两小时服用；安神药宜睡前服；慢性病定时服；急性病、呕吐、惊厥及石淋、咽喉病需煎汤代茶饮者，均可不定时服。

2. 服药方法

（1）汤剂 一般宜温服。但解表药要偏热服，服后还须温覆盖好衣被，或进热粥，以助汗出；寒证用热药宜热服，热证用寒药宜冷服。如出现真热假寒当寒药温服，真寒假热者则当热药冷服，以防格拒药势，此即《黄帝内经》所谓“治热以寒，温以行之；治寒以热，凉以行之”的服药方法。

（2）丸剂 颗粒较小者，可直接用温开水送服；大蜜丸者，可以分成小粒吞服；若水丸质硬者，可用开水溶化后服。

（3）散剂、粉剂 可用蜂蜜加以调和送服，或装入胶囊中吞服，避免直接吞服，刺激咽喉。

（4）膏剂 宜用开水冲服，避免直接倒入口中吞咽，黏喉而引起呕吐。

（5）颗粒剂、糖浆剂 颗粒剂宜用开水冲服；糖浆剂可以直接吞服。

此外，危重病人宜少量频服；呕吐患者可以浓煎药汁，少量频服；对于神志不清或因其他原因不能口服的患者，可采用鼻饲给药法。在应用发汗、泻下、清热药时，若药力较强，要注意患者个体差异过，一般得汗、泻下、热降即可停药，适可而止，不必尽剂，以免汗、下、清太过，损伤人体的正气。

第二单元 解表药

（中医、中西医助理医师均不考：解表药的性能特点、功效、主治病症、配伍方法）

大多辛散轻扬，主入肺与膀胱经。

偏行肌表，能促进机体发汗，使表邪由汗而解，从而达到治愈表证、防止传变的目的。部分解表药兼能利水消肿、止咳平喘、透疹、止痛、消疮等。

解表药主要用治恶寒发热、头身疼痛、无汗或有汗不畅、脉浮之外感表证。部分解表药可用于水肿、咳喘、麻疹、风疹、风湿痹痛、疮疡初起等兼有表证者。

辛温解表药主治风寒表证。辛凉解表药主治风热表证。

应根据四时气候变化的不同而恰当地配伍祛暑、化湿、润燥药；若虚人外感，应随证配伍补气、补血、补阴、补阳药以扶正祛邪；辛凉解表药在用于温病初起时，应适当同时配伍清热解毒药。

使用发汗作用较强的解表药时，用量不宜过大，以免发汗太过，耗阳伤阴，导致“亡阳”“伤阴”的弊端；表虚自汗、阴虚盗汗以及疮疡日久、淋证、失血患者，也应慎用解表药；使用解表药还应注意因时因地而宜，如春夏腠理疏松，容易出汗，解表药用量宜轻；冬季腠理致密，不易出汗，解表药用量宜重。本类药物辛散轻扬，入汤剂不宜久煎，以免有效成分挥发而降低药效。

第一节 发散风寒药

本类药物性味多属辛温，辛以发散，温可祛寒，故以发散肌表风寒邪气为主要作用。主治风寒表证，症见恶寒发热，无汗或汗出不畅，头身疼痛，鼻塞流涕，口不渴，舌苔薄白，脉浮紧等。部分发散风寒药分别兼有祛风止痒、止痛、止咳平喘、利水消肿、消疮等功效，又可用治风疹瘙痒、风湿痹证、咳喘以及水肿、疮疡初起等兼有风寒表证者。

·麻 黄·

【药性】辛、微苦，温。归肺、膀胱经。

【功效】发汗解表，宣肺平喘，利水消肿。

【应用】①风寒感冒：为发汗解表之要药。宜用于外感风寒表实无汗证，每与桂枝相须为用。②胸闷喘咳：为治疗肺气壅遏所致喘咳胸闷的要药，常辅以苦杏仁等止咳平喘药。③风水浮肿：宜用于风邪袭表，肺失宣降的水肿、小便不利兼有表证者，每与甘草同用。

此外，取麻黄散寒通滞之功，也可用治风寒湿痹、阴疽痰核。

【用法用量】煎服，2～10g。本品发汗解表宜生用，且不宜久煎；蜜麻黄润肺止咳，多用于表证已解、气喘咳嗽；捣绒后作用较为缓和，小儿、老人机体虚者宜用麻黄绒。

【使用注意】本品发汗宣肺力强，凡表虚自汗、阴虚盗汗及肺肾虚喘者均当慎用。又本品对中枢神经系统有明显兴奋作用，并可使血压上升，故失眠及高血压患者慎用，运动员禁用。

·桂 枝·

【药性】辛、甘，温。归心、肺、膀胱经。

【功效】发汗解肌，温通经脉，助阳化气，平冲降逆。

【应用】①风寒感冒：治疗外感风寒、表实无汗者，常与麻黄同用；若外感风寒、表虚有汗者，当与白芍同用；若素体阳虚、外感风寒者，每与麻黄、附子细辛配伍。②脘腹冷痛、经闭痛经、关节痹痛等寒凝血滞诸痛证。③痰饮，水肿：为治疗痰饮病、水肿的常用药。④心悸，奔豚。

【用法用量】煎服，3～10g。

【使用注意】本品辛温助热，易伤阴动血，凡外感热病、阴虚火旺、血热妄行等证，均当忌用。孕妇及月经过多者慎用。

·紫苏叶·

【药性】辛，温。归肺、脾经。

【功效】解表散寒，行气和胃。

【应用】①风寒感冒，咳嗽呕恶。②脾胃气滞，妊娠呕吐：本品味辛能行，能行气以宽中除胀，和胃止呕，兼有理气安胎之功。③鱼蟹中毒。

【用法用量】煎服，5～10g，不宜久煎。

·附药：紫苏梗·（中医、中西医执业及助理医师均不考）

性味辛，温；归肺、脾经。功能理气宽中，止痛，安胎。适用于胸膈痞闷，胃脘疼痛，嗳气呕吐，胎动不安。煎服，5～10g。

·生 姜·

【药性】辛，微温。归肺、脾、胃经。

【功效】解表散寒，温中止呕，化痰止咳，解鱼蟹毒。

【应用】①风寒感冒：适用于风寒感冒轻证。②脾胃寒证。③胃寒呕吐：素有“呕家圣药”之称，随证配伍可治疗多种呕吐。④寒痰咳嗽。⑤鱼蟹中毒：本品能解鱼蟹及半夏、天南星的毒性。

【用法用量】煎服，3～10g。

【使用注意】本品助火伤阴，故热盛及阴虚内热者忌服。

·香 薷·

【药性】辛，微温。归肺、脾、胃经。

【功效】发汗解表，化湿和中，利水消肿。

【应用】①外感风寒，内伤暑湿，恶寒发热，头痛无汗，腹痛吐泻：前人称“香薷乃夏月解表之药”。②水肿，小便不利，脚气浮肿。

【用法用量】煎服，3～10g。用于发表，量不宜过大，且不宜久煎；用于利水消肿，量宜稍大，且须浓煎。

【使用注意】本品辛温发汗之力较强，表虚有汗及暑热证当忌用。

·荆　芥·

【药性】辛，微温。归肺、肝经。

【功效】解表散风，透疹，消疮。

【应用】①感冒，头痛：对于外感表证，无论风寒、风热或寒热不明显者，均可广泛使用。②麻疹不透，风疹瘙痒。③疮疡初起。

【用法用量】煎服，5～10g，不宜久煎。

【使用注意】透疹主要用荆芥穗；止血用荆芥炭。

·附药：荆芥炭·（中医、中西医执业及助理医师均不考）

本品为荆芥的炮制加工品。取荆芥段照炒炭法炒至表面焦黑色，内部焦黄色，喷淋清水少许，熄灭火星，取出，晾干。性味辛、涩，微温；归肺、肝经。功能收敛止血。适用于便血崩漏、产后血晕。煎服，5～10g。

·防　风·

【药性】辛、甘，微温。归膀胱、肝、脾经。

【功效】祛风解表，胜湿止痛，止痉。

【应用】①感冒，头痛：外感风寒、风湿、风热表证均可配伍使用。②风寒痹痛：为较常用之祛风湿、止痹痛药。③风湿痒疹：可治疗多种皮肤病，其中尤以风邪所致之隐疹瘙痒较为常用。④破伤风：本品既能辛散外风，又能息内风以止痉。

此外，以其升清燥湿之性，亦可用于脾虚湿盛，清阳不升所致的泄泻。

【用法用量】煎服，5～10g。

【使用注意】本品药性偏温，阴血亏虚及热盛动风者不宜使用。

【鉴别用药】荆芥与防风均辛微温，温而不燥，长于发表散风，对于外感表证，无论是风寒感冒，恶寒发热、头痛无汗，还是风热感冒，发热、微恶风寒、头痛、咽痛等，两者均可使用。同时，两者也都可用于风疹瘙痒。但荆芥质轻透散，发汗之力较防风为强，风寒感冒风热感冒均常选用；又能透疹、消疮。防风质松而润，祛风之力较强，为“风药之润剂”“治风之通用药”，又能胜湿、止痛、止痉，又可用于外感风湿，头痛如裹、身重肢痛等证。

·羌　活·

【药性】辛、苦，温。归膀胱、肾经。

【功效】解表散寒，祛风除湿，止痛。

【应用】①风寒感冒，头痛项强：有较强的解表散寒，祛风胜湿，止痛之功。②风寒湿痹，肩背酸痛：因其善入足太阳膀胱经，以除头项肩背之痛见长，故上半身风寒湿痹、肩背酸痛者尤为多用。

【用法用量】煎服，3～10g。

【使用注意】本品辛香温燥之性较烈，故阴血亏虚者慎用。用量过多，易致呕吐，脾胃虚弱者不宜服。

·白　芷·

【药性】辛，温。归肺、胃、大肠经。

【功效】解表散寒，祛风止痛，宣通鼻窍，燥湿止带，消肿排脓。

【应用】①风寒感冒：宜用于外感风寒，头身疼痛，鼻塞流涕之证。②头痛，眉棱骨痛，牙痛，风寒湿痹：本品辛散温通，长于止痛，且善入足阳明胃经，故阳明经头额痛以及牙龈肿痛尤为多用。③鼻鼽，鼻渊，鼻塞流涕。④带下。⑤疮疡肿痛。

此外，本品祛风止痒，可用治皮肤风湿瘙痒。

【用法用量】煎服，3～10g。外用适量。

【使用注意】本品辛香温燥，阴虚血热者忌服。

·细　辛·

【药性】辛，温。归心、肺、肾经。

【功效】解表散寒，祛风止痛，通窍，温肺化饮。

【应用】①风寒感冒：宜于外感风寒，头身疼痛较甚者，亦宜于风寒感冒而见鼻塞流涕者，尚可治阳虚外感。②头痛、牙痛、风湿痹痛：尤宜于风寒头痛、牙痛、痹痛等多种寒痛证。治疗少阴头痛，足寒气逆，脉象沉细者，常配伍独活、川芎等药。③鼻鼽，鼻渊，鼻塞流涕：为治鼻鼽、鼻渊之良药。④寒痰停饮，气逆咳喘。

此外，研末吹鼻取嚏，有通关开窍醒神之功，可用治中恶或痰厥所致卒然口噤气塞、昏不知人、面色苍白、牙关紧闭之神昏窍闭证。

【用法用量】煎服，1～3g；散剂每次服0.5～1g。外用适量。

【使用注意】本品辛香温散，故气虚多汗、阴虚阳亢头痛、阴虚燥咳或肺热咳嗽者忌用。不宜与藜芦同用。用量不宜过大，素有“细辛用量不过钱”之说，《本草别说》谓：“细辛若单用末，不可过半钱匕，多则气闷塞，不通者死。”

【鉴别用药】细辛与麻黄均能发汗解表，同可用治风寒感冒。不同之处在于，细辛辛温走窜，达表入里，可散肺与足少阴肾经风寒，发汗之力虽不如麻黄，但散寒力胜，既治一般风寒感冒，尤善用于寒犯少阴，无汗恶寒、发热脉沉之阳虚外感；其辛散温通，长于通窍止痛温肺化饮，善治头面诸窍疾患、风湿痹痛及痰饮喘咳等证。而麻黄辛开苦泄，重在宣发卫气开通腠理，透发毛窍，发汗解表，主散肺与膀胱经风寒，为作用较强的发汗解表药，故主治风寒外束，肺气壅实，毛窍闭塞，表实无汗的风寒感冒重症；还有宣肺平喘、利水消肿之功，可用于肺气闭遏的喘咳息促及风邪袭表、一身尽肿的风水水肿证。

·藁　本·

【药性】辛，温。归膀胱经。

【功效】祛风散寒，除湿止痛。

【应用】①风寒感冒，巅顶疼痛：善达巅顶，以发散太阳经风寒湿邪见长，并有较好的止痛作用，常用治太阳风寒，循经上犯，症见头痛、鼻塞、巅顶痛甚者，每与羌活、苍术、川芎等祛风湿、止痛药同用。②风寒湿痹。

【用法用量】煎服，3～10g。

【使用注意】本品辛温香燥，阴血亏虚、肝阳上亢、火热内盛之头痛者忌服。

·苍耳子·

【药性】辛，苦、温；有毒。归肺经。

【功效】散风寒，通鼻窍，祛风湿，止痛。

【应用】①风寒感冒，头痛鼻塞。②鼻渊，鼻鼽，鼻塞流涕：善通鼻窍、止前额及鼻内胀痛，为治鼻渊、鼻鼽之良药。②风疹瘙痒。④湿痹拘挛。

【用法用量】煎服，3～10g。

【使用注意】血虚头痛不宜服用。过量服用易致中毒。

·辛 夷·

【药性】辛，温。归肺、胃经。

【功效】散风寒，通鼻窍。

【应用】①风寒感冒，头痛鼻塞。②鼻渊，鼻鼽，鼻塞流涕：为治鼻渊、鼻鼽、鼻塞流涕之要药。

【用法用量】煎服，3～10g；本品有毛，刺激咽喉，内服时宜包煎。外用适量。

【使用注意】阴虚火旺者忌服。

·葱 白·（中医、中西医执业及助理医师均不考）

【药性】辛，温。归肺、胃经。

【功效】发汗解表，散寒通阳。

【应用】①风寒感冒。②阴盛格阳。

此外，葱白外敷有散结通络下乳之功，可治乳汁郁滞不下，乳房胀痛；治疮痈肿毒，兼有解毒散结之功。

【用法用量】煎服，3～10g。外用适量。

·胡 荽·（中医、中西医执业及助理医师均不考）

【药性】辛，温。归肺、胃经。

【功效】发表透疹，开胃消食。

【应用】①麻疹不透。②饮食不消，纳食不佳。

【用法用量】煎服，3～6g。外用适量。

【使用注意】热毒壅盛而疹出不畅者忌服。

·西河柳·（中医、中西医执业及助理医师均不考）

【药性】甘、辛，平。归肺、胃、心经。

【功效】发表透疹，祛风除湿。

【应用】①麻疹不透，风疹瘙痒。②风湿痹痛。

【用法用量】煎服，3～6g。外用适量，煎汤擦洗。

【使用注意】麻疹已透者不宜使用。用量过大易致心烦、呕吐。

第二节 发散风热药

本类药物性味多辛苦而偏寒凉，辛以发散，凉可祛热，故以发散风热为主要作用，发汗解表作用较发散风寒药缓和。主要适用于风热感冒以及温病初起邪在卫分，症见发热、微恶风寒、咽干口渴、头痛目赤、舌边尖红、苔薄黄、脉浮数等。部分发散风热药分别兼有清头目利咽喉、透疹、止痒、止咳的作用，又可用治风热所致目赤多泪、咽喉肿痛、麻疹不透、风疹瘙痒以及风热咳嗽等证。

·薄 荷·

【药性】辛，凉。归肺、肝经。

【功效】疏散风热，清利头目，利咽，透疹，疏肝行气。

【应用】①风热感冒，温病初起：风热感冒和温病卫分证十分常用。②风热上攻，头痛眩晕，目赤多泪，喉痹，咽喉肿痛，口舌生疮。③麻疹不透，风疹瘙痒。④肝郁气滞，胸胁胀闷。

此外，本品还可用治夏令感受暑湿秽浊之气，脘腹胀痛，呕吐，泄泻。

【用法用量】煎服，3～6g；宜后下。薄荷叶长于发汗解表，薄荷梗偏于理气和中。

【使用注意】本品芳香辛散，发汗耗气，故体虚多汗者不宜使用。

·牛蒡子·

【药性】辛、苦，寒。归肺、胃经。

【功效】疏散风热，宣肺祛痰，利咽透疹，解毒消肿。

【应用】①风热感冒，温病初起，咳嗽痰多。②麻疹不透，风疹瘙痒。③痈肿疮毒，丹毒，痄腮，咽喉肿痛。

【用法用量】煎服，6～12g。炒用可使其苦寒及滑肠之性略减。

【使用注意】本品性寒，滑肠通便，气虚便溏者慎用。

·蝉 蜕·

【药性】甘，寒。归肺、肝经。

【功效】疏散风热，利咽开音，透疹，明目退翳，息风止痉。

【应用】①风热感冒，温病初起，咽痛音哑：长于疏散肺经风热以宣肺利咽、开音疗哑。②麻疹不透，风疹瘙痒。③目赤翳障：善疏散肝经风热而有明目退翳之功，故可用治风热上攻或肝火上炎之目赤肿痛，翳膜遮睛。④惊风抽搐，破伤风。

此外，本品还常用以治疗小儿夜啼不安。现代研究证明，该药能镇静安神。

【用法用量】煎服，3～6g。

【使用注意】《名医别录》有“主妇人生子不下”的记载，故孕妇慎用。

【鉴别用药】薄荷、牛蒡子与蝉蜕三药皆能疏散风热、透疹、利咽，均可用于外感风热或温病初起，发热微恶风寒、头痛；麻疹初起，透发不畅；风疹瘙痒；风热上攻，咽喉肿痛等证。但薄荷辛凉芳香，清轻凉散，发汗之力较强，故外感风热、发热无汗者薄荷首选。且薄荷又能清利头目、疏肝行气。牛蒡子辛散苦泄，性寒滑利，兼能宣肺祛痰，故外感风热、发热、咳嗽、咯痰不畅者，牛蒡子尤为适宜。同时，牛蒡子外散风热，内解热毒，有清热解毒消肿之功。蝉蜕甘寒质轻，既能疏散肺经风热而利咽、透疹、止痒，又长于疏散肝经风热而明目退翳，凉肝息风止痉。

·桑 叶·

【药性】甘、苦，寒。归肺、 肝经。

【功效】疏散风热，清肺润燥，平抑肝阳，清肝明目。

【应用】①风热感冒，温病初起。②肺热咳嗽，燥热咳嗽。③肝阳上亢，头痛眩晕。④目赤肿痛，目暗昏花。

此外，本品尚能凉血止血，还可用治血热妄行之咳血、吐血、衄血，宜与其他凉血止血药同用。

【用法用量】煎服，5～10g。桑叶蜜炙能增强润肺止咳的作用，故肺燥咳嗽宜蜜制用。

·菊 花·

【药性】辛、甘、苦，微寒。归肺、肝经。

【功效】疏散风热，平抑肝阳，清肝明目，清热解毒。

【应用】①风热感冒，温病初起。②肝阳上亢，头痛眩晕。③目赤肿痛，眼目昏花。④疮痈肿毒。

【用法用量】煎服，5～10g。黄菊花偏于疏散风热，白菊花偏于平肝、清肝明目。

【鉴别用药】桑叶与菊花皆能疏散风热，平抑肝阳，清肝明目，同可用治风热感冒或温病初起，发热、微恶风寒、头痛；肝阳上亢，头痛眩晕；风热上攻或肝火上炎所致的目赤肿痛，以及肝肾精血不足，目暗昏花等证。但桑叶疏散风热之力较强，又能清肺润燥，凉血止血。菊花平肝、清肝明目之力较强，又能清热解毒。

·蔓荆子·

【药性】辛、苦，微寒。归膀胱、肝、胃经。

【功效】疏散风热，清利头目。

【应用】①风热感冒头痛。②目赤多泪，目暗不明，齿龈肿痛。③头晕目眩。

此外，取本品祛风止痛之功，也可用治风湿痹痛，每与羌活、独活、川芎等同用，如羌活胜湿汤。

【用法用量】煎服，5～10g。

·柴 胡·

【药性】辛、苦，微寒。归肝、胆、肺经。

【功效】解表退热，疏肝解郁，升举阳气。

【应用】①感冒发热，寒热往来：善于祛邪解表退热和疏散少阳半表半里之邪。为治疗少阳证之要药，常与黄芩同用，以清半表半里之热，共收和解少阳之功，如小柴胡汤。②肝郁气滞，胸胁胀痛，月经不调。③气虚下陷，胃下垂，肾下垂，子宫脱垂，久泻脱肛。

此外，本品还可退热截疟，又为治疗疟疾寒热的常用药，常与黄芩、常山、草果等同用。

【用法用量】煎服，5～10g。疏散退热宜生用；疏肝解郁宜醋炙，升举阳气可生用或酒炙。

【使用注意】柴胡其性升散，古人有“柴胡劫肝阴”之说，阴虚阳亢，肝风内动，阴虚火旺及气机上逆者忌用或慎用。大叶柴胡的干燥根茎，表面密生环节，有毒，不可当柴胡用。

·升 麻·

【药性】辛，微甘，微寒。归肺、脾、胃、大肠经。

【功效】发表透疹，清热解毒，升举阳气。

【应用】①风热感冒，发热头痛。②麻疹不透。③齿痛，口疮，咽喉肿痛，阳毒发斑。④气虚下陷，胃下垂，久泻脱肛，子宫脱垂，肾下垂，崩漏下血。

【用法用量】煎服，3～10g。发表透疹、清热解毒宜生用，升阳举陷宜蜜炙用。

【使用注意】麻疹已透、阴虚火旺以及阴虚阳亢者均当忌用。

·葛 根·

【药性】甘、辛，凉。归脾、胃、肺经。

【功效】解肌退热，生津止渴，透疹，升阳止泻，通经活络，解酒毒。

【应用】①外感发热头痛，项背强痛。②热病口渴，消渴。③麻疹不透。④热泻热痢，脾虚泄泻。⑤中风偏瘫，胸痹心痛，眩晕头痛。⑥酒毒伤中。

【用法用量】煎服，10～15g。解肌退热、生津止渴、透疹、通经活络、解酒毒宜生用，升阳止泻宜煨用。

【鉴别用药】柴胡、升麻、葛根三者皆能发表、升阳、均可用治风热感冒、发热、头痛以及清阳不升等证。其中，柴胡、升麻两者均能升阳举陷，用治气虚下陷，食少便溏、久泻脱肛、胃下垂、肾下垂、子宫脱垂等脏器脱垂；升麻、葛根两者又能透疹，常用治麻疹初起、透发不畅。但柴胡主升肝胆之气，长于疏散少阳半表半里之邪、退热，疏肝解郁，为治疗少阳证的要药。又常用于伤寒邪在少阳，寒热往来、胸胁苦满、口苦咽干、目眩；感冒发热；肝郁气滞，胸胁胀痛、月经不调、痛经等证。升麻主升脾胃清阳之气，其升提（升阳举陷）之力较柴胡为强，并善于清热解毒，又常用于多种热毒病证。葛根主升脾胃清阳之气而达到生津止渴止泻之功，常用于热病烦渴，阴虚消渴；热泻热痢，脾虚泄泻。同时，葛根解肌退热，对于外感表证，发热恶寒、头痛无汗、项背强痛，无论风寒表证、风热表证，均可使用；且葛根能通经活络，解酒毒，也可用治眩晕头痛，中风偏瘫，胸痹心痛，酒毒伤中。

·淡豆豉·（中医、中西医助理医师均不考）

【药性】苦、辛，凉。归肺、胃经。

【功效】解表，除烦，宣发郁热。

【应用】①感冒，寒热头痛。②热病烦躁胸闷，虚烦不眠。

【用法用量】煎服，6～12g。传统认为，本品以桑叶、青蒿发酵者多用治风热感冒，热病胸中烦闷之证；以麻黄、紫苏发酵者，多用治风寒感冒头痛。

·浮　萍·（中医、中西医执业及助理医师均不考）

【药性】辛，寒。归肺、膀胱经。

【功效】宣散风热，透疹止痒，利水消肿。

【应用】①风热感冒。②麻疹不透。③风疹瘙痒。④水肿尿少。

【用法用量】煎服，3～9g。外用适量，煎汤浸洗。

【使用注意】表虚自汗者不宜使用。

·木　贼·（中医、中西医执业及助理医师均不考）

【药性】甘、苦，平。归肺、肝经。

【功效】疏散风热，明目退翳。

【应用】①风热目赤，迎风流泪，目生云翳。②出血证。

【用法用量】煎服，3～9g。

第三单元 清热药

（中医、中西医助理医师均不考：清热药的分类，各类清热药的功效与主治，配伍方法）

清热泻火、清热燥湿、清热凉血、清热解毒、清虚热五类。具有清热泻火、燥湿、凉血、解毒及清虚热的作用。

清热泻火药主治气分实热证及脏腑火热证；清热燥湿药主治湿热证；清热凉血药主治血热证；清

热解毒药主治热毒证；清虚热药主治虚热证。

使用清热药，首先要辨别热证的虚实若里热有表证者，当先解表或表里同治；气血两燔者，宜气血两清；里热兼阴虚者，应兼以滋阴；里热积滞者，当配以泻下；兼脾胃虚弱者，应辅以补脾。

本类药物多寒凉，易伤脾胃，故脾胃气虚，食少便溏者慎用；苦寒药物易化燥伤阴，热证伤阴或阴虚患者慎用；阴盛格阳、真寒假热之证，禁用清热药；使用本类药物，中病即止，以免克伐太过损伤正气。

第一节 清热泻火药

本类药物性味多苦寒或甘寒，以清泄气分邪热为主要作用，主治温热病邪入气分，高热日渴、汗出、烦躁、甚则神昏谵语，脉洪大等气分实热证。部分清热泻火药能清脏腑火热，故也可用治肺热、胃热、心火、肝火等脏腑火热证。

使用清热泻火药时，若里热炽盛而正气已虚，则宜选配补虚药，以扶正祛邪。

·石 膏·

【药性】甘、辛，大寒。归肺、胃经。

【功效】生用：清热泻火，除烦止渴；煅用：收湿，生肌，敛疮，止血。

【应用】①外感热病，高热烦渴。②肺热喘咳。③胃火亢盛，头痛牙痛，内热消渴。④溃疡不敛，湿疹瘙痒，水火烫伤，外伤出血。

【用法用量】生石膏煎服，15 ～ 60g，宜打碎先煎。煅石膏外用适量，研末撒敷患处。

【使用注意】脾胃虚寒及阴虚内热者忌用。

·寒水石·（中医、中西医执业及助理医师均不考）

【药性】辛、咸，寒。归心、胃、肾经。

【功效】清热泻火。

【应用】①热病烦渴，癫狂。②口舌生疮，热毒疮肿，丹毒，烧烫伤。

【用法用量】煎服，9 ～ 15g。打碎先煎。外用适量，研细粉调敷患处。

【使用注意】脾胃虚寒者慎用。

·知 母·

【药性】苦、甘，寒。归肺、胃、肾经。

【功效】清热泻火，滋阴润燥。

【应用】①外感热病，高热烦渴。②肺热咳嗽，阴虚燥咳。③骨蒸潮热。④内热消渴。⑤阴虚肠燥便秘。

【用法用量】煎服，6 ～ 12g。本品清热泻火宜生用，滋阴降火宜盐水炙用。

【使用注意】本品性寒质润，能滑肠通便，故脾虚便溏者慎用。

【鉴别用药】石膏与知母均具有清热泻火、除烦止渴作用，用于治疗气分实热证，症见身热、口渴、汗出、脉洪大等，二者常相须为用。不同之处在于，石膏重在清脏腑实热，泻肺胃火，用于肺热咳嗽，胃火牙痛，此外，煅石膏收敛生肌，用于疮疡溃后不敛、湿疹，烧烫伤等；知母甘苦性寒质润，具有滋阴润燥作用，既用于肺热咳嗽，又用于阴虚燥咳、内热消渴、骨蒸潮热、肠燥便秘等。

·芦 根·

【药性】甘，寒。归肺、胃经。

【功效】清热泻火，生津止渴，除烦，止呕，利尿。

【应用】①热病烦渴。②肺热咳嗽，肺痈吐脓。③胃热呕哕。④热淋涩痛。

【用法用量】煎服，15～30g。鲜品用量加倍，或捣汁用。

【使用注意】脾胃虚寒者慎用。

【鉴别用药】芦根为芦苇的根茎，苇茎为芦苇的嫩茎。二者出自同一种植物，功效相近。但芦根长于生津止渴，苇茎长于清透肺热，略有侧重。目前药市中多无苇茎供应，可以芦根代之。

·天花粉·

【药性】甘、微苦，微寒。归肺、胃经。

【功效】清热泻火，生津止渴，消肿排脓。

【应用】①热病烦渴。②肺热燥咳。③内热消渴。④疮疡肿毒。

【用法用量】煎服，10～15g。

【使用注意】孕妇慎用。不宜与川乌、制川乌、草乌、制草乌、附子同用。

·竹 叶·（中医、中西医执业及助理医师均不考）

【药性】甘、辛、淡，寒。归心、胃、小肠经。

【功效】清热泻火，除烦，生津，利尿。

【应用】①热病烦渴。②口舌生疮，小便短赤涩痛。

【用法用量】煎服，6～15g；鲜品15～30g。

【使用注意】阴虚火旺、骨蒸潮热者不宜使用。

·淡竹叶·

【药性】甘、淡，寒。归心、胃、小肠经。

【功效】清热泻火，除烦止渴，利尿。

【应用】①热病烦渴。②口舌生疮，小便短赤涩痛。

【用法用量】煎服，6～10g。

【使用注意】阴虚火旺、骨蒸潮热者不宜使用。

·栀 子·

【药性】苦，寒。归心、肺、三焦经。

【功效】泻火除烦，清热利湿，凉血解毒；外用消肿止痛。

【应用】①热病烦闷：本品味苦性寒清降，能清泻三焦火邪，泻心火而除烦，为治热病心烦、躁扰不宁之要药，常与淡豆豉同用，如栀子豉汤。②湿热黄疸。③淋证涩痛。④血热吐衄。⑤目赤肿痛。⑥热毒疮疡。⑦扭挫伤痛。

【用法用量】煎服，6～10g。外用生品适量，研末调敷。生栀子走气分而清热泻火，焦栀子及栀子炭入血分而凉血止血。又传统认为，栀子皮（果皮）偏于达表而去肌肤之热，栀子仁（种子）偏于走里而清里热。

【使用注意】本品苦寒伤胃，脾虚便溏者慎用。

·夏枯草·

【药性】辛、苦，寒。归肝、胆经。

【功效】清肝泻火，明目，散结消肿。

【应用】①目赤肿痛，目珠夜痛，头痛眩晕。②瘿瘤，瘰疬。③乳痈，乳癖，乳房胀痛。

【用法用量】煎服，9～15g。

【使用注意】脾胃虚弱者慎用。

·决明子·

【药性】甘、苦、咸，微寒。归肝、大肠经。

【功效】清肝明目，润肠通便。

【应用】①目赤涩痛，羞明多泪，目暗不明。②头痛眩晕。③肠燥便秘。

【用法用量】煎服，9～15g。用于润肠通便，不宜久煎。

【使用注意】气虚便溏者不宜用。

第二节 清热燥湿药

本类药物性味苦寒，苦能燥湿，寒能清热，以清热燥湿为主要作用，主要用治湿热证。湿热内蕴，多见发热、苔腻、尿少等症状，但因湿热所侵肌体部位的不同，临床症状各有所异。如湿温或暑湿的身热不扬、胸膈痞闷、小便短赤；湿热蕴结脾胃所致的脘腹痞满、恶心呕吐；湿热壅滞大肠所致的泄泻、痢疾、痔疮肿痛；湿热蕴蒸肝胆所致的胁肋疼痛、黄疸、耳肿流脓；下焦湿热之小便淋沥涩痛、带下黄臭；湿热流注关节所致的关节红肿热痛以及湿热浸淫肌肤之湿疹、湿疮等。此外，本类药物多具有清热泻火、解毒作用，亦可用治脏腑火热证及热毒疮痈。

本类药物苦寒性大，燥湿力强，过服易伐胃伤阴，故用量不宜过大。凡脾胃虚寒，阴虚津亏者当慎用，必要时可与健胃药或养阴药同用。用本类药物治疗脏腑火热证及痈肿疮疡时，可分别配伍清热泻火药、清热解毒药。

·黄 芩·

【药性】苦，寒。归肺、胆、脾、大肠、小肠经。

【功效】清热燥湿，泻火解毒，止血，安胎。

【应用】①湿温暑湿、胸闷呕恶，湿热痞满、泻痢、黄疸。②肺热咳嗽，高热烦渴。③痈肿疮毒。③血热出血。⑤胎热胎动不安。

【用法用量】煎服，3～10g。清热泻火、解毒宜生用，安胎多炒用，清上焦热酒炙用，止血宜炒炭用。又传统将黄芩分为枯芩与子芩，枯芩（片芩）为生长年久的宿根，中空而枯，体轻主浮，善清上焦肺火，主治肺热咳嗽痰黄；子芩（条芩）为生长年少的子根，体实而坚，质重主降，善清大肠之火、泻下焦湿热，主治湿热泻痢、黄疸尿赤。

【使用注意】本品苦寒伤胃，脾胃虚寒者不宜使用。

·黄　连·

【药性】苦，寒。归心、脾、胃、肝、胆、大肠经。

【功效】清热燥湿，泻火解毒。

【应用】①湿热痞满，呕吐，泻痢。②高热神昏，心火亢盛，心烦不寐，心悸不宁。③血热吐衄。④胃热呕吐吞酸、消渴，胃火牙痛。⑤痈肿疔疮，目赤肿痛，口舌生疮。⑥湿疹湿疮，耳道流脓。

【用法用量】煎服，2～5g。外用适量。黄连生用功能清热燥湿，泻火解毒；酒黄连善清上焦火热，多用于目赤肿痛、口舌生疮；姜黄连善清胃和胃止呕，多用治寒热互结，湿热中阻，痞满呕吐；萸黄连功善舒肝和胃止呕，多用治肝胃不和之呕吐吞酸。

【使用注意】本品大苦大寒，过量久服易伤脾胃，脾胃虚寒者忌用。苦燥易伤阴津，阴虚津伤者慎用。

·黄　柏·

【药性】苦，寒。归肾、膀胱经。

【功效】清热燥湿，泻火解毒，除骨蒸。

【应用】①湿热泻痢，黄疸尿赤，带下阴痒，热淋涩痛，脚气痿躄。②骨蒸劳热，盗汗，遗精。③疮疡肿毒，湿疹湿疮。

【用法用量】煎服，3～12g。外用适量。清热燥湿、泻火解毒宜生用，滋阴降火宜盐炙用，止血多炒炭用。

【鉴别用药】黄芩、黄连、黄柏性味皆苦寒，均能清热燥湿、泻火解毒，常用治湿热内盛或热毒炽盛之证，每相须为用。但黄芩偏泻上焦肺火，肺热咳嗽者多用；黄连偏泻中焦胃火，并长于泻心火，中焦湿热泻痢、痞满呕逆及心火亢盛、高热心烦者多用；黄柏偏泻下焦相火、除骨蒸，湿热下注诸证及骨蒸劳热者多用。

【使用注意】本品苦寒伤胃，脾胃虚寒者忌用。

·龙　胆·

【药性】苦，寒。归肝、胆经。

【功效】清热燥湿，泻肝胆火。

【应用】①湿热黄疸，阴肿阴痒，带下，湿疹瘙痒。②肝火头痛，目赤肿痛，耳鸣耳聋，胁痛口苦，强中，惊风抽搐。

【用法用量】煎服，3～6g。

【使用注意】脾胃虚寒者忌用，阴虚津伤者慎用。

·秦　皮·（中医、中西医助理医师均不考）

【药性】苦、涩，寒。归肝、胆、大肠经。

【功效】清热燥湿，收涩止痢，止带，明目。

【应用】①湿热泻痢，赤白带下。②肝热目赤肿痛，目生翳膜。

【用法用量】煎服，6～12g。外用适量，煎洗患处。

【使用注意】脾胃虚寒者忌用。

·苦　参·

【药性】苦，寒。归心、肝、胃、大肠、膀胱经。

【功效】清热燥湿，杀虫止痒，利尿。

【应用】①湿热泻痢，便血，赤白带下，阴肿阴痒。②湿疹湿疮，皮肤瘙痒，疥癣麻风，滴虫性阴道炎。③湿热淋痛，尿闭不通。

【用法用量】煎服，4.5～9g。外用适量，煎汤洗患处。

【使用注意】脾胃虚寒及阴虚津伤者忌用或慎用。不宜与藜芦同用。

苦参的清热燥湿作用类似于黄柏，治疗下焦湿热。

·白鲜皮·（中医、中西医助理医师均不考）

【药性】苦，寒。归脾、胃、膀胱经。

【功效】清热燥湿，祛风解毒。

【应用】①湿热疮毒，黄水淋漓，湿疹，风疹，疥癣疮癞。②湿热黄疸尿赤，风湿热痹。

【用法用量】煎服，5～10g。外用适量，煎汤洗或研粉敷。

【使用注意】脾胃虚寒者慎用。

第三节　清热解毒药

本类药物性味多苦寒，以清热解毒为主要作用。主治各种热毒证，如疮痈疔疖、丹毒、温毒发斑、咽喉肿痛、痄腮、热毒下痢及虫蛇咬伤、癌肿、烧烫伤等。

在临床应用本类药物时，应根据各种证候的不同表现及兼证，结合具体药物的功用特点，有针对性地选择，并作相应的配伍。如火热炽盛者，可配伍清热泻火药；热毒在血分者，可配伍清热凉血药；疮痈肿毒、咽喉肿痛者，可配伍活血消肿药；热毒血痢、里急后重者，可配伍活血行气药等。

本类药物药性寒凉，易伤脾胃，中病即止，不可过服。

·金银花·

【药性】甘，寒。归肺、心、胃经。

【功效】清热解毒，疏散风热。

【应用】①痈肿疔疮，喉痹，丹毒。②风热感冒，温病发热。③热毒血痢。

【用法用量】煎服，6～15g。疏散风热、清泄里热以生品为佳；炒炭宜用于热毒血痢；露剂多用于暑热烦渴。

【使用注意】脾胃虚寒及气虚疮疡脓清者忌用。

·连　翘·

【药性】苦，微寒，归肺、心、小肠经。

【功效】清热解毒，消肿散结，疏散风热。

【应用】①痈疽，瘰疬，乳痈，丹毒：本品苦寒，功用与金银花相似，长于清心火，解疮毒，又能消散痈肿结聚，故前人有“疮家圣药”之称。②风热感冒，温病初起，热入营血、高热烦渴、神昏发斑。③热淋涩痛。

【用法用量】煎服，6～15g。青翘清热解毒之力较强；老翘长于透热达表，疏散风热；连翘心长于清心泻火，常用治邪入心包之高热烦躁、神昏谵语等症。

【使用注意】脾胃虚寒及气虚脓清者不宜用。

【鉴别用药】连翘与金银花均有清热解毒、疏散风热作用，既能透热达表，又能清里热而解毒。

对热毒疮疡、风热感冒、温热病等，常相须为用。不同之处在于，连翘清心解毒之力强，并善于消痈散结，为疮家圣药，亦治瘰疬痰核；而金银花疏散表热之效优，且炒炭后善于凉血止痢，用治热毒血痢。

·穿心莲·

【药性】苦，寒。归心、肺、大肠、膀胱经。

【功效】清热解毒，凉血，消肿，燥湿。

【应用】①风热感冒，温病初起。②咽喉肿痛，口舌生疮。③顿咳劳嗽，肺痈吐脓。④痈肿疮疡，蛇虫咬伤。⑤湿热泻痢，热淋涩痛，湿疹瘙痒。

【用法用量】煎服，6～9g。因其味甚苦，入煎剂易致恶心呕吐，故多作丸、片剂服用。外用适量。

【使用注意】不宜多服久服；脾胃虚寒者不宜用。

·大青叶·

【药性】苦，寒。归心、肺、胃经。

【功效】清热解毒，凉血消斑。

【应用】①温病高热，神昏，发斑发疹。②痄腮，喉痹，口疮，丹毒，痈肿。

【用法用量】煎服，9～15g。外用适量。

【使用注意】脾胃虚寒者忌用。

·板蓝根·

【药性】苦，寒。归心、胃经。

【功效】清热解毒，凉血，利咽。

【应用】①瘟疫时毒，发热咽痛。②温毒发斑，痄腮，烂喉丹痧，大头瘟疫，丹毒，痈肿。

【用法用量】煎服，9～15g。

【使用注意】体虚而无实火热毒者忌服，脾胃虚寒者慎用。

·青　黛·

【药性】咸，寒。归肝经。

【功效】清热解毒，凉血消斑，泻火定惊。

【应用】①温毒发斑，血热吐衄。②喉痹口疮，痄腮，火毒疮疡。③肝火犯肺，咳嗽胸痛，痰中带血。④小儿惊痫。

【用法用量】1～3g，宜入丸散用。外用适量。

【使用注意】胃寒者慎用。

【鉴别用药】大青叶、板蓝根、青黛三者大体同出一源，功效相近，皆有清热解毒、凉血消斑之作用。但大青叶凉血消斑力强，板蓝根解毒利咽散结效著，青黛清肝定惊功胜。

·贯　众·

【药性】苦，微寒；有小毒。归肝、胃经。

【功效】清热解毒，驱虫，止血。

【应用】①时疫感冒，风热头痛，温毒发斑。②痄腮，疮疡肿毒。③虫积腹痛。④崩漏下血。

【用法用量】煎服，5～10g。清热解毒、驱虫宜生用；止血宜炒炭用。外用适量。

【使用注意】本品有小毒，用量不宜过大。服用本品时忌油腻。脾胃虚寒者及孕妇慎用。

·蒲公英·

【药性】苦、甘，寒。归肝、胃经。

【功效】清热解毒，消肿散结，利湿通淋。

【应用】①痈肿疔疮，乳痈，肺痈，肠痈，瘰疬：主归肝、胃经，兼能通乳，故为治乳痈要药。②湿热黄疸，热淋涩痛。

【用法用量】煎服，10～15g。外用鲜品适量，捣敷；或煎汤熏洗患处。

【使用注意】用量过大可致缓泻。

·紫花地丁·

【药性】苦、辛，寒。归心、肝经。

【功效】清热解毒，凉血消肿。

【应用】①疔疮肿毒，痈疽发背，丹毒，乳痈，肠痈：为治血热壅滞，痈肿疮毒，红肿热痛的常用药，尤善治疗疔毒。②毒蛇咬伤。

此外，还可用于肝热目赤肿痛以及外感热病。

【用法用量】煎服，15～30g。外用鲜品适量，捣烂敷患处。

【使用注意】体质虚寒者忌服。

·野菊花·（中医、中西医助理医师均不考）

【药性】苦、辛，微寒。归肝、心经。

【功效】清热解毒，泻火平肝。

【应用】①疔疮痈肿，咽喉肿痛：为治外科疔痈之良药。②目赤肿痛，头痛眩晕。

【用法用量】煎服，9～15g。外用适量，煎汤外洗或制膏外涂。

【鉴别用药】野菊花与菊花为同科植物，均有清热解毒之功，但野菊花苦寒之性尤胜，长于解毒消痈，痈肿疮疡多用之；而菊花辛散之力较强，长于清热疏风，上焦头目风热多用之。

·重楼·（中医、中西医执业及助理医师均不考）

又名蚤休、七叶一枝花、草河车。

【药性】苦，微寒；有小毒。归肝经。

【功效】清热解毒，消肿止痛，凉肝定惊。

【应用】①疔疮痈肿，咽喉肿痛，蛇虫咬伤：为治痈肿疔毒、毒蛇咬伤的常用药。②跌扑伤痛。③惊风抽搐。

【用法用量】煎服，3～9g。外用适量，研末调敷。

【使用注意】体虚、无实火热毒者、孕妇及患阴证疮疡者均不宜服用。

·土茯苓·

【药性】甘、淡，平。归肝、胃经。

【功效】解毒，除湿，通利关节。

【应用】①梅毒及汞中毒所致的肢体拘挛、筋骨疼痛：为治梅毒要药。②湿热淋浊，带下，疥癣，湿疹瘙痒。③痈肿，瘰疬。

【用法用量】煎服，15～60g。外用适量。

【使用注意】肝肾阴虚者慎服。服药时忌饮茶。

·鱼腥草·

【药性】辛，微寒。归肺经。

【功效】清热解毒，消痈排脓，利尿通淋。

【应用】①肺痈吐脓，痰热喘咳：为治肺痈要药。②疮痈肿毒：既能清热解毒，又能消痈排脓，亦为外痈疮毒常用之品。③热淋，热痢。

【用法用量】煎服，15～25g，不宜久煎；鲜品用量加倍，水煎或捣汁服。外用适量，捣敷或煎汤熏洗患处。

【使用注意】虚寒证及阴性疮疡忌服。

·金荞麦·（中医、中西医执业及助理医师均不考）

【药性】微辛、涩，凉。归肺经。

【功效】清热解毒，排脓祛瘀。

【应用】①肺痈吐脓，肺热喘咳。②瘰疬疮疖，乳娥肿痛。

此外，本品尚有健脾消食之功，与茯苓、麦芽等同用，可用治疳积消瘦，腹胀食少等证。

【用法用量】煎服，15～45g，用水或黄酒隔水密闭炖服。

·大血藤·

【药性】苦，平。归大肠、肝经。

【功效】清热解毒，活血，祛风止痛。

【应用】①肠痈腹痛，热毒疮疡：为治肠痈要药。②血滞经闭痛经，跌扑肿痛。③风湿痹痛。

【用法用量】煎服，9～15g。外用适量。

【使用注意】孕妇慎用。

·败酱草·

【药性】辛、苦，微寒。 归胃、大肠、肝经。

【功效】清热解毒，消痈排脓，祛瘀止痛。

【应用】①肠痈肺痈，痈肿疮毒：为治肠痈腹痛之要药。②产后瘀阻腹痛。③血滞胸痛腹痛，产后瘀阻腹痛。

【用法用量】煎服，6～15g。外用适量。

【使用注意】脾胃虚弱，食少泄泻者不宜服用。

·射　干·

【药性】苦，寒。归肺经。

【功效】清热解毒，消痰，利咽。

【应用】①热毒痰火郁结，咽喉肿痛：为治热毒痰火郁结所致咽喉肿痛之要药。②痰涎壅盛，咳嗽气喘。

【用法用量】煎服，3～10g。

【使用注意】本品苦寒，脾虚便溏者不宜使用。孕妇慎用。

·山豆根·

【药性】苦，寒；有毒。归肺、胃经。

【功效】清热解毒，消肿利咽。

【应用】①火毒蕴结，乳蛾喉痹，咽喉肿痛：为治疗火毒蕴结所致乳娥喉痹、咽喉红肿疼痛的要药。②齿龈肿痛，口舌生疮。

此外，本品还可用于湿热黄疸、肺热咳嗽、痈肿疮毒等证。

【用法用量】煎服，3～6g。外用适量。

【使用注意】本品苦寒有毒，过量服用易引起呕吐、腹泻、胸闷、心悸等副作用，故用量不宜过大，脾胃虚寒者慎用。

·马 勃·（中医、中西医助理医师均不考）

【药性】辛，平。归肺经。

【功效】清肺，解毒利咽，止血。

【应用】①风热郁肺，咽痛音哑，咳嗽：为治咽喉肿痛的常用药。②衄血，创伤出血。

【用法用量】煎服，2～6g。外用适量，敷患处。

【使用注意】风寒袭肺之咳嗽、失音者不宜使用。

·白头翁·

【药性】苦，寒。归胃、大肠经。

【功效】清热解毒，凉血止痢。

【应用】①热毒血痢：为治痢之良药。②阴痒带下。

【用法用量】煎服，9～15g。

【使用注意】虚寒泻痢者忌服。

·马齿苋·

【药性】酸，寒。归肝、大肠经。

【功效】清热解毒，凉血止血，止痢。

【应用】①热毒血痢：为治痢疾的常用药物，单用水煎服即效。②痈肿疔疮，丹毒，蛇虫咬伤，湿疹。③便血，痔血，崩漏下血。

此外，本品也可用治湿热淋证、带下。

【用法用量】煎服，9～15g。外用适量，捣敷患处。

【使用注意】脾胃虚寒，肠滑作泄者忌服。

·鸦胆子·

【药性】苦，寒；有小毒。归大肠、肝经。

【功效】清热解毒，止痢，截疟；外用腐蚀赘疣。

【应用】①热毒血痢，冷积久痢。②疟疾。③赘疣鸡眼。

【用法用量】内服，0.5～2g，用龙眼肉包裹或装入胶囊吞服，亦可压去油制成丸剂、片剂服，不宜入煎剂。外用适量。

【使用注意】本品对胃肠道及肝肾均有损害，内服需严格控制剂量，不宜多用久服。外用注意用胶布保护好周围正常皮肤，以防止对正常皮肤的刺激。孕妇及小儿慎用。胃肠出血及肝肾病患者不宜使用。

·白花蛇舌草·

【药性】微苦、甘，寒。归胃、大肠、小肠经。

【功效】清热解毒，利湿通淋。

【应用】①痈肿疮毒，咽喉肿痛，毒蛇咬伤。②热淋涩痛。

此外，本品既能清热，又兼利湿，尚可用于湿热黄疸。

【用法用量】煎服，15～60g。外用适量。

【使用注意】阴疽及脾胃虚寒者忌用。

·山慈菇·（中医、中西医助理医师均不考）

【药性】甘、微辛，凉。归肝、脾经。

【功效】清热解毒，化痰散结。

【应用】①痈肿疔毒，瘰疬痰核，蛇虫咬伤。②癥瘕痞块。

此外，本品尚有化痰作用，可用治风痰癫痫。

【用法用量】煎服，3～9g。外用适量。

【使用注意】体虚者慎用。

·熊胆粉·（中医、中西医助理医师均不考）

【药性】苦，寒。归肝、胆、心经。

【功效】清热解毒，息风止痉，清肝明目。

【应用】①热毒疮痈，痔疮，咽喉肿痛。②热极生风，惊痫抽搐。③肝热目赤，目生翳膜。

【用法用量】内服，0.25～0.5g，入丸、散剂。外用适量，研末或水调涂敷患处。

【使用注意】脾胃虚寒者忌用。

·白蔹·（中医、中西医执业及助理医师均不考）

【药性】苦，微寒。归心、胃经。

【功效】清热解毒，消痈散结，敛疮生肌。

【应用】①痈疽发背，疔疮，瘰疬。②烧烫伤，手足皲裂。

【用法用量】煎服，5～10g。外用适量，煎汤洗或研成极细粉敷患处。

【使用注意】不宜与川乌、制川乌、草乌、制草乌、附子同用。

第四节　清热凉血药

本类药物性味多为甘苦寒或咸寒，偏入血分以清热，多归心、肝经，具有清解营分、血分热邪的作用。主要用于营分、血分等实热证。如温热病热入营分，热灼营阴，心神被扰，症见舌绛、身热夜甚、心烦不寐、脉细数，甚则神昏谵语、斑疹隐隐；邪陷心包，神昏谵语、舌謇足厥、舌质红绛；热入血分，热盛迫血，心神扰乱，症见舌色深绛、吐血、衄血、尿血、便血、斑疹紫暗、躁扰不安、甚或昏狂。亦可用于内伤杂病中的血热出血证。若气血两燔者，可与清热泻火药同用，使气血两清。

·生地黄·

【药性】甘，寒。归心、肝、肾经。

【功效】清热凉血，养阴生津。

【应用】①热入营血，温毒发斑。②血热出血。③热病伤阴，舌绛烦渴，内热消渴。④阴虚发热，骨蒸劳热。⑤津伤便秘。

【用法用量】煎服，10～15g。

【使用注意】脾虚湿滞，腹满便溏者不宜使用。

·玄　参·

【药性】甘、苦、咸，微寒。归肺、胃、肾经。

【功效】清热凉血，滋阴降火，解毒散结。

【应用】①热入营血，温毒发斑。②热病伤阴，舌绛烦渴，津伤便秘，骨蒸劳嗽。③目赤肿痛，咽喉肿痛，白喉，瘰疬，痈肿疮毒。

【用法用量】煎服，9～15g。

【使用注意】脾胃虚寒，食少便溏者不宜服用。不宜与藜芦同用。

【鉴别用药】玄参与生地黄均能清热凉血、养阴生津，用治热入营血、热病伤阴、阴虚内热等证，常相须为用。但玄参泻火解毒力较强，故咽喉肿痛、痰火瘰疬多用；生地黄凉血养阴力较大，故血热出血、阴虚内热消渴多用。

·牡丹皮·

【药性】苦、辛，微寒。归心、肝、肾经。

【功效】清热凉血，活血化瘀。

【应用】①热入营血，温毒发斑，血热吐衄。②温邪伤阴，阴虚发热，夜热早凉，无汗骨蒸：为治无汗骨蒸之要药。③血滞经闭痛经，跌扑伤痛。④痈肿疮毒。

【用法用量】煎服，6～12g。清热凉血宜生用，活血化瘀宜酒炙用，止血宜炒炭用。

【使用注意】血虚有寒、月经过多者不宜使用。孕妇慎用。

·赤　芍·

【药性】苦，微寒。归肝经。

【功效】清热凉血，散瘀止痛。

【应用】①热入营血，温毒发斑，血热吐衄。②目赤肿痛，痈肿疮疡。③肝郁胁痛，经闭痛经，癥瘕腹痛，跌扑损伤。

【用法用量】煎服，6～12g。

【使用注意】血寒经闭者不宜使用。孕妇慎用。不宜与藜芦同用。

·紫 草·

【药性】甘、咸，寒。归心、肝经。
【功效】清热凉血，活血解毒，透疹消斑。
【应用】①血热毒盛，斑疹紫黑，麻疹不透。②疮疡，湿疹，水火烫伤。
【用法用量】煎服，5～10g。外用适量，熬膏或用植物油浸泡涂擦。
【使用注意】本品性寒而滑利，有轻泻作用，故脾虚便溏者忌服。

·水牛角·

【药性】苦，寒。归心、肝经。
【功效】清热凉血，解毒，定惊。
【应用】①温病高热，神昏谵语，惊风，癫狂。②血热毒盛，发斑发疹，吐血衄血。③痈肿疮疡，咽喉肿痛。
【用法用量】煎服，15～30g，宜先煎3小时以上。水牛角浓缩粉冲服，每次1.5～3g，每日2次。
【使用注意】脾胃虚寒者忌用。

第五节 清虚热药

本类药物性寒凉，多归肝、肾经，主入阴分，以清虚热、退骨蒸为主要作用。主治肝肾阴虚所致的骨蒸潮热、午后发热、手足心热、虚烦不眠、遗精盗汗、舌红少苔、脉细数等，以及热病后期，余热未清，伤阴劫液，而致夜热早凉、热退无汗、舌质红绛、脉细数等。部分药物又能清实热，亦可用于实热证。使用本类药常配伍清热凉血及清热养阴之品，以期标本兼顾。

·青 蒿·

【药性】苦、辛，寒。归肝、胆经。
【功效】退虚热，除骨蒸，解暑热，截疟，退黄。
【应用】①温邪伤阴，夜热早凉。②阴虚发热，骨蒸劳热：为清虚热要药。③外感暑热，发热烦渴。④湿热黄疸。
【用法用量】煎服，6～12g，后下。或鲜用绞汁。
【使用注意】本品苦寒，脾胃虚弱，肠滑泄泻者忌用。

·白 薇·

【药性】苦、咸，寒。归胃、肝、肾经。
【功效】清热凉血，利尿通淋，解毒疗疮。
【应用】①阴虚发热，骨蒸劳热，产后血虚发热，温邪伤营发热。②热淋，血淋。③痈疽肿毒，蛇虫咬伤，咽喉肿痛。④阴虚外感。
【用法用量】煎服，5～10g。外用适量。
【使用注意】本品苦寒，脾胃虚寒、食少便溏者不宜服用。

·地骨皮·

【药性】甘，寒。归肺、肝、肾经。

【功效】凉血除蒸，清肺降火。

【应用】①阴虚潮热，骨蒸盗汗：为凉血退热除蒸之佳品。②肺热咳嗽。③血热咳血衄血。④内热消渴。

【用法用量】煎服，9 ～ 15g。

【使用注意】本品性寒，外感风寒发热或脾虚便溏者不宜用。

·银柴胡·

【药性】甘，微寒。归肝、胃经。

【功效】清虚热，除疳热。

【应用】①阴虚发热，骨蒸劳热：为退虚热、除骨蒸之常用药。②小儿疳积发热。

【用法用量】煎服，3 ～ 10g。

【使用注意】外感风寒、血虚无热者不宜使用。

【鉴别用药】银柴胡与柴胡二者名称相似，均有退热之功。然银柴胡长于清虚热、除疳热，善治疗阴虚发热、小儿疳热；柴胡长于解肌退热，善治外感发热、邪在少阳之往来寒热。

·胡黄连·

【药性】苦，寒。归肝、胃、大肠经。

【功效】退虚热，除疳热，清湿热。

【应用】①阴虚发热，骨蒸潮热。②小儿疳积发热。③湿热泻痢，黄疸尿赤，痔疮肿痛。

【用法用量】煎服，3 ～ 10g。

【使用注意】本品苦寒，脾胃虚寒者慎用。

【鉴别用药】胡黄连与黄连二者名称相似，均为苦寒、清热燥湿之品，善除胃肠湿热，均为治湿热泻痢之良药。然胡黄连药力不及黄连，善退虚热、除疳热；黄连苦寒尤甚，善清心火、泻胃热，为清热解毒要药。

第四单元　泻下药

（中医、中西医助理医师均不考：攻下药、润下药、峻下逐水药的性能特点、主治病证、配伍方法）

攻下药、润下药、峻下逐水药。多为沉降之品，主归大肠经。

有泻下通便作用，以排除胃肠积滞和燥屎等，主要适用于大便秘结，胃肠积滞，实热内结及水肿停饮等里实证。其中攻下药多苦寒沉降，主入胃肠经；既有较强的攻下通便作用，又有清热泻火之效；主要适用于大便秘结，燥屎坚结及实热积滞之证。润下药多为种子和种仁，富含油脂，味甘质润，多入脾、大肠经，能润滑大肠，促使排便而不峻泻，泻下通便作用和缓；主要适用于年老津枯、产后血虚、热病伤津及失血等所致的肠燥津枯便秘。峻下逐水药大多苦寒有毒，药力峻猛，服药后引起剧烈腹泻，有的兼能使体内潴留的水饮通过二便排出体外，消除肿胀；主要适用于全身水肿，大腹胀满以及停饮等正气未衰之证。

应根据里实证的兼证及病人的体质，进行适当地配伍。兼有表邪者，当先解表后攻里，必要时可与解表药同用，表里双解，以免表邪内陷；兼有正虚者，应与补益药同用，攻补兼施，使攻邪而不伤正；本类药亦常配伍行气药，以加强泻下导滞作用；若属热积还应配伍清热药；属寒积者应与温里药同用。

使用泻下药中的攻下药、峻下逐水药时，因其作用峻猛，或有毒性，易伤正气及脾胃，故年老体虚、脾胃虚弱者当慎用；妇女胎前产后及月经期应忌用；应用作用较强的泻下药时，当奏效即止，慎勿过剂，以免损伤胃气；应用作用峻猛而有毒性的泻下药时，一定要严格炮制法度，控制用量，避免中毒现象发生，确保用药安全。

第一节 攻下药

本类药大多苦寒沉降，主入胃、大肠经。既有较强的攻下通便作用，又有清热泻火之效。主要适用于实热积滞，大便秘结，燥屎坚结者。应用时常辅以行气药，以加强泻下及消除胀满作用。若治冷积便秘者，须配伍温里药。

具有较强清热泻火作用的攻下药，又可用于热病高热神昏，谵语发狂；火热上炎所致的头痛、目赤、咽喉肿痛、牙龈肿痛以及火热炽盛所致的吐血、衄血、咳血等上部出血证。上述病证，无论有无便秘，应用本类药物，以清除实热，或导热下行，起到“釜底抽薪”的作用。此外，对湿热积滞，痢疾初起，下痢后重，或饮食积滞，泻而不畅之证，可适当配用本类药物以攻逐积滞，消除病因。对肠道寄生虫病，本类药与驱虫药同用，可促进虫体的排出。

根据“六腑以通为用”“不通则痛”“通则不痛”的理论，以攻下药为主，配伍清热解毒药、活血化瘀药等，用于治疗胆石症、胆道蛔虫症、胆囊炎、急性胰腺炎、阑尾炎、肠梗阻等急腹症，取得了较好的效果。

·大 黄·

【药性】苦，寒。归脾、胃、大肠、肝、心包经。

【功效】泻下攻积，清热泻火，凉血解毒，止血，逐瘀通经，利湿退黄。

【应用】①实热积滞便秘：为治疗积滞便秘之要药。②血热吐衄，目赤咽肿，牙龈肿痛。③痈肿疔疮，肠痈腹痛。④瘀血经闭，产后瘀阻，跌打损伤：为治疗瘀血证的常用药。⑤湿热痢疾，黄疸尿赤，淋证，水肿。⑥烧烫伤。

此外，大黄可“破痰实”，通脏腑，降湿浊，用于老痰壅塞，喘逆不得平卧，大便秘结者，如礞石滚痰丸。

【用法用量】煎服，3～15g。外用适量，研末敷于患处。生大黄泻下力较强，欲攻下者宜生用，入汤剂不宜久煎，或用开水泡服，久煎则泻下力减弱。酒大黄善清上焦血分热毒，用于目赤咽肿，齿龈肿痛；熟大黄泻下力缓，泻火解毒，用于火毒疮病。大黄炭凉血化瘀止血用于血热有瘀出血证。

【使用注意】孕妇及月经期、哺乳期慎用。又本品苦寒，易伤胃气，脾胃虚弱者亦应慎用。

·芒 硝·

【药性】咸、苦，寒。归胃、大肠经。

【功效】泻下通便，润燥软坚，清火消肿。

【应用】①实热积滞，腹满胀痛，大便燥结。②肠痈腹痛。③乳痈，痔疮肿痛，咽痛口疮，目赤肿痛。

【用法用量】6～12g，一般不入煎剂，待汤剂煎好后，溶入汤液中服用。外用适量。

【使用注意】孕妇、哺乳期慎用；不宜与硫黄、三棱同用。

【鉴别用药】芒硝、大黄均为泻下药，常相须为用，治疗肠燥便秘。然大黄味苦泻下力强，有荡涤肠胃之功，为治热结便秘之主药；芒硝味咸，可软坚泻下，善除燥屎坚结。芒硝又清火消肿，但多外用，治疮痈肿痛。大黄苦寒沉降，又泻火凉血解毒，清利湿热，治疗热毒证、出血证及湿热内蕴等证；且可活血通经，治血瘀诸证。

·番泻叶·

【药性】甘、苦，寒。归大肠经。
【功效】泻热行滞，通便，利水。
【应用】①实热积滞，便秘腹痛。②水肿胀满。
【用法用量】煎服，2～6g，后下，或开水泡服。
【使用注意】孕妇及哺乳期、月经期慎用。剂量过大，可致恶心、呕吐、腹痛等副作用。

·芦　荟·（中医、中西医助理医师均不考）

【药性】苦，寒。归肝、胃、大肠经。
【功效】泻下通便，清肝泻火，杀虫疗疳。
【应用】①热结便秘。②惊痫抽搐。③小儿疳积。④癣疮。
【用法用量】2～5g，宜入丸散。外用适量，研末敷患处。
【使用注意】孕妇、哺乳期及脾胃虚弱、食少便溏者慎用。

第二节　润下药

本类药物多为植物种子和种仁，富含油脂，味甘质润，多入脾、大肠经，能润滑大肠，促使排便而不致峻泻。适用于年老津枯、产后血虚、热病伤津及失血等所致的肠燥便秘。使用时还应根据不同病情，配伍其他药物。若热盛津伤而便秘者，配清热养阴药；兼气滞者，配伍行气药；因血虚引起便秘者，可配伍补血药。

·火麻仁·

【药性】甘，平。归脾、胃、大肠经。
【功效】润肠通便。
【应用】血虚津亏，肠燥便秘。
【用法用量】煎服，10～15g。

·郁李仁·

【药性】辛、苦、甘，平。归脾、大肠、小肠经。
【功效】润肠通便，下气利水。
【应用】①津枯肠燥，食积气滞，腹胀便秘。②水肿，脚气浮肿，小便不利。
【用法用量】煎服，6～10g。
【使用注意】孕妇慎用。

·松子仁·

【药性】甘，温。归大肠、肺经。
【功效】润肠通便，润肺止咳。
【应用】①肠燥便秘。②肺燥干咳。
【用法用量】煎服，5～10g。

【使用注意】脾虚便溏、痰湿壅盛者不宜使用。

第三节　峻下逐水药

本类药物大多苦寒有毒，药力峻猛，服药后能引起剧烈腹泻，有的兼能利尿，能使体内潴留的水饮通过二便排出体外，消除肿胀。适用于全身水肿，大腹胀满，以及停饮等正气未衰，邪盛证急之证。

本类药有毒，攻伐力强，易伤正气，临床应用当中病即止，不可久服。使用时常配伍补益药以保护正气。体虚者慎用，孕妇忌用。同时还要注意本类药物的炮制、剂量、用法及禁忌等，以确保用药安全、有效。

·甘　遂·

【药性】苦，寒；有毒。归肺、肾、大肠经。

【功效】泻水逐饮，消肿散结。

【应用】①水肿胀满，胸腹积水，痰饮积聚，气逆咳喘，二便不利。②风痰癫痫。③痈肿疮毒。

【用法用量】0.5～1.5g。炮制（醋炙减低毒性）后多入丸散用。外用适量，生用。

【使用注意】孕妇及虚弱者禁用。不宜与甘草同用。

·京大戟·（中医、中西医助理医师均不考）

【药性】苦，寒；有毒。归肺、脾、肾经。

【功效】泻水逐饮，消肿散结。

【应用】①水肿胀满，胸腹积水，痰饮积聚，气逆咳喘，二便不利。②痈肿疮毒，瘰疬痰核。

【用法用量】煎服，1.5～3g；入丸散剂，每次1g；内服醋炙用，以减低毒性。外用适量，生用。

【使用注意】孕妇及虚弱者禁用。不宜与甘草同用。

·芫　花·（中医、中西医助理医师均不考）

【药性】苦、辛，温；有毒。归肺、脾、肾经。

【功效】泻水逐饮，祛痰止咳；外用杀虫疗疮。

【应用】①水肿胀满，胸腹积水，痰饮积聚，气逆咳喘，二便不利。②疥癣秃疮，痈肿，冻疮。

【用法用量】煎服，1.5～3g；研末吞服，1次0.6g～0.9g，1日1次；内服醋炙用，以低毒性。外用适量，生用。

【使用注意】孕妇及虚弱者禁用。不宜与甘草同用。

【鉴别用药】甘遂、京大戟、芫花均为峻下逐水药，具有泻水逐饮之效，作用峻猛，常同用治疗水肿、鼓胀、胸胁停饮之证。但甘遂作用最强，其次为京大戟，最弱者为芫花。但芫花兼有祛痰止咳之效。另外，三者均有毒，且不宜与甘草同用；内服时，多醋制，可降低其毒性。

·商　陆·（中医、中西医执业及助理医师均不考）

【药性】苦，寒；有毒。归肺、脾、肾、大肠经。

【功效】逐水消肿，通利二便；外用解毒散结。

【应用】①水肿胀满，二便不利。②痈肿疮毒。

【用法用量】煎服，3～9g。外用适量，煎汤熏洗。

【使用注意】孕妇禁用。

·牵牛子·

【药性】苦，寒；有毒。归肺、肾、大肠经。

【功效】泻水通便，消痰涤饮，杀虫攻积。

【应用】①水肿胀满，二便不通。②痰饮积聚，气逆喘咳。③虫积腹痛。

【用法用量】煎服，3～6g。入丸散服，每次1.5～3g。本品炒用药性减缓。

【使用注意】孕妇禁用。不宜与巴豆、巴豆霜同用。

·巴豆霜·

【药性】辛，热；有大毒。归胃、大肠经。

【功效】峻下冷积，逐水退肿，豁痰利咽；外用蚀疮。

【应用】①寒积便秘。②小儿乳食停积。③腹水鼓胀，二便不通。④喉风，喉痹。⑤痈肿脓成未溃，疥癣恶疮，疣痣。

【用法用量】0.1～0.3g，多入丸散用。外用适量。

【使用注意】孕妇及虚弱者禁用。不宜与牵牛子同用。

【鉴别用药】巴豆霜辛热燥烈，药力刚猛，峻下冷积，开通闭塞，主治冷积便秘重症；大黄苦寒泄降，峻下实热，荡涤胃肠，主治实热积滞便秘急症。

·千金子·（中医、中西医执业及助理医师均不考）

【药性】辛，温；有毒。归肝、肾、大肠经。

【功效】泻下逐水，破血消癥；外用疗癣蚀疣。

【应用】①二便不通，水肿，痰饮，积滞胀满。②血瘀经闭，癥瘕。③顽癣，赘疣。

【用法用量】生千金子，1～2g，去壳，去油用，多入丸散服；外用适量，捣烂敷患处。千金子霜0.5～1g，多入丸散服；外用适量。

【使用注意】孕妇及虚弱者禁用。

第五单元　祛风湿药

（中医、中西医助理医师均不考：祛风湿药的性能特点、主治病证、配伍方法）

味多辛苦，性或温或凉。

能祛留着于肌肉、经络、筋骨的风湿之邪，有的还兼有散寒、舒筋、通络、止痛、活血或补肝肾、强筋骨等作用。主要用于风湿痹证之肢体疼痛，关节不利、肿大，筋脉拘挛等症。部分药物还适用于腰膝酸软、下肢痿弱等。

根据痹证的类型、邪犯的部位、病程的新久等，选择药物，并作适当配伍。如风邪偏盛的行痹，应选择善能祛风的祛风湿药，佐以活血养营之品；湿邪偏盛的着痹，应选用温燥的祛风湿药，佐以健脾渗湿药；寒邪偏盛的痛痹，当选温性较强的祛风湿药，佐以通阳温经之品；外邪入里而从热化或郁久化热的热痹，当选用寒凉的祛风湿药，酌情配伍凉血清热解毒药；感邪初期，病邪在表，当配伍散风胜湿的解表药；病邪入里，须与活血通络药物同用；若夹有痰浊、瘀血者，须与祛痰、散瘀药同用；久病体虚，肝肾不足，抗病能力减弱，应选用强筋骨的祛风湿药，配伍益气血、补肝肾的药物，扶正以祛邪。

痹证多属慢性病，为了服用方便，可制成酒或丸散剂。也可制成外敷剂型，直接用于患处。部分祛风湿药辛温性燥，易耗伤阴血，阴亏血虚者应慎用。

第一节　祛风寒湿药

本节药物味多辛苦，性温，入肝脾肾经。辛能行散祛风，苦能除燥湿，温通祛寒。具有较好的祛风、除湿、散寒、止痛、通经络等作用，尤以止痛为其特点，主要适用于风寒湿痹，肢体关节疼痛，痛有定处，遇寒加重等。经配伍亦可用于风湿热痹。

·独　活·

【药性】辛、苦，微温。归肾、膀胱经。

【功效】祛风除湿，通痹止痛，解表。

【应用】①风寒湿痹，腰膝酸痛：为治风湿痹痛主药，凡风寒湿邪所致之痹证，无论新久，均可应用。②风寒夹湿头痛。③少阴伏风头痛。

其祛风湿之功，亦治皮肤瘙痒，内服或外洗皆可。

【用法用量】煎服，3～10g。外用适量。

【鉴别用药】羌活与独活均能祛风湿，止痛，解表，以治风寒湿痹，风寒夹湿表证，头痛。但羌活性较燥烈，发散力强，常用于风寒湿痹，痛在上半身者；独活性较缓和，发散力较弱，多用于风寒湿痹在下半身者。若风寒湿痹，一身尽痛，两者常配伍应用。

·威灵仙·

【药性】辛、咸，温。归膀胱经。

【功效】祛风湿，通经络，止痛，消骨鲠。

【应用】①风寒湿痹：为治风湿痹痛要药。②骨鲠咽喉。

此外，本品具有通络止痛之功，还可用治跌打伤痛。

【用法用量】煎服，6～10g。消骨鲠可用 30～50g。

【使用注意】本品辛散走窜，气血虚弱者慎服。

·徐长卿·（中医、中西医执业及助理医师均不考）

【药性】辛，温。归肝、胃经。

【功效】祛风除湿，止痛，止痒。

【应用】①风湿痹痛。②胃痛胀满，牙痛，腰痛，跌扑伤痛，痛经。③风疹，湿疹。

【用法用量】煎服，3～12g，后下。

【使用注意】孕妇慎用。

·川　乌·

【药性】辛、苦，热。归心、肝、肾、脾经。生川乌有大毒，制川乌有毒。

【功效】祛风除湿，温经止痛。

【应用】①风寒湿痹，关节疼痛：为治寒湿痹痛之佳品，“一切沉寒痼冷之症，用此无不奏效”，尤宜于寒邪偏盛之痹痛。②心腹冷痛，寒疝作痛。③跌扑伤痛，麻醉止痛。

【用法用量】制川乌煎服，1.5～3g，宜先煎、久煎。生品宜外用，适量。

【使用注意】生品内服宜慎，孕妇忌用。制川乌孕妇慎用。不宜与半夏、川贝母、浙贝母、平贝母、伊贝母、湖北贝母、瓜蒌、瓜蒌皮、瓜子、天花粉、白及、白蔹同用。

·蕲　蛇·

【药性】甘、咸，温；有毒。归肝经。

【功效】祛风，通络，止痉。

【应用】①风湿顽痹，麻木拘挛：为截风要药。②中风口眼㖞斜，半身不遂。③小儿惊风，破伤风，抽搐痉挛：为治痉挛抽搐常用药。④麻风，疥癣。

此外，本品有毒，能以毒攻毒，可用治瘰疬、梅毒、恶疮。

【用法用量】煎服，3～9g；研末吞服，一次1～1.5g，一日2～3次。或酒浸、熬膏，或入丸、散服。

【使用注意】血虚生风者慎服。

·附药：金钱白花蛇·（中医、中西医执业及助理医师均不考）

本品为眼镜蛇科动物银环蛇的幼蛇干燥体。分布于长江以南各地。夏、秋二季捕提，剖开蛇腹，除去内脏，擦净血迹，用乙醇浸泡处理后，盘成圆形，用竹签固定，干燥。切段用。本品药性、功效、应用、使用注意与蕲蛇相似而力较强。煎服，2～5g；研粉吞服，1～1.5g。亦可浸酒服。

·乌梢蛇·

【药性】甘，平。归肝经。

【功效】祛风，通络，止痉。

【应用】①风湿顽痹，麻木拘挛。②中风口眼㖞斜，半身不遂。③小儿惊风，破伤风，痉挛抽搐。④麻风，疥癣。

此外，本品又可用治瘰疬、恶疮。

【用法用量】煎服，6～12g；研末，每次2～3g；或入丸剂、酒浸服。外用适量。

【使用注意】血虚生风者慎服。

【鉴别用药】蕲蛇、金钱白花蛇、乌梢蛇性皆走窜，均能祛风，通络，止痉，凡内外风毒壅滞之证皆宜，尤以善治病久邪深者为其特点。其作用以金钱白花蛇最强，蕲蛇次之，乌梢蛇最弱；且金钱白花蛇与蕲蛇均有毒、性偏温燥，乌梢蛇性平、无毒而力较缓。

·木　瓜·

【药性】酸，温。归肝、脾经。

【功效】舒筋活络，和胃化湿。

【应用】①湿痹拘挛，膝关节酸重疼痛：本品味酸入肝，善于舒筋活络，且能祛湿除痹，尤为湿痹筋脉拘挛之要药，亦常用于腰膝关节酸重疼痛。②脚气浮肿。③暑湿吐泻，转筋挛痛。

此外，本品尚有消食作用，用于消化不良；并能生津止渴，可治津伤口渴。

【用法用量】煎服，6～9g。

【使用注意】胃酸过多者不宜服用。

·蚕　沙·（中医、中西医执业及助理医师均不考）

【药性】甘、辛，温。归肝、脾、胃经。

【功效】祛风除湿，和胃化湿。

【应用】①风湿痹证。②吐泻转筋。③风疹、湿疹瘙痒。

【用法用量】煎服，5～15g；宜布包入煎。外用适量。

【鉴别用药】蚕沙与木瓜均能祛风湿、和胃化湿，以治湿痹拘挛及湿阻中焦之吐泻转筋。但蚕沙作用较缓，又能祛风，故凡风湿痹痛，不论风重、湿重均可应用；木瓜善于舒筋活络，长于治筋脉拘挛，除常用于湿阻中焦吐泻转筋外，也可用于血虚肝旺、筋脉失养、挛急疼痛等。

·伸筋草·（中医、中西医执业及助理医师均不考）

【药性】微苦、辛，温。归肝、脾、肾经。

【功效】祛风除湿，舒筋活络。

【应用】①风寒湿痹，关节酸痛，屈伸不利。②跌打损伤。

【用法用量】煎服，3～12g。外用适量。

【使用注意】孕妇慎用。

·油松节·（中医、中西医执业及助理医师均不考）

【药性】苦、辛，温。归肝、肾经。

【功效】祛风除湿，通络止痛。

【应用】①风寒湿痹，历节风痛，转筋挛急。②跌打伤痛。

【用法用量】煎服，9～15g。外用适量。

【使用注意】阴虚血燥者慎服。

·海风藤·（中医、中西医执业及助理医师均不考）

【药性】辛、苦，微温。归肝经。

【功效】祛风湿，通经络，止痹痛。

【应用】①风寒湿痹，肢节疼痛，筋脉拘挛，屈伸不利：为治风寒湿痹、肢节疼痛、筋脉拘挛，屈伸不利的常用药。②跌打损伤。

【用法用量】煎服，6～12g。外用适量。

·青风藤·（中医、中西医助理医师均不考）

【药性】苦、辛，平。归肝、脾经。

【功效】祛风湿，通经络，利小便。

【应用】①风湿痹痛，关节肿胀，麻木不仁，皮肤瘙痒。②水肿，脚气肿痛。

【用法用量】煎服，6～12g。外用适量。

·丁公藤·（中医、中西医执业及助理医师均不考）

【药性】辛，温；有小毒。归肝、脾、胃经。

【功效】祛风除湿，消肿止痛。

【应用】①风湿痹痛，半身不遂。②跌扑肿痛。

【用法用量】3～6g，用于配制酒剂，内服或外搽。

【使用注意】本品有强烈的发汗作用，虚弱者慎用。孕妇禁用。

·昆明山海棠·（中医、中西医执业及助理医师均不考）

【药性】苦、辛，微温；有大毒。归肝、脾、肾经。
【功效】祛风除湿，活血止痛，续筋接骨。
【应用】①风湿痹证：为治风寒湿痹日久，关节肿痛麻木之良药。②跌打损伤，骨折。
【用法用量】煎服，6～15g，宜先煎；或酒浸服。外用适量，研末敷，或煎水涂，或鲜品捣敷。
【使用注意】体弱者不宜使用。孕妇禁用。小儿及育龄期妇女慎服。不宜过量或久服。

·路路通·（中医、中西医执业及助理医师均不考）

【药性】苦，平。归肝、肾经。
【功效】祛风活络，利水，通经。
【应用】①风湿痹痛，麻木拘挛，中风半身不遂。②水肿胀满。③跌打损伤。④经行不畅，经闭。⑤乳少，乳汁不通。
此外，本品能祛风止痒，用于风疹瘙痒，可与地肤子、刺蒺藜、苦参等配伍，内服或外洗。
【用法用量】煎服，5～10g。外用适量。
【使用注意】月经过多者不宜；孕妇慎用。

·穿山龙·（中医、中西医执业及助理医师均不考）

【药性】甘、苦，温。归肝、肾、肺经。
【功效】祛风除湿，舒筋通络，活血止痛，止咳平喘。
【应用】①风湿痹病，关节肿胀，疼痛麻木。②跌扑损伤，闪腰岔气。③咳嗽气喘。
【用法用量】煎服，9～15g；也可制成酒剂用。
【使用注意】粉碎加工时，注意防护，以免发生过敏反应。

第二节　祛风湿热药

【鉴别用药】蚕沙与木瓜均能祛风湿、和胃化湿，以治湿痹拘挛及湿阻中焦之吐泻转筋。但蚕沙作用较缓，又能祛风，故凡风湿痹痛，不论风重、湿重均可应用；木瓜善于舒筋活络，长于治筋脉拘挛，除常用于湿阻中焦吐泻转筋外，也可用于血虚肝旺，筋脉失养，挛急疼。

·秦　艽·

【药性】辛、苦，平。归胃、肝、胆经。
【功效】祛风湿，清湿热，舒筋络，止痹痛，退虚热。
【应用】①风湿痹证，筋脉拘挛，骨节酸痛：为“风药中之润剂”。②中风半身不遂。③湿热黄疸。④骨蒸潮热，小儿疳积发热。
【用法用量】煎服，3～10g。

·防　己·

【药性】苦，寒。归膀胱、肺经。
【功效】祛风湿，止痛，利水消肿。

【应用】①风湿痹痛：对风湿痹证湿热偏盛，肢体酸重，关节红肿疼痛，及湿热身痛者，尤为要药。②水肿，脚气肿痛，小便不利。③湿疹疮毒。

此外，本品有降血压作用，可用于高血压病。

【用法用量】煎服，5 ～ 10g。

【使用注意】本品苦寒易伤胃气，胃纳不佳及阴虚体弱者慎服。

·桑　枝·（中医、中西医助理医师均不考）

【药性】微苦，平。归肝经。

【功效】祛风湿，利关节。

【应用】风湿痹证，肩臂、关节酸痛麻木。

【用法用量】煎服，9 ～ 15g。外用适量。

·豨莶草·

【药性】辛、苦，寒。归肝、肾经。

【功效】祛风湿，利关节，解毒。

【应用】①风湿痹痛，筋骨无力，腰膝酸软，四肢麻木。②中风半身不遂。③风疹，湿疮，痈肿疮毒。此外，本品能降血压，可治高血压病。

【用法用量】煎服，9 ～ 12g。外用适量。治风湿痹痛、半身不遂宜制用，治风疹湿疮、痈肿疮毒宜生用。

·臭梧桐·（中医、中西医执业及助理医师均不考）

【药性】辛、苦、甘，凉。归肝经。

【功效】祛风湿，通经络，平肝。

【应用】①风湿痹证。②中风半身不遂。③风疹，湿疮。④肝阳上亢，头痛眩晕：现常用于高血压病。

【用法用量】煎服，5 ～ 15g；用于高血压病不宜久煎。研末服，每次 3g。外用适量。

·海桐皮·（中医、中西医执业及助理医师均不考）

【药性】苦、辛，平。归肝经。

【功效】祛风湿，通络止痛，杀虫止痒。

【应用】①风湿痹证。②疥癣，湿疹。

【用法用量】煎服，5 ～ 15g；或酒浸服。外用适量。

·络石藤·

【药性】苦，微寒。归心、肝、肾经。

【功效】祛风通络，凉血消肿。

【应用】①风湿热痹，筋脉拘挛，腰膝酸痛。②喉痹，痈肿。③跌扑损伤。

【用法用量】煎服，6 ～ 12g。

【鉴别用药】络石藤与海风藤均能祛风通络，常用于风湿所致的关节屈伸不利，筋脉拘挛及跌打损伤。但海风藤性微温，适用于风寒湿痹，肢节疼痛，筋脉拘挛，屈伸不利者；络石藤性微寒，尤宜于风湿热痹，筋脉拘挛，腰膝酸痛者。

·雷公藤·（中医、中西医执业及助理医师均不考）

【药性】苦、辛，寒；有大毒。归肝、肾经。

【功效】祛风除湿，活血通络，消肿止痛，杀虫解毒。

【应用】①风湿顽痹：为治风湿顽痹要药，苦寒清热力强，消肿止痛功效显著，尤宜于关节红肿热痛、肿胀难消、晨僵、功能受限，甚至关节变形者。②麻风病，顽癣，湿疹，疥疮。

此外，现代也用治肾小球肾炎、肾病综合征、红斑狼疮、口眼干燥综合征、白塞病。

【用法用量】煎服，1～3g，先煎。外用适量，研粉或捣烂敷；或制成酊剂、软膏涂擦。

【使用注意】本品有大毒，内服宜慎。外敷不可超过半小时，否则起泡。凡有心、肝、肾器质性病变及白细胞减少者慎服。孕妇禁服。

·老鹳草·（中医、中西医执业及助理医师均不考）

【药性】辛、苦，平。归肝、肾、脾经。

【功效】祛风湿，通经络，止泻痢，清热解毒。

【应用】①风湿痹痛，麻木拘挛，筋骨酸痛。②泄泻痢疾。③疮疡。

【用法用量】煎服，9～15g；或熬膏、酒浸服。外用适量。

·丝瓜络·（中医、中西医执业及助理医师均不考）

【药性】甘，平。归肺、胃、肝经。

【功效】祛风，通络，活血，下乳。

【应用】①风湿痹痛，筋脉拘挛。②胸胁胀痛。③乳汁不通，乳痈肿痛。

此外，本品又能治跌打损伤、胸痹等。

【用法用量】煎服，5～12g。外用适量。

第三节　祛风强筋骨药

本节药物主入肝肾经，除祛风湿外，兼有补肝肾、强筋骨作用，主要用于风湿日久、肝肾虚损、腰膝酸软、脚弱无力等。风湿日久，易损肝肾；肝肾虚损，风寒湿邪又易犯腰膝部位，故选用本节药物有扶正祛邪、标本兼顾的意义。亦可用于肾虚腰痛、骨痿、软弱无力者。

·五加皮·

【药性】辛、苦，温。归肝、肾经。

【功效】祛风除湿，补益肝肾，强筋壮骨，利水消肿。

【应用】①风湿痹病。②筋骨痿软，小儿行迟，体虚乏力。③水肿，脚气肿痛。

【用法用量】煎服，5～10g；或酒浸、入丸散服。

·桑寄生·

【药性】苦、甘，平。归肝、肾经。

【功效】祛风湿，补肝肾，强筋骨，安胎元。
【应用】①风湿痹痛，腰膝酸软，筋骨无力。②崩漏经多，妊娠漏血，胎动不安。③头晕目眩。
【用法用量】煎服，9～15g。

·狗　脊·

【药性】苦、甘，温。归肝、肾经。
【功效】祛风湿，补肝肾，强腰膝。
【应用】①风湿痹痛。②腰膝酸软，下肢无力。③肾虚不固，遗尿尿频，带下清稀。
【用法用量】煎服，6～12g。
【使用注意】肾虚有热，小便不利或短涩黄赤者慎服。

·千年健·（中医、中西医执业及助理医师均不考）

【药性】苦、辛，温。归肝、肾经。
【功效】祛风湿，强筋骨。
【应用】风寒湿痹，腰膝冷痛，拘挛麻木，筋骨痿软。
【用法用量】煎服，5～10g；或酒浸服。
【使用注意】阴虚内热者慎服。

·雪莲花·（中医、中西医执业及助理医师均不考）

【药性】甘、微苦，温。归肝、肾经。
【功效】祛风湿，强筋骨，补肾阳，调冲任。
【应用】①风湿痹证。②肾虚阳痿。③月经不调，经闭痛经，崩漏带下。
【用法用量】煎服，6～12g。外用适量。
【使用注意】孕妇慎用。

第六单元　化湿药

（中医、中西医助理医师均不考：化湿药的性能、特点、功效、主治病证、配伍方法）

本类药辛香温燥，主入脾、胃经。促进脾胃运化，消除湿浊。解除因湿浊引起的脾胃气滞，主治湿浊内阻，脾为湿困，运化失常所致的脘腹痞满、呕吐泛酸、大便溏薄、食少体倦、舌苔白腻等症，此外，有芳香解暑之功，也可用于湿温、暑湿等证。

应根据湿困的不同情况及兼证进行适当的配伍应用。湿阻气滞、胺腹胀满痞闷者，常与行气药配伍；湿阻而偏于寒湿、脘腹冷痛者，可配温中祛寒药；脾虚湿阻、脘痞纳呆、神疲乏力者，常配伍补气健脾药；如用于湿温、湿热、暑热者，常与清热燥湿、解暑、利湿之品同用。

化湿药气味芳香，多含挥发油，一般以作为散剂服用疗效较好，如入汤剂宜后下，不宜久煎，以免降低疗效。本类药多辛温香燥，易于耗气伤阴，故阴虚、血虚及气虚者慎用。

·广藿香·

【药性】辛，微温。归脾、胃、肺经。

【功效】芳香化湿，和中止呕，发表解暑。

【应用】①湿浊中阻，脘腹痞闷：本品气味芳香，为芳香化湿浊要药。②呕吐。③暑湿表证，湿温初起，发热倦怠，胸闷不舒；寒湿闭暑，腹痛吐泻。

【用法用量】煎服，3～10g。

·佩 兰·

【药性】辛，平。归脾、胃、肺经。

【功效】芳香化湿，醒脾开胃，发表解暑。

【应用】①湿浊中阻，脘痞呕恶。②脾经湿热，口中甜腻，口臭，多涎。③暑湿表证，湿温初起，发热倦怠，胸闷不舒。

【用法用量】煎服，3～10g。

·苍 术·

【药性】辛、苦，温。归脾、胃、肝经。

【功效】燥湿健脾，祛风散寒，明目。

【应用】①湿阻中焦，脘腹胀满，泄泻，水肿。②风湿痹痛，脚气痿躄。③风寒感冒。④夜盲，眼目昏涩。

【用法用量】煎服，3～9g。

【鉴别用药】苍术、藿香、佩兰均为芳香化湿药，具有化湿之力，用于湿阻中焦证。但苍术苦温燥烈，可燥湿健脾，不仅适用于湿阻中焦，亦可用于其他湿邪泛滥之证；而藿香、佩兰性微温或平，以化湿醒脾为主，多用于湿邪困脾之证。

·厚 朴·

【药性】苦、辛，温。归脾、胃、肺、大肠经。

【功效】燥湿，行气，消积，消痰平喘。

【应用】①湿滞伤中，顽痞吐泻：为消除胀满的要药。②食积气滞，腹胀便秘。③痰饮喘咳。

此外，七情郁结，痰气互阻，咽中如有物阻，咽之不下、吐之不出的梅核气证，亦可取本品燥湿消痰，下气宽中之效，配伍半夏、茯苓、苏叶、生姜等药，如半夏厚朴汤。

【用法用量】煎服，3～10g。

【使用注意】本品辛苦温燥，易耗气伤津，故气虚津亏者及孕妇当慎用。

【鉴别用药】厚朴、苍术均为化湿药，味辛、苦，性温，具有燥湿之功，常相须为用，治疗湿阻中焦之证。但厚朴以苦味为重，苦降下气消积除胀满，又下气消痰平喘，既可除无形之湿满，又可消有形之实满，为消除胀满的要药；而苍术辛散温燥为主，为治湿阻中焦之要药，又可祛风湿。

·砂 仁·

【药性】辛，温。归脾、胃、肾经。

【功效】化湿开胃，温中止泻，理气安胎。

【应用】①湿浊中阻，脾胃气滞，脘痞不饥：为醒脾调胃要药。②脾胃虚寒，呕吐泄泻。③妊娠恶阻，胎动不安。

【用法用量】煎服，3～6g，后下。

【使用注意】阴虚血燥者慎用。

·白豆蔻·

【药性】辛，温。归肺、脾、胃经。

【功效】化湿行气，温中止呕，开胃消食。

【应用】①湿浊中阻，脾胃气滞，不思饮食，胸腹胀痛，食积不消。②湿温初起，胸闷不饥。③寒湿呕逆。

【用法用量】煎服，3～6g，后下。

【使用注意】阴虚血燥者慎用。

【鉴别用药】豆蔻、砂仁同为化湿药，具有化湿行气、温中止呕、止泻之功，常相须为用，用治湿阻中焦及脾胃气滞证。但豆蔻化湿行气之力偏中上焦，而砂仁偏中下焦。故豆蔻临床上可用于湿温痞闷，温中偏胃而善止呕；砂仁化湿行气力略胜，温中重在脾而善止泻。

·草豆蔻·（中医、中西医执业及助理医师均不考）

【药性】辛，温。归脾、胃经。

【功效】燥湿行气，温中止呕。

【应用】①寒湿内阻，脾胃气滞，脘腹胀满冷痛，不思饮食。②嗳气呕逆。

此外，取本品温燥之性，温脾燥湿，以除中焦之寒湿而止泻痢，用于寒湿内盛，清浊不分而腹痛泻痢者，可与苍术、厚朴、木香等同用。

【用法用量】煎服，3～6g。

【使用注意】阴虚血燥者慎用。

·草　果·（中医、中西医助理医师均不考）

【药性】辛，温。归脾、胃经。

【功效】燥湿温中，截疟除痰。

【应用】①寒湿内阻，脘腹胀痛，痞满呕吐。②疟疾寒热，瘟疫发热。

【用法用量】煎服，3～6g。

【使用注意】阴虚血燥者慎用。

第七单元　利水渗湿药

（中医、中西医助理医师均不考：利水渗湿药的性能、特点、功效、主治病证、配伍方法）

味多甘淡，主归膀胱、小肠经。有利水消肿、利尿通淋、利湿退黄之功。用于小便不利、水肿、泄泻、痰饮、淋证、黄疸、湿疮、带下、湿温等水湿所致的各种病证。

须视不同病证配伍有关药物。如水肿骤起有表证者，配宣肺解表药；水肿日久，脾肾阳虚者，配温补脾肾药；湿热合邪者，配清热药；寒湿相并者，配温里祛寒药；热伤血络而尿血者，配凉血止血药等；至于泄泻、痰饮、湿温、黄疸等，则常与健脾、芳香化湿或清热燥湿等药物配伍。此外，气行则水行，气滞则水停，故利水渗湿药常与行气药配伍，可提高疗效。

本类药物渗利，易耗伤津液，对阴虚津少、肾虚遗精遗尿者，当慎用或忌用。有些药物有较强的通利作用，孕妇应慎用。

第一节　利水消肿药

本类药物性味甘淡平或微寒，淡能渗泄水湿，服药后能使小便畅利，水肿消退，故具有利水消肿作用。用于水湿内停之水肿、小便不利，以及泄泻、痰饮等证。临证时则宜根据不同病证之病因病机，选择适当配伍。

·茯　苓·

【药性】甘、淡，平。归心、肺、脾、肾经。

【功效】利水渗湿，健脾，宁心安神。

【应用】①水肿尿少：为利水消肿之要药。②痰饮眩悸。③脾虚食少，便溏泄泻。④心神不安，惊悸失眠。

【用法用量】煎服，10～15g。

【使用注意】茯苓皮：利水消肿；白茯苓：健脾；茯苓根（茯神）：安神，被称为“平补性利尿药”。

·附药：茯苓皮、茯神·（中医、中西医执业及助理医师均不考）

1. 茯苓皮　本品为多孔菌科真菌茯苓菌核的干燥外皮。性味甘、淡、平；归心、肺、脾、肾经。功能利水消肿。适用于水脚、小便不利。煎服 15～30g。

2. 茯神　本品为多孔菌科真菌茯苓干燥菌核中间带有松根的部分。性味甘、淡、平；归心、肺、脾、肾经。功能宁心安神。适用于心神不安、惊悸、健忘、失眠。煎服 10～15g。

·薏苡仁·

【药性】甘、淡，凉。归脾、胃、肺经。

【功效】利水渗湿，健脾止泻，除痹，排脓，解毒散结。

【应用】①水肿，脚气浮肿，小便不利。②脾虚泄泻。③湿痹拘挛。④肺痈，肠痈。⑤赘疣，癌肿。

【用法用量】煎服，9～30g。清利湿热宜生用，健脾止泻宜炒用。

【使用注意】本品性质滑利，孕妇慎用。

【鉴别用药】薏苡仁与茯苓均归脾经，都能健脾利水渗湿，对于脾虚湿盛之证，常相须应用。但薏苡仁性凉能除痹，排脓，解毒散结，对于湿痹拘挛、肺痈、肠痈、赘疣、癌肿为常用。而茯苓性平和缓，为利水渗湿之要药，其利水渗湿、健脾之力较薏苡仁为强，对于水肿无论寒热虚实，均可配伍使用。取其利水健脾之功，常用治痰饮病眩晕、心悸、咳嗽等，为治痰饮病之要药，又有宁心作用，常用治心悸怔忡、失眠多梦等。

·猪　苓·

【药性】甘、淡，平。归肾、膀胱经。

【功效】利水渗湿。

【应用】水肿，小便不利，泄泻，淋浊，带下。

【用法用量】煎服，6～12g。

【鉴别用药】猪苓与茯苓皆甘淡性平，都能利水渗湿，对于水肿、小便不利、淋证等水湿内停者，常相须为用。但猪苓仅有利水渗湿之功，且利水作用较茯苓强；茯苓利中有补，能健脾补中，宁心安神，用于脾虚湿盛所致腹泻、便溏、食少等，以及失眠、健忘等。且茯苓又为治痰要药。

·泽　泻·

【药性】甘、淡，寒。归肾、膀胱经。
【功效】利水渗湿，泄热，化浊降脂。
【应用】①水肿胀满，小便不利，泄泻尿少，痰饮眩晕。②热淋涩痛，遗精。③高脂血症。
【用法用量】煎服，6～10g。

·冬瓜皮·（中医、中西医助理医师均不考）

【药性】甘，凉。归脾、小肠经。
【功效】利尿消肿，清热解暑。
【应用】①水肿胀满，小便不利。②暑热口渴，小便短赤。
【用法用量】煎服，9～30g。

·玉米须·（中医、中西医助理医师均不考）

【药性】甘，平。归膀胱、肝、胆经。
【功效】利水消肿，利湿退黄。
【应用】①水肿。②黄疸。
【用法用量】煎服，15～30g。鲜品加倍。

·葫　芦·（中医、中西医执业及助理医师均不考）

【药性】甘，平。归肺、肾经。
【功效】利水消肿。
【应用】①水肿胀满。②淋证。
此外，葫芦还可利湿而退黄，用于治湿热黄疸，可与茵陈蒿、栀子、金钱草等同用。
【用法用量】煎服，15～30g。

·香加皮·（中医、中西医助理医师均不考）

【药性】辛、苦，温；有毒。归肝、肾、心经。
【功效】利水消肿，祛风湿，强筋骨。
【应用】①下肢浮肿，心悸气短。②风寒湿痹，腰膝酸软。
【用法用量】煎服，3～6g。
【使用注意】本品有毒，不宜长期或过量服用。
【鉴别用药】五加科植物细柱五加的根皮，为五加皮，习称“南五加皮”。萝藦科植物杠柳的根皮，为香加皮，习称“北五加皮”。两者均能祛风湿，强筋骨，利水消肿。但南、北五加皮，科属不同，功效有别。南五加皮无毒，祛风湿、补肝肾、强筋骨作用较好；北五加皮有毒，强心利尿作用强，临床要注意区别使用。

第二节 利尿通淋药

本类药物性味多苦寒，或甘淡寒。苦能降泄，寒能清热，走下焦，尤能清利下焦湿热，以利尿通淋为主要作用，主要用于治疗热淋、血淋、石淋、膏淋。临床应针对病情选用相应的利尿通淋药，并作适当配伍，以提高药效。

·车前子·

【药性】甘，寒。归肝、肾、肺、小肠经。
【功效】清热利尿通淋，渗湿止泻，明目，祛痰。
【应用】①热淋涩痛，水肿胀满。②暑湿泄泻。③目赤肿痛，目暗昏花。④痰热咳嗽。
【用法用量】煎服，9 ～ 15g，宜包煎。
【使用注意】孕妇及肾虚精滑者慎用。

·滑 石·

【药性】甘、淡，寒。归膀胱、肺、胃经。
【功效】利尿通淋，清热解暑；外用祛湿敛疮。
【应用】①热淋，石淋，尿热涩痛：为治淋证常用药。②暑湿烦渴，湿温初起：为治暑湿、湿温之常用药。③湿热水泻。④湿疮，湿疹，痱子。
【用法用量】煎服，10 ～ 20g；滑石块先煎，滑石粉包煎。外用适量。
【使用注意】脾虚、热病伤津及孕妇慎用。

·木 通·（中医、中西医助理医师均不考）

【药性】苦，寒。归心、小肠、膀胱经。
【功效】利尿通淋，清心除烦，通经下乳。
【应用】①淋证，水肿。②心烦尿赤，口舌生疮。③经闭乳少，湿热痹痛。
【用法用量】煎服，3 ～ 6g。
【使用注意】孕妇慎用。不宜长期或大量服用。

·通 草·（中医、中西医助理医师均不考）

【药性】甘、淡，微寒。归肺、胃经。
【功效】清热利尿，通气下乳。
【应用】①湿热淋证，水肿尿少。②产后乳汁不下。
【用法用量】煎服，3 ～ 5g。
【使用注意】孕妇慎用。

·瞿 麦·

【药性】苦，寒。归心、小肠经。
【功效】利尿通淋，活血通经。
【应用】①热淋，血淋，石淋，小便不通，淋漓涩痛：为治淋证之常用药。②瘀阻经闭，月经不调。

【用法用量】煎服，9～15g。
【使用注意】孕妇慎用。

·萹　蓄·（中医、中西医助理医师均不考）

【药性】苦，微寒。归膀胱经。
【功效】利尿通淋，杀虫，止痒。
【应用】①热淋涩痛，小便短赤。②虫积腹痛，皮肤湿疹，阴痒带下。
【用法用量】煎服，9～15g。外用适量，煎洗患处。

·地肤子·

【药性】辛、苦，寒。归肾、膀胱经。
【功效】清热利湿，祛风止痒。
【应用】①小便不利，淋漓涩痛。②阴痒带下，风疹，湿疹，皮肤瘙痒。
【用法用量】煎服，9～15g。外用适量，煎汤熏洗。

·海金沙·

【药性】甘、咸，寒。归膀胱、小肠经。
【功效】清热利湿，通淋止痛。
【应用】热淋，石淋，血淋，膏淋，尿道涩痛：为治诸淋涩痛之要药。
【用法用量】煎服，6～15g，包煎。

·石　韦·

【药性】甘、苦，微寒。归肺、膀胱经。
【功效】利尿通淋，清肺止咳，凉血止血。
【应用】①热淋，血淋，石淋，小便不通，淋漓涩痛。②肺热喘咳。③血热出血。
【用法用量】煎服，6～12g。

·冬葵子·（中医、中西医执业及助理医师均不考）

【药性】甘、涩，凉。归大肠、小肠、膀胱经。
【功效】清热利尿，下乳，润肠。
【应用】①淋证，水肿，尿闭。②乳汁不通，乳房胀痛。③肠燥便秘。
【用法用量】煎服，3～9g。
【使用注意】本品寒润滑利，脾虚便溏及孕妇慎用。

·灯心草·（中医、中西医执业及助理医师均不考）

【药性】甘、淡，微寒。归心、肺、小肠经。
【功效】利小便，清心火。
【应用】①热淋，尿少涩痛。②心烦失眠，口舌生疮。

【用法用量】煎服，1～3g。

·萆　薢·

【药性】苦，平。归肾、胃经。

【功效】利湿祛浊，祛风除痹。

【应用】①膏淋，白浊，白带过多：为治膏淋要药。②风湿痹痛，关节不利，腰膝疼痛。

【用法用量】煎服，9～15g。

【使用注意】肾阴亏虚、遗精滑精者慎用。

第三节　利湿退黄药

本类药物性味多苦寒，主入脾、胃、肝、胆经。苦寒则能清泄湿热，故以清利湿热、利胆退黄为主要作用，主要用于湿热黄疸，症见目黄、身黄、小便黄等。临证可根据阳黄、阴黄之湿热、寒湿偏重不同，作相应的配伍。

·茵　陈·

【药性】苦、辛，微寒。归脾、胃、肝、胆经。

【功效】清热利湿，利胆退黄。

【应用】①黄疸尿少：为治黄疸之要药。②湿温暑湿。③湿疮瘙痒。

【用法用量】煎服，6～15g。外用适量，煎汤熏洗。

【使用注意】蓄血发黄者及血虚萎黄者慎用。

·金钱草·

【药性】甘、淡、咸，微寒。归肝、胆、肾、膀胱经。

【功效】利湿退黄，利尿通淋，解毒消肿。

【应用】①湿热黄疸，胆胀胁痛。②石淋，热淋，小便涩痛。③痈肿疔疮，毒蛇咬伤。

【用法用量】煎服，15～60g。

·虎　杖·

【药性】苦，微寒。归肝、胆、肺经。

【功效】利湿退黄，清热解毒，散瘀止痛，化痰止咳。

【应用】①湿热黄疸，淋浊，带下。②痈肿疮毒，水火烫伤，毒蛇咬伤。③经闭，癥瘕，风湿痹痛，跌打损伤。④肺热咳嗽。

此外，本品还有泻热通便作用，可用于热结便秘。

【用法用量】煎服，9～15g。外用适量，制成煎液或油膏涂敷。

【使用注意】孕妇慎用。

第八单元　温里药

（中医、中西医助理医师均不考：温里药的性能特点、功效、主治病证、配伍方法）

本类药物味辛性温热。温里祛寒、温经止痛。治疗里寒证，尤以里寒实证为主。个别药还能助阳、回阳，用治虚寒证、亡阳证。

应根据不同的证候作适当的配伍。外寒已入里，表寒未解者，宜与辛温解表药同用；寒凝经脉，气滞血瘀者，宜配行气活血药；寒湿内阻者，宜配芳香化湿或温燥祛湿药；脾肾阳虚者，宜配温补脾肾药；亡阳气脱者，宜与大补元气药同用。

本类药物性多辛热燥烈，易耗阴助火，故天气炎热时或素体火旺者当减少用量；热伏于里，热深厥深，真热假寒证当禁用；凡实热证、阴虚火旺、津血亏虚者宜忌用；孕妇慎用。

共性：辛—温—温里散寒—里寒证及心脾肾阳虚证。

·附 子·

【药性】辛、甘，大热；有毒。归心、肾、脾经。

【功效】回阳救逆，补火助阳，散寒止痛。

【应用】①亡阳虚脱，肢冷脉微：为“回阳救逆第一品药”。②肾阳虚衰，阳痿宫冷，虚汗吐泻、脘腹冷痛，阴寒水肿，心阳不足、胸痹冷痛，阳虚外感。③寒湿痹痛。

【用法用量】煎服，3～15g；先煎，久煎，口尝至无麻辣感为度。

【使用注意】本品辛热燥烈，孕妇慎用，阴虚阳亢者忌用。不宜与半夏、瓜蒌、瓜蒌皮、瓜蒌子、天花粉、川贝母、浙贝母、平贝母、伊贝母、湖北贝母、白蔹、白及同用。生品外用，内服须经炮制。若内服过量，或炮制、煎煮方法不当，可引起中毒。

·干 姜·

【药性】辛，热。归脾、胃、心、肺经。

【功效】温中散寒，回阳通脉，温肺化饮。

【应用】①脾胃寒证，脘腹冷痛，呕吐泄泻：为温暖中焦之主药。②亡阳证，肢冷脉微。③寒饮喘咳。

【用法用量】煎服，3～10g。

【使用注意】本品辛热燥烈，阴虚内热、血热妄行者忌用。

·肉 桂·

【药性】辛、甘，大热。归肾、脾、心、肝经。

【功效】补火助阳，散寒止痛，温通经脉，引火归元。

【应用】①肾阳不足，命门火衰，阳痿宫冷，腰膝冷痛：为治命门火衰之要药。②心腹冷痛，虚寒吐泻，寒疝腹痛。③冲任虚寒、寒凝血滞之痛经经闭，寒湿痹痛，阴疽流注。④肾虚作喘，虚阳上浮，眩晕目赤。

此外，久病体虚气血不足者，在补益气血方中少量加入肉桂，有温运阳气以鼓舞气血生长之效，如十全大补汤。

【用法用量】煎服，1～5g，宜后下或焗服；研末冲服，每次1～2g。

【使用注意】阴虚火旺，里有实热，有出血倾向者及孕妇慎用。不宜与赤石脂同用。

【鉴别用药】肉桂、附子、干姜性味均辛热，能温中散寒止痛，用治脾胃虚寒之脘腹冷痛、大便溏泄等。然干姜主入脾胃，长于温中散寒、健运脾阳而止呕；肉桂、附子味甘而大热，散寒止痛力强，善治脘腹冷痛甚者及寒湿痹痛证，二者又能补火助阳，用治肾阳虚证及脾肾阳虚证。肉桂还能引火归元、温经通脉，用治虚阳上浮及胸痹、阴疽、闭经、痛经等。附子、干姜能回阳救逆，用治亡阳证。此功附子力强，干姜力弱，常相须为用。干姜尚能温肺化饮，用治肺寒痰饮咳喘。

肉桂、桂枝性味均辛甘温，能散寒止痛、温经通脉，用治寒凝血滞之胸痹、闭经、痛经、风寒湿痹证。肉桂长于温里寒，用治里寒证；又能补火助阳，引火归元，用治肾阳不足、命门火衰之阳痿宫冷，下元虚衰、虚阳上浮之虚喘、心悸等。桂枝长于散表寒，用治风寒表证；又能助阳化气，用治痰饮、蓄水证。

·吴茱萸·

【药性】辛、苦，热；有小毒。归肝、脾、胃、肾经。

【功效】散寒止痛，降逆止呕，助阳止泻。

【应用】①寒滞肝脉，厥阴头痛，经行腹痛，寒疝腹痛，寒湿脚气肿痛：为治肝寒气滞诸痛之主药。②脘腹胀痛，呕吐吞酸。③脾肾阳虚，五更泄泻。

此外，以本品为末醋调敷足心（涌泉穴），可治口疮，现代临床并用以治疗高血压病。

【用法用量】煎服，2～5g。外用适量。

【使用注意】本品辛热燥烈，易耗气动火，故不宜多用、久服。阴虚有热者忌用。孕妇慎用。

·小茴香·

【药性】辛，温。归肝、肾、脾、胃经。

【功效】散寒止痛，理气和胃。

【应用】①寒疝腹痛，睾丸偏坠胀痛，痛经，少腹冷痛。②脾胃虚寒气滞，脘腹胀痛，食少吐泻。

【用法用量】煎服，3～6g。外用适量。

【使用注意】阴虚火旺者慎用。

·丁　香·

【药性】辛，温。归脾、胃、肾经。

【功效】温中降逆，散寒止痛，温肾助阳。

【应用】①脾胃虚寒，呃逆呕吐，食少吐泻：为治胃寒呕吐呃逆之要药。②心腹冷痛。③肾虚阳痿，宫冷。

【用法用量】煎服，1～3g，或研末外敷。

【使用注意】不宜与郁金同用。

·高良姜·

【药性】辛，热。归脾、胃经。

【功效】温中止呕，散寒止痛。

【应用】①微寒脘腹冷痛：为治胃寒脘腹冷痛之常用药，每与炮姜相须为用，如二姜丸。②胃寒呕吐，嗳气吞酸。

【用法用量】煎服，3～6g。

·花　椒·

【药性】辛，温。归脾、胃、肾经。

【功效】温中止痛，杀虫止痒。

【应用】①中寒脘腹冷痛，呕吐泄泻。②虫积腹痛。③湿疹，阴痒。

此外，本品与茯苓配伍，可用于肾虚痰喘、腰痛足冷等症。

【用法用量】煎服，3～6g。外用适量，煎汤熏洗。

·胡　椒·（中医、中西医执业及助理医师均不考）

【药性】辛，热。归胃、大肠经。

【功效】温中散寒，下气，消痰。

【应用】①胃寒呕吐，腹痛泄泻，食欲不振。②癫痫痰多。

此外，胡椒作调味品，有开胃进食的作用。

【用法用量】每次0.6～1.5g，研粉吞服。外用适量。

·荜　茇·（中医、中西医执业及助理医师均不考）

【药性】辛，热。归胃、大肠经。

【功效】温中散寒，下气止痛。

【应用】①中寒脘腹冷痛，呕吐，泄泻。②寒凝气滞，胸痹心痛，头痛，牙痛。

【用法用量】煎服，1～3g。外用适量，研末塞龋齿孔中。

·荜澄茄·（中医、中西医执业及助理医师均不考）

【药性】辛，温。归脾、胃、肾、膀胱经。

【功效】温中散寒，行气止痛。

【应用】①微寒呕逆，脘腹冷痛。②寒疝腹痛。③寒湿瘀滞，小便浑浊。

【用法用量】煎服，1～3g。

第九单元　理气药

（中医、中西医助理医师均不考：理气药的性能特点、功效、主治病证、配伍方法）

味多辛苦温而芳香，主归脾、胃、肝、肺经。有理气健脾、疏肝解郁、理气宽胸、行气止痛、破气散结等作用。主治脾胃气滞所致的脘腹胀痛、嗳气吞酸、恶心呕吐、大便失常，或肝气郁结所致的胁肋胀痛、疝气疼痛、乳房胀痛、月经不调，以及肺气壅滞之胸闷胸痛、咳嗽气喘等。

脾胃气滞由饮食积滞引起的，配消导药；湿热阻滞者，配清热除湿药；脾胃气虚者，配补中益气药；寒湿困脾者，配苦温燥湿药；肝气郁滞，由肝血不足引起者，配养血柔肝药；由肝经受寒引起者，配伍暖肝散寒药；由瘀血阻滞引起者，配伍活血化瘀药；肺气壅滞因外邪客肺者，配伍宣肺解表药；因痰饮阻肺者，配伍祛痰化饮药。

本类药物性多辛温香燥，易耗气伤阴，故气阴不足者慎用。

·陈　皮·

【药性】苦、辛，温。归脾、肺经。

【功效】理气健脾，燥湿化痰。

【应用】①脾胃气滞、湿阻之脘腹胀满、食少吐泻：为治脾胃气滞、湿阻之脘腹胀满、食少吐泻之佳品，对寒湿阻滞中焦者，最为适宜。②呕吐，呃逆：为治呕吐、呃逆之佳品。③湿痰寒痰，咳嗽痰多。④胸痹。

【用法用量】煎服，3 ～ 10g。

【使用注意】本品辛散苦燥，温能助热，故内有实热、舌赤少津者慎用。

·青 皮·

【药性】苦、辛，温。归肝、胆、胃经。

【功效】疏肝破气，消积化滞。

【应用】①肝郁气滞，胸胁胀痛，疝气疼痛，乳癖乳痈。②食积气滞，脘腹胀痛。③癥瘕积聚、久疟痞块。

【用法用量】煎服，3 ～ 10g。醋炙用增强疏肝止痛之力。

【使用注意】本品性烈耗气，气虚者慎用。

【鉴别用药】陈皮、青皮二者皆理中焦之气而除胀，用于脾胃气滞之脘腹胀痛，食积不化等症。但陈皮性缓，偏归脾肺，重在理脾肺之气，尤善理气调中，对湿阻气滞之脘腹胀满恶心、呕吐、呃逆效佳；又长于燥湿化痰，为治湿痰、寒痰之要药；青皮性烈，偏入肝胆，偏行肝胆之气，善于疏肝破气又能消积化滞，主治肝气郁滞之乳房胀痛或结块、胁肋胀痛、疝气疼痛，以及食积腹痛、癥瘕积聚等。

·枳 实·

【药性】苦、辛、酸，微寒。归脾、胃经。

【功效】破气消积，化痰散痞。

【应用】①积滞内停，痞满胀痛，泻痢后重，大便不通。②痰阻气滞，胸痹，结胸。③脏器下垂。

【用法用量】煎服，3 ～ 10g。炒后性较平和。

【使用注意】孕妇慎用。

·附药：枳 壳·

本品为芸香科植物酸橙及其栽培变种的干燥未成熟果实。性味、归经与枳实相同，但作用较为缓和。功能理气宽中，行滞消胀。用于胸胁气滞，胀满疼痛，食积不化，痰饮内停，脏器下垂。煎服，3 ～ 10g。孕妇慎用。

·木 香·

【药性】辛、苦，温。归脾、胃、大肠、三焦、胆经。

【功效】行气止痛，健脾消食。

【应用】①脾胃气滞，脘腹胀痛，食积不消，不思饮食：为行气调中止痛之佳品，又能健脾消食，故食积气滞尤宜。②泻痢后重：为治泻痢后重之要药。③胸胁胀痛，黄疸，疝气疼痛。

此外，本品芳香醒脾开胃，在补益方剂中用之，能减轻补益药的腻胃和滞气之弊。

【用法用量】煎服，3 ～ 6g。生用行气力强；煨用实肠止泻，用于泄泻腹痛。

【使用注意】本品辛温香燥，凡阴虚火旺者慎用。

·沉 香·（中医、中西医助理医师均不考）

【药性】辛、苦，微温。归脾、胃、肾经。

【功效】行气止痛，温中止呕，纳气平喘。

【应用】①寒凝气滞，胸腹胀闷疼痛。②胃寒呕吐呃逆。③肾虚气逆喘息。

【用法用量】煎服，1～5g，后下。

【使用注意】本品辛温助热，阴虚火旺者慎用。

·檀　香·

【药性】辛，温。归脾、胃、心、肺经。

【功效】行气止痛，散寒调中。

【应用】寒凝气滞，胸膈不舒，胸痹心痛，脘腹疼痛，呕吐食少。

【用法用量】煎服，2～5g，宜后下。

·川楝子·

【药性】苦，寒；有小毒。归肝、胃、小肠、膀胱经。

【功效】疏肝泄热，行气止痛，杀虫。

【应用】①肝郁化火，胸胁、脘腹胀痛，疝气疼痛：为治肝郁气滞疼痛之良药，尤善治肝郁化火诸痛。②虫积腹痛。

【用法用量】煎服，5～10g。外用适量，研末调涂。炒用寒性减弱。

【使用注意】本品苦寒有毒，不宜过量或持续服用，脾胃虚寒者慎用。

·乌　药·

【药性】辛，温。归肺、脾、肾、膀胱经。

【功效】行气止痛，温肾散寒。

【应用】①寒凝气滞，胸腹胀痛，气逆喘急，疝气疝痛，经寒腹痛。②肾阳不足，膀胱虚冷，遗尿尿频。

【用法用量】煎服，6～10g。

·荔枝核·（中医、中西医助理医师均不考）

【药性】甘、微苦，温。归肝、肾经。

【功效】行气散结，祛寒止痛。

【应用】①寒疝腹痛，睾丸肿痛。②胃脘胀痛，痛经，产后腹痛。

【用法用量】煎服，5～10g。

·香　附·

【药性】辛、微苦、微甘，平。归肝、脾、三焦经。

【功效】疏肝解郁，理气宽中，调经止痛。

【应用】①肝郁气滞，胸胁胀痛，疝气疼痛：为疏肝解郁之要药。②肝郁气滞，月经不调，经闭痛经，乳房胀痛：为妇科调经之要药。③脾胃气滞，脘腹痞闷，胀满疼痛。

【用法用量】煎服，6～10g。醋炙增强疏肝止痛作用。

【鉴别用药】木香与香附均有理气宽中止痛之功；均用于治疗脾胃气滞、脘腹胀痛诸症。但木香主入脾、胃、大肠，善治脾胃气滞、脘腹胀痛、泻痢后重，为治胃肠气滞之要药；兼有疏理肝胆气滞作用，治胁痛、黄疸、疝气疼痛等。香附性质平和，主入肝经，以疏肝解郁、调经止痛见长，主治肝气郁结之胁肋胀痛、乳房胀痛、月经不调等症，为妇科调经之要药。

·佛　手·

【药性】辛、苦、酸，温。归肝、脾、胃、肺经。
【功效】疏肝理气，和胃止痛，燥湿化痰。
【应用】①脾胃气滞，胸胁胀痛。②脾胃气滞，胃脘痞满，食少呕吐。③咳嗽痰多。
【用法用量】煎服，3～10g。

·香　橼·（中医、中西医执业及助理医师均不考）

【药性】辛、苦、酸，温。归肝、脾、肺经。
【功效】疏肝解郁，理气宽中，燥湿化痰。
【应用】①肝胃气滞，胸胁胀痛。②脾胃气滞，脘腹痞满，呕吐噫气。③咳嗽痰多。
【用法用量】煎服，3～10g。
【鉴别用药】佛手、香橼均能疏肝理气、宽中、燥湿化痰，用于治疗肝气郁滞、脾胃气滞、肝胃不和以及湿痰咳嗽；常相须为用。其中佛手疏肝理气止痛略强，香橼燥湿化痰略胜。

·玫瑰花·（中医、中西医执业及助理医师均不考）

【药性】甘、微苦，温。归肝、脾经。
【功效】行气解郁，和血，止痛。
【应用】①肝胃气痛，食少呕恶。②月经不调，经前乳房胀痛。③跌扑伤痛。
【用法用量】煎服，3～6g。

·梅　花·（中医、中西医执业及助理医师均不考）

【药性】微酸，平。归肝、胃、肺经。
【功效】疏肝和中，化痰散结。
【应用】①肝胃气痛，郁闷心烦。②梅核气。③瘰疬疮毒。
【用法用量】煎服，3～5g。

·娑罗子·（中医、中西医执业及助理医师均不考）

【药性】甘，温。归肝、胃经。
【功效】疏肝理气，和胃止痛。
【应用】肝胃气滞，胸腹胀闷，胃脘疼痛。
【用法用量】煎服，3～9g。

·薤　白·

【药性】辛、苦，温。归心、肺、胃、大肠经。

【功效】通阳散结，行气导滞。
【应用】①胸痹心痛：为治胸痹要药。②脘腹痞满胀痛，泻痢后重。
【用法用量】煎服，5 ～ 10g。

·大腹皮·

【药性】辛，微温。归脾、胃、大肠、小肠经。
【功效】行气宽中，行水消肿。
【应用】①湿阻气滞，脘腹胀闷，大便不爽。②水肿胀满，脚气浮肿，小便不利。
【用法用量】煎服，5 ～ 10g。

第十单元 消食药

（中医、中西医助理医师均不考：消食药的配伍方法）

凡以消食化积、增进食欲为主要功效的药物，称为消食药。

甘、平；少数偏温，归脾、胃经。有沉降趋向。

消食化积，增进食欲。

食积不化所致脘腹胀满、嗳腐吞酸、恶心呕吐、大便失常及脾胃虚弱、消化不良等症。

依据病机配伍：食积者多兼气滞，常配伍理气药。

依据兼邪配伍：食积兼寒者，配温中散寒药；食积兼热者，配苦寒轻泻药；食积兼湿阻中焦者，配芳香化湿药。若食积兼脾胃虚弱者，配补气健脾药。

部分消食药有耗气之弊，故气虚及无食积、痰滞者宜慎用。

·山 楂·

【药性】酸、甘，微温。归脾、胃、肝经。
【功效】消食健胃，行气散瘀，化浊降脂。
【应用】①肉食积滞，胃脘胀满，腹痛泄泻：能治各种饮食积滞，为消化油腻肉食积滞之要药。②泻痢腹痛，疝气疼痛。③血瘀经闭痛经，产后瘀阻腹痛，心腹刺痛，胸痹心痛。④高脂血症。
【用法用量】煎服，9 ～ 12g。生山楂、炒山楂偏于消食散瘀；焦山楂消食导滞作用增强，用于肉食积滞，泻痢不爽。
【使用注意】脾胃虚弱而无积滞、胃酸分泌过多者慎用。

·神 曲·

【药性】甘、辛，温。归脾、胃经。
【功效】消食和胃。
【应用】饮食积滞。
此外，凡丸剂中有金石、贝壳类药物者，前人用本品糊丸以助消化，如磁朱丸。
【用法用量】煎服，6～ 15g。消食宜炒焦用。

·麦 芽·

【药性】甘，平。归脾、胃经。

【功效】行气消食，健脾开胃，回乳消胀。

【应用】①食积不化，脘腹胀满，脾虚食少：尤善促进淀粉性食物的消化。②乳汁郁积，乳房胀痛，妇女断乳。③肝郁胁痛，肝胃气痛。

【用法用量】煎服，10～15g，回乳炒用60g。生麦芽健脾和胃，疏肝行气，用于脾虚食少，乳汁郁积；炒麦芽行气消食回乳，用于食积不消，妇女断乳；焦麦芽消食化滞，用于食积不消，脘腹胀痛。

【使用注意】授乳期妇女不宜使用。

·稻 芽·（中医、中西医助理医师均不考）

【药性】甘，温。归脾、胃经。

【功效】消食和中，健脾开胃。

【应用】食积不消，腹胀口臭，脾胃虚弱，不饥食少：主治米面薯芋类食积不化和脾虚食滞证，功似麦芽，亦常与麦芽相须为用，以提高疗效。

【用法用量】煎服，9～15g。炒稻芽偏于消食，用于不饥食少；焦稻芽善化积滞，用于积滞不化。

·附 药：谷 芽·（中医、中西医助理医师均不考）

本品为禾本科植物粟的成熟果实经发芽干燥的炮制加工品。主产于华北地区。将粟谷用水浸泡后，保持适宜的温度、湿度，待须根长至约6mm时，晒干或低温干燥。生用、炒黄或炒焦用。谷芽的性能、功效、应用、用法用量均与稻芽相似，但我国北方地区多习用。

·莱菔子·

【药性】辛、甘，平。归脾、胃、肺经。

【功效】消食除胀，降气化痰。

【应用】①饮食停滞，脘腹胀痛，大便秘结，积滞泻痢。②痰壅气逆，喘咳痰多，胸闷食少。

【用法用量】煎服，5～12g。生用吐风痰，炒用消食下气化痰。

【使用注意】本品辛散耗气，故气虚及无食积、痰滞者慎用。

【鉴别用药】莱菔子、山楂均有良好的消食化积之功，主治食积证。但山楂长于消积化滞，主治肉食积滞；而莱菔子尤善消食行气消胀，主治食积气滞证。

·鸡内金·

【药性】甘，平。归脾、胃、小肠、膀胱经。

【功效】健胃消食，涩精止遗，通淋化石。

【应用】①食积不消，呕吐泻痢，小儿疳积。②遗精，遗尿。③石淋涩痛，胆胀胁痛。

【用法用量】煎服，3～10g；研末服，每次1.5～3g。研末服效果优于煎剂。

【使用注意】脾虚无积滞者慎用。

第十一单元　驱虫药

（中医、中西医助理医师均不考：驱虫药的配伍方法）

凡以驱除或杀灭肠道寄生虫为主要功效的药物，称为驱虫药。

味多苦，多入脾、胃或大肠经；沉降趋向。

驱虫或杀虫。对人体肠道寄生虫有毒杀作用。

肠道寄生虫病，如蛔虫病、蛲虫病、钩虫病、绦虫病等。

虫病兼积滞者，配消积导滞药；便秘者，配泻下药；脾胃虚弱、运化失常者，配健运脾胃药；体虚者，宜补虚与驱虫兼施，或先补虚后驱虫。

服药时间：一般应在空腹时服，以使药物充分作用于虫体，而保证疗效。

毒药控量：部分药物有毒，使用时应注意剂量，以免中毒。

特殊注意：发热或腹痛较剧时，宜先清热或止痛，待缓解后再使用驱虫药；孕妇及老弱患者应慎用。

·使君子·（中医、中西医助理医师均不考）

【药性】甘，温。归脾、胃经。

【功效】杀虫消积。

【应用】①蛔虫病，蛲虫病，虫积腹痛：为驱蛔要药。②小儿疳积：既能驱虫，又能健脾消疳，为小儿诸病要药。

【用法用量】使君子 9～12g，捣碎入煎剂；使君子仁 6～9g，多入丸散或单用，作 1～2 次分服。小儿每岁 1～1.5 粒炒香嚼服，1 日总量不超过 20 粒。

·苦楝皮·（中医、中西医助理医师均不考）

【药性】苦，寒；有毒。归肝、脾、胃经。

【功效】杀虫，疗癣。

【应用】①蛔虫病，蛲虫病，虫积腹痛：为广谱驱虫中药。②疥癣瘙痒。

【用法用量】煎服，3～6g。外用适量，研末，用猪脂调敷患处。

【使用注意】本品有毒，不宜过量或持续久服；孕妇慎用；肝肾功能不正常者禁用。

·槟　榔·

【药性】苦、辛，温。归胃、大肠经。

【功效】杀虫，消积，行气，利水，截疟。

【应用】①绦虫病，蛔虫病，姜片虫病，虫积腹痛。②食积气滞，腹胀便秘，泻痢后重。③水肿，脚气肿痛。④疟疾。

【用法用量】煎服，3～10g；驱绦虫、姜片虫 30～60g。生用力佳，炒用力缓；焦槟榔功能消食导滞，用于食积不消，泻痢后重。

【使用注意】脾虚便溏、气虚下陷者忌用；孕妇慎用。

·南瓜子·（中医、中西医执业及助理医师均不考）

【药性】甘，平。归胃、大肠经。

【功效】杀虫

【应用】绦虫病。

此外，南瓜子亦可用治血吸虫病，但须较大剂量（120～200g），长期服用。

【用法用量】研粉，60～120g。冷开水调服。

·鹤草芽·（中医、中西医执业及助理医师均不考）

【药性】苦、涩，凉。归肝、小肠、大肠经。
【功效】杀虫
【应用】绦虫病：为治绦虫病之专药。
此外，本品制成栓剂，治疗滴虫性阴道炎，有一定疗效。
【用法用量】研粉吞服，每次 30～45g，小儿 0.7～0.8g/kg。每日 1 次，早起空腹服。
【使用注意】不入煎剂，因有效成分（鹤草酚）几乎不溶于水。

·雷　丸·（中医、中西医助理医师均不考）

【药性】微苦，寒。归胃、大肠经。
【功效】杀虫消积。
【应用】①绦虫病，钩虫病，蛔虫病，虫积腹痛：对多种肠道寄生虫均有驱杀作用，尤以驱杀绦虫为佳。②小儿疳积。
【用法用量】15～21g，不宜入煎剂，一般研粉服，1 次 5～7g，饭后用温开水调服，1 日 3 次，连服 3 天。
【使用注意】因本品主要成分为一种蛋白水解酶（雷丸素），加热 60℃左右即易于破坏而失效，故不宜入煎剂，宜入丸散服。

·鹤　虱·（中医、中西医执业及助理医师均不考）

【药性】苦、辛，平；有小毒。归脾、胃经。
【功效】杀虫消积。
【应用】①蛔虫病，蛲虫病，绦虫病，虫积腹痛。②小儿疳积。
【用法用量】煎服，3～9g。
【使用注意】孕妇慎用。

·榧　子·（中医、中西医助理医师均不考）

【药性】甘，平。归肺、胃、大肠经。
【功效】杀虫消积，润燥止咳，润燥通便。
【应用】①钩虫病，蛔虫病，绦虫病，虫积腹痛。②小儿疳积。③肺燥咳嗽。④肠燥便秘。
【用法用量】煎服，9～15g。
【使用注意】大便溏薄者不宜用。

第十二单元　止血药
（中医、中西医助理医师均不考：各类止血药的选择使用、配伍方法）

凡以制止机体内外出血为主要功效的药物，称为止血药。
药性有寒、温、散、敛之异，主归心、肝、脾经。
凉血止血、收敛止血、化瘀止血、温经止血。
适用于各种原因引起的内外出血证。
止血药应用，应根据出血病因、病情选择适当的药物，并进行必要的配伍，以期标本兼顾。如血热妄行出血者，应选用凉血止血药，并配清热泻火、清热凉血药；阴虚火旺、阴虚阳亢出血者，宜配伍滋阴降火、滋阴潜阳药；瘀血内阻，血不循经出血者，应选择化瘀止血药，并配伍行气活血药；虚寒性出血者，应选用温经止血药或收敛止血药，并配伍益气健脾、温阳药；气虚引起的出血，应选择收敛止血药，并配伍补气药；出血过多，气随血脱者，则须急投大补元气之药以益气固脱。此外，据前贤“下血必升举，吐衄必降气”的用药经验，对于便血、崩漏等下部出血病证，应适当配伍升举之品；而对于衄血、吐血等上部出血病证，可适当配伍降气之品。

“止血不留瘀”，这是运用止血药必须始终注意的问题。而凉血止血药与收敛止血药，易凉遏敛邪，有止血留瘀之弊，故出血兼有瘀滞者不宜单独使用。若出血过多，气随血脱者，当急投大补元气之药，以挽救气脱危候。

第一节 凉血止血药

本类药物性属寒凉，味多甘苦，入血分，能止血兼清血热，适用于血热妄行所致的各种出血证。

本类药物以止血为主要功效，虽有凉血之功，但清热作用并不强，故在治疗血热出血病证时，常需与清热凉血药同用。若治血热夹瘀之出血，当配化瘀止血药，或配伍少量的活血化瘀药。

本类药物均为寒凉之品，原则上不宜用于虚寒性出血。又因其寒凉易于凉遏留瘀，故不宜过量久服。

·小 蓟·

【药性】甘、苦，凉。归心、肝经。

【功效】凉血止血，散瘀解毒消痈。

【应用】①血热吐血、衄血、尿血、血淋、便血、崩漏，外伤出血。②痈肿疮毒。

【用法用量】煎服，5～12g；鲜品加倍。外用适量，捣敷患处。

·大 蓟·

【药性】甘、苦，凉。归心、肝经。

【功效】凉血止血，散瘀解毒消痈。

【应用】①血热吐血、衄血、尿血、血淋、便血、崩漏，外伤出血。②痈肿疮毒。

【用法用量】煎服，9～15g，鲜品可用30～60g；外用适量，捣敷患处。大蓟炭性味苦、涩、凉，作用偏于凉血止血，主治衄血、吐血、尿血、便血、崩漏、外伤出血。

【鉴别用药】大、小二蓟，首载于《名医别录》，二者性味相同，均能凉血止血，散瘀，解毒消痈，广泛用治血热出血诸证及热毒疮疡。然大蓟凉血止血，散瘀消痈力强，多用于吐血、咳血及崩漏下血；小蓟兼能利尿通淋，故以治血尿、血淋为佳，其散瘀、解毒消肿之力略逊于大蓟。

·地 榆·

【药性】苦、酸、涩，微寒。归肝、大肠经。

【功效】凉血止血，解毒敛疮。

【应用】①血热便血，痔血，血痢，崩漏。②水火烫伤，痈肿疮毒，湿疹。

【用法用量】煎服，9～15g。外用适量，研末涂敷患处。止血多烧炭用，解毒敛疮多生用。

【使用注意】本品性寒酸涩，凡虚寒性出血或有瘀者慎用。对大面积烧烫伤病人，不宜使用地榆制剂外涂，以防其所含鞣质被大量吸收而引起中毒性肝炎。

·槐 花·

【药性】苦，微寒。归肝、大肠经。

【功效】凉血止血，清肝泻火。

【应用】①血热便血，痔血，血痢，崩漏，吐血，衄血。②肝热目赤，头痛眩晕。

【用法用量】煎服，5～10g。外用适量。止血多炒炭用，清热泻火宜生用。

【使用注意】脾胃虚寒及阴虚发热而无实火者慎用。

【鉴别用药】地榆、槐花均能凉血止血，用治血热妄行之出血诸证，因其性下行，故以治下部出血证为宜。然地榆凉血之中兼能收涩，凡下部之血热出血，诸如便血、痔血、崩漏、血痢等皆宜；槐花无收涩之性，其止血功在大肠，故以治便血、痔血为佳。

·侧柏叶·

【药性】苦、涩，寒。归肺、肝、脾经。

【功效】凉血止血，化痰止咳，生发乌发。

【应用】①吐血，衄血，咳血，便血，崩漏下血：为治各种出血证之要药，尤以血热者为宜。②肺热咳嗽，咯痰黄稠。③血热脱发，须发早白。

【用法用量】煎服，6～12g。外用适量。止血多炒炭用，化痰止咳宜生用。

·白茅根·

【药性】甘，寒。归肺、胃、膀胱经。

【功效】凉血止血，清热利尿。

【应用】①血热咳血，吐血，衄血，尿血。②热病烦渴，肺热咳嗽，胃热呕吐。③湿热黄疸，水肿尿少，热淋涩痛。

【用法用量】煎服，9～30g。鲜品加倍。止血多炒炭用，清热利尿宜生用。

【鉴别用药】白茅根、芦根均能清肺胃热而利尿，治疗肺热咳嗽、胃热呕吐和热淋涩痛，且常相须为用。然白茅根偏入血分，以凉血止血见长；而芦根偏入气分，以清热生津为优。

·苎麻根·（中医、中西医执业及助理医师均不考）

【药性】甘，寒。归心、肝经。

【功效】凉血止血，安胎，清热解毒。

【应用】①血热出血。②热毒胎动不安，胎漏下血：为安胎之要药。③痈肿疮毒。

【用法用量】煎服，10～30g。外用适量，煎汤外洗，或捣敷。

【使用注意】安胎作用类似于黄芩。

第二节　化瘀止血药

本类药物既能止血，又能化瘀，有止血而不留瘀的特点，主治瘀血内阻，血不循经之出血病证。若随证配伍，也可用于其他各种出血证。此外，部分药物尚能消肿、止痛，还可用治跌打损伤、心腹瘀阻疼痛、经闭等病证。

本类药物具行散之性，出血而无瘀者及孕妇宜慎用。

·三　七·

【药性】甘、微苦，温。归肝、胃经。

【功效】散瘀止血，消肿定痛。

【应用】①咳血，吐血，衄血，便血，崩漏，外伤出血。②血滞胸腹刺痛，跌扑肿痛：为治瘀血诸证之佳品，尤为伤科要药。凡跌打损伤，或筋骨折伤，瘀血肿痛，本品皆为首选药物。

【用法用量】煎服，3～9g；研末吞服，1次1～3g。外用适量。

【使用注意】孕妇慎用。阴虚血热之出血不宜单用。

·茜　草·

【药性】苦，寒。归肝经。

【功效】凉血，祛瘀，止血，通经。

【应用】①吐血，衄血，崩漏，外伤出血。②瘀阻经闭，风湿痹痛，跌扑肿痛：可用治血滞闭经、风湿痹痛、跌打损伤之证，尤为妇科调经要药。

【用法用量】煎服，6～10g。止血炒炭用，活血通经生用或酒炒用。

【使用注意】孕妇慎用。

·蒲　黄·

【药性】甘，平。归肝、心包经。

【功效】止血，化瘀，利尿通淋。

【应用】①吐血，衄血，咳血，崩漏，外伤出血：为止血行瘀之良药，有止血不留瘀的特点。②血滞经闭痛经，胸腹刺痛，跌扑肿痛：尤为妇科所常用。③血淋涩痛。

【用法用量】煎服，5～10g，包煎。外用适量，敷患处。止血多炒炭用，化瘀、利尿多生用。

【使用注意】孕妇慎用。

·花蕊石·（中医、中西医执业及助理医师均不考）

【药性】酸、涩，平。归肝经。

【功效】化瘀止血。

【应用】①咳血，吐血，外伤出血。②跌扑伤痛。

【用法用量】4.5～9g，多研末吞服。外用适量，研末外掺和调敷。

【使用注意】孕妇慎用。

第三节　收敛止血药

本类药物大多味涩，或为炭类，或质黏，故能收敛止血。广泛用于各种出血病证而无瘀滞者。

因其性收涩，有留瘀恋邪之弊，故临证多与化瘀止血药或活血化瘀药同用。对于出血有瘀或出血初期邪实者，当慎用之。

·白　及·

【药性】苦、甘、涩，微寒。归肺、胃、肝经。

【功效】收敛止血，消肿生肌。

【应用】①咳血，吐血，外伤出血。②疮疡肿毒，皮肤皲裂，烧烫伤：为外疡消肿生肌的常用药。

【用法用量】煎服，6～15g；研末吞服3～6g。外用适量。

【使用注意】不宜与川乌、制川乌、草乌、制草乌、附子同用。

·仙鹤草·

【药性】苦、涩，平。归心、肝经。

【功效】收敛止血，截疟，止痢，解毒，补虚。

【应用】①咳血，吐血，尿血，便血，崩漏下血。②疟疾寒热。③血痢，久泻久痢。④痈肿疮毒。⑤阴痒带下。⑥脱力劳伤。

【用法用量】煎服，6～12g。外用适量。

·棕榈炭·（中医、中西医助理医师均不考）

【药性】苦、涩，平。归肝、肺、大肠经。

【功效】收敛止血。

【应用】吐血，衄血，尿血，便血，崩漏：为收敛止血之良药，广泛用于各种出血病证，尤多用于崩漏。

此外，本品苦涩收敛，也能止泻止带，尚可用于久泻久痢，妇人带下。

【用法用量】煎服，3～9g。

【使用注意】出血兼有瘀滞者不宜使用。

·血余炭·

【药性】苦，平。归肝、胃经。

【功效】收敛止血、化瘀，利尿。

【应用】①吐血，咳血，衄血，血淋，尿血，便血，崩漏，外伤出血。②小便不利。

【用法用量】煎服，5～10g。外用适量。

·藕 节·（中医、中西医执业及助理医师均不考）

【药性】甘、涩，平。归肝、肺、胃经。

【功效】收敛止血，化瘀。

【应用】吐血，咳血，衄血，尿血，崩漏。

【用法用量】煎服，9～15g。

第四节 温经止血药

本类药物性属温热，善于温里散寒，能温脾阳，固冲脉而统摄血液，具有温经止血之效。适用于脾不统血，冲脉失固之虚寒性出血病证。

应用时，若属脾不统血者，应配益气健脾药；属肝肾亏虚、冲脉不固者，宜配益肾暖宫补摄之品。

因其性温热，故血热妄行之出血证不宜使用。

·艾叶·

【药性】辛、苦，温。归肝、脾、肾经。

【功效】温经止血，散寒止痛，调经，安胎；外用祛湿止痒。

【应用】①虚寒性吐血，衄血，崩漏，月经过多。为温经止血之要药。②少腹冷痛，经寒不调，宫冷不孕，脘腹冷痛：为治妇科下焦虚寒或寒客胞宫之要药。③胎动不安，崩漏下血。④皮肤瘙痒。

此外，将本品捣绒，制成艾条、艾柱等，用以熏质体表穴位，能温煦气血，透达经络，为温灸的主要原料。

【用法用量】煎服，3～9g。外用适量，供灸治或熏洗用。醋艾炭温经止血，用于虚寒性出血；其余生用。

·炮　姜·（中医、中西医助理医师均不考）

【药性】辛，热。归脾、胃、肾经。

【功效】温经止血，温中止痛。

【应用】①阳虚失血，吐衄崩漏。②脾胃虚寒，腹痛吐泻。

【用法用量】煎服，3～9g。

【鉴别用药】生姜、干姜与炮姜同出一物，均能温中散寒，适用于脾胃寒证。由于鲜干质地不同与炮制不同，其性能亦有差异。生姜长于散表寒，又为呕家之圣药；干姜偏于祛里寒，为温中散寒之要药；炮姜善走血分，长于温经止血。

·灶心土·（中医、中西医执业及助理医师均不考）

【药性】辛，温。归脾、胃经。

【功效】温中止血，止呕，止泻。

【应用】①虚寒性出血：为温经止血之要药。②胃寒呕吐。③脾虚久泻。

【用法用量】煎服，15～30g，布包先煎；60～120g，煎汤代水。

第十三单元　活血化瘀药

（中医、中西医助理医师均不考：活血化瘀药的性能特点、功效、主治病证、配伍方法）

味多为辛、苦、温，部分动物类药味咸，主入心、肝二经。

活血止痛、活血调经、活血消肿、活血疗伤、活血消痈、破血消癥。

适用于一切瘀血阻滞证。内科的胸、腹、头痛，痛如针刺，痛有定处；体内的癥瘕积聚；中风不遂，肢体麻木及关节痹痛日久；伤科的跌仆损伤，瘀肿疼痛；外科的疮疡肿痛；妇科的月经不调、经闭、痛经、产后腹痛等。

应用本类药物，除根据各类药物的不同效用特点而随证选用外，尚需针对形成瘀血的原因加以配伍，以标本兼顾。如寒凝血脉者，配温里散寒药、温通经脉药；热灼营血，瘀热互结者，配清热凉血、泻火解毒药；痰湿阻滞，血行不畅者，配化痰除湿药；风湿痹阻，经脉不通者，当与祛风除湿通络药合用；久病体虚或因虚而瘀者，配补益药；癥瘕积聚者，配软坚散结药；由于气血关系密切，在使用活血化瘀药时，常配伍行气药，以提高活血祛瘀之效。

本类药物行散力强，易耗血动血，月经过多及其他出血无瘀者忌用；孕妇慎用或忌用。

第一节 活血止痛药

本类药物辛散善行，既入血分又入气分，能活血行气止痛，主治气血瘀滞所致的各种痛证，如头痛，胸胁痛、心腹痛、痛经、产后腹痛、肢体痹痛、跌打损伤之瘀痛等，也可用于其他瘀血病症。

·川 芎·

【药性】辛，温。归肝、胆、心包经。

【功效】活血行气，祛风止痛。

【应用】①血瘀气滞，胸痹心痛，胸胁刺痛，跌扑肿痛，月经不调，经闭痛经，癥瘕腹痛：为“血中气药”，功善止痛，为治气滞血瘀诸痛证之要药。②头痛：为治头痛之要药。③风湿痹痛。

【用法用量】煎服，3 ～ 10g。

【使用注意】本品辛温升散，凡阴虚阳亢之头痛，阴虚火旺、舌红口干，多汗月经过多及出血性疾病，不宜使用。孕妇慎用。

·延胡索·

【药性】辛、苦，温。归肝、脾、心经。

【功效】活血，行气，止痛。

【应用】气血瘀滞，胸胁、脘腹疼痛，胸痹心痛，经闭痛经，产后瘀阻，跌扑肿痛：为活血行气止痛要药。

【用法用量】煎服，3 ～ 10g；研末服，每次 1.5 ～ 3g。醋制可加强止痛之功。

【使用注意】专治一身上下诸痛，醋制可以增强止痛作用。

·郁 金·

【药性】辛、苦，寒。归肝、 胆、心、肺经。

【功效】活血止痛，行气解郁，清心凉血，利胆退黄。

【应用】①气滞血瘀，胸胁刺痛，胸痹心痛，月经不调，经闭痛经，乳房胀痛。②热病神昏，癫痫发狂。③血热吐衄，妇女倒经。④肝胆湿热，黄疸尿赤，胆胀胁痛。

【用法用量】煎服，3 ～ 10g。

【使用注意】不宜与丁香、母丁香同用。

【鉴别用药】香附与郁金均能疏肝解郁，可用于肝气郁结之证。然香附药性偏温，专入气分，善疏肝行气，调经止痛，长于治疗肝郁气滞之月经不调；而郁金药性偏寒，既入血分，又入气分，善活血止痛，行气解郁，长于治疗肝郁气滞血瘀之痛证。此外，郁金还有凉血止血、清心开窍、利胆退黄的作用，可用于血热吐衄，妇女倒经，热病神昏，癫痫发狂，黄疸尿赤，胆胀胁痛。

·姜 黄·

【药性】辛、苦，温。归肝、脾经。

【功效】活血行气，通经止痛。

【应用】①气滞血瘀，胸胁刺痛，胸痹心痛，痛经经闭，癥瘕，跌扑肿痛。②风湿肩臂疼痛。

【用法用量】煎服，3 ～ 10g，外用适量。

【使用注意】孕妇慎用。

【鉴别用药】郁金、姜黄为同一植物的不同药用部位，均能活血散瘀、行气止痛，用于气滞血瘀之证。但姜黄药用根茎，辛温行散，祛瘀力强，以治寒凝气滞血瘀之证为好，且祛风通痹而用于风湿痹痛。郁金药用块根，苦寒降泄，行气力强，以治血热瘀滞之证为宜，又能利胆退黄、清心凉血而用于湿热黄疸、热病神昏等证。

·乳 香·

【药性】辛、苦，温。归心、肝、脾经。

【功效】活血止痛，消肿生肌。

【应用】①跌打损伤，痈肿疮疡：为外伤科要药。②气滞血瘀，胸痹心痛，胃脘疼痛，痛经经闭，产后瘀阻，癥瘕腹痛，风湿痹痛，筋脉拘挛。

【用法用量】煎汤或入丸散，3～5g，宜炮制去油。外用适量，研末调敷。

【使用注意】孕妇及胃弱者慎用。

·没 药·（中医、中西医助理医师均不考）

【药性】辛、苦，平。归心、肝、脾经。

【功效】散瘀定痛，消肿生肌。

【应用】没药的功效主治与乳香相似，常与乳香相须为用，治疗跌打损伤、瘀滞疼痛、痈疽肿痛，疮疡溃后久不收口以及多种瘀滞痛证。二者的区别在于，乳香偏于行气、伸筋，治疗痹证多用；没药偏于散血化瘀，治疗血瘀气滞较重之胃痛多用。

【用法用量】3～5g，炮制去油，多入丸散用。外用适量。

【使用注意】孕妇及微弱者慎用。

·五灵脂·（中医、中西医助理医师均不考）

【药性】苦、咸、甘，温。归肝经。

【功效】活血止痛，化瘀止血。

【应用】①瘀血阻滞诸痛证：为治疗瘀滞疼痛之要药，常与蒲黄相须为用，如失笑散。②瘀滞出血证。

【用法用量】煎服，3～10g，包煎。

【使用注意】孕妇慎用。不宜与人参同用。

·降 香·（中医、中西医执业及助理医师均不考）

【药性】辛，温。归肝、脾经。

【功效】化瘀止血，理气止痛。

【应用】①肝郁胁痛，胸痹刺痛，跌扑伤痛。②吐血，衄血，外伤出血：为外科常用之品。③秽浊内阻，呕吐腹痛。

【用法用量】煎服，9～15g，后下。外用适量，研细末敷患处。

第二节 活血调经药

本类药物辛散苦泄，主归肝经血分，具有活血散瘀、通经止痛之功，尤其善于通血脉而调经水。主治血行不畅、瘀血阻滞所致的月经不调，经行腹痛，量少紫暗或伴血块，经闭不行，及产后瘀滞腹痛；亦常用于其他瘀血病证，如瘀滞疼痛、癥瘕积聚、跌打损伤、疮痈肿痛等。

·丹 参·

【药性】苦，微寒。归心、肝经。

【功效】活血祛瘀，通经止痛，清心除烦，凉血消痈。

【应用】①瘀血阻滞之月经不调，痛经经闭，产后腹痛：为治血行不畅、瘀血阻滞之经产病的要药。②血瘀胸痹心痛，脘腹胁痛，癥瘕积聚，跌打损伤，热痹疼痛：为治疗血瘀证的要药。③疮痈肿痛。④心烦不眠。

【用法用量】煎服，10 ～ 15g。活血化瘀宜酒炙用。

【使用注意】不宜与藜芦同用。

·红 花·

【药性】辛，温。归心、肝经。

【功效】活血通经，散瘀止痛。

【应用】①瘀血阻滞之经闭、痛经、恶露不行：是妇科瘀血阻滞之经产病的常用药。②瘀滞腹痛，胸痹心痛，胸胁刺痛，癥瘕痞块。③跌扑损伤，疮疡肿痛：为治跌打损伤、瘀滞肿痛之要药。④热郁血瘀，斑疹色暗。

【用法用量】煎服，3 ～ 10g。

【使用注意】孕妇慎用；有出血倾向者不宜多用。

·桃 仁·

【药性】苦、甘，平。归心、肝、大肠经。

【功效】活血祛瘀，润肠通便，止咳平喘。

【应用】①瘀血阻滞之经闭痛经，产后腹痛，癥瘕痞块，跌扑损伤：为治疗多种瘀血阻滞病症的要药。②肺痈，肠痈。③肠燥便秘。④咳嗽气喘。

【用法用量】煎服，5 ～ 10g。

【使用注意】孕妇及便溏者慎用。

·益母草·

【药性】苦、辛，微寒。归心、心包、膀胱经。

【功效】活血调经，利尿消肿，清热解毒。

【应用】①瘀滞月经不调，痛经经闭，恶露不尽：为妇科经产病的要药。②水肿尿少。③跌打损伤，疮痈肿毒。

【用法用量】煎服，9 ～ 30g；鲜品 12 ～ 40g。

【使用注意】孕妇慎用。

·泽 兰·（中医、中西医助理医师均不考）

【药性】苦、辛，微温。归肝、脾经。

【功效】活血调经，祛瘀消痈，利水消肿。

【应用】①血瘀月经不调，经闭痛经，产后瘀阻腹痛：为妇产科经产瘀血病症的常用药。②跌打伤痛，疮痈肿毒。③水肿，腹水。

【用法用量】煎服，6～12g。

【鉴别用药】益母草、泽兰均能活血调经、祛瘀消痈、利水消肿，常用于妇人经产血瘀病症及跌打损伤、瘀肿疼痛、疮痈肿毒、水瘀互结之水肿等证。然益母草辛散苦泄之力较强，性寒又能清热解毒，其活血、解毒、利水作用较泽兰为强，临床应用亦更广。

·牛 膝·

【药性】苦、甘、酸，平。归肝、肾经。

【功效】活血通经，补肝肾，强筋骨，利尿通淋，引血下行。

【应用】①瘀血阻滞之经闭，痛经，胞衣不下。②跌扑伤痛。③腰膝酸痛，筋骨无力。④淋证，水肿，小便不利：为治下焦水湿潴留病症常用药。⑤气火上逆之吐血衄血、牙痛口疮，阴虚阳亢之头痛眩晕。

【用法用量】煎服，5～12g。活血通经、利尿通淋、引血（火）下行宜生用，补肝肾、强筋骨宜酒炙用。

【使用注意】孕妇慎用。

·鸡血藤·

【药性】苦、甘，温。归肝、肾经。

【功效】活血补血，调经止痛，舒筋活络。

【应用】①月经不调，痛经，经闭。②风湿痹痛，肢体麻木，血虚萎黄：为治疗经脉不畅、络脉不和病证的常用药。

【用法用量】煎服，9～15g。

·王不留行·（中医、中西医助理医师均不考）

【药性】苦、平。归肝、胃经。

【功效】活血通经，下乳消肿，利尿通淋。

【应用】①血瘀经闭，痛经，难产。②产后乳汁不下，乳痈肿痛：为治疗产后乳汁不下常用之品。③淋证涩痛。

【用法用量】煎服，5～10g。

【使用注意】孕妇慎用。

·月季花·（中医、中西医执业及助理医师均不考）

【药性】甘，温。归肝经。

【功效】活血调经，疏肝解郁。

【应用】气滞血瘀，月经不调，痛经，闭经，胸胁胀痛。

此外，本品活血通经、消肿止痛，也可用于跌打伤痛，痈疽肿毒，瘰疬。

【用法用量】煎服，3～6g。

【使用注意】用量不宜过大，多服久服可引起腹痛腹泻及便溏。孕妇慎用。

·凌霄花·（中医、中西医执业及助理医师均不考）

【药性】甘、酸，寒。归肝、心包经。
【功效】活血通经，凉血祛风。
【应用】①血滞经闭，月经不调，癥瘕，产后乳肿，跌打损伤。②风疹发红，皮肤瘙痒，痤疮。
【用法用量】煎服，5～9g。外用适量。
【使用注意】孕妇慎用。

第三节　活血疗伤药

本类药物味多辛、苦或咸，主归肝、肾经，功善活血化瘀、消肿止痛、续筋接骨、止血生肌敛疮，主治跌打损伤、瘀肿疼痛、骨折筋损、金疮出血等骨伤科疾患，也可用于其他血瘀病证。

·土鳖虫·

【药性】咸，寒；有小毒。归肝经。
【功效】破血逐瘀，续筋接骨。
【应用】①跌打损伤，筋伤骨折：为伤科疗伤常用药。②血瘀经闭，产后瘀阻腹痛，癥瘕痞块。
【用法用量】煎服，3～10g。
【使用注意】孕妇禁用。

·马钱子·（中医、中西医执业及助理医师均不考）

【药性】苦，温；有大毒。归肝、脾经。
【功效】通络止痛，散结消肿。
【应用】①跌打损伤，骨折肿痛：为伤科疗伤止痛要药。②风湿顽痹，麻木瘫痪。③痈疽疮毒，咽喉肿痛。
【用法用量】0.3～0.6g，炮制后入丸散用。
【使用注意】孕妇禁用；不宜多服久服及生用；运动员慎用；有毒成分能经皮肤吸收，外用不宜大面积涂敷。

·自然铜·（中医、中西医助理医师均不考）

【药性】辛，平。归肝经。
【功效】散瘀止痛，续筋接骨。
【应用】跌打损伤，筋骨折伤，瘀肿疼痛。
【用法用量】3～9g，多入丸散服，若入煎剂宜先煎。外用适量。
【使用注意】孕妇慎用。不宜久服。

·苏　木·（中医、中西医助理医师均不考）

【药性】甘、咸，平。归心、肝、脾经。
【功效】活血祛瘀，消肿止痛。
【应用】①跌打损伤，骨折筋伤，瘀滞肿痛：为伤科常用药。②血滞经闭痛经，产后瘀阻，胸腹刺痛，痈疽肿痛：为妇科瘀滞经产诸证及其他瘀滞病症的常用药。

【用法用量】煎服，3～9g。

【使用注意】孕妇慎用。

·骨碎补·

【药性】苦，温。归肝、肾经。

【功效】活血疗伤止痛，补肾强骨；外用消风祛斑。

【应用】①跌扑闪挫，筋骨折伤：为伤科要药。②肾虚腰痛，筋骨痿软，耳鸣耳聋，牙齿松动，久泻。③斑秃，白癜风。

【用法用量】煎服，3～9g。外用适量，研末调敷，亦可浸酒擦患处。

【使用注意】孕妇及阴虚火旺、血虚风燥者慎用。

·血　竭·（中医、中西医助理医师均不考）

【药性】甘、咸，平。归心、肝经。

【功效】活血定痛，化瘀止血，生肌敛疮。

【应用】①跌打损伤，心腹瘀痛：为伤科及其他瘀滞痛证要药。②外伤出血。③疮疡不敛。

【用法用量】研末服，1～2g，或入丸剂。外用研末撒或入膏药用。

【使用注意】孕妇慎用。月经期不宜服用。

·儿　茶·（中医、中西医执业及助理医师均不考）

【药性】苦、涩，微寒。归心、肺经。

【功效】活血止痛，止血生肌，收湿敛疮，清肺化痰。

【应用】①跌扑伤痛。②外伤出血，吐血衄血。③疮疡不敛，湿疹，湿疮，牙疳，下疳，痔疮。④肺热咳嗽。

【用法用量】煎服，1～3g，包煎；多入丸散服。外用适量。

·刘寄奴·（中医、中西医执业及助理医师均不考）

【药性】苦，温。归心、肝、脾经。

【功效】散瘀止痛，疗伤止血，破血通经，消食化积。

【应用】①跌打损伤，瘀滞肿痛，外伤出血：古人谓其为“金疮要药”，常用于治疗伤科病症。②血瘀经闭，产后瘀滞腹痛。③食积腹痛，赤白痢疾。

【用法用量】煎服，3～10g。外用适量，研末撒或调敷，亦可鲜品捣烂外敷。

【使用注意】孕妇慎用。

第四节　破血消癥药

本类药物味多辛苦，虫类药居多，兼有咸味，主归肝经血分。药性峻猛，走而不守，能破血逐瘀、消癥散积，主治瘀滞时间长、程度重的癥瘕积聚，亦可用于血瘀经闭、瘀肿疼痛、中风偏瘫等病症。

·莪 术·

【药性】辛、苦，温。归肝、脾经。
【功效】破血行气，消积止痛。
【应用】①癥瘕痞块，瘀血经闭，胸痹心痛。②食积气滞，脘腹胀痛。
此外，本品既破血祛瘀，又消肿止痛，也可用于跌打损伤，瘀肿疼痛，常与其他活血疗伤药同用。
【用法用量】煎服，6～9g。醋制后可加强祛瘀止痛作用。
【使用注意】孕妇及月经过多者禁用。

·三 棱·

【药性】辛、苦，平。归肝、脾经。
【功效】破血行气，消积止痛。
【应用】三棱所主治的病证与莪术相同，二者常相须为用。但三棱偏于破血，莪术偏于破气。
【用法用量】煎服，5～10g。醋制后可加强祛瘀止痛作用。
【使用注意】孕妇及月经过多者禁用。不宜与芒硝、玄明粉同用。

·水 蛭·

【药性】咸、苦，平；有小毒。归肝经。
【功效】破血通经，逐瘀消癥。
【应用】①血瘀经闭，癥瘕痞块。②中风偏瘫，跌打损伤，瘀滞心腹疼痛。
【用法用量】煎服，1～3g。
【使用注意】孕妇及月经过多者禁用。

·虻 虫·（中医、中西医执业及助理医师均不考）

【药性】苦，微寒；有小毒。归肝经。
【功效】破血逐瘀，消癥散积。
【应用】①血瘀经闭，癥瘕痞块。②跌打损伤，瘀滞肿痛。
【用法用量】煎服，1～1.5g；研末服，0.3g。
【使用注意】孕妇禁用。体虚无瘀、腹泻者不宜使用。

·斑 蝥·（中医、中西医执业及助理医师均不考）

【药性】辛，热；有大毒。归肝、胃、肾经。
【功效】破血逐瘀，散结消癥，攻毒蚀疮。
【应用】①癥瘕，瘀滞经闭。②顽癣，赘疣，瘰疬，痈疽不溃，恶疮死肌。
此外，本品外敷，有发泡作用，可作发泡疗法以治多种疾病，如面瘫、风湿痹痛等。

【用法用量】内服，0.03～0.06g，炮制后多入丸散用。外用适量，研末或浸酒、醋，或制油膏涂敷患处，不宜大面积用。

【使用注意】本品有大毒，内服宜慎，孕妇禁用。外用对皮肤、黏膜有很强的刺激作用，能引起皮肤发红、烧灼、起泡，甚至腐烂，故不宜久敷和大面积使用。

·穿山甲·（中医、中西医助理医师均不考）

【药性】咸，微寒。归肝、胃经。

【功效】活血消癥，通经下乳，消肿排脓，搜风通络。

【应用】①血滞经闭，癥瘕。②产后乳汁不通。③痈肿疮毒，瘰疬。④风湿痹痛，中风瘫痪，麻木拘挛。

【用法用量】煎服，5～10g，一般炮制后用。

【使用注意】孕妇慎用；痈肿已溃者忌用。

第十四单元　化痰止咳平喘药

（中医、中西医助理医师均不考：化痰止咳平喘药的性能特点、功效、主治病证、配伍方法）

本类药或辛或苦，或温或寒，多入肺经。辛开宣散，苦燥降泄，温化寒清。

宣降肺气、化痰止咳、降气平喘；部分药物分别兼能散寒、清热、散结、润肺等。

化痰药主治痰证。痰，既是病理产物，又是致病因素，它“随气升降，无处不到”，所以痰的病证甚多：如痰阻于肺之咳喘痰多；痰蒙心窍之昏厥、癫痫；痰蒙清阳之眩晕；痰扰心神之睡眠不安；肝风夹痰之中风、惊厥；痰阻经络之肢体麻木，半身不遂，口眼歪斜；痰火（气）互结之瘰疬、瘿瘤；痰凝肌肉、流注骨节之阴疽流注等，皆可用化痰药治之。止咳平喘药用于外感、内伤所致各种咳嗽和喘息。

使用本类药物，除根据病证的不同，有针对性地选择相应的化痰药及止咳平喘药外，还应根据痰证和咳喘的不同病因和病性进行配伍，以治病求于本，标本兼顾。如外感所致者，当配解表散邪药；火热而致者，应配清热泻火药；兼里寒者，配温里散寒药；如属虚劳者，配补虚药。此外，如癫痫、惊厥、眩晕、昏迷者，则当配平肝息风、开窍、安神药；属痰核、瘰疬、瘿瘤者，配软坚散结之品；阴疽流注者，配温阳通滞散结之品。治痰证除分清不同痰证而选用不同的化痰药外，应据成痰之因，审因论治。“脾为生痰之源”， 故常配健脾燥湿药同用，以标本兼顾。又因痰易阻滞气机，“气滞则痰凝，气行则痰消”，故常配理气药同用，以加强化痰之功。

某些温燥之性强烈的刺激性化痰药，凡痰中带血或有出血倾向者，宜慎用；麻疹初起有表邪之咳嗽，不宜单投止咳药，当以疏解清宣为主，以免恋邪而致久喘不已及影响麻疹之透发，对收敛性及温燥之药尤为所忌。

第一节　温化寒痰药

本节药物，味多辛苦，性多温燥，主归肺、脾、肝经，有温肺祛寒、燥湿化痰之功，部分药物外用又能消肿止痛。主治寒痰、湿痰证，如咳嗽气喘、痰多色白、苔腻；寒痰、湿痰所致眩晕、肢体麻木、阴疽流注等。临床运用时，常与温散寒邪、燥湿健脾药配伍，以期达到温化寒痰、燥湿化痰之目的。

温燥性质的温化寒痰药，不宜用于热痰、燥痰之证。

·半　夏·

【药性】辛，温；有毒。归脾、胃、肺经。

【功效】燥湿化痰，降逆止呕，消痞散结。

【应用】①湿痰寒痰，咳喘痰多，痰饮眩悸，风痰眩晕，痰厥头痛：为燥湿化痰、温化寒痰之要药，尤善治脏腑之湿痰。②胃气上逆，呕吐反胃。③胸脘痞闷，梅核气。④痈疽肿毒，瘰疬痰核，毒蛇咬伤。

【用法用量】内服一般炮制后用，3～9g。外用适量，磨汁涂或研末以酒调敷患处。法半夏长于燥湿化痰，主治痰多咳喘，痰饮眩悸，风痰眩晕，痰厥头痛；姜半夏长于温中化痰，降逆止呕，主治痰饮呕吐，胃脘痞满；清半夏长于燥湿化痰，主治湿痰咳嗽，胃脘痞满，痰涎凝聚，咯吐不出。

【使用注意】本品性温燥，阴虚燥咳、血证、热痰、燥痰应慎用。不宜与川乌、制川乌、草乌、制草乌、附子同用。生品内服宜慎。

【鉴别用药】半夏与陈皮均为辛温之品，皆能燥湿化痰，常相须为用，治湿痰、寒痰咳嗽气逆，痰多清稀，胸脘痞满。然半夏属化痰药，温燥之性尤强，燥湿化痰之力更著，又能降逆止呕，消痞散结，外用消肿止痛，用治气逆呕吐，心下痞，结胸，梅核气，痈疽肿毒，瘿瘤痰核等；陈皮属理气药，辛行苦泄，长于理气和中，擅治脾胃气滞、脘腹胀痛、食少便溏等。

·天南星·

【药性】苦、辛，温；有毒。归肺、肝、脾经。

【功效】燥湿化痰，祛风止痉，散结消肿。

【应用】①顽痰咳喘，胸膈胀闷。②风痰眩晕，中风痰壅，口眼㖞斜，半身不遂，癫痫，惊风，破伤风。③痈肿，瘰疬痰核，蛇虫咬伤。

【用法用量】内服制用，3～9g。外用生品适量，研末以醋或酒调敷患处。

【使用注意】孕妇慎用；生品内服宜慎。

【鉴别用药】半夏、天南星二者均辛温有毒，为燥湿化痰要药，善治湿痰、寒痰，炮制后又能治热痰、风痰。然半夏主入脾、肺经，重在治脏腑湿痰。天南星则走经络，偏祛风痰而解痉，善治经络风痰。半夏又能和胃降逆止呕，消痞散结；天南星则消肿散结之功更著。

·附药：胆南星·

本品为制天南星的细粉与牛、羊或猪胆汁经加工而成，或为生天南星细粉与牛、羊或猪胆汁经发酵而成。性味苦、微辛，凉；归肺、肝、脾经。功能清热化痰，息风定惊。适用于痰热咳嗽、咯痰黄稠、中风痰迷、癫狂惊痫。煎服，3～6g。

·白附子·（中医、中西医执业及助理医师均不考）

【药性】辛，温；有毒。归胃、肝经。

【功效】燥湿化痰，祛风止痉，止痛，解毒散结。

【应用】①中风痰壅，口眼㖞斜，语言謇涩，惊风癫痫，破伤风，是治疗风痰证的常用药。②痰厥头痛，偏正头痛。③瘰疬痰核，毒蛇咬伤。

【用法用量】煎服，3～6g，一般宜炮制后用。外用生品适量捣烂，熬膏或研末以酒调敷患处。

【使用注意】孕妇慎用；生品内服宜慎。

·芥　子·

【药性】辛，温。归肺经。

【功效】温肺豁痰，利气散结，通络止痛。

【应用】①寒痰咳喘，悬饮胸胁胀痛。②痰滞经络，关节麻木疼痛，痰湿流注，阴疽肿毒。

【用法用量】煎服，3～9g。外用适量。

【使用注意】本品辛温走散，耗气伤阴。久咳肺虚及阴虚火旺者忌用；消化道溃疡、出血者及皮肤过敏者忌用。用量不宜过大，以免引起腹泻。不宜久煎。

·皂 荚·（中医、中西医执业及助理医师均不考）

【药性】辛、咸，温；有小毒。归肺、大肠经。

【功效】祛痰开窍，散结消肿。

【应用】①中风口噤，昏迷不醒，癫痫痰盛，关窍不通，痰阻喉痹。②顽痰喘咳，咳痰不爽。③大便燥结。④痈肿。

【用法用量】1～1.5g，多入丸散用。外用适量，研末吹鼻取嚏或研末调敷患处。

【使用注意】本品辛散走窜之性极强，非顽痰实证体壮者不宜轻投。内服剂量不宜过大，过量易引起呕吐、腹泻。孕妇及咳血、吐血者忌服。

·旋覆花·

【药性】苦、辛、咸，微温。归肺、脾、胃、大肠经。

【功效】降气，消痰，行水，止呕。

【应用】①风寒咳嗽，痰饮蓄结，胸膈痞闷，喘咳痰多。②呕吐噫气，心下痞硬。

此外，本品配香附等，还可用治气血不和之胸胁疼痛。

【用法用量】煎服，3～9g，包煎。

【使用注意】阴虚劳嗽、肺燥咳嗽者慎用。

·白 前·

【药性】辛、苦，微温。归肺经。

【功效】降气，祛痰，止咳。

【应用】肺气壅实，咳嗽痰多，胸满喘急。

【用法用量】煎服，3～10g。

·猫爪草·（中医、中西医执业及助理医师均不考）

【药性】甘、辛，温。归肝、肺经。

【功效】化痰散结，解毒消肿。

【应用】①瘰疬痰核。②疔疮肿毒，蛇虫咬伤。

【用法用量】煎服，15～30g，单味药可用至120g。外用适量，捣敷或研末调敷。

第二节 清化热痰药

本节药物性多寒凉，有清化热痰之功，部分药物质润，兼能润燥化痰，部分药物味咸，兼能软坚散结。清化热痰药主治热痰证，如咳嗽气喘，痰黄质稠者；若痰稠难咯，唇舌干燥之燥痰证，宜选质润之润燥化痰药；痰热癫痫、中风惊厥、瘿瘤、痰火瘰疬等，均可以清化热痰药治之。临床应用时，常与清热泻火、养阴润肺药配伍，以期达到清化热痰、润燥化痰的目的。药性寒凉的清化热痰药、润燥化痰药，寒痰与湿痰证不宜使用。

·川贝母·

【药性】苦，甘，微寒。归肺、心经。

【功效】清热润肺，化痰止咳，散结消痈。

【应用】①肺热咳嗽，干咳少痰，阴虚劳嗽，痰中带血。②瘰疬，疮毒，乳痈，肺痈。

【用法用量】煎服，3～10g；研粉冲服，1次1～2g。

【使用注意】不宜与川乌、制川乌、草乌、制草乌、附子同用。

·浙贝母·

【药性】苦、寒。归肺、心经。

【功效】清热化痰止咳，解毒散结消痈。

【应用】①风热咳嗽，痰火咳嗽。②瘰疬，瘿瘤，疮毒，肺痈，乳痈。

【用法用量】煎服，5～10g。

【使用注意】不宜与川乌、制川乌、草乌、制草乌、附子同用。

【鉴别用药】明《本草纲目》以前历代本草，皆统称贝母。至《本草汇言》载贝母有“川者为妙”之说，清《轩岐救正论》才正式有浙贝母之名。川、浙贝母之功，基本相同，但前者兼甘味，性偏于润，肺热燥咳，虚劳咳嗽用之为宜；后者味苦，性偏于泄，风热犯肺或痰热郁肺咳嗽用之为宜。至于清热散结之功，二者共有，但以浙贝母为胜。此外，平贝母、伊贝母在部分地区亦作川贝母用于清热润肺，化痰止咳，但无散结消痈之功。湖北贝母的药性功用与浙贝母相似。土贝母的解毒散结消肿之功类似于浙贝母，但无清热化痰止咳功效。

·瓜　蒌·

【药性】甘、微苦，寒。归肺、胃、大肠经。

【功效】清热涤痰，宽胸散结，润燥滑肠。

【应用】①肺热咳嗽，痰浊黄稠。②胸痹心痛，结胸痞满。③肺痈，肠痈，乳痈。④大便秘结。

【用法用量】煎服，9～15g。

【使用注意】不宜与川乌、制川乌、草乌、制草乌、附子同用。

·竹　茹·

【药性】甘，微寒。归肺、胃、心、胆经。

【功效】清热化痰，除烦，止呕。

【应用】①肺热咳嗽，胆火夹痰，惊悸不宁，心烦失眠。②中风痰迷，舌强不语。③胃热呕吐，妊娠恶阻，胎动不安：为治胃热呕逆之要药。

此外，本品甘寒入血，尚能清热凉血而止血，可治血热吐血、衄血、尿血及崩漏等属血热妄行者。

【用法用量】煎服，5～10g。生用偏于清化热痰，姜汁炙用偏于和胃止呕。

·竹　沥·

【药性】甘，寒。归心、肺、肝经。

【功效】清热豁痰，定惊利窍。

【应用】①痰热咳喘。②中风痰迷，惊痫癫狂。

【用法用量】30～50mL，冲服。

【使用注意】本品性寒滑利，寒痰及便溏者忌用。

·天竺黄·

【药性】甘，寒。归心、肝经。

【功效】清热豁痰，清心定惊。

【应用】①热病神昏，中风痰迷。②小儿痰热惊厥、抽搐、夜啼。

【用法用量】煎服，3～9g。

【鉴别用药】竹茹、竹沥、天竺黄均来源于竹，性寒，均可清热化痰，治痰热咳喘；竹沥、天竺黄又可定惊，用治火热或痰热所致惊风，癫痫，中风昏迷，喉间痰鸣。然竹沥性寒滑利，清热涤痰力强，惊痫中风，肺热顽痰胶结难咯者多用；天竺黄化痰之力较缓，但清心定惊之功较好，多用于小儿惊风，热病神昏抽搐；竹茹长于清心除烦，多用治痰热扰心的心烦失眠，并能清胃止呕，用治胃热呕逆。

·前　胡·

【药性】苦、辛，微寒。归肺经。

【功效】降气化痰，散风清热。

【应用】①痰热咳喘，咯痰黄稠。②风热咳嗽痰多。

【用法用量】煎服，3～10g。

【鉴别用药】白前与前胡均能降气化痰，治疗肺气上逆，咳喘痰多，常相须为用。但白前性温，祛痰作用较强，多用于内伤寒痰咳喘；前胡性偏微寒，兼能疏散风热，多用于外感风热或痰热咳喘。

·桔　梗·

【药性】辛、苦，平。归肺经。

【功效】宣肺，祛痰，利咽，排脓。

【应用】①咳嗽痰多，咯痰不爽，胸闷不畅：为肺经气分病之要药。②咽痛音哑。③肺痈吐脓。

此外，本品又可开宣肺气而通利二便，用治癃闭、便秘。

【用法用量】煎服，3～10g。

【使用注意】本品性升散，凡气机上逆，呕吐、呛咳、眩晕、阴虚火旺咳血等不宜用。用量过大易致恶心呕吐。

·胖大海·（中医、中西医执业及助理医师均不考）

【药性】甘，寒。归肺、大肠经。

【功效】清热润肺，利咽开音，润肠通便。

【应用】①肺热声哑，咽喉干痛，干咳无痰。②热结便秘，头痛目赤。

【用法用量】2～3枚，沸水泡服或煎服。

·海　藻·

【药性】苦、咸，寒。归肝、胃、肾经。

【功效】消痰软坚散结，利水消肿。

【应用】①瘿瘤，瘰疬，睾丸肿痛。②痰饮水肿。

【用法用量】煎服，6～12g。

【使用注意】不宜与甘草同用。

·昆 布·（中医、中西医助理医师均不考）

【药性】咸，寒。归肝、胃、肾经。

【功效】消痰软坚散结，利水消肿。

【应用】①瘿瘤，瘰疬，睾丸肿痛。②痰饮水肿。

【用法用量】煎服，6～12g。

·黄药子·（中医、中西医执业及助理医师均不考）

【药性】苦，寒；有毒。归肺、肝、心经。

【功效】化痰散结消瘿，清热凉血解毒。

【应用】①瘿瘤：为治痰火互结所致瘿瘤之要药。②疮疡肿毒，咽喉肿痛，毒蛇咬伤。

此外，本品还有凉血止血作用，可用于血热所致的吐血、衄血、咳血等；并兼有止咳平喘作用，亦可治咳嗽、气喘、百日咳等。

【用法用量】煎服，5～15g；研末服，1～2g。外用适量，鲜品捣敷，或研末调敷，或磨汁涂。

【使用注意】本品有毒，不宜过量、久服。多服、久服可引起吐泻腹痛等消化道反应，并对肝肾有一定损害，故脾胃虚弱及肝肾功能损害者慎用。

·海蛤壳·（中医、中西医助理医师均不考）

【药性】苦、咸，寒。归肺、肾、胃经。

【功效】清肺化痰，软坚散结，制酸止痛；外用收湿敛疮。

【应用】①痰火咳嗽，胸胁疼痛，痰中带血。②瘰疬，瘿瘤，痰核。③胃痛吞酸。④湿疹，烧烫伤。

此外，本品有利尿之功，可用于水气浮肿，小便不利。

【用法用量】煎服，6～15g，先煎，蛤粉包煎。外用适量，研极细粉撒布或油调后敷患处。

·海浮石·（中医、中西医执业及助理医师均不考）

【药性】咸，寒。归肺、肾经。

【功效】清肺化痰，软坚散结，利尿通淋。

【应用】①痰热咳喘。②瘰疬，瘿瘤。③血淋，石淋。

【用法用量】煎服，10～15g；打碎先煎。

·瓦楞子·（中医、中西医执业及助理医师均不考）

【药性】咸，平。归肺、胃、肝经。

【功效】消痰化瘀，软坚散结，制酸止痛。

【应用】①顽痰胶结，黏稠难咯。②瘿瘤，瘰疬。③癥瘕痞块。④胃痛泛酸。

【用法用量】煎服，9～15g，先煎。消痰化瘀、软坚散结宜生用，制酸止痛宜煅用。

·礞 石·（中医、中西医执业及助理医师均不考）

【药性】甘、咸，平。归肺、心、肝经。

【功效】坠痰下气，平肝震惊。

【应用】①顽痰胶结，咳逆喘急。②癫痫发狂，烦躁胸闷，惊风抽搐：为治惊痫之良药。

【用法用量】多入丸散服，3～6g；煎汤10～15g，布包先煎。

【使用注意】本品重坠性猛，非痰热内结不化之实证不宜使用。脾虚胃弱，小儿慢惊忌用。孕妇慎用。

第三节　止咳平喘药

本类药物多归肺经，其味或辛或苦或甘，其性或寒或温。因辛散之性可宣肺散邪而止咳喘；苦泄之性可泄降上逆之肺气，或因其性寒，泻肺降火，或泄肺中水气及痰饮以平喘止咳甘润之性可润肺燥止咳嗽；个别药物味涩而收敛肺气以定喘，故本类药物通过宣肺、降肺、泻肺、润肺、敛肺及化痰等不同作用，达到止咳、平喘的目的。其中有的药物偏于止咳，有的偏于平喘，或兼而有之。本类药物主治咳嗽喘息。部分止咳平喘药物兼有润肠通便、利水消肿，清利湿热、解痉止痛等功效，亦可用治肠燥便秘、水肿、胸腹积水、湿热黄疸、心腹疼痛、癫痫等病症。

·苦杏仁·

【药性】苦，微温；有小毒。归肺、大肠经。

【功效】降气止咳平喘，润肠通便。

【应用】①咳嗽气喘，胸满痰多：为治咳喘要药。②肠燥便秘。

此外，取其宣发疏通肺气之功，治湿温初起及暑温夹湿之湿重于热者，常配伍白蔻仁、薏苡仁等药，共奏宣上、畅中、渗下之效，如三仁汤。

【用法用量】煎服，5～10g。生品入煎剂宜后下。

【使用注意】内服不宜过量，以免中毒。大便溏泻者慎用。婴儿慎用。

·紫苏子·

【药性】辛，温。归肺、大肠经。

【功效】降气化痰，止咳平喘，润肠通便。

【应用】①痰壅气逆，咳嗽气喘。②肠燥便秘。

【用法用量】煎服，3～10g。

【使用注意】脾虚便溏者慎用。

·百　部·

【药性】甘、苦，微温。归肺经。

【功效】润肺下气止咳，杀虫灭虱。

【应用】①新久咳嗽，肺痨咳嗽，顿咳。②头虱，体虱，疥癣，蛲虫病，阴痒。

【用法用量】煎服，3～9g。外用适量，水煎或酒浸。久咳宜蜜炙用，杀虫灭虱宜生用。

·紫　菀·（中医、中西医助理医师均不考）

【药性】辛、苦，温。归肺经。

【功效】润肺下气，化痰止咳。

【应用】痰多喘咳，新久咳嗽，劳嗽咳血。

【用法用量】煎服，5～10g。外感暴咳宜生用，肺虚久咳蜜炙用。

·款冬花·（中医、中西医助理医师均不考）

【药性】辛、微苦，温。归肺经。
【功效】润肺下气，止咳化痰。
【应用】新久咳嗽，喘咳痰多，劳嗽咳血。
【用法用量】煎服，5～10g。外感暴咳宜生用，内伤久咳蜜炙用。
【鉴别用药】紫菀与款冬花均有润肺下气、止咳化痰之功，且均温润不燥，咳嗽无论寒热虚实，病程长短，均可用之，二者常相须为用。但紫菀偏于祛痰，款冬花尤善止咳。

·马兜铃·（中医、中西医执业及助理医师均不考）

【药性】苦，微寒。归肺、大肠经。
【功效】清肺降气，止咳平喘，清肠消痔。
【应用】①肺热咳喘，痰中带血。②肠热痔血，痔疮肿痛。
【用法用量】煎服，3～9g。外用适量，煎汤熏洗。肺虚久咳蜜炙用，其余生用。
【使用注意】本品含马兜铃酸，长期、大剂量服用可引起肾脏损害等不良反应；儿童及老年人慎用；孕妇、婴幼儿及肾功能不全者禁用。

·枇杷叶·（中医、中西医助理医师均不考）

【药性】苦，微寒。归肺、胃经。
【功效】清肺止咳，降逆止呕。
【应用】①肺热咳嗽，气逆喘急。②胃热呕吐，哕逆，烦热口渴。
【用法用量】煎服，6～10g。止咳宜蜜炙用，止呕宜生用。

·桑白皮·

【药性】甘，寒。归肺经。
【功效】泻肺平喘，利水消肿。
【应用】①肺热喘咳。②水肿胀满尿少，面目肌肤浮肿。
此外，本品还有清肝降压、止血之功，可治肝阳肝火偏旺之高血压病及衄血、咳血。
【用法用量】煎服，6～12g。泻肺利水、平肝清火宜生用；肺虚咳喘宜蜜炙用。

·葶苈子·

【药性】辛、苦，大寒。归肺、膀胱经。
【功效】泻肺平喘，利水消肿。
【应用】①痰涎壅肺，喘咳痰多，胸胁胀满，不得平卧。②水肿，胸腹积水，小便不利。
【用法用量】煎服，3～10g，包煎。
【鉴别用药】桑白皮与葶苈子均能泻肺平喘，利水消肿，治肺热及肺中水气，或痰饮咳喘及水肿证。但桑白皮甘寒，作用较缓，长于清肺热、泻肺火以平喘止咳，多用于肺热咳喘及皮肤水肿；葶苈子苦寒，作用峻猛，非实证不用，长于泻肺行水以平喘，多治痰壅邪盛之喘咳不得平卧及胸腹积水。

·白 果·

【药性】甘、苦、涩，平；有毒。归肺、肾经。

【功效】敛肺定喘，收涩止带，缩尿。

【应用】①喘咳气逆，痰多：为治哮喘痰嗽之常用药。②带下，白浊，遗尿尿频。

【用法用量】煎服，5～10g。

【使用注意】本品生食有毒。不可多用，小儿尤当注意。

第十五单元 安神药

（中医、中西医助理医师均不考：安神药的配伍方法）

具有安定神志，治疗神志不安疾患的药物，称安神药。

主归心、肝经。

安神药分为重镇安神药和养心安神药。重镇安神药质重沉降；养心安神药甘润滋养。

金石贝壳类药有镇心去怯、安神定志之功，植物类药多能滋养而养心安神。

神志不安，症见心悸、失眠、多梦、癫狂、惊痫等。

使用安神药时，应根据导致心神不宁的病因、病机的不同，选用适宜的安神药物治疗，进行相应的配伍。如实证的心神不安，应选用重镇安神药，如因火热所致者，则配清泻心火、疏肝解郁、清肝泻火药物；因痰所致者，则配祛痰、开窍药物；因血瘀所致者，则配活血化瘀药；属肝阳上扰者，当配伍平肝潜阳药物；癫狂、惊风等证，应以化痰开窍或平肝息风药为主，本类药物多作为辅药应用。虚证心神不安，应选用养心安神药物，若属血虚阴亏者，应配伍补血、养阴药；心脾两虚者，则与补益心脾药配伍；心肾不交者，又与滋阴降火、交通心肾之品配伍。

矿石类安神药及有毒药物，只宜暂用，不可久服，中病即止。矿石类安神药，如作丸散服，易伤脾胃，不宜长期服用，并须酌情配伍养胃健脾之品。入煎剂应打碎先煎、久煎。部分药物具有毒性，须慎用。

第一节 重镇安神药

本类药物多为矿石、化石、介类药物，具有质重沉降之性，重则能镇，重可镇怯，故有重镇安神、平惊定志、平肝潜阳等作用。主治心火炽盛、阳气躁动、痰火扰心、肝郁化火及惊吓所致的心悸、失眠、多梦等心神不宁实证，惊风、癫痫、癫狂、肝阳上亢等亦可选用本类药物。

·朱 砂·

【药性】甘，微寒；有毒。归心经。

【功效】清心镇惊，安神，明目，解毒。

【应用】①心神不宁，心悸易惊，失眠多梦：为清心、镇静安神之要药，尤宜于心火亢盛，内扰神明之心神不宁，惊悸怔忡，烦躁不眠者。②癫痫发狂，小儿惊风。③视物昏花。④口疮，喉痹，疮疡肿毒。

【用法用量】0.1～0.5g，多入丸散服，不宜入煎剂。外用适量。

【使用注意】本品有毒，不宜大量服用，也不宜少量久服；孕妇及肝肾功能不全者禁用；忌火煅，宜水飞入药。

·磁　石·

【药性】咸，寒。归肝、心、肾经。
【功效】镇惊安神，平肝潜阳，聪耳明目，纳气平喘。
【应用】①心神不宁，惊悸，失眠。②肝阳上亢，头晕目眩。③视物昏花，耳鸣耳聋。④肾虚气喘。
【用法用量】煎服，9～30g，先煎。镇静安神、平肝潜阳宜生用，聪耳明目、纳气平喘宜醋淬后用。
【使用注意】因吞服后不易消化，如入丸散，不可多服。脾胃虚弱者慎用。

·龙　骨·

【药性】甘、涩，平。归心、肝、肾经。
【功效】镇惊安神，平肝潜阳，收敛固涩。
【应用】①心神不宁，心悸失眠，惊痫癫狂：为重镇安神的常用药。②肝阳上亢，头晕目眩。③正虚滑脱诸证。④湿疮痒疹，疮疡久溃不敛。
【用法用量】煎服，15～30g，先煎。外用适量。镇静安神、平肝潜阳生用，收敛固涩宜煅用。
【使用注意】湿热积滞者不宜使用。

·琥　珀·

【药性】甘，平。归心、肝、膀胱经。
【功效】镇惊安神，活血散瘀，利尿通淋。
【应用】①心神不宁，心悸失眠，惊风，癫痫。②血滞经闭痛经，心腹刺痛，癥瘕积聚。③淋证，癃闭。
【用法用量】研末冲服，或入丸散，每次1.5～3g；不入煎剂。外用适量。

第二节　养心安神药

养心安神药多为植物种子、种仁类药物，具有甘润滋养之性，性味多甘平，故以养心安神为主要作用。主治阴血不足，心脾两虚，心失所养之心悸怔忡、虚烦不眠、健忘多梦等心神不宁虚证。

·酸枣仁·

【药性】甘、酸，平。归肝、胆、心经。
【功效】养心补肝，宁心安神，敛汗，生津。
【应用】①虚烦不眠，惊悸多梦：为养心安神之要药。②体虚多汗。③津伤口渴。
【用法用量】煎服，10～15g。

·柏子仁·

【药性】甘，平。归心、肾、大肠经。
【功效】养心安神，润肠通便，止汗。
【应用】①阴血不足，虚烦失眠，心悸怔忡。②肠燥便秘。③阴虚盗汗。
【用法用量】煎服，3～10g。
【使用注意】本品质润，便溏及痰多者慎用。
【鉴别用药】柏子仁与酸枣仁皆味甘性平，均有养心安神、止汗之功，用治阴血不足、心神失养所致的心悸怔忡、失眠、健忘及阴虚盗汗，常相须为用。然柏子仁质润多脂，能润肠通便而治肠燥便秘；酸枣仁安神作用较强，其味酸收敛止汗作用亦优，体虚自汗、盗汗较常选用，且能生津，可用于津伤口渴。

·灵　芝·（中医、中西医执业及助理医师均不考）

【药性】甘，平。归心、肺、肝、肾经。
【功效】补气安神，止咳平喘。
【应用】①心神不宁，失眠心悸。②肺虚咳喘。③虚劳短气，不思饮食。
【用法用量】煎服，6～12g。

·首乌藤·（中医、中西医助理医师均不考）

【药性】甘，平。归心、肝经。
【功效】养血安神，祛风通络。
【应用】①失眠多梦。②血虚身痛，风湿痹痛。③皮肤瘙痒。
【用法用量】煎服，9～15g。外用适量，煎水洗患处。

·合欢皮·

【药性】甘，平。归心、肝、肺经。
【功效】解郁安神，活血消肿。
【应用】①心神不安，忿怒忧郁，失眠多梦。②肺痈，疮肿。
【用法用量】煎服，6～12g。外用适量，研末调敷。

·远　志·

【药性】苦、辛，温。归心、肾、肺经。
【功效】安神益智，交通心肾，祛痰开窍，消散痈肿。
【应用】①心肾不交引起的失眠多梦、健忘惊悸、神志恍惚：为交通心肾、安定神志、益智强识之佳品。②癫痫惊狂。③咳痰不爽。④疮疡肿毒，乳房肿痛。
【用法用量】煎服，3～10g。
【使用注意】胃溃疡及胃炎患者慎用。

第十六单元　平肝息风药

（中医、中西医助理医师均不考：平肝息风药的功效、主治病证、配伍方法）

凡以平抑肝阳、息风止痉为主要功效的药物，称为平肝息风药。药性偏寒凉或偏温燥，个别性平；皆入肝经，多为沉降。根据功效特点及主治病证的不同，分为平抑肝阳药和息风止痉药两类。

平肝息风药主要用于治疗肝阳上亢、肝风内动证。部分药兼有镇静安神、清肝明目、降逆、凉血等作用，某些息风止痉药物兼有祛风通络作用。又可用治心神不宁、目赤肿痛、呕吐、呃逆、喘息、血热出血，以及风中经络之口眼㖞斜、痹痛等证。

须根据病因、病机及兼证的不同，进行相应的配伍。如属阴虚阳亢者，多配伍滋养肾阴药物；肝火上炎者，多配伍清泻肝火药物；兼心神不安，失眠多梦者，当配伍安神药物；肝阳化风，肝风内动者，应将息风止痉与平肝潜阳药并用；热极生风，肝风内动者，当配伍清热泻火解毒药物；阴血亏虚，肝风内动者，当配滋补阴血药物；脾虚慢惊风，当配伍补气健脾药物；兼窍闭神昏者，当配伍开窍药物；兼痰邪者，当配伍祛痰药物。

本类药物有性偏寒凉或性偏温燥之不同，故当注意使用。若脾虚慢惊者，不宜用寒凉之品；阴虚血亏者，当忌温燥之品。

第一节 平抑肝阳药

本类药以平肝为主要功效，兼能镇惊安神、清肝明目，主治肝阳上亢之头晕目眩等；性多寒凉，多数为矿石介类药，少数为植物类药；前者因质重而功主平肝潜阳，后者虽质轻却有平抑肝阳功效。

·石决明·

【药性】咸，寒。归肝经。

【功效】平肝潜阳，清肝明目。

【应用】①肝阳上亢，头痛眩晕：为平肝凉肝之要药。②目赤翳障，视物昏花，青盲雀目：为治目疾常用药。此外，本品煅用有收敛、制酸、止血之功，用于疮疡久溃不敛，胃痛泛酸及外伤出血等。

【用法用量】煎服，6～20g，先煎。平肝、清肝宜生用，外用点眼宜煅用、水飞。

【使用注意】本品成寒，易伤脾胃，故脾胃虚寒，食少便溏者慎用。

【鉴别用药】石决明与决明子均能清肝明目，用治肝热目赤肿痛、翳膜遮睛等。但石决明咸寒质重，凉肝镇肝，兼益肝阴，故无论实证、虚证之目疾均可应用，尤多用于血虚肝热之羞明、目暗；并善治阴虚阳亢之头痛眩晕。决明子苦寒，功偏清泻肝火而明目，常用治肝经实火之目赤肿痛；并能润肠通便，治疗肠燥便秘。

·珍珠母·

【药性】咸，寒。归肝、心经。

【功效】平肝潜阳，安神定惊，明目退翳。

【应用】①肝阳上亢，头痛眩晕。②心神不宁，惊悸失眠。③目赤翳障，视物昏花。

此外，本品研细末外用，能燥湿收敛，用治湿疮瘙痒、溃疡久不收口、口疮等症。用珍珠层粉内服可治胃、十二指肠球部溃疡；制成眼药膏外用，可治疗白内障、角膜炎及结膜炎等。

【用法用量】煎服，10～25g，先煎。

【使用注意】本品属性寒镇降之品，故脾胃虚寒及孕妇慎用。

【鉴别用药】石决明与珍珠母皆为贝壳类中药，均为成寒之品，入肝经，均能平肝潜阳，清肝明日，用治肝阳上亢肝经有热之头痛眩晕、耳鸣及肝热目疾，目昏翳障。但石决明为凉肝、镇肝之要药，兼能益肝阴，善治肝肾阴虚，眩晕、耳鸣等阳亢之证；又长于清肝明目，故目赤肿痛、翳膜遮睛、视物昏花等症，不论虚实，皆可应用，为眼科要药。珍珠母又入心经能安神定惊，故心神不宁、惊悸失眠、烦躁等多用。

·牡　蛎·

【药性】咸，微寒。归肝、胆、肾经。

【功效】潜阳补阴，重镇安神，软坚散结，收敛固涩，制酸止痛。

【应用】①肝阳上亢，眩晕耳鸣。②心神不宁，惊悸失眠。③瘰疬痰核，癥瘕痞块。④自汗盗汗，遗精滑精，崩漏带下。⑤胃痛吞酸。

【用法用量】煎服，9～30g，先煎。潜阳补阴、重镇安神、软坚散结生用，收敛固涩、制酸止痛煅用。

【鉴别用药】龙骨与牡蛎均有平肝潜阳、重镇安神、收敛固涩作用，常相须为用，治疗阴虚阳亢、头晕目眩，心神不安、惊悸失眠及各种滑脱不禁的病证。但龙骨主入心经，长于镇惊安神，且收敛固涩之功优于牡蛎，外用还能收湿敛疮；牡蛎主入肝经，平肝之功较著，又能育阴潜阳，可治虚风内动之证，味咸又有软坚散结之功，煅后还能制酸止痛。

·紫贝齿·（中医、中西医执业及助理医师均不考）

【药性】咸，平。归肝经。

【功效】平肝潜阳，镇静安神，清肝明目。

【应用】①肝阳上亢，头晕目眩。②惊悸失眠。③目赤翳障，目昏眼花。

【用法用量】煎服，10～15g；先煎，或研末入丸散剂。

【使用注意】脾胃虚弱者慎用。

·代赭石·

【药性】苦，寒。归肝、心、肺、胃经。

【功效】平肝潜阳，重镇降逆，凉血止血。

【应用】①肝阳上亢，眩晕耳鸣：为重镇潜阳常用之品。②呕吐，噫气，呃逆。③气逆喘息。④血热吐衄，崩漏下血。

【用法用量】煎服，9～30g，先煎。平肝潜阳、重镇降逆宜生用，止血宜煅用。

【使用注意】本品苦寒，易伤脾胃，故脾胃虚寒，食少便溏者慎用。孕妇慎用。

【鉴别用药】磁石与代赭石均为铁矿石类重镇之品，均能平肝潜阳、降逆平喘，用于肝阳上亢之眩晕及气逆喘息之证。然磁石主入肾经，偏于益肾阴而镇浮阳、纳气平喘、镇惊安神。代赭石主入肝经，长于平肝潜阳、凉血止血，善降肺胃之逆气而止呕、止呃、止噫。

·刺蒺藜·

【药性】辛、苦，微温；有小毒。归肝经。

【功效】平肝解郁，活血祛风，明目，止痒。

【应用】①肝阳上亢，头痛眩晕。②肝郁气滞，胸胁胀痛，乳闭胀痛。③风热上攻，目赤翳障：为祛风明目之要药。④风疹瘙痒，白癜风。

【用法用量】煎服，6～10g。

【使用注意】孕妇慎用。

·罗布麻叶·（中医、中西医助理医师均不考）

【药性】甘、苦，凉。归肝经。

【功效】平肝安神，清热利水。

【应用】①肝阳眩晕，心悸失眠。②浮肿尿少。

【用法用量】6～12g。

第二节　息风止痉药

本类药以息风止痉为主要功效，兼能化痰解毒、通络止痛，主治肝风内动、癫痫抽搐及破伤风等证；寒温不一，多为虫类药，且具毒性。

·羚羊角·

【药性】咸，寒。归肝、心经。

【功效】平肝息风，清肝明目，清热解毒。

【应用】①肝风内动，惊痫抽搐，妊娠子痫，高热痉厥，癫痫发狂：为治肝风内动，惊痫抽搐之要药。②肝阳上亢，头痛眩晕。③肝火上炎，目赤翳障。④温热病壮热神昏，温毒发斑。⑤痈肿疮毒。

此外，本品尚有清肺热之效，临证配伍也可用于肺热咳喘。

【用法用量】煎服，1～3g，宜另煎2小时以上；磨汁或研粉服，每次0.3～0.6g。

【使用注意】本品性寒，脾虚慢惊者忌用。

·牛　黄·

【药性】苦，凉。归心、肝经。

【功效】凉肝息风，清心豁痰，开窍醒神，清热解毒。

【应用】①温热病及小儿急惊风，惊厥抽搐，癫痫发狂。②热病神昏，中风痰迷。③咽喉肿痛，口舌生疮，痈肿疔疮。

【用法用量】0.15～0.35g，多入丸散用。外用适量，研末敷患处。

【使用注意】非实热证不宜使用，孕妇慎用。

·珍　珠·

【药性】甘、咸，寒。归心、肝经。

【功效】安神定惊，明目消翳，解毒生肌，润肤祛斑。

【应用】①惊悸失眠。②惊风癫痫。②目赤翳障。④口舌生疮，咽喉溃烂，疮疡不敛。⑤皮肤色斑。

【用法用量】0.1～0.3g，多入丸散用。外用适量。

【鉴别用药】珍珠、珍珠母来源于同一动物体，二者均属咸寒之品，均入心肝二经，皆有镇心安神、清肝明目、退翳、敛疮之功效，都可用治心神不宁、心悸失眠、肝火上攻之目赤翳障及湿疮溃烂等。然珍珠重在镇惊安神，多用治惊悸失眠，惊风癫痫，且解毒生肌敛疮之力较强，并能润肤祛斑；珍珠母重在平肝潜阳，多用治肝阳上亢、肝火上攻之眩晕。

·钩　藤·

【药性】甘，凉。归肝、心包经。

【功效】息风定惊，清热平肝。

【应用】①肝风内动，惊痫抽搐，高热惊厥：为治肝风内动，惊痫抽搐之常用药。②头痛眩晕。③感冒夹惊，小儿惊啼。

【用法用量】煎服，3～12g，后下。

·天　麻·

【药性】甘，平。归肝经。

【功效】息风止痉，平抑肝阳，祛风通络。

【应用】①小儿惊风，癫痫抽搐，破伤风。②肝阳上亢，头痛眩晕。③手足不遂，肢体麻木，风湿痹痛。

【用法用量】煎服，3～10g。

【鉴别用药】羚羊角、钩藤、天麻均有息风止痉、平肝潜阳之功，均可治疗肝风内动肝阳上亢之证。但羚羊角性寒，息风止痉力最佳，为治肝风惊厥抽搐之要药；又能清热解毒，清肝明目，治疗高热神昏，热毒发斑及肝热目赤肿痛。钩藤性凉，轻清透达，长于清热息风，多用治热极生风或小儿高热急惊风。天麻甘平质润，虽清热之力不及羚羊角、钩藤，但肝风内动，惊痫抽搐，不论寒热虚实，皆可配伍应用；又为治眩晕、头痛之要药。

·地 龙·

【药性】咸，寒。归肝、脾、膀胱经。

【功效】清热定惊，通络，平喘，利尿。

【应用】①高热神昏，惊痫抽搐，癫狂。②关节痹痛，肢体麻木，半身不遂。③肺热喘咳。④湿热水肿，小便不利或尿闭不通。

此外，本品有降压作用，常用治肝阳上亢型高血压病。

【用法用量】煎服，5～10g。

·全 蝎·

【药性】辛，平；有毒。归肝经。

【功效】息风镇痉，通络止痛，攻毒散结。

【应用】①肝风内动，痉挛抽搐，小儿惊风，中风口㖞，半身不遂，破伤风：为治痉挛抽搐之要药。②风湿顽痹，偏正头痛。③疮疡，瘰疬。

【用法用量】煎服，3～6g。外用适量。

【使用注意】本品有毒，用量不宜过大。孕妇禁用。

·蜈 蚣·

【药性】辛，温；有毒。归肝经。

【功效】息风镇痉，通络止痛，攻毒散结。

【应用】①肝风内动，痉挛抽搐，小儿惊风，中风口㖞，半身不遂，破伤风。②风湿顽痹，顽固性偏正头痛。③疮疡，瘰疬，蛇虫咬伤。

【用法用量】煎服，3～5g。外用适量。

【使用注意】本品有毒，用量不宜过大。孕妇禁用。

【鉴别用药】全蝎、蜈蚣均辛散有毒，均有较强的息风镇痉、通络止痛之功效，每相须为用，协同增效，治疗肝风内动之痉挛抽搐，风中经络之口眼㖞斜及风湿顽痹、筋脉拘挛、顽固性头痛等；且均能攻毒散结，用治疮疡肿毒、瘰疬结核等证。然全蝎性平，息风镇痉，攻毒散结之力不及蜈蚣；蜈蚣力猛性燥，善走窜通达，息风止痉、解毒散结之功优于全蝎。

·僵 蚕·

【药性】咸、辛，平。归肝、肺、胃经。

【功效】息风止痉，祛风止痛，化痰散结。

【应用】①肝风夹痰，惊痫抽搐，小儿急惊，破伤风。②中风口眼㖞斜。③风热头痛，目赤咽痛，风疹瘙痒。④瘰疬痰核，发颐痄腮。

【用法用量】煎服，5～10g。散风热宜生用，其余多制用。

第十七单元　开窍药

（中医、中西医助理医师均不考：开窍药的性能特点、功效、主治病证、配伍方法）

味辛，其气芳香，善于走窜，皆入心经。

通关开窍、起闭回苏、醒脑复神。

用于温病热陷心包、痰浊蒙蔽清窍之神昏谵语，以及惊风、癫痫、中风等猝然昏厥、痉挛抽搐等证。又可用治湿浊中阻，胸腹冷痛满闷；血瘀、气滞疼痛，经闭癥瘕；湿阻中焦，食少腹胀及目赤咽肿、痈疽疔疮等证。

使用开窍药，须辨寒闭、热闭。寒闭当温开，热闭当凉开。此外，还须根据疾病性质进行必要配伍，凉开宜选用辛凉的开窍药，并配清热泻火解毒药；温开宜选辛温的开窍药，并配伍温里祛寒药。若兼有惊厥抽搐者，还须配平肝息风止痉药物；兼见烦躁不安者，须配伍安神定惊药物；如以疼痛为主者，可配伍行气药或活血化瘀药物；若痰浊壅盛者，须配伍化湿、祛痰药物。

本类药物辛香走窜，为救急、治标之品，且能耗伤正气，只宜暂服，不可久用；因本类药物辛香，其有效成分易于挥发，内服多不宜入煎剂，只入丸散剂服用。

·麝　香·

【药性】辛，温。归心、脾经。

【功效】开窍醒神，活血通经，消肿止痛。

【应用】①热病神昏，中风痰厥，气郁暴厥，中恶昏迷：为醒神回苏之要药。②血瘀经闭，癥瘕，胸痹心痛，心腹暴痛，跌扑伤痛，痹痛麻木，难产死胎。③痈肿，瘰疬，咽喉肿痛。

【用法用量】0.03～0.1g，多入丸散用。外用适量。

【使用注意】孕妇禁用。

【鉴别用药】麝香与牛黄均为开窍醒神之常用药，治热病神昏及中风痰迷等，常相须为用。但麝香性温而辛，芳香走窜力强，重在开窍，寒闭、热闭均可应用；而牛黄性凉而苦，偏于清心豁痰定惊，故只宜热闭，用于痰热闭阻心窍之神昏、惊狂癫痫之证。二者又可消肿，均可用于热毒疮肿。麝香辛行走窜，功在行瘀消肿，故热毒痈肿以初起未溃者较好；而牛黄性凉善清热毒，以热毒壅盛之疮疡肿毒最宜。另外，麝香能活血通经，可用于多种血瘀病证；而牛黄能息风止痉，多用于惊痫抽搐。

·冰　片·

【药性】辛、苦，微寒。归心、脾、肺经。

【功效】开窍醒神，清热止痛。

【应用】①热病神昏，惊厥，中风痰厥，气郁暴厥，中恶昏迷。②胸痹心痛。③目赤肿痛，口舌生疮，咽喉肿痛，耳道流脓：为五官科常用药。④疮疡肿痛，久溃不敛，烧烫伤。

【用法用量】0.15～0.3g，入丸散用。外用研粉点敷患处。

【使用注意】孕妇慎用。

【鉴别用药】冰片与麝香均为开窍醒神之品，均可用治热病神昏、中风痰厥、气郁窍闭中恶昏迷等闭证。然麝香开窍力强而冰片力逊，麝香为温开之品，冰片为凉开之剂，二者又常相须为用；二者均可消肿止痛、生肌敛疮，外用治疮疡肿毒。但冰片性偏寒凉，以清热泻火止痛见长，善治口齿、咽喉、耳目之疾，外用有清热止痛、防腐止痒、明目退翳之功；麝香性温辛散，多以活血消肿止痛为用，善治疮疡、瘰疬痰核，内服外用均可。二者均应入丸散使用，不入煎剂。

·苏合香·

【药性】辛，温。归心、脾经。

【功效】开窍醒神，辟秽，止痛。

【应用】①中风痰厥，猝然昏倒，惊痫：为治面青、身凉、苔白、脉迟之寒闭神昏的要药。②胸痹心痛，胸腹冷痛。

【用法用量】0.3～1g，宜入丸散服。

·石菖蒲·

【药性】辛、苦，温。归心、胃经。

【功效】开窍豁痰，醒神益智，化湿和胃。

【应用】①痰蒙清窍，神昏癫痫。②健忘失眠，耳鸣耳聋。③湿阻中焦，脘痞不饥，噤口下痢。

【用法用量】煎服，3～10g；鲜品加倍。

第十八单元　补虚药

（中医、中西医助理医师均不考：补虚药的功效、主治病证、配伍方法）

补充人体物质亏损、增强人体功能活动，以提高抗病能力、消除虚弱证候为主要功效的药物，称为补虚药，习称补益药或补养药。

具有补虚作用。

主治人体正气虚弱、精微物质亏耗引起的精神萎靡、体倦乏力、面色淡白或萎黄、心悸气短、脉象虚弱等。具体地讲，补虚药的补虚作用又有补气、补阳、补血、补阴的不同，分别主治气虚证、阳虚证、血虚证、阴虚证。此外，有的还分别兼有祛寒、润燥、生津、清热等及收涩功效，故又有其相应的主治病证。

首先应因证选药，必须根据气虚、阳虚、血虚与阴虚的证候不同，选择相应的对证的药物。补气药和补阳药，补血药和补阴药，往往相辅而用；气血两虚，阴阳两虚者应气血双补或阴阳并补。正虚邪实者，须配祛邪药以扶正祛邪。补虚药常配理气健脾药，以使补药更好发挥疗效。

补虚药原为虚证而设，凡身体健康，并无虚弱表现者，不宜滥用，以免导致阴阳平衡失调；实邪方盛，正气未虚者，以祛邪为要，亦不宜使用，以免“闭门留寇”。补气药性多壅滞，易致中满，湿盛中满者忌用。补阳药性多温燥，易助火伤阴，阴虚火旺者不宜使用。补血药多滋腻黏滞，妨碍运化，凡湿滞脾胃、脘腹胀满、食少便溏者慎用。补阴药多甘寒滋腻，凡脾胃虚弱、痰湿内阻、腹满便溏者不宜用。补虚药使用时应注意顾护脾胃，适当配伍健脾消食药，以促进运化，使补虚药能充分发挥作用。补虚药若需久服，宜做蜜丸、煎膏（膏滋）、片剂、口服液、颗粒剂或酒剂等，以便保存和服用，若做汤剂，宜文火久煎，使药味尽出。个别挽救虚脱的补虚药，宜制成注射剂，以备急用。

第一节　补气药

补气药以补气增强脏腑功能活动为主要功效，主治气虚诸证（肺气虚、脾气虚等证）。

·人　参·

【药性】甘、微苦，微温。归脾、肺、心、肾经。

【功效】大补元气，复脉固脱，补脾益肺，生津养血，安神益智。

【应用】①气虚欲脱，肢冷脉微：为拯危救脱之要药。②脾虚食少，肺虚喘咳，阳痿宫冷：为补脾气之要药。③气虚津伤口渴，内热消渴。④气血亏虚，久病虚羸。⑤心气不足，惊悸失眠。

此外，本品还常与解表药、攻下药等祛邪药配伍，用于气虚外感或里实热结而正气亏虚之证，有扶正祛邪之效，如人参败毒散、新加黄龙汤。

【用法用量】煎服，3～9g；挽救虚脱可用15～30g，文火另煎兑服。也可研粉吞服，1次2g，1日2次。

【使用注意】不宜与藜芦、五灵脂同用。

·西洋参·

【药性】甘、微苦，凉。归心、肺、肾经。

【功效】补气养阴，清热生津。

【应用】①气阴两脱证。②气虚阴亏，虚热烦倦，咳喘痰血。③气虚津伤，口燥咽干，内热消渴。

【用法用量】煎服，3～6g，另煎兑服；入丸散剂，每次0.5～1g。

【使用注意】本品性寒凉，能伤阳助湿，故中阳衰微，胃有寒湿者不宜服用。不宜与藜芦同用。

【鉴别用药】人参与西洋参均有补益元气之功，可用于气虚欲脱的气短神疲、脉细无力等症。但人参益气救脱之力较强，单用即可收效；西洋参偏于苦寒，兼能补阴，具有补气养阴而不助热的特点，较宜于气阴两伤而有热者。二药又皆能补脾肺之气，可用治脾肺气虚之证。其中也以人参作用较强，但西洋参多用于脾肺气阴两虚之证。两药还有益气生津作用，均可用于津伤口渴和消渴症。此外，人参尚能补益心肾之气，安神益智，还常用于失眠、健忘、心悸怔忡及肾不纳气的虚喘气短等。

·党　参·

【药性】甘，平。归脾、肺经。

【功效】补脾益肺，养血生津。

【应用】①脾肺气虚，食少倦怠，咳嗽虚喘：为补中益气之良药。②气血不足，面色萎黄，头晕乏力，心悸气短。③气津两伤，气短口渴，内热消渴。

【用法用量】煎服，9～30g。

【使用注意】不宜与藜芦同用。

【鉴别用药】党参与人参均具有补益脾肺、益气生津、益气生血之功，均可用于脾气虚肺气虚、津伤口渴、消渴、血虚及气虚邪实之证。但党参味甘性平，作用缓和，药力薄弱，古方治以上轻症和慢性疾患者，可用党参加大用量代替人参，而对于急症、重症则仍以人参为宜。由于党参不具有益气救脱之功，故凡元气虚脱之证，应以人参急救虚脱，不能以党参代替。此外，人参还长于益气助阳，安神增智，而党参类似作用不明显。

·太子参·

【药性】甘、微苦，平。归脾、肺经。

【功效】益气健脾，生津润肺。

【应用】①脾虚体倦，食欲不振。②病后虚弱，气阴不足，自汗口渴：属补气药中的清补之品。

③肺燥干咳。

【用法用量】煎服，9～30g。

【鉴别用药】西洋参与太子参均为气阴双补之品，均具有益脾肺之气，补脾肺之阴，生津止渴之功。但太子参性平力薄，其补气、养阴、生津与清热之力俱不及西洋参。凡气阴不足之轻症、热不盛者及小儿，宜用太子参；气阴两伤而热较盛者，当用西洋参。

·黄芪·

【药性】甘，微温。归脾、肺经。

【功效】补气升阳，益卫固表，利水消肿，生津养血，行滞通痹，托毒排脓，敛疮生肌。

【应用】①气虚乏力，食少便溏，水肿尿少，中气下陷，久泻脱肛，便血崩漏：为补益脾气之要药；为气虚水肿之要药。②肺气虚弱，咳喘气短。③表虚自汗。④内热消渴。⑤血虚萎黄，气血两虚。⑥气虚血滞，半身不遂，痹痛麻木。⑦气血亏虚，痈疽难溃，久溃不敛。

【用法用量】煎服，9～30g。益气补中宜蜜炙用，其他方面多生用。

【使用注意】凡表实邪盛，内有积滞，阴虚阳亢，疮疡初起或溃后热毒尚盛等证，均不宜用。

【鉴别用药】人参、党参、黄芪三药皆有补气、生津、生血之功，且常相须为用以增强疗效。但人参作用较强，被誉为补气第一要药，并具有益气固脱、安神增智、补气助阳之功。党参补气之力较为平和，专于补益脾肺之气。黄芪补益元气之力不及人参，但长于补气升阳益卫固表、托毒生肌、利水消肿，尤宜于脾虚气陷及表虚自汗等症。

·白术·

【药性】甘、苦，温。归脾、胃经。

【功效】补气健脾，燥湿利水，止汗，安胎。

【应用】①脾气虚弱，食少倦怠，腹胀泄泻，痰饮眩悸，水肿，带下；被前人誉为“脾脏补气健脾第一要药”。②气虚自汗。③脾虚胎动不安。

【用法用量】煎服，6～12g。燥湿利水宜生用，补气健脾宜炒用，健脾止泻宜炒焦用。

【使用注意】本品燥湿伤阴，故阴虚内热、津液亏耗者不宜使用。

·山药·

【药性】甘，平。归脾、肺、肾经。

【功效】益气养阴，补脾肺肾，固精止带。

【应用】①脾虚食少，大便溏泻，白带过多。②肺虚喘咳。③肾虚遗精，带下，尿频。④虚热消渴。

【用法用量】煎服，10～30g。麸炒山药补脾健胃，用于脾虚食少，泄泻便溏，白带过多。

【使用注意】本品养阴能助湿，故湿盛中满或有积滞者不宜使用。

·白扁豆·

【药性】甘，微温。归脾、胃经。

【功效】健脾化湿，和中消暑。

【应用】①脾胃虚弱，食欲不振，大便溏泻，白带过多。②暑湿吐泻，胸闷腹胀。

【用法用量】煎服，9～15g。健脾化湿、止泻止带宜炒用，和中消暑宜生用。

·甘草·

【药性】甘，平。归心、肺、脾、胃经。

【功效】补脾益气，清热解毒，祛痰止咳，缓急止痛，调和诸药。

【应用】①脾胃虚弱，倦怠乏力。②心气不足，心悸气短，脉结代。③痈肿疮毒，咽喉肿痛。④咳嗽痰多。⑤脘腹、四肢挛急疼痛。⑥缓解药物毒性、烈性：与寒热补泻各类药物同用，能缓和烈性或减轻毒副作用，有调和百药之功，固有“国老”之称。

【用法用量】煎服，2～10g。清热解毒宜生用，补中缓急、益气复脉宜蜜炙用。

【使用注意】不宜与海藻、京大戟、红大戟、甘遂、芫花同用。本品有助湿壅气之弊，湿盛胀满、水肿者不宜用。大剂量久服可导致水钠潴留，引起浮肿。

·大枣·

【药性】甘，温。归脾、胃、心经。

【功效】补中益气，养血安神。

【应用】①脾虚食少，乏力便溏。②妇人脏躁，失眠。

此外，本品与葶苈子、甘遂、大戟、芫花等药性峻烈或有毒的药物同用，有保护胃气，缓和其毒烈药性之效，如《金匮要略》中的葶苈大枣泻肺汤用本品以防葶苈子泻肺太过而伤肺气，《伤寒论》中的十枣汤用本品以缓和甘遂、大戟、芫花的烈性与毒性。

【用法用量】煎服，6～15g。

【使用注意】本品助湿生热，令人中满，故湿盛中满或有积滞、痰热者不宜服用。

·刺五加·（中医、中西医执业及助理医师均不考）

【药性】甘、微苦，温。归脾、肺、肾、心包经。

【功效】益气健脾，补肾安神。

【应用】①脾肺气虚，体虚乏力，食欲不振。②肺肾两虚，久咳虚喘。③肾虚腰膝酸痛。④心脾不足，失眠多梦。

【用法用量】煎服，9～27g。

·绞股蓝·（中医、中西医执业及助理医师均不考）

【药性】甘、苦，寒。归脾、肺经。

【功效】益气健脾，化痰止咳，清热解毒。

【应用】①脾虚证。②肺虚咳嗽。

此外，本品还略有清热解毒作用，可用于肿瘤而有热毒之证。

【用法用量】煎服，10～20g；亦可泡服。

·红景天·（中医、中西医执业及助理医师均不考）

【药性】甘、苦，平。归肺、脾、心经。

【功效】益气活血，通脉平喘。

【应用】①气虚血瘀，胸痹心痛，中风偏瘫。②脾肺气虚，倦怠气喘。

【用法用量】煎服，3～6g。

·沙　棘·（中医、中西医执业及助理医师均不考）

【药性】甘、酸、涩，温。归脾、胃、肺、心经。

【功效】健脾消食，止咳祛痰，活血散瘀。

【应用】①脾虚食少，食积腹痛。②咳嗽痰多：为藏医、蒙医治疗咳喘痰多的常用药。③瘀血经闭，胸痹心痛，跌扑瘀肿。

【用法用量】煎服，3 ～ 10g。

·饴　糖·（中医、中西医执业及助理医师均不考）

【药性】甘，温。归脾、胃、肺经。

【功效】补中益气，缓急止痛，润肺止咳。

【应用】①脾胃虚寒，脘腹疼痛。②肺虚燥咳。

【用法用量】入汤剂须烊化服，每次 15 ～ 20g。

【使用注意】本品助湿生热，令人中满，故湿热内郁、中满吐逆、痰热咳嗽、小儿疳积者不宜服用。

·蜂　蜜·

【药性】甘，平。归肺、脾、大肠经。

【功效】补中，润燥，止痛，解毒；外用生肌敛疮。

【应用】①脾气虚弱，脘腹挛急疼痛。②肺燥干咳。③肠燥便秘。④解乌头类药毒。⑤疮疡不敛，水火烫伤。

【用法用量】入煎剂，15 ～ 30g，冲服。外用适量。

【使用注意】本品有助湿满中之弊，又能滑肠，故湿阻中满、湿热痰滞、便溏泄泻者慎用。

第二节　补阳药

补阳药多甘咸温，能温助人体之阳气，以补肾阳为主，兼可强筋骨、益精血、固涩等，主治阳虚诸证（含肾阳虚、脾阳虚及心阳虚证）。

·鹿　茸·

【药性】甘、咸，温。归肾、肝经。

【功效】补肾壮阳，益精血，强筋骨，调冲任，托疮毒。

【应用】①肾阳不足，精血亏虚，阳痿遗精，宫冷不孕，羸瘦，神疲，畏寒，眩晕，耳鸣耳聋。②肾虚腰脊冷痛，筋骨痿软。③冲任虚寒，崩漏带下。④阴疽内陷不起，疮疡久溃不敛。

【用法用量】1 ～ 2g，研末冲服。

【使用注意】服用本品宜从小量开始，缓缓增加，不可骤用大量，以免阳升风动，头晕目赤，或伤阴动血。凡热证、阴虚阳亢者均当忌服。

·紫河车·

【药性】甘、咸，温。归肺、肝、肾经。

【功效】温肾补精，益气养血。

【应用】①肾阳不足，精血亏虚，虚劳羸瘦，阳痿遗精，宫冷不孕。②肺肾两虚，久咳虚喘，骨蒸劳嗽。③气血两虚，产后乳少，面色萎黄，食少气短。

【用法用量】2～3g，研末吞服。

【使用注意】阴虚火旺者不宜单独应用。

【鉴别用药】鹿茸与紫河车皆能补肾阳，益精血。鹿茸补阳力强，为峻补之品，用于肾阳虚之重证；且使阳生阴长，而用于精血亏虚诸证；紫河车养阴力强，而使阴长阳生，兼能大补气血，用于气血不足，虚损劳伤诸证。

·淫羊藿·

【药性】辛、甘，温。归肝、肾经。

【功效】补肾壮阳，强筋骨，祛风湿。

【应用】①肾阳虚衰，阳痿遗精，筋骨痿软。②风寒湿痹，麻木拘挛。

【用法用量】煎服，6～10g。

【使用注意】阴虚火旺者不宜使用。

·巴戟天·

【药性】甘、辛，微温。归肾、肝经。

【功效】补肾阳，强筋骨，祛风湿。

【应用】①肾阳不足，阳痿遗精，宫冷不孕，月经不调，少腹冷痛。②风湿痹痛，筋骨痿软。

【用法用量】煎服，3～10g。

【使用注意】阴虚火旺者不宜使用。

·仙　茅·（中医、中西医助理医师均不考）

【药性】辛，热；有毒。归肾、肝、脾经。

【功效】补肾阳，强筋骨，祛寒湿。

【应用】①肾阳不足，命门火衰，阳痿精冷，小便频数。②腰膝冷痛，筋骨痿软无力。③阳虚冷泻。

【用法用量】煎服，3～10g。

【使用注意】本品燥热有毒，不宜过量、久服，阴虚火旺者忌服。

·杜　仲·

【药性】甘，温。归肝、肾经。

【功效】补肝肾，强筋骨，安胎。

【应用】①肝肾不足，腰膝酸痛，筋骨无力，头晕目眩。②肝肾亏虚，妊娠漏血，胎动不安。

【用法用量】煎服，6～10g。

【使用注意】炒用破坏其胶质有利于有效成分煎出，故比生用效果好。本品为温补之品，阴虚火旺者慎用。

·续　断·

【药性】苦、辛，微温。归肝、肾经。

【功效】补肝肾，强筋骨，续折伤，止崩漏。

【应用】①肝肾不足，腰膝酸软，风湿痹痛。②跌仆损伤、筋伤骨折：为伤科常用药。③肝肾不足，崩漏经多，胎漏下血，胎动不安。

【用法用量】煎服，9～15g。止崩漏宜炒用。

【鉴别用药】续断与杜仲均性温、归肝肾经，皆能补肝肾、强筋骨，安胎，治肝肾亏虚之腰膝酸痛、筋骨软弱，肝肾不足之胎漏、胎动不安。然杜仲甘温，补力较强，兼暖下元，并治肾阳虚衰之阳痿遗精、尿频遗尿。续断苦辛微温，补力较弱，且补而不滞，又能行血脉而疗伤续折、消肿止痛，善治风湿痹痛、跌打瘀肿、骨折及痈肿疮毒。

·肉苁蓉·

【药性】甘、咸，温。归肾、大肠经。

【功效】补肾阳，益精血，润肠通便。

【应用】①肾阳不足，精血亏虚，阳痿不孕，腰膝酸软，筋骨无力。②肠燥便秘。

【用法用量】煎服，6～10g。

【使用注意】本品能助阳、滑肠，故阴虚火旺、热结便秘、大便溏泻者不宜服用。

·锁　阳·（中医、中西医助理医师均不考）

【药性】甘，温。归肝、肾、大肠经。

【功效】补肾阳，益精血，润肠通便。

【应用】①肾阳不足，精血亏虚，腰膝痿软，阳痿滑精。②肠燥便秘。

【用法用量】煎服，5～10g。

【使用注意】本品能助阳、滑肠，故阴虚火旺、大便溏泻、热结便秘者不宜服用。

·补骨脂·

【药性】辛、苦，温。归肾、脾经。

【功效】补肾壮阳，固精缩尿，纳气平喘，温脾止泻；外用消风祛斑。

【应用】①肾阳不足，阳痿不孕，腰膝冷痛。②肾虚遗精滑精，遗尿尿频。③肾虚作喘。④脾肾阳虚，五更泄泻。⑤白癜风，斑秃。

【用法用量】煎服，6～10g。外用20%～30%酊剂涂患处。

【使用注意】本品性质温燥，能伤阴助火，故阴虚火旺、大便秘结者忌服。

·益智仁·

【药性】辛，温。归脾、肾经。

【功效】暖肾固精缩尿，温脾止泻摄唾。

【应用】①肾虚遗尿，小便频数，遗精白浊。②脾寒泄泻，腹中冷痛，口多唾涎。

【用法用量】煎服，3～10g。

【鉴别用药】补骨脂与益智仁味辛性温热，归脾肾经，均能补肾助阳，固精缩尿，温脾止泻，都可用治肾阳不足之遗精滑精、遗尿尿频，以及脾肾阳虚之泄泻不止，二者常相须为用。但补骨脂助阳的力量强，作用偏于肾，长于补肾壮阳，肾阳不足、命门火衰的腰膝冷痛阳痿等症，补骨脂多用；也可用治肾不纳气的虚喘，能补肾阳而纳气平喘。益智仁则助阳之力较补骨脂为弱，作用偏于脾，长于温脾开胃摄唾，中气虚寒，食少多唾，小儿流涎不止，腹中冷痛者，益智仁多用。

·菟丝子·

【药性】辛、甘，平。归肝、肾、脾经。

【功效】补益肝肾，固精缩尿，安胎，明目，止泻；外用消风祛斑。

【应用】①肝肾不足，腰膝酸软，阳痿遗精，遗尿尿频。②肾虚胎漏，胎动不安。③肝肾不足，目昏耳鸣。④脾肾虚泻。⑤白癜风。

此外，取本品补肾益精之功，亦可治肾虚消渴。

【用法用量】煎服，6～12g。外用适量。

【使用注意】本品虽为平补之品，但偏于补阳，故阴虚火旺、大便燥结、小便短赤者不宜服用。

·沙苑子·（中医、中西医助理医师均不考）

【药性】甘，温。归肝、肾经。

【功效】补肾助阳，固精缩尿，养肝明目。

【应用】①肾虚腰痛，遗精早泄，遗尿尿频，白浊带下。②肝肾不足，头晕目眩，目暗昏花。

【用法用量】煎服，9～15g。

【使用注意】本品为温补固涩之品，阴虚火旺、小便不利者不宜服用。

·蛤　蚧·（中医、中西医助理医师均不考）

【药性】咸，平。归肺、肾经。

【功效】补肺益肾，纳气定喘，助阳益精。

【应用】①肺肾不足，虚喘气促，劳嗽咳血：为治多种虚证喘咳之佳品。②肾虚阳痿，遗精。

【用法用量】煎服，3～6g；多入丸散或酒剂。

【使用注意】咳喘实证不宜使用。

·核桃仁·（中医、中西医执业及助理医师均不考）

【药性】甘，温。归肾、肺、大肠经。

【功效】补肾，温肺，润肠。

【应用】①肾阳不足，腰膝酸软，阳痿遗精，小便频数。②肺肾不足，虚寒喘嗽。③肠燥便秘。

【用法用量】煎服，6～9g。传统认为本品定喘嗽宜连皮用，润肠燥宜去皮用。

【使用注意】阴虚火旺、痰热咳嗽及便溏者不宜服用。

·冬虫夏草·（中医、中西医助理医师均不考）

【药性】甘，平。归肺、肾经。

【功效】补肾益肺，止血化痰。

【应用】①肾虚精亏，阳痿遗精，腰膝酸痛。②久咳虚喘，劳嗽痰血。

此外，还可用于病后体虚不复或自汗畏寒，可将本品与鸭、鸡、猪肉等炖服，有补肾固本，补肺益卫之功。

【用法用量】煎汤或炖服，3～9g。

【使用注意】有表邪者不宜用。

【鉴别用药】蛤蚧、胡桃仁、冬虫夏草皆入肺肾善补肺益肾而定喘咳，用于肺肾两虚之喘咳。蛤蚧补益力强，偏补肺气，尤善纳气定喘，为肺肾虚喘之要药，兼益精血；胡桃仁补益力缓，偏助肾阳，温肺寒，用于阳虚腰痛及虚寒喘咳，兼润肠通便；冬虫夏草平补肺肾阴阳，兼止血化痰，用于久咳虚喘，劳嗽痰血，为诸痨虚损调补之要药。

·韭菜子·（中医、中西医执业及助理医师均不考）

【药性】辛、甘，温。归肝、肾经。
【功效】温补肝肾，壮阳固精。
【应用】①肝肾亏虚，腰膝酸痛。②阳痿遗精，遗尿尿频，白浊带下。
【用法用量】煎服，3～9g。
【使用注意】阴虚火旺者忌服。

·阳起石·（中医、中西医执业及助理医师均不考）

【药性】咸，温。归肾经。
【功效】温肾壮阳。
【应用】肾阳亏虚，阳痿不举，宫冷不孕。
【用法用量】煎服，3～6g。
【使用注意】阴虚火旺者忌用。不宜久服。

·紫石英·（中医、中西医执业及助理医师均不考）

【药性】甘，温。归肾、心、肺经。
【功效】温肾暖宫，镇心安神，温肺平喘。
【应用】①肾阳亏虚，宫冷不孕，崩漏带下。②惊悸不安，失眠多梦。③虚寒咳喘。
【用法用量】煎服，9～15g，先煎。
【使用注意】阴虚火旺、肺热咳喘者忌用。

·海狗肾·（中医、中西医执业及助理医师均不考）

【药性】咸，热。归肾经。
【功效】暖肾壮阳，益精补髓。
【应用】①肾阳亏虚，阳痿精冷，精少不育。②肾阳衰微，心腹冷痛。
【用法用量】研末服，每次1～3g，每日2～3次。
【使用注意】阴虚火旺及骨蒸劳嗽等忌用。

·海　马·（中医、中西医执业及助理医师均不考）

【药性】甘、咸，温。归肝、肾经。
【功效】温肾壮阳，散结消肿。
【应用】①肾虚阳痿，遗精遗尿。②肾虚作喘。③癥瘕积聚，跌扑损伤。④痈肿疔疮。
【用法用量】煎服，3～9g。外用适量，研末敷患处。

【使用注意】孕妇及阴虚火旺者不宜服用。

·蛤蟆油·（中医、中西医执业及助理医师均不考）

【药性】甘、咸，平。归肺、肾经。
【功效】补肾益精，养阴润肺。
【应用】①病后体虚，神疲乏力，心悸失眠，盗汗。②痨嗽咳血。
【用法用量】5～15g，用水浸泡，炖服，或作丸剂服。

第三节　补血药

补血药以补血或养血为主要功效，兼能滋阴，主治血虚、阴血亏虚等证。

·当　归·

【药性】甘、辛，温。归肝、心、脾经。

【功效】补血活血，调经止痛，润肠通便。

【应用】①血虚萎黄，眩晕心悸：为补血之圣药。②血虚、血瘀之月经不调，经闭痛经：为妇科补血活血、调经止痛之要药。③虚寒腹痛，风湿痹痛，跌扑损伤，痈疽疮疡：为活血行瘀之良药。④血虚肠燥便秘。

【用法用量】煎服，6～12g。生当归质润，长于补血，调经，润肠通便，常用于血虚证、血虚便秘、痈疽疮疡等。酒当归功善活血调经，常用于血瘀经闭、痛经，风湿痹痛，跌扑损伤等。又传统认为，当归身偏于补血，当归头偏于止血，当归尾偏于活血，全当归偏于和血（补血活血）。

【使用注意】湿盛中满、大便溏泻者忌服。

·熟地黄·

【药性】甘，微温。归肝、肾经。

【功效】补血滋阴，益精填髓。

【应用】①血虚萎黄，心悸怔忡，月经不调，崩漏下血：为治疗血虚证之要药。②肝肾阴虚，腰膝酸软，骨蒸潮热，盗汗遗精，内热消渴：为治疗肝肾阴虚证之要药。③肝肾不足，精血亏虚，眩晕耳鸣，须发早白。

【用法用量】煎服，9～15g。

【使用注意】本品性质黏腻，有碍消化，凡气滞痰多，湿盛中满、食少便溏者忌服。若重用久服，宜与陈皮、砂仁等同用，以免滋腻碍胃。

【鉴别用药】鲜地黄、生地黄与熟地黄三药均能养阴生津，治疗阴虚津亏诸证。不同之处在于，鲜地黄甘苦大寒，滋阴之力虽弱，但滋腻性较小，长于清热凉血，生津止渴，多用治血热阴亏属热邪较盛者；生地黄甘寒质润，清热凉血之力稍逊于鲜地黄，但养阴生津之力强于鲜地黄，滋腻性亦较小，长于治疗热入营血、热病伤阴、阴虚发热诸证，滋阴力不及熟地黄；熟地黄甘微温，滋腻性大，入肝肾而功专补血滋阴，填精益髓，长于治疗血虚证及肝肾亏虚证。

·白　芍·

【药性】苦、酸，微寒。归肝、脾经。

【功效】养血调经，敛阴止汗，柔肝止痛，平抑肝阳。

【应用】①血虚萎黄，月经不调，崩漏。②自汗，盗汗。③胁肋脘腹疼痛，四肢挛急疼痛。④肝阳上亢，头痛眩晕。

【用法用量】煎服，6～15g。平抑肝阳、敛阴止汗多生用，养血调经、柔肝止痛多炒用或酒炒用。

【使用注意】不宜与藜芦同用。阳衰虚寒之证不宜使用。

【鉴别用药】白芍与赤芍在《神农本草经》中不分，通称芍药，唐末宋初，始将二者区分。两者性均微寒，但前人谓“白补赤泻，白收赤散”，一语而道破二者的主要区别。一般认为，在功效方面，白芍长于养血调经，敛阴止汗，平抑肝阳；赤芍则长于清热凉血，活血散瘀，清泄肝火。在应用方面，白芍主治阴血亏虚，肝阳偏亢诸证；赤芍主治血热、血瘀、肝火所致诸证。又白芍、赤芍皆能止痛，均可用治疼痛。但白芍长于养血柔肝，缓急止痛，主治肝阴不足，血虚肝旺，肝气不舒所致的胁肋疼痛、脘腹四肢拘挛作痛；而赤芍则长于活血祛瘀止痛，主治血滞诸痛，因能清热凉血，故血热瘀滞者尤为适宜。

·阿　胶·

【药性】甘，平。归肺、肝、肾经。

【功效】补血，止血，滋阴润燥。

【应用】①血虚萎黄，眩晕心悸，肌痿无力：为补血要药。②吐血尿血，便血崩漏，妊娠胎漏：为止血要药。③热病伤阴、心烦不眠，虚风内动、手足瘈疭。④肺痨咳嗽，劳嗽咳血。

【用法用量】煎服，3～9g，烊化兑服。润肺宜蛤粉炒，止血宜蒲黄炒。

【使用注意】本品性质黏腻，有碍消化，故脾胃虚弱者慎用。

·何首乌·

【药性】苦、甘、涩，微温。归肝、心、肾经。

【功效】制何首乌：补肝肾，益精血，乌须发，强筋骨，化浊降脂。生何首乌：解毒，消痈，截疟，润肠通便。

【应用】①血虚萎黄，眩晕耳鸣，须发早白，腰膝酸软，肢体麻木，崩漏带下：为滋补良药。②高脂血症。③疮痈，瘰疬，风疹瘙痒。④久疟体虚。⑤肠燥便秘。

【用法用量】煎服，制何首乌6～12g，生何首乌3～6g。

【使用注意】本品制用偏于补益，且兼收敛之性，湿痰壅盛者忌用；生用滑肠通便，大便溏泄者忌用。何首乌可能有引起肝损伤的风险，故不宜长期、大量服用。

·龙眼肉·（中医、中西医助理医师均不考）

【药性】甘，温。归心、脾经。

【功效】补益心脾，养血安神。

【应用】气血不足，心悸怔忡，健忘失眠，血虚萎黄：为滋补良药。

【用法用量】煎服，9～15g。

【使用注意】湿盛中满及有停饮、痰、火者忌服。

第四节　补阴药

补阴药多甘寒，以滋阴补液为主，兼能润燥、清虚热，主治阴液亏虚诸证（含肺阴虚、胃阴虚、心阴虚、肝肾阴虚），以阴虚干燥及阴虚生热为主要表现。

·北沙参·

【药性】甘、微苦，微寒。归肺、胃经。

【功效】养阴清肺，益胃生津。

【应用】①肺热燥咳，阴虚劳嗽痰血。②胃阴不足，热病津伤，咽干口渴。

【用法用量】煎服，5～12g。

【使用注意】不宜与藜芦同用。

·南沙参·（中医、中西医助理医师均不考）

【药性】甘，微寒。归肺、胃经。

【功效】养阴清肺，益胃生津，化痰，益气。

【应用】①肺热燥咳，阴虚劳嗽，干渴痰黏。②胃阴不足，食少呕吐，气阴不足，烦热口干。

【用法用量】煎服，9～15g。

【使用注意】不宜与藜芦同用。

【鉴别用药】南沙参与北沙参来源于两种不同植物，而二者功用相似，均以养阴清肺益胃生津为主要功效，用于肺阴虚证和胃阴虚证。但北沙参清养肺胃作用稍强，多用于肺胃阴虚有热、症见燥咳无痰、阴虚劳嗽、津伤口渴等。南沙参尚兼有益气、化痰作用，较宜于气阴两伤及燥痰咳嗽者。

·百　合·

【药性】甘，微寒。归心、肺经。

【功效】养阴润肺，清心安神。

【应用】①阴虚燥咳，劳嗽咳血。②虚烦惊悸，失眠多梦，精神恍惚。

【用法用量】煎服，6～12g。清心安神宜生用，润肺止咳宜蜜炙用。

·麦　冬·

【药性】甘，微苦，微寒。归心、肺、胃经。

【功效】养阴润肺，益胃生津，清心除烦。

【应用】①肺燥干咳，阴虚劳嗽，喉痹咽痛。②胃阴不足，津伤口渴，内热消渴，肠燥便秘。③心阴虚及温病热扰心营，心烦失眠。

【用法用量】煎服，6～12g。传统认为本品清养肺胃之阴多去心用，滋阴清心大多连心用。

【使用注意】脾胃虚寒、食少便溏，以及外感风寒、痰湿咳嗽者忌服。

·天　冬·

【药性】甘、苦，寒。归肺、肾经。

【功效】养阴润燥，清肺生津。

【应用】①肺燥干咳，顿咳痰黏，劳嗽咳血。②肾阴亏虚，腰膝酸痛，骨蒸潮热。③内热消渴，热病伤津，咽干口渴，肠燥便秘。

【用法用量】煎服，6～12g。

【使用注意】脾胃虚寒、食少便溏，以及外感风寒、痰湿咳嗽者忌服。

【鉴别用药】天冬与麦冬两者皆能养阴清肺热、润燥生津，同治肺热燥咳、阴虚劳嗽咳血，内热消渴及津枯肠燥便秘。但天冬清肺热、养肺阴的作用强于麦冬；此外，天冬还能滋肾阴，善治肾阴亏虚之骨蒸潮热、盗汗、遗精等。麦冬还能养胃生津，清心除烦，善治温热病或久病津伤之口干舌燥，阴虚有热或温病热入心营之神烦少寐等。

·石 斛·

【药性】甘，微寒。归胃、肾经。

【功效】益胃生津，滋阴清热。

【应用】①热病津伤，口干烦渴，胃阴不足，食少干呕，病后虚热不退。②肾阴亏虚、目暗不明、筋骨痿软，阴虚火旺、骨蒸劳热。

【用法用量】煎服，6～12g；鲜品15～30g。

【使用注意】本品能敛邪，故温热病不宜早用；又能助湿，若湿温热尚未化燥伤津者忌服。

·玉 竹·

【药性】甘，微寒。归肺、胃经。

【功效】养阴润燥，生津止渴。

【应用】①肺阴不足，燥热咳嗽。②胃阴不足，咽干口渴，内热消渴。

此外，本品养阴而不滋腻恋邪，用于阴虚外感，常与白薇、薄荷、淡豆豉等配伍，如加减葳蕤汤。

【用法用量】煎服，6～12g。

·黄 精·

【药性】甘，平。归脾、肺、肾经。

【功效】补气养阴，健脾，润肺，益肾。

【应用】①脾胃气虚，体倦乏力，胃阴不足，口干食少。②肺虚燥咳，劳嗽咳血。③精血不足，腰膝酸软，须发早白，内热消渴。

【用法用量】煎服，9～15g。

【使用注意】本品性质黏腻，易助湿壅气，故脾虚湿阻、痰湿壅滞、气滞腹满者不宜使用。

【鉴别用药】黄精与山药均性味甘平，主归肺、脾、肾三经，为气阴双补之品，同可用治肺虚咳嗽，脾虚食少倦怠，肾虚腰痛足软及消渴等。然黄精滋阴润燥之力胜于山药，多用于阴虚燥咳及脾胃阴伤之口干食少、大便燥结、舌红无苔者；而山药补气之力胜于黄精，并兼有涩性，能收涩止泻，固精缩尿止带，宜于肺虚喘咳、脾虚便溏、肾虚遗精、遗尿尿频及白带过多等。脾虚便溏者忌用黄精；大便干结者不宜使用山药。

·枸杞子·

【药性】甘，平。归肝、肾经。

【功效】滋补肝肾，益精明目。

【应用】①肝肾阴虚，精血不足，腰膝酸痛，眩晕耳鸣，阳痿遗精，内热消渴，血虚萎黄，目昏不明：为平补肾精肝血之品，《本草经疏》言其“为肝肾真阴不足，劳乏内热补益之要药”。

【用法用量】煎服，6～12g。

·墨旱莲·

【药性】甘、酸，寒。归肾、肝经。
【功效】滋补肝肾，凉血止血。
【应用】①肝肾阴虚，牙齿松动，须发早白，眩晕耳鸣，腰膝酸软。②阴虚血热吐血、衄血、尿血、血痢、崩漏下血，外伤出血。
【用法用量】煎服，6～12g。外用适量。

·女贞子·

【药性】甘、苦，凉。归肝、肾经。
【功效】滋补肝肾，明目乌发。
【应用】肝肾阴虚，眩晕耳鸣，腰膝酸软，须发早白，目暗不明，内热消渴，骨蒸劳热。
【用法用量】煎服，6～12g。酒制后增强补肝肾作用。

·桑　葚·（中医、中西医执业及助理医师均不考）

【药性】甘、酸，寒。归心、肝、肾经。
【功效】滋阴补血，生津润燥。
【应用】①肝肾阴虚，眩晕耳鸣，心悸失眠，须发早白。②津伤口渴，内热消渴，肠燥便秘。
【用法用量】煎服，9～15g。

·黑芝麻·（中医、中西医执业及助理医师均不考）

【药性】甘，平。归肝、肾、大肠经。
【功效】补肝肾，益精血，润肠燥。
【应用】①精血亏虚，头晕眼花，耳鸣耳聋，须发早白，病后脱发。②肠燥便秘。
【用法用量】煎服，9～15g。
【使用注意】大便溏泻者不宜服用。

·龟　甲·

【药性】咸、甘，微寒。归肝、肾、心经。
【功效】滋阴潜阳，益肾强骨、养血补心，固精止崩。
【应用】①阴虚潮热、骨蒸盗汗，阴虚阳亢、头晕目眩，虚风内动。②肾虚筋骨痿软，囟门不合。③阴血亏虚，惊悸、失眠、健忘。④阴虚血热，崩漏经多。
【用法用量】煎服，9～24g，先煎。本品经砂烫醋淬后，更容易煎出有效成分，并除去腥气，便于服用。
【使用注意】脾胃虚寒者忌服，孕妇慎用。

·鳖　甲·

【药性】咸，微寒。归肝、肾经。
【功效】滋阴潜阳，退热除蒸，软坚散结。
【应用】①阴虚发热、骨蒸劳热，阴虚阳亢、头晕目眩，虚风内动、手足瘈疭：为治阴虚发热之要药。②经闭，癥瘕，久疟疟母。

【用法用量】煎服，9～24g，先煎。本品经砂烫醋淬后，更容易煎出有效成分，并除去腥气，便于服用。

【使用注意】脾胃虚寒者忌服，孕妇慎用。

【鉴别用药】鳖甲与龟甲均为血肉有情之品，味咸性寒，归肝、肾经。二者既能滋补肝肾之阴而退虚热，又可潜降肝阳而息内风，为治阴虚发热、阴虚阳亢及阴虚风动等证之常用药。然龟甲滋养之功胜于鳖甲，又善于益肾健骨，常用治肾虚骨痿、小儿囟门不合等证；并能养血补心，以治心虚惊悸、失眠、健忘等证；尚可固经止血，以治阴虚血热、冲任不固之崩漏、月经过多等。而鳖甲退虚热之功优于龟甲，为治阴虚发热之要药；且善于软坚散结，常用于经闭癥瘕、久疟疟母。

第十九单元　收涩药

（中医、中西医助理医师均不考：收涩药的功效、主治病证、配伍方法）

味多酸涩，主入肺、脾、肾、大肠经；寒温不一。

具有固表止汗、敛肺止咳、涩肠止泻、固精缩尿、收敛止血、止带等作用。

适用于久病体虚、正气不固、脏腑功能衰退所致的自汗、盗汗、久咳虚喘、久泻、久痢、遗精、滑精、遗尿、尿频、崩带不止等滑脱不禁的病证。

应用收涩药治疗乃属于治病之标，因此临床应用本类药时，须与相应的补益药配伍同用，以标本兼顾。如气虚自汗、阴虚盗汗者，应分别与补气药、补阴药同用；脾肾阳虚久泻、久痢者，当配伍温补脾肾药；肾虚遗精、滑精、遗尿、尿频者，当配伍补肾药；冲任不固，崩漏下血者，当配伍补肝肾、固冲任药；肺肾虚损，久咳虚喘者，当配伍补肺益肾纳气药等。

本类药物性涩收敛，故凡表邪未解，湿热内蕴所致的泻痢、带下、血热出血，以及郁热未清者，均不宜用。误用有“闭门留寇”之弊。但某些收敛药除收湿作用之外，兼有清湿热、解毒等功效，则又当分别对待。

第一节　固表止汗药

·麻黄根·

【药性】甘、涩，平。归心、肺经。

【功效】固表止汗。

【应用】自汗，盗汗：为敛肺固表止汗之要药。

【用法用量】煎服，3～9g。外用适量，研粉撒扑。

【使用注意】有表邪者忌用。

【鉴别用药】麻黄与麻黄根同出一源，均可治汗证。然前者以其地上草质茎入药，主发汗，以发散表邪为用，临床上用于外感风塞、表实无汗；后者以其地下根及根茎入药，主止汗，以敛肺固表为用，为止汗之专药，可内服、外用于各种虚汗。

·浮小麦·

【药性】甘，凉。归心经。

【功效】固表止汗，益气，除热。

【应用】①自汗，盗汗：为养心敛液、固表止汗之佳品。②阴虚发热，骨蒸劳热。

【用法用量】煎服，6～12g。

【使用注意】表邪汗出者忌用。

·糯稻根·（中医、中西医执业及助理医师均不考）

【药性】甘，平。归肺、胃、肾经。

【功效】固表止汗，益胃生津，退虚热。

【应用】①自汗，盗汗。②虚热不退，骨蒸潮热。

【用法用量】煎服，30～60g。

第二节　敛肺涩肠药

·五味子·

【药性】酸、甘，温。归肺、心、肾经。

【功效】收敛固涩，益气生津，补肾宁心。

【应用】①久咳虚喘：为治疗久咳虚喘之要药。②梦遗滑精，遗尿尿频：为治肾虚精关不固之遗精滑精及遗尿尿频之常用药。③久泻不止。④自汗，盗汗。⑤津伤口渴，内热消渴。⑥心悸失眠。

【用法用量】煎服，2～6g。

【使用注意】凡表邪未解，内有实热，咳嗽初起，麻疹初期，均不宜用。

·乌　梅·

【药性】酸、涩，平。归肝、脾、肺、大肠经。

【功效】敛肺，涩肠，生津，安蛔。

【应用】①肺虚久咳。②久泻久痢。③虚热消渴。④蛔厥呕吐腹痛。

此外，本品炒炭能固崩止血，可用于崩漏不止，便血。

【用法用量】煎服，6～12g，大剂量可用至30g。外用适量，捣烂后炒炭研末外敷。止泻、止血宜炒炭用。

【使用注意】外有表邪或内有实热积滞者均不宜服。

·五倍子·（中医、中西医助理医师均不考）

【药性】酸、涩，寒。归肺、大肠、肾经。

【功效】敛肺降火，涩肠止泻，敛汗，固精止遗，止血，收湿敛疮。

【应用】①肺虚久咳，肺热痰嗽。②久泻久痢。③自汗，盗汗。④遗精，滑精。⑤崩漏，便血痔血，外伤出血。⑥痈肿疮毒，皮肤湿烂。

此外，本品也可用治消渴。

【用法用量】煎服，3～6g。外用适量。研末外敷或煎汤熏洗。

【使用注意】湿热泻痢者忌用。

【鉴别用药】五倍子与五味子皆味酸收敛，均具有敛肺止咳、敛汗止汗、固精止遗、涩肠止泻的作用。均可用于肺虚久咳、自汗盗汗、遗精滑精、久泻不止等病证。然五倍子于敛肺之中又有清肺降火及收敛止血作用，故又可用于肺热痰嗽及咳嗽咳血者；而五味子则又能滋肾，多用于肺肾二虚之虚喘及肾虚精关不固之遗精滑精等。

·罂粟壳·（中医、中西医执业及助理医师均不考）

【药性】酸、涩，平；有毒。归肺、大肠、肾经。

【功效】敛肺，涩肠，止痛。

【应用】①肺虚久咳。②久泻久痢，脱肛。③脘腹疼痛，筋骨疼痛。

【用法用量】煎服，3～6g。止咳宜蜜炙用，止泻、止痛宜醋炒用。

【使用注意】本品易成瘾，不宜常服；孕妇及儿童禁用；运动员慎用；咳嗽或泻痢初起邪实者忌用。

·诃　子·

【药性】苦、酸、涩，平。归肺、大肠经。

【功效】涩肠止泻，敛肺止咳，降火利咽。

【应用】①久泻久痢，便血脱肛：为治疗久泻久痢之常用药。②肺虚喘咳，久嗽不止，咽痛音哑：为治失音之要药。

【用法用量】煎服，3～10g。涩肠止泻宜煨用，敛肺清热、利咽开音宜生用。

【使用注意】凡外有表邪、内有湿热积滞者忌用。

·石榴皮·（中医、中西医执业及助理医师均不考）

【药性】酸、涩，温。归大肠经。

【功效】涩肠止泻，止血，驱虫。

【应用】①久泻，久痢，脱肛：为治疗久泻久痢之常用药。②便血，崩漏，带下。③虫积腹痛。

【用法用量】煎服，3～9g。止血多炒炭用。

【使用注意】泻痢初起者忌服。

·肉豆蔻·

【药性】辛，温。归脾、胃、大肠经。

【功效】温中行气，涩肠止泻。

【应用】①脾胃虚寒，久泻不止：为治疗虚寒性泻痢之要药。②胃寒气滞，脘腹胀痛，食少呕吐。

【用法用量】煎服，3～10g。内服须煨制去油用。

【使用注意】湿热泻痢者忌用。

·赤石脂·

【药性】甘、酸、涩，温。归大肠、胃经。

【功效】涩肠止泻，收敛止血，生肌敛疮。

【应用】①久泻久痢：为治久泻久痢、下痢脓血之常用药。②大便出血，崩漏带下。③疮疡久溃不敛，湿疮浓水浸淫。

此外，外用亦治外伤出血。

【用法用量】煎服，9～12g，先煎。外用适量，研末敷患处。

【使用注意】不宜与肉桂同用。孕妇慎用。湿热积滞泻痢者忌服。

·禹余粮·（中医、中西医执业及助理医师均不考）

【药性】甘、涩，微寒。归胃、大肠经。
【功效】涩肠止泻，收敛止血。
【应用】①久泻，久痢。②便血，崩漏。③带下清稀。
【用法用量】煎服，9～15g，先煎；或入丸散。
【使用注意】孕妇慎用；湿热积滞泻痢者忌服。

第三节　固精缩尿止带药

·山茱萸·

【药性】酸、涩，微温。归肝、肾经。
【功效】补益肝肾，收涩固脱。
【应用】①肝肾亏虚，眩晕耳鸣，腰膝酸痛，阳痿：为平补阴阳之要药。②遗精滑精，遗尿尿频：为固经止遗之要药。③月经过多，崩漏带下。④大汗虚脱：为防止元气虚脱之要药。⑤内热消渴。
【用法用量】煎服，6～12g，急救固脱可用至20～30g。
【使用注意】素有湿热而致小便淋涩者不宜服用。

·覆盆子·（中医、中西医执业及助理医师均不考）

【药性】甘、酸，温。入肝、肾、膀胱经。
【功效】益肾固精缩尿，养肝明目。
【应用】①肾虚不固，遗精滑精，遗尿尿频，阳痿早泄。②肝肾不足，目暗昏花。
【用法用量】煎服，6～12g。
【使用注意】阴虚火旺，膀胱蕴热而小便短涩者忌用。

·桑螵蛸·

【药性】甘、咸，平。归肝、肾经。
【功效】固精缩尿，补肾助阳。
【应用】①肾虚不固，遗精滑精，遗尿尿频，小便白浊：为治疗肾虚不固之遗精滑精、遗尿尿频、白浊之良药。②肾虚阳痿。
【用法用量】煎服，5～10g。
【使用注意】阴虚火旺，膀胱蕴热而小便短涩者忌用。

·海螵蛸·

【药性】咸、涩，温。归脾、肾经。
【功效】收敛止血，固精止带，制酸止痛，收湿敛疮。
【应用】①吐血衄血，崩漏便血，外伤出血。②遗精滑精，赤白带下。③胃痛吞酸：为治疗胃酸过多、胃痛吞酸之佳品。④湿疹湿疮，溃疡不敛。
【用法用量】煎服，5～10g。外用适量，研末敷患处。
【鉴别用药】海螵蛸与桑螵蛸均有固精止遗作用，均可用以治疗肾虚精关不固之遗精、滑精等证。

但桑螵蛸固涩之中又能补肾助阳，而海螵蛸固涩力较强，又能收敛止血，制酸止痛，收湿敛疮。

·金樱子·

【药性】酸、甘、涩，平。归肾、膀胱、大肠经。

【功效】固精缩尿，固崩止带，涩肠止泻。

【应用】①遗精滑精，遗尿尿频，崩漏带下。②久泻，久痢。

【用法用量】煎服，6～12g。

【使用注意】本品功专收涩，故邪气实者不宜使用。

·莲 子·

【药性】甘、涩，平。归脾、肾、心经。

【功效】补脾止泻，止带，益肾涩精，养心安神。

【应用】①脾虚泄泻。②带下。③肾虚遗精滑精，遗尿尿频。④虚烦，心悸，失眠。

【用法用量】煎服，6～15g。

·芡 实·

【药性】甘、涩，平。归脾、肾经。

【功效】益肾固精，健脾止泻，除湿止带。

【应用】①肾虚遗精滑精，遗尿尿频。②脾虚久泻。③白浊，带下：为治疗带下证之佳品。

【用法用量】煎服，9～15g。

【鉴别用药】芡实与莲子均甘涩平，主归脾、肾经，皆能益肾固精、补脾止泻、止带且补中兼涩，均可用治肾虚遗精、遗尿，脾虚食少、泄泻，脾肾两虚之带下不止。但莲子又能养心安神，交通心肾，治心肾不交之虚烦、心悸、失眠；芡实益脾肾固涩之中，又能除湿止带，故为虚、实带下证之常用药物。

·椿 皮·（中医、中西医助理医师均不考）

【药性】苦、涩，寒。归大肠、胃、肝经。

【功效】清热燥湿，收涩止带，止泻，止血。

【应用】①赤白带下：为止带之常用药。②久泻久痢，湿热泻痢。③崩漏经多，便血痔血。

【用法用量】煎服，6～9g；外用适量。

【使用注意】脾胃虚寒者慎用。

第二十单元 涌吐药（中医、中西医执业及助理医师均不考）

·常 山·

【药性】苦、辛，寒；有毒。归肺、肝、心经。

【功效】涌吐痰涎，截疟。

【应用】①痰饮停聚，胸膈痞塞。②疟疾：为治疟之要药。

【用法用量】煎服，5～9g。涌吐可生用，截疟宜酒制用。治疗疟疾宜在寒热发作前半天或2小时服用。

【使用注意】本品有催吐副作用，用量不宜过大；孕妇及体虚者慎用。

·甜瓜蒂·

【药性】苦，寒；有毒。归胃、胆经。
【功效】涌吐痰食，祛湿退黄。
【应用】①风痰、宿食停滞，食物中毒。②湿热黄疸。
【用法用量】煎服，2.5～5g；入丸散服，每次0.3～1g。外用适量，研末吹鼻，待鼻中流出黄水即可停药。
【使用注意】孕妇、体虚、心脏病、吐血、咳血、胃弱及上部无实邪者忌用。

·胆　矾·

【药性】酸、辛，寒；有毒。归肝、胆经。
【功效】涌吐痰涎，解毒收湿，祛腐蚀疮。
【应用】①风痰壅塞，喉痹，癫痫，误食毒物。②风眼赤烂，口疮，牙疳。③胬肉，疮疡不溃。
【用法用量】温化水服，0.3～0.6g。外用适量，煅后研末撒或调敷，或以水溶化后外洗。
【使用注意】孕妇、体虚者忌服。

·藜　芦·

【药性】苦、辛，寒；有毒。归肺、肝、胃经。
【功效】涌吐风痰，杀虫。
【应用】①中风、癫痫、喉痹、误食毒物。②疥癣，白秃，头虱，体虱。
此外，对蚊蝇及其幼虫有杀灭作用，也可作农作物杀虫剂使用。
【用法用量】内服0.3～0.6g，入丸散，温水送服以催吐；外用适量，研末，油调涂。
【使用注意】本品体虚及孕妇禁服；不宜与人参、党参、西洋参、南沙参、北沙参、丹参、玄参、苦参、细辛、白芍、赤芍同用；因其治疗量与中毒量接近，内服易产生毒性反应，现代临床已不作为涌吐药使用，而主要作为农作物及蚊蝇的杀虫剂。

第二十一单元　攻毒杀虫止痒药

本类药物多具有不同程度的毒性，无论外用或内服，均应严格掌握剂量及用法，不宜过量或持续使用，以防发生毒副反应。制剂时应严格遵守炮制和制剂法度，以减低毒性而确保用药安全。内服宜制成丸散应用。

·雄　黄·（中医、中西医助理医师均不考）

【药性】辛，温；有毒。归肝、大肠经。
【功效】解毒杀虫，燥湿祛痰，截疟。
【应用】①痈肿疔疮，湿疹疥癣，蛇虫咬伤。②虫积腹痛，惊痫，疟疾。
【用法用量】0.05～0.1g，入丸散用。外用适量，熏涂患处。
【使用注意】本品应水飞入药，切忌火煅；内服宜慎；不可长期、大量使用；孕妇禁用。

·硫　黄·

【药性】酸，温；有毒。归肾、大肠经。

【功效】外用解毒疗疮、杀虫止痒；内服补火助阳通便。

【应用】①疥癣，秃疮，湿疹，阴疽恶疮：外用有解毒杀虫，止痒疗疮之功，尤为治疥疮之要药。②阳痿足冷，虚喘冷哮，虚寒便秘。

【用法用量】外用适量，研末油调涂敷患处。内服 1.5 ～ 3g，炮制后入丸散服。

【使用注意】孕妇慎用；不宜与芒硝、玄明粉同用；阴虚火旺者忌服。

【鉴别用药】硫黄和雄黄均能解毒杀虫，常外用于疥癣恶疮湿疹等症。然雄黄解毒疗疮力强，主治痈疽恶疮及虫蛇咬伤；内服又能杀虫，燥湿，祛痰，截疟，用治虫积腹痛、哮喘、疟疾、惊痫等证。硫黄则杀虫止痒力强，多用于疥癣、湿疹及皮肤瘙痒；内服具有补火助阳通便之效，用治寒喘、阳痿、虚寒便秘等证。

·白　矾·（中医、中西医助理医师均不考）

【药性】酸、涩，寒。归肺、脾、肝、大肠经。

【功效】外用解毒杀虫，燥湿止痒；内服止血止泻，祛除风痰。

【应用】①湿疹，疥癣，脱肛，痔疮，疮疡，聤耳流脓。②便血、衄血、崩漏。③久泻久痢。④癫痫发狂。

此外，本品还用治湿热黄疸，可与硝石配伍，治女劳疸，如硝石散。

【用法用量】内服 0.6 ～ 1.5g，入丸散剂。外用适量，研末敷或化水洗患处。

·蛇床子·（中医、中西医助理医师均不考）

【药性】辛、苦，温；有小毒。归肾经。

【功效】燥湿祛风，杀虫止痒，温肾壮阳。

【应用】①阴痒，疥癣，湿疹瘙痒。②寒湿带下，湿痹腰痛。③肾虚阳痿，宫冷不孕。

【用法用量】煎服，3 ～ 10g。外用适量，多煎汤熏洗，或研末调敷。

【使用注意】阴虚火旺或下焦有湿热者不宜内服。

【鉴别用药】蛇床子、地肤子均可止痒，用治湿疮、湿疹、阴痒、带下。但蛇床子可散寒燥湿，杀虫止痒，宜于寒湿或虚寒所致者，并治疥癣；而地肤子为清热利湿以止痒，尤宜湿热所致者。另外，蛇床子又温肾壮阳，治阳痿、宫冷不孕以及湿痹腰痛；地肤子清热利湿之功又治小便不利、热淋涩痛。

·蜂　房·（中医、中西医助理医师均不考）

【药性】甘，平。归胃经。

【功效】攻毒杀虫，祛风止痛。

【应用】①疮疡肿毒，乳痈，瘰疬，癌肿：为外科常用之品。②皮肤顽癣，鹅掌风，牙痛，风湿痹痛。

【用法用量】煎服，3 ～ 5g。外用适量，研末油调敷患处，或煎水漱口，或洗患处。

·樟　脑·（中医、中西医执业及助理医师均不考）

【药性】辛，热；有毒。归心、脾经。

【功效】除湿杀虫，温散止痛，开窍辟秽。

【应用】①疥癣瘙痒，湿疮溃烂。②跌打伤痛，牙痛。③痧胀腹痛，吐泻神昏。
【用法用量】外用适量，研末撒布或调敷。内服 0.1 ～ 0.2g，入散剂或用酒溶化服。
【使用注意】气虚阴亏、有热者及孕妇忌服。

·蟾 酥·（中医、中西医助理医师均不考）

【药性】辛，温；有毒。归心经。
【功效】解毒，止痛，开窍醒神。
【应用】①痈疽疔疮，瘰疬，咽喉肿痛，牙痛。②中暑神昏，痧胀腹痛吐泻。
【用法用量】内服，0.015 ～ 0.03g，多入丸散用。外用适量。
【使用注意】本品有毒，内服切勿过量。孕妇禁用；外用不可入目。

·大 蒜·（中医、中西医执业及助理医师均不考）

【药性】辛，温。归脾、胃、肺经。
【功效】解毒消肿，杀虫，止痢。
【应用】①痈肿疮疡，疥癣。②肺痨，顿咳，痢疾，泄泻。③蛲虫病，钩虫病。
此外，大蒜还能健脾温胃，增强食欲，用治脘腹冷痛，食欲减退或饮食不消。
【用法用量】煎服，9 ～ 15g。外用适量，捣烂外敷，或切片外擦，或隔蒜灸。
【使用注意】外用可引起皮肤发红、灼热甚至起泡，故不可敷之过久。阴虚火旺及有目舌、喉、口齿诸疾不宜服用。孕妇忌灌肠用。

第二十二单元 拔毒化腐生肌药（中医、中西医助理医师均不考）

本类药物多为矿石重金属类，或经过加工炼制而成。多具有剧毒性或强大刺激性，使用时应控制剂量和用法，外用也不可过量或过久应用，有些药不宜在头面及黏膜上使用，以防发生毒副反应。含有砷、汞、铅等的药物毒副反应甚大，更应严加注意，以确保用药安全。

·红 粉·（中医、中西医执业及助理医师均不考）

【药性】辛，热；有大毒。归肺、脾经。
【功效】拔毒，除脓，去腐，生肌。
【应用】痈疽疔疮，梅毒下疳，一切恶疮，肉暗紫黑，腐肉不去，窦道瘘管，脓水淋漓，久不收口：本品有较好的拔毒除脓、去腐生肌作用，为外科要药，但有大毒，只供外用。
【用法用量】外用适量，研极细粉单用或与其他药味配制成散剂或制成药捻。
【使用注意】本品有大毒，只可外用，不可内服；外用亦不宜久用；孕妇禁用。

·轻 粉·（中医、中西医执业及助理医师均不考）

【药性】辛，寒；有毒。归大肠、小肠经。
【功效】外用杀虫，攻毒，敛疮；内服祛痰消积，逐水通便。
【应用】①疥疮，顽癣，臁疮，梅毒，疮疡，湿疹。②痰涎积滞，水肿鼓胀，二便不利。
【用法用量】外用适量，研末掺敷患处。内服每次0.1～0.2g，每日1～2次，多入丸剂或装胶囊服。服后及时漱口，以免口腔糜烂。

【使用注意】本品有毒，不可过量或久服；内服宜慎；孕妇禁服。

·砒　石·

【药性】辛，大热；有大毒。归肺、脾、肝经。

【功效】外用攻毒杀虫，蚀疮去腐；内服劫痰平喘，攻毒抑癌。

【应用】①恶疮，瘰疬，顽癣，牙疳，痔疮。②寒痰哮喘。③癌肿。

【用法用量】外用适量，研末撒敷，宜作复方散剂或入膏药、药捻用。内服宜入丸散，一次0.002～0.004g。

【使用注意】本品有剧毒，内服宜慎；外用亦应注意，以防局部吸收中毒。不可作酒剂服用。体虚者及孕妇禁服。不宜与水银同用。

·铅　丹·（中医、中西医执业及助理医师均不考）

【药性】辛、咸，寒；有毒。归心、脾、肝经。

【功效】外用拔毒生肌，杀虫止痒；内服坠痰镇惊。

【应用】①疮疡溃烂，湿疹瘙痒，疥癣。②惊痫癫狂，心神不宁。

此外，铅丹又为制备外用膏药的重要原料，常与植物油或解毒、活血、生肌药熬制成外贴膏药应用。

【用法用量】外用适量，研末撒布或熬膏贴敷。内服多入丸散，0.3～0.6g。

【使用注意】本品有毒，用之不当可引起铅中毒，宜慎用；亦不可持续使用，以防蓄积中毒。孕妇禁用。

·炉甘石·

【药性】甘，平。归肝、脾经。

【功效】解毒明目退翳，收湿止痒敛疮。

【应用】①目赤肿痛，睑弦赤烂，翳膜遮睛，胬肉攀睛：为眼科外用常用药。②溃疡不敛，脓水淋漓，湿疮瘙痒。

【用法用量】外用适量。

【使用注意】本品专供外用，不作内服。

·硼　砂·

【药性】甘、咸，凉。归肺、胃经。

【功效】外用清热解毒，内服清肺化痰。

【应用】①咽喉肿痛，口舌生疮，目赤翳障。②痰热咳嗽。

【用法用量】外用适量，研极细末干撒或调敷患处；或化水含漱。内服多入丸散。1.5～3g。

方剂学

第一单元 总 论

第一节 方剂与治法

一、方剂与治法的关系

治法是指导遣药组方的原则，方剂则是体现和完成治法的主要手段，故云“方从法出，法随证立”。

具体表现为“以法组方”“以法遣方”“以法类方”“以法释方”等四方面，而这四方面又可以简单概括为“以法统方”。

二、常用治法

指清代医家程钟龄在《医学心悟·医门八法》中概括总结的汗、吐、下、和、温、清、消、补八法。

1. **汗法** 是通过开泄腠理、调畅营卫、宣发肺气等方法，使在表的外感六淫之邪随汗而解的一类治法。主要治疗外感六淫之邪所致的表证。辛温发汗、辛凉发汗。

2. **吐法** 吐法是通过涌吐的方法，使停留在咽喉、胸膈、胃脘的痰涎、宿食或毒物从口中吐出的一类治法。适用于中风痰壅，宿食壅阻胃脘，毒物尚在胃中；或痰涎壅盛之癫狂、喉痹，以及霍乱吐泻不得等属于病位居上、病势急骤、内蓄实邪、体质壮实者。因吐法易伤胃气，故体虚气弱、妇人新产、孕妇等均应慎用。

3. **下法** 是通过泻下、荡涤、攻逐等方法，使停留于胃肠的宿食、燥屎、冷积、瘀血、结痰、停水等从下窍而出，以祛邪除病的一类治法。邪在肠胃而致大便不通、燥屎内结，或热结旁流，以及停痰留饮、瘀血积水等形症俱实之证。寒下、温下、润下、逐水、攻补兼施。

4. **和法** 是通过和解或调和的方法，使半表半里之邪，或脏腑、阴阳、表里失和之证得以解除的一类治法。适用于邪犯少阳、肝脾不和、肠胃不和、气血营卫失和等证。和解少阳、透达膜原、调和肝脾、疏肝和胃、分消上下、调和肠胃等。

5. **清法** 是通过清热、泻火、解毒、凉血等方法，以清除里热之邪的一类治法。适用于里热证、火证、热毒证，以及虚热证等里热病证。清气分热、清营凉血、清热解毒、清脏腑热。

6. **温法** 是通过温里祛寒的方法，以治疗里寒证的一类治法。温中祛寒、回阳救逆、温经散寒。

7. **消法** 是通过消食导滞、行气活血、化痰利水、驱虫等方法，使气、血、痰、食、水、虫等渐积形成的有形之邪渐消缓散的一类治法。适用于饮食停滞、气滞血瘀、癥瘕积聚、水湿内停、痰饮不化、疳积虫积以及疮疡痈肿等病证。

8. **补法** 是通过补益人体气血阴阳，以治疗各种虚弱证候的一类治法。补气、补血、补阴、补阳。临证中，病情复杂多端，常需数法合用，即所谓“一法之中，八法备焉；八法之中，百法备焉”。

第二节 方剂的剂型

一、液体剂型

1. **汤剂** 又称煎剂，古称汤液，是将药物饮片加水或酒浸泡后，再煮定时向，去渣取汁而制成的液体剂型。主要供内服，如麻黄汤等。外用的多作洗浴、熏蒸及含漱。汤剂是在临证中最能体现“方之精，变也”的思维模式之常用剂型。它的优点是吸收快，能迅速发挥药效，尤其是具有其他剂型所无法比拟的适应“个性化”治疗的优势。其根据病情变化而随证加减，能较全面、灵活地切合每位患者及其具体病证阶段的特殊性，尤宜于病证复杂或病情不稳定的患者。但汤剂的制备相对不便，服用口感欠佳，携带贮存受限。

2. **酒剂（中医、中西医执业及助理医师均不考）**又称药酒，古称酒醴，是将药物用白酒或黄酒浸泡，或加温隔水炖煮，去渣取液后供内服或外用。酒有活血通络、易于发散和助长药力的特性，故常于祛风通络和补益剂中使用。外用酒剂尚可祛风活血、止痛消肿，但酒剂使用时存在个体局限性。

3. **酊剂（中医、中西医执业及助理医师均不考）**是以不同浓度的乙醇为溶媒，经过不同的方法浸出中药的有效成分所得到的液体，多为外用。一般中草药面剂的浓度为20%，有毒药物浓度则为10%。酊剂具有有效成分高、用量少、作用快、不易腐败等特点。

4. **露剂（中医、中西医执业及助理医师均不考）**亦称药露，选取新鲜共含有挥发性成分的药物，用蒸馏法制成的具芳香气味的澄明水溶液。一般作为饮料及清凉解暑剂，药露气味清淡，口感适宜。

5. **糖浆剂（中医、中西医执业及助理医师均不考）**是将药物煎煮、去渣取汁、浓缩后，加入适量蔗糖溶解后制成的浓蔗糖水溶液。糖浆剂具有味甜、量小、服用方便、吸收较快等特点，尤其适于儿童服用。

6. **口服液（中医、中西医执业及助理医师均不考）** 是将药物用水或其他溶剂提取，经精制而成的内服液体制剂。具有剂量较小、吸收较快、服用方便、口感适宜等优点。

7. **注射液（中医、中西医执业及助理医师均不考）**亦称针剂，是将药物经过提取、精制、配制等步骤而制成的灭菌溶液、无菌混悬液或供配制成液体的无菌粉末，供皮下、肌内、静脉注射的一种制剂。

二、固体剂型

1. **散剂** 是将药物粉碎，混合均匀，制成粉末状制剂。分为内服和外用两类。内服散剂一般是将药物研成细粉，以温开水冲服，量小者亦可直接吞服，如七厘散；也有制成粗末，以水煎取汁服者，称为煮散，如银翘散。散剂的特点是制作简便、吸收较快、节省药材、便于服用与携带。外用散剂一般用作外敷，掺撒疮面或患病部位；亦作点眼、吹喉等。

2. **丸剂** 是将药物研成细粉或使用药材提取物，加适宜的黏合剂所制成的球形固体剂型。丸剂与汤剂相比，吸收较慢、药效持久、节省药材、便于服用与携带。丸剂适用于慢性、虚弱性疾病，如六味地黄丸等；但也有些丸剂的药性比较峻猛，多为芳香类药物或毒性较大的药物，不宜作汤剂煎服，如安宫牛黄丸、三物备急丸等。常用的丸剂有蜜丸、水丸、糊丸、浓缩丸等。

（1）蜜丸 是将药物细粉以炼制的蜂蜜为黏合剂所制成的丸剂，分为大蜜丸和小蜜丸两种。蜜丸性质柔润，作用缓和持久，并有补益和矫味作用，常用于治疗慢性病和虚弱性疾病，需要长期服用，如补中益气丸、归脾丸等。

（2）水丸 俗称水泛丸，是将药物细粉用水（冷开水或蒸馏水）或酒、醋、蜜水、药汁等为黏合剂所制成的小丸。水丸较蜜丸的崩解、溶散、吸收、起效等速度均快，易于吞服，适用于多种疾病，如防风通圣丸等。

（3）糊丸 是将药物细粉用米糊、面糊、曲糊等为黏合剂所制成的小丸。糊丸黏合力强，质地坚硬，崩解、溶散迟缓。内服可延长药效，减轻剧毒药的不良反应和对胃肠的刺激，如舟车丸等。

（4）浓缩丸 是将药物或方中部分药物煎汁浓缩成膏，再与其他药物细粉混合干燥、粉碎，用水、蜂蜜或药汁制成丸剂。因其体积小、有效成分高、服用剂量小，可用于治疗多种疾病。

3. **茶剂（中医、中西医执业及助理医师均不考）** 是将药物经粉碎加工而制成的粗末状制品，或加入适宜黏合剂制成的方块状制剂。用时以沸水泡汁或煎汁，不定时饮用。大多用于治疗感冒、食积、腹泻等病证。

4. **条剂（中医、中西医执业及助理医师均不考）** 亦称药捻，是用桑皮纸粘药后搓捻成细条，或将桑皮纸捻成细条再粘药粉而成。用时插入疮口或瘘管内，能化腐拔毒、生肌收口，常用的有红升丹药条等。或将艾叶和药研成粗末，用纸裹制成圆条，供灸治使用，也称“艾条”。

5. 线剂（中医、中西医执业及助理医师均不考） 亦称药线，是将丝线或棉线置于药液中浸煮，经干燥制成的外用制剂。用于治疗瘘管、痔疮或赘生物，通过所含药物的轻度腐蚀作用和药线的机械紧扎作用，使其引流通畅或萎缩、脱落。

6. 丹剂（中医、中西医执业及助理医师均不考） 有内服和外用两种。内服丹剂没有固定剂型，有丸剂，也有散剂，每以药品贵重或药效显著而名之曰丹，如至宝丹、活络丹等。外用丹剂亦称丹药，是以某些矿物类药经高温烧炼制成的不同结晶形状的制品，常研粉涂撒疮面，治疗疮疡痈疽；亦可制成药条、药线和外用膏剂应用。

7. 锭剂（中医、中西医执业及助理医师均不考） 是将药物研成细粉，加适当的黏合剂所制成规定形状的固体剂型，有纺锤形、圆柱形、条形等，可供外用与内服。内服以研末调服或磨汁服，外用则磨汁涂患处，常用的有紫金锭、万应锭等。

8. 片剂（中医、中西医执业及助理医师均不考） 是将药物细粉或药材提取物与辅料混合压制而成的片状制剂。片剂用量准确，体积小，异味少，服用和储存方便。如需在肠道吸收的药物，则又可用包肠溶衣，使之在肠道中崩解。此外，尚有口含片、泡腾片等。

9. 冲剂（中医、中西医执业及助理医师均不考） 是将药材提取物加适量赋形剂或部分药物细粉制成的干燥颗粒状或块状制剂，用时以开水冲服。冲剂具有体积较小、服用方便等特点。

10. 栓剂（中医、中西医执业及助理医师均不考） 古称坐药或塞药，是将药物细粉与基质混合制成一定形状的固体制剂，用于腔道并在其间融化或溶解而发挥药效，有杀虫止痒、滑润、收敛等作用。栓剂便于婴幼儿直肠给药。

11. 胶囊剂（中医、中西医执业及助理医师均不考） 分为硬胶囊剂和软胶囊剂（胶丸），大多供口服应用。

（1）硬胶囊剂 是将一定量的药材提取物与药粉或辅料制成均匀的粉末或颗粒，填充在空心胶囊中而成；或将药材粉末直接分装于空心胶囊中制成。亦可用于腔道给药。

（2）软胶囊剂 是将一定量的药材提取物密封于球形或椭圆形的软质囊材中，可用滴制法或压制法制备。软胶囊易于服用，可掩盖药物的不良气味。

三、半固体剂型

膏剂是将药物用水或植物油煎熬去渣而制成的剂型。有内服和外用两种，内服膏剂有流浸膏、浸膏、煎膏三种；外用膏剂分软膏、硬膏两种。其中流浸膏与浸膏多数用于调配其他制剂使用，如合剂、糖浆剂、冲剂、片剂等。现将煎膏与外用膏剂分述如下。

（1）煎膏 又称膏滋，是将药物加水反复煎煮，去渣浓缩后，加炼蜜或炼糖制成的半液体剂型。其特点是体积小、含量高、便于服用、口味甜美，有滋润补益的作用，一般用于慢性虚弱患者，有利于较长时间用药。

（2）软膏 又称药膏，是将药物细粉与适宜的基质制成具有适当稠度的半固体外用制剂。其中用乳剂型基质的，亦称乳膏剂。多用于皮肤、黏膜或疮面。软膏具有一定的黏稠性，外涂后渐渐软化或溶化，使药物被慢慢吸收，持久发挥疗效，适用于外科疮疡疖肿、烧烫伤等。

（3）硬膏 又称膏药，古称薄贴，是以植物油将药物放二定程度后去渣，再煎至滴水成珠，加入黄丹等搅匀、冷却制成的硬膏。用时加温摊涂在布或纸上，软化后贴于患处或穴位上，可治疗局部疾病和全身性疾病，如疮疡肿毒、跌打损伤、风湿痹证以及腰痛、腹痛等。

此外，半固体剂型还有滴丸剂、灸剂、熨剂、灌肠剂、搽剂、气雾剂、海绵剂等。近年来，新的剂型不断涌现，质量标准也不断提高，便于临床使用。

第三节 方剂的煎服法（中医、中西医执业及助理医师均不考）

一、煎药法

1. 煎药用具 一般以陶瓷器皿、砂锅为好。现代亦有用不锈钢器皿，忌用铁器、铜器。煎具的容量宜稍大些，以利于药物的翻动，并可避免药汁外溢。同时应适时加盖，以防水分蒸发过快，使药物的有效成分过度挥发。

2. **煎药用水** 以洁净、新鲜、无杂质为原则，如自来水、井水、蒸馏水均可。前人常用流水、泉水、甘澜水（亦称劳水）、米泔水等，根据药物特点和疾病性质，也有用酒或水酒合煎者。

3. **加水量** 可视药量、质地及煎药时间而定，一般以高于饮片平面 3 ～ 5cm 为宜。每剂药一般煎煮 2 次，亦有煎煮 3 次者。第一煎水量可适当多些，第二、三煎则可略少。每次煎煮所得药量以 150mL 左右为宜。

4. **煎药火候** 一般有“武火”“文火”之分。急火煎之，谓“武火”，慢火煎之，谓“文火”。常规先用武火，沸腾后即改用文火。同时，应根据药物性味及所需煎煮时间的要求酌定火候。解表和泻下剂，煎煮时间宜短，其火宜急，水量宜少；补益之剂，煎煮时间宜长，其火宜慢，水量略多。如药物煎煮焦枯时，则应弃之不用。

5. **煎药方法** 煎药前，应先将药物浸泡 20 ～ 30 分钟之后再行煎煮，使有效成分易于煎出。需特殊煎法的药物，应在处方中加以注明。

（1）先煎 贝壳类（如牡蛎、珍珠母等）、角骨甲类（如水牛角、龟板、鳖甲等）和矿物类（如生石膏、代赭石等）药物，因质地坚实，难以煎煮，应打碎先煎，煮沸后 20 分钟左右，再加入其他药同煎。某些质地较轻而又用量较多（如玉米须、夏枯草等），或含泥沙多的药物（如灶心土、糯稻根等），亦可先煎取汁，然后以其药汁代水煎药。另外，有毒药物（如附子、生草乌、生川乌等）可经过先煎达到降低毒性或消除毒性的目的。

（2）后下 气味芳香的药物，药效易于挥发，一般煎煮时间较短，以 5 分钟左右为宜。其他如大黄取其攻下作用，应后下，一般煎 10 ～ 15 分钟即可。后下药物都应先进行浸泡然后再煎。

（3）包煎 某些煎后药液混浊或对咽喉有刺激作用的药物，或易于粘锅的药物，如旋覆花、辛夷、车前子、赤石脂等，要先用纱布包好，再放入锅内与其他药同煎。

（4）单煎 某些贵重的药物，为尽量减少损耗，需将其切成小片，单味煎煮 2 ～ 3 小时，单独服用或与其他药液合服，如羚羊角、西洋参、鹿茸等。

（5）溶化（烊化）胶质类或黏性大且易溶化的药物，如阿胶、龟板胶、鹿角胶、蜂蜜等，应单独溶化，趁热与煎好的药液混合均匀，顿服或分服，以免因其性黏而影响其他药物的煎煮。

（6）冲服 某些芳香或贵重药物，如麝香、牛黄、琥珀等，应研为细末，用药液或温水冲服。

此外，汤剂煎取药液后，应对药渣进行适当压榨，以收取残液。

二、服药法

1. **服药时间** 一般而言，病在上焦，宜食后服；病在下焦，宜食前服；补益药和泻下药，宜空腹服；安神药宜临卧服；对胃肠有刺激的，应食后服。急性重病则不拘时服，慢性病应按时服，治疟药宜在发作前 2 小时服。另外，某些方剂服药时间有特殊要求，如十汤宜在“平旦”服，鸡鸣散宜在“五更”服等。服药时间与临床疗效有一定的相关性。

2. **服用方法** 服用汤剂，一般一日 1 剂，分 2 ～ 3 次温服。根据病情需要，可一日只服 1 次，或一日数服，或煎汤代茶服，甚至一日连服 2 剂。散剂和丸剂一般根据病情和具体药物定量，日服 2 ～ 3 次。此外，尚有热服、冷服等方法。如治疗热证可寒药冷服，治疗寒证可热药热服，以辅助药力。若病情严重，服药后可能出现呕吐等拒药反应，应寒药热服，或热药冷服，以防邪药格拒。对于服药呕吐者，宜先服少量姜汁，或嚼少许陈皮，然后服药；亦可采取冷服、少量频服等方法。对于昏迷或吞咽困难者，可用鼻饲法给药。

使用峻烈药和毒性药时，宜从小量开始，逐渐加量，取效即止，慎勿过量，以免中毒或损伤正气。总之，应根据病情、病位、病性和药物特点等选择适宜的服用方法。

3. **药后调护** 服药后的调养和护理是服药法的重要环节，它关系着药效的发挥和患者的康复。一般服解表药，应取微汗，不可大汗，然亦不可汗出不彻。服泻下剂后，应注意饮食，不宜进食生冷及不易消化的食物，以免影响脾胃之健运。

服药后的饮食宜忌主要有两方面：一者是疾病对饮食的宜忌，如水肿病者宜少食盐，下利者慎油腻，寒证者禁生冷等；二者是药物对饮食的宜忌，如服地黄者忌萝卜，服土茯苓者忌茶叶，服荆芥者忌河豚和无鳞鱼等。《本草纲目》在“服药食忌”中明示：“凡服药，不可杂食肥猪犬肉，油腻羹鲙，腥臊陈臭诸物。凡服药，不可多食生蒜、胡荽、生葱、诸果、诸滑滞之物。”

此外，尚有汗后避风，以及慎劳役、戒房事、节恚怒等，以防“劳复”“食复”。

第四节 方剂的组方原则与变化

一、组方原则

1. **君药** 即针对主病或主证起主要治疗作用的药物。

2. **臣药** 一是辅助君药加强治疗主病或主证的药物；二是针对重要的兼病或兼证起主要治疗作用的药物。

3. **佐药** 一是佐助药，即配合君、臣药以加强治疗作用，或直接治疗次要兼证的药物；二是佐制药，即用以消除或减弱君、臣药物的毒性，或能制约君、臣药物峻烈之性的药物；三是反佐药，即病重邪甚，可能拒药时，配伍与君药性味相反而又能在治疗中起相成作用的药物，以防止药病格拒。

4. **使药** 一是引经药，即能引方中诸药至特定病所的药物；二是调和药，即具有调和方中诸药作用的药物。

二、方剂的变化

1. **药味加减** 是指在主病、主证、基本病机以及君药不变的前提下，改变方中的次要药物，以适应变化了的病情需要，即“随症加减”。

2. **药量加减** 药物的用量直接决定药力的大小。当方剂的药物组成相同，而用量不相同时，会发生药力变化，其结果可以是单纯的方剂药力大小的改变，也可以导致药物配伍关系及君臣佐使的相应变化，从而改变方剂的功用和主治证候。

3. **剂型更换** 方剂的剂型较多，不同剂型各有特点。同一方剂，尽管用药及其剂量完全相同，但剂型不同，其作用亦有异，但这种差异往往只是表现在药力大小和峻缓的区别上，在主治病证上也多有轻重缓急之分别。

第二单元 解表剂

凡以发汗、解肌、透疹等作用为主，用于治疗表证的方剂，统称为解表剂。根据《素问·阴阳应象大论》之“其在皮者，汗而发之”的原则立法，属于“八法”中之“汗法”。解表剂适用于六淫外邪侵袭人体肌表、肺卫所致的表证。凡风寒外感或温病初起，以及麻疹、疮疡、水肿、痢疾等初起，症见恶寒、发热、头痛、身疼、苔薄白、脉浮者，均为其适用范围。

由于外邪有寒热之异，体质有强弱之别，故表证属风寒者，当辛温解表；属风热者，当辛凉解表；兼见气、血、阴、阳诸不足者，当辅以补益之法，以扶正祛邪。故本单元方剂分为辛温解表剂、辛凉解表剂、扶正解表剂三类。具有疏散外风、轻宣外燥、祛风胜湿等作用的方剂已分别列入治风剂、治燥剂、祛湿剂。

解表剂多用辛散轻扬之品组方，故不宜久煎，以免药力耗散，作用减弱。汤剂一般宜温服，服后避风寒，并增衣被，或啜热粥以助取汗。汗出以遍身微汗为佳，若汗出不彻，恐病邪不解；汗出太过，易耗气伤津。若汗出病瘥，即当停服，不必尽剂。同时，应注意禁食生冷油腻之品，以免影响药物的吸收和药效的发挥。若表邪未尽，而又见里证者，一般原则应先解表，后治里；表里并重者，则当表里双解。若外邪已入于里，或麻疹已透，或疮疡已溃，或虚证水肿，均不宜使用。

第一节　辛温解表剂

·麻黄汤·　《伤寒论》

【组成】麻黄、桂枝、杏仁、炙甘草。

【功用】发汗解表，宣肺平喘。

【主治】外感风寒表实证。恶寒发热，头身疼痛，无汗而喘，舌苔薄白，脉浮紧。

【方解】君：麻黄——发汗解表，宣肺平喘。臣：桂枝——解肌发表，温经止痛。麻、桂相配，有峻汗之功。佐：杏仁——降肺平喘。佐使：甘草——调和药性，缓麻、桂峻烈之性。

【配伍特点】麻、桂相须，开腠畅营；麻、杏相使，宣降相宜。

【运用】本方既是治疗外感风寒表实证的代表方，又为辛温发汗法的基础方。以恶寒发热、无汗而喘、脉浮紧为辨证要点。

本方为辛温发汗之峻剂，当中病即止，不可过服。《伤寒论》对"疮家""淋家""衄家""亡血家"，以及外感表虚自汗、血虚而脉兼"尺中迟"或误下而见"身重心悸"等，虽有表寒证，亦皆应禁用。

【方歌】麻黄汤中臣桂枝，杏仁甘草四般施，发汗解表宣肺气，伤寒表实无汗宜。

·大青龙汤·　《伤寒论》

【组成】麻黄、桂枝、炙甘草、杏仁、石膏、生姜、大枣。

【功用】发汗解表，兼清里热。

【主治】①外感风寒，内有郁热证。恶寒发热，头身疼痛，不汗出而烦躁，脉浮紧。②溢饮。身体疼重，或四肢浮肿，恶寒身热，无汗，烦躁，脉浮紧。

【方解】君：麻黄——发汗解表、宣肺平喘、利水消肿。臣：桂枝——解肌发汗，助麻黄解表而和营卫；石膏——清里热并透郁热。佐：生姜、大枣——和脾胃、调营卫，兼助解表、益汗源。佐使：甘草——既缓辛温峻散之力，又调和诸药，且防石膏寒凉伤中。诸药同用，发汗散寒之中又兼清解里热之效。

全方发汗解表，宣通腠理，开鬼门以发越水气；宣降肺气，通调水道以利湿化饮，故亦治溢饮有表证兼里热者。

【配伍特点】寒温并用，表里同治，重在辛温发汗。

【方歌】大青龙汤桂麻黄，杏草石膏姜枣藏，太阳无汗兼烦躁，风寒两解此方良。

·桂枝汤·　《伤寒论》

【组成】桂枝、芍药、炙甘草、生姜、大枣。

【功用】解肌发表，调和营卫。

【主治】外感风寒表虚证。恶风发热，汗出头痛，鼻鸣干呕，苔白不渴，脉浮缓或浮弱。

【方解】君：桂枝——解肌散寒，扶助卫阳。臣：白芍——敛营养阴；桂、芍相配，散中寓收，调和营卫。佐：生姜——助桂枝发汗，温胃止呕；大枣——助白芍益阴，补脾益气；姜、枣升腾脾胃之气，助桂、芍调和营卫。佐使：甘草——调和药性；合桂枝辛甘化阳，合白芍酸甘化阴。桂枝：芍药（等量配伍）=1∶1。药后配合啜热稀粥。

【配伍特点】辛散与酸收相配，散中有收，汗不伤正；助阳与益阴同用，阴阳兼顾，营卫并调。

【运用】本方既为治疗外感风寒表虚证的基础方，又是调和营卫、调和阴阳法的代表方。以恶风、发热、汗出、脉浮缓为辨证要点。

本方的服法首先是“适寒温”，“服已须臾，啜热稀粥”，借水谷之精气，充养中焦，不但易为酿汗，更可使外邪速去而不致重感。同时“温覆令一时许”，即是避风助汗之意。待其“遍身漐漐微似有汗”，是肺胃之气已和，津液得通，营卫和谐，腠理复固，故云“益佳”。至于服后汗出病瘥，停后服；或不效，再服；以及禁生冷黏腻、酒肉、臭恶等，尤其是“不可令如水流漓，病必不除”等均为服解表剂应该注意之通则。

【方歌】桂枝芍药等量伍，姜枣甘草微火煮，解肌发表调营卫，中风表虚自汗出。

·九味羌活汤·　张元素方，录自《此事难知》

【组成】羌活、防风、苍术、细辛、川芎、白芷、生地黄、黄芩、甘草。

【功用】发汗祛湿，兼清里热。

【主治】外感风寒湿邪，内有蕴热证。恶寒发热，无汗，头痛项强，肢体酸楚疼痛，口苦微渴，舌苔白或微黄，脉浮或浮紧。

【方解】君：羌活——祛风散寒除湿。臣：防风——祛风解表；苍术——祛风燥湿。佐：细辛、川芎、白芷——散风寒，行气血；黄芩——泄气分之热；生地——泄血分之热。使：甘草——调和诸药。

九味配伍，既能统治风寒湿邪，又能兼顾协调表里，共成发汗祛湿、兼清里热之剂。表寒较重者，服本方之后，还需配合啜热粥，目的是资助胃气以酿汗，加强发汗祛邪之功。表证较轻者，微发其汗即可，故药后不必啜热粥。

体现了“分经论治”的思想：太阳经：羌活；阳明经：白芷；少阳经：黄芩；太阴经：苍术；少阴经：细辛；厥阴经：川芎；防风为风药之卒徒，走十二经。

【配伍特点】主以辛温，少佐寒凉，六经分治。

【运用】本方为治疗外感风寒湿邪而兼里热证之常用方。以恶寒发热，头痛无汗，肢体酸楚疼痛，口苦微渴为辨证要点。原书用法提示：若寒邪较甚，表证较重，宜热服，且应啜粥以助药力，以助酿汗祛邪；若邪不甚，表证较轻，则不必啜粥，温服即可。方中药备六经，临证当灵活权变。原书服法中强调：“当视其经络前、后、左、右之不同，从其多、少、大、小、轻、重之不一，增损用之，如神奇效。”明示本方当据病位的侧重，用药相应进退。

【方歌】九味羌活防风苍，辛芷芎草芩地黄，发汗祛湿兼清热，分经论治变通良。

·小青龙汤·　《伤寒论》
（中医、中西医助理医师均不考）

【组成】麻黄、芍药、细辛、干姜、炙甘草、桂枝、五味子、半夏。

【功用】解表散寒，温肺化饮。

【主治】外寒内饮证。恶寒发热，头身疼痛，无汗，喘咳，痰涎清稀量多，胸痞，或干呕，或痰饮喘咳，不得平卧，或身体疼重，或头面四肢浮肿，舌苔白滑，脉浮。

【方解】君：麻黄、桂枝——发散风寒，宣畅肺气（麻黄利水消肿，桂枝化气利水）。臣：干姜、细辛——温肺化饮，助君解表。佐：芍药——敛阴，防过汗伤正；五味子——敛肺气，防肺气耗散；半夏——燥湿化痰，和胃降逆。使：甘草——益气和中，调和药性。

【配伍特点】辛散与酸收相配，散中有收；温化与敛肺相伍，开中有合。

【运用】本方为治疗外感风寒、寒饮内停而致喘咳之常用方。以恶寒发热、无汗、喘咳、痰多而稀、舌苔白滑、脉浮为辨证要点。临证中见外寒内饮之证而以外寒为主者，可重用麻桂为君；若内饮为主，则宜重用干姜、细辛为君；二者俱重，则麻黄、干姜共为君药。

【方歌】解表蠲饮小青龙，麻桂姜辛夏草从，芍药五味敛气阴，表寒内饮最有功。

·止嗽散· 《医学心悟》
（中医、中西医助理医师均不考）

【组成】桔梗、荆芥、紫菀、百部、白前、甘草、陈皮。

【功用】宣利肺气，疏风止咳。

【主治】风邪犯肺之咳嗽证。咳嗽咽痒，咯痰不爽，或微恶风发热，舌苔薄白，脉浮缓。

【方解】君：紫菀、百部——止咳化痰。臣：桔梗——开宣肺气；白前——降气化痰。佐：荆芥——疏风解表，以祛在表之余邪；陈皮——理气化痰。使：甘草——调和诸药。

【配伍特点】温润平和，不寒不热；重在治肺，兼解表邪。

【运用】本方为治疗表邪未尽，肺气失宣而致咳嗽之常用方。以咳嗽咽痒，微恶风发热，苔薄白为辨证要点。若为“外感风寒”表证著者，当“生姜汤调下”以助解表之功。

【方歌】止嗽散用百部菀，白前桔草荆陈研，宣肺疏风止咳痰，姜汤调服不必煎。

第二节 辛凉解表剂

·银翘散· 《温病条辨》

【组成】连翘、金银花、苦桔梗、薄荷、竹叶、生甘草、荆芥穗、淡豆豉、牛蒡子、芦根。

【功用】辛凉透表，清热解毒。

【主治】温病初起。发热，微恶风寒，无汗或有汗不畅，头痛口渴，咳嗽咽痛，舌尖红，苔薄白或薄黄，脉浮数。

【方解】君：金银花、连翘——轻清透表，清热解毒。臣：牛蒡子、薄荷——疏散风热，清利咽喉；荆芥、淡豆豉——辛散表邪，透热外出。佐：桔梗——宣肺利咽止咳；竹叶、芦根——清热生津止渴。使：生甘草——清热解毒，调和药性。

本方所用药物均系轻清之品，用法强调“香气大出，即取服，勿过煮”，体现了吴氏“治上焦如羽，非轻莫举”的用药原则。

【配伍特点】辛凉与辛温相伍，主以辛凉；疏散与清解相配，疏清兼顾。

【运用】《温病条辨》称本方为“辛凉平剂”，是治疗风温初起之常用方。以发热，微恶寒，咽痛，口渴，脉浮数为辨证要点。方中药物多为芳香轻宣之品，不宜久煎，“过煮则味厚而入中焦矣”。原书记载本方加减：“胸膈闷者，加藿香三钱，郁金三钱，护膻中；渴甚者，加花粉；项肿咽痛者，加马勃、元参；衄者，去芥穗、豆豉，加白茅根三钱，侧柏炭三钱，栀子炭三钱；咳者，加杏仁利肺气；二三日病犹在肺，热渐入里，加细生地、麦冬保津液；再不解，或小便短者，加知母、黄芩、栀子之苦寒，与麦、地之甘寒，合化阴气，而治热淫所胜。”

【方歌】银翘散主上焦疴，竹叶荆蒡豉薄荷，甘桔芦根凉解法，清疏风热煮无过。

·桑菊饮· 《温病条辨》

【组成】桑叶、菊花、杏仁、连翘、薄荷、苦桔梗、生甘草、苇根。

【功用】疏风清热，宣肺止咳。

【主治】风温初起，邪客肺络证。但咳，身热不甚，口微渴，脉浮数。

【方解】君：桑叶、菊花——疏散上焦风热。臣：薄荷——疏散风热；桔梗、杏仁——一升一降，助君药祛邪，宣肺止咳。佐：连翘——透邪清热；芦根——清热生津止渴。使：甘草——调和诸药。

【配伍特点】轻清疏风以解表，辛苦宣肃以止咳。

【运用】本方为治疗风热犯肺咳嗽之常用方。以咳嗽，发热不甚，微渴，脉浮数为辨证要点。因本方为“辛凉轻剂”，故肺热著者，当适当加味，以免病重药轻。原著指出：“二三日不解，气粗似喘，燥在气分者，加石膏、知母；舌绛，暮热，甚燥，邪初入营，加元参二钱，犀角一钱；在血分者，去薄荷、芦根，加麦冬、细生地、玉竹、丹皮各二钱；肺热甚，加黄芩；渴者，加花粉。”

【方歌】桑菊饮中桔杏翘，芦根甘草薄荷饶，清疏肺卫轻宣剂，风温咳嗽服之消。

·麻黄杏仁甘草石膏汤·　《伤寒论》

【组成】麻黄、杏仁、炙甘草、石膏。

【功用】辛凉疏表，清肺平喘。

【主治】外感风邪，邪热壅肺证。身热不解，有汗或无汗，咳逆气急，甚则鼻扇，口渴，舌苔薄白或黄，脉浮而数。

【方解】君：麻黄——宣肺平喘，兼散表邪（“火郁发之”）；石膏——清泻肺热，兼透热生津。麻黄、石膏相伍（石膏用量倍于麻黄）宣肺而不助热，清肺而不留邪。臣：杏仁——苦降肺气，止咳平喘。佐使：甘草——益气和中，调和诸药。

四药合用，解表与清肺并用，以清为主；宣肺与降气并用，以宣为主。共奏辛凉疏表，清肺平喘之功。

【配伍特点】辛温与寒凉并用，共成辛凉之剂，宣肺而不助热，清肺而不凉遏。

【运用】本方为治疗表邪未解，邪热壅肺而致喘咳之基础方。因石膏倍麻黄，其功用重在清宣肺热，不在发汗，所以临床应用以发热、喘咳、苔黄、脉数为辨证要点。

【方歌】仲景麻杏甘石汤，辛凉宣肺清热良，邪热壅肺咳喘急，有汗无汗均可尝。

·柴葛解肌汤·　《伤寒六书》
（中医、中西医助理医师均不考）

【组成】柴胡、干葛、甘草、黄芩、羌活、白芷、芍药、桔梗。

【功用】解肌清热。

【主治】外感风寒，郁而化热证。恶寒渐轻，身热增盛，无汗头痛，目疼鼻干，心烦不眠，咽干耳聋，眼眶痛，舌苔薄黄，脉浮微洪。

【方解】君：葛根——外透肌热，内清郁热；柴胡——善于祛邪解表退热。臣：羌活、白芷——助君药辛散发表，并止诸痛；黄芩、石膏清泄里热。佐：桔梗——宣畅肺气以祛邪外出；芍药、大枣益阴养血；生姜发散风寒。使：甘草——调和药性。

【配伍特点】温清并用，三阳同治，表里兼顾，重在疏泄透散。

【运用】本方为治疗太阳风寒未解，入里化热，初犯阳明或三阳合病之常用方。以发热重、恶寒轻，头痛，眼眶痛，鼻干，脉浮微洪为辨证要点。陶氏在原书中记载了本方的化裁方法：“本经无汗，恶寒甚者，去黄芩，加麻黄。冬月宜加，春宜少，夏秋去之，加苏叶。”

【方歌】陶氏柴葛解肌汤，邪在三阳热势张，芩芍桔草姜枣芷，羌膏解表清热良。

第三节　扶正解表剂

·败毒散（原名人参败毒散）·　《太平惠民和剂局方》

【组成】柴胡、甘草、桔梗、人参、川芎、茯苓、枳壳、前胡、羌活、独活。

【功用】散寒祛湿，益气解表。

【主治】气虚外感风寒湿表证。憎寒壮热，头项强痛，肢体酸痛，无汗，鼻塞声重，咳嗽有痰，胸膈痞满，舌苔白腻，脉浮而按之无力。

【方解】君：羌活、独活——发散全身风寒湿邪，通络止痛。臣：川芎——祛风行血，宣痹止痛；柴胡——辛散解肌，助君宣散外邪。佐：枳壳、桔梗、前胡、茯苓——宣降肺气，化痰止咳；人参——扶正祛邪，散中有补，防邪复犯、生姜、薄荷——解表散邪。佐使：甘草——益气补中，调和药性。

综观全方，邪正兼顾，祛邪为主，共奏散寒祛湿、益气解表之功。

【配伍特点】主辛温以解表，辅宣肃以止咳，佐益气以祛邪。

【运用】本方原名“人参败毒散”，为益气解表之常用方。以恶寒发热，头身重痛，无汗，脉浮、重按无力为辨证要点。

【方歌】人参败毒草苓芎，羌独柴前枳桔共，薄荷少许姜三片，气虚感寒有奇功。

·参苏饮·　《太平惠民和剂局方》
（中医、中西医助理医师均不考）

【组成】陈皮、枳壳、桔梗、炙甘草、木香、半夏、紫苏叶、干葛、前胡、人参、茯苓。

【功用】益气解表，理气化痰。

【主治】气虚外感风寒，内有痰湿证。恶寒发热，无汗，头痛鼻塞，咳嗽痰白，胸脘满闷，倦怠无力，气短懒言，苔白脉弱。

【方解】方中紫苏叶辛温，发散表邪，宣肺宽中，故为君药。臣以葛根助君药发散风寒，解肌舒筋。佐以半夏、前胡、桔梗化痰止咳；陈皮、木香、枳壳理气宽胸；脾为生湿生痰之源，茯苓健脾渗湿以治生痰之源。化痰与理气兼顾，既寓“治痰先治气”之意，又使升降复常，有助于表邪之宣散、肺气之开阖。更佐入人参益气扶正，既助解表，又使表药祛邪不伤正。炙甘草合茯苓、人参益气健脾，兼和诸药，为佐使。煎服时，少加生姜、大枣，可助发表、益脾。诸药相合，共奏益气解表、理气化痰之功。

【配伍特点】散补同用，燥行合法，散不伤正，补不留邪，气顺痰消。

【运用】本方为治疗气虚外感风寒，内有痰湿证之常用方。以恶寒发热，无汗头痛，咳痰色白，胸脘满闷，倦怠乏力，苔白，脉弱为辨证要点。

【方歌】参苏饮内用陈皮，枳壳前胡半夏宜，干葛木香甘桔茯，内伤外感此方推。

第三单元　泻下剂

凡以通便、泻热、攻积、逐水等作用为主，用于治疗里实证的方剂，统称为泻下剂。根据《素问·阴阳应象大论》“其下者，引而竭之”“其实者，散而泻之”的原则立法，属于“八法”中之“下法”。

泻下剂是为有形实邪内结而设，凡燥屎内结、冷积不化、瘀血内停、宿食不消、结痰停饮、虫积之脘腹胀满、腹痛拒按、大便秘结或泻利、苔厚、脉沉实等属里实证者，均可用泻下剂治疗。里实证的证候表现有热结、寒结、燥结、水结之不同。热结者，当寒下；寒结者，当温下；燥结者，当润下；水结者，当逐水；里实而兼见正气不足者，当攻补兼施。故泻下剂相应地分为寒下剂、温下剂、润下剂、逐水剂、攻补兼施剂五类。

泻下剂多由药力峻猛之品组方，易伤胃气，故应得效即止，慎勿过剂。服药期间，应忌食油腻及不易消化的食物，以防重伤胃气。如表证未解，里未成实者，不宜使用泻下剂。若表证未解而里实已成，宜用表里双解法；如兼有瘀血者，配伍活血祛瘀药治之；兼有虫积者，配伍驱虫药治之。年老体虚、病后伤津、亡血者，以及孕妇、产妇、月经期女性，均应慎用或禁用。

第一节　寒下剂

·大承气汤·　《伤寒论》

【组成】大黄、厚朴、枳实、芒硝。

【功用】峻下热结。

【主治】①阳明腑实证。大便不通，频转矢气，脘腹痞满，腹痛拒按，按之硬，甚或潮热谵语，手足濈然汗出，舌苔黄燥起刺，或焦黑燥裂，脉沉实。②热结旁流证。下利清水，色纯青，其气臭秽，脐腹疼痛，按之坚硬有块，口舌干燥，脉滑实。③里热实证之热厥、痉病或发狂者。

【方解】君：大黄——泻热通便，荡涤肠胃。臣：芒硝——泻热通便，软坚润燥。二者相须配伍，峻下热结。佐：厚朴、枳实——行气散结，消痞除满，助硝黄推荡积滞，加速排泄。

【配伍特点】苦辛通降与咸寒合法，泻下与行气并重，相辅相成。

【运用】本方既为治疗阳明腑实证之代表方，亦为寒下法之基础方，后世众多泻下类方剂均由此方化裁而成。以数日不大便，脘腹胀满疼痛，苔黄厚而干，脉沉数有力为辨证要点。原方煎药时，先煮枳实、厚朴，后下大黄，汤成去滓后溶入芒硝，是因大黄煎煮过久，减缓泻下之力。《伤寒来苏集》云："生者气锐而先行，熟者气钝而和缓。"本方药力峻猛，应中病即止，慎勿过剂。

【附方】

1. **小承气汤（《伤寒论》）** 大黄、炙厚朴、炙枳实。功用：轻下热结。主治：阳明腑实证。症见谵语，便秘，潮热，胸腹痞满，舌苔老黄，脉滑而疾；或痢疾初起，腹中胀痛，里急后重等。

2. **调胃承气汤（《伤寒论》）** 大黄、炙甘草、芒硝。功用：缓下热结。主治：阳明病，胃肠燥热证。症见大便不通，口渴心烦，蒸蒸发热，或腹中胀满，舌苔黄，脉滑数；以及胃肠热盛而致发斑吐衄，口齿咽喉肿痛等。

【方歌】大承气汤大黄硝，枳实厚朴先煮好，峻下热结急存阴，阳明腑实重症疗。去硝名小承气，轻下热结用之效，调胃承气硝黄草，缓下热结此方饶。

·大陷胸汤· 《伤寒论》
（中医、中西医助理医师均不考）

【组成】大黄、芒硝、甘遂。

【功用】泻热逐水。

【主治】大结胸证。心下疼痛，拒按，按之硬，或从心下至少腹硬满疼痛而痛不可近，大便秘结，或短气烦躁，舌上燥而渴，脉沉紧，按之有力。

【方解】方中以苦寒之甘遂为君药，泻热散结，尤善峻下泻水逐饮，《珍珠囊》言其"水结胸中，非此不能除"。辅以苦寒之大黄，荡涤胸腹之邪热；芒硝咸寒，泻热通滞，润燥软坚。二药相须为用，以泻热破积、软坚通滞，共为臣佐药。三药相伍，共奏峻下逐水泻热之功。

【配伍特点】寒下峻逐并用，前后分消，药简效宏。

【运用】本方为治疗水热互结之大结胸证的常用方。以心下硬满而痛不可近，苔黄舌燥，脉沉为辨证要点。煎药时，应先煎大黄。本方药力峻猛，中病即止，以防过剂伤正；素体虚弱者慎用。

【方歌】大陷胸汤用硝黄，甘遂一克效力强，擅疗热实结胸证，泻热逐水效专长。

第二节 温下剂

·温脾汤· 《备急千金要方》卷十三

【组成】当归、干姜、附子、人参、芒硝、大黄、甘草。

【功用】攻下冷积，温补脾阳。

【主治】阳虚冷积证。便秘腹痛，脐周绞痛，手足不温，苔白不渴，脉沉弦而迟。

【方解】君：附子——温补脾阳，祛除寒邪；大黄——荡涤泻下，攻逐积滞。臣：芒硝、当归——润肠软坚，助大黄泻下攻积；干姜——温中助阳，助附子温阳祛寒。佐：人参、甘草——益气补脾。使：甘草——调和药性。

本方由温补脾阳药与寒下攻积药配伍组成，温通、泻下、补益三法兼备，温阳以祛寒、攻下不伤正，共奏攻下冷积、温补脾阳之功。

【配伍特点】辛热甘温咸寒合法，寓补于攻，温下相成。

【运用】本方为治疗脾阳不足、冷积内停之常用方。以便秘腹痛，得温则缓，倦怠少气，手足欠温，苔白，脉沉弦为辨证要点。

【方歌】温脾附子大黄硝，当归干姜人参草，攻下寒积温脾阳，阳虚寒积腹痛疗。

第三节 润下剂

·麻子仁丸（又名脾约丸）· 《伤寒论》

【组成】麻子仁、芍药、枳实、大黄、炙厚朴、杏仁。

【功用】润肠泄热，行气通便。

【主治】脾约证。大便干结，小便频数，脘腹胀痛，舌红苔黄，脉数。

【方解】君：火麻仁——润肠通便。臣：杏仁——降气润肠；白芍——养血敛阴，柔肝理脾。佐：枳实、厚朴——下气破结；大黄——通便泄热。使：蜂蜜——润燥滑肠，调和药性。

本方润肠药与攻下药并用，攻润相合，下不伤正。本方为丸剂，初服10小丸、依次渐加也意在缓下，润肠通便。

【配伍特点】泻下与润下相伍，泻而不峻，下不伤正。

【运用】本方为治疗胃热肠燥便秘之常用方。以大便秘结，小便频数，或脘腹胀痛，舌质红，苔薄黄，脉数为辨证要点。用法中要求“饮服十丸”，强调“渐加，以知为度”，即应从小剂量逐渐加量，以取效为度。

【方歌】麻子仁丸脾约治，杏芍大黄枳朴蜜，润肠泻热又行气，胃热肠燥便秘施。

·济川煎· 《景岳全书》
（中医、中西医助理医师均不考）

【组成】当归、牛膝、肉苁蓉、泽泻、升麻、枳壳。

【功用】温肾益精，润肠通便。

【主治】肾虚便秘。大便秘结，小便清长，腰膝酸软，舌淡苔白，脉沉迟。

【方解】君：肉苁蓉——味甘咸性温，功能温肾益精，暖腰润肠。臣：当归——补血润燥，润肠通便；牛膝——补益肝肾，壮腰膝，性善下行。佐：枳壳——下气宽肠而助通便；泽泻——渗利小便而泄肾浊；升麻——升清阳。

诸药合用，既可温肾益精治其本，又能润肠通便以治标，用药灵巧，补中有泻，降中有升，寓通于补之中，寄降于升之内。

【配伍特点】寓润下于温补之中，寄升清于降浊之内，为寓通于补之剂。

【运用】本方为治疗肾虚便秘之常用方。以便秘，小便清长，腰膝酸冷，舌淡苔白，脉虚弱为辨证要点。原著载：“如气虚者，但加人参无碍；如有火，加黄芩；若肾虚，加熟地。”

【附方】半硫丸（《太平惠民和剂局方》） 半夏、硫黄。功用：温肾祛寒，通阳泄浊。主治：老人下元虚冷便秘，或阳虚寒湿久泻。

【方歌】济川苁蓉归牛膝，枳壳升麻泽泻使，温肾益精润通便，肾虚精亏便秘宜。

第四节　逐水剂（中医、中西医助理医师均不考）

·十枣汤·　《伤寒论》

【组成】芫花、甘遂、大戟、大枣。

【功用】攻逐水饮。

【主治】①悬饮。咳唾胸胁引痛，心下痞硬，干呕短气，头痛目眩，胸背掣痛不得息，舌苔白滑，脉沉弦。②水肿。一身悉肿，尤以身半以下为重，腹胀喘满，二便不利，脉沉实。

【方解】方中甘遂苦寒有毒，善行经隧之水湿；大戟苦寒，善泻脏腑之水邪；芫花辛温，善消胸胁伏饮痰癖。三药峻烈，各有所长，合而用之，峻泻攻逐，可使胸腹积水迅速逐出体外，共为君药。大枣煎汤送服，取其益脾缓中，防止逐水伤及脾胃，并缓和诸药毒性，使邪去而不伤正，且寓培土制水之意，用为佐使。《医方集解》载："芫花、大戟性辛苦以逐水饮；甘遂苦寒，能直达水气所结之处，以攻决为用；三药过峻，故用大枣之甘以缓也，益土所以胜水，使邪从二便而出也。"

【配伍特点】主以峻下逐水，佐以甘缓补中。

【运用】本方为峻下逐水法之基础方，是治疗悬饮、水肿实证之代表方。以咳唾胸胁引痛，或水肿腹胀，二便不利，脉沉弦为辨证要点。本方服法乃"三药"为末，枣汤送服；"平旦"空腹服之；从小剂量始，据证递加，"得快下利后"停服，"糜粥自养"。因其逐水之力峻猛，只宜暂用，不可久服；孕妇忌服。

【方歌】十枣非君非汤剂，芫花甘遂合大戟，攻逐水饮力峻猛，悬饮水肿实证宜。

第五节　攻补兼施剂（中医、中西医助理医师均不考）

·黄龙汤·　《伤寒六书》

【组成】大黄、芒硝、枳实、厚朴、甘草、人参、当归。

【功用】攻下热结，益气养血。

【主治】阳明腑实，气血不足证。下利清水，色纯青，或大便秘结，脘腹胀满，腹痛拒按，身热口渴，神疲少气，谵语甚或循衣撮空，神昏肢厥，舌苔焦黄或焦黑，脉虚。

【方解】方中大黄泻热通便，荡涤积滞，为君药。芒硝润燥软坚，以助大黄泻热攻逐之力，为臣药。佐以枳实、厚朴行气导滞，合取大承气汤之意，荡涤胃肠实热积滞；人参、当归益气养血，与前药相配，扶正祛邪，使攻下而不伤正；桔梗开宣肺气而通肠腑，与承气性降相伍，使气机升降复常，寓"欲降先升"之妙。生姜、大枣、甘草和中益胃，用为佐使。诸药相伍热结得去，气血得复，诸症自除。方名"黄龙"者，乃喻本方之功效，有龙能兴云致雨而润燥土之意。

【配伍特点】峻下热结与补益气血并用，攻补兼施，以攻为主。

【运用】本方为治疗阳明腑实兼气血不足证之基础方。以大便秘结，或自利清水，脘腹胀痛，身热口渴，神倦少气，舌苔焦黄，脉虚为辨证要点。本方虽为攻补兼施之剂，但其攻下之力较强，使用时要据气血虚衰之程度，选用相应补益药。

【方歌】黄龙汤中枳朴黄，参归甘桔枣硝姜，攻下热结养气血，阳明腑实气血伤。

第四单元　和解剂

凡以和解少阳、调和肝脾、调和寒热等作用为主，用于治疗伤寒邪在少阳、肝脾不和、寒热错杂的方剂，统称为和解剂。属于"八法"中之"和法"。

本章所选之方主要适用于少阳证，肝郁脾虚、肝脾不和以及寒热互结、肠胃不和等证。故本章方剂分为和解少阳剂、调和肝脾剂、调和寒热剂三类。

和方之制，和其不和也。故凡病兼虚者，补而和之；兼滞者，行而和之；兼寒者，温而和之；兼热者，凉而和之；兼表者，散而和之；兼里者，攻而和之。

凡邪在肌表，未入少阳，或邪已入里，阳明热盛者，皆不宜使用和解剂。和解之剂，总以祛邪为主，故劳倦内伤、气血虚弱等纯虚证者，亦非本类方剂所宜。

第一节　和解少阳剂

·小柴胡汤·　《伤寒论》

【组成】柴胡、黄芩、人参、炙甘草、半夏、生姜、大枣。

【功用】和解少阳。

【主治】①伤寒少阳证。往来寒热，胸胁苦满，默默不欲饮食，心烦喜呕，口苦，咽干，目眩，舌苔薄白，脉弦。②妇人中风，热入血室。经水适断，寒热发作有时。③疟疾、黄疸等病而见少阳证者。

【方解】君：柴胡——疏散少阳之邪。臣：黄芩——清泄少阳之热。二者相伍，一散一清，和解少阳。佐：半夏、生姜——和胃降逆止呕。人参、大枣、甘草——益气和中，扶正祛邪，御邪内传。使：甘草——调和诸药。

诸药合用，使邪气得解，枢机得利，胃气调和，诸症自除。原方"去滓再煎"，使药性更为醇和，药汤之量更少，减少了药液对胃的刺激，避免停饮致呕。

【配伍特点】透散清泄以和解，升清降浊兼扶正。

【运用】本方为治疗少阳病证之基础方，又是和解少阳法之代表方。以往来寒热，胸胁苦满，默默不欲饮食，心烦喜呕，口苦，咽干，目眩，苔白，脉弦为辨证要点。原方"去滓再煎"，使汤液之量更少，药性更为醇和。小柴胡汤为和解剂，服药后或不经汗出而病解，或见汗而愈。《伤寒论》云："上焦得通，津液得下，胃气因和，身然汗出而解。"若少阳病证经误治损伤正气，或患者素体正气不足，服用本方后，可见先寒战后发热而汗出之"战汗"，属正气来复，祛邪外出之征。若胸中烦而不呕，为热聚于胸，去半夏、人参，加瓜蒌清热理气宽胸；渴者，是热伤津液，去半夏，加天花粉止渴生津；腹中痛，是木来乘土，宜去黄芩，加芍药柔木缓急止痛；胁下痞硬，是瘀滞痰凝，去大枣，加牡蛎软坚散结；心下悸，小便不利，是水气凌心，宜去黄芩，加茯苓利水宁心；不渴，外有微热，是表邪仍在，宜去人参，加桂枝疏风解表；咳者，是素有肺寒留饮，宜去人参、大枣、生姜，加五味子、干姜温肺止咳。

【方歌】小柴胡汤和解功，半夏人参甘草从，更加黄芩生姜枣，少阳为病此方宗。

·蒿芩清胆汤·　《通俗伤寒论》

【组成】青蒿脑、淡竹茹、仙半夏、赤茯苓、青子芩、生枳壳、陈广皮、碧玉散（滑石、甘草、青黛）。

【功用】清胆利湿，和胃化痰。

【主治】少阳湿热痰浊证。寒热如疟，寒轻热重，口苦膈闷，吐酸苦水，或呕黄涎而黏，甚则干呕呃逆，胸胁胀痛，小便黄少，舌红苔白腻，间现杂色，脉数而右滑左弦。

【方解】君：青蒿——清透少阳之邪，化湿辟秽；黄芩——清泄胆热，且燥湿。二者相伍，内清湿热，透邪外出。臣：半夏——燥湿化痰，降逆止呕；竹茹——清胆胃之热，化痰止呕；枳壳、陈皮——理气和胃，宽畅胸膈。佐使：碧玉散、赤茯苓——清热利湿，引湿热从小便而解。

诸药合用，可使胆热清，痰湿化，气机畅，胃气和，诸症得解。

【配伍特点】芳香清透以畅少阳之枢机，苦燥降利以化湿郁之痰浊。

【运用】本方为治疗少阳湿热证之常用方。以寒热如疟，寒轻热重，胸胁胀痛，吐酸苦水，舌红苔腻，脉弦滑数为辨证要点。

【方歌】蒿芩清胆夏竹茹，碧玉赤苓枳陈辅，清胆利湿又和胃，少阳湿热痰浊阻。

第二节　调和肝脾剂

·四逆散·　《伤寒论》

【组成】炙甘草、枳实、柴胡、芍药。

【功用】透邪解郁，疏肝理脾。

【主治】①阳郁厥逆证。手足不温，或腹痛，或泄利下重，脉弦。②肝脾不和证。胁肋胀痛，脘腹疼痛，脉弦。

【方解】君：柴胡——透邪升阳，疏肝解郁（肝用）。臣：芍药——养血敛阴，柔肝缓急（肝体）。柴胡、芍药一升一敛，合而调肝。佐：枳实——行气解郁，泄热破结。配柴胡升降气机，配芍药调和气血。使：甘草——益气补脾，调和诸药；与芍药同用，可缓急止痛；甘草、枳实合而理脾。

四药合用，透邪解郁，疏肝理脾，能使邪去郁解，气血谪畅，清阳得伸，四逆自愈。原方配合白饮（米汤）和服，是借谷物之气以助胃气，取中气和则阴阳之气自相顺接之意。由于本方有疏肝理脾之功，也可治疗肝脾气郁所致胁肋脘腹疼痛诸症。

【配伍特点】疏柔相合，以适肝性；升降同用，肝脾并调。

【运用】本方原治阳郁厥逆之证，后世拓展用作疏肝理脾之基础方。以手足不温，或胁肋脘腹疼痛，脉弦为辨证要点。原书载："咳者，加五味子、干姜各五分，并主下利；悸者，加桂枝五分；小便不利者，加茯苓五分；腹中痛者，加附子一枚，炮令坼；泄利下重者，先以水五升，煮薤白三升，煮取三升，去滓，以散三方寸匕内汤中，煮取一升半，分温再服。"可资临证参佐。

【方歌】阳郁厥逆四逆散，等分柴芍枳实甘，透邪解郁理肝脾，肝郁脾滞力能堪。

·逍遥散·　《太平惠民和剂局方》

【组成】炙甘草、当归、茯苓、芍药、白术、柴胡。

【功用】肝疏解郁，养血健脾。

【主治】肝郁血虚脾弱证。两胁作痛，头痛目眩，口燥咽干，神疲食少，或往来寒热，或月经不调， 乳房胀痛，脉弦而虚。

【方解】君：柴胡——疏肝解郁（肝郁）。臣：白芍——养血柔肝（血虚）；当归——养血和血（血虚）。佐：白术、茯苓、甘草——益气健脾（脾弱）；薄荷——散肝郁所生之热（肝郁）；煨生姜——温胃和中（脾弱）。使：甘草——益气和中，调和药性；和芍药缓急止痛。

【配伍特点】疏柔合法，肝脾同调，气血兼顾。

【运用】本方为治疗肝郁血虚脾弱证之基础方，亦为妇科调经之常用方。以两胁作痛，神疲食少，月经不调，脉弦而虚为辨证要点。原方以疏肝为主，君以柴胡，臣佐养血、健脾之品。临证使用本方时，宜视病机之主次酌定君药。若以血虚为主者，君以当归、白芍，臣佐健脾、疏肝之品；脾气虚为著者，君以白术，臣以茯苓，佐以疏肝、养血之品；脾虚湿盛者，君以茯苓，臣以白术，佐以疏肝、养血之品。临证执此一方，圆机活法，方效无穷，乃窥"方之精，变也"之一斑。

【方歌】逍遥散用当归芍，柴苓术草加姜薄，肝郁血虚脾气弱，调和肝脾功效卓。

·痛泻要方·　《丹溪心法》
（中医、中西医助理医师均不考）

【组成】炒白术、炒芍药、炒陈皮、防风。

【功用】补脾柔肝，祛湿止泻。

【主治】脾虚肝郁之痛泻。肠鸣腹痛，大便泄泻，泻必腹痛，泻后痛缓，舌苔薄白，脉两关不调，左弦而右缓者。

【方解】君：白术——甘苦温，补脾燥湿止泻。臣：白芍——柔肝缓急止痛。佐：陈皮——理气燥湿，醒脾和胃。佐使：防风——散肝舒脾，胜湿止泻；（香能舒脾，风能胜湿，为理脾引经药）健脾药与柔肝药相配，调和肝脾而重在补脾。

【配伍特点】补脾柔肝，寓疏于补，扶土抑木。

【运用】本方为治疗痛泻之代表方。以肠鸣腹痛，大便泄泻，泻必腹痛，泻后痛缓，左关脉弦而右关脉缓为辨证要点。

【方歌】痛泻要方用陈皮，术芍防风共成剂，肠鸣泄泻腹又痛，寒热错杂痞证蠲。

第三节　调和寒热剂

·半夏泻心汤·　《伤寒论》

【组成】半夏、黄芩、干姜、人参、黄连、大枣、炙甘草。

【功用】寒热平调，散结除痞。

【主治】寒热互结之痞证。心下痞，但满而不痛，或呕吐，肠鸣下利，舌苔腻而微黄。

【方解】君：半夏——辛散结除痞，降逆止呕。臣：干姜——辛温中散寒；黄连、黄芩——苦降泄除热。佐：人参、甘草、大枣——甘益气补虚。

诸药合用，可使寒去热清，中虚得补，升降复常，痞满可除，呕利自愈。

【配伍特点】寒热平调以和阴阳，辛开苦降以调气机，补泻兼施以顾虚实。

【运用】本方为治疗中气虚弱、寒热互结、升降失常之基础方，又是寒热平调、辛开苦降、散结除痞法之代表方。以心下痞满，呕吐泻利，苔腻微黄为辨证要点。

【方歌】半夏泻心配芩连，干姜人参草枣全，辛开苦降除痞满，寒热错杂痞证蠲。

第五单元　清热剂

凡以清热、泻火、凉血、解毒等作用为主，用于治疗里热证的方剂，统称为清热剂。本类方剂是根据《素问·至真要大论》“热者寒之”“温者清之”的原则立法，属于“八法”中之“清法”。

清热剂适用于里热证。因里热有在气分、血分及脏腑之别，又有实热、虚热之分，故本章方剂分为清气分热剂、清营凉血剂、清热解毒剂、气血两清剂、清脏腑热剂、清虚热剂等六类。

应用清热剂，要辨别里热所在部位及热证之真假、虚实。凡屡用清热泻火之剂而热仍不退者，即如王冰所云“寒之不寒，是无水也”，当用甘寒滋阴壮水之法，使阴复则其热自退。若邪热在表，治当解表；里热已成腑实，则宜攻下；表邪未解，热已入里，又宜表里双解。对于热邪炽盛，服寒凉剂入口即吐者，可用“治热以寒，温而行之”之反佐法。

第一节　清气分热剂

·白虎汤·　《伤寒论》

【组成】石膏、知母、炙甘草、粳米。

【功用】清热生津。

【主治】气分热盛证。壮热面赤，烦渴引饮，汗出恶热，脉洪大有力。

【方解】君：石膏——清热泻火，止渴除烦。臣：知母——清热滋阴生津（石膏，辛甘大寒）（知母，苦寒质润）。佐：粳米、甘草——益胃护津，防石膏、知母大寒伤中。使：甘草——调和诸药。

四药相配，共成清热生津之功，使其热清津复，诸症自解。

【配伍特点】重用辛寒清气，伍以苦寒质润，少佐甘温和中，则清不伤阴，寒不伤中。

【运用】本方为治疗伤寒阳明经证，或温病气分热盛证之基础方。以身大热，汗大出，口大渴，脉洪大为辨证要点。“伤寒脉浮，发热无汗，其表不解者，不可与白虎汤。”（《伤寒论·辨太阳病脉证并治》）“白虎本为达热出表，若其人脉浮弦而细者，不可与也；脉沉者，不可与也；不渴者，不可与也；汗不出者，不可与也。常须识此，勿令误也。”（《温病条辨》）

【方歌】白虎膏知粳米甘，清热生津止渴烦，气分热盛四大证，益气生津人参添。

·竹叶石膏汤·　《伤寒论》
（中西医助理、中医助理医师不考）

【组成】竹叶、石膏、半夏、麦门冬、人参、炙甘草、粳米。

【功用】清热生津，益气和胃。

【主治】伤寒、温病、暑病余热未清，气津两伤证。身热多汗，心胸烦闷，气逆欲呕，口干喜饮，虚羸少气，或虚烦不寐，舌红苔少，脉虚数。

【方解】方中石膏清热生津，除烦止渴，为君药。人参益气生津；麦冬养阴生津清热，二者气阴双补，共为臣药。君臣相合，清补并行。半夏降逆和胃止呕，其性虽温，但与倍量之麦冬相伍，则温燥之性去而降逆之用存，且亦使人参、麦冬补而不滞；竹叶清热除烦；粳米、甘草养胃和中，与半夏相合可防石膏寒凉伤胃，与人参相伍可益脾养胃，共为佐药。甘草调和诸药，兼为使药。诸药相伍，共奏清热生津、益气和胃之效。本方由白虎汤去知母，加竹叶、半夏、麦门冬、人参组成，正如《医宗金鉴》所言：“以大寒之剂，易为清补之方。”

【配伍特点】辛甘大寒与甘寒甘温合为清补之剂，清而不寒，补而不滞。

【运用】本方为治疗热病后期，余热未清，气阴耗伤证之常用方。以身热多汗，气逆欲呕，烦渴喜饮，舌红少津，脉虚数为辨证要点。

【方歌】竹叶石膏参麦冬，半夏粳米甘草从，清补气津又和胃，余热耗伤气津用。

第二节　清营凉血剂

·清营汤·《温病条辨》

【组成】犀角（水牛角代）、生地黄、元参（玄参）、竹叶心、麦冬、丹参、黄连、银花、连翘。

【功用】清营解毒，透热养阴。

【主治】热入营分证。身热夜甚，神烦少寐，时有谵语，目常喜开或喜闭，口渴或不渴，斑疹隐隐，脉细数，舌绛而干。

【方解】君：水牛角——清营解毒，凉血散瘀。臣：生地、玄参、麦冬——清热养阴生津。佐：银花、连翘——清热解毒，透热转气（“入营犹可透热转气”）；竹叶——清心除烦；黄连——清心泻火；丹参——清心凉血活血。

诸药为伍，共奏清营解毒、透热养阴之功。

【配伍特点】清营解毒为主，兼以养阴生津、透热转气。辛苦甘寒以滋养清解，透热转气以入营清散。

【运用】本方为“透热转气”法之代表方，为治疗热邪初入营分之常用方。以身热夜甚，神烦少寐，斑疹隐隐，舌绛而干，脉数为辨证要点。应用本方尤当注重舌诊，以舌绛而干为要。原著云：“舌白滑者，不可与也。”并在该条自注中又云“舌白滑，不惟热重，湿亦重矣，湿重忌柔润药”，以防滋腻而助湿留邪。

【方歌】清营汤治热传营，身热燥渴眠不宁，犀地银翘玄连竹，丹麦清热更护阴。

·犀角地黄汤·　《外台秘要》

【组成】芍药、地黄、丹皮、犀角屑（水牛角代）。

【功用】清热解毒，凉血散瘀。

【主治】热入血分证。身热谵语，斑色紫黑，或吐血、衄血、便血、尿血，舌深绛起刺，脉数；或喜忘如狂，或漱水不欲咽，或大便色黑易解。

【方解】君：水牛角——清心，凉血，解毒。臣：生地——凉血止血，养阴清热。佐使：丹皮、芍药——凉血，散瘀。

四药相配，清热之中兼以养阴，使热清血宁而无耗血之虑；凉血之中兼以散瘀，使血止而无留瘀之弊。全方共成清热解毒，凉血散瘀之剂。

【配伍特点】咸苦甘寒，直入血分，清中有养，无耗血之弊；凉血散血，无留瘀之患。

【运用】本方为治疗温热病热入血分证之基础方。以各种失血，斑色紫黑，神昏谵语，身热舌绛为辨证要点。原著记载其加减："有热如狂者，加黄芩二两；其人脉大来退，腹不满，自言满者，为无热，不用黄芩。"

【方歌】犀角地黄芍药丹，清热凉血散瘀专，热入血分服之安，蓄血伤络吐衄斑。

第三节　清热解毒剂

·黄连解毒汤·　《外台秘要》

【组成】黄连、黄芩、黄柏、栀子。

【功用】泻火解毒。

【主治】三焦火毒证。大热烦躁，口燥咽干，错语不眠；或热病吐血、衄血；或热甚发斑，或身热下痢，或湿热黄疸；或外科痈疡疔毒。小便黄赤，舌红苔黄，脉数有力。

【方解】君：黄连——清心泻火，兼清中焦之火。臣：黄芩——清上焦之火。佐：黄柏——泻下焦之火；栀子——清泻三焦之火，引热下行。

四药合用，苦寒直折，可使三焦之火邪祛而热毒解，诸症可愈。

【配伍特点】苦寒直折，泻火解毒，三焦并清。

【运用】本方为"苦寒直折"法之代表方，清热解毒之基础方。以大热烦躁，口燥咽干，舌红苔黄，脉数有力为辨证要点。本方为大苦大寒之剂，久服或过量服用易伤脾胃，故非火盛者不宜使用。

【方歌】黄连解毒柏栀芩，三焦火盛是主因，烦狂火热兼谵妄，吐衄发斑皆可平。

·凉膈散·　《太平惠民和剂局方》
（中医、中西医助理医师均不考）

【组成】川大黄、朴硝、甘草、山栀子仁、薄荷叶、黄芩、连翘。

【功用】泻火通便，清上泄下。

【主治】上中二焦火热证。烦躁口渴，面赤唇焦，胸膈烦热，口舌生疮，睡卧不宁，谵语狂妄，或咽痛吐衄，便秘溲赤，或大便不畅，舌红苔黄，脉滑数。

【方解】君：连翘（重用）——清热解毒，透散上焦之热。臣：黄芩——清肺与胸膈郁热；栀子——通泻三焦，引火下行；大黄、芒硝——泻火通便，荡涤中焦燥热内结。佐：薄荷——清头目，利咽喉；

竹叶——清上焦之热。使：甘草、蜂蜜——生津润燥，调和诸药。

【配伍特点】清上之中寓泻下之法，以泻代清。

【运用】本方为治疗上、中二焦火热炽盛证之常用方，亦为“以泻代清”法之代表方。以胸膈烦热，面赤唇焦，烦躁口渴，舌红苔黄，脉数为辨证要点。本方虽有通腑之力，然其重在清泄胸膈之热，即使无大便秘结，但胸膈灼热如焚者，亦可用之。

【方歌】凉膈硝黄栀子翘，黄芩甘草薄荷饶，再加竹叶调蜂蜜，上中郁热服之消。

·普济消毒饮（原名普济消毒饮子）· 《东垣试效方》
（中医、中西医助理医师均不考）

【组成】黄芩、黄连、人参、橘红、玄参、生甘草、连翘、鼠黏子、板蓝根、马勃、白僵蚕、升麻、柴胡、桔梗。

【功用】清热解毒，疏风散邪。

【主治】大头瘟。恶寒发热，头面红肿焮痛，目不能开，咽喉不利，舌燥口渴，舌红苔白兼黄，脉浮数有力。

【方解】方中重用黄连、黄芩清热泻火解毒，祛上焦头面热毒，为君药。升麻、柴胡疏散风热，并引药达上，使壅于头面的风热疫毒之邪得以散泄，寓有“火郁发之”之意，共为臣药。黄芩、黄连得升麻、柴胡之引，直达病所，清泄头面热毒；升麻、柴胡得黄芩、黄连之苦降，可防其升散太过，一升一降，相互制约，清泄疫毒无凉遏，升散邪热不助焰。鼠黏子（即牛蒡子）、连翘、僵蚕辛凉疏散头面风热，兼清热解毒，助君臣清头面之热；玄参、马勃、板蓝根清热解毒利咽；甘草、桔梗清利咽喉，且桔梗载药上行以助升、柴之力；玄参滋阴，又可防苦燥升散之品伤阴；陈皮理气疏壅，以利散邪消肿；人参补气，扶正以祛邪，共为佐药。甘草调和药性，兼用为使。诸药配伍，共收清热解毒、疏风散邪之功。

【配伍特点】苦寒清泻与辛凉升散合法，清疏并用，药至病所，火郁发之。

【运用】本方为治疗大头瘟之代表方。以头面红肿焮痛，恶寒发热，舌红苔白兼黄，脉浮数为辨证要点。《东垣试效方》论“时毒治验”中，称本方“或加防风、薄荷、川芎、当归”，“如大便硬，加酒煨大黄一钱或二钱以利之”。

【方歌】普济消毒蒡芩连，甘桔蓝根勃翘玄，升柴陈薄僵蚕入，大头瘟毒服之痊。

第四节　气血两清剂

·清瘟败毒饮· 《疫疹一得》
（中医、中西医执业及助理医师均不考）

【组成】生石膏、小生地、乌犀角、真川连、生栀子、桔梗、黄芩、知母、赤芍、玄参、连翘、竹叶、甘草、丹皮。

【功用】清热解毒，凉血泻火。

【主治】温疫热毒，气血两燔证。大热渴饮，头痛如劈，干呕狂躁，谵语神昏；或发斑疹，或吐血、衄血；四肢或抽搐，或厥逆；舌绛唇焦，脉沉细而数，或沉数，或浮大而数。

【方解】方中重用石膏配知母、甘草，取法白虎汤，意在清气分之热而保津，正如《疫疹一得》云：“此皆大寒解表之剂，故重用石膏，先平甚者，而诸经之火，自无不安矣。”黄连、黄芩、栀子共用，仿黄连解毒汤之意，以通泻三焦火热；犀角（现用水牛角代）、生地黄、赤芍、丹皮相配，即犀角地黄汤，是为清热解毒、凉血散瘀而设。再配连翘、竹叶以助清气分之热；玄参以助清热凉血；火性炎上，桔梗则可“载药上行”。诸药合用，共奏气血两清、清瘟败毒之功。

【配伍特点】法取白虎汤、黄连解毒汤和犀角地黄汤三方之义，气血两清，泻火解毒，以辛寒大清气分为主。

【运用】本方为治疗热毒充斥，气血两燔之代表方。以大热渴饮，头痛如劈，干呕狂躁，谵语神昏，或吐衄发斑，舌绛唇焦，脉数为辨证要点。原著强调临证应根据疫毒轻重，斟酌药物用量，若“六脉沉细而数，即用大剂；沉而数者，用中剂；浮大而数者，用小剂”；另“如斑一出，即用大青叶，量加升麻四五分，引毒外透，此内化外解，浊降清升之法”。

【方歌】清瘟败毒地连芩，丹石栀甘竹叶寻，犀角玄翘知芍桔，温邪泻毒亦滋阴。

第五节 清脏腑热剂

·导赤散· 《小儿药证直诀》

【组成】生地黄、木通、生甘草梢、竹叶。

【功用】清心利水养阴。

【主治】心经火热证。心胸烦热，口渴面赤，意欲饮冷，以及口舌生疮；或心热移于小肠，小便赤涩刺痛，舌红，脉数。

【方解】君：木通——清心降火，利水通淋（苦寒）。臣：生地——清心热，凉血滋阴。佐：竹叶——清心除烦，引药下行。佐使：生甘草梢——清热解毒，直达茎中止淋痛；防君臣药寒凉伤胃（佐制）；调和诸药。

四药合用，甘寒与苦寒相合，滋阴利水为主，滋阴而不恋邪，利水而不伤阴，泻火而不伐胃，共收清热利水养阴之效。本方选药配伍，与小儿稚阴稚阳、易寒易热、易虚易实、疾病变化迅速的特点和治实宜防其虚、治虚宜防其实的治则要求十分吻合，《医宗金鉴》以“水虚火不实”五字概括本方证之病机较为贴切。

【配伍特点】甘寒与苦寒相合，利水不伤阴。

【运用】本方为治疗心经火热证之常用方，又是体现清热利水养阴法之基础方。以心胸烦热，口渴，口舌生疮或小便赤涩，舌红脉数为辨证要点。本方临证应用时，应据成人、小儿及火热虚实之异，相应增减生地、木通之用量，据证之需，易其君臣，以“变”中求“精”也。

【方歌】导赤木通生地黄，草梢煎加竹叶尝，清心利水又养阴，心经火热移小肠。

·龙胆泻肝汤· 《医方集解》

【组成】龙胆草、黄芩、栀子、泽泻、木通、车前子、当归、生地黄、柴胡、甘草。

【功用】清泻肝胆实火，清利肝经湿热。

【主治】①肝胆实火上炎证。头痛目赤，胁痛，口苦，耳聋，耳肿，舌红苔黄，脉弦数有力。②肝经湿热下注证。阴肿，阴痒，筋痿，阴汗，小便淋浊，或妇女带下黄臭，舌红苔黄腻，脉弦数有力。

【方解】君：龙胆草——清肝胆火，泻肝胆湿热。臣：黄芩、栀子——泻火解毒，清热燥湿，加强君药清热利湿之力（苦寒，苦以折火、燥湿，寒以清火热）。佐：泽泻、木通、车前子——清利湿热；生地、当归——滋阴养血（祛邪不伤正）。佐使：柴胡——疏肝利胆，引经；甘草——缓苦寒之品伤胃，调和诸药。

诸药合用，使火降热清，湿浊得利，循经所发诸症皆可相应而愈。

【配伍特点】苦寒清利，泻中寓补，降中寓升，以适肝性。

【运用】本方为治疗肝胆实火上炎，肝经湿热下注之常用方。以口苦溺赤，舌红苔黄，脉弦数有力为辨证要点。

【方歌】龙胆栀芩酒拌炒，木通泽泻车柴草，当归生地益阴血，肝胆实火湿热消。

·左金丸·　《丹溪心法》

【组成】黄连、吴茱萸（二者用量比为6 ∶ 1）。

【功用】清泻肝火，降逆止呕。

【主治】肝火犯胃证。胁肋疼痛，嘈杂吞酸，呕吐口苦，舌红苔黄，脉弦数。

【方解】君：黄连——清泻肝、胃之火，清心火，佐使：吴茱萸——和胃降逆，疏肝解郁，制黄连之寒。二药合用，共收清泻肝火，降逆止呕之效。

【配伍特点】辛开苦降，肝胃同治；寒热并用，主以苦寒。

【运用】本方是治疗肝火犯胃，肝胃不和证的常用方。以呕吐吞酸，胁痛口苦，舌红苔黄，脉弦数为辨证要点。

【附方】戊己丸（《太平惠民和剂局方》） 黄连、吴茱萸、白芍药。功用：疏肝理脾，清热和胃。主治：肝火横逆犯脾胃，肝脾胃不和证。症见胃痛吞酸，腹痛泄泻。

【方歌】左金连萸六比一，胁痛吞酸悉能医，再加芍药名戊己，专治泄痢痛在脐。

·泻白散·　《小儿药证直诀》

【组成】地骨皮、桑白皮、炙甘草、粳米。

【功用】清泻肺热，止咳平喘。

【主治】肺热喘咳证。气喘咳嗽，皮肤蒸热，日晡尤甚，舌红苔黄，脉细数。

【方解】君：桑白皮——清泻肺热，平喘止咳。臣：地骨皮——助君药降肺中伏火。佐：炙甘草、粳米——养胃和中，调和诸药。四药合用，共奏泻肺清热、止咳平喘之功。

【配伍特点】甘寒清降，泻中寓补，培土生金。

【运用】本方为治疗肺有伏火、郁热喘咳之常用方。以咳喘气急，皮肤蒸热，舌红苔黄，脉细数为辨证要点。

【方歌】泻白桑皮地骨皮，粳米甘草扶肺气，清泻肺热平和剂，热伏肺中咳喘医。

·清胃散·　《脾胃论》

【组成】生地黄、当归身、牡丹皮、黄连、升麻。

【功用】清胃凉血。

【主治】胃火牙痛。牙痛牵引头疼，面颊发热，其齿喜冷恶热，或牙宣出血，或牙龈红肿溃烂，或唇舌腮颊肿痛，口气热臭，口干舌燥，舌红苔黄，脉滑数。

【方解】君：黄连——直折胃腑之热。臣：升麻——清热解毒，火郁发之。佐：生地——凉血滋阴；丹皮：凉血清热；当归：养血活血，消肿止痛。使：升麻——兼以引经为使。

诸药合用，共奏清胃凉血之效，以使上炎之火得降，血分之热得除，于是循经外发诸症皆可因热毒内彻而解。《医方集解》载本方有石膏，其清胃之力更强。

【配伍特点】苦寒辛散并用，降中有升，火郁发之。

【运用】本方为治疗胃火牙痛的常用方，凡胃热证或胃经血热火郁者均可使用。临床应用以牙痛牵引头痛，口气热臭，舌红苔黄，脉滑数为证治要点。《医方集解》载本方有石膏，其清胃之力更强。

【方歌】清胃散中当归连，生地丹皮升麻全，或加石膏泻胃火，能消牙痛与牙宣。

·玉女煎·　《景岳全书》
（中医、中西医执业及助理医师均不考）

【组成】石膏、熟地、麦冬、知母、牛膝。

【功用】清胃热，滋肾阴。

【主治】胃热阴虚证。头痛，牙痛，齿松牙衄，烦热干渴，舌红苔黄而干。亦治消渴，消谷善饥等。

【方解】方中石膏辛甘大寒，善清阳明胃热而兼生津止渴，故为君药。臣以熟地滋肾水之不足，君臣相伍，清火壮水，虚实兼顾。佐以知母，一助石膏清胃热而止烦渴，一助熟地黄滋少阴而壮肾水；又佐入麦门冬清热养阴生津，既可养肺、助熟地滋肾，寓金水相生之意，又能生津而润胃燥。牛膝引热下行，且补肝肾，为佐使之用。诸药配伍，共奏清胃热、滋肾阴之功。

【配伍特点】甘寒清润合法，胃肾同治，泻实补虚，引热下行。

【运用】本方为治疗胃热阴虚牙痛之常用方。以牙痛齿松，烦热干渴，舌红苔黄而干为辨证要点。原方后注“若大便溏泄者，乃非所宜”。

【方歌】玉女煎中地膝兼，石膏知母麦冬全，阴虚胃火牙疼效，去膝地生温热痊。

·芍药汤·　《景岳全书》
（中医助理医师不考）

【组成】芍药、当归、黄连、槟榔、木香、炙甘草、大黄、黄芩、官桂。

【功用】清热燥湿，调气和血。

【主治】湿热痢疾。腹痛，便脓血，赤白相兼，里急后重，肛门灼热，小便短赤，舌苔黄腻，脉弦数。

【方解】君：芍药——柔肝理脾，调和气血，止腹痛（重用）。臣：黄连、黄芩——清热解毒，燥湿止痢。佐：大黄——通因通用，伍木香、槟榔攻下肠中积滞。木香、槟榔——行气导滞；当归——柔肝和血；官桂——防苦寒伤阳，冰伏湿热；助归芍行血之力。使：甘草——调和；合芍药缓急止痛。

诸药合用，湿去热清，气血调和，故下痢可愈。

【配伍特点】主以苦燥，辅以甘柔，佐温于寒，气血同调，通因通用。

【运用】本方为治疗湿热痢疾的常用方。以痢下赤白，腹痛里急，苔腻微黄为辨证要点。原方后注“如血痢，则渐加大黄；汗后脏毒，加黄柏半两，依前服”，可资临床参考。

【方歌】芍药汤内用槟黄，芩连归桂草木香，重在调气兼行血，里急便脓自然康。

·白头翁汤·　《伤寒论》

【组成】白头翁、黄柏、黄连、秦皮。

【功用】清热解毒，凉血止痢。

【主治】热毒痢疾。下痢脓血，赤多白少，腹痛，里急后重，肛门灼热，渴欲饮水，舌红苔黄，脉弦数。

【方解】君：白头翁——清热解毒，凉血止痢。臣：黄连、黄柏——清热解毒，燥湿止痢。佐使：秦皮——清热解毒，收涩止痢。四药合用，共奏清热解毒、凉血止痢之功。

【配伍特点】苦寒之中寓凉血之功，清燥之内存收涩之义。

【运用】本方为治疗热毒血痢之常用方。以下痢赤多白少，腹痛，里急后重，舌红苔黄，脉弦数为辨证要点。

【方歌】白头翁治热毒痢，黄连黄柏佐秦皮，清热解毒并凉血，赤多白少脓血医。

第六节　清虚热剂

·青蒿鳖甲汤·　《温病条辨》

【组成】青蒿、鳖甲、细生地、知母、丹皮。

【功用】养阴透热。

【主治】温病后期，邪伏阴分证。夜热早凉，热退无汗，舌红苔少，脉细数。

【方解】君：青蒿——清热透邪，引邪外出；鳖甲——滋阴退热，入络搜邪。臣：生地、知母——滋阴清热。佐：丹皮——凉血透热（辛苦性凉）。

诸药合用，滋清兼备，标本兼顾，清中有透，养阴而不恋邪，祛邪而不伤正，共奏养阴透热之功。

【配伍特点】滋中有清，清中有透，邪正兼顾，先入后出。

【运用】本方为治疗阴虚发热证之常用方。以夜热早凉，热退无汗，舌红少苔，脉细数为辨证要点。

【方歌】青蒿鳖甲知地丹，热自阴来仔细看，夜热早凉无汗出，养阴透热服之安。

·清骨散·　《证治准绳》
（中医、中西医执业及助理医师均不考）

【组成】银柴胡、胡黄连、秦艽、鳖甲、地骨皮、青蒿、知母、甘草。

【功用】清虚热，退骨蒸。

【主治】肝肾阴虚，虚火内扰证。骨蒸潮热，或低热日久不退，形体消瘦，唇红颧赤，困倦盗汗，或口渴心烦，舌红少苔，脉细数。

【方解】方中银柴胡甘苦微寒，直入阴分而清热凉血，善退虚劳骨蒸之热，且无苦燥之弊为君药。知母泻火滋阴以退虚热；胡黄连入血分而清虚热；地骨皮凉血而退有汗之骨蒸，三药俱入阴退虚火，以助银柴胡清骨蒸劳热，共为臣药。秦艽、青蒿皆辛散透热之品，清虚热并透伏热以外解；鳖甲成寒，既滋阴潜阳，又引药入阴分，为治虚热之常用药，同为佐药。使以甘草，调和诸药，并防苦寒药物损伤胃气。

【配伍特点】集退热除蒸之品，重在清透伏热以治标。

【运用】本方为治疗骨蒸劳热之常用方。以骨蒸潮热，形瘦盗汗，舌红少苔，脉细数为辨证要点。原方后注“血虚甚加当归、芍药、生地；嗽多加阿胶、麦冬、五味子”，可资临床参佐。

【方歌】清骨散用银柴胡，胡连秦艽鳖甲辅，地骨青蒿知母草，骨蒸劳热保无虞。

·当归六黄汤·　《证治准绳》
（中医、中西医助理医师均不考）

【组成】当归、生地黄、黄芩、黄柏、黄连、熟地黄、黄芪。

【功用】滋阴泻火，固表止汗。

【主治】阴虚火旺盗汗。发热盗汗，面赤心烦，口干唇燥，大便干结，小便黄赤，舌红苔黄，脉数。

【方解】君：当归、生地黄、熟地黄——滋养阴血，壮水制火。臣：黄连、黄芩、黄柏——泻火除烦，清热坚阴。佐：黄芪——益气实卫固表止汗。

诸药合用，养血育阴，泻火彻热，益气固表，标本兼顾，可使营阴内守，卫外固密，发热盗汗诸症相应而愈。

【配伍特点】甘润养血滋阴，苦寒坚阴泻火，甘温益气固表，标本兼顾。

【运用】本方为治疗阴虚火旺盗汗之常用方。以盗汗面赤，心烦溲赤，舌红，脉数为辨证要点。

【方歌】当归六黄治汗出，芪柏芩连生熟地，泻火固表复滋阴，加麻黄根功更异。

第六单元　祛暑剂

凡以祛除暑邪作用为主，用于治疗暑病的方剂，统称为祛暑剂。属于“八法”中之“清法”。

暑邪致病有明显的季节性，《素问·热论》曰：“先夏至日者为病温，后夏至日者为病暑。”暑为阳邪，其性炎热，暑气通心，暑热伤人常直入气分，导致人体里热亢盛，心神被扰，故见身热、面赤、心烦、小便短赤、舌红脉数等症。又因暑性升散，易伤津耗气，常兼口渴汗多、体倦少气等症；夏季天暑下迫，地湿上蒸，故暑病多夹湿邪，兼见胸闷，或身体困重小便不利，或泄泻，苔白腻；夏月贪凉露卧，不避风寒，加之腠理疏松，寒邪侵袭肌表，而伴见恶寒发热、头痛无汗、脉浮等症。故祛暑剂分为祛暑解表剂、祛暑利湿剂、祛暑益气剂三类。

在运用祛暑剂时，应注意暑病本证、兼证和主次轻重。单纯中暑受热，治宜清热祛暑，选用苦寒合甘寒的清热之品。暑病夹湿，应酌情在祛暑剂中配伍祛湿之品，若暑重湿轻，则湿易从热化，祛湿之品不宜过于温燥，以免损伤津液；若湿重暑轻，则暑易被湿遏，清热之品不宜过于甘寒，以免阴柔留湿。暑热耗气伤津，治宜祛暑清热、益气养阴，主选甘寒清热养阴或益气、甘酸敛津之品。

第一节 祛暑解表剂

·香薷散· 《太平惠民和剂局方》

【组成】香薷、白扁豆、厚朴。

【功用】祛暑解表，化湿和中。

【主治】阴暑。恶寒发热，头重身痛，无汗，腹痛吐泻，胸脘痞闷，舌苔白腻，脉浮。

【方解】君：香薷——辛温芳香，解表散寒，祛暑化湿，具有祛在表之寒湿之功，是夏月解表之要药。臣：厚朴——辛香温燥，行气化湿而解胸闷，去苔腻。佐：白扁豆——甘平，健脾和中，兼能渗湿消暑。使：酒——少许，温散以助药力。

诸药合用，共奏祛暑解表，化湿和中。

【配伍特点】辛温芳香以解表，苦温燥化以和中。

【运用】本方为治疗夏月乘凉饮冷，外感风寒，内伤于湿证之常用方。以恶寒发热，头痛身痛，无汗，胸脘痞闷，舌苔白腻，脉浮为辨证要点。

【方歌】香薷散中扁豆朴，祛暑解表化湿阻，易豆为花加银翘，新加香薷治阴暑。

第二节 祛暑利湿剂

·六一散（原名益元散）· 《黄帝素问宣明论方》
（中医、中西医助理医师均不考）

【组成】滑石、甘草（二者用量比为6∶1）。

【功用】清暑利湿。

【主治】暑湿证。身热烦渴，小便不利，或泄泻。

【方解】方中滑石甘淡性寒，质重而滑，寒能清热，淡能渗利，重能走下，滑能利窍，善清解暑热、通利水道，令暑热水湿从小便而去，故为君药。甘草生用，甘平偏凉，清热泻火，益气和中，与滑石相配，防寒凉伐胃。二药合用，共奏清暑利湿之效。

本方原名益元散，一名天水散，后世通称六一散，即取“天一生水，地六成之”之义；又标明方药用量之比例，以别于本方加朱砂之益元散。

【配伍特点】甘淡渗利以解暑，药简效专。

【运用】本方为治疗暑湿证之基础方。以身热烦渴，小便不利为辨证要点。

【方歌】六一滑石同甘草，解肌行水兼清燥，统治表里及三焦，热渴暑烦泻痢保，益元碧玉与鸡苏，砂黛薄荷加之好。

·桂苓甘露散·　《黄帝素问宣明论方》
（中医、中西医执业及助理医师均不考）

【组成】茯苓、炙甘草、白术、泽泻、桂去皮、石膏、寒水石、滑石、猪苓。

【功用】清热解暑，化气利湿。

【主治】暑湿证。发热头痛，烦渴引饮，小便不利，以及霍乱吐泻。

【方解】方中重用滑石清解暑热，利水渗湿，为君药。配大寒质重之石膏、寒水石助滑石清解暑热，为臣药。泽泻、茯苓、猪苓又助滑石利水渗湿；白术健脾运化水湿；官桂助膀胱化气，与泽泻、茯苓、猪苓配伍，一化一利，使水湿从小便而去，兼防寒凉太过而凝滞留湿之弊，共为佐药。甘草益气和中，调和诸药，助白术、茯苓健脾，又缓滑石、石膏、寒水石大寒重坠之性，使清利不伤正，为佐使药。诸药合用，共奏清热解暑、化气利湿之效。

本方是由六一散合五苓散、甘露饮（石膏、寒水石、甘草，《普济方》卷三百九十五）而成。

【配伍特点】甘寒淡渗合法，清利并举，寓温化于渗利。

【运用】本方为清暑利湿之常用方。以发热头痛，烦渴引饮，小便不利为辨证要点。

【方歌】桂苓甘露猪苓膏，术泽寒水滑石草，清暑化气又利湿，发热烦渴吐泻消。

第三节　祛暑益气剂

·清暑益气汤·　《温热经纬》

【组成】西洋参、石斛、麦冬、黄连、竹叶、荷梗、知母、甘草、粳米、西瓜翠衣。

【功用】清暑益气，养阴生津。

【主治】暑热气津两伤证。身热汗多，口渴心烦，小便短赤，体倦少气，精神不振，脉虚数。

【方解】君：西洋参——益气生津，养阴清热；西瓜翠衣——清热解暑。臣：荷梗——清热解暑；石斛、麦冬——养阴清热。佐：黄连、知母、竹叶——清心热除烦。佐使：甘草、粳米——益胃和中，调和药性。

诸药合用，共奏清暑益气、养阴生津之效。

【配伍特点】甘寒苦寒合法，清补并举，气津兼顾。

【运用】本方为治疗暑热气津两伤证之常用方。以身热汗多，口渴心烦，小便短赤，体倦少气，脉虚数为辨证要点。

【方歌】王氏清暑益气汤，暑热气津已两伤，洋参麦斛粳米草，翠衣荷连知竹尝。

第七单元　温里剂

凡以温里助阳、散寒通脉作用为主，用于治疗里寒证的方剂，统称为温里剂。本类方剂是根据《素问·至真要大论》“寒者热之”“治寒以热”的原则立法，属于“八法”中之“温法”。

温里剂适用于里寒证。里寒证系指寒邪停留体内脏腑经络间所致的病证。其或因素体阳虚，寒从中生；或因外寒直中三阴，深入脏腑；或因表寒证治疗不当，寒邪乘虚入里；或因过食寒凉，损伤阳气，皆可形成里寒证。其主要临床表现有畏寒肢冷，喜温蜷卧，口淡不渴，小便清长，舌淡苔白，脉沉迟或缓等。里寒证在病位上有脏腑经络之异，在病情上有轻重缓急之分，故温里剂可分为温中祛寒剂、回阳救逆剂和温经散寒剂三类。

温里剂多以温热之品为主组方。因里寒证之形成多与素体阳气不足相关，故常配伍补益药以扶正；阳气欲脱，证属危急者，须配伍补气固脱之品；若营血虚弱，应配伍养血之药等。温里剂多由辛温燥热之品组成，临床使用时必须辨别寒热之真假，真热假寒证禁用，素体阴虚或失血之人亦应慎用，以免重伤阴血。再者，若阴寒太盛或真寒假热，服药入口即吐者，可反佐少量寒凉药物，或热药冷服，避免格拒。

第一节　温中祛寒剂

·理中丸·　《伤寒论》

【组成】人参、干姜、炙甘草、白术。

【功用】温中祛寒，补气健脾。

【主治】①脾胃虚寒证。脘腹疼痛，喜温喜按，呕吐便溏，脘痞食少，畏寒肢冷，口不渴，舌质淡、苔白润，脉沉细或沉迟无力。②阳虚失血证。便血、吐血、衄血或崩漏等，血色暗淡，质清稀，面色㿠白，气短神疲，脉沉细或虚大无力。③中阳不足，阴寒上乘之胸痹；脾气虚寒，不能摄津之病后多涎唾；中阳虚损，土不荣木之小儿慢惊；饮食不节，损伤脾胃阳气，清浊相干，升降失常之霍乱等。

【方解】君：干姜——温中祛寒。臣：人参——补气健脾（气旺则阳亦复）。佐：白术——健脾燥湿（脾为湿土，喜燥而恶湿）。使：甘草——益气和中，调和诸药。

四药配伍，共奏温中祛寒、补气健脾之功。本方为治疗中焦虚寒之主方，凡中焦脾胃虚寒所致之胸痹、小儿慢惊、病后多涎唾、久久不已者，均可使用本方治疗，是异病同治之典范。

【配伍特点】辛热甘苦合方，温补并用，补中寓燥。

【运用】本方为治疗中焦脾胃虚寒证之基础方。以脘腹疼痛，喜温喜按，呕吐便溏，脘痞食少，畏寒肢冷，舌淡，苔白，脉沉细为辨证要点。本方临证服后，当“饮热粥”，且温覆“勿发揭衣被”。药后当觉腹中似有热感，若“腹中未热”，则应适当加量，“益至三四丸”，或易为汤剂。

【方歌】理中干姜参术甘，温中健脾治虚寒，中阳不足痛呕利，丸汤两用腹中暖。

·小建中汤·　《伤寒论》

【组成】桂枝、炙甘草、大枣、芍药、生姜、胶饴。

【功用】温中补虚，和里缓急。

【主治】中焦虚寒，肝脾失调，阴阳不和证。脘腹拘急疼痛，时发时止，喜温喜按；或心中悸动，虚烦不宁，面色无华；兼见手足烦热，咽干口燥等，舌淡苔白，脉细弦。

【方解】君：饴糖（重用）——温中补虚，和里缓急。臣：桂枝——温阳气，祛寒邪；白芍——益阴养血和营 ，缓急止痛。佐：生姜——温胃散寒；大枣——补脾益气。使：炙甘草——助饴糖、桂枝养阳，温中缓急，又合芍药酸甘化阴，柔肝益脾和营。

六药合用，温中补虚缓急之中，蕴有柔肝理脾、益阴和阳之意，用之可使中气强健，阴阳气血生化有源。

【配伍特点】辛甘酸甘合化以调和阴阳；重用甘温质润以抑木缓急。

【运用】本方为治疗中焦虚寒，肝脾失调，阴阳不和证之常用方。以腹中拘急疼痛，喜温喜按，舌淡，脉细弦为辨证要点。呕家，或中满者，不宜使用。

【方歌】小建中汤君饴糖，方含桂枝加芍汤，温中补虚和缓急，虚劳里急腹痛康。

·吴茱萸汤·《伤寒论》
（中医、中西医执业及助理医师均不考）

【组成】吴茱萸、人参、生姜、大枣。

【功用】温中补虚，降逆止呕。

【主治】①胃寒呕吐证。食谷欲呕，或兼胃脘疼痛，吞酸嘈杂，舌淡，脉沉弦而迟。②肝寒上逆证。干呕吐涎沫，头痛，巅顶痛甚，舌淡，脉沉弦。③肾寒上逆证。呕吐下利，手足厥冷，烦躁欲死，舌淡，脉沉细。

【方解】君：吴茱萸——味辛苦而性热，归肝、脾、胃、肾经，既能温胃暖肝以祛寒，又善和胃降逆以止呕。臣：生姜——温胃散寒，降逆止呕。佐：人参——甘温，益气健脾。使：大枣——甘平，合人参以益脾气，合生姜以调脾胃，并能调和诸药。

四药配伍，温中与降逆并施，寓补益于温降之中，共奏温中补虚、降逆止呕之功。

【配伍特点】肝肾胃三经同治，温降补三法并施，以温降为主。

【运用】本方为治疗肝胃虚寒，浊阴上逆证之常用方。以食后欲吐，或巅顶头痛，干呕吐涎沫，畏寒肢凉，舌淡苔白滑，脉弦细而迟为辨证要点。

【方歌】吴茱萸汤重用姜，人参大枣共煎尝，厥阴头痛胃寒呕，温中补虚降逆良。

·大建中汤· 《金匮要略》

（中医、中西医执业及助理医师均不考）

【组成】蜀椒、干姜、人参、饴糖。

【功用】温中补虚，缓急止痛。

【主治】中阳虚衰，阴寒内盛之脘腹疼痛。心胸中大寒痛，呕不能食，腹中寒，上冲皮起，出见有头足，上下痛而不可触近，舌苔白滑，脉细沉紧，甚则肢厥脉伏。

【方解】方中蜀椒味辛性热，温脾胃，助命火，散寒止痛，为君药。张秉成曰："蜀椒之大辛大热，上至肺而下至肾，逐寒暖胃。"以辛热之干姜温脾暖胃，助蜀椒散寒之力；以甘温之饴糖温补中虚，缓急止痛，助蜀椒止痛之功，共为臣药。佐以人参补脾益气，补虚助阳，合饴糖重建中脏，缓急止痛，又使中气旺则邪不可干。四药配伍，共奏补虚缓急、散寒止痛之效。

【配伍特点】纯用辛甘，温补兼施，以温为主。

【运用】本方为治疗虚寒腹痛重证之代表方。以腹痛连及胸脘，痛势剧烈，呕吐剧烈，手足厥冷，舌质淡，苔白滑，脉沉紧为辨证要点。此种腹痛，病情较重，病势较急，素体又虚，故方后强调，初服后"如一炊顷，可饮粥二升"，取粥之温热助药力以祛寒邪。饮粥后"更服"药，使药力相继。且药后"当一日食糜"，以养脾胃之气，使中虚得复。同时，药后"温覆之"，以防寒邪外侵而病复加重。

【方歌】大建中汤建中阳，蜀椒干姜参饴糖，阴盛阳虚腹冷痛，温补中焦止痛强。

第二节 回阳救逆剂

·四逆汤· 《伤寒论》

【组成】炙甘草、干姜、生附子。

【功用】回阳救逆。

【主治】少阴病，心肾阳衰寒厥证。四肢厥逆，恶寒蜷卧，神衰欲寐，面色苍白，腹痛下利，呕吐不渴，舌苔白滑，脉微细。以及太阳病误汗亡阳者。

【方解】君：附子——温肾祛寒，回阳救逆。臣：干姜——温中祛寒，助附子回阳救逆。佐：炙甘草——益气温中；解附子毒；缓姜、附峻烈之性。

本方药仅三味，大辛大热，力专效宏，脾肾之阳同建，共奏回阳救逆之功。

【配伍特点】大辛大热以速挽元阳，少佐甘缓防虚阳复耗。

【运用】本方为治疗少阴心肾阳衰寒厥证之基础方。以四肢厥逆，神衰欲寐，面色苍白，脉微细为辨证要点。若服药后出现呕吐拒药者，可将药液置凉后服用。本方纯用辛热之品，中病手足温和即止，不可久服。真热假寒者禁用。

【方歌】四逆汤中附草姜，心肾阳衰寒厥尝，腹痛吐泻脉沉细，急投此方可回阳。

第三节 温经散寒剂

·当归四逆汤· 《伤寒论》

【组成】当归、桂枝、芍药、细辛、炙甘草、通草、大枣。

【功用】温经散寒，养血通脉。

【主治】血虚寒厥证。手足厥寒，或腰、股、腿、足、肩臂疼痛，口不渴，舌淡苔白，脉沉细或细而欲绝。

【方解】君：当归——补血和血，为温补肝经要药；桂枝：温经散寒，温通血脉。臣：细辛——温经散寒，助桂枝温通血脉；白芍——养血和营，助当归补养营血。佐：通草——通经脉，畅血行。使：大枣、甘草——益气健脾，调和诸药。

全方温阳与散寒并用，养血与通脉兼施，温而不燥，补而不滞，可使营血充，寒邪除，阳气振，经脉通，则手足自温，其脉可复，腰、股、腿、足、肩臂疼痛亦除。

【配伍特点】辛温甘酸并用，温通不燥，补养不滞。

【运用】本方为治疗血虚寒厥证之常用方。以手足厥寒，舌淡苔白，脉细欲绝为辨证要点。

【方歌】当归四逆用桂芍，细辛通草甘大枣，养血温经通脉剂，血虚寒厥服之效。

第八单元 表里双解剂

凡以表里同治、内外分解等作用为主，用于治疗表里同病的方剂，统称为表里双解剂。表里双解剂适用于表证未解，又见里证，或原有宿疾，复感表邪，出现表证与里证同时并见的证候。表里同病因表证与里证的不同而病变各异，主要可见表证兼里热、表证兼里寒、表证兼里实及表证兼里虚四种类型。表证兼里虚证已在解表剂中论及，故本章方剂分为解表清里剂、解表温里剂和解表攻里剂三类。

表里同病，若单用解表，则里邪不去；仅治其里，则外邪不解。惟有表里同治，内外分解，才可使病邪得以表里分消。正如汪昂《医方集解》所云：“病在表者，宜汗宜散；病在里者，宜攻宜清。”至于表证未除，里证又急者，则当“和表里而兼治之”。因此，对于表证兼里热证，当用解表药配伍清热药；表证兼里寒证，当用解表药配伍温里药；表证兼里实证，当用解表药配伍泻下药。

表里双解剂之使用，首先是有邪气在表，而里证又急之证候；其次，要辨别表证与里证的寒、热、虚、实属性，并据表证与里证的轻重主次，权衡表药与里药之配伍比例，以免太过或不及之弊。

第一节 解表清里剂

·葛根芩连汤· 《伤寒论》

【组成】葛根、炙甘草、黄芩、黄连。

【功用】解表清里。

【主治】表证未解，邪热入里证。身热，下利臭秽，胸脘烦热，口干作渴，或喘而汗出，舌红苔黄，脉数或促。

【方解】君：葛根——解表清热，升阳止泻。臣：黄芩、黄连——清热燥湿，厚肠止利。使：甘草——和中调药。

四药合用，外疏内清，表里同治，使表解里和，热利自愈。原方先煮葛根，后纳诸药，可使“解肌之力优而清中之气锐”（《伤寒来苏集》）。本方功能解表清里，然从药物配伍作用来看，显然以清里热为主，故本方对热泻、热痢，不论有无表证，皆可用之。

【配伍特点】辛凉升散与苦寒清降共施，以成“清热升阳止利”之法。

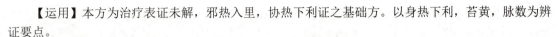

【运用】本方为治疗表证未解，邪热入里，协热下利证之基础方。以身热下利，苔黄，脉数为辨证要点。

【方歌】葛根黄芩黄连汤，甘草四般治二阳，解表清里兼和胃，喘汗自利保平康。

第二节 解表温里剂

·五积散· 《仙授理伤续断秘方》
（中医、中西医执业及助理医师均不考）

【组成】苍术、桔梗、枳壳、陈皮、芍药、白芷、川芎、川归、甘草、肉桂、茯苓、半夏、厚朴、干姜、麻黄。

【功用】发表温里，顺气化痰，活血消积。

【主治】外感风寒，内伤生冷证。身热无汗，头痛身疼，项背拘急，胸满恶食，呕吐腹痛，以及妇女血气不和，心腹疼痛，月经不调。

【方解】方中重用苍术，既解表又燥湿，配厚朴，合陈皮、甘草，法取平胃散，功擅苦温燥湿、健脾助运，以祛湿积；陈皮、半夏、茯苓、甘草相伍，法取二陈汤，行气燥湿化痰，以消痰积；麻黄、白芷辛温发汗解表、散外寒，干姜、肉桂辛热温里以祛内寒，合而用之，以散寒积；当归、芍药、川芎活血化瘀止痛，以化血积；桔梗、枳壳升降气机，与厚朴、陈皮为伍，以行气积，并可助化痰除湿；炙甘草健脾和中，调和药性。诸药合用，共收表里同治、散寒温里、气血痰湿并行之功，使脾运复健，气机通畅，痰消湿化，血脉调和，诸症得解。本方能温里散寒，行气活血。故对妇女血气不適、寒凝气滞所致的心腹疼痛、月经不调等亦可治之。

【配伍特点】消温汗补四法并用，表里同治，主以温消。

【运用】本方为治疗外感风寒，内伤生冷所致寒、湿、气、血、痰五积证之代表方。以身热无汗，胸腹胀满或疼痛，苔白腻，脉沉迟为辨证要点。

【方歌】五积散治五般积，麻黄苍芷归芍芎，枳桔桂苓甘茯朴，陈皮半夏加姜葱，除桂枳陈余略炒，熟料尤增温散功，温中解表祛寒湿，散痞调经用各充。

第三节 解表攻里剂

·大柴胡汤· 《金匮要略》

【组成】柴胡、黄芩、芍药、半夏、枳实、大黄、大枣、生姜。

【功用】和解少阳，内泻热结。

【主治】少阳阳明合病。往来寒热，胸胁苦满，呕不止，郁郁微烦，心下痞硬，或心下急痛，大便不解或协热下利，舌苔黄，脉弦数有力。

【方解】君：柴胡（重用）、黄芩——和解少阳。臣：大黄（轻用）——内泻热结；枳实——行气除痞。佐：芍药——柔肝缓急止痛，防泻下伤阴；半夏、生姜重用——和胃降逆；大枣——调和药性。

全方配伍，和解少阳，内泻热结，使少阳与阳明之邪得以双解，可谓一举两得。本方系小柴胡汤去人参、甘草，加大黄、枳实、芍药而成，亦是小柴胡汤与小承气汤两方加减合成，是和解为主兼以泻下阳明的方剂。小柴胡汤为治疗伤寒少阳病的主方，因兼阳明胃家实，故去补益胃气之人参、甘草，加大黄、枳实、芍药以治疗阳明热结。

【配伍特点】和下并用，主以和解少阳，辅以内泻热结，佐以缓急降逆。

【运用】本方为治疗少阳阳明合病之代表方。以往来寒热，胸胁苦满，心下满痛，呕吐，便秘，苔黄，脉弦数为辨证要点。

【方歌】大柴胡汤用大黄，枳芩夏芍枣生姜，少阳阳明同合病。和解攻里效无双。

·防风通圣散·　《黄帝素问宣明论方》
（中医、中西医助理医师均不考）

【组成】防风、川芎、当归、芍药、大黄、薄荷叶、麻黄、连翘、芒硝、石膏、黄芩、桔梗、滑石、甘草、荆芥、白术、栀子。

【功用】疏风解表，泻热通便。

【主治】风热壅盛，表里俱实证。憎寒壮热，头目昏眩，目赤睛痛，口苦口干，咽喉不利，胸膈痞闷，咳呕喘满，涕唾稠黏，大便秘结，小便赤涩，舌苔黄腻，脉数有力。并治疮疡肿毒，肠风痔漏，鼻赤，瘾疹等。

【方解】方中麻黄、防风、荆芥、薄荷发汗散邪，疏风解表，使表邪从汗而解。黄芩、石膏清泄肺胃；连翘、桔梗清宣上焦，解毒利咽。栀子、滑石清热利湿，引热自小便出；芒硝大黄泻热通腑，使结热从大便出，四药相伍，使里热从二便分消。火热之邪，易灼血耗气，汗下并用，亦易伤正，故用当归、芍药、川芎养血和血，白术、甘草健脾和中，并监制苦寒之品以免伤胃。煎加生姜和胃助运。诸药配伍，使发汗不伤表，清下不伤里，共奏疏风解表、泻热通便之功。

【配伍特点】汗下清利合法，分消表里邪热，养血益气扶正。

【运用】本方为治疗风热壅盛、表里俱实证之代表方。以憎寒壮热，口苦咽干，二便秘涩，苔黄，脉数为辨证要点。因其有汗、下之功，故虚人及孕妇当慎用。

【方歌】防风通圣大黄硝，荆芥麻黄栀芍翘，甘桔芎归膏滑石，薄荷芩术力偏饶，表里交攻阳热盛，外科疡毒总能消。

第九单元　补益剂

凡以补养人体气、血、阴、阳等作用为主，用于治疗各种虚损病证的方剂，统称为补益剂。本类方剂是根据“虚则补之”“损者益之”，以及“形不足者，温之以气；精不足者，补之以味”的理论立法，属于“八法”中的“补法”。

虚损病证的形成，或由先天禀赋不足，或由后天调养失宜所致。临床常见的虚证有气虚、血虚、气血两虚、阴虚、阳虚、阴阳两虚、气血阴阳俱虚等，故补益剂亦分为补气剂、补血剂、气血双补剂、补阴剂、补阳剂、阴阳并补剂及气血阴阳并补剂七类。

应用补益剂，首先明辨其原则应为但虚无邪，或以虚为主者，勿犯补虚留寇之戒。其次应注意辨别虚实之真假。张介宾云：“至虚之病，反见盛势；大实之病，反有羸状。”真虚假实，误用攻伐，必致虚者更虚；真实假虚，误用补益，必使实者更实。再者，因补益剂多为滋腻之品，易碍胃气，且需多服久服，故在应用时须时时注意脾胃功能，必要时宜的加健脾和胃、消导化滞之品，以资运化。

第一节　补气剂

·四君子汤·　《济生方》

【组成】人参、白术、茯苓、炙甘草。

【功用】益气健脾。

【主治】脾胃气虚证。面色萎白，语声低微，气短乏力，食少便溏，舌淡苔白，脉虚弱。

【方解】君：人参——益气补虚，健脾养胃，脾气健旺则运化复常，气血化生充足。臣：白术——

健脾燥湿。佐：茯苓——健脾渗湿。使：炙甘草——益气和中，调和诸药。

四药配伍，共奏益气健脾之功。

【配伍特点】甘草和缓，适脾欲缓喜燥之性。

【运用】本方为补气之基础方。以气短乏力，面色萎白，食少便溏，舌淡苔白，脉虚缓为辨证要点。

【方歌】四君子汤中和义，人参苓术甘草比，益气健脾基础剂，脾胃气虚治相宜。

·参苓白术散·　《太平惠民和剂局方》

【组成】莲子肉、薏苡仁、缩砂仁、桔梗、白扁豆、白茯苓、人参、炒甘草、白术、山药。

【功用】益气健脾，渗湿止泻。

【主治】脾虚湿盛证。饮食不化，胸脘痞闷，肠鸣泄泻，四肢乏力，形体消瘦，面色萎黄，舌淡苔白腻，脉虚缓。亦可用治肺脾气虚，痰湿咳嗽。

【方解】君：四君子汤（人参、白术、茯苓、甘草）——益气健脾以补虚。臣：山药——甘平，健脾止渴；莲子肉——甘平而涩，补脾厚肠，涩肠止泻。二药协助四君子汤以健脾益气，并有止泻之功。白扁豆——甘平，健脾化湿；薏苡仁——甘淡微寒，健脾渗湿。佐：砂仁——芳香醒脾，行气导滞，化湿和胃；桔梗——宣利肺气，通调水道，又载药上行，与诸补脾药合用，有“培土生金”之意。使：炙甘草、大枣——补脾和中，调和诸药。

诸药配伍，补中焦之虚损，助脾气之运化，渗停聚之湿浊，行气机之阻滞，恢复脾胃受纳与健运之功，则诸症自除。

【配伍特点】主以甘温补脾，纳芳化渗湿以助运止泻，佐引药入肺以培土生金。

【运用】本方为健脾渗湿止泻之常用方。以气短乏力，肠鸣泄泻，舌淡苔腻，脉虚缓为辨证要点。

【方歌】参苓白术扁豆陈，莲草山药沙苡仁，桔梗上浮兼保肺，枣汤调服益脾神。

·补中益气汤·　《内外伤辨惑论》

【组成】黄芪、炙甘草、人参、当归、橘皮、升麻、柴胡、白术。

【功用】补中益气，升阳举陷。

【主治】①脾胃气虚证。饮食减少，体倦肢软，少气懒言，面色萎黄，大便稀薄，脉虚软。②气虚下陷证。脱肛，子宫脱垂，久泻，久痢，崩漏等，伴气短乏力，舌淡，脉虚。③气虚发热证。身热自汗，渴喜热饮，气短乏力，舌淡，脉虚大无力。

【方解】君：黄芪——补中益气，升阳固表。臣：人参、白术——益气健脾，助君补气生阳。佐：当归——养血补虚（气虚日久致血虚）；陈皮——理气和胃，使补而不滞；升麻、柴胡——升阳举陷。佐使：甘草——和中，调药。

《本草纲目》谓：“升麻引阳明清气上升，柴胡引少阳清气上行，此乃禀赋虚弱，元气虚馁及劳役饥饱，生冷内伤，脾胃引经最要药也。”诸药合用，使气虚得补，气陷得升，元气内充，诸症自愈。气虚发热者，亦借甘温益气之法而除之。

《脾胃论》云：“惟当以甘温之剂，补其中而升其阳，甘寒以泻其火则愈。”即因烦劳则虚而生热，采用甘温之品以补元气，而虚热自退，为“甘温除热”法，补中益气汤为“甘温除热”法的代表方剂。

【配伍特点】主以甘温，补中寓升，共成虚则补之、陷者升之、甘温除热之剂。

【运用】本方体现“甘温除热”法，为治疗气虚发热证及脾虚气陷证之代表方。以中气虚弱或清阳下陷，或慢性发热，症见少气乏力、面色㿠白、舌淡，脉虚软无力为辨证要点。本方所治之气虚发热，乃由中气既虚，清阳下陷，郁遏不运，阴火上乘所为。故其热有病程较长或发有休时、手心热甚于手背等特点，且必兼见中气不足之症。此证应与外感及实火发热者详加辨析。

【方歌】补中益气芪术参，炙草升柴归陈助，清阳下陷能升举，气虚发热甘温除。

·玉屏风散· 《究原方》，录自《医方类聚》（中医、中西医助理医师均不考）

【组成】防风、黄芪、白术。

【功用】益气固表止汗。

【主治】表虚自汗。汗出恶风，面色㿠白，舌淡，苔薄白，脉浮虚。亦治虚人腠理不固，易感风邪。

【方解】方中黄芪甘温，内可大补脾肺之气，外可固表止汗，为君药。白术益气健脾，培土生金，协黄芪以益气固表实卫，为臣药。二药相合，使气旺表实，则汗不外泄，风邪不得侵袭。佐以辛润之防风以祛风邪，黄芪得防风，则固表而不留邪。《本草纲目》曰："黄芪得防风而功愈大。"三药相伍，固卫气，实肌腠，兼疏风邪，共奏固表止汗之功。方名玉屏风者，谓其功用似御风之屏障，有贵重如玉之意。

【配伍特点】甘温为主，辛散为辅，补中有散，散中寓补，相反相成，药简效专。

【运用】本方为治疗表虚自汗之常用方。以汗出恶风，面色㿠白，舌淡脉虚为辨证要点。

【方歌】玉屏组合少而精，芪术防风鼎足形，表虚汗多易感冒，固卫敛汗效特灵。

·生脉散· 《医学启源》

【组成】麦冬、五味子、人参。

【功用】益气生津，敛阴止汗。

【主治】①温热、暑热，耗气伤阴证。汗多神疲，体倦乏力，气短懒言，咽干口渴，舌干红少苔，脉虚数。②久咳伤肺，气阴两虚证。干咳少痰，短气自汗，口干舌燥，脉虚细。

【方解】君：人参——大补元气，益肺生津。臣：麦冬——养阴清热，润肺生津。佐：五味子——敛肺止汗，生津止渴。

三药合用，一补一润一敛，共奏益气养阴、生津止渴、敛阴止汗之效，使气复津生，汗止阴存，气充脉生，故名"生脉"。

【配伍特点】甘温甘寒佐酸收，补敛气阴以复脉。

【运用】本方是治疗气阴两虚证的常用方。以气短乏力，咽干口渴，舌干红，脉虚数为辨证要点。

【方歌】生脉麦味与人参，保肺清心治暑淫，气少汗多兼口渴，病危脉绝急煎斟。

第二节 补血剂

·四物汤· 《仙授理伤续断秘方》

【组成】白芍药、川当归、熟地黄、川芎。

【功用】补血调血。

【主治】营血虚滞证。头晕目眩，心悸失眠，面色无华，妇人月经不调，量少或经闭不行，脐腹作痛，舌淡，脉细弦或细涩。

【方解】君：熟地——滋补阴血，补肾填精。臣：当归——补血养肝，和血调经。佐：白芍——养血柔肝和营；川芎——活血行气。

四药配伍，共奏补血调血之功。

【配伍特点】阴柔辛甘相伍，补中寓行，补血不滞血，行血不伤血。

【运用】本方原治外伤瘀血作痛，后用治妇人诸疾，今多作补血调血之基础方。以头晕心悸，面色、唇爪无华，舌淡，脉细为辨证要点。

原方四药各用等分，意在补血调血并行，主治“伤重，肠内有瘀血者”。然后世多以四物汤为补血之剂，重用熟地黄以增强滋补营血之功；少用川芎，取其活血化瘀，意在补而不滞。《蒲辅周医疗经验》云：“此方为一切血病通用之方。凡血瘀者，俱改白芍为赤芍；血热者，改熟地为生地。川芎量宜小，大约为当归之半，地黄为当归的两倍。”此则亦可窥“方之精，变也”之一斑。

【方歌】四物熟地归芍芎，补血调血此方宗，营血虚滞诸多症，加减运用贵变通。

·当归补血汤·　《内外伤辨惑论》
（中医、中西医助理医师均不考）

【组成】黄芪、当归。（二者用量比为5∶1）

【功用】补气生血。

【主治】血虚发热证。肌热面赤，烦渴欲饮，脉洪大而虚，重按无力。亦治妇人经期、产后血虚发热头痛，或疮疡溃后，久不愈合者。

【方解】君：黄芪（重用）——补气生血；补气而固肌表。臣：当归——补血和营。方中重用黄芪为君药，黄芪的用量是当归的五倍，其意有二：一是本方治证乃因阴血极度亏虚，以致不能涵阳，阳气欲浮越散亡，若治疗不及时，则阳气外亡，故重用黄芪，量大力宏，急固欲散亡之阳气，即“有形之血不能速生，无形之气所当急固”；二是有形之血生于无形之气，故用黄芪大补脾肺之气，以资化源，使气旺血生。配以少量当归养血和营，补虚治本。二药配伍，使阴血渐充，阳气潜藏，则浮阳秘敛，阳生阴长，气旺血生，而虚热自退。

妇人经期、产后血虚，发热头痛，取其益气养血而退热。对于疮疡溃后因气血不足而久不愈合者，亦可用本方补气养血以助生肌收口。

【配伍特点】重用甘温以补气，阳生阴长以生血，药简效宏。

【运用】本方为补气生血之常用方，亦体现李杲“甘温除热”之法。以肌热面赤，渴喜热饮，脉洪大而虚为辨证要点。

【方歌】当归补血君黄芪，芪归用量五比一，补气生血代表剂，血虚发热此方宜。

·归脾汤·　《济生方》

【组成】白术、茯神、黄芪、龙眼肉、酸枣仁、人参、木香、炙甘草、当归、远志。

【功用】益气补血，健脾养心。

【主治】①心脾气血两虚证。心悸怔忡，健忘失眠，盗汗虚热，食少体倦，面色萎黄，舌淡，苔薄白，脉细弱。②脾不统血证。便血，皮下紫癜，以及妇女崩漏，月经超前，量多色淡，或淋漓不止，舌淡，脉细弱。

【方解】方中黄芪甘温，补脾益气；龙眼肉甘平，既补脾气，又养心血，共为君药。人参、白术皆为补脾益气之要药，与黄芪相伍，补脾益气之功益著；当归补血养心，酸枣仁宁心安神，二药与龙眼肉相伍，补心血、安神志之力更强，均为臣药。佐以茯神养心安神，远志宁神益智；更佐理气醒脾之木香，与诸补气养血药相伍，可使其补而不滞。炙甘草补益心脾之气，并调和诸药，用为佐使。引用生姜、大枣，调和脾胃，以资化源。诸药配伍，心脾得补，气血得养，诸症自除。

【配伍特点】心脾同治，重在补脾；气血并补，重在补气。

【运用】本方为补益心脾的常用方。以气短乏力，心悸失眠，或便血崩漏，舌淡，脉细弱为辨证要点。

【方歌】归脾汤用术参芪，归草茯神远志齐，酸枣木香龙眼肉，煎加姜枣益心脾。

第三节 气血双补剂

·八珍汤（原名八珍散）· 《济生方》
（中医、中西医助理医师均不考）

【组成】当归、川芎、熟地黄、白芍药、人参、炙甘草、茯苓、白术。

【功用】益气补血。

【主治】气血两虚证。面色萎白或无华，头晕目眩，四肢倦怠，气短懒言，心悸怔忡，饮食减少，舌淡苔薄白，脉细弱或虚大无力。

【方解】本方为四君子汤与四物汤合方而成。方中人参与熟地黄为君药，人参甘温，大补五脏元气，补气生血，熟地黄补血滋阴。臣以白术补气健脾，当归补血和血。佐用茯苓健脾养心，芍药养血敛阴；川芎活血行气，以使补而不滞。炙甘草益气和中，煎加姜枣，调和脾胃，以助气血生化，共为佐使。诸药相合，共成益气补血之效。

【配伍特点】甘温质润相伍，四君四物相合，气血双补。

【运用】本方为治疗气血两虚之基础方。以气短乏力，头晕心悸，舌淡，脉细弱为辨证要点。临证时，当视气血虚损程度，相应调配君药与用量。若气虚偏重者，加大人参、白术用量以之为君；若血虚偏重者，加大熟地黄用量以之为君。

【方歌】气血双补八珍汤，四君四物合成方，煎加姜枣调营卫，气血亏虚服之康。

·炙甘草汤（又名复脉汤）· 《伤寒论》

【组成】炙甘草、生姜、人参、生地黄、桂枝、阿胶、麦门冬、麻仁、大枣。

【功用】滋阴养血，益气温阳，复脉定悸。

【主治】①阴血不足，阳气虚弱证。脉结代，心动悸，虚羸少气，舌光少苔，或质干而瘦小者。②虚劳肺痿。咳嗽，涎唾多，形瘦短气，虚烦不眠，自汗盗汗，咽干舌燥，大便干结，脉虚数。

【方解】君：生地——滋阴养血；炙甘草——补气生血。臣：阿胶、麦冬、胡麻仁——滋心阴，养心血，充血脉；人参、大枣——益心气，补脾气（气血生化有源）。佐：桂枝、生姜——温心阳，通血脉。使：清酒——温通血脉，以行药力。

诸药合用，滋而不腻，温而不燥，使气血充足，阴阳调和，则脉复悸止。

【配伍特点】气血阴阳并补；补中寓通，滋而不腻，温而不燥。

【运用】本方为治气血阴阳虚损证之常用方。以虚羸少气，心动悸，脉结代为辨证要点。

【方歌】炙甘草参枣地胶，麻仁麦桂姜酒熬，益气养血温通脉，结代心悸肺痿疗，加芍去枣参桂姜，加减复脉滋阴饶。

第四节 补阴剂

·六味地黄丸· 《小儿药证直诀》

【组成】熟地黄、山萸肉、干山药、泽泻、牡丹皮、茯苓。

【功用】填精滋阴补肾。

【主治】肾阴精不足证。腰膝酸软，头晕目眩，视物昏花，耳鸣耳聋，盗汗，遗精，消渴，骨蒸潮热，手足心热，舌燥咽痛，牙齿动摇，足跟作痛，以及小儿囟门不合，舌红少苔，脉沉细数。

【方解】君：熟地——滋阴补肾，填精益髓。臣：山茱萸——补养肝肾，并能涩精；山药——补益脾肾，亦能固精。佐：泽泻——利湿泄浊，防熟地之滋腻；丹皮——清泻肝火，制萸肉之性温；茯苓——淡渗脾湿，助山药健脾运。

【配伍特点】“三补”与“三泻”相伍，以补为主；肾肝脾三脏兼顾，以滋肾精为主。

【运用】本方为补肾填精之基础方，亦为“三补”“三泻”法之代表方。以腰膝酸软，头晕目眩，口燥咽干，舌红少苔，脉沉细为辨证要点。

【方歌】六味地黄山药萸，泽泻苓丹三泻侣，三阴并补重滋肾，肾阴不足消可居，滋阴降火知柏需，养肝明目加杞菊，都气五味纳肾气，滋补肺肾麦味续。

·左归丸·　《景岳全书》
（中医、中西医助理医师均不考）

【组成】大怀熟地、炒山药、枸杞、山茱萸肉、川牛膝、菟丝子、鹿胶、龟胶。

【功用】滋阴补肾，填精益髓。

【主治】真阴不足证。头晕目眩，腰酸腿软，遗精滑泄，自汗盗汗，口燥舌干，舌红少苔，脉细。

【方解】君：熟地（重用）——滋肾填精，大补真阴。臣：山茱萸——养肝滋肾，涩精敛汗；山药——补脾益阴，滋肾固精；枸杞——补肾益精，养肝明目；龟、鹿二胶——阴阳并补，阳中求阴。佐：菟丝子、川牛膝——补肝肾，强腰膝，健筋骨。诸药合用，共奏滋阴补肾、填精益髓之效。

【配伍特点】纯甘补阴，纯补无泻，阳中求阴。

【运用】本方为治疗真阴不足证之常用方。以头晕目眩，腰酸腿软，舌光少苔，脉细为辨证要点。

【方歌】左归丸用大熟地，枸杞萸肉薯牛膝，龟鹿二胶菟丝入，补阴填精功效奇。

·大补阴丸（原名大补丸）·　《丹溪心法》

【组成】黄柏、知母、熟地、龟板、猪脊髓、蜂蜜。

【功用】滋阴降火。

【主治】阴虚火旺证。骨蒸潮热，盗汗遗精，咳嗽咯血，心烦易怒，足膝疼热或痿软，舌红少苔，尺脉数而有力。

【方解】君：熟地、龟板——滋阴潜阳，壮水制火。臣：黄柏——泻相火以坚阴；知母——清润肺金，滋清肾水。佐使：猪脊髓、蜂蜜——填精益髓，既能助熟地、龟板以滋阴，又能制黄柏苦燥。

诸药合用，滋阴精而降相火，培其本而清其源，使阴复阳潜，虚火降，诸症愈。

【配伍特点】甘咸苦寒合方，滋阴培本为主，降火清源为辅。

【运用】本方为治疗阴虚火旺证之常用方。以骨蒸潮热，盗汗遗精，心烦易怒，舌红少苔，尺脉数而有力为辨证要点。

【方歌】大补阴丸知柏黄，龟板脊髓蜜丸方，咳嗽咯血骨蒸热，阴虚火旺制亢阳。

·一贯煎·　《丹溪心法》
（中医助理医师不考）

【组成】北沙参、麦冬、当归身、生地黄、枸杞子、川楝子。

【功用】滋阴疏肝。

【主治】肝肾阴虚，肝气郁滞证。胸脘胁痛，吞酸吐苦，咽干口燥，舌红少津，脉细弱或虚弦。亦治疝气瘕聚。

【方解】君：生地黄——滋阴养血，补益肝肾。臣：当归、枸杞——养血滋阴柔肝；北沙参、麦冬——滋养肺胃，养阴生津。佐：川楝子（少用）——疏肝泄热，理气止痛，复其条达之性。

诸药合用，使阴虚得除，肝体得养，肝气得舒，则诸症可解。

【配伍特点】肝肾肺胃兼顾，旨在涵木；甘寒少佐辛疏，以适肝性。

【运用】本方为治疗阴虚气滞证之常用方。以胸脘胁痛，咽干口燥，舌红少津，脉虚弦为辨证要点。本方为清代医家魏之琇所创制，魏氏在运用此方时提出：如大便秘结，加蒌仁，肃肺而润肠通便；有虚热或汗，加地骨皮以清虚热；痰多，加贝母止咳化痰；舌红而干，阴亏过甚者，加石斛以滋养阴津；胁胀，加芍药、甘草以缓急止痛；脚弱，加牛膝、薏苡仁补肾活血并祛湿；不寐，加酸枣仁养心安神；口苦燥，加黄连三至五分，以清热泻火。

【方歌】一贯煎中生地黄，沙参归杞麦冬藏，少佐川楝泄肝气，阴虚胁痛此方良。

第五节 补阳剂

·肾气丸（又名《金匮》肾气丸、崔氏八味丸）· 《金匮要略》

【组成】干地黄、薯蓣、山茱萸、泽泻、茯苓、牡丹皮、桂枝、附子。

【功用】补肾助阳，化生肾气。

【主治】肾阳气不足证。腰痛脚软，身半以下常有冷感，少腹拘急，小便不利，或小便反多，入夜尤甚，阳痿早泄，舌淡而胖，脉虚弱，尺部沉细；以及痰饮，水肿，消渴，脚气，转胞等。

【方解】君：生地——滋阴补肾。臣：山茱萸、山药——补肝脾，益精血阴中求阳。佐使：桂枝、附子——温补肾阳，少火生气；泽泻、茯苓——利水渗湿泄浊；丹皮——清泻肝火。

全方配伍，助阳之弱以化水，滋阴之虚以生气，使肾阳振奋，气化复常，则诸症自除。

【配伍特点】重用“三补三泻”，以益精泻浊；少佐温热助阳，以“少火生气”。

【运用】本方为补肾助阳，化生肾气之代表方。以腰膝酸软，腰以下冷，小便失常，舌淡而胖，脉沉无力为辨证要点。

【方歌】肾气丸主肾阳虚，干地山药及山萸，少量桂附泽苓丹，水中生火在温煦，《济生》加入车牛犀，温肾利水消肿需，十补丸有鹿茸味，主治肾阳精血虚。

·右归丸· 《景岳全书》

（中西医助理、中医助理医师不考）

【组成】熟地黄、山药、山茱萸、枸杞子、菟丝子、鹿角胶、杜仲、肉桂、当归、制附子。

【功用】温补肾阳，填精益髓。

【主治】肾阳不足，命门火衰证。年老或久病气衰神疲，畏寒肢冷，腰膝软弱，阳痿遗精，或阳衰无子，或饮食减少，大便不实，或小便自遗，舌淡苔白，脉沉而迟。

【方解】君：附子、肉桂、鹿角胶——三药并用，培补肾中元阳，温里祛寒。臣：熟地黄、山萸肉、枸杞子、山药——滋阴益肾，养肝补脾，填精补髓，取“阴中求阳”之义。佐：菟丝子、杜仲——补肝肾、强腰膝，配以当归养血和血，共补肝肾精血。

诸药合用，以温肾阳为主，并能阴阳兼顾、肝脾肾并补。

【配伍特点】补阳补阴相配，阴中求阳，纯补无泻。

【运用】本方为治疗命门火衰证之常用方。以腰膝酸软，畏寒肢冷，神疲乏力为辨证要点。

【方歌】右归丸中地附桂，山药茱萸菟丝归，杜仲鹿胶枸杞子，益火之源此方魁。

第六节 阴阳双补剂

·地黄饮子· 《黄帝素问宣明论方》

（中医、中西医执业及助理医师均不考）

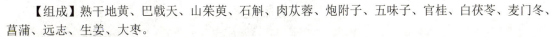

【组成】熟干地黄、巴戟天、山茱萸、石斛、肉苁蓉、炮附子、五味子、官桂、白茯苓、麦门冬、菖蒲、远志、生姜、大枣。

【功用】滋肾阴，补肾阳，开窍化痰。

【主治】喑痱。舌强不能言，足废不能用，口干不欲饮，足冷面赤，脉沉细弱。

【方解】君：熟地黄、山茱萸——滋补肾阴，填精益髓；肉苁蓉、巴戟天——温壮肾阳。臣：附子、肉桂——辛热，助肉苁蓉、巴戟天温养下元，肉桂还可摄纳浮阳，引火归原；石斛、麦冬、五味子——滋养肺肾，金水相生，壮水以济火。佐：石菖蒲、远志、茯苓——三药合用，化痰开窍，以治痰浊阻窍，并可交通心肾，亦是开窍化痰、交通心肾。使：生姜、大枣——和中调药。诸药合用，补养下元，摄纳浮阳，水火既济，痰化窍开，喑痱自愈。

【配伍特点】阴阳并补，上下并治，以补虚治下为主。

【运用】本方为治疗肾虚喑痱之代表方。以舌强不语，足废不用为辨证要点。

【方歌】地黄饮于麦味斛，苁戟附桂阴阳补，化痰开窍菖远茯，加薄姜枣喑痱服。

第十单元　固涩剂

凡以收敛固涩作用为主，用于治疗气、血、精、津耗散滑脱病证的方剂，统称为固涩剂。属于“十剂”中“涩可去脱”范畴。

固涩剂是为正气虚弱，气、血、精、津液耗散或滑脱而设。凡自汗盗汗、久咳不止、泻痢不止、遗精滑泄、小便失禁、血崩带下等属正气虚者，皆为其适用范围。根据气、血、精、津液耗散滑脱致病之因和发病部位的不同，本章分为固表止汗剂、敛肺止咳剂、涩肠固脱剂、涩精止遗剂、固崩止带剂五类。

固涩剂所治的耗散滑脱之证，皆由正气亏虚所致，故应根据气、血、津、精耗散的程度不同，配伍相应的补益药，以标本兼顾。若为元气大虚、亡阳欲脱所致的大汗淋漓、小便失禁或崩中不止者，非单纯固涩所能治，需急用大剂参、附之类回阳固脱。本类方剂为正虚无邪者而设。若外邪未去者，不宜过早使用，以免有闭门留寇之弊。病证属邪实者，如热病汗出、痰饮咳嗽、火扰遗泄、伤食泄泻、热痢初起，以及实热崩中带下等，均非本类方剂所宜。

第一节　固表止汗剂

·牡蛎散·　《太平惠民和剂局方》

【组成】黄芪、麻黄根、煅牡蛎、小麦。

【功用】敛阴止汗，益气固表。

【主治】自汗、盗汗证。自汗，盗汗，夜卧更甚，久而不止，心悸惊惕，短气烦倦，舌淡红，脉细弱。

【方解】君：煅牡蛎——质重咸涩微寒，重可镇心，咸以潜阳，涩能敛汗，敛阴潜阳，固涩止汗。臣：生黄芪——味甘微温，益气实卫，固表止汗。佐：麻黄根——甘平，功专收敛止汗，“能引诸药外至卫分而固腠理”。佐使：小麦甘凉，专入心经，益心气，养心阴，退虚热。

全方配伍，益气固表，敛阴潜阳，涩补共用，则腠理得固，气阴得养，心阳内潜，汗出止而神魂定，气阴充而正气复。

【配伍特点】涩补并用，以涩为主；气阴兼顾，以气为主。

【运用】本方为治卫外不固、阴虚心阳不潜之自汗、盗汗证的常用方。以汗出，心悸，短气，舌淡，脉细弱为辨证要点。

【方歌】牡蛎散内用黄芪，麻黄根与小麦齐，益气固表又敛阴，体虚自汗盗汗宜。

第二节 敛肺止咳剂

·九仙散· 王子昭方，录自《卫生宝鉴》
（中医、中西医助理医师均不考）

【组成】人参、款冬花、桑白皮、桔梗、五味子、阿胶、乌梅、贝母、罂粟壳。

【功用】敛肺止咳，益气养阴。

【主治】久咳伤肺，气阴两伤证。咳嗽日久不已，咳甚则气喘自汗，痰少而黏，脉虚数。

【方解】方中罂粟壳味酸涩，善于敛肺止咳，故重用为君药。五味子、乌梅酸涩，敛肺气，协助君药敛肺止咳；人参补益肺气；阿胶滋养肺阴，气阴双补，共为臣药。君臣相配，增强敛肺止咳、益气养阴之力。款冬花化痰止咳，降气平喘；桑白皮清肺泄热，止咳平喘；贝母清热化痰止咳，共为佐药。桔梗宣肺祛痰，载药上行，为佐使药，与以上诸药配伍，则敛中有散降中寓升，但全方以降、收为主。诸药合用，共奏敛肺止咳、补益气阴之功。

【配伍特点】酸涩之中纳甘润以顾气阴，敛降之中佐宣升以适肺性。

【运用】本方为治疗久咳伤肺，气阴两虚证之常用方。以久咳不已，甚则喘而自汗，脉虚数为辨证要点。本方中罂粟壳有毒，不宜多服、久服，方后注曰："嗽住止后服。"

【方歌】九仙罂粟乌梅味，参胶桑皮款桔贝，敛肺止咳益气阴，久咳肺虚效堪慰。

第三节 涩肠固脱剂

·真人养脏汤（原名纯阳真人养脏汤）· 《太平惠民和剂局方》

【组成】人参、当归、白术、肉豆蔻、肉桂、炙甘草、白芍药、木香、诃子、罂粟壳。

【功用】涩肠固脱，温补脾肾。

【主治】久泻久痢，脾肾虚寒证。大便滑脱不禁，甚至脱肛坠下，腹痛喜温喜按，或下痢赤白，或便脓血，日夜无度，不思饮食，舌淡苔白，脉沉迟细。

【方解】君：罂粟壳（重用）——涩肠止泻。臣：肉豆蔻、诃子——温脾暖胃，涩肠止泻。佐：人参、白术——益气健脾；当归、白芍——养血和血止痛；肉桂——温补脾肾，消散阴寒；木香——理气醒脾，使补涩不滞。使：炙甘草——调和诸药，合参、术益气，合芍药缓急止痛。

综观全方，具有标本兼治，重在治标；脾肾兼顾，补脾为主；涩中寓通，补而不滞等配伍特点，诚为治疗虚寒泻痢、滑脱不禁之良方，故费伯雄言其"于久病正虚者尤宜"。

【配伍特点】涩温相伍，涩中寓补，以涩为主；补中有行，重在补脾。

【运用】本方为治泻痢日久，脾肾虚寒之常用方。以大便滑脱不禁，腹痛喜温喜按，食少神疲，舌淡苔白，脉迟细为辨证要点。原书注曰："如脏腑滑泄夜起不瘥者，可加炮附子三四片煎服。"可资临证参佐。

【方歌】真人养脏木香诃，当归肉蔻与粟壳，术芍参桂甘草共，脱肛久痢服之瘥。

·四神丸· 《证治准绳》
（中医、中西医助理医师均不考）

【组成】肉豆蔻、补骨脂、五味子、吴茱萸、生姜、红枣。

【功用】温肾暖脾，固肠止泻。

【主治】脾肾阳虚之五更泻。五更泄泻，不思饮食，食不消化，或久泻不愈，腹痛喜温，腰酸肢冷，神疲乏力，舌淡，苔薄白，脉沉迟无力。

【方解】君：补骨脂——善补命门之火，温肾暖脾。臣：肉豆蔻——温脾暖胃，涩肠止泻。佐：五味子——固肾益气，涩精止泻；吴茱萸——温暖肝脾肾而散阴寒。使：生姜——暖胃散寒；大枣——补脾和胃。

【配伍特点】温涩并用，以温为主；脾肾并补，重在治肾。

【运用】本方为治命门火衰，火不暖土所致五更泄泻或久泻之代表方。以五更泄泻，不思饮食，舌淡苔白，脉沉迟无力为辨证要点。《医方集解》强调本方服法应“临睡前时淡盐汤或白开水送下”，并释云“若平旦服之，至夜药力已尽，不能敌一夜之阴寒故也”，可资临床参考。

【方歌】四神故纸与吴萸，肉蔻五味四般齐，大枣生姜共煎合，五更肾泻最相宜。

第四节　涩精止遗剂

·桑螵蛸散·　《本草衍义》

【组成】桑螵蛸、远志、菖蒲、龙骨、人参、茯神、当归、炙龟甲。

【功用】调补心肾，固精止遗。

【主治】心肾两虚之尿频或遗尿、遗精证。小便频数，或尿如米泔色，或遗尿，或遗精，心神恍惚，健忘，舌淡苔白，脉细弱。

【方解】君：桑螵蛸——补肾固精止遗。臣：龙骨——收敛固涩，重镇安神；龟甲——滋补心肾。佐：人参——大补元气，补气安神；当归——补益心血；茯神、菖蒲、远志——安神定志；菖蒲开心窍，远志通肾气上达于心，合菖蒲则交通心肾。

诸药相合，共奏调补心肾、交通上下、补养气血、涩精止遗之功。

【配伍特点】补涩并用，心肾兼顾，气血并调。

【运用】本方为治疗心肾两虚，水火不交证之常用方。以尿频或遗尿，心神恍惚，舌淡苔白，脉细弱为辨证要点。

【方歌】桑螵蛸散龙龟甲，参归茯神菖远加，调补心肾又涩精，心身两虚尿频加。

第五节　固崩止带剂

·固冲汤·《医学衷中参西录》

【组成】炒白术、生黄芪、煅龙骨、煅牡蛎、山萸肉、生杭芍、海螵蛸、茜草、棕榈炭、五倍子。

【功用】益气健脾，固冲摄血。

【主治】脾肾虚弱，冲脉不固证。血崩或月经过多，或漏下不止，色淡质稀，心悸气短，神疲乏力，腰膝酸软，舌淡，脉微弱。

【方解】君：重用山萸肉——甘酸而温，补益肝肾，收敛固涩。臣：煅龙骨、煅牡蛎——收涩固脱，以增强君药固涩滑脱之功；白术——补气健脾，以助脾运统摄；生黄芪——益气摄血，升举清阳。佐：白芍——补益肝肾，养血敛阴；棕榈炭、五倍子——收涩止血；海螵蛸、茜草——固涩下焦，止血，化瘀。

综合全方，补涩并用，补气固冲以治其本，收涩止血以治其标，并止血与化瘀兼顾。

【配伍特点】补涩相合，以涩为主；脾肾同调，主补脾气；寄行于收，止不留瘀。

【运用】本方为治疗脾肾亏虚、冲脉不固之崩漏、月经过多之常用方。以出血量多，色淡质稀，腰膝酸软，舌淡，脉微弱为辨证要点。

【方歌】固冲芪术山萸芍，龙牡倍榈茜海蛸，益气健脾固摄血，脾虚冲脉不固疗。

·固经丸·　《丹溪心法》
（中医、中西医助理医师均不考）

【组成】炒黄芩、白芍、炙龟板、炒黄柏、椿树根皮、香附子。

【功用】滋阴清热，固经止血。

【主治】阴虚血热之崩漏。月经过多，或崩中漏下，血色深红或紫黑稠黏，手足心热，腰膝酸软，舌红，脉弦数。

【方解】君：重用龟板——咸甘性平，益肾滋阴而降火；白芍——苦酸微寒，敛阴益血以养肝；黄芩——苦寒，清热止血。臣：黄柏——苦寒泻火坚阴，既助黄芩以清热，又助龟板以降火。佐：椿根皮——苦涩而凉，固经止血；香附（少量）——辛苦微温，调气活血。

诸药合用，使阴血得养，火热得清，气血调畅，则诸症自愈。

【配伍特点】甘寒辅以苦寒，意在壮水泻火；酸收佐以辛行，意在涩而不滞。

【运用】本方为治阴虚血热之月经过多及崩漏的常用方。以血色深红甚或紫黑稠黏，舌红，脉弦数为辨证要点。

【方歌】固经龟板芍药芩，黄柏椿根香附应，阴虚血热经量多，滋阴清热能固经。

·易黄汤·　《傅青女主科》
（中医、中西医助理医师均不考）

【组成】炒山药、炒芡实、黄柏、车前子、白果。

【功用】补益脾肾，清热祛湿，收涩止带。

【主治】脾肾虚弱，湿热带下。带下黏稠量多，色黄如浓茶汁，其气腥秽，舌红，苔黄腻。

【方解】方中重用炒山药、炒芡实补脾益肾，固涩止带，《本草求真》曰：“山药之阴，本有过于芡实，而芡实之涩，更有甚于山药。”二者“专补任脉之虚”（《傅青主女科》），共为君药。白果收涩止带，为臣药。少量黄柏清热燥湿，车前子清热利湿，共为佐药。诸药合用，使肾虚得复，热清湿祛，则带下自愈。

【配伍特点】补中有涩，涩中寓清，涩补为主，清利为辅。

【运用】本方为疗脾肾虚弱，湿热带下之常用方。以带下色黄，其气腥秽，舌苔黄腻为辨证要点。

【方歌】易黄山药与芡实，白果黄柏车前子，固肾清热又祛湿，肾虚湿热带下医。

第十一单元　安神剂

凡以安神定志作用为主，用于治疗神志不安病证的方剂，统称为安神剂。

安神剂适用于神志不安病证。神志不安，常表现为心悸怔忡、失眠健忘，甚见烦躁惊狂等。心藏神、肝藏魂、肾藏志，故其证多与心、肝、肾三脏之阴阳偏盛偏衰，或其相互间功能失调相关。变化多虚实夹杂，互为因果。凡神志不安见惊狂易怒、烦躁不安为主者，多属实证，遵“惊者平之”之旨，治宜重镇安神；若以心悸健忘、虚烦失眠为主者，多属虚证，根据“虚则补之”之法，治宜补养安神；若心烦不寐、多梦、遗精者，多属心肾不交、水火失济，治宜交通心肾。故本章方剂分为重镇安神剂、补养安神剂、交通心肾剂三类。

此外，因火热而狂躁谵语者，治当清热泻火；因痰而癫狂者，则宜祛痰；因瘀而发狂者，又宜活血祛瘀；因阳明腑实而狂乱者，则应攻下；以虚损为主要表现而兼见神志不安者，又重在补益。

重镇安神剂多以金石、贝壳类药物组方，易伤胃气；补养安神剂多配伍滋腻补虚之品，有碍脾胃运化，均不宜久服。脾胃虚弱者，宜配伍健脾和胃之品。此外，某些金石类安神药具有一定的毒性，不宜过服、久服。

第一节 重镇安神剂

·朱砂安神丸· 《内外伤辨惑论》

【组成】朱砂、甘草、黄连、当归、生地黄。

【功用】镇心安神，清热养血。

【主治】心火亢盛，阴血不足证。心神烦乱，失眠多梦，惊悸怔忡，或胸中懊侬，舌尖红，脉细数。

【方解】君：朱砂——重镇安神，清心泻火。臣：黄连——清心泻火，除烦安神（朱砂、黄连，性寒，入心经）。佐：生地、当归——滋阴养血。佐使：炙甘草——和中调药，防朱砂碍胃。

诸药配伍，标本兼治，清中有养，使心火得清，阴血得充，心神得养，则神志自安。

【配伍特点】质重苦寒，镇清并用，清中兼补，治标为主。

【运用】本方为治疗心火亢盛，阴血不足而致神志失宁之代表方。以心神烦乱，惊悸，失眠，舌红，脉细数为辨证要点。方中朱砂含硫化汞，不宜多服、久服，以防汞中毒；素体脾胃虚弱者慎用。

【方歌】朱砂安神东垣方，归连甘草合地黄，怔忡不寐心烦乱，养阴清热可复康。

第二节 补养安神剂

·天王补心丹· 《校注妇人良方》

【组成】人参、茯苓、玄参、丹参、桔梗、远志、当归、五味子、麦门冬、天门冬、柏子仁、炒酸枣仁、生地黄、朱砂、竹叶。

【功用】滋阴养血，补心安神。

【主治】阴虚血少，神志不安证。心悸怔忡，虚烦失眠，神疲健忘，或梦遗，手足心热，口舌生疮，大便干结，舌红少苔，脉细数。

【方解】君：生地黄——入心养血，入肾滋阴，滋阴养血，壮水以制虚火。臣：天门冬、麦门冬——滋阴清热；酸枣仁、柏子仁——养心安神；当归——补血润燥，共助生地黄滋阴补血，养心安神。佐：玄参——滋阴降火；茯苓、远志——养心安神；人参——补气以生血，并能安神益智；五味子——酸以敛心气，安心神；丹参——清心活血，合补血药使补而不滞，则心血易生；朱砂——镇心安神，以治其标。使：桔梗为舟楫，载药上行，使药力缓留于上部心经；竹叶清泄虚火。

诸药配伍，共奏滋阴清热、养血安神之功。

【配伍特点】重用甘寒，补中寓清；心肾并治，重在养心。

【运用】本方为治疗心肾阴血亏虚，虚火上炎，神志不安之常用方。以心悸失眠，手足心热，舌红少苔，脉细数为辨证要点。

【方歌】天王补心二冬仁，远茯味砂桔三参，阴亏血少生内热，滋阴养血安心神。

·酸枣仁汤· 《金匮要略》

【组成】酸枣仁、甘草、知母、茯苓、川芎。

【功用】养血安神，清热除烦。

【主治】肝血不足，虚热内扰之虚烦不眠证。虚烦失眠，心悸不安，头目眩晕，咽干口燥，舌红，脉弦细。

【方解】君：酸枣仁——养血补肝，宁心安神。臣：茯苓——宁心安神；知母——滋阴润燥，清热除烦。佐：川芎——疏达肝气，与君药相伍，一收一散，养血调肝。佐使：甘草——调和药性，和中缓急。

诸药相伍，标本兼治，养中兼清，补中有行，共奏养血安神、清热除烦之效。

【配伍特点】心肝同治，重在养肝；补中兼行，以适肝性。

【运用】本方为治疗肝血虚而致虚烦失眠之常用方。以虚烦失眠，咽干口燥，舌红，脉弦细为辨证要点。方中重用酸枣仁，且需先煎。

【方歌】酸枣仁汤治失眠，川芎知草茯苓煎，养血除烦清虚热，安然入睡梦香甜。

第三节　交通心肾剂
（中医、中西医执业及助理医师均不考）

·交泰丸·　《韩氏医通》

【组成】川黄连、肉桂心。

【功用】交通心肾。

【主治】心火偏亢，心肾不交证。怔忡不宁，或夜寐不安，口舌生疮。

【方解】方中以黄连为君药，苦寒入心，清降心火。佐以辛热之肉桂，温助肾阳。二药相伍，使心火得降，肾阳得复，肾水上承，心肾相交，《韩氏医通》赞其“能使心肾交于顷刻”。

【配伍特点】寒热并用而主以苦寒，清降心火以交通心肾。

【运用】本方为治心肾不交，心火上亢之神志不安证之代表方。以心悸怔忡、失眠、脉细数为辨证要点。

【方歌】心肾不交交泰丸，一份桂心十分连，怔忡不寐心阳亢，心肾交时自可安。

·黄连阿胶汤·　《伤寒论》

【组成】黄连、黄芩、芍药、鸡子黄、阿胶。

【功用】滋阴降火，除烦安神。

【主治】阴虚火旺，心肾不交证。心中烦热，失眠不得卧，口燥咽干，舌红苔少，脉细数。

【方解】方中黄连苦寒入心，清降心火；阿胶甘平入肾，滋阴补血。二药相伍，降心火滋肾阴，使心火降、肾水旺，水火共济，心神安宁，共为君药。黄芩苦寒，助黄连清热泻火，芍药酸甘，养血滋阴，助阿胶滋补肾水，共为臣药。佐以鸡子黄，上以养心，下以补肾，并能安中。诸药相伍，降心火、补肾水，心肾相交，诸症自除。

【配伍特点】苦寒以降心火，酸甘以滋肾水，标本兼顾，交通心肾。

【运用】本方为治阴虚火旺、心肾不交之失眠证之常用方。以心烦失眠，舌尖红，脉细数为辨证要点。

【方歌】黄连阿胶鸡子黄，黄芩白芍合成方，水亏火炽烦不卧，滋阴降火自然康。

第十二单元　开窍剂

凡以开窍醒神作用为主，用于治疗窍闭神昏证的方剂，统称为开窍剂。

窍闭神昏之证，多由邪气壅盛，蒙蔽心窍扰乱神明所致。以神志昏迷，牙关紧闭，两手握固为主症。可分为热闭证和寒闭证。热闭由温热邪毒内陷心包或痰热蒙蔽心窍所致，治宜清热开窍；寒闭由寒湿痰浊蒙蔽心窍或秽浊之邪闭阻气机所致，治宜温通开窍。因此，本章方剂分为凉开剂和温开剂两类。

应用开窍剂，首先要辨清闭证和脱证。邪盛气实之闭证，见有神志昏迷，牙关紧闭，两手握固，脉实有力者，可使用开窍剂。若神志昏迷，兼汗出肢冷，呼吸气微，口开手撒，二便失禁，脉微欲绝，属于脱证，治当回阳益气固脱，忌用开窍剂。其次要辨清证候之寒热，以选用凉开剂或温开剂。对阳明腑实而兼有邪陷心包者，应根据病情的缓急轻重，或先予开窍，或先投寒下，或开窍与寒下并用。开窍剂多由辛散走窜、气味芳香之品组成，久服则易伤元气，故多用于急救，中病即止，不宜久服；

孕妇亦当慎用或忌用。本类方剂多制成丸散剂，不宜加热煎煮，以免药性散失，影响疗效。

第一节　凉开剂

·安宫牛黄丸·　《温病条辨》

【组成】牛黄、郁金、犀角（水牛角代）、黄连、朱砂、梅片、麝香、珍珠、山栀、雄黄、黄芩。

【功用】清热解毒，豁痰开窍。

【主治】邪热内陷心包证。高热烦躁，神昏谵语，舌謇肢厥，舌红或绛，脉数。亦治中风昏迷，小儿惊厥属邪热内闭者。

【方解】方中牛黄苦凉，清心解毒，豁痰开窍；犀角（水牛角）成寒，清心凉血解毒；麝香芳香走窜，通达十二经，芳香开窍醒神。三味相配，清心开窍，凉血解毒，共为君药。黄连、黄芩、山栀苦寒清热，泻火解毒，以增牛黄犀角清解热毒之力，共为臣药。冰片、郁金芳香辟秽，通窍开闭，以加强麝香开窍醒神之功；雄黄助牛黄以劫痰解毒；朱砂珍珠清热镇心安神；金箔为衣，亦取其重镇安神之效，共为佐药。用炼蜜为丸，和胃调中，为使药。诸药配伍，清热解毒，芳香开窍。

【配伍特点】苦寒清热与芳香开窍合法，主以清心泻火。

【运用】本方为治疗热陷心包证之常用方，凉开法之代表方。以高热烦躁，神昏谵语，舌红或绛，脉数为辨证要点。原书在用法中指出："脉虚者，人参汤下。"脉虚为正不胜邪之兆，取人参补气扶正、托邪外出之功，此时应严密观察病情的变化，慎防其由闭转脱；"脉实者银花、薄荷汤下"，是增强其清热透散之效。

【方歌】安宫牛黄开窍方，芩连栀郁朱雄黄，犀角真珠冰麝薄，热闭心包功用良。

·紫雪·　《苏恭方》，录自《外台秘要》

【组成】黄金、寒水石、石膏、磁石、滑石、玄参、羚羊角、犀角、升麻、沉香、丁子香、青木香、炙甘草。

【功用】清热开窍，息风止痉。

【主治】热盛动风证。高热烦躁，神昏谵语，痉厥，口渴唇焦，尿赤便秘，舌质红绛，苔干黄，脉数有力或弦数；以及小儿热盛惊厥。

【方解】方中犀角（水牛角代）成寒，清心凉血解毒；羚羊角成寒，清热凉肝息风；麝香芳香走窜，开窍醒神。三药配伍，清热开窍息风，针对高热、神昏、惊厥而设，共为君药。生石膏辛甘大寒，寒水石辛成大寒，二者清热泻火，除烦止渴；滑石甘淡而寒，清热利窍，引热下行，三石为臣，清热泻火且不伤津。佐以硝石、朴硝泻热通便，釜底抽薪；玄参滋阴清热凉血；升麻清热解毒透邪；青木香、丁香、沉香辛温芳香，行气通窍，与麝香配伍，增强开窍醒神之功；黄金、朱砂、磁石重镇安神，并能潜镇肝阳，以除烦止痉。使以甘草调药和中，防寒凉伤胃。由于本药呈"霜雪紫色"，且药性大寒犹如"霜雪"，故取"紫雪"之名。

【配伍特点】甘寒成凉与芳香辛行、金石重镇相伍，开窍之中更具息风之效。

【运用】本方为治疗热闭心包，热盛动风证之常用方。以高热烦躁，神昏谵语，痉厥，舌红绛，苔干黄，脉数有力为辨证要点。本方以金石重坠与辛香走窜之品为主，服用过量有损元气，故应中病即止。

【方歌】紫雪犀羚朱朴硝，硝磁寒水滑和膏，丁沉木麝升玄草，更用赤金法亦超。

·至宝丹·　《灵苑方》引郑感方，录自《苏沈良方》

【组成】生乌犀（水牛角代）、生玳瑁、琥珀、朱砂、雄黄、牛黄、龙脑、麝香、安息香、金银箔。

【功用】清热开窍，化浊解毒。

【主治】痰热内闭心包证。神昏谵语，身热烦躁，痰盛气粗，舌绛苔黄垢腻，脉滑数。亦治中风、中暑、小儿惊厥属于痰热内闭者。

【方解】方中麝香芳香开寄醒神；牛黄豁痰开窍清热，合犀角（水牛角代）清心凉血解毒，共为君药。臣以冰片（龙脑）、安息香辟秽化浊，芳香开窍，与麝香合用，开窍之力尤为显著；玳瑁清热解毒，镇心安神，息风定惊，可增强犀角、牛黄清热解毒之力。佐以雄黄助牛黄豁痰解毒；朱砂重镇安神，又清心火；琥珀镇惊安神；金箔、银箔镇心安神定惊，与朱砂、琥珀同用，加强重镇安神之力。全方由贵重药材组成，治病救危，疗效卓著，故称“至宝丹”。

【配伍特点】芳香辟秽与清解镇心合法，主以化浊开窍。

【运用】本方为治疗痰热内闭心包证之常用方。以神昏谵语，身热烦躁，痰盛气粗，舌绛苔黄垢腻，脉滑数为辨证要点。原书用法为人参汤送服，意在借人参之力以益气扶正祛邪，适用于病情较重，正气虚弱者。又有“血病，生姜、小便化下”一法，意取童便滋阴降火行瘀，生姜辛散祛痰止呕之功，以痰热尤盛、脉实者为宜。

【方歌】至宝朱砂麝香息，雄黄犀角与牛黄，金银二箔兼龙脑，琥珀还同玳瑁良。

第二节 温开剂

·苏合香丸（原名吃力伽丸）· 《广济方》，录自《外台秘要》

【组成】吃力伽、光明砂、麝香、诃黎勒皮、香附子、沉香、青木香、丁子香、安息香、白檀香、荜茇、犀角、薰陆香、苏合香、龙脑香。

【功用】温通开窍，行气止痛。

【主治】寒闭证。突然昏倒，牙关紧闭，不省人事，苔白，脉迟。亦治心腹卒痛，甚则昏厥。中风、中气及感受时行瘴疠之气等属寒凝气滞之闭证者。

【方解】方中苏合香、麝香、龙脑香（冰片）、安息香芳香开窍，启闭醒神，辟秽化浊，共为君药。香附理气解郁；青木香行气止痛；沉香降气温中，温肾纳气；白檀香行气和胃；薰陆香（乳香）调气活血定痛；丁香温中降逆，治心腹冷痛。上述诸药，行气解郁，散寒止痛，理气活血，共为臣药。佐以辛热之荜麦，配合诸香温中散寒止痛；犀角（水牛角代）清心解毒，朱砂镇心安神，二者药性虽寒，但与大队温热之品相伍，则不悖温通开窍之旨；吃力伽（白术）补气健脾，燥湿化浊，诃子温涩敛气，二药一补一敛，防辛散走窜太过，耗气伤正，均为佐药。本方原载《外台秘要》引《广济方》，名吃力伽丸（吃力伽即白术），《苏沈良方》更名为苏合香丸。原方以白术命名，提示开窍行气之方，勿忘补气扶正之意。

【配伍特点】芳香辛温相须，补敛寒镇相佐，温散开窍则无耗气伤正之虞。

【运用】本方为温开法之代表方，又是治疗寒闭证以及心腹疼痛属于寒凝气滞证之常用方。以突然昏倒，不省人事，牙关紧闭，苔白，脉迟为辨证要点。方中药物辛香走窜，有损胎气，孕妇忌用。

【方歌】苏合香丸麝息香，木丁熏鹿荜檀襄，犀沙术沉诃香附，再加龙脑温开方。

第十三单元 理气剂

凡以行气或降气等作用为主，用于治疗气滞或气逆病证的方剂，统称为理气剂。本类方剂根据《素问·至真要大论》中“逸者行之”“高者抑之”的原则立法，属于“八法”中的消法。

气机升降失常可分为气虚、气陷、气滞、气逆四类。气虚证和气陷证的方剂已在补益剂中介绍。本章方剂主要适用于气滞和气逆的证候。气滞即气机阻滞，多为肝气郁滞或脾胃气滞，治宜行气以调之；气逆即气机上逆，多见肺气上逆或胃气上逆，治当降气以平之。故本章方剂分为行气剂与降气剂两类。

使用理气剂首先应辨清病证的虚实，勿犯虚虚实实之戒。如气滞实证，治当行气，误补则气滞愈甚；如气虚之证，当用补法，误用行气，则其气更虚。其次应辨清有无兼证，若气滞与气逆相兼为病，应分清主次，行气与降气结合应用。此外，理气剂中用药多为辛温香燥之品，易耗气伤津，助热生火，慎勿过剂，或适当配伍益气滋阴之品以制其偏。对于年老体弱、阴虚火旺，或有出血倾向者，或孕妇及正值经期的妇女，均应慎用。

第一节　行气剂

·越鞠丸（又名芎术丸）·　《丹溪心法》

【组成】香附、苍术、川芎、栀子、神曲。

【功用】行气解郁。

【主治】六郁证。胸膈痞闷，脘腹胀痛，嗳腐吞酸，恶心呕吐，饮食不消。

【证治机理】本方治证乃因喜怒无常，忧思过度，或饮食失节，寒温不适所致。气、血、痰、火、湿、食六者相因而郁，称之为六郁。六郁之中以气郁为主，故治宜行气解郁为主，使气行则血行，气行则痰、火、湿、食诸郁自解。

【方解】君：香附——行气解郁，以治气郁。臣佐：川芎——血中气药，既可活血祛瘀以治血郁，又可助香附行气解郁；栀子——清热泻火，以治火郁；苍术——燥湿运脾，以治湿郁；神曲——消食导滞，以治食郁。

因痰郁多因气滞湿聚而成，若气行湿化，则痰郁亦随之而解，故方中不另加治痰之品，此亦治病求本之意。

【配伍特点】五药治六郁，诸法并举，重在调理气机。

【运用】本方为治疗气血痰火湿食"六郁"之代表方。以胸膈满闷，脘腹胀痛，饮食不消为证要点。本方示人以治郁大法，临床使用时可视何郁为重，以调整相应药物之用量。若气郁偏重，可重用香附；血郁偏重，可重用川芎；湿郁偏重，可重用苍术；食郁偏重，可重用神曲；火郁偏重，可重用栀子；痰郁偏重，宜酌加瓜蒌、半夏等以助化痰行滞。

【方歌】行气解郁越鞠丸，香附芎苍栀曲研，气血痰火湿食郁，随证易君并加减。

·柴胡疏肝散·　《证治准绳》

【组成】陈皮、柴胡、川芎、枳壳、芍药、炙甘草、香附。

【功用】疏肝解郁，行气止痛。

【主治】肝气郁滞证。胁肋疼痛，胸闷喜太息，情志抑郁易怒，或嗳气，脘腹胀满，脉弦。

【方解】君：柴胡——疏肝解郁。臣：香附——疏肝理气；川芎——行气活血止痛。佐：陈皮、枳壳——理气行滞；芍药、甘草——养血柔肝止痛。使：甘草——调和诸药。

【配伍特点】辛疏酸敛合法，肝脾气血兼顾，主以辛散疏肝，辅以敛阴柔肝。

【运用】本方为治疗肝气郁结证之代表方。以胁肋胀痛，脉弦为辨证要点。但本方药性芳香辛燥，不宜久煎；易耗气伤阴，不宜久服，且孕妇慎用。

【方歌】柴胡舒肝芍川芎，枳壳陈皮草香附，疏肝行气兼活血，胁肋疼痛立能除。

·瓜蒌薤白白酒汤·　《金匮要略》
（中西医助理医师不考）

【组成】瓜蒌实、薤白、白酒。

【功用】通阳散结，行气祛痰。

【主治】胸痹，胸阳不振，痰气互结证。胸部闷痛，甚至胸痛彻背，咳唾喘息，短气，舌苔白腻，脉沉弦或紧。

【方解】君：瓜蒌实——理气宽胸，涤痰散结（祛痰结）。臣：薤白——通阳散结，行气止痛（通阳气）。佐：白酒——行气活血（通阳气）。

药仅三味，配伍精当，共奏通阳散结、行气祛痰之功，使胸中阳气宣通，痰浊消散，气机宣畅，则胸痹诸症可除。本方药简力专，行气祛痰与通阳宽胸相合，为治胸痹的基础方。

【配伍特点】行气祛痰与温通胸阳并用，药简力专。

【运用】本方为治疗胸阳不振，气滞痰阻之胸痹的基础方。以胸中闷痛，喘息短气，舌苔白腻，脉弦紧为辨证要点。

【附方】

1. 瓜蒌薤白半夏汤（《金匮要略》） 瓜蒌实、薤白、半夏、白酒。功用：通阳散结，祛痰宽胸。主治：胸痹而痰浊较甚，胸痛彻背，不能安卧者。瓜蒌薤白治胸痹，益以白酒温肺气，加夏加朴枳桂枝，治法稍殊名亦异。

2. 枳实薤白桂枝汤（《金匮要略》）枳实、厚朴、薤白、桂枝、瓜蒌实。功用：通阳散结，祛痰下气。主治：胸痹。症见气结在胸，胸满而痛，甚或气从胁下上逆呛心，舌苔白腻，脉沉弦或紧。方歌：枳实薤白桂枝汤，厚蒌合治胸痹方，胸阳不振痰气结，通阳散结下气强。

·半夏厚朴汤· 《金匮要略》

【组成】半夏、厚朴、茯苓、生姜、苏叶。

【功用】行气散结，降逆化痰。

【主治】梅核气。咽中如有物阻，咯吐不出，吞咽不下，或咳或呕，舌苔白润或白滑，脉弦缓或弦滑。

【方解】君：半夏——化痰散结，降逆和胃。臣：厚朴——行气开郁，下气除满。佐：茯苓——渗湿健脾；生姜——和胃止呕，解半夏的毒。佐使：苏叶——芳香行气，宣肺疏肝，引药上咽喉。

全方辛苦合用，辛以行气散结，苦以燥湿降逆，使郁气得疏，痰涎得化，梅核气自除。

【配伍特点】辛苦行降，痰气并治，行中有宣，降中有散。

【运用】本方为治疗痰气互结之梅核气的代表方。以咽中如有物阻，苔白腻，脉弦滑为辨证要点。

【方歌】半夏厚朴与紫苏，茯苓生姜共煎服，痰凝气聚成梅核，降逆开郁气自舒。

·厚朴温中汤· 《内外伤辨惑论》
（中医、中西医助理医师均不考）

【组成】厚朴、橘皮、炙甘草、草豆蔻仁、茯苓、木香、干姜、生姜。

【功用】行气除满，温中燥湿。

【主治】脾胃气滞寒湿证。脘腹胀满或疼痛，不思饮食，舌苔白腻，脉沉弦。

【方解】君：厚朴——辛温苦燥，辛散行气以消胀，苦温燥湿以除满。臣：草豆蔻——辛温芳香，温中散寒，燥湿运脾。佐使：陈皮——理气燥湿；木香——善畅脾胃之气而止痛；干姜——温脾散寒；生姜——暖胃散寒；茯苓、甘草——渗湿键脾以和中。

诸药合用，共成行气除满、温中燥湿之功，使寒湿得除，气机调畅，脾胃复健，则痛胀自解。

【配伍特点】辛苦温和法，辛行苦燥为主，佐以温散。

【运用】本方为治疗脾胃气滞寒湿证的常用方。以脘腹胀满或疼痛，舌苔白腻，脉沉弦为辨证要点。

【方歌】厚朴温中陈草苓，干姜草蔻木香停，煎服加姜治腹痛，虚寒胀满用皆灵。

·天台乌药散· 《内外伤辨惑论》
（中医、中西医助理医师均不考）

【组成】乌药、木香、茴香子、青橘皮、炒高良姜、槟榔、楝实、巴豆、酒。

【功用】行气疏肝，散寒止痛。

【主治】寒凝气滞证。小肠疝气，少腹痛引睾丸，舌淡，苔白，脉沉弦。亦治妇女痛经、瘕聚。

【方解】君：乌药——辛温，行气疏肝，散寒止痛。臣：青皮——疏肝理气；小茴香——暖散寒；高良姜——散寒止痛；木香——行气止痛。四药配伍，共奏行气散结，祛寒止痛。佐使：槟榔——直达下焦，行气化滞而破坚；苦寒之川楝子与辛热之巴豆同炒，去巴豆而用川楝子，既可减川楝子之寒，又能增强其行气散结之效；酒——温经散寒。

诸药合用，使寒凝得散，气滞得疏，肝络得调，则疝痛、腹痛可愈。

【配伍特点】辛香温行合法，重在行气疏肝，且寓去性存用之法。

【运用】本方为治疗寒凝肝脉所致疝痛之常用方。以少腹痛引睾丸，舌淡苔白，脉沉弦为辨证要点。

【方歌】天台乌药木茴香，川楝槟榔巴豆姜，再用青皮为细末，一钱酒下痛疝尝。

第二节　降气剂

·苏子降气汤· 《太平惠民和剂局方》

【组成】紫苏子、半夏、川当归、甘草、前胡、厚朴、肉桂、生姜、大枣、苏叶。

【功用】降气平喘，祛痰止咳。

【主治】上实下虚喘咳证。喘咳痰多，短气，胸膈满闷，呼多吸少，或腰疼脚软，或肢体浮肿，舌苔白滑或白腻，脉弦滑。

【方解】君：苏子——降气平喘，止咳化痰。臣：半夏、厚朴、前胡——祛痰止咳，降气平喘。佐：肉桂——温补下元，纳气平喘；当归——养血润燥，止咳；生姜、苏叶——宣肺散寒。使：甘草、大枣——和中调药。

诸药合用，重在降气平喘、祛痰止咳，兼以温养下元。

【配伍特点】降以平上实，温以助下虚，肺肾兼顾，主以治上。

【运用】本方为治疗痰涎壅盛，上实下虚之喘咳的常用方。以喘咳痰多，胸膈满闷，苔白滑或白腻，脉弦滑为辨证要点。若痰涎壅盛，喘咳气逆难卧者，可酌加沉香以加强其降气平喘之功；兼气虚者，可酌加人参等益气。

【方歌】苏子降气祛痰方，夏朴前苏甘枣姜，肉桂纳气归调血，上实下虚痰喘康。

·定喘汤· 《摄生众妙方》

【组成】白果、麻黄、苏子、甘草、款冬花、杏仁、蜜炙桑皮、炒黄芩、法制半夏。

【功用】宣降肺气，清热化痰。

【主治】痰热内蕴，风寒外束之哮喘。咳喘痰多气急，质稠色黄，或微恶风寒，舌苔黄腻，脉滑数。

【方解】君：麻黄——宣肺平喘，解散风寒；白果——敛肺定喘，祛痰止咳；一散一敛，既加强平喘之功，又使发散而不耗伤肺气，敛肺而不留邪。臣：苏子、杏仁、半夏、款冬花——降气平喘，止咳化痰。佐：桑白皮、黄芩——清泄肺热，止咳平喘。使：甘草——和中调药。

诸药合用，可使肺气宣降，痰热得清，风寒得解，喘咳痰多诸症自除。

【配伍特点】宣降清敛相伍，以适肺性，主以肃降肺气。

【运用】本方是治疗痰热内蕴，风寒外束之哮喘的常用方。以咳喘气急，痰多色黄，苔黄腻，脉滑数为辨证要点。

【方歌】定喘白果与麻黄，款冬半夏白皮桑，苏子黄芩甘草杏，宣肺平喘效力彰。

·旋覆代赭汤· 《伤寒论》

【组成】旋覆花、人参、生姜、代赭石、炙甘草、半夏、大枣。

【功用】降逆化痰，益气和胃。

【主治】胃虚气逆痰阻证。心下痞硬，噫气不除，或见纳差、呃逆、恶心，甚或呕吐，舌苔白腻，脉缓或滑。

【方解】君：旋覆花——下气化痰，降逆除噫。臣：代赭石——重镇降逆。佐：半夏、生姜——燥湿化痰，降逆和胃；人参、炙甘草、大枣——益气补虚，防金石药伤胃。使：炙甘草——调和诸药。

诸药配合，可使痰涎得消，逆气得平，中虚得复，心下之痞硬除而噫气、呕呃得止。

【配伍特点】沉降相须，消补相伍，下气而无伤正之虞。

【运用】本方为治疗胃虚痰阻气逆证的常用方。以心下痞硬，噫气频作，或呕吐，呃逆，苔白腻，脉缓或滑为辨证要点。方中代赭石性寒沉降，有碍胃气，若胃虚较著者，其用量不可过重。

【方歌】旋覆代赭重用姜，半夏人参甘枣尝，降逆化痰益胃气，胃虚痰阻脾嗳康。

第十四单元　理血剂

凡以活血化瘀或止血作用为主，用于治疗瘀血证或出血证的方剂，统称为理血剂。

理血剂适用于血分病证，血分病证包括血热、血寒、血虚、血瘀及出血等证。血热当清热凉血，血寒当温经散寒，血虚当养血扶正，其相关方剂已分别在清热剂、温里剂、补益剂中论述。本单元重点论述治疗血瘀证和出血证的方剂。若血行不畅，瘀蓄内阻，或血不循经，离经妄行，则形成瘀血或出血等证。血瘀证治宜活血祛瘀，出血证宜以止血为主。故本章方剂分为活血祛瘀剂与止血剂两类。

使用理血剂时，应辨清致瘀或出血之因，分清标本缓急，以相应治之。因逐瘀之品药力过猛，或久用逐瘀，每易耗血伤正，故常配伍养血益气之品，使祛瘀而不伤正；且峻猛逐瘀之剂，不可久服，当中病即止。使用止血剂时，应防其止血留瘀之弊、遂可在止血剂中少佐活血祛瘀之品，或选用兼有活血祛瘀作用的止血药，使血止而不留瘀；如出血因瘀血内阻、血不循经者，法当祛瘀为先。此外，活血祛瘀剂虽能促进血行，但其性破泄，易于动血、伤胎，故凡妇女经期、月经过多及妊娠期，均当慎用或忌用。

第一节　活血祛瘀剂

·桃核承气汤· 《伤寒论》

【组成】桃仁、大黄、桂枝、炙甘草、芒硝。

【功用】逐瘀泻热。

【主治】下焦蓄血证。少腹急结，小便自利，至夜发热，其人如狂，甚则谵语烦躁；以及血瘀经闭，痛经，脉沉实而涩者。

【方解】君：桃仁——苦甘平，活血破瘀；大黄——苦寒，荡涤邪热，活血下瘀。臣：芒硝——咸苦寒，泻热软坚，软化瘀结之邪热，与大黄配伍使邪热瘀结从大便而出；桂枝——辛甘温，通行血脉，既助桃仁活血祛瘀，又防芒硝、大黄寒凉凝血之弊（桂枝与硝、黄同用，且硝、黄用量大于桂枝，相反相成，桂枝得硝、黄则温通而不助热，硝、黄得桂枝则寒下又不凉遏）。佐使：甘草——护胃安中，缓诸药之峻烈。

全方配伍，使蓄血除，瘀热清，邪有出路，诸症自平。

【配伍特点】活血攻下，相辅相成；寒中寓温，以防凉遏。

【运用】本方为逐瘀泻热法之基础方，亦为治疗瘀热互结，下焦蓄血证之代表方。以少腹急结，小便自利，脉沉实或涩为辨证要点。原方“先食，温服”，使药力下行。服后“当微利”，使蓄血除，瘀热清，邪有出路。表证未解者，当先解表，而后再用本方。因本方为破血下瘀之剂，故孕妇禁用。

【方歌】桃核承气硝黄草，少佐桂枝温通妙，下焦蓄血小腹胀，泻热破瘀微利效。

·血府逐瘀汤·　《医林改错》

【组成】桃仁、红花、当归、生地、川芎、赤芍、牛膝、桔梗、柴胡、枳壳、甘草。

【功用】活血化瘀，行气止痛。

【主治】胸中血瘀证。胸痛，头痛，日久不愈，痛如针刺而有定处，或呃逆日久不止，或饮水即呛，干呕，或内热瞀闷，或心悸怔忡，失眠多梦，急躁易怒，入暮潮热，唇暗或两目暗黑，舌质暗红或有瘀斑、瘀点，脉涩或弦紧。

【方解】桃红四物汤（白芍易赤芍，熟地易生地）——活血祛瘀而养血。四逆散（枳实易枳壳）——行气和血而疏肝（肝经循行部位）。桔梗——开宣肺气，载药上行。牛膝——通利血脉，引血下行。

【配伍特点】活血与行气相伍，祛瘀与养血同施，升降兼顾，气血并调。

【运用】本方为治疗胸中血瘀证的代表方。以胸痛，头痛，痛有定处，舌暗红或有瘀斑，脉涩或弦紧为辨证要点。

【方歌】血府当归生地桃，红花枳壳草赤芍，柴胡芎桔牛犀等，血化下行不作痨。通窍全凭好麝香，桃红大枣与葱姜，归芎黄酒赤芍药，表里通经第一方。膈下逐瘀桃牡丹，赤芍乌药玄胡甘，归芎灵脂红花翘，香附开郁血亦安。少腹逐瘀小茴香，玄胡没药芎归姜，官桂赤芍蒲黄脂，经暗腹痛快煎尝。身痛逐瘀桃归芎，脂艽附羌与地龙，牛犀红花没药草，通络止痛力量雄。

·补阳还五汤·　《医林改错》

【组成】黄芪、归尾、赤芍、地龙、川芎、红花、桃仁。

【功用】补气活血通络。

【主治】气虚血瘀之中风。半身不遂，口眼㖞斜，语言謇涩，口角流涎，小便频数或遗尿不禁，舌暗淡，苔白，脉缓无力。

【方解】君：黄芪——大补脾胃之气，气以促血行，祛瘀而不伤正。臣：当归尾——活血，化瘀而不伤血。佐：桃仁、红花、川芎、赤芍——活血祛瘀；地龙——通经活络。

全方配伍，则气旺、瘀消、络通，诸症自愈。

【配伍特点】重用补气，佐以活血，气旺血行，补而不滞。

【运用】本方为益气活血法之代表方，又是治疗中风后遗症之常用方。以半身不遂，口眼㖞斜，舌暗淡，苔白，脉缓无力为辨证要点。本方久服方能显效，故取效后多需继服，以巩固疗效，防止复发。方中生黄芪用量独重，宜先用小量（30～60g），效果不显者逐渐增量；原方活血祛瘀药用量较轻，可根据病情适当加量。

【方歌】补阳还五赤芍芎，归尾通经佐地龙，四两黄芪为主药，血中瘀滞用桃红。

·复元活血汤·　《医学发明》
（中医、中西医助理医师均不考）

【组成】柴胡、栝楼根、当归、红花、甘草、炮穿山甲、酒大黄、酒桃仁。

【功用】活血祛瘀，疏肝通络。

【主治】跌打损伤，瘀血阻滞证。胁肋瘀肿，痛不可忍。

【方解】君：酒制大黄——荡涤凝瘀败血，导瘀下行，推陈致新；柴胡——疏肝行气，并可引诸药入肝经。两药合用，一升一降，以攻散胁下之瘀滞。臣：桃仁、红花——活血祛瘀，消肿止痛；穿山甲——破瘀通络，消肿散结。佐：当归——补血活血；栝楼根——“续绝伤”、“消扑损瘀血”，既能入血分助诸药而消瘀散结，又可清热润燥。使：甘草——缓急止痛，调和诸药。大黄、桃仁酒制，及原方加酒煎服，乃增强活血通络之意。

诸药配伍，升降同施，以调畅气血；活中寓养，则活血破瘀而不耗伤阴血。瘀祛新生，气行络通，胁痛自平。

【配伍特点】破瘀疏肝通络合法，升降相合，气血并调。

【运用】本方为治疗跌打损伤，瘀血阻滞证之常用方。以胁肋瘀肿疼痛，痛不可忍为辨证要点。服药后应“以利为度”，不必尽剂，因瘀血已下，免伤正气；若虽“得利痛减”，而病未痊愈，需继续服药者，据证易方或调整原方剂量；孕妇忌服。

【方歌】复元活血酒军柴，桃红龟甲蒌根甘，祛瘀疏肝又通络，损伤瘀痛加酒煎。

·温经汤· 《金匮要略》

【组成】吴茱萸、当归、芍药、川芎、人参、桂枝、阿胶、牡丹皮、生姜、甘草、半夏、麦冬。

【功用】温经散寒，养血祛瘀。

【主治】冲任虚寒，瘀血阻滞证。漏下不止，经血淋漓不畅，血色暗而有块，月经超前或延后，或逾期不止，或一月再行，或经停不至，而见少腹里急，腹满，傍晚发热，手心烦热，唇口干燥，舌质暗红，脉细而涩。亦治妇人宫冷，久不受孕。

【方解】君：吴茱萸——辛苦而热，辛能行气以止痛，热可温经而散寒；桂枝——辛甘而温，温经散寒，长于温通血脉。臣：当归——辛甘温，补血活血，并善于止痛，为妇科调经的要药；川芎——辛温，活血祛瘀以调经，行气开郁而止痛；丹皮——苦辛微寒，既助诸药活血散瘀，又能清血分虚热。佐：阿胶——甘平，养血止血、滋阴润燥；白芍——酸苦微寒，养血敛阴，柔肝止痛；麦冬——甘苦微寒，养阴清热。三药合用，养血调肝，滋阴润燥，且清虚热，并可制约吴茱萸、桂枝之温燥。人参、甘草——益气健脾，以资生化之源，阳生阴长，气旺血充；半夏——辛开以通降胃气，不仅和胃安中、散结，而且与参、草相伍，健脾和胃，以助祛瘀调经；生姜——既温胃气以助生化，又助吴茱萸、桂枝以温经散寒。使：甘草——调和诸药。

诸药并用，共奏温经散寒、祛瘀养血、清泄虚热之功。

【配伍特点】温清补消并用，以温经化瘀为主，温而不燥。

【运用】本方为妇科调经之常用方。以月经不调，小腹冷痛，经有瘀块，时有烦热，舌质暗红，脉细涩为辨证要点。

【方歌】温经汤用萸桂芎，归芍丹皮姜夏冬，参草益脾胶养血，调经重在暖胞宫。

·生化汤· 《傅青主女科》

【组成】全当归、川芎、桃仁、炮干姜、炙甘草、黄酒、童便。

【功用】养血活血，温经止痛。

【主治】血虚寒凝，瘀血阻滞证。产后恶露不行，小腹冷痛。

【方解】君：重用全当归补血活血，化瘀生新，行滞止痛。臣：川芎——活血行气；桃仁——活血祛瘀。佐：炮姜——入血散寒，温经止痛；黄酒——温通血脉以助药力。使：炙甘草——和中缓急，调和诸药。

童便同煎者，乃取其益阴化瘀，引败血下行之意。全方配伍得当，寓生新于化瘀之内，使瘀血化，新血生，诸症自愈。正如唐宗海所云“血瘀可化之，则所以生之，产后多用”，故名“生化”。

【配伍特点】补消温相伍，养血活血之中寓祛瘀生新之法。

【运用】本方为妇女产后的常用方。以产后恶露不行，小腹冷痛为辨证要点。

【方歌】生化汤是产后方，归芎桃草酒炮姜，消瘀活血功偏擅，止痛温经效亦彰。

·桂枝茯苓丸· 《金匮要略》
（中医、中西医助理医师均不考）

【组成】桂枝、茯苓、丹皮、桃仁、芍药、白蜜。

【功用】活血化瘀，缓消癥块。

【主治】瘀阻胞宫证。妇人素有癥块，妊娠漏下不止，或胎动不安，血色紫黑晦暗，腹痛拒按，或经闭腹痛，或产后恶露不尽而腹痛拒按者，舌质紫暗或有瘀点，脉沉涩。

【方解】君：桂枝——辛甘而温，温通血脉，以行瘀滞。臣：桃仁——味苦甘平，活血祛瘀，助君药以化瘀消癥。佐：丹皮、芍药——味苦而微寒，既可活血以散瘀，又能凉血以清退瘀久所化之热，芍药并能缓急止痛；茯苓——甘淡平，渗湿祛瘀，以助消癥之功，健脾益胃，扶助正气。使：白蜜——甘缓而润，以缓诸药破泄之力。诸药合用，共奏活血化瘀、缓消癥块之功，使瘀化癥消，诸症皆愈。本方既用桂枝以温通血脉，又佐丹皮、芍药以凉血散瘀，寒温并用，则无耗伤阴血之弊。本方治漏下之症，采用行血之法，又体现“通因通用”，使癥块得消，血行常道，则出血得止。

【配伍特点】温通活血之中寓凉血养血之法，消补并行，渐消缓散。

【运用】本方为缓消癥块法之代表方。以少腹宿有癥块，腹痛拒按，或下血色晦暗而夹有瘀块，舌质紫暗，脉沉涩为辨证要点。妇女妊娠而有瘀血癥块，只能渐消缓散，不可峻攻猛破，若攻之过急，则易伤胎元。故原著十分强调其服法：“如兔屎大，每日食前服一丸，不知，加至三丸。”即应从小剂量开始，不知渐加，使消癥而不伤胎；中病即止，不可久服；正常妊娠下血者慎用；若阴道下血较多，腰酸腹痛较甚者，则非本方所宜。

【方歌】《金匮》桂枝茯苓丸，桃仁芍药与牡丹，等分为末蜜丸服，缓消癥块胎可安。

·失笑散· 《太平惠民和剂局方》
（中医、中西医助理医师均不考）

【组成】炒蒲黄、五灵脂。

【功用】活血祛瘀，散结止痛。

【主治】瘀血疼痛证。心腹刺痛，脘腹疼痛，或产后恶露不行，或月经不调，少腹急痛。

【方解】方中五灵脂苦成甘温，入肝经血分，且用酒研，功擅通利血脉、散瘀止痛；蒲黄甘平，《神农本草经》谓其“消瘀血”，炒用并能止血，二者相须为用，化瘀散结止痛。调以米醋，或用黄酒冲服，乃取其活血脉，行药力，化瘀血，以增活血止痛之功，且制五灵脂气味之腥臊。二药合用，药简力专，共奏祛瘀止痛、推陈出新之功，使瘀血除，脉道通，则诸症自解。吴谦释用本方“不觉诸证悉除，直可以一笑而置之矣”，故以“失笑”名之。

【配伍特点】独取祛瘀止痛之品，药简力专。

【运用】本方为治疗瘀血疼痛之基础方，尤以肝经血瘀者为宜。以心腹刺痛，或妇人月经不调，少腹急痛为辨证要点。五灵脂易败胃，脾胃虚弱者及月经期妇女慎用；孕妇禁用。

【方歌】失笑灵脂蒲黄同，等量为散研醋冲，瘀滞心腹时作痛，祛瘀止痛有奇功。

第二节 止血剂

·十灰散· 《十药神书》
（中医助理医师不考）

【组成】大蓟、小蓟、荷叶、侧柏叶、茅根、茜根、山栀、大黄、牡丹皮、棕榈皮。

【用法】上药各烧灰存性，研极细末，用纸包，碗盖于地上一夕，出火毒，用时先将白藕捣汁或萝卜汁磨京墨半碗，调服五钱，食后服下。

【功用】凉血止血。

【主治】血热妄行之上部出血证。呕血、吐血、咯血、嗽血、衄血等，血色鲜红，来势急骤，舌红，脉数。

【方解】君：大蓟、小蓟——凉血止血，祛瘀。臣：荷叶、侧柏叶、白茅根、茜根——凉血止血；棕榈皮——收涩止血。佐：栀子、大黄——清热泻火；丹皮——凉血祛瘀，使血止而不留瘀。使：藕汁——清热凉血散瘀；萝卜汁——降气清热以助止血；京墨——收涩止血。

【配伍特点】炒炭存性，纳清降以助凉血，佐祛瘀以防留瘀。

【运用】本方为治疗血热妄行所致各种上部出血证之常用方。以上部出血，血色鲜红，舌红，脉数为辨证要点。本方为急则治标之剂，血止之后，还当审因图本，方能巩固疗效。对虚寒性出血不宜使用。方中药物皆“烧炭”，但应注意“存性”。

【方歌】十灰散用十般灰，柏茅茜荷丹榈煨，二蓟栀黄各炒黑，上部出血势能催。

·咳血方· 《丹溪心法》

【组成】青黛、瓜蒌仁、诃子、海粉、山栀。

【功用】清肝宁肺，凉血止血。

【主治】肝火犯肺之咳血证。咳嗽痰稠带血，咯吐不爽，心烦易怒，胸胁作痛，咽干口苦，颊赤便秘，舌红苔黄，脉弦数。

【方解】君：青黛——咸寒，入肝、肺二经，清肝泻火，凉血止血；山栀子——苦寒，入心、肝、肺经，清热凉血，泻火除烦，炒黑可入血分而止血。臣：瓜蒌仁——甘寒入肺，清热化痰，润肺止咳；海粉（现多用海浮石）——清肺降火，软坚化痰。佐：诃子苦涩性平入肺与大肠经，清降敛肺，化痰止咳。佐使：以蜜同姜汁为丸，蜜可润肺，姜汁辛温可制约诸寒凉药，使其无凉遏之弊。

诸药合用，共奏清肝宁肺之功，使木不刑金，肺复宣降，痰化咳平，其血自止。

【配伍特点】肝肺同治，主以清肝，于清泻之中求止血之功。

【运用】本方为治疗肝火犯肺之咳血证的常用方。以咳痰带血，胸胁作痛，舌红苔黄，脉弦数为辨证要点。原著曰：“咳甚者，加杏仁去皮尖，后以八珍汤加减调理。”

【方歌】咳血方中诃子收，瓜蒌海粉山栀投，青黛蜜丸口噙化，咳嗽痰血服之疗。

·小蓟饮子· 《丹溪心法》

【组成】生地黄、小蓟、滑石、木通、蒲黄、藕节、淡竹叶、当归、山栀子、甘草。

【功用】凉血止血，利水通淋。

【主治】热结下焦之血淋、尿血。尿中带血，小便频数，赤涩热痛，舌红，脉数。

【方解】君：小蓟——甘凉入血分，功擅清热凉血止血，又可利尿通淋，尤宜于治疗尿血、血淋之症。臣：生地——凉血止血，养阴清热；藕节、蒲黄——凉血止血消瘀。佐：滑石、竹叶、木通——清热利水通淋；栀子——清热泻火，导热下行；当归——养血和血，引血归经。使：甘草——和中调药。

诸药合用，共成凉血止血为主，利水通淋为辅之方。

【配伍特点】凉血清利合法，止血之中寓以化瘀，清利之中寓以养阴。

【运用】本方为治疗下焦瘀热所致血淋、尿血之常用方。以尿中带血，小便赤涩热痛，舌红，脉数为辨证要点。方中药物多属寒凉通利之品，只适用于实热证。若血淋、尿血日久兼寒或阴虚火动或气虚不摄者，均不宜使用。

【方歌】小蓟生地藕蒲黄，滑竹通知归草襄，凉血止血利通淋，下焦瘀热血淋康。

·槐花散· 《普济本事方》
（中医、中西医助理医师均不考）

【组成】槐花、柏叶、荆芥穗、枳壳。

【功用】清肠止血，疏风行气。

【主治】风热湿毒，壅遏肠道，损伤血络便血证。肠风、脏毒，或便前出血，或便后出血，或粪中带血，以及痔疮出血，血色鲜红或晦暗，舌红苔黄，脉数。

【方解】方中槐花苦微寒，善清大肠湿热，凉血止血，为君药。侧柏叶苦涩性寒，清热凉血，燥湿收敛，可增强君药凉血止血之力，为臣药。荆芥穗辛散疏风，微温不燥，炒黑入血分而止血，与君、臣药相配，疏风理血；盖大肠气机为风热湿毒所遏，故用枳壳行气宽肠，以达“气调则血调”之目的，为佐药。诸药合用，既能凉血止血，又能清肠疏风，使风热、湿热邪毒得清，则便血自止。

【配伍特点】寓行气于止血之中，寄疏风于清肠之内，相反相成。

【运用】本方为治疗肠风脏毒下血之常用方。以便血，血色鲜红，舌红，脉数为辨证要点。

【方歌】槐花侧柏荆枳翘，等分为末米饮调，清肠止血又疏风，血热肠风脏毒疗。

·黄土汤· 《金匮要略》

【组成】甘草、干地黄、白术、炮附子、阿胶、黄芩、灶心黄土。

【功用】温阳健脾，养血止血。

【主治】脾阳不足，脾不统血证。大便下血，先便后血，或吐血、衄血，及妇人崩漏，血色暗淡，四肢不温，面色萎黄，舌淡苔白，脉沉细无力。

【方解】君：灶心黄土——温中、收敛、止血。臣：白术、附子——温补脾阳（气），复脾统血之权。佐：生地、阿胶——止血，养血；黄芩——止血；黄芩、生地、阿胶，制约术、附之温燥。使：甘草——和中调药。

诸药合用，为温中健脾、养血止血之良剂。

【配伍特点】寓止血于温阳滋阴之中，寒热并用，刚柔相济。

【运用】本方为治疗脾阳不足所致便血或崩漏之常用方。以血色暗淡，舌淡苔白，脉沉细无力为辨证要点。方中灶心黄土可用赤石脂代替。

【方歌】黄土汤中芩地黄，术附阿胶甘草尝，温阳健脾能摄血，便血崩漏服之康。

第十五单元 治风剂

凡以疏散外风或平息内风等作用为主，用于治疗风病的方剂，统称为治风剂。

风病分为外风与内风。外风是指外来风邪，侵袭人体肌表、经络、筋骨、关节等。由于外感六淫常相兼为病，故其证又有风寒、风湿、风热等区别。其他如风邪毒气从皮肤破伤之处侵袭人体而致破伤风等，亦属外风。内风是指由于脏腑功能失调所致的风病，其发病多与肝有关，有肝风上扰、热盛风动、阴虚风动及血虚生风等。外风宜疏散，内风宜平息。因此，本单元方剂分为疏散外风剂和平息内风剂两类。

治风剂的运用，首先需要辨清风病的内、外属性，以确立疏散或平息之法。其次，应鉴别病邪的兼夹以及病情的虚实，进行针对性配伍。此外，外风可以引动内风，而内风又可兼夹外风，对此应该分清主次、轻重、缓急，兼而治之。

第一节　疏散外风剂

·川芎茶调散·　《太平惠民和剂局方》

【组成】薄荷叶、川芎、荆芥、细辛、防风、白芷、羌活、炙甘草、清茶。

【功用】疏风止痛。

【主治】外感风邪头痛。偏正头痛或巅顶作痛，恶风发热，目眩鼻塞，舌苔薄白，脉浮。

【方解】川芎（君）、白芷、羌活、荆芥、防风、细辛——祛风（散寒）止痛；薄荷——清利头目，疏风散热（重用）；清茶——苦寒上清头目，制约风药的温燥与升散；甘草——和中调药。

诸药配伍，共奏疏散风寒、通经止痛之效。

【配伍特点】辛散疏风于上，诸经兼顾；佐入苦凉之品，寓降于升。

【运用】本方为治疗风邪头痛之常用方。以头痛，鼻塞，脉浮为辨证要点。本方用药以辛温之品为多，使用时用量宜轻，不宜久煎。

【方歌】川芎茶调有荆防，辛芷薄荷甘草羌，目昏鼻塞风攻上，偏正头痛悉能康。

·大秦艽汤·　《素问病机气宜保命集》
（中医、中西医助理医师均不考）

【组成】秦艽、甘草、川芎、川独活、当归、白芍药、石膏、川羌活、防风、吴白芷、黄芩、白术、白茯苓、生地黄、熟地黄、细辛。

【功用】疏风清热，养血活血。

【主治】风邪初中经络证。口眼㖞斜，舌强不能言语，手足不能运动，风邪散见，不拘一经者。

【方解】方中重用秦艽为君，“祛一身之风”（《医方集解·祛风之剂》）。辅以羌活、独活、防风、白芷、细辛等辛温之品，祛风散邪，俱为臣药。因风药多燥，易伤阴血，且口嘱舌强者，多为血虚不能养筋，故配伍熟地、当归、白芍、川芎以养血活血，补血养筋，络通则风易散，寓有“治风先治血，血行风自灭”之意，并制诸风药之温燥；脾为气血生化之源，故用白术、茯苓、甘草益气健脾，以化生气血；生地、石膏、黄芩清热，是为风邪郁而化热者设，均为佐药。甘草调和诸药，亦兼使药。诸药相配，疏养结合，邪正兼顾，共奏祛风清热、养血通络之功。

【配伍特点】辛温甘寒，外散内补，气血兼顾，清养并行。

【运用】本方为治疗风邪初中经络之常用方，为“六经中风轻者之通剂也”（《医方集解·祛风之剂》）。以口眼㖞斜，舌强不能言语，手足不能运动，猝然发病为辨证要点。原著曾载：“如遇天阴，加生姜煎七八片；如心下痞，每两加枳实一钱同煎。”可资参佐。

【方歌】大秦艽汤羌独防，辛芷芎芍二地当，苓术石膏黄芩草，风邪初中经络康。

·消风散·　《外科正宗》

【组成】当归、生地、防风、蝉蜕、知母、苦参、胡麻、荆芥、苍术、牛蒡子、石膏、甘草、木通。

【功用】疏风养血，清热除湿。

【主治】风疹，湿疹。皮肤疹出色红，或遍身云片斑点，瘙痒，抓破后渗出津水，苔白或黄，脉浮数。

【方解】君：荆芥、防风、牛蒡子、蝉蜕——辛散透达，疏风散邪。臣：苍术——祛风燥湿；苦参——清热燥湿，为湿邪而设；木通——渗利湿热；石膏、知母——清热泻火，为热邪而用。佐：生地、当归、胡麻仁——养血活血。使：甘草——清热解毒，和中调药。

诸药配伍，共奏疏风除湿、清热养血之效。

【配伍特点】辛散苦燥甘润相伍，外疏清利之中寓润养之法。

【运用】本方为治疗风疹、湿疹之常用方。以皮肤瘙痒，疹出色红，或遍身云片斑点为辨证要点。

【方歌】消风散中有荆防，蝉蜕胡麻苦参苍，通知膏蒡归地草，风疹湿疹服之康。

·牵正散· 《杨氏家藏方》
（中医、中西医助理医师均不考）

【组成】白附子、白僵蚕、全蝎、热酒。

【功用】祛风化痰，通络止痉。

【主治】风痰阻于头面经络所致口眼㖞斜。

【方解】君：白附子——辛温燥烈，入阳明经而走头面，以祛风化痰，尤其善散头面之风。臣：全蝎、僵蚕——祛风止痉，其中全蝎长于通络，僵蚕且能化痰，合用既助君药祛风化痰之力，又能通络止痉。佐使：热酒——调服，以助宣通血脉，并能引药入络，直达病所。药虽三味，合而用之，力专而效著。风邪得散，痰浊得化，经络通畅，则㖞斜之口眼得以复正。

【配伍特点】辛温上行以祛风痰，药简力宏。

【运用】本方为治疗风痰阻于头面经络之常用方。以猝然口眼㖞斜为辨证要点。本方用药偏于温燥，对风痰阻络偏寒者为宜。方中白附子、全蝎为有毒之品，临证慎酌用量，不宜久服。

【方歌】牵正散治口眼斜，白附僵蚕合全蝎，等分为末米酒下，祛风化痰痉能解。

·小活络丹（原名活络丹）· 《太平惠民和剂局方》

【组成】川乌、草乌、地龙、天南星、乳香、没药。

【功用】祛风除湿，化痰通络，活血止痛。

【主治】风寒湿痹。肢体筋脉疼痛，麻木拘挛，关节屈伸不利，疼痛游走不定。亦治中风，手足不仁，日久不愈，经络湿痰瘀血，而见腰腿沉重，或腿臂间作痛。

【方解】方中川乌、草乌大辛大热，祛风除湿，温经通络，且止痛作用强，共为君药。天南星辛温燥烈，祛风燥湿化痰，以除经络中之风痰湿浊，是为臣药。佐以乳香、没药行气活血，化瘀通络，使气血流畅，则风寒湿邪不得留滞，且亦有止痛之功；地龙性善走窜，为入络之佳品，功能通经活络。以酒送服，取其辛散温通之性以助药势，并可引诸药直达病所，为使药。诸药合用，使风寒湿邪与痰浊、瘀血得以祛除，经络疏通，营卫调和，则肢体肌肤得以温养，诸证自可痊愈。

【配伍特点】辛热温通，峻药缓用。

【运用】本方为治疗风寒湿与痰瘀痹阻经络之常用方。以肢体筋脉挛痛，关节屈伸不利，舌淡紫、苔白为辨证要点。本方药性温燥，药力峻猛，以体实气壮者为宜。阴虚有热者及孕妇忌服。且川乌、草乌为有毒之品，不宜过量。

【方歌】小活络丹天南星，二乌乳没加地龙，寒湿瘀血成痹痛，搜风活血经络通。

第二节　平息内风剂

·羚角钩藤汤· 《通俗伤寒论》

【组成】羚角片（先煎）、霜桑叶、京川贝、鲜生地、双钩藤（后入）、滁菊花、茯神木、生白芍、生甘草、淡竹茹。

【功用】凉肝息风，增液舒筋。

【主治】肝热生风证。高热不退，烦闷躁扰，手足抽搐，发为痉厥，甚则神昏，舌绛而干，或舌焦起刺，脉弦而数。

【方解】君：羚羊角——凉肝熄风；钩藤——清热平肝，熄风解痉。臣：桑叶、菊花——清热平肝，加强凉肝熄风。佐：白芍——养阴泄热，柔肝舒筋；生地——凉血滋阴；川贝、竹茹——清热化痰；茯神木——平肝、宁心安神。使：甘草——调和诸药，与地、芍酸甘化阴，养阴增液，柔筋缓急。

诸药配伍，共奏凉肝息风、增液舒筋之效。

【配伍特点】咸寒而甘与辛凉合方，清息之中寓辛疏酸甘之义，共成“凉肝息风”之法。

【运用】本方是治疗肝热生风证的常用方。以高热烦躁，手足抽搐，脉弦数为辨证要点。

【方歌】羚角钩藤菊花桑，地芍贝茹附草襄，凉肝熄风又养阴，肝热生风急煎尝。

·镇肝息风汤·　《医学衷中参西录》

【组成】怀牛膝、生赭石、生龙骨、生牡蛎、生龟板、生杭芍、玄参、天冬、川楝子、生麦芽、茵陈、甘草。

【功用】镇肝息风，滋阴潜阳。

【主治】类中风。头目眩晕，目胀耳鸣，脑部热痛，面色如醉，心中烦热，或时常噫气，或肢体渐觉不利，口眼渐形㖞斜；甚或眩晕欲仆，昏不知人，移时始醒；或醒后不能复原，脉弦长有力。

【方解】君：怀牛膝——重用，引血下行，补益肝肾。臣：代赭石、龟板、龙骨、牡蛎——镇逆潜阳。佐：玄参、天冬、白芍——滋阴清热，壮水涵木；茵陈、川楝子、生麦芽——清泄肝热，疏肝理气。佐使：生甘草——和中调药，兼防石类药、介类药妨碍胃气。

诸药配伍，共奏滋阴潜阳、镇肝息风之效。

【配伍特点】镇降下行，重在治标，滋潜清疏，以适肝性。

【运用】本方为治疗内中风之常用方。以头目眩晕，脑部胀痛，面色如醉，心中烦热，脉弦长有力为辨证要点。原著曾载：“心中热甚者，加生石膏一两。痰多者，加胆星二钱。尺脉重按虚者，加熟地黄八钱，净萸肉五钱。大便不实者，去龟板、赭石，加赤石脂一两。”

【方歌】镇肝息风芍天冬，玄参龟板赭茵从，龙牡麦芽犀草楝，肝阳上亢能奏功。

·天麻钩藤饮·　《中医内科杂病证治新义》

【组成】天麻、钩藤（后下）、生决明、山栀、黄芩、川牛膝、杜仲、益母草、桑寄生、夜交藤、朱茯神。

【功用】平肝息风，清热活血，补益肝肾。

【主治】肝阳偏亢，肝风上扰证。头痛，眩晕，失眠，舌红苔黄，脉弦数。

【方解】君：天麻、钩藤——清热平肝息风。臣：石决明——平肝潜阳，除热明目，助天麻、钩藤平肝息风；川牛膝——引血下行，兼能活血利水；栀子、黄芩——清泻肝热。佐：益母草——活血利水；杜仲、桑寄生——补益肝肾；夜交藤、朱茯神——安神定志。诸药配伍，共奏平肝息风、清热活血、补益肝肾之效。

【配伍特点】清平养并用，主以平肝；心肝肾同治，重在治肝。

【运用】本方为治疗肝阳偏亢，肝风上扰证之常用方。以头痛，眩晕，失眠，舌红苔黄脉弦为辨证要点。重症可易生决明为羚羊角，则药力益著。

【方歌】天麻钩藤石决明，栀杜寄生膝与芩，夜藤茯神益母草，主治眩晕与耳鸣。

·大定风珠· 《温病条辨》
（中医、中西医助理医师均不考）

【组成】生白芍、阿胶、生龟板、干地黄、麻仁、五味子、生牡蛎、麦冬、炙甘草、生鸡子黄、生鳖甲。

【功用】滋阴息风。

【主治】阴虚风动证。温病后期，神倦瘛疭，舌绛少苔，脉弱有时时欲脱之势。

【方解】君：鸡子黄、阿胶——血肉有情之品，滋阴养液息虚风。臣：白芍、生地、麦冬——滋阴柔肝，壮水涵木。佐：龟板、鳖甲、牡蛎——滋阴潜阳；麻仁——养阴润燥；五味子——与滋阴药相伍收敛真阴，与甘草相配酸甘化阴。使：炙甘草——调和诸药。

【配伍特点】血肉有情之品与滋养潜镇之药合方，寓息风于滋养之中，共成“酸甘咸法”。

【运用】本方为治疗温病后期，真阴大亏，虚风内动证之常用方。以神倦瘛疭，舌绛苔少，脉虚弱为辨证要点。喘，加人参；自汗者，加龙骨、人参、小麦；悸者，加茯神、人参、小麦。若阴液虽亏而邪热犹盛者，则非本方所宜。《温病条辨》卷三有言：“壮火尚盛者，不得用定风珠、复脉。”

【方歌】大定风珠鸡子黄，麦地草胶芍麻仁，三甲并同五味子，滋阴熄风是妙方。

第十六单元 治燥剂

凡以轻宣外燥或滋阴润燥等作用为主，用于治疗燥证的方剂，统称为治燥剂。

燥证分外燥和内燥两类。凡感受秋令燥邪所致的凉燥或温燥，均属外燥证。《通俗伤寒论》云：“秋深初凉，西风肃杀，感之者多病风燥，此属燥凉，较严冬为轻。若久晴无雨，秋阳以曝，感之者病多温燥，此属燥热，较暮春风温为重。”内燥是由于津液亏耗、脏腑失润所致，常累及肺、胃、肾、大肠等脏腑，上燥多病在肺，中燥多涉及胃，下燥多病在肾与大肠。根据“燥者濡之”的原则，治疗燥证当以濡润为法。外燥宜轻宣祛邪外达，凉燥治以辛苦温润，温燥治以辛凉甘润；内燥宜滋养濡润复津，治以甘凉濡润。故治燥剂分为轻宣外燥剂和滋润内燥剂两类。

治燥剂多由甘凉滋润药物为主组成，易于助湿碍气而影响脾胃运化，故素体多湿、脾虚便溏、气滞痰盛者均当慎用。燥邪最易化热，伤津耗气，故运用治燥剂有时尚需配伍清热泻火或益气生津之品，不宜配伍辛香耗津或苦寒化燥之品，以免重伤津液。

第一节 轻宣外燥剂

·杏苏散· 《温病条辨》

【组成】苏叶、半夏、茯苓、甘草、前胡、苦桔梗、枳壳、生姜、橘皮、大枣、杏仁。

【功用】轻宣凉燥，理肺化痰。

【主治】外感凉燥证。恶寒无汗，头微痛，咳嗽痰稀，鼻塞咽干，苔白，脉弦。

【方解】君：苏叶——疏散凉燥；杏仁——降肺润燥化痰。臣：桔梗、枳壳——宣降肺气；前胡——疏风降气化痰。佐：半夏、橘皮、茯苓——理气化痰。佐使：草、姜、枣——和诸药，调营卫。

诸药配伍，共奏疏散风寒、轻宣凉燥、理肺化痰之效。

【配伍特点】苦辛微温，肺脾同治，重在治肺轻宣。

【运用】本方为治疗凉燥证之代表方。以恶寒无汗，咳嗽痰稀，鼻塞咽干，苔白，脉弦为辨证要点。原著曾载：“无汗，脉弦甚或紧者，加羌活，微透汗。汗后咳不止，去苏叶、羌活，加苏梗。兼泄泻腹满者，加苍术、厚朴。头痛兼眉棱骨痛者，加白芷。热甚加黄芩，泄泻腹满者不用。”以资临证参佐。

【方歌】杏苏散内下陈前，苓草枳桔姜枣研，轻宣温润治凉燥，咳止痰化病自痊。

·桑杏汤· 《温病条辨》

【组成】桑叶、杏仁、沙参、象贝、香豉、栀子皮、梨皮。

【功用】清宣温燥，润肺止咳。

【主治】外感温燥证。头痛，身热不甚，微恶风寒，口渴，咽干鼻燥，干咳无痰，或痰少而黏，舌红，苔薄白而干，脉浮数而右脉大者。

【方解】君：桑叶——轻宣燥热；杏仁——降肺润燥化痰。臣：豆豉——辛凉解表；贝母——清化痰热；沙参——润肺生津止咳。佐：栀皮——清泄肺热；梨皮——清热润燥，止咳化痰。

【配伍特点】辛凉甘润，透散温燥而不伤津，凉润肺金而不滋腻。

【运用】本方为治疗外感温燥轻证之常用方。以发热不甚，干咳无痰，或痰少而黏，右脉数大为辨证要点。本方意在清宣，故药量不宜过重，煎煮时间不宜过长，以体现“治上焦如羽，非轻不举”之法。

【方歌】桑杏汤中浙贝宜，沙参栀豉与梨皮，干咳鼻涸又身热，清宣凉润温燥医。

·清燥救肺汤· 《医门法律》

【组成】霜桑叶、煅石膏、甘草、人参、胡麻仁、真阿胶、麦门冬、杏仁、枇杷叶。

【功用】清肺润燥，益气养阴。

【主治】温燥伤肺证。身热头痛，干咳无痰，气逆而喘，咽喉干燥，鼻燥，胸满胁痛，心烦口渴，舌干少苔，脉虚大而数。

【方解】君：重用桑叶——质轻气寒，清透肺中燥热之邪。臣：石膏——辛甘而寒，甘寒润肺滋燥，辛寒清泄肺热；麦冬——甘寒清热，养阴润肺。佐：人参——补益肺脾，生化津液；麻仁——养阴润肺滋燥；阿胶——补血养阴润肺；杏仁——苦润，苦降肺气，兼以润肺；枇杷叶——清降肺气止咳。佐使：甘草——益脾胃，补肺气，调和诸药。诸药合用，共奏清肺润燥、益气养阴之效。

【配伍特点】宣清合法，宣中有降，清中有润，气阴双补，培土生金。

【运用】本方为治疗温燥伤肺重证之代表方。以身热，干咳无痰，气逆而喘，舌干少苔，脉虚大而数为辨证要点。原著曾载：“痰多加贝母、瓜蒌；血枯加生地黄；热甚加降角（水牛角代）、羚羊角，或加牛黄。”本方证治虽属外燥，但温燥伤肺较重，故临证可依肺热及阴伤之程度，调整桑叶、石膏、麦冬等君臣药之用量，不可拘泥，当圆机活法。

【方歌】清燥救肺桑麦膏，参胶胡麻杏杷草，清宣闰肺养气阴，温燥伤肺气阴耗。

第二节 滋润内燥剂

·麦门冬汤· 《金匮要略》

【组成】麦门冬、半夏、人参、甘草、粳米、大枣。

【功用】滋养肺胃，降逆下气。

【主治】①虚热肺痿。咳唾涎沫，短气喘促，咽干口燥，舌红少苔，脉虚数。②胃阴不足证。气逆呕吐，口渴咽干，舌红少苔，脉虚数。

【方解】君：重用麦门冬——滋养肺胃阴津，清肺胃虚热。臣：人参——益气生津。佐：粳米、大枣——益脾胃，助人参益气生津，寓“培土生金”之意；半夏——辛开苦降，降逆下气，化其痰涎，并制约滋补药壅滞。佐使：甘草——益气和中，润肺利咽。

诸药配伍，以奏滋养肺胃，降逆下气之效。

【配伍特点】重用甘寒清润，少佐辛温降逆，滋而不腻，温而不燥，培土生金，肺胃并治。

【运用】本方为治疗肺胃阴伤，火逆上气证之常用方。以咳唾涎沫，短气喘促，或呕吐，口渴咽干，舌红少苔，脉虚数为辨证要点。

【方歌】麦门冬汤用人参，枣草粳米半夏存，肺痿咳逆因虚火，清养肺胃又下气。

·百合固金汤·　《慎斋遗书》
（中西医执业、中西医助理、中医助理医师不考）

【组成】熟地、生地、归身、白芍、甘草、桔梗、玄参、贝母、麦冬、百合。

【功用】滋养肺肾，止咳化痰。

【主治】肺肾阴亏，虚火上炎证。咳嗽气喘，痰中带血，咽喉燥痛，头晕目眩，午后潮热，舌红少苔，脉细数。

【方解】君：百合——甘苦微寒，滋阴清热，润肺止咳；生地、熟地——既能滋阴养血以金水相生，又能清热凉血以止血。臣：麦冬——甘寒，助百合以滋阴清热，润肺止咳；玄参——咸寒，助二地滋阴凉血，以清虚火，并可清利咽喉。佐：当归——治咳逆上气，伍白芍以养血和血；贝母——清热润肺，化痰止咳。使：桔梗——宣肺利咽，化痰散结，并可载药上行；生甘草——清热泻火，并调和诸药。合而用之，滋肾保肺，金水并调，使阴血渐充，虚火自清，痰化咳止，肺气自固。

【配伍特点】主以甘寒，肺肾同治，金水相生，润中寓清。

【运用】本方为滋补肺肾，止咳化痰之常用方。以咳嗽气喘，痰中带血，咽喉燥痛，舌红少苔，脉细数为辨证要点。

【方歌】百合固金二地黄，玄参贝母桔草藏，麦冬芍药当归配，喘咳痰血肺家伤。

·玉液汤·　《医学衷中参西录》
（中医、中西医助理医师均不考）

【组成】生山药、生黄芪、知母、生鸡内金、葛根、五味子、天花粉。

【功用】益气养阴，固肾生津。

【主治】气阴两虚之消渴。口干而渴，饮水不解，小便频数量多，或小便浑浊，困倦气短，舌嫩红而干，脉虚细无力。

【方解】君：生山药、生黄芪——益气养阴，补脾固肾。臣：知母、天花粉——滋阴清热，润燥止渴。佐：葛根——升阳生津，助脾气上升以散精达肺；鸡内金——助脾健运，化水谷为津液；五味子——酸收而固肾生津，使津液不下流。

诸药配伍，共奏益气滋阴、固肾止渴之效。

【配伍特点】甘温凉涩合法，脾肾同治，寓固肾于补脾之中，纳清降于生津之内。

【运用】本方为治疗消渴日久，气阴两虚证之常用方。以口渴尿多，困倦气短，舌嫩红而干，脉虚细无力为辨证要点。

【方歌】玉液山药芪葛根，花粉知味鸡内金，消渴口干溲多数，补脾固肾益气阴。

·增液汤·　《医学衷中参西录》
（中医、中西医助理医师均不考）

【组成】玄参、麦冬、细生地。

【功用】增液润燥。

【主治】阳明温病，津亏肠燥便秘证。大便秘结，口渴，舌干红，脉细数或沉而无力者。

【方解】方中重用玄参为君药，其苦咸而寒，清热养阴生津，启肾水以滋肠燥。以细生地为臣药，其甘苦而寒，清热滋阴，壮水生津，与君药玄参相须相宜。肺与大肠相表里，故用麦冬甘寒，滋肺增液，生津润肠以润燥，为佐药。三药合用，“寓泻于补，以补药之体，作泻药之用，既可攻实，又可防虚”（《温病条辨》卷二），养阴增液而清热，使肠燥得润，大便自下，故名之曰“增液汤”。

【配伍特点】重剂咸寒甘润，增水行舟，寓泻于补。

【运用】本方是主治热病伤津、肠燥便秘证的基础方，是增水行舟法之代表方，以大便秘结、舌干红、脉细数或沉而无力为辨证要点。方中三药均较临证常用量为大，即“三药合用，作增水行舟之计，故汤各增液，但非重用不为功”（《温病条辨》卷二）。

【方歌】增液玄参生地冬，热病津枯便不通，补药之体作泻剂，若非重用不为功。

第十七单元　祛湿剂

凡以化湿利水，通淋泄浊等作用为主，用于治疗水湿病证的方剂，统称为祛湿剂。根据《素问·至真要大论》“湿淫所胜……以苦燥之，以淡泄之”，以及《素问·汤液醪醴论》“洁净府”的原则立法，属于“八法”中的“消法”。

湿与水异名而同类，湿为水之渐，水为湿之积。湿邪为患，有外湿与内湿之分。外湿与内湿又常相兼为病。大抵湿邪在外在上者，可微汗疏解以散之；在内在下者，可芳香苦燥而化之，或甘淡渗利以除之；水湿壅盛，形气俱实者，又可攻下以逐之；湿从寒化者，宜温阳化湿；湿从热化者，宜清热祛湿；湿浊下注，淋浊带下者，则宜分清化浊以治之。故本章方剂分为化湿和胃剂、清热祛湿剂、利水渗湿剂、温化寒湿剂、祛湿化浊剂、祛风胜湿剂六类。其中，外湿之证，治以汗法为主者，已于解表剂中论述；水湿壅盛，治以攻逐水饮者，已于泻下剂中论述。

祛湿剂多由芳香温燥或甘淡渗利之品组成，易于耗伤阴津，且辛香之品亦易耗气，渗利之剂有碍胎元，故素体阴血不足，或病后体弱者及孕妇等应慎用。

第一节　化湿和胃剂

·平胃散·　《简要济众方》

【组成】苍术、厚朴、陈橘皮、炙甘草、生姜、大枣。

【功用】燥湿运脾，行气和胃。

【主治】湿滞脾胃证。脘腹胀满，不思饮食，口淡无味，恶心呕吐，嗳气吞酸，肢体沉重，怠惰嗜卧，常多自利，舌苔白腻而厚，脉缓。

【方解】君：苍术——燥湿健脾，使湿祛而脾运有权，脾健则湿邪得化。湿邪阻碍气机，且气行则湿化。臣：厚朴——行气除满，且可化湿；厚朴与苍术相伍，行气以除湿，燥湿以运脾，使滞气得行，湿浊得去。佐：陈皮——理气和胃，燥湿醒脾，以助苍术、厚朴之力。使：调和诸药，且能益气健脾和中。煎加生姜、大枣，生姜温散水湿，且和胃降逆，大枣补脾益气以助甘草培土制水之功，姜、枣合用尚能调和脾胃。诸药配伍共奏燥湿运脾，行气和胃之效。

【配伍特点】苦辛芳香温燥，主以燥化，辅以行气；主以运脾，兼以和胃。

【运用】本方为治疗湿滞脾胃证之基础方。以脘腹胀满，舌苔白腻而厚为辨证要点。本方中药物辛苦温燥，易耗气伤津，故阴津不足或脾胃虚弱者及孕妇不宜使用。

【方歌】平胃散内君苍术，厚朴陈草姜枣煮，燥湿运脾又和胃，湿滞脾胃胀满除。

·藿香正气散·　《太平惠民和剂局方》

【组成】大腹皮、白芷、紫苏、茯苓、半夏曲、白术、陈皮、厚朴、苦桔梗、藿香、炙甘草、生姜、大枣。

【功用】解表化湿，理气和中。

【主治】外感风寒，内伤湿滞证。霍乱吐泻，恶寒发热，头痛，胸膈满闷，脘腹疼痛，舌苔白腻，脉浮或濡缓。以及山岚瘴疟等。

【方解】君：藿香——解表散寒，芳香化湿，辟秽和中，升清降浊。臣：白芷、紫苏——既助藿香解表散寒，又助藿香芳香化湿；半夏曲——醒脾燥湿；厚朴——行气化湿。佐：陈皮——行气燥湿和胃；桔梗——宣利肺气；大腹皮——行气利湿；白术——健脾燥湿；茯苓——渗湿健脾。佐使：生姜、大枣、甘草——健脾和胃，调和诸药。

诸药配伍，共奏解表化湿、理气和中之效。

【配伍特点】表里同治而以除湿治里为主，脾胃同调而以升清降浊为要。

【运用】本方为治疗夏月感寒伤湿，脾胃失和证之常用方。以恶寒发热，上吐下泻，舌苔白腻为辨证要点。本方解表之力较弱，故“如欲出汗”，宜“热服”，且“衣被盖”。霍乱吐泻属湿热证者禁服本方。

【方歌】藿香正气腹皮苏，甘桔苓陈朴白术，夏曲白芷加姜枣，风寒暑湿并能除。

第二节　清热祛湿剂

·茵陈蒿汤·　《伤寒论》

【组成】茵陈、栀子、大黄。

【功用】清热利湿退黄。

【主治】黄疸阳黄。一身面目俱黄，黄色鲜明，发热，无汗或但头汗出，口渴欲饮，恶心呕吐，腹微满，小便短赤，大便不爽或秘结，舌红苔黄腻，脉沉数或滑数有力。

【方解】君：茵陈——清热利湿退黄。臣：栀子——清热利湿，通利三焦，引湿热自小便而出。佐：大黄——泻热逐瘀，通利大便，导瘀热由大便而出。诸药配伍，共奏清利湿热、退黄导热下行之效。

【配伍特点】苦寒清利通腑，分消退黄，药简效宏。

【运用】本方为治疗黄疸阳黄之代表方。以一身面目俱黄，黄色鲜明，舌苔黄腻，脉沉数或滑数有力为辨证要点。服本方后，以小便增多，且尿色黄赤为效，即仲景所谓“小便当利尿如皂荚汁状，色正赤，一宿腹减，其从小便去也”（《伤寒论》）之意。

【方歌】茵陈蒿汤大黄栀，郁热阳黄此方施，便难尿赤腹胀满，功在清热与利湿。

·八正散·　《太平惠民和剂局方》

【组成】车前子、瞿麦、萹蓄、滑石、山栀子仁、炙甘草、木通、大黄、灯心。

【功用】清热泻火，利水通淋。

【主治】热淋。尿频尿急，溺时涩痛，淋沥不畅，尿色浑赤，甚则癃闭不通，小腹急满，口燥咽干，舌苔黄腻，脉滑数。

【方解】君：木通、滑石——清热利湿，利水通淋。臣：车前子、瞿麦、萹蓄——清热利湿，利水通淋。佐：栀子——清泻三焦湿热；大黄——泄热降火；灯心草——导热下行。使：甘草——和药缓急。

诸药配伍，共奏清热泻火、利水通淋之效。

【配伍特点】集寒凉降泄之品，纳通腑于清利之中。

【运用】本方为治疗热淋之代表方。以尿频尿急，溺时涩痛，舌苔黄腻，脉滑数为辨证要点。若大便秘结，腹胀者，原方煨大黄改用生大黄，加枳实以通腑泄热；若伴寒热往来，口苦，呕恶者，与小柴胡汤合用以和解少阳；若湿热伤阴，口渴，舌红苔少者，去大黄，加生地、知母以养阴清热。本方苦寒通利，凡淋证属湿热下注者均可加减用之。若属血淋者，加生地、小蓟、白茅以凉血止血；若为石淋，加金钱草、海金沙、石韦等以化石通淋；若属膏淋加萆薢、菖蒲以分清化浊。

【方歌】八正木通与车前，扁蓄大黄栀滑研，草梢瞿麦灯心草，湿热诸淋宜服煎。

·三仁汤· 《温病条辨》

【组成】杏仁、飞滑石、白通草、白蔻仁、竹叶、厚朴、生薏苡仁、半夏。

【功用】宣畅气机，清利湿热。

【主治】湿温初起及暑温夹湿之湿重于热证。头痛恶寒，身重疼痛，肢体倦怠，面色淡黄，胸闷不饥，午后身热，苔白不渴，脉弦细而濡。

【方解】君：杏仁——宣利上焦气机；白蔻仁——宣畅中焦气机；薏苡仁——渗利下焦气机。臣：通草、滑石、竹叶——清热利湿。佐：半夏、厚朴——行气化湿，散结除满。

诸药配伍，共奏清利湿热、宣畅气机之效。

【配伍特点】芳化苦燥寒清同用，宣上畅中渗下并行。

【运用】本方为治疗湿温初起，湿重于热证之代表方。以头痛恶寒，身重疼痛，午后身热，舌苔白不渴为辨证要点。湿温初起，证多疑似，每易误治，故吴鞠通于《温病条辨》中明示“三戒”：一者，不可见其头痛恶寒，身重疼痛，以为伤寒而汗之，汗伤心阳，则神昏耳聋，甚则目瞑不欲言；二者，不可见其中满不饥，以为停滞而下之，下伤脾胃，湿邪乘势下注，则为洞泄；三者，不可见其午后身热，以为阴虚而用柔药润之，否则易使湿热锢结而病深不解。

【方歌】三仁杏蔻薏苡仁，夏朴通草滑竹存，宣畅气机清湿热，湿重热轻在气分。

·甘露消毒丹· 《医效秘传》
（中医、中西医助理医师均不考）

【组成】飞滑石、淡黄芩、绵茵陈、石菖蒲、川贝母、木通、藿香、连翘、白蔻仁、薄荷、射干。

【功用】利湿化浊，清热解毒。

【主治】湿温时疫之湿热并重证。发热口渴，胸闷腹胀，肢酸倦怠，颐咽肿痛，或身目发黄，小便短赤，或泄泻淋浊，舌苔白腻或黄腻或干黄，脉濡数或滑数。

【方解】君：滑石——利水渗湿，清热解暑；茵陈——善清利湿热而退黄；黄芩——清热燥湿，泻火解毒。臣：石菖蒲、藿香、白豆蔻——行气化湿，悦脾和中，令气畅湿行；木通——清热利湿通淋，导湿热从小便而去，以益其清热利湿之力。佐：连翘、射干、贝母、薄荷——合以清热解毒，散结消肿而利咽止痛。纵观全方，利湿清热，两相兼顾，且以芳香行气悦脾，寓气行则湿化之义；佐以解毒利咽，令湿热疫毒俱去，诸症自除。

【配伍特点】苦寒芳化渗利同用，上解中化下利并行。

【运用】王世雄称本方为“治湿温时疫之主方”，夏令暑湿季节尤为常用。以身热肢酸，口渴尿赤，或咽痛身黄，舌苔白腻或微黄为辨证要点。

【方歌】甘露消毒蔻藿香，茵陈滑石木通菖，芩翘贝母射干薄，湿热时疫是主方。

·连朴饮· 《霍乱论》
（中医、中西医助理医师均不考）

【组成】制厚朴、川连（姜汁炒）、石菖蒲、制半夏、香豉、焦栀子、芦根。

【功用】清热化湿，理气和中。

【主治】湿热霍乱。胸脘痞闷，恶心呕吐，口渴不欲多饮，心烦溺赤，泄泻，或霍乱吐泻，舌苔黄腻，脉滑数。

【方解】方中芦根用量独重，取其清热止呕除烦，兼具利小便而导湿热之功，为君药。黄连苦寒，清热燥湿，姜制又增和胃止呕之功；厚朴辛苦性温，宣畅气机，化湿行滞，为臣药。半夏辛燥性温，降逆和胃止呕；栀子苦寒，清心泻热，导湿热从小溲而出；石菖蒲芳香化湿醒脾；淡豆豉宣郁止烦，合栀子以清宣郁热而除心烦，俱为佐药。诸药相伍，清热化湿，理气和中，俾湿热去、脾胃和，则痞闷、吐泻诸症可除。

【配伍特点】苦辛合法，寒温并用，清化降利以和中。

【运用】本方为治疗湿热霍乱证之常用方。以呕吐泄泻，胸脘痞闷，舌苔黄腻，脉濡数为辨证要点。

【方歌】连朴饮用香豆豉，菖蒲半夏焦山栀，芦根厚朴黄连入，湿热霍乱此方施。

·当归拈痛汤（又名拈痛汤）· 《医学启源》

（中医、中西医助理医师均不考）

【组成】羌活、防风、升麻、葛根、白术、苍术、当归身、人参、甘草、苦参、黄芩、知母、茵陈、猪苓、泽泻。

【功用】利湿清热，疏风止痛。

【主治】湿热相搏，外受风邪证。遍身肢节烦痛，或肩背沉重，或脚气肿痛，脚膝生疮，舌苔白腻微黄，脉弦数。

【方解】方中羌活辛散扶风苦燥胜湿，通痹止痛，尤擅治上肢肩背之痛；茵陈苦泄下降，清热利湿，《本草拾遗》言其能“通关节，去滞热”，两药相合，共成祛风散邪，除湿清热，通痹止痛之功，使风湿热邪由内外分消，故重用以为君药。臣以猪苓、泽泻甘淡以助茵陈渗湿热于下；黄芩、苦参寒凉以助茵陈清热毒于内。佐入防风、升麻、葛根辛散以助羌活祛风湿于外；苍术辛温，擅除内外之湿；白术甘温，专以健脾燥湿；知母苦寒质润，既可助诸药清热之力，又可防苦燥渗利伤阴之偏；当归养血活血，“血壅不流则为痛，当归辛温以散之”（《医方集解》）；人参、甘草“补脾养正气，使苦药不能伤胃”（《医学启源》），二药合当归亦能补益气血，使辛散温燥而无耗气伤阴之虞，俱为佐药。甘草清热解毒，调和诸药，兼作使药。诸药相合，共奏利湿清热、疏风止痛之功。可谓表里同治，上下分消，升降并行，邪正兼顾，无论外感、内生湿热俱可藉之以除。此外，方中人参、白术、甘草配伍羌活、防风、升麻、葛根有补气升阳之妙，似东垣“补中益气汤”“升阳益胃汤”之滥觞；退黄要药茵陈蒿与辛散、苦燥、渗利诸药相配，令湿邪内清外越，故吴昆又有“湿热发黄者，此方主之”（《医方考》）之论。

【配伍特点】辛散清利之中寓补气养血之法，表里同治，上下分消。

【运用】本方为治疗风湿热痹或湿热脚气之常用方。以肢节沉重肿痛，苔白腻微黄，脉数为辨证要点。

【方歌】当归拈痛羌防升，猪泽茵陈芩葛朋，二术苦参知母草，疮疡湿热服皆应。

·二妙散· 《丹溪心法》

（中医、中西医助理医师均不考）

【组成】黄柏、苍术、姜汁。

【功用】清热燥湿。

【主治】湿热下注证。筋骨疼痛，或两足痿软，或足膝红肿疼痛，或湿热带下，或下部湿疮，小便短赤，舌苔黄腻。

【方解】方中黄柏寒凉苦燥，其性沉降，擅清下焦湿热，为君药。苍术辛苦而温，其性燥烈，一则健脾助运以治生湿之本，一则芳化苦燥以除湿阻之标，为臣药。“苍术妙于燥湿，黄柏妙于去热”（《医方考》）且二药互制其苦寒或温燥之性，以防败胃伤津之虞。再入姜汁少许调药，既可藉其辛散以助祛湿，亦可防黄柏苦寒伤中。

【配伍特点】苦寒温燥相制，长于下焦，药简效专。

【运用】本方为治疗湿热下注之痿痹、脚气、带下、湿疮等病证之基础方。以足膝肿痛，小便短赤，舌苔黄腻为辨证要点。

【方歌】二妙散中苍柏煎，若云三妙牛膝添，四妙再加薏苡仁，湿热下注痿痹痊。

第三节　利水渗湿剂

·五苓散·　《伤寒论》

【组成】猪苓、泽泻、白术、茯苓、桂枝。

【功用】利水渗湿，温阳化气。

【主治】①蓄水证。小便不利，头痛微热，烦渴欲饮，甚则水入即吐，舌苔白，脉浮。②痰饮。脐下动悸，吐涎沫而头眩，或短气而咳者。③水湿内停证。水肿、泄泻，小便不利，以及霍乱吐泻等。

【方解】泽泻（君）；猪苓、茯苓（臣）——利水渗湿；白术（佐）——健脾燥湿；桂枝（佐）——外解太阳之表，内助膀胱气化。

诸药配伍，共奏利水渗湿、温阳化气、兼以解表之效。

【配伍特点】主入下焦而兼运中州，渗利之中寓化气之法。

【运用】本方为利水化气之代表方。以小便不利，舌苔白，脉浮或缓为辨证要点。本方后嘱曰“多饮暖水，汗出愈”。多饮暖水，可温助阳气，以发汗解表；再则汗出而肺气开宣，若提壶揭盖，亦有助于利水渗湿。《伤寒六经辨证治法》云：“盖多服暖水，犹桂枝汤啜热粥之法……溺汗俱出，经腑同解，至妙之法，可不用乎！”

【方歌】五苓散治太阳腑，白术泽泻猪苓茯，桂枝化气兼解表，小便通利水饮逐。

·猪苓汤·　《伤寒论》

【组成】猪苓、茯苓、泽泻、阿胶、滑石。

【功用】利水渗湿，养阴清热。

【主治】水热互结伤阴证。发热，口渴欲饮，小便不利，或心烦不寐，或咳嗽，或呕恶，或下利，舌红苔白或微黄，脉细数。亦治热淋、血淋等。

【方解】君：猪苓——归肾、膀胱经，专以淡渗利水。臣：泽泻、茯苓——甘淡，以增猪苓利水渗湿之力，且泽泻性寒兼可泄热，茯苓尚可健脾以助运湿。佐：滑石之甘寒，利水、清热两彰其功；阿胶滋阴润燥，既益已伤之阴，又防诸药渗利重伤阴血。

五药合方，利水渗湿为主，清热养阴为辅，体现了利水而不伤阴、滋阴而不碍湿的配伍特点。水湿去，邪热清，阴津复，诸症自除。血淋而小便不利者，亦可用本方利水通淋、清热止血。

【配伍特点】甘寒淡渗，寓养血于清利之中，利水而不伤阴。

【运用】本方为治疗水热互结而兼阴虚证候之常用方。以小便不利，口渴，身热，舌红，脉细数为辨证要点。

【方歌】猪苓汤内有茯苓，泽泻阿胶滑石并，小便不利兼烦渴，滋阴利水症自平。

·防己黄芪汤·　《金匮要略》

【组成】防己、甘草、白术、黄芪、生姜、大枣。

【功用】益气祛风，健脾利水。

【主治】表虚之风水或风湿。汗出恶风，身重微肿，或肢节疼痛，小便不利，舌淡苔白，脉浮。

【方解】君：防己——祛风行水；黄芪——益气固表，兼可利水。两药相合，祛风除湿而不伤正，益气固表而不恋邪，使风湿俱去，表虚得固。臣：白术——补气健脾祛湿，既助防己祛湿行水之功，又增黄芪益气固表之力。佐：姜、枣——调和营卫。甘草——和中，兼可调和诸药。诸药相伍，祛风与除湿健脾并用，扶正与祛邪兼顾，使风湿俱去，诸症自除。

【配伍特点】祛风除湿与益气固表并用，祛邪而不伤正，固表而不留邪。

【运用】本方为治疗风湿、风水属表虚证之常用方。以汗出恶风，小便不利，苔白脉浮为辨证要点。原著曾载："腹痛加芍药。"服本方后，患者可能出现"如虫行皮中""从腰下如冰之感"，此乃卫阳振奋，风湿欲解，湿邪下行之兆。"以被绕腰"，意在保暖以助汗出。

【方歌】《金匮》防己黄芪汤，白术甘草加姜枣，益气祛风行水良，表虚风水风湿康。

第四节　温化寒湿剂

·苓桂术甘汤·　《金匮要略》

【组成】茯苓、桂枝、白术、炙甘草。

【功用】温阳化饮，健脾利湿。

【主治】中阳不足之痰饮。胸胁支满，目眩心悸，或短气而咳，舌苔白滑，脉弦滑或沉紧。

【方解】君：茯苓——健脾利水，渗湿化饮，既能消除已聚之痰饮，又善平饮邪之上逆。臣：桂枝——温阳化气，平冲降逆。苓、桂相合为温阳化气，利水平冲之常用组合。佐：白术——健脾燥湿。苓、术相须，为健脾祛湿的常用组合，在此体现了治生痰之源以治本之意；桂、术同用，也是温阳健脾的常用组合。使：炙甘草——用于本方，其意有三：一可合桂枝以辛甘化阳，以襄助温补中阳之力；二可合白术益气健脾，崇土以利制水；三可调和诸药，功兼佐使之用。四药合用，温阳健脾以助化饮，淡渗利湿以平冲逆。全方温而不燥，利而不峻，标本兼顾，配伍严谨，为治疗痰饮病之和剂。

此方服后，当小便增多，是饮从小便而去之征，故原方用法之后有"小便当利"之说。此亦即《金匮要略》"夫短气有微饮者，当从小便去之"之意。

【配伍特点】淡渗甘温合法，温而不热，利而不峻，为治痰饮之和剂。

【运用】本方为治疗中阳不足痰饮病之代表方。以胸胁支满，目眩心悸，舌苔白滑为辨证要点。原方用法之后有"小便则利"四字，即服本方后，小便增多，此为饮从小便而去之兆，亦即《金匮要略》"夫短气有微饮，当从小便去之"之意。

【方歌】苓桂术甘仲景剂，温阳化引又健脾，中阳不足饮停胃，胸胁支满悸眩施。

·真武汤·　《伤寒论》

【组成】茯苓、芍药、白术、生姜、炮附子。

【功用】温阳利水。

【主治】①阳虚水泛证。小便不利，四肢沉重疼痛，浮肿，腰以下为甚，畏寒肢冷，腹痛，下利，或咳，或呕，舌淡胖，苔白滑，脉沉细。②太阳病发汗太过，阳虚水泛证。汗出不解，其人仍发热，心下悸，头眩，身瞤动，振振欲擗地。

【方解】君：附子——温壮肾阳，以化气行水；兼暖脾土，以温运水湿。臣：白术——健脾燥湿，使水有所制；茯苓——淡渗利湿，使水湿从小便而去，并助白术健脾。佐：生姜——温散，既助附子温阳散寒，又合茯苓、白术宣散水湿；佐以芍药，一者利小便以行水，二者柔肝缓急以止腹痛，三者敛阴舒筋以治筋肉瞤动，四者防止温燥药物伤耗阴津，以利久服缓治。

诸药配伍，以奏温阳利水之效。

【配伍特点】辛热渗利法，纳酸柔于温利之中，脾肾兼顾，重在温肾。

【运用】本方为温阳利水之基础方。以小便不利，肢体沉重或浮肿，舌质淡胖，苔白，脉沉为辨证要点。

【方歌】真武苓术附芍姜，温阳利水壮肾阳，脾肾阳虚水气停，腹痛悸眩瞬惕恙。

·实脾散· 《严氏济生方》

【组成】厚朴、白术、木瓜、木香、草果仁、大腹子、炮附子、白茯苓、炮干姜、炙甘草、生姜、大枣。

【功用】温阳健脾，行气利水。

【主治】脾肾阳虚，水气内停之阴水。身半以下肿甚，手足不温，口中不渴，胸腹胀满，大便溏薄，舌苔白腻，脉沉弦而迟。

【方解】君：附子、干姜——温肾暖脾，扶阳抑阴。臣：茯苓、白术——渗湿健脾，使水湿从小便去。佐：木瓜——除湿醒脾和中；厚朴、木香、大腹子（槟榔）、草果——行气导滞，使气化则湿化，气顺则胀消；草果、厚朴——兼可燥湿；槟榔——兼能利水。佐使：甘草、生姜、大枣——益脾和中；生姜——兼能温散水气；甘草——调和诸药。诸药相伍，共奏温阳健脾、行气利水之效。

【配伍特点】辛热与淡渗合法，纳行气于温利之中，脾肾兼顾，主以实脾。

【运用】本方为治疗脾肾阳虚水肿之常用方。以身半以下肿甚，胸腹胀满，舌淡苔腻，脉沉迟为辨证要点。

【方歌】实脾温阳行利水，干姜苓术附草随，木瓜香槟朴草果，阳虚水肿腹胀祟。

第五节　祛湿化浊剂

·萆薢分清饮（原名萆薢分清散）· 《杨氏家藏方》
（中医、中西医助理医师均不考）

【组成】益智仁、川萆薢、石菖蒲、乌药、盐。

【功用】温肾利湿，分清化浊。

【主治】下焦虚寒之膏淋、白浊。小便频数，浑浊不清，白如米泔，凝如膏糊，舌淡苔白，脉沉。

【方解】方中萆薢味苦性平，可利湿祛浊，为治疗白浊、膏淋之要药，故为君药。益智仁温补肾阳，涩精缩尿，为臣药。石菖蒲辛香苦温，化浊祛湿，兼祛膀胱之寒，以助萆薢分清化浊；乌药温肾散寒，行气止痛，能除膀胱冷气，治小便频数，为佐药。加盐同煎，则取其咸以入肾，引药直达下焦，为使药。诸药合用，共奏温肾祛湿、分清化浊之功。

本方出自南宋医家杨倓的《杨氏家藏方》，原名“萆薢分清散”，及至元代《丹溪心法》收载此方，改名为“萆薢分清饮”。

【配伍特点】利温相合，通中寓涩，分清别浊，药简效专。

【运用】本方为治疗下焦虚寒淋浊之常用方。以小便混浊频数，舌淡苔白，脉沉为辨证要点。原书方后云：“一方加茯苓、甘草。”则其利湿分清之力益佳。

【方歌】萆薢分清益智仁，菖蒲乌药盐煎成，下焦虚寒得温利，分清化浊效如神。

·完带汤· 《傅青主女科》

【组成】白术、山药、人参、白芍、车前子、苍术、甘草、陈皮、黑荆芥穗、柴胡。

【功用】补脾疏肝，化湿止带。

【主治】脾虚肝郁，湿浊下注之带下证。带下色白，清稀无臭，倦怠便溏，舌淡苔白，脉缓或濡弱。

【方解】君：白术——补脾祛湿，使脾气健运，湿浊得消；山药兼能固肾止带。臣：人参——补

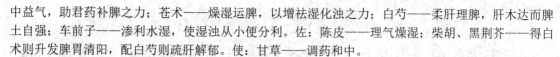

中益气，助君药补脾之力；苍术——燥湿运脾，以增祛湿化浊之力；白芍——柔肝理脾，肝木达而脾土自强；车前子——渗利水湿，使湿浊从小便分利。佐：陈皮——理气燥湿；柴胡、黑荆芥——得白术则升发脾胃清阳，配白芍则疏肝解郁。使：甘草——调药和中。

诸药相配，共奏补脾疏肝、化湿止带功效。

【配伍特点】扶土抑木，补中寓散，升清除湿，肝脾同治，重在治脾。

【运用】本方为治疗脾虚肝郁，湿浊下注带下证之常用方。以带下色白，清稀无臭，舌淡苔白，脉濡缓为辨证要点。

【方歌】完带汤中二术陈，人参甘草车前仁，柴芍淮山黑芥穗，化湿止带此方神。

第六节　祛风胜湿剂

·羌活胜湿汤·　《脾胃论》

【组成】羌活、独活、藁本、防风、炙甘草、蔓荆子、川芎。

【功用】祛风胜湿止痛。

【主治】风湿犯表之痹证。肩背痛不可回顾，头痛身重，或腰脊疼痛，难以转侧，苔白，脉浮。

【方解】方中羌活、独活辛苦温燥，皆可祛风除湿，通利关节。其中羌活善祛上部风湿，独活善祛下部风湿，二者合用，可散周身风湿而止痹痛，共为君药。防风散风胜湿而治一身之痛；川芎上行头目，旁通络脉，既可疏散周身风邪，又能活血行气而止头身之痛，共助君药散邪通痹止痛之力，用为臣药。藁本疏散太阳经之风寒湿邪，且善达巅顶而止头痛；蔓荆子亦轻浮上行，主散头面之邪，并可清利头目，俱为佐药。甘草缓诸药辛散之性，并调和诸药，为佐使药。诸药配伍，可祛风胜湿，宣痹止痛益。

【配伍特点】独取辛温行散之法，量小轻扬微汗蠲痹。

【运用】本方为治疗风湿在表痹证之常用方。以头身重痛，或腰脊疼痛，苔白脉浮为辨证要点。

【方歌】羌活胜湿独防风，蔓荆藁本草川芎，祛风胜湿止痛良，善治周身风湿痛。

·独活寄生汤·　《备急千金要方》

【组成】独活、桑寄生、杜仲、牛膝、细辛、秦艽、茯苓、肉桂心、防风、川芎、人参、甘草、当归、芍药、干地黄。

【功用】祛风湿，止痹痛，益肝肾，补气血。

【主治】痹证日久，肝肾两虚，气血不足证。腰膝疼痛，肢节屈伸不利，或麻木不仁，畏寒喜温，心悸气短，舌淡苔白，脉细弱。

【方解】君：独活——性善下行，治伏风，除久痹，以祛下焦与筋骨间的风寒湿邪。臣：细辛——长于入少阴肾经，搜剔阴经之风寒湿邪，除经络留湿；秦艽——祛风湿，舒筋络，利关节；桂心——温经散寒，通利血脉；防风——祛一身之风湿。君臣相伍，祛风寒湿邪，止痹痛。佐：桑寄生、杜仲、牛膝——补益肝肾，强壮筋骨，且桑寄生兼可祛风湿，牛膝兼能活血通筋脉；当归、川芎、地黄、白芍——养血和血；人参、茯苓、甘草——健脾益气。诸药合用，补肝肾，益气血。其中白芍与甘草相合，尚能柔肝缓急，以助舒筋止痛；当归、川芎、牛膝、桂心活血，寓“治风先治血，血行风自灭”之意。使：甘草——调和诸药。诸药配伍，共奏祛风湿、止痹痛、益气血、补肝肾之效。

【配伍特点】辛温行散与甘温滋柔合法，纳益肝肾、补气血于祛邪蠲痹之中，邪正兼顾。

【运用】本方为治疗风寒湿痹日久，肝肾两虚，气血不足证之常用方。以腰膝冷痛，关节配伸不利，心悸气短，舌淡苔白，脉细弱为辨证要点。

【方歌】独活寄生艽防辛，芎芍归地桂苓均，杜仲牛犀人参草，顽痹风寒湿是因。

第十八单元 祛痰剂

凡以消除痰涎作用为主，用于治疗各种痰病的方剂，统称为祛痰剂。属于“八法”中“消法”的范畴。

痰是水液代谢障碍所形成的病理产物，可留滞于脏腑、经络、肢体而致病。《医方集解》云：“在肺则咳，在胃则呕，在头则眩，在心则悸，在背则冷，在胁则胀，其变不可胜穷也。”痰的形成多由外感六淫、饮食失节、七情内伤等致使肺、脾、肾及三焦功能失调，导致水液代谢障碍，津液停聚而酿湿成痰，正所谓“脾为生痰之源”“肾为成痰之本”“肺为贮痰之器”。依据痰病的临床表现，可分为寒痰、热痰、湿痰、燥痰、风痰等。故本单元方剂分为燥湿化痰剂、清热化痰剂、润燥化痰剂、温化寒痰剂、治风化痰剂五类。

痰随气而升降流行，气滞则痰聚，气顺则痰消。诚如庞安常所言：“善治痰者，不治痰而治气，气顺则一身津液亦随气而顺矣。”故祛痰剂中常配伍理气药。至于痰流经络、肌腠而为瘰疬、痰核者，又常结合软坚散结之品，随其虚实寒热而调之。

应用祛痰剂时，首先应辨别痰证之性质，分清寒热燥湿之不同而选用相应的方剂；对于咳嗽痰黏难咯或有咳血倾向者，则不宜应用辛温燥烈之剂，以免引起咳血；表邪未解或痰多者，慎用滋润之品，以防壅滞留邪。

第一节 燥湿化痰剂

·二陈汤· 《太平惠民和剂局方》

【组成】半夏、橘红、白茯苓、炙甘草、生姜、乌梅。

【功用】燥湿化痰，理气和中。

【主治】湿痰证。咳嗽痰多，色白易咯，恶心呕吐，胸膈痞闷，肢体困重，或头眩心悸，舌苔白滑或腻，脉滑。

【方解】君：半夏——燥湿化痰，降逆和胃。臣：橘红——理气化痰，气顺痰消。君臣相配，其意有二：一是等量合用，相辅相成，以增强燥湿化痰之力，并体现治痰先理气，气顺则痰消之意；二是半夏、橘红皆以陈久者良，而无过燥之弊，故方名“二陈”，半夏、橘红为本方燥湿化痰的基本结构。佐使：茯苓——健脾渗湿，湿去脾旺，痰无由生；生姜——化痰和胃，解半夏毒；乌梅——敛肺，合半夏散中寓收，祛痰不伤正；甘草——调和诸药。诸药合用，共奏燥湿化痰、理气和中之效。

【配伍特点】燥化之中寓行运之法，重在治脾以消痰。

【运用】本方为治疗湿痰证之基础方。以咳嗽，呕恶，痰多色白易咯，舌苔白腻，脉滑为辨证要点。若阴虚燥咳，痰中带血者，不宜应用本方。

【方歌】二陈汤用半夏陈，苓草梅姜一并存，理气祛痰兼燥湿，湿痰为患此方珍。

·温胆汤· 《三因极一病证方论》

【组成】半夏、竹茹、枳实、陈皮、炙甘草、茯苓、生姜、大枣。

【功用】理气化痰，清胆和胃。

【主治】胆胃不和，痰热内扰证。胆怯易惊，虚烦不宁，失眠多梦，或呕恶呃逆，或眩晕，或癫痫等。苔腻微黄，脉弦滑。

【方解】君：半夏——燥湿化痰，和胃止呕。臣：竹茹——清热化痰，除烦止呕；半夏与竹茹相伍，一温一凉，化痰和胃，止呕除烦；陈皮——理气行滞，燥湿化痰；枳实——降气导滞，消痰除痞；陈皮与枳实相合，亦一温一凉，理气化痰。佐：茯苓——健脾渗湿；生姜、大枣——调和脾胃，生姜兼制半夏毒性。使：甘草——调和诸药。

本方诸药配伍，温凉兼进，不寒不燥，共奏理气化痰、清胆和胃之效。

【配伍特点】化痰与理气共施，温而不燥；清胆与和胃并行，凉而不寒。

【运用】本方为治疗胆胃不和，痰热内扰证之常用方。以虚烦不眠，眩悸呕恶，苔白腻微黄，脉弦滑为辨证要点。

【方歌】温胆夏茹枳陈助，佐以茯草姜枣煮，理气化痰利胆胃，胆郁痰扰诸证除。

第二节　清热化痰剂

·清气化痰丸·　《医方考》

【组成】陈皮、杏仁、枳实、黄芩、瓜蒌仁、茯苓、胆南星、制半夏、姜汁。

【功用】清热化痰，理气止咳。

【主治】痰热咳嗽。咳嗽，痰黄稠，胸膈痞闷，甚则气急呕恶，舌质红，苔黄腻，脉滑数。

【方解】君：胆南星、瓜蒌仁——清热化痰，瓜蒌仁尚能导痰热从大便而下。臣：制半夏、黄芩——化痰散结，清热降火。佐：杏仁——降利肺气以宣上；陈皮——理气化痰以畅中，气顺痰消；枳实——破气化痰以宽胸；茯苓——健脾渗湿，以杜生痰之源。使：姜汁——化痰和胃。

诸药配伍，以使肺热得清，痰热得化，气机得畅，诸症悉平。

【配伍特点】苦寒与辛燥合法，清化佐以行降，气顺火清痰消。

【运用】本方为治疗痰热咳嗽之常用方。以咯痰黄稠，胸膈痞闷，舌红苔黄腻，脉滑数为辨证要点。

【方歌】清气化痰胆星蒌，夏芩杏陈枳实投，茯苓姜汁糊丸服，气顺火清痰热疗。

·小陷胸汤·　《伤寒论》
（中医、中西医助理医师均不考）

【组成】黄连、半夏、瓜蒌实。

【功用】清热化痰，宽胸散结。

【主治】痰热互结之小结胸证。心下痞闷，按之则痛，或心胸闷痛，或咳痰黄稠，舌红苔黄腻，脉滑数。

【方解】君：全瓜蒌——甘寒，清热涤痰，宽胸散结，用时先煮，意在“以缓治上”，而通胸膈之痹。臣：黄连——苦寒泄热除痞；半夏——辛温化痰散结。两者合用，一苦一辛，体现辛开苦降之法；与瓜蒌相伍，润燥相得，是为清热化痰，散结开痞的常用组合。

本方证为痰热互结心下，病位局限，病情相对较轻，病势较缓，仅见胸脘痞闷、按之始痛、脉象浮滑，故用瓜蒌与黄连、半夏相伍，清热涤痰散结。

【配伍特点】苦辛润相合，辛开苦降，润燥相得，消痰除痞，药简效专。

【运用】本方为治疗痰热互结证之常用方。以胸脘痞闷，按之则痛，舌红苔黄腻，脉滑数为辨证要点。

【方歌】小陷胸汤连半蒌，宽胸开结涤痰优，膈上热痰痞满痛，舌苔黄腻服之修。

第三节　润燥化痰剂

·贝母瓜蒌散·　《医学心悟》

【组成】贝母、瓜蒌、天花粉、茯苓、橘红、桔梗。

【功用】润肺清热，理气化痰。

【主治】燥痰咳嗽。咳嗽痰少，咯痰不爽，涩而难出，咽喉干燥，苔白而干。

【方解】君：贝母——润肺清热，化痰止咳；瓜蒌——清肺润燥，开结涤痰。臣：天花粉——清降肺热，生津润燥。痰因湿聚，湿自脾来，痰又易阻滞气机。佐：橘红——理气化痰、茯苓健脾渗湿，但因橘红温燥、茯苓渗利，故用量较轻。佐使：桔梗——宣肺化痰，且引诸药入肺经。

诸药配伍，清润宣化并用，肺脾同调，以润肺化痰为主，润肺不留痰，化痰不伤津，共奏润肺清热、理气化痰之效。

【配伍特点】重用甘寒，清润化痰而不伤津。

【运用】本方为治疗燥痰证之常用方。以咳嗽痰少，咯痰不爽，咽喉干燥，苔白而干为辨证要点。

【方歌】贝母瓜蒌臣花粉，橘红茯苓加桔梗，肺燥有痰咳难出，润肺化痰此方珍。

第四节　温化寒痰剂

·苓甘五味姜辛汤·　《金匮要略》

【组成】茯苓、甘草、干姜、细辛、五味子。

【功用】温肺化饮。

【主治】寒饮咳嗽。咳嗽痰多，清稀色白，胸膈痞满，舌苔白滑，脉弦滑。

【方解】方中用干姜为君，入肺、脾经，既温肺化饮，又温脾化湿。细辛为方中臣药，温肺散寒化饮，助干姜温散凝聚之寒饮。仲景每以两味配伍以温阳化饮，其中干姜温热为主，温阳化饮之力强，细辛以辛散为主，开郁散饮之力优，两者相伍，温肺化饮之力倍增。茯苓健脾渗湿，既可化已聚之痰，又能杜生痰之源，亦为臣药。喘咳日久，必耗散肺气，方中诸药又是以辛散温燥之药为主，恐更伤肺气，故佐以五味子敛肺止咳，与干姜、细辛为伍，一散一收，开阖相济，散不伤正，收不留邪，既防辛散耗伤肺气，又使肺脏宣降有权。使以甘草和中，调和药性。全方配伍，共奏温肺化饮之功。

【配伍特点】温散之中佐以酸收，开阖相济，温肺散饮。

【运用】本方为治疗寒饮咳嗽之常用方。以咳嗽痰稀色白，舌苔白滑，脉弦滑为辨证要点。

【方歌】苓甘五味姜辛汤，温肺化饮常用方，半夏杏仁均可加，寒痰水饮咳嗽康。

·三子养亲汤·　《韩氏医通》
（中医、中西医助理医师均不考）

【组成】白芥子、紫苏子、莱菔子。

【功用】温肺化痰，降气消食。

【主治】痰壅气逆食滞证。咳嗽喘逆，痰多胸痞，食少难消，舌苔白腻，脉滑。

【方解】方中白芥子温肺化痰，利气畅膈；苏子降气消痰，止咳平喘；莱菔子消食导滞，降气祛痰。三药均属消痰理气之品，但白芥子豁痰力强，苏子以降气为长，而莱菔子消食独胜。合而用之，可使气顺痰消，食积得化，则咳喘自平。临证根据痰壅、气逆、食滞三者轻重而酌定君药之量，余者减量为臣佐之属。韩氏自述："夫三子者，出自老圃，其性度和平芬畅，善佐饮食奉养，使人亲有勿药之喜，是以仁者取焉。老吾老以及人之老，其利博矣。"故取名"三子养亲"。

【配伍特点】祛痰理气消食共用，为药简治标之剂。

【运用】本方为治疗痰壅气逆食滞证之常用方。以咳喘痰多色白，食少脘痞，舌苔白为辨证要点。原方用法"每剂不过三钱，用生绢小袋盛之"，煮汤代茶，以使药力缓行。本方为治标之剂，不宜久服，待症状缓解，则当标本兼顾。原著载其加减："若大便素实者，临服加熟蜜少许，若冬寒，加生姜三片。"

【方歌】三子养亲痰火方，芥苏莱菔共煎汤，大便实硬加熟蜜，冬寒更可加生姜。

第五节 治风化痰剂

·半夏白术天麻汤· 《医学心悟》

【组成】半夏、天麻、茯苓、橘红、白术、甘草、生姜、大枣。

【功用】化痰息风，健脾祛湿。

【主治】风痰上扰证。眩晕，头痛，胸膈痞闷，恶心呕吐，舌苔白腻，脉弦滑。

【方解】君：半夏——燥湿化痰，降逆止呕；天麻——平肝息风，止眩晕。两者配伍为治风痰眩晕头痛之要药。李东垣《脾胃论》云："足太阴痰厥头痛，非半夏不能疗；眼黑头眩，风虚内作，非天麻不能除。"臣：白术、茯苓——健脾祛湿，以治生痰之源。佐：橘红——理气化痰，使气顺则痰消。佐使：甘草——和中调药；生姜、大枣——调和脾胃，生姜兼能制约半夏毒性。

诸药配伍，风痰并治，标本兼顾，以化痰息风治标为主，健脾祛湿治本为辅，共奏化痰息风、健脾祛湿之效。本方是在二陈汤燥湿化痰的基础上，加人健脾燥湿之白术、平肝息风之天麻而组成。

【配伍特点】"二陈"治痰之法伍息风之品，肝脾同调而成治风痰之剂。

【运用】本方为治疗风痰眩晕、头痛之常用方。以眩晕头痛，舌苔白腻，脉弦滑为辨证要点。

【方歌】半夏白术天麻汤，苓草橘红枣生姜，眩晕头痛风痰胜，痰化风熄复正常。

第十九单元 消食剂

凡以消食运脾、化积导滞等作用为主，用于治疗各种食积证的方剂，统称为消食剂。属于"八法"中的"消法"。

消法应用的范围十分广泛。程钟龄云："消者，去其壅也，脏腑、经络、肌肉之间，本无此物，而忽有之，必为消散，乃得其平。"(《医学心悟》)因此，凡由气、血、痰、湿、食、虫等壅滞而成的积滞痞块，均可用之。本单元主要论述食积内停的治法与方剂，其他可分别参阅理气、理血、祛湿、化痰、驱虫等单元。

为食积之病多因饮食不节，暴饮暴食或脾虚饮食难消所致，因此，本单元方剂分为消食化滞剂和健脾消食剂两类。

食滞内停，每致气机运行不畅，气机阻滞又可导致积滞不化，故消食剂中常配伍理气之药，使气行则积消。对于正气素虚，或积滞日久，脾胃虚弱者，又当健脾固本与消积导滞并用。否则，只消积而不扶正，其积暂去，犹有再积之虞，况正虚不运，积滞亦难尽除。此外本类病证之兼证尚有化热或兼寒之别，故配伍用药亦应温清有别。

消食剂与泻下剂均为消除体内有形实邪的方剂，本类方剂作用较泻下剂缓和，但仍属克削或攻伐之剂，应中病即止，不宜长期服用，且多用丸剂，取其渐消缓散。若过用攻伐之剂，则正气更易受损，而病反不除。纯虚无实者则当禁用。

第一节 消食化滞剂

·保和丸· 《丹溪心法》

【组成】山楂、神曲、半夏、茯苓、陈皮、连翘、莱菔子。

【功用】消食化滞，理气和胃。

【主治】食积证。脘腹痞满胀痛，嗳腐吞酸，恶食呕逆，或大便泄泻，舌苔厚腻，脉滑。

【方解】君：重用山楂——能消一切饮食积滞，善于消肉食之积。臣：神曲——消食健脾，善于化酒食陈腐油腻之积；莱菔子——下气消食除胀，善于消谷面之积。三药并用，以消各种饮食积滞。

佐：半夏、陈皮——理气化湿，和胃止呕；茯苓——健脾和中，利湿止泻；连翘——清热散结。诸药配伍，共奏消食和胃、清热祛湿之效，使食积得消，湿祛热清，胃气因和，诸症悉除。

【配伍特点】消食之中兼以行气理脾，以消为主。

【运用】本方为治疗“一切食积”轻证之常用方。以脘腹胀满，嗳腐厌食，苔厚腻，脉滑为辨证要点。

【方歌】保和山楂莱菔曲，茯苓夏陈连翘取，炊饼为丸白汤下，消食和胃食积去。

·枳实导滞丸·　《内外伤辨惑论》
（中医、中西医助理医师均不考）

【组成】大黄、枳实、神曲、茯苓、黄芩、黄连、白术、泽泻。

【功用】消食导滞，清热祛湿。

【主治】湿热食积证。脘腹胀痛，大便秘结，或下痢泄泻，小便短赤，舌苔黄腻，脉沉有力。

【方解】君：大黄——攻积泻热，使积热从大便而下。臣：枳实——行气消积，除脘腹之胀满。佐：黄连、黄芩——清热燥湿，又可厚肠止痢；茯苓、泽泻——甘淡，渗利水湿而止泻；白术——甘苦性温，健脾燥湿，使攻积而不伤正；神曲——甘辛性温，消食化滞，使食消则脾胃和。

诸药相伍，积祛食消，湿祛热清，诸症自解。此方用于湿热食滞之泄泻、下痢，亦属“通因通用”之法。

【配伍特点】下消清利合法，以下助消，消中寓补。

【运用】本方为治疗湿热食积证之常用方。以脘腹胀满，泻痢或便秘，苔黄腻，脉沉有力为辨证要点。

【方歌】枳实导滞曲连芩，大黄术泽与茯苓，食湿两滞生郁热，胸痞便秘效堪灵。

第二节　健脾消食剂

·健脾丸·　《证治准绳》

【组成】白术、木香、酒炒黄连、甘草、白茯苓、人参、神曲、陈皮、砂仁、炒麦芽、山楂、山药、肉豆蔻。

【功用】健脾和胃，消食止泻。

【主治】脾虚食积证。食少难消，脘腹痞闷，大便溏薄，倦怠乏力，苔腻微黄，脉虚弱。

【方解】君：重用白术、茯苓——健脾祛湿以止泻。臣：山楂、神曲、麦芽——消食和胃，除已停之积；人参、山药——益气补脾，以助茯苓、白术健脾之力。佐：木香、砂仁、陈皮——理气开胃，醒脾化湿，既除脘腹痞闷，又使全方补而不滞；肉豆蔻——涩肠止泻；黄连：清热燥湿，并解除食积所化之热。佐使：甘草——补中和药。诸药合用，共奏健脾和胃、消食止泻之功。

【配伍特点】消补兼施，补重于消，补而不滞，消中寓清。

【运用】本方为治疗脾虚食积之常用方。以食少难消，脘腹痞闷，大便溏薄，苔腻微黄，脉虚弱为辨证要点。

【方歌】健脾参术苓草陈，肉蔻香连合砂仁，楂肉山药曲麦炒，消补兼施不伤正。

第二十单元　驱虫剂

·乌梅丸·　《伤寒论》

【组成】乌梅、细辛、干姜、黄连、当归、炮附子、蜀椒、桂枝、人参、黄柏、蜜。

【功用】温脏安蛔。

【主治】蛔厥证。腹痛时作，手足厥冷，烦闷呕吐，时发时止，得食即呕，常自吐蛔。亦治久泻、久痢。

【方解】君：重用味酸之乌梅——取其酸能安蛔，使蛔静则痛止。臣：蜀椒、细辛——药性辛温，辛可伏蛔，温可祛寒。佐：黄连、黄柏——性味苦寒，苦能下蛔，寒能清解因蛔虫上扰、气机逆乱所生之热；附子、桂枝、干姜——辛热之品，既可增强温脏祛寒之功，亦有辛可制蛔之力；当归、人参——补养气血，且合桂枝以养血通脉，以解四肢厥冷。使：蜜、甘草——甘缓和中。诸药合用，共奏温脏安蛔之功。

本方所治的久泻久痢，实属脾胃虚寒，肠滑失禁，气血不足而湿热积滞未去之寒热虚实错杂证候。方中重用乌梅，酸收涩肠；人参、当归、桂枝、附子、干姜、细辛、蜀椒温阳散寒，补虚扶正；黄连、黄柏清热燥湿。诸药合用，切中病机，故可奏效。

【配伍特点】酸苦辛并进，则蛔静伏而下；寒热佐甘温，则和肠胃扶正。

【运用】本方为治疗蛔厥证的常用方。以腹痛时作，常自吐蛔，甚或手足厥冷为辨证要点。

【方歌】乌梅丸用细辛桂，黄连黄柏及当归，人参尤姜加附子，温肠清热又安蛔。

第二十一单元　涌吐剂

（中医、中西医执业及助理医师均不考）

·瓜蒂散·　《伤寒论》

【组成】瓜蒂、赤小豆。

【功用】涌吐痰涎宿食。

【主治】痰涎、宿食壅滞胸脘证。胸中痞硬，烦懊不安，欲吐不出，气上冲咽喉不得息，寸脉微浮。

【方解】方中瓜蒂苦寒有小毒，能涌吐痰涎宿食，为君药。赤小豆酸平，与瓜蒂相须为用，酸苦涌泄，善吐胸脘实邪，为臣药。以淡豆豉煎汤者，既可宣解胸中邪气，以利于涌吐，又可安中护胃，使在快吐之中兼顾胃气，为佐使药。三药合用，涌吐痰涎宿食，宣越胸中陈腐之邪就近从上而解。如此则上焦得通，阳气得复，痞硬可消，胸中可和。若服之不吐，可“少少加服，得快吐乃止”，唯恐伤气耗液也。

【配伍特点】酸苦相须，意在“涌泄”；佐以安中，吐不伤胃。

【运用】本方为涌吐之代表方。以胸中痞硬，欲吐不出，气上冲咽喉不得息，或误食毒物仍在胃中者为辨证要点。方中瓜蒂苦寒有毒，催吐力域，易伤胃气，体虚者应慎用；若宿食已离胃入肠，或痰涎不在胸膈，亦应禁用。服瓜蒌散而吐不止者，可服麝香 0.03 ～ 0.06g，或丁香 0.3 ～ 0.6g 以解之。

【方歌】瓜蒂散用赤豆研，豆豉煎汁送下安，痰涎宿食填上脘，逐邪宣壅服之先。

第二十二单元　治痈疡剂

第一节　散结消痈剂

·仙方活命饮·　《校注妇人良方》

【组成】白芷、贝母、防风、赤芍药、当归尾、甘草、皂角刺、穿山甲、天花粉、乳香、没药、金银花、陈皮、酒。

【功用】清热解毒，消肿溃坚，活血止痛。

【主治】痈疡肿毒初起。局部红肿焮痛，或身热凛寒，苔薄白或黄，脉数有力。

【方解】君：金银花——清热解毒。臣：当归、赤芍、乳香、没药、橘皮——行气通络，活血散瘀，消肿止痛。佐：白芷、防风——疏风散结消肿；穿山甲、皂刺——通络，溃坚，引药直达病所；花粉、贝母——清热化痰，散结排脓。佐使：甘草——清热解毒，调和诸药；酒——通瘀，引药力至病所。诸药合用，共奏清热解毒、消肿溃坚、活血止痛之功。

【配伍特点】消清并举，清解之中寓活血祛瘀之法，佐辛透散结之品。

【运用】本方为“疮病之圣药，外科之首方”，适用于阳证而体实的各种疮疡肿毒。以红肿焮痛，或身热凛寒，苔薄白或黄，脉数有力为辨证要点。

【方歌】仙方活命君银花，归芍乳没陈皂甲，防芷贝粉甘酒煎，阳证痈疡内消法。

·阳和汤·　《外科证治全生集》

【组成】熟地黄、麻黄、鹿角胶、白芥子、肉桂、生甘草、炮姜炭。

【功用】温阳补血，散寒通滞。

【主治】阴疽。如贴骨疽、脱疽、流注、痰核、鹤膝风等，患处漫肿无头，皮色不变，酸痛无热，口中不渴，舌淡苔白，脉沉细或迟细。

【方解】君：熟地——滋阴补血，填精益髓；鹿角胶——温肾助阳，强壮筋骨。臣：姜炭、肉桂——温阳散寒以通血脉。佐：麻黄——开腠理以达表，宣散在表之寒邪；白芥子——祛皮里膜外寒痰湿滞，制熟地、鹿角胶之滋腻。使：甘草——解毒，调药。

本方诸药合用，温阳与补血并用，祛痰与通络相伍，可使阳虚得补，营血得充，寒凝痰滞得除。

【配伍特点】滋补之中寓温散之法，补而不滞。

【运用】本方是治疗阴疽的常用方。以患处漫肿无头，皮色不变，酸痛无热者为辨证要点。马培之云：“此方治阴证，无出其右，用之得当，应手而愈。乳岩万不可用，阴虚有热及破溃日久者，不可沾唇。”（《重校外科证治全生集》）

【方歌】阳和熟地鹿角胶，姜炭肉桂麻芥草，温阳补血散寒滞，阳虚寒厥阴疽疗。

·苇茎汤·　《外台秘要》引《古今录验方》

【组成】苇茎、薏苡仁、桃仁、瓜瓣。

【功用】清肺化痰，逐瘀排脓。

【主治】痰瘀互结，热毒壅滞之肺痈证。身有微热，咳嗽痰多，甚则咳吐腥臭脓血，胸中隐隐作痛，舌红苔黄腻，脉滑数。

【方解】君：苇茎——清肺泄热，利窍。臣：瓜瓣——清热化痰，利湿排脓（即甜瓜子，今用冬瓜子代）；薏苡仁——上清肺热而排脓，下利肠胃而渗湿。佐：桃仁——活血逐瘀，润燥通便。

【配伍特点】药性平和，清化于上，降渗于下，凉而不寒。

【运用】本方为治肺痈之常用方。以身有微热，咳嗽痰多，胸中隐隐作痛，舌红，苔黄腻，脉滑数等为辨证要点。方中苇茎一药，现临证多用芦根，而鲜有用茎者，似古今用药之异。瓜瓣一药，《张氏医通》认为“瓜瓣即甜瓜子”，后世常以冬瓜子代瓜瓣，其功用相近。

【方歌】苇茎瓜瓣苡桃仁，清肺化痰逐瘀能，热毒痰瘀致肺痈，脓成未成均胜任。

·大黄牡丹汤·　《金匮要略》

【组成】大黄、丹皮、桃仁、瓜子、芒硝。

【功用】泻热破瘀，散结消肿。

【主治】湿热瘀滞之肠痈初起，右下腹疼痛拒按，或右足屈而不伸，伸则痛甚，甚则局部肿痞，或时时发热，自汗恶寒，舌苔薄腻而黄，脉滑数。

【方解】君：大黄——泻肠中湿热郁结，祛肠中稽留之瘀血。桃仁——破血散瘀；助通下。臣：芒硝——软坚散结，助大黄泻下。丹皮——凉血祛瘀。佐使：冬瓜子——清肠中湿热，排脓消痈。

本方泻下、清利、破瘀诸法并用，共奏泻热破瘀、散结消肿之功，是治疗湿热瘀滞之肠痈初起的常用方剂。

【配伍特点】下消之中寓清利之能，以通为用。

【运用】本方为治湿热瘀滞肠痈初起的常用方。以右少腹疼痛拒按，善屈右足，舌苔薄黄而腻，脉滑数为辨证要点。

【方歌】金匮大黄牡丹汤，桃仁芒硝瓜子襄，泻热破淤散结肿，肠痈初起腹痛康，肠痈初起腹按痛，尚未成脓服之消。

第二节　托里透脓剂
（中医、中西医执业及助理医师均不考）

·透脓散·　《外科正宗》

【组成】黄芪、山甲、川芎、当归、皂刺。

【功用】补气养血，托毒溃痈。

【主治】气血两虚，疮痈脓成难溃。疮痈内已成脓，无力外溃，漫肿无头，或酸胀热痛。

【方解】方中重用黄芪，甘温益气、托疮生肌，《珍珠囊》谓其“内托阴疽，为疮家圣药”故为君药。当归养血活血；川芎活血行气、化通络。两药与黄芪相伍，既补益气血，又活血通脉，脾气旺血充，血脉通畅，则可透脓外泄，生肌长肉，共为臣药。穿山甲、皂角刺善于消散穿透，软坚溃痈；加酒少许，宣通血脉，以助药力，均为佐药。诸药配伍，扶助正气，托毒透脓。

【配伍特点】重用甘温以扶正，寓消于补以托毒。

【运用】本方为治气血两虚、痈疮成难溃之常用方。以疮痈脓成而体虚无力外溃，舌淡，脉细弱为辨证要点。脓已成而不溃者，本方服之即破；本方用之不宜过早，疮疡初起未成脓者。

【方歌】透脓散治毒成脓，芪归山甲皂刺芎，程氏又加银蒡芷，更能速奏溃破功。

第三节　补虚敛疮剂（中医、中西医执业及助理医师均不考）

·内补黄芪汤·

【组成】黄芪、麦门冬、熟地黄、人参、茯苓、炙甘草、白芍药、远志、川芎、官桂、当归。

【功用】温补气血，生肌敛疮。

【主治】痈疽溃后，气血两虚证。痈疽发背，溃后虚羸少气，溃疡作痛，或疮口经久不敛，脓水清稀，倦怠懒言，少食乏味，自汗口干，夜寐不安，间有发热，经久不退，舌淡苔白，脉细弱。

【方解】本方乃十全大补汤去白术，加麦门冬、远志而成。方中黄芪善补脾肺之气，生肌敛疮；人参大补元气，补脾益肺。二者相合，益气生肌敛疮力著，共为君药。肉桂温阳散寒，通畅气血，合君药则能温补阳气，以鼓舞气血之化生；熟地黄滋养阴血，与黄芪同用，益气养血，以益祛腐生肌、收敛疮口之效，均为臣药。佐以当归、川芎活血养血，行滞通络；麦门冬、白芍滋阴补血，敛阴以配阳；远志宁心安神，疏泄壅滞而消痈疽，《本草纲目》言其“长肌肉……治一切痈疽”；茯苓健脾泄浊；生姜、大枣调补脾胃，助君药以益中州、促运化。炙甘草益气和中，调和诸药，为佐使药。诸药配伍，可温补气血，收敛疮口。

【配伍特点】气血并补，少佐温通，扶正生肌。

【运用】本方为治疗痈疽溃后、气血不足、疮口经久不敛证之常用方。以痈疽发背，溃后虚羸少气力，溃疡作痛，或疮口经久不敛，脓水清稀，倦怠懒言，舌淡苔白，脉细弱为辨证要点。本方为补虚而设，溃后虽气血亏虚但毒邪未尽时切勿使用，以免留邪为患，犯“实实之戒”；疮疡早期、成脓期热毒尚盛者禁用。

【方歌】内补黄芪地芍冬，参苓远志加川芎，当归甘草官桂并，力补痈疽善后功。

针灸学

第一单元　经络总论

第一节　经络系统的组成

经络系统由经脉、络脉和连属于体表的十二经筋、十二皮部组成，其中经脉包括十二经脉、奇经八脉、十二经别，络脉包括十五络脉和难以计数的浮络、孙络等。

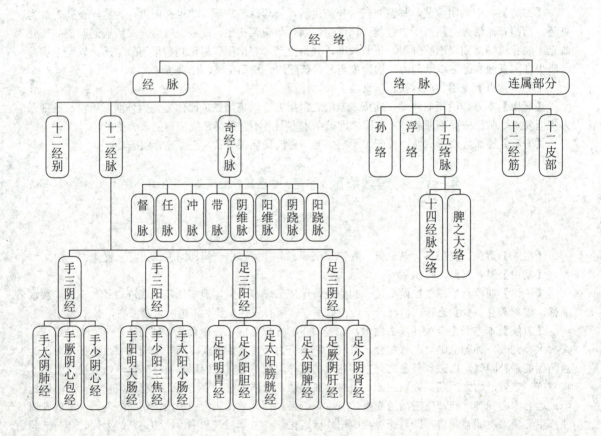

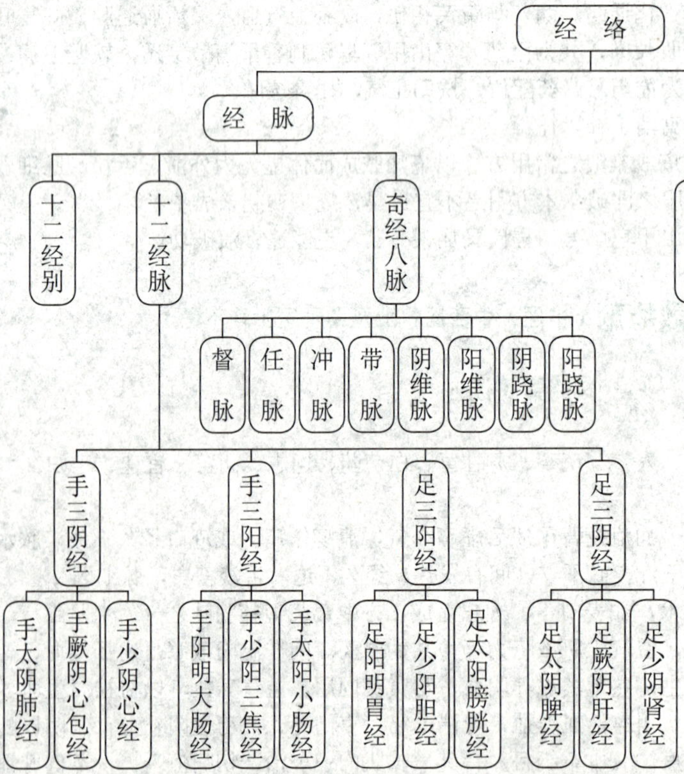

一、十二经脉

（一）十二经脉的名称

十二经脉的名称是根据手足、阴阳、脏腑来命名的。首先用手、足将十二经脉分为手六经和足六经。根据中医理论，内属阴，外属阳，脏属阴，腑属阳，因此属于五脏和心包、分布于四肢内侧的经脉为阴经，属于六腑、分布于四肢外侧的经脉为阳经。根据阴阳消长的规律，阴阳又分为三阴（太阴、厥阴、少阴）三阳（阳明、少阳、太阳）。十二经脉与脏腑有联属的关系，根据经脉联属的脏腑进一步命名，如联属于肺脏的为肺经，联属于大肠腑的为大肠经。

（二）十二经脉在体表的分布规律

十二经脉左右对称地分布于人体体表的头面、躯干和四肢。正立姿势、两臂自然下垂、掌心向内、拇指向前为标准体位。十二经脉中六条阳经分布于四肢外侧和头面、躯干，其中上肢外侧的是手三阳经，下肢外侧的是足三阳经，其分布规律是阳明在前、少阳在中（侧）、太阳在后。六条阴经分布于四肢内侧和胸腹，其中上肢内侧是手三阴经，下肢内侧是足三阴经。手三阴经的分布规律是太阴在前、厥阴在中、少阴在后。足三阴经在内踝上 8 寸以下，分布规律是厥阴在前、太阴在中、少阴在后，在内踝上 8 寸以上，太阴交出厥阴之前，分布规律为太阴在前、厥阴在中、少阴在后。

（三）十二经脉的属络表里关系

十二经脉在体内与脏腑相联属，脏腑有表里相合的关系，十二经脉之阴经和阳经亦有明确的脏腑属络和表里关系。其中阴经属脏络腑主里，阳经属腑络脏主表。如手太阴肺经属肺络大肠，手阳明大肠经属大肠络肺，足阳明胃经属胃络脾，足太阴脾经属脾络胃，手少阴心经属心络小肠，手太阳小肠经属小肠络心，足太阳膀胱经属膀胱络肾，足少阴肾经属肾络膀胱，手厥阴心包经属心包络三焦，手少阳三焦经属三焦络心包，足少阳胆经属胆络肝，足厥阴肝经属肝络胆。

十二经脉之间存在着表里配对关系。如《素问·血志形气》所载：“足太阳与少阴为表里，少阳与厥阴为表里，阳明与太阴为表里，是为足阴阳也。手太阳与少阴为表里，少阳与心主为表里，阳明与太阴为表里，是为手之阴阳也。”互为表里的经脉在生理上有密切联系，病变时会相互影响，治疗时可相互为用。

（四）十二经脉循行走向与交接规律

十二经脉的循行走向总的规律是：手三阴经从胸走手，手三阳经从手走头，足三阳经从头走足，足三阴经从足走腹（胸）。

十二经脉相互交接的规律是：①相表里的阴经与阳经在四肢末端交接，如手太阴肺经与手阳明大肠经交接于食指端。②同名的阳经与阳经在头面部交接，如手阳明大肠经与足阳明胃经交接于鼻旁。③相互衔接的阴经与阴经在胸中交接，如足太阴脾经与手少阴心经交接于心中。

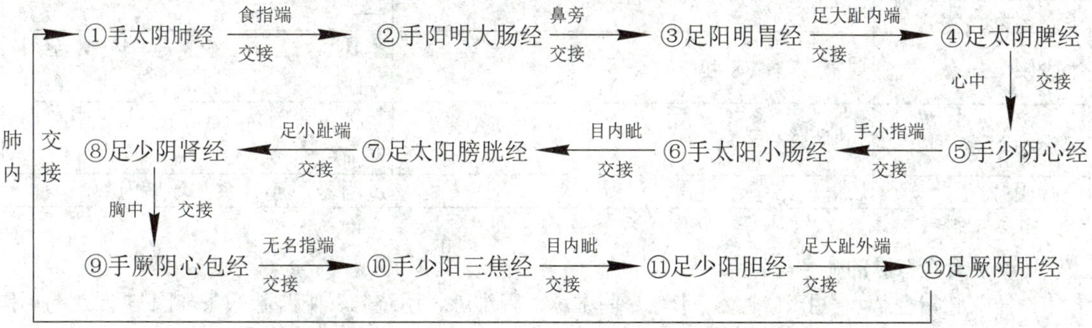

（五）十二经脉气血流注的规律（中医执业及助理医师、中西医助理医师均不考）

十二经脉气血流注顺序有一定规律。中焦受纳、腐熟水谷，化生水谷精微而生气血，所以十二经脉气血源于中焦。气血的运行，有赖于肺气的输送，因此十二经脉气血流注从手太阴肺经开始，由肺经逐经相传，形成周而复始、如环无端的流注系统，将气血周流全身，营养和维持各组织器官的功能活动。流注次序是：气血流注始于手太阴肺经，然后交手阳明大肠经，再交足阳明胃经、足太阴脾经，继交手少阴心经、手太阳小肠经、足太阳膀胱经、足少阴肾经、手厥阴心包经、手少阳三焦经、足少阳胆经、足厥阴肝经，自肝经上注肺，再返回至肺经，重新再循环，周而复始。如《灵枢·卫气》载：“阴阳相随，外内相贯，如环之无端。”

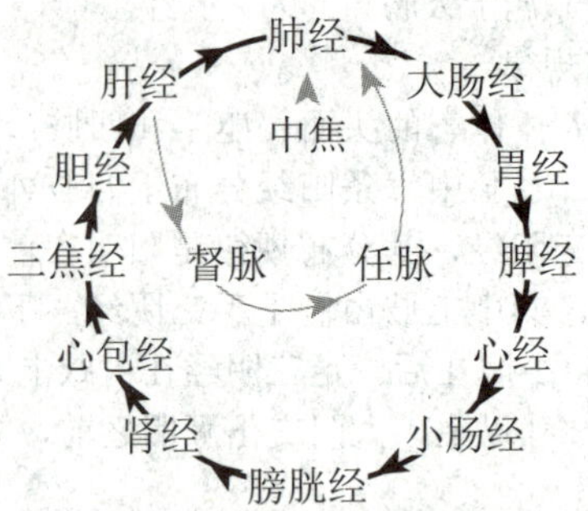

十二经脉气血流注

【记忆歌诀】肺大胃脾心小肠，膀肾包焦胆肝（乡）。

（六）十二经脉与脏腑器官的联络（中医助理医师、中西医执业及助理医师均不考）

十二经脉除了与属络的脏腑有特定联系外，还与其循行分布部位的其他脏腑或组织器官有着密切的联络。临床上辨证分经，循经取穴，多以此为依据。

十二经脉与脏腑器官的联络

经脉名称	属络的脏腑	联络的器官
手太阴肺经	起于中焦，属肺，络大肠，还循胃口	喉咙
手阳明大肠经	属大肠，络肺	入下齿中，夹口、鼻
足阳明胃经	属胃，络脾	起于鼻，入上齿，环口夹唇，循喉咙
足太阴脾经	属脾，络胃，流注心中	夹咽，连舌本，散舌下
手少阴心经	属心，络小肠，上肺	夹咽，系目系
手太阳小肠经	属小肠，络心，抵胃	循咽，至目锐眦，入耳中，抵鼻，至目内眦
足太阳膀胱经	属膀胱，络肾	起于目内眦，至耳上角，入络脑
足少阴肾经	属肾，络膀胱，上贯肝，入肺中，络心	循喉咙，夹舌本
手厥阴心包经	属心包，络三焦	——
手少阳三焦经	属三焦，络心包	系耳后，出耳上角，入耳中，至目锐眦
足少阳胆经	属胆，络肝	起于目锐眦，下耳后，入耳中，出耳前
足厥阴肝经	属肝，络胆，夹胃，注肺	过阴器，连目系，环唇内

二、奇经八脉

（一）奇经八脉的命名与特点

奇经八脉指督脉、任脉、冲脉、带脉、阴维脉、阳维脉、阴跷脉、阳跷脉八条，因与十二经脉不同而别道奇行，故称为奇经八脉。

奇经之“奇”有两个含义：①指“异”，它们与十二正经不同，既不直属脏腑，除任、督外又无专属穴位和表里配合关系，且“别道奇行”。②指单数，偶之对，因奇经没有表里配合关系。

（二）奇经八脉的作用与临床意义

1. 统率、主导作用 奇经八脉将部位相近、功能相似的经脉联系起来，达到统率有关经脉气血、协调阴阳的作用。督脉之“督”有总督之意。督脉督领诸阳经，统摄全身阳气和真元，为“阳脉之海”。任脉之“任”有妊养之意。任脉妊养诸阴经，总调全身阴气和精血，为“阴脉之海”。冲脉之“冲”为要冲之意。冲脉还与足阳明、足少阴等经关系密切，故有“十二经脉之海”和“血海”之称，具有涵蓄十二经气血的作用。督、任、冲脉皆起于胞中，同出会阴，称为“一源三歧”。带脉之“带”指腰带。带脉起于胁下，绕行腰间一周，有约束纵行躯干部的诸条经脉的作用。维脉之“维”，有维系、主持之意。阳维脉主一身之表，阴维脉主身之里，具有维系一身阴经和阳经的作用。跷脉之“跷”有足跟、矫捷之意。阴阳跷脉主肢体两侧的阴阳，调节下肢运动与寤寐。

2. 沟通、联络作用 奇经八脉在循行分布过程中，与其他各经相互交会沟通，加强了十二经脉之间的相互联系。如手足三阳经共会督脉于大椎，任脉关元、中极穴为足三阴经之交会穴，冲脉加强了足阳明与足少阴经之间的联系，带脉横绕腰腹，联系着纵行于躯干的各条经脉等。

3. 蓄积、渗灌的调节作用 奇经八脉纵横交错循行于十二经脉之间，当十二经脉和脏腑之气旺盛时，奇经加以储蓄；当十二经脉生理功能需要时，奇经又能渗灌和供应。如《难经·二十八难》所说：“比与圣人图设沟渠，沟渠满溢，流于深湖，故圣人不能拘通也。而人脉隆盛，入于八脉，而不环周，故十二经亦不能拘之。”

三、十二经别（中医助理医师不考）

（一）十二经别的特点和分布概况

十二经别的循行分布具有离、入、出、合的特点，多从四肢肘膝关节附近正经别出（离）经过躯干深入体腔与相关的脏腑联系（入），再浅出体表上行头项部（出），在头项部，阳经经别合于本经的经脉，阴经经别合于其相表里的阳经经脉（合），由此十二经别按阴阳表里关系会合成六组，称为“六合”。

（二）十二经别的作用与临床意义

十二经别有加强表里两经联系的作用，有加强经脉与脏腑之间联系的作用，有加强十二经别与头部联系的作用，还弥补了十二经脉分布的不足，并加强了各经与心的联系。

四、十五络脉

十五络脉是指十二经脉和任督二脉各自别出一络，加上脾之大络，总称十五络脉或十五别络。

（一）十五络脉的分布概况

十二经脉在四肢肘膝关节以下本经络穴分出后，均走向其相表里的经脉，阴经络脉走向阳经，阳经络脉走向阴经，任脉的别络散于腹部，督脉的络脉散布于头部，脾的大络出于腋下大包穴，散布于胸胁部。

（二）十五络脉的作用与临床意义（中医助理医师、中西医执业及助理医师均不考）

加强十二经脉表里两经的联系，补充十二经脉循行的不足；任脉别络、督脉别络和脾之大络分别沟通了胸背和全身经气；络脉理论指导针灸临床，可用于诊察疾病和治疗疾病。

五、十二经筋

（一）十二经筋的分布概况和特点（中西医助理医师不考）

其循行走向均从四肢末端走向头身，行于体表，不入内脏。其分布是成片的，有结、聚、散、络的特点。

（二）十二经筋的作用与临床意义（中医助理医师、中西医执业及助理医师均不考）

经筋的作用主要是约束骨骼，利于关节屈伸活动，以保持人体正常的运动功能。《素问·痿论》曰：“宗筋主束骨而利机关也。”指导临床治疗，经筋为病多为筋肉方面和运动功能的失常。治疗经筋病多局部取穴。

六、十二皮部（中医助理医师、中西医执业及助理医师均不考）

是十二经脉功能活动反映于体表的部位，也是络脉之气在皮肤所散布的部位。

（一）十二皮部的分布概况

《素问·皮部论》指出：“欲知皮部，以经脉为纪者，诸经皆然。”

（二）十二皮部的作用与临床意义

作用：保卫机体，抗御外邪，反映病候，协助诊断。

临床意义：通过诊察皮肤色泽、形态变化，皮肤温度，感觉异常来协助诊断。皮部还是临床针灸的主要部位，如灸法、刮痧、拔罐、皮肤针和敷贴。

第二节 经络的作用和经络学说的临床应用

一、经络的作用（中西医助理医师不考）

1. 联系脏腑，沟通内外
2. 运行气血，营养全身
3. 抗御病邪，反映病候
4. 传导感应，调和阴阳

二、经络学说的临床应用

（一）诊断方面

反映病候的特点：①通过症状、体征及病理变化确定疾病所在的经脉。②通过望诊切诊发现病理反应，从而帮助诊断。③通过现代的检测方法，如皮肤温度、电阻、红外热像等来进行疾病诊断。

（二）治疗方面

①对针灸治疗的意义：指导临床选穴，指导刺灸方法的选用。②指导药物归经 “引经报使药”。③推拿科的取穴，推拿科的手法以经络理论为依据进行治疗。

第二单元 腧穴总论

第一节 腧穴的分类和命名

一、腧穴的分类

1. **十四经穴** 分布在十二经脉和任督两脉上的腧穴称为“十四经穴”，简称“经穴”。

2. **经外奇穴** 未归属于十四经穴，但有固定名称和位置的经验效穴。

3. **阿是穴** 指既无固定名称，亦无固定位置，而是以压痛点或其他反应点作为针灸施术部位的一类腧穴。又称“天应穴”、“不定穴”、“压痛点”。

二、腧穴的命名

腧穴的命名方式有：根据所在部位命名，根据治疗作用命名，利用天体地貌命名，参照动植物命名，借助建筑物命名，结合中医学理论命名。

第二节 腧穴的主治特点和规律

一、腧穴的主治特点

1. **近治作用** 是一切腧穴主治作用所具有的共同特点“腧穴所在，主治所在”。如眼区的“睛明、四白、承泣”均能治眼病。

2. **远治作用** 是十四经腧穴主治作用的基本规律“经脉所过，主治所及”。如合谷穴不仅可治上肢病，还可治颈部及头面部疾患，同时还可治疗外感发热病。

3. **特殊作用** 指某些腧穴所具有的双重性良性调整作用和相对特异性而言。如天枢可治泻泄，又可治便秘；内关在心动过速时可减慢心率，心动过缓时，又可提高心率。腧穴的治疗作用还具有相对的特异性，如大椎退热、至阴矫正胎位等。

二、腧穴的主治规律

腧穴的主治规律分为：分经主治规律和分部主治规律。

1. **分经主治规律** 分经主治规律即某一经脉所属的经穴均可治疗该经循行部位及其相应脏腑的病证。同一经脉的不同经穴，可以治疗本经相同的病证。根据腧穴的分经主治规律，后世医家在针灸治疗上有“宁失其穴，勿失其经”之说。**（中西医助理医师不考）**

十四经腧穴分经主治规律

【十二经脉腧穴主治】

经名		本经主治	二经相同主治	三经相同主治
手三阴经	手太阴经	肺、喉病		
	手厥阴经	心、胃病	神志病	胸部病
	手少阴经	心病		
手三阳经	手阳明经	前头、鼻、口齿病		
	手少阳经	侧头、胁肋病	耳病	眼病、咽喉病、热病
	手太阳经	后头、肩胛、神志病		
足三阳经	足阳明经	前头、口齿、咽喉、胃肠病		
	足少阳经	侧头、耳、项、胁肋、胆病	眼病	神志病、热病
	足太阳经	后头、项、背腰、肛肠病		
足三阴经	足太阴经	脾胃病		
	足厥阴经	肝病	前阴病	腹部病、妇科病
	足少阴经	肾、肺、咽喉病		

【任督二脉腧穴主治】

经名	本经主治	二经相同主治
任脉	中风脱证、虚寒证	神志病、脏腑病、妇科病
督脉	中风昏迷、热病、头面病	

2. **分部主治规律** 分部主治，是指处于身体某一部位的腧穴均可治疗该部位及某类病证。**（中医助理医师、中西医执业及助理医师均不考）**

头面颈项部经穴主治规律

分部	主治
前头、侧头区	眼、鼻病
后头区	神志、头部病
项区	神志、咽喉、眼、头项病
眼区	眼病
鼻区	鼻病
颈区	舌、咽喉、气管、颈部病，喑哑，哮喘

胸腹背腰部经穴主治规律

前	后	主治
胸膺部	上背部	肺、心（上焦）病
胁腹部	下背部	肝、胆、脾、胃（中焦）病
少腹部	腰尻部	前后阴、肾、肠、膀胱（下焦）病

第三节 特定穴

特定穴是指十四经中具有特殊治疗作用，并有特定称号的腧穴。可分为10类，即主要分布在四肢肘膝关节以下的五输穴、原穴、络穴、郄穴、下合穴、八脉交会穴，在背腰和胸腹部的背俞穴、募穴，在四肢、躯干部的八会穴，以及全身经脉的交会穴。

一、五输穴

十二经脉分布在肘、膝关节以下的5个特定腧穴，即井、荥、输、经、合穴，称为五输穴，简称“五输”。古人把经气在经脉中的运行比作自然界之水流，认为具有由小到大，由浅入深的特点。五输穴从四肢末端向肘膝方向依次排列。“井”，意为谷井，喻山谷之泉，是水之源头；井穴分布在指或趾末端，为经气初出之处。“荥”，意为小水，喻刚出的泉水微流；荥穴分布于掌指或跖趾关节之前，为经气开始流动之处。“输”，有输注之意，喻水流由小到大，由浅渐深；输穴分布于掌指或跖趾关节之后，其经气渐盛。“经”，意为水流宽大通畅；经穴多位于腕、踝关节以上之前臂、胫部，其经气充盛且入合于脏腑。《灵枢·九针十二原》指出：“所出为井，所溜为荥，所注为输，所行为经，所入为合。”是对五输穴经气流注特点的概括。五输穴与五行相配，故又有“五行输”之称。

二、原穴、络穴

脏腑原气输注、经过和留止于十二经脉四支部的腧穴，称为原穴，又称“十二原”。“原”指本源、原气之意，是人体生命活动的原动力，为十二经脉维持正常生理功能之根本。十二原穴多分布于腕、踝关节附近。阴经的原穴与五输穴中的输穴同穴名、同部位，实为一穴，即所谓“阴经以输为原”“阴经之输并于原”。阳经的原穴位于五输穴中的输穴之后，即另置一原。

十五络脉从经脉分出处各有 1 个腧穴，称之为络穴，又称“十五络穴”。络，是联络、散布的意思。十二经的络穴位于四肢肘膝关节以下；任脉络穴鸠尾位于上腹部；督脉络穴长强位于尾骶部；脾之大络大包穴位于胸胁。

三、郄穴

十二经脉和奇经八脉中的阴跷、阳跷、阴维、阳维脉之经气深聚的部位，称为郄穴。“郄”有空隙之意。郄穴共有 16 个，除胃经的梁丘之外，都分布在四肢肘膝关节以下。

四、背俞穴、募穴

脏腑之气输注于背腰部的腧穴，称为背俞穴，又称为“俞穴”。俞，有输注、转输之意。六脏六腑各有一背俞穴，共 12 个。背俞穴均位于背腰部足太阳膀胱经第 1 侧线上，大体依脏腑位置的高低而上下排列，并分别冠以脏腑之名。

脏腑之气汇聚于胸腹部的腧穴，称为募穴，又称为“腹募穴”。募，有聚集、汇合之意。六脏六腑各有一募穴，共 12 个。募穴均位于胸腹部有关经脉上，其位置与其相关脏腑所处部位相近。

五、下合穴（中西医助理医师不考）

六腑之气下合于足三阳经的腧穴，称为下合穴，又称“六腑下合穴”。下合穴共有 6 个，其中胃、胆、膀胱的下合穴位于本经，与本经五输穴中的合穴同名同位；大肠、小肠的下合穴都位于胃经，三焦的下合穴位于膀胱经。

六、八会穴

脏、腑、气、血、筋、脉、骨、髓等精气会聚的 8 个腧穴，称为八会穴。八会穴分散在躯干部和四肢部，其中脏、腑、气、血、骨之会穴位于躯干部；筋、脉、髓之会穴位于四肢部。

七、八脉交会穴

奇经八脉与十二经脉之气相通的 8 个腧穴，称为八脉交会穴，又称“交经八穴”。八脉交会穴均位于腕踝部的上下。

八、交会穴（中西医助理医师不考）

两经或数经相交会合的腧穴，称为交会穴。交会穴多分布于头面、躯干部位。

第四节 腧穴的定位方法

腧穴定位法是指确定腧穴位置的基本方法，又称取穴法。常用的定位方法有：骨度分寸定位法、体表解剖标志定位法、手指同身寸定位法和简便取穴定位法。

一、体表解剖标志定位法

体表解剖标志定位法是以人体解剖学的各种体表标志为依据确定腧穴定位的方法。体表解剖标志可分为固定标志和活动标志两种。

1. 固定标志 指各部位由骨节、肌肉所形成的突起、凹陷及五官轮廓、发际、指（趾）甲、乳头、肚脐等，是在自然姿势下可见的标志，可以借助这些标志确定腧穴的位置。如：鼻尖取素髎；两眉中间取印堂；以眉头定攒竹；两乳中间取膻中；以乳头为标志，脐中即为神阙，其旁开 2 寸定天枢；俯首显示最高的第 7 颈椎棘突下取大椎；腓骨小头前下方取阳陵泉；以足内踝尖为标志，在其上 3 寸，胫骨内侧缘后方定三阴交等。另外，背腰部穴的主要取穴标志有：肩胛冈平第 3 胸椎棘突，肩胛骨下角平第 7 胸椎棘突，髂嵴最高点平第 4 腰椎棘突等。

2. **活动标志** 指各部的关节、肌肉、肌腱、皮肤随着活动而出现的空隙、凹陷、皱纹、尖端等，是在活动姿势下才会出现的标志，据此亦可确定腧穴的位置。例如：微张口，耳屏正中前缘凹陷中取听宫；尽力屈肘，于横纹头处取曲池；外展上臂时肩峰前下方的凹陷中取肩髃；拇指跷起，当拇长、短伸肌腱之间的凹陷中取阳溪；正坐屈肘，掌心向胸，当尺骨小头桡侧骨缝中取养老等。

二、骨度折量定位法

骨度折量定位法，是指以体表骨节为主要标志折量全身各部的长度和宽度，定出分寸，用于腧穴定位的方法。全身主要骨度折量寸见下表。

全身主要骨度折量寸

部位	起止点	折量寸	度量法	说明
头面部	前发际正中至后发际正中	12	直寸	用于确定头部腧穴的纵向距离
	眉间（印堂）至前发际正中	3	直寸	用于确定前或后发际及头部腧穴的纵向距离
	两额角发际（头维）之间	9	横寸	用于确定头前部腧穴的横向距离
	耳后两乳突（完骨）之间	9	横寸	用于确定头后部腧穴的横向距离
胸腹胁部	胸骨上窝（天突）至剑胸结合中点（歧骨）	9	直寸	用于确定胸部任脉腧穴的纵向距离
	剑胸结合中点（歧骨）至脐中	8	直寸	用于确定上腹部腧穴的纵向距离
	脐中至耻骨联合上缘（曲骨）	5	直寸	用于确定下腹部腧穴的纵向距离
	两肩胛骨喙突内侧缘之间	12	横寸	用于确定胸部腧穴的横向距离
	两乳头之间	8	横寸	用于确定胸腹部腧穴的横向距离
背腰部	肩胛骨内侧缘至后正中线	3	横寸	用于确定背腰部腧穴的横向距离
上肢部	腋前、后纹头至肘横纹（平尺骨鹰嘴）	9	直寸	用于确定上臂部腧穴的纵向距离
	肘横纹（平尺骨鹰嘴）至腕掌（背）侧远端横纹	12	直寸	用于确定前臂部腧穴的纵向距离
下肢部	耻骨联合上缘至髌底	18	直寸	用于确定大腿部腧穴的纵向距离
	髌底至髌尖	2	直寸	
	髌尖（膝中）至内踝尖	15	直寸	用于确定小腿内侧部腧穴的纵向距离
	胫骨内侧髁下方阴陵泉至内踝尖	13	直寸	
	股骨大转子至腘横纹（平髌尖）	19	直寸	用于确定大腿前外侧部腧穴的纵向距离
	臀沟至腘横纹	14	直寸	用于确定大腿后部腧穴的纵向距离
	腘横纹（平髌尖）至外踝尖	16	直寸	用于确定小腿外侧部腧穴的纵向距离
	内踝尖至足底	3	直寸	用于确定足内侧部腧穴的纵向距离

三、指寸定位法

指寸定位法，又称指量法，是指依据患者本人手指所规定的分寸以量取腧穴的方法。在具体取穴时，医者应在骨度分寸定位法的基础上，参照被取穴者自身的手指进行比量，以确定腧穴的标准定位。手指同身寸定位法分中指同身寸、拇指同身寸和横指同身寸（一夫法）三种。

1. **中指同身寸** 以患者的中指中节桡侧两端纹头（拇指、中指屈曲成环形）之间的距离作为 1 寸。

2. **拇指同身寸** 以患者拇指指间关节的宽度作为 1 寸。

3. **横指同身寸** （一夫法）患者的食、中、无名、小指四指并拢，以中指中节横纹为准，其四指的宽度作为 3 寸。四指相并名曰“一夫”，用横指同身寸量取腧穴，又名“一夫法”。

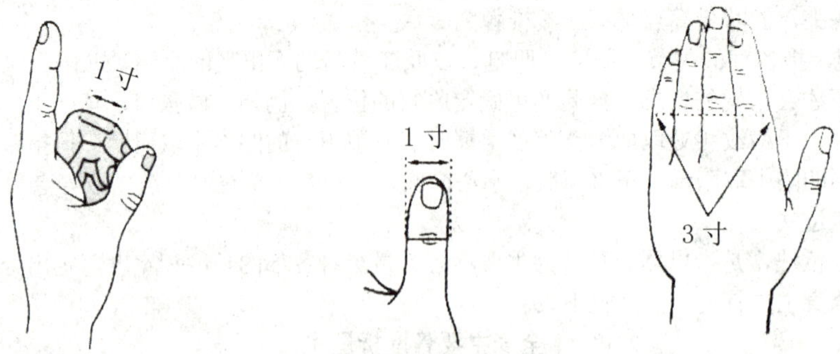

中指同身寸　　拇指同身寸　　横指同身寸

四、简便定位法（中医助理医师、中西医执业及助理医师均不考）

简便取穴法是临床中一种简便易行的腧穴定位方法。常用的简便取穴方法如：两耳尖连线中点取百会；两虎口自然平直交叉，一手食指压在另一手腕后高骨的上方，当食指尽端处取列缺；半握拳，当中指端所指处取劳宫；垂肩屈肘，于平肘尖处取章门；立正姿势，两手下垂，于中指尖处取风市等。此法是一种辅助取穴方法。

以上四种方法在应用时需互相结合，主要采用骨度分寸定位法、体表解剖标志定位法，少量腧穴配合使用指寸定位法、简便取穴法。

第三单元　经络腧穴各论

第一节　手太阴肺经及其腧穴

一、经脉循行

手太阴肺经，起于中焦，向下联络大肠，再返回沿胃上口，穿过横膈，入属于肺。从肺系（气管、喉咙部）向外横行至腋窝下，沿上臂内侧下行，循行于手少阴与手厥阴经之前，下至肘中，沿着前臂内侧桡骨尺侧缘下行，经寸口动脉搏动处，行至大鱼际，再沿大鱼际桡侧缘循行直达拇指末端。其支脉，从手腕后分出，沿着食指桡侧直达食指末端。（图5-1）

《灵枢·经脉》：肺手太阴之脉，起于中焦（脐以上膈以下胃脘部），下络大肠，还循胃口（胃上口，贲门部），上膈属肺。从肺系（气管、喉咙），横出腋下，下循臑（指上臂部）内，行少阴、心主之前，下肘中，循臂内上骨（指桡骨）下廉，入寸口，上鱼（大鱼际部），循鱼际，出大指之端。其支者，从腕后直出次指内廉，出其端。

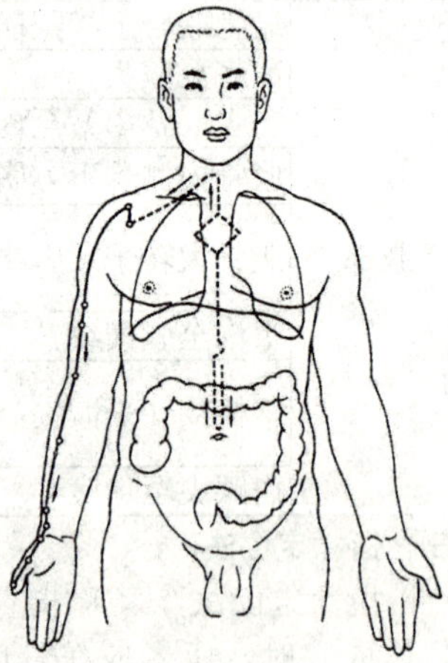

（图5-1）

二、主要病候

咳嗽，气喘，少气不足以息，咯血，伤风，胸部胀满，咽喉肿痛，缺盆部和手臂内侧前缘痛，肩背部寒冷、疼痛等。

三、主治概要

1. **肺系病证**　咳嗽，气喘，咽喉肿痛，咯血，胸痛等。

2. **经脉循行部位的其他病证**　肩背痛，肘臂挛痛，手腕痛等。

四、本经腧穴（7穴）

1. **中府（Zhōngfǔ，LU 1）肺之募穴（中西医执业、中西医助理、中医助理医师均不考）**

【定位】在胸部，横平第1肋间隙，锁骨下窝外侧，前正中线旁开6寸。（图5-2）

【主治】①咳嗽、气喘、胸满痛等胸肺病证。②肩背痛。

2. 尺泽（Chǐzé，LU 5）合穴

【定位】在肘区，肘横纹上，肱二头肌腱桡侧缘凹陷中。（图5-3）

【主治】①咳嗽、气喘、咯血、咽喉肿痛等肺系实热性病证。②肘臂挛痛。③急性吐泻、中暑、小儿惊风等急症。

3. 孔最（Kǒngzuì，LU 6）郄穴（中西医执业、中西医助理、中医助理医师均不考）

【定位】在前臂前区，腕掌侧远端横纹上7寸，尺泽与太渊连线上。（图5-4）

【主治】①咯血、鼻衄、咳嗽、气喘、咽喉肿痛等肺系病证。②肘臂挛痛。③痔血。

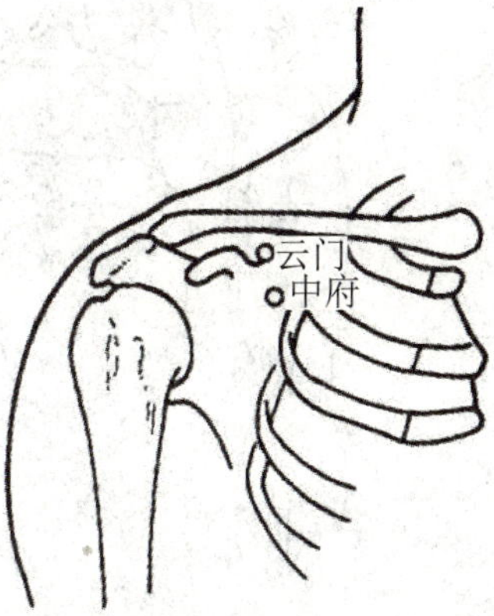

（图5-2）

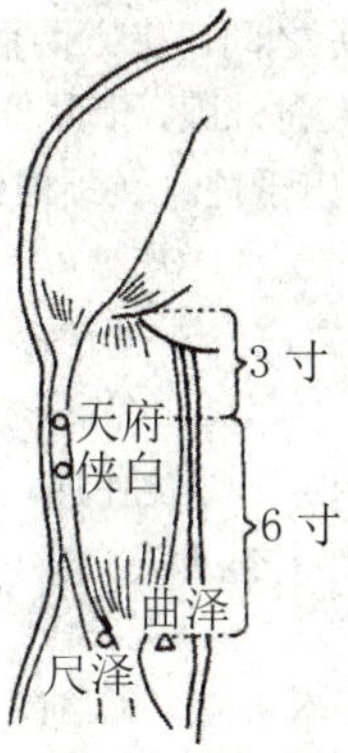

（图5-3）

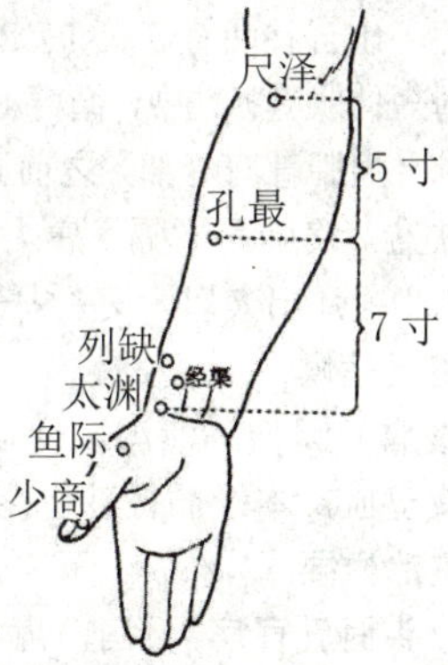

（图5-4）

4. 列缺（Lièquē，LU 7）络穴；八脉交会穴（通于任脉）

【定位】在前臂，腕掌侧远端横纹上1.5寸，拇短伸肌腱和拇长展肌腱之间，拇长展肌腱沟的凹陷中。简便取穴法：两手虎口自然平直交叉，一手食指按在另一手桡骨茎突上，指尖下凹陷中是穴。（图5-4）

【主治】①咳嗽、气喘、咽喉肿痛等肺系病证。②头痛、齿痛、项强、口眼㖞斜等头面部疾患。③手腕痛。

5. 太渊（Tàiyuān，LU 9）输穴；原穴；八会穴之脉会

【定位】在腕前区，桡骨茎突与舟状骨之间，拇长展肌腱尺侧凹陷中。（图5-4）

【主治】①咳嗽、气喘、咽痛、胸痛等肺系疾患。②无脉症。③腕臂痛。

6. 鱼际（Yújì，LU lO）荥穴

【定位】在手外侧，第1掌骨桡侧中点赤白肉际处。（图5-4）

【主治】①咳嗽、咯血、咽干、咽喉肿痛、失音等肺系热性病证。②掌中热。③小儿疳积。

7. 少商（Shàoshāng，LU 11）井穴

【定位】在手指，拇指末节桡侧，指甲根角侧上方0.1寸（指寸）。（图5-4）

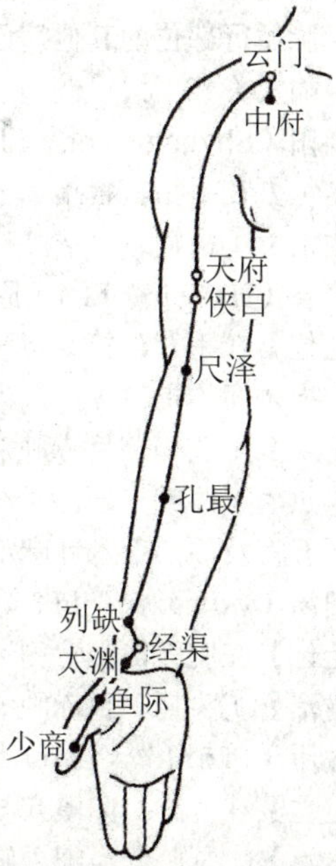

手太阴肺经腧穴总图（图5-5）

【主治】①咽喉肿痛、鼻衄等肺系实热证。②高热，昏迷，癫狂。③指肿，麻木。

第二节 手阳明大肠经及其腧穴

一、经脉循行

手阳明大肠经，起于食指之尖端（桡侧），沿食指桡侧，经过第1、2掌骨之间，上行至腕后两筋之间，沿前臂外侧前缘，至肘部外侧，再沿上臂外侧前缘上行到肩部，经肩峰前，向上循行至背部，与诸阳经交会于大椎穴，再向前行进入缺盆，络于肺，下行穿过横膈，属于大肠。其支脉，从缺盆部上行至颈部，经面颊进入下齿之中，又返回经口角到上口唇，交会于人中（水沟穴），左脉右行，右脉左行，止于对侧鼻孔旁。（图5-6）

《灵枢·经脉》：大肠手阳明之脉，起于大指次指之端，循指上廉，出合谷两骨（第1、2掌骨）之间，上入两筋（拇长伸肌腱与拇短伸肌腱）之中，循臂上廉，人肘外廉，上臑外前廉，上肩，出髃骨（肩胛骨肩峰部）之前廉，上出于柱骨（颈椎骨）之会上，下入缺盆，络肺，下膈，属大肠。其支者，从缺盆上颈，贯颊，入下齿中；还出夹口，交人中——左之右、右之左，上夹鼻孔。

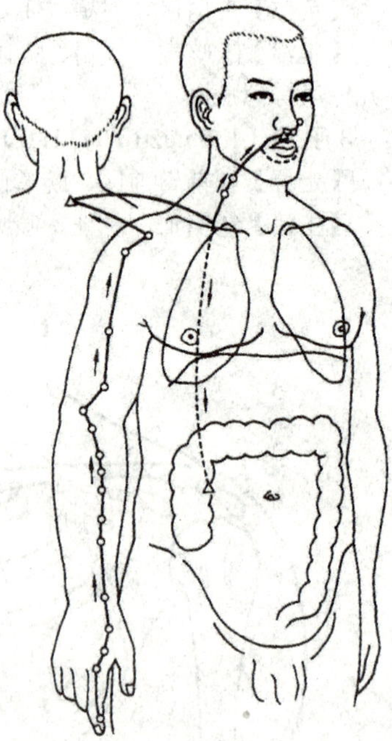

（图5-6）

二、主要病候

腹痛，肠鸣，泄泻，便秘，痢疾，咽喉肿痛，齿病，鼻流清涕或出血，本经循行部位疼痛、热肿或寒冷等。

三、主治概要

1. 头面五官病 目病，齿痛，咽喉肿痛，鼻衄，口眼㖞斜，耳聋等。

2. 热病、神志病 热病昏迷，眩晕，癫狂等。

3. 肠腑病证 腹胀，腹痛，肠鸣，泄泻等。

4. 经脉循行部位的其他病证 手臂酸痛，半身不遂，手臂麻木等。

四、本经腧穴（10穴）

1. 商阳（Shāngyáng，LI 1）井穴

【定位】在手指，食指末节桡侧，指甲根角侧上方0.1寸（指寸）。（图5-7）

【主治】①齿痛、咽喉肿痛等五官疾患。②热病、昏迷等热证、急症。③手指麻木。

2. 合谷（Hégǔ，LI 4）原穴

【定位】在手背，第2掌骨桡侧的中点处。简便取穴法：以一手的拇指指间关节横纹，放在另一手拇、食指之间的指蹼缘上，当拇指尖下是穴。（图5-7）

【主治】①头痛、目赤肿痛、鼻衄、齿痛、口眼㖞斜、耳聋等头面五官诸疾。②发热恶寒等外感病证。③热病无汗或多汗。④经闭、滞产等妇产科病证。⑤上肢疼痛、不遂。⑥牙拔除术、甲状腺手术等口面五官及颈部手术针麻常用穴。

3. 阳溪（yángxī，LI 5）经穴（中西医执业、中西医助理、中医助理医师均不考）

【定位】在腕区，腕背侧远端横纹桡侧，桡骨茎突远端，解剖学“鼻烟窝”凹陷中。（图5-7）

【主治】①头痛、目赤肿痛、齿痛、咽喉肿痛、耳聋等头面五官疾患。②手腕痛。

4. 偏历（Piānlì，LI 6）络穴（中西医执业、中西医助理、中医助理医师均不考）

【定位】在前臂，阳溪穴与曲池穴连线上，腕背侧远端横纹上3寸处。（图5-8）

【主治】①耳鸣、鼻衄、喉痛、目赤等五官疾患。②手臂酸痛。③腹部胀满。④水肿。

5. 手三里（Shǒusānlǐ，LI 10）（中西医助理、中医助理医师不考）

【定位】在前臂，阳溪穴与曲池穴连线上，肘横纹下2寸处。（图5-8）

【主治】①肩臂痛麻、上肢不遂等上肢病证。②腹痛，腹泻。③齿痛，颊肿。

6. **曲池**（Qūchí，LI 11）**合穴**

【定位】在肘区，在尺泽与肱骨外上髁连线中点凹陷处。（图 5-8）

【主治】①上臂酸痛、上肢不遂等上肢病证。②热病。③眩晕。④腹痛、吐泻等肠胃病证。⑤咽喉肿痛、齿痛、目赤肿痛等五官热性病证。⑥瘾疹、湿疹、瘰疬等皮外科疾患。⑦癫狂。

7. **臂臑**（Bì'nào，LI 14）（**中西医执业、助理医师，中医执业、助理医师均不考**）

【定位】在臂部，曲池上 7 寸，三角肌前缘处。（图 5-9）

【主治】①肩臂疼痛不遂、颈项拘挛等痹证。②瘰疬。③目疾。

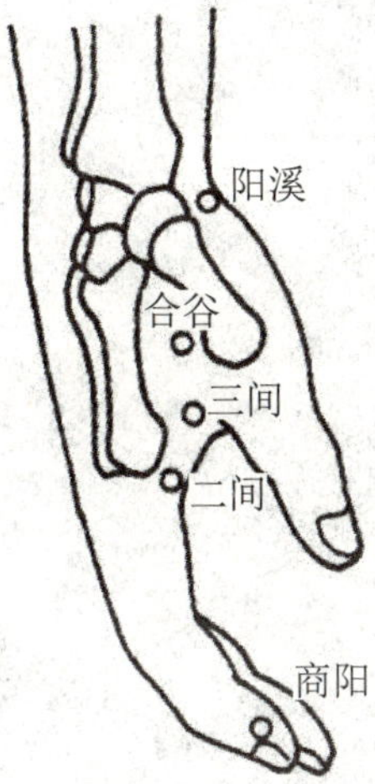

（图 5-7）

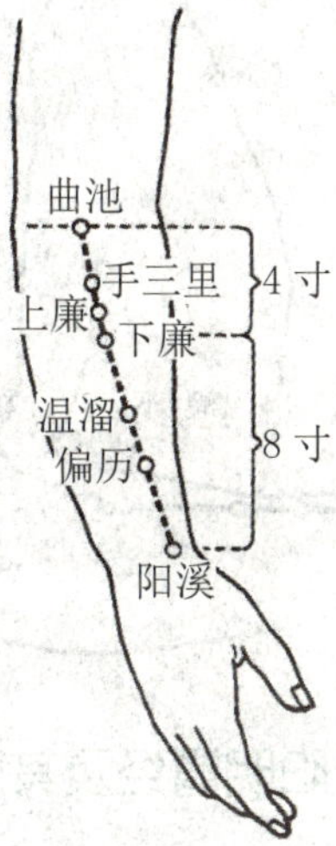

（图 5-8）

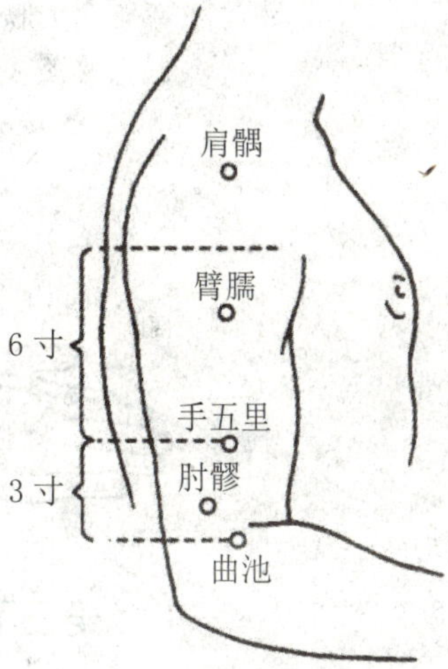

（图 5-9）

8. **肩髃**（Jiānyú，LI 15）

【定位】在三角肌区，肩峰外侧缘前端与肱骨大结节两骨间凹陷中。简便取穴法：屈臂外展，肩峰外侧缘呈现前后两个凹陷，前下方的凹陷即是本穴。（图 5-9）

【主治】①肩臂挛痛、上肢不遂等肩、上肢病证。②瘾疹，瘰疬。

9. **扶突**（Fútū，LI 18）（**中西医执业、中西医助理、中医助理医师均不考**）

【定位】在胸锁乳突肌区，横平喉结，胸锁乳突肌前、后缘中间。（图 5-10）

【主治】①咽喉肿痛、暴喑、吞咽困难等咽喉部病证。②咳嗽，气喘。③瘿气，瘰疬。④颈部手术针麻用穴。

10. **迎香**（Yíngxiāng，LI 20）

【定位】在面部，鼻翼外缘中点旁，鼻唇沟中。（图 5-11）

【主治】①鼻塞、鼽衄等鼻病。②口㖞、面痒等面部病证。③胆道蛔虫症。

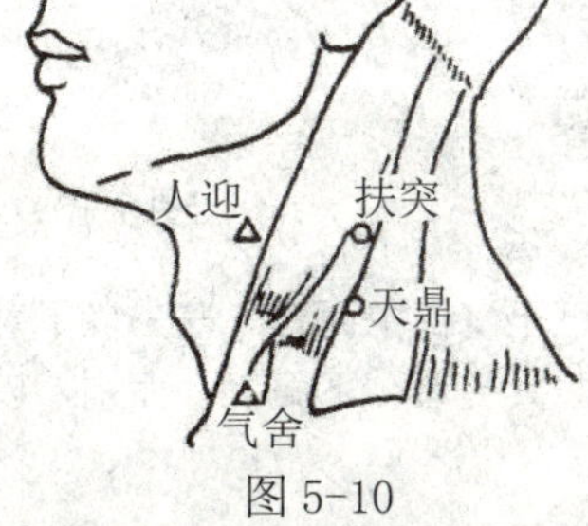

图 5-10

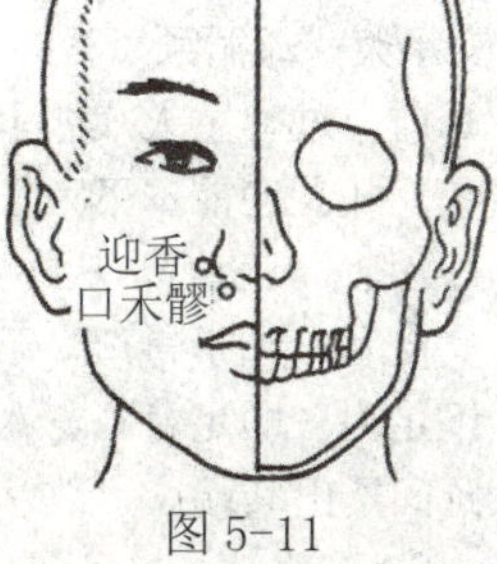

图 5-11

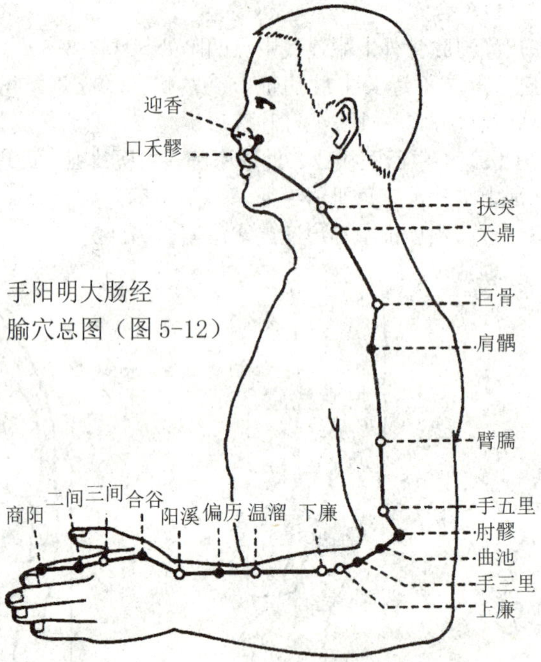

手阳明大肠经
腧穴总图（图 5-12）

第三节 足阳明胃经及其腧穴

一、经脉循行

足阳明胃经，起于鼻旁，上行鼻根，与足太阳经脉相汇合，再沿鼻的外侧下行，入上齿龈中，返回环绕口唇，入下唇交会于承浆穴；再向后沿下颌下缘，至大迎穴处，再沿下颌角至颊车穴，上行到耳前，过足少阳经的上关穴处，沿发际至额颅部。其支脉，从大迎前下走人迎穴，沿喉咙入缺盆，下横膈，入属于胃，联络于脾。其直行的经脉，从缺盆沿乳房内侧下行，经脐旁到下腹部的气冲部；一支脉从胃口分出，沿腹内下行，至气冲部与 直行经脉相汇合。由此经髀关、伏兔穴下行，关节中。再沿胫骨外侧前缘下行，经足背到第 2 足趾外侧端（厉兑穴）；一支脉从膝下 3 寸处分出，下行到中趾外侧端；一支脉从足背分出，沿足大趾内侧直行到末端。（图 5-13）

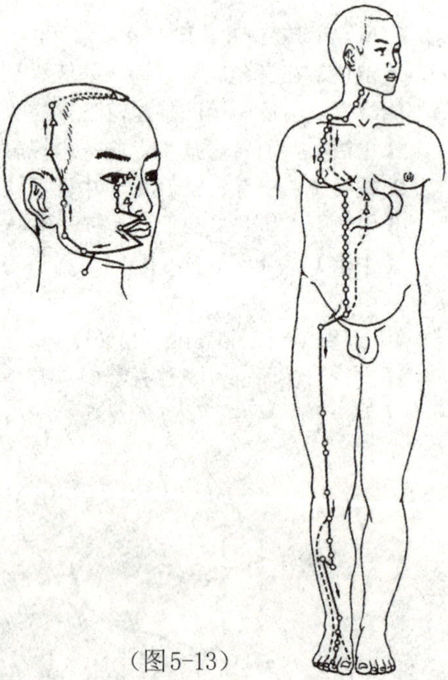

（图5-13）

《灵枢·经脉》：胃足阳明之脉，起于鼻，交頞（鼻根凹陷处）中，旁约太阳之脉，下循鼻外，入上齿中，还出夹口，环唇，下交承浆，却循颐（下颌部）后下廉，出大迎，循颊车，上耳前，过客主人（即上关穴），循发际，至额颅。其支者，从大迎前，下人迎，循喉咙，入缺盆，下膈，属胃，络脾。其直者，从缺盆下乳内廉，下夹脐，入气街中。其支者，起于胃口，下循腹里，下至气街中而合。——以下髀关，抵伏兔，下膝髌中，下循胫外廉，下足跗（即足背），入中趾内间。其支者，下廉三寸而别，以下入中趾外间。其支者，别跗上，入大趾间，出其端。

二、主要病候

肠鸣，腹胀，水肿，胃痛，呕吐或消谷善饥，口渴，咽喉肿痛，鼻衄，热病，发狂，胸及膝髌等本经循行部位疼痛等症。

三、主治概要

1. **胃肠病** 食欲不振，胃痛，呕吐，噎膈，腹胀，泄泻，痢疾，便秘等。

2. **头面五官病** 目赤痛痒，目翳，眼睑瞤动，鼻衄，齿痛，耳病。

3. **神志病** 癫狂。

4. **热病** 热病汗出。

5. **经脉循行部位的其他病证** 下肢痿痹，转筋，腰膝冷痛，半身不遂。

四、本经腧穴（21 穴）

1. **承泣**（Chéngqì，ST 1）**（中西医执业、中西医助理、中医助理医师均不考）**

【定位】在面部，眼球与眶下缘之间，瞳孔直下。（图 5-14）

【主治】①眼睑瞤动、迎风流泪、夜盲、近视等目疾。②口眼㖞斜，面肌痉挛。

2. **四白**（Sìbái，ST 2）**（中西医执业、中西医助理、中医助理医师均不考）**

【定位】在面部，眶下孔处。（图 5-14）

【主治】①目赤痛痒、眼睑瞤动、目翳等目疾。②口眼㖞斜、面痛、面肌痉挛等面部病证。③头痛，眩晕。④胆道蛔虫症。

3. **地仓**（Dìcāng，ST 4）

【定位】在面部，口角旁约 0.4 寸（指寸）。（图 5-14）

【主治】口㖞、流涎、面痛等局部病证。

4. **颊车**（Jiáchē，ST 6）

【定位】在面部，下颌角前上方一横指（中指），闭口咬紧牙时咬肌隆起，放松时按之凹陷处。（图 5-15）

【主治】齿痛、牙关不利、颊肿、口眼㖞斜等局部病证。

5. **下关**（Xiàguān，ST 7）

【定位】在面部，颧弓下缘中央与下颌切迹之间凹陷中。（图 5-15）

【主治】①牙关不利、面痛、齿痛、口眼㖞斜等面口病证。②耳聋、耳鸣、聤耳等耳疾。

6. **头维**（Tóuwéi，ST 8）**（中西医助理、中医助理医师不考）**

【定位】在头部，当额角发际直上 0.5 寸，头正中线旁开 4.5 寸。（图 5-15）

【主治】头痛、眩晕、目痛、迎风流泪等头目病证。

7. **人迎**（Rényíng，ST9）**（中西医执业、中西医助理、中医助理医师均不考）**

【定位】在颈部，横平喉结，胸锁乳突肌前缘，颈总动脉搏动处。（图 5-16）

【主治】①瘿气、咽喉肿痛、瘰疬等颈部病证。②高血压。③气喘。

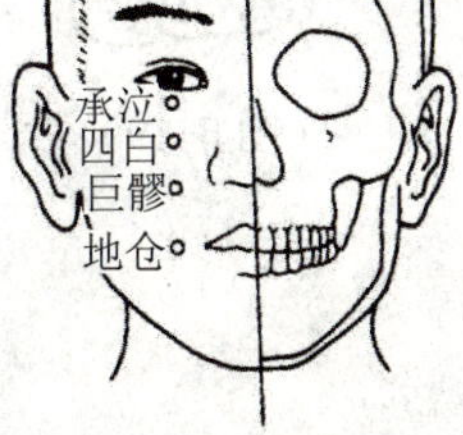

（图 5-14）

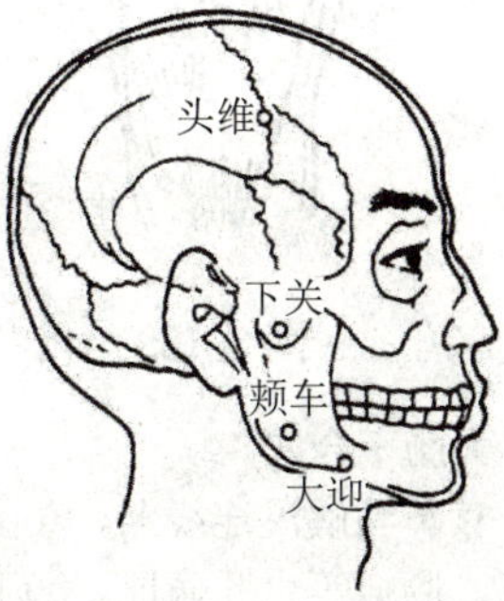

（图 5-15）

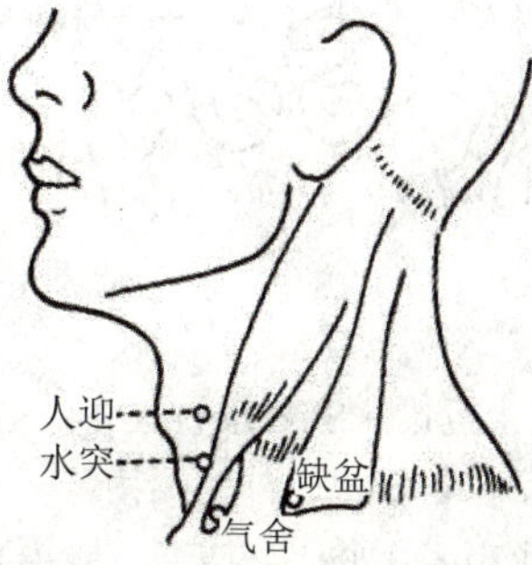

（图 5-16）

8. **梁门**（Liángmén，ST 21）**（中西医执业、中西医助理医师均不考）**

【定位】在上腹部，脐中上 4 寸，前正中线旁开 2 寸。（图 5-17）

【主治】纳少、胃痛、呕吐、腹胀等胃疾。

9. **天枢**（Tiānshū，ST 25）**大肠之募穴**

【定位】在腹部，横平脐中，前正中线旁开 2 寸。（图 5-17）

【主治】①腹痛、腹胀、便秘、腹泻、痢疾等胃肠病证。②月经不调、痛经等妇科疾患。

10. **水道**（Shuǐdào，ST 28）**（中西医执业、中西医助理、中医助理医师均不考）**

【定位】在下腹部，脐中下 3 寸，前正中线旁开 2 寸。（图 5-17）

【主治】①小腹胀满。②小便不利等水液输布排泄失常性疾患。③疝气。④痛经、不孕等妇科疾患。

11. **归来**（Guīlái，ST 29）**（中西医助理、中医助理均不考）**

【定位】在下腹部，脐中下 4 寸，前正中线旁开 2 寸。（图 5-17）

【主治】①小腹痛，疝气。②月经不调、带下、阴挺、闭经等妇科病证。

12. **伏兔**（Fútù，ST 32）**（中西医执业、助理医师，中医执业、助理医师均不考）**

【定位】在股前区，髌底上 6 寸，髂前上棘与髌底外侧端的连线上。（图 5-18）

【主治】①下肢痿痹、腰痛、膝冷等腰及下肢病证。②疝气。③脚气。

13. **梁丘**（Liángqiū，ST 34）**郄穴（中西医执业、中西医助理、中医助理医师均不考）**

【定位】在股前区，髌底上 2 寸，股外侧肌与股直肌肌腱之间（髂前上棘与髌骨外上缘连线上）。（图 5-18）

【主治】①膝肿痛、下肢不遂等下肢病证。②急性胃痛。③乳痈、乳痛等乳疾。

14. **足三里**（Zúsānlǐ，ST 36）**合穴；胃下合穴**

【定位】在小腿外侧，犊鼻下 3 寸，胫骨前嵴外 1 横指处，犊鼻与解溪连线上。（图 5-19）

【主治】①胃痛、呕吐、噎膈、腹胀、腹街、痢疾、便秘等胃肠病证。②下肢痿痹。③心悸、眩晕、癫狂等神志病。④乳痈、肠痈等外科疾患。⑤虚劳诸证，为强壮保健穴。

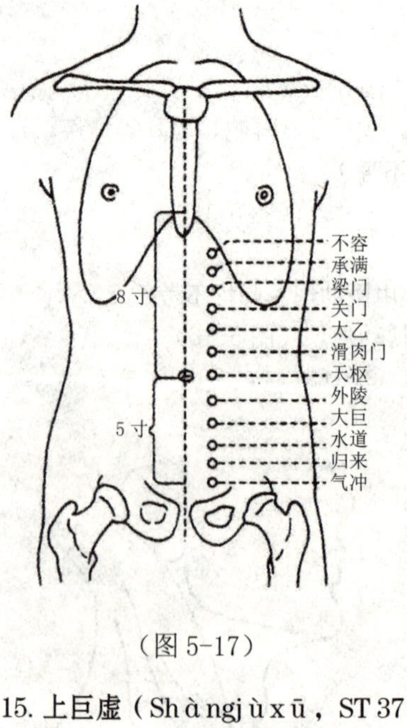

（图 5-17）

（图 5-18）

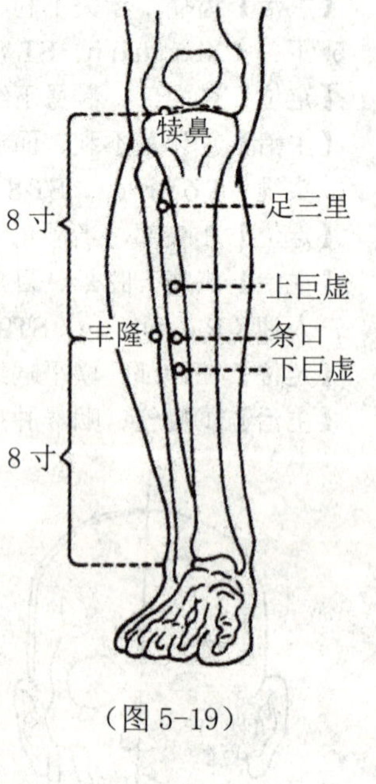

（图 5-19）

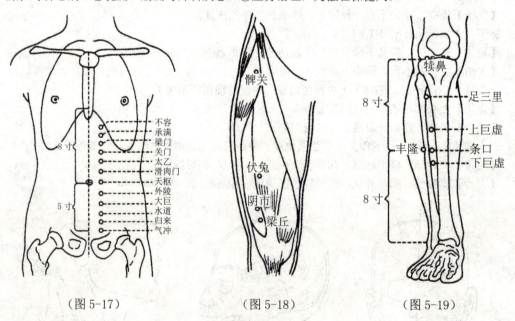

15. **上巨虚**（Shàngjùxū，ST 37）**大肠下合穴**

【定位】在小腿外侧，犊鼻下 6 寸，犊鼻与解溪连线上。（图 5-19）

【主治】①肠鸣、腹痛、腹泻、便秘、肠痈等胃肠病证。②下肢痿痹。

16. **条口**（Tiáokǒu，ST 38）**（中西医执业、中西医助理、中医助理医师均不考）**

【定位】在小腿外侧，犊鼻下8寸，犊鼻与解溪连线上。（图5-19）

【主治】①下肢痿痹，转筋。②肩臂痛。③脘腹疼痛。

17. 下巨虚（Xiàjùxū，ST 39）小肠下合穴（中西医执业、中西医助理、中医助理医师均不考）

【定位】在小腿外侧，犊鼻下9寸，犊鼻与解溪连线上。（图5-19）

【主治】①腹泻、痢疾、小腹痛等胃肠病证。②下肢痿痹。③乳痛。

18. 丰隆（Fēnglóng，ST 40）络穴

【定位】在小腿外侧，外踝尖上8寸，胫骨前嵴外缘；条口旁开1寸。（图5-19）

【主治】①头痛、眩晕、癫狂。②咳嗽、痰多等痰饮病证。③下肢痿痹。④腹胀，便秘。

19. 解溪（Jiěxī，ST 41）经穴（中西医执业、中西医助理、中医助理医师均不考）

【定位】在踝区，踝关节前面中央凹陷中，拇长伸肌腱与趾长伸肌腱之间。（图5-20）

【主治】①下肢痿痹、踝关节病、足下垂等下肢、踝关节疾患。②头痛，眩晕，癫狂。③腹胀，便秘。

20. 内庭（Nèitíng，ST 44）荥穴

【定位】在足背，第2.3趾间，趾蹼缘后方赤白肉际处。（图5-20）

【主治】①齿痛、咽喉肿痛、鼻衄等五官热性病证。②热病。③胃病吐酸、腹泻、痢疾、便秘等肠胃病证。④足背肿痛，跖趾关节痛。

21. 厉兑（Lìduì，ST 45）井穴（中医助理医师不考）

【定位】在足趾，第2趾末节外侧，趾甲根角侧后方0.1寸（指寸）。（图5-20）

【主治】①鼻衄、齿痛、咽喉肿痛等实热性五官病证。②热病。③多梦、癫狂等神志病证。

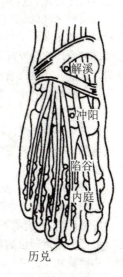

（图5-20）

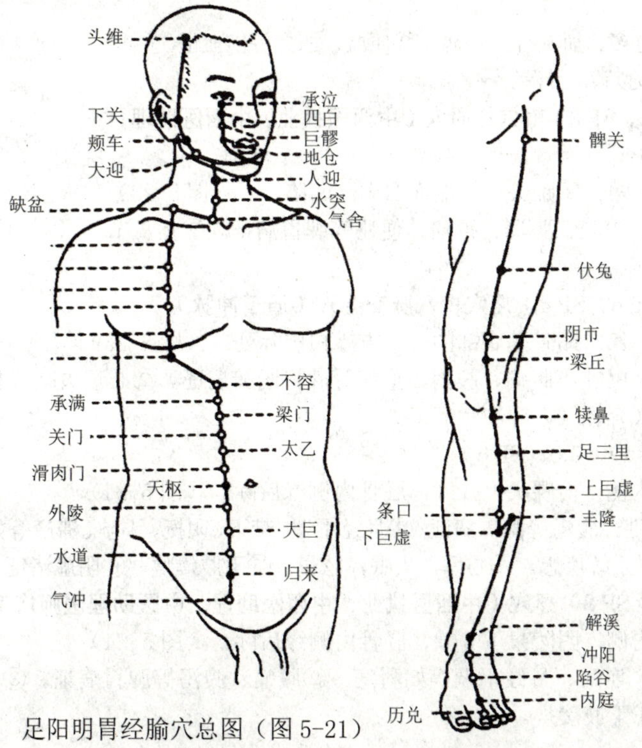

足阳明胃经腧穴总图（图5-21）

第四节 足太阴脾经及其腧穴

一、经脉循行

足太阴脾经，起于足大趾末端，沿着大趾内侧赤白肉际，经过大趾本节后的第1跖趾关节后面，上行至内踝前面，再沿小腿内侧胫骨后缘上行，至内踝上8寸处交于足厥阴经之前，再沿膝股部内侧前缘上行，进入腹部，属脾，联络胃；再经过横膈上行，夹咽部两旁，系舌根，分散于舌下。其支脉，从胃上膈，注心中。（图5-22）

《灵枢·经脉》：脾足太阴之脉，起于大趾之端，循趾内侧白肉际，过核骨（第1跖趾关节内侧的圆形突起）后，上内踝前廉，上踹（即腓肠肌部）内，循胫骨后，交出厥阴之前，上循膝股内前廉，入腹，属脾，络胃，上膈，夹咽（食道），连舌本（舌根），散舌下。其支者，复从胃别，上膈，注心中。脾之大络，名曰大包，出渊腋下3寸，布胸胁。

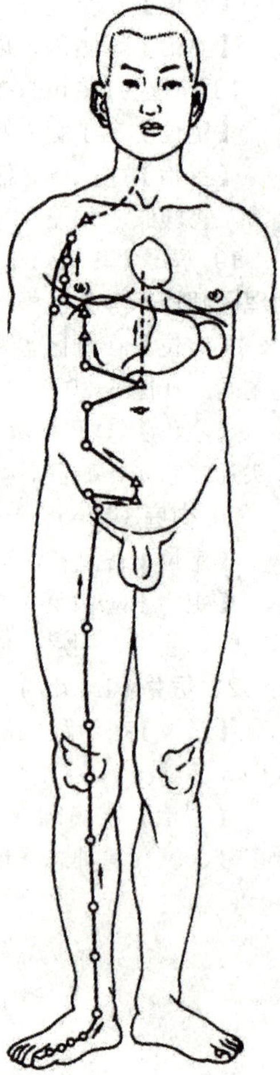

（图5-22）

二、主要病候

胃脘痛，食则呕，嗳气，腹胀，便溏，黄疸，身重无力，舌根强痛，下肢内侧肿胀，厥冷等症。

三、主治概要

1. **脾胃病** 胃痛，呕吐，腹痛，泄泻，便秘等。
2. **妇科病** 月经过多，崩漏等。
3. **前阴病** 阴挺，不孕，遗精，阳痿等。
4. **经脉循行部位的其他病证** 下肢痿痹，胸胁痛等。

四、本经腧穴（9穴）

1. 隐白（Yǐnbái，SP 1）井穴

【定位】在足趾，大趾末节内侧，趾甲根角侧后方0.1寸（指寸）。（图5-23）

【主治】①月经过多、崩漏等妇科病。②便血、尿血等出血证。③癫狂，多梦。④惊风。⑤腹满，暴泻。

2. 太白（Tàibái，SP 3）输穴；原穴（中西医执业、中西医助理、中医助理医师均不考）

【定位】在跖区，第1跖趾关节近端赤白肉际凹陷中。（图5-23）

【主治】①肠鸣、腹胀、腹泻、胃痛、便秘等脾胃病证。②体重节痛，脚气。

3. 公孙（Gōngsūn，SP 4）络穴；八脉交会穴（通于冲脉）

【定位】在跖区，第1跖骨基底部的前下方赤白肉际处。（图5-23）

【主治】①胃痛、呕吐、腹痛、腹泻、痢疾等脾胃肠腑病证。②心烦失眠、狂证等神志病证。③逆气里急、气上冲心（奔豚气）等冲脉病证。

4. 三阴交（Sānyīnjiāo，SP 6）

【定位】在小腿内侧，内踝尖上3寸，胫骨内侧缘后际。（图5-24）

【主治】①肠鸣腹胀、腹泻等脾胃病证。②月经不调、带下、阴挺、不孕、滞产等妇产科病证。③遗精、阳痿、遗尿等生殖泌尿系统疾患。④心悸，失眠，眩晕。⑤下肢痿痹。⑥阴虚诸证。⑦湿疹，荨麻疹。

5. 地机（Dìjī，SP 8）郄穴（中西医执业、中西医助理、中医助理医师均不考）

【定位】在小腿内侧，阴陵泉下3寸，胫骨内侧缘后际。（图5-24）

【主治】①痛经、崩漏、月经不调等妇科病。②腹痛、腹泻等脾胃病证。③小便不利、水肿等脾不运化水湿病证。④下肢痿痹。

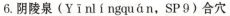

6. 阴陵泉（Yīnlíngquán，SP 9）合穴

【定位】在小腿内侧，胫骨内侧髁下缘与胫骨内侧缘之间的凹陷中。（图 5-24）

【主治】①腹胀、腹泻、水肿、黄疸等脾湿证。②小便不利、遗尿、尿失禁等泌尿系统疾患。③膝痛、下肢痿痹等下肢病证。④阴部痛、痛经、带下、遗精等妇科、男科病证。

7. 血海（Xuèhǎi，SP 10）

【定位】在股前区，髌底内侧端上 2 寸，股内侧肌隆起处。简便取穴法：患者屈膝，医者以左手掌心按于患者右膝髌骨上缘，第 2～5 指向上伸直，拇指约呈 45° 斜置，拇指尖下是穴。对侧取法仿此。（图 5-25）

【主治】①月经不调、痛经、经闭等妇科病。②瘾疹、湿疹、丹毒等血热性皮外科病。③膝股内侧痛。

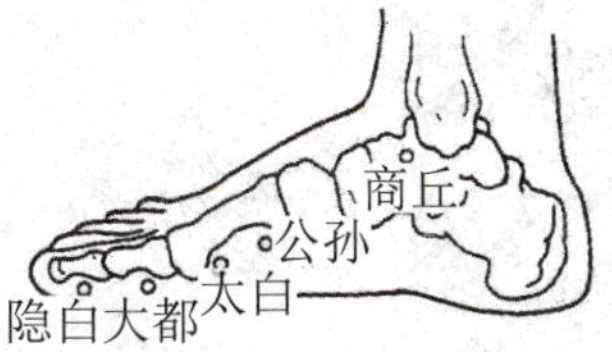

（图 5-23）

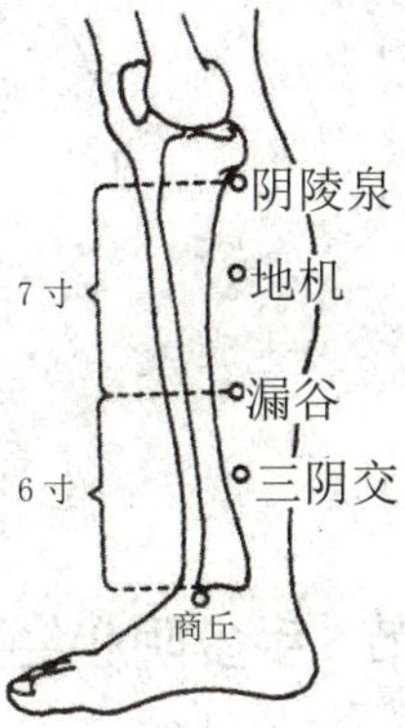

（图 5-24）

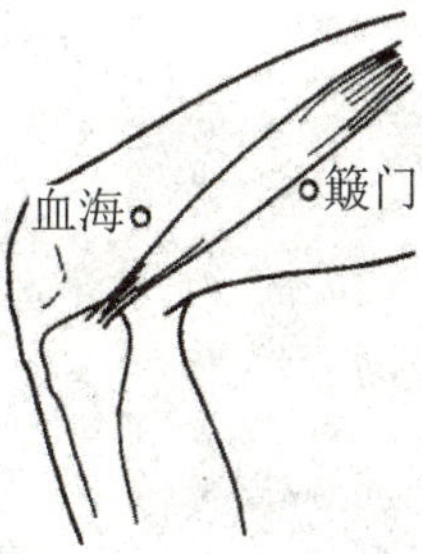

（图 5-25）

8. 大横（Dàhéng，SP 15）（中西医执业、中西医助理、中医助理医师均不考）

【定位】在腹部，脐中旁开 4 寸。

【主治】腹痛、腹泻、便秘等脾胃病证。

9. 大包（Dàbāo，SP 21）脾之大络（中西医执业、中西医助理、中医助理医师均不考）

【定位】在侧胸部，腋中线上，当第 6 肋间隙处。

【主治】①气喘。②胸胁痛。③全身疼痛。④岔气。⑤四肢无力。

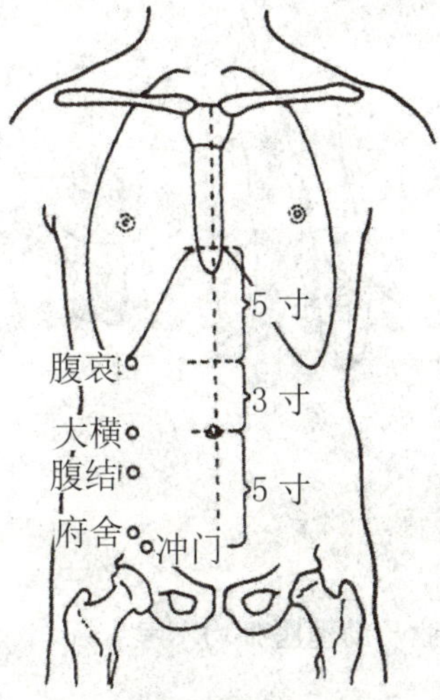

（图 5-26）

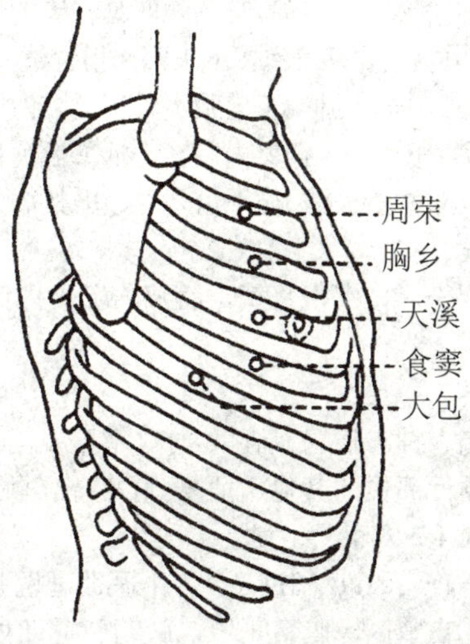

（图 5-27）

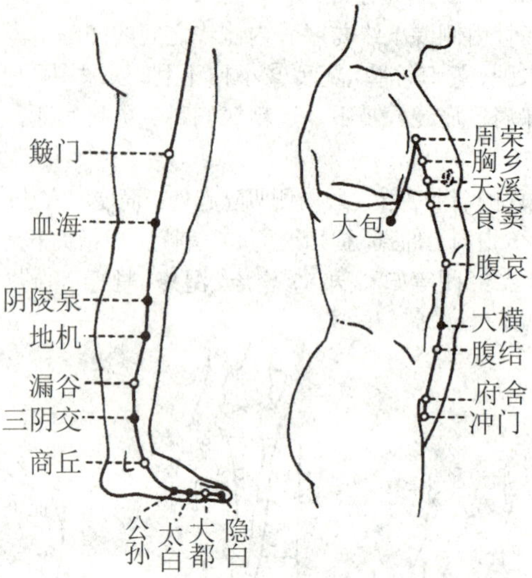

足太阴脾经腧穴总图（图 5-28）

第五节　手少阴心经及其腧穴

一、经脉循行

手少阴心经，起于心中，出属心系（心与其他脏器相连的组织）；下行经过横膈，联络小肠。其支脉，从心系向上，夹着食道上行，连于目系（眼球连接于脑的组织）。其直行经脉，从心系上行到肺部，再向外下到达腋窝部，沿着上臂内侧后缘，行于手太阴经和手厥阴经的后面，到达肘窝；再沿前臂内侧后缘，至掌后豌豆骨部，进入掌内，止于小指桡侧末端。（图 5-29）

《灵枢·经脉》：心手少阴之脉，起于心中，出属心系（指心与各脏相连的组织，一指心与其他四脏相连的组织），下膈，络小肠。其支者，从心系，上夹咽（指食管），系目系。其直者，复从心系却上肺，下出腋下，下循臑内后廉，行太阴、心主之后，下肘内，循臂内后廉，抵掌后锐骨（指豌豆骨部）之端，入掌内后廉，循小指之内，出其端。

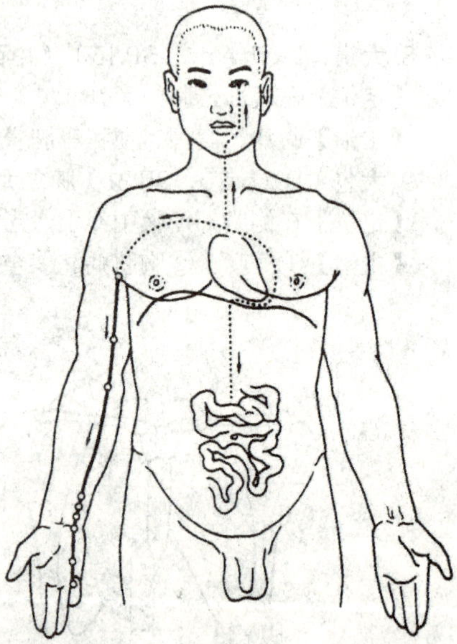

（图 5-29）

二、主要病候

心痛，咽干，口渴，目黄，胁痛，上臂内侧痛，手心发热等症。

三、主治概要

1. **心、胸、神志病**　心痛，心悸，癫狂痫等。

2. **经脉循行部位的其他病证**　肩臂疼痛，胁肋疼痛，腕臂痛等。

四、本经腧穴（7 穴）

1. **极泉（Jíquán，HT 1）（中医助理医师、中西医执业及助理医师均不考）**

【定位】在腋区，腋窝正中，腋动脉搏动处。（图 5-30）

【主治】①心痛、心悸等心疾。②肩臂疼痛、胁肋疼痛、上肢不遂等上肢病证。③瘰疬，腋臭。④上肢针麻用穴。

2. 少海（Shàohǎi，HT 3）合穴（中医、中西医助理医师均不考）

【定位】在肘前区，横平肘横纹，肱骨内上髁前缘。（图 5-30）

【主治】①心痛、癔症等心病、神志病。②肘臂挛痛，臂麻手颤。③头项痛，腋胁部痛。④瘰疬。

3. 通里（Tōnglǐ，HT 5）络穴

【定位】在前臂前区，腕掌侧远端横纹上 1 寸，尺侧腕屈肌腱的桡侧缘。（图 5-31）

【主治】①心悸、怔忡等心病。②舌强不语，暴喑。③腕臂痛。

4. 阴郄（Yīnxì，HT 6）郄穴（中西医助理医师不考）

【定位】在前臂前区，腕掌侧远端横纹上 0.5 寸，尺侧腕屈肌腱的桡侧缘。（图 5-31）

【主治】①心痛、惊悸等心病。②骨蒸盗汗。③吐血，衄血。

5. 神门（Shénmén，HT 7）输穴；原穴

【定位】在腕前区，腕掌侧远端横纹尺侧端，尺侧腕屈肌腱的桡侧凹陷处。（图 5-31）

【主治】①心痛、心烦、惊悸、怔忡、健忘、失眠、痴呆、癫狂痫等心与神志病证。②高血压。③胸胁痛。

6. 少府（Shàofǔ，HT 8）荥穴（中医、中西医执业及助理医师均不考）

【定位】在手掌，横平第 5 掌指关节近端，第 4、5 掌骨之间。（图 5-32）

【主治】①心悸、胸痛等心胸病。②阴痒，阴痛。③痈疡。④小指挛痛。

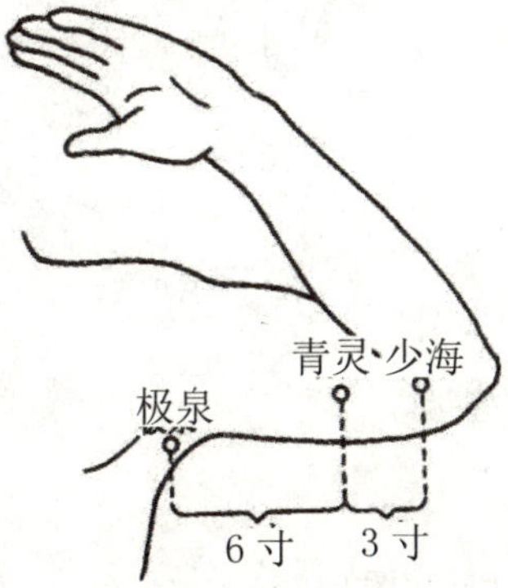

（图 5-30）

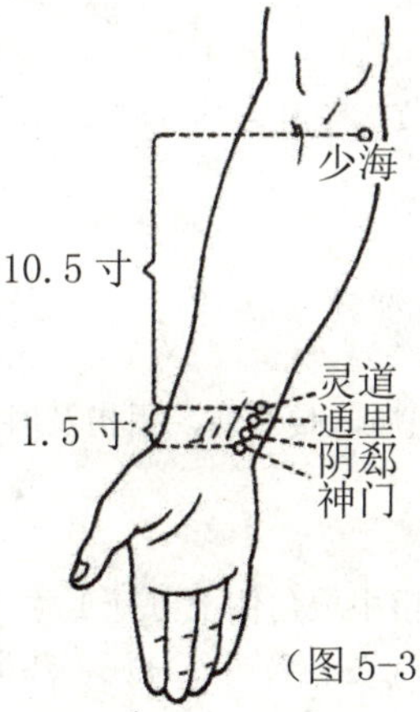

（图 5-31）

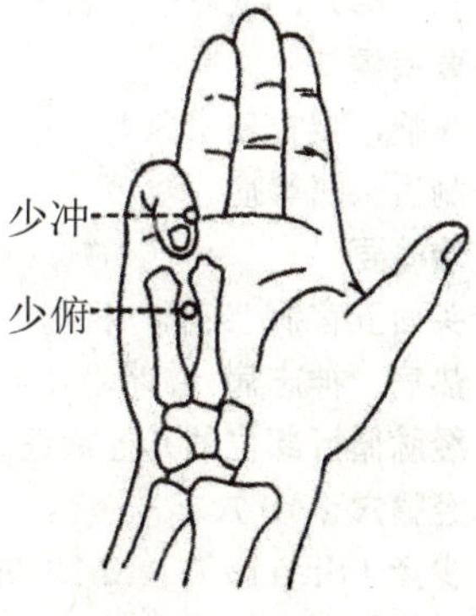

（图 5-32）

7. 少冲（Shàochōng，HT 9）井穴

【定位】在手指，小指末节桡侧，指甲根角侧上方 0.1 寸（指寸）。（图 5-32）

【主治】①心悸、心痛、癫狂、昏迷等心与神志病证。②热病。

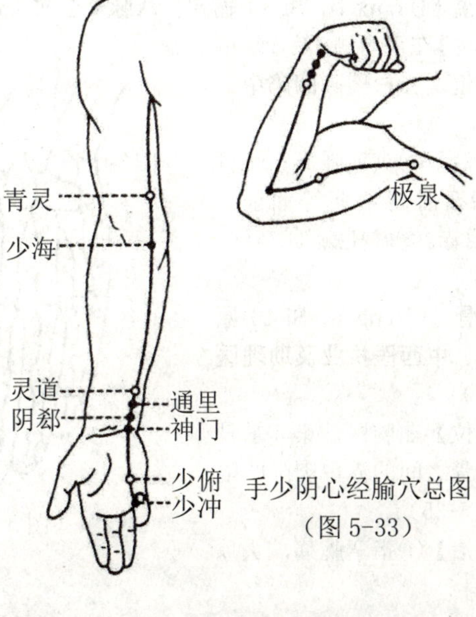

手少阴心经腧穴总图

（图 5-33）

第六节 手太阳小肠经及其腧穴

一、经脉循行

手太阳小肠经，起于手小指尺侧端，沿着手背外侧至腕部，出于尺骨茎突，直上沿着前臂外侧后缘，经尺骨鹰嘴与肱骨内上髁之间，沿上臂外侧后缘，到达肩关节，绕行肩胛部，交会于大椎，向下进入缺盆部，联络心，沿着食管，经过横膈，到达胃部，属于小肠。其支脉，从缺盆分出，沿着颈部，上达面颊，到目外眦，向后进入耳中。另一支脉，从颊部分出，上行目眶下，抵于鼻旁，至目内眦，斜行络于颧骨部。（图 5-34）

《灵枢·经脉》：小肠手太阳之脉，起于小指之端，循手外侧上腕，出踝（此指尺骨小头隆起处）中，直上循臂骨（尺骨）下廉，出肘内侧两骨（即尺骨鹰嘴与肱骨内上髁）之间，上循臑外后廉，出肩解（指肩关节部），绕肩胛，交肩上，入缺盆，络心，循咽下膈，抵胃，属小肠。其支者，从缺盆循颈，上颊，至目锐眦（即目外眦），却入耳中。其支者，别颊上（指眼眶下颧骨部），抵鼻，至目内眦（斜络于颧）。

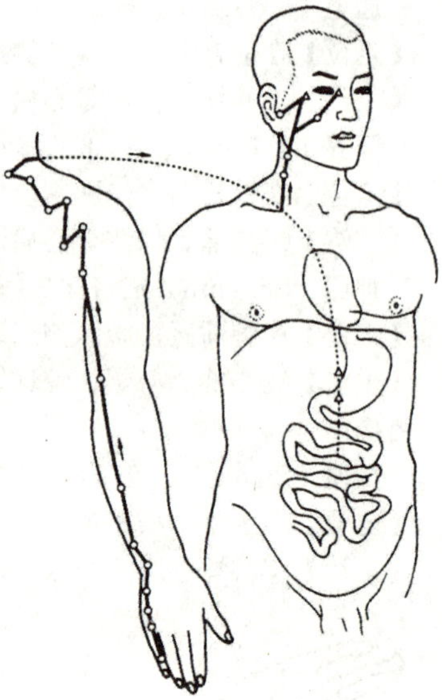

（图 5-34）

二、主要病候

少腹痛，腰脊痛引睾丸，耳聋，目黄，颊肿，咽喉肿痛，肩臂外侧后缘痛等症。

三、主治概要

1. **头面五官病** 头痛，目翳，咽喉肿痛等。

2. **热病、神志病** 昏迷，发热，疟疾等。

3. **经脉循行部位的其他病证** 项背强痛，腰背痛，手指及肘臂挛痛等。

四、本经腧穴（10 穴）

1. 少泽（Shàozé，SI 1）井穴

【定位】在手指，小指末节尺侧，指甲根角侧上方 0.1 寸（指寸）（图 5-35）。

【主治】①乳痈、乳少等乳疾。②昏迷、热病等急症、热证。③头痛、目翳、咽喉肿痛等头面五官病证。

2. 后溪（Hòuxī，SI 3）输穴；八脉交会穴（通于督脉）

【定位】在手内侧，第 5 掌指关节尺侧近端赤白肉际凹陷中。（图 5-35）

【主治】①头项强痛、腰背痛、手指及肘臂挛痛等痛证。②耳聋，目赤。③癫狂痫。④盗汗，疟疾。

3. 腕骨（Wàngǔ，SI 4）原穴（中医、中西医执业及助理医师均不考）

【定位】在腕区，第 5 掌骨底与三角骨之间的赤白肉际凹陷中。（图 5-35）

【主治】①指挛腕痛，头项

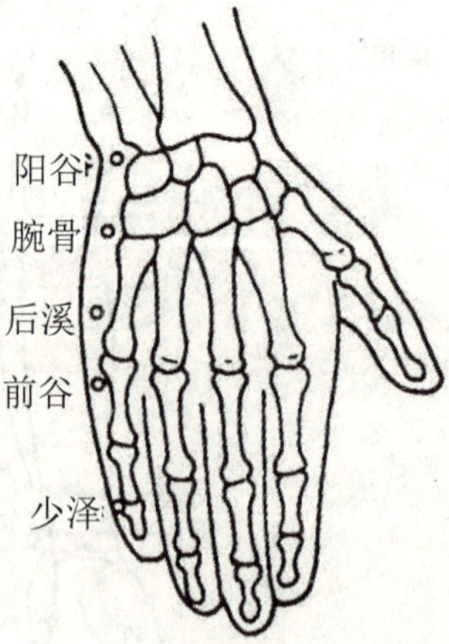

（图 5-35）

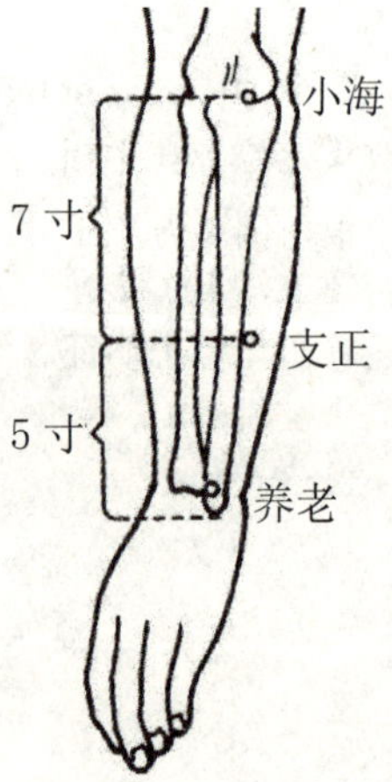

（图 5-36）

强痛。②目翳。③黄疸。④热病，疟疾。

4. 养老（Yǎnglǎo，SI 6）郄穴

【定位】在前臂后区、腕背横纹上 1 寸，尺骨头桡侧凹陷中。（图 5-36）

【主治】①目视不明，头痛，面痛。②肩、背、肘、臂酸痛，急性腰痛等痛证。

5. 支正（Zhīzhèng，SI 7）络穴（中医助理医师、中西医执业及助理医师均不考）

【定位】在前臂后区，腕背侧远端横纹上 5 寸，尺骨尺侧与尺侧腕屈肌之间。（图 5-36）

【主治】①头痛，项强，肘臂酸痛。②热病。③癫狂。④疣症。

6. 小海（Xiǎohǎi，SI 8）合穴（中医、中西医执业及助理医师均不考）

【定位】在肘后区，尺骨鹰嘴与肱骨内上髁之间凹陷中。（图 5-36）

【主治】①肘臂疼痛，麻木。②癫痫。

7. 肩贞（Jiānzhēn，SI 9）（中医、中西医执业及助理医师均不考）

【定位】在肩胛区，肩关节后下方，肘后纹头直上 1 寸。（图 5-37）

【主治】①肩臂疼痛，上肢不遂。②瘰疬。

8. 天宗（Tiānzōng，SI 11）

【定位】在肩胛区，肩胛冈中点与肩胛骨下角连线上 1/3 与下 2/3 交点凹陷中。（图 5-37）

【主治】①肩胛疼痛、肩背部损伤等局部病证。②乳痈。③气喘。

9. 颧髎（Quánliáo，SI 18）（中医助理医师、中西医执业及助理医师均不考）

【定位】在面部，颧骨下缘，目外眦直下凹陷中。（图 5-38）

【主治】口眼㖞斜、眼睑𥆧动、齿痛、面痛、颊肿等面部病证。

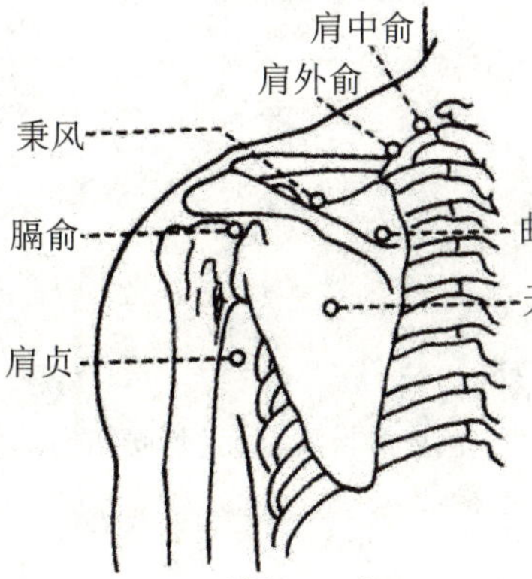

（图 5-37）

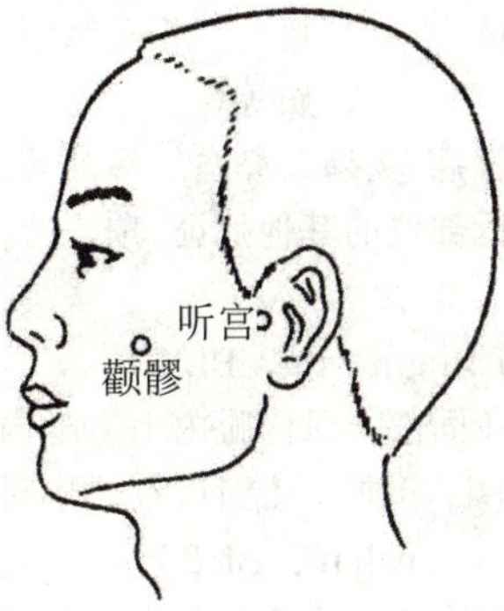

（图 5-38）

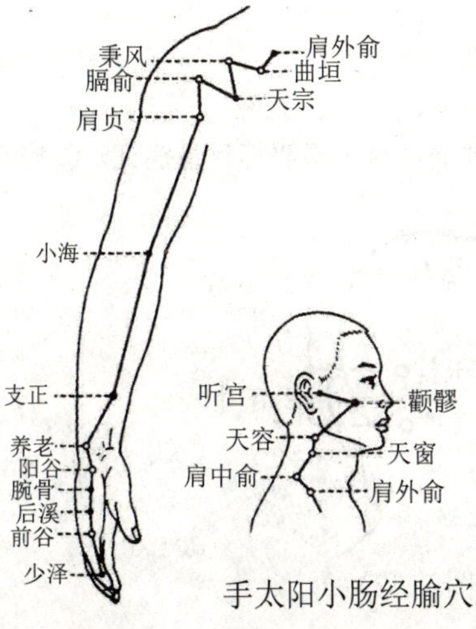

手太阳小肠经腧穴总图（图 5-39）

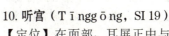

10. 听宫（Tīnggōng，SI 19）

【定位】在面部，耳屏正中与下颌骨髁突之间的凹陷中。（图 5-38）

【主治】①耳鸣、耳聋、聤耳等耳疾。②齿痛。③癫狂痫。

第七节 足太阳膀胱经及其腧穴

一、经脉循行

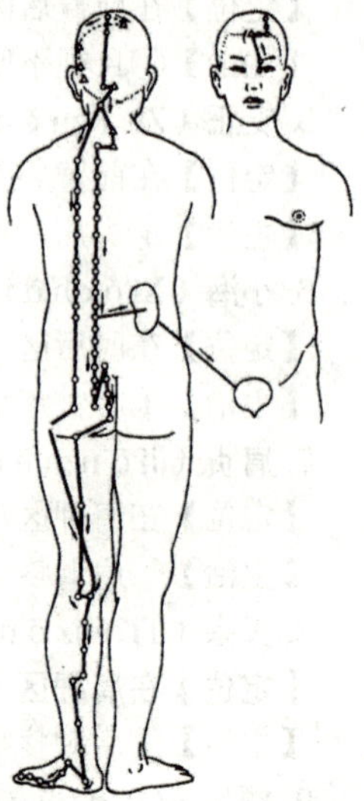

(图 5-40)

足太阳膀胱经，起始于内眼角，向上过额部，与督脉交会于头顶。其支脉，从头顶分出到耳上角。其直行经脉，从头顶入颅内络脑，再浅出沿枕项部下行，从肩胛内侧脊柱两旁下行到达腰部，进入脊旁肌肉，入内络于肾，属于膀胱。一支脉从腰中分出，向下夹脊旁，通过臀部，进入腘窝中；一支脉从左右肩胛内侧分别下行，穿过脊旁肌肉，经过髋关节部，沿大腿外侧后缘下行，会合于腘窝内，向下通过腓肠肌，出外踝的后方，沿第5跖骨粗隆，至小趾的外侧末端。（图 5-40）

《灵枢·经脉》：膀胱足太阳之脉，起于目内眦，上额交巅（头顶最高处）。其支者，从巅至耳上角。其直者，从巅入络脑，还出别下项，循肩髆内，夹脊抵腰中，入循膂（脊柱两旁的肌肉），络肾，属膀胱。其支者，从腰中，下夹脊，贯臀，入腘中。其支者，从髆内左右别下贯胛，夹脊内，过髀枢（指股骨大转子处），循髀外后廉下合腘中，以下贯踹内，出外踝之后，循京骨（第5跖骨粗隆），至小指外侧。

二、主要病候

小便不通，遗尿，癫狂，目痛，鼻塞多涕等，头痛以及项、背、腰、臀部及下肢后侧本经循行部位疼痛。

三、主治概要

1. **脏腑病证** 十二脏腑及其相关组织器官病证。
2. **神志病** 癫、狂、痫等。
3. **头面五官病** 头痛、鼻塞、鼻衄等。
4. **经脉循行部位的其他病证** 项、背、腰、下肢病证等。

四、本经腧穴（30穴）

1. 睛明（Jīngmíng，BL 1）

【定位】在面部，目内眦内上方眶内侧壁凹陷中。（图 5-41）

【主治】①目赤肿痛、流泪、视物不明、目眩、近视、夜盲、色盲等目疾。②急性腰扭伤，坐骨神经痛。

2. 攒竹（Cuánzhú，BL 2）

【定位】在面部，眉头凹陷中，额切迹处。（图 5-41）

【主治】①头痛，眉棱骨痛。②眼睑瞤动、眼睑下垂、口眼㖞斜、目视不明、流泪、目赤肿痛等眼疾。③呃逆。④急性腰扭伤。

3. 天柱（Tiānzhù，BL 10）

【定位】在颈后区，横平第2颈椎棘突上际，斜方肌外缘凹陷中。（图 5-42）

【主治】①后头痛、项强、肩背腰痛等痛证。②鼻塞、目赤肿痛、目视不明等目鼻病证。③癫狂痫。④热病。

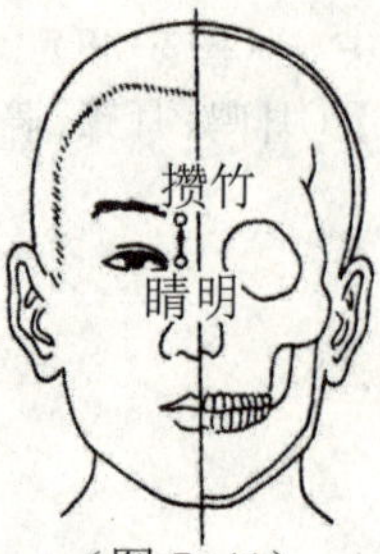

(图 5-41)

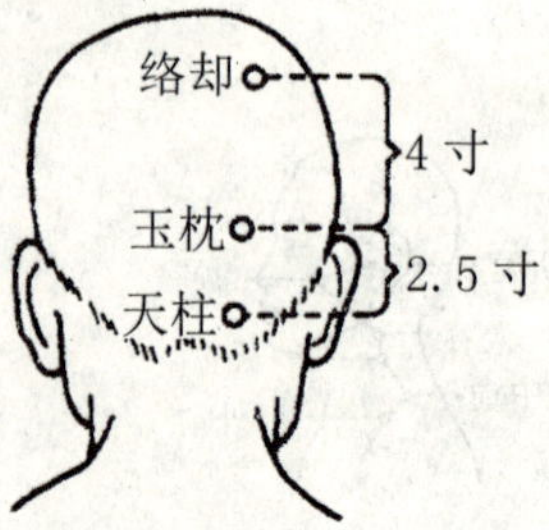

(图 5-42)

4. **大杼（Dàzhù，BL 11）八会穴之骨会（中西医执业、中西医助理、中医助理医师均不考）**

【定位】在脊柱区，第 1 胸椎棘突下，后正中线旁开 1.5 寸。（图 5-43）

【主治】①咳嗽，发热。②项强，肩背痛。

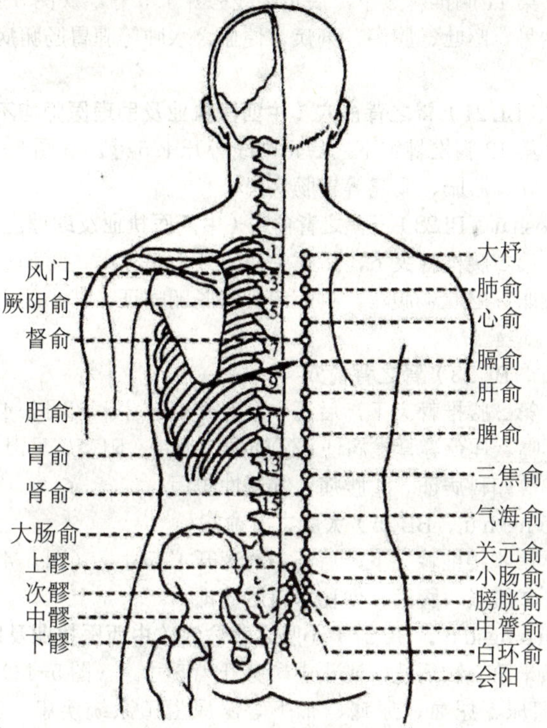

（图 5-43）

5. **风门（Fēngmén，BL 12）（中医助理医师、中西医执业及助理医师均不考）**

【定位】在脊柱区，第 2 胸椎棘突下，后正中线旁开 1.5 寸。（图 5-43）

【主治】①感冒、咳嗽、发热、头痛等外感病证。②项强，胸背痛。

6. **肺俞（Fèishū，BL 13）肺之背俞穴**

【定位】在脊柱区，第 3 胸椎棘突下，后正中线旁开 1.5 寸。（图 5-43）

【主治】①咳嗽、气喘、咯血等肺疾。②骨蒸潮热、盗汗等阴虚病证。③皮肤瘙痒、瘾疹等皮肤病。

7. **心俞（Xīnshū，BL 15）心之背俞穴**

【定位】在脊柱区，第 5 胸椎棘突下，后正中线旁开 1.5 寸。（图 5-43）

【主治】①心痛、惊悸、失眠、健忘、癫痫、盗汗等心与神志病。②咳嗽、吐血等肺疾。③盗汗，遗精。

8. **膈俞（Géshū，BL 17）八会穴之血会**

【定位】在脊柱区，第 7 胸椎棘突下，后正中线旁开 1.5 寸。（图 5-43）

【主治】①呕吐、呃逆、气喘等上逆之证。②贫血、吐血、便血等血证。③瘾疹、皮肤瘙痒等皮肤病证。④潮热，盗汗。

9. **肝俞（Gānshū，BL 18）肝之背俞穴**

【定位】在脊柱区，第 9 胸椎棘突下，后正中线旁开 1.5 寸。（图 5-43）

【主治】①黄疸、胁痛等肝胆病证。②目赤、目视不明、目眩、夜盲、迎风流泪等目疾。③癫狂痫。④脊背痛。

10. **胆俞（Dǎnshū，BL 19）胆之背俞穴（中西医执业及助理医师均不考）**

【定位】在脊柱区，第10胸椎棘突下，后正中线旁开1.5寸。（图5-43）

【主治】①黄疸、口苦、胁痛等肝胆病证。②肺痨，潮热。

11. 脾俞（Pǐshū，BL 20）脾之背俞穴

【定位】在脊柱区，第11胸椎棘突下，后正中线旁开1.5寸。（图5-43）

【主治】①腹胀、纳呆、呕吐、腹泻、痢疾、便血、水肿等脾胃肠腑病证。②多食善饥，身体消瘦。③背痛。

12. 胃俞（Wèishū，BL 21）胃之背俞穴（中西医执业及助理医师均不考）

【定位】在脊柱区，第12胸椎棘突下，后正中线旁开1.5寸。（图5-43）

【主治】胃脘痛、呕吐、腹胀、肠鸣等胃肠疾患。

13. 三焦俞（Sānjiāoshū，BL22）三焦之背俞穴（中西医执业及助理医师均不考）

【定位】在脊柱区，第1腰椎棘突下，后正中线旁开1.5寸。（图5-43）

【主治】①肠鸣、腹胀、呕吐、腹泻、痢疾等脾胃肠腑病证。②小便不利、水肿等三焦气化不利病证。③腰背强痛。

14. 肾俞（Shènshū，BL 23）肾之背俞穴

【定位】在脊柱区，第2腰椎棘突下，后正中线旁开1.5寸。（图5-43）

【主治】①头晕、耳鸣、耳聋等肾虚病证。②遗尿、遗精、阳痿、早泄、不育等泌尿生殖系疾患。③月经不调、带下、不孕等妇科病证。④腰痛。⑤慢性腹泻。

15. 大肠俞（Dàchángshū，BL 25）大肠之背俞穴

【定位】在脊柱区，第4腰椎棘突下，后正中线旁开1.5寸。（图5-43）

【主治】①腰腿痛。②腹胀、腹泻、便秘等胃肠病证。

16. 小肠俞（Xiǎochángshū，BL 27）小肠之背俞穴（中西医执业及助理医师均不考）

【定位】在骶区，横平第1骶后孔，骶正中嵴旁开1.5寸。（图5-43）

【主治】①遗精、遗尿、尿血、尿痛、带下等泌尿生殖系统疾患。②腹泻，痢疾。③疝气。④腰骶痛。

17. 膀胱俞（Pángguāngshū，BL 28）膀胱之背俞穴（中医助理医师、中西医执业及助理医师均不考）

【定位】在骶区，第2骶椎棘突下，旁开1.5寸，约平第2骶后孔。（图5-43）

【主治】①小便不利、遗尿等膀胱气化功能失调病证。②腰骶痛。③腹泻，便秘，痔疾。

18. 次髎（Cìliáo，BL 32）

【定位】在骶区，正对第2骶后孔中。（图5-43）

【主治】①月经不调、痛经、带下等妇科病证。②小便不利。③遗精、疝气等男科病证。④腰骶痛，下肢痿痹。

19. 承扶（Chéngfú，BL 36）（中医助理医师、中西医执业及助理医师均不考）

【定位】在股后区，臀横纹的中点。（图5-44）

【主治】①腰腿痛，下肢痿痹。②痔疾。

20. 委阳（Wěiyáng，BL 39）三焦之下合穴（中医助理医师、中西医执业及助理医师均不考）

【定位】在膝部，腘横纹上，股二头肌腱的内侧缘。（图5-44）

【主治】①腹满，小便不利。②腰脊强痛，腿足挛痛。

21. 委中（Wěizhōng，BL 40）合穴；膀胱之下合穴

【定位】在膝后区，腘横纹中点。（图5-44）

【主治】①腰背痛、下肢痿痹等腰及下肢病证。②腹痛、急性吐泻等急症。③小便不利，遗尿。④丹毒，皮肤瘙痒，疔疮。

22. 膏肓（Gāohuāng，BL 43）（中医助理医师、中西医执业及助理医师均不考）

【定位】在脊柱区，第4胸椎棘突下，后正中线旁开3寸。（图5-45）

【主治】①咳嗽、气喘、盗汗、肺痨等肺系虚损病证。②虚劳、羸瘦、健忘、遗精等虚劳诸证。

③肩胛痛。

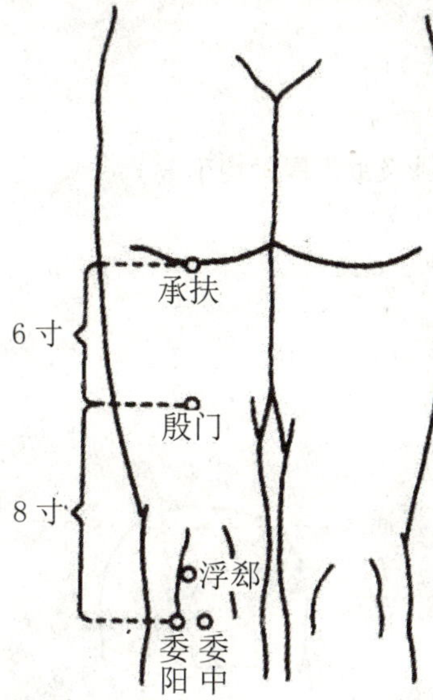

（图 5-44）

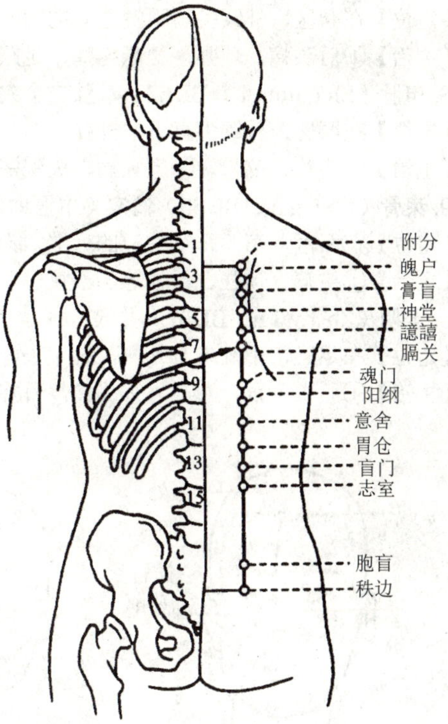

（图 5-45）

23. 志室（Zhìshì，BL 52）**（中医助理医师、中西医执业及助理医师均不考）**

【定位】在腰区，第 2 腰椎棘突下，后正中线旁开 3 寸。（图 5-45）

【主治】①遗精、阳痿、月经不调等肾虚病证。②小便不利，水肿。③腰脊强痛。

24. 秩边（Zhìbiān，BL 54）**（中医助理医师、中西医执业及助理医师均不考）**

【定位】在骶区，横平第 4 骶后孔，骶正中嵴旁开 3 寸。（图 5-45）

【主治】①腰骶痛、下肢痿痹等腰及下肢病证。②小便不利，癃闭。③便秘，痔疾。④阴痛。

25. 承山（Chéngshān，BL 57）

【定位】在小腿后区，腓肠肌两肌腹与肌腱交角处。（图 5-46）

【主治】①腰腿拘急，疼痛。②痔疾，便秘。③腹痛，疝气。

26. 飞扬（Fēiyáng，BL 58）**络穴（中医助理医师、中西医执业及助理医师均不考）**

【定位】在小腿后区，昆仑直上 7 寸，腓肠肌外下缘与跟腱移行处。（图 5-46）

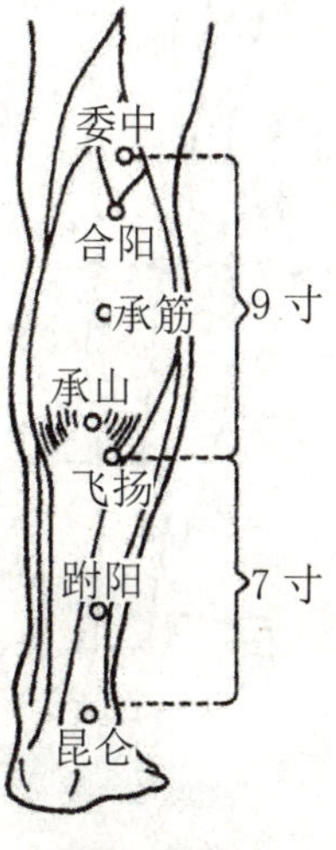

（图 5-46）

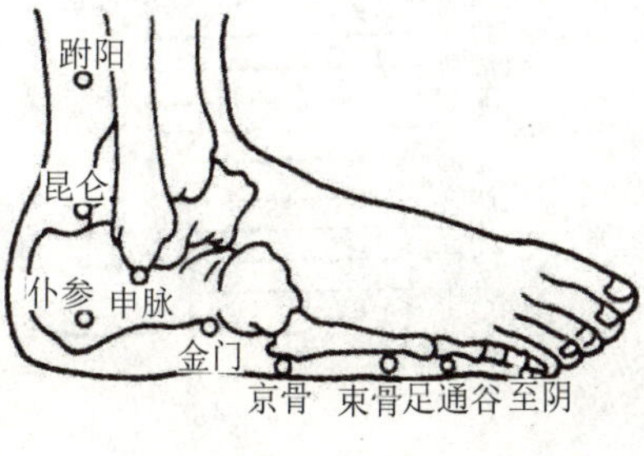

（图 5-47）

【主治】①头痛，目眩，鼻塞，鼻衄。②腰腿疼痛。③痔疾。

27. 昆仑（Kūnlún，BL 60）经穴

【定位】在踝区，外踝尖与跟腱之间的凹陷中。（图 5-47）

【主治】①后头痛，项强，腰骶疼痛，足跟肿痛。②癫痫。③滞产。

28. 申脉（Shēnmaì，BL 62）八脉交会穴（通于阳跷脉）

【定位】在踝区，外踝尖直下，外踝下缘与跟骨之间凹陷中。（图 5-47）

【主治】①头痛，眩晕。②癫狂痫、失眠等神志病证。③腰腿酸痛。

29. 束骨（Shùgǔ，BL 65）输穴（中医助理医师、中西医执业及助理医师均不考）

【定位】在跖区，第 5 跖趾关节的近端，赤白肉际处。（图 5-47）

【主治】①头痛、项强、目眩等头部疾患。②癫狂。③腰腿痛，足趾疼痛。

30. 至阴（Zhìyīn，BL 67）井穴

【定位】在足趾，小趾末节外侧，趾甲根角侧后方 0.1 寸（指寸）。（图 5-47）

【主治】①胎位不正，滞产。②头痛，目痛，鼻塞，鼻衄。

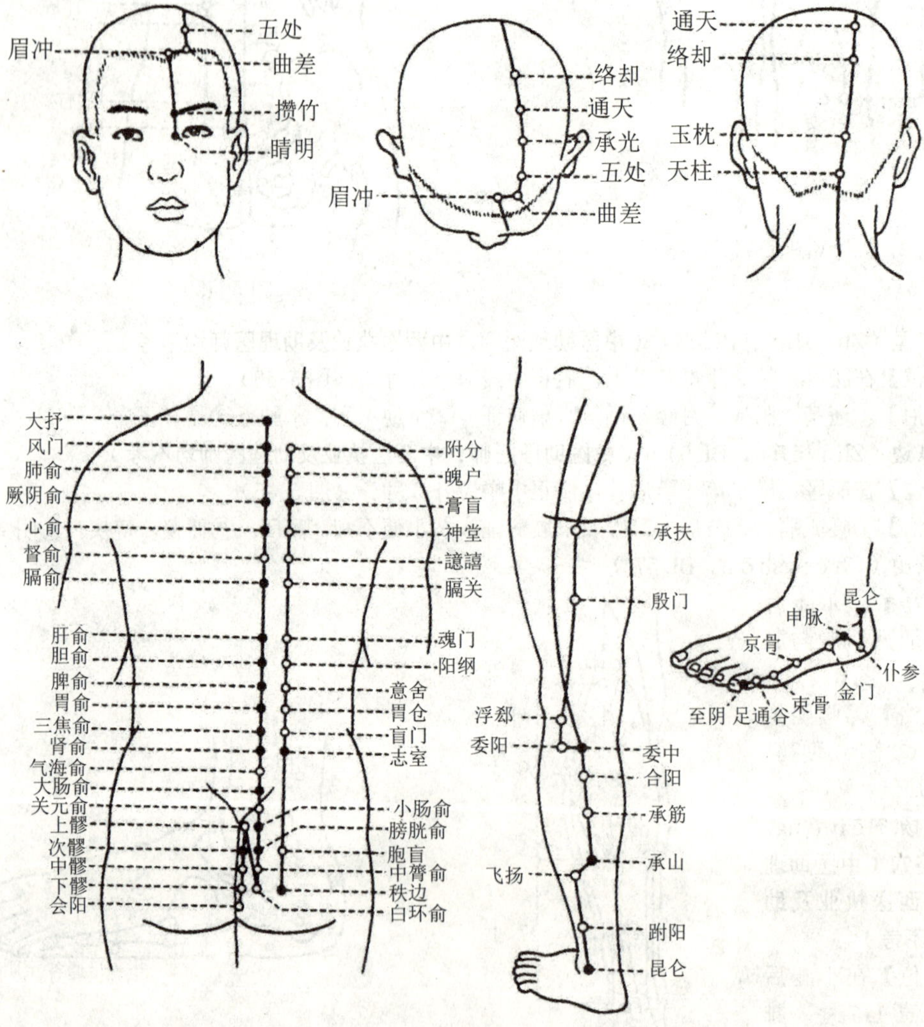

足太阳膀胱经腧穴总图（图 5-48）

第八节 足少阴肾经及其腧穴

一、经脉循行

足少阴肾经，起于足小趾下，斜走足心，行舟骨粗隆下，经内踝的后方，向下进入足跟中，沿小腿内侧上行，经腘窝内侧，沿大腿内侧后缘上行，贯脊柱，属于肾，络于膀胱（有穴通路还出于前，从横骨穴处上行于腹部前正中线旁0.5寸，胸部前正中线旁2寸，止于锁骨下缘俞府穴处）。其直行支脉，从肾脏向上经过肝、膈，进入肺脏，沿着喉咙，夹舌根旁；另一支脉，从肺分出，联络心，流注于胸中。（图5-49）

《灵枢·经脉》：肾足少阴之脉，起于小趾之下，斜走足心，出于然骨（指舟骨粗隆）之下，循内踝之后，别人跟中，以上踹内，出腘内廉，上股内后廉，贯脊属肾，络膀胱。其直者，从肾上贯肝膈，入肺中，循喉咙，夹舌本。

其支者，从肺出，络心，注胸中。

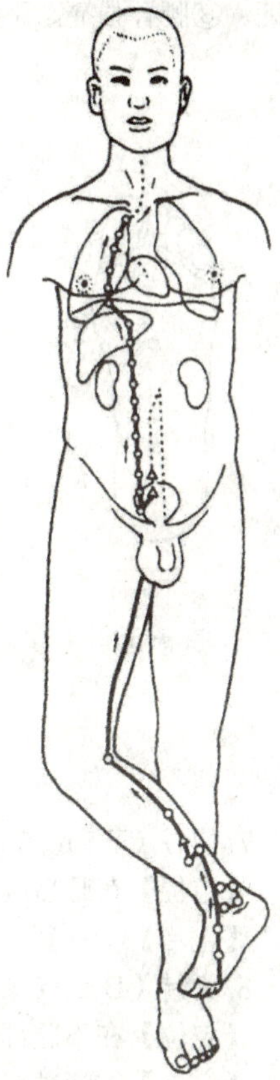

（图5-49）

二、主要病候

咯血，气喘，舌干，咽喉肿痛，水肿，大便秘结，泄泻，腰痛，脊骨内后侧痛，痿弱无力，足心热等症。

三、主治概要

1. **头和五官病证** 头痛，目眩，咽喉肿痛，齿痛，耳聋，耳鸣等。

2. **妇科病，前阴病** 月经不调，遗精，阳痿，小便频数等。

3. **经脉循行部位的其他病证** 下肢厥冷，内踝肿痛等。

四、本经腧穴（9穴）

1. 涌泉（Yǒngquán，KI 1）井穴

【定位】在足底，屈足卷趾时足心最凹陷中。约当足底第2、3趾蹼缘与足跟连线的前1/3与后2/3交点凹陷中。（图5-50）

【主治】①昏厥、中暑、小儿惊风、癫狂痫、头痛、头晕、目眩、失眠等急症及神志病证。②咯血、咽喉肿痛、喉痹、失音等肺系病证。③大便难，小便不利。④奔豚气。⑤足心热。

2. 然谷（Rāngǔ，KI 2）荥穴（中医助理医师、中西医执业及助理医师均不考）

【定位】在足内侧，足舟骨粗隆下方，赤白肉际处。（图5-51）

【主治】①月经不调、阴挺、阴痒、白浊等妇科病证。②遗精、阳痿、小便不利等泌尿生殖系疾患。③咯血，咽喉肿痛。④小儿脐风，口噤。⑤消渴，泄泻。⑥下肢痿痹，足跗痛。

3. 太溪（Tàixī，KI 3）输穴；原穴

【定位】在踝区，内踝尖与跟腱之间的凹陷中。（图5-51）

【主治】①头痛、目眩、失眠、健忘、遗精、阳痿等肾虚证。②咽喉肿痛、齿痛、耳鸣、耳聋等阴虚性五官病证。③咳嗽、气喘、咯血、胸痛等肺系疾患。④消渴，小便频数，便秘。⑤月经不调。⑥腰脊痛，下肢厥冷，内踝肿痛。

4. 大钟（Dàzhōng，KI 4）络穴（中医助理医师、中西医执业及助理医师均不考）

【定位】在跟区，内踝后下方，跟骨上缘，跟腱附着部前缘凹陷中。（图5-51）

【主治】①癃闭，遗尿，便秘。②痴呆，嗜卧。③咯血，气喘。④月经不调。⑤腰脊强痛、足跟痛。

5. 照海（Zhàohǎi，KI 6）八脉交会穴（通于阴跷脉）

【定位】在踝区，内踝尖下1寸，内踝下缘边际凹陷中。（图5-51）

【主治】①癫痫、失眠等精神、神志病证。②咽喉干痛、目赤肿痛等五官热性病证。③月经不调、痛经、带下、阴挺、阴痒等妇科病证。④小便频数，癃闭。

6. **复溜（Fùliū，KI 7）经穴（中西医助理医师不考）**

【定位】在小腿内侧，太溪穴上 2 寸，当跟腱的前缘。（图 5-52）

【主治】①水肿、腹胀、腹泻等胃肠病证。②水肿、汗证（盗汗、无汗或多汗）等津液输布失调病证。③腰脊强痛，下肢痿痹。

（图 5-50）

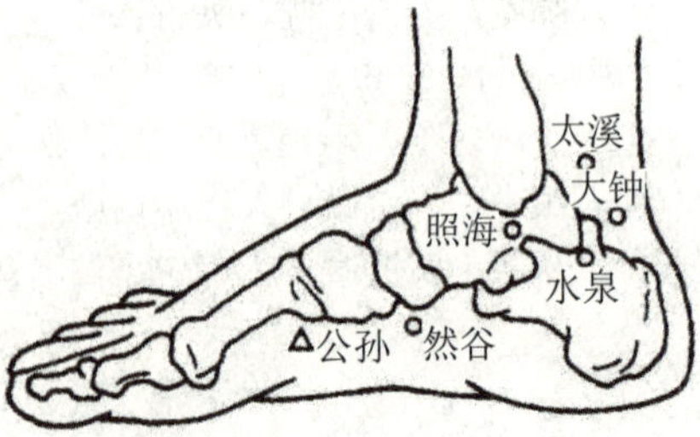

（图 5-51）

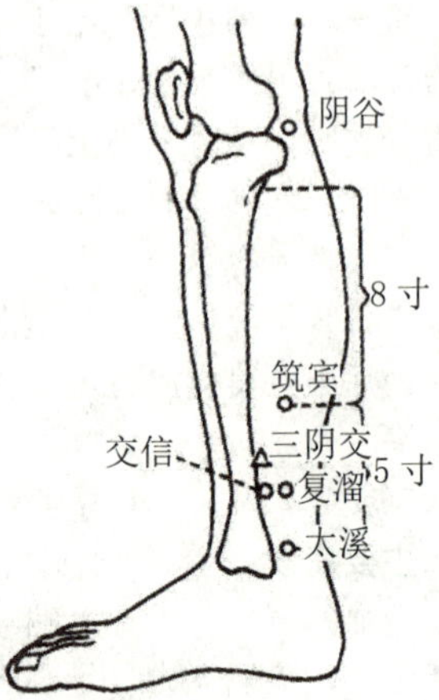

（图 5-52）

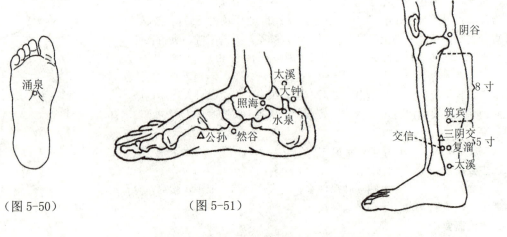

7. **阴谷（Yīngǔ，KI 10）合穴（中医、中西医执业及助理医师均不考）**

【定位】在膝后区，腘横纹上，半腱肌肌腱外侧缘。（图 5-53）

【主治】①癫狂。②阳痿、小便不利、月经不调、崩漏等泌尿生殖系统疾患。③膝股内侧痛。

8. **大赫（Dàhè，KI 12）（中医、中西医执业及助理医师均不考）**

【定位】在下腹部，脐中下 4 寸，前正中线旁开 0.5 寸。（图 5-54）

【主治】①遗精，阳痿。②阴挺、带下、月经不调等妇科病证。③泄泻，痢疾。

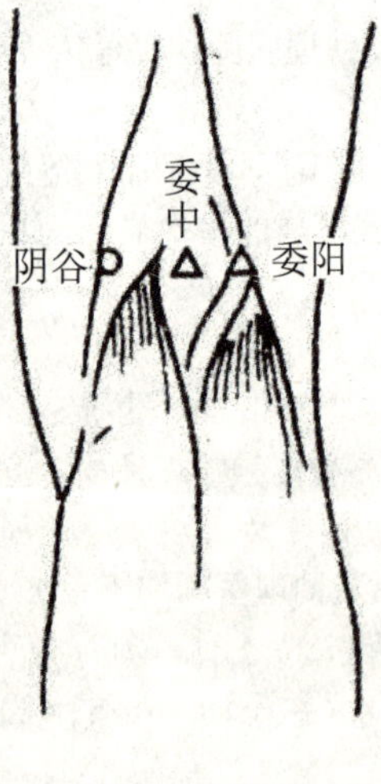

（图 5-53）

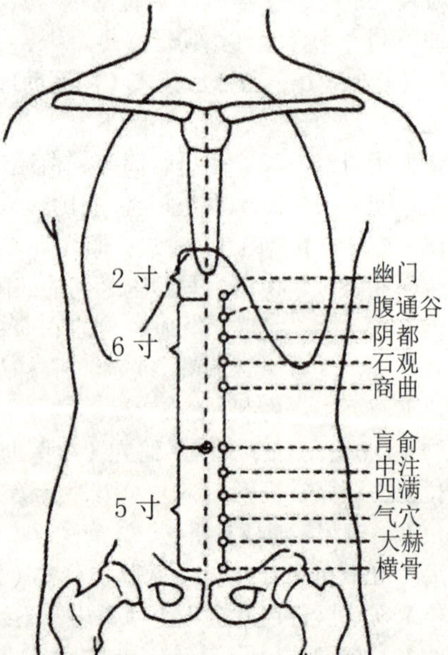

（图 5-54）

9. 肓俞（Huāngshū，KI 16）（中医助理医师、中西医执业及助理医师均不考）

【定位】在腹部，脐中旁开 0.5 寸。（图 5-54）

【主治】①腹痛、腹胀、腹泻、便秘等胃肠病证。②月经不调。③疝气。

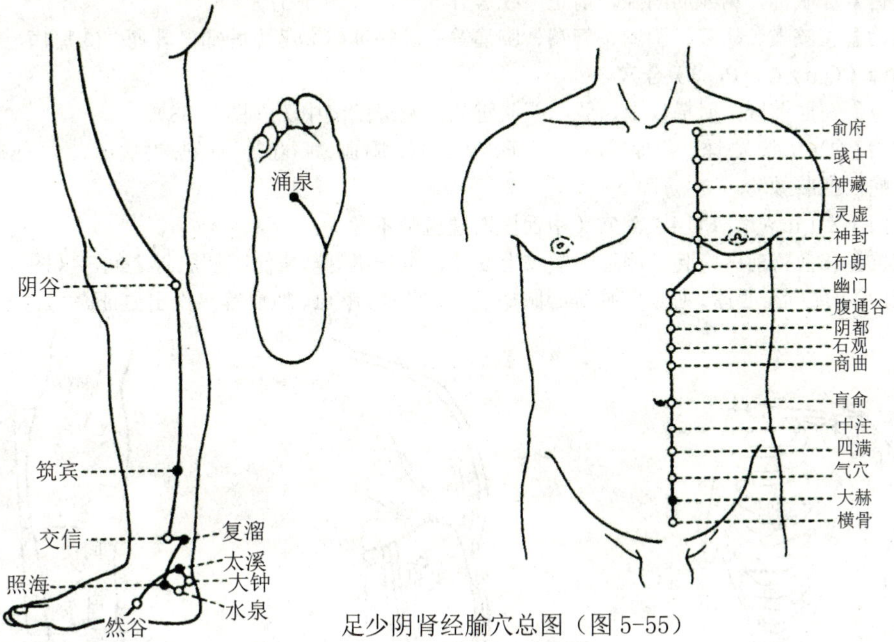

足少阴肾经腧穴总图（图 5-55）

第九节 手厥阴心包经及其腧穴

一、经脉循行

手厥阴心包经，起于胸中，属心包络，向下经过横膈自胸至腹依次联络上、中、下三焦。其支脉，从胸部向外侧循行，至腋下 3 寸处，再向上抵达腋部，沿上臂内侧下行于手太阴、手少阴经之间，进入肘中，再向下到前臂，沿两筋之间，进入掌中，循行至中指的末端。一支脉从掌中分出，沿无名指到指端。（图 5-56）

《灵枢·经脉》：心主手厥阴心包络之脉，起于胸中，出属心包，下膈，历络三焦。其支者，循胸出胁，下腋三寸，上抵腋下，循臑内，行太阴、少阴之间，入肘中，下臂，行两筋（指桡侧腕屈肌腱与掌长肌腱）之间，入掌中，循中指，出其端。其支者，别掌中，循小指次指（即无名指）出其端。

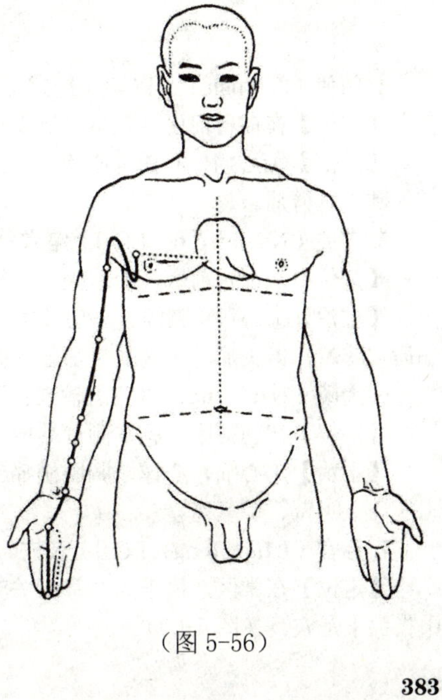

（图 5-56）

二、主要病候

心痛，胸闷，心悸，心烦，癫狂，腋肿，肘臂挛急，掌心发热等症。

三、主治概要

1. 心胸、神志病 心痛，心悸，心烦，胸闷，癫狂痫等。

2. 胃腑病证 胃痛，呕吐等。

3. 经脉循行部位的其他病证 上臂内侧痛，肘、臂、腕挛痛，掌中热等。

四、本经腧穴（8穴）

1. 天池（Tiānchí，PC 1）（中医助理医师、中西医执业及助理医师均不考）

【定位】在胸部，第4肋间隙，前正中线旁开5寸。（图5-57）

【主治】①咳嗽、痰多、胸闷、气喘、胸痛等心肺病证。②腋下肿痛，乳痈。③瘰病。

2. 曲泽（Qūzé，PC 3）合穴

【定位】在肘前区，肘横纹上，肱二头肌腱的尺侧缘凹陷中。（图5-58）

【主治】①心痛、心悸、善惊等心系病证。②胃痛、呕血、呕吐等胃腑热性病证。③热病，中暑。④肘臂挛痛，上肢颤动。

3. 郄门（Xìmén，PC 4）郄穴（中西医助理医师不考）

【定位】在前臂前区，腕掌侧远端横纹上5寸，掌长肌腱与桡侧腕屈肌腱之间。（图5-59）

【主治】①心痛、心悸、心烦胸痛等心胸病证。②咯血、呕血、衄血等热性出血证。③疔疮。④癫痫。

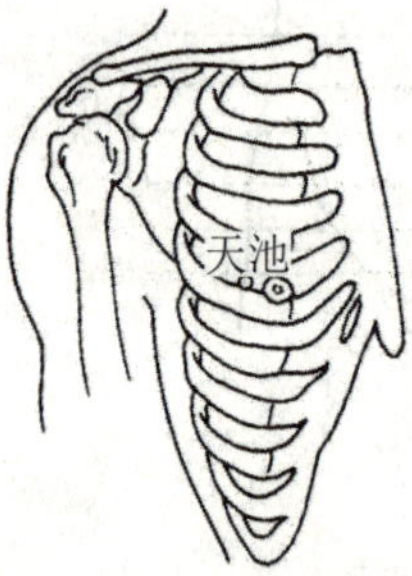

（图5-57）

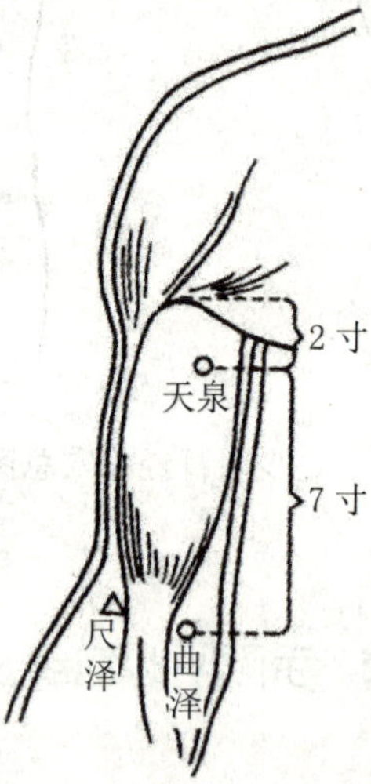

（图5-58）

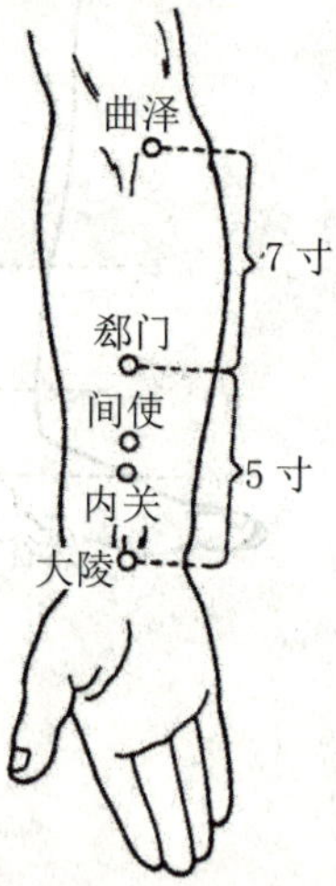

（图5-59）

4. 间使（Jiānshǐ，PC 5）经穴（中医助理医师、中西医执业及助理医师均不考）

【定位】在前臂前区，腕掌侧远端横纹上3寸，掌长肌腱与桡侧腕屈肌腱之间。（图5-59）

【主治】①心痛、心悸等心疾。②癫狂痫等神志病。③热病，疟疾。④胃痛、呕吐等热性胃病。⑤腋肿，肘臂痛。

5. 内关（Nèiguān，PC 6）络穴；八脉交会穴（通于阴维脉）

【定位】在前臂前区，腕掌侧远端横纹上2寸，掌长肌腱与桡侧腕屈肌腱之间。（图5-59）

【主治】①心痛、胸闷、心动过速或过缓等心系病证。②胃痛、呕吐、呃逆等胃腑病证。③中风，偏瘫，眩晕，偏头痛。④失眠、郁证、癫狂痫等神志病证。⑤肘臂挛痛。

6. 大陵（Dàlíng，PC 7）输穴；原穴（中医助理医师、中西医执业及助理医师均不考）

【定位】在腕前区，腕掌侧远端横纹中，掌长肌腱与桡侧腕屈肌腱之间。（图5-59）

【主治】①心痛，心悸，胸胁满痛。②胃痛、呕吐、口臭等胃腑病证。③喜笑悲恐、癫狂痫等神志病证。④臂、手挛痛。

7. 劳宫（Láogōng，PC 8）荥穴

【定位】在掌区，横平第3掌指关节近端，第2.3掌骨之间偏于第3掌骨。简便取穴法：握拳，中指尖下是穴。（图5-60）

【主治】①中风昏迷、中暑等急症。②心痛、烦闷、癫狂痫等心与神志疾患。③口疮，口臭。④鹅掌风。

8. **中冲（Zhōngchōng，PC 9）井穴（中医助理医师、中西医执业及助理医师均不考）**

【定位】在手指，中指末端最高点。（图 5-60）

【主治】①中风昏迷、中暑、昏厥、小儿惊风等急症。②热病。③舌强肿痛。

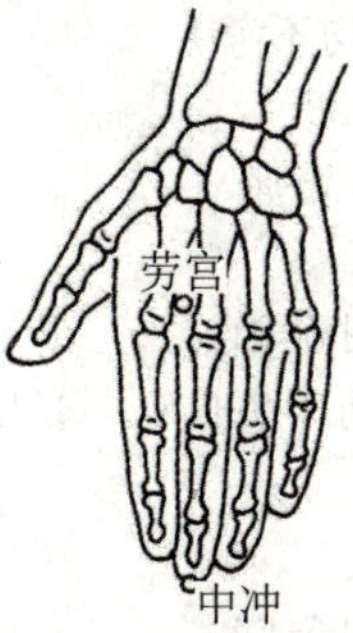

（图 5-60）

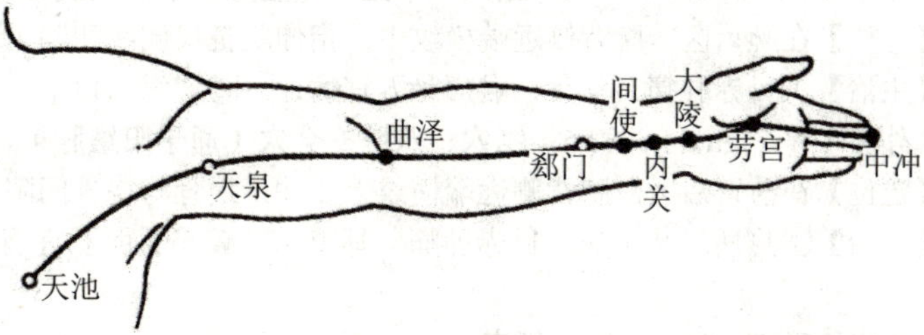

手厥阴心包经腧穴总图（图 5-61）

第十节 手少阳三焦经及其腧穴

一、经脉循行

手少阳三焦经，起于无名指尺侧末端，向上经小指与无名指之间、手腕背侧，上达前臂外侧，沿桡骨和尺骨之间，过肘尖，沿上臂外侧上行至肩部，交出足少阳经之后，进入缺盆部，分布于胸中，散络于心包，向下通过横膈，从胸至腹，依次属上、中、下三焦。其支脉，从胸中分出，进入缺盆部，上行经颈项旁，经耳后直上，到达额角，再下行至面颊部，到达眼眶下部。另一支脉，从耳后分出，进入耳中，再浅出到耳前，经上关、面颊到目外眦。（图 5-62）

《灵枢·经脉》：三焦手少阳之脉，起于小指次指之端，上出两指（第 4.5 指）之间，循手表腕（手背腕关节部），出臂外两骨（前臂伸侧，尺骨与桡骨）之间，上贯肘，循臑外上肩，而交出足少阳之后，入缺盆，布膻中，散络心包，下膈，遍属三焦。其支者，从膻中，上出缺盆，上项，系耳后，直上出耳上角，以屈下颊至顿。其支者，从耳后入耳中，出走耳前，过客主人，前交颊，至目锐眦。

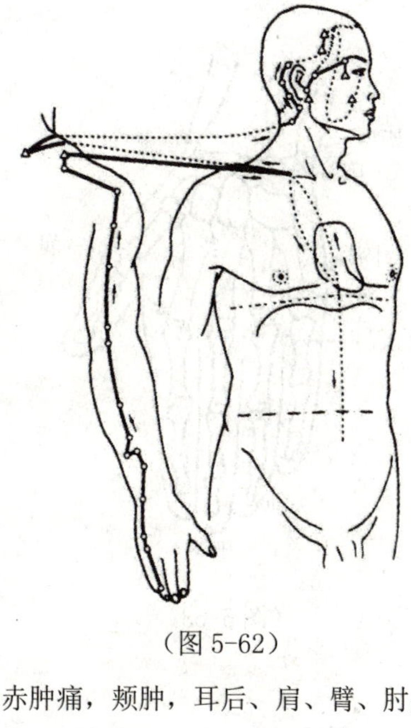

（图 5-62）

二、主要病候

腹胀，水肿，遗尿，小便不利，耳聋，耳鸣，咽喉肿痛，目赤肿痛，颊肿，耳后、肩、臂、肘外侧疼痛等症。

三、主治概要

1. **头面五官病** 头、目、耳、颊、咽喉病等。

2. **热病** 热病汗出。

3. **经脉循行部位的其他病证** 胁肋痛，肩臂外侧痛，上肢挛急、麻木、不遂等。

四、本经腧穴（10 穴）

1. **关冲（Guānchōng，SJ 1）井穴（中医助理医师、中西医执业及助理医师均不考）**

【定位】在手指，第 4 指末节尺侧，指甲根角侧上方 0.1 寸（指寸）。（图 5-63）

【主治】①头痛、目赤、耳鸣、耳聋、喉痹、舌强等头面五官病证。②热病，心烦。

2. 中渚（Zhōngzhǔ，SJ 3）输穴

【定位】在手背，第 4.5 掌骨间，第 4 掌指关节近端凹陷中。（图 5-63）

【主治】①头痛、耳鸣、耳聋、目赤、喉痹等头面五官病证。②热病，消渴，疟疾。③肩背肘臂酸痛，手指不能屈伸。

3. 阳池（Yángchí，SJ 4）原穴（中医助理医师、中西医执业及助理医师均不考）

【定位】在腕后区，腕背侧远端横纹中，指伸肌腱尺侧缘凹陷中。（图 5-63）

【主治】①目赤肿痛、耳聋、喉痹等五官病证。②消渴，口干。③腕痛，肩臂痛。

4. 外关（Wàiguān，SJ 5）络穴；八脉交会穴（通于阳维脉）

【定位】在前臂后区，腕背侧远端横纹上 2 寸，尺骨与桡骨间隙中点。（图 5-64）

【主治】①热病。②头痛、目赤肿痛、耳鸣、耳聋等头面五官病证。③瘰疬，胁肋痛。④上肢痿痹不遂。

5. 支沟（Zhīgōu，SJ 6）经穴

【定位】在前臂后区，腕背侧远端横纹上 3 寸，尺骨与桡骨间隙中点。（图 5-64）

【主治】①便秘。②耳鸣，耳聋，暴喑。③瘰疬。④胁肋疼痛。⑤热病。

6. 肩髎（Jiānliáo，SJ 14）

【定位】在三角肌区，肩峰角与肱骨大结节两骨间凹陷中。（图 5-65）

【主治】①肩臂挛痛不遂。②风疹。

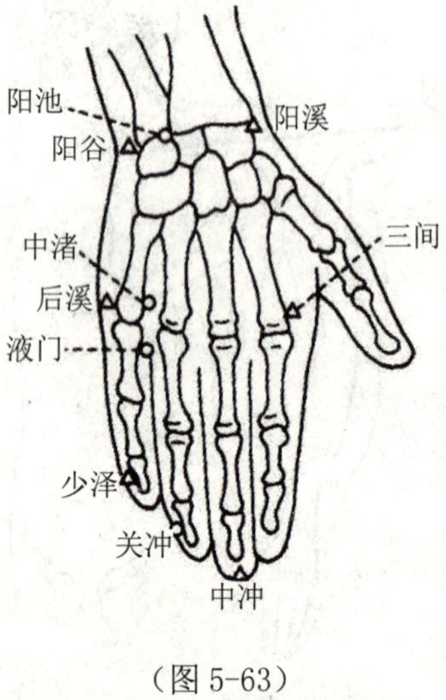

（图 5-63）

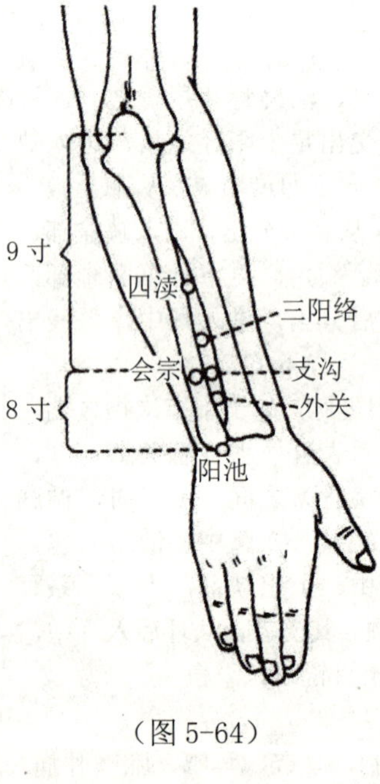

（图 5-64）

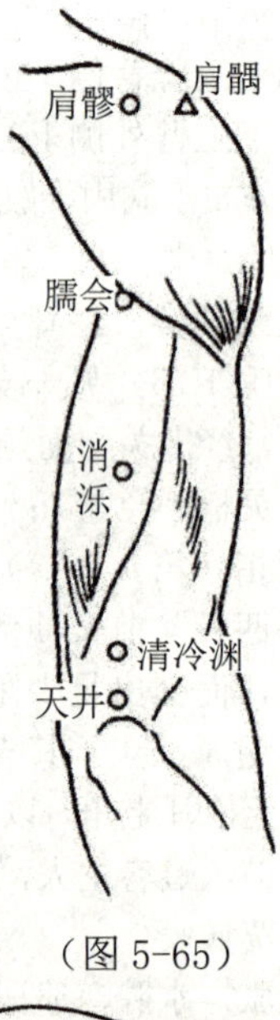

（图 5-65）

7. 翳风（Yìfēng，SJ 17）

【定位】在颈部，耳垂后方，乳突下端前方凹陷中。（图 5-66）

【主治】①耳鸣、耳聋等耳疾。

②口眼㖞斜、牙关紧闭、颊肿等面口病证。

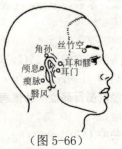

③瘰疬。

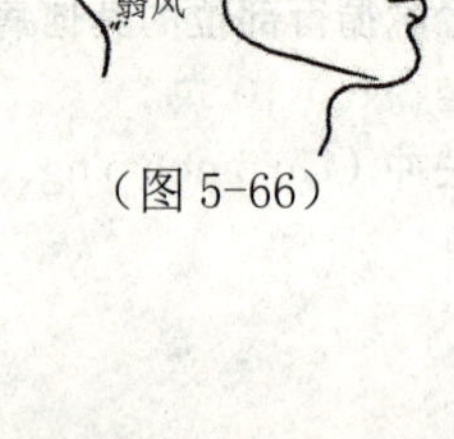

（图 5-66）

8. 角孙（Jiǎosūn，SJ 20）（**中医助理医师、中西医执业及助理医师均不考**）

【定位】在头部，耳尖正对发际处。

【主治】①头痛，项强。②目赤肿痛，目翳。③齿痛，颊肿，痄腮。

9. 耳门（ěrmén，SJ 21）（**中医助理医师、中西医执业及助理医师均不考**）

【定位】在耳区，耳屏上切迹与下颌骨髁突之间的凹陷中。

【主治】①耳鸣、耳聋、聤耳等耳疾。②齿痛，颈颔痛。

10. 丝竹空（Sīzhúkōng，SJ 23）

【定位】在面部，眉梢凹陷处。

【主治】①癫痫。②头痛、眩晕、目赤肿痛、眼睑瞤动等头目病证。③齿痛。

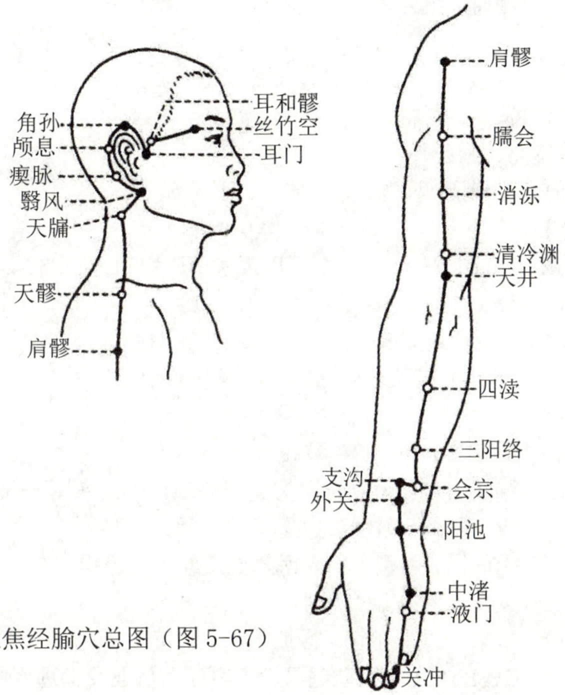

手少阳三焦经腧穴总图（图 5-67）

第十一节　足少阳胆经及其腧穴

一、经脉循行

足少阳胆经，起于目外眦，上行额角部，下行至耳后，沿颈项部至肩上，下入缺盆。耳部分支，从耳后进入耳中，出走耳前到目外眦后方。外眦部支脉，从目外眦下走大迎，会合于手少阳经到达目眶下，行经颊车，由颈部下行，与前脉在缺盆部会合，再向下进入胸中，穿过横膈，络肝，属胆，再沿胁肋内下行至腹股沟动脉部，经过外阴部毛际横行入髋关节部。其直行经脉从缺盆下行，经腋部、侧胸部、胁肋部，再下行与前脉会合于髋关节部，再向下沿着大腿外侧、膝外缘下行，经腓骨之前，至外踝前，沿足背部，止于第 4 趾外侧端。足背部分支，从足背上分出，沿第 1.2 跖骨间，出于大趾端，穿过趾甲，出趾背毫毛部。（图 5-68）

《灵枢·经脉》：胆足少阳之脉，起于目锐眦，上抵头角（指额结节部，一般称额角），下耳后，循颈，行手少阳之前，至肩上，却交出手少阳之后，入缺盆。其支者，从耳后入耳中，出走耳前，至目锐眦后。其支者，别锐眦，下大迎，合于手少阳，抵于䪼，下加颊车，下颈，合缺盆，以下胸中，贯膈，络肝，属胆，循胁里，出气街（腹股沟动脉旁），绕毛际（耻骨阴毛部），横入髀厌（即髀枢，股骨大转子部）中。其直者，从缺盆下腋，循胸，过季胁（第11、12肋部），下合髀厌中。以下循髀阳（大腿外侧），出膝外廉，下外辅骨（指腓骨）之前，直下抵绝骨（指腓骨下端凹陷处）之端，下出外踝之前，循足跗上，入小趾次趾之间。其支者，别跗上，入大趾之间，循大趾歧骨（指足大趾、次趾本节后骨缝）内，出其端；还贯爪甲，出三毛（足大趾爪甲后有毫毛处）。

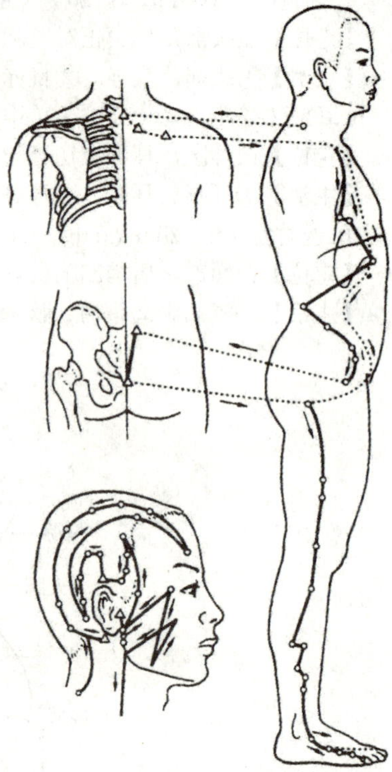

（图5-68）

二、主要病候

口苦，目眩，疟疾，头痛，颌痛，目外眦痛，缺盆部肿痛，腋下肿，胸、胁及下肢外侧痛，足外侧痛，足外侧发热等症。

三、主治概要

1. **头面五官病** 侧头、目、耳、咽喉病等。

2. **肝胆病** 黄疸，口苦，胁痛等。

3. **热病、神志病** 发热、癫狂等。

4. **经脉循行部位的其他病证** 下肢痹痛、麻木、不遂等。

四、本经腧穴（19穴）

1. 瞳子髎（Tóngzǐliáo，GB 1）（中医助理医师、中西医执业及助理医师均不考）

【定位】在面部，目外眦外侧0.5寸凹陷中。（图5-69）

【主治】①头痛。②目赤肿痛、羞明流泪、内障、目翳等目疾。

2. 听会（Tīnghuì，GB 2）

【定位】在面部，耳屏间切迹与下颌骨髁突之间的凹陷中。（图5-69）

【主治】①耳鸣、耳聋、聤耳等耳疾。②齿痛，口㖞，面痛。

3. 率谷（Shuaigǔ，GB8）（中医、中西医执业及助理医师均不考）

【定位】在头部，耳尖直上入发际1.5寸。（图5-69）

【主治】①偏头痛，眩晕。②小儿急、慢惊风。

4. 完骨（Wángǔ，GB 12）（中医助理医师、中西医执业及助理医师均不考）

【定位】在头部，耳后乳突后下方凹陷中。（图5-69）

【主治】①癫痫。②头痛、颈项强痛、喉痹、颊肿、齿痛、口㖞等头项五官病证。

5. 阳白（Yángbái，GB 14）（中西医助理医师不考）

【定位】在头部，眉上1寸，瞳孔直上。（图5-70）

【主治】①头痛，眩晕。②眼睑瞤动，眼睑下垂，口眼歪斜。③目赤肿痛、视物模糊等目疾。

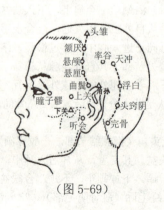

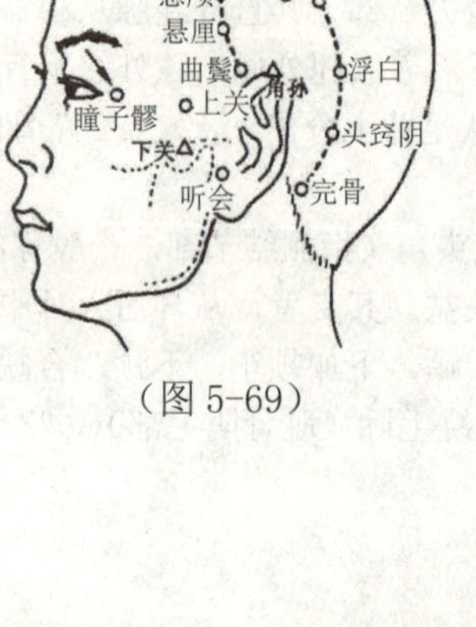

（图5-69）

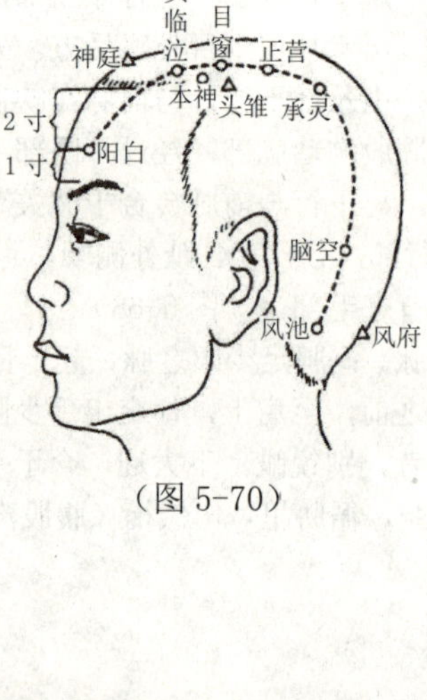

（图5-70）

6. **头临泣**（Tóulínqì，GB 15）（**中医助理医师、中西医执业及助理医师均不考**）

【定位】在头部，前发际上 0.5 寸，瞳孔直上。（图 5-70）

【主治】①头痛。②目痛、目眩、流泪、目翳等目疾。③鼻塞，鼻渊。④小儿惊痫。

7. **风池**（Fēngchí，GB 20）

【定位】在颈后区，枕骨之下，胸锁乳突肌上端与斜方肌上端之间的凹陷中。（图 5-70）

【主治】①头痛、眩晕、失眠、中风、癫痫、耳鸣、耳聋等内风所致的病证。②感冒、热病、口眼歪斜等外风所致的病证。③目赤肿痛、视物不明、鼻塞、鼽衄、咽痛等五官病证。④颈项强痛。

8. **肩井**（Jiānjǐng，GB21）（**中医助理医师、中西医执业及助理医师均不考**）

【定位】在肩胛区，第 7 颈椎棘突与肩峰最外侧点连线的中点。（图 5-71）

【主治】①颈项强痛，肩背疼痛，上肢不遂。②难产、乳痈、乳汁不下等妇产科及乳房疾患。③瘰疬。

9. **日月**（Rìyuè，GB 24）**胆之募穴**（**中医助理医师、中西医执业及助理医师均不考**）

【定位】在胸部，第 7 肋间隙中，前正中线旁开 4 寸。（图 5-72）

【主治】①黄疸、胁肋疼痛等肝胆病证。②呕吐、吞酸、呃逆等肝胆犯胃病证。

10. **带脉**（Dàimaì，GB 26）（**中医助理医师、中西医执业及助理医师均不考**）

【定位】在侧腹部，第 11 肋骨游离端垂线与脐水平线的交点上。（图 5-73）

【主治】①月经不调、闭经、赤白带下等妇科经带病证。②疝气。③腰痛，胁痛。

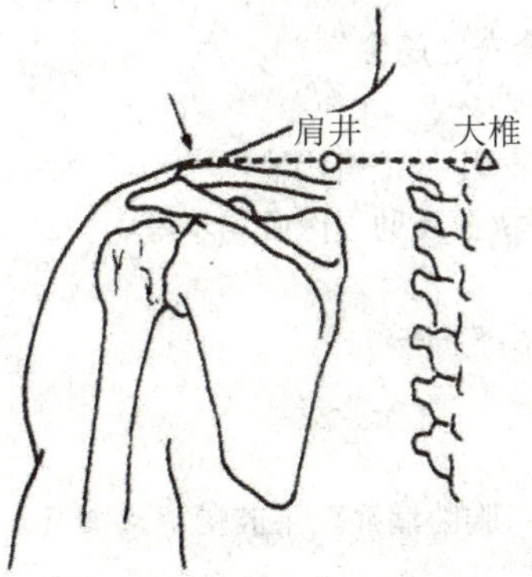

（图 5-71）

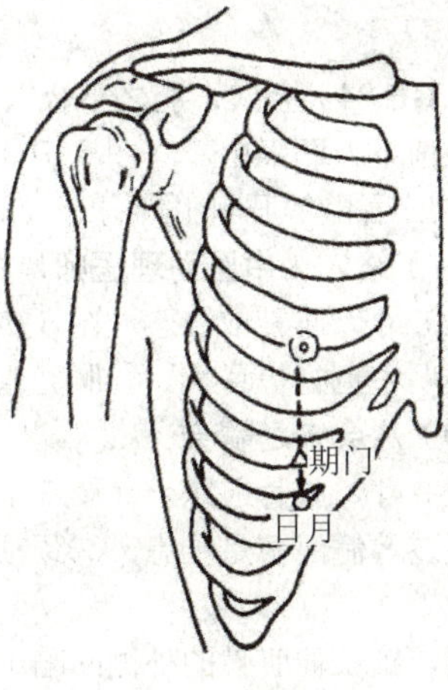

（图 5-72）

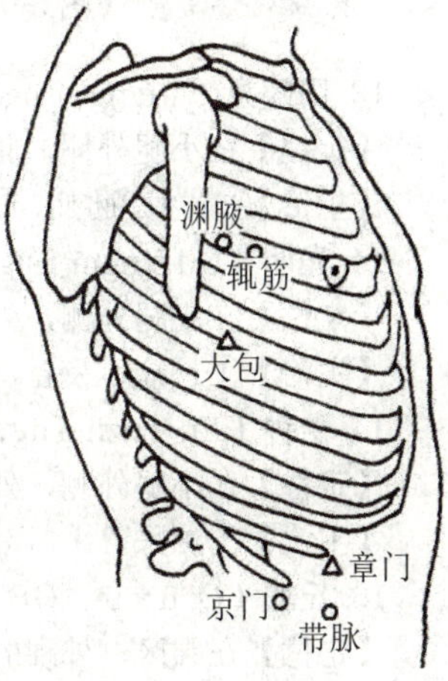

（图 5-73）

11. **环跳**（Huántiào，GB 30）

【定位】在臀部，股骨大转子最凸点与骶管裂孔连线的外 1/3 与内 2/3 交点处。

【主治】①腰腿痛、下肢痿痹、半身不遂等腰腿疾患。②风疹。（图 5-74）

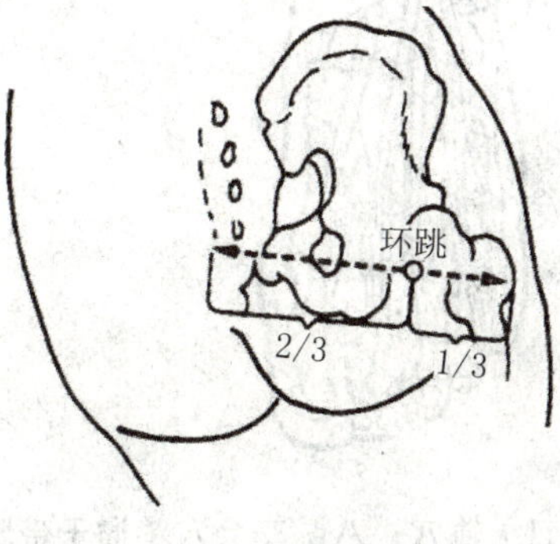

（图 5-74）

12. 风市（Fēngshì，GB 31）（中西医助理医师不考）

【定位】在股部，髌底上 7 寸；直立垂手，掌心贴于大腿时，中指尖所指凹陷中。（图 5-75）

【主治】①下肢痿痹、麻木，半身不遂。②遍身瘙痒。

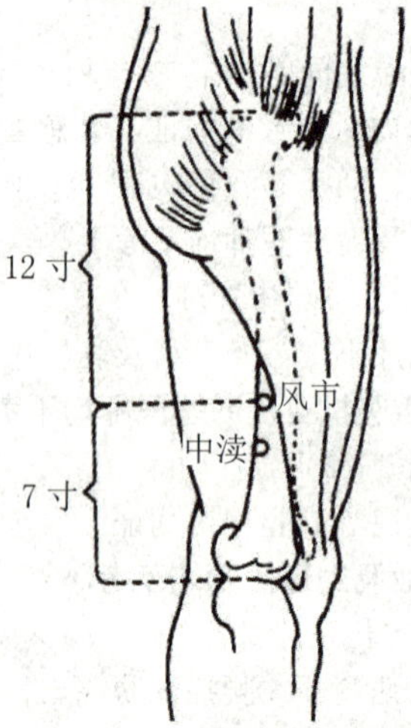

（图 5-75）

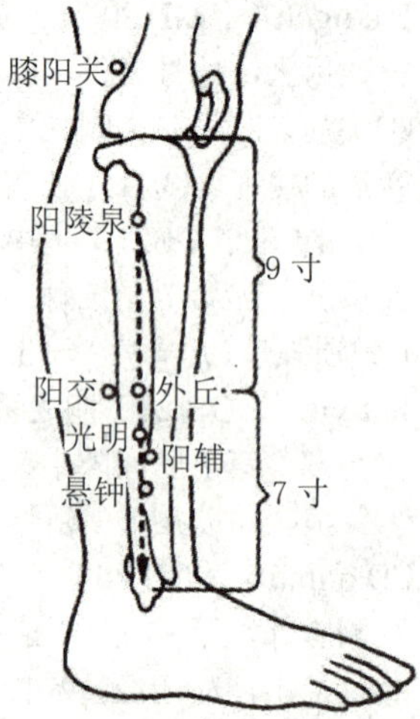

（图 5-76）

13. 阳陵泉（Yánglíngquán，GB 34）合穴；胆之下合穴；八会穴之筋会

【定位】在小腿外侧，腓骨小头前下方凹陷中。（图 5-76）

【主治】①黄疸、胁痛、口苦、呕吐、吞酸等肝胆犯胃病证。②膝肿痛，下肢痿痹，麻木。③小儿惊风。

14. 光明（Guāngmíng，GB 37）络穴（中医助理医师、中西医执业及助理医师均不考）

【定位】在小腿外侧，外踝尖上 5 寸，腓骨前缘。（图 5-76）

【主治】①目痛、夜盲、目视不明、近视等目疾。②胸乳胀痛。③下肢痿痹。

15. 悬钟（Xuánzhōng，GB 39）八会穴之髓会

【定位】在小腿外侧，外踝尖上 3 寸，腓骨前缘。（图 5-76）

【主治】①痴呆、中风、半身不遂等髓海不足疾患。②颈项强痛，胸胁满痛，下肢痿痹，脚气。

16. 丘墟（Qiūxū，GB 40）原穴

【定位】在踝区，外踝的前下方，趾长伸肌腱的外侧凹陷中。（图 5-77）

【主治】①目赤肿痛、目生翳膜等目疾。②下肢痿痹，颈项痛，腋下肿，胸胁痛，外踝肿痛，足内翻，足下垂。③项疾。

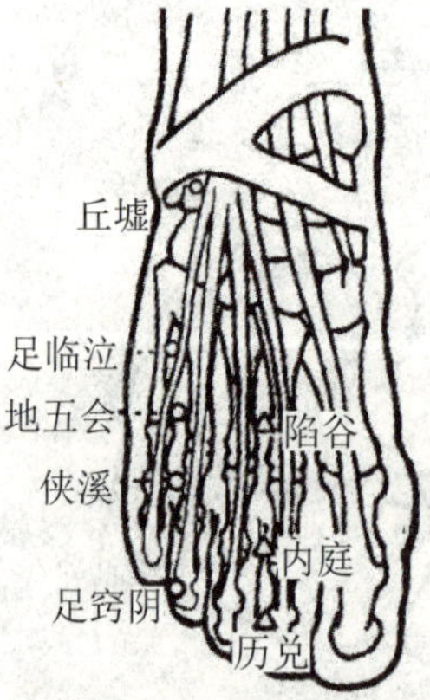

（图 5-77）

17. 足临泣（Zúlínqì，GB 41）输穴；八脉交会穴（通于带脉）

【定位】在足背，第 4.5 跖骨底接合部的前方，第 5 趾长伸肌腱外侧凹陷中。（图 5-77）

【主治】①偏头痛、目赤肿痛、胁肋疼痛、足跗疼痛等痛证。②月经不调，乳痈。③瘰疬。④疟疾。

18. 侠溪（Xiáxī，GB 43）荥穴（中医助理医师、中西医执业及助理医师均不考）

【定位】在足背，第4.5趾间，趾蹼缘后方赤白肉际处。（图5-77）

【主治】①惊悸。②头痛、眩晕、耳鸣、耳聋、颊肿、目赤肿痛等头面五官病证。③胁肋疼痛、膝股痛、足跗肿痛。④乳痈。⑤热病。

19. 足窍阴（Zúqiàoyīn，GB 44）井穴（中西医执业及助理医师均不考）

【定位】在足趾，第4趾末节外侧，趾甲根角侧后方0.1寸（指寸）。（图5-77）

【主治】①头痛、目赤肿痛、耳鸣、耳聋、咽喉肿痛等头面五官病证。②胸胁痛，足跗肿痛。③失眠、多梦。④热病。

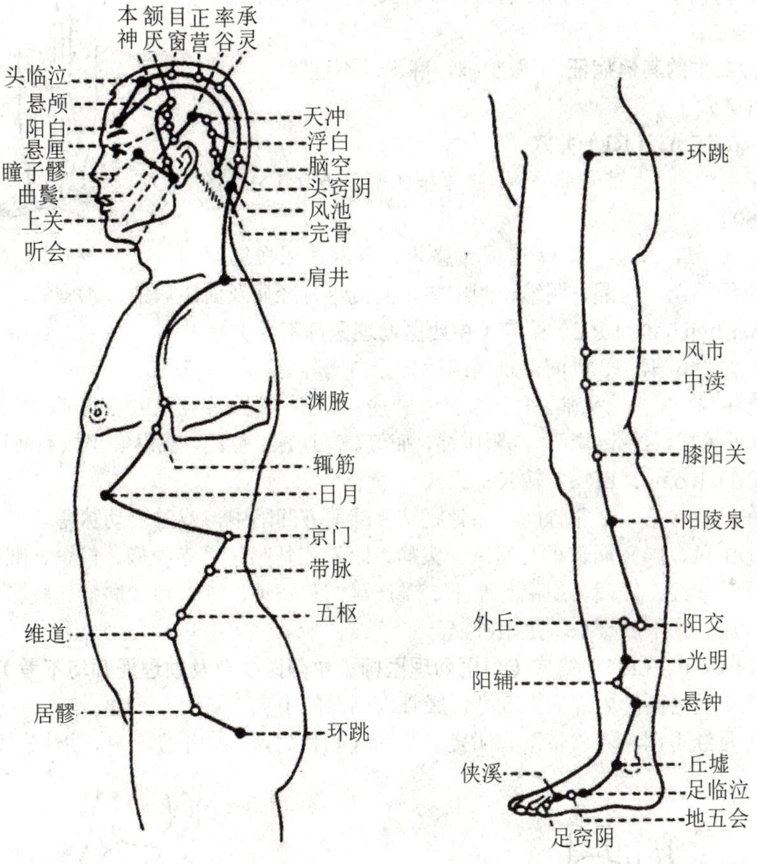

足少阳胆经腧穴总图（图5-78）

第十二节　足厥阴肝经及其腧穴

一、经脉循行

足厥阴肝经，起于足大趾背毫毛部，沿足背经内踝前上行，至内踝上8寸处交于足太阴经之后，上经腘窝内缘，沿大腿内侧，上入阴毛中，环绕阴器；再上行抵达小腹，夹胃，属于肝，络于胆；再上行通过横膈，分布于胁肋部；继续上行经喉咙的后面，上入鼻咽部，连目系，从额部浅出，与督脉在巅顶部相会。其支脉，从目系下循面颊，环绕唇内。另一支脉，从肝部分出，穿过横膈，注于肺。（图5-79）

《灵枢·经脉》：肝足厥阴之脉，起于大指丛毛（指足大趾背部趾甲后的毫毛处，又称三毛）之际，上循足跗上廉，去内踝一寸，上踝八寸，交出太阴之后，上腘内廉，循股阴（指大腿的内侧），入毛中，环阴器，抵小腹，夹胃，属肝，络胆，上贯膈，布胁肋，循喉咙之后，上入颃颡（指鼻咽部），连目系，上出额，与督脉会于巅。其支者，从目系下颊里，环唇内。其支者，复从肝别贯膈，上注肺。

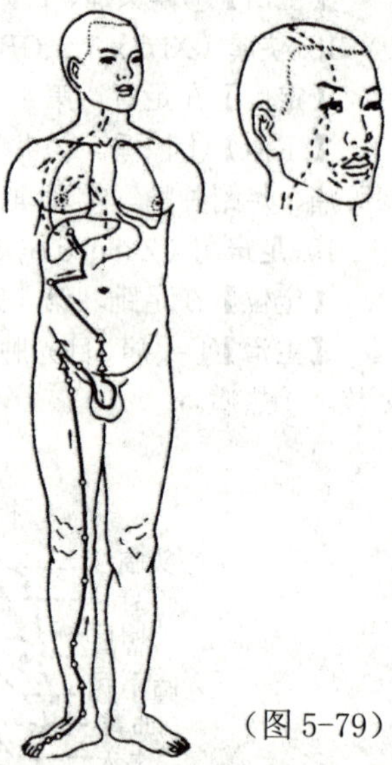

（图 5-79）

二、主要病候

腰痛，胸满，呃逆，遗尿，小便不利，疝气，少腹肿等症。

三、主治概要

1. **肝胆病** 黄疸，胸胁胀痛，呕逆及肝风内动所致的中风、头痛、眩晕、惊风等。

2. **妇科病、前阴病** 月经不调，痛经，崩漏，带下，遗尿，小便不利等。

3. **经脉循行部位的其他病证** 下肢痹痛，麻木，不遂等。

四、本经腧穴（7穴）

1. 大敦（Dàdūn，LR1）井穴

【定位】在足趾，足大趾末节外侧，趾甲根角侧后方 0.1 寸（指寸）。（图 5-80）

【主治】①疝气，少腹痛。②遗尿、癃闭、五淋、尿血等泌尿系病证。③月经不调、崩漏、阴缩、阴中痛、阴挺等月经病及前阴病证。④癫痫，善寐。

2. 行间（Xíngjiān，LR2）荥穴（中西医助理医师不考）

【定位】在足背，第 1.2 趾间，趾蹼缘后方赤白肉际处。（图 5-80）

【主治】①中风、癫痫、头痛、目眩、目赤肿痛、青盲、口歪等肝经风热病证。②月经不调、痛经、闭经、崩漏、带下等妇科经带病证。③阴中痛，疝气。④遗尿、癃闭、五淋等泌尿系病证。⑤胸胁满痛。

3. 太冲（Tàichōng，LR3）输穴；原穴

【定位】在足背，第 1.2 跖骨间，跖骨底结合部前方凹陷中，或触及动脉搏动。（图 5-80）

【主治】①中风、癫狂痫、小儿惊风、头痛、眩晕、耳鸣、目赤肿痛、口歪、咽痛等肝经风热病证。②月经不调、痛经、经闭、崩漏、带下、难产等妇科病证。③黄疸、胁痛、腹胀、呕逆等肝胃病证。④癃闭，遗尿。⑤下肢痿痹，足跗肿痛。

4. 蠡沟（Lígōu，LR5）络穴（中医助理医师、中西医执业及助理医师均不考）

【定位】在小腿内侧，内踝尖上 5 寸，胫骨内侧面的中央。（图 5-81）

【主治】①月经不调、赤白带下、阴挺、阴痒等妇科病证。②小便不利，遗尿。③疝气，睾丸肿痛。④足胫疼痛。

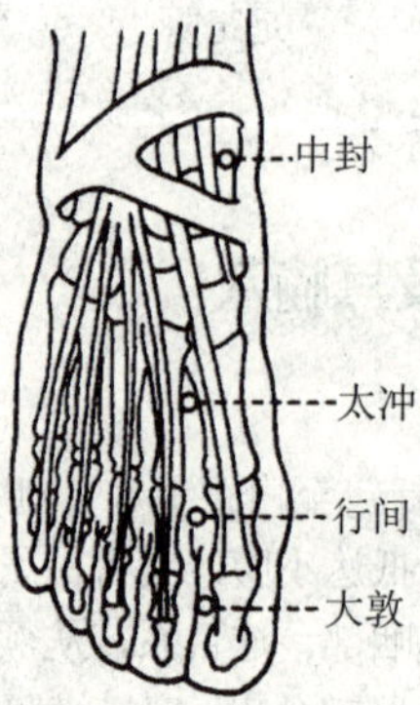

（图 5-80）

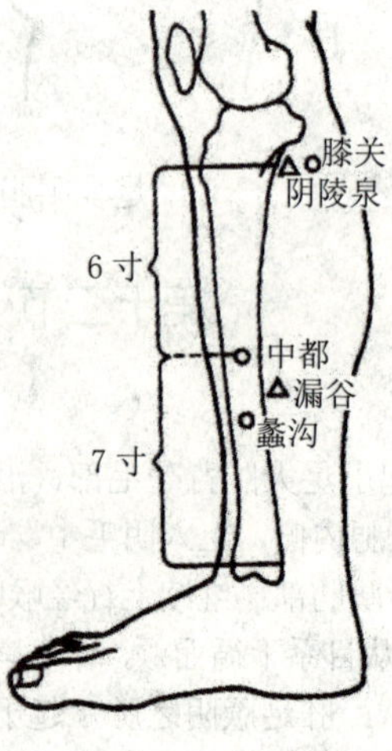

（图 5-81）

5. **曲泉（Qūquán，LR 8）合穴（中医助理医师、中西医执业及助理医师均不考）**

【定位】在膝部，腘横纹内侧端，半腱肌肌腱内缘凹陷中。（图 5-82）

【主治】①月经不调、痛经、带下、阴挺、阴痒、产后腹痛、腹中包块等妇科病证。②遗精、阳痿、疝气等男科病证。③小便不利。④膝髌肿痛，下肢痿痹。

6. **章门（Zhāngmén，LR 13）脾之募穴；八会穴之脏会（中医助理医师、中西医执业及助理医师均不考）**

【定位】在侧腹部，第 11 肋游离端的下际。（图 5-83）

【主治】①腹痛、腹胀、肠鸣、腹泻、呕吐等胃肠病证。②胁痛、黄疸、痞块（肝脾肿大）等肝脾病证。

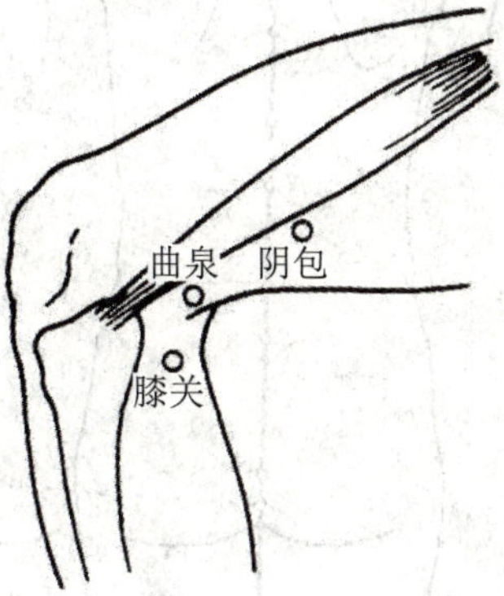

（图 5-82）

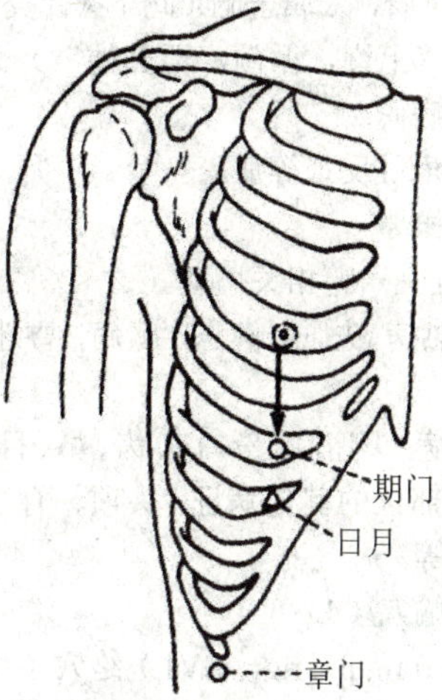

（图 5-83）

7. **期门（Qīmén，LR 14）肝之募穴**

【定位】在胸部，第 6 肋间隙，前正中线旁开 4 寸。（图 5-83）

【主治】①胸胁胀痛、呕吐、吞酸、呃逆、腹胀、腹泻等肝胃病证。②奔豚气，③乳痛。

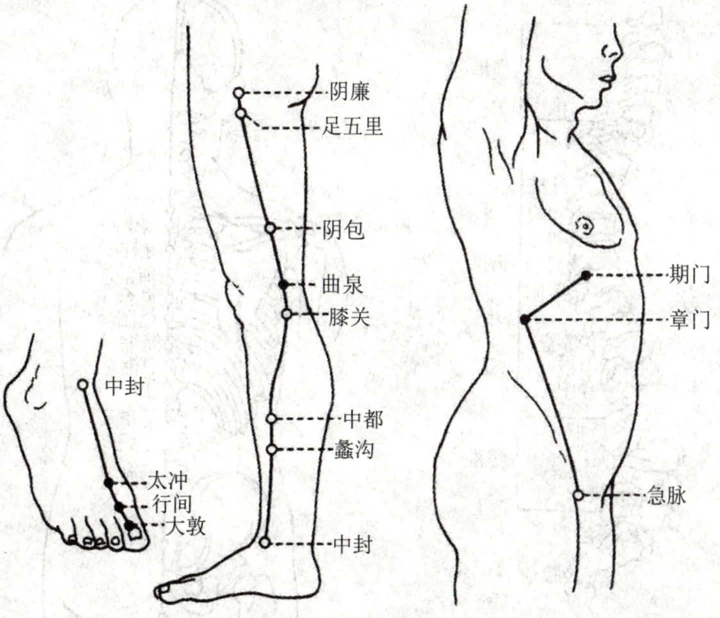

足厥阴肝经腧穴总图（图 5-84）

第十三节 奇经八脉及其相关腧穴

一、督脉及其腧穴

（一）经脉循行

督脉，起于小腹内，下行于会阴部，向后从尾骨端上行脊柱的内部，上达项后风府，进入脑内，上行至巅顶，沿前额下行鼻柱，止于上唇系带处。（图 5-85）

《难经・二十八难》：督脉者，起于下极之输，并于脊里，上至风府，入属于脑（此下《针灸甲乙经・奇经 / 第二》有“上巅，循额，至鼻柱”）。

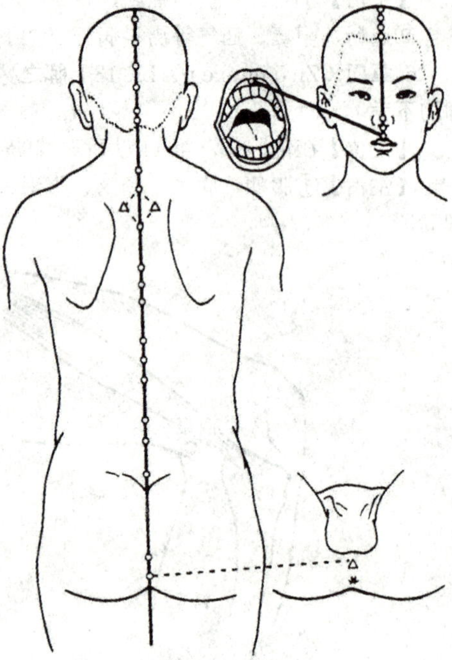

（图 5-85）

（二）主要病候

脊柱强痛，角弓反张等症。

（三）主治概要

1. **脏腑病** 五脏六腑相关病证。

2. **神志病、热病** 失眠，健忘，癫痫，昏迷，发热，中暑，惊厥等。

3. **头面五官病** 头痛，眩晕，口、齿、鼻、目等疾患。

4. **经脉循行部位的其他病证** 头项、脊背、腰骶疼痛，下肢痿痹等。

（四）本经腧穴（14 穴）

1. 长强（Chánggqiáng，GV1）络穴（中医助理医师、中西医执业及助理医师均不考）

【定位】在会阴区，尾骨下方，尾骨端与肛门连线的中点处。（图 5-86）

【主治】①腹泻、痢疾、便血、便秘、痔疮、脱肛等肠腑病证。②癫狂痫。③腰痛，尾骶骨痛，脊强反折。

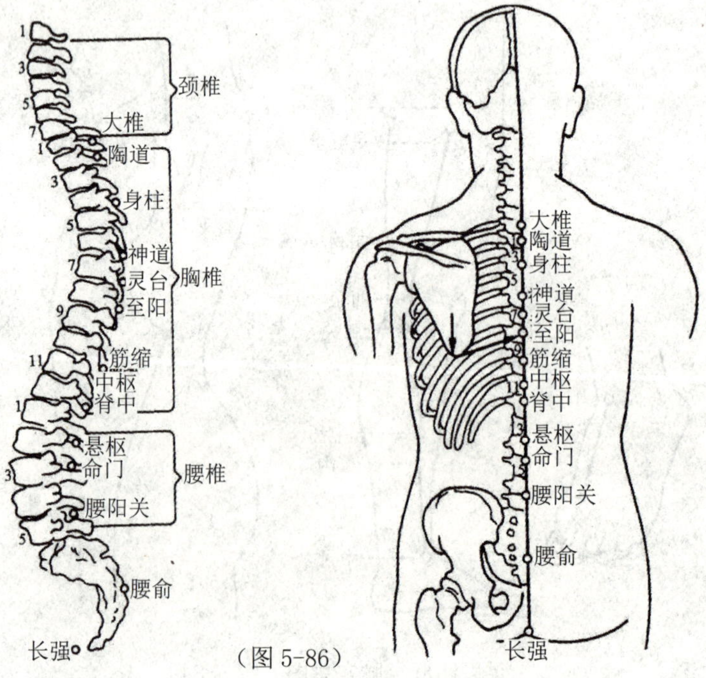

（图 5-86）

2. **腰阳关**（Yāoyángguān，GV3）

【定位】在脊柱区，第 4 腰椎棘突下凹陷中，后正中线上。（图 5-86）

【主治】①腰骶疼痛，下肢痿痹。②月经不调、赤白带下等妇科病证。③遗精、阳痿等男科病证。

3. **命门**（Mìngmén，GV4）（**中医助理医师、中西医执业及助理医师均不考**）

【定位】在脊柱区，第 2 腰椎棘突下凹陷中，后正中线上。（图 5-86）

【主治】①腰脊强痛，下肢痿痹。②月经不调、赤白带下、痛经、经闭、不孕等妇科病证。③遗精、阳痿、精冷不育、小便频数等肾阳不足病证。④小腹冷痛，腹泻。

4. **至阳**（Zhìyáng，GV9）（**中医助理医师、中西医执业及助理医师均不考**）

【定位】在脊柱区，第 7 胸椎棘突下凹陷中，后正中线上。（图 5-86）

【主治】①黄疸、胸胁胀满等肝胆病证。②胸胁支满，咳嗽，气喘。③腰背疼痛，脊强。

5. **身柱**（Shēnzhù，GV12）（**中医助理医师、中西医执业及助理医师均不考**）

【定位】在脊柱区，第 3 胸椎棘突下凹陷中，后正中线上。（图 5-86）

【主治】①身热、头痛、咳嗽、气喘等外感病证。②癫狂、小儿风痫、惊厥、癫狂痫等神志病证。③腰脊强痛。④疔疮发背。

6. **大椎**（Dàzhuī，GV14）

【定位】在脊柱区，第 7 颈椎棘突下凹陷中，后正中线上。（图 5-86）

【主治】①热病、疟疾、恶寒发热、咳嗽、气喘等外感病证。②骨蒸潮热。③癫狂痫证、小儿惊风等神志病证。④项强，脊痛。⑤风疹，痤疮。

7. **哑门**（Yǎmén，GV 15）

【定位】在颈后区，第 2 颈椎棘突上际凹陷中，后正中线上。（图 5-87）

【主治】①暴喑，舌强不语。②癫狂病、癔症等神志病证。③头痛，颈项强痛。

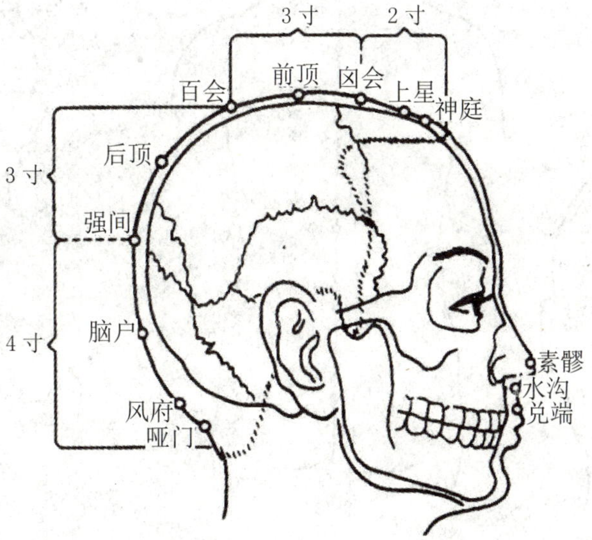

（图 5-87）

8. **风府**（Fēngfǔ，GV16）（**中医助理医师、中西医执业及助理医师均不考**）

【定位】在颈后区，枕外隆凸直下，两侧斜方肌之间凹陷中。（图 5-87）

【主治】①中风、癫狂痫、癔症等内风为患的神志病证。②眩晕，头痛，颈项强痛；咽喉肿痛、失音、目痛、鼻衄等内、外风为患病证。

9. **百会**（Bǎihuì，GV20）

【定位】在头部，前发际正中直上 5 寸。（图 5-87）

【主治】①痴呆、中风、失语、瘛疭、失眠、健忘、癫狂痫证、癔症等。②头风、头痛、眩晕、耳鸣等头面病证。③脱肛、阴挺、胃下垂、肾下垂等气失固摄而致的下陷性病证。

10. 上星（Shàngxīng，GV23）**（中医助理医师、中西医执业及助理医师均不考）**

【定位】在头部，前发际正中直上1寸。（图5-87）

【主治】①头痛、眩晕、目痛、鼻渊、鼻衄等头面部病证。②热病，疟疾。③癫狂。

11. 神庭（Shéntíng，GV24）**（中医助理医师、中西医执业及助理医师均不考）**

【定位】在头部，前发际正中直上0.5寸（图5-87）

【主治】①癫狂痫、失眠、惊悸等神志病。②头痛、目眩、目赤、目翳、鼻渊、鼻衄等头面五官病。

12. 素髎（Sùliáo，GV25）**（中医助理医师、中西医执业及助理医师均不考）**

【定位】在面部，鼻尖的正中央。（图5-87）

【主治】①昏迷、惊厥、新生儿窒息休克、呼吸衰竭等急危重症。②鼻塞、流涕、鼻渊、鼻衄等鼻病。

13. 水沟（Shuǐgōu，GV26）（图5-87）

【定位】在面部，人中沟的上1/3与下2/3交界点处。

【主治】①昏迷、晕厥、中风、中暑、休克、呼吸衰竭等急危重症，为急救要穴之一。②癔症、癫狂痫、急慢惊风等神志病证。③鼻塞、鼻衄、面肿、口歪、齿痛、牙关紧闭等面鼻口部病证。④闪挫腰痛。⑤风水面肿。

14. 印堂（Yìntáng，GV29）

【定位】在头部，两眉毛内侧端中间的凹陷中。（图5-88）

【主治】①痴呆、痫证、失眠、健忘等神志病证。②头痛，眩晕。③鼻衄，鼻渊。④小儿惊风，产后血晕，子痫。

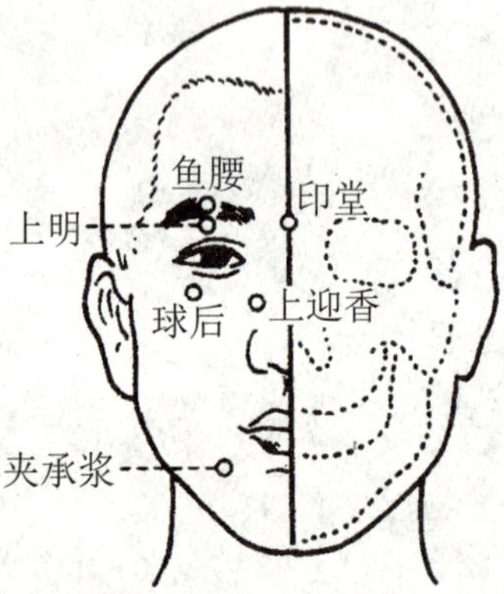

（图5-88）

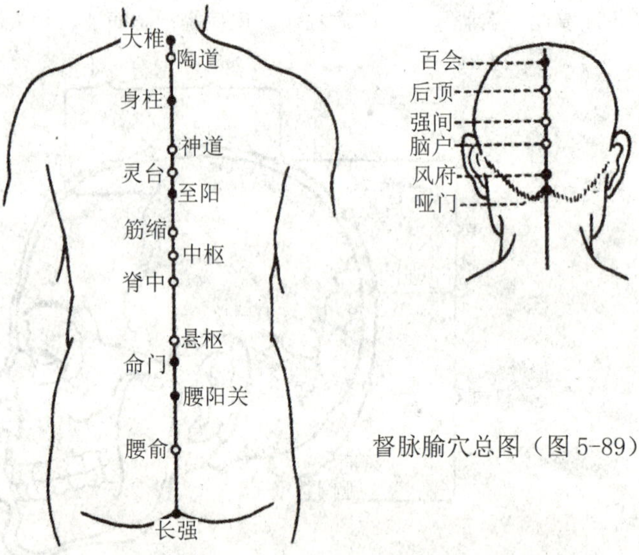

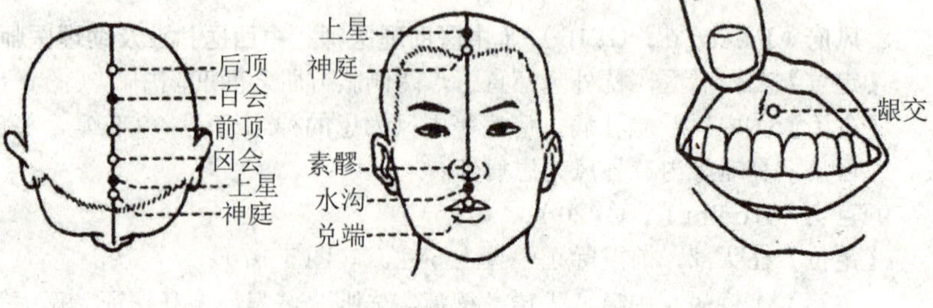

督脉腧穴总图（图5-89）

二、任脉及其腧穴

（一）经脉循行

任脉，起于小腹内，下出于会阴部，向前上行于阴毛部，循腹沿前正中线上行，经关元等穴至咽喉，再上行环绕口唇，经面部进入目眶下，联系于目。（图5-90）

《素问·骨空论》："任脉者，起于中极之下，以上毛际，循腹里，上关元，至咽喉，上颐循面人目。"

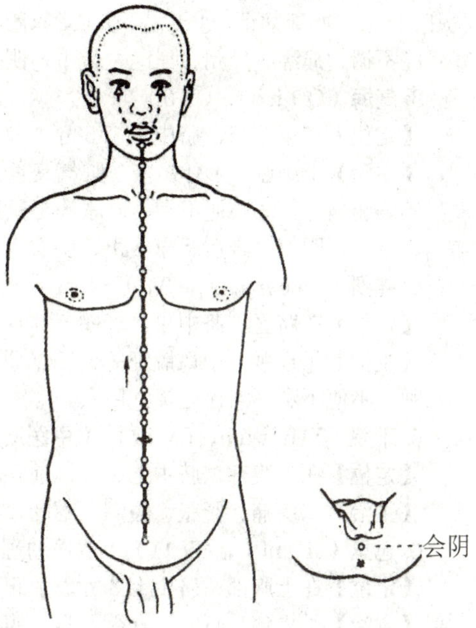

（图 5-90）

（二）主要病候

疝气，带下，腹中结块等症。

（三）主治概要

1. **脏腑病** 腹部、胸部相关内脏病。

2. **妇科病、前阴病** 月经不调，痛经，崩漏，带下，遗精，阳痿，小便不利，遗尿等。

3. **颈及面口病** 瘿气，梅核气，咽喉肿痛，暴喑，口歪，齿痛等。

4. **神志病** 癫痫，失眠等。

5. **虚证** 部分腧穴有强壮作用，主治虚劳、虚脱等证。

（四）本经腧穴（12 穴）

1. 中极（Zhōngjí，CV3）膀胱之募穴

【定位】在下腹部，脐中下 4 寸，前正中线上。（图 5-91）

【主治】①遗尿、小便不利、癃闭等泌尿系病证。②遗精、阳痿、不育等男科病证。③月经不调、崩漏、阴挺、阴痒、不孕、产后恶露不止、带下等妇科病证。

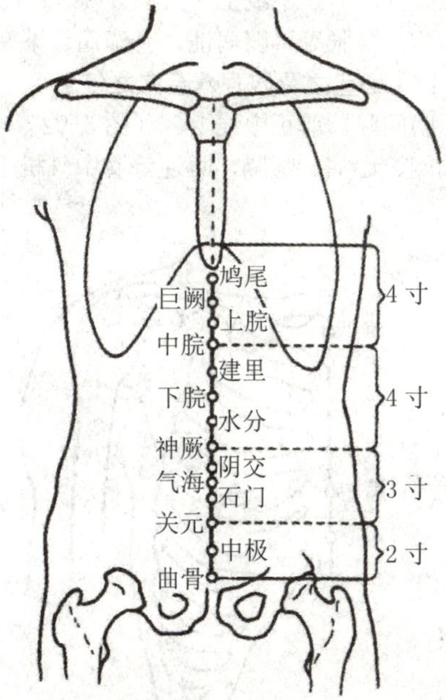

（图 5-91）

2. 关元（Guānyuán，CV4）小肠之募穴

【定位】在下腹部，胳中下 3 寸，前正中线上。（图 5-91）

【主治】①中风脱证、虚劳冷惫、羸瘦无力等元气虚损病证。②少腹疼痛，疝气。③腹泻、痢疾、脱肛、便血等肠腑病证。④五淋、尿血、尿闭、尿频等泌尿系病证。⑤遗精、阳痿、早泄、白浊等男科病。⑥月经不调、痛经、经闭、崩漏、带下、阴挺、恶露不尽、胞衣不下等妇科病证。⑦保健灸常用穴。

3. 气海（Qìhǎi，CV6）

【定位】在下腹部，脐中下 1.5 寸，前正中线上。（图 5-91）

【主治】①虚脱、形体羸瘦、脏气衰惫、乏力等气虚病证。②水谷不化、绕脐疼痛、腹泻、痢疾、便秘等肠腑病证。③小便不利、遗尿等泌尿系病证。④遗精、阳痿、疝气。⑤月经不调、痛经、经闭、崩漏、带下、阴挺、产后恶露不止、胞衣不下等妇科病证。⑥保健灸常用穴。

4. 神阙（Shénquē，CV8）

【定位】在脐区，脐中央。（图 5-91）

【主治】①虚脱、中风脱证等元阳暴脱。②腹痛、腹胀、腹泻、痢疾、便秘、脱肛等肠腑病证。③水肿，小便不利。④保健灸常用穴。

5. 下脘（Xiàwǎn，CV10）**（中医助理医师、中西医执业及助理医师均不考）**

【定位】在上腹部，脐中上 2 寸，前正中线上。（图 5-91）

【主治】①腹痛、腹胀、腹泻、呕吐、完谷不化、小儿疳积等脾胃病证。②痞块。

6. 建里（Jiànlǐ，CV11）**（中医助理医师、中西医执业及助理医师均不考）**

【定位】在上腹部，脐中上 3 寸，前正中线上。（图 5-91）

【主治】①胃痛、呕吐、食欲不振、腹胀、腹痛等脾胃病证。②水肿。

7. 中脘（Zhōngwǎn，CV12）**胃之募穴；八会穴之腑会（中医助理医师不考）**

【定位】在上腹部，脐中上 4 寸，前正中线上。（图 5-91）

【主治】①胃痛、腹胀、纳呆、呕吐、吞酸、呃逆、小儿疳疾等脾胃病证。②黄疸。③癫狂痫、脏躁、失眠等神志病。④哮喘。

8. 上脘（Shàngwǎn，CV13）**（中西医执业及助理医师均不考）**

【定位】在上腹部，脐中上 5 寸，前正中线上。（图 5-91）

【主治】①胃痛、呕吐、吞酸、腹胀等胃腑病证。②癫痫、不寐等神志病。③黄疸。

9. 膻中（Dànzhōng，CV17）**心包之募穴；八会穴之气会**

【定位】在胸部，横平第 4 肋间隙，前正中线上。（图 5-92）

【主治】①咳嗽、气喘、胸闷、心痛、噎膈、呃逆等胸中气机不畅的病证。②产后乳少、乳痈、乳癖等胸乳病证。

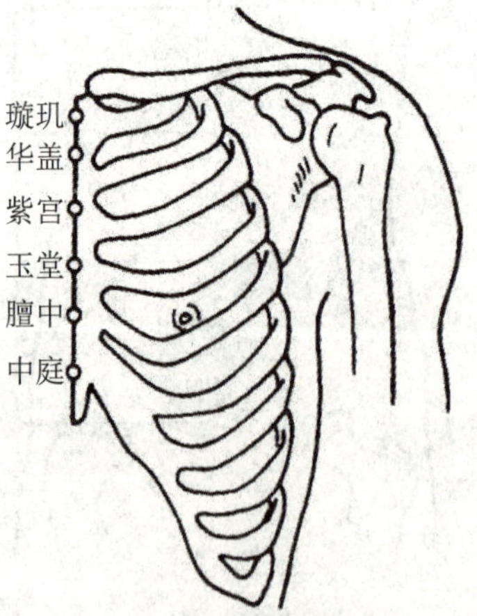

（图 5-92）

10. 天突（Tiāntū，CV22）**（中西医执业、中西医助理、中医助理医师均不考）**

【定位】在颈前区，胸骨上窝正中央，前正中线上。（图 5-93）

【主治】①咳嗽、哮喘、胸痛、咽喉肿痛、暴喑等肺系病证。②瘿气、梅核气、噎膈等气机不畅病证。

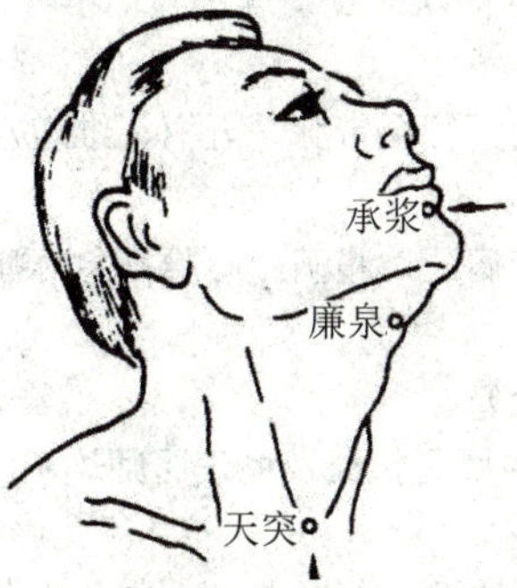

（图 5-93）

11. **廉泉**（Liánquán，CV 23）

【定位】在颈前区，喉结上方，舌骨上缘凹陷中，前正中线上。（图 5-93）

【主治】中风失语、暴喑、吞咽困难、舌缓流涎、舌下肿痛、口舌生疮、喉痹等咽喉口舌病证。

12. **承浆**（Chéngjiāng，CV 24）**（中医及中西医助理医师均不考）**

【定位】在面部，颏唇沟的正中凹陷处。（图 5-93）

【主治】①口喑、齿龈肿痛、流涎、面肿等口面部病证。②暴喑。③癫痫。

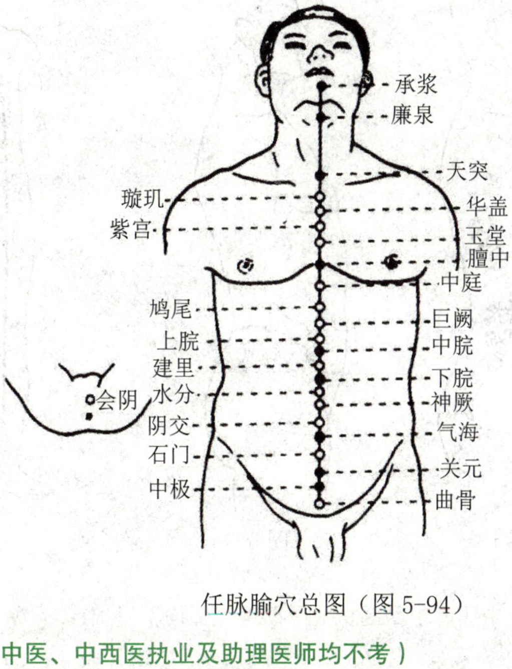

任脉腧穴总图（图 5-94）

三、冲脉及其交会腧穴（中医、中西医执业及助理医师均不考）

（一）经脉循行

冲脉，起于小腹内，下出于会阴部，向上行于脊柱内；其外行者经气冲与足少阴经交会，沿腹部两侧上行，至胸中而散，继而上达咽喉，环绕口唇。（图 5-95）

（二）主要病候

月经失调、不孕等妇科病证及腹痛里急、气逆上冲等。

（三）交会腧穴

会阴、阴交（任脉），气冲（足阳明胃经），横骨、大赫、气穴、四满、中注、肓俞、商曲、石关、阴都、腹通谷、幽门（足少阴肾经）。

四、带脉及其交会腧穴（中医、中西医执业及助理医师均不考）

（一）经脉循行

带脉，起于季胁部的下面，斜向下行至带脉、五枢、维道穴，横行绕身一周。（图 5-96）

（二）主要病候

月经不调、赤白带下等妇科经带病证，腹满，腹腰拘急疼痛，痿证等。

（三）交会腧穴

带脉、五枢、维道（足少阳胆经）

五、阴维脉及其交会腧穴（中医、中西医执业及助理医师均不考）

（一）经脉循行

阴维脉，起于小腿内侧，沿大腿内侧上行至腹部，与足太阴经相合，过胸部，与任脉会于颈部。（图 5-97）

（二）主要病候

心痛，胃痛，胸腹痛，郁证，胁满等。

（三）交会腧穴

筑宾（足少阴肾经），府舍、大横、腹哀（足太阴脾经），期门（足厥阴肝经），天突、廉泉（任脉）。

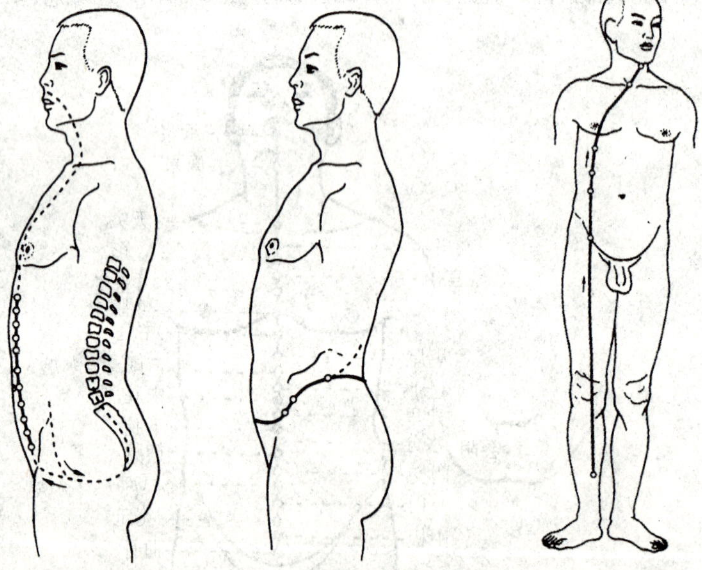

（图 5-95）　（图 5-96）　（图 5-97）

六、阳维脉及其交会腧穴（中医、中西医执业及助理医师均不考）

（一）经脉循行

阳维脉，起于足跟外侧，向上经过外踝，沿足少阳经上行至髋关节部，经胁肋后侧，从腋后上肩，至前额，再到项后，合于督脉。（图 5-98）

（二）主要病候

恶寒发热等外感病，头痛、目眩、腰痛等。

（三）交会腧穴

金门（足太阳膀胱经），阳交（足少阳胆经），臑俞（手太阳小肠经），天髎（手少阳三焦经），肩井（足少阳胆经），头维（足阳明胃经），本神、阳白、头临泣、目窗、正营、承灵、脑空、风池（足少阳胆经），风府、哑门（督脉）。

七、阴跷脉及其交会腧穴（中医、中西医执业及助理医师均不考）

（一）经脉循行

阴跷脉，起于足舟骨的后方，上行内踝的上面，沿小腿、大腿的内侧直上，经过阴部，向上沿胸部内侧，进入锁骨上窝，上行人迎的上面，过颧部，至目内眦，与足太阳膀胱经和阳跷脉相会合。（图 5-99）

（二）主要病候

多寐、癃闭及肢体筋脉出现阳缓阴急的病证。

（三）交会腧穴

照海、交信（足少阴肾经），睛明（足太阳膀胱经）。

八、阳跷脉及其交会腧穴（中医、中西医执业及助理医师均不考）

（一）经脉循行

阳跷脉，起于足跟外侧，经外踝上行腓骨后缘，沿股部外侧和胁后上肩，过颈部上夹口角，进入目内眦，与阴跷脉相会合，再沿足太阳膀胱经上额，与足少阳经合于风池。（图 5-100）

（二）主要病候

目痛、不寐及肢体筋脉出现阴缓阳急的病证。

（三）交会腧穴

申脉、仆参、跗阳（足太阳膀胱经），居髎（足少阳胆经），臑俞（手太阳小肠经），肩髃、巨骨（手阳明大肠经），天髎（手少阳三焦经），地仓、巨髎、承泣（足阳明胃经），睛明（足太阳膀胱经）。

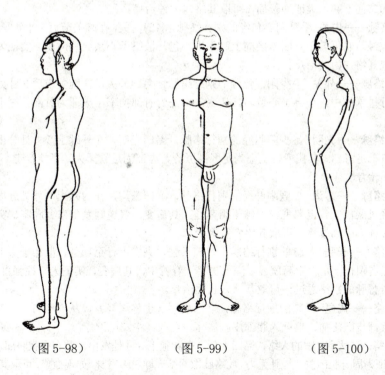

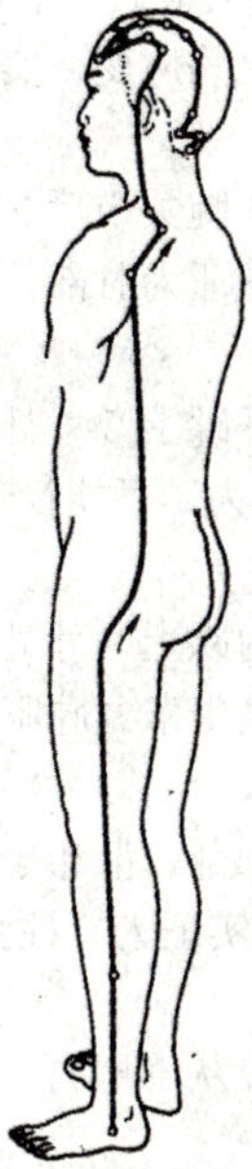

（图 5-98）

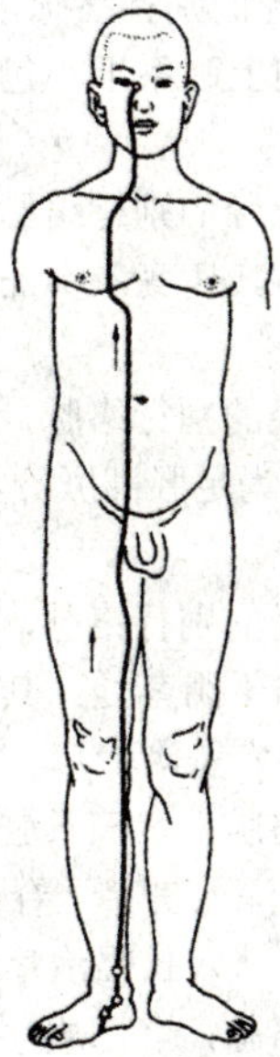

（图 5-99）

（图 5-100）

第十四节　十五络脉及其络穴

1. 手太阴络脉——列缺　手太阴肺经的别行络脉，名曰列缺，起于腕关节上方桡骨茎突后的分肉之间，与手太阴本经并行、直入手掌中，散布于大鱼际部。其病变，实证为手腕部桡侧锐骨和掌中发热，虚证为呵欠频作、小便失禁或频数，可取其络穴列缺治疗。穴在距腕 1.5 寸处，别行于手阳明大肠经。

2. **手阳明络脉——偏历** 手阳明大肠经的别行络脉，名曰偏历，在腕关节后3寸偏历穴处分出，走向手太阴肺经；其支脉向上沿着臂膊，经肩髃穴上行至下颌角处，遍布于齿中；其支脉进入耳中，合于该部所聚的主脉。其病变，实证为龋齿、耳聋，虚证为齿冷、经气闭阻不通畅，可取其络穴偏历治疗。

3. **足阳明络脉——丰隆** 足阳明胃经的别行络脉，名曰丰隆，在距离外踝上8寸处分出，走向足太阴脾经；其支脉沿着胫骨外缘上行联络头项部，与各经的经气相会合，再向下联络于咽喉部。其病变，气逆则发生喉痹、突然失音，实证为狂癫之疾，虚证为足缓不收、胫部肌肉萎缩，可取其络穴丰隆治疗。

4. **足太阴络脉——公孙** 足太阴脾经的别行络脉，名曰公孙，在足大趾本节后1寸处分出，走向足阳明胃经；其支脉进入腹腔，联络于肠胃。其病变，气上逆则发生霍乱，实证为腹内绞痛，虚证为鼓胀之疾，可取其络穴公孙治疗。

5. **手少阴络脉——通里** 手少阴心经的别行络脉，名曰通里，在腕关节后1寸处分出上行，沿着手少阴本经入于心中，再向上联系舌根部，会属于目系。其病变，实证为胸中支满阻隔，虚证为不能言语，可取其络穴通里治疗。穴在腕关节后1寸，别行于手太阳小肠经。

6. **手太阳络脉——支正** 手太阳小肠经的别行络脉，名曰支正，在腕关节后5寸处，向内侧注入手少阴心经；其支脉上行经肘部，上络于肩髃穴部。其病变，实证为关节弛缓、肘部痿废不用，虚证为皮肤赘生小疣，可取其络穴支正治疗。

7. **足太阳络脉——飞扬** 足太阳膀胱经的别行络脉，名曰飞扬，在外踝上7寸处分出，走向足少阴肾经。其病变，实证为鼻塞流涕、头背部疼痛，虚证为鼻流清涕，可取其络穴飞扬治疗。

8. **足少阴络脉——大钟** 足少阴肾经的别行络脉，名曰大钟，在内踝后绕行足跟部，走向足太阳膀胱经。其支脉与足少阴本经并行向上而至于心包下，再向外下贯穿腰脊。其病变，气上逆则发生心胸烦闷，实证为二便不通，虚证为腰痛，可取其络穴大钟治疗。

9. **手厥阴络脉——内关** 手厥阴心包经的别行络脉，名曰内关，在腕关节后2寸处发出于两筋之间，走向手少阳三焦经。它沿着手厥阴本经向上联系于心包，散络于心系。其病变，实证为心痛，虚证为心中烦乱，可取其络穴内关治疗。

10. **手少阳络脉——外关** 手少阳三焦经的别行络脉，名曰外关，在腕关节后2寸处分出，绕行于肩的外侧，上行进入胸中，会合于心包。其病变，实证为肘部拘挛，虚证为肘部弛缓不收，可取其络穴外关治疗。

11. **足少阳络脉——光明** 足少阳胆经的别行络脉，名曰光明，在外踝上5寸处分出，走向足厥阴肝经，向下联络于足背部。其病变，实证为足胫部厥冷，虚证为足软无力，不能行走、坐而不能起立，可取其络穴光明治疗。

12. **足厥阴络脉——蠡沟** 足厥阴肝经的别行络脉，名曰蠡沟，在内踝上5寸处分出，走向足少阳胆经；其支脉经过胫部上行至睾丸部，结于阴茎处。其病变，气逆则发生睾丸肿胀、突发疝气，实证为阴茎挺长，虚证为阴部暴痒，可取其络穴蠡沟治疗。

13. **督脉之络——长强** 督脉的别行络脉，名曰长强，夹脊上行至项部，散布于头上；再向下到两肩胛之间，分左右别行于足太阳膀胱经，深入贯穿于脊膂中。其病变，实证为脊柱强直，虚证为头重、旋摇不定，此皆督脉的别络之过，可取其络穴长强治疗。

14. **任脉之络——鸠尾** 任脉的别行络脉，名曰鸠尾（也称尾翳），从鸠尾向下，散布于腹部。其病变，实证为腹部皮肤疼痛，虚证为腹部皮肤瘙痒，可取其络穴尾治疗。

15. **脾之大络——大包** 脾的大络，名曰大包，在渊腋下3寸处发出，散布于胸胁部。其病变，实证为一身尽痛，虚证为周身肌肉关节松弛无力。此络脉像网络一样包络周身，如现血瘀，可取其络穴大包治疗。

第十五节 常用经外奇穴

一、头颈部穴

1. **四神聪**（Sìshéncōng，EX-HN 1）

【定位】在头部，百会前后左右各旁开 1 寸，共 4 穴。（图 5-101）
【主治】①头痛，眩晕。②失眠、健忘、癫痫等神志病证。③目疾。

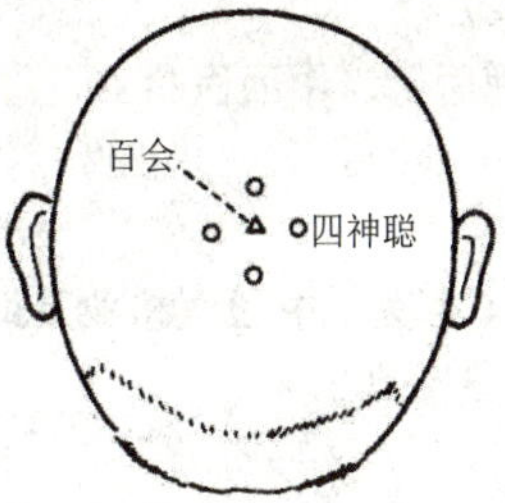

（图 5-101）

2. **太阳**（Tàiyáng，EX-HN 5）
【定位】在头部，当眉梢与目外眦之间，向后约一横指的凹陷处。（图 5-102）
【主治】①头痛。②目疾。③面瘫，面痛。

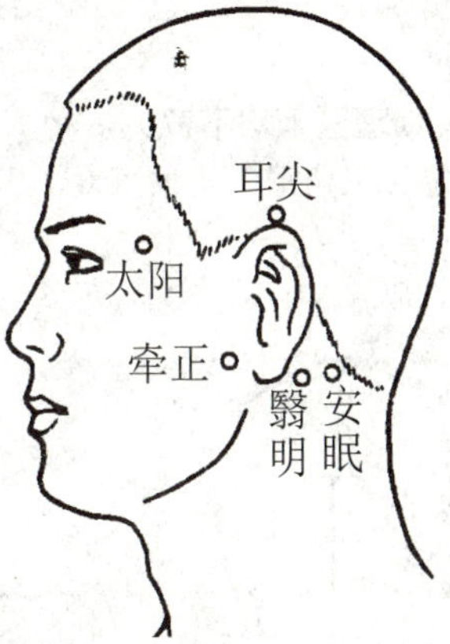

（图 5-102）

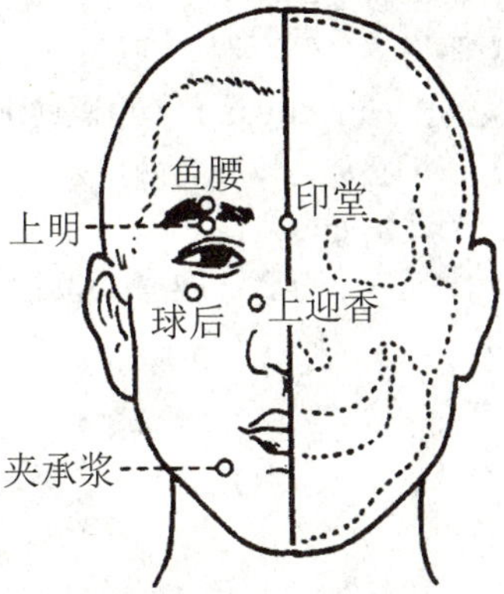

（图 5-103）

3. **球后**（Qiúhòu，EC-HN7）**（中医、中西医执业及助理医师均不考）**
【定位】在面部，眶下缘外 1/4 与内 3/4 交界处。（图 5-103）
【主治】目疾。

4. **金津、玉液**（Jīnjīn、Yùyè，EX-HN 12、EX-HN 13）**（中医助理医师、中西医执业及助理医师均不考）**
【定位】在口腔内，舌下系带的静脉上。左侧为金津，右侧为玉液。（图 5-104）
【主治】①口疮，舌强，舌肿，失语。②呕吐，消渴。

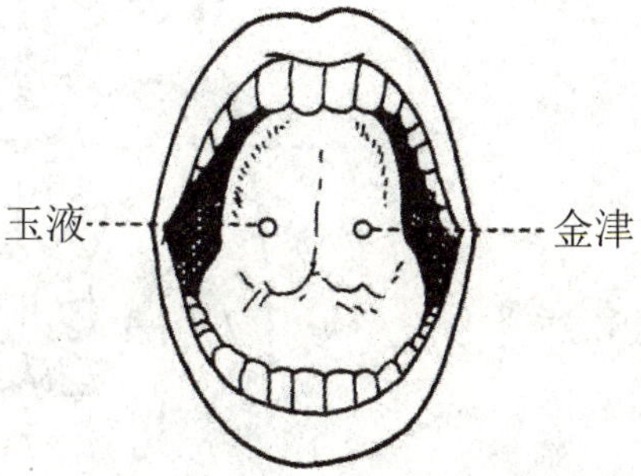

（图 5-104）

5. **夹承浆（Jiáchéngjiāng）（中医、中西医执业及助理医师均不考）**

【定位】在面部，承浆穴左右各旁开 1 寸。（图 5-103）

【主治】口歪，齿龈肿痛。

6. **牵正（Qiānzhèng）（中医助理医师、中西医执业及助理医师均不考）**

【定位】在面颊部，耳垂前 0.5 ～ 1 寸处。（图 5-102）

【主治】①口㖞，口疮。②牙痛。

7. **翳明（Yìmíng，EX-HN14）（中医、中西医执业及助理医师均不考）**

【定位】在颈部，翳风后 1 寸。（图 5-102）

【主治】①头痛，眩晕，失眠。②目疾，耳鸣。

8. **安眠（Anmián）（中医助理医师、中西医执业及助理医师均不考）**

【定位】在项部，当翳风穴与风池穴连线的中点处。（图 5-102）

【主治】①失眠，头痛，眩晕。②心悸。③癫狂。

二、胸腹部穴

1. **子宫（Zǐgōng，EX-CA1）（中医、中西医执业及助理医师均不考）**

【定位】在下腹部，脐中下 4 寸，前正中线旁开 3 寸。（图 5-105）

【主治】阴挺、月经不调、痛经、崩漏、不孕等妇科病。

2. **三角灸（Sānjiǎojiǔ）（中医助理医师、中西医执业及助理医师均不考）**

【定位】在下腹部，以患者两口角之间的长度为一边，作等边三角形，将顶角置于患者脐心，底边呈水平线，两底角处取穴。（图 5-105）

【主治】①疝气，奔豚，腹痛。②不孕症。

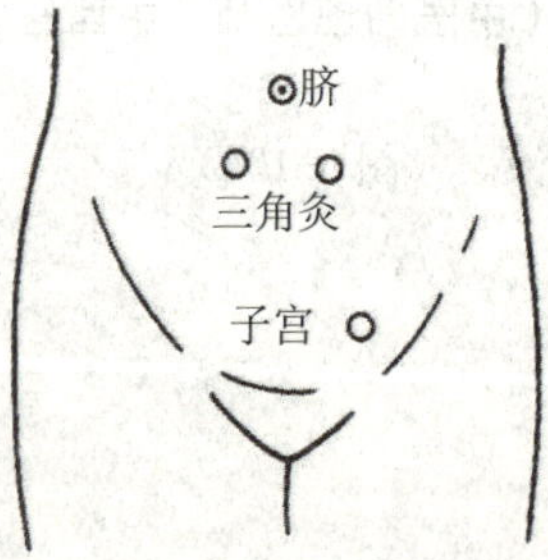

（图 5-105）

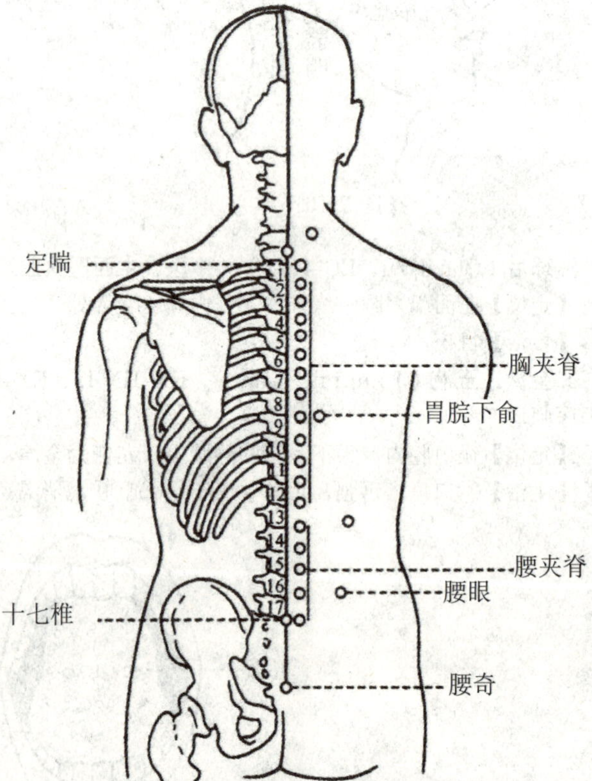

（图 5-106）

三、背部穴

1. 定喘（Dìngchuǎn，EX-B1）（中医助理医师、中西医执业及助理医师均不考）

【定位】在脊柱区，横平第7颈椎棘突下，后正中线旁开0.5寸。（图5-106）

【主治】①哮喘，咳嗽。②落枕，肩背痛，上肢疾患。

2. 夹脊（Jiájǐ，EX-B2）（中医助理医师不考）

【定位】在脊柱区，第1胸椎至第5腰椎棘突下两侧，后正中线旁开0.5寸，一侧17穴。（图5-106）

【主治】上胸部的夹脊穴治疗心肺、上肢疾病；下胸部的夹脊穴治疗胃肠疾病；腰部的夹脊穴治疗腰腹及下肢疾病。

3. 胃脘下俞（Wèiwǎnxiàshū，EX-B3）（中医助理医师、中西医执业及助理医师均不考）

【定位】在脊柱区，横平第8胸椎棘突下，后正中线旁开1.5寸。（图5-106）

【主治】①消渴。②胃痛，腹痛，胸胁痛。

4. 腰眼（Yāoyǎn，EX-B7）（中医助理医师、中西医执业及助理医师均不考）

【定位】在腰区，横平第4腰椎棘突下，后正中线旁开约3.5寸凹陷中。（图5-106）

【主治】①腰痛。②月经不调，带下。③虚劳。

四、上肢部穴

1. 肩前（Jiānqián）（中医、中西医执业及助理医师均不考）

【定位】在肩前区，正坐垂肩，腋前皱襞顶端与肩髃连线的中点。（图5-107）

【主治】肩臂痛，臂不能举。

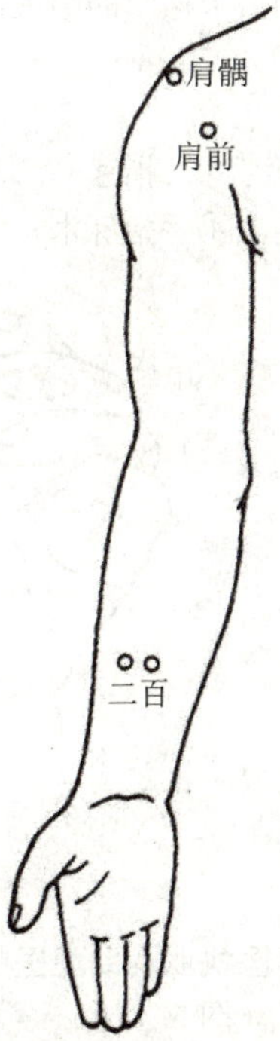

（图5-107）

2. 二白（Erbái，EX-UE2）（中医、中西医执业及助理医师均不考）

【定位】在前臂前区，腕掌侧远端横纹上4寸，桡侧腕屈肌腱的两侧，一支2穴。（图5-107）

【主治】①痔疾，脱肛。②前臂痛，胸胁痛。

3. 腰痛点（Yāotòngdiǎn，EX-UE7）（中医助理医师、中西医执业及助理医师均不考）

【定位】在手背，第2.3掌骨及第4.5掌骨之间，腕背侧横纹远端与掌指关节中点手2穴。（图5-108）

【主治】急性腰扭伤。

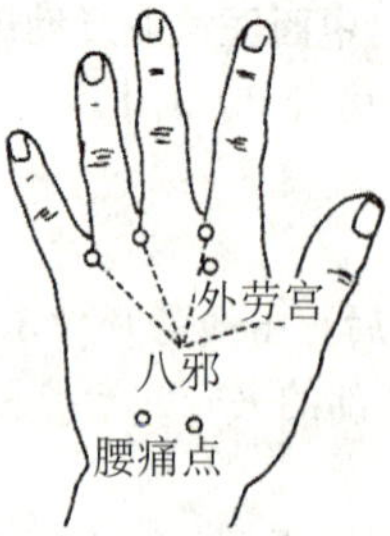

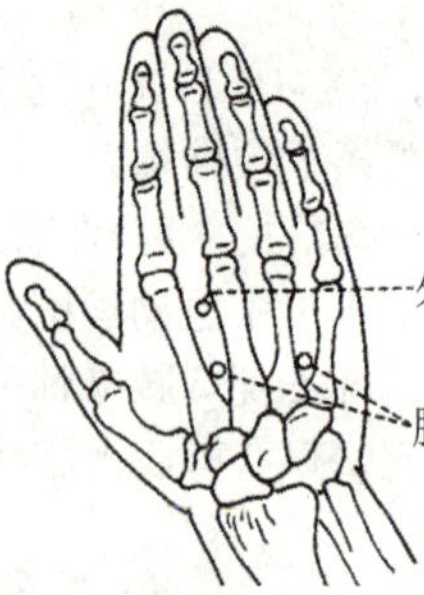

（图 5-108）

4. **外劳宫**（Wàiláogōng，EX-UE8）

【定位】在手背，第 2.3 掌骨间，掌指关节后 0.5 寸（指寸）凹陷中。（图 5-108）

【主治】①落枕。②手臂肿痛。③脐风。

5. **八邪**（Bāxié，EX-UE9）（**中医助理医师、中西医执业及助理医师均不考**）

【定位】在手背，第 1 ～ 5 指间，指蹼缘后方赤白肉际处，左右共 8 穴。（图 5-108）

【主治】①手背肿痛，手指麻木。②烦热，目痛。③毒蛇咬伤。

6. **四缝**（Sìfèng，EX-UE10）（**中医助理医师、中西医执业及助理医师均不考**）

【定位】在手指，第 2 ～ 5 指掌面的近侧指间关节横纹的中央，一手 4 穴。（图 5-109）

【主治】①小儿疳积。②百日咳。

7. **十宣**（Shíxuān，EX-UE11）

【定位】在手指，十指尖端，距指甲游离缘 0.1 寸（指寸），左右共 10 穴。（图 5-110）

【主治】①昏迷。②癫痫。③高热，咽喉肿痛。④手指麻木。

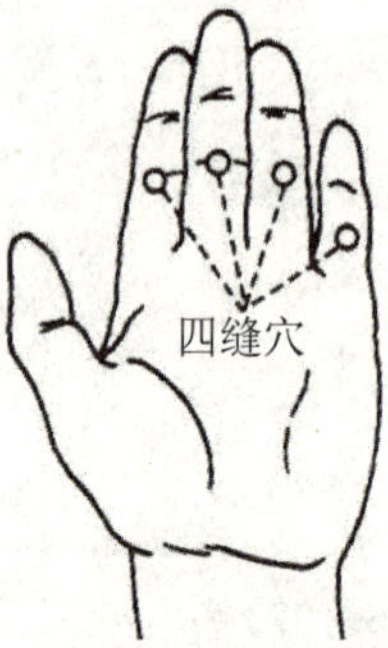

（图 5-109）

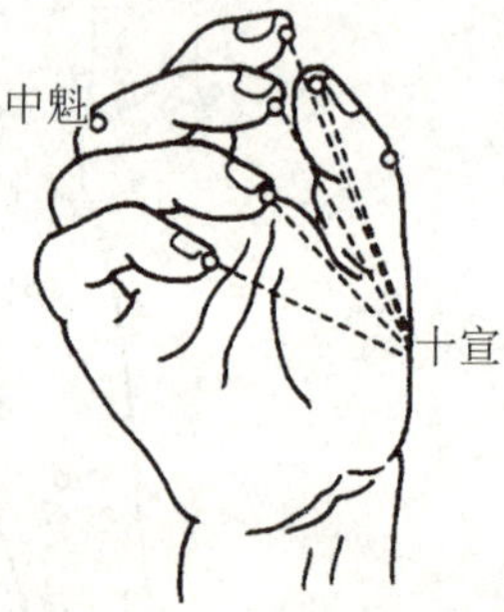

（图 5-110）

五、下肢部穴

1. **鹤顶**（Hèdǐng，EX-LE2）（**中医、中西医执业及助理医师均不考**）

【定位】在膝前区，髌底中点的上方凹陷中。（图 5-111）

【主治】膝痛，足胫无力，下肢瘫痪。

2. **百虫窝**（Bǎichóngwō，EX-LE3）（**中医、中西医执业及助理医师均不考**

【定位】在股前区，髌底内侧端上 3 寸。（图 5-112）

【主治】①虫积。②风湿痒疹，下部生疮。

3. **内膝眼**（Nèixīyǎn，EX-LE4）（**中医、中西医执业及助理医师均不考**）

【定位】在膝部，髌韧带内侧凹陷处的中央。（图 5-111）

【主治】①膝痛，腿痛。②脚气。

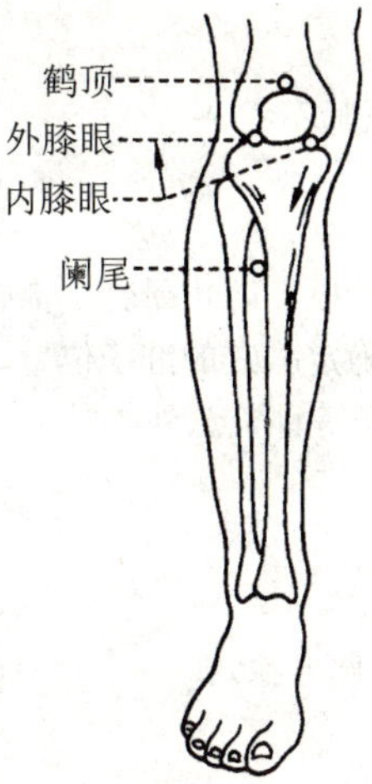

（图 5-111）

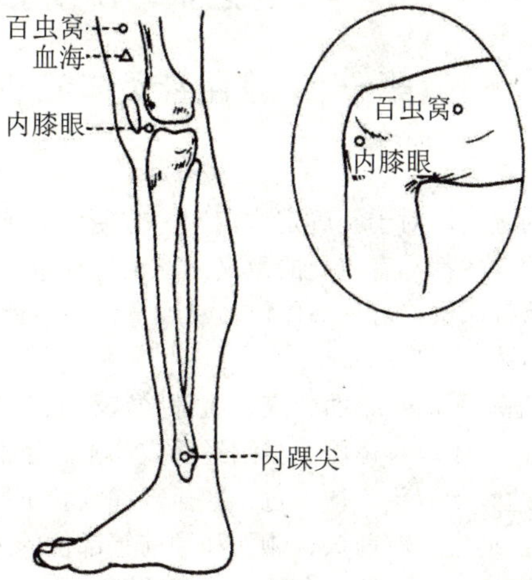

（图 5-112）

4. **胆囊**（Dǎnnáng，EX-LE6）

【定位】在小腿外侧，腓骨小头直下 2 寸。（图 5-113）

【主治】①急、慢性胆囊炎，胆石症，胆道蛔虫症等胆腑病证。②下肢痿痹。

5. **阑尾**（Lánwěi，EX-LE7）（**中西医助理医师不考**）

【定位】在小腿前侧上部，当犊鼻下 5 寸，胫骨前缘旁开一横指。（图 5-111）

【主治】①急、慢性阑尾炎。②消化不良。③下肢痿痹。

6. **八风**（Bāfēng，EX-LE10）（**中医、中西医执业及助理医师均不考**）

【定位】在足背，第～5 趾间，趾蹼缘后方赤白肉际处，左右共 8 穴。（图 5-114）

【主治】①足跗肿痛，趾痛。②毒蛇咬伤。③脚气。

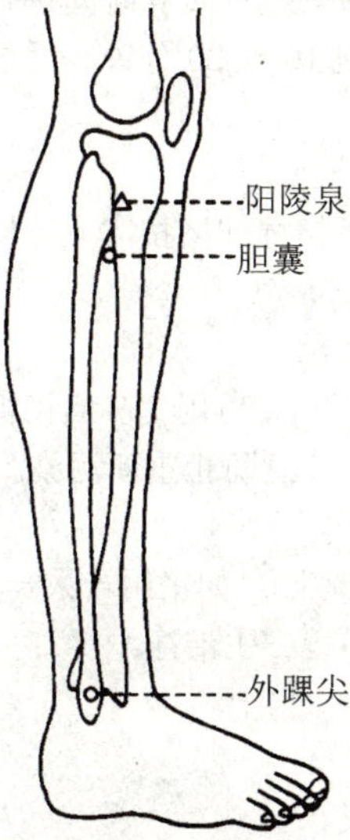

（图 5-113）

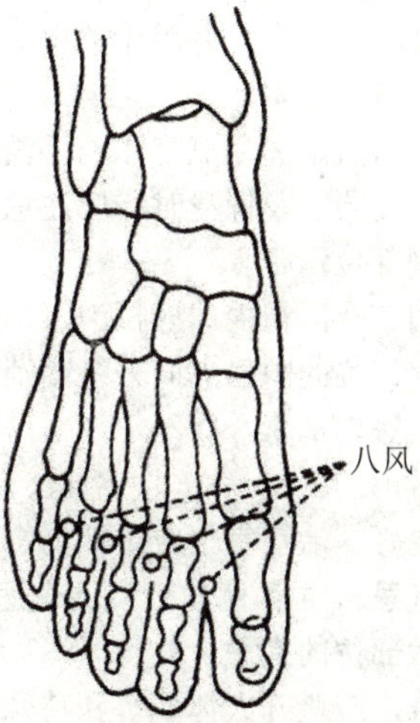

（图 5-114）

第四单元 刺灸法总论

第一节 常用针灸体位（中西医助理医师不考）

一、针灸体位的意义

适宜体位的选用，对于正确定位取穴、方便针灸施术、持久留针以及防止晕针、滞针、弯针、折针等意外情况的发生都具有重要的意义。体位选择不当，不仅难以确定腧穴的准确位置，而且使患者难以较长时间保持原位，若移动体位，易致弯针、滞针、折针、灼伤等针灸意外的发生。

二、针灸体位的选择

1. **仰卧位** 适宜于取头、面、胸、腹部腧穴和上下肢部分腧穴。

2. **侧卧位** 适宜于取身体侧面少阳经腧穴和上、下肢部分腧穴。

3. **俯卧位** 适宜于取头、项、背、腰骶部腧穴和下肢背侧及上肢部分腧穴。

4. **仰靠坐位** 适宜于取前头、颜面和颈前等部位的腧穴。

5. **俯伏坐位** 适宜于取后头和项、背部的腧穴。

6. **侧伏坐位** 适宜于取头部的一侧、面颊及耳前后部位的腧穴。

除上述常用体位外，对某些腧穴应根据针刺的具体要求采取相应的体位。同时在一般情况下，应注意选取能用一种体位完成针刺治疗的处方腧穴。对初诊、精神紧张或年老、体弱、病重的患者，应尽量采取卧位，以防患者感到疲劳或晕针；对患有严重心脏病和严重呼吸系统疾病的患者应慎用俯卧位。

第二节 针灸施术的注意事项

一、施术前的消毒（中西医助理医师不考）

（一）针具器械消毒

1. **高压蒸汽灭菌法** 将针具器械用布包好，放在密闭的高压蒸汽锅内灭菌。一般在 98 ～ 137.2kPa 的压强、115℃～ 123℃的高温下，保持 30 分钟以上，可达到消毒灭菌的要求。

2. **药液浸泡消毒法** 将针具器械放入 75% 乙醇内浸泡 30 ～ 60 分钟后取出，用无菌巾或无菌棉球擦干后使用。也可置于器械消毒液（如“84”消毒液）内浸泡，按规定浓度和时间进行浸泡消毒。直接和针具接触的针盘、针管、针盒、镊子等，可用戊二醛溶液浸泡 10 ～ 20 分钟。经过消毒的针具，必须放在消毒过的针盘内，并用无菌巾或无菌纱布遮盖好。

（二）医生双手消毒

在针刺前，医者应先用肥皂水将手洗刷干净，干后再用 75% 酒精棉球擦拭，方可持针操作。持针施术时，如操作需要触及针身时，应注意接触手指的消毒。

（三）针刺部位消毒

穴位皮肤用 75% 酒精棉球擦拭消毒，或先用 2% 碘酊涂擦，稍干后，再用 75% 酒精棉球擦拭脱碘。擦拭时应从腧穴部位的中心点向外绕圈消毒。穴位皮肤消毒后，应注意防止重新污染。

（四）治疗室内消毒

包括治疗台上的床垫、枕巾、毛毯、垫席等物品，要按时换洗晾晒，如采用一人一用的消毒垫布、垫纸、枕巾则更好。治疗室也应定期消毒净化，保持空气流通、环境卫生洁净。

二、刺灸法的宜忌（中西医执业及助理医师均不考）

（一）施术部位的宜忌

刺灸施术时，应避开人体要害和特殊部位，以免发生不良后果。

1. **避开重要脏器** 《素问·刺禁论》说：“脏有要害，不可不察。”对胸、胁、腰、背、缺盆等部位的腧穴、一般不宜直刺、深刺，以免伤及脏腑，肝、脾大者，肺气肿患者尤应注意。针刺小腹部穴位前，应先令患者排尿；针刺尿潴留患者小腹部腧穴时，应掌握适当的针刺方向、角度、深度等，以免误伤膀胱等器官。

2. **避开重要器官组织** 眼区穴位，针刺不宜大幅度提插、捻转；项部深层为延髓，脊柱的深层为脊髓，均不可深刺。如《素问·刺禁论》指出："刺头中脑户，入脑立死。"

3. **避开某些特殊部位** 大血管附近的腧穴，如人迎、委中、箕门、气冲、曲泽、经渠、冲阳等，应避开血管针刺；乳中、脐中一般不刺；小儿囟门部位、头缝尚未骨化部位则禁针；皮肤有感染、溃疡、创伤、瘢痕或肿瘤的部位，不宜针灸。

（二）患者状态的宜忌

患者体质和机能状态不同，针灸时应区别对待。

1. **体质状态** 应根据患者的体质状态，确定针治疗量。一般来讲，凡是初病、体质强壮者，针灸治疗量宜大；久病、体质虚弱者和老人、儿童，针灸治疗量宜小，宜选用卧位。

2. **机能状态** 刺灸前，还应注意患者的机能状态。对于大醉、大怒、饥饿、疲劳、精神过度紧张的患者，不宜立即针灸。对于首次接受针灸治疗的患者，医生应在针刺前做好解释工作，以帮助患者克服恐惧心理，避免针刺异常情况的发生。妇女行经时，若非为了调经，亦慎用针刺。孕妇尤其有习惯性流产史者，应慎用针灸治疗。孕妇下腹、腰骶部及三阴交、合谷昆仑、至阴等具有通经活血功能的腧穴，应禁行针刺。

（三）病情性质的宜忌

患者病情程度与疾病性质不同，宜采用不同的针灸方法。

1. **病情程度** 气血严重亏虚者（如大出血、大吐、大泄、大汗的患者），不宜针刺；形体极度消瘦者（如癌症、慢性肝炎晚期等患者），不宜针刺；传染性强的疾病和凝血机制障碍患者，一般不宜针刺治疗。

2. **疾病性质** 一般表证宜浅刺，表寒者应久留针，表热者应疾出针；里证宜深刺，里寒者可用补法、灸法，里热者应行泻法；虚证宜用补法，虚寒者宜少针多灸，虚热者宜多针慎灸；实证宜用泻法，表实者宜浅刺，里实者可深刺；寒证宜深刺，久留针；热证宜浅刺，疾出针，或刺络出血。

第五单元 刺灸法各论

第一节 毫针刺法

一、毫针基本操作技术

（一）进针法

进针法指将毫针刺入腧穴的操作方法。在进行针刺操作时，需双手协同配合。临床上一般以右手持针操作，以拇、食、中指夹持针柄，其状如持毛笔，将针刺入穴位，故称右手为"刺手"；左手爪切按压所刺部位或辅助固定针身，故称为"押手"。

临床常用进针方法有以下几种：

1. **单手进针法** 指仅运用刺手将针刺入穴位的方法，多用于较短毫针的进针。用刺手拇、食指持针，中指指端紧靠穴位，指腹抵住针身中部，当拇、食指向下用力时，中指也随之屈曲，将针刺入，直至所需的深度。此外，还有用拇、食指夹持针身，中指指端抵触穴位，拇、食指所夹持的毫针沿中指尖端迅速刺入。

2. **双手进针法** 指刺手与押手相互配合，将针刺入穴位的方法。常用的双手进针法有以下几种：

（1）指切进针法 又称爪切进针法。用押手拇指或食指指端切按在腧穴皮肤上，刺手持针，紧靠押手切按腧穴的手指指甲面将针刺入腧穴。此法适用于短针的进针。

（2）夹持进针法 又称骈指进针法。即用押手拇、食二指持捏无菌干棉球夹住针身下端，将针尖固定在拟刺腧穴的皮肤表面，刺手向下捻动针柄，押手同时向下用力，将针刺入腧穴。此法适用于长针的进针。

（3）舒张进针法 用押手食、中二指或拇、食二指将拟刺腧穴处的皮肤向两侧撑开，使皮肤绷紧，刺手持针，使针从押手食、中二指或拇、食二指的中间刺入。此法主要用于皮肤松弛部位的腧穴。

（4）提捏进针法 用押手拇、食二指将拟刺腧穴部位的皮肤提起，刺手持针，从捏起皮肤的上端将针刺入。此法主要用于印堂穴等皮肉浅薄部位的腧穴。

临床上应根据腧穴所在部位的解剖特点、针刺深浅和手法要求，灵活选用以上各种进针法，使进针顺利并减轻患者的疼痛。

3. **针管进针法** 指利用针管将针刺入穴位的方法。针管多用玻璃、塑料或金属制成，长度应比毫针短 3 分左右。针管的直径，以不阻碍针尾顺利通过为宜。使用时，先将针插入针管内，针尖与针管下端平齐，置于拟刺腧穴上，针管上端露出针柄 3 分左右。押手持针管，用刺手食指叩打或用中指弹击针尾，即可使针刺入皮肤，然后退出针管，再将针刺入穴内。也可用安装弹簧的特制进针器进针。此法进针不痛，多用于儿童和惧针者。

（二）针刺的方向、角度和深度

针刺的角度和深度，是对毫针刺入皮下后的具体操作要求。正确的针刺角度、方向和深度，是增强针感、提高疗效、防止意外的关键。

1. **方向** 针刺的方向是指进针时针尖的朝向，一般依经脉循行的方向、腧穴部位的特点和治疗的需要而确定。

2. **角度** 针刺角度是指针身与皮肤表面所形成的夹角。它是根据腧穴所在的位置和医者针刺时所要达到的目的结合起来而确定的。一般分为以下 3 种角度：

（1）直刺 指针身与皮肤表面呈 90° 刺入。此法适用于人体大部分腧穴。

（2）斜刺 指针身与皮肤表面呈 45° 刺入。此法适用于肌肉浅薄处或内有重要脏器，或不宜直刺、深刺的腧穴。

（3）平刺 也称横刺、沿皮刺，指针身与皮肤表面呈约 15° 或沿皮以更小的角度刺入。 此法适用于皮薄肉少部位的腧穴，如头部的腧穴等。

3. **深度** 针刺的深度是指针身刺入人体内的深浅度数。把握针刺深度的原则是既要得气，又不能伤及脏腑组织器官。临床上应结合患者的体质、年龄、病情、部位等具体情况加以确定。**（中西医助理医师不考）**

（1）年龄 年老体弱，气血衰退，小儿娇嫩，稚阴稚阳，均不宜深刺。中青年身强体壮者，可适当深刺。

（2）体质 对形瘦体弱者，宜相应浅刺；形盛体强者，宜深刺。

（3）病情 阳证、新病宜浅刺；阴证、久病宜深刺。

（4）部位 头面、胸腹及皮薄肉少处的腧穴宜浅刺；四肢、臀、腹及肌肉丰满处的腧穴可深刺。另外，不同季节对针刺深浅的要求也不同，一般原则是春夏宜浅、秋冬宜深。

针刺的角度和深度相互关联，一般来说，深刺多用直刺，浅刺多用斜刺、平刺。

二、行针手法

毫针进针后，为了使患者产生针刺感应，或进一步调整针感的强弱，以及使针感向某一方向扩散、传导而采取的操作方法，称为 “行针”，亦称“运针”。行针手法包括基本手法和辅助手法两类。

（一）基本手法

1. **提插法** 即将针刺入腧穴一定深度后，施以上提下插的操作手法。针由浅层向下刺入深层的操作谓之插，从深层向上引退至浅层的谓之提，如此反复地上下呈纵向运动的行针手法，即为提插法。

2. **捻转法** 即将针刺入腧穴一定深度后，施向前向后捻转动作，使针在腧穴内反复前后来回旋转的行针手法。

（二）辅助手法（中医助理医师、中西医执业及助理医师均不考）

1. **循法** 是医者用手指顺着经脉的循行路径，在腧穴的上下部轻柔地循按。本法可推动气血，激发经气，有催气、行气作用。

2. **弹法** 针刺后在留针过程中，以手指弹动针尾或针柄，使针体震摇，以加强针感，助气运行。本法有催气、行气的作用。

3. **刮法** 毫针刺入一定深度后，以拇指或食指的指腹抵住针尾，用拇指、食指或中指指甲频频刮动针柄。本法在针刺不得气时用之可激发经气，如已得气者可以加强针刺感应的传导和扩散。

4. **摇法** 毫针刺入一定深度后，手持针柄，将针轻轻摇动。其法有二：一是直立针身而摇，以加强得气的感应；二是卧倒针身而摇，使经气向一定方向传导。

5. **飞法** 针后不得气者，用刺手拇、食指执持针柄，细细捻搓数次，然后张开两指，一搓一放，反复数次，状如飞鸟展翅，故称飞法。本法的作用在于催气、行气，并使针刺感应增强。宜在肌肉丰厚处施术。

6. **震颤法** 针刺入一定深度后，手持针柄，用小幅度、快频率的提插、捻转手法，使针身轻微震颤。本法可促使针下得气，增强针刺感应。

三、得气

（一）得气的概念

古称“气至”，近称“针感”，是指毫针刺入腧穴一定深度后，施以提插或捻转等行针手法，使针刺部位获得“经气”感应，谓之得气。当针刺得气时，患者的针刺部位有酸、麻、胀、重等自觉反应，有时可出现局部的热、凉、痒、痛、蚁行等感觉，或呈现沿着一定的方向和部位传导和扩散现象。少数患者还会出现循经性肌肤瞤动、震颤等反应，有的还可见到针刺腧穴部位的循经性皮疹带或红、白线状现象。当患者有自觉反应的同时，医者的刺手亦能体会到针下沉紧、涩滞或针体颤动等反应。

（二）得气的意义

得气是判断患者经气盛衰、取穴准与否的依据，是施行守气、行气和补泻手法的基础。得气与否、气至的迟速，不仅关系到针刺的治疗效果，而且可以借此窥测疾病的预后。《灵枢－九针十二原》之“刺之要，气至而有效”表明了针刺得气的重要意义。《金针赋》所谓“气速效速，气迟效迟。但也应当注意，得气的强弱也因人因病而异，如一般体弱者得气宜弱，健壮者得气宜强，痹证者宜针感强些，面肌痉挛宜针感弱些。

（三）影响得气的因素

在临床上针刺不得气时，要分析经气不至的原因。检查取穴定位是否准确，针刺角度、深浅是否适宜，手法运用是否恰当，据此重新调整腧穴的针刺部位、角度、深度和相应手法。若经过上述调整仍不得气，则可采用留针候气法等待气至。留针期间亦可间歇运针，施以提插、捻转等手法，以促气至。也可使用催气法。

七、毫针补泻手法

“盛则泻之，虚则补之”（《灵枢·经脉》）为针刺补泻的原则，针刺补泻手法是以补虚泻实为目的的两类针刺手法。一般可根据其手法操作的简繁不同等特点，将针刺补泻手法分为单式补泻手法和复式补泻手法。

（一）单式补泻手法

1. **捻转补泻** 针下得气后，拇指向前用力重，向后用力轻者为补法；拇指向后用力重，向前用力轻者为泻法。

2. **提插补泻** 针下得气后，先浅后深，重插轻提，以下插用力为主者为补法；先深后浅，轻插重提，以上提用力为主者为泻法。

3. **疾徐补泻** 进针时徐徐刺入，疾速出针者为补法；进针时疾速刺入，徐徐出针者为泻法。**（中医助理医师、中西医执业及助理医师均不考）**

4. **迎随补泻** 此处指针向补泻。进针时针尖随着经脉循行去的方向刺入为补法，针尖迎着经脉循行来的方向刺入为泻法。**（中医助理医师、中西医执业及助理医师均不考）**

5. **呼吸补泻** 在患者呼气时进针，吸气时出针为补法；吸气时进针，呼气时出针为泻法。**（中医助理医师、中西医执业及助理医师均不考）**

6. **开阖补泻** 出针后迅速揉按针孔为补法；出针时摇大针孔而不按为泻法。**（中医助理医师、中西医执业及助理医师均不考）**

7. **平补平泻** 进针得气后，施行均匀的提插、捻转手法。

（二）复式补泻手法（中医、中西医执业及助理医师均不考）

1. **烧山火** 将穴位的可刺深度分为浅、中、深三层（天、人、地三部），先浅后深，每层各做紧按慢提（或用捻转补法）九数，然后退回至浅层，称为一度。如此反复操作数度，再将针按至深层留针。在操作过程中，可配合呼吸补泻中的补法，出针时按压针孔。多用于治疗顽麻冷痹、虚寒性疾病等。

2. **透天凉** 针刺入后直插深层，按深、中、浅的顺序，在每一层中紧提慢按（或用捻转泻法）六数，称为一度。如此反复操作数度，将针紧提至浅层留针。在操作过程中，可配合呼吸补泻中的泻法，出针时摇大针孔而不按压。多用于治疗热痹、急性痈肿等实热性疾病。

（三）影响针刺补泻效应的因素（中医、中西医执业及助理医师均不考）

①患者的机能状态；②腧穴作用的相对特异性；③针刺手法的选择和运用。

八、留针与出针（中医、中西医执业及助理医师均不考）

（一）留针

毫针刺入腧穴并施行手法后，将针留置于腧穴内，称为留针。留针的目的是加强针刺的作用和便于继续行针施术。一般留针时间为 15 ～ 30 分钟。留针期间若不再施行任何手法，称为静留针；若施行一定的守气、行气和补泻手法，称为动留针。在临床实践中，留针与否及留针时间长短应根据患者具体病情而定，不可一概而论。

（二）出针

出针又称起针、退针。在施行针刺手法或留针达到针刺治疗目的后，即可出针。出针的方法，一般是以押手持无菌干棉球轻轻按压于针刺部位，刺手持针做小幅度捻转，并随势将针缓慢提至皮下（不可用力过猛），静留片刻，然后出针。

出针后，除特殊需要外，都要用无菌干棉球轻压针孔片刻，以防出血，也可减轻疼痛。当针退出后，要仔细查看针孔是否出血，询问针刺部位有无不适感，核对针数有无遗漏，还应注意患者有无晕针延迟现象。

九、针刺异常情况的处理和预防

针刺治疗一般比较安全，但如操作不当、疏忽大意或对人体解剖部位缺乏必要的了解，则可能出现相应的异常情况，常见者有以下几种：

（一）晕针

晕针是在针刺治疗中患者发生的晕厥现象。

原因 患者体质虚弱，精神紧张，或疲劳、饥饿、大汗、大泻、大出血之后，或体位不当，或医者在针刺时手法过重。

表现 患者突然出现精神疲倦，头晕目眩，面色苍白，恶心欲吐，多汗，心慌，四肢发冷，血压下降，脉象沉细，甚则神志昏迷，扑倒在地，唇甲青紫，二便失禁，脉微细欲绝。

处理 立即停止针刺，将针全部起出。使患者平卧，注意保暖，轻者仰卧片刻，给饮温开水或糖水后，即可恢复正常。重者在上述处理基础上，可刺人中、素髎、内关、 足三里、灸百会、关元、气海等穴，即可恢复。若仍不省人事，呼吸细微，脉细弱者，应配合其他治疗或采用急救措施。

预防 对初次接受针刺治疗或精神过度紧张，身体虚弱者，应先做好解释安抚，消除对针刺的顾虑和恐惧，同时 选择舒适的体位，最好采用卧位，选穴宜少，手法要轻；若饥饿、疲劳、大渴时，应在进食、休息、饮水后再行针刺；医者在针刺治疗过程中，要精神专一，注意观察患者的神色，询问患者的感觉，一旦有不适等晕针先兆，可及早采取处理措施，防患于未然。措施得当，晕针是可以避免的。

（二）滞针（中西医助理医师不考）

滞针是指在行针时或留针期间出现医者感觉针下涩滞，捻转、提插、出针均感困难，而患者则感觉痛剧的现象。

原因 患者精神紧张，当针刺入腧穴后，患者局部肌肉强烈收缩，或行针手法不当，向单一方向捻针太过，以致肌肉组织缠绕针体而成滞针。若留针时间过长，有时也可出现滞针。

表现 针在体内，捻转不动，提插、出针均感困难，若勉强捻转、提插时，患者痛不可忍。

处理 若患者精神紧张、局部肌肉过度收缩，可稍延长留针时间，或于滞针腧穴附近，进行循按或叩弹针柄，或在附近再刺一针，以宣散气血，而缓解肌肉的紧张。若行针不当，或单向捻针而致者，可向相反方向将针捻回，并用刮柄、弹柄法，使缠绕的肌纤维回释，即可消除滞针。

预防 对精神紧张者，应先做好解释工作，消除患者不必要的顾虑。注意行针的操作手法和避免单向捻转，若用搓法时，应注意与提插法的配合，则可避免肌纤维缠绕针身，防止滞针的发生。

（三）弯针（中西医助理医师不考）

弯针是指进针时或将针刺入腧穴后，针身在体内形成弯曲。

原因 医者进针手法不熟练，用力过猛、过速，以致针尖碰到坚硬组织器官或患者在针刺或留针时移动体位，或因针柄受到某种外力压迫、碰击等，均可造成弯针。

现象 针柄改变了进针或刺入留针时的方向和角度，提插、捻转及出针均感困难，而患者感到疼痛。

处理 出现弯针后，即不得再行提插、捻转等手法。如针柄轻微弯曲，应慢慢将针起出。若弯曲角度过大时，应顺着弯曲方向将针起出。若由患者移动体位所致，应使患者慢慢恢复原来体位，局部肌肉放松后，再将针缓缓起出，切忌强行拔针，以免将针体折断在体内。

预防 医者进针手法要熟练，用力要均匀，并要避免进针过速、过猛。选择适当体位，在留针过程中，嘱患者不要随意更动体位，注意保护针刺部位，针柄不得受外物硬碰和压迫。

（四）断针（中西医助理医师不考）

断针又称折针，是指针体折断在人体内。若能术前做好针具的检修和施术时加以应有的注意，是可以避免的。

原因 针具质量欠佳，针身或针根有损伤剥蚀，进针前失于检查；针刺时将针身全部刺入腧穴，行针时强力提插、捻转，肌肉猛烈收缩，留针时患者随意变更体位，或弯针、滞针未能进行及时正确的处理等，均可造成断针。

表现 行针时或出针后发现针身折断，其断端部分针身尚露于皮肤外，或断端全部没入皮肤之下。

处理 医者态度必须从容镇静，嘱患者切勿更动原有体位，以防断针向肌肉深部陷入。若残端部分针身显露于体外时，可用手指或镊子将针起出。若断端与皮肤相平或稍凹陷于体内者，可用左手拇、食二指垂直向下挤压针孔两旁，使断针暴露体外，右手持镊子将针取出。若断针完全深入皮下或肌肉深层时，应在 X 线下定位，手术取出。

预防 为了防止折针，应认真仔细地检查针具，对认为不符合质量要求的针具，应剔出不用。避免过猛、过强的行针。在行针或留针时，应嘱患者不要随意更换体位。针刺时更不宜将针身全部刺入腧穴，应留部分针身在体外，以便于针根折断时取针。在进针行针过程中，如发现弯针时，应立即出针，切不可强行刺入、行针。对于滞针等亦应及时正确地处理，不可强行硬拔。

（五）血肿（中西医助理医师不考）

血肿是指针刺部位出现皮下出血而引起的肿胀疼痛。

原因 针尖弯曲带钩，使皮肉受损，或刺伤血管所致。

表现 针刺过程中或出针后，针刺部位肿胀疼痛，继则皮肤呈现青紫色。

处理 若微量的皮下出血而局部小块青紫时，一般不必处理，可以自行消退。若局部肿胀疼痛较剧，青紫面积大而且影响到活动功能时，可先做冷敷止血后，再做热敷或在局部轻轻揉按，以促使局部瘀血消散吸收。

预防 仔细检查针具，熟悉人体解剖部位，避开血管针刺，出针时立即用消毒干棉球揉按压迫针孔。

（六）刺伤内脏

1. 气胸

针刺引起创伤性气胸是指针具刺穿了胸膜腔且伤及肺组织，气体积聚于胸膜腔，从而造成的气胸。

原因 主要是针刺胸部、背部和锁骨附近的穴位过深，针具刺穿了胸膜腔且伤及肺组织，气体积聚于胸膜腔。

表现 患者突感胸闷、胸痛、气短、心悸，严重者呼吸困难、发绀、冷汗、烦躁、恐惧，到一定程度会发生血压下降、休克等危急现象。检查：患侧肋间隙变宽，胸廓饱满，叩诊鼓音，听诊肺呼吸音减弱或消失，气管可向健侧移位。如气窜至皮下，患侧胸部、颈部可出现握雪音，X线胸部透视可见肺组织被压缩现象。有些病情轻者，出针后并不出现症状，而是过一定时间才慢慢感到胸闷、疼痛、呼吸困难。

处理 一旦发生气胸，应立即出针，采取半卧位休息，要求患者心情平静，切勿因恐惧而反转体位。一般漏气量少者，可自然吸收。同时要密切观察，随时对症处理，如给予镇咳消炎药物，以防止肺组织因咳嗽扩大创孔，加重漏气和感染。对严重病例如发现呼吸困难、发绀、休克等现象需组织抢救，如胸腔排气、少量慢速输氧、抗休克等。

预防 针刺治疗时，术者必须思想集中，选好适当体位，注意选穴，根据患者体型肥瘦，掌握进针深度，施行提插手法的幅度不宜过大。对于胸部、背部及缺盆部位的腧穴，最好平刺或斜刺，且不宜太深，一般避免直刺，不宜留针时间过长。如有四肢部位的同效穴尽量不用胸背部腧穴。更不可粗针深刺该部腧穴。

2. 刺伤其他内脏（中西医助理医师不考）

针刺引起内脏损伤是指针刺内脏周围腧穴过深，针具刺入内脏引起内脏损伤，出现各种症状的现象。

原因 主要是术者缺乏解剖学和腧穴学知识，对腧穴和脏器的部位不熟悉，加之针刺过深。

表现 刺伤内脏主要症状是疼痛和出血。刺伤肝、脾时，可引起内出血，患者可感到肝区或脾区疼痛，有的可向背部放射。如出血不止，腹腔内积血过多，会出现腹痛、腹肌紧张，并有压痛及反跳痛等急腹症症状。刺伤心脏时，轻者可出现剧烈的刺痛；重者有剧烈的撕裂痛，引起心外射血，立即导致休克、死亡。刺伤肾脏时，可出现腰痛，肾区叩击痛，呈血尿，严重时血压下降、休克。刺伤胆囊、膀胱、胃、肠等空腔脏器时，可引起局部疼痛、腹膜刺激征或急腹症症状。

处理 伤轻者，卧床休息后一般即可自愈。如果损伤严重或出血明显者，应密切观察，注意病情变化，特别是要定时检测血压。若损伤严重，出血较多，对于休克、腹膜刺激征，应立即采取相应措施，必须迅速进行输血等急救或外科手术治疗。

预防 注意学习腧穴学，明了穴下的脏器组织。操作时，注意凡有脏器组织，大的血管、神经处都应改变针刺方向，避免深刺。同时注意体位，避免视角产生的谬误。肝、脾、胆囊肿大以及心脏扩大的患者，如针刺胸、背、胁、腋的穴位不宜深刺；尿潴留、肠粘连的患者，如针刺腹部的穴位不宜深刺。

（七）刺伤脑与脊髓（中西医助理医师不考）

刺伤脑与脊髓是指针刺颈项、背部腧穴过深，针具刺入脑、脊髓，引起头痛、恶心等现象。

原因 脑与脊髓是中枢神经统帅周身各种机体组织的总枢纽、总通道，其表层分布有督脉及华佗夹脊等许多针刺要穴。针刺过深或进针方向不当，均可伤及脑、脊髓，造成严重后果。

表现 如误伤延髓时，可出现头痛、恶心、呕吐、抽搐、呼吸困难、休克和神志昏迷等。如刺伤脊髓，可出现触电样感觉向肢端放射，引起暂时性瘫痪，有时可危及生命。

处理 应立即出针。轻者，安静休息，经过一段时间可自行恢复；重则应配合有关科室如神经外科，进行及时的抢救。

预防 凡针刺督脉腧穴(12胸椎以上的项、背部)及华佗夹脊穴，都要认真掌握进针深度和进针方向。风府、哑门，针刺方向不可向上斜刺，也不可过深。悬枢穴以上的督脉穴及华佗夹脊穴均不可过深。行针中只可用捻转手法，尽量避免提插，更不可行捣刺。

第二节 灸 法

灸，灼烧的意思。灸法主要是借灸火的热力给人体以温热性刺激，通过经络腧穴的作用，以达到防治疾病目的的一种方法。《医学入门·针灸》载："药之不及，针之不到，必须灸之。"说明灸法有其独特的疗效。

一、灸法的作用（中西医助理医师不考）

（一）温经散寒

灸火的温和热力具有直接的温通经络、驱散寒邪之功。临床上常用于治疗寒凝血滞、经络痹阻所引起的寒湿痹痛、痛经、经闭、胃脘痛、寒疝腹痛、泄泻等。灸法更适合治疗寒性病证。

（二）扶阳固脱

灸火的热力具有扶助阳气、举陷固脱的功能。《扁鹊心书》记载："真气虚则人病，真气脱则人死，保命之法，灼艾第一。"阳气下陷或欲脱之危证，皆可用灸法，以扶助虚脱之阳气。临床上多用于治疗虚寒证、寒厥证、脱证和中气不足、阳气下陷而引起的遗尿、脱肛、阴挺、崩漏、带下、久泄、久痢、痰饮等。

（三）消瘀散结

艾灸具有行气活血、消瘀散结的作用。气为血帅，血随气行，气得温则行，气行则血亦行。灸能使气机通畅，营卫调和，从而消瘀散结。临床常用于治疗气血凝滞之疾，如乳痈初起、瘰疬、瘿瘤等。

（四）防病保健

灸法可以激发人体正气，增强抗病能力，无病时施灸有防病保健的作用。常灸关元、气海、命门、足三里有防病保健作用，今人称之为"保健灸"。

（五）引热外行

艾火的温热能使皮肤腠理开放，毛窍通畅，使热有去路，从而引热外行。临床上可用灸法治疗疖肿、带状疱疹、丹毒、甲沟炎等某些实热病证。对阴虚发热，也可使用灸法，但要注意施灸量不宜过大。如选用膏肓、四花穴等治疗骨蒸潮热、虚痨咳喘。

二、灸法的种类及其应用

灸法种类很多。常用灸法如下表：

灸法的种类

<table>
<tr><td rowspan="18">常用灸法</td><td rowspan="13">艾灸法</td><td rowspan="6">艾炷灸</td><td rowspan="2">直接灸</td><td>瘢痕灸</td></tr>
<tr><td>无瘢痕灸</td></tr>
<tr><td rowspan="4">间接灸</td><td>隔姜灸</td></tr>
<tr><td>隔蒜灸</td></tr>
<tr><td>隔盐灸</td></tr>
<tr><td>隔附子饼灸</td></tr>
<tr><td rowspan="5">艾条灸</td><td rowspan="3">悬起灸</td><td>温和灸</td></tr>
<tr><td>雀啄灸</td></tr>
<tr><td>回旋灸</td></tr>
<tr><td rowspan="2">实按灸</td><td>太乙神针</td></tr>
<tr><td>雷火神针</td></tr>
<tr><td colspan="3">温针灸</td></tr>
<tr><td colspan="3">温灸器灸</td></tr>
<tr><td rowspan="5">非艾灸法</td><td colspan="3">灯火灸</td></tr>
<tr><td rowspan="4">天灸</td><td colspan="2">白芥子灸</td></tr>
<tr><td colspan="2">细辛灸</td></tr>
<tr><td colspan="2">蒜泥灸</td></tr>
<tr><td colspan="2">斑蝥灸</td></tr>
</table>

（一）艾灸法

1. **艾炷灸** 艾炷灸是将艾绒制作成艾炷后，置于施灸部位点燃而治病的方法。艾炷灸又分直接灸与间接灸两类。

（1）直接灸 直接灸是将大小适宜的艾炷直接放在皮肤上施灸的方法。又称明灸、着肤灸、着肉灸。若施灸时需将皮肤烧伤化脓，愈后留有瘢痕者，称为瘢痕灸，瘢痕灸又名化脓灸。若不使皮肤烧伤化脓，不留瘢痕者，称为无瘢痕灸，无瘢痕灸又名非化脓灸。

①瘢痕灸：施灸时先将所灸腧穴部位涂以少量的大蒜汁，以增加黏附和刺激作用，然后将艾炷置于腧穴上，用火点燃艾炷施灸。每壮艾炷必须燃尽，除去灰烬后，方可继续易炷再灸，待规定壮数灸完为止。施灸时由于艾火烧灼皮肤，可产生剧痛，此时可用手在施灸腧穴周围轻轻拍打，借以缓解疼痛。在正常情况下，灸后1周左右，施灸部位化脓形成灸疮，5～6周左右，灸疮自行痊愈，结痂脱落后而留下瘢痕。因此，施灸前必须征求患者同意合作后，方可使用本法。临床上常用于治疗哮喘、肺痨、瘰疬等慢性顽疾。

②无瘢痕灸：施灸时先在所灸腧穴部位涂以少量的凡士林，以使艾炷便于黏附，然后将艾炷置于腧穴上点燃施灸，当艾炷燃剩2/5至1/4而患者感到微有灼痛时，即可易炷再灸，待将规定壮数灸完为止。一般应灸至局部皮肤出现红晕而不起泡为度。一般虚寒性疾患均可采用此法。

（2）间接灸　间接灸是指用药物或其他材料将艾炷与施灸腧穴部位的皮肤隔开进行施灸的方法，又称隔物灸。

①隔姜灸：有温胃止呕、散寒止痛的作用，常用于因寒而致的呕吐、腹痛以及风寒痹痛等病证。将鲜姜切成直径大约2～3cm，厚约0.2～0.3cm的薄片，中间以针刺数孔，置于应灸的腧穴部位或患处，再将艾炷放在姜片上点燃施灸。当艾炷燃尽，再易炷施灸。灸完所规定的壮数，一般6～9壮，以使皮肤红润而不起泡为度。

②隔蒜灸：有清热解毒、杀虫等作用，多用于治疗瘰疬、肺痨及肿疡初起等病证。用鲜大蒜头，切成厚约0.2～0.3cm的薄片，中间以针刺数孔（捣蒜如泥亦可），置于应灸腧穴或患处，然后将艾炷放在蒜片上，点燃施灸。待艾炷燃尽，易炷再灸，直至灸完规定的壮数，一般5～7壮。

③隔盐灸：有回阳、救逆、固脱的作用，多用于治疗伤寒阴证或吐泻并作、中风脱证等病证。用干燥的食盐（以青盐为佳）填敷于脐部，或于盐上再置一薄姜片，上置大艾炷施灸，一般灸5～9壮。

④隔附子饼灸：有温补肾阳等作用，多用于治疗命门火衰而致的阳痿、早泄或疮疡久溃不敛等病证。将附子研成粉末，用酒调和做成直径约3cm、厚约0.8cm的附子饼，中间以针刺数孔，放在应灸腧穴或患处，上面再放艾炷施灸，直至灸完所规定壮数为止。

2. **艾条灸**　艾条灸是将艾绒制作成艾条进行施灸，可分为悬起灸和实按灸两种方式。

（1）悬起灸　施灸时将艾条悬放在距离穴位一定高度上进行熏烤，不使艾条点燃端直接接触皮肤，称为悬起灸。悬起灸根据其操作方法不同，分为温和灸、雀啄灸和回旋灸。以上诸法对一般应灸的病证均可采用，但温和灸多用于慢性病，雀啄灸、回旋灸多用于急性病。

①温和灸：施灸时将艾条的一端点燃，对准应灸的腧穴部位或患处，约距皮肤2～3cm左右，进行熏烤，使患者局部有温热感而无灼痛为宜。一般每处灸10～15分钟，至皮肤出现红晕为度。对于昏厥、局部知觉迟钝的患者，医者可将中、食二指分张，置于施灸部位的两侧，这样可以通过医者手指的感觉来测知患者局部的受热程度，以便随时调节施灸的距离和防止烫伤。

②雀啄灸：施灸时，将艾条点燃的一端对准施灸部位的皮肤，并不固定在一定的距离，而是像鸟雀啄食般地上下活动施灸，以给施灸局部一个变量的刺激。

③回旋灸：施灸时，艾条点燃的一端与施灸部位的皮肤虽然保持一定的距离，但不固定，而是向左右方向移动或反复回转地施灸。

（2）实按灸　将点燃的艾条隔布或隔绵纸数层实按在穴位上，使热气透入皮肉，火灭热减后重新点火按灸，称为实按灸。实按灸分为太乙神针和雷火神针。

①太乙神针：用纯净细软的艾绒150g平铺在40cm见方的桑皮纸上。将人参125g、穿山甲250g、山羊血90g、千年健500g、钻地风300g、肉桂500g、小茴香500g、苍术500g、甘草1000g、防风2000g，麝香少许，共为细末。取药末24g掺入艾绒内，紧卷成爆竹状，外用鸡蛋清封固，阴干后备用。施灸时，将太乙针的一端燃着，用布7层包裹其燃着的一端，立即紧按于应灸的腧穴或患处，进行灸熨，针冷则再燃再熨。如此反复灸熨7～10次为度。此法可用于治疗风寒湿痹、肢体顽麻、

痿弱无力、半身不遂等病证。

②雷火神针：其制作方法与“太乙针灸”相同，唯药物处方有异。方用纯净细软的艾绒125g，沉香、乳香、羌活、干姜、穿山甲各9g，麝香少许，共为细末。施灸方法与“太乙针灸”相同，其适应证与“太乙针灸”主治基本相同。

3. **温针灸** 是针刺与艾灸结合应用的一种方法，适用于既需要留针而又适宜用艾灸的病证。将针刺入腧穴得气后并给予适当补泻手法而留针时，将纯净细软的艾绒捏在针尾上，或用艾条一段长约2～3cm，插在针柄上，点燃施灸。待艾绒或艾条烧完后除去灰烬，将针取出。针灸并用、简便易行，可以发挥针和灸的双重作用，达到治疗疾病的目的。

4. **温灸器灸** 温灸器又称灸疗器，指专门用于施灸的器具。临床常用的温灸器有灸架、灸盒和灸筒。用温灸器施灸的方法称为温灸器灸。施灸时，将艾绒或艾条装入温灸器，点燃后置于腧穴或应灸部位进行熨灸，以所灸部位的皮肤红晕为度。具有调和气血、温中散寒的作用，临床需要灸治者，一般均可应用，对小儿、妇女及畏灸者尤为适宜。

（二）非艾灸法

1. **灯火灸** 又称灯草灸、油捻灸，是民间沿用已久的简便灸法。用灯心草一根，以麻油浸之，燃着后对准穴位或患处，迅速点灸皮肤，一触即起，接触皮肤时会伴有“叭”的爆焠声，如无爆焠声，可重复一次。注意燃火前用软绵纸吸去灯心草上的浮油，以防止点火后油滴烫伤皮肤。灸后皮肤出现黄褐色斑点或斑块，偶尔会起小疱。此法主要用于治疗小儿痄腮、乳娥、吐泻、麻疹、惊风等病证。

2. **天灸** 是将一些具有刺激性的药物涂敷于穴位或患处，使局部充血、起疱，犹如灸疮，故名天灸，又称药物灸、发疱灸。常用中药有白芥子、细辛、大蒜、斑蝥等。

（1）白芥子灸 取白芥子适量，研为细末，用水调成糊状，贴敷于穴位或患处，以活血止痛膏固定。贴敷1～3小时，以局部皮肤灼热疼痛为度。一般可用于治疗咳喘、关节痹痛、眼歪斜等症。

（2）细辛灸 取细辛适量，研为细末，加醋少许，调成糊状，敷于穴位或患处，以活血止痛膏固定。贴敷1～3小时，以局部皮肤灼热疼痛为度。可敷涌泉或神阙穴治小儿口腔炎等。

（3）蒜泥灸 将大蒜捣烂如泥，取3～5g贴敷于穴位或患处，以活血止痛膏固定。贴敷1～3小时，以局部皮肤灼热疼痛为度。如敷涌泉穴治疗咯血、鼻衄，敷合谷穴治疗乳蛾，敷鱼际穴治疗喉痹等。

（4）斑蝥灸 将芫青科昆虫南方大斑蝥或黄黑小斑蝥的干燥全虫研末，用醋或甘油、乙醇等调和。使用时先取胶布一块，中间剪一小孔（如黄豆大）对准应灸部位粘贴，将斑蝥粉少许置于孔中，上面再贴一层胶布固定，以局部起疱为度。可治疗癣痒等症。

三、灸感及灸法补泻（中医、中西医执业及助理医师均不考）

（一）灸感

灸感是指施灸时患者的自我感觉。由于灸法主要是靠灸火直接或间接地在体表施以适当的温热刺激来达到治病和保健的作用，除瘢痕灸外，一般以患者感觉灸处局部皮肤及皮下温热或有灼痛为主，温热刺激可直达深部，经久不消，或可出现循经感传现象。

（二）灸法补泻

灸法的补泻需根据辨证施治的原则，虚证用补法，实证用泻法。艾灸补法，无须以口吹艾火，让其自然缓缓燃尽为止，以补其虚；艾灸泻法，应当快速吹艾火至燃尽，使艾火的热力迅速透达穴位深层，以泻邪气。

四、施灸的先后顺序（中医助理医师、中西医执业及助理医师均不考）

对于施灸的先后顺序古人有明确的论述，如《备急千金要方·灸例第六》说：“凡灸，当先阳后阴……先上后下。”《明堂灸经》也指出：“先灸上，后下；先灸少，后灸多。”就是说应先灸阳经，后灸阴经；先灸上部，再灸下部；就壮数而言，先灸少而后灸多；就大小而言，先灸艾炷小者而后灸大者。上述施灸的顺序是指一般的规律，不能拘泥不变。如脱肛的灸治，则应先灸长强以收肛，后灸百会以举陷，便是先灸下而后灸上。此外，施灸应注意在通风环境中进行。

五、施灸的注意事项

1. 面部穴位、乳头、大血管等处均不宜使用直接灸，以免烫伤形成瘢痕。关节活动部位亦不适宜用化脓灸，以免化脓溃破，不易愈合，甚至影响功能活动。

2. 一般空腹、过饱、极度疲劳和对灸法恐惧者，应慎施灸。

3. 孕妇的腹部和腰骶部不宜施灸。

4. 施灸过程要防止燃烧的艾绒脱落烧伤皮肤和衣物。

5. 灸后的处理：施灸过量，时间过长，局部会出现水疱，只要不擦破，可任其自然吸收，如水疱较大，可用消毒毫针刺破，放出水液，再涂以烫伤油或消炎药膏等。瘢灸者，在灸疮化脓期间，要保持局部清洁，并用敷料保护灸疮，以防感染；若灸疮脓液呈黄绿色或有渗血现象者，可用消炎药膏或玉红膏涂敷。

第三节 拔罐法

拔罐法，或称吸筒疗法，古称角法。拔罐法是以罐为工具，利用燃烧、抽吸、挤压等方法排出罐内空气，造成负压，使之吸附于腧穴或相应体表，产生刺激，使被拔部位的皮肤充血、瘀血，以达到防治疾病目的的方法。

一、罐的吸附方法

（一）火罐法

火罐法是指通过燃烧加热罐内空气，利用罐内空气冷却时形成的负压，将罐吸附于体表的方法。临床常用以下 3 种方法。

1. **闪火法** 用止血钳或镊子夹住 95% 乙醇棉球点燃后在火罐内旋绕数圈后抽出，迅速将罐扣于应拔部位。此法较安全，不受体位限制，是最常用的拔罐方法。注意操作时不要烧灼罐口，以免烫伤皮肤。

2. **投火法** 将易燃纸片或 95% 乙醇棉球点燃后投入罐内，迅速将罐扣于应拔部位。此法由于罐内有燃烧物，容易落下烫伤皮肤，故适宜于侧面横拔。

3. **贴棉法** 用直径 1 ～ 2cm 的 95% 乙醇棉片贴于罐内壁，点燃后迅速将罐扣于应拔部位。此法也多用于侧面横拔，注意避免乙醇过多，滴下烫伤皮肤。

（二）水罐法

水罐法是指通过蒸汽、水煮等方法加热罐内空气，利用罐内空气冷却时形成的负压，使罐吸附于体表的方法。此法多选用竹罐，将罐放在水中煮沸 2 分钟左右，然后用镊子将罐口朝下夹出，迅速用折叠干毛巾捂紧罐口，以吸去罐内的水液，降低罐口温度。同时保持罐内空气温度，待罐口冷却至人体能接受的程度后，将罐拔于应拔部位并固定数分钟，吸牢即可。水罐法有较强的温热刺激，还可根据病情需要在水中放入适量的祛风活血等药物，以增强疗效。

（三）抽气罐法

抽气罐法是通过机械装置抽出罐内部分空气，形成罐内负压，使罐吸附于体表的方法。操作时，先将抽气罐紧扣在应拔部位，用抽气筒从罐内抽气，使罐吸附于皮肤上。

二、拔罐的操作方法

（一）留罐法

又称坐罐。将罐吸附在体表后，使罐子吸拔留置于施术部位，留罐的时间视拔罐后皮肤的反应与患者的体质而定，一般为 10 ～ 15 分钟，然后将罐起下。此法是常用的一种方法，一般疾病均可应用，而且单罐、多罐皆可应用。

（二）走罐法

亦称推罐法或拉罐法。拔罐时先在施术部位的皮肤或罐口上涂一层润滑油，再将罐拔住，然后，医者用右手握住罐子，向上、下或左、右需要拔的部位往返推动，至所拔部位的皮肤红润、充血，甚或瘀血时，将罐起下。此法适用于面积较大、肌肉丰厚部位，如脊背、腰臀、大腿等部位。

（三）闪罐法

即将罐拔住后，立即起下，反复多次地拔住起下、起下拔住，直至皮肤潮红、充血或瘀血。多用于局部皮肤麻木、疼痛或功能减退等疾患，尤其适用于不宜留罐的部位，如小儿、年轻女性的面部。

（四）刺络拔罐法

将施术部位的皮肤消毒后，用三棱针点刺或皮肤针叩刺出血后，再将火罐吸附于点刺的部位，使之出血，以加强刺血治疗的作用。出血量视病情而定，少则几滴，多则 3 ～ 5mL。一般刺血后拔罐留置 5 ～ 15 分钟。多用于热证、实证、瘀血证及某些皮肤病，如神经性皮炎、痤疮、丹毒、扭伤、乳痈等。

（五）留针拔罐法

简称针罐。即在针刺留针时，将罐拔在以针为中心的部位上，约 5-10 分钟，待皮肤红润、充血或瘀血时，将罐起下后出针。此法能起到针罐配合的作用。

三、起罐的方法

起罐时，一手握住罐体中下部，另一手拇指或食指按压罐口边缘的皮肤，使罐口与皮肤之间产生空隙，空气进入罐内，即可将罐取下。抽气罐则提起其上方的阀门使空气进入罐内，罐具即自行脱落。

四、拔罐的作用和适应范围（中西医助理医师不考）

（一）拔罐的作用

拔罐法具有开泄腠理、祛风散寒、通经活络、行气活血、祛瘀生新、消肿止痛等作用。

（二）拔罐的适用范围

一般多用于风寒湿痹、腰背肩臂腿痛、关节痛、软组织闪挫扭伤、伤风感冒、头痛、 咳嗽、哮喘、胃脘痛、呕吐、腹痛、痛经、中风偏枯、瘀血痹阻等。此外可用于防病保健、消除疲劳。

五、拔罐的注意事项

1. 拔罐操作时要做到动作稳、准、轻、快；患者体位要舒适，拔罐后不要移动体位；同时拔多个罐时，罐间距离不宜太近；拔针罐时应避免碰压针柄；留罐过程中，若出现疼痛，可减压放气或立即起罐；起罐时不可强拉或旋转罐具，以免引起疼痛或损伤。

2. 拔罐时要选择适当体位和肌肉丰满的部位。若体位不当、移动、骨骼凸凹不平，毛发较多的部位，火罐容易脱落，均不适用。

3. 拔罐时要根据所拔部位的面积大小而选择大小适宜的罐。

4. 用火罐时应注意勿灼伤或烫伤皮肤。若烫伤或留罐时间太长而皮肤起水泡时，小的无须处理，仅敷以消毒纱布，防止擦破即可。水泡较大时，用消毒针将水放出，涂以烫伤油等，或用消毒纱布包敷，以防感染。

5. 皮肤过敏、溃疡、水肿及心脏大血管分布部位，不宜拔罐；高热抽搐者，以及孕妇的腹部、腰骶部位，不宜拔罐；有自发性出血倾向疾患、高热、抽搐等禁止拔罐。

第四节　特殊针具刺法

一、三棱针法（中西医助理医师不考）

三棱针法是用三棱针刺破血络或腧穴，放出适量血液，或挤出少量液体，或挑断皮下纤维组织，以治疗疾病的方法。《灵枢·官针》称之为“络刺”“赞刺”“豹纹刺”，现代称为“放血疗法”。

三棱针古称“锋针”，是一种“泻热出血”的常用工具。现用三棱针多由不锈钢材料制成，针长约 6cm，针柄稍粗，呈圆柱体，针身呈三棱状，尖端三面有刃，针尖锋利。

（一）操作方法

1. 持针方法　一般医者右手持针，用拇、食二指捏住针柄，中指指腹紧靠针身下端，针尖露出 3 ～ 5mm。

2. 针刺方法

（1）点刺法　针刺前，在预定针刺部位上下用押手拇食指向针刺处推按，使血液积聚于针刺部位，继之用2%碘酒棉球消毒，再用75%酒精棉球脱碘，或用安尔碘局部消毒。针刺时，押手拇、食、中三指捏紧被刺部位，用刺手拇、食两指捏住针柄，中指指腹紧靠针身下端，针尖露出3～5mm。对准已消毒的部位，刺入3～5mm深，随即将针迅速退出，轻轻挤压针孔周围，使出血少许，然后用消毒棉球按压针孔。此法多用于指、趾末端的十宣、十二井穴和耳尖及头面部的攒竹、上星、太阳等穴。

（2）散刺法 又称豹纹刺，是对病变局部周围进行点刺的一种方法。根据病变部位大小的不同，可刺10～20针以上，由病变外缘环形向中心点刺，以促使瘀血或水肿得以排除，达到祛瘀生新、通经活络的目的。此法多用于局部瘀血、血肿或水肿、顽癣等。

（3）刺络法 先用带子或橡皮管结扎在针刺部位上端（近心端），然后消毒。针刺时左手拇指压在被针刺部位下端，右手持三棱针对准针刺部位的静脉，刺入脉中（2～3mm），立即将针退出，使其流出少量血液，也可轻轻按压静脉上端，以助瘀血外出。出血停止后，再用无菌干棉球按压针孔。此法多用于曲泽、委中等穴，治疗急性吐泻、疼痛、中暑、发热等。

（4）挑刺法 用左手按压施术部位两侧，或捏起皮肤，使皮肤固定，右手持针迅速刺入皮肤1～2mm，随即将针身倾斜挑破皮肤，使之出少量血液或少量黏液。也有再刺入5mm左右深，将针身倾斜并使针尖轻轻挑起，挑断皮下部分纤维组织，然后出针，覆盖敷料。此法常用于肩周炎、胃痛、颈椎综合征、失眠、支气管哮喘、血管神经性头痛等。

（二）适应范围

三棱针疗法具有通经活络、开窍泻热、消肿止痛等作用。凡各种实证、热证、瘀血、疼痛等均可应用。较常用于某些急症和慢性病，如昏厥、高热、中暑、中风闭证、咽喉肿痛、目赤肿痛、顽癣、疖痈初起、扭挫伤、疳证、痔疮、顽痹、头痛、丹毒、指（趾）麻木等。

（三）注意事项

操作时注意严格消毒、预防感染，孕妇、有出血倾向的患者不宜使用本法。一般情况下应避免刺伤动脉。

二、皮肤针法（中医助理医师、中西医执业及助理医师均不考）

运用皮肤针叩刺人体一定部位或穴位，使叩刺部位皮肤充血红晕或渗出微量血液，以防治疾病的方法，称皮肤针法。皮肤针法的形成与《内经》中的“半刺”“毛刺”“扬刺”等浅刺皮肤的刺法有关。

皮肤针一般由针头和针柄两部分组成。针头端形似莲蓬状，上缀有数枚不锈钢短针；针柄分为硬柄和软柄两种，一般用树脂材料制成，长15～19mm。根据针头所附针的数目不同，又可称为梅花针（五支针）、七星针（七支针）和罗汉针（十八支针）等。

（一）操作方法

1. 持针方法 持针方式可分为硬柄持针法和软柄持针法两种。硬柄持针法是以刺手拇指、中指夹持针柄，食指伸直按压在针柄中段上面，无名指和小指将针柄末端固定于小鱼际处握牢；软柄持针法则是采用拇指在上、食指在下的方法夹住针柄，其余手指呈握拳状将其固定于掌心。

2. 叩刺方法 施术部位常规消毒后，医者按上述方法持针，将针头平对叩刺部位，借用腕力叩打皮肤，并迅即弹起，反复进行，至皮肤充血红晕为度。操作要点：用力均匀、速度均匀；借用腕力，即叩即起；针尖起落垂直于叩刺部位。

3. 刺激强度 刺激强度分为以下3种，可根据患者体质、病情、年龄、叩打部位灵活选用。

（1）弱刺激 叩刺力度小，针尖接触皮肤时间较短；施术部位皮肤微潮红，无明显出血点或渗出；患者略有痛感。适用于老年人、久病体弱者、孕妇、儿童，以及头、面、五官等肌肉浅薄部位。

（2）强刺激 叩刺力度大，针尖接触皮肤时间略长；施术部位皮肤明显潮红、湿润，有较明显的出血点或渗出；患者有较明显的痛感。适用于年壮体强者，以及肩、背、腰、臀、四肢等肌肉丰厚部位。

（3）中刺激 叩刺的力度介于弱、强刺激之间；施术部位皮肤潮红，有少量出血点或渗出；患者稍感疼痛。适用于大多数患者和身体各个部位。

每日或隔日1次，10次为1个疗程，疗程间隔3～5日。

（二）叩刺部位

1. **循经叩刺** 是指循着经脉进行叩刺的一种方法，常用于项背腰骶部的督脉和足太 阳膀胱经。督脉为阳脉之海，能调节一身之阳气；五脏六腑之背俞穴皆分布于膀胱经，故其治疗范围广泛；其次是四肢肘膝以下经络，因其分布着原穴、络穴、郄穴等，可治疗各相应脏腑经络的疾病。

2. **穴位叩刺** 是指在穴位上进行叩刺的一种方法，主要是根据穴位的主治作用，选择适当的穴位予以叩刺治疗，临床常用的是各类特定穴、华佗夹脊穴、阿是穴等。

3. **局部叩刺** 是指在患部进行叩刺的一种方法，如扭伤后局部的瘀肿疼痛及脱发等，可在局部进行围刺或散刺。

（三）适应范围

适应范围很广，临床各种病证均可应用，如近视、视神经萎缩、急性扁桃体炎、感冒、咳嗽、慢性肠胃病、便秘、头痛、失眠、腰痛、皮神经炎、斑秃、痛经等。

（四）注意事项

除遵循针灸施术的注意事项外，运用皮肤针法还应注意：

1. 针具要经常检查，注意针尖有无毛钩，针面是否整齐。

2. 叩刺后皮肤如有出血点或渗出，需用消毒干棉球擦拭干净；并嘱患者保持针刺部位清洁，以防感染。

3. 叩刺时要保持针尖的平正，避免针尖斜向刺入和向后拖拉起针，以减轻疼痛。

4. 皮肤创伤、溃疡、瘢痕、不明肿物等部位，不宜使用本法。

5. 凝血功能障碍、急重病证、传染性疾病等，不宜使用本法皮内针法。

三、皮内针法（中医、中西医执业及助理医师均不考）

皮内针法是将特制的小型针具刺入并固定于腧穴部位的皮下组织中，并较长时间留针，产生持续刺激作用以治疗疾病的方法，又称“埋针法”。其特点是可以长时间刺激，同时患者还可根据病情需要自行按压以强化刺激。

皮内针是用不锈钢特制的小针，分为颗粒型（麦粒型）和揿钉型两种。其中颗粒型的针身长约1cm，针柄形似麦粒或呈环形，针身与针柄成一直线；揿钉型（图钉型）的针身长0.2～0.3cm，针柄呈环形，针身与针柄呈垂直状。

（一）操作方法

皮内针、镊子和埋针部位皮肤经严格消毒后，进行针刺。宜使用一次性皮内针。

1. 颗粒型皮内针 医者用押手将腧穴部位皮肤向两侧撑开，刺手持镊子夹持针柄将针平刺入腧穴皮下0.5～0.8cm，然后用医用胶布粘贴固定针具。

2. 钉型皮内针 医者用押手固定腧穴部位皮肤，刺手持镊子夹持针柄垂直刺入，再用医用胶布覆盖针柄、固定针具。也可将针柄贴在小块胶布上，手持胶布直压刺入拟刺部位，针刺部位以不妨碍肢体正常活动、较易固定的穴为主，一般多选用背俞穴、四肢穴和耳穴等。留针时间应根据病情而定，一般为3～5天，最长可达1周。炎热天气，留针时间以1～2日为宜，以防感染。留针期间，每隔4小时左右可按压埋针处1～2分钟，以加强刺激，提高疗效。

（二）适用范围

本法常用于慢性顽固性疾病，以及反复发作的疼痛性疾病，如高血压、神经衰弱、三叉神经痛、偏头痛、面肌痉挛、眼睑瞤动、哮喘、胃脘痛、胆绞痛、关节痛、扭挫伤、月经不调、痛经、遗尿等病证。

（三）注意事项

除遵循针灸施术的注意事项外，运用皮内针法还应注意：

1. 关节、胸腹、颜面及体表大血管部位均不宜埋针。

2. 埋针部位持续疼痛时，应调整埋针深度和方向。调整后仍感疼痛，应予出针。

3. 埋针期间，针处不可着水，以防感染。若局部感染，应立即出针，并做相应处理。

4. 对金属过敏者禁止埋针。

四、火针法（中医、中西医执业及助理医师均不考）

将特制针具的针身用火烧红后，迅速刺入一定部位，给身体局部以灼热性刺激，以治疗疾病的方法，称为火针法。火针法古称“焠刺”。

火针古称“燔针”，以耐受高温且高温下不易折、硬度高、对人体无害的金属为材料。常用火针有单头火针、平头火针、三头火针、三棱火针等。其中，单头火针外观形似毫针但比毫针粗，根据粗细不同，又可分为细火针（针身直径约 0.5mm）、中火针（针身直径约 0.75mm）和粗火针（针身直径约 1.2mm）三种规格。

（一）操作方法

1.烧针 一手持点燃的酒精灯，另一手持针烧灼。烧针时应靠近施治部位，一般先烧针身，后烧针尖。火针烧灼的程度，可根据针刺深浅来把握：若针刺较深，需烧至白亮；若针刺较浅，可烧至通红；若仅使针身在表皮部位轻而稍慢地烙熨，则烧至微红即可。

2.针刺方法 烧针完毕后，应立即垂直点刺已消毒的腧穴，疾进疾退，也可刺入后留针 5-15 分钟再出针。出针后用无菌干棉球按压针孔，以减少疼痛并防止出血。根据治疗需要，又可分为以下 5 种刺法：

（1）点刺法 在腧穴上施以单针点刺。

（2）密刺法 在体表病灶上施以多针密集刺激，每针间隔不超过 1cm。

（3）散刺法 在体表病灶上施以多针疏散刺激，每针间隔 2cm 左右。

（4）围刺法 围绕体表病灶周围施以多针刺激，针刺点在病灶与正常组织的交界处。

（5）刺络法 用火针刺入体表血液瘀滞的血络，放出适量的血液。

3.针刺深度 应根据病情、体质和针刺部位等情况而定。一般而言，四肢、腰腹部针刺稍深，可刺 5～12mm 深；胸背部针刺宜浅，可刺 1.5～5mm 深；痣、疣的针刺深度应以达其基底的深度为宜。

（二）适用范围

本法具有温经散寒、活血化瘀、软坚散结、祛腐生肌等作用。主要用于痹证、网球肘、颈椎病、漏肩风、肉刺、腱鞘囊肿、慢性结肠炎、癫痫、阳痿、淋证、痛经、痈疽、痔疮、瘰疬、蛇串疮、浸淫疮、腋臭、丹毒、牛皮癣、象皮腿、静脉曲张、历节风、疣、瘊和痣等。

（三）注意事项

除遵循针灸施术的注意事项外，运用火针法还应注意：

1. 施术时应注意安全，防止烧伤或火灾等事故的发生。

2. 医者应向患者说明术后针刺部位的护理事项，针孔局部若出现微红、灼热、轻度疼痛瘙痒等症状属正常现象，可不做处理；应注意针孔局部清洁，忌用手搔抓，不宜用油、膏类药物涂抹；当天避免针孔着水。

3. 糖尿病患者、瘢痕体质或过敏体质者慎用。大失血、凝血机制障碍的患者，以及不明原因的肿块部位禁用。

五、针刀疗法（中医、中西医执业及助理医师均不考）

应用针刀以治疗疾病的方法和技术，称为针刀疗法。针刀疗法是在古代“九针”基础上发展而成的，具有针刺和局部微创手术的双重治疗作用。

常用针刀刀具因针刀柄形状、针刀身直径不同分为Ⅰ型和Ⅱ型针刀。Ⅰ型针刀，刀柄为扁平葫芦形，刀身直径 1mm；Ⅱ型针刀，刀柄为梯形葫芦状，刀身直径 3mm。两者刀身均为圆柱形，刀头为楔形，末端扁平带刃、刀口为齐平口，刀口线和刀柄在同一平面内。Ⅰ型针刀主要适用于治疗各种软组织损伤、骨关节损伤等病证；Ⅱ型针刀主要适用于深层大范围软组织松解、骨折固定及骨折畸形愈合的折骨术。

（一）操作方法

1.针刀的持针方法 以术者的刺手食指和拇指捏住刀柄，以中指托住针体，置于针体的中上部位，无名指和小指置于施术部位的皮肤上作为刀身在刺入时的一个支撑点。另一种持针方法是在刺入较深部位时使用长型号针刀，其基本持针方法和前者相同，但要用押手拇、食指捏紧刀身下部，从而起控制作用，防止针刀刺入时由于针身过长而引起刺入方向偏离。

2. 针刀进针的四步规程 所谓四步规程，就是针刀刺入时必须遵循的四个步骤。具体如下：

（1）定点 在确定病变部位和掌握该处的解剖结构后，在进针部位用甲紫溶液或用记号笔做一记号，局部碘伏消毒后，覆盖上无菌小洞巾。

（2）定向使刀口线和大血管、神经及肌肉纤维走向平行，将刀口压在进针点上。

（3）加压分离 刺手拇、食指捏住针柄，中指托住针体、稍加压力不使刺破皮肤，使进针点处形成一个长形凹陷，刀口线与重要血管、神经以及肌肉纤维走向平行。

（4）刺入 当继续加压，感到一种坚硬感时，说明刀口下皮肤已被推挤到接近骨质，稍一加压，即可穿过皮肤。穿过皮肤后，进针点处凹陷基本消失，此时可根据需要施行手术方法进行治疗。

3. 针刀手术入路的定位标志

（1）接骨性标志定位 骨性标志是在人体体表可以触知的骨性突起，是针刀手术体表定位的重要标志。

（2）按肌性标志定位 肌性标志是在人体体表可以看到和触知的肌肉轮廓和行经路线，是针刀手术体表定位的常用标志之一。

（3）按局部的条索硬节定位 病变局部的条索、硬节、压痛点是针刀手术体表定位的参考标志。

4. 常用针刀刀法

（1）纵行疏通法 针刀刀口线与重要神经、血管走行一致，刀身以皮肤为圆心，刀刃端在体内做纵向的弧形运动。主要以刀刃及接近刀锋的部分刀身为作用部位。其运动距离以厘米为单位，范围根据病情而定，进刀至剥离处组织，实际上已经做了粘连等病变组织的切开，如果疏通阻力过大，可以沿着肌或腱等病变组织的纤维走行方向再予切开，然后可顺利进行纵行疏通。

（2）横行剥离法 横行剥离法是在纵行疏通法的基础上进行的，针刀刀口线与重要神经、血管走行一致，刀身以皮肤为圆心，刀刃端在体内做横向的弧形运动。横行剥离使粘连、瘢痕等组织在纵向松解的基础上进一步加大其松解度，其运动距离以厘米为单位，范围根据病情而定。

纵行疏通法与横行剥离法是针刀手术操作的最基本和最常用的刀法。临床上常将纵行疏通法与横行剥离法相结合使用，简称纵疏横剥法，纵疏横剥 1 次为 1 刀。

（3）提插切开剥离法用一只针刀，刀口线与重要神经、血管走行一致，刀刃到达病变部位以后，切开第 1 刀，然后当针刀提至病变组织外，再向下插入，切开第 2 刀，一般提插 3 ～ 5 刀为宜。适用于粘连面大、粘连重的病变，如韧带粘连、肌腱挛缩、关节囊病变等。

（4）骨面铲剥法 针刀到达骨面，刀刃沿骨面或骨嵴切开与骨面连接的软组织的方法称为铲剥法。铲剥法适用于骨质表面或骨质边缘的软组织（肌肉起止点、韧带及筋膜的骨附着点）病变，如肩周炎、肱骨外上髁炎、第 3 腰椎横突综合征等。

（5）通透剥离法 将刀锋及刀身深入至粘连组织的两层之间，在两层组织之间（有大片粘连病变时）以扇形的轨迹予以剥离的方法。适用于腱鞘囊肿、滑囊积液、肩峰下滑囊炎、髌下脂肪垫损伤等疾病。

（二）适用范围

针刀疗法的适用范围比较广泛，主要用于各种慢性软组织损伤疾病、部分骨质增生性疾病与骨关节病、常见脊柱疾病、神经卡压综合征、某些脊柱相关性内脏疾病、部分关节内骨折和骨折形愈合、瘢痕缩等。

（三）注意事项

除遵循针灸施术的注意事项外，运用针刀疗法还应注意：

1. 针刀操作时，要严格执行无菌操作，防止晕针和断针，准确选择适应证，严格掌握禁忌证。

2. 对于凝血机制异常者，施术部位有皮肤感染、深部有脓肿及全身急性感染性疾病者，严重内脏病的发作期，施术部位有重要神经、血管或重要脏器而施术时无法避开者，血压较高且情绪紧张者，以及恶性肿瘤患者均禁用本法。

3. 体质极度虚弱者，在身体有所恢复后再施行针刀手术。

4. 注意术后出血的处理。

第五节 电针法（中西医助理医师不考）

电针法是在毫针针刺得气的基础上，应用电针仪输出接近人体生物电的微量电流，通过毫针作用于人体一定部位，以防治疾病的一种方法。电针法将毫针与电刺激有机结合，既能减少行针工作量，又能提高毫针治疗效果，扩大毫针治疗范围，并能准确控制刺激量。

一、操作方法

（一）选穴处方

电针法的处方配穴与针刺法相同。一般选用其中的主穴，配相应的辅穴。多选同侧肢体的穴位配对，以 1 ～ 3 对穴位为宜。

（二）电针方法

针刺入穴位有得气感应后，将输出电位器调至“0”位，将两根导线连接在两个配对的针柄上（或负极接主穴，正极接配穴），然后打开电源开关，选择波型，慢慢调高至适宜的输出电流量。通电时间一般在 5 ～ 20 分钟，如感觉弱时，可适当加大输出电流量，或暂时断电 1 ～ 2 分钟后再行通电。当达到预定时间后，先将输出电位器调至“0”位，然后关闭电源开关，取下导线，最后出针。

（三）电流刺激强度

当电流开到一定强度时，患者有麻、刺感，这时的电流强度为“感觉阈”。若将电流强度继续增加至患者局部开始出现刺痛感时，此时的电流强度称为“痛阈”。所需强度因人、因部位、因病而异。一般情况下，应在感觉阈和痛阈之间调节适宜的刺激强度，以患者能耐受为宜。为确保电针治疗的安全，操作时应注意检查电针仪器（包括导线）的质量，连接导线时，一般应避免电流回路通过心脏、延髓、脊髓，输出电流强度不宜过大。此外，孕妇应慎用电针。

二、刺激参数

（一）波型

临床常用的电针输出波型为连续波、疏密波和断续波等。

1. **连续波** 亦叫可调波，是单个脉冲采用不同方式组合而形成。频率有每分钟几十次至每秒钟几百次不等。频率快的叫密波（或叫高频连续波），一般在 50 ～ 100 次 / 秒；频率慢的叫疏波（或叫低频连续波），一般是 2 ～ 5 次 / 秒。可用频率旋钮任意选择疏、密波型。密波易产生抑制效应，常用于止痛、镇静、缓解肌肉和血管痉挛等。疏波则兴奋作用较为明显，刺激作用强，常用于治疗痿证和各种肌肉关节、韧带、肌腱的损伤等。

2. **疏密波** 是疏波、密波自动交替出现的一种波型，疏、密交替持续的时间各约 1.5 秒，能克服单一波型易产生适应的缺点。动力作用较大，治疗时兴奋效应占优势。能增加代谢，促进气血循环，改善组织营养，消除炎性水肿。常用于止血、扭挫伤、关节周围炎、气血运行障碍、坐骨神经痛、面瘫、肌无力、局部冻伤等。

3. **断续波** 是有节律的时断时续自动出现的一种波型。断时，在 1.5 秒时间内无脉冲电输出；续时，是密波连续工作 1.5 秒。断续波型，机体不易产生适应，其动力作用颇强，能提高肌肉组织的兴奋性，对横纹肌有良好的刺激收缩作用。常用于治疗痿证、瘫痪等。

三、适应范围

电针的适应范围基本和毫针刺法相同，故其治疗范围较广。临床常用于各种痛证、痹证和心、胃、肠、胆、膀胱、子宫等器官的功能失调，癫狂，肌肉、韧带、关节的损伤性疾病等，并可用于针刺麻醉。

四、注意事项

除遵循针灸施术的注意事项外，运用电针法还应注意：

1. 电针仪在首次使用前应仔细阅读产品使用说明书，掌握电针仪的性能、参数、使用方法、注意事项及禁忌等内容。

2. 使用电针仪前，需检查其性能是否正常。如果电流输出时断时续，需检查导线接触是否良好。干电池使用一段时间后输出电流微弱，应及时更换。

3. 毫针的针柄经过温针灸火烧之后，表面氧化不导电；有的毫针针柄是用铝丝烧制而成的，并经氧化处理成金黄色，导电性差，均不宜使用。若使用，输出导线应夹持针身。

4. 电针仪最大输出电压在 40V 以上者，最大输出电流应限制在 1mA 以内，以防止触电。

5. 靠近延髓、脊髓等部位使用电针时，电流量宜小，并注意电流的回路不要横跨中枢神经系统，不可刺激过强。禁止电流回路通过心脏，例如左右上肢的两个穴位不可连接于同一对电极。

6. 电针刺激量较大，要防止晕针。体质虚弱、精神紧张者，尤应注意电流不宜过大。

7. 调节电流时，不可突然增强，以防引起肌肉强烈收缩，造成弯针或折针。

8. 要注意“电针耐受”现象的发生。“电针耐受”是长期多次应用电针，使机体对电针刺激产生耐受，从而降低电针疗效的现象。

9. 心脏附近、安装心脏起搏器者、颈动脉窦附近禁用电针。

第六节　穴位注射法（中医助理医师、中西医执业及助理医师均不考）

穴位注射法，是将药液注入穴位以防治疾病的一种治疗方法。它可将针刺刺激和药物的性能及对穴位的渗透作用相结合，发挥其综合效应。

一、操作方法

（一）针具选择

针具消毒的注射器和针头，可根据需要选用不同型号。

（二）选穴处方

选穴原则不宜过多，以精为要。结合经络穴位诊察以选取阳性反应点。如在背部、胸腹部或四肢的特定穴部位出现的条索、结节、压痛，以及皮肤的凹陷、隆起、色泽变异等。软组织损伤可选取最明显的压痛点。一般每次 2 ～ 4 穴。

（三）药物剂量

注射剂量应根据药物说明书规定的剂量，不能过量。做小剂量注射时，可用原药物剂量的 1/5 ～ 1/2。一般以穴位部位来分，耳穴可注射 0.1mL，头面部可注射 0.3 ～ 0.5mL，四肢部可注射 1 ～ 2mL，胸背部可注射 0.5 ～ 1mL，腰臀部可注射 2 ～ 5mL。

（四）操作程序

操作首先使患者取舒适体位，选择适宜的消毒注射器和针头，抽取适量的药液，在穴位局部消毒后，手持注射器对准穴位或阳性反应点，快速刺入皮下，然后将针缓慢推进，达一定深度后产生得气感应，如无回血，便可将药液注入。凡急性病、体强者可用较强刺激，推液可快；慢性病、体弱者，宜用较轻刺激，推液可慢；一般疾病，则用中等刺激，推液也宜中等速度。如所用药液较多时，可由深至浅，边推药液边退针，或将注射针向几个方向注射药液。

（五）治疗周期

急症患者每日 1 ～ 2 次，慢性病一般每日或隔日 1 次，6 ～ 10 次为一疗程。反应强烈者，可隔 2 ～ 3 日 1 次，穴位可左右交替使用。每个疗程间可休息 3 ～ 5 日。

二、适用范围

适应范围很广，凡是针灸治疗的适应证大部分均可采用本法，如痹证、 腰腿痛等。

三、注意事项

穴位注射操作时应严格消毒、预防感染，注意所用药物的配伍禁忌、副作用、过敏反应；避免损伤神经干，避免将药物注入关节腔、脊髓腔和血管内。

第七节 穴位埋线法（中医、中西医执业及助理医师均不考）

适用范围

穴位埋线主要用于慢性病证，如哮喘、萎缩性胃炎、腹泻、便秘、面神经麻痹、腰腿痛、颈椎病、单纯性肥胖症、眩晕、癫痫、阳痿、月经不调、小儿遗尿、神经性皮炎、视神经萎缩等。

第八节 穴位贴敷法（中医、中西医执业及助理医师均不考）

适用范围

本法适用范围较为广泛，主要用于慢性病的治疗，也可治疗某些急性病，如哮喘、咳嗽、腹痛、面瘫、便秘、小儿咳嗽、小儿哮喘、小儿泄泻、腰腿痛、乳癖、鼻渊、口疮、遗精、阳痿、经行腹痛、月经不调、蛇串疮等。此外，还常用于治未病。

第九节 头针法（中医助理医师、中西医执业及助理医师均不考）

头针，又称头皮针，是在头部特定的穴线进行针刺防治疾病的一种方法。头针的理论依据主要有二：一是根据传统的脏腑经络理论；二是根据大脑皮层的功能定位在头皮的投影。

中国针灸学会按分区定经、经上选穴，并结合透刺穴位的方法，拟定了《头皮针穴名标准化国际方案》，并于 1984 年在世界卫生组织西太区会议上正式通过。

标准头穴线的定位和主治

标准头穴线均位于头皮部位，按颅骨的解剖名称分为额区、顶区、颞区、枕区 4 个区，14 条标准线（左侧、右侧、中央共 25 条）。其定位及主治分述如下：

1. 额中线

【部位】在头前部，从督脉神庭穴向前引一直线，长 1 寸。

【主治】头痛、强笑、自哭、失眠、健忘、多梦、癫狂痫、鼻病等。

2. 额旁 1 线

【部位】在头前部，从膀胱经眉冲穴向前引一直线，长 1 寸。

【主治】冠心病、心绞痛、支气管哮喘、支气管炎、失眠等上焦病证。

3. 额旁 2 线

【部位】在头前部，从胆经头临泣穴向前引一直线，长 1 寸。

【主治】急慢性胃炎、胃和十二指肠溃疡、肝胆疾病等中焦病证。

4. 额旁 3 线

【部位】在头前部，从胃经头维穴内侧 0.75 寸起向下引一直线，长 1 寸。

【主治】功能性子宫出血、阳痿、遗精、子宫脱垂、尿频、尿急等下角病证。

5. 顶中线

【部位】在头顶部，从督脉百会穴至前顶穴之段。

【主治】腰腿足病证如瘫痪、麻木、疼痛，皮质性多尿、小儿夜尿、脱肛、胃下垂、子宫脱垂、高血压、头顶痛等。

6. 顶颞前斜线

【部位】在头顶部，头侧部，从头部经外奇穴前神聪（百会前 1 寸）至颞部胆经悬厘之间的连线。

【主治】对侧肢体中枢性运动功能障碍。将全线分 5 等分，上 1/5 治疗对侧下肢中枢性瘫痪，中 2/5 治疗对侧上肢中枢性瘫痪，下 2/5 治疗对侧中枢性面瘫、运动性失语、流涎、脑动脉硬化等。

7. 顶颞后斜线

【部位】在头顶部，头侧部，顶颞前斜线之后；1寸，与其平行的线。从督脉百会至颞部胆经曲鬓穴的连线。

【主治】对侧肢体中枢性感觉障碍。将全线分为5等分，上1/5治疗对侧下肢感觉异常，中2/5治疗对侧上肢感觉异常，下2/5治疗对侧头面部感觉异常。

8. 顶旁1线

【部位】在头顶部，督脉旁1.5寸，从膀胱经通天穴向后引一直线，长1.5寸。

【主治】腰腿足病证，如瘫痪、麻木、疼痛等。

9. 顶旁2线

【部位】在头顶部，督脉旁开2.25寸，从胆经正营穴向后引一直线，长1.5寸。

【主治】肩、臂、手病证，如瘫痪、麻木、疼痛等。

10. 颞前线

【部位】在头的颞部，从胆经颔厌穴至悬厘穴的连线。

【主治】偏头痛、运动性失语、周围性面神经麻痹和口腔疾病。

11. 颞后线

【部位】在头的颞部，从胆经率谷穴向下至曲鬓穴的连线。

【主治】偏头痛、耳鸣、耳聋、眩晕等。

12. 枕上正中线

【部位】在后头部，即督脉强间穴至脑户穴的连线。

【主治】眼病。

13. 枕上旁线

【部位】在后头部，由枕外粗隆督脉脑户穴旁开0.5寸起，向上引一直线，长1.5寸。

【主治】皮质性视力障碍、白内障、近视、目赤肿痛等眼病。

14. 枕下旁线

【部位】在后头部，从膀胱经玉枕穴向下引一直线，长2寸。

【主治】小脑疾病引起的平衡障碍、后头痛、腰背两侧痛。

第十节　耳针法（中医助理医师、中西医执业及助理医师均不考）

耳针，是用针刺或其他方法刺激耳郭穴位，以防治疾病的一种方法。其治疗范围较广，操作方便，且对疾病的诊断也有一定的参考意义。为了便于国际研究和交流，我国于1993年颁布了国家标准《耳穴名称与部位》。

一、耳穴的部位和主治

根据《耳穴名称与部位》，耳郭上有91个穴位，常用耳穴的部位和主治如下：

（一）耳轮穴位

将耳轮分为12个区。耳轮脚为耳轮1区。耳轮脚切迹到对耳轮下脚上缘之间的耳轮分为3等分，自下向上依次为耳轮2区、3区、4区；对耳轮下脚上缘到对耳轮上脚前缘之间的耳轮为耳轮5区；对耳轮上脚缘到耳尖之间的耳轮为耳轮6区；耳尖到耳轮结节上缘为耳轮7区；耳轮结节上缘到耳轮结节下缘为耳轮8区。耳轮结节下缘到轮垂切迹之间的耳轮分为4等分，自上而下依次为耳轮9区、10区、11区和12区。

常用耳轮的穴位名称、部位及主治

穴位名称	部位	主治
耳中	在耳轮脚处，即耳轮1区	呃逆、荨麻疹、皮肤瘙痒症、小儿遗尿、咯血、出血性疾病
外生殖器	在对耳轮下脚前方的耳轮处，即耳轮4区	睾丸炎、附睾炎、外阴瘙痒症

耳尖	在耳轮向前对折的上部尖端处，即耳轮6区、7区交界处	发热、高血压、急性结膜炎、麦粒肿、牙痛、失眠

（二）耳舟穴位

将耳舟分为6等分，自上而下依次为耳舟1区、2区、3区、4区、5区、6区。

常用耳舟的穴位名称、部位及主治

穴位名称	部位	主治
风溪	在耳轮结节前方，指区与腕区之间，即耳舟1区、2区交界处	荨麻疹、皮肤瘙痒症、过敏性鼻炎
肘	在腕区的下方处，即耳舟3区	肱骨外上髁炎、肘部疼痛
肩	在肘区的下方处，即耳舟4区、5区	肩关节周围炎、肩部疼痛

（三）对耳轮穴位

将对耳轮分为13区。对耳轮上脚分为上、中、下3等分；下1/3为对耳轮5区，中1/3为对耳轮4区；再将上1/3分为上、下2等分，下1/2为对耳轮3区，再将上1/2分为前后2等分，后1/2为对耳轮2区，前1/2为对耳轮1区。

对耳轮下脚分为前、中、后3等分，中、前2/3为对耳轮6区，后1/3为对耳轮7区。 对耳轮体从对耳轮上、下脚分叉处至轮屏切迹分为5等分，再沿对耳轮耳甲缘将对耳轮体分为前1/4和后3/4两部分，前上2/5为对耳轮8区，后上2/5为对耳轮9区，前中 2/5为对耳轮10区，后中2/5为对耳轮11区，前下1/5为对耳轮12区，后下1/5为对耳轮13区。

常用对耳轮的穴位名称、部位及主治

穴位名称	部位	主治
跟	在对耳轮上脚前上部，即对耳轮1区	足跟痛
膝	在对耳轮上脚中1/3处，即对耳轮4区	膝关节疼痛、坐骨神经痛
坐骨神经	在对耳轮下脚的前2/3处，即对耳轮6区	坐骨神经痛、下肢瘫痪
交感	在对耳轮下脚末端与耳轮内缘相交处，即对耳轮6区前端	胃肠痉挛、心绞痛、胆绞痛、输尿管结石、自主神经功能紊乱
腰椎	在腹区后方，即对耳轮9区	腰骶部疼痛

（四）三角窝穴位

将三角窝由耳轮内缘至对耳轮上、下脚分叉处分为前、中、后3等分，中1/3为三角窝3区；再将前1/3分为上、中、下3等分，上1/3为三角窝1区，中、下2/3为三角窝2区；再将后1/3分为上、下2等分，上1/2为三角窝4区，下1/2为三角窝5区。

常用三角窝的名称、部位及主治

穴位名称	部位	主治
内生殖器	在三角窝前1/3的下部，即三角窝2区	痛经、月经不调、白带过多、功能性子宫出血、阳痿、遗精、早泄
神门	在三角窝后1/3的上部，即三角窝4区	失眠、多梦、戒断综合征、癫痫、高血压、神经衰弱
盆腔	在三角窝后1/3的下部，即三角窝5区	盆腔炎、附件炎

（五）耳屏穴位

将耳屏分成4区。耳屏外侧面分为上、下2等分，上部为耳屏1区，下部为耳屏2区。将耳屏内侧面分为上、下2等分，上部为耳屏3区，下部为耳屏4区。

常用耳屏的穴位名称、部位及主治

穴位名称	部位	主治
外鼻	在耳屏外侧面中部，即耳屏1区、2区之间	鼻前庭炎、鼻炎
肾上腺	在耳屏游离缘下部尖端，即耳屏2区后缘处	低血压、风湿性关节炎、腮腺炎、链霉素中毒、眩晕、哮喘、休克

咽喉	在耳屏内侧面上 1/2 处，即耳屏 3 区	声音嘶哑、咽炎、扁桃体炎、失语、哮喘
内鼻	在耳屏内侧面下 1/2 处，即耳屏 4 区	鼻炎、上颌窦炎、鼻衄

（六）对耳屏穴位

将对耳屏分为 4 区。由对屏尖及对屏尖至轮屏切迹连线之中点分别向耳垂上线作两条垂线，将对耳屏外侧面及其后部分成前、中、后 3 区，前为对耳屏 1 区，中为对耳屏 2 区，后为对耳屏 3 区。对耳屏内侧面为对耳屏 4 区。

常用对耳屏的穴位名称、部位及主治

穴位名称	部位	主治
枕	在对耳屏外侧面的后部，即对耳屏 3 区	头晕、头痛、癫痫、哮喘、神经衰弱
皮质下	在对耳屏内侧面，即对耳屏 4 区	痛证、间日疟、神经衰弱、假性近视、失眠
缘中	在对耳屏游离缘上，对屏尖与轮屏切迹之中点处，即对耳屏 2 区、3 区、4 区交点处	遗尿、内耳眩晕症、尿崩症、功能性子宫出血
脑干	在轮屏切迹处，即对耳屏 3 区、4 区之间	眩晕、后头痛、假性近视

（七）耳甲穴位

将耳甲用标志点、线分为 18 个区。在耳轮的内缘上，设耳轮脚切迹至对耳轮下脚间中、上 1/3 交界处为 A 点；在耳甲内，由耳轮脚消失处向后作一水平线与对耳轮耳甲缘相交，设交点为 D 点；设耳轮脚消失处至 D 点连线中、后 1/3 交界处为 B 点；设外耳道口后缘上 1/4 与下 3/4 交界处为 C 点；从 A 点向 B 点作一条与对耳轮耳甲艇缘弧度大体相仿的曲线；从 B 点向 C 点作一条与耳轮脚下缘弧度大体相仿的曲线。

将BC线前段与耳轮脚下缘间分成3等分，前1/3为耳甲1区，中1/3为耳甲2区，后1/3为耳甲3区。ABC 线前方，耳轮脚消失处为耳甲 4 区。将 AB 线前段与耳轮脚上缘及部分耳轮内缘间分成 3 等分，后 1/3 为耳甲 5 区，中 1/3 为耳甲 6 区，前 1/3 为耳甲 7 区。将对耳轮下脚下缘前、中 1/3 交界处与 A 点连线，该线前方的耳甲艇部为耳甲 8 区。将 AB 线前段与对耳轮下脚下缘间耳甲 8 区以后的部分，分为前、后 2 等分，前 1/2 为耳甲 9 区，后 1/2 为耳甲 10 区。在 AB 线后段上方的耳甲艇部，将耳甲 10 区后缘与 BD 线之间分成上、下 2 等分，上 1/2 为耳甲 11 区，下 1/2 为耳甲 12 区。由轮屏切迹至 B 点作连线，该线后方、BD 线下方的耳甲腔部为耳甲 13 区。以耳甲腔中央为圆心，圆心与 BC 线间距离的 1/2 为半径作圆，该圆形区域为耳甲 15 区。过 15 区最高点及最低点分别向外耳门后壁作两条切线，切线间为耳甲 16 区。15、16 区周围为耳甲 14 区。将外耳门的最低点与对耳屏耳甲缘中点相连，再将该线以下的耳甲腔部分为上、下 2 等分，上 1/2 为耳甲 17 区，下 1/2 为耳甲 18 区。

常用耳甲的穴位名称、部位及主治

穴位名称	部位	主治
口	在耳轮脚下方前 1/3 处，即耳甲 1 区	面瘫、口腔炎、胆囊炎、胆石症、戒断综合征、牙周炎、舌炎
胃	在耳轮脚消失处，即耳甲 4 区	胃痉挛、胃炎、胃溃疡、失眠、牙痛、消化不良、恶心呕吐、前额痛
大肠	在耳轮脚及部分耳轮与 AB 线之间的前 1/3 处，即耳甲 7 区	腹泻、便秘、咳嗽、牙痛、痤疮
艇角	在对耳轮下脚下方前部，即耳甲 8 区	前列腺炎、尿道炎
膀胱	在对耳轮下脚下方中部，即耳甲 9 区	膀胱炎、遗尿、尿潴留、腰痛、坐骨神经痛、后头痛
肾	在对耳轮下脚下方后部，即耳甲 10 区	腰痛、耳鸣、神经衰弱、肾盂肾炎、遗尿、哮喘、月经不调、阳痿、遗精、早泄

胰胆	在耳甲艇的后上部，即耳甲 11 区	胆囊炎、胆石症、胆道蛔虫症、偏头痛、带状疱疹、中耳炎、耳鸣、急性胰腺炎
肝	在耳甲艇的后下部，即耳甲 12 区	胁痛、眩晕、经前期紧张症、月经不调、更年期综合征、高血压、假性近视、单纯性青光眼
脾	在 BD 线下方，耳甲腔的后上部，即耳甲 13 区	腹胀、腹泻、便秘、食欲不振、功能性子宫出血、白带过多、内耳眩晕症
心	在耳甲腔正中凹陷处，即耳甲 15 区	心动过速、心律不齐、心绞痛、无脉症、神经衰弱、癔症、口舌生疮
肺	在心、气管区周围处，即耳甲 14 区	咳嗽、胸闷、声音嘶哑、皮肤瘙痒症、荨麻疹、便秘、戒断综合征
三焦	在外耳门后下，肺与内分泌区之间，即耳甲 17 区	便秘、腹胀、上肢外侧疼痛
内分泌	在屏间切迹内，耳甲腔的前下部，即耳甲 18 区	痛经、月经不调、更年期综合征、痤疮、间日疟、甲状腺功能减退或亢进症

（八）耳垂穴位

耳垂分为 9 区。在耳垂上线至耳垂下缘最低点之间画两条等距离平行线，于上平行线上引两条垂直等分线，将耳垂分为 9 个区，上部由前到后依次为耳垂 1 区、2 区、3 区；中部由前到后依次为耳垂 4 区、5 区、6 区；下部由前到后依次为耳垂 7 区、8 区、9 区。

常用耳垂的穴位名称、部位及主治

穴位名称	部位	主治
牙	在耳垂正面前上部，即耳垂 1 区	牙痛、牙周炎、低血压
眼	在耳垂正面中央部，即耳垂 5 区	急性结膜炎、电光性眼炎、麦粒肿、假性近视
面颊	在耳垂正面与内耳区之间，即耳垂 5 区、6 区交界处	周围性面瘫、三叉神经痛、痤疮、扁平疣、面肌痉挛、腮腺炎
扁桃体	在耳垂正面下部，即耳垂 7 区、8 区、9 区	扁桃体炎、咽炎

（九）耳背穴位

将耳背分为 5 区。分别过对耳轮上、下脚分叉处耳背对应点和轮屏切迹耳背对应点作两条水平线，将耳背分为上、中、下 3 部，上部为耳背 1 区，下部为耳背 5 区，再将中部分为内、中、外 3 等分，内 1/3 为耳背 2 区，中 1/3 为耳背 3 区，外 1/3 为耳背 4 区。

常用耳背的穴位名称、部位及主治

穴位名称	部位	主治
耳背沟	在对耳轮沟和对耳轮上下脚沟处	高血压、皮肤瘙痒症

（十）耳根穴位（略）

五、耳针法的临床应用

（一）选穴原则

1. 按相应部位选穴 当机体患病时，在耳轮的相应部位上有一定的敏感点，它便是本病的首选穴位，如胃痛取“胃”穴等。

2. 按脏腑辨证选穴 根据脏腑学说的理论，按各脏腑的生理功能和病理反应进行辨证取穴。如脱发取“肾”穴，皮肤病取“肺” “大肠”穴等。

3. 按经络辨证选穴 即根据十二经脉循行和其病候选取穴位。如坐骨神经痛取“膀胱”，或“胰胆”穴，牙痛取“大肠”穴等。

4. 按西医理论选穴 耳穴中一些穴名是根据西医学理论命名的，如“交感” “肾上 腺” “内分泌”

等。这些穴位的功能基本上与西医学理论一致，故在选穴时应考虑其功能，如炎性疾病取“肾上腺”穴。

5. 按临床经验选穴 临床实践发现有些耳穴具有治疗本部位以外疾病的作用，如“外生殖器”穴可以治疗腰腿痛。

（二）注意事项

1. 严格消毒，防止感染。因耳郭暴露在外，表面凹凸不平，结构特殊，针刺前必须严格消毒，有伤面和炎症部位禁针。针刺后如针孔发红、肿胀，应及时涂2.5%碘酒，防止化脓性软骨膜炎的发生。

2. 对扭伤和运动障碍的患者，进针后应嘱其适当活动患部，有助于提高疗效。

3. 有习惯性流产的孕妇应禁针。

4. 患有严重器质性病变和伴有高度贫血者不宜针刺，对严重心脏病、高血压者不宜行强刺激法。

5. 耳针治疗时亦应注意防止发生晕针，一旦发生应及时处理。

第六单元　针灸治疗总论

第一节　针灸治疗作用（中西医助理医师不考）

一、疏通经络

是指针灸通过调理经气，使瘀阻的经络通畅而发挥其正常生理功能，是针灸最基本和最直接的治疗作用。要达到疏通经络的作用，临床中主要是通过经络、腧穴配伍和针灸方法的作用，使经络通畅，气血运行正常，从而达到治疗疾病的目的。在具体针灸方法上，可选择相应的腧穴，采用毫针刺、三棱针点刺出血、皮肤针叩刺、拔罐等。

二、调和阴阳

是指针灸可使机体从阴阳失衡的状态向平衡状态转化，是针灸治疗最终要达到的根本目的。针灸调和阴阳的作用，也是通过经络、腧穴配伍和针灸方法来实现的。此外，由于阴阳之间可相互化生，相互影响，故治阴应顾及阳，治阳应顾及阴，临床上常用的刺募穴治疗六腑病，刺背俞穴治疗五脏病，便是“从阴引阳，从阳引阴”刺法的典型应用，其核心仍是调和阴阳。

三、扶正祛邪

扶正祛邪是指针灸可扶助正气而祛除病邪。扶正祛邪既是疾病向良性方向转归的基本保证，又是针灸治疗疾病的作用过程。其扶正祛邪的作用主要是通过相应的腧穴配伍和针灸方法来实现的。针灸相关的经络、穴位，通过补虚泻实，既可以调和人体自身的气血，又可以祛除入侵的病邪，起到扶正祛邪的作用。

第二节　针灸治疗原则（中医助理医师、中西医执业及助理医师均不考）

一、治神守气

治神守气是充分调动医者、患者双方积极性的关键措施。医者端正医疗作风，认真操作，潜心尽意，正神守气；患者正确对待疾病，配合治疗，安神定志，意守感传。治神守气既能更好地发挥针灸疗法的作用，提高治疗效果，又能有效地防止针灸意外事故的发生。

二、补虚泻实

补虚泻实是针灸治疗的基本原则。疾病有虚实，针灸分补泻，虚者宜补，实者宜泻。临床上，补虚泻实是通过腧穴的选择和配伍、针灸补泻手法的不同等实现的，不同的针灸用具也有一定的偏补偏泻的作用。在针灸临床上补虚泻实原则有其特殊的含义。

1. 虚则补之，陷下则灸之 虚则补之主要是通过选择具有补虚作用的腧穴，选用具有补虚作用的针灸方法，采用刺灸手法之补法等来实现的。如特定穴中背俞穴、原穴偏于补益，脏腑经脉的虚损之证，取相应的脏腑背俞穴、点穴治疗，可改善脏腑功能，补益阴阳气血的不足。陷下则灸之，属于“虚则补之”的范畴，即指气虚下陷的治疗原则是以灸治为主。对于因脏腑经络之气虚弱，中气不足，气血及内脏失于固摄而出现的一系列病证，如久泻、久痢、遗尿、脱肛等，常灸百会、神阙、气海、关元等穴以补中益气、升阳举陷。

2. **实则泻之，菀陈则除之** 是指实证采用泻法治疗。同义者还有“满则泻之”，“邪盛则虚之”。针刺治疗实证，主要是通过选择具有泻实作用的腧穴，选用具有泻实作用的针灸方法，采用刺灸手法之泻法等来实现的。如特定穴中井穴、募穴偏于泻实，脏腑经脉的实证，取相应的井穴、募穴，可调节脏腑功能，疏泄脏腑邪气。菀陈则除之，属于“实则泻之”的范畴，是实证用泻法的一种。“菀”同“瘀”，有瘀结、瘀滞之义。“陈”即“陈旧”，引申为时间长久。“菀陈”泛指体表络脉瘀阻之类的病证。“除”即“清除”，指清除瘀血的刺血疗法。“菀陈则除之”指络脉瘀阻之类的病证可用清除瘀血的刺血疗法。对于病久入络及跌仆损伤、毒蛇咬伤、丹毒、腱鞘囊肿等病证，宜采用三棱针或皮肤针等方法使之出血，达到活血化瘀、消肿止痛的目的。

3. **不盛不虚，以经取之** 是指由于脏腑、经脉本身的病变，而不涉及其他脏腑、经脉，属于本经自病者，治疗应当取本经穴。此“不盛不虚”，并非病证本身无虚实可言，而是脏腑、经络的虚实表现不明显。临床应用时还要注意，当针下得气后，一般再行均匀的提插捻转手法（即平补平泻），使本经的气血调和，脏腑功能恢复正常。

三、清热温寒

清热是指治疗热证用清法，温寒是指治疗寒证用温法。《灵枢·经脉》说：“热则疾之，寒则留之”，是针对热性病证和寒性病证制定的清热、温寒的治疗原则。

1. **热则疾之** 是指热性病证的治疗原则是浅刺疾出或点刺放血，手法宜轻而快，可以不留针或短暂留针，以清泻热毒。如风热感冒，常取大椎、曲池、合谷、外关等穴，浅刺疾出，可达到清热解表的目的。若伴有咽喉肿痛者，可用三棱针在少商穴点刺出血，以加强泻热、消肿、止痛的作用。

2. **寒则留之** 是指寒性病证的治疗原则是深刺而久留针，以达温经散寒的目的。因寒性凝滞而主收引，针刺时不易得气，故应留针候气；加艾灸更能助阳散寒，使阳气得复，寒邪乃散。如寒邪在表，留于经络者，艾灸法较为适宜；若寒邪在里，凝滞脏腑，则针刺应深而久留，或配合“烧山火”针刺手法，或加用艾灸，以温针法最为适宜。

四、治病求本

治病求本就是在治疗疾病时必须寻求疾病的本质，然后针对疾病的本质进行治疗。任何疾病的发生、发展，总是要通过若干症状表现出来，但这些症状只是疾病的现象，而不是疾病的本质。只有运用四诊收集病史和症状，并通过综合分析，才能透过现象看到疾病的本质，找出疾病的症结，进行适当的治疗。

“标”“本”是相对的概念。如从正邪双方而言，正气为本，邪气为标；从病因与症状而论，病因为本，症状为标；从疾病的先后来看，旧病、原发病为本，新病、继发病为标等。治病分标本缓急，就是抓主要矛盾。

1. **急则治标** 指标病急于本病时，首先要治疗标病，治标是在紧急情况下的一种权宜之计，而治本才是治病的根本目的。如不论何种原因引起的小便潴留，均应首先针刺中极、膀胱俞、水道、秩边、委阳，急利小便，然后再根据疾病的发生原因从本论治。

2. **缓则治本** 对于慢性病和急性病的恢复期有重要的指导意义。如脾胃虚弱，气血化生不足而引起的月经量少或闭经，经少或闭经为标，脾胃虚弱为本，治宜针灸足三里、三阴交、血海、中脘以补益脾胃，脾胃和气血足，则月经自调。

3. **标本同治** 当标病和本病处于俱重或俱缓的状态时，单纯地扶正或祛邪都不利于病情的恢复，应当采取标本同治的方法。如肾虚腰痛，治当补肾壮腰、通络止痛，可取肾俞、大钟补肾壮腰以治本，取阿是、委中通络止痛以治标。

五、三因制宜

“三因制宜”是指因时、因地、因人制宜，即根据治疗对象、地理环境、季节（包括时辰）等具体情况制订适宜的治疗方法。

1. 因时制宜 根据不同的季节和时辰特点，选择适宜的治疗方法。四时气候的变化，对人体的生理功能、病理变化均可产生一定的影响。人体气血流注呈现出与时辰变化相应的规律，针灸治疗注重取穴与时辰的关系，强调择时选穴，即根据不同的时辰选取不同的腧穴进行治疗，这就是时间针法。另外，因时制宜还包括针对某些疾病的发作或加重的时间规律而选择有效的治疗时机，对提高疗效有极其重要的意义。如治疗痛经一般宜在月经来潮前几天开始针灸，直到月经结束为止。

2. 因地制宜 根据不同的地理环境特点选择适宜的治疗方法。由于不同的地理环境、气候条件和生活习惯，人的生理活动和病理特点也不尽相同，所以治疗方法也有差异。在寒冷地区，治疗多用温灸；在温热地区，应用灸法较少。

3. 因人制宜 指根据患者的体质、性别、年龄等不同特点而选择适宜的治疗方法。患者个体差异是决定针灸治疗方法的重要因素，如体质虚弱、皮肤薄嫩、对针刺较敏感者，针刺手法宜轻；反之，体质强壮、皮肤粗厚、针感较迟钝者，针刺手法可重些。又如男女性别不同，各有生理特点，其中妇人以血为用，妇女患者有经期、孕期、产后等情况，治疗时应予注意。此外，年龄不同，针刺方法也有差异。

第三节 针灸临床诊治特点（中医、中西医执业及助理医师均不考）

一、辨证与辨经结合

辨证，即运用中医理论，将四诊所搜集到的有关疾病的各种症状和体征，加以分析、综合判断为某种性质的“证候”，亦即“证”。辨经，即运用经络理论，根据患者的各种症状和体征辨别其病变经络脏腑归属，从而选择相应的经络腧穴进行治疗。

二、辨证与辨病结合

辨病在这里指的是西医学对疾病的诊断及其相应鉴别诊断，其为西医临诊的核心。在中西医结合工作深入开展的同时，针灸临床在辨证和辨经的基础上，逐步将辨病结合应用于疾病的诊治过程中，既有利于选择更适宜的治疗方案，又有助于判断治疗效果和预后。

三、调神与调气并重

调神又称治神、守神。所谓调神，一是指在针灸施治前注重调治患者的精神状态；二是指在针灸操作过程中，医者专一其神，意守神气，患者神情安定，意守感传。调神贯穿于针灸治病的全过程。所谓调气就是采用补虚泻实等针刺手法使经气调和。

第四节 针灸治病特点（中医、中西医执业及助理医师均不考）

一、激发正气，自身调节

针灸是通过刺激腧穴，疏通经络，以调节机体阴阳气血、脏腑功能及筋肉活动等，达到治疗疾病的目的。针灸对机体的调节作用是通过调节经气，激发正气，提高自身抗病能力和自我康复能力，使机体从病理状态向生理状态转归，而不是外源性物质的补充，这是针灸与药物治病的根本区别。

二、起效快捷，适应证广

针刺治病起效所需的时程短。如临床上失眠的患者常感到头目胀而昏沉，椎动脉型颈椎病患者出现眩晕等，针刺风池穴持续行针 1～3 分钟，患者常有头目清爽或眩晕即刻减轻的感觉；功能性单纯性胃肠痉挛出现的胃痛、腹痛，针刺足三里常可立即止痛等。

三、无毒性，作用安全

作为外源性物质，药物的毒副作用是难以避免的。而针灸则通过激发机体自身的调节机能，促进机体释放一些内源性物质，以发挥防治疾病的效应，因此，不会产生毒性损害，这正是针灸被称为“绿色疗法”的原因所在。针灸作用安全，引起的副作用极小，如进针时引起的疼痛、偶尔出现的晕针现象等。至于针灸过程中出现的意外主要由操作不当引起，是可以避免的。

第五节 针灸处方

一、腧穴的选择

（一）选穴原则

选穴原则是指临证选穴应该遵循的基本法则，主要包括近部选穴、远部选穴、辨证选穴和对症选穴。近部选穴和远部选穴是主要针对病变部位而确立的选穴原则；辨证选穴和对症选穴是针对疾病表现出的证候或症状而确立的选穴原则。

1. 近部选穴 指选取病痛所在部位或邻近部位的腧穴。这一选穴原则是 根据腧穴普遍具有近治作用的特点而来的，体现了“腧穴所在，主治所在”的治疗规律。如眼病取睛明，耳病取听宫，鼻病取迎香，胃痛取中脘，膝痛取膝眼等。

2. 远部选穴 是指选取距离病痛较远处部位的腧穴。这一选穴原则是根据腧穴具有远治作用的特点提出来的，体现了“经脉所通，主治所及”的治疗规律，是针灸处方选穴的基本方法。用于治疗脏腑病，头面、五官、躯干疾患。通常以肘膝关节以下的穴位为主。如胃痛选足阳明胃经的足三里，腰背痛选足太阳膀胱经的委中，上牙痛选足阳明胃经的内庭，下牙痛选手阳明大肠经的合谷等。

3. 辨证选穴 是根据疾病的证候特点，分析病因、病机而辨证选取穴位的方法。辨证选穴所含内容丰富，应用时主要是针对不同的病因、病机、证型而选取不同的穴位。如发热、昏厥、虚脱、癫狂、失眠、健忘、嗜睡、多梦、自汗、盗汗、贫血、月经不调等均无明显局限的病变部位，而呈现全身症状，因无法辨病位，不能应用上述按部位选穴的方法。此时，就需辨证选穴，如肾阴不足导致的虚热选肾俞、太溪；心肾不交导致的失眠选心俞、肾俞等。

4. 对症选穴 是针对疾病的个别突出的症状而选取穴位。由于对症选穴是长期临床经验的总结，疗效较高，又称为“经验选穴”。这是腧穴特殊治疗作用及临床经验在针灸处方中的具体运用。对症选穴符合大部分奇穴的主治特点。如发热取大椎，痰多取丰隆，哮喘取定喘，虫证取百虫窝，落枕取外劳宫，腰痛取腰痛点，面瘫取牵正，目赤取耳尖等。

（二）配穴方法

就是在选穴原则的指导下，针对疾病的病位、病因、病机等，选取主治相同或相近，具有协同作用的腧穴加以配伍应用的方法。可概括为按经脉配穴法和按部位配穴法两大类。

1. 按经脉配穴法 是根据经脉理论和经脉之间的联系进行配穴的方法。主要包括本经配穴法、表里经配穴法、同名经配穴法等。

（1）本经配穴法 是指某一脏腑、经脉发生病变时，即遵循“不盛不虚，以经取之”的治疗原则，选用本经脉的腧穴配伍组成处方的方法。如胆经郁热导致的少阳头痛，可取率谷、风池、侠溪；胃火循经上扰的牙痛，可取颊车、内庭；咳嗽可取中府、太渊；急性胃痛取足三里、梁丘等。

（2）表里经配穴法 是以脏腑、经脉的阴阳表里配合关系为依据的配穴方法。当某一脏腑经脉发生疾病时，取本经和其相表里经脉的腧穴配合组成处方。另外，原络配穴法是表里经配穴法在临床上的具体运用。如风热袭肺导致的感冒咳嗽，可选肺经的尺泽配大肠经的曲池、合谷；胃痛取胃经的足三里配脾经的三阴交；肝病取期门、太冲配胆经的阳陵泉；《灵枢·五邪》载：“邪在肾，则病骨痛，阴痹……取之涌泉、昆仑。”

（3）同名经配穴法 是将手足同名经的腧穴相互配合组成处方的方法。本法是基于同名经“同气相通”的理论，即名称相同的经络相互沟通、交会。如：阳明头痛，取手阳明经的合谷配足阳明经的内庭；太阳头痛，取手太阳经的后溪配足太阳经的昆仑；失眠、多梦，取手少阴经的神门配足少阴经的太溪。

2. 按部位配穴法 是结合腧穴分布的部位进行穴位配伍的方法，主要包括上下配穴法、前后配穴法、左右配穴法。

（1）上下配穴法 是将腰部以上腧穴和腰部以下腧穴配合应用的方法，临床应用较为广泛。八脉交会穴的配对应用即属于上下配穴法。如头项强痛，上取大椎，下配昆仑；胸腹满闷，上取内关，下配公孙；子宫脱垂，上取百会，下配气海；胃脘痛，可上取内关，下取足三里；咽痛，上取鱼际，下取太溪等。

（2）前后配穴法 是将人体前部和后部的腧穴配合应用的方法，主要指将胸腹部和背腰部的腧穴配合应用，又称“腹背阴阳配穴法”，在《灵枢·官针》中称之为 “偶刺”，本配穴法常用于治疗脏腑疾病。肺病前取中府，后取肺俞；心胸疾病前取巨阙，后取心俞；胃脘疼痛，前取中脘、梁门，后取胃俞、筋缩等。此法还用于治疗一些躯干病证，如：腰痛前取天枢，后取肾俞；脊柱强痛，前取水沟，后取脊中等。俞募配穴属于前后配穴法。

（3）左右配穴法 是将人体左侧和右侧的腧穴配合应用的方法。本法是基于人体十二经脉左右对称分布和部分经脉左右交叉的特点总结而成的。临床上，为了加强腧穴的协同作用，常选择左右同一腧穴配合运用。如胃痛可选用双侧足三里、梁丘穴等。但左右配穴法并不局限于选双侧同一腧穴，如右侧面瘫取右侧的地仓、颊车和左侧合谷，左侧偏头痛选左侧的太阳和右侧的外关同样属于左右配穴。另外，左右配穴法既可以左右同取，也可以左病取右、右病取左。

以上介绍的选穴原则和常见的配穴方法，为临床组成针灸处方提供了基本思路。在临床应用时要灵活掌握，因为一个针灸处方常是几种选穴原则和多种配穴方法的综合运用，几种方法之间存在互相渗透现象，应用时要根据辨证、症状灵活掌握，综合应用。

二、刺灸法的选择（中医、中西医执业及助理医师均不考）

1. **治疗方法的选择** 要针对患者病情和具体情况而确立针灸治疗方法，在处方中必须说明治疗采用针灸疗法中的何种具体方法，如是用毫针刺法、灸法、火针法，还是用拔罐法、皮肤针法等，均应注明。

2. **操作方法的选择** 当治疗方法确立后，要对其具体操作进行说明，如毫针刺法用补法还是泻法，艾灸用温和灸还是瘢痕灸等。对于处方中的部分穴位，当针刺操作的深度、方向等不同于常规的方法时，尤其是某些穴位要求特殊的针感或经气传导方向，均要特别强调。

3. **治疗时机的选择** 治疗时机是提高针灸疗效的重要方面。一般来说，针灸治疗疾病没有特殊严格的时间要求。但是，当某些疾病的发作或加重呈现明显的时间规律性时，临床上治疗时机的选择在这类疾病的治疗上有极其重要的意义，在发作或加重前进行针灸治疗可提高疗效。如痛经在月经来潮前几天开始针灸，直到月经结束为止；女性不孕症，在排卵期前后几天连续针灸等，也应在处方中说明。

第六节 特定穴的临床应用

一、五输穴的临床应用

五输穴在临床上的应用非常广泛，是远部选穴的主要穴位。十二经脉中每条经有 5 个穴位属于五输穴，故人体共有 60 个五输穴。五输穴不仅有经脉归属，而且具有自身的五行属性，按照“阴井木”“阳井金”和五行生克规律进行配属。

阴经五输穴

经脉名称	井（木）	荥（火）	输（土）	经（金）	合（水）
手太阴肺经	少商	鱼际	太渊	经渠	尺泽
手厥阴心包经	中冲	劳宫	大陵	间使	曲泽
手少阴心经	少冲	少府	神门	灵道	少海
足太阴脾经	隐白	大都	太白	商丘	阴陵泉
足少阴肾经	涌泉	然谷	太溪	复溜	阴谷
足厥阴肝经	大敦	行间	太冲	中封	曲泉

阳经五输穴

经脉名称	井（金）	荥（水）	输（木）	经（火）	合（土）
手阳明大肠经	商阳	二间	三间	阳溪	曲池
手少阳三焦经	关冲	液门	中渚	支沟	天井
手太阳小肠经	少泽	前谷	后溪	阳谷	小海
足阳明胃经	厉兑	内庭	陷谷	解溪	足三里
足少阳胆经	足窍阴	侠溪	足临泣	阳辅	阳陵泉
足太阳膀胱经	至阴	足通谷	束骨	昆仑	委中

五输穴的选用可归纳为以下几个方面：

1. **按五输穴主病特点选用** 《灵枢·顺气一日分为四时》云："病在脏者，取之井；病变于色者，取之荥；病时间时甚者，取之输；病变于音者，取之经；经满而血者，病在胃及以饮食不节得病者，取之合。"《难经·六十八难》云："井主心下满，荥主身热，输主体重节痛，经主喘咳寒热，合主逆气而泄。"

2. **按五行生克关系选用** 将五输穴配属五行使用，然后按"生我者为母，我生者为子"的原则，虚证用母穴，实证用子穴。这一取穴法亦称为子母补泻取穴法。在具体运用时，分本经子母补泻和他经子母补泻两种方法。

3. **按时选用** 《难经·七十四难》云："春刺井，夏刺荥，季夏刺输，秋刺经，冬刺合。"实质上是根据手足三阴经的五输穴均以井（木）为始，与一年的季节顺序相应而提出的季节选穴。另外，子午流注针法则是根据一日之中十二经脉气血盛衰开合的时间，而选用不同的五输穴，均属于五输穴的按时选用。

二、原穴、络穴的临床应用

原穴可用于诊断和治疗脏腑疾病。《灵枢·九针十二原》曰："五脏有疾也，应出十二原，而原各有所出，明知其原，睹其应，而知五脏之害矣。"因此脏腑发生病变时，就会反映到相应的原穴上。《灵枢·九针十二原》说："凡此十二原者，主治五脏六腑之有疾者也。"原穴有调治其脏腑经络虚实各证的功能，针刺原穴能使三焦原气通畅，从而发挥其维护正气，抗御病邪的作用。《难经·六十六难》记载："三焦者，原气之别使也，主通行原气，经历于五脏六腑。五脏六腑之有病者，皆取其原也。"

十二经的络穴除可治疗本经脉的病证、本络脉的虚实病证外，还能治疗其相表里之经的病证。故有"一络通二经"之说，如少阴心经别络，实则胸中支满，虚则不能言语，皆可取其络穴通里来治疗。又如手太阴经的络穴列缺，能治肺经的咳嗽、喘息，也能治手阳明大肠经的齿痛、头项痛等疾患；肝经络穴蠡沟，既可治疗肝经病证，又可治疗胆经病证；同样胆经络穴光明，既可治疗胆经病证，又可治疗肝经病证。

在临床上，原穴和络穴可单独使用，也可相互配合使用。常把先病经脉的原穴和后病的相表里经脉的络穴相配合，称为"原络配穴法"或"主客原络配穴法"，是表里经配穴法的典型用法。如肺经先病，先取其原穴太渊，大肠后病，再取该经络穴偏历。反之，大肠先病，先取其原穴合谷，肺经后病，后取该经络穴列缺。

十二经脉原穴与络穴

经脉	原穴	络穴	经脉	原穴	络穴
手太阴肺经	太渊	列缺	手阳明大肠经	合谷	偏历
手厥阴心包经	大陵	内关	手少阳三焦经	阳池	外关
手少阴心经	神门	通里	手太阳小肠经	腕骨	支正
足太阴脾经	太白	公孙	足阳明胃经	冲阳	丰隆
足厥阴肝经	太冲	蠡沟	足少阳胆经	丘墟	光明
足少阴肾经	太溪	大钟	足太阳膀胱经	京骨	飞扬

三、郄穴的临床应用

多用于治疗本经循行部位及所属脏腑的急性病证。阴经郄穴多治疗血证，阳经郄穴多治疗急性痛证。如孔最治咯血，中都治崩漏，颈项痛取外丘，胃脘疼痛取梁丘等。腑疾患也可在相应的郄穴上出现疼痛或压痛，有助于疾病的诊断。

十六经脉郄穴

经脉	郄穴	经脉	郄穴
手太阴肺经	孔最	手阳明大肠经	温溜
手厥阴心包经	郄门	手少阳三焦经	会宗
手少阴心经	阴郄	手太阳小肠经	养老
足太阴脾经	地机	足阳明胃经	梁丘
足厥阴肝经	中都	足少阳胆经	外丘
足少阴肾经	水泉	足太阳膀胱经	金门
阴维脉	筑宾	阳维脉	阳交
阴跷脉	交信	阳跷脉	跗阳

四、背俞穴、募穴的临床应用

背俞穴位于背腰部的膀胱经第1侧线上，募穴则位于胸腹部，故又称为“腹募穴”。由于背俞穴和募穴都是脏腑之气输注和会聚的部位，在分布上大体与对应的脏腑所在部位的上下排列相接近，因此，主要用于治疗相关脏腑的病证。如膀胱气化功能失常出现的尿潴留，可选膀胱俞；胆石症出现的胁痛，可选胆俞；寒邪犯胃出现的胃痛，可灸胃之募穴中脘。

另外，背俞穴和募穴还可用于治疗与对应脏腑经络相联属的组织器官疾患，如肾开窍于耳，耳疾可选肾俞；肝开窍于目又主筋，目疾、筋病可选肝俞。脏病（阴病）多与背俞穴（阳部）相关，腑病（阳病）多与募穴（阴部）联系。临床上腑病多选其募穴，脏病多选其背俞穴。

临床上常用俞募配穴法，即把病变脏腑的俞、募穴配合运用，发挥其协同作用，是前后配穴法典型的实例。《素问·奇病论》载：“口苦者……此人者，数谋虑不决，故胆虚，气上溢而口为之苦，治之以胆募、俞。”是最早记载的俞募配穴法。

脏腑背俞穴与募穴

六脏	背俞穴	募穴	六腑	背俞穴	募穴
肺	肺俞	中府	大肠	大肠俞	天枢
心包	厥阴俞	膻中	三焦	三焦俞	石门
心	心俞	巨阙	小肠	小肠俞	关元
脾	脾俞	章门	胃	胃俞	中脘
肝	肝俞	期门	胆	胆俞	日月
肾	肾俞	京门	膀胱	膀胱俞	中极

五、下合穴的临床应用

下合穴主要用于治疗六腑疾病。《灵枢·邪气脏腑病形》指出“合治内腑”，概括了下合穴的主治特点。六腑胃、大肠、小肠、胆、膀胱、三焦的下合穴分别为足三里、上巨虚、下巨虚、阳陵泉、委中、委阳。临床上六腑相关的疾病常选其相应的下合穴治疗，如胃痛选足三里，肠痈取上巨虚，胆绞痛选阳陵泉等。另外，下合穴也可协助诊断。

六、八会穴的临床应用

八会穴，即脏会章门、腑会中脘、气会膻中、血会膈俞、筋会阳陵泉、脉会太渊、骨会大杼、髓会悬钟。这8个穴位虽属于不同经脉，但对于各自所会的脏、腑、气、血、筋、脉、骨、髓相关的病证有特殊的治疗作用，临床上常把其作为治疗这些病证的主要穴位。如六腑之病，可选腑会中脘，血瘀证可选血会膈俞，髓海不足导致的眩晕选髓会悬钟等。

七、八脉交会穴的临床应用

八脉交会穴是古人在临床实践中总结出的可治疗奇经八脉病证的8个腧穴，这8个腧穴分别与相应的奇经八脉经气相通。在临床上当奇经八脉出现相关的疾病时，可取对应的八脉交会穴来治疗。如阳跷脉病变导致的失眠，可选申脉；督脉病变出现的腰脊强痛，可选后溪；冲脉病变出现的胸腹气逆、呕吐等可选公孙。另外，临床上也可把公孙和内关、后溪和申脉、足临泣和外关、列缺和照海相配，治疗有关部位的疾病。古人还以八脉交会穴为基础，创立按时取穴的灵龟八法和飞腾八法。

八脉交会穴及主治

穴名	主治	相配合主治
公孙	冲脉病证	心、胸、胃疾病
内关	阴维脉病证	
后溪	督脉病证	目内眦、颈项、耳、肩部疾病
申脉	阳跷脉病证	
足临泣	带脉病证	目锐眦、耳后、颊、颈、肩部疾病
外关	阳维脉病证	
列缺	任脉病证	肺系、咽喉、胸膈疾病
照海	阴跷脉病证	

八、交会穴的临床应用

交会穴能治本经的疾病，也能兼治所交会经脉的疾病。如大椎是督脉的经穴，又与手足三阳相交会，它既可治督脉之疾，又可治诸阳经的全身性疾患；三阴交是足太阴脾经的经穴，又与足少阴肾经和足厥阴肝经相交会，因此既能治脾经病，也能治疗肝、肾两经的疾病。

第七单元　针灸治疗各论

第一节　内科病证

·中　风·

中风的发生与多种因素有关，风、火、痰、瘀为主要病因。病位在脑府，与心、肝、脾、肾关系密切。本病多在内伤积损的基础上，复因情志不遂、烦劳过度、饮食不节、外邪侵袭等因素，导致脏腑阴阳失调，气血逆乱，上扰清窍，窍闭神匿，神不导气。病性为本虚标实，上盛下虚。肝肾阴虚，气血虚弱为致病之本，风、火、痰、瘀为致病之标。

一、辨证

1. 中经络

【主症】半身不遂，肌肤不仁，舌强言謇，口角歪斜。

兼见面红目赤，眩晕头痛，口苦，舌红或绛，苔黄，脉弦有力者为肝阳暴亢；兼肢体麻木或手足拘急，头晕目眩，苔腻，脉弦滑者为风痰阻络；兼口黏痰多，腹胀便秘，舌红，苔黄腻或灰黑，脉弦滑大者为痰热腑实；兼肢体软弱，偏身麻木，面色淡白，气短乏力，舌暗，苔白腻，脉细涩者为气虚血瘀；兼肢体麻木，手足拘挛，眩晕耳鸣，舌红，苔少，脉细数者为阴虚风动。

2. 中脏腑

【主症】突然昏仆，神志恍惚，嗜睡或昏迷，兼半身不遂、舌强语謇、口角歪斜等。

兼见神昏，牙关紧闭，口噤不开，两手握固，肢体强痉，大小便闭者为闭证；兼昏聩无知，目合口开，四肢瘫软，手撒肢冷，汗多，二便自遗，脉微细欲绝者为脱证。

二、治疗

1. 基本治疗

（1）中经络

【治法】调神导气，疏通经络。以督脉、手厥阴及足太阴经穴为主。

【主穴】水沟、内关、三阴交、极泉、尺泽、委中。

【配穴】肝阳暴亢配太冲、太溪；风痰阻络配丰隆、风池；痰热腑实配曲池、内庭、丰隆；气虚血瘀配气海、血海、足三里；阴虚风动配太溪、风池。口角歪斜配地仓、颊车；上肢不遂配肩髃、手三里、合谷；下肢不遂配环跳、阳陵泉、阴陵泉、足三里、风市、解溪；头晕配风池、完骨、天柱；足内翻配丘墟透照海；便秘配天枢、支沟、丰隆；复视配风池、天柱、球后、睛明；尿失禁、尿潴留配中极、关元、曲骨。

【方义】中风病位在脑，脑为元神之府，督脉入络脑，水沟为督脉要穴，可醒脑开窍、调神导气；心主血脉藏神，内关为心包经络穴，可调理心气、疏通气血；三阴交为足三阴经交会穴，可滋补肝肾；极泉、尺泽、委中，可疏通肢体经络。

【操作】水沟用雀啄法，以眼球湿润为度；三阴交，沿胫骨内侧缘与皮肤成45°斜刺，用提插补法；极泉，在原穴位置下2寸心经上取穴，避开腋动脉，直刺进针，用提插泻法，以患者上肢有麻胀感和抽动感为度；尺泽、委中直刺，用提插泻法，使肢体有抽动感。电针治疗时，可在患侧上、下肢各选2个穴位。

（2）中脏腑

【治法】醒脑开窍，启闭固脱。以督脉穴和手厥阴经穴为主。

【主穴】水沟、百会、内关。

【配穴】闭证配十二井穴、合谷、太冲；脱证配关元、气海、神阙等。

【方义】脑为元神之府，督脉入络脑，水沟、百会为督脉穴，可醒脑开窍；内关为心包经络穴，可调理心神、疏通气血。

【操作】内关用泻法，水沟用强刺激，以眼球湿润为度。十二井穴用三棱针点刺出血。关元、气海用大艾炷灸，神阙用隔盐灸，不计壮数，以汗止、脉起、肢温为度。

2. 其他治疗

（1）头针法 顶颞前斜线、顶旁1线及顶旁2线。用1.5～2寸毫针平刺入头皮下，快速捻转2～3分钟，留针30分钟，留针期间反复行针。行针时和留针后嘱患者活动患侧肢体，此法在半身不遂早期应用疗效更好，留针时间可延长至数小时。

（2）穴位注射法 选上述四肢穴位2～4个。丹参注射液或复方当归注射液，每穴注射1mL，隔日1次。适用于半身不遂。

（3）电针法 在患侧上、下肢各选一组穴位，采用断续波或疏密波，以肌肉微颤为度，每次通电20～30分钟。此法适用于半身不遂患者。

·眩　晕·

本病的发生多与忧郁恼怒、恣食厚味、劳伤过度、跌仆损伤等因素有关。病位在脑，与肝、脾、肾相关。基本病机不外虚实两端，虚证为髓海不足或气血虚弱，清窍失养；实证多与气、血、痰、瘀扰乱清窍有关。

一、辨证

【主症】头晕目眩，泛泛欲吐，甚则昏眩欲仆。

兼见急躁易怒，头目胀痛，耳鸣，口苦，舌红苔黄，脉弦，为肝阳上亢；头蒙如裹，胸闷呕恶，神疲困倦，舌胖苔白腻，脉濡滑，为痰湿中阻；耳鸣，腰膝酸软，遗精，舌淡，脉沉细，为肾精亏虚；神疲乏力，心悸少寐，腹胀纳呆，面色淡白或萎黄，舌淡苔薄白，脉细，为气血不足。

二、治疗

1. 基本治疗

（1）实证

【治法】平肝潜阳，化痰定眩。以督脉、足少阳经及手足厥阴经穴为主。

【主穴】百会、风池、内关、太冲。

【配穴】肝阳上亢配行间、侠溪、太溪；痰湿中阻配中脘、丰隆、阴陵泉。

【方义】百会位于巅顶，可清利脑窍而定眩；风池位于头部，局部取穴，疏调头部气机；太冲为肝之原穴，可平肝潜阳；内关为八脉交会穴，通阴维脉，可宽胸理气，和中化痰止呕，与太冲配伍，属同名经配穴，加强平肝之力。

【操作】毫针泻法。眩晕重症可每日治疗2次。

（2）虚证

【治法】益气养血，补肾益精。以督脉、足少阳经及相应背俞穴为主。

【主穴】百会、风池、肝俞、肾俞、足三里。

【配穴】肾精亏虚配志室、悬钟、三阴交；气血不足配气海、脾俞、胃俞。

【方义】百会用补法可升提气血，风池为近部选穴，可疏调头部气血，二穴配合以充养脑髓而缓急治标；肝俞、肾俞滋补肝肾、养血益精、培元固本以治本；足三里补益气血。

【操作】风池用平补平泻法，肝俞、肾俞、足三里等穴用补法。

2. 其他治疗

（1）头针法 顶中线、枕下旁线。中等刺激，留针 30 分钟。

（2）耳针法 肾上腺、皮质下、交感、神门、额、内耳。每次选 3 ～ 4 穴，毫针刺或压丸法。

（3）三棱针法 取印堂、太阳、头维、百会等穴，用三棱针点刺出血数滴。适用于眩晕实证者。

·头痛·

头痛是以患者自觉头部疼痛为主症的病证，可见于临床各科急慢性疾病。头痛的发生常与外感风邪以及情志、饮食、体虚久病等因素有关。本病病位在头，与手、足三阳经和足厥阴肝经、督脉相关。基本病机是气血失和、经络不通或脑窍失养。

西医学认为，头痛分为原发性和继发性两大类，原发性头痛包括偏头痛、紧张性头痛和丛集性头痛等，又称功能性头痛；继发性头痛是由于其他疾病所引起，如感染、高血压病或颅内肿瘤导致的颅内压升高；头部外伤等所致的头痛，又称症状性头痛。

一、辨证

【主症】头部疼痛。

1. 辨经络 临床常根据头痛的部位进行辨证归经如下

（1）阳明头痛 疼痛部位以前额、眉棱骨、鼻根部为主。

（2）少阳头痛 疼痛部位在侧头部，多见于单侧。

（3）太阳头痛 疼痛部位在后枕部，或下连于项部。

（4）厥阴头痛 疼痛部位在巅顶部，或连于目系。

2. 辨外感内伤

（1）外感头痛 发病较急，头痛连及项背，痛无休止，外感表证明显，为外感头痛。兼见恶风畏寒，口不渴，苔薄白，脉浮紧，为风寒头痛；头痛而胀，发热，口渴欲饮，小便黄，苔黄，脉浮数，为风热头痛；头痛如裹，肢体困重，苔白腻，脉濡，为风湿头痛。

（2）内伤头痛 头痛发病较缓，多伴头晕，痛势绵、时止时休，遇劳或情志刺激而发作、加重，为内伤头痛。若见头胀痛，目眩，心烦易怒，面赤口苦，舌红，苔黄，脉弦数，为肝阳上亢；头痛兼头晕耳鸣，腰膝酸软，神疲乏力，遗精，舌红，苔少，脉细无力，为肾精不足；头部空痛兼头晕，神疲无力，面色不华，劳则加重，舌淡，脉细弱，为气血亏虚；头痛昏蒙，脘腹痞满，呕吐痰涎，苔白腻，脉滑，为痰浊上扰；头痛迁延日久，或头部有外伤史，痛处固定不移，痛如锥刺，舌暗，脉细涩，为瘀阻脑络。

二、治疗

1. 基本治疗

【治法】疏调经脉，通络止痛。按部位局部选穴和远端循经选穴。

【主穴】

阳明头痛：头维、印堂、阳白、阿是穴、合谷、内庭。

少阳头痛：风池、太阳、率谷、阿是穴、外关、足临泣。

太阳头痛：天柱、后顶、阿是穴、后溪、申脉。

厥阴头痛：百会、四神聪、阿是穴、内关、太冲。

全头痛：风池、百会、头维、率谷、太阳、合谷。

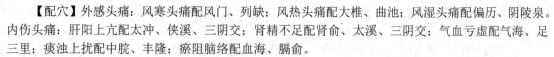

【配穴】外感头痛：风寒头痛配风门、列缺；风热头痛配大椎、曲池；风湿头痛配偏历、阴陵泉。内伤头痛：肝阳上亢配太冲、侠溪、三阴交；肾精不足配肾俞、太溪、三阴交；气血亏虚配气海、足三里；痰浊上扰配中脘、丰隆；瘀阻脑络配血海、膈俞。

【方义】头部穴位为局部选穴，可调和气血，通络止痛；远端选穴均为同名经穴配合，一上一下，同气相求，疏导阳明、少阳、太阳、厥阴经气血。

【操作】风门拔罐或艾灸；大椎点刺出血。血头痛可在局部及膈俞行点刺放血并加拔火罐。头痛急性发作时可每日治疗 2 次，每次留针时间宜长。

2. 其他治疗

（1）耳针法 枕、颞、额、脑。毫针刺，或用埋针法、压丸法。对于顽固性头痛可在耳背静脉点刺出血。

（2）皮肤针法 太阳、印堂、阿是穴。皮肤针叩刺出血，适用于外感头痛和瘀阻脑络所致头痛。

（3）穴位注射法 阿是穴、风池。维生素 B_{12} 注射液，每穴 0.5 ～ 1.0mL，隔日 1 次。适用于顽固性头痛。

·面 瘫·

本病的发生多与正气不足，脉络空虚，风寒或风热之邪乘虚而入等因素有关。病位在面部，与太阳、阳明经筋有关。手足阳经均上行头面部，当邪气阻滞面部经络，尤其是手太阳和足阳明经筋功能失调，可导致面瘫的发生。

一、辨证

【主症】本病常急性发作，多在睡眠醒来时，出现一侧面部肌肉板滞、麻木、瘫痪，额纹消失，眼裂变大，露睛流泪，鼻唇沟变浅，口角下垂歪向健侧，病侧不能皱眉、蹙额、闭目、露齿、鼓颊；部分患者初起时有耳后疼痛，还可出现患侧舌前 2/3 味觉减退或消失、听觉过敏等症。

兼见发病时面部有受凉史，舌淡，苔薄白，为风寒证；继发于感冒发热，舌红，苔薄黄，为风热证；病程较长，可伴肢体倦怠无力，面色淡白，头晕等，为气血不足。

二、治疗

1. 基本治疗

【治法】祛风通络，疏调经筋。以局部穴和手足阳明经穴为主。

【主穴】阳白、颧髎、颊车、地仓、翳风、合谷。

【配穴】风寒证配风池、列缺；风热证配外关、曲池；气血不足配足三里、气海。人中沟歪斜配水沟；鼻唇沟浅配迎香；颏唇沟歪斜配承浆；舌麻、味觉减退配廉泉；目合困难配攒竹、昆仑；流泪配承泣；听觉过敏配听宫、中渚。

【方义】阳白、颧髎、地仓、颊车、翳风可疏调面部经筋，活血通络；合谷为循经远部选穴，取“面口合谷收”之意。

【操作】在急性期面部穴位手法宜轻，针刺宜浅，取穴宜少，肢体远端的腧穴手法宜重。

2. 其他治疗

（1）皮肤针法 阳白、颧髎、地仓、颊车。皮肤针叩刺，以局部潮红为度，每日或隔日 1 次，适用于恢复期。

（2）刺络拔罐法 阳白、颧髎、地仓、颊车。三棱针点刺，拔罐，每周 2 次。

（3）穴位贴敷法 太阳、阳白、颧髎、地仓、颊车，将马钱子锉成粉末约 0.3 ～ 0.6g，撒于胶布上，然后贴于穴位处，5 ～ 7 日换药 1 次。或用蓖麻仁捣烂加少许麝香，取绿豆大一粒，贴敷穴位上，每隔 3 ～ 5 日更换 1 次。或用白附子研细末，加少许冰片做面饼，穴位贴敷，每日一次。

·痹 证·

本病常与外感风、寒、湿、热等邪气及人体正气不足等因素有关。本病病位在肉、筋、骨。外邪侵入机体，痹阻关节肌肉经络，气血运行不畅，则导致痹证，痹证以实证多见。

一、辨证

【主症】肌肉关节疼痛，屈伸不利。

兼见疼痛游走，痛无定处，恶风发热，舌淡苔薄白，脉浮，为行痹（风痹）；疼痛较剧，痛有定处，遇寒痛增，得热痛减，局部皮色不红，触之不热，苔薄白，脉弦紧，为痛痹（寒痹）；肢体关节酸痛，重着不移，或有肿胀，肌肤麻木不仁，阴雨天发作或加重，苔白腻，脉濡缓，为着痹（湿痹）；关节疼痛，局部红肿灼热，痛不可触，常累及多个关节，伴发热恶风，口渴烦闷，苔黄燥，脉滑数，为热痹。

二、治疗

1. 基本治疗

【治法】通经活络，行气止痛。以病痛局部穴为主，结合循经选穴及辨证选穴。

【主穴】阿是穴、局部经穴。

【配穴】行痹配膈俞、血海；痛痹配肾俞、腰阳关；着痹配阴陵泉、足三里；热痹配大椎、曲池。

【方义】病痛局部及循经选穴，可疏通经络气血，调和营卫，缓急止痛；风邪偏盛之行痹，遵“治风先治血，血行风自灭”之义，取膈俞、血海以活血祛风；寒邪偏盛之痛痹，取肾俞、腰阳关，益火之源，振奋阳气而祛寒邪；湿邪偏盛之着痹，取阴陵泉、足三里健脾除湿；热痹者，加大椎、曲池以泻热疏风、消肿止痛。

【操作】寒痹、湿痹可加灸法。大椎、曲池可点刺出血。局部穴位可加拔罐，亦可用电针。

2. 其他治疗

（1）刺络拔罐法 皮肤针重叩背脊两侧及关节病痛部位，使出血少许，加拔火罐。每周1～2次。

（2）穴位注射法 当归注射液，或丹皮酚注射液，或威灵仙注射液，选取病痛部位腧穴，每穴注入0.5～1mL，每周1～2次，注意勿注入关节腔内。

（3）火针法 肩部经穴、阿是穴，每周2次。

·痿　证·（中医助理医师、中西医执业及助理医师均不考）

痿证常与感受外邪、饮食不节、久病房劳、跌仆损伤、药物损伤等因素有关。痿病病位在筋脉肌肉，与肺、脾、肝、肾有关。感受外邪或相关脏腑受损，均可使筋脉失于濡润，肌肉弛纵不收而成痿证。痿证以虚证为主，或本虚标实。

一、辨证

【主症】肢体软弱无力，筋脉弛缓，甚至肌肉萎缩或瘫痪。

兼见发热多汗，热退后突然出现肢体软弱无力，心烦口渴，小便短黄，舌红苔黄，脉细数，为肺热伤津；肢体微肿、麻木不仁，渐致痿软无力，下肢为重，或足胫发热，小便赤涩，舌红苔黄腻，脉滑数，为湿热浸淫；肢体痿软，日渐加重，食少纳呆，腹胀便溏，面浮不华，神疲乏力，苔薄白，脉细弱，为脾胃虚弱；起病缓慢，腰脊酸软，不能久立，或伴眩晕耳鸣，下肢瘫痪，腿胫肌肉萎缩严重，舌红少苔，脉沉细，为肝肾亏虚。

二、治疗

1. 基本治疗

【治法】祛邪通络，濡养筋肉。以手、足阳明经穴和夹脊穴为主。

【主穴】

上肢：肩髃、曲池、手三里、合谷、外关、颈胸夹脊。

下肢：髀关、伏兔、阳陵泉、足三里、三阴交、腰夹脊。

【配穴】肺热伤津配尺泽、肺俞；湿热浸淫配阴陵泉、大椎；脾胃虚弱配脾俞、胃俞、中脘；肝肾亏虚配肝俞、肾俞、太冲、太溪。上肢肌肉萎缩在手阳明经上多针排刺；下肢肌肉萎缩在足阳明经上多针排刺。

【方义】阳明经多气多血，选上、下肢阳明经穴位，是“治痿独取阳明”之意，调理气血，疏通经络；夹脊穴位于督脉之旁，与膀胱经第1侧线的脏腑背俞穴相通，可调脏腑阴阳，行气血；阳陵泉乃筋之会穴，通调诸筋；三阴交可健脾益肾，濡养筋脉。

【操作】夹脊穴向脊柱方向斜刺。肢体穴位可加用灸法，亦可用电针。大椎、尺泽可用三棱针点刺出血。

2. 其他治疗

（1）皮肤针法 肺俞、脾俞、胃俞、膈俞及手足阳明经体表循行线，皮肤针叩刺，以皮肤微红为度，隔日1次。

（2）穴位注射法 选取华佗夹脊穴，当归注射液、甲钴胺注射液每穴注入0.5～1mL，每周1～2次，注意勿注入关节腔内。

·面 痛·（中医助理医师、中西医执业及助理医师均不考）

面痛是以眼、面颊部出现放射性、烧灼样抽疼痛为主症的病证，又称“面风痛”“面颊痛”。多发于40岁以上，女性多见。其发生与外感邪气、情志不调、外伤等因素有关。本病病位在面部，与手、足三阳经密切相关。基本病机是气血阻滞，不通则痛。

本病相当于西医学的三叉神经痛，是临床上典型的神经痛。三叉神经分眼支（第1支）、上颌支（第2支）和下颌支（第3支），第2支、第3支同时发病者多见。

一、辨证

【主症】面部疼痛突然发作，呈闪电样、刀割样、针刺样、电灼样剧烈疼痛，痛时面部肌肉抽搐，伴面部潮红、流泪、流涎、流涕等，常因说话、吞咽、刷牙、洗脸、冷刺激、情绪变化等诱发。持续数秒到数分钟。发作次数不定，间歇期无症状。

面痛主要发生在眼部，属足太阳经证；面痛主要发生在上颌、下颌部，属手、足阳明和手太阳经证。

二、治疗

1. 基本治疗

【治法】疏通经络，活血止痛。以局部穴和手、足阳明经穴为主。

【主穴】四白、下关、地仓、合谷、太冲、内庭。

【配穴】眼部疼痛配竹、阳白；上颌部疼痛配巨髎、颧髎；下颌部疼痛配夹承浆、颊车。方义四白、下关、地仓疏通面部经络；合谷、太冲分属手阳明、足厥阴经，两经均循行于面部，两穴相配为“开四关”，可祛风通络止痛；内庭为足阳明经荥穴，与面部腧穴相配疏通阳明经气血。

【操作】毫针泻法。面部诸穴可透刺，但刺激强度不宜过大。针刺时宜先取远端穴，可用重刺激，局部穴位在急性发作期宜轻刺。

2. 其他治疗

（1）耳针法 面颊、颌、额、神门。毫针刺，或用埋针法、压丸法。

（2）刺络拔罐法 颊车、地仓、颧髎。三棱针点刺后拔罐，隔日1次。

（3）皮内针法 在面部寻找扳机点，埋针。

·感 冒·

本病的发生常与风邪或时行疫毒之邪侵袭、体虚等因素有关。病位在肺卫。在气候突变、腠理疏懈、卫气不固的情况下，外邪乘虚从口鼻或皮毛而入，首伤肺卫，导致卫阳被遏，营卫失和，肺气失宣，发为本病。以风邪为主因，每与当令之气（寒、热、暑湿）或非时之气（时行疫毒）夹杂为患。

一、辨证

【主症】恶寒发热，头痛，鼻塞流涕，脉浮。

兼见恶寒重，发热轻或不发热，无汗，鼻痒喷嚏，鼻塞声重咳痰清稀，肢体酸楚，苔薄白，脉浮紧，为风寒感冒；微恶风寒，发热重，有汗，鼻塞涕浊，咳痰稠或黄、咽喉肿痛，口渴，苔薄黄，脉浮数，为风热感冒。夹湿则头痛如裹，胸闷纳呆；夹暑则汗出不解，心烦口渴，小便短赤。

二、治疗

1. 基本治疗

【治法】祛风解表。以手太阴、手阳明经穴为主。

【主穴】列缺、合谷、风池、太阳、外关。

【配穴】风寒感冒配风门、肺俞；风热感冒配曲池、大椎。夹湿者配阴陵泉；夹暑者配委中。头痛甚配印堂、头维；鼻塞甚配迎香；咽痛甚配少商；全身酸楚配身柱；体虚感冒配足三里、关元。

【方义】感冒为外邪侵犯肺卫所致，太阴、阳明互为表里，故取手太阴、手阳明经列缺、合谷以祛邪解表；风池、外关为足少阳经与阳维脉的交会穴，"阳维为病苦寒热"，故风池既可疏散风邪，又与太阳穴相配可清利头目。

【操作】毫针刺，用泻法。配穴中足三里、关元用补法或灸法，少商、委中用点刺放血法，余穴用泻法。

2. 其他治疗

（1）拔罐法 大椎、身柱、大杼、肺俞。留罐10分钟，或用闪罐法。本法适用于风寒感冒。

（2）三棱针法 大椎、尺泽、耳尖、少商。消毒后，用三棱针点刺，使其自然出血，大椎可加火罐。本法适用于风热感冒。

（3）耳针法 肺、内鼻、下屏尖、额。毫针刺，用中、强刺激。咽痛加咽喉、扁桃体。

·咳 嗽·（中医助理医师、中西医执业及助理医师均不考）

咳嗽的发生常与外感、内伤等因素有关。病位在肺，与肝、脾、肾关系最为密切。外感咳嗽是由外邪从口鼻皮毛而入，肺卫受邪，肺气不宣所致，多属于邪实；内伤咳嗽则为脏腑功能失常，肺气不利，肺失宣降所致，邪实与正虚并见。

一、辨证

1. 外感咳嗽

【主症】咳嗽病程较短，起病急骤，或兼有表证。

兼见咳嗽声重，咽喉作痒，咳痰色白、稀薄，头痛发热，鼻塞流涕，形寒无汗，肢体酸楚，苔薄白，脉浮紧，为外感风寒；咳嗽咳痰黏稠、色黄，身热头痛，汗出恶风，苔薄黄，脉浮数，为外感风热。

2. 内伤咳嗽

【主症】咳嗽起病缓慢，病程较长，可兼脏腑功能失调症状。

兼见咳嗽痰多、色白、黏稠，胸脘痞闷，神疲纳差，苔白腻，脉濡滑，为痰湿侵肺；气逆咳嗽，引胁作痛，痰少而黏，面赤咽干，苔黄少津，脉弦数，为肝火犯肺；干咳，咳声短，以午后黄昏为剧，少痰，或痰中带血，潮热盗汗，形体消瘦，两颊红赤，神疲乏力，舌红，少苔，脉细数，为肺阴亏虚。

二、治疗

1. 基本治疗

（1）外感咳嗽

【治法】疏风解表，宣肺止咳。以手太阴、手阳明经穴为主。

【主穴】肺俞、列缺、合谷。

【配穴】外感风寒配风门；外感风热配大椎、风池。咽喉痛配少商放血。

【方义】肺俞为肺气所注之处，位邻肺脏，可调理肺脏气机，使其清肃有权，该穴泻之宣肺、补之益肺，无论虚实及外感内伤咳嗽，均可使用；列缺为肺之络穴，散风祛邪，宣肺解表；合谷为大肠之原穴，与列缺配合共奏宣肺解表、止咳之功。

【操作】毫针泻法，风寒袭肺者宜留针或针灸并用，或针后在背部腧穴拔罐。

（2）内伤咳嗽

【治法】肃肺理气，止咳化痰。以肺之背俞穴、募穴和原穴为主。

【主穴】肺俞、中府、太渊、三阴交。

【配穴】痰湿侵肺配阴陵泉、丰隆；肝火犯肺配行间、鱼际；肺阴亏虚配膏肓、太溪。胸痛配膻中；胁痛配阳陵泉；咽喉干痒配太溪；咯血配孔最；盗汗配阴；面肢浮肿、小便不利配阴陵泉、中极；气短乏力配足三里、气海。

【方义】肺俞、中府俞募相配，太渊为肺之原穴，三穴配合可宣肃肺气，化痰止咳；三阴交为肝脾肾三经之交会穴，疏肝健脾，化痰止咳。

【操作】主穴用毫针平补平泻，或加用灸法。

2. 其他治疗

（1）拔罐法 肺俞、大椎、风门、膏肓。留罐 10 ～ 15 分钟后起罐，多用于风寒束肺证。

（2）穴位贴敷法 肺俞、定喘、风门、膻中、丰隆。用白芥子、甘遂、细辛、丁香、苍术、川芎等量研成细粉，加入生姜汁，调成糊状，制成直径 1cm 圆饼，贴在穴位上，胶布固定，30 ～ 90 分钟后取掉，以局部红晕微痛为度。

（3）皮肤针法 选取 5 ～ 7 颈椎两侧、气管两侧、天突、肘窝及大、小鱼际部进行叩刺，适用于外感咳嗽；或选取 1 ～ 7 胸推两侧足太阳膀胱经、颈前气管两侧、膻中、天突叩刺，适用于反复发作者。

·哮 喘·（中西医助理医师不考）

哮喘的发生常与外邪、饮食、情志、体虚等因素有关，病理因素以痰为根本。病位在肺，与脾肾关系密切。其发生多为痰饮伏肺，每因外邪侵袭、饮食不当、情志刺激、体虚劳倦等诱因引动而触发，以致痰壅气道，肺气宣降功能失常。发作期多表现为气阻痰壅的实证，亦有素体肺肾不足或正气耗伤者，发作时表现为虚哮。缓解期多表现为肺、肾等脏气虚弱，兼有痰浊内阻之证。

一、辨证

【主症】呼吸急促，喉中哮鸣，甚则张口抬肩，鼻翼扇动，不能平卧。

（1）实证 病程短，或当发作期，表现为哮喘声高气粗，呼吸深长有余，呼出为快，体质较强，脉象有力。兼见喉中哮鸣如水鸣声，痰多、色白、稀薄或多泡沫，常伴风寒表证，苔薄白而滑，脉浮紧，为风寒外袭；喉中痰鸣如吼，胸高气粗，痰黄或白、黏着稠厚，伴口渴，便秘，舌红，苔黄腻，脉滑数，为痰热阻肺。

（2）虚证 病程长，反复发作或当缓解期，表现为哮喘声低气怯，气息短促，深吸为快，体质虚弱，脉弱无力。兼见喘促气短，动则加剧，喉中痰鸣，痰稀，神疲，汗出，舌淡，苔白，脉细弱者为肺气虚；气息短促，呼多吸少，动则喘甚，耳鸣，腰膝酸软，舌淡，苔薄白，脉沉细者为肾气虚。

二、治疗

1. 基本治疗

（1）实证

【治法】祛邪肃肺，化痰平喘。以手太阴经穴及相应俞募穴为主。

【主穴】列缺、尺泽、肺俞、中府、定喘。

【配穴】风寒外袭配风门、合谷；痰热阻肺配丰隆、曲池。喘甚者配天突。

【方义】手太阴经络穴列缺可宣通肺气，祛邪外出，合穴尺泽肃肺化痰，降逆平嘴；肺俞、中府乃肺之俞、募穴，调理肺脏、宣肺祛痰、止哮平喘，虚实之证皆可用之；定喘为止哮平喘的经验效穴。

【操作】毫针泻法。风寒者可加灸；痰热阻肺者定喘穴用刺络拔罐法。

（2）虚证

【治法】补益肺肾，止哮平喘。以相应背俞穴及手太阴、足少阴经穴为主。

【主穴】肺俞、膏肓、肾俞、太渊、太溪、足三里、定喘。

【配穴】肺气虚配气海、膻中；肾气虚配阴谷、关元。

【方义】肺俞、膏肓针灸并用，可补益肺气；补肾俞以纳肾气；肺之原穴太渊配肾之原穴太溪，可充肺肾真元之气；足三里调和胃气，以资生化之源，使水谷精微上归于肺，肺气充则自能卫外；定喘为平喘之效穴。

【操作】毫针补法。可酌用灸法或拔罐。

2. 其他治疗

（1）穴位贴敷法 肺俞、膏肓、肾俞、膻中、定喘。用炒白芥子 20g，甘遂 15g，细辛 15g 共为细末，用生姜汁调药粉成糊状，制成药饼如蚕豆大，上放少许丁桂散或麝香，敷于穴位上，用胶布固定。约贴 30 ～ 90 分钟后取掉，以局部红晕微痛为度。若起疱，消毒后挑破保持局部干燥，防止感染。一般常在三伏天贴敷，即所谓冬病夏治。

（2）穴位埋线法 膻中、定喘、肺俞、脾俞、足三里、丰隆。每次选 1 ～ 3 穴，每 2 ～ 4 周 1 次。

（3）穴位割治法 膻中常规消毒后，局部浸润麻醉，切开穴位 1cm，割去皮下脂肪，外用无菌敷料覆盖即可。每 10 ～ 15 天 1 次，一般 1 ～ 2 次。

（4）刺络拔罐法 定喘、肺俞、大椎。适用于风热犯肺及痰热壅肺等热证。

（5）皮肤针法 取鱼际至尺泽穴手太阴肺经循行部、第 1 ～ 2 胸椎旁开 1.5 寸足太阳膀胱经循行部，循经叩刺，以皮肤潮红或微渗血为度。

（6）耳针法 取对屏尖、肾上腺、气管、肺、皮质下、交感。每次选用 3 ～ 5 穴，毫针刺法。发作期每日 1 ～ 2 次；缓解期用弱刺激，每周 2 次。

·心 悸·（中医助理医师、中西医执业及助理医师均不考）

心悸多与体虚劳倦、七情所伤、感受外邪、药食不当等因素有关。病位在心，与肝、脾、肾功能失调密切相关。七情刺激、素体胆怯及脏腑功能失常均可内犯于心，进而导致心神失养，或心神受扰而发病。心悸以虚证为多见，也可见虚实夹杂之证。

一、辨证

【主症】自觉心中悸动，时作时息，并有善惊易恐，坐卧不安，甚则不能自主。

兼见气短神疲，惊悸不安，舌淡，苔薄，脉细数，为心胆虚怯；头晕目眩，纳差乏力，失眠多梦，舌淡，脉细弱，为心脾两虚；心烦少寐，头晕目眩，耳鸣腰酸，遗精盗汗，舌红，脉细数，为阴虚火旺；胸闷气短，形寒肢冷，下肢浮肿，舌淡，脉沉细，为水气凌心；心痛时作，气短乏力，胸闷，咳痰，舌暗，脉沉细或结代为心脉瘀阻。

二、治疗

1. 基本治疗

【治法】调理心气，安神定悸。以手厥阴、手少阴经穴及相应的俞、募穴为主。

【主穴】内关、郄门、神门、厥阴俞、膻中。

【配穴】心胆虚怯配心俞、胆俞；心脾两虚配心俞、脾俞；阴虚火旺配肾俞、太溪；水气凌心配三焦俞、水分；心脉瘀阻配心俞、膈俞。

【方义】心包经络穴内关及郄穴郄门可调理心气，疏导气血；心之原穴神门，宁心安神定悸；心包之背俞穴厥阴俞配其募穴膻中，可调心气，宁心神，调理气机。

【操作】毫针刺，按虚补实泻操作。

2. 其他治疗

（1）耳针法 交感、神门、心、脾、肝、胆、肾。毫针刺，轻刺激，亦可用埋针法或压丸法。

（2）穴位注射法 选穴参照基本治疗。维生素 B_1 或维生素 B_{12} 注射液，每次每穴注射 0.5mL，隔日 1 次。

·不寐·

不寐常与饮食不节、情志失调、劳逸失度、病后体虚等因素有关。病位在心，与肝、脾、肾等脏腑功能失调密切相关。各种情志刺激及内伤因素导致火、痰等病理产物存留于体内，影响于心，使心神失养或心神被扰，心神不安，阴跷脉、阳跷脉功能失于平衡，而出现不寐。不寐以虚实夹杂之证多见。

一、辨证

【主症】入睡困难，或寐而易醒，甚则彻夜不眠。

兼见情绪不宁，急躁易怒，头晕头痛，胸胁胀满，舌红，脉弦，为肝火扰心；心悸健忘纳差倦怠，面色无华，易汗出，舌淡，脉细弱，为心脾两虚；五心烦热，头晕耳鸣，腰膝酸软，遗精盗汗，舌红、脉细数，为心肾不交；多梦易惊，心悸胆怯，善惊多恐，多疑善虑，舌淡，脉弦细，为心胆气虚；脘闷嗳气，嗳腐吞酸，心烦口苦，苔厚腻，脉滑数，为脾胃不和。

二、治疗

1. 基本治疗

【治法】调和阴阳，安神利眠。以督脉、手少阴及足太阴经穴、八脉交会穴为主。

【主穴】百会、神门、三阴交、照海、申脉、安眠。

【配穴】肝火扰心配太冲、行间、侠溪；心脾两虚配心俞、脾俞、足三里；心肾不交配心俞、肾俞、太溪；心胆气虚配心俞、胆俞；脾胃不和配丰隆、中脘、足三里、噩梦多配厉兑、隐白；头晕配风池、悬钟；重症不寐配神庭、印堂、四神聪。

【方义】督脉入络脑，百会为督脉穴，可调神安神、清利头目；心之原穴神门宁心安神；三阴交为肝、脾、肾经的交会穴，可益气养血安神；照海通于阴跷，申脉通于阳跷，针刺可以调和阴阳；安眠穴安神利眠，为治疗失眠的经验效穴。

【操作】毫针刺，申脉，补照海，其他按虚补实泻操作。

2. 其他治疗

（1）耳针法 皮质下、心、神门、肝、肾、脾、垂前、交感。毫针刺，或埋针法或压丸法，每次选 3 ～ 5 穴，双耳交替使用。

（2）皮肤针法 从项部至腰部，沿督脉和足太阳膀胱经第 1 侧线，用皮肤针自上而下叩刺，以皮肤潮红为度。

（3）拔罐法 从项部至腰部，循足太阳膀胱经第 1、2 侧线，自上而下行走罐，以背部潮红为度。

·郁 证·（中医助理医师、中西医执业及助理医师均不考）

郁证多与情志不舒、思虑过度、饮食不节等因素有关。病位在肝，可涉及心、脾、肾。肝气郁结，郁火、痰湿、神乱均可致气机郁滞，心神被扰，或心神失养而出现郁证。病久则心脾两虚，或肝肾不足。郁证以实证为多见，也可由实转虚。

一、辨证

【主症】精神抑郁，情绪不宁或易怒易哭。

兼见胸胁胀满，脘闷嗳气，不思饮食，大便不调，舌苔薄腻，脉弦，为肝气郁结；性情急躁易怒，口苦而干，或头痛、目赤、耳鸣，或嘈杂吐酸，大便秘结，舌红苔黄，脉弦数，为气郁化火；咽中如有物哽，吞之不下，咳之不出，苔白腻，脉弦滑，为痰气郁结（梅核气）；精神恍惚，心神不宁，多疑易惊，悲忧善哭，喜怒无常，或时时欠伸，或手舞足蹈等，舌淡，脉弦，为心神失养（脏躁）；多思善疑，头晕神疲，心悸胆怯，失眠健忘，纳差，面色不华，舌淡，脉细，为心脾两虚；眩晕耳鸣，目干畏光，心悸不安，五心烦热，盗汗，口咽干燥，舌干少津，脉细数，为肝肾亏虚。

二、治疗

1. **基本治疗**

【治法】调神疏肝，理气解郁。以督脉及手少阴经、手足厥阴经穴为主。

【主穴】百会、印堂、神门、太冲、内关、膻中。

【配穴】肝气郁结配期门、肝俞；气郁化火配行间、侠溪；痰气郁结配丰隆、中脘；心神失养配通里、心俞；心脾两虚配心俞、脾俞；肝肾亏虚配肝俞、肾俞。咽部异物哽塞感明显者配天突、照海。

【方义】督脉入络脑，故取百会、印堂调理脑神；心藏神，取心之原穴神门以养心安神；郁证发病与肝的关系最为密切，故取肝之原穴太冲，疏肝理气解郁；内关为心包经络穴，与气会膻中配合，可疏理气机，宽胸解郁。

【操作】毫针刺，按虚补实泻操作。

2. **其他治疗**

（1）耳针法 心、枕、皮质下、肝、内分泌、神门。每次选3～5穴，毫针刺，或加电针留针20分钟。恢复期可用埋针法或压丸法。

（2）穴位注射法 风池、心俞、脾俞、足三里。丹参注射液，或维生素B_1，或维生素B_{12}注射液，每穴注入0.3～0.5mL，每日或隔日1次。

·痫 病·（中医助理医师、中西医执业及助理医师均不考）

痫病常因情志失调、禀赋不足、饮食不节、脑络瘀阻而发病。病位在脑，与肝、心、脾、肾功能失调有关。各种外因与内伤因素导致风、痰、火、瘀蒙蔽清窍，扰乱神明均可发病。本病发作期多实，或实中夹虚；间歇期多虚，或虚中夹实。

一、辨证

1. **发作期** ①大发作（典型发作）：发作前常有头晕头痛，胸闷不舒，神疲乏力等预兆旋即突然昏仆，不省人事，面色苍白，两目上视，牙关紧闭，四肢抽搐，口吐涎沫，甚则尖叫，二便失禁。短暂发作即清醒，发作过后则觉头昏，精神恍惚，乏力欲寐。②小发作：动作突然中断，手中物件落地，或头突然向前倾下而后迅速抬起，或两目上吊，大多数秒至数分钟即可恢复，且对上述症状发作全然不知。

2. **间歇期** 多见于痫病日久，发作次数频繁，抽搐强度减弱，苏醒后精神萎靡，表情痴呆，智力减退。

兼见胸闷，痰多，舌质红，苔白赋，脉弦滑有力，为风痰闭阻；急躁易怒，咳痰不爽，舌红，苔黄腻，脉弦滑而数，为痰火扰神；头部刺痛，或有脑部外伤史，舌质紫暗，脉涩，为瘀阻脑络；神疲乏力，面色苍白，大便溏薄，舌淡，苔白腻，脉沉弱，为心脾两虚；神志恍惚，两目干涩，健忘失眠，腰膝酸软，舌红，苔薄黄，脉细数，为肝肾阴虚。

二、治疗

1. **基本治疗**

（1）发作期

【治法】开窍醒神，息风止痉。以督脉、手足厥阴经穴为主。

【主穴】水沟、百会、内关、太冲、后溪。

【配穴】大发作配十宣、涌泉；小发作配神门、神庭。

【方义】脑为元神之府，督脉入络脑，故取督脉之水沟、百会以醒脑开窍、宁神定志；内关为心包经之络穴，可调畅气机，宁心安神；太冲为肝之原穴，可息风止痉；后溪为八脉交会通督脉，为治疗痫病的要穴。

【操作】毫针刺，用泻法。水沟用重雀啄刺法，至眼球湿润为度。

（2）间歇期

【治法】化痰通络。以督脉、任脉及手足厥阴经穴为主。

【主穴】印堂、鸠尾、间使、太冲、丰隆、腰奇。

【配穴】风痰闭阻配合谷、中脘、风池；痰火扰神配曲池、神门、内庭；瘀阻脑络配百会膈俞、内关；心脾两虚配心俞、脾俞、足三里；肝肾阴虚配肝俞、肾俞、三阴交。

【方义】印堂可调神开窍；鸠尾为任脉络穴，是治疗痫病的要穴；间使为心包经经穴，可调心神、理气血；太冲为肝之原穴，可平息肝风；丰隆为豁痰化浊的要穴；腰奇为治疗痫病的经验效穴。

【操作】毫针刺，按虚补实泻操作。针刺鸠尾应掌握正确的针刺方向、角度和深度，以防伤及肝脏等腹腔脏器。

2. 其他治疗

（1）耳针法 胃、皮质下、神门、心、枕、脑点。每次选 2 ～ 3 穴，毫针刺，强刺激，间歇捻转，留针 30 分钟，隔日 1 次；也可用压丸法。

（2）穴位注射法 足三里、内关、大椎、风池。每次选 2 ～ 3 穴，维生素 B_1 或 B_{12} 注射液，每穴注射 0.5 ～ 1mL。

（3）穴位埋线法 大椎、肝俞、腰奇、足三里、丰隆。每次选 2 ～ 4 穴，2 周 1 次。

·痴 呆·（中医助理医师、中西医执业及助理医师均不考）

痴呆常与老年精气亏虚、情志失调、外伤及中毒有关。病位在脑，与肝、心、脾、肾等脏腑功能失常关系密切。由于禀赋不足或年事渐高，脏腑功能逐渐低下，瘀血、痰湿瘀阻脑络或气血、脑髓不足，脑窍失养，最终导致神明失用而发生痴呆。

一、辨证

【主症】轻者可见神情淡漠，寡言少语，善忘，迟钝等症；重者可表现为终日不语，或闭门独处，或言辞颠倒，举动异常，或忽哭忽笑，或不欲食，数日不知饥饿。

（1）实证 表情呆板，行动迟缓，终日寡言，坐卧不起，记忆力丧失，二便失禁，舌胖嫩而淡，边有齿印，苔白厚而腻，脉滑，为痰浊闭窍；神情淡漠，反应迟钝，常默默无语，或离奇幻想，健忘易惊，舌质紫暗，有瘀点或瘀斑，脉细涩，为瘀血阻络。

（2）虚证 记忆力减退，爆发性哭笑，易怒，易狂，伴有头昏眩晕、手足发麻、震颤、失眠，重者发作癫痫，舌质红，苔薄黄，脉沉细或弦数，为肝肾亏虚；行为表情失常，终日不言不语，或忽笑忽歌，喜怒无常，记忆力减退甚至丧失，步态不稳，面色淡白，气短乏力，舌淡，苔白，脉细弱无力，为气血不足。

二、治疗

1. 基本治疗

【治法】通督调神，补肾益髓。以督脉穴为主。

【主穴】百会、神庭、印堂、太溪、悬钟、四神聪。

【配穴】痰浊闭窍配丰隆、中脘；瘀血阻络配内关、膈俞；肝肾亏虚配肝俞、肾俞；气血不足配足三里、气海、血海。

【方义】督脉入络脑，百会、神庭、印堂可通督脉，调脑神；太溪为肾之原穴，悬钟为八会穴之髓会，二穴可补益脑髓；四神聪为健脑益聪之效穴。

【操作】毫针刺，按虚补实泻操作。头部穴间歇捻转行针，或加用电针。

2. 其他治疗

（1）头针法 顶中线、顶颞前斜线、顶后斜线。将 2 寸长毫针刺入帽状腱膜下，快速行针，使局部有热感，或用电针刺激，留针 20 ～ 30 分钟。

（2）穴位注射法 风府、风池、肾俞、足三里、三阴交。复方当归注射液，或丹参注射液，或胞二磷胆碱注射液，或乙酰谷酰胺注射液，每次每穴注入药液 0.5 ～ 1mL，隔日 1 次。

（3）耳针法 心、肝、肾、枕、脑点、神门、肾上腺。每次选用 3 ～ 5 穴，毫针浅刺、轻刺，留针 30 分钟；也可用压丸法。

·消 渴·（中医助理医师、中西医执业及助理医师均不考）

消渴多与禀赋不足、饮食不节、情志失调、劳逸过度等因素有关。消渴的病变脏腑主要在肺、胃、肾，又以肾为关键。内外因素渐致脏腑功能的衰减与失调，终致背阴不足，肺胃津伤，燥热内盛而发为消渴。本病阴虚为本，燥热为标，若病程日久，阴损及阳，可致阴阳俱虚。临床上根据患者的症状，可分为上、中、下三消。

一、辨证

【主症】多饮、多食、多尿，形体消瘦，或尿浊、尿有甜味。

兼见烦渴多饮，口干舌燥，尿量频多，舌边尖红，苔薄黄，脉洪数，为肺热津伤，属上消；多食善饥，口渴尿多，形体消瘦，大便干燥，苔黄，脉滑实有力，为胃热炽盛，属中消；尿频尿多，混浊如膏脂，或尿甜，腰膝酸软，乏力，头晕耳鸣，口干唇燥，皮肤干燥、瘙痒舌红，苔少，脉细数，为肾阴亏虚，属下消。小便频数，混浊如膏，甚至饮一溲一，面容憔悴，耳轮干枯，腰膝酸软，四肢欠温，畏寒怕冷，阳痿或月经不调，舌淡，若白而干，脉沉细无力，为阴阳两虚。

二、治疗

1. 基本治疗

【治法】清热润燥，养阴生津。以相应背俞穴及足少阴、足太阴经穴为主。

【主穴】胃脘下俞、肺俞、胃俞、肾俞、三阴交、太溪。

【配穴】上消配太渊、少府；中消配内庭、地机；下消配复溜、太冲。阴阳两虚配关元、命门。上肢疼痛或麻木配肩偶、曲池、合谷；下肢疼痛或麻木配风市、阳陵泉、解溪；皮肤瘙痒配风池、曲池、血海。

【方义】胃脘下俞为奇穴，是治疗本病的经验效穴；肺俞培补肺阴，胃俞清胃泻火，肾俞滋阴补肾，以应上、中、下三消；太溪为肾之原穴，三阴交为足三阴经交会穴，可养胃阴，补肝肾，清虚热。

【操作】毫针刺，用补法或平补平泻法。配穴按虚补实河法操作。阴阳两虚者，可配合灸法。

2. 其他治疗

（1）耳针法 胰胆、内分泌、肾、三焦、耳迷根、神门、心、肝、肺、屏尖、胃等穴。每次选 3～4 穴，毫针刺，轻刺激。可用埋针法或压丸法。

（2）穴位注射法 心俞、肺俞、脾俞、胃俞、肾俞、三焦俞或相应夹脊穴、曲池、足三里、三阴交、关元、太溪。每次选 2～3 穴，以当归或黄芪注射液，或以等渗盐水，每次每穴注射 0.5～2mL。

·胃 痛·

胃痛与寒邪客胃、饮食伤胃、情志不畅和脾胃虚弱等因素有关。胃痛的病位在胃，与肝、脾也有关。无论是胃腑本身病变还是其他脏腑的病变影响到胃腑，使胃气失和、胃络不通或胃失温煦濡养均可导致胃痛。胃痛以实证多见，也有虚证或虚实夹杂之证。

一、辨证

1. 实证

【主症】上腹胃脘部暴痛，痛势较剧，痛处拒按，饥时痛减，纳后痛增。

兼见脘腹得温痛减，遇寒痛增，恶寒喜暖，口不渴，喜热饮，或伴恶寒，苔薄白，脉弦紧，为寒邪犯胃；胃脘胀满疼痛，嗳腐吞酸，嘈杂不舒，呕吐或矢气后痛减，大便不爽，苔厚腻，脉滑，为饮食伤胃；胃脘胀满，脘痛连胁，嗳气频频，吞酸，大便不畅，每因情志因素而诱发，心烦易怒，喜太息，苔薄白，脉弦，为肝气犯胃；胃痛拒按，痛有定处，食后痛甚，或有呕血便黑，舌质紫暗或有瘀斑，脉细涩，为气滞血瘀。

2. 虚证

【主症】上腹胃脘部疼痛隐隐，痛处喜按，空腹痛甚，纳后痛减。

兼见泛吐清水，喜暖，大便溏薄，神疲乏力，或手足不温，舌淡苔薄，脉虚弱或迟缓，为脾胃虚寒；

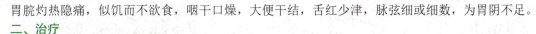

胃脘灼热隐痛，似饥而不欲食，咽干口燥，大便干结，舌红少津，脉弦细或细数，为胃阴不足。

二、治疗

1. 基本治疗

【治法】和胃止痛。以胃之下合穴、募穴为主。

【主穴】足三里、中脘、内关。

【配穴】寒邪犯胃配胃俞、神阙；饮食伤胃配梁门、天枢；肝气犯胃配期门、太冲；气滞血瘀配膻中、膈俞；脾胃虚塞配神阙、胃俞、脾俞；胃阴不足配胃俞、三阴交。（方义足三里乃足阳明胃经合穴、胃之下合穴，可疏调胃腑气机，和胃止痛；中脘为胃之募穴，腑之所会，可健运中州，调理气机；内关宽胸解郁，行气止痛。

【操作】疼痛发作时，远端穴持续行针 1 ～ 3 分钟，直到痛止或缓解。寒邪犯胃、脾胃虚寒者，中脘可用隔盐灸。

2. 其他治疗

（1）穴位注射法 中脘、足三里、肝俞、胃俞、脾俞。每次选 2 穴，诸穴可交替使用。用黄芪注射液，或丹参注射液、当归注射液、生脉注射液、维生素 B_1 注射液、维生素 B_{12} 注射液，每穴注入药液 0.5 ～ 1mL，每日或隔日 1 次。

（2）耳针法 胃、肝、脾、神门、交感、十二指肠。毫针刺用中等强度，或用埋针法、压丸法。

（3）穴位埋线法 中脘、足三里、肝俞、胃俞、脾俞、至阳（常有压痛点）适用于慢性胃炎。

·呕 吐·（中西医助理医师不考）

呕吐常与外邪犯胃、饮食不节、情志失调、体虚劳倦等因素有关。病位在胃，与肝、脾有关。六淫外邪，侵犯胃腑，或饮食不节，食滞胃腑，或恼怒伤肝，横逆犯胃，或忧思劳倦，内伤脾胃，均可致胃失和降，气逆于上而发生呕吐。呕吐初病多实，也有虚证或虚实夹杂之证。

一、辨证

1. 实证

【主症】发病急，呕吐量多，吐出物多酸臭味，或伴寒热。

兼见呕吐清水或痰涎，食入乃吐，大便溏薄，头身疼痛，胸脘痞闷，喜暖畏寒，苔白，脉迟，为寒邪客胃；食入即吐，呕吐酸苦热臭，大便燥结，口干而渴，喜寒恶热，苔黄，脉数，为热邪内蕴；呕吐清水痰涎，胃闷纳差，头眩心悸，苔白腻，脉滑，为痰饮内阻；呕吐多在食后精神受刺激时发作，吞酸，频频嗳气，平时多烦善怒，苔薄白，脉弦，为肝气犯胃；因暴饮暴食而呕吐酸腐，脘腹胀满，嗳气厌食，苔厚腻，脉滑实，为饮食停滞。

2. 虚证

【主症】病程较长，发病较缓，时作时止，吐出物不多，腐臭味不甚。

兼见饮食稍有不慎，呕吐即易发作，时作时止，纳差便溏，面色无华，倦怠乏力，舌淡，苔薄，脉弱无力者，为脾胃虚寒。

二、治疗

1. 基本治疗

【治法】和胃降逆，理气止呕。以胃的俞募穴、下合穴为主。

【主穴】中脘、胃俞、内关、足三里。

【配穴】寒邪客胃配上脘、公孙；热邪内蕴配商阳、内庭，并可用金津、玉液点刺出血；痰饮内阻配膻中、丰隆；肝气犯胃配肝俞、太冲；饮食停滞配梁门、天枢；脾胃虚寒配脾俞、神阙。

【方义】中脘乃胃之募穴，胃俞为胃之背俞穴，二穴俞募相配理气和胃止呕；内关为手厥阴经络穴，宽胸利气，降逆止呕；足三里为足阳明经合穴、胃之下合穴，疏理胃肠气机，通降胃气操作毫针刺，内关、中脘用泻法，胃俞、足三里平补平泻法。虚寒者，可加用艾灸。呕吐发作时，可在内关穴行强刺激并持续运针 1～3 分钟。

2. 其他治疗

（1）耳针法 胃、贲门、食道、交感、神门、脾、肝。每次选 3～4 穴，毫针刺，中等刺激，亦可用埋针法或压丸法。

（2）穴位注射法 中脘、足三里。用维生素 B_1 或 B_{12} 注射液，每穴注射 0.5～1mL，每日或隔日 1 次。

·泄 泻·（中医助理医师、中西医执业及助理医师均不考）

外感风寒湿热及饮食、起居、情志失宜等均可引起泄泻。病位在肠，与脾关系最为密切，也与胃、肝、肾有关。各种外邪及内伤因素均可导致脾虚湿盛，肠道传化失常，清浊不分而发生泄泻，脾失健运是病机关键。急性泄泻以实证为多见，慢性泄泻以虚证或虚实夹杂之证为多见。

一、辨证

【主症】大便次数增多，便质清稀或完谷不化，甚至如水样。

发病势急，病程短，大便次数多，小便减少，属急性泄泻，多为实证；起病势缓，病程长，便泻次数较少，属慢性泄泻，多为虚证，或虚实夹杂。

兼见大便清稀，水谷相杂，肠鸣胀痛，口不渴，身寒喜温，舌淡，苔白滑，脉迟，为寒湿内盛；便色黄而臭，伴有黏液，肛门灼热，腹痛，心烦口渴，喜冷饮，小便短赤，舌红苔黄腻，脉满数大，为湿热伤中；腹痛肠鸣，大便恶臭，泻后痛减，伴有未消化的食物，嗳腐吞酸，不思饮食，舌苔垢浊或厚腻，脉滑，为食滞胃肠；大便溏薄，完谷不化，反复发作，稍进油腻食物则大便次数增多，面色萎黄，神疲，不思饮食，喜暖畏寒，舌淡，苔白，脉濡缓无力，为脾胃虚弱；胸胁胀闷，嗳气食少，每因抑郁恼怒或情绪紧张时，发生腹痛泄泻，舌淡红，脉弦，为肝气乘脾；黎明之前，腹部作痛，肠鸣即泻，泻后痛减，腹部畏寒，腰酸腿软，消瘦，面色黑，舌淡，苔白，脉沉细，为肾阳虚衰。

二、治疗

1. 基本治疗

【治法】运脾化湿，理肠止泻。以大肠募穴、背俞穴及下合穴为主。

【主穴】神阙、天枢、大肠俞、上巨虚、阴陵泉。

【配穴】寒湿内盛配关元、水分；湿热伤中配内庭、曲池；食滞胃肠配中脘、建里；脾胃虚弱配脾俞、胃俞；肝气乘脾配肝俞、太冲；肾阳虚衰配肾俞、命门、关元。慢性泄泻配脾俞、足三里；久泻虚陷者配百会。有明显精神心理症状配神门、内关；泻下脓血配曲池、合谷、三阴交、内庭。

【方义】神阙为局部选穴，用灸法既可温阳散寒除湿，又可清利湿热，为治疗泄泻的要穴；本病病位在肠，故取大肠募穴天枢、背俞穴大断俞，俞募相配，与大肠下合穴上巨虚合用，调理肠腑而止泻；针对脾虚湿盛之病机，取脾经合穴阴陵泉，健脾化湿。

【操作】寒湿证及脾、肾虚证针灸并用（肾阳亏虚者可用隔附子饼灸）；神阙穴用隔盐灸或隔姜灸；急性泄泻针灸治疗每日 2 次。

2. 其他治疗

（1）穴位敷贴法 五倍子适量研末，食醋调成膏状敷脐（神阙），伤湿止痛膏固定。2～3 日一换，适用于久泻。

（2）穴位注射法 天枢、上巨虚。黄连素注射液，或维生素 B_1、B_{12} 注射液，每穴每次注射 0.5～1mL，每日或隔日 1 次。

·痢 疾·（中医助理医师、中西医执业及助理医师均不考）

痢疾多与外感时邪疫毒，饮食不节等因素有关。病位在肠，与脾、胃有关。基本病机是邪壅肠腑，气血壅滞，肠道传化失司，脂络受伤。一般分为湿热痢、寒湿痢、疫毒痢、噤口痢、休息痢五种类型。

痢疾初期多实证，日久可由虚转实或虚实夹杂。

一、辨证

【主症】大便次数增多，粪中带有黏液脓血，腹痛，里急后重。

兼见下痢赤白相杂，肛门灼热，小便短赤，或恶寒发热，心烦，口渴，舌红，苔黄腻，脉滑数，为湿热痢；痢下赤白黏冻，或白冻，胃脘痞闷，喜暖畏寒，头身困重，苔白腻，脉缓，为寒湿痢；发病急骤，腹痛剧烈，痢下脓血，里急后重甚，壮热口渴，烦躁不安，甚则神昏、痉厥，舌红绛，苔黄燥，脉滑数，为疫毒痢；下痢赤白脓血，恶心呕吐，不能进食，苔腻，脉滑，为噤口痢；痢下时发时止，日久不愈，发则下痢脓血或黏液，临厕腹痛里急，饮食减少，神疲乏力，畏寒，舌淡，苔腻，脉濡软或虚数，为休息痢。

二、治疗

1. 基本治疗

【治法】清热化湿，行气导滞。以大肠的募穴、下合穴、原穴为主。

【主穴】天枢、上巨虚、合谷、三阴交。

【配穴】湿热痢配曲池、内庭；寒湿痢配关元、阴陵泉；疫毒痢配大椎、十宣；噤口痢加内关、中脘；休息痢配脾俞、足三里。久痢脱肛配气海、百会。

【方义】本病病位在肠、故取大肠的募穴天枢、下合穴上巨虚、原穴合谷，三穴同用，可通调大肠腑气，行气和血，气行则后重自除，血和则便脓自愈；三阴交为足三阴经交会穴，可健脾利湿。

【操作】毫针常规刺。寒湿痢、休息痢及久痢脱肛者可用温和灸、温针灸、隔姜灸或隔附子饼灸。急性痢疾每日治疗 1 ～ 2 次，慢性痢疾每日治疗 1 次。

2. 其他治疗

（1）耳针法 选大肠、直肠下段、胃、脾、肾、腹。每次 3 ～ 4 穴，毫针刺，急性痢疾用强刺激，留针 30 分钟，每日 1 ～ 2 次；慢性痢疾用轻刺激。可用埋针法或压丸法。

（2）穴位注射法 选穴参照基本治疗，用黄连素注射液，或 5% 葡萄糖注射液，或维生素 B_1 注射液，每穴注射 0.5 ～ 1mL，每日 1 次。

（3）穴位贴敷法 神阙。用平胃散研末炒热布包，趁热熨敷，用于噤口痢。

·便　秘·

便秘多与饮食不节、情志失调、劳倦体虚、外邪侵袭等因素有关。病位在肠，与脾、胃、肺、肝、肾等脏腑的功能失调有关。无论是肠腑疾患或是其他脏腑的病变影响到肠腑，使肠腑壅塞不通或肠失滋润及糟粕内停，均可导致便秘。

一、辨证

【主症】大便秘结不通，排便艰涩难解。

兼见大便干结，腹胀，口干口臭，喜冷饮，舌红，苔黄或黄燥，脉滑数，为热邪壅盛（热秘；欲便不得，嗳气频作，腹中胀痛，纳食减少，胸胁痞满，舌苔薄腻，脉弦，为气机郁滞（气秘）；虽有便意，临厕努挣乏力，挣则汗出气短，便后疲乏，大便并不干硬，面色㿠白，神疲气怯，舌淡嫩，苔薄，脉虚细，为气虚（虚秘）；大便秘结，面色无华，头晕心悸，唇舌色淡，脉细，为血虚（虚秘）；大便艰涩，排出困难，腹中冷痛，面色㿠白，四肢不温，畏寒喜暖，小便清长，舌淡苔白，脉沉迟，为阳虚阴寒内盛（冷秘）。

二、治疗

1. 基本治疗

【治法】调理肠胃，行滞通便。以大肠的背俞穴、募穴及下合穴为主。

【主穴】大肠俞、天枢、上巨虚、支沟、足三里。

【配穴】热秘配合谷、内庭；气秘配中脘、太冲；气虚配脾俞、气海；血虚配脾俞、三阴交；冷秘配神阙、关元。

【方义】大肠俞为大肠背俞穴，天枢为大肠募穴，两穴同用属俞募配穴法，上巨虚为大肠下合穴，三穴共用，通调大肠腑气，腑气通则大肠传导功能复常；支沟宣通三焦气机，三焦之气通畅，则肠腑通畅，便秘得愈；大小肠皆属于胃，足三里为足阳明胃经合穴、胃之下合穴，可调理胃肠，宣通阳明腑气而通便。

【操作】毫针刺，按虚补实泻法操作；冷秘、虚秘，神阙、关元用灸法。

2. **其他治疗**

（1）耳针法 大肠、直肠、交感、皮质下。毫针刺，中等强度或弱刺激；可用埋针法或压丸法。

（2）穴位注射法 足三里。用维生素 B_1 或 B_6、B_{12} 注射液，每次注射 1 ～ 2mL。

·癃 闭·（中医助理医师、中西医执业及助理医师均不考）

癃闭常与外邪侵袭、饮食不节、情志内伤、瘀浊内停及体虚久病等因素有关。本病病位主要在膀胱与肾，与三焦、肺、脾、肝等脏腑的气机失利密切相关。湿热蕴结、肺热气壅、肝气郁滞、瘀血结石阻塞尿路或脾虚气弱、肾阳衰惫均可导致膀胱气化功能失调，小便不能，而成癃闭。本病分为虚实两端，实证多为湿热、气滞、瘀血、结石影响膀胱的气化；虚证为脾虚气弱、肾阳衰惫，使膀胱气化无权，形成癃闭。

一、辨证

【主症】排尿困难，或点滴而出，或小便闭塞不通。

兼见口渴不欲饮，或大便不畅，舌红，苔黄腻，脉数，为膀胱湿热；多烦善怒，胁腹胀满，舌红，苔黄，脉弦，为肝郁气滞；有外伤或损伤病史，小腹满痛，舌紫暗或有瘀点，脉涩，为血阻滞；气短纳差，小腹坠胀，舌淡，苔白，脉细弱，为脾气虚弱；腰膝酸软，畏寒乏力，舌淡，苔白，脉沉细无力，为肾阳亏虚。

二、治疗

1. **基本治疗**

【治法】调理膀胱，行气通闭。取膀胱的背俞穴、募穴为主。

【主穴】中极、膀胱俞、秩边、三阴交、阴陵泉。

【配穴】膀胱湿热配委中、行间；肝郁气滞配沟、太冲；瘀血阻滞配膈俞、血海；脾气虚弱配脾俞、足三里；肾阳亏虚配肾俞、命门。

【方义】中极为膀胱的募穴，与膀胱俞相配，属俞募配穴法，可调理膀胱气化功能，通利小便；秩边为膀胱经穴，可疏导膀胱气机；三阴交为足三阴经的交会穴，可调理肝、脾、肾，助膀胱气化；阴陵泉清利下焦湿热、通利小便。

【操作】毫针常规刺。针刺中极时针尖向下，使针感能到达会阴并引起小腹收缩、抽动为佳，若膀胱充盈，针刺不可过深，以免伤及膀胱；秩边透向水道。肾阳亏虚、脾气虚弱者可温针灸。

2. **其他治疗**

（1）耳针法 肾、膀胱、肺、脾、三焦、交感、尿道。每次选 3 ～ 5 穴，毫针刺，中强刺激。可用埋针法或压丸法。

（2）穴位敷贴法 神阙。用葱白、冰片、田螺或鲜青蒿、甘草、甘遂各适量，混合捣烂后敷于脐部，外用纱布固定，加热敷。或将食盐炒黄待冷放于神阙穴填平，再用 2 根葱白压成同 0.3cm 厚的饼置于盐上，艾炷置葱饼上施灸，至温热入腹内、有尿意为止。适用于虚证。

·阳 痿·（中医助理医师、中西医执业及助理医师均不考）

阳痿的发生常与劳欲过度、七情所伤、外邪侵袭等因素有关。本病病位在宗筋，与肝、肾、心、脾相关，在经脉上主要与足厥阴、足少阴、阳明经相关。多因情志不遂、猝受惊恐、湿热浸淫、房事不节等原因致使气血不足，宗筋失养或宗筋受灼而弛纵所引起。阳痿有虚实之分，多为虚实夹杂之证。

一、辨证

【主症】阳事不举，不能进行正常性生活，或阴茎勃起不坚，时间短暂，每多早泄。

阴囊潮湿、臊臭，小便黄赤者为实证；阴茎勃起困难，时有滑精，头晕耳鸣，心悸气短，腰酸乏力者为虚证。

兼见精神抑郁，焦躁不安，少腹不舒，牵引睾丸，胸闷叹息，少寐多梦，舌边红，薄白，脉弦，为肝郁气滞；阴囊潮湿气臊，尿黄，舌红，苔黄腻，脉滑数，为湿热下注；面色淡白，腰膝酸软，头晕目眩，精神萎靡，畏寒肢冷，耳鸣，舌淡，苔白，脉沉细，为肾阳不足；面色萎黄，食欲不振，精神倦怠，失眠健忘，心悸自汗，舌淡，苔薄白，脉细弱，为心脾亏虚；心悸易惊，胆怯多疑，夜多噩梦，常有受惊吓史，苔薄白，脉弦细，为惊恐伤肾。

二、治疗

1. 基本治疗

【治法】补益肾气，疏调宗筋。以任脉穴及肾之背俞穴、原穴为主。

【主穴】关元、肾俞、太溪、三阴交、曲泉。

【配穴】肝郁气滞配太冲、内关；湿热下注配曲骨、阴陵泉；肾阳不足配命门；心脾亏虚配心俞、脾俞、足三里；惊恐伤肾配志室、胆俞。失眠多梦配内关、神门、心俞；食欲不振配中脘、足三里；腰膝酸软配命门、阳陵泉。

【方义】关元为任脉与足三阴经的交会穴，可调补肝脾肾，温下元之气；肾俞可补益元气，培肾固本；太溪为肾之原穴，可滋阴补肾；三阴交是足三阴经的交会穴，可健脾疏肝补肾；曲泉为肝经合穴，可疏调宗筋。诸穴合用，可补益肾气，强筋起痿。

【操作】毫针平补平泻；针刺关元针尖略向下斜刺，使针感向前阴放散。

2. 其他治疗

（1）耳针法 肾、肝、心、脾、外生殖器、神门、内分泌、皮质下。每次选 3 ～ 5 穴，毫针刺，弱刺激，每日或隔日 1 次。可用埋针法或压丸法。

（2）穴位注射法 关元、三阴交、肾俞、足三里。用胎盘注射液，或黄芪注射液，或当归注射液，或丙酸睾丸酮 5mg，或维生素 B_1 注射液，每次每穴注入药液 0.5 ～ 1mL，隔日 1 次。

第二节 妇儿科病证

·月经不调·（中西医助理医师不考）

月经不调主要包括月经先期、月经后期和月经先后无定期，古代文献分别称为“经早”“经迟”“经乱”。本病的发生常与感受寒邪、饮食伤脾或情志不畅等因素有关。病位在胞宫，与冲、任二脉及肾、肝、脾关系密切。月经先期多由热扰血海或虚热扰动冲任或气虚不能统血所致；月经后期多由寒凝血脉或血虚化源不足所致；月经先后无定期多由肝郁扰动冲任或肾虚精血不足所致。总之，脏腑功能失常，气血不和，冲、任二脉损伤，即可出现月经不调。

一、辨证

1. 月经先期

【主症】月经周期提前 7 天以上，甚至 10 余日一行，经期正常，连续 2 个月经周期以上。

兼见月经量多，色红或紫，质黏有块，伴面红口干，心胸烦热，小便短赤，大便干燥，舌红，苔黄，脉数，为实热；月经量少或量多，色红质稠，两颧潮红，手足心热，舌红，苔少，脉细数，为虚热；月经量少或量多，色淡质稀，神疲肢倦，心悸气短，纳少便溏，舌淡，脉细弱，为气虚。

2. **月经后期**

【主症】月经周期推迟7日以上，甚至3～5月一潮，经期正常，连续2个月经周期以上。

兼见月经量少，色淡或暗有血块，小腹冷痛或胀痛、舌暗或胖，薄白，脉沉紧或弦滑为实寒；月经量少，色淡而质稀，腰酸乏力，小腹隐痛，舌淡白，脉沉迟，为虚寒。

3. **月经先后无定期**

【主症】月经周期或提前或错后1～2周，经期正常，并连续3个月经周期以上。

兼见经量或多或少，色暗有块，胸胁、乳房、小腹作胀，喜太息，苔薄，脉弦，为肝郁；经量少，色淡质稀，腰骶酸痛，舌淡，苔白，脉沉细弱，为肾虚；经量多，色淡质稀，神疲乏力，纳少腹胀，舌淡，苔白，脉缓，为脾虚。

二、治疗

1. **基本治疗**

（1）月经先期

【治法】理气调血，固摄冲任。以任脉及足太阴经穴为主。

【主穴】关元、血海、三阴交、地机。

【配穴】实热证配曲池、太冲；虚热证配太溪；气虚证配足三里、气海、脾俞。月经过多配隐白。

【方义】关元为任脉穴，当足三阴、任脉之会，乃调理冲任的要穴；血海、三阴交为足太阴脾经穴，地机为足太阴脾经郄穴，均为妇科调经要穴。操作气虚者针后加灸或用温针灸。配穴中隐白用灸法。

（2）月经后期

【治法】益气和血，调畅冲任。以任脉及足太阴经穴为主。

【主穴】气海、三阴交、归来。

【配穴】实寒证配天枢、神阙、子宫；虚寒证配命门、关元。

【方义】气海可益气和血，温灸更可温经散寒；三阴交为足三阴经交会穴，可调补肝、脾、肾，配归来和血调经。

【操作】常规针刺，配穴按虚补实泻法操作，可用灸法或温针灸。神阙用灸法。

（3）月经先后无定期

【治法】调补肝肾，调理冲任。以任脉及足太阴经穴为主。

【主穴】关元、三阴交、肝俞。

【配穴】肝郁配期门、太冲；肾虚配肾俞、太溪；脾虚配脾俞、足三里。胸胁胀痛配膻中、内关。方义关元补肾培元，通调冲任；三阴交为足三阴经之交会穴，能补脾胃、益肝肾、调气血；肝俞乃肝之背俞穴，有疏肝理气之作用。三穴共用可调理经血。操作常规针刺，虚证可加灸。

2. **其他治疗**

（1）耳针法 子宫、内分泌、卵巢、皮质下、肾、肝、脾。每次选2～4穴，毫针刺用中等刺激，或用压丸法或埋针法。

（2）皮肤针法 选背腰部夹脊穴或背俞穴，下腹部任脉、肾经、脾经、胃经，下肢足三阴经。用皮肤针叩刺，至局部皮肤潮红，隔日1次。

（3）穴位注射法 选三阴交、血海、阴陵泉、足三里、气海、关元。每次选2～3穴，用5%当归注射液或10%丹参注射液，每穴注入药液0.5mL，隔日1次。

（4）头针法 取双侧生殖区，用毫针刺，间歇运针，留针30分钟，隔日1次。

·痛　经·

痛经病位在胞宫、冲任，与肝、肾关系密切。外邪客于胞宫，或情志不舒等导致气血滞于胞宫，冲任瘀阻，“不通则痛”，为实证；多种原因导致气血不足，冲任虚损，胞脉失于濡养，“不荣则痛”为虚证。

一、辨证

1. 实证

【主症】经前或行经期小腹剧烈疼痛，痛处拒按。

兼见小腹冷痛，可放射到股内侧及阴道和肛门，得热则舒，经血量少，色紫暗有血块，舌淡胖苔白，脉沉紧，为寒凝血瘀；小腹胀痛，可放射到胸胁、乳房，经行不畅，经色紫暗有血块，块下后痛减，舌紫暗或有瘀斑，脉沉弦或涩，为气滞血瘀。

2. 虚证

【主症】行经期或经后小腹或腰骶部绵绵隐痛，痛处喜按。

兼见腰骶部隐痛，经行量少、色红，伴头晕耳鸣，舌淡苔薄，脉沉细，为肾气亏损；小腹绵绵作痛，空坠不适，月经量少、色淡，伴神疲乏力，头晕眼花，心悸气短，舌淡苔薄，脉细弱，为气血不足。

二、治疗

1. 基本治疗

（1）实证

【治法】行气活血，调经止痛。以任脉、足太阴经穴为主。

【主穴】中极、三阴交、地机、次髎、十七椎。

【配穴】寒凝血瘀配关元、归来；气滞血瘀配太冲、血海。

【方义】中极为任脉穴，与足三阴经相交会，可通调冲任，理下焦之气；三阴交为足三阴经交会穴，能调理肝、脾、肾，活血止痛；地机为脾经郄穴，善于止痛治血，取之能行气活血止痛；十七椎、次髎是治疗痛经的经验效穴，单用即效，操作毫针泻法，寒凝者加艾灸。

（2）虚证

【治法】调补气血，温养冲任。以任脉、足阳明、足太阴经穴为主。

【主穴】关元、足三里、三阴交、次髎、十七椎。

【配穴】肾气亏损配太溪、肾俞；气血不足配气海、脾俞。

【方义】关元为任脉穴，又为全身强壮要穴，可补益肝肾，温养冲任；足三里为足阳明胃经穴，功擅补益气血；三阴交可调理肝、脾、肾，健脾益气养血。三穴合用，可使气血充足，胞宫得养，冲任自调。次髎、十七椎是治疗痛经的效穴。操作毫针补法，可加灸。

2. 其他治疗

（1）耳针法 内生殖器、内分泌、神门、交感、皮质下、肾、骶腰椎。每次选 2 ～ 4 穴，毫针刺用中等刺激，也可用压丸或埋针法。

（2）皮肤针法 选背腰部夹脊穴或背俞穴，下腹部任脉、肾经、脾经、胃经，用皮肤针叩刺，中等刺激至局部皮肤潮红，隔日 1 次。

（3）穴位注射法 关元、气海、足三里、三阴交、地机。每次选 2 ～ 3 穴，用利多卡因或当归注射液，每穴每次注入药液 2mL，隔日 1 次。

·经 闭·（中医、中西医执业及助理医师均不考）

经闭是指女子年过 16 周岁而月经尚未来潮，或经行又复中断 3 个周期以上的病证。（妊娠或哺乳期除外）其发生常与禀赋不足、七情所伤、感受寒邪、房事不节、过度节食、产育或失血过多等因素有关。本病病位主要在胞宫，与肝、肾、脾、胃有关。基本病机是血海空虚或脉道不通，前者为“血枯经闭”，后者为“血滞经闭”。

西医学中，经闭多见于下丘脑、垂体、卵巢、子宫等功能失调，或甲状腺、肾上腺等疾病中，消耗性疾病、过度节食导致的营养不良也会引起闭经。

一、辨证

【主症】女子年逾 16 周岁尚未初潮或经行又复中断 3 个月经周期以上。

（1）血枯经闭 兼见头晕耳鸣，腰膝酸软，口干咽燥，五心烦热，潮热盗汗，舌红，苔少，脉弦细，为肝肾不足；头晕目眩，心悸气短，神疲肢倦，食欲不振，舌淡，苔薄白，脉沉缓，为气血亏虚。

（2）血滞经闭 兼见情志抑郁，或烦躁易怒，胸胁胀满，小腹胀痛拒按，舌质紫暗或有瘀斑，脉沉弦，为气滞血瘀；小腹冷痛，形寒肢冷，喜温暖，苔白，脉沉迟，为寒凝胞宫；形体肥胖，胸胁满闷，神疲倦怠，白带量多，苔腻，脉滑，为痰湿阻滞。

二、治疗

1. 基本治疗

（1）血枯经闭

【治法】调补冲任，养血通经。以任脉及足阳明、足太阴经穴为主。

【主穴】关元、足三里、归来。

【配穴】肝肾不足配太溪、肝俞；气血亏虚配气海、脾俞。

【方义】关元为任脉与足三阴经交会穴，可补下焦真元而化生精血；足三里为足阳明胃经合穴，健脾胃而化生气血；归来位于下腹部，具有活血调经作用，为治疗闭经的效穴。

【操作】毫针补法，可灸。

（2）血滞经闭

【治法】通调冲任，活血通经。以任脉及足太阴、手阳明经穴为主。主穴中极血海三阴交合谷配穴气滞血瘀配膈俞、太冲；寒凝胞宫配子宫、命门、神阙；痰湿阻滞配阴陵泉、丰隆。

【方义】中极为任脉穴，能通调冲任，疏通下焦；血海、合谷、三阴交活血通经，三穴活血化瘀作用明显，同用可以使气血、冲任调和，经闭可通。

【操作】毫针泻法。

2. 其他治疗

（1）耳针法 内分泌、内生殖器、皮质下、肝、肾、脾。每次选 2 ～ 4 穴，毫针刺用中等刺激，也可用压丸或埋针法。

（2）皮肤针法 腰骶部相应背俞穴及夹脊穴，下腹部任脉、肾经、胃经、脾经、带脉等。用皮肤针从上而下，用轻刺激或中等刺激，循经每隔 1cm 叩刺一处，反复叩刺 3 遍，隔日 1 次。

（3）穴位注射法 关元、归来、足三里、三阴交、血海、肾俞。每次选 2 ～ 3 穴，用黄芪、当归、红花等注射液，或用维生素 B_1 注射液，每穴每次注入药液 1 ～ 2mL，隔日 1 次。

·崩 漏·（中西医助理医师不考）

本病多与素体阳盛或劳倦思虑、饮食不节、房劳多产、七情内伤等产生的湿、热、瘀有关。病位在胞宫，与冲、任二脉及肝、脾、肾关系密切。多种原因导致的虚（脾、肾）、热和瘀，均可使子宫藏泻失常，使冲任不固，不能制约经血，从而导致崩漏的发生。

一、辨证

1. 实证

【主症】经血非时暴下，量多势急，或淋漓不断，色红质稠或夹血块。

月经量多，色鲜红或深红，质稠，伴心烦口渴，舌红，苔黄，脉数，为血热；月经时多时少，色紫暗有块，小腹胀痛，块下则减，舌暗有瘀点，脉弦或涩，为血瘀。

2. 虚证

【主症】久崩久漏，淋漓难尽，色淡质稀。

兼见月经量多，色淡质稀，伴头晕心悸，纳呆便溏，苔白，脉沉弱，为脾虚；经来无期，量或多或少，伴畏寒肢冷，腰酸肢冷，夜尿频多，舌淡，苔薄白，脉沉细，为肾阳虚；经乱无期，出血量少，色红质黏稠，伴头晕耳鸣，腰膝酸软，舌红，苔少，脉细数，为肾阴虚。

二、治疗

1. **基本治疗**

【治法】调理冲任，固崩止漏。以任脉及足太阴经穴为主。

【主穴】关元、三阴交、隐白。

【配穴】血热配血海、行间、曲池；血瘀配血海、太冲；脾虚配脾俞、足三里；肾阳虚配肾俞、命门；肾阴虚配肾俞、太溪。

【方义】关元属任脉，又与足三阴经交会，有通调冲任，固摄经血的作用；三阴交为足三阴经交会穴，可硫调足三阴之经气，以健脾益胃，调肝固肾，理气调血；隐白为足太阴经井穴，可健脾统血。

【操作】关元针尖向下斜刺，使针感传至耻骨联合上下；隐白穴用灯火灸或麦粒灸；气滞血瘀可配合刺络法；肾虚、脾虚可在腹部和背部施灸。

2. **其他治疗**

（1）皮肤针法　腰骶部督脉、足太阳经。用皮肤针从上而下，用轻刺激或中等刺激，循经每隔1cm叩打一处，反复叩刺3遍，隔日1次。

（2）穴位注射法　气海、关元、中极、膈俞、血海。用维生素 B_1 或黄花、当归等注射液，每穴可注射药液2mL，每日1次。

（3）三棱针法　在腰骶部督脉或足太阳经上寻找反应点，每次选2～4个点，用三棱针挑刺，将皮下纤维挑断，每月1次，连续治疗3次。

·带下病·（中医助理医师、中西医执业及助理医师均不考）

本病病位在胞宫，与带脉、任脉及脾、肾关系密切。感受湿邪、素体虚弱、饮食劳倦等导致脾虚运化失职或肾虚蒸腾失司，使湿邪伤及任、带二脉，任脉失固，带脉失约，以致带下量明显增多，色质味异常而为病。

一、辨证

【主症】带下明显增多，色、质、气味异常。

兼见带下色白质稀，绵绵不断，小腹发冷，腰部酸痛，小便频数清长，夜间尤甚，大便溏薄，舌淡，苔薄白，脉沉，为肾虚不固；带下色白或淡黄，无臭味，质黏稠，连绵不断，面色萎黄，食少便溏，神疲乏力，舌淡，苔白腻，脉濡弱，为脾虚湿盛；带下色黄稠黏，如脓如涕，气秽臭，阴中瘙痒，小腹作痛，小便短赤，身热，口苦咽干，舌红，苔黄，脉滑数，为湿热下注。

二、治疗

1. **基本治疗**

【治法】补益肾气，健脾利湿，固摄带脉。以足少阳经、任脉及足太阴经穴为主。

【主穴】带脉、中极、白环俞、三阴交、阴陵泉。

【配穴】肾虚不固配关元、肾俞；脾虚湿盛配气海、足三里、脾俞；湿热下注配水道、次髎、行间。

【方义】带脉穴固摄带脉，调理经气；中极可利湿化浊，清理下焦；白环俞助膀胱之气化以化湿邪；三阴交健脾利湿，调理肝肾以止带；阴陵泉健脾利湿以止带。

【操作】毫针刺，带脉用平补平泻法，其余主穴用泻法。

2. **其他治疗**

（1）耳针法内　生殖器、内分泌、肾上腺、三焦、脾、肾、肝。毫针用中等刺激，可用埋针法或压丸法。

（2）刺络拔罐法　十七椎、八髎周围寻找瘀血络脉。三棱针点刺出血，加拔火罐，留罐10分钟，每周治疗2次。适宜于湿热下注所致的带下过多。

·乳　少·（中医助理医师、中西医执业及助理医师均不考）

缺乳病位在乳房，胃经经过乳房，肝经至乳下，脾经行乳外，故本病与胃、肝、脾关系密切。乳汁由气血化生，赖肝气疏泄与调节，因而乳汁生化不足或乳络不畅均可导致乳少。

一、辨证

【主症】产后乳汁分泌量少，甚或乳汁全无。

兼见乳汁清稀，乳房柔软无胀感，面色苍白，唇甲无华，神疲乏力，食少便溏，舌淡，苔薄白，脉虚细，为气血不足；乳房胀满疼痛，情志抑郁不乐，胸胁胀闷，脘痞食少，舌红，苔薄黄，脉弦，为肝气郁结；乳房硕大，形体肥胖，食多膏粱，舌淡胖，苔腻，脉滑，为痰浊阻络。

二、治疗

1. 基本治疗

【治法】调理气血，疏通乳络。以任脉及足阳明经穴为主。

【主穴】膻中、肩井、乳根、少泽。

【配穴】气血不足配气海、足三里；肝气郁结配太冲、期门；痰浊阻络配丰隆、中脘。

【方义】义膻中、肩井善于调理气机而疏通乳络；乳根位于乳房局部，可催生乳汁；少泽为生乳、通乳之经验效穴。

【操作】常规针刺。

2. 其他治疗

（1）皮肤针法 背部从肺俞至三焦俞及乳房周围。叩刺强度根据证候的虚实决定，一般多用轻刺激或中等刺激。背部从上而下每隔 2cm 即打一处，并可沿肋间向左右两侧斜行叩刺乳房周围做放射状叩刺，乳晕部做环形叩刺，每次叩刺 10 分钟，每日 1 次。

（2）耳针法 内分泌、交感、皮质下、胸、肝、脾、肾。每次选 2 ～ 3 穴，毫针用中等刺激。可用埋针法或压丸法。

·遗 尿·

本病病位在膀胱，与任脉及肾、肺、脾、肝关系密切。多由禀赋不足、病后体弱，导致肾气不足，下元虚冷，膀胱约束无力，或病后脾肺气虚，水道制约无权，因而发生遗尿；另外，肝经热郁化火，也可迫注膀胱而致遗尿。

一、辨证

【主症】睡中小便自遗，醒后方觉，数夜或每夜一次，甚至一夜数次。

兼见神疲乏力，面色苍白，肢凉怕冷，白天小便亦多，舌淡，苔薄白，脉沉细无力，为肾气不足；疲劳后遗尿加重，少气懒言，食欲不振，大便溏薄，自汗出，舌淡，苔薄，脉细无力，为脾肺气虚；量少色黄味臊，性情急躁，面赤唇红，或夜间龂齿，舌红，苔黄，脉弦滑数，为肝经郁热。

二、治疗

1. 基本治疗

【治法】调理膀胱，温肾健脾。以任脉穴及膀胱的背俞穴、募穴为主。

【主穴】关元、中极、膀胱俞、肾俞、三阴交。

【配穴】肾气不足配、命门、太溪；脾肺气虚配肺俞、气海、足三里；肝经郁热配蠡沟、太冲。夜梦多配百会、神门。

【方义】关元为任脉与足三阴经交会穴，配肾俞可培补元气，固摄下元；中极、膀胱俞合用为膀胱之俞募配穴，可振奋膀胱气化功能；三阴交为足三阴经交会穴，可通调肝、脾、肾三经经气，健脾益气，益肾固本而止遗尿。

【操作】毫针补法，多灸。下腹部穴位针尖向下斜刺，以针感达到前阴部为佳。

2. 其他治疗

（1）耳针法 肾、膀、皮质下、内分泌、尿道、脑点。每次取 2 ～ 4 穴，毫针刺。可用埋针法、压丸法。

（2）皮肤针法 夹脊穴、气海、关元、中极、膀胱俞、八髎、肾俞、脾俞。叩刺至局部皮肤潮红，也可叩刺后加拔火罐。

（3）穴位注射法 肾俞、次髎、膀胱俞、三阴交。用1%普鲁卡因注射液，每穴1mL，三穴交替使用，每日1次。

第三节 皮外伤科病证

·隐 疹·（中西医助理医师不考）

隐疹病位在肌肤腠理，与感受风邪及脏腑气血盛衰关系密切。腠理不固，风邪入侵；或因体质素虚，食用鱼虾荤腥食物，致胃肠积热，复感风邪，均可使邪郁腠理而发病。基本病机是营卫失和，邪郁腠理。本病以实证多见，也有虚实夹杂之证。

一、辨证

【主症】皮肤上出现风团，发无定处，时发时退，伴有瘙痒，消退后不留痕迹。

急性者发病急骤，初起皮肤瘙痒、潮红，继则皮肤上突然出现大小不等、形状不一的皮疹，搔抓后疹块连片，其色或红或白，高起皮肤，边界清楚，发病迅速，消退亦快，消退后不留任何痕迹。慢性者常反复发作，缠绵难愈。中兼见风团色红，灼热剧痒，遇热加重，舌红，苔薄黄，脉浮数，为风热袭表；风团色白，遇风寒加重，舌淡，苔薄白，脉浮紧，为风寒袭表；风团色红，脘腹疼痛，恶心呕吐，舌红，苔黄腻，脉滑数，为胃肠积热；风疹反复发作，午后或夜间加剧，口干，舌红，苔少，脉细数无力，为血虚风燥。

二. 治疗

1. 基本治疗

【治法】祛风止痒，养血和营。以手阳明、足太阴、足太阳经穴为主。

【主穴】曲池、合谷、血海、委中、膈俞。

【配穴】风热袭表配大椎、风池；风寒袭表配风门、肺俞；胃肠积热配足三里、天枢；血虚风燥配足三里、三阴交。呼吸困难配天突；恶心呕吐配内关。

【方义】病在阳之阳（皮肤）者，取阳之合，故取手阳明大肠经之合穴曲池，与合谷同用，善于开泄，既可疏风解表，又能清泻阳明，无论外邪侵袭还是胃肠积热者皆可用之；本病邪在营血，膈俞为血之会穴，可活血祛风；委中又名血郡，亦为阳之合，与血海同用，可理血和营。操作毫针浅刺。委中、膈俞可点刺出血。急性者每日1～2次，慢性者隔日1次。

2. 其他治疗

（1）拔罐法 神阙。拔火罐，留罐5分钟后起罐，反复拔3次，或用闪罐法，以局部充血为度。适用于急性荨麻疹，见效较快。

（2）穴位注射法 曲池、血海、三阴交。每次交替选用2穴，5%当归注射液，每穴注入2mL药液。

（3）穴位埋线法 大椎、肺俞、膈俞、曲池、血海、三阴交。每次选2～3穴。适用于慢性荨麻疹。

·蛇串疮·

本病病位在皮部，主要与肝、脾相关。多由于情志内伤，肝经郁热，热溢皮肤，或脾虚生湿，感染毒邪，湿热火毒蕴结肌肤而成。年老体弱者，常因血虚肝旺，气血凝滞，而致疼痛剧烈，病程迁延。本病以实证多见，也有本虚标实之证。

一、辨证

【主症】初起时患部皮肤灼热刺痛、发红，继则出现簇集性粟粒大小丘状疱疹，多呈带状排列，多发生于身体一侧，以腰、胁部最为常见。疱疹消失后部分患者可遗留疼痛，可持续数月或更久。

兼见皮损色鲜红，灼热疼痛，水疱饱满，疱壁紧张，口苦咽干，烦躁易怒，苔黄，脉弦滑数，为肝经火毒；皮损色淡红，疱壁松弛，常有烂渗出液，起黄白水疱，脘腹痞闷，苔黄腻，脉滑数，为脾经湿热；皮疹消退后遗留顽固性疼痛，皮肤色暗，为瘀血阻络。

二、治疗

1. 基本治疗

【治法】泻火解毒，通络止痛。以局部阿是穴、病变相应节段夹脊穴及手足少阳经穴为主。

【主穴】阿是穴、夹脊穴、支沟、阳陵泉、行间。

【配穴】肝经火毒配侠溪、太冲；脾经湿热配阴陵泉、血海；瘀血阻络配合谷、血海。便秘配天枢；心烦配神门。

【方义】皮损局部围刺及刺络拔罐，可活血通络、祛瘀泻毒；相应节段夹脊穴调畅患部气血；支沟、阳陵泉清泻少阳之邪热；行间为足厥阴肝经荥穴，具有疏肝泻热之功。诸穴合用，清热泻火、通络止痛。

【操作】皮损局部围针、浅刺，在疱疹带的头、尾各刺一针，两旁则根据疱疹带的大小选取数点，向疱疹带中央沿皮平刺。或用三棱针点刺疱疹及周围，拔火罐，令每罐出血 3 ～ 5mL。夹脊穴向脊柱方向斜刺 1.5 寸，行捻转泻法，可用电针。

2. 其他治疗

（1）火针法 以碘伏消毒，在疱疹起止的两端及中间选定治疗部位，根据疱疹簇的大小确定所刺针数，以簇中疱疹数量的 1/3 ～ 1/2 为宜。进针深度以针尖刺破疱疹，达到其基底部为度。对于较大的脓疱或血疱即直径＞ 0.5cm 者，用粗火针点刺。刺后加拔火罐。患者就诊前 3 天每日治疗 1 次，之后隔日 1 次。适用于疱疹期。

（2）艾灸法 疱疹患处阿是穴。用艾条回旋灸，以热引热，外透毒邪。每个部位施灸 3 ～ 5 分钟。或用铺棉灸，将药棉撕成薄薄的一片，面积同疱疹大小，覆盖疱疹，从一边点燃。注意棉花片要足够薄，不要灼伤局部皮肤。

（3）灯火灸 用灯心草蘸麻油，点燃后对准水疱中央点灼，发出清脆“啪”声即可。水疱破处可涂碘伏消毒。

·神经性皮炎·（中医助理医师、中西医执业及助理医师均不考）

本病病位在肌肤腠理络脉，与肺、肝关系密切。多与情志不遂、风热侵袭、过食辛辣等因素有关。基本病机是风热外袭或郁火外窜肌肤，化燥生风，肌肤失养。本病以实证多见，也有虚实夹杂之证。

一、辨证

【主症】初起时颈项后、肘膝关节、腰骶或会阴等部位瘙痒但无皮疹；随后皮肤出现正常皮色或淡红色、粟米至米粒大小、扁平有光泽的皮疹，呈圆形或多角形，密集成群；日久皮损逐渐融合扩大成片，皮肤增厚、粗糙，呈皮革样、苔藓样变，搔抓后有脱屑，阵发性剧痒。

发病初期，皮肤瘙痒，丘疹呈正常皮色或红色，食辛辣食物后加重，舌淡红，苔薄黄，脉濡或浮数，为风热侵袭；因情志不畅而诱发或加重，心烦易怒，口苦咽干，舌红，脉弦，为肝郁化火；病久皮肤增厚，干燥粗糙，色素沉着，舌淡，苔薄，脉细，为血虚风燥。

二、治疗

1. 基本治疗

【治法】疏风止痒，清热润燥。以病变局部阿是穴及手阳明、足太阴经穴为主。

【主穴】阿是穴、曲池、血海、膈俞。

【配穴】风热侵袭配外关、风池；肝郁化火配肝俞、行间；血虚风燥配肝俞、足三里阴交。

【方义】阿是穴，既可宣散局部的风热郁火，又能疏通患部的经络气血，使患部肌肤得以濡养；曲池祛风清热止痒；血海、膈俞调和营血。

【操作】患部阿是穴围刺。并可艾灸，局部选用铺棉灸或隔姜灸均可。

2. 其他治疗

（1）皮肤针法　患部阿是穴。由外向内螺旋式叩刺，以少量出血为度，3日1次。同时可配合拔罐或艾条灸。

（2）耳针法 肺、肝、神门、相应病变部位。毫针刺法或压丸法。

·乳　癖·（中医助理医师、中西医执业及助理医师均不考）

本病病位在乳房部，与胃、肝关系密切。多因情志内伤、忧思恼怒，导致肝脾郁结，气血逆乱，痰浊内生，阻于乳络而成。足阳明胃经过乳房，足厥阴肝经至乳下，故乳癖与足厥阴肝经、足阳明胃经关系密切。基本病机为气滞痰凝，冲任失调。病性以实证多见，也有虚实夹杂之证。

一、辨证

【主症】单侧或双侧乳房发生单个或多个大小不等的肿块，增长缓慢，胀痛或压痛，表面光滑，边界清楚，推之可动，质地坚韧或呈囊性感。

兼见急躁易怒，经行不畅，舌红，苔薄黄，脉弦滑，为肝郁气滞；乳房肿块胀痛，胸闷不舒，恶心欲呕，苔腻，脉滑，为痰浊凝结；乳房肿块和疼痛在月经前加重，腰酸乏力，月经失调，色淡量少，舌淡，脉沉细，为冲任失调。

二、治疗

1. 基本治疗

【治法】理气化痰，调理冲任。以任脉、足阳明、足厥阴经穴为主。

【主穴】膻中、乳根、屋翳、期门、足三里、太冲。

【配穴】肝郁气滞配肝俞、内关；痰浊凝结配丰隆、中脘；冲任失调配关元、肝俞、肾俞。

【方义】膻中为气会，合期门可宽胸理气，散结化滞；乳根、屋翳位于乳房局部，属胃经，可通调阳明经气；期门邻近乳房，为肝之募穴，疏肝气，调冲任；循经远取足三里、太冲，分别疏通胃经、肝经气机。诸穴合用，可使痰化结散。

【操作】毫针泻法。膻中向患侧乳房平刺。

2. 其他治疗

（1）耳针法 内分泌、胸、乳腺、肝、胃、卵巢。毫针中度刺激，或用压丸法。

（2）穴位注射法 乳根、屋翳、肩井、天宗、足三里。每次选2～3个穴位，用当归或丹参注射液、维生素B_{12}注射液，按1∶1比例混合，每穴注入药液0.5mL左右。

·项　痹·（中西医助理医师不考）

本病与伏案久坐、跌仆损伤、外邪侵袭或年迈体弱、肝肾不足等有关。颈部感受风寒，阻痹气血，或劳作过度、外伤，损及筋脉，气滞血瘀，或年老肝血亏虚、肾精不足，筋骨失养，皆可使颈部经络气血不利，不通则痛。本病病位在颈部筋骨，与督脉，手足太阳、少阳经脉关系密切。基本病机是筋骨受损，经络气血阻滞不通。

一、辨证

【主症】头枕、颈项、肩背、上肢等部位疼痛，及进行性肢体感觉和运动功能障碍。

（1）辨经络 颈项、后枕部疼痛，项部僵紧不舒，为督脉、足太阳经证；颈项部不舒，压痛明显，疼痛可沿前臂尺侧放射，第4～5指麻木，为手太阳经证；颈、肩、上臂的外侧和前臂桡侧发生放射性疼痛、麻木，可伴有拇指、食指和中指麻木，为手阳明经证。

（2）辨证候 久卧湿地或夜寐露肩而致项强脊痛，肩臂酸楚，颈部活动受限，甚则手臂麻木冷痛，遇寒加重，舌淡苔白，脉弦紧，为风寒痹阻；若在外伤后出现颈项、肩臂疼痛，手指麻木，劳累后加重，项部僵直或肿胀，活动不利，肩胛冈上下窝及肩峰有压痛，舌质紫暗有瘀点，脉涩，为劳伤血瘀；颈项、肩臂疼痛，四肢麻木乏力，头晕耳鸣，腰膝酸软，遗精或月经不调，舌红少苔，脉细弱，为肝肾亏虚。

二、治疗

1. 基本治疗

【治法】舒筋骨，通经络。取局部穴位及手足太阳经穴为主。

【主穴】颈夹脊、阿是穴、天柱、后溪、申脉。

【配穴】督脉、足太阳经证配风府、昆仑；手太阳经证配小海、少泽；手阳明经证配肩曲池、合谷；风寒痹阻配风门、大椎；劳伤血瘀配膈俞、合谷；肝肾亏虚配肝俞、肾俞。头晕头痛配百会、风池；恶心、呕吐配中脘、内关；耳鸣、耳聋配听宫、外关。

【方义】颈夹脊、阿是穴、天柱为局部选穴，可疏调颈部气血，舒筋骨，通经络；后溪、申脉分属手足太阳经，且为八脉交会穴，后溪通督脉，申脉通阳跷脉，两穴上下相配，功在疏导颈项、肩胛部气血。

【操作】毫针泻法或平补平泻法。颈夹脊针刺时强调针感传至患侧肩背、前臂。

2. 其他治疗

（1）穴位注射法 阿是穴。用利多卡因，或维生素 B_2 注射液、当归注射液，每次每穴注射 1mL。

（2）刺络拔罐法 大椎、颈夹脊、天柱、肩井、阿是穴。皮肤针叩刺使皮肤发红并有少量出血，然后加拔火罐。

·【附】落枕·

落枕常与睡眠姿势不正，或枕头高低不适，或因负重颈部过度扭转，或寒邪侵袭颈背部等因素有关。本病病位在颈项部经筋，与督脉、手足太阳和足少阳经密切相关。基本病机是经筋受损，筋络拘急，气血阻滞不通。本病属于实证。

治疗

1. 基本治疗

【治法】调气活血，舒筋通络。以局部阿是穴为主，配合远端取穴。

【主穴】天柱、阿是穴、外劳宫。

【配穴】督脉、太阳经证配后溪、昆仑；少阳经证配肩井、外关。肩痛配肩髃；背痛配天宗。

【方义】天柱、阿是穴可疏导颈项部气血；外劳宫又称落枕穴，是治疗本病的经验穴。局部与远端穴位相配，舒筋通络止痛。

【操作】先刺远端穴外劳宫，持续捻转行针，同时嘱患者慢慢活动颈项，一般疼痛即可缓解；再针局部腧穴。若有感受风寒史，颈部穴位可加艾灸；若由颈项部过度扭转所致，可点刺出血，加拔罐。

2. 其他治疗

（1）拔罐法 疼痛轻者直接在患侧项背部行闪罐法，顺着肌肉走行进行拔罐。疼痛较重者可先在局部用皮肤针叩刺出血，再拔火罐，也可行走罐法。

（2）耳针法 颈、颈椎、肩、枕、神门。每次选 2 ～ 3 穴，毫针刺，中等刺激，持续行针时嘱患者徐徐活动颈项部，或用压丸法。

·肩 痹·

本病多与体虚、劳损、风寒侵袭肩部等因素有关。病位在肩部经筋，与手三阳、手太阴经密切相关。手三阳经及手太阴经分别循行于肩前、肩外、肩后及肩内侧，肩部感受风寒，气血痹阻，或劳作过度、外伤，损及筋脉，气滞血瘀，或年老气血不足，筋脉失养，皆可使肩部筋脉气血不利，不通或不荣而痛。本病以实证为主，也有本虚标实之证。

一、辨证

【主症】肩部疼痛、酸重，呈静止痛，有时可向颈部和整个上肢放射，常因感受风寒、天气变化及劳累而诱发或加重，日轻夜重，肩前、后及外侧均有压痛；主动和被动外展、后伸、上举等功能明显受限。病变早期以肩部疼痛为主，后期以肩关节活动受限为主。病情迁延日久，可出现肩部肌肉萎缩。

以肩前区疼痛为主，后伸疼痛加剧，为手阳明经证；以肩外侧疼痛为主，外展疼痛加剧为手少阳经证；以肩后侧疼痛为主，肩内收时疼痛加剧，为手太阳经证；以肩前近腋部疼痛为主且压痛明显，为手太阴经证。

二、治疗

1. 基本治疗

【治法】通经活络，舒筋止痛。以局部穴位为主，配合循经远端取穴。

【主穴】肩前、肩髃、肩髎、肩贞、阿是穴、曲池、阳陵泉。

【配穴】手阳明经证配合谷；手少阳经证配外关；手太阳经证配后溪；手太阴经证配列缺。

【方义】肩髃、肩髎、肩贞，分别为手阳明、手少阳、手太阳经穴，加奇穴肩前和阿是穴均为局部选穴，配远端曲池、阳陵泉，远近配穴，可疏通肩部经络气血，行气活血而止痛。操作先刺远端穴，行针后鼓励患者运动肩关节；肩部穴位要求有强烈的针感，可加灸法、电针治疗。

2. 其他治疗

（1）火针法 阿是穴。常规消毒后，将火针置酒精灯上烧红，迅速点刺阿是穴 2 ～ 3 次，出针后用干棉球轻轻揉按针眼。疼痛剧烈可每日治疗 1 次，慢性疼痛可 3 ～ 5 日治疗 1 次。

（2）刺络拔罐法 阿是穴。皮肤针叩刺使少量出血，加拔罐。

·肘　劳·（中医助理医师、中西医执业及助理医师均不考）

肘劳主要与肘部的慢性劳损有关。病位在肘部手三阳经筋。前臂在反复地做拧、拉、旋转等动作时，可使肘部的经筋发生慢性损伤，以致劳伤气血，血不荣筋，筋骨失养，风寒之邪乘虚侵袭肘关节，手三阳经筋受损，筋脉不通，气血阻滞导致本病。本病属于实证。

一、辨证

【主症】肘关节活动时疼痛，有时可向前臂、腕部和上臂放射，局部肿胀不明显，有明显而固定的压痛点，肘关节活动不受限。

肘关节外上方（肱骨外上髁周围）有明显的压痛点，为手阳明经筋证；肘关节外部（尺骨鹰嘴处）有明显的压痛点，为手少阳经筋证；肘关节内下方（肱骨内上髁周围）有明显的压痛点，为手太阳经筋证。

1. 基本治疗

【治法】舒筋通络，活血止痛。以局部阿是穴为主。

【主穴】阿是穴。

【配穴】手阳明经筋证配肘髎、合谷；手少阳经筋证配外关、天井；手太阳经筋证配阳谷方义阿是穴疏通局部筋脉气血，活血止痛。

【操作】在局部压痛点采用多向透刺，或做多针齐刺，得气后留针。局部可加温和灸、隔姜灸或天灸。亦可取阿是穴和配穴用电针治疗。

2. 其他治疗

（1）刺络拔罐法 阿是穴。皮肤针叩刺或三棱针点刺出血后拔罐，3 ～ 5 日治疗 1 次。

（2）火针法 阿是穴。常规消毒后将火针置酒精灯上烧红，迅速点刺，3 ～ 5 日治疗 1 次。

（3）穴位注射法 阿是穴。当归注射液，注入 1mL，隔日 1 次。

（4）针刀疗法 用针刀松解肱骨外上髁、肱骨内上髁部位肌腱附着点的粘连。

·腰 痛·

腰痛的病位在腰部，腰为肾之府，肾经贯脊属肾，膀胱经夹脊络肾，督脉并于脊里，故本病与肾及足太阳膀胱经、督脉等关系密切。感受外邪、跌仆损伤、年老体衰、劳欲太过等因素导致腰部经络气血阻滞，或经络失于温煦、濡养，均可致腰痛。本病有虚证、实证、虚实夹杂之证。

一、辨证

【主症】腰部疼痛。

（1）辨经络 疼痛位于腰脊中线部，并有明显压痛，为督脉证；疼痛位于腰脊两侧，并有明显压痛，为足太阳经证。

（2）辨证候 腰部有受寒史，阴雨风冷时加重，腰部冷痛重着、酸麻，或拘挛不可俯仰，或痛连臀腿，舌苔白腻，脉沉，为寒湿腰痛；腰部有扭挫或陈伤史，劳累、晨起、久坐加重，腰部两侧肌肉触之有僵硬感，痛处固定不移，舌暗，脉细涩，为瘀血腰痛；起病缓慢，隐隐作痛，或酸多痛少，乏力易倦，脉细，为肾虚腰痛。

二、治疗

1. 基本治疗

【治法】舒筋活络，通经止痛。以局部阿是穴及足太阳经穴为主。

【主穴】肾俞、大肠俞、阿是穴、委中。

【配穴】督脉证配命门、后溪；足太阳经证配昆仑。寒湿腰痛配腰阳关；瘀血腰痛配膈俞；肾虚腰痛配志室、太溪；腰骶疼痛配次髎、腰俞；腰眼部疼痛明显配腰眼。

【方义】“腰为肾之府”，肾俞可益肾壮腰；大肠俞、阿是穴属近部选穴，可疏调局部筋脉气血，通经止痛；“腰背委中求”，取委中可疏利膀胱经气，祛除经络之瘀滞。

【操作】寒湿证加灸法；瘀血证局部加拔火罐，委中刺络放血。

2. 其他治疗

（1）皮肤针法 腰部疼痛部位。皮肤针叩刺出血，加拔火罐。适用于寒湿腰痛和瘀血腰痛。

（2）针刀疗法 腰部痛点。行针刀治疗，每周 1 次。适用于第 3 腰椎横突综合征。

（3）穴位注射法 腰部痛点。地塞米松 5mL 和利多卡因 2mL 混合液，消毒后刺入痛点，无回血后推药液，每点注射 0.5 ～ 1mL。

·【附】急性腰扭伤·（中西医助理医师不考）

急性腰扭伤是指腰部软组织由于过度牵拉，肌肉、筋膜、韧带等急性损伤，主要表现为腰部疼痛、活动受限的疾病。

本病属于中医学腰部伤筋范畴，又称“闪腰”“岔气”。其发生常与剧烈运动、用力不当、跌仆损伤等因素有关。本病病位在腰部经筋，与膀胱经、督脉等经脉关系密切。基本病机是腰部经络气血壅滞，不通则痛。

治疗

1. 基本治疗

【治法】行气止痛，舒筋活血。以局部穴及上肢奇穴为主。

【主穴】腰痛点、阿是穴、委中、后溪。

【配穴】督脉证配水沟；足太阳经证配昆仑。

【方义】局部阿是穴可祛瘀通络，舒筋活血；远端选手背腰痛点，为经验用穴；委中为足太阳膀胱经穴，可疏调腰背部膀胱经之气血；后溪为手太阳小肠经输穴，手、足太阳同名经脉气相通，后溪穴又为八脉交会穴之一，通督脉，故针刺该穴可行气血而通经络，使受伤组织功能恢复正常。

【操作】首先选奇穴腰痛点和后溪穴，行较强的捻转提插泻法 1 ～ 3 分钟，同时嘱患者慢慢活动腰部；再让患者俯卧位，在腰骶部寻找压痛点，施以毫针泻法，并拔火罐。

2. **其他治疗**

（1）刺络拔罐法 阿是穴。皮肤针重叩至微出血，或三棱针点刺出血，加拔火罐。

（2）艾灸法 阿是穴、肾俞、次髎。用艾条悬灸或隔姜灸，灸至皮肤潮红为度，每次 15 ～ 20 分钟，常在扭伤后 24 小时以后施灸。适用于素体虚弱的患者。

（3）电针法 委中、腰阳关、大肠俞、腰痛点、阿是穴。每次选穴 2 对，针刺得气后，用低频电刺激 10 ～ 20 分钟，强度以患者舒适为度，每日 1 次。

·坐骨神经痛·（中医助理医师、中西医执业及助理医师均不考）

坐骨神经痛病位主要在足太阳、足少阳经脉和经筋。其发生与感受外邪、跌仆损伤等有关。感受风寒湿邪或湿热下注，痹阻经脉，腰部跌仆闪挫，损伤筋脉，均可导致经络不通，气血瘀滞而发生本病。本病以实证为主，也有虚证及虚实夹杂之证。

一、辨证

【主症】腰或臀、大腿后侧、小腿后外侧及足外侧的放射样、电击样、烧灼样疼痛。

（1）辨经络 疼痛沿腰或臀、大腿后侧、小腿后侧及足外侧放射痛，为足太阳经证；疼痛沿臀、大腿、小腿外侧至足外侧呈放射痛，为足少阳经证。

（2）辨证候 腰腿冷痛、重痛，遇冷加重，得温则减，舌质淡，苔白滑，脉沉迟，为寒湿证；腰腿疼痛剧烈，痛如针刺，痛处固定不移，夜间加重，或伴有外伤史，舌质紫暗，脉涩，为血瘀证；痛势隐隐，喜揉喜按，劳则加重，舌淡，脉细，为气血不足证。

二、治疗

1. **基本治疗**

【治法】通经止痛。以足太阳、足少阳经穴为主。

【主穴】

足太阳经证：腰夹脊、阿是穴、秩边、殷门、委中、承山、昆仑。

足少阳经证：腰夹脊、阿是穴、环跳、阳陵泉、悬钟、丘墟。

【配穴】寒湿证配命门、腰阳关；血瘀证配血海、三阴交；气血不足证配足三里、三阴交。

【方义】腰夹脊为治疗腰腿疾病的要穴，与阿是穴合用可疏通局部气血；由于本病病位在足太阳、足少阳经，故循经取足太阳和足少阳经穴以疏导两经闭阻不通之气血，达到“通则不痛”的目的。

【操作】腰臀部腧穴可适当深刺，使针感沿足太阳经或足少阳经产生向下放射感为度，不宜多次重复。寒湿证可加用灸法。

2. **其他治疗**

（1）穴位注射法 阿是穴。用利多卡因，或维生素 B_1，或维生素 B_{12}，或当归注射液等，每穴注射 1 ～ 2mL，每日或隔日 1 次。

（2）电针法 根性坐骨神经痛取 L_4 ～ L_5 夹脊、阳陵泉或委中；干性坐骨神经痛取秩边或环跳、阳陵泉或委中。针刺后通电，用密波或疏密波，刺激量逐渐由中度到强度。

（3）刺络拔罐法 腰骶部阿是穴。用皮肤针叩刺，或用三棱针在压痛点点刺出血，并加拔火罐。适用于根性坐骨神经痛。

·踝关节扭伤·（中西医助理医师不考）

踝关节扭伤是指踝关节部位韧带、肌腱、关节囊等软组织损伤引起的以踝关节肿胀、疼痛，甚至活动受限为主要表现的一种疾病。临床根据损伤部位分为内翻型和外翻型两种；根据损伤程度分韧带损伤、部分撕裂伤和完全断裂三型。若急性韧带损伤修复不佳，韧带松弛，易致复发性损伤。

中医称本病为“踝缝伤筋”，其发生与足部运动用力过猛或不当等因素有关。本病病位在踝部筋络。基本病机是经气运行受阻、气血壅滞。

一、辨证

【主症】踝关节于扭伤之后骤然出现疼痛、活动受限，或可见局部明显肿胀，活动踝关节疼痛加重，一般 2 ～ 3 日可现皮下紫瘀血斑。

足外踝周围肿胀疼痛或压痛明显（踝关节外侧副韧带损伤），足内翻疼痛加剧，为足少阳经筋及阳跷脉证；足内踝周围肿胀疼痛或压痛明显（踝关节内侧副韧带损伤），足外翻疼痛加剧，为足太阴经筋及阴跷脉证。

二、治疗

1. 基本治疗

（1）急性期（扭伤 24 小时以内）

【治法】疏调经筋，缓急止痛。以局部穴及相应同名经腕关节部穴为主。

【主穴】阿是穴、阳池（或太渊）。

【配穴】足少阳经筋及阳跷脉病证配悬钟、丘墟、申脉；足太阴经筋及阴跷脉病证配三阴交、商丘、照海。

【方义】阿是穴可疏导局部气血，疏调经筋；足少阳经筋证选同名经手少阳经腕关节部位的阳池，足太阴经筋证选同名经手太阴经腕关节部位的太渊，属同名经配穴及上、下肢关节部位对应配穴，针刺既可缓急止痛，又可疏调足少阳、太阴经气血，同名经同气相求，以达“通则不痛”。

【操作】先针刺上肢远端穴位，行较强的捻转提插泻法，持续运针 1 ～ 3 分钟，同时嘱患者慢慢活动踝关节；然后针刺局部穴位，刺激手法宜轻柔，不宜过重。

（2）恢复期（扭伤 24 小时后）

【治法】舒筋活络，消肿止痛。以局部穴位为主。

【主穴】阿是穴。

【配穴】足少阳经筋及阳跷脉病证配丘墟、足临泣、申脉；足太阴经筋及阴跷脉病证配商丘、照海、水泉。

【方义】局部取穴以疏通经络之瘀滞，恢复气血之流畅，发挥舒筋活络、消肿止痛之功，加速受伤经筋络脉的修复，恢复踝关节的功能。

【操作】毫针刺用泻法，或在肿胀局部阿是穴行围刺法；可用温针灸、电针。

2. 其他治疗

（1）刺络拔罐法 皮肤针重叩压痛点至微出血，或三棱针刺 5 ～ 6 针，加拔火罐。适用于恢复期，局部血肿明显者。

（2）穴位注射法 局部压痛点，用当归注射液每穴注入 0.5mL，适用于恢复期。

（3）艾灸法 踝关节局部行悬灸法，适用于恢复期。

第四节 五官科病证

·目赤肿痛·（中西医助理医师不考）

目赤肿痛常与外感风热、时疫热毒之邪，或肝胆火盛等因素有关。病位在目，十二经脉中除手阳明大肠经外，其余五条阳经皆直接联系眼睛，足厥阴肝经与手少阴心经也联系目系，故目赤肿痛的发生与上述七条经脉有关，但与肝胆两经关系最为密切。各种外邪或肝胆之火，循经上扰，热毒蕴结目窍，均可导致目赤肿痛的发生。目赤肿痛以实证为主。

一、辨证

【主症】目赤肿痛，羞明，流泪，眵多。

兼见起病急，患眼灼热，痒痛皆作，眵多黄黏，伴头痛、发热、恶风、脉浮数等，为外感风热；口苦，烦热，便秘，脉弦滑，为肝胆火盛。

二、治疗

1. 基本治疗

【治法】疏风散热，消肿止痛。以局部穴及手阳明、足厥阴经穴为主。

【主穴】睛明、太阳、风池、合谷、太冲。

【配穴】外感风热配少商、外关；肝胆火盛配侠溪、行间。

【方义】取局部穴睛明、太阳宣泄患部郁热以消肿；取合谷调阳明经气，清头面热邪；太冲、风池分属于肝胆两经，上下相应，可导肝胆之火下行。

【操作】毫针泻法，太阳点刺放血。

2. 其他治疗

（1）耳针法 眼、目 1、目 2、肝。毫针刺，留针 20 分钟，间歇运针；亦可仅在耳尖和耳后静脉点刺放血数滴。

（2）三棱针法 在肩胛间按压过敏点，或大椎两旁 0.5 寸处选点，用三棱针挑刺。本法适用于急性结膜炎。

·近 视·（中医助理医师、中西医执业及助理医师均不考）

近视常与先天禀赋不足、后天用眼不当，或劳心伤神等因素有关。病位在目，与心、肝、肾关系密切。肝开窍于目，足厥阴肝经上目系，手少阴心经系目系。各种内外因素，导致目络瘀阻，或目失所养均可导致近视的发生。本病多为虚实夹杂之证。

一、辨证

【主症】视近物正常，视远物模糊不清。

兼见失眠健忘，腰酸，目干涩，舌红，脉细，为肝肾不足；神疲乏力，纳呆便溏，头晕心悸，面色不华或白，舌淡，脉细，为心脾两虚。

二、治疗

1. 基本治疗

【治法】通络活血，养肝明目。以局部穴及手足太阳、足少阳经穴为主。

【主穴】风池、承泣、睛明、太阳、光明、养老。

【配穴】肝肾不足配肝俞、肾俞、太溪、照海；心脾两虚配心俞、脾俞、神门、足三里。

【方义】风池疏导头面气血，加强眼区穴位的疏通经络作用；承泣、睛明、太阳为局部选穴，可疏通眼部经络；光明为足少阳经之络穴，可养肝明目；养老为手太阳经穴，有养血明目作用。

【操作】承泣、睛明选用 30 号以上细针，将眼球固定，轻缓刺入，忌提插捻转，出针时长时间按压以防出血；风池、光明用平补平泻法，或用补法；养老用补法或温灸法。风池针感宜扩散至颞及前额或至眼区。余配穴均用补法。

2. 其他治疗

（1）耳针法 眼、肝、目 1、目 2。毫针刺，每次 2 ～ 3 穴，留针 20 ～ 60 分钟，间歇运针；可用埋针法或压丸法，每 3 ～ 5 日更换 1 次，双耳交替，嘱患者每日自行按压数次。

（2）头针法 枕上旁线、枕上正中线。按头针常规操作，每日 1 次。

·耳鸣、耳聋·

本病常与肝胆火旺、外感风邪和肾精亏耗等因素有关。病位在耳。肾开窍于耳，少阳经入耳中，故本病与肝胆、肾关系密切。火热或精亏致耳部脉络不通或失于濡养均可导致耳鸣、耳聋的发生。耳鸣、耳聋多为虚证，也有实证或虚实夹杂之证。

一、辨证

【主症】耳鸣、耳聋。

继发于感冒，猝发耳鸣、耳聋、耳闷胀，伴头痛恶风，发热口干，舌质红，苔薄白或薄黄，脉浮数，为外感风邪；耳鸣、耳聋每于郁怒之后突发或加重，兼有耳胀、耳痛，伴头痛面赤，口苦咽干，心烦易怒，大便秘结，舌红，苔黄，脉弦数，为肝胆火旺；久病耳聋或耳鸣，时作时止，声细调低，按之鸣声减弱，劳累后加剧，伴头晕、腰酸、遗精，舌红，苔少，脉细，为肾精亏虚。

二、治疗

1. 基本治疗

（1）实证

【治法】疏风泻火，通络开窍。以局部穴及手足少阳经穴为主。

【主穴】听会、翳风、中渚、侠溪。

【配穴】外感风邪配风池、外关；肝胆火旺配行间、丘墟。

【方义】手足少阳经脉均绕行于耳之前后并入耳中，听会属足少阳经，翳风属手少阳经，两穴均居耳周，可疏导少阳经气，主治耳疾；循经远取侠溪、中渚，可通上达下，疏导少阳经气，宣通耳窍。

【操作】听会、翳风的针感宜向耳内或耳周传导为佳，余穴常规针刺，泻法。

（2）虚证

【治法】补肾养窍。以局部选穴及足少阴经穴为主。

【主穴】听宫、翳风、太溪、肾俞。

【方义】听宫为手太阳经与手、足少阳经之交会穴，气通耳内，具有聪耳启闭之功，为治耳疾要穴，配手少阳经局部的翳风穴，可疏导少阳经气，宣通耳窍。太溪、肾俞能补肾填精，上荣耳窍。诸穴合用，可治肾精亏虚之耳鸣、耳聋。

【操作】听宫、翳风的针感宜向耳内或耳周传导为佳；太溪、肾俞针刺补法，肾俞可加灸或用温针灸。

2. 其他治疗

（1）头针法 两侧颞后线。毫针刺，间歇运针，留针 20 分钟，每日或隔日 1 次。

（2）穴位注射法 听宫、翳风、完骨等。用甲钴胺注射液，每次两侧各选 1 穴，每穴注射 0.5mL，每日或隔日 1 次。

（3）耳针法 心、肝、肾、内耳、皮质下。暴聋者，毫针强刺激；一般耳鸣、耳聋用中等刺激量，亦可埋针。

·咽喉肿痛·（中西医助理医师不考）

咽喉肿痛的发生常与外感风热、饮食不节和体虚劳累等因素有关。本病病位在咽喉，咽通于胃，喉为肺系，肾经上循喉咙，结于廉泉，故本病与肺、胃、肾等脏腑关系密切。外感风热熏灼肺系，或肺胃二经郁热上壅，或肾阴亏耗，虚火上炎，均可导致咽喉肿痛的发生。基本病机是火热或虚火上灼咽喉。

一、辨证

【主症】咽喉肿痛。

兼见咽喉红肿疼痛，吞咽困难，咳嗽，伴有寒热头痛，舌质红，脉浮数，为外感风热；咽干，口渴，便秘，尿黄，舌红，苔黄，脉洪大，为肺胃实热；咽喉稍肿，色暗红，疼痛较轻，或吞咽时觉痛楚，入夜则见症较重，舌红，少苔，脉细数，为肾阴不足。

二、治疗

1. 基本治疗

（1）实证

【治法】清热利咽，消肿止痛。以局部穴及手太阴、足阳明经穴为主。

【主穴】廉泉、天突、尺泽、少商、内庭、关冲。

【配穴】外感风热配风池、外关；肺胃实热配商阳、鱼际。

【方义】廉泉、天突疏导咽部之气血以治标；尺泽为手太阴经合穴，泻肺经实热，取“实则泻其子”之意；少商系手太阴经井穴，点刺出血，可清泻肺热，为治疗喉证的主穴；内庭能泻阳明之郁热，配以三焦经井穴关冲，点刺出血，加强清泻肺胃热邪之功，起到消肿清咽的作用。

【操作】少商、商阳、鱼际、关冲点刺出血，余穴毫针泻法。

（2）虚证

【治法】滋养肾阴，清热降火。以足少阴、手太阴经穴为主。

【主穴】太溪、照海、列缺、鱼际。

【配穴】入夜发热者加三阴交、复溜。

【方义】太溪为肾之原穴，有滋阴降火作用；照海属足少阴肾经，通于阴跷脉，列缺属手太阴肺经，通于任脉，二穴相配，为八脉交会组穴，专治咽喉疾患，所谓“列缺任脉行肺系，阴跷照海膈喉咙”。鱼际为手太阴经的荥穴，可清肺热、利咽喉。诸穴合用，可治肾阴不足之咽喉肿痛。

【操作】毫针常规刺法，鱼际用毫针泻法，余穴均以毫针补法或平补平泻法。列缺、照海行针时可配合做吞咽动作。

2. 其他治疗

（1）三棱针法 少商、商阳、耳背静脉。点刺出血。

（2）耳针法 咽喉、心、下屏尖、扁桃体、轮 1 ～ 6。毫针刺，实证者强刺激，每次留针 1 小时。或用压丸法。

·牙 痛·

牙痛常与外感风热、胃肠积热或肾气亏虚等因素有关，并因遇冷、热、酸、甜等刺激时发作或加重。病位在齿，肾主骨，齿为骨之余，手、足阳明经分别入下齿、上齿，故本病与胃、肾关系密切。外邪与内热等因素均可伤及龈肉，灼烁脉络，发为牙痛。

一、辨证

【主症】牙齿疼痛。

牙痛甚烈，兼有口臭、口渴、便秘、脉洪等，为阳明火盛之胃火牙痛；痛甚而龈肿，兼形寒身热，脉浮数等，为风火牙痛；隐隐作痛，时作时止，或齿浮动，口不臭，脉细，为肾虚牙痛。

二、治疗

1. 基本治疗

【治法】祛风泻火，通络止痛。以手足阳明经穴为主。

【主穴】颊车、下关、合谷。

【配穴】胃火牙痛配内庭、二间；风火牙痛配外关、风池；肾虚牙痛配太溪、行间。

【方义】颊车、下关为近部选穴，疏通经气而止痛；合谷为远部取穴，可疏通阳明经气，并兼有祛风作用，可通络止痛，为治疗牙痛之要穴。

【操作】主穴用泻法，合谷可左右交叉刺，持续行针 1 ～ 3 分钟。配穴太溪用补法，余穴均用泻法。痛甚时可延长留针时间至 1 小时。

2. 其他治疗

耳针法 上颌、下颌、神门、上屏尖、牙痛点。每次取 2 ～ 3 穴，毫针刺，强刺激。

第五节 急 症

·晕 厥·（中西医助理医师不考）

晕厥常与气血不足、恼怒等因素有关。病位在脑，与肝、心、脾关系密切。体质虚弱或情志过激，导致阴阳之气不相顺接，气血运行失常导致晕厥的发生。晕厥以实证为多见，亦有虚实夹杂之证。

一、辨证

【主症】突然昏仆，不省人事，四肢厥冷。轻者昏厥时间较短，数秒至数分钟后恢复清醒；重者昏厥时间较长，苏醒后无明显后遗症。

若素体虚弱，疲劳惊恐而致昏仆，兼面白唇淡，目陷口张，四肢厥冷，息微汗出，舌淡，苔薄白，脉细缓无力，为虚证；素体健壮，偶因外伤、恼怒等致突然昏仆，兼呼吸急促，牙关紧闭，舌淡，苔薄白，脉沉弦，为实证。

二、治疗

1. 基本治疗

【治法】苏厥醒神。以督脉及手厥阴经穴为主。

【主穴】水沟、内关、涌泉。

【配穴】虚证配气海、关元；实证配合谷、太冲。

【方义】水沟属督脉穴，督脉入络脑，取之有开窍醒神之功；内关调心气，苏心神；涌泉可激发肾经之气，最能醒神开窍，多用于昏厥之重证。操作水沟、内关用泻法，涌泉用平补平泻法。

2. 其他治疗

（1）耳针法 神门、肾上腺、心、皮质下。毫针刺，实证强刺激。

（2）三棱针法 十二井或十宣、大椎。十二井或十宣用三棱针点刺，使其出血数滴；大椎穴可用三棱针点刺出血后加拔火罐。适用于实证。

·内脏绞痛·（中西医助理医师不考）

内脏绞痛泛指内脏不同部位出现的剧烈疼痛。现将几种临床常见的内脏急性绞痛扼要叙述如下：

·心绞痛·

心绞痛是以胸骨后或心前区突然发生压榨性疼痛，伴心悸、胸闷、气短、汗出为特征的临床综合征。由冠状动脉供血不足，心肌急剧的、短暂的缺血、缺氧所致。常反复发作，一般持续数秒至十余分钟不等，休息或用药后可缓解。可由冠心病、心脏神经官能症、急性冠状动脉综合征、X综合征、风湿热、冠状动脉炎、肥厚型心肌病等引起。

心绞痛属中医学“胸痹”“心痛”“厥心痛”“真心痛”等范畴，其发生常与寒邪内侵、情志失调、饮食不当、年老体虚等因素有关。本病病位在心，与肝、肾、脾、胃关系密切。基本病机是脏腑内伤，心脉不通，或心脉失养，心络不畅。

一、辨证

【主症】突发胸闷及胸骨后或心前区压榨性或窒息性疼痛，或心痛如绞，心痛彻背。伴心悸、胸闷、气短、出汗、面色苍白、焦虑或恐惧感。

若七情诱发，胸闷及心前区压榨性疼痛，烦躁不宁，舌质紫暗或有瘀斑，脉弦紧，为气滞血瘀；遇寒诱发，唇甲青紫，心痛如刺，心痛彻背，舌质紫暗，脉涩，为寒邪凝滞；胸中痞闷而痛，痛彻肩背，喘不得卧，喉中痰鸣，舌胖，苔腻，脉滑，为痰浊阻络；面色苍白或表情淡漠，甚至心痛彻背，大汗淋漓，气促息微，四肢厥冷，唇甲青紫或淡白，舌淡，苔薄白，脉沉细微，为阳气虚衰。

二、治疗

1. 基本治疗

【治法】通阳行气，活血止痛。以手厥阴、手少阴经穴为主。

【主穴】内关、膻中、郄门、阴郄。

【配穴】气滞血瘀配太冲、血海；寒邪凝滞配神阙、至阳；痰浊阻络配丰隆、中脘；阳气虚衰配心俞、至阳。

【方义】内关为手厥阴经之络穴，又是八脉交会穴之一，通阴维脉，“阴维为病苦心痛”，故胸痹心痛不论寒热虚实皆可用之；膻中为心包之募穴，又为气会，可疏调气机，化瘀止痛；郄门、阴郄分别为手厥阴经和手少阴经郄穴，善治心系急症。

【操作】膻中向下平刺，以有麻胀感为度。寒邪凝滞、阳气虚衰宜用灸法。

2. 其他治疗

耳针法 心、小肠、交感、神门、内分泌。每次选 3 ～ 5 穴，毫针刺，中等刺激强度。

· 胆绞痛 ·

胆绞痛以右上腹胁肋区绞痛，阵发性加剧或痛无休止为主要特征。常见于多种胆道疾患，如胆囊炎、胆管炎、胆石症、胆道蛔虫症等。

胆绞痛属中医学“胁痛”范畴。其发生常与情志不遂，饮食不节，结石、蛔虫阻滞等因素有关，多为实证。病位在胆，与肝关系密切。基本病机是胆腑气机壅阻，不通则痛。

一、辨证

【主症】突发性右上腹剧痛，呈持续性绞痛，阵发性加剧，疼痛部位拒按，可向右肩背部放射。

兼见寒战高热，恶心呕吐，口苦咽干，黄疸，便干溲黄，舌红，苔黄腻，脉滑数，为肝胆湿热；常因情志变动而诱发，胁肋胀痛，走窜不定，兼见性情急躁，胸闷不舒，舌淡红，苔薄白，脉弦，为肝胆气滞；右上腹及剑突下阵发性钻顶样剧痛，拒按，恶心呕吐或吐蛔，舌淡苔白，脉弦紧，为蛔虫妄动。

二、治疗

1. 基本治疗

【治法】疏肝利胆、行气止痛。以胆的俞穴、募穴、下合穴为主。

【主穴】胆囊、阳陵泉、胆俞、日月。

【配穴】肝胆湿热配行间、阴陵泉；肝胆气滞配太冲、丘墟；蛔虫妄动配迎香透四白。发热寒战配大椎、曲池；恶心呕吐配内关、足三里；黄疸配至阳。

【方义】经外奇穴胆囊为治疗胆腑疾病的经验效穴；阳陵泉为胆之下合穴，可调理胆腑气机；胆俞、日月同用，俞募相配，利胆止痛。

【操作】常规针刺，久留针，间歇行针以保持较强的针感，或用电针。

2. 其他治疗

耳针法 肝、胰胆、交感、神门、耳迷根。急性发作时采用毫针刺，强刺激，持续捻转。剧痛缓解后行压丸法，两耳交替进行。

· 肾绞痛 ·

肾绞痛以阵发性剧烈腰部或侧腹部绞痛并沿输尿管向髂窝、会阴、阴囊及下肢内侧放射，伴不同程度的尿痛、尿血为主要表现，多见于泌尿系结石病，有肾结石、输尿管结石、膀胱结石、尿道结石之分。

肾绞痛属于中医学“腰痛”“石淋”“砂淋”“血淋”的范畴。其发生常与湿热之邪相关。本病病位在肾、膀胱，与三焦、脾关系密切。基本病机是结石内阻，通降失利，水道不通。

一、辨证

【主症】小腹及茎中急胀刺痛，多呈持续性或间歇性，或腰部刺痛，向膀胱、外生殖器、大腿内侧放射，并出现血尿或脓尿，排尿困难或因有砂石而中断，变换体位常能通畅。肾区有叩击痛。

兼见寒热往来，口苦呕恶，大便不爽或秘结，苔黄腻，脉滑数，为下焦湿热；尿痛涩滞不显著，腰膝酸软，神疲乏力，脉弦细无力，为肾气虚弱。

二、治疗

1. 基本治疗

【治法】清热利湿，通淋止痛。以相应俞募穴及足太阴经穴为主。

【主穴】肾俞、京门、膀胱俞、中极、三阴交。

【配穴】下焦湿热配阴陵泉、委阳；肾气虚弱配水分、关元。恶心呕吐配内关、足三里；尿中砂石配次髎、水道；尿血配地机、血海。

【方义】肾俞与京门、膀胱俞与中极分别是肾与膀胱的俞募穴，为俞募配穴法，可清利下焦湿热，助膀胱气化，通调肾与膀胱气机，行气止痛；三阴交穴通脾、肝、肾三经，可疏肝行气，健脾化湿，益肾利尿，化瘀通滞。

【操作】常规针刺。

2. 其他治疗

耳针法 肾、输尿管、交感、皮质下、三焦。毫针刺，强刺激。

第六节 其他病证

·肥胖症·（中医助理医师、中西医执业及助理医师均不考）

肥胖常与劳役过度、饮食起居失常、情志内伤等因素有关。与胃、肠、脾、肾关系密切。多种外邪及内伤因素导致五脏气血阴阳失调，水湿、痰浊、膏脂等壅盛于体内而致肥胖。本病以实证为主，亦有虚证。

一、辨证

【主症】形体肥胖，面肥颈臃，项厚背宽，腹大腰粗，臀丰腿圆。

兼见消谷善饥，食欲亢进，口干欲饮，怕热多汗，腹胀便秘，小便短黄，舌质红，苔黄腻，脉滑数，为胃肠积热；食欲不振，心悸气短，嗜睡懒言，面唇少华，大便溏薄，舌淡，苔薄，脉细弱，为脾胃虚弱；畏寒怕冷，面色㿠白，头晕腰酸，月经不调或阳痿早泄，舌淡，苔薄，脉沉细，为肾阳亏虚。

二、治疗

1. 基本治疗

【治法】祛湿化痰，通经活络。以手足阳明、足太阴经穴为主。

【主穴】中脘、天枢、曲池、阴陵泉、丰隆、太冲。

【配穴】胃肠积热配上巨虚、内庭；脾胃虚弱配脾俞、足三里；肾阳亏虚配肾俞、关元。心悸配神门、内关；胸闷配膻中、内关；嗜睡配照海、申脉；腹部肥胖配大横、归来、下脘、中极；便秘配支沟、上巨虚；性功能减退配关元、肾俞；下肢水肿配三阴交、水分。

【方义】中脘为胃之募穴，天枢为大肠之募穴，两穴相配，可通利肠腑，降浊消脂；曲池为手阳明大肠经的合穴，通调腑气；阴陵泉为足太阴脾经之合穴，健脾祛湿，丰隆乃足阳明胃经之络穴，为治痰要穴，可健脾利湿、化痰消脂；太冲疏肝而调理气机。

【操作】常规针刺，可用电针。

2. 其他治疗

（1）耳针法 口、胃、脾、肺、三焦、内分泌、皮质下。每次选用 3 ～ 5 穴，毫针刺，或用埋针法、压丸法。嘱患者餐前或有饥饿感时，自行按压 2 ～ 3 分钟。

（2）皮肤针法 基本治疗中主穴、配穴、肥胖局部阿是穴，用皮肤针叩刺。实证重力叩刺，以皮肤渗血为度；虚证中等力度刺激，以皮肤潮红为度。

西医诊断学

第一单元 常见症状

第一节 发 热

一、发热的病因

1. **感染性发热** 临床最多见，各种病原体所引起的急、慢性感染均能引起感染性发热。常见病因见下表。

感染性发热的常见病因

病原体	常见疾病
病毒	病毒性上呼吸道感染、病毒性肝炎、流行性乙型脑炎、髓灰质炎、麻疹、流行性感冒、流行性腮腺炎、水痘等。
细菌	伤寒、结核病、布氏杆菌病、细菌性心内膜炎、肺炎链球菌性肺炎、猩红热、急性细菌性痢疾、丹毒、流行性脑脊髓膜炎等。
支原体	肺炎支原体肺炎。
立克次体	斑疹伤寒、恙虫病。
螺旋体	钩端螺旋体病、回归热。
真菌	放线菌病、念珠菌病、隐球菌病。
寄生虫	疟疾、急性血吸虫病、阿米巴肝病。

2. **非感染性发热**

（1）无菌性坏死物质吸收 如大手术、内出血、大面积烧伤、恶性肿瘤、白血病、急性溶血、心肌梗死或肢体坏死等。

（2）抗原－抗体反应 如风湿热、血清病、药物热、结缔组织疾病等。

（3）内分泌与代谢障碍 如甲亢、大量脱水等。

（4）皮肤散热减少 如广泛性皮炎、鱼鳞癣、慢性心功能不全等。

（5）体温调节中枢功能失常 如脑出血、脑外伤、中暑、安眠药中毒等。

（6）直接损害体温 调节中枢，使其功能失常而发热。

（7）自主神经功能紊乱 影响到体温调节过程，使产热大于散热，属功能性发热，多为低热。

二、发热的临床表现

1. **发热的临床分度** 按发热的高低可分为：低热为37.3℃～38℃；中等度热为38.1℃～39℃；高热为39.1℃～41℃；超高热为41℃以上。

2. **发热的临床经过**

（1）体温上升期 临床表现为疲乏无力、肌肉酸痛、畏寒或寒战、皮肤苍白、干燥、无汗等。

体温上升有两种方式：①骤升型：体温在几小时内达39℃～40℃或以上，常伴有寒战，小儿易伴有惊厥。见于肺炎链球菌性肺炎、疟疾、败血症、流感、急性肾盂肾炎、输液反应或某些药物反应等。②缓升型：体温于数日内缓慢上升达高峰，多不伴寒战。见于伤寒、结核病等。伤寒初期体温以阶梯状上升为特征。

（2）高热持续期 临床表现为皮肤潮红而灼热，呼吸加快加强，心率增快，常出汗。此期可持续数小时（如疟疾）、数日（如肺炎、流感）或数周（如伤寒极期）。

（3）体温下降期 表现为出汗多、皮肤潮湿。

降温的方式有两种：①骤降：体温于数小时内迅速下降至正常，有时甚至可低于正常，伴有大汗。见于疟疾、肺炎链球菌性肺炎、急性肾盂肾炎及输液反应等。②渐降：体温于数日内逐渐降至正常，如伤寒缓解期、风湿热等。

3. 热型与临床意义

（1）稽留热 体温持续于39℃～40℃以上，24小时波动范围不超过1℃，达数日或数周。见于肺炎链球菌性肺炎、伤寒、斑疹伤寒等的发热极期。

（2）弛张热 体温在39℃以上，但波动幅度大，24小时内体温差达2℃以上，最低时仍高于正常水平。常见于败血症、风湿热、重症肺结核、化脓性炎症等。

（3）间歇热 高热期与无热期交替出现，体温波动幅度可达数度，无热期（间歇期）可持续1日至数日，反复发作。见于疟疾、急性肾盂肾炎等。

（4）回归热 体温骤然升至39℃以上，持续数日后又骤然下降至正常水平，高热期与无热期各持续若干日后即有规律地交替一次。见于回归热、霍奇金病、周期热等。

（5）波状热 体温逐渐升高达39℃或以上，数天后逐渐下降至正常水平，数天后再逐渐升高，如此反复多次。见于布氏杆菌病。

（6）不规则热 发热无一定规律，可见于结核病、风湿热、支气管肺炎、渗出性胸膜炎、感染性心内膜炎等。

三、发热的问诊要点（中医、中西医助理医师均不考）

1. 病史 有无传染病接触史、外伤史、药物或毒物接触史、手术史等。

2. 临床特点 起病缓急、发热程度、持续时间等。

3. 伴随症状

（1）伴寒战 见于肺炎球菌肺炎、败血症、急性溶血性疾病、急性胆囊炎、疟疾等。

（2）伴头痛、呕吐或昏迷 见于乙型脑炎、流行性脑脊髓膜炎、脑型疟疾、脑出血、蛛网膜下腔出血、中毒性痢疾等。

（3）伴关节痛 常见于结核病、结缔组织病等。

（4）伴淋巴结及肝脾肿大 可见于血液病、恶性肿瘤、布氏杆菌病、黑热病、传染性单核细胞增多症等。

（5）伴尿频、尿急、尿痛 提示尿路感染。

（6）伴咳嗽、咳痰、胸痛 常见于支气管炎、肺炎、胸膜炎、肺结核等。

（7）发热伴恶心、呕吐、腹痛、腹泻 见于急性胃肠炎、细菌性痢病等。

（8）发热伴皮肤黏膜出血 见于流行性出血热、钩端螺旋体病、急性白血病、急性再生障碍性贫血、败血症、重症麻疹及病毒性肝炎等。

（9）伴随结膜充血 见于流行性出血热、斑疹伤寒、恙虫病、钩端螺旋体病等。

（10）伴口唇单纯疱疹 见于肺炎链球菌肺炎、流行性脑脊髓膜炎、间日疟、流行性感冒等。

第二节 疼 痛

一、头痛

（一）头痛的病因（中医、中西医助理医师均不考）

1. 颅内病变 见于脑出血、蛛网膜下腔出血、脑肿瘤、颅脑外伤、流行性脑脊髓膜炎等。

2. 颅外病变 见于颈椎病，三叉神经痛，眼、口腔及鼻部炎症等。

3. 全身性疾病 见于各种感染发热、高血压病、中毒、中暑、月经期及绝经期头痛等。

4. 神经症 如神经衰弱及癔症性头痛等。

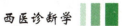

（二）头痛的问诊要点（中医、中西医助理医师均不考）

1. 病史 询问患者有无头颅外伤史、感染、发热、中毒、高血压、青光眼、鼻窦炎、偏头痛、脑炎、脑膜炎、颅脑肿瘤、使用药物史及精神疾病史等。

2. 头痛的特点

（1）头痛的病因及诱因 眼疲劳引起的头痛发生在用眼过度，尤其是较长时间近距离用眼时；紧张性头痛多因过度紧张、劳累而诱发或加重；女性偏头痛在月经期时容易发作；感染或中毒可引发头痛，并且随病情变化而减轻或加重；高血压头痛多在血压未得到控制时出现或加重；头颅外伤头痛发生在受伤后；颅脑病变头痛可发生在典型症状或诊断明确前，常与病变过程伴随。

（2）头痛的部位 大脑半球的病变疼痛多位于病变的同侧，以额部为多，并向颞部放射；小脑幕以下病变引起的头痛多位于后枕部；青光眼引起的头痛多位于眼的周围或眼上部。

（3）头痛的性质 三叉神经痛表现为颜面部发作性电击样疼痛；舌咽神经痛的特点是咽后部发作性疼痛并向耳及枕部放射；血管性头痛为搏动样头痛。

（4）头痛的时间 鼻窦炎引起的头痛多为上午重下午轻；紧张性头痛多在下午或傍晚出现；颅内占位性头痛在早上起床时较明显；丛集性头痛常在夜间发生；药物引起的头痛一般出现在用药后15～30分钟，持续时间与药物半衰期有关。

3. 伴随症状

（1）伴发热 体温升高同时伴发热见于脑炎、脑膜炎等感染，先头痛后出现发热见于脑出血、脑外伤等。

（2）伴呕吐 见于脑膜炎、脑炎、脑肿瘤等引起的颅内压增高等；头痛在呕吐后减轻可见于偏头痛。

（3）伴意识障碍 见于脑炎、脑膜炎、脑出血、蛛网膜下腔出血、脑肿瘤、脑外伤、一氧化碳中毒等。

（4）眩晕 见于小脑肿瘤、椎－基底动脉供血不足等。

二、胸痛

（一）胸痛的病因

1. 胸壁疾病

（1）皮肤及皮下组织病变 蜂窝组织炎、乳腺炎等。

（2）肌肉病变 外伤、劳损、肌炎等。

（3）肋骨病变 肋软骨炎、肋骨骨折等。

（4）肋间神经病变 肋间神经炎、带状疱疹等。

2. 心血管疾病

（1）心绞痛、心肌梗死等。

（2）急性心包炎、肥厚型心肌病等。

（3）血管病变，如胸主动脉瘤、主动脉夹层等。

（4）心脏神经症。

3. 呼吸系统疾病

（1）支气管及肺部病变 原发性支气管肺癌、肺炎、肺结核、肺梗死等。

（2）胸膜病变 急性胸膜炎、自发性气胸、胸膜肿瘤等。

4. 其他

（1）食管疾病 食管炎、食管癌等。

（2）纵隔疾病 纵隔气肿、纵隔肿瘤。

（3）腹部疾病 肝脓肿、胆囊炎、胆石症、膈下脓肿等。

（二）胸痛的问诊要点

1. 发病年龄与病史 青壮年胸痛，应注意各种病因引起的胸膜炎、自发性气胸、心肌病等；40岁以上者应多考虑心绞痛、心肌梗死与肺癌等。并注意询问患者有无高血压、心脏病、动脉硬化、肺及胸膜疾病、胸部手术史、外伤史等。

2. 胸痛的特点

（1）胸痛的部位 胸痛的部位，常常是胸部病变的部位。如带状疱疹引起的胸痛，主要发生在疱疹分布区域；非化脓性肋软骨炎，多侵犯第1、2肋软骨；心绞痛与急性心肌梗死的疼痛常位于胸骨后或心前区，常牵涉至左肩背、左臂内侧；食管、膈和纵隔肿瘤常为胸骨后疼痛；自发性气胸、急性胸膜炎的胸痛，多位于患侧的腋前线及腋中线附近。

（2）胸痛的性质 带状疱疹呈阵发性的灼痛或刺痛；肌痛常呈酸痛；骨痛呈刺痛；食管炎常呈灼痛或灼热感；心绞痛常呈压榨样痛，可伴有窒息感；心肌梗死则疼痛更为剧烈，并有恐惧、濒死感；干性胸膜炎常呈尖锐刺痛或撕裂痛，呼吸时加重，屏气时消失；原发性肺癌、纵隔肿瘤可有胸部闷痛；肺梗死为突然的剧烈刺痛或绞痛，常伴有呼吸困难与发绀。

（3）胸痛持续时间 平滑肌痉挛或血管狭窄缺血所致的疼痛为阵发性，心绞痛的发作时间短暂，而心肌梗死的疼痛持续时间长且不易缓解；炎症、肿瘤、栓塞或梗死所致的疼痛呈持续性。

（4）胸痛的诱因与缓解因素 心绞痛常因劳力后诱发，含服硝酸甘油可迅速缓解；心肌梗死的胸痛含服硝酸甘油不能缓解；心脏神经症的胸痛在体力活动后反而减轻；胸膜炎、自发性气胸的胸痛则可因深呼吸与咳嗽而加剧；胸壁疾病所致的胸痛常在局部有压痛；食管疾病常于吞咽时出现或加剧；反流性食管炎在服用抗酸剂后减轻或消失。

3. 伴随症状

（1）伴咳嗽、咯痰 见于急慢性支气管炎、肺炎、支气管扩张、肺脓肿等。

（2）伴咯血 见于肺炎、肺脓肿、肺梗死或支气管肺癌。

（3）伴呼吸困难 见于肺炎链球菌肺炎、自发性气胸、肺结核、心绞痛、心肌梗死、急性心包炎、主动脉夹层等。

（4）伴吞咽困难 见于食管癌等。

（5）伴面色苍白、大汗、血压下降或休克 多考虑急性心肌梗死、主动脉夹层或大块肺栓塞等。

三、腹痛

（一）腹痛的病因

1. 腹部疾病

（1）急性腹膜炎 由胃、肠穿孔引起者最常见，伴有腹部压痛、反跳痛与腹肌紧张，肠蠕动音减弱或消失。

（2）腹腔脏器炎症 如急性或慢性胃炎、肠炎、胰腺炎、阑尾炎和盆腔炎等。一般腹痛部位与病变脏器的体表投影相符。

（3）空腔脏器痉挛或梗阻 如胆石症、胆道蛔虫病、泌尿道结石、肠梗阻等。

（4）脏器扭转或破裂 如肠扭转、肠系膜或大网膜扭转、卵巢囊肿扭转、急性内脏破裂（如肝脾破裂、异位妊娠破裂等）。

（5）腹膜粘连或脏器包膜牵张 如手术后或炎症后腹膜粘连；实质性脏器因病变肿胀，导致包膜张力增加而发生腹痛（如肝炎、肝淤血、肝癌等）。常引起剧烈绞痛。

（6）化学性刺激 消化性溃疡，可因胃酸作用而发生刺痛或灼痛。

（7）肿瘤压迫与浸润 如胃癌、结肠癌、直肠癌等。

2. 胸腔疾病的牵涉痛 如肺炎、心绞痛、急性心肌梗死、急性心包炎、肺梗死、胸膜炎等，疼痛可牵涉腹部，类似急腹症。

3. 全身性疾病 如尿毒症时毒素刺激腹腔浆膜而引起腹痛。少数糖尿病酮症酸中毒可引起腹痛，酷似急腹症。铅中毒时则引起肠绞痛。

4. 其他原因 如荨麻疹时胃肠黏膜水肿，过敏性紫癜时的肠管浆膜下出血等。

（二）腹痛的问诊要点

1. 病史及年龄 消化性溃疡常有反复发作的节律性上腹痛病史，多发生在青壮年；胆绞痛、肾绞痛常有胆道、泌尿道结石史；腹膜粘连性腹痛常与结核性腹膜炎、腹部手术史有关；儿童腹痛多见于肠道蛔虫症、肠套叠；急性阑尾炎多见于青壮年；中老年人腹痛应警惕恶性肿瘤。

2. 腹痛的部位 如胃、十二指肠疾病、急性胰腺炎疼痛多在中上腹部；肝、胆疾患疼痛位于右上腹；急性阑尾炎早期疼痛在脐周或上腹部，数小时后转移至右下腹；小肠绞痛位于脐周；结肠疾病疼痛多位于下腹或左下腹；膀胱炎、盆腔炎症及异位妊娠破裂引起的疼痛在下腹部；空腔脏器穿孔后引起弥漫性腹膜炎则为全腹痛；结核性腹膜炎、腹膜转移癌、腹膜粘连等腹痛呈弥漫性与不定位性。

3. 腹痛的性质与程度 消化性溃疡常有慢性、周期性、节律性中上腹隐痛或灼痛，如突然呈剧烈的刀割样、烧灼样持续性疼痛，可能并发急性穿孔；并发幽门梗阻者为胀痛，于呕吐后减轻或缓解；胆石症、泌尿道结石及肠梗阻时呈剧烈绞痛；剑突下钻顶样痛是胆道蛔虫梗阻的特征；肝癌疼痛多呈进行性锐痛；慢性肝炎与瘀血性肝肿大多为持续性胀痛；肝或脾破裂、异位妊娠破裂可出现腹部剧烈绞痛或持续性疼痛；持续性、广泛性剧烈腹痛伴腹肌紧张或板状腹，提示为急性弥漫性腹膜炎。

4. 诱发、加重或缓解腹痛的因素 胆囊炎或胆石症发作前常有进油腻食物史；急性胰腺炎发作前常有暴饮暴食、酗酒史；十二指肠溃疡腹痛多发生在空腹时，进食或服碱性药后缓解；胃溃疡腹痛发生在进食后半小时左右，至下次进餐前缓解；反流性食管炎在直立时可减轻；肠炎引起的腹痛常于排便后减轻；肠梗阻腹痛于呕吐或排气后缓解。

5. 腹痛的伴随症状

（1）伴寒战、高热 可见于急性化脓性胆管炎、肝脓肿、腹腔脏器脓肿等。

（2）伴黄疸 提示肝、胆、胰腺疾病，以及急性溶血等。

（3）伴血尿 多见于尿路结石。

（4）伴休克 常见于腹腔内脏大出血、急性胃肠穿孔、急性心肌梗死、中毒性菌痢等。

（5）伴腹胀、呕吐隔餐或隔日食物 见于幽门梗阻；伴腹胀、呕吐、停止排便排气，提示肠梗阻。

（6）伴腹泻 见于急性胃肠炎、急性肠炎、急性细菌性痢疾以及慢性胰腺及肝脏疾病的吸收不良等。

（7）伴血便，急性者见于急性细菌性痢疾、肠套叠、绞窄性肠梗阻、急性出血性坏死性结肠炎、过敏性紫癜等 慢性者可见于慢性菌痢、肠结核、结肠癌等；柏油样便提示上消化道出血；鲜血便提示下消化道出血。

（8）直肠病变的疼痛常伴里急后重。

第三节　咳嗽与咳痰

一、咳嗽的病因

1. 呼吸道疾病 如急慢性咽炎、扁桃体炎、喉炎、急慢性支气管炎、肺炎、肺结核、肺肿瘤、支气管扩张、气道异物以及其他化学性气味刺激等，均可刺激呼吸道黏膜的迷走神经、舌咽神经和三叉神经的感觉纤维而引起咳嗽。

2. 胸膜疾病 胸膜炎或胸膜受刺激（如自发性气胸、胸膜炎）等。

3. 心血管疾病 如二尖瓣狭窄或其他原因所致的肺瘀血与肺水肿。

4. 中枢神经因素 如脑炎、脑膜炎、脑出血、脑肿瘤等也可出现咳嗽。

二、咳嗽与咳痰的问诊要点

1. 咳嗽的性质

（1）干性咳嗽 见于急性咽喉炎、急性支气管炎初期、胸膜炎、轻症肺结核、肺癌等。

（2）湿性咳嗽 见于慢性咽喉炎、慢性支气管炎、支气管扩张症、肺炎、肺脓肿、空洞型肺结核等。

2. 咳嗽的时间与节律 突然发生的咳嗽，常见于吸入刺激性气体所致的急性咽喉炎、气管与支气管异物；阵发性咳嗽见于支气管异物、支气管哮喘、支气管肺癌、百日咳等；长期慢性咳嗽见于慢性支气管炎、支气管扩张、慢性肺脓肿、空洞型肺结核等；晨咳或夜间平卧时（即改变体位时）加剧并伴咯痰，常见于慢性支气管炎、支气管扩张症和肺脓肿等病；左心衰竭、肺结核则夜间咳嗽明显。

3. 咳嗽的音色 声音嘶哑的咳嗽多见于声带炎、喉炎、喉癌以及喉返神经受压迫；犬吠样咳嗽多见于喉头炎症水肿或气管受压；无声（或无力）咳嗽可见于极度衰弱或声带麻痹的患者；带有鸡鸣样吼声常见于百日咳；金属调的咳嗽可由于纵隔肿瘤或支气管癌等直接压迫气管所致。

4. 痰的性质与量 痰的性质可分为黏液性、浆液性、脓性、黏液脓性、浆液血性、血性等。支气管扩张症与肺脓肿患者痰量多时，痰可出现分层现象：上层为泡沫，中层为浆液或浆液脓性，下层为坏死性物质。痰有恶臭气味者，提示有厌氧菌感染。黄绿色痰提示铜绿假单孢菌感染。粉红色泡沫痰是肺水肿的特征。

5. 伴随症状

（1）伴发热 多见于呼吸道感染、胸膜炎、肺结核等。

（2）伴胸痛 见于肺炎、胸膜炎、支气管肺癌、自发性气胸等。

（3）伴喘息 见于支气管哮喘、喘息型慢性支气管炎、心源性哮喘等。

（4）伴呼吸困难 见于喉头水肿、喉肿瘤、慢性阻塞性肺病、重症肺炎以及重症肺结核、大量胸腔积液、气胸、肺瘀血、肺水肿等。

（5）伴咯血 常见于肺结核、支气管扩张症、肺脓肿、支气管肺癌及风湿性二尖瓣狭窄等。

第四节 咯 血

一、咯血的病因

1. 支气管疾病 常见于支气管扩张症、支气管肺癌、支气管内膜结核、慢性支气管炎等。

2. 肺部疾病 如肺结核、肺炎链球菌性肺炎、肺脓肿等。肺结核为我国最常见的咯血原因。

3. 心血管疾病 如风湿性心脏病二尖瓣狭窄所致的咯血等。

4. 其他 如血小板减少性紫癜、白血病、血友病、肺出血型钩端螺旋体病、肾综合征出血热等。

二、咯血的问诊要点

1. 病史及年龄 有无心、肺、血液系统疾病，有无结核病接触史、吸烟史等；中年以上，咯血痰或小量咯血，特别是有多年吸烟史的男性病人，除考虑慢性支气管炎外，尚须警惕支气管肺癌的可能。

2. 咯血的量及其性状 大量咯血（每日超过500mL）常见于空洞型肺结核、支气管扩张症和肺脓肿；中等咯血（每日100～500mL）可见于二尖瓣狭窄；其他原因所致的咯血多为小量咯血（每日在100mL内），或仅为痰中带血。咯粉红色泡沫痰为急性左心衰竭的表现。咯血量大而骤然停止可见于支气管扩张症。痰中带血多见于浸润型肺结核。多次少量反复咯血要注意除外支气管肺癌。

3. 咯血的伴随症状 伴发热见于肺结核、肺炎链球菌性肺炎、肺脓肿、肺出血型钩端螺旋体病、肾综合征出血热等；伴胸痛可见于肺炎链球菌性肺炎、肺梗死、肺结核、支气管肺癌等；伴脓痰可见于支气管扩张、肺脓肿、空洞型肺结核并发感染、化脓性肺炎等；伴皮肤黏膜出血应考虑钩端螺旋体病、流行性出血热、血液病等。

三、咯血与呕血的鉴别

咯血与呕血的鉴别，见下表。

咯血与呕血的鉴别

	咯血	呕血
病史	肺结核、支气管扩张症、肺癌、心脏病等	消化性溃疡、肝硬化等
出血前症状	喉部痒感、胸闷、咳嗽等	上腹不适、恶心、呕吐等
出血方式	咯出	呕出，可为喷射状
出血颜色	鲜红	棕黑色或暗红色，有时鲜红色
血内混有物	泡沫和（或）痰	食物残渣、胃液
黑便	无（如咽下血液时可有）	有
酸碱反应	碱性	酸性

第五节 呼吸困难

呼吸困难是指患者主观上感到空气不足，呼吸费力；客观上表现为呼吸频率、节律与深度的异常，严重时出现鼻翼扇动、发绀、端坐呼吸及辅助呼吸肌参与呼吸活动。

一、呼吸困难的病因

1. 胸肺疾患

（1）呼吸道疾患 如急性喉炎、喉头水肿、喉部肿瘤、气道异物、气管与支气管的炎症或肿瘤、双侧扁桃体肿大Ⅲ度等。

（2）肺部病变 如支气管哮喘、肺炎、肺结核、喘息型慢性支气管炎、阻塞性肺气肿、肺心病、肺性脑病、弥漫性肺间质纤维化、肺癌、肺栓塞、肺部疾病导致的呼吸衰竭等。

（3）胸部疾病 如气胸、胸腔积液、胸膜肥厚、胸部外伤、肋骨骨折以及胸廓畸形等。

2. 循环系统疾患 急慢性左心衰竭、严重的风湿性心脏病、二尖瓣狭窄、先天性心脏病、室间隔缺损等。

3. 全身中毒 如一氧化碳中毒、亚硝酸盐中毒、使用镇静剂或麻醉剂过量、糖尿病酮症酸中毒以及尿毒症等。

4. 血液系统疾患 如严重贫血、高铁血红蛋白血症等。

5. 神经、精神及肌肉病变

（1）中枢神经系统疾病 如各种脑炎、脑膜炎、脑外伤、脑出血、脑肿瘤等。

（2）周围神经疾病 如脊髓灰质炎累及颈部脊髓、急性感染性多发性神经炎等。

（3）精神疾患 如癔症。

（4）肌肉病变 常见的有重症肌无力、药物导致的呼吸肌麻痹等。

6. 腹部病变 如急性弥漫性腹膜炎、腹腔巨大肿瘤、大量腹水、麻痹性肠梗阻等。

二、呼吸困难的临床表现

1. 肺源性呼吸困难

（1）吸气性呼吸困难 表现为胸骨上窝、锁骨上窝、肋间隙在吸气时明显凹陷，称为“三凹征”，常伴有频繁干咳及高调的吸气性喘鸣音。见于急性喉炎、喉水肿、喉痉挛、白喉、喉癌、气管异物、支气管肿瘤或气管受压等。

（2）呼气性吸气困难 呼气显著费力，呼气时间延长而缓慢，伴有广泛哮鸣音。常见于支气管哮喘、喘息性慢性支气管炎、慢性阻塞性肺气肿等。

（3）混合性呼吸困难 吸气与呼气均感费力，呼吸频率浅而快。见于重症肺炎、重症肺结核、大面积肺不张、大块肺梗死、大量胸腔积液和气胸等。

2. 心源性呼吸困难 主要由左心衰竭引起，具有以下特点：

（1）劳累性呼吸困难 在体力活动时出现或加重，休息时减轻或缓解。

（2）端坐呼吸 常表现为平卧时加重，端坐位时减轻，故被迫采取端坐位或半卧位以减轻呼吸困难的程度。

（3）夜间阵发性呼吸困难 左心衰竭时，因肺瘀血常出现阵发性呼吸困难，多在夜间入睡后发生。发作时，患者被迫坐起喘气和咳嗽，重者面色青紫、大汗、呼吸有哮鸣声，咳浆液性粉红色泡沫样痰，两肺底湿啰音，心率增快，此种呼吸又称为心源性哮喘。常见于高血压性心脏病、冠状动脉粥样硬化性心脏病、风湿性心瓣膜病、心肌炎等引起的左心衰竭。

3. 中毒性呼吸困难

（1）代谢性酸中毒 呼吸深大而规则，可伴有鼾声，称 Kussmaul 呼吸。见于尿毒症、糖尿病酮症酸中毒。

（2）药物及中毒 如吗啡、巴比妥类、有机磷农药中毒时，致呼吸减慢，也可呈潮式呼吸。一氧化碳、氰化物中毒时均可引起呼吸加快。

4. **中枢性呼吸困难** 脑出血、颅内压增高、颅脑外伤等，呼吸变慢而深，并常伴有呼吸节律的异常。

5. **癔症性呼吸困难** 其特点是呼吸非常频速和表浅，并常因换气过度而发生呼吸性碱中毒，出现口周、肢体麻木和手足搐搦，经暗示疗法可使呼吸困难减轻或消失。

三、呼吸困难的伴随症状

1. 伴有中等度以上发热、胸痛、咳嗽、咯痰或咯血 多见于肺炎、胸膜炎、肺结核、肺癌合并感染、肺栓塞、慢性支气管炎、肺脓肿等。

2. 伴有午后低热、盗汗、乏力、食欲不振、消瘦 多见于肺结核、结核性胸膜炎。

3. 伴有意识障碍者 主要见于肺性脑病、肝性脑病、尿毒症、各种中毒、脑炎、脑膜炎、脑出血、脑外伤等。

第六节 水 肿

一、水肿的病因

1. 全身性水肿

（1）心源性水肿 见于右心衰竭、慢性缩窄性心包炎等。

（2）肾源性水肿 多由各种肾炎、肾病综合征等引起。

（3）肝源性水肿 见于肝硬化、重症肝炎等。

（4）营养不良性水肿 见于低蛋白血症和维生素 B_1 缺乏。

（5）内分泌源性水肿 见于甲状腺功能减退症、垂体前叶功能减退症等黏液性水肿。

2. **局部性水肿** 见于各种组织炎症、静脉阻塞（静脉血栓形成、静脉炎等）、淋巴回流受阻（丝虫病、淋巴管炎、肿瘤压迫等）及血管神经性水肿。

二、水肿的临床表现

1. 全身性水肿

（1）心源性水肿 特点是下垂性水肿，严重者可出现胸水、腹水等，常伴有呼吸困难、心脏扩大、心率加快、颈静脉怒张、肝颈静脉回流征阳性等表现。

（2）肾源性水肿 特点为早晨起床后眼睑或颜面水肿，以后发展为全身水肿，伴有血尿、少尿、蛋白尿、管型尿、高血压、贫血等表现。

（3）肝源性水肿常有腹水，也可出现下肢踝部水肿并向上蔓延，头面部及上肢常无水肿。常伴有肝功能受损及门静脉高压等表现，可见肝掌、蜘蛛痣等。

（4）营养不良性水肿 患者往往有贫血、乏力、消瘦等营养不良的表现。

（5）内分泌源性水肿 见于甲状腺功能减退症等黏液性水肿，特点是非凹陷性，颜面及下肢较明显，病人常伴有精神萎靡、食欲不振。

2. 局部性水肿

见于组织炎症，如丹毒等，常伴红、热、痛。也见于静脉回流受阻，如血栓性静脉炎、静脉血栓形成等。水肿主要出现在病变局部或病变侧肢体，可见局部肿胀明显，或伴有静脉曲张。丝虫病可引起淋巴液回流受阻，出现象皮肿，以下肢常见。

三、水肿的问诊要点（中医、中西医助理医师均不考）

1. 水肿开始的部位及蔓延情况。

2. 既往疾病史，尤其是心、肝、肾、内分泌及结缔组织疾病史。是否有使用肾上腺皮质激素、睾丸酮、雌激素等药物史。

3. 伴随症状 伴颈静脉怒张、肝脏肿大和压痛、肝颈静脉反流征阳性，见于心源性水肿；伴高血压、蛋白尿、血尿、管型，见于肾源性水肿；伴肝掌、蜘蛛痣、黄疸、腹壁静脉曲张、脾肿大，见于肝源性水肿；伴消瘦、体重减轻，见于营养不良；伴怕冷、精神萎靡、动作缓慢、体重增加、表情呆板，见于甲状腺功能减退症。

4. 女性患者应注意水肿与月经、妊娠、体位的关系。

第七节 恶心与呕吐

一、恶心与呕吐的病因（中医、中西医助理医师均不考）

1. 反射性呕吐

（1）消化系统疾病 如急慢性胃炎、消化性溃疡、胃肿瘤、幽门梗阻、非溃疡性消化不良等引起的呕吐常与进食有关，多伴有恶心先兆，吐后感轻松；肠源性呕吐见于急性肠炎、急性阑尾炎、肠梗阻等，肠梗阻者常伴腹痛、肛门停止排便排气；急慢性肝炎、急慢性胆囊炎、胆石症、胆道蛔虫、急性胰腺炎、急性腹膜炎等呕吐的特点是有恶心先兆，呕吐后不觉轻松。

（2）其他 如异味刺激、急慢性咽炎、肺炎、急性胸膜炎、肺梗死、急性心肌梗死、充血性心力衰竭、急性肾炎、泌尿系统结石、急性肾盂肾炎、尿毒症、急性盆腔炎等也可引起呕吐。

2. 中枢性呕吐

（1）中枢神经系统疾病 ①脑血管疾病：如高血压脑病、脑梗死、脑出血、椎－基底动脉供血不足等。②感染：如脑炎、脑膜炎、脑脓肿、脑寄生虫等。

（2）全身疾病 ①感染。②内分泌与代谢紊乱：如早孕反应、甲状腺危象、Addison 病危象、糖尿病酮症酸中毒、水电解质及酸碱平衡紊乱等。③其他：如休克、缺氧、中暑、急性溶血。

（3）药物反应与中毒 如洋地黄、吗啡、雌激素、雄激素、环磷酰胺以及有机磷中毒、毒蕈中毒、酒精中毒、食物中毒等。

3. 前庭障碍性呕吐 常见于迷路炎、梅尼埃病、晕动病。常伴听力障碍、眩晕，发作时常有皮肤苍白、血压下降、心动过缓等。

4. 精神因素引起的呕吐 常见于胃肠神经症、癔症等。

二、恶心与呕吐的问诊要点（中医、中西医助理医师均不考）

1. 呕吐与进食的关系 进食后出现的呕吐多见于胃源性呕吐。如餐后骤起而集体发病见于急性食物中毒。

2. 呕吐发生的时间 晨间呕吐发生在育龄女性要考虑早孕反应。服药后出现呕吐应考虑药物反应。乘飞机、车、船发生呕吐常提示晕动病。餐后 6 小时以上呕吐多见于幽门梗阻。

3. 呕吐的特点 有恶心先兆，呕吐后感轻松者多见于胃源性呕吐。喷射状呕吐多见于颅内高压，常无恶心先兆，吐后不感轻松，常伴剧烈头痛、血压升高、脉搏减慢、视神经乳头水肿。无恶心，呕吐不费力，全身状态较好者多见于神经性呕吐。

4. 呕吐物的性质 呕吐物呈咖啡色，见于上消化道出血。呕吐隔餐或隔日食物，并含腐酵气味，见于幽门梗阻。呕吐物含胆汁者多见于十二指肠乳头以下的十二指肠或空肠梗阻。呕吐物有粪臭者提示低位肠梗阻。呕吐物中有蛔虫者见于胆道蛔虫、肠道蛔虫。

5. 伴随症状

（1）伴发热 见于全身或中枢神经系统感染、急性细菌性食物中毒。

（2）伴剧烈头痛 见于颅内高压、偏头痛、青光眼。

（3）伴眩晕及眼球震颤 见于前庭器官疾病。

（4）伴腹泻 见于急性胃肠炎、急性中毒、霍乱等。

（5）伴腹痛 见于急性胰腺炎、急性阑尾炎及空腔脏器梗阻等。

（6）伴黄疸 见于急性肝炎、胆道梗阻、急性溶血。

（7）伴贫血、水肿、蛋白尿 见于肾功能不全。

第八节 呕血与黑便

呕血和黑便是上消化道（Treitz 韧带以上）出血的主要症状；而暗红或鲜红的便血则多提示下消化道出血。但若上消化道出血量大、速度快，也可出现红色大便；下消化道出血若位置高（如高位小肠出血），停留时间长，也可出现黑便。

一、呕血与黑便的病因

1. **食管疾病** 食管与胃底静脉曲张破裂、食管炎、食管癌、食管贲门黏膜撕裂、食管异物、食管裂孔疝。大出血者常见于食管与胃底静脉曲张破裂及食管异物刺穿主动脉。

2. **胃及十二指肠疾病** 最常见的原因是消化性溃疡。非甾体类抗炎药及应激所致的胃黏膜病变出血也较常见。其他病因有胃肿瘤、急性及慢性胃炎、胃黏膜脱垂症、十二指肠炎等。

3. **肝、胆、胰的疾病** 肝硬化、门静脉高压引起的食管与胃底静脉曲张破裂是引起上消化道出血的常见病因。胆道感染、胆石症、胆道肿瘤可引起胆道出血。胰腺癌、急性重症胰腺炎也可引起上消化道出血，但均少见。

4. **全身性疾病**

（1）血液疾病 如白血病、再生障碍性贫血、血小板减少性紫癜、过敏性紫癜、弥散性血管内凝血（DIC）等。

（2）急性传染病 肾综合征出血热、钩端螺旋体病、急性重型肝炎等。

（3）其他 尿毒症、慢性肺源性心脏病、结节性多动脉炎等。

上消化道大出血前三位的病因是：消化性溃疡、食管与胃底静脉曲张破裂、急性胃黏膜病变。

二、呕血与黑便的问诊要点

1. **是否为上消化道出血** 呕血应与咯血及口、鼻、咽喉部位出血鉴别。黑便应与食动物血、铁剂、铋剂等造成的黑便鉴别。

2. **估计出血量** 出血量达 5mL 以上可出现大便隐血试验阳性；达 500mL 以上可出现黑便；胃内蓄积血量达 250mL 可出现呕血；出血量一次达 400mL 以上可出现头昏、眼花、口干乏力、皮肤苍白、心悸不安、出冷汗、甚至昏倒；出血量达 1000mL 以上可出现周围循环衰竭。评估出血量还应参考呕血及便血量、血压及脉搏情况、贫血程度等。源自：人卫版《内科学》第 8 版教材。

3. **诱因** 如饮食不节、饮酒及服用某些药物、严重创伤等。

4. **既往病史** 重点询问有无消化性溃疡、肝炎、肝硬化以及长期服药史。

5. **伴随症状**

（1）伴慢性、周期性、节律性上腹痛 见于消化性溃疡。

（2）伴蜘蛛痣、肝掌、黄疸、腹壁静脉曲张、腹水、脾肿大 见于肝硬化门静脉高压。

（3）伴皮肤黏膜出血者 见于血液病及急性传染病。

（4）伴右上腹痛、黄疸、寒战高热者 见于急性梗阻性化脓性胆管炎。

第九节 黄 疸

一、黄疸的概念

血清总胆红素浓度升高致皮肤、黏膜、巩膜黄染称黄疸。总胆红素在 17.1 ～ 34.2μmol/L，虽然浓度升高，但无黄疸出现，叫隐性黄疸；总胆红素浓度超过 34.2μmol/L，则可出现皮肤、黏膜、巩膜黄染，称为显性黄疸。

二、胆红素的正常代谢途径（中医、中西医助理医师均不考）

1. **来源** 血中胆红素主要来源于血红蛋白。正常情况下，衰老的红细胞被单核－巨噬细胞系统破坏，释放出血红蛋白并分解为胆红素、铁、珠蛋白。此时的胆红素为不溶于水的、非结合状态的胆红素，称为非结合胆红素或游离胆红素（UCB），非结合胆红素随血流到达肝脏。

2. 肝内转变 游离胆红素在肝细胞内与葡萄糖醛酸结合形成葡萄糖醛酸胆红素，称为结合胆红素（CB）。结合胆红素为水溶性，可通过肾小球滤过后从尿中排出。

3. 排泄 进入毛细胆管的结合胆红素随胆汁经胆道进入肠道，在肠道内细菌的作用下，还原为无色的尿胆原（又称粪胆原）。大部分尿胆原自粪便排出。小部分尿胆原在肠内被重吸收入血液，经门静脉回肝脏，大部分在肝细胞内再变成结合胆红素，随胆汁排入肠道，形成“胆红素的肠肝循环”；其中小部分回肝的尿胆原则经体循环由肾脏排出，遇空气被氧化为尿胆素。

三、各型黄疸的病因、临床表现及实验室检查特点

1. 溶血性黄疸

（1）病因 ①先天性溶血性贫血：如遗传性球形红细胞增多症、珠蛋白生成障碍性贫血、蚕豆病等。②后天获得性溶血性贫血：自身免疫性溶血性贫血；同种免疫性溶血性贫血，如误输异型血、新生儿溶血；非免疫性溶血性贫血，如败血症、疟疾、毒蛇咬伤、毒蕈中毒、阵发性睡眠性血红蛋白尿等。

（2）临床表现 黄疸较轻，呈浅柠檬色。急性溶血时，起病急骤，出现寒战、高热、头痛、腰痛、呕吐，尿呈酱油色或茶色，严重者出现周围循环衰竭及急性肾功能衰竭。慢性溶血常有贫血、黄疸、脾肿大三大特征。

（3）实验室检查特点 血清总胆红素增多，以非结合胆红素为主，结合胆红素一般正常，尿胆原增多，尿胆红素阴性，具有溶血性贫血的改变，如贫血、网织红细胞增多、血红蛋白尿、骨髓红细胞系增生旺盛等。

2. 肝细胞性黄疸

（1）病因 病毒性肝炎、中毒性肝炎、肝硬化、肝癌、钩端螺旋体病、败血症、伤寒等。

（2）临床表现 黄疸呈浅黄至深黄，有乏力、食欲下降、恶心呕吐甚至出血等肝功能受损的症状及肝脾肿大等体征。

（3）实验室检查特点 血清结合及非结合胆红素均增多。尿中尿胆原通常增多，尿胆红素阳性。大便颜色通常改变不明显。有转氨酶升高等肝功能受损的表现。

3. 胆汁瘀积性黄疸（阻塞性黄疸）

（1）病因 ①肝外梗阻性黄疸：如胆道结石、胆管癌、胰头癌、胆道炎症水肿、胆道蛔虫、胆管狭窄等引起的梗阻。②肝内胆汁瘀积：胆汁排泄障碍所致，而无机械性梗阻，常见于内科疾病，如毛细胆管型病毒性肝炎、药物性胆汁瘀积、原发性胆汁性肝硬化、妊娠期特发性黄疸等。

（2）临床表现 黄疸深而色泽暗，甚至呈黄绿色或褐绿色。胆酸盐返流入血，刺激皮肤可引起瘙痒，刺激迷走神经可引起心动过缓。粪便颜色变浅或呈白陶土色。

（3）实验室检查特点 血清结合胆红素明显增多。尿胆原减少或阴性，尿胆红素阳性。大便颜色变浅。反映胆道梗阻的指标改变，如血清碱性磷酸酶及脂蛋白 -X 增高等。

四、黄疸的问诊要点（中医、中西医助理医师均不考）

1. 病史及诱因 疟疾、误输异型血等出现的黄疸多为溶血性黄疸；有肝炎病史或肝炎密切接触史，或长期使用对肝脏有害的药物，或长期从事对肝脏有害的毒物接触史者，容易发生肝脏损害，出现肝细胞性黄疸；有胆石症、胆道蛔虫症、肝结石、胆道肿瘤等胆囊疾病患者，易于出现阻塞性黄疸。

2. 病程 黄疸持续时间短并且反复出现的，要考虑胆石症、胆道蛔虫症、壶腹癌等；持续一段时间而逐渐消退者，要考虑肝炎；持续存在而进行性加重者，要考虑肝癌；病程长并持续不退者要考虑胆汁瘀积性肝硬化。

3. 年龄 新生儿黄疸常见于生理性黄疸、新生儿溶血性黄疸、新生儿败血症及先天性胆道闭锁等；儿童与青少年时期出现的黄疸要考虑先天性与遗传性疾病，病毒性肝炎也多见于儿童及青年人；中年人出现黄疸常见于胆道结石、肝硬化、原发性肝癌；老年人多考虑肿瘤。

4. 伴随症状 黄疸伴有右上腹绞痛的多见于胆石症；伴有上腹部钻顶样疼痛的见于胆道蛔虫症；

伴有乏力、食欲不振、厌油腻、肝区疼痛的见于传染性肝炎；黄疸伴有进行性消瘦的应考虑肝癌、胰头癌、胆总管癌、壶腹癌等；黄疸伴有腹痛、发热的应考虑急性胆囊炎、胆管炎等。

第十节　皮肤黏膜出血

一、皮肤黏膜出血的病因（中医、中西医助理医师均不考）

1. 血管壁结构与功能异常

（1）先天性　如遗传性出血性毛细血管扩张症、血管性假性血友病、家族性单纯性紫癜等。

（2）获得性　过敏性紫癜、药物性紫癜、感染性紫癜、中毒性紫癜、结缔组织疾病、维生素 C 缺乏症、单纯性紫癜等。

2. 血小板数量与功能的异常

（1）血小板减少　①生成减少：如急性白血病、再生障碍性贫血、感染或放疗及化疗后的骨髓抑制等。②破坏增多：如特发性血小板减少性紫癜、脾功能亢进等。③消耗过多：如弥散性血管内凝血、血栓性血小板减少性紫癜、溶血性尿毒综合征等。

（2）血小板增多　见于原发性出血性血小板增多症、慢性粒细胞性白血病、脾切除后等。

（3）血小板功能异常　①遗传性：血小板无力症、血小板病（主要为血小板第 3 因子异常）。②获得性：继发于感染、药物、尿毒症、肝病等。

3. 凝血功能障碍

（1）先天性　血友病、遗传性凝血酶原缺乏症、遗传性纤维蛋白原缺乏症等。

（2）获得性　严重肝功能不全、尿毒症、维生素 K 缺乏症等。

4. 抗凝及纤维蛋白溶解异常　如毒蛇咬伤、敌鼠钠中毒、肝素使用过量、双香豆素过量、溶栓药过量等。

二、皮肤黏膜出血的临床表现（中医、中西医助理医师均不考）

出血性疾病除可表现为皮肤及黏膜出血点、紫癜、瘀斑及血肿外，还可出现牙龈出血、鼻出血、血尿、便血、月经过多等症状，严重的可发生内脏出血。

出血性疾病的临床鉴别，见下表。确诊往往需相应的实验室检查。

出血性疾病的临床鉴别

	血管疾病	血小板疾病	凝血功能异常
家族史	少见	罕见	常见
性别	女性多见	女性多见	男性多见
病程	短暂、反复	短暂、反复	常为终身性
皮肤紫癜	常见	多见	罕见
血肿	罕见	可见	常见
关节腔出血	罕见	罕见	常见
内脏出血	罕见	常见	常见
月经过多	少见	常见	少见

三、皮肤黏膜出血的问诊要点（中医、中西医助理医师均不考）

1. 出血发生的年龄、患者的性别、有关家族史。

2. 有无药物过敏史、外伤史、感染及中毒史、肝肾疾病史。

3. 注意出血的部位、范围及特点，有无鼻出血、牙龈出血、关节腔出血、内脏出血。注意出血过程短暂还是反复出血，抑或终生经过。

4. 伴随症状　对称性、荨麻疹样或丘疹样紫癜伴关节痛、腹痛，多见于过敏性紫癜；伴广泛性出血（如鼻出血、牙龈出血、血尿、便血），提示血小板异常；伴血肿、关节腔出血或关节畸形，见于血友病。

第十一节 抽搐

一、抽搐的病因

1. 颅脑疾病

（1）感染性疾病 如各种脑炎及脑膜炎、脑脓肿、脑寄生虫病等。

（2）非感染性疾病 ①外伤：产伤、脑挫伤、脑血肿等。②肿瘤：原发性肿瘤（如脑膜瘤、神经胶质瘤等）及转移性脑肿瘤。③血管性疾病：脑血管畸形、高血压脑病、脑梗死、脑出血等。④癫痫。

2. 全身性疾病

（1）感染性疾病 如中毒性肺炎、中毒性菌痢、败血症、狂犬病、破伤风、小儿高热惊厥等。

（2）非感染性疾病 ①缺氧：如窒息、溺水等。②中毒：外源性中毒，如药物、化学物；内源性中毒，如尿毒症、肝性脑病等。③代谢性疾病：如低血糖、低血钙等。④心血管疾病：如阿 - 斯综合征。⑤物理损伤：如中暑、触电等。⑥癔症性抽搐。

二、抽搐的问诊要点（中西医助理医师不考）

1. 病史及发病年龄 有无产伤史、产后窒息史、癫痫史、颅脑疾病史、长期服药史以及心、肺、肝、肾及内分泌疾病史等。

2. 发作情况 有无诱因及先兆、意识丧失及大小便失禁、发作时肢体抽动次序及分布。

3. 伴随症状

（1）伴高热 见于颅内与全身的感染性疾病、小儿高热惊厥等。注意抽搐本身也可引起高热。

（2）伴高血压 见于高血压脑病、高血压脑出血、妊娠高血压综合征等。

（3）伴脑膜刺激征 见于各种脑膜炎及蛛网膜下腔出血等。

（4）伴瞳孔散大、意识丧失、大小便失禁，见于癫痫大发作。

（5）不伴意识丧失 见于破伤风、狂犬病、低钙抽搐、癔症性抽搐。

（6）伴肢体偏瘫者 见于脑血管疾病及颅内占位性病变。

第十二节 意识障碍

一、意识障碍的病因

1. 颅脑疾病

（1）感染性疾病 见于各种脑炎、脑膜炎、脑脓肿、脑寄生虫感染等。

（2）非感染性疾病 ①占位性病变：如脑肿瘤、颅内血肿、囊肿等。②脑血管疾病：如脑出血、蛛网膜下腔出血、脑栓塞、脑血栓形成、高血压脑病等。③颅脑外伤：如颅骨骨折、脑震荡、脑挫伤、颅内血肿等。④癫痫。

2. 全身性疾病

（1）感染性疾病 见于全身严重感染性疾病，如伤寒、中毒性菌痢、重型肝炎、肾综合征出血热、钩端螺旋体病、中毒性肺炎、败血症等。

（2）非感染性疾病 ①心血管疾病：阿 - 斯综合征、重度休克等。②内分泌与代谢性障碍：甲状腺危象、肾上腺皮质功能亢进或减退、糖尿病昏迷、低血糖。③其他可导致昏迷的疾病：尿毒症、肝性脑病、肺性脑病。④电解质及酸碱平衡紊乱：如稀释性低钠血症等。⑤外源性中毒：如严重食物或药物中毒、毒蛇咬伤、一氧化碳中毒等。⑥物理性损伤：中暑、触电、淹溺等。

二、意识障碍的临床表现

1. 嗜睡 嗜睡是最轻的意识障碍，患者处于病理的睡眠状态，表现为持续性的睡眠。轻刺激如推动或呼唤患者，可被唤醒，醒后能回答简单的问题或做一些简单的活动，但反应迟钝，刺激停止后，又迅速入睡。

2. 昏睡 指患者近乎不省人事，处于熟睡状态，不易唤醒。虽在强刺激下（如压迫眶上神经）可被唤醒，但不能回答问题或答非所问，而且很快又再入睡。

3. 昏迷 指意识丧失，任何强大的刺激都不能唤醒，是最严重的意识障碍。按程度不同可分为：

（1）浅昏迷 意识大部分丧失，强刺激也不能唤醒，但对疼痛刺激有痛苦表情及躲避反应。角膜反射、瞳孔对光反射、吞咽反射、眼球运动等都存在。

(2)中度昏迷 意识全部丧失,对强刺激的反应减弱,角膜反射、瞳孔对光反射迟钝,眼球活动消失。

（3）深昏迷 对疼痛等各种刺激均无反应，全身肌肉松弛，角膜反射、瞳孔对光反射、眼球活动均消失，可出现病理反射。

4. 意识模糊 意识模糊是一种常见的轻度意识障碍，意识障碍程度较嗜睡重。具有简单的精神活动，但定向力有障碍，表现为对时间、空间、人物失去了正确的判断力。

5. 谵妄 谵妄是一种以兴奋性增高为主的急性高级神经中枢活动失调状态。表现为意识模糊，定向力障碍，伴错觉、幻觉、躁动不安、谵语。谵妄常见于急性感染的高热期，也可见于某些中毒（急性酒精中毒）、代谢障碍（肝性脑病）等。

三、意识障碍的伴随症状

1. 伴发热 先发热后出现意识障碍见于严重感染性疾病；先出现意识障碍后出现发热见于脑出血、脑肿瘤、脑外伤等。

2. 伴呼吸缓慢 见于吗啡或巴比妥类中毒、颅内高压等。

3. 伴呼吸深大 见于尿毒症、糖尿病酮症酸中毒等。

4. 伴瞳孔散大 见于酒精中毒、癫痫、低血糖昏迷等。

5. 伴瞳孔缩小 见于海洛因、吗啡、巴比妥类、有机磷等中毒。

6. 伴高血压 常见于脑出血、高血压脑病、肾炎等。

7. 伴脑膜刺激征 见于各种脑膜炎及蛛网膜下腔出血等。

第二单元 问 诊

问诊的内容（中医助理医师不考）

1. 一般项目 包括姓名、性别、年龄、婚否、出生地、民族、工作单位、职业、现住址、就诊或入院日期、病史记录日期、病史叙述者等。

2. 主诉 指病人就诊的主要原因，是感觉最明显、最痛苦的症状或体征及持续时间。主诉要有显著的意向性，确切的主诉常可提供对某系统疾病的诊断线索。尽可能用患者自己的言词，不用诊断用语。如“反复上腹隐痛 8 年，解黑大便 2 天”，“活动后心慌、气短 2 年，下肢水肿 1 周”，“进行性吞咽困难 1 月余”等。对当前无症状表现，诊断资料和入院目的又十分明确的患者，也可用以下方式记录主诉。如“血糖升高 2 个月，入院进一步检查”，“发现胆囊结石 2 个月，入院接受手术治疗”。

3. 现病史 包括以下几个方面：①起病情况：起病时间、起病急缓、有无病因或诱因等。②主要症状特征：包括症状的部位、性质、持续时间和程度等。③病因和诱因：应询问与本次发病有关的病因（如外伤、中毒、感染、遗传、变态反应等）和诱因（如气候变化、环境改变、情绪激动或抑郁、饮食起居失调等）。④病情发展与演变过程：起病后主要症状的变化是持续性还是发作性，是进行性加重还是逐渐好转，缓解或加重的因素等。⑤伴随症状。⑥诊治经过。⑦患者的一般情况。

4. 既往史 包括患者既往的健康状况和过去曾经患过的疾病（包括各种传染病）、外伤手术、预防接种、过敏史等，尤其是与现病有密切关系的疾病的历史。如冠心病的患者，应当询问过去是否有过高血压病、血脂异常、糖尿病等；对风湿性心脏病患者，应询问过去是否有反复咽痛、游走性关节痛等；对肝硬化的患者，应询问过去是否有过黄疸、营养障碍及酗酒史；气胸患者，应询问既往有无肺结核、慢性阻塞性肺疾病等。

5. **个人史** 包括：①社会经历：出生地、居住地区和居留时间、受教育程度、经济生活和业余爱好。②职业和工作条件：工种、劳动环境、对工业毒物的接触情况及时间。③习惯与嗜好：起居与卫生习惯、饮食的规律与质量、烟酒嗜好与摄入量，以及异嗜癖和麻醉毒品等。④冶游史。

6. **婚姻史** 询问患者的婚姻状况，是未婚、已婚，还是离异等。

7. **月经生育史** 女性应询问其月经初潮年龄、每次经期相隔日数、行经日数、闭经年龄，记录如下：

$$\text{初潮年龄}\ \frac{\text{每次行经日数}}{\text{经期相隔日数}}\ \text{末次月经时间（或闭经年龄）}$$

生育史包括妊娠、生育次数，有无早产、剖宫产、死胎、产褥热及计划生育情况。

8. **家族史** 应重点针对血友病、糖尿病、高血压病、中风、癫痫、恶性肿瘤、哮喘等变态反应性疾病等。

第三单元　基本检查方法

一、常用触诊方法及其适用范围和注意事项

手的感觉以指腹和掌指关节掌面的皮肤较为敏感，指腹皮肤最为敏感，因此触诊多用于这两个部位。根据检查目的不同，触诊分为浅部触诊和深部触诊。

1. **浅部触诊** 主要用于检查体表浅在病变，如关节、软组织、浅部的动脉、静脉、神经、阴囊和精索等。

2. **深部触诊** 主要用于腹腔内病变和脏器的检查。

（1）深部滑行触诊　主要适用于腹腔深部包块和胃肠病变的检查。

（2）双手触诊 适用于肝、脾、肾、子宫和腹腔肿物的检查。

（3）深压触诊 用于探测腹部深在病变部位或确定腹腔压痛点，如阑尾压痛点、胆囊压痛点等。检查反跳痛时，在深压的基础上迅速将手抬起，并询问患者疼痛感觉是否加重或观察患者面部是否有痛苦表情。

（4）冲击触诊（浮沉触诊法） 适用于大量腹水而肝、脾难以触及时。

二、叩诊的方法及常见叩诊音

1. 叩诊方法

（1）间接叩诊法　叩诊时左手中指第 2 指节紧贴于叩诊部位，其余手指稍微抬起，勿与体表接触；右手各指自然弯曲，以右手中指指端叩击左手中指第 2 指骨的前端。叩击方向应与叩诊部位的体表垂直，主要以活动腕关节与指掌关节进行叩诊，避免肘关节及肩关节参加活动。叩击动作要灵活、短促，富有弹性。叩击后右手中指应立即抬起，以免影响音响的振幅与频率。在一个部位每次只需连续叩击 2 ～ 3 下，如印象不深，可再连续叩击 2 ～ 3 下，不间断地连续叩击反而不利于对叩诊音的分辨。叩击用力要均匀适中，使产生的音响一致，才能正确判断叩诊音的变化。叩击力量的轻重，应根据不同的检查部位，病变组织的性质、范围大小、位置深浅等具体情况而定。

（2）直接叩诊法 适用于胸部或腹部面积较广泛的病变，如胸膜粘连或增厚、气胸、大量胸水或腹水等。

2. 常见叩诊音

（1）清音 清音是一种频率为 100 ～ 128Hz，振动持续时间较长的音响，为不甚一致的非乐性叩诊音。清音是正常肺部的叩诊音，提示肺组织的弹性、含气量和致密度正常。

（2）浊音 浊音是一种音调较高、音响较弱、振动持续时间较短的非乐性叩诊音。在叩击被少量含气组织覆盖的实质脏器时产生，如叩击被肺的边缘所覆盖的心脏或肝脏部分，或病理状态下肺组织含气量减少（如肺炎）所表现的叩诊音。

（3）鼓音 鼓音是一种和谐的乐音，如同击鼓声。与清音相比音响更强，振动持续时间也较长，在叩击含有大量气体的空腔器官时出现。正常见于左下胸的胃泡区及腹部；病理情况下，见于肺空洞、气胸或气腹等。

（4）过清音 属于鼓音范畴的一种变音，介于鼓音与清音之间，音调较清音低，音响较清音强。过清音的出现提示肺组织含气量增多、弹性减弱，临床常见于肺气肿。

（5）实音（重浊音或绝对浊音） 实音是一种音调较浊音更高、音响更弱、振动时间更短的非乐音。生理情况下，见于叩击不含气的实质脏器，如心脏、肝脏；病理状态下，见于大量胸腔积液或肺实变等。

三、嗅诊常见异常气味及临床意义

1. **痰液** 血腥味，见于大咯血的患者；痰液恶臭，提示支气管扩张症或肺脓肿。

2. **脓液** 恶臭味应考虑气性坏疽的可能。

3. **呕吐物** 粪臭味见于肠梗阻；酒味见于饮酒和醉酒等；浓烈的酸味见于幽门梗阻或狭窄等。

4. **呼气味** 烈的酒味见于酒后或醉酒；刺激性蒜味见于有机磷农药中毒；烂苹果味见于糖尿病酮症酸中毒；氨味见于尿毒症；腥臭味见于肝性脑病。

第四单元 一般检查

第一节 全身状态检查

一、体温测量

1. **口腔温度** 将消毒过的口腔温度计（简称口表）的水银柱甩到35℃以下，水银端置于舌下，紧闭口唇，不用口腔呼吸，测量5分钟后读数。正常值为36.3℃～37.2℃。口测法温度虽较可靠，但对婴幼儿及意识障碍者则不宜使用。

2. **肛门温度** 患者取侧卧位，将直肠温度计（简称肛表）的水银柱甩到35℃以下，肛表水银端涂以润滑剂，徐徐插入肛门，深达肛表的一半为止，放置5分钟后读数。正常值为36.5℃～37.7℃。肛门温度较口腔温度高0.3℃～0.5℃。适用于小儿及神志不清的患者。

3. **腋下温度** 擦干腋窝汗液（有汗会使腋温低），将腋窝温度计（简称腋表）的水银柱甩到35℃以下，温度计的水银端放在患者腋窝深处，嘱患者用上臂将温度计夹紧，放置10分钟后读数。正常值为36℃～37℃。腋测法较安全、方便，不易发生交叉感染。

正常人24小时内体温略有波动，相差不超过1℃。生理状态下，运动或进食后体温稍高，老年人体温略低，妇女在月经期前或妊娠期略高。

二、脉搏检查

脉搏的检查方法通常是以3个手指（示指、中指、环指）的指端来触诊桡动脉的搏动。如桡动脉不能触及，也可触摸肱动脉、颞动脉或颈动脉等。

正常成人，在安静状态下脉率为60～100次/分钟。儿童较快，婴幼儿可达130次/分钟。病理状态下，发热、疼痛、贫血、甲状腺功能亢进症、心力衰竭、休克、心肌炎等，脉率增快；颅内高压、病态窦房结综合征、二度及以上窦房或房室传导阻滞，或服用强心苷、钙拮抗剂、β受体阻滞剂等药时，脉率减慢。临床上除注意脉率增快或减慢之外，还应注意脉率与心率是否一致。心房颤动时，脉率少于同时计数的心率，这种现象称为脉搏短绌。

三、血压测量

1. **直接测量法** 用特制的导管经穿刺周围动脉，送入主动脉，导管末端经换能器外接床旁监护仪，自动显示血压。此法技术要求高，且属有创，仅适用于危重和大手术的患者。

2. **间接测量法** 即现广泛应用的袖带加压法。此法常用的血压计有汞柱式、弹簧式和电子血压计，以汞柱式为最常用。临床上通常采用间接方法在上臂肱动脉部位测取血压值。被检查者安静休息至少5分钟，在测量前30分钟内禁止吸烟和饮咖啡，排空膀胱。裸露右上臂，肘部置于与右心房同一水平（坐位平第4肋软骨，仰卧位平腋中线）。首次就诊者左、右臂的血压应同时测量，并予记录。让受检者脱下该侧衣袖，露出手臂并外展45°，将袖带平展地缚于上臂，袖带下缘距肘窝横纹约2～3cm，松紧适宜。检查者先于肘窝处触知肱动脉搏动，再将听诊器体件置于肱动脉上，轻压听诊器体件。然后用橡皮球将空气打入袖带，待动脉音消失，再将汞柱升高20～30mmHg（1mmHg = 0.133kPa）后，开始缓慢（2～6mmHg/s）放气，心率较慢时放气速率也较慢，获取舒张压读数后快速放气至零。测压时双眼平视汞柱表面，根据听诊结果读出血压值。当听到第一个声音时所示的压力值是收缩压；继续放气，声音消失时血压计上所示的压力值是舒张压（个别声音不消失者，可采用变音值作为舒张压并加以注明）。正常人两上肢血压可有5～10mmHg的差别，下肢血压较上肢高20～40mmHg，但在动脉穿刺或插管直接测量时则无显著差异。

根据《中国高血压防治指南》（2010年修订版），血压水平的定义和分类标准见下表。

血压水平的定义和分类

类别	收缩压（mmHg）		舒张压（mmHg）
正常血压	＜120	和	＜80
正常高值	120～139	和（或）	80～89
高血压	≥140	和（或）	≥90
1级高血压（轻度）	140～159	和（或）	90～99
2级高血压（中度）	160～179	和（或）	100～109
3级高血压（重度）	≥180	和（或）	≥110
单纯收缩期高血压	≥140	和	＜90

3. 血压变异的临床意义

（1）高血压　未服抗高血压药的情况下，收缩压≥140mmHg和（或）舒张压≥ 90mmHg，即为高血压。如果只有收缩压达到高血压标准，则称为单纯收缩期高血压。高血压绝大多数见于高血压病（亦称原发性高血压）；继发性高血压少见（约＜5%），见于肾脏疾病、肾上腺皮质或髓质肿瘤、肢端肥大症、甲状腺功能亢进症、妊娠高血压综合征等所致的血压增高。

（2）低血压　血压低于90/60mmHg时，称为低血压。常见于休克、急性心肌梗死、心力衰竭、心包填塞、肾上腺皮质功能减退等，也可见于极度衰竭的病人。

（3）脉压增大和减小　脉压＞40mmHg称为脉压增大，见于主动脉瓣关闭不全、动脉导管未闭、动静脉瘘、高热、甲状腺功能亢进症、严重贫血、动脉硬化等。脉压＜30mmHg称为脉压减小，见于主动脉瓣狭窄、心力衰竭、休克、心包积液、缩窄性心包炎等。

四、发育判定

发育的正常与否，通常以年龄与体格成长状态（身高、体重）、智力和性征（第一、第二性征）之间的关系来判断。发育正常时，年龄与体格、智力和性征的成长状态是相应的。

发育正常与否还与遗传、内分泌、营养代谢、生活条件及体育锻炼等多种因素的影响有关。

一般成人发育正常的指标包括：头部的长度为身高的1/7～1/8；胸围为身高的1/2；双上肢展开后，左右指端的距离与身高基本一致；坐高等于下肢的长度。正常人各年龄组的身高与体重之间存在一定的对应关系。

临床上的病态发育与内分泌的改变密切相关。在发育成熟前，如出现垂体前叶功能亢进，可致体格异常高大，称为巨人症；如发生垂体功能减退，可致体格异常矮小，称为垂体性侏儒症。甲状腺对体格发育具有促进作用，发育成熟前，如患甲状腺功能亢进时，可因代谢增强、食欲亢进，导致体格发育有所改变；如发生甲状腺功能减退，可导致体格矮小和智力低下，称为呆小病。婴幼儿时期营养不良亦可影响发育，如维生素D缺乏时可致佝偻病。性激素可促进第二性征的变化，如结核病、肿瘤破坏了性腺的分泌功能时，可导致第二性征的改变。男性患者出现“阉人”征，表现为上、下肢过长，骨盆宽大，无胡须，毛发稀少，皮下脂肪丰满，外生殖器发育不良，发音女声；女性患者出现乳房发育不良、闭经、体格男性化、多毛、皮下脂肪减少、发音男声。

临床上根据身体各部发育的外观表现，包括骨骼、肌肉的生长与脂肪分布的状态等，把成年人的体型分为以下 3 种：

1. **匀称型** 表现为身体各部分结构匀称适中，腹上角 90° 左右，见于多数正常成人。

2. **瘦长型** 表现为体高肌瘦、颈细长、肩窄下垂、胸廓扁平、腹上角小于 90°。

3. **矮胖型** 表现为体格粗壮、颈粗短、肩宽平、胸围大、腹上角大于 90°。

五、营养状态检查

营养状态是鉴定健康和疾病程度的标准之一。机体营养状态与多种因素有关，如与食物的摄入、消化、吸收和代谢等密切相关。

1. **判定方法** 营养状态的好坏，可根据皮肤、毛发、皮下脂肪、肌肉的发育情况来综合判断，临床上常用良好、中等、不良三个等级来概括。

（1）良好 黏膜红润，皮肤光泽，弹性良好，皮下脂肪丰满而有弹性，肌肉结实，指甲、毛发润泽，肋间隙及锁骨上窝深浅适中，肩胛部和腹部肌肉丰满，精神饱满。

（2）不良 黏膜干燥，皮肤弹性减低，皮下脂肪菲薄，肌肉松弛无力，指甲粗糙无光泽，毛发稀疏，肋间隙、锁骨上窝凹陷，肩胛部和髂骨突出，精神萎靡。

（3）中等 介于良好与不良之间。

2. **常见的营养异常状态**

（1）营养不良 体重减轻到低于标准体重的 90% 时称为消瘦。主要见于长期的慢性感染（如结核病、血吸虫病等）、恶性肿瘤（如食管癌、胃癌等）、某些内分泌疾病（如糖尿病、垂体功能减退症等）以及精神性厌食。

（2）肥胖 超过标准体重 20% 以上者为肥胖。主要由于摄食过多所致。此外，内分泌、家族遗传、生活方式与运动、精神因素等皆有影响。肥胖一般分为单纯性肥胖（全身脂肪分布均匀，一般无异常表现，常有一定的遗传倾向）和继发性肥胖（多由内分泌疾病引起，如肾上腺皮质功能亢进症）两类。

六、意识状态判定

检查者可通过与患者交谈来了解其思维、反应、情感活动、计算能力、记忆力、注意力、定向力（即对时间、人物、地点以及对自己本身状态的认识能力）等方面的情况。对较为严重者应同时做痛觉试验（如重压患者眶上缘）、瞳孔对光反射、角膜反射、腱反射等，以判断有无意识障碍及其程度。对昏迷患者，重点注意生命体征，尤其是呼吸的频率和节律，瞳孔大小，眼底有无视乳头水肿、出血，有无偏瘫、锥体束征、脑膜刺激征等。

七、面容检查

1. **急性（热）病容** 表现为面色潮红，兴奋不安，口唇干燥，呼吸急促，表情痛苦，有时鼻翼扇动，口唇疱疹。常见于急性感染性疾病，如肺炎链球菌肺炎、流行性脑脊髓膜炎、急性化脓性阑尾炎等。

2. **慢性病容** 可见面容憔悴，面色晦暗或苍白无华，双目无神，表情淡漠等。多见于肝硬化、慢性肾炎等慢性消耗性疾病。

3. **肝病面容** 可见面颊瘦削，面色灰褐，额部、鼻背、双颊有褐色色素沉着，见于慢性肝炎、肝硬化等。

4. **肾病面容** 表现为面色苍白，眼睑、颜面浮肿，舌质淡，边缘有齿痕，见于慢性肾炎、慢性肾盂肾炎、慢性肾功能衰竭等。

5. **甲亢面容** 可见眼裂增大，眼球突出，目光闪烁，呈惊恐貌，兴奋不安，烦躁易怒，见于甲状腺功能亢进症。

6. **黏液性水肿面容** 表现为面色苍白，睑厚面宽，颜面浮肿，目光呆滞，反应迟钝，眉毛、头发稀疏，舌色淡、胖大。见于甲状腺功能减退症。

7. **二尖瓣面容** 可见面色晦暗，双颊紫红，口唇轻度发绀。见于风湿性心瓣膜病、二尖瓣狭窄。

8. **伤寒面容** 可见表情淡漠，反应迟钝，呈无欲状态。见于伤寒、脑脊髓膜炎、脑炎等高热衰弱患者。

9. **苦笑面容** 发作时牙关紧闭，面肌痉挛，呈苦笑状。见于破伤风。

10. **满月面容** 面圆如满月，皮肤发红，常伴痤疮和小须。见于库欣（Cushing）综合征及长期应用肾上腺皮质激素的患者。

11. **肢端肥大症面容** 头颅增大，脸面变长，下颌增大并向前突出，眉弓及两颧隆起，唇舌肥厚，耳鼻增大。见于肢端肥大症。

12. **面具面容** 面部呆板、无表情，似面具样，见于震颤麻痹等。

八、体位检查

体位是指休息状态下身体所处的位置。体位对某些疾病的诊断具有一定的意义，常见的体位有以下几种：

1. **自动体位** 身体活动自如，不受限制，见于正常人、轻病或疾病早期。

2. **被动体位** 患者不能随意调整或变换体位，需别人帮助才能改变体位。见于极度衰弱或意识丧失的患者。

3. **强迫体位** 患者为减轻疾病所致的痛苦，被迫采取的某些特殊体位。常见的体位有以下几种：

（1）强迫仰卧位 患者仰卧，双腿蜷曲，借以减轻腹部肌肉紧张。见于急性腹膜炎等。

（2）强迫俯卧位 通过俯卧位减轻脊背肌肉的紧张程度，常见于脊柱疾病。

（3）强迫侧卧位 通过侧卧于患侧，以减轻疼痛，且有利于健侧代偿呼吸。见于一侧胸膜炎及大量胸腔积液。

（4）强迫坐位 患者坐于床沿，以两手置于膝盖上或扶持床边。见于心、肺功能不全者。

（5）强迫蹲位 活动中因呼吸困难和心悸而采取蹲位以缓解症状。见于发绀型先天性心脏病。

（6）辗转体位 患者坐卧不安，辗转反侧。见于胆绞痛、肾绞痛、肠绞痛等。

（7）角弓反张位 患者颈及脊背肌肉强直，头向后仰，胸腹前凸，背过伸，躯干呈反弓形。见于破伤风、小儿脑膜炎等。

九、步态检查

步态指走动时所表现的姿态。健康人的步态因年龄、机体状态和职业影响而有不同的表现，如小儿喜急行或小跑，青壮年矫健快速，老年人则常为小步慢行。某些疾病可导致特征性步态，有助于疾病的诊断。常见的典型异常步态如下：

1. **痉挛性偏瘫步态** 瘫痪侧上肢呈内收、旋前，指、肘、腕关节屈曲，无正常摆动；下肢伸直并外旋，举步时将患侧骨盆抬高以提起瘫痪侧下肢，然后以髋关节为中心，脚尖拖地，向外划半个圆圈并跨前一步，故又称划圈样步态。多见于急性脑血管疾病的后遗症。

2. **醉酒步态** 行走时重心不稳，左右摇晃，状如醉汉。见于小脑病变、酒精中毒等。

3. **慌张步态** 行时头及躯干前倾，步距较小，起步动作慢，但行走后越走越快，有难以止步之势，见于震颤麻痹。

4. **蹒跚步态（鸭步）** 走路时身体左右摇摆似鸭行，见于佝偻病、大骨节病、进行性肌营养不良、先天性双髋关节脱位等。

5. **共济失调步态** 起步时一脚高抬，骤然垂落，且双目向下注视，两脚间距很宽，以防身体倾斜，闭目时不能保持平衡。见于小脑或脊髓后索病变，如脊髓痨。

6. **剪刀步态** 双下肢肌张力过高，行走时两腿交叉呈剪刀状，见于脑瘫或截瘫患者。

7. **间歇性跛行** 行走时，因下肢突发疼痛而停止前行，休息后继续前行，见于严重下肢动脉硬化等。

第二节 皮肤检查

一、弹性、颜色、湿度检查（中医、中西医助理医师均不考）

1. **皮肤弹性** 皮肤弹性与年龄、营养状态、皮下脂肪及组织间隙所含液量有关。检查时，常取手背或上臂内侧部位，用拇指和示指将皮肤捏起，正常人于松手后皮肤皱褶迅速平复。弹性减弱时皱褶平复缓慢，见于长期消耗性疾病或严重脱水的患者。发热时血液循环加速，周围血管充盈，皮肤弹性可增加。

2. 皮肤颜色

（1）发红 皮肤发红是由毛细血管扩张充血、血流加速及增多所致。生理情况下见于饮酒、日晒、运动、情绪激动等；病理情况下见于发热性疾病、阿托品和一氧化碳中毒等。一氧化碳中毒患者的皮肤、黏膜呈樱桃红色。皮肤持久性发红可见于库欣综合征及真性红细胞增多症。

（2）苍白 皮肤黏膜苍白可由贫血、末梢毛细血管痉挛或充盈不足引起，常见于贫血、寒冷、惊恐、休克、虚脱以及主动脉瓣关闭不全等；只有肢端苍白者，可能与肢体血管痉挛或阻塞有关，如雷诺病、血栓闭塞性脉管炎。

（3）黄染 皮肤黏膜呈不正常的黄色，称为黄染。主要见于因胆红素浓度增高引起的黄疸。黄疸早期或轻微时见于巩膜及软腭黏膜，较明显时才见于皮肤。黄疸见于肝细胞损害、胆道阻塞或溶血性疾病。过多食用胡萝卜、南瓜、橘子等，使胡萝卜素在血中的含量增加，可使皮肤黄染，但发黄的部位多在手掌、足底皮肤，一般不发生于巩膜和口腔黏膜。长期服用带有黄颜色的药物，如阿的平、呋喃类等也可使皮肤发黄，严重者可表现巩膜黄染，但这种巩膜黄染以角膜缘周围最明显，离角膜缘越远，黄染越浅，这是与黄疸鉴别的重要特征。

（4）发绀 皮肤黏膜呈青紫色，主要因单位容积血液中脱氧血红蛋白增多（> 50g/L）所致。发绀的常见部位为舌、唇、耳廓、面颊和指端。

（5）色素沉着 由于表皮基底层的黑色素增多，以致部分或全身皮肤色泽加深，称为色素沉着。全身性色素沉着多见于慢性肾上腺皮质功能减退，肝硬变、肝癌晚期等也可引起不同程度的皮肤色素沉着。妇女在妊娠期，面部、额部可发生棕褐色对称性色素斑片，称为妊娠斑。老年人全身或面部也可发生散在的斑片，称老年斑。

（6）色素脱失 指皮肤色素局限性或全身性减少或缺失。当缺乏酪氨酸酶导致酪氨酸不能转化为多巴而形成黑色素时，即可发生色素脱失，见于白癜风、黏膜白斑、白化症等。

3. 湿度与出汗 出汗增多见于风湿热、结核病、甲状腺功能亢进症、佝偻病、布氏杆菌病等；盗汗（夜间睡后出汗）见于肺结核活动期；冷汗（手脚皮肤发凉、大汗淋漓）见于休克与虚脱；无汗见于维生素 A 缺乏症、黏液性水肿、硬皮病和脱水等。

二、皮疹、皮下出血、蜘蛛痣、皮下结节检查

皮疹多为全身性疾病的表现之一，是临床诊断某些疾病的重要依据。多见于传染病、皮肤病、药物及其他物质所致的过敏反应。不同疾病的皮疹形态及出现规律具有一定的特异性，所以发现皮疹时应仔细观察皮疹出现的先后顺序与消退的时间，皮疹分布的部位，形态大小、颜色，压之是否褪色、平坦或隆起，有无瘙痒及脱屑等。常见的皮疹有下列几种：

1. 皮疹 检查时应注意皮疹出现与消失的时间、发展顺序、分布部位、形状及大小、颜色、压之是否退色、平坦或隆起、有无瘙痒和脱屑等。常见的皮疹有以下几种：

（1）斑疹 只是局部皮肤发红，一般不高出皮肤。见于麻疹初起、斑疹伤寒、丹毒、风湿性多形性红斑等。

（2）玫瑰疹 是一种鲜红色的圆形斑疹，直径 2 ～ 3mm，由病灶周围的血管扩张所形成，压之褪色，松开时又复现，多出现于胸腹部。对伤寒或副伤寒具有诊断意义。

（3）丘疹 直径小于 1cm，除局部颜色改变外还隆起皮面，为局限、充实的浅表损害，见于药物疹、麻疹、猩红热及湿疹等。

（4）斑丘疹 在丘疹周围合并皮肤发红的底盘，称为斑丘疹。见于风疹、猩红热、湿疹及药物疹等。

（5）荨麻疹 又称风团块，是由于皮肤、黏膜的小血管反应性扩张及渗透性增加而产生的一种局限性暂时性水肿。主要表现为边缘清楚的红色或苍白色的瘙痒性皮肤损害，出现快，消退快，消退后不留痕迹。见于各种异性蛋白性食物或药物过敏。

2. 皮下出血 皮肤或黏膜下出血，出血面的直径小于 2mm 者，称为瘀点；小的出血点容易小红色皮疹或小红痣相混淆，皮疹压之褪色，而出血点压之不褪色，小红痣加压虽不褪色，但触诊时可稍高出平面，并且表面发亮。皮下出血直径在 3 ～ 5mm 者，称为紫癜；皮下出血直径> 5mm 者，称为瘀斑；

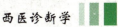

片状出血并伴有皮肤显著隆起者，称为血肿。皮肤黏膜出血常见于造血系统疾病、重症感染、某些血管损害的疾病以及某些毒物或药物中毒等。

3. 蜘蛛痣 蜘蛛痣是皮肤小动脉末端分支扩张所形成的血管痣。蜘蛛痣出现部位多在上腔静脉分布区，如面、颈、手背、上臂、前胸和肩部等处。检查时除观察其形态外，可用铅笔尖或火柴杆等压迫蜘蛛痣的中心，如周围辐射状的小血管随之消退，解除压迫后又复出现，则证明为蜘蛛痣。蜘蛛痣的发生与雌激素增多有关，常见于慢性肝炎、肝硬化，是肝脏对体内雌激素的灭活能力减弱所致。健康妇女在妊娠期间、月经前或月经期偶尔也可出现蜘蛛痣。慢性肝病患者手掌大、小鱼际处常发红，加压后褪色，称为肝掌，其发生机制与蜘蛛痣相同。

4. 皮下结节 皮下结节为直径 2 ～ 3mm 的圆形或椭圆形小节，无压痛，推之活动，多出现在关节附近或长骨隆起部位及肌腱上。常见的有风湿结节、结缔组织疾病、囊虫病等。检查时应注意其大小、硬度、部位、活动度、有无压痛。

三、水肿、皮下气肿和毛发检查

1. 水肿 水肿是皮下组织的细胞内或组织间隙液体潴留过多所致。水肿的检查需视诊和触诊相结合，轻度水肿视诊不易发觉，如用手指加压受压局部出现凹陷，称为凹陷性水肿。黏液性水肿及象皮肿虽也表现为组织明显肿胀，但指压后并无凹陷，称为非凹陷性水肿。黏液性水肿见于甲状腺功能减退症，象皮肿见于丝虫病。水肿根据其程度，可分为轻、中、重三度。

（1）轻度水肿 水肿见于皮下组织疏松部或下垂部位，如眼睑、眶下软组织、胫骨前、踝部皮下组织，指压后可见组织轻度下陷，平复较快。

（2）中度水肿 全身组织均可见明显肿胀，指压后出现明显或较深的凹陷，平复缓慢。

（3）重度水肿 全身组织严重水肿，低部位的皮肤紧张发亮，甚至有液体渗出，此外，重度水肿时胸膜腔、腹膜腔、鞘膜腔内可有积液，外阴部亦可见严重水肿。

全身性水肿常见于肾炎、肾病综合征、心力衰竭（尤其是右心衰竭）、失代偿期肝硬变和营养不良等；局限性水肿可见于局部炎症、外伤、过敏、血栓形成所致的毛细血管通透性增加，静脉或淋巴回流受阻。

2. 皮下气肿 气体进入皮下组织，称为皮下气肿。皮下气肿时，外观肿胀如同水肿，指压可凹陷，但去掉压力后则迅速恢复原形，并且按压时气体在皮下组织内移动，有一种柔软带弹性的振动感，称为捻发感或握雪感。常见于胸部外伤、气胸、产气杆菌感染等。

3. 毛发 毛发的分布、色泽及多少的改变，受遗传、营养和精神状态的影响并对临床诊断有辅助意义。正常人的头发分布均匀而有光泽，一般男性体毛较多，阴毛呈菱形分布，以耻骨部最宽，上方尖端可达脐部，下方尖端可延至肛门前方；女性体毛较少，阴毛多呈倒三角形分布。随着年龄的增加，毛发根部的血运和细胞代谢减退，头发可逐渐减少或色素脱失，见于中年后形成秃顶或白发。

病理性毛发稀少常见的原因有：①头部皮肤疾病：如脂溢性皮炎。②神经营养障碍：如斑秃。③某些发热性疾病后：如伤寒可致弥漫性脱发。④某些内分泌疾患：如甲状腺功能减退症、垂体前叶功能减退等。⑤理化因素性脱发：如过量的放射线影响，某些抗癌药物（如环磷酰胺等）的使用。某些疾病也可使毛发增多，如库欣综合征或长期使用肾上腺皮质激素者，女性患者除一般体毛增多外，还可呈男性体毛分布，如生长胡须。

第三节 淋巴结检查

体格检查一般只能检查身体各部浅表的淋巴结，多采用视诊结合触诊，触诊是检查淋巴结的主要方法。检查者将示、中、环三指并拢，其指腹平放于被检查部位的皮肤上进行滑动触诊，触诊不同部位的淋巴结时应使该部皮肤和肌肉松弛，以便于触摸。检查下颌下淋巴结时应让病人头稍低下；检查颈部淋巴结时，嘱被检查者头稍低，或偏向检查侧，以使皮肤或肌肉松弛，有利于触诊；检查锁骨上淋巴结时，让被检查者取坐位或卧位，头部稍向前屈，检查者用左手触诊右侧，右手触诊左侧，由浅部逐渐触摸至锁骨后深部；检查腋窝时应以手扶被检查者前臂稍外展，检查者以右手检查左侧，以左手检查右侧，触诊时由浅及深至腋窝顶部，然后依次触诊腋窝内壁、外壁、前壁及后壁；检查滑车上淋巴结时，以左（右）手扶托被检查者左（右）前臂，以右（左）手在其肱骨上髁两横指许、肱二头肌内侧滑动触诊。检查腹股沟淋巴结时，被检查者仰卧，检查者用手指在腹股沟平行处进行触诊。

一、浅表淋巴结分布（中西医、中医助理均不考）

身体浅表淋巴结主要分布在耳前、耳后、乳突区、枕骨下区、颌下、颏下、颈后三角、颈前三角、锁骨上窝、腋窝、滑车上、腹股沟和腘窝等部位。检查浅表淋巴结时，应按以上部位自上而下顺序进行。

二、浅表淋巴结检查内容

正常情况下，表浅淋巴结很小，直径不超过0.5cm，质地柔软，表面光滑，无压痛，与周围组织无粘连，不易触及。当身体某部位发生炎症或癌肿时，可引起相应引流区域的淋巴结肿大。如发现有肿大的浅表淋巴结，应记录其位置、数目、大小、质地、移动度，表面是否光滑，有无红肿、压痛和波动，是否有瘢痕、溃疡和瘘管等，同时应注意寻找引起淋巴结肿大的病灶。

三、局部和全身浅表淋巴结肿大

淋巴结肿大分为全身性和局限性淋巴结肿大两种。局限性淋巴结肿大是指某一组淋巴结肿大；全身性淋巴结肿大是指颈、腋窝及腹股沟等多区域中，有两组以上的淋巴结同时肿大。

（一）局限性淋巴结肿大

1. **非特异性淋巴结炎** 一般炎症所致淋巴结肿大多有触痛，表面光滑，无粘连，质不硬。颌下淋巴结肿大常由口腔内炎症所致；颈部淋巴结肿大常由化脓性扁桃体炎、齿龈炎等急慢性炎症所致；上肢的炎症常引起腋窝淋巴结肿大；下肢炎症常引起腹股沟淋巴结肿大。

2. **淋巴结结核** 肿大淋巴结常发生在颈部血管周围，多发性，质地较硬，大小不等，可互相粘连或与邻近组织、皮肤粘连，移动性稍差，如组织发生干酪性坏死，则可触到波动感；晚期破溃后形成瘘管，愈合后可形成瘢痕。

3. **转移性淋巴结肿大** 恶性肿瘤转移所致的淋巴结肿大，质硬或有橡皮样感，一般无压痛，表面光滑或有突起，与周围组织粘连而不易推动。左锁骨上窝淋巴结肿大，多为腹腔脏器癌肿（胃癌、肝癌、结肠癌等）转移；右锁骨上窝淋巴结肿大，多为胸腔脏器癌肿（肺癌、食管癌等）转移。鼻咽癌易转移到颈部淋巴结；乳腺癌最早经胸大肌外侧缘淋巴管侵入同侧腋下淋巴结。

（二）全身淋巴结肿大

可遍及全身表浅的淋巴结，大小不等，无粘连，常见于急慢性白血病、淋巴瘤、传染性单核细胞增多症、系统性红斑狼疮及某些病毒性感染（如风疹等）。

第五单元 头部检查

一、头颅形状、大小检查

通常以头围来表示头颅的大小。检查时，注意观察头颅大小、形状和有无运动异常。

1. **小颅** 婴幼儿前囟过早闭合可引起小头畸形，同时伴有智力发育障碍（痴呆症）。

2. **方颅** 前额左右突出，头顶平坦呈方颅畸形。见于小儿佝偻病、先天性梅毒。

3. **巨颅** 额、头顶、颞和枕部膨大呈圆形，颜面部相对很小，头皮静脉明显怒张。由于颅内高压，压迫眼球，形成双目下视、巩膜外露的特殊面容，称为落日现象，见于脑积水。

二、眼部检查

1. **眼睑** 检查时注意观察有无红肿、浮肿，睑缘有无内翻或外翻，睫毛排列是否整齐及生长方向，两侧眼睑是否对称，上睑提起及闭合功能是否正常。

（1）上睑下垂 双上眼睑下垂见于重症肌无力、先天性上眼睑下垂；单侧上眼睑下垂常见于各种疾病引起的动眼神经麻痹，如脑炎、脑脓肿、蛛网膜下腔出血、白喉、外伤等。

（2）眼睑水肿 眼睑组织疏松，初发或轻度水肿常先出现在眼睑。眼睑水肿多见于肾炎、慢性肝病、贫血、营养不良、血管神经性水肿等。

（3）眼睑闭合不全 双侧眼睑闭合不全常见于甲状腺功能亢进症；单侧眼睑闭合不全常见于面神经麻痹。

2. 结膜 分为睑结膜、穹隆结膜和球结膜三部分。检查时应注意有无充血、水肿、乳头增生、结膜下出血、滤泡和异物等。

结膜发红、水肿、血管充盈为充血，见于结膜炎、角膜炎、沙眼早期；结膜苍白见于贫血；结膜发黄见于黄疸；睑结膜有滤泡或乳头见于沙眼；结膜有散在出血点，见于亚急性感染性心内膜炎；结膜下片状出血，见于外伤及出血性疾病，亦可见于高血压、动脉硬化；球结膜透明而隆起为球结膜下水肿，见于脑水肿或输液过多。

3. 巩膜 检查巩膜有无黄染应在自然光线下进行。病人出现黄疸时，巩膜黄染均匀，血液中其他黄色色素增多时（如胡萝卜素与阿的平等），一般黄染只出现于角膜周围。

4. 角膜 检查时应注意角膜的透明度，有无白斑、云翳、溃疡、角膜软化和血管增生等。角膜边缘出现黄色或棕褐色环，环外缘清晰，内缘模糊，是铜代谢障碍的体征，称为凯－费环（角膜色素环），见于肝豆状核变性（Wilson 病）。

5. 瞳孔 正常瞳孔直径 2 ～ 5mm，两侧等大等圆。检查瞳孔时，应注意其大小、形态、双侧是否相同、对光反射和调节反射是否正常。

（1）瞳孔大小病理情况下，瞳孔缩小（＜2mm）常见于虹膜炎、有机磷农药中毒、毒蕈中毒以及吗啡、氯丙嗪、毛果芸香碱等药物影响；瞳孔扩大（＞5mm）见于外伤、青光眼绝对期、视神经萎缩、完全失明、濒死状态、颈交感神经刺激和阿托品、可卡因等药物影响。

（2）瞳孔大小不等 双侧瞳孔大小不等，常见于脑外伤、脑肿瘤、脑疝及中枢神经梅毒等颅内病变。

（3）对光反射 分为直接对光反射（即电筒光直接照射一侧瞳孔立即缩小，移开光线后瞳孔迅速复原）与间接对光反射（即用手隔开双眼，电筒光照射一侧瞳孔后，另一侧瞳孔也立即缩小，移开光线后瞳孔迅速复原）。瞳孔对光反射迟钝或消失，见于昏迷病人。

（4）调节反射与聚合反射 嘱被检查者注视 1m 以外的目标（通常为检查者的示指尖），然后逐渐将目标移至距被检查者眼球约 10cm 处，这时观察双眼瞳孔的变化情况。由看远逐渐变为看近，即由不调节状态到调节状态时，正常反应是双侧瞳孔逐渐缩小（调节反射）、双眼球向内聚合（聚合反射）。当动眼神经受损害时，调节和聚合（辐辏）反射消失。

6. 眼球 检查时注意眼球的外形和运动。

（1）眼球突出双侧眼球突出见于甲状腺功能亢进症；单侧眼球突出，多见于局部炎症或眶内占位性病变，偶见于颅内病变。

（2）眼球凹陷双侧眼球凹陷见于重度脱水，老年人由于眶内脂肪萎缩而有双侧眼球后退；单侧眼球凹陷见于霍纳综合征（Horner 综合征）和眶尖骨折。

（3）眼球运动 医师左手置于被检查者头顶并固定头部，使头部不能随眼转动，右手指尖（或棉签）放在被检查者眼前 30 ～ 40cm 处，嘱被检查者两眼随医师右手指尖的移动方向运动。一般按被检查者的左侧→左上→左下，右侧→右上→右下，共 6 个方向进行，注意眼球运动幅度、灵活性、持久性，两眼是否同步，并询问病人有无复视出现。眼球运动受动眼神经（Ⅲ）、滑车神经（Ⅳ）和展神经（Ⅵ）支配，这些神经麻痹时，会引起眼球运动障碍，并伴有复视。

嘱被检查者眼球随医师手指所示方向（水平或垂直）运动数次，观察是否出现一系列有规律的往返运动。双侧眼球出现一系列快速水平或垂直的往返运动，称为眼球震颤。运动方向以水平方向多见，垂直和旋转方向很少见。自发的眼球震颤见于耳源性眩晕及小脑疾患等。

（4）眼压 精确测量眼压可用眼压计。简便的方法可用指压法，此法简单易行，即嘱患者向下看，检查者分别用两手食指交替轻压（禁止同时按压）眼球的赤道部，根据眼球的软硬度判断眼压。眼压明显降低见于严重脱水及眼球萎缩；青光眼时眼压明显增高。

三、耳部检查（中医、中西医助理医师均不考）

1. 外耳

（1）耳廓　注意耳廓的外形、大小、位置和对称性，有无畸形、瘘管、结节等。耳廓上有触痛的小结，为尿酸盐沉积形成的痛风结节；耳廓红肿并有局部发热、疼痛，为局部感染；牵拉和触诊耳廓引起疼痛，提示炎症。

（2）外耳道　有黄色液体流出伴痒痛者为外耳道炎。外耳道有局限性红肿，触痛明显，牵拉耳廓或压迫耳屏时疼痛加剧，见于外耳道疖肿。外耳道有脓性分泌物、耳痛及全身症状，见于中耳炎。外耳道有血液或脑脊液流出，多为颅底骨折。

2. 中耳　观察鼓膜是否穿孔，注意穿孔的位置。胆脂瘤时常伴有恶臭的脓性分泌物。

3. 乳突　乳突内腔与中耳道相连，在患化脓性中耳炎引流不畅时可蔓延至乳突形成乳突炎，表现为乳突明显压痛，并伴有耳廓后方皮肤红肿，有时可见瘘管。严重时可继发耳源性脑脓肿或脑膜炎。

四、鼻部检查

1. 鼻的外形　鼻梁部皮肤出现红色斑块，病损处高出皮面且向两侧面颊扩展为蝶形红斑，见于红斑狼疮；鼻尖及鼻翼皮肤发红，并有毛细血管扩张、组织肥厚，见于酒糟鼻；鼻梁塌陷而致鼻外形似马鞍状，称为鞍鼻，见于鼻骨骨折、鼻骨发育不全和先天性梅毒；鼻腔完全阻塞，鼻梁宽平如蛙状，为蛙状鼻，见于肥大鼻息肉患者。

2. 鼻翼扇动　吸气时鼻孔开大，呼气时鼻孔回缩，是高度呼吸困难的表现。常见于肺炎链球菌肺炎、支气管哮喘、心源性哮喘等。

3. 鼻中隔、鼻腔检查　正常情况下，多数人鼻中隔稍偏离中线。如果鼻中隔明显偏离中线，并产生呼吸障碍，称为鼻中隔偏曲。鼻中隔穿孔见于外伤、鼻腔慢性炎症等。急性鼻炎时，鼻腔黏膜因充血而肿胀，伴有鼻塞、流鼻涕等症状；慢性鼻炎时鼻黏膜可因黏膜组织肥厚而肿胀；慢性萎缩性鼻炎时，黏膜组织萎缩，鼻甲缩小，鼻腔宽大，分泌物减少，伴有嗅觉减退或丧失；鼻腔或鼻窦化脓性炎症时，鼻腔分泌物增多，颜色发黄或发绿。

4. 鼻出血　鼻出血除鼻本身的疾病所致外，全身性疾病为常见的病因。单侧鼻出血见于外伤、鼻腔感染、局部血管损伤、鼻咽癌、鼻中隔偏曲等。双侧鼻出血见于发热性传染病（如流行性出血热、伤寒等）、血液系统疾病（如血小板减少性紫癜、再生障碍性贫血、白血病）、高血压病、肝脏疾病、维生素C或D缺乏等。女性发生周期性鼻出血应考虑子宫内膜异位症。

5. 鼻窦　鼻窦为鼻腔周围含气的骨质空腔，共4对，都有窦口与鼻腔相通。如果这些部位有压痛，表示有鼻窦炎的可能。鼻窦炎时可出现鼻塞、流脓涕、头痛及鼻窦区压痛。各鼻窦压痛的检查方法如下：

（1）额窦　一手扶持患者枕部，用另一手置于眼眶上缘内侧并用力向后按压，或两手固定头部，两手拇指置于眼眶上缘内侧并向后、向上按压。

（2）筛窦　两手固定患者的两侧耳后，两手拇指分别置于鼻根部与眼内眦之间并向后方按压。

（3）上颌窦　两手固定于患者的两侧耳后，将两手拇指分别置于左、右颧部并向后按压。蝶窦因解剖部位较深，不能进行体表检查。

五、口腔、腮腺检查

1. 口唇　正常人的口唇红润、光泽。口唇苍白见于贫血、主动脉瓣关闭不全或虚脱。唇色深红见于急性发热性疾病。口唇单纯疱疹常伴发于肺炎链球菌肺炎、感冒、流行性脑脊髓膜炎、疟疾等。口唇干燥并有皲裂，见于重度脱水患者。口角糜烂见于核黄素缺乏。口唇发绀见于以下几种情况：①心脏内外有异常动、静脉分流通道，如法洛四联症、先天性肺动静脉瘘。②呼吸衰竭、肺动脉栓塞等。③心力衰竭、休克及暴露在寒冷环境。④真性红细胞增多症。

2. 口腔黏膜　正常人的口腔黏膜光洁呈粉红色。出现蓝黑色的色素沉着多见于肾上腺皮质功能减退。在相当于第二磨牙处的颊黏膜出现直径约1mm的灰白色小点，外有红色晕圈，为麻疹黏膜斑，是麻疹的早期（发疹前24～48小时）特征。在黏膜下出现大小不等的出血点或瘀斑，见于各种出血性疾病或维生素C缺乏。口腔黏膜溃疡见于慢性复发性口疮，无痛性黏膜溃疡可见于系统性红斑狼疮。

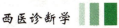

乳白色薄膜覆盖于口腔黏膜、口角等处，为鹅口疮（白色念珠菌感染），多见于体弱重症的病儿或老年患者，或长期使用广谱抗生素的患者。

3. **牙齿及牙龈** 检查时应注意有无龋齿、缺齿、义齿、残根，牙齿颜色及形状。牙齿呈黄褐色为斑釉牙，见于长期饮用含氟量高的水或服用四环素等药物后。切牙切缘凹陷呈月牙形伴牙间隙过宽，见于先天性梅毒。单纯性牙间隙过宽，见于肢端肥大症。

正常人的牙龈呈粉红色并与牙颈部紧密贴合。齿龈水肿及流脓（挤压牙龈容易查见），见于慢性牙周炎。牙龈萎缩，见于牙周病。牙龈出血可见于牙石、牙周炎、血液系统疾病及坏血病等。齿龈的游离缘出现灰黑色点线为铅线，见于慢性铅中毒。在铋、汞、砷中毒时，也可出现类似黑褐色点线状的色素沉着。

4. **舌** 正常舌呈粉红色，大小厚薄适中，活动自如，舌面湿润，并覆盖着一层薄白苔。①草莓舌：舌乳头肿胀、发红如同草莓，见于猩红热或长期发热的患者。②牛肉舌：舌面绛红如同生牛肉，见于糙皮病（烟酸缺乏）。③镜面舌：亦称光滑舌，舌体小，舌面光滑，呈粉红色或红色，无苔。见于恶性贫血（内因子缺乏）、缺铁性贫血或慢性萎缩性胃炎。④运动异常：舌体不自主偏斜见于舌下神经麻痹；舌体震颤见于甲状腺功能亢进症。⑤其他：舌色淡红见于营养不良或贫血；舌色深红见于急性感染性疾病；舌色紫红见于心、肺功能不全。

5. **咽部及扁桃体** 咽部分为鼻咽、口咽和喉咽 3 个部分。

（1）鼻咽 位于软腭平面之上、鼻腔的后方，在儿童时期这个部位的淋巴组织丰富，称为腺状体或增殖体，青春期前后逐渐萎缩。如果腺体过度肥大，可发生鼻塞、张口呼吸和语音单调。如一侧有血性分泌物和耳鸣、耳聋，应考虑早期鼻咽癌。

（2）口咽 口咽位于软腭平面之下、会厌上缘的上方，前方直对口腔，软腭向下延续，形成前、后两层黏膜皱襞，前面的黏膜皱襞称为腭舌弓，后面的黏膜皱襞称为腭咽弓。扁桃体位于腭舌弓和腭咽弓之间的扁桃体窝中，正常人不易看见。腭咽弓的后方称咽后壁，一般咽部检查即指这个范围。

咽部充血红肿，多见于急性咽炎；咽部充血，表面粗糙，并有淋巴滤泡呈簇状增生，见于慢性咽炎；扁桃体红肿增大，可伴有黄白色分泌物或苔片状易剥离假膜，是扁桃体炎。扁桃体肿大分为三度：Ⅰ度肿大时扁桃体不超过咽腭弓；Ⅱ度肿大时扁桃体超过咽腭弓，介于度Ⅰ度与Ⅲ度之间；Ⅲ度肿大时扁桃体达到或超过咽后壁中线。扁桃体充血红肿，并有不易剥离的假膜（强行剥离时出血），见于白喉。

（3）喉咽 位于口咽与喉腔之间，也称下咽部。其前方通喉腔，下端通食管。喉咽的检查需用间接或直接喉镜才能进行。急性声音嘶哑或失音见于急性喉炎；慢性失音见于喉癌、喉结核。喉返神经受损时可出现声音嘶哑或失音。

6. **腮腺** 腮腺位于耳屏、下颌角与颧弓所构成的三角区内。腮腺导管开口在与上颌第二磨牙牙冠相对的颊黏膜上。正常的腮腺腺体软薄，不能触清其轮廓。急性流行性腮腺炎时一侧或双侧腮腺肿大（以耳垂为中心的隆起），有压痛，腮腺导管口红肿；急性化脓性腮腺炎多为单侧性，腮腺导管口有脓性分泌物；腮腺混合瘤质韧，呈结节状，边界清楚，可以移动；腮腺恶性肿瘤质硬、固定，有痛感，可伴有面瘫。

第六单元 颈部检查

检查颈部时，被检查者最好取坐位，要充分暴露颈部和肩部。检查手法应轻柔，以视诊和触诊为主。

正常颈部直立、左右对称。矮胖者颈较粗短，瘦长者较细长。男性喉结较突出，女性则不显著。正常人坐位时颈部血管不明显。根据解剖结构将两侧颈部各分为两个大三角区域，即颈前三角区，为胸锁乳突肌内缘、下颌骨下缘与前正中线之间的区域；颈后三角区，为胸锁乳突肌外缘、锁骨上缘与斜方肌前缘之间的区域。

正常颈部转动自如。如头不能抬起，见于严重消耗性疾病的晚期、重症肌无力、脊髓前角细胞炎、进行性肌萎缩。头部向一侧偏斜称为斜颈，见于颈肌外伤瘢痕收缩、先天性颈肌挛缩或斜颈。颈部强直（颈抵抗）为脑膜刺激征之一，见于脑膜炎、蛛网膜下腔出血。颈活动受限伴有疼痛，见于颈部肌肉扭伤、软组织炎症以及颈椎炎症、结核、肿瘤等。

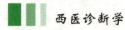

颈部皮肤检查还应该注意有无蜘蛛痣、疖、痈、瘘管、皮炎等。发现颈部包块时，应注意观察包块大小、位置、硬度、活动度、与邻近器官的关系和有无压痛等特点。颈部包块常为肿大的淋巴结。如非特异性淋巴结炎时淋巴结肿大，质地不硬，有轻度压痛；恶性肿瘤的淋巴结转移，淋巴结质地较硬且伴有纵隔、胸腔或腹腔病变的症状或体征；血液系统疾病常伴有全身性无痛性淋巴结肿大。囊状瘤的包块多呈圆形，表面光滑，有囊样感，压迫能使之缩小。甲状腺和甲状腺来源的包块在做吞咽动作时可随吞咽向上移动，以此可与颈前其他包块鉴别。

一、颈部血管检查

1. 颈静脉 正常人安静坐位或立位时颈外静脉塌陷，平卧时颈外静脉充盈，充盈水平仅限于锁骨上缘至下颌角的下 2/3 以内。立位与坐位时颈静脉明显充盈、怒张，或卧位时颈静脉充盈过度，超过正常水平称为颈静脉怒张，提示颈静脉压增高，见于右心衰竭、缩窄性心包炎、心包积液及上腔静脉阻塞综合征。某种原因如情绪激动、用力等导致胸腔或腹腔压力增高时也可见颈静脉怒张。颈静脉搏动见于三尖瓣关闭不全。

2. 颈动脉 安静状态下出现明显的颈动脉搏动，提示心排血量增加或脉压增大，常见于发热、甲状腺功能亢进症、高血压、主动脉瓣关闭不全或严重贫血等。

在颈部大血管区如听到血管性杂音，出现于收缩期，应考虑颈动脉或椎动脉狭窄。若在锁骨上窝听到连续性营营样杂音，则可能为颈静脉流入上腔静脉口径较宽的球部所产生，属生理性，用手指压迫颈静脉后即可消失。

二、甲状腺检查

甲状腺位于甲状软骨的下方两侧，表面光滑、柔软，并随吞咽而上下移动。正常甲状腺不易触及。

1. 检查方法

（1）视诊 观察甲状腺的大小和对称性。正常甲状腺看不到且不易触及，女性青春发育期甲状腺可略增大。检查时嘱被检查者做吞咽动作，可见甲状腺随吞咽动作而向上下移动，如不易辨认时，可让被检查者两手放于枕后，头向后仰，再进行观察即较明显。

（2）触诊 以明确甲状腺肿大的轮廓或范围。被检查者取坐位，医师站在身后，用双手拇指放在颈后，示指和中指从甲状软骨两侧进行触摸，同时让被检查者做吞咽动作。也可在被检查者对面以一手拇指施压于一侧甲状软骨，示指和中指在对侧甲状软骨进行触摸，同时让被检查者做吞咽动作。

检查时应注意甲状腺的大小、硬度，表面是否光滑，有无结节、压痛，两侧是否对称，有无细震颤及对气管的影响等。

（3）听诊 在甲亢时用钟形听诊器直接放在肿大的甲状腺上，常可听到低调的连续性血管杂音或吹风样收缩期杂音。

2. 甲状腺肿大的分度 可分为三度：Ⅰ度，不能看出肿大，但能触及；Ⅱ度，能看到肿大，又能触及，但在胸锁乳突肌以内；Ⅲ度，超过胸锁乳突肌。

3. 甲状腺肿大的临床意义 甲亢时肿大的甲状腺质地多较柔软，可触及细震颤。由于血管增多、增粗，血流增速，常可听到连续性血管杂音；单纯性甲状腺肿时，腺体肿大呈对称性，质软，可为弥漫性或结节性，不伴甲亢体征；甲状腺癌时，包块有结节感、不规则、质硬，需与甲状腺腺瘤、颈前淋巴结肿大相鉴别；慢性淋巴细胞性甲状腺炎（又称桥本甲状腺炎），甲状腺呈弥漫性或结节性肿大，易与甲状腺癌相混淆。由于肿大的炎性腺体可将颈总动脉向后方推移，因而在腺体后缘可以摸到颈总动脉搏动，而甲状腺癌则往往将颈总动脉包绕在癌组织内，触诊时摸不到颈总动脉搏动，以此作为鉴别。

三、气管检查

正常人的气管位于颈前正中部。检查时，让被检查者取坐位或仰卧位，头颈处于自然直立状态。医师右手中指置于胸骨上切迹气管正中，示指与环指分别在左、右两侧胸锁关节处，观察中指是否与其他两指等距离；或将中指置于气管与两侧胸锁乳突肌所构成的间隙内，根据两侧间隙是否等宽来判断气管有无偏移。

当一侧大量胸腔积液、积气、纵隔肿瘤或有不匀称的甲状腺肿大时，可将气管推向健侧；当一侧肺不张、胸膜增厚及粘连、肺硬化时，气管被牵拉向患侧。此外，主动脉弓动脉瘤时，由于心脏收缩时瘤体膨大，将气管压向后下，因而每随心脏搏动可以触到气管的向下拽动，称为 Oliver 征。

第七单元 胸部检查

第一节 胸部体表标志及分区（中医、中西医助理医师均不考）

一、骨骼标志

（1）胸骨角 两侧胸骨角分别与左、右第 2 肋软骨相连接，通常以此作为标记来计数前胸壁上的肋骨和肋间隙；另外，它还相当于支气管分叉、上下纵隔交界处。

（2）第 7 颈椎棘突 为背部颈、胸交界部的骨性标志，其下即为第 1 胸椎棘突。

（3）肩胛下角 被检查者取直立位，两手自然下垂时，肩胛下角平第 7 肋骨或第 7 肋间隙，或相当于第 8 胸椎水平。

二、胸部体表标志线

（1）前正中线。

（2）锁骨中线（左、右）通过锁骨胸骨端与锁骨肩峰端的中点所引的垂直线，成年男性和儿童，此线一般通过乳头。

（3）腋前线（左、右）。

（4）腋后线（左、右）。

（5）腋中线（左、右）。

（6）肩胛线（左、右）。

（7）后正中线。

三、胸部分区

（1）腋窝（左、右）。

（2）胸骨上窝。

（3）锁骨上窝（左、右）。

（4）锁骨下窝（左、右）。

（5）肩胛上区（左、右）。

（6）肩胛区（左、右）。

（7）肩胛间区（左、右）。

（8）肩胛下区（左、右）。

第二节 胸廓、胸壁与乳房检查

一、常见异常胸廓

1. **桶状胸** 胸廓前后径增大，以至与横径几乎相等，胸廓呈圆桶形。肋间隙增宽，锁骨上、下窝展平或突出，颈短肩高，腹上角增大呈钝角，胸椎后凸。桶状胸常见于慢性阻塞性肺气肿及支气管哮喘发作时，亦可见于一部分老年人。

2. **扁平胸** 胸廓扁平，前后径常不到横径的一半。颈部细长，锁骨突出，锁骨上、下窝凹陷，腹上角呈锐角。见于瘦长体型者，也可见于慢性消耗性疾病，如肺结核等。

3. **鸡胸（佝偻病胸）** 此为佝偻病所致的胸部病变，多见于儿童。外观胸骨特别是胸骨下部显著前凸，两侧肋骨凹陷，胸廓前后径增大而横径缩小，胸廓上下径较短，形似鸡胸。有时肋骨与肋软骨交接处增厚隆起呈圆珠状，在胸骨两侧排列成串珠状，称为佝偻病串珠。前胸下部膈肌附着处，因肋骨质软，长期受膈肌牵拉可向内凹陷，而下部肋缘则外翻，形成一水平状深沟，称肋膈沟。严重时可见胸骨下端剑突处内陷，有时连同依附的肋软骨一起内陷而形似漏斗，称为漏斗胸。

4. **胸廓单侧或局限性畸形** 单侧膨隆或局限性隆起见于胸腔积气、液、胸腔肿瘤、先天性心脏病、心脏扩大、心包积液等；而单侧或局限性的凹陷则可见于肺不张、胸膜粘连和肺纤维化等。

5. **脊椎畸形引起的胸廓畸形** 主要是由于胸椎畸形，如胸椎过度后凸、侧凸以及前凸等，均可造成胸廓的畸形，并引起胸腔内心脏、肺脏及大血管的扭曲、畸形，影响心肺功能。

二、胸壁静脉检查（中西医、中医助理均不考）

正常胸壁无明显静脉可见。上腔静脉或下腔静脉回流受阻建立侧支循环时，胸壁静脉可充盈或曲张。上腔静脉受阻时，胸壁静脉的血流方向自上向下；下腔静脉受阻时，胸壁静脉的血流方向自下向上。

三、胸壁及胸骨检查

用手指轻压或轻叩胸壁，正常人无疼痛感觉。胸壁炎症、肿瘤浸润、肋软骨炎、肋间神经痛、带状疱疹、肋骨骨折等，可有局部压痛。骨髓异常增生时，常有胸骨压痛或叩击痛，见于白血病患者。

四、乳房检查

检查时光线应充足，前胸充分暴露，被检查者取坐位或仰卧位，必要肘取前倾位。先视诊后触诊，除检查乳房外还应包括引流乳房部位的淋巴结。

1. **视诊** 注意两侧乳房的大小、对称性、外表、乳头状态及有无溢液等。乳房外表发红、肿胀并伴疼痛、发热者，见于急性乳房炎。乳房皮肤表皮水肿隆起，毛囊及毛囊孔明显下陷，皮肤呈“橘皮样”，多为浅表淋巴管被乳癌细胞堵塞后局部皮肤出现淋巴性水肿所致。乳房溃疡和瘘管见于乳房炎、结核或脓肿。单侧乳房表浅静脉扩张常是晚期乳癌或肉瘤的征象。妊娠、哺乳也可引起乳房表浅静脉扩张，但常是双侧性的。

近期发生的乳头内陷或位置偏移，可能为癌变；乳头有血性分泌物见于乳管内乳头状瘤、乳癌。

2. **触诊** 被检查者取坐位，先两臂下垂，然后双臂高举超过头部或双手叉腰再进行检查。先触诊检查健侧乳房，再检查患侧。检查者以并拢的手指掌面略施压力，以旋转或来回滑动的方式进行触诊，切忌用手指将乳房提起来触摸。检查按外上（包括角状突出）、外下、内下、内上、中央（乳头、乳晕）的顺序进行，然后检查淋巴引流部位（腋窝，锁骨上、下窝等处淋巴结）。

乳房变为较坚实而无弹性，提示皮下组织受肿瘤或炎症浸润。乳房压痛多系炎症所致，恶性病变一般无压痛。触及乳房包块时，应注意其部位、大小、外形、硬度、压痛及活动度。

急性乳房炎时乳房红、肿、热、痛，常局限于一侧乳房的某一象限。触诊有明显压痛的硬块，患侧腋窝淋巴结肿大并有压痛，伴寒战、发热及出汗等全身中毒症状。

乳房肿块见于乳癌、乳房纤维腺瘤、乳管内乳头状瘤、乳房肉瘤等。良性肿块一般较小，形状规则，表面光滑，边界清楚，质不硬，无粘连而活动度大。恶性肿瘤以乳癌最为常见，多见于中年以上的妇女，肿块形状不规则，表面凹凸不平，边界不清，压痛不明显，质坚硬，早期恶性肿瘤可活动，但晚期可与皮肤及深部组织粘连而固定，易向腋窝等处淋巴结转移，尚可有“橘皮样”、乳头内陷及血性分泌物。

第三节　肺和胸膜检查

一、肺和胸膜视诊

1. **呼吸类型** 以胸廓（肋间外肌）运动为主的呼吸，称为胸式呼吸；以腹部（膈肌）运动为主的呼吸，称为腹式呼吸。一般说来，成年女性以胸式呼吸为主，儿童及成年男性以腹式呼吸为主。患肺炎、重症肺结核、胸膜炎、肋骨骨折、肋间肌麻痹等胸部疾患时，因肋间肌运动受限可使胸式呼吸减弱而腹式呼吸增强，即胸式呼吸变为腹式呼吸。腹膜炎、腹水、巨大卵巢囊肿、肝脾极度肿大、胃肠胀气等腹部疾病及妊娠晚期，因膈肌向下运动受限可使腹式呼吸减弱而胸式呼吸增强，即腹式呼吸变为胸式呼吸。

2. 呼吸频率、深度及节律

（1）呼吸频率 成人呼吸频率为12～20次/分钟。成人呼吸频率超过20次/分钟，称为呼吸过速，见于剧烈体力活动、发热、疼痛、贫血、甲状腺功能亢进症、呼吸功能障碍、心力衰竭、肺炎、胸膜炎、精神紧张等；成人呼吸频率低于12次/分钟，称为呼吸频率过缓，见于深睡、颅内高压、黏液性水肿、吗啡及巴比妥中毒等。

（2）呼吸深度 呼吸幅度加深见于严重代谢性酸中毒时，病人可以出现节律匀齐，呼吸深而大（吸气慢而深，呼气短促），不感呼吸困难的呼吸，称为库斯莫尔呼吸 （Kussmaul Respiratory，酸中毒大呼吸），见于尿毒症、糖尿病酮症酸中毒等；呼吸浅快可见于肺气肿、胸膜炎、胸腔积液、气胸、呼吸肌麻痹、大量腹水、肥胖、鼓肠等。

（3）呼吸节律 正常人呼吸节律匀齐，呼吸与脉搏之比为1 ∶ 4。常见的呼吸节律异常有潮式呼吸及间停呼吸。①潮式呼吸（Cheyne-Stokes呼吸）：特点是呼吸由浅慢逐渐变为深快，由深快逐渐变为浅慢，直至呼吸停止片刻（约5～30秒），再开始上述周期性呼吸，形成如潮水涨落的节律，见于脑炎、脑膜炎、颅内压增高、脑干损伤等。②间停呼吸（Biot呼吸）：表现为有规律的深度相等的几次呼吸之后，突然停止呼吸，间隔一个短时间后又开始深度相同的呼吸，如此周而复始。间停呼吸的发生机制与潮式呼吸一样，但病情较潮式呼吸更为严重，常为临终前的危急征象。

二、肺和胸膜触诊

1. 触觉语颤

（1）触觉语颤的检查方法 让病人采取坐位或仰卧位，检查者两手掌平放在病人的部两侧对称部位，两手拇指在正中线相交。通过让病人深呼吸或发长而低的声音来检查两侧感觉是否正常。检查的顺序是：先前胸再后背，由上而下，左右对比进行。

（2）触觉语颤的产生机制 病人发出的声波沿气管、支气管达到肺泡，经胸膜、胸壁传到手部。所以，触觉语颤的强弱与发音的强弱、气道是否通畅、肺内含气量的多少以及胸壁的厚薄有密切的关系。此外，它还受年龄、性别、胖瘦以及部位的影响。一般情况下，成年人较儿童为强；男性较女性强；瘦者较胖者强；前胸上部较下部强；后背下部较上部强；右上胸较左上胸强。

（3）触觉语颤的临床意义 语颤增强见于以下几种情况：①肺实变：见于肺炎链球菌肺炎、肺梗死、肺结核、肺脓肿及肺癌等。②压迫性肺不张：见于胸腔积液上方受压而萎瘪的肺组织及受肿瘤压迫的肺组织。③较浅而大的肺空洞：见于肺结核、肺脓肿、肺肿瘤所致的空洞。

语颤减弱或消失 主要见于以下几种情况：①肺泡内含气量增多：如肺气肿及支气管哮喘发作时。②支气管阻塞：如阻塞性肺不张、气管内分泌物增多。③胸壁距肺组织距离加大：如胸腔积液、气胸、胸膜高度增厚及粘连、胸壁水肿或高度肥厚、胸壁皮下气肿。④体质衰弱：因发音较弱而语颤减弱。大量胸腔积液、严重气胸时，语颤可消失。

2. 胸膜摩擦感 胸膜有炎症时，两层胸膜因有纤维蛋白沉着而变得粗糙，呼吸时壁层和脏层胸膜相互摩擦而产生震动，引起胸膜摩擦感。触诊时，检查者用手掌轻贴胸壁，令病人反复做深呼吸，此时若有皮革相互摩擦的感觉，即为胸膜摩擦感。胸膜的任何部位均可出现胸膜摩擦感，但以腋中线第5～7肋间隙最易感觉到，临床意义同胸膜摩擦音。

三、肺部叩诊

1. 正常肺部叩诊音 肺部正常叩诊音为清音。

2. 肺部定界叩诊

（1）肺下界 平静呼吸时，右肺下界在右侧锁骨中线、腋中线、肩胛线，分别为第6、第8、第10肋间水平。左肺下界除在左锁骨中线上变动较大（因有胃泡鼓音区）外，其余与右侧大致相同。矮胖体型或妊娠时，肺下界可上移1肋；消瘦体型者，肺下界可下移1肋。卧位时肺下界可比直立时升高1肋。病理情况下，肺下界下移见于肺气肿、腹腔内脏下垂；肺下界上移见于肺不张、肺萎缩、胸腔积液、气胸以及腹压增高所致的膈肌上抬（如腹水、鼓肠、肝脾肿大、腹腔肿瘤、膈肌麻痹）。下叶肺实变、胸膜增厚时，肺下界不易叩出。

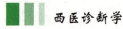

（2）肺下界移动度 在叩出肺下界的基础上，嘱病人深吸气后屏住呼吸，重新叩出肺下界，用笔标记之；让病人稍事休息后，再嘱病人深呼气后屏住呼吸，叩出肺下界，用笔标记之，两个标记之间的距离即为肺下界移动度。正常人的两侧肺下界移动度为 6 ～ 8cm。若肺组织弹性减退、胸膜粘连或膈肌移动受限，则肺下界移动度减小，见于阻塞性肺气肿、胸腔积液、肺不张、胸膜粘连、肺炎及各种原因所致的腹压增高。当胸腔大量积液、积气或广泛胸膜增厚粘连时，肺下界移动度难以叩出。

3. 胸部异常叩诊音

（1）浊音或实音 见于以下几种情况：①肺组织含气量减少或消失：如肺炎、肺结核、肺梗死、肺不张、肺水肿、肺硬化等。②肺内不含气的病变：如肺肿瘤、肺包囊虫病、未穿破的肺脓肿等。③胸膜腔病变：如胸腔积液、胸膜增厚粘连等。④胸壁疾病：如胸壁水肿、肿瘤等。

（2）鼓音 产生鼓音的原因是肺部有大的含气腔，见于气胸及直径大于 3 ～ 4cm 的浅表肺大疱、肺空洞，如空洞型肺结核、液化破溃了的肺脓肿或肺肿瘤。

（3）过清音 为介于鼓音和清音之间的音响，见于肺内含气量增加且肺泡弹性减退者，如肺气肿、支气管哮喘发作时。

四、呼吸音听诊

1. 正常呼吸音

（1）支气管呼吸音 正常人在喉部、胸骨上窝、背部第 6 颈椎至第 2 胸椎附近均可听到，如在肺部其他部位听到支气管呼吸音则为病理现象。

（2）肺泡呼吸音 此为气体进出肺泡产生的声音，正常人在肺部任何区域都可听到。

（3）支气管肺泡呼吸音 正常人在胸骨角附近，肩胛间区的第 3、4 胸椎水平及右肺尖可以听到，如在肺部其他部位听到则为病理现象。

2. 病理性呼吸音

（1）病理性肺泡呼吸音 ①肺泡呼吸音减弱或消失：可为双侧、单侧或局部的肺泡呼吸音减弱或消失，由进入肺泡内的空气量减少或声音传导障碍引起。常见于呼吸运动障碍，如全身衰弱、呼吸肌瘫痪、腹压过高、胸膜炎、肋骨骨折、肋间神经痛等；呼吸道阻塞，如支气管炎、支气管哮喘、喉或大支气管肿瘤等；肺顺应性降低，可使肺泡壁弹性减退，充气受限而使呼吸音减弱，如肺气肿、肺瘀血、肺间质炎症等；胸腔内肿物，如肺癌、肺囊肿等，因肺组织受压，空气不能进入肺泡或进入肺泡减少引起；胸膜疾患，如胸腔积液、气胸、胸膜增厚及粘连等，由于胸廓呼吸运动受限，均可使肺泡呼吸音减弱。②肺泡呼吸音增强：与呼吸运动及通气功能增强，进入肺泡的空气流量增多有关。双侧肺泡呼吸音增强见于运动、发热、甲状腺功能亢进症；肺脏或胸腔病变使一侧或一部分肺的呼吸功能减弱或丧失，则健侧或无病变部分的肺泡呼吸音可出现代偿性增强。

（2）病理性支气管呼吸音 主要见于肺组织实变，如大叶性肺炎实变期等；肺内大空洞，如肺结核、肺脓肿、肺癌形成空洞时；压迫性肺不张，见于胸腔积液、肺部肿块等使肺组织受压发生肺不张时。

（3）病理性支气管肺泡呼吸音 常见于肺实变区域较小且与正常肺组织掺杂存在，或肺实变部位较深并被正常肺组织所遮盖。

五、啰音听诊

1. 干啰音 由气流通过狭窄的支气管时发生漩涡，或气流通过有黏稠分泌物的管腔时冲击黏稠分泌物引起的震动所致。

（1）听诊特点 ①吸气和呼气都可听到，但常在呼气时更加清楚，因为呼气时管腔更加狭窄。②性质多变且部位变换不定，如咳嗽后可以增多、减少、消失或出现，多为黏稠分泌物移动所致。③音调较高，每个音响持续时间较长。④几种不同性质的干啰音可同时存在。⑤发生于主支气管以上的干啰音，有时不用听诊器都可听到，称喘鸣，可分为鼾音、哨笛音等。鼾音是由气流通过有黏稠分泌物的较大支气管或气管时发生的振动和移动所产生，为一种粗糙的、音调较低的、类似熟睡时的鼾声的干啰音。哨笛音为气流通过狭窄或痉挛的小支气管时发生的一种高音调的干啰音。有的似吹口哨或吹笛声，称为哨笛音；有的呈咝咝声，称为飞箭音。

（2）临床意义 干啰音是支气管有病变的表现。如两肺都出现干啰音，见于急慢性支气管炎、支气管哮喘、支气管肺炎、心源性哮喘等。局限性干啰音是由局部支气管狭窄所致，常见于支气管局部结核、肿瘤、异物或黏稠分泌物附着。局部而持久的干啰音见于肺癌早期或支气管内膜结核。

2. 湿啰音（水泡音） 湿啰音是因为气道、肺泡或空洞内有较稀薄的液体（渗出物、黏液、血液、漏出液、分泌液），呼吸时气流通过液体形成水泡并立即破裂时所产生的声音，很像用小管插入水中吹气时所产生的水泡破裂音，故也称水泡音。

（1）听诊特点 ①吸气和呼气都可听到，以吸气终末时多而清楚，因吸气时气流速度较快且较强，吸气末气泡大，容易破裂。常有多个水泡音成串或断续发生。②部位较恒定，性质不易改变。③大、中、小水泡音可同时存在。④咳嗽后湿啰音可减少、增多或消失。

（2）临床意义 湿啰音是肺与支气管有病变的表现。湿啰音两肺散在性分布，常见于支气管炎、支气管肺炎、血行播散型肺结核、肺水肿；两肺底分布，多见于肺瘀血、肺水肿早期及支气管肺炎；一侧或局限性分布，常见于肺炎、肺结核、支气管扩张症、肺脓肿、肺癌及肺出血等。

六、胸膜摩擦音听诊

胸膜摩擦音在吸气和呼气时皆可听到，一般以吸气末或呼气开始时较为明显。屏住呼吸时胸膜摩擦音消失，可借此与心包摩擦音区别。深呼吸或在听诊器体件上加压时胸膜摩擦音常更清楚。胸膜摩擦音可发生于胸膜的任何部位，但最常见于脏层胸膜与壁层胸膜发生位置改变最大的部位——胸廓下侧沿腋中线处。

胸膜摩擦音是干性胸膜炎的重要体征，主要见于以下几种情况：①胸膜炎症：如结核性胸膜炎、化脓性胸膜炎以及其他原因引起的胸膜炎症。②原发性或继发性胸膜肿瘤。③肺部病变累及胸膜：如肺炎、肺梗死等。④胸膜高度干燥：如严重脱水等。⑤其他：如尿毒症等。

七、听觉语音检查

当被检查者按平时说话的音调数“一、二、三”时，在胸壁上可用听诊器听到柔和而模糊的声音，即听觉语音。听觉语音减弱见于过度衰弱、支气管阻塞、肺气肿、胸腔积液、气胸、胸膜增厚或水肿。听觉语音增强见于肺实变、肺空洞及压迫性肺不张。听觉语音增强、响亮，且字音清楚，称为支气管语音，见于肺组织实变，此时常伴有触觉语颤增强、病理性支气管呼吸音等肺实变的体征，但以支气管语音出现最早。被检查者用耳语声调发“一、二、三”音，将听诊器放在胸壁上听取，正常能听到肺泡呼吸音的部位只能听到极微弱的声音，即耳语音。耳语音增强见于肺实变、肺空洞及压迫性肺不张。耳语音增强且字音清晰者，为胸耳语音，是肺实变较广泛的征象。

八、呼吸系统常见疾病的体征

1. 肺实变

（1）望诊 两侧胸廓对称，患侧呼吸动度可局限性减弱或消失。

（2）触诊 气管居中，患侧语音震颤增强。

（3）叩诊 患侧呈实音。

（4）听诊 患侧肺泡呼吸音消失，可听到病理性支气管呼吸音，支气管语音增强。

2. 肺气肿

（1）望诊 胸廓呈桶状，两侧呼吸动度减弱。

（2）触诊 气管居中，语音震颤减弱。

（3）叩诊 两肺过清音，严重者心界叩不出；肺下界下降，肺下界移动度减低。

（4）听诊 两肺肺泡呼吸音减弱，呼气延长，听觉语音减弱，心音较遥远。

3. 胸腔积液

（1）望诊 患侧胸廓饱满，呼吸动度减弱或消失。

（2）触诊 气管移向对侧，患侧语音震颤减弱或消失。

（3）叩诊 患侧叩诊浊音或实音。

（4）听诊 患侧呼吸音减弱或消失，液面以上可听到病理性支气管呼吸音。

4. 阻塞性肺不张

（1）望诊 患侧胸廓下陷，肋间隙变窄，呼吸动度减弱或消失。

（2）触诊 气管移向患侧，语颤减弱或消失。

（3）叩诊 患侧呈浊音或实音。

（4）听诊 呼吸音消失，听觉语音减弱或消失。

5. 气胸

（1）望诊 患侧胸廓饱满，肋间隙增宽，呼吸动度减弱或消失。

（2）触诊 气管移向对侧，患侧语音震颤减弱或消失。

（3）叩诊 患侧呈鼓音。左侧气胸时，心界叩不出；右侧气胸时，肝浊音界下移。

（4）听诊 患侧呼吸音减弱或消失。

第四节 心脏血管检查

一、心脏视诊

1. 心前区隆起 心前区隆起见于以下几种情况：①某些先天性心脏病，如法洛四联症、肺动脉瓣狭窄等。②儿童时期患慢性风湿性心脏病伴右心室增大者。

2. 心尖搏动

（1）正常成人心尖搏动 位于左侧第5肋间隙、锁骨中线内侧0.5～1cm处，搏动范围的直径约2～2.5cm。

（2）心尖搏动位置改变 ①生理因素：卧位时心尖搏动可稍上移；左侧卧位时，心尖搏动可向左移2～3cm；右侧卧位时可向右移1～2.5cm。小儿及妊娠时心脏常呈横位，心尖搏动可向上外方移位；瘦长体型者，心脏呈垂直位，心尖搏动可向下、向内移至第6肋间隙。②病理因素：左心室增大时，心尖搏动向左下移位；右心室增大时，胸骨左缘第3、4肋间有时可见搏动；肺不张、粘连性胸膜炎时，心尖搏动移向患侧；胸腔积液、气胸时，心尖搏动移向健侧；大量腹水、肠胀气、腹腔巨大肿瘤或妊娠等，心尖搏动位置向上外移位。

（3）心尖搏动强度及范围改变 左心室肥大、甲亢、重症贫血、发热等疾病时心尖搏动增强；心包积液、左侧气胸或胸腔积液、肺气肿等，心尖搏动减弱甚或消失；负性心尖搏动见于粘连性心包炎、显著右心室增大者。

（4）心前区其他部位的搏动 肺气肿或肺气肿伴有右心室肥大时，心脏搏动可在剑突下出现，且深吸气时增强，这是因为深吸气时右心室的回心血量增加和膈肌下降所致；全心脏明显增大时，心脏搏动弥散，在整个心前区都能看到。

二、心脏触诊

心脏触诊检查，通常用全手掌、手掌尺侧或指腹轻贴于胸壁上，并调节压力以获得最好的效果。

1. 心尖搏动异常 左心室肥大时，心尖搏动呈抬举性。

2. 心脏震颤（猫喘） 此为器质性心血管疾病的体征。震颤出现的时期、部位和临床意义见下表。

心脏常见震颤的临床意义

时期	部位	临床意义
收缩期	胸骨右缘第2肋间	主动脉瓣狭窄
	胸骨左缘第2肋间	肺动脉瓣狭窄
	胸骨左缘第3、4肋间	室间隔缺损
舒张期	心尖部	二尖瓣狭窄
连续性	胸骨左缘第2肋间及其附近	动脉导管未闭

3. 心包摩擦感 此为干性心包炎的体征，见于结核性、化脓性心包炎，也可见于风湿热、急性心

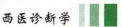

肌梗死、尿毒症、系统性红斑狼疮等引起的心包炎。通常在胸骨左缘第 4 肋间最易触及，心脏收缩期和舒张期均可触及，以收缩期明显。坐位稍前倾或深呼气末更易触及。

三、心脏叩诊

1. 叩诊方法 采用间接叩诊法，沿肋间隙从外向内、自下而上叩诊，板指与肋间隙平行并紧贴胸壁。叩诊心脏左界时，从心尖搏动外 2 ～ 3cm 处由外向内进行叩诊。如心尖搏动不明显，则自第 6 肋间隙左锁骨中线外的清音区开始，然后按肋间隙逐一上移，至第 2 肋间隙为止；叩诊心脏右界时，自肝浊音界的上一肋间隙开始，逐一叩诊至第 2 肋间隙。当沿肋间隙由外向内进行叩诊，发现由清音变为浊音时，表示已达心脏边界（心脏被肺遮盖部分边缘），此界称为心脏的相对浊音界，它相当于心脏在前胸壁的投影，反映心脏的实际大小和形状；当越过相对浊音界，继续向内侧叩诊，叩诊音变为实音时，表现已达心脏未被肺遮盖的部分（主要为右心室），此界称为心脏的绝对浊音界。正常成年人心脏左右相对浊音界与前正中线的平均距离见下表。

正常心脏相对浊音界

右（cm）	肋间	左（cm）
2.0 ～ 3.0	2	2.0 ～ 3.0
2.0 ～ 3.0	3	3.5 ～ 4.0
3.0 ～ 4.0	4	5.0 ～ 6.0
	5	7.0 ～ 9.0

正常人左锁骨中线至前正中线的距离为 8 ～ 10cm。

2. 心脏浊音界改变的临床意义

（1）心脏与血管本身病变 ①左心室增大：心脏浊音界向左下扩大，使心界呈靴形，见于主动脉瓣关闭不全、高血压性心脏病。②右心室增大：显著增大时，心界向左、右两侧扩大，以向左增大较为显著。常见于二尖瓣狭窄、肺心病。③左心房增大或合并肺动脉段扩大：心腰部饱满或膨出，心脏浊音区呈梨形，见于二尖瓣狭窄。④左、右心室增大：心界向两侧扩大，称为普大型心脏，见于扩张型心肌病等。⑤心包积液：坐位时心脏浊音界呈烧瓶形，卧位时心底部浊音界增宽。

（2）心外因素 大量胸腔积液和气胸时，心界在患侧叩不出；左侧肺实变、肺部肿瘤或纵隔淋巴结肿大时，因心脏浊音区与肺部病变的浊音区可连在一起，此时真正的心脏浊音区也无法叩出；肺气肿时，可使心脏浊音区变小或叩不出；腹腔大量积液、巨大肿瘤、妊娠末期等，均可使膈肌上升致心脏呈横位，心脏的左、右界均增大。

四、心脏听诊

（一）心脏瓣膜听诊区

1. 二尖瓣区 位于左侧第 5 肋间隙，锁骨中线内侧。

2. 主动脉瓣区

（1）主动脉瓣区 位于胸骨右缘第 2 肋间隙，主动脉瓣狭窄时的收缩期杂音在此区最响。

（2）主动脉瓣第二听诊区 位于胸骨左缘第 3、4 肋间隙，主动脉瓣关闭不全时的舒张期杂音在此区最响。

3. 肺动脉瓣区 在胸骨左缘第 2 肋间隙。

4. 三尖瓣区 在胸骨体下端近剑突偏右或偏左处。

（二）心率听诊、心律听诊

1. 心率 正常成年人心率为每分钟 60 ～ 100 次，成人窦性心律超过每分钟 100 次称为窦性心动过速。病理性心动过速见于发热、贫血、心功能不全、休克、甲状腺功能亢进症和应用肾上腺素、阿托品等药物之后。心率超过 100 次 / 分，应考虑阵发性心动过速，包括阵发性室上性和室性心动过速。成人窦性心律低于每分钟 60 次者，称为窦性心动过缓，可见于长期从事重体力劳动者和运动员等；病理性窦性心动过缓多见于颅内高压症、阻塞性黄疸、甲状腺功能减退以及洋地黄、奎尼丁、β - 阻滞剂过量或中毒等。

2. **心律** 正常人的心律基本规则。常见的心律失常有窦性心律不齐、过早搏动和心房颤动三种。

（1）窦性心律不齐 常见于健康青少年及儿童，表现为吸气时心率增快，呼气时心率减慢。

（2）过早搏动（期前收缩） 常见于情绪激动、酗酒、饮浓茶、咖啡以及各种心脏病、心脏手术、心导管检查、低血钾等。按其异位起搏点的不同，过早搏动可分为房性、房室交界性及室性三种，以室性最为多见。听诊时在规则的心律中提前出现一个心脏搏动，随后有一较长的间歇。过早搏动时的第一心音常明显增强，第二心音则大多减弱。过早搏动如每隔一个正常心脏搏动后出现，称为二联律；如每隔两个正常心脏搏动出现一个过早搏动，或每个正常心脏搏动后连续出现两个过早搏动，则称为三联律。这种心律较常见于洋地黄中毒及心肌病人。

（3）心房纤维颤动（房颤） 临床特点是：心律完全不规则，心率快慢不等；心音强弱绝对不一致；脉搏短绌。常见于器质性二尖瓣狭窄、冠状动脉硬化性心脏病、高血压性心脏病、甲状腺功能亢进症、洋地黄中毒等。

（三）正常心音及其产生机制（中医、中西医助理医师均不考）

正常心音：正常心音有 4 个。按其在心动周期中出现的顺序，依次命名为第一心音（S_1）、第二心音（S_2）、第三心音（S_3）及第四心音（S_4）。S_1 主要是二尖瓣、三尖瓣关闭振动而产生，提示心室收缩的开始；S_2 主要是主动脉瓣、肺动脉瓣关闭振动而产生，提示心脏舒张期的开始。

1. 心音听诊

（1）正常心音 如上所述，正常心音有 4 个，成年人可以听到 S_1 和 S_2，儿童和部分青少年可听到 S_3，一般听不到 S_4。第一心音出现标志着心室收缩的开始，在心前区各部均可听到，而以心尖部最强；第二心音出现标志着心室舒张的开始，在心前区各部均可听到，但以心底部最强。正常青少年肺动脉瓣区第二心音（P_2）较主动脉瓣区第二心音（A_2）强，即 $P_2 > A_2$；老年人则相反，$A_2 > P_2$；中年人两者相等，$P_2=A_2$。第一、第二心音的区别，见下表。

第一、第二心音的区别

区别点	第一心音	第二心音
声音特点	音强，调低，时限较长	音弱，调高，时限较短
最强部位	心尖部	心底部
与心尖搏动及动脉搏动的关系	与心尖搏动和动脉搏动同时出现	心尖搏动之后出现
与心动周期的关系	S_1 和 S_2 之间的间隔（收缩期）较短	S_2 到下一个心动周期 S_1 的间隔（舒张期）较长

（2）心音改变及其临床意义

①两个心音同时增强见于胸壁较薄、情绪激动、甲亢、发热、贫血等。

②两个心音同时减弱见于肥胖、胸壁水肿、左侧胸腔积液、肺气肿、心包积液、缩窄性心包炎、甲状腺功能减退症、心肌炎、心肌病、心肌梗死、心功能不全等。

③第一心音增强见于发热、甲亢、二尖瓣狭窄等，完全性房室传导阻滞可产生极响亮的 S_1，称为“大炮音”。第一心音减弱主要是由于心肌收缩力减弱所致，见于心肌炎、心肌病、心肌梗死、二尖瓣关闭不全等。第一心音强弱不等见于早搏、心房颤动、Ⅱ度房室传导阻滞、高度房室传导阻滞。

④主动脉瓣区第二心音增强见于高血压病、主动脉粥样硬化等；主动脉瓣区第二心音减弱见于低血压、主动脉瓣狭窄和关闭不全。

⑤肺动脉瓣第二心音增强见于肺动脉高压、二尖瓣狭窄、左心功能不全、室间隔缺损、动脉导管未闭、肺心病；肺动脉瓣第二心音减弱见于肺动脉瓣狭窄或关闭不全。

⑥钟摆律或胎心律见于心肌有严重病变时，如大面积急性心肌梗死、重症心肌炎等。由于心肌严重受损，第一心音失去原有的特征而与第二心音相似，同时心脏搏动加速，心脏收缩期和舒张期的时间也几乎相等，此时听诊心音酷似钟摆“嘀嗒”声，故称为“钟摆律”；若心率每分钟超过 120 次以上，酷似胎儿心音，则称为“胎心律”。

⑦心音分裂 正常情况下，心室收缩时二尖瓣与三尖瓣的关闭（构成第一心音的两个主要成分）

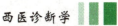

并不是同步的，三尖瓣的关闭略迟于二尖瓣。心室舒张时主动脉瓣与肺动脉的关闭（构成第二心音的两个主要成分）亦不是同步的，肺动脉瓣的关闭略迟于主动脉瓣。构成第一心音和第二心音的各两个主要成分不同步，但是非常接近，故在听诊时不能分辨而呈现单一的心音。如左右两侧心室活动较正常不同步的时距明显加大，第一、第二心音的两个主要组成部分间的时距延长，则听诊时出现一个心音分成两个心音的现象，称为心音分裂。第二心音分裂临床较常见，以肺动脉瓣区明显，见于右室排血时间延长，肺动脉瓣关闭明显延迟（如完全性右束支传导阻滞、肺动脉瓣狭窄），或左心室射血时间缩短，主动脉关闭时间提前（如二尖瓣关闭不全、室间隔缺损等）。

2. 喀喇音 是一种心脏听诊时的额外心音。根据其出现的时期不同，可分为收缩期额外心音和舒张期额外心音。收缩期额外心音可发生在收缩早、中、晚各个阶段。

（1）收缩早期喀喇音（收缩早期喷射音） 心底部听诊最清楚。肺动脉瓣区的收缩早期喀喇音见于肺动脉高压、轻中度肺动脉瓣狭窄、房间隔缺损、室间隔缺损等疾病；主动脉瓣收缩早期喀喇音见于高血压、主动脉瓣狭窄、主动脉瓣关闭不全、主动脉瘤等。

（2）收缩中、晚期喀喇音 在心尖部及其稍内侧最清楚。多见于二尖瓣脱垂。

3. 奔马律及开瓣音

（1）舒张早期奔马律 为病理性第三心音，又称第三心音奔马律或室性奔马律。在心尖部容易听到，提示心脏有严重的器质性病变，见于各种原因的心力衰竭。

（2）开瓣音（二尖瓣开放拍击音） 是由于心室舒张早期，血液自左心房急骤流入左心室，冲击狭窄的瓣膜所致。该音一般在左侧第 3、4 肋间心尖与胸骨左缘之间最易听到。它的出现表示二尖瓣狭窄而瓣膜尚具一定的弹性，可作为二尖瓣分离术适应证的参考条件之一，当瓣膜有严重的钙化、纤维化以及伴有二尖瓣关闭不全时，该音消失。

4. 心脏杂音产生机制

（1）血流加速 见于剧烈运动后、发热、贫血、甲亢等。

（2）瓣膜口狭窄 如二尖瓣狭窄、主动脉瓣狭窄、肺动脉瓣狭窄、梗阻性肥厚型心肌病等。

（3）瓣膜关闭不全 如二尖瓣关闭不全、主动脉瓣关闭不全、主动脉硬化、扩张型心肌病、二尖瓣脱垂等。

（4）异常通道 如室间隔缺损、动脉导管未闭及动静脉瘘等。

（5）心腔内漂浮物 如心内膜炎时赘生物产生的杂音等。

（6）大血管腔瘤样扩张 如动脉瘤。

5. 心脏杂音的特征

（1）最响部位 一般来说，杂音最响的部位，就是病变所在的部位。杂音在心尖部最响，提示病变在二尖瓣；杂音在主动脉瓣区或肺动脉瓣区最响，提示病变在主动脉瓣或肺动脉瓣；杂音在胸骨下端近剑突偏左或偏右处最响，提示病变在三尖瓣。胸骨左缘 3、4 肋间听到响亮粗糙的收缩期杂音则可能为室间隔缺损。

（2）出现的时期 按杂音出现的时期不同，将杂音分为：收缩期杂音、舒张期杂音、连续性杂音、双期杂音。舒张期杂音及连续性杂音均为病理性，收缩期杂音多为功能性。二尖瓣关闭不全的收缩期杂音可占整个收缩期，并可遮盖 S_1 甚至 S_2，称全收缩期杂音；二尖瓣狭窄的舒张期杂音常出现在舒张中晚期；主动脉瓣关闭不全的舒张期杂音则出现在舒张早期，也可为早中期或全期；肺动脉瓣狭窄的收缩期杂音常为收缩中期杂音；动脉导管未闭时可出现连续性杂音。

（3）杂音的性质 由于病变的性质不同，杂音的性质也不一样，可为吹风样（柔和的或粗糙的）、隆隆样（雷鸣样）、叹气样、机器声样以及音乐样等。二尖瓣区粗糙的吹风样收缩期杂音，提示二尖瓣关闭不全。典型的心尖区舒张中晚期隆隆样杂音是二尖瓣狭窄的特征性杂音。叹气样舒张期杂音主要见于主动脉瓣第二听诊区，为主动脉瓣关闭不全的特征性杂音。机器声样杂音主要见于动脉导管未闭。音乐样杂音听诊时如海鸥鸣或鸽鸣样，常为感染性心内膜炎及梅毒性主动脉瓣关闭不全的特征。一般器质性杂音常是粗糙的，而功能性杂音则常为柔和的。

（4）收缩期杂音强度 杂音的强度取决于狭窄与关闭不全的程度。一般情况下，狭窄越重，杂音越强，但当极度狭窄致通过的血流极少时，杂音反而减弱或消失；血流速度越快，杂音越强；狭窄口两侧的压力差越大，杂音越强。心功能不全、心肌收缩力减弱时，狭窄口两侧的压力差减少，使血流瘀滞，则杂音减弱甚至消失；当心脏功能改善而使两侧的压力差增大、血流加快时，则杂音又增强。有的杂音开始较强而逐渐减弱到消失，称为递减型，如主动脉瓣关闭不全的舒张期杂音及二尖瓣关闭不全的收缩期杂音；有的则开始时较弱而逐渐增强，称为递增型，如二尖瓣狭窄的隆隆样舒张期杂音；有的开始时较弱并逐渐增强，然后又逐渐减弱消失，称为递增递减型，如主动脉瓣狭窄的收缩期杂音。收缩期杂音的强度一般可分为六级（Levine 6 级）：

1 级：杂音很弱，所占时间很短，须仔细听诊才能听到。

2 级：较易听到，杂音柔和。

3 级：中等响亮的杂音。

4 级：响亮的杂音，常伴有震颤。

5 级：很响亮的杂音，震耳，但听诊器如离开胸壁则听不到，伴有震颤。

6 级：极响亮，听诊器稍离胸壁时亦可听到，有强烈的震颤。

杂音强度的表示法：4 级杂音记为“4/6 级收缩期杂音”。一般而言，3/6 级和以上的收缩期杂音多为器质性。但应注意，杂音的强度不一定与病变的严重程度成正比。病变较重时，杂音可能较弱；相反，病变较轻时也可能听到较强的杂音。

（5）传导方向 二尖瓣关闭不全的收缩期杂音在心尖部最响，并向左腋下及左肩胛下角处传导；主动脉瓣关闭不全的舒张期杂音在主动脉瓣第二听诊区最响，并向胸骨下端或心尖部传导；主动脉瓣狭窄的收缩期杂音以主动脉瓣区最响，可向上传至右侧胸骨上窝及颈部；肺动脉瓣关闭不全的舒张期杂音在肺动脉瓣区最响，可传至胸骨左缘第 3 肋间。

较局限的杂音：二尖瓣狭窄的舒张期杂音常局限于心尖部；肺动脉瓣狭窄的收缩期杂音常局限于胸骨左缘第 2 肋间；室间隔缺损的收缩期杂音常局限于胸骨左缘第 3、4 肋间。

（6）杂音与体位的关系 体位改变可使某些杂音减弱或增强，而有助于病变部位的诊断。例如，左侧卧位可使二尖瓣狭窄的舒张中晚期隆隆样杂音更明显；前倾坐位可使主动脉瓣关闭不全的舒张期杂音更易于听到；仰卧位则使肺动脉瓣、二尖瓣、三尖瓣关闭不全的杂音更明显。

（7）杂音与呼吸的关系 深吸气时可使右心（三尖瓣、肺动脉瓣）的杂音增强；深呼气时可使左心（二尖瓣、主动脉瓣）的杂音增强。

（8）杂音与运动的关系 运动后心率加快，增加循环血流量及流速，在一定的心率范围内可使杂音增强。例如，运动可使二尖瓣狭窄的舒张中晚期杂音增强。

6. 各瓣膜区常见杂音听诊（中西医、中医助理均不考）

（1）二尖瓣区收缩期杂音 见于二尖瓣关闭不全、二尖瓣脱垂、冠心病乳头肌功能不全等，杂音为吹风样，较粗糙、响亮，多在 3/6 级以上，可占全收缩期；左心室扩张引起的二尖瓣相对关闭不全（如高血压心脏病、扩张型心肌病、急性风湿热、贫血性心脏病等），杂音为 3/6 级以下柔和的吹风样，传导不明显；运动、发热、贫血、妊娠、甲亢等产生的杂音一般为 2/6 级以下，性质柔和，较局限，病因去除后杂音消失。

（2）二尖瓣区舒张期杂音 二尖瓣狭窄时，心尖部可闻及舒张中晚期隆隆样杂音，呈递增型，音调较低而局限，左侧卧位呼气末时较清楚，常伴有第一心音亢进、二尖瓣开放拍击音及舒张期震颤，肺动脉瓣第二心音亢进、分裂；主动脉瓣关闭不全所致的相对性二尖瓣狭窄的杂音，称为奥－弗杂音（Austin-Flint 杂音），性质柔和，不伴有第一心音亢进、开瓣音，无震颤。

（3）主动脉瓣区收缩期杂音 见于各种病因的主动脉瓣狭窄，杂音为喷射性，响亮而粗糙，呈递增－递减型，沿大血管向颈部传导，常伴有收缩期震颤；主动脉粥样硬化、高血压性心脏病等引起的相对性主动脉瓣狭窄，杂音柔和，常有 A_2 增强。

（4）主动脉瓣区舒张期杂音 在主动脉瓣第二听诊区深呼气末最易听到，为叹气样，递减型，可传至胸骨下端左侧或心尖部，常伴有 A_2 减弱及周围血管征，见于先天性或风湿性主动脉瓣关闭不全、梅毒性升主动脉炎等。

（5）动脉瓣区收缩期杂音 多见于先天性肺动脉瓣狭窄，杂音粗糙，呈喷射性，强度在 3/6 级以上，常伴收缩期震颤；二尖瓣狭窄、房间隔缺损等引起的相对性肺动脉瓣狭窄时，杂音限较短，较柔和，伴 P_2 增强亢进。

（6）肺动脉瓣区舒张期杂音 器质性极少，多由相对性肺动脉瓣关闭不全所引起，常见于二尖瓣狭窄、肺心病等，伴明显肺动脉高压，杂音为叹气样，柔和，递减型，卧位吸气末增强，常伴 P_2 亢进，称为格－斯杂音（Graham－Stell 杂音）。

（7）三尖瓣区收缩期杂音 器质性者极少见。多为右心室扩大导致的相对性三尖瓣关闭不全，见于二尖瓣狭窄、肺心病等，杂音柔和，在 3/6 级以下。

（8）其他部位的收缩期杂音 胸骨左缘第 3、4 肋间响亮而粗糙的收缩期杂音，该杂音或伴收缩期震颤，不向左腋下传导，见于室间隔缺损或肥厚型梗阻性心肌病。

（9）连续性杂音　这是一种连续、粗糙、类似机器转动的声音，在胸骨左缘第 2 肋间隙及其附近听到，见于动脉导管未闭。

器质性与功能性收缩期杂音的鉴别，见下表。

器质性与功能性收缩期杂音的鉴别

区别点	器质性	功能性
部位	任何瓣膜听诊区	肺动脉瓣区和（或）心尖部
持续时间	长，常占全收缩期，可遮盖 S_1	短，不遮盖 S_1
性质	吹风样，粗糙	吹风样，柔和
传导	较广而远	比较局限
强度	常在 3/6 级或以上	一般在 2/6 级或以下
心脏大小	有心房和（或）心室增大	正常

7. 心包摩擦音听诊

正常的心包膜表面光滑，当心包膜发炎时表面粗糙，故心脏收缩时心包的脏层、壁层相互摩擦而产生杂音，称为心包摩擦音。此音粗糙，似用指腹摩擦耳壳声，但有时较柔和，近在耳边；于心脏收缩期及舒张期均可听到，而以收缩期较明显，但有时只在收缩期听到；通常在胸骨左缘第 3、4 肋间处较易听到；将听诊器胸件向胸壁增加压力时，可使摩擦音增强。心包摩擦音与胸膜摩擦音的区别，主要为屏住呼吸时胸膜摩擦音消失，而此时心包摩擦音仍可听到。心包摩擦音可发生于风湿热、结核性及化脓性心包炎，亦可见于心肌梗死、严重尿毒症等。

五、血管检查

1. 毛细血管搏动征 用手指轻压病人指甲床末端，或以干净玻片轻压病人口唇黏膜，如见到红白交替的、与病人心搏一致的节律性微血管搏动现象，称为毛细血管搏动征。

2. 水冲脉 脉搏骤起骤降，急促而有力。检查者用手紧握患者手腕掌面，将患者的前臂高举过头，则水冲脉更易触知。

3. 交替脉 为一种节律正常而强弱交替的脉搏，为左室衰竭的重要体征，见于高血压心脏病、急性心肌梗死或主动脉瓣关闭不全等。

4. 重搏脉 见于伤寒、败血症、低血容量休克等。

5. 奇脉 指吸气时脉搏明显减弱或消失的现象，又称为吸停脉。常见于心包积液和缩窄性心包炎时，是心包填塞的重要体征之一。

6. 无脉 即脉搏消失，见于严重休克及多发性大动脉炎。

7. 枪击音与杜氏双重杂音 将听诊器体件放在肱动脉等外周较大动脉的表面，可听到与心跳一致的“嗒——塔——”音，称为枪击音。如再稍加压力，则可听到收缩期与舒张期双重杂音，即杜氏双重杂音。

8. 其他血管杂音

（1）在甲亢病人肿大的甲状腺上可听到血管杂音，常为连续性，收缩期较强。
（2）主动脉瘤时，在相应部位可听到收缩期杂音。
（3）动-静脉瘘时，在病变部位可听到连续性杂音。
（4）肾动脉狭窄时，可在腰背部及腹部听到收缩期杂音。

头部随脉搏呈节律性点头运动、颈动脉搏动明显、毛细血管搏动征、水冲脉、枪击音与杜氏双重杂音统称为周围血管征，它们均由脉压增大所致，常见于主动脉瓣关闭不全、发热、贫血及甲亢等。

六、循环系统常见疾病的体征（中医、中西医助理医师均不考）

循环系统常见疾病的体征，见下表。

循环系统常见疾病的体征

病变	视诊	触诊	叩诊	听诊
二尖瓣狭窄	二尖瓣面容，心尖搏动略向左移	心尖搏动向左移，心尖部触及舒张期震颤	心浊音界早期稍向左，以后向右扩大，心腰部膨出，呈梨形	心尖部 S_1 亢进，较局限的递增型舒张中晚期隆隆样杂音，可伴开瓣音，P_2 亢进、分裂，肺动脉瓣区 Graham Steell 杂音
二尖瓣关闭不全	心尖搏动向左下移动	心尖搏动向左下移位，常呈抬举性	心浊音界向左下扩大	心尖部 S_1 减弱，心尖部有 3/6 级或以上较粗糙的吹风样全收缩期杂音，范围广泛，常向左腋下及左肩胛下角传导，并可遮盖 S_1
主动脉瓣狭窄	心尖搏动向左下移动	心尖搏动向左下移位，呈抬举性，主动脉瓣区收缩期震颤	心浊音界向左下扩大	主动脉瓣区高调、粗糙的递增-递减型收缩期杂音，向颈部传导，心尖部 S_1 减弱，A_2 减弱
主动脉瓣关闭不全	颜面较苍白，颈动脉搏动明显，心尖搏动向左下移动，且范围较广，可见点头运动	心尖搏动向左下移动并呈抬举性，周围血管征阳性	心浊音界向左下扩大，心脏呈靴形	主动脉瓣第二听诊区叹气样递减型舒张期杂音，可向心尖部传导；心尖部 S_1 减弱，A_2 减弱或消失，可闻及奥-弗杂音
右心衰竭	颈静脉怒张，口唇发绀，浮肿	肝脏肿大、压痛，肝-颈静脉回流征阳性，下肢或腰骶部凹陷性水肿	心界扩大，可有胸水或腹水体征	心率增快，心尖部舒张期奔马律
大量心包积液	心尖搏动明显减弱或消失，颈静脉怒张	心尖搏动在心浊音界内或不能触到；肝大，压痛，肝-颈静脉回流征阳性；可有奇脉	心界向两侧扩大，“烧瓶状”，卧位时心底部增宽	心音遥远，心率加快

第八单元　腹部检查

一、腹部视诊

1. 腹部外形　正常腹部平坦。腹部明显膨隆或凹陷见于以下几种情况：

（1）全腹膨隆 见于以下几种情况：①腹内积气：胃肠道内积气，腹部呈球形，两侧腰部膨出不明显，变换体位时其形状无明显改变，见于各种原因所致的肠梗阻或肠麻痹。积气在肠道外腹腔内者，称为气腹，见于胃肠穿孔或治疗性人工气腹。②腹腔积液：当腹腔内大量积液时，在仰卧位腹部外形呈宽而扁袄，称为蛙腹。常见于肝硬化门脉高压症、右心衰竭、缩窄性心包炎、肾病综合征、结核性腹膜炎、腹膜转移癌等。结核性腹膜炎症、肿瘤浸润时，腹形常呈尖凸状，也称为尖腹。③腹腔巨大肿块：以巨大卵巢囊肿最常见，腹部呈球形膨隆而以囊肿部位较明显。

（2）局部膨隆 常见于腹部炎性包块、胃肠胀气、脏器肿大、腹内肿瘤、腹壁肿瘤和疝等。左上腹膨隆见于脾肿大、巨结肠或结肠脾曲肿瘤；上腹中部膨隆见于肝左叶肿大、胃扩张、胃癌、胰腺囊肿或肿瘤；右上腹膨隆见于肝肿大（瘀血、脓肿、肿瘤）、胆囊肿大及结肠肝曲肿瘤；腰部膨隆见于大量肾盂积水或积脓、多囊肾、巨大肾上腺瘤；左下腹部膨隆见于降结肠肿瘤、干结粪块；下腹部膨隆多见于妊娠、子宫肌瘤、卵巢囊肿、尿潴留等；右下腹膨隆见于阑尾周围脓肿、回盲部结核或肿瘤等。

（3）全腹凹陷 见于严重脱水、明显消瘦及恶病质等。严重者呈舟状腹，见于恶性肿瘤、结核、糖尿病、甲状腺功能亢进症等消耗性疾病晚期。

2. **呼吸运动** 正常成年男性和儿童以腹式呼吸为主，成年女性则以胸式呼吸为主。腹式呼吸减弱见于各种原因的急腹症、大量腹水、腹腔巨大肿瘤等；腹式呼吸消失见于急性弥漫性腹膜炎等。

3. **腹壁静脉** 正常时腹壁静脉一般不显露。当门静脉高压或上、下腔静脉回流受阻导致侧支循环形成时，腹壁静脉呈现扩张、迂曲状态，称为腹壁静脉曲张。

（1）门脉高压时，腹壁曲张的静脉以脐为中心向周围伸展，肚脐以上腹壁静脉血流方向从下向上，肚脐以下腹壁静脉血流方向自上向下。

（2）上腔静脉梗阻时，胸腹壁静脉血流方向自上向下，流入下腔静脉。

（3）下腔静脉梗阻时，腹壁浅静脉血流方向向上，进入上腔静脉。

4. **胃肠型和蠕动波** 正常人腹部一般看不到蠕动波及胃型和肠型，有时在腹壁菲薄或松弛的老年人、极度消瘦者或经产妇可能见到。

幽门梗阻时，可见到胃蠕动波自左肋缘下向右缓慢推进（正蠕动波），有时可见到逆蠕动波及胃型；脐部出现肠蠕动波见于小肠梗阻，严重梗阻时，脐部可见横行排列呈多层梯形的肠型和较大肠蠕动波；结肠梗阻时，宽大的肠型多出现于腹壁周边，同时盲肠多胀大呈球形。

二、腹部触诊

腹部触诊时，被检者采取仰卧位，两手平放于躯干两侧，两腿并拢屈曲，使腹壁肌肉放松，做缓慢的腹式呼吸运动。医师站在其右侧，面向被检者，以便观察其有无疼痛等表情。医师的手要温暖，动作轻柔；边与被检者交谈，边进行检查；从健康部位开始对腹部进行全面检查。检查时注意腹壁紧张度、有无压痛和反跳痛等。

1. **腹壁紧张度** 正常人腹壁柔软、无抵抗。在某些病理情况下可使全腹或局部紧张度增加、减弱或消失。

（1）腹壁紧张度增加（腹肌紧张） ①弥漫性腹肌紧张多见于胃肠道穿孔或实质脏器破裂所致的急性弥漫性腹膜炎，此时腹壁常强直，硬如木板，故称为板状腹。②局限性腹肌紧张多系局限性腹膜炎所致，如右下腹腹壁紧张多见于急性阑尾炎，右上腹腹壁紧张多见于急性胆囊炎；腹膜慢性炎症时，触诊如揉面团一样，称为揉面感，常见于结核性腹膜炎、癌性腹膜炎。

（2）腹壁紧张度减低或消失 全腹紧张度减低见于慢性消耗性疾病或刚放出大量腹水者，也可见于身体瘦弱的老年人和经产妇；全腹紧张度消失见于脊髓损伤所致的腹肌瘫痪和重症肌无力等。

2. **压痛及反跳痛**

（1）压痛 ①广泛性压痛见于弥漫性腹膜炎。②局限性压痛见于局限性腹膜炎或局部脏器的病变。明确而固定的压痛点是诊断某些疾病的重要依据。如麦氏（Mc Burney point）点（右髂前上棘与脐连线中外 1/3 交界处）压痛多考虑急性阑尾炎；胆囊区（右腹直肌外缘与肋弓交界处）压痛考虑胆囊病变。

（2）反跳痛 反跳痛表示炎症已波及腹膜壁层，腹肌紧张伴压痛、反跳痛称为腹膜刺激征，是急性腹膜炎的可靠体征。

三、腹内脏器触诊

1. 肝脏

（1）检查方法 采用单手或双手触诊法，分别在右侧锁骨中线延长线和前正中线上触诊肝脏右叶和左叶。检查时患者取仰卧位，双腿稍屈曲，使腹壁松弛，医师位于患者右侧。

（2）正常肝脏 正常成人的肝脏一般触不到，但腹壁松弛的瘦者于深吸气时可触及肝下缘，多在肋弓下 1cm 以内，剑突下如能触及肝左叶，多在 3cm 以内。2 岁以下小儿的肝脏相对较大，易触及。正常肝脏质地柔软，边缘较薄，表面光滑，无压痛和叩击痛。

（3）肝脏触诊的注意事项 触及肝脏时，应详细描述其大小、质地、表面光滑度及边缘情况、有无压痛及搏动等。

（4）肝脏大小变化的临床意义 弥漫性肝肿大见于肝炎、脂肪肝、肝瘀血、早期肝硬化、白血病、血吸虫病等；局限性肝肿大见于肝脓肿、肝囊肿（包括肝包虫病）、肝肿瘤等；肝脏缩小见于急性和亚急性肝坏死、晚期肝硬化。

（5）肝脏质地分级 分为质软、质韧（中等硬度）和质硬三级。正常肝脏质地柔软，如触口唇；急性肝炎及脂肪肝时质地稍韧；慢性肝炎质韧，如触鼻尖；肝硬化质硬，肝癌质地最硬，如触前额；肝脓肿或囊肿有积液时呈囊性感。

（6）肝脏常见疾病的临床表现 ①急性肝炎时肝脏轻度肿大，质稍韧，表面光滑，边缘钝，有压痛。②慢性肝炎时肝脏肿大较明显，质韧或稍硬，压痛较轻。③肝硬化早期肝常肿大，晚期则缩小变硬，表面呈结节状，边缘较薄，无压痛。④肝癌时肝脏进行性肿大，质坚硬如石，表面呈大小不等的结节状或巨块状，高低不平，边缘不整，压痛明显。⑤脂肪肝所致的肝肿大，质软或稍韧，表面光滑，无压痛。⑥肝瘀血时肝脏明显肿大，质韧，表面光滑，边缘圆钝，有压痛，右心功能不全引起的肝淤血肿大时，压迫右上腹肝区，颈静脉怒张更明显，称为肝颈静脉回流征阳性。还可见于心包积液、缩窄性心包炎。

2. 胆囊

（1）胆囊点 右侧腹直肌外缘与肋弓交界处即为胆囊点。

（2）胆囊触痛的检查方法 医师将左手掌平放在被检者的右肋，拇指放在胆囊点，用中等压力按压腹壁，然后嘱被检者缓慢深呼吸，如果深吸气时被检者因疼痛而突然屏气，则称胆囊触痛征（Murphy’s Sign，墨菲征）阳性，见于急性胆囊炎。

（3）临床意义 正常胆囊不能触到。急性胆囊炎时胆囊肿大，呈囊性感，压痛明显，常有墨菲征阳性；胰头癌压迫胆总管导致胆囊显著肿大时无压痛，但有逐渐加深的黄疸，称库瓦济埃征（Courvoisier’s Sign）阳性；胆囊肿大，有实性感者，见于胆囊结石或胆囊癌。

3. 脾脏

（1）检查方法 仰卧位或右侧卧位，右下肢伸直，左下肢屈髋、屈膝进行检查。

（2）注意事项 正常脾脏不能触及。内脏下垂、左侧大量胸腔积液或积气时，脾向下移而可触及。除此之外能触及脾脏，则提示脾肿大。触及脾脏后应注意其大小、质地、表面形态、有无压痛及摩擦感等。

（3）脾肿大的分度方法 深吸气时脾脏在肋下不超过 2cm 者为轻度肿大；超过 2cm 但在脐水平线以上，为中度肿大；超过脐水平线或前正中线为高度肿大，又称巨脾。中度以上脾肿大时其右缘常可触及脾切迹，这一特征可与左肋下其他包块相区别。

（4）脾肿大的测量方法 用三线记录法（单位：厘米），ab 线测量左锁骨中线与左肋缘交点（a 点）至脾下缘（b 点）之间的距离；ac 线是测量 a 点至脾脏最远端（c 点）之间的距离；de 线是测量脾右缘 d 点与前正中线之间的距离；如脾脏高度增大，向右越过前正中线，则测量脾右缘至前正中线的最大距离，以“+”表示；未超过前正中线，则测量脾右缘与前正中线的最短距离，以“-”表示。

（5）脾肿大的临床意义 轻度脾大见于慢性肝炎、粟粒性肺结核、伤寒、感染性心内膜炎、败血症和急性疟疾等，一般质地较柔软；中度脾大见于肝硬化、慢性溶血性黄疸、慢性淋巴细胞性白血病、系统性红斑狼疮、疟疾后遗症及淋巴瘤等，一般质地较硬；高度脾大，表面光滑者见于慢性粒细胞性白血病、慢性疟疾和骨髓纤维化症等，表面不平而有结节者见于淋巴瘤等；脾脓肿、脾梗死和脾周围炎时，可触到摩擦感且压痛明显。

4. 肾脏

（1）触诊方法 常用双手触诊法。患者可取仰卧位或立位。医师位于患者右侧，将左手掌放在其右后腰部向上托（触诊左肾时，左手绕过患者前方托住左后腰部），右手掌平放于被检侧季肋部，以微弯的手指指端放在肋弓下方，随患者呼气，右手逐渐深压向后腹壁，与在后腰部向上托起的左手试图接近，双手夹触肾。如未触及肾脏，应让患者深吸气，此时随吸气下移的肾脏可能滑入双手之间而被触知。如能触及肾脏大部分，则可将其在两手间夹住，同时患者常有类似恶心或酸痛的不适感。有时只能触及光滑、圆钝的肾下极，它常从触诊的手中滑出。

（2）注意事项 触及肾脏时应注意其大小、形状、质地、表面状态、敏感性和移动度等。正常肾脏表面光滑而圆钝，质地结实而富有弹性，有浮沉感。正常人肾脏一般不能触及，身材瘦长者有时可触及右肾下极。肾脏代偿性增大、肾下垂及游走肾常被触及。

（3）临床意义 肾脏肿大见于肾盂积水或积脓、肾肿瘤及多囊肾等。肾盂积水或积脓时，其质地柔软，富有弹性，有波动感；肾肿瘤则质地坚硬，表面凹凸不平；多囊肾时，肾脏不规则增大，有囊性感。

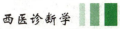

肾脏和尿路疾病，尤其是炎性疾病时，可在一些部位出现压痛点：①季肋点：在第 10 肋骨前端。②上输尿管点：在脐水平线上，腹直肌外缘。③中输尿管点：在两侧髂前上棘水平，腹直肌外缘，相当于输尿管第二狭窄处（入骨盆腔处）。④肋脊点：在背部脊柱与第 12 肋所成的夹角顶点，又称肋脊角。⑤肋腰点：在第 12 肋与腰肌外缘的夹角顶点，又称肋腰角。季肋点压痛亦提示肾脏病变。输尿管有结石、化脓性或结核性炎症时，在上或中输尿管点出现压痛。肋脊点和肋腰点是肾脏炎症性疾病（如肾盂肾炎、肾结核或肾脓肿等）常出现压痛的部位。如炎症深隐于肾实质内，可无压痛而仅有叩击痛。

5. 膀胱 膀胱的触诊方法：用单手滑行触诊法。正常膀胱空虚时不能查到。当膀胱积尿而充盈时，在下腹正中部可触到圆形、表面光滑的囊状物，排尿后包块消失，此点可与腹部其他包块相鉴别。尿潴留常见于尿道梗阻、脊髓病、昏迷、腰椎或骶椎麻醉及手术后患者。导尿后肿块消失即可确诊膀胱潴留。

四、正常腹部可触及的结构，腹部肿块触诊

1. 正常腹部可触及的结构 除瘦弱者和多产妇可触到右肾下极，儿童可触及肝脏下缘外，正常腹部可触及到腹主动脉、腰椎椎体与骶骨岬、横结肠、乙状结肠、盲肠等结构。

2. 腹部肿块触诊 腹腔脏器的肿大、异位、肿瘤、囊肿或脓肿、炎性组织粘连或肿大的淋巴结等均可形成肿块。如触到肿块要鉴别其来源于何种脏器；是炎症性还是非炎症性；是实质性还是囊性；是良性还是恶性；在腹腔内还是在腹壁上。还须注意肿块的部位、大小、形态、质地、压痛、搏动、移动度、与邻近器官的关系等。

五、腹部叩诊

1. 腹部正常叩诊音 除肝脏、脾脏所在部位外，正常腹部叩诊音主要为鼓音。

2. 肝脏叩诊 匀称体型者的正常肝上界在右锁骨中线上第 5 肋间，下界位于右季肋下缘。右锁骨中线上，肝浊音区上下径之间的距离约为 9 ～ 11cm；在右腋中线上，肝上界在第 7 肋间，下界相当于第 10 肋骨水平；在右肩胛线上，肝上界为第 10 肋间，下界不易叩出。瘦长型者肝上下界均可低一个肋间，矮胖型者则可高一个肋间。

病理情况下，肝浊音界向上移位见于右肺不张、气腹及鼓肠等；肝浊音界向下移位见于肺气肿、右侧张力性气胸等。肝浊音界扩大见于肝炎、肝脓肿、肝瘀血、肝癌和多囊肝等；肝浊音界缩小见于急性肝坏死、晚期肝硬化和胃肠胀气等；肝浊音界消失，代之以鼓音，是急性胃肠穿孔的重要征象，亦可见于人工气腹。肝炎、肝脓肿时可出现肝区叩击痛。

3. 脾脏叩诊 脾浊音区宜采用轻叩法，在左腋中线自上而下进行叩诊。正常脾浊音区在该线上第

9～11 肋间，宽约 4～7cm，前方不超过腋前线。脾浊音区缩小或消失见于左侧气胸、胃扩张及鼓肠等；脾浊音区扩大见于脾肿大。

4. 膀胱叩诊 膀胱空虚时，因小肠位于耻骨上方遮盖膀胱，故叩诊呈鼓音，叩不出膀胱的轮廓。膀胱充盈时，耻骨上方叩出圆形浊音区。妊娠的子宫、卵巢囊肿或子宫肌瘤等，该区叩诊也呈浊音，应予鉴别。腹水时，耻骨上方叩诊可呈浊音区，但此区的弧形上缘凹向脐部，而膀胱胀大的浊音区弧形上缘凸向脐部。排尿或导尿后复查，如为浊音区转为鼓音，即为尿潴留而致的膀胱胀大。

六、胃泡鼓音区和移动性浊音叩诊

1. 胃泡鼓音区 胃泡鼓音区上界为膈及肺下缘，下界为肋弓，左界为脾脏，右界为肝左缘。此区明显扩大见于幽门梗阻；明显缩小见于胸腔积液、心包积液、脾肿大及肝左叶肿大等。此区鼓音消失见于急性胃扩张或溺水者。

2. 移动性浊音 当腹腔内有 1000mL 以上游离液体时，患者仰卧位叩诊，腹中部呈鼓音，腹部两侧呈浊音；侧卧位时，叩诊上侧腹部转为鼓音，下侧腹部呈浊音。这种因体位不同而出现浊音区变动的现象称为移动性浊音阳性，见于肝硬化门静脉高压症、右心衰竭、肾病综合征、严重营养不良以及渗出性腹膜炎（如结核性或自发性）等引起的腹水。

七、腹部听诊

1. 肠鸣音（肠蠕动音） 正常肠鸣音大约每分钟 4～5 次，在脐部或右下腹部听得最清楚。当肠鸣音超过每分钟 10 次称为肠鸣音频繁，见于服泻药后、急性肠炎或胃肠道大出血等；如肠鸣音次数多，且呈响亮、高亢的金属音，称肠鸣音亢进，见于机械性肠梗阻；肠鸣音明显少于正常，或 3～5 分钟以上才听到一次，称肠鸣音减弱或稀少，见于老年性便秘、电解质紊乱（低血钾）及胃肠动力低下等；如持续听诊 3～5 分钟未闻及肠鸣音，称肠鸣音消失或静腹，见于急性腹膜炎或各种原因所致的麻痹性肠梗阻。

2. 振水音 患者仰卧，医师用耳凑近患者上腹部或将听诊器体件放于此处，然后用稍弯曲的手指以冲击触诊法连续迅速冲击患者上腹部，如听到胃内液体与气体相撞击的声音为振水音。正常人餐后或饮入多量液体时，振水音阳性。若空腹或餐后 6～8 小时以上仍有此音，则提示胃内有液体潴留，见于胃扩张、幽门梗阻及胃液分泌过多等。

3. 血管杂音 上腹部的两侧出现收缩期血管杂音常提示肾动脉狭窄；左叶肝癌压迫肝动脉或腹主动脉时，可在包块部位闻及吹风样血管杂音；中腹部收缩期血管杂音提示腹主动脉瘤或腹主动脉狭窄；肝硬化门脉高压侧支循环形成时，在脐周可闻及连续性的嗡鸣音。

八、腹部常见疾病的体征（中医、中西医助理医师均不考）

腹部常见疾病的体征，见下表。

病变	视诊	触诊	叩诊	听诊
肝硬化门静脉高压	肝病面容、蜘蛛痣及肝掌，晚期患者黄疸，腹部膨隆，呈蛙腹状，腹壁静脉曲张	早期肝肿大，质地偏硬，晚期肝脏缩小，脾大，腹水	早期肝浊音区轻度扩大；晚期肝浊音区缩小，移动性浊音阳性	肠鸣音正常
急性腹膜炎	急性病容，强迫仰卧位，腹式呼吸消失，肠麻痹时，腹部膨隆	出现典型的腹膜刺激征——腹壁紧张、压痛及反跳痛	鼓肠或有气腹时，肝浊音区缩小或消失，移动性浊音阳性	肠鸣音减弱或消失
肠梗阻	急性病容，腹部呼吸运动减弱，可见肠型及蠕动波	腹壁紧张，压痛，绞窄性肠梗阻有压痛性包块及反跳痛	腹部鼓音明显	机械性肠梗阻早期肠鸣音亢进呈金属调；麻痹性肠梗阻时肠鸣音减弱或消失

第九单元 肛门、直肠检查

一、肛门、直肠视诊

根据病情需要采取肘膝位、仰卧位、截石位、左侧卧位或蹲位等体位，观察患者肛门及周围情况。正常肛门周围皮肤色较黑，可见皮肤皱褶自肛门向外周放射。视诊肛门时注意观察肛门有无闭锁或狭窄、有无伤口及感染、有无肛瘘及肛裂、有无直肠脱垂、有无痔疮，并注意区分是外痔（肛门齿状线以下的紫红色包块，表面为皮肤）、内痔（肛门齿状线以上的紫红色包块，表面为黏膜），还是混合痔。

二、肛门、直肠指诊

肛门、直肠指诊对肛门直肠疾病的诊断有重要价值。指诊有剧烈触痛见于肛裂与感染；触痛并有波动感见于肛门、直肠周围脓肿；触及柔软光滑而有弹性物见于直肠息肉；触及质地坚硬、表面凹凸不平的包块应考虑直肠癌。指诊后指套带有黏液、脓液或血液，说明存在炎症并有组织破坏。

第十单元 脊柱与四肢检查

一、脊柱检查

1. 脊柱弯曲度

（1）检查方法　患者取立位或坐位，先从侧面观察脊柱有无过度的前凸与后凸；然后从后面用手指沿脊椎棘突用力从上向下划压，划压后的皮肤出现一条红色充血线，观察脊柱有无侧弯。

（2）临床意义　①脊柱后凸多发生于胸段，见于佝偻病、脊柱结核、强直性脊柱炎、脊柱退行性变等。②脊柱前凸多发生于腰段，见于大量腹水、腹腔巨大肿瘤、髋关节结核及髋关节后脱位等。③脊柱侧凸：姿势性侧凸的特点为弯曲度多不固定，如平卧或向前弯腰时可使侧弯消失，多见于儿童发育期坐立位姿势不良、椎间盘突出症、脊髓灰质炎等；器质性侧凸时，改变体位不能使侧凸得到纠正，见于佝偻病、脊椎损伤、胸膜肥厚等。

2. 脊柱活动度

（1）检查方法　检查颈段活动时，固定被检查者的双肩，让其做颈部的前屈、后伸、侧弯、旋转等动作；检查腰段活动时，固定被检查者的骨盆，让其做腰部的前屈、后伸、侧弯、旋转等动作。若已有外伤性骨折或关节脱位时，应避免做脊柱运动，以防损伤脊髓。

（2）脊柱活动受限的原因　软组织损伤、骨质增生、骨质破坏、脊椎骨折或脱位、腰椎间盘突出。

3. 脊柱压痛与叩击痛

（1）检查方法　①检查脊柱压痛时，患者取坐位，身体稍向前倾，医师用右手拇指自上而下逐个按压脊椎棘突及椎旁肌肉。②脊柱叩击痛检查：患者取坐位，医师用手指或用叩诊锤直接叩击各个脊椎棘突，了解患者是否有叩击痛，此为直接叩诊法；或患者取坐位，医师将左手掌置于患者头顶部，右手半握拳，以小鱼际肌部位叩击左手背，了解患者的脊柱是否有疼痛，此为间接叩诊法。

（2）临床意义　正常人脊柱无压痛与叩击痛，若某一部位有压痛与叩击痛，提示该处有病变，如脊椎结核、脊椎骨折、脊椎肿瘤、椎间盘突出等。

二、四肢、关节检查

1. 四肢、关节形态改变及其临床意义

（1）匙状甲（反甲）　常见于缺铁性贫血，偶见于风湿热。

（2）杵状指（趾）　常见于支气管扩张、支气管肺癌、慢性肺脓肿、脓胸以及发绀型先天性心脏病、亚急性感染性心内膜炎等。

（3）指关节变形　以类风湿关节炎引起的梭形关节最常见。

（4）膝内翻、膝外翻　膝内翻为“O”形腿，膝外翻为“X”形腿。常见于佝偻病及大骨节病。

（5）膝关节变形　常见于风湿关节炎活动期、结核性关节炎。

（6）足内翻、足外翻 多见于先天畸形、脊髓灰质炎后遗症等。

（7）肢端肥大症 见于腺垂体功能亢进、生长激素分泌过多引起的肢端肥大症。

（8）下肢静脉曲张 多见于小腿，是下肢浅静脉血液回流受阻或静脉瓣功能不全所致。表现为下肢静脉如蚯蚓状怒张、弯曲，久立位更明显，严重时有小腿肿胀感，局部皮肤颜色暗紫红色或有色素沉着，甚至形成溃疡。常见于从事站立性工作者或栓塞性静脉炎患者。

2. 运动功能检查 关节活动障碍见于相应部位骨折、脱位、炎症、肿瘤、退行性变等。

第十一单元 神经系统检查

一、中枢性与周围性面神经麻痹的鉴别

中枢性面神经麻痹与周围性面神经麻痹的鉴别方法，见下表。

中枢性面神经麻痹与周围性面神经麻痹的鉴别方法

	中枢性面神经麻痹	周围性面神经麻痹
病因	核上组织（包括皮质、皮质脑干纤维、内囊、脑桥等）受损	面神经核或面神经受损
临床表现	病灶对侧颜面下部肌肉麻痹，可见鼻唇沟变浅，露齿时口角下垂（或称口角歪向病灶侧），不能吹口哨和鼓腮等	病灶同侧全部面肌瘫痪，从上到下表现为下不能皱额、皱眉、闭目，角膜反射消失，鼻唇沟变浅，不能露齿、鼓腮、吹口哨，口角下垂（或称口角歪向病灶对侧）
临床意义	多见于脑血管病变、脑肿瘤和脑炎等	多见于受寒、耳部或脑膜感染、神经纤维瘤引起的周围型面神经麻痹，此外，还可出现舌前2/3味觉障碍等

二、感觉功能检查、感觉障碍及其常见类型

1. 感觉功能检查

（1）浅感觉 包括痛觉、触觉、温度觉。

（2）深感觉 包括运动觉、位置觉、振动觉。

（3）复合感觉（皮质感觉） 包括定位觉、两点辨别觉、立体觉和图形觉。

2. 感觉障碍 感觉障碍的形式有：疼痛、感觉减退、感觉异常、感觉过敏、感觉过度和感觉分离。

3. 感觉障碍的类型

（1）末梢型 表现为肢体远端对称性完全性感觉缺失，呈手套状、袜子状分布，也可有感觉异常、感觉过度和疼痛等，多见于多发性神经炎。

（2）神经根型 感觉障碍范围与某种神经根的节段分布一致，呈节段型或带状，在躯干呈横轴走向，在四肢呈纵轴走向。疼痛较剧烈，常伴有放射痛或麻木感，是脊神经后根损伤所致，见于椎间盘突出症、颈椎病和神经根炎等。

（3）脊髓型 根据脊髓受损程度分为：①脊髓横贯型：为脊髓完全被横断，其特点为病变平面以上完全正常，病变平面以下各种感觉均缺失，并伴有截瘫或四肢瘫，排尿排便障碍，多见于急性脊髓炎、脊髓外伤等。②脊髓半横贯型：仅脊髓一半被横断，又称布朗-塞卡尔综合征，其特点为病变同侧损伤平面以下深感觉丧失及痉挛性瘫痪；对侧痛、温觉丧失，见于脊髓外肿瘤和脊髓外伤等。

（4）内囊型 表现为病灶对侧半身感觉障碍、偏瘫、同向偏盲，常称为三偏征，常见于脑血管疾病。

（5）脑干型 特点是同侧面部感觉缺失和对侧躯干及肢体感觉缺失，见于炎症、肿瘤和血管病变。

（6）皮质型 特点为上肢或下肢感觉障碍，并有复合感觉障碍。

三、运动功能检查

1. 肌力 肌力是指肢体随意运动时肌肉收缩的力量。

（1）肌力分级 分为6级。

0 级：无肢体活动，也无肌肉收缩，为完全性瘫痪。

1 级：可见肌肉收缩，但无肢体活动。

2 级：肢体能在床面上做水平移动，但不能抬起。

3 级：肢体能抬离床面，但不能抵抗阻力。

4 级：能做抵抗阻力的动作，但较正常差。

5 级：正常肌力。

其中，0 级为全瘫，1 ～ 4 级为不完全瘫痪（轻瘫），5 级为正常肌力。

（2）瘫痪的表现形式 运动神经元和周围神经的病变造成骨髓肌随意运动的障碍称为瘫痪。根据病损程度的不同，分为完全性瘫痪（0 级）和不完全性瘫痪；根据病变部位的不同，分为中枢性瘫痪和周围性瘫痪（或称上运动神经元瘫痪和下运动神经元瘫痪）；按肌张力的高低分为痉挛性瘫痪和松弛性瘫痪；按瘫痪的形式不同，分为单瘫、偏瘫、交叉瘫、截瘫等。单瘫是单一肢体瘫痪，多见于脊髓灰质炎；偏瘫多见于颅内病变或脑卒中，表现为病灶对侧肢体（上、下肢）中枢性瘫痪，常伴有脑神经损害；交叉性偏瘫的病变部位在脑干，表现为病变对侧中枢性偏瘫及同侧脑神经损害；截瘫是脊髓横贯性损伤的结果，表现为病变部位以下肢体的瘫痪，见于脊髓外伤、炎症等；如果脊髓横贯性损伤发生在颈膨大处，则会出现两上肢的周围性瘫痪和两下肢的中枢性瘫痪，称为四肢瘫或高位截瘫；若脊髓横贯性损伤发生在腰膨大处，则可表现为两下肢周围性瘫痪，称为截瘫。

中枢性瘫痪的病变部位在上运动神经元（包括中央前回、皮质核束和皮质脊髓束）。正常时，高位中枢的下行纤维对下运动神经元有控制作用，上运动神经元受损时，解除了对下运动神经元的控制，使下运动神经元的兴奋性增高，因而表现为反射亢进、肌张力过高、病理反射阳性等。

周围性瘫痪的病灶在下运动神经元（包括脊髓前角细胞及其周围神经、脑神经核及其神经纤维）。因神经反射遭到破坏，所以表现为瘫痪肌肉张力过低，深反射减弱或缺失，无病理反射，肌萎缩较明显等。

2. 肌张力 肌张力是指静息状态下的肌肉紧张度。正常时肌肉有一定的张力。检查时医生持患者完全放松的肢体以不同的速度和幅度对各个关节做被动运动，医师所感到的阻力大小就是肌张力的强度。

张力过低或缺失见于周围神经、脊髓灰质前角及小脑病变。折刀样张力过高见于锥体束损害，铅管样肌张力过高及齿轮样肌张力过高见于锥体外系损害（如帕金森病等）。

3. 不自主运动 指随意肌不自主收缩所产生的一些无目的的异常动作，多见于锥体外系的损害。

（1）震颤 静止性震颤见于帕金森病；动作性震颤见于小脑病变；扑翼样震颤主要见于肝性脑病，也可见于尿毒症和肺性脑病。

（2）舞蹈症 是肢体及头面部的一种快速、不规则、无目的、粗大、不对称、不能随意控制的动作，随意运动或情绪激动时加重，安静时减轻，睡眠时消失，多见于儿童脑风湿病变。

（3）手足搐搦 表现为发作时手足肌肉呈紧张性痉挛，上肢表现为屈腕，掌指关节屈曲，指间关节伸直，拇指对掌；在下肢表现为跖趾关节跖屈，似芭蕾舞样足，见于低钙血症和碱中毒。

4. 共济运动 共济运动是指机体完成任一动作时所依赖的某组肌群协调一致的运动，这种协调主要靠小脑的功能，前庭神经、视神经、深感觉及锥体外系均参与作用。

（1）检查方法 指鼻试验、对指试验、轮替动作、跟 - 膝 - 胫试验等。

（2）临床意义 正常人动作协调、稳准，如动作笨拙和不协调时称为共济失调。按病损部位分为小脑性、感觉性及前庭性共济失调。

四、中枢性与周围性瘫痪的鉴别

中枢性瘫痪与周围性瘫痪的鉴别方法，见下表。

中枢性瘫痪与周围性瘫痪的鉴别方法

	中枢性瘫痪	周围性瘫痪
瘫痪分布	范围较广，单瘫、偏瘫、截瘫	范围较局限，以肌群为主

肌张力	增强	降低
肌萎缩	不明显	明显
膝腱反射	亢进	减弱或消失
病理反射	有	无
肌束颤动	无	可有

五、神经反射检查

神经反射是神经系统活动的基本形式，是对各种刺激的非自主性反应，反射是通过反射弧来完成的。反射弧包括感受器、传入神经、中枢、传出神经及效应器五部分，并受高级中枢的控制。在反射弧通路上，任何部分发生损害都会使反射减弱或消失。高级中枢有病变可使反射出现亢进。正常人可引出的反射称为生理反射；而正常人不能引出，仅在某些疾病影响到神经系统或神经系统发生病变时出现的反射称为病理反射。检查反射时，要注意两侧对比，两侧反射不对称是神经损害的重要定位体征：

1. 浅反射 浅反射是刺激皮肤或黏膜引起的反射，健康人存在，属生理反射。临床常用的有下列三种：

（1）角膜反射 角膜反射的反射弧中，感受器是角膜，传入神经为三叉神经眼支，传至脑桥，脑桥为中枢，传出神经为面神经，效应器为眼轮匝肌，引起眼睑闭合。检查时，嘱患者眼睛注视内上方，医师用细棉絮轻触患者的角膜外缘，正常时该侧眼睑迅速闭合，称为直接角膜反射，对侧眼睑也同时闭合称为间接角膜反射。直接角膜反射存在，间接角膜反射消失，为受刺激对侧的面神经瘫痪；直接角膜反射消失，间接角膜反射存在，为受刺激侧的面神经瘫痪；直接、间接角膜反射均消失为受刺激侧三叉神经病变；深昏迷患者的角膜反射也消失。

（2）腹壁反射 腹壁反射的感受器为腹部皮肤，传入神经为脊髓感觉神经，通过脊髓传入大脑皮质，大脑皮质为其中枢，再由锥体束传出，通过脊髓经脊髓运动神经传至腹部肌肉而引起收缩。检查时，患者取仰卧位，两下肢稍屈曲，使腹壁放松，然后用尖部稍钝的器械迅速从外向内分别轻划两侧上、中、下腹部皮肤，正常人在受刺激部位出现腹肌收缩。上部腹壁反射消失说明病变在胸髓 7 ～ 8 节；中部腹壁反射消失说明病变在胸髓 9 ～ 10 节；下部腹壁反射消失说明病变在胸髓 11 ～ 12 节；一侧腹壁反射消失，多见于同侧锥体束病损；上、中、下腹壁反射均消失见于昏迷或急腹症患者。肥胖、老年人、经产妇也可见腹壁反射消失。

（3）提睾反射 提睾反射的反射弧类似腹壁反射，其感受器是大腿内侧皮肤，中枢是腰髓 1 ～ 2 节，效应器为提睾肌。检查时，患者仰卧，双下肢伸直，用叩诊锤柄部末端的钝尖部从下到上分别轻划两侧大腿内侧皮肤。健康人可出现同侧提睾肌收缩、睾丸上提。

一侧反射减弱或消失见于锥体束损害，或腹股沟疝、阴囊水肿、睾丸炎等；双侧反射消失见于腰髓 1 ～ 2 节病损。老年人腹股沟斜疝、阴囊水肿等也可影响提睾反射。

2. 深反射 深反射是刺激骨膜、肌腱，通过深部感受器引起的反射，故又称腱反射。深反射的感受器为骨膜、肌腱的深部感受器，通过脊髓感觉神经传至脊髓，脊髓为反射中枢，再由脊神经的运动神经传到骨骼肌，引起肌肉收缩。传导途径上任何部位受损都会出现反射减弱或消失。但大脑皮质通过锥体束抑制脊髓，故当锥体束受损时出现深反射亢进。

（1）检查内容 ①肱二头肌反射：医师以左手托扶患者屈曲的肘部，将拇指置于肱二头肌肌腱上，右手用叩诊锤叩击左手拇指指甲，正常时出现肱二头肌收缩，前臂快速屈曲。反射中枢在颈髓 5 ～ 6 节。②肱三头肌反射：患者半屈肘关节，上臂稍外展，医师左手托扶患者肘部，右手用叩诊锤直接叩击尺骨鹰嘴突上方的肱三头肌肌腱附着处，正常时肱三头肌收缩，出现前臂伸展。反射中枢为颈髓 7 ～ 8 节。③桡骨骨膜反射：医师左手托扶患者腕部，并使腕关节自然下垂，用叩诊锤轻叩桡骨茎突，正常时肱桡肌收缩，出现屈肘和前臂旋前。反射中枢在颈髓 5 ～ 6 节。④膝反射：坐位检查时，小腿完全松弛下垂；仰卧位检查时医师在其腘窝处托起下肢，使髋、膝关节屈曲，用叩诊锤叩击髌骨下方的股四头肌肌腱，正常时出现小腿伸展。反射中枢在腰髓 2 ～ 4 节。⑤踝反射：患者仰卧，下肢外旋外展，髋、膝关节稍屈曲，医师左手将患者的足部背屈成直角，右手用叩诊锤叩击跟腱，正常为腓肠肌收缩，出现足向跖面屈曲。反射中枢在骶髓 1 ～ 2 节。

（2）临床意义 ①深反射减弱或消失多为器质性病变，是相应脊髓节段或所属脊神经的病变，常见于末梢神经炎、神经根炎、脊髓灰质炎、脑或脊髓休克状态等。②深反射亢进见于锥体束的病变，如急性脑血管病、急性脊髓炎休克期过后等。

3. 病理反射

(1)检查内容 ①巴宾斯基征(Babinski Sign)：患者仰卧，髋、膝关节伸直，医师以手持患者踝部，用叩诊锤柄部末端的钝尖部在足底外侧从后向前快速轻划至小趾跟部，再转向踇趾侧。正常时出现足趾向跖面屈曲，称巴宾斯基征阴性。如出现踇趾背屈，其余四趾呈扇形分开，称巴宾斯基征阳性。②奥本海姆（Oppenheim）征：医师用拇指和示指沿患者的胫骨前缘用力由上而下滑压，阳性表现同巴宾斯基征。③戈登（Gordon）征：师用手以适当的力量握腓肠肌，阳性表现同巴宾斯基征。④查多克（Chaddock）征：医师用叩诊棰柄部末端的钝尖部在患者的外踝下方由后向前轻划至跖趾关节处止，阳性表现同巴宾斯基征。⑤霍夫曼（Hoffmann）征：医师用左手托住患者的腕部，用右手示指和中指夹持患者的中指，稍向上提，使腕部处于轻度过伸位，用拇指快速弹刮患者的中指指甲，如引起其余四指轻度掌屈反应为阳性。⑥肌阵挛：肌阵挛分为髌阵挛和踝阵挛。检查髌阵挛时，患者仰卧，下肢伸直，医师用拇指与示指掐住髌骨上缘，用力向下快速推动数次，保持一定的推力，阳性反应为股四头肌节律性收缩而使髌骨上下运动；检查踝阵挛时，患者仰卧，医师用左手托住腘窝，使髋、膝关节稍屈曲，右手紧贴患者的脚掌，用力使踝关节过伸，阳性表现为该足呈节律性的持续屈伸。

（2）临床意义 锥体束病变时，失去对脑干和脊髓的抑制功能而出现的低级反射现象称为病理反射。一岁半以内的婴幼儿由于锥体束尚未发育完善，可以出现上述反射现象。成人出现则为病理反射。

4. 脑膜刺激征

（1）颈强直 患者去枕仰卧，下肢伸直，医师左手托其枕部做被动屈颈动作，正常时下颏可贴近前胸。如下颏不能贴近前胸且医师感到有抵抗感，患者感颈后疼痛时为阳性。

（2）凯尔尼格（Kernig）征 患者去枕仰卧，一腿伸直，医师将另一下肢先屈髋、屈膝成直角，然后抬小腿并伸直其膝部，正常人膝关节可伸达 135° 以上。如小于 135° 时就出现抵抗，且伴有疼痛及屈肌痉挛时为阳性。

（3）布鲁津斯基（Brudzinski）征 患者去枕仰卧，双下肢自然伸直，医师左手托患者枕部，右手置于患者胸前，使颈部前屈，如两膝关节和髋关节反射性屈曲为阳性。

（4）临床意义 脑膜刺激征阳性见于各种脑膜炎、蛛网膜下腔出血等。颈强直也可见于颈椎病、颈部肌肉病变。凯尔尼格征也可见于坐骨神经痛、腰骶神经根炎等。

第十二单元 血液学检查

第一节 血液的一般检查

一、红细胞的检测

（一）血红蛋白测定和红细胞计数

【参考值】血红蛋白：男性 120 ～ 160g/L；女性 110 ～ 150g/L。

红细胞计数：男性（4.0 ～ 5.5）$\times 10^{12}$/L；女性（3.5 ～ 5.0）$\times 10^{12}$/L。

【临床意义】血红蛋白测定与红细胞计数的临床意义基本相同。

1. 红细胞及血红蛋白减少 单位容积循环血液中血红蛋白量、红细胞数低于参考值低限称为贫血。以血红蛋白为标准，成年男性＜ 120g/L，成年女性＜ 110g/L，即为贫血。

临床上根据血红蛋白减低程度将贫血分为 4 级：①轻度：男性＜ 120g/L，女性＜ 110g/L。 ②中度：90 ～ 60g/L。③重度：60 ～ 30g/L。④极重度：＜ 30g/L。

（1）生理性减少 见于妊娠中、后期，6 个月至 2 岁的婴幼儿，老年人。

（2）病理性减少 ①红细胞生成减少：如叶酸及（或）维生素 B_{12} 缺乏所致的巨幼细胞贫血；血红蛋白合成障碍所致的缺铁性贫血、铁粒幼细胞性贫血等；骨髓造血功能障碍，如再生障碍性贫血、白血病；慢性系统性疾病，如慢性感染、恶性肿瘤、慢性肾病等。②红细胞破坏过多：见于各种原因引起的溶血性贫血，如异常血红蛋白病、珠蛋白生成障碍性贫血、阵发性睡眠性血红蛋白尿、免疫性溶血性贫血、脾功能亢进等。③红细胞丢失过多：如各种失血性贫血等。

2. 红细胞及血红蛋白增多 单位容积循环血液中血红蛋白量、红细胞数高于参考值高限。诊断标准：成年男性 Hb ＞ 170g/L，RBC ＞ $6.0×10^{12}$/L；成年女性 Hb ＞ 160g/L，RBC ＞ $5.5×10^{12}$/L。

（1）相对性增多 因血浆容量减少，血液浓缩所致。见于严重腹泻、频繁呕吐、大量出汗、大面积烧伤、糖尿病酮症酸中毒、尿崩症等。

（2）绝对性增多 ①继发性：组织缺氧所致，生理性见于新生儿及高原生活者；病理性见于严重的慢性心、肺疾病，如阻塞性肺气肿、肺源性心脏病、发绀型先天性心脏病等。②原发性：见于真性红细胞增多症。

3. 红细胞形态异常

（1）大小改变 ①小红细胞：红细胞直径＜ 6μm。见于小细胞低色素性贫血，主要为缺铁性贫血。②大红细胞：红细胞直径＞ 10μm。见于溶血性贫血、急性失血性贫血、巨幼细胞贫血。③巨红细胞：红细胞直径＞ 15μm 见于巨幼细胞贫血。④红细胞大小不均：红细胞大小悬殊，直径可相差一倍以上。见于增生性贫血，如溶血性贫血、失血性贫血、巨幼细胞贫血，尤其以巨幼细胞贫血更为显著。

（2）形态改变 ①球形红细胞：主要见于遗传性球形红细胞增多症，也可见于自身免疫性溶血性贫血。②椭圆形红细胞：主要见于遗传性椭圆形红细胞增多症，巨幼细胞贫血时可见巨椭圆形红细胞。③靶形红细胞：常见于珠蛋白生成障碍性贫血、异常血红蛋白病，也可见于缺铁性贫血等。④口形红细胞：主要见于遗传性口形红细胞增多症，少量可见于 DIC 及乙醇中毒。⑤镰形红细胞：见于镰形细胞性贫血（血红蛋白 S 病）。⑥泪滴红形细胞：主要见于骨髓纤维化，为本病的特点之一，也可见于珠蛋白生成障碍性贫血、溶血性贫血等。

二、白细胞的检测

【参考值】白细胞总数：成人（4.0 ～ 10.0）$×10^9$/L。

五种白细胞的百分数和绝对值见下表。

五种白细胞的正常百分数和绝对值

细胞类型		百分数（%）	绝对值（$×10^9$/L）
中性粒细胞	杆状核	1 ～ 5	0.04 ～ 0.5
	分叶核	50 ～ 70	2 ～ 7
嗜酸性粒细胞		0.5 ～ 5	0.02 ～ 0.5
嗜碱性粒细胞		0 ～ 1	0 ～ 0.1
淋巴细胞		20 ～ 40	0.8 ～ 4
单核细胞		3 ～ 8	0.12 ～ 0.8

【临床意义】成人白细胞数＞ $10.0×10^9$/L 称为白细胞增多，＜ $4.0×10^9$/L 称为白细胞减少。白细胞总数的增减主要受中性粒细胞数量的影响。

1. 中性粒细胞

（1）增多 生理性增多见于新生儿、妊娠后期、分娩、剧烈运动或劳动后。病理性增多分为反应性增多和异常增生性增多两种。

反应性增多见于：①急性感染：化脓性感染最常见，如流行性脑脊髓膜炎、肺炎链球菌肺炎、阑尾炎等；也可见于某些病毒感染，如肾综合征出血热、流行性乙型脑炎、狂犬病等；某些寄生虫感染，如并殖吸虫病等。②严重组织损伤：如大手术后、大面积烧伤、急性心肌梗死等。③急性大出血及急性溶血：如消化道大出血、脾破裂或输卵管妊娠破裂等。④急性中毒：如代谢性酸中毒（尿毒症、糖尿病酮症酸中毒）、化学药物中毒（安眠药中毒）、有机磷农药中毒等。⑤恶性肿瘤：各种恶性肿瘤的晚期，特别是消化道肿瘤（如胃癌、肝癌等）。⑥其他：如器官移植术后排斥反应、类风湿关节炎、自身免疫性溶血性贫血、痛风、严重缺氧及应用某些药物（如皮质激素、肾上腺素等）。

异常增生性增多见于：①急、慢性粒细胞白血病。②骨髓增殖性疾病：如真性红细胞增多症、原发性血小板增多症和骨髓纤维化等。

（2）减少中性粒细胞绝对值＜ 2.0×10^9/L 称为粒细胞减少症，＜ 0.5×10^9/L 称为粒细胞缺乏症。病理性减少见于：①感染性疾病：病毒感染最常见，如流行性感冒、病毒性肝炎、麻疹、风疹、水痘等；某些革兰阴性杆菌感染，如伤寒及副伤寒等；某些原虫感染，如恙虫病、疟疾等。②血液病：如再生障碍性贫血、粒细胞减少症、粒细胞缺乏症、非白血性白血病、恶性组织细胞病等。③自身免疫性疾病：如系统性红斑狼疮等。④单核－巨噬细胞系统功能亢进：如脾功能亢进，见于各种原因引起的脾脏肿大（如肝硬化等）。⑤药物及理化因素的作用：物理因素如 X 线、γ 射线、放射性核素等；化学物质如苯、铅、汞等；化学药物如氯霉素、磺胺类药、抗肿瘤药、抗糖尿病药物及抗甲状腺药物等，均可引起白细胞及中性粒细胞减少。

（3）中性粒细胞核象变化　中性粒细胞的核象是指粒细胞的分叶状况，它反映粒细胞的成熟程度。正常时外周血中性粒细胞的分叶以 3 叶居多，但可见到少量杆状核粒细胞（0.01 ～ 0.05）。①核左移：当周围血中杆状核粒细胞增多＞ 0.05，并出现晚幼粒、中幼粒、早幼粒等细胞时，称为核左移。常见于感染，特别是急性化脓性感染，也可见于急性大出血、急性溶血反应、急性中毒等。核左移伴白细胞总数增高，称为再生性左移。表示机体反应性强，骨髓造血功能旺盛。核左移而白细胞总数不增高，甚至减少，称为退行性左移。表示机体反应性低下，骨髓造血功能减低，见于再生障碍性贫血、粒细胞缺乏症。②核右移：正常人血中的中性粒细胞以 3 叶者为主，若 5 叶者超过 3% 时称为核右移。常伴有白细胞总数减少，为骨髓造血功能减低或缺乏造血物质所致。常见于巨幼细胞贫血、恶性贫血，也可见于应用抗代谢药物（如阿糖胞苷、6- 巯基嘌呤）之后。在感染的恢复期出现一过性核右移是正常现象；若在疾病进展期突然出现核右移，提示预后不良。

2. 嗜酸性粒细胞

（1）增多 ①变态反应性疾病：如支气管哮喘、血管神经性水肿、荨麻疹、药物过敏反应、血清病等。②皮肤病：如湿疹、剥脱性皮炎、天疱疮、银屑病等。③寄生虫病：如血吸虫病、蛔虫病、钩虫病、丝虫病等。④血液病：如慢性粒细胞白血病、淋巴瘤、多发性骨髓瘤等。

（2）减少 见于伤寒的极期、应激状态（如严重烧伤、大手术）、休克、库欣综合征及长期应用肾上腺皮质激素后等。

3. 嗜碱性粒细胞 增多见于慢性粒细胞白血病、骨髓纤维化、转移癌、慢性溶血、嗜碱性粒细胞白血病（临床上罕见）等。减少一般无临床意义。

4. 淋巴细胞

（1）增多 ①感染性疾病：主要为病毒感染，如麻疹、风疹、水痘、流行性腮腺炎、传染性单核细胞增多症、病毒性肝炎、肾综合征出血热等；某些杆菌感染，如结核病、百日咳、布氏杆菌病等。②某些血液病：急性和慢性淋巴细胞白血病、淋巴瘤等。③急性传染病的恢复期。再生障碍性贫血和粒细胞缺乏症时，由于中性粒细胞减少，淋巴细胞比例相对增高，但绝对值并不增高。

（2）减少 主要见于应用肾上腺皮质激素、烷化剂、抗淋巴细胞球蛋白等的治疗，接触放射线，免疫缺陷性疾病，丙种球蛋白缺乏症等。

5. 单核细胞 增多见于：①某些感染：如感染性心内膜炎、活动性结核病、疟疾、急性感染的恢复期等。②某些血液病：单核细胞白血病、粒细胞缺乏症恢复期、恶性组织细胞病、淋巴瘤、骨髓增生异常综合征等。减少一般无临床意义。

三、血小板的检测

【参考值】（100 ～ 300）$\times10^9$/L。

【临床意义】血小板＞ 400 $\times10^9$/L 称为血小板增多，＜ 100×10^9/L 称为血小板减少。

（1）增多　①反应性增多：见于急性大出血及溶血之后、脾切除术后等。②原发性增多：见于原发性血小板增多症、真性红细胞增多症、慢性粒细胞白血病、骨髓纤维化早期等。

（2）减少 ①生成障碍：见于再生障碍性贫血、急性白血病、急性放射病、骨髓纤维化晚期等。②破坏或消耗增多：见于原发性血小板减少性紫癜、脾功能亢进、系统性红斑狼疮、淋巴瘤、DIC、血栓性血小板减少性紫癜等。③分布异常：见于脾肿大，如肝硬化、班替（Banti）综合征；血液被稀释，如输入大量库存血或血浆等。

四、网织红细胞计数及红细胞沉降率的测定

（一）网织红细胞计数

网织红细胞是晚幼红细胞到成熟红细胞之间未完全成熟的过渡型红细胞。

【参考值】百分数 0.005 ～ 0.015 （0.5% ～ 1.5%），绝对值（24 ～ 84）×10^9/L。

【临床意义】网织红细胞计数反映骨髓造血功能状态，对贫血的鉴别诊断及指导治疗有重要意义。

（1）反映骨髓造血功能状态 ①增多：表示骨髓红细胞系增生旺盛。溶血性贫血和急性失血性贫血时明显增多；缺铁性贫血和巨幼细胞贫血时可轻度增多。②减少：表示骨髓造血功能减低，见于再生障碍性贫血、骨髓病性贫血（如急性白血病）。

（2）贫血治疗的疗效判断指标 缺铁性贫血及巨幼细胞贫血患者，治疗前网织红细胞可轻度增多，给予铁剂或叶酸治疗 3 ～ 5 天后，网织红细胞开始升高，7 ～ 10 天达到高峰。治疗后 2 周逐渐下降。

（3）观察病情变化 溶血性贫血和失血性贫血患者在治疗过程中，网织红细胞逐渐减低，表示溶血或出血已得到控制；反之，如持续不减低，甚至增高者，表示病情未得以控制，甚至还在加重。

（二）红细胞沉降率测定

红细胞沉降率（血沉）是指在一定条件下红细胞沉降的速度。

【参考值】成年男性 0 ～ 15mm/h；成年女性 0 ～ 20mm/h。

【临床意义】

（1）生理性增快 见于妇女月经期、妊娠 3 个月以上，60 岁以上高龄者。

（2）病理性增快 ①各种炎症：细菌性急性炎症、结核病和风湿热活动期。②组织损伤及坏死：较大的组织损伤或手术创伤时血沉增快。急性心肌梗死血沉增快；而心绞痛时血沉则正常。③恶性肿瘤：恶性肿瘤血沉增快，良性肿瘤血沉多正常。④各种原因导致的高球蛋白血症：如慢性肾炎、多发性骨髓瘤、肝硬化、感染性心内膜炎、系统性红斑狼疮等。⑤贫血和高胆固醇血症时血沉可增快。

第二节 骨髓细胞学检查

一、骨髓细胞学检查的临床价值（中医、中西医助理医师均不考）

1. **确定诊断造血系统疾病** 对各型白血病、恶性组织细胞病、多发性骨髓瘤、巨幼细胞贫血、再生障碍性贫血、典型的缺铁性贫血等，具有确定诊断的作用。

2. **辅助诊断造血系统疾病** 对增生性贫血（如溶血性贫血）、血小板减少性紫癜、骨髓增生异常综合征、骨髓增殖性疾病（如真性红细胞增多症、原发性血小板增多症等）、脾功能亢进、粒细胞减少症和粒细胞缺乏等有辅助诊断价值。

3. **诊断其他非造血系统疾病** 感染性疾病：如疟疾、感染性心内膜炎、黑热病、伤寒等；某些骨髓转移癌（瘤）；某些代谢疾病等。

4. **鉴别诊断** 凡临床上遇到原因不明的发热，恶病质，肝、脾、淋巴结肿大，骨痛或关节痛等，外周血细胞数量或质量异常原因不明时，均可做骨髓细胞学检查。

二、骨髓增生程度分级（中医、中西医助理医师均不考）

骨髓内有核细胞的多少反映骨髓的增生情况，一般以成熟红细胞和有核细胞的比例判断骨髓增生的程度。骨髓增生程度的分级见下表。

骨髓增生程度的分级

增生程度	成熟红细胞：有核细胞	有核细胞（%）	常见原因
极度活跃	1 ∶ 1	＞ 50	各种白血病
明显活跃	10 ∶ 1	10 ～ 50	白血病、增生型贫血、骨髓增殖性疾病
活跃	20 ∶ 1	1 ～ 10	正常骨髓、某些贫血
减低	50 ∶ 1	0.5 ～ 1	非重型再障、粒细胞减少或缺乏
极度减低	200 ∶ 1	＜ 0.5	重型再障

第十三单元　血栓与止血检测

第一节　血管壁检测

出血时间测定

【参考值】6.9±2.1 分钟（测定器法），超过 9 分钟为异常。

【临床意义】出血时间（BT）延长见于：①血小板显著减少：如原发性或继发性血小板减少性紫癜。②血小板功能异常：如血小板无力症、巨大血小板综合征。③毛细血管壁异常：如遗传性出血性毛细血管扩张症、维生素 C 缺乏症。④某些凝血因子严重缺乏：如血管性血友病、DIC。

第二节　血小板检测

血小板聚集试验（中医、中西医助理医师均不考）

【参考值】采用血小板聚集仪比浊法进行血小板聚集试验（PAgT），因加入的血小板致聚剂不同，参考值不同。

【临床意义】① PAgT 增高：反映血小板聚集功能增强，见于血栓前状态和血栓性疾病，如心肌梗死、心绞痛、糖尿病、脑血管疾病、高脂血症、抗原 - 抗体复合物反应、人工心脏和瓣膜移植术等。② PAgT 减低：反映血小板聚集功能减低，见于血小板无力症、尿毒症、肝硬化、骨髓增生性疾病、原发性血小板减少性紫癜、急性白血病等。

第三节　凝血因子检测

一、活化部分凝血活酶时间测定（APTT）

APTT 是反映内源性凝血系统各凝血因子总的凝血状况的筛选试验。

【参考值】32 ～ 43 秒（手工法），较正常对照延长 10 秒以上为异常。

【临床意义】同凝血时间测定，但较试管法凝血时间测定敏感，它是目前推荐应用的内源凝血系统的筛选试验。

（1）APTT 延长 ①血浆Ⅷ、Ⅸ、Ⅺ因子缺乏：如重症 A、B 型血友病和遗传性因子Ⅺ缺乏症。②凝血酶原严重减少：如先天性凝血酶原缺乏症。③纤维蛋白原严重减少：如先天性纤维蛋白缺乏症。④纤溶亢进：DIC 后期继发纤溶亢进。⑤ APTT 又是监测肝素治疗的首选指标。

（2）APTT 缩短 见于血栓性疾病和血栓前状态，如 DIC 早期、脑血栓形成、心肌梗死等，但灵敏度、特异度差。

二、血浆凝血酶原时间测定（PT）

【参考值】11 ～ 13 秒。应有正常对照，超过正常对照 3 秒以上为异常。

【临床意义】

（1）PT 延长 ①先天性凝血因子异常：如因子Ⅱ、Ⅴ、Ⅶ、Ⅹ减少及纤维蛋白原减少。②后天性凝血因子异常：如严重肝病、维生素 K 缺乏、DIC 后期及应用抗凝药物。

（2）PT 缩短 主要见于血液高凝状态，如 DIC 早期、脑血栓形成、心肌梗死、深静脉血栓形成、多发性骨髓瘤等。

三、口服抗凝药治疗监测（中医、中西医助理医师均不考）

世界卫生组织（WHO）推荐应用国际标准化比值（INR）作为首选口服抗凝药治疗监测的指标。临床常用的口服抗凝药在用量上个体之间差异很大，要求用药必须个体化，既要达到一定的抗凝效果，又要防止出血。血浆凝血酶原时间（PT）测定是对口服抗凝药治疗监测简便、敏感、快速、实用的实验室首选指标。WHO 用 INR 将 PT 报告方式标准化，规定在 PT 测定时必须报告 INR，这对临床医生有着非常重要的指导意义。INR 是患者凝血酶原时间与正常对照凝血酶原时间之比的 ISI 次方（ISI：国际敏感度指数，试剂出厂时由厂家确定的）。对接受口服抗凝治疗的患者，只有 INR 排除了因试剂来源不同对结果所带来的差异。

【参考值】0.8 ～ 1.5。

【临床意义】WHO 规定应用口服抗凝药治疗的最佳抗凝强度时 INR 的允许范围：①术前两周或术中口服抗凝药，INR 为 1.5 ～ 3.0。②原发或继发静脉血栓的预防，INR 为 2.0 ～ 3.0。③活动性静脉血栓、肺梗死、复发性静脉血栓的预防，INR 为 2.0 ～ 4.0。④动脉血栓栓塞的预防、心脏换瓣术后，INR 为 3.0 ～ 4.5。

四、血浆纤维蛋白原测定（Fg）

【参考值】2 ～ 4g/L（凝血酶比浊法）。

【临床意义】

（1）增高 见于糖尿病、急性心肌梗死、急性肾炎、多发性骨髓瘤、休克、大手术后、急性感染、妊娠高血压综合征、恶性肿瘤及血栓前状态等。

（2）减低 见于 DIC、原发性纤溶症、重型肝炎和肝硬化等。

第四节 纤溶活性检测

一、D- 二聚体（D-dimer，DD）定性试验（中医、中西医助理医师均不考）

【参考值】胶乳凝集法：阴性。ELISA 法：＜ 200μg/L。

【临床意义】本试验为鉴别原发性与继发性纤溶症的重要指标。

（1）继发性纤溶症 为阳性或增高，见于 DIC，恶性肿瘤，各种栓塞，心、肝、肾疾病等。D-二聚体增高对诊断肺栓塞、肺梗死有重要意义。

（2）原发性纤溶症为阴性或不升高。

二、血浆鱼精蛋白副凝固试验（3P 试验）（中医、中西医助理医师均不考）

【参考值】阴性。

【临床意义】

（1）阳性 见于 DIC 的早、中期。但在恶性肿瘤、上消化道出血、外科大手术后、败血症、肾小球疾病、人工流产、分娩等也可出现假阳性。

（2）阴性 见于正常人、晚期 DIC 和原发性纤溶症。

第十四单元 排泄物、分泌物及体液检查

第一节 尿液检查

一、一般性状检查

（一）尿量

正常成人 1000 ～ 2000mL/24h。

1. **多尿** 尿量＞ 2500mL/24h。病理性多尿见于糖尿病、尿崩症、有浓缩功能障碍的肾脏疾病（如慢性肾炎、慢性肾盂肾炎等）及精神性多尿等。

2. **少尿或无尿** 尿量＜ 400mL/24h 或＜ 17mL/h 为少尿；尿量＜ 100mL/24h 为无尿。见于以下几种情况：①肾前性少尿：休克、脱水、心功能不全等所致的肾血流量减少。②肾性少尿：急性肾炎、慢性肾炎急性发作、急性肾衰竭少尿期、慢性肾衰竭终末期等。③肾后性少尿：尿道结石、狭窄、肿瘤等引起的尿道梗阻。

（二）尿液外观

正常新鲜尿液清澈透明，呈黄色或淡黄色。

1. **血尿** 是指尿液内含有一定量的红细胞。每升尿液中含血量＞ 1mL，即可出现淡红色，称为肉眼血尿。血尿可呈淡红色、洗肉水样或混有血凝块。血尿见于泌尿系统炎症、结石、肿瘤、结核等；也可见于血液系统疾病，如血小板减少性紫癜、血友病等。

2. **血红蛋白尿** 呈浓茶色或酱油色，镜检无红细胞，但隐血试验为阳性。见于蚕豆病、阵发性睡眠性血红蛋白尿、恶性疟疾和血型不合的输血反应等。

3. **胆红素尿** 尿内含有大量结合胆红素，呈深黄色，振荡后出现黄色泡沫。见于肝细胞性黄疸和阻塞性黄疸。

4. **乳糜尿** 尿内混有淋巴液而呈乳白色。见于丝虫病。

5. **脓尿和菌尿** 尿内含有大量白细胞或细菌等炎症渗出物，排出的新鲜尿即刻混浊。见于泌尿系统感染，如肾盂肾炎、膀胱炎等。

（三）气味

正常尿液的气味来自尿中挥发酸的酸性物质，久置后可出现氨味。排出的新鲜尿液即有氨味，提示慢性膀胱炎及尿潴留。糖尿病酮症酸中毒时尿呈烂苹果味。有机磷中毒时尿带蒜臭味。

（四）尿比密

正常人在普通膳食情况下，尿比密在 1.015 ～ 1.025。

1. **增高** 见于急性肾炎、糖尿病、肾病综合征及肾前性少尿等。

2. **减低** 见于慢性肾炎、慢性肾衰竭、尿崩症等。

二、化学检查

（一）尿蛋白

健康成人经尿排出的蛋白质总量为 20 ～ 80mg/24h。尿蛋白定性试验阳性或定量试验＞150mg/24h 称为蛋白尿（PRO）。

1. **生理性蛋白尿** 见于剧烈运动、寒冷、精神紧张等，为暂时性，尿中蛋白含量少。

2. **病理性蛋白尿** ①肾小球性蛋白尿：见于肾小球肾炎、肾病综合征等。②肾小管性蛋白尿：见于肾盂肾炎、间质性肾炎等。③混合性蛋白尿：见于肾小球肾炎或肾盂肾炎后期、糖尿病、系统性红斑狼疮等。④溢出性蛋白尿：见于多发性骨髓瘤、巨球蛋白血症、严重骨骼肌创伤、急性血管内溶血等。⑤组织性蛋白尿：肾组织破坏或肾小管分泌蛋白增多所致的蛋白尿，多为低分子量蛋白尿。肾脏炎症、中毒时排出量增多。⑥假性蛋白尿：又称偶然性蛋白尿，肾脏以下泌尿道疾病导致大量脓、血、黏液等混入尿中，或阴道分泌物掺入尿中，均可引起蛋白定性试验阳性。

（二）尿糖

正常人尿内可有微量葡萄糖，定性试验为阴性；定量为 0.56 ～ 5.0mmol/24h 尿。当血糖增高超过肾糖阈值 8.89mmol/L（160mg/dL）或血糖正常而肾糖阈值降低时，则定性检测尿糖呈阳性，称为糖尿。

1. **暂时性糖尿** ①生理性糖尿：如短时间内摄入大量糖，或静注大量葡萄糖后，可有一过性血糖增高，尿糖阳性。②应激性糖尿：见于强烈精神刺激、全身麻醉、颅脑外伤、急性脑血管病等，可出现暂时性高血糖和糖尿。

2. **血糖增高性糖尿** 糖尿病最常见；还可见于其他使血糖增高的内分泌疾病，如甲状腺功能亢进症、库欣综合征、嗜铬细胞瘤等。

3. **血糖正常性糖尿** 又称肾性糖尿，见于慢性肾炎、肾病综合征、间质性肾炎、家族性糖尿等。

（三）酮体

尿中酮体量（以丙酮计）为0.34～0.85mmol/24h（20～50mg/24h），一般检查法为阴性。尿酮体阳性见于糖尿病酮症酸中毒、妊娠剧吐、重症不能进食等脂肪分解增强的疾病。

四、显微镜检查

（一）细胞

1. 红细胞

【参考值】玻片法平均0～5个/HP（高倍视野），定量检查0～5个/μL。

【临床意义】尿沉渣镜检红细胞＞3个/HP，称镜下血尿。多形性红细胞＞80%时，称肾小球源性血尿，见于急性肾炎、急进性肾炎、慢性肾炎、紫癜性肾炎、狼疮性肾炎等。多形性红细胞＜50%时，称非肾小球源性血尿，见于急性膀胱炎、肾结核、肾盂肾炎、肾结石、泌尿系肿瘤等。

2. 白细胞和脓细胞

【参考值】玻片法平均0～5个/HP，定量检查0～10个/μL。

【临床意义】尿沉渣镜检白细胞或脓细胞＞5个/HP，称镜下脓尿。多为泌尿系统感染，见于肾盂肾炎、膀胱炎、尿道炎及肾结核等。

3. **上皮细胞** 由泌尿生殖道不同部位的上皮细胞脱落而来。

（1）扁平上皮细胞 来自阴道及尿道黏膜表层，成年女性尿中多见，临床意义不大。尿中大量出现或片状脱落且伴有白细胞、脓细胞，见于尿道炎。

（2）大圆上皮细胞 来自膀胱上皮表层、尿道和阴道上皮中层，偶见于正常人尿内，大量出现见于膀胱炎。

（3）尾形上皮细胞多来自肾盂，有时来自输尿管，又称肾盂上皮细胞。此类细胞在正常尿中不易发现，肾盂肾炎、输尿管炎时可见成片脱落。

（4）小圆上皮细胞（肾小管上皮细胞）主要来自肾小管上皮，尿中出现此类细胞提示肾小管病变。常见于急性肾炎，成堆出现表示有肾小管坏死，也可见于肾移植术后的急性排斥反应。

（二）管型

管型是蛋白质、细胞或碎片在肾小管、集合管中凝结而成的圆柱状蛋白聚合体。管型形成的必要条件：①蛋白尿的存在。②肾小管仍有浓缩和酸化尿液的功能。③有可供交替使用的肾单位。

1. **透明管型** 偶见于健康人；少量出现见于剧烈运动、高热等；明显增多提示肾实质病变，如肾病综合征、慢性肾炎等。

2. 细胞管型

（1）红细胞管型 见于急性肾炎、慢性肾炎急性发作、狼疮性肾炎、肾移植术后急性排斥反应等。

（2）白细胞管型 提示肾实质感染性疾病，见于肾盂肾炎、间质性肾炎。

（3）肾小管上皮细胞管型 提示肾小管病变，见于急性肾小管坏死、慢性肾炎晚期、肾病综合征等。

3. 颗粒管型

（1）粗颗粒管型 见于慢性肾炎、肾盂肾炎、药物毒性所致的肾小管损害。

（2）细颗粒管型 见于慢性肾炎、急性肾炎后期。

4. **蜡样管型** 提示肾小管病变严重，预后不良。见于慢性肾炎晚期、慢性肾衰竭、肾淀粉样变性。

5. **脂肪管型** 见于肾病综合征、慢性肾炎急性发作、中毒性肾病。

6. **肾衰竭管型** 常出现于慢性肾衰竭少尿期，提示预后不良；急性肾衰竭多尿早期 也可出现。

（三）病原体

无菌操作取清洁中段尿，做尿液直接涂片镜检或细菌定量培养是尿液中病原体的主要检测手段。

尿细菌定量培养，尿菌落计数＞ 10^5/mL 为尿菌阳性，提示尿路感染；菌落计数＜ 10^4/mL 为污染（称假阳性）；菌落计数在 10^4/mL ～ 10^5/mL 者不能排除感染，应复查或结合临床判断。

五、尿沉渣计数

尿沉渣计数，指 1 小时尿细胞计数。

【参考值】红细胞：男性＜ 3 万 / 小时，女性＜ 4 万 / 小时。白细胞：男性＜ 7 万 / 小时，女性＜ 14 万 / 小时。

【临床意义】白细胞数增多见于肾盂肾炎；红细胞数增多见于急性肾炎。

第二节　粪便检查

一、标本采集（中医、中西医助理医师均不考）

1. 粪便标本应新鲜，盛器要洁净干燥，不可混入尿液、消毒液或其他杂物。

2. 一般检查留取指头大小的粪便即可，如孵化血吸虫毛蚴最好留取全份粪便。采集标本应选取黏液、脓血部位。

3. 检查痢疾中的阿米巴滋养体时，应于排便后立即取材送检，寒冷季节标本注意保温。

4. 对某些寄生虫及虫卵的初筛检测，应三送三检，以提高检出率。检查蛲虫卵需用透明胶纸拭子，于清晨排便前自肛周皱襞处拭取标本镜检。

5. 无粪便而又必须检查时，可经肛门指诊或采便管获取粪便。

二、检测项目

（一）一般性状检查

1. 量　正常成人每日排便 1 次，约 100 ～ 300g。胃肠、胰腺病变或其功能紊乱时，粪便次数及粪量可增多或减少。

2. 颜色及性状　正常成人的粪便为黄褐色圆柱状软便，婴儿粪便呈金黄色。

（1）水样或粥样稀便　见于各种感染性或非感染性腹泻，如急性胃肠炎、甲状腺功能亢进症等。

（2）米泔样便　见于霍乱。

（3）黏液脓样或脓血便　见于痢疾、溃疡性结肠炎、直肠癌等。阿米巴痢疾时，以血为主，呈暗红色果酱样；细菌性痢疾则以黏液脓样或脓血便为主。

（4）冻状便　见于肠易激综合征、慢性菌痢。

（5）鲜血便　多见于肠道下段出血，如痔疮、肛裂、直肠癌等。

（6）柏油样便　见于各种原因引起的上消化道出血。

（7）灰白色　便见于阻塞性黄疸。

（8）细条状　便多见于直肠癌。

（9）绿色粪　便提示消化不良。

（10）羊粪样便　多见于老年人及经产妇排便无力者。

3. 气味

（1）恶臭味　见于慢性肠炎、胰腺疾病、结肠或直肠癌溃烂。

（2）腥臭味　见于阿米巴痢疾。

（3）酸臭味　见于脂肪和碳水化合物消化或吸收不良。

（二）显微镜检查

1. 细胞

（1）红细胞　见于下消化道出血、痢疾、溃疡性结肠炎、结肠或直肠癌、痔疮、直肠息肉等。

（2）白细胞　正常粪便中不见或偶见，大量出现见于细菌性痢疾、溃疡性结肠炎。

（3）巨噬细胞　见于细菌性痢疾、溃疡性结肠炎。

2. 寄生虫　肠道有寄生虫时可在粪便中找到相应的病原体，如虫体或虫卵、原虫滋养体及其包囊。

（三）化学检查

1. 隐血试验 正常为阴性。阳性见于消化性溃疡活动期、胃癌、钩虫病、消化道炎症、出血性疾病等。消化道癌症呈持续阳性，消化性溃疡呈间断阳性。

2. 胆色素试验

（1）粪胆红素检查　正常粪便中无胆红素。乳幼儿或成人于应用大量抗生素后，胆红素定性试验阳性。

（2）粪胆原及粪胆素检查　正常粪便中可有粪胆原及粪胆素。阻塞性黄疸时含量明显减少或缺如，粪便呈淡黄色或灰白色；溶血性黄疸时含量增多，粪色加深。

（四）细菌学检查（中医、中西医助理医师均不考）

肠道致病菌的检测主要通过粪便直接涂片镜检和细菌培养，用于菌痢、霍乱等的诊断。

第三节　痰液检查

一、标本采集（中医、中西医助理医师均不考）

1. 留痰前应先漱口，用力咳出气管深处的痰液，以清晨第一口痰为宜，注意避免混入唾液和鼻咽分泌物。

2. 做细菌培养时，需用无菌容器留取并及时送检。

3. 做浓集结核菌检查时，需留 24 小时痰液送检。

4. 做痰液脱落细胞学检查时，最好收集上午 9 ～ 10 点的痰液立即送检。

5. 做细菌培养或脱落细胞学检查时，一般连续检查 3 次，必要时可以重复进行。

二、一般性状检查（中医、中西医助理医师均不考）

1. 痰量 正常人无痰或仅有少量无色黏液样痰。痰量增多见于肺脓肿、慢性支气管炎、支气管扩张症、肺结核等。

2. 颜色

（1）黄色痰　见于呼吸道化脓性感染。

（2）黄绿色痰　见于绿脓杆菌感染、干酪性肺炎。

（3）红色痰　见于肺癌、肺结核、支气管扩张症。

（4）粉红色泡沫样痰　见于急性肺水肿。

（5）铁锈色痰　见于肺炎链球菌肺炎。

（6）棕褐色痰　见于阿米巴肺脓肿。

3. 性状

（1）黏液性痰　见于支气管炎、肺炎早期及支气管哮喘等。

（2）浆液性痰　见于肺水肿、肺瘀血。

（3）脓性痰　痰液静置后可分三层，即上层为泡沫，中层为浆液，下层为坏死组织。见于支气管扩张症、肺脓肿。

（4）血性痰　见于肺结核、支气管扩张症、肺癌等。

4. 气味

（1）血腥味　血性痰带有血腥气味，见于肺结核、肺癌等。

（2）恶臭味　见于晚期肺癌、支气管扩张症、肺脓肿等。

三、显微镜检查（中医、中西医助理医师均不考）

1. 直接涂片检查 正常人痰液内可有少量白细胞及上皮细胞。

（1）白细胞　中性粒细胞（或脓细胞）增多，见于呼吸系统化脓性感染；嗜酸性粒细胞增多，见于支气管哮喘、过敏性支气管炎、肺吸虫病等；淋巴细胞增多，见于肺结核。

（2）红细胞　脓性痰中可见少量红细胞；呼吸道疾病及出血性疾病，痰中可见大量红细胞。

（3）上皮细胞 鳞状上皮细胞增多，见于急性喉炎和咽炎；柱状上皮细胞增多，见于支气管炎、支气管哮喘等。

（4）含铁血黄素细胞 见于心功能不全引起的肺瘀血、肺梗死、肺出血。

（5）夏科－莱登结晶 可能来自嗜酸性粒细胞，见于支气管哮喘、肺吸虫病。

2. **染色涂片检查** 主要用于检查癌细胞和细菌。

四、病原体检查（中医、中西医助理医师均不考）

疑为呼吸道感染性疾病时，可分别做细菌、真菌、支原体等培养。

第四节 浆膜腔积液检查

一、分类与发病机制

浆膜腔包括胸腔、腹腔和心包腔。正常成人胸腔液＜20mL，腹腔液＜50mL，心包腔液10～50mL。浆膜腔内液体过多称为浆膜腔积液。根据浆膜腔积液的形成原因及性质不同，可分为漏出液和渗出液。浆膜腔积液检查包括一般性状检查、化学检查、显微镜检查和细菌学检查。

1. **漏出液** 漏出液为非炎症性积液。形成的原因主要有：①血浆胶体渗透压降低：如肝硬化、肾病综合征、重度营养不良等。②毛细血管内压力增高：如慢性心功能不全、静脉栓塞等。③淋巴管阻塞：常见于肿瘤压迫或丝虫病引起的淋巴回流受阻。

2. **渗出液** 渗出液为炎性积液。形成的主要原因有：①感染性：如胸膜炎、腹膜炎、心包炎等。②化学因素：如血液、胆汁、胃液、胰液等化学性刺激。③恶性肿瘤。④风湿性疾病及外伤等。

二、漏出液与渗出液的鉴别要点

漏出液与渗出液的鉴别，见下表。

漏出液与渗出液的鉴别

	漏出液	渗出液
原因	非炎症所致	炎症、肿瘤、物理或化学性刺激
外观	淡黄，浆液性	不定，可为黄色、脓性、血性、乳糜性等
透明度	透明或微混	多混浊
比重	＜1.018	＞1.018
凝固	不自凝	能自凝
黏蛋白定性（Ricalta 试验）	阴性	阳性
蛋白质定量	＜25g/L	＞30g/L
葡萄糖定量	与血糖相近	常低于血糖水平
细胞计数	常＜$100×10^6$/L	常＞$500×10^6$/L
细胞分类	以淋巴细胞为主	根据不同的病因，分别以中性粒细胞或淋巴细胞为主，恶性肿瘤患者可找到癌细胞
细菌学检查	阴性	可找到病原菌
乳酸脱氢酶	＜200IU	＞200IU

第五节 脑脊液检查

一、适应证

（1）有脑膜刺激症状需明确诊断者。

（2）疑有颅内出血。

（3）疑有中枢神经系统恶性肿瘤。

（4）有剧烈头痛、昏迷、抽搐及瘫痪等表现而原因未明者。

（5）中枢神经系统手术前的常规检查。

二、细菌学检查

常见中枢神经系统疾病的脑脊液特点，见下表。

常见脑、脑膜疾病的脑脊液特点

	压力（mm H_2O）	外观	细胞数（$\times10^6$/L）及分类	蛋白质定性	蛋白质定量（g/L）	葡萄糖（mmol/L）	氯化物（mmol/L）	细菌
正常	侧卧位 70～180	无色透明	0～8，多为淋巴细胞	（-）	0.2～0.4	2.5～4.5	120～130	无
化脓性脑膜炎	↑↑↑	混浊脓性，可有脓块	显著增加，以中性粒细胞为主	+++以上	↑↑↑	↓↓↓	↓	有致病菌
结核性脑膜炎	↑↑	微浊，毛玻璃样，静置后有薄膜形成	增加，以淋巴细胞为主	+～+++	↑↑	↓↓	↓	抗酸染色可找到结核杆菌
病毒性脑膜炎	↑	清晰或微浊	增加，以淋巴细胞为主	+～++	↑	正常	正常	无
蛛网膜下腔出血	↑	血性为主	增加，以红细胞为主	+～++	↑	正常	正常	无
脑脓肿（未破裂）	↑↑	无色或黄色微浊	稍增加，以淋巴细胞为主	+	↑	正常	正常	有或无
脑肿瘤	↑↑	黄色或无色	正常或稍增加	±～+	↑	正常	正常	无

第十五单元　肝脏病常用的实验室检查

第一节　蛋白质代谢功能的检查

一、血清总蛋白、白蛋白（A）、球蛋白（G）和A/G比值测定

【参考值】血清总蛋白（STP）60～80g/L；白蛋白（A）40～55g/L；球蛋白（G）20～30g/L；A/G（1.5～2.5）：1。

【临床意义】STP＜60g/L或A＜25g/L，称为低蛋白血症；STP＞80g/L或G＞35g/L，称为高蛋白血症或高球蛋白血症。

（1）血清总蛋白及白蛋白减低　见于肝脏疾病：①急性或局限性肝损害：血清蛋白检查可无明显异常。②慢性肝病：如慢性肝炎、肝硬化、肝癌时可有白蛋白减少，球蛋白增加，A/G比值减低。③A/G比值倒置：表示肝功能严重损害，如重度慢性肝炎、肝硬化。

低蛋白血症也可见于肝外疾病：①蛋白质摄入不足或消化吸收不良：如营养不良。②蛋白质丢失过多：如肾病综合征、大面积烧伤、急性大出血等。③消耗增加：见于慢性消耗性疾病，如重症结核、甲状腺功能亢进症、恶性肿瘤等。低蛋白血症时患者易出现严重水肿及胸、腹水。

（2）血清总蛋白及白蛋白增高　主要见于各种原因引起的严重脱水，如腹泻、呕吐、肠梗阻、肠瘘、肾上腺皮质功能减退症等。

（3）血清总蛋白及球蛋白增高　主要是因球蛋白增高引起，其中以γ球蛋白增高为主。高蛋白血症见于：①慢性肝病：如肝硬化、慢性肝炎等。②M球蛋白血症：如多发性骨髓瘤、淋巴瘤、原发

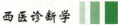

性巨球蛋白血症等。③自身免疫性疾病：如系统性红斑狼疮、类风湿关节炎、风湿热等。④慢性炎症与慢性感染：如结核病、疟疾、黑热病等。

二、血清蛋白电泳

【原理】在碱性环境中（pH 为 8.6），血清蛋白质均带负电荷，在电场中均会向阳极泳动。由于各种蛋白质的分子量、所带电荷不同，因而在电场中的泳动速度不同。临床上常用醋酸纤维素膜电泳法，从阳极开始依次将血清蛋白质分为白蛋白、α_1 球蛋白、α_2 球蛋白、β 球蛋白及 γ 球蛋白。

【参考值】 醋酸纤维素膜法：白蛋白 0.61 ～ 0.71；α_1 球蛋白 0.03 ～ 0.04；α_2 球蛋白 0.06 ～ 0.10；β 球蛋白 0.07 ～ 0.11；γ 球蛋白 0.09 ～ 0.18。

【临床意义】

（1）肝脏疾病 急性及轻症肝炎时血清蛋白电泳结果多无异常。慢性肝炎、肝硬化、肝癌（多合并肝硬化），表现为血清白蛋白及 α_1、α_2、β 球蛋白减低，γ 球蛋白增高。重度慢性肝炎和失代偿性肝硬化时，γ 球蛋白增高尤为显著。γ 球蛋白长时间持续上升，是急性肝炎转为慢性肝炎并向肝硬化发展的先兆。

（2）M 球蛋白血症 如多发性骨髓瘤、原发性巨球蛋白血症等，白蛋白轻度减低，γ 球蛋白明显增高。

（3）肾病综合征、糖尿病肾病 由于血脂增高，可致 α_1 及 β 球蛋白等脂蛋白增高，白蛋白、γ 球蛋白减低。

（4）其他 结缔组织病伴有多克隆 γ 球蛋白增高；先天性低丙种球蛋白血症 γ 球蛋白减低。

第二节 胆红素代谢的检查

一、血清总胆红素、结合胆红素、非结合胆红素测定

【参考值】血清总胆红素（STB）3.4 ～ 17.1μmol/L；结合胆红素（CB）0 ～ 6.8μmol/L；非结合胆红素（UCB）1.7 ～ 10.2μmol/L。

【临床意义】

（1）判断有无黄疸 ①STB ＞ 17.1μmol/L 可诊断为黄疸。②STB 17.1 ～ 34.2μmol/L 为隐性黄疸；STB ＞ 34.2μmol/L 为显性黄疸。

（2）反映黄疸程度 ①轻度黄疸：STB 34.2 ～ 171μmol/L。②中度黄疸：STB 171 ～ 342μmol/L。③高度黄疸：STB ＞ 342μmol/L。

（3）鉴别黄疸类型 ①溶血性黄疸：STB、UCB 增高，主要以 UCB 增高为主，CB/STB ＜ 20%。见于新生儿黄疸、溶血性贫血，如蚕豆病、珠蛋白生成障碍性贫血等。②肝细胞性黄疸：STB、UCB、CB 均增高，CB/STB 为 20% ～ 50%。见于病毒性肝炎、中毒性肝炎、肝癌、肝硬化等。③阻塞性黄疸：STB、CB 增高，主要以 CB 增高为主，CB/STB ＞ 50%。见于胆石症、胰头癌、肝癌等。

二、尿胆红素试验

【参考值】正常定性为阴性。

【临床意义】尿胆红素定性试验阳性提示血液中 CB 增高。①肝细胞性黄疸为阳性。②阻塞性黄疸为强阳性。③溶血性黄疸时血液中的 UCB 增高而 CB 不增高，故尿胆红素定性试验为阴性。此外，碱中毒时由于胆红素分泌增加，尿胆红素定性试验也可呈阳性反应。

三、尿中尿胆原检查

【参考值】定性：阴性或弱阳性反应（阳性稀释度在 1 ∶ 20 以下）。定量：0.84 ～ 4.2μmol/L/24h 尿。

【临床意义】

（1）尿胆原增高 ①溶血性黄疸时明显增高。②肝细胞黄疸时可增高。③其他：如发热、心功能

不全、肠梗阻、顽固性便秘等尿胆原也可增高。

（2）尿胆原减低 ①阻塞性黄疸时尿胆原减低和缺如。②新生儿及长期应用广谱抗生素者，由于肠道菌群受抑制，使肠道尿胆原生成减少。

四、正常人及常见黄疸的实验室检查鉴别

胆红素代谢检查对黄疸诊断和鉴别诊断具有重要的价值。3 种类型黄疸实验室检查鉴别见下表。

正常人及常见黄疸的实验室检查鉴别

类型	STB	CB	UCB	CB/STB	大便	尿胆原	尿胆红素
溶血性黄疸	↑↑	轻度↑或正常	↑↑	＜20%		强（+）	（-）
阻塞性黄疸	↑↑	↑↑	轻度↑或正常	＞50%	白陶土样便	（-）	强（+）
肝细胞性黄疸	↑↑	↑	↑	20%～50		（+）或（-）	（+）

第三节 肝脏疾病常用的血清酶检测

肝脏病常用的血清酶及同工酶检查包括：①血清氨基转氨酶：丙氨酸氨基转移酶（ALT）、天门冬氨酸氨基转移酶（AST）及其同工酶（ASTs、ASTm）。②碱性磷酸酶（ALP）及其同工酶（ALP_1～ALP_6）。③ γ-谷氨酰转移酶（γ-GT）。④乳酸脱氢酶 （LDH）及其同工酶（LDH_1～LDH_5）。

一、血清氨基转移酶及其同工酶测定

ALT 主要分布在肝脏，其次是骨骼肌、肾脏、心肌等组织中。AST 主要分布在心肌，其次是肝脏、骨骼肌、肾脏等组织中。AST 在肝细胞中有 2 种同工酶，分别是 ASTm （存在于线粒体中）和 ASTs （存在于线粒体以外的胞质中）。正常血清中 ASTs 含量多，ASTm 仅占 10% 以下。

【参考值】连续监测法（37℃）：ALT10～40U/L，AST10～40U/L。ALT/AST ≤ 1。

【临床意义】

（1）肝脏疾病 ①急性病毒性肝炎：ALT 与 AST 均显著增高，ALT 增高更明显，ALT/AST ＞ 1。急性重型肝炎 AST 增高明显，但在病情恶化时，黄疸进行性加深，酶活性反而降低，称为胆-酶分离，提示肝细胞严重坏死，预后不良。在急性肝炎恢复期，如血清氨基转移酶活性不能降至正常或再增高，提示急性病毒性肝炎转为慢性。②慢性病毒性肝炎：ALT 与 AST 轻度增高或正常，ALT/AST ＞ 1；若 AST 增高明显，ALT/AST ＜ 1，提示慢性肝炎进入活动期。③肝硬化：血清氨基转移酶活性取决于肝细胞进行性坏死程度，终末期肝硬化血清氨基转移酶活性正常或降低。④肝内、外胆汁瘀积：血清氨基转移酶轻度增高或正常。⑤其他肝病：如脂肪肝、肝癌等，血清氨基转移酶正常或轻度增高；酒精性肝病时 ALT 基本正常，AST 显著增高，ALT/AST ＜ 1。

（2）急性心肌梗死 发病后 6～8 小时 AST 增高，18～24 小时达高峰，4～5 天恢复正常，若再次增高提示梗死范围扩大或有新的梗死发生。

（3）AST 同工酶变化 ①肝细胞轻度损害：如轻、中度急性肝炎时血清 AST 轻度增高，且以 ASTs 增高为主，ASTm 正常。②肝细胞严重损害：如重型肝炎、暴发性肝炎、严重酒精性肝病时，血清 ASTm 增高。③其他肝病：中毒性肝炎、妊娠脂肪肝、肝动脉栓塞术后及急性心肌梗死等，血清 ASTm 也增高。

二、碱性磷酸酶及其同工酶测定

ALP 主要分布在肝脏、骨骼、肾、小肠及胎盘中，血清中大部分 ALP 来源于肝脏和成骨细胞，ALP 随胆汁排入小肠。ALP 有 6 种同工酶，分别是 ALP_1 ～ ALP_6。ALP_1 是细胞膜组分和 ALP_2 的复合物，ALP_2 为肝型，ALP_3 为骨型，ALP_4 为胎盘型，ALP_5 为小肠型，ALP_6 为 IgG 和 ALP_2 的复合物。

【参考值】磷酸对硝基苯酚连续监测法（30℃）：成人 40～110U/L，儿童＜250U/L。ALP 同工酶：正常人血清中以 ALP_2 为主，占总 ALP 的 90%，有少量 ALP_3；发育期儿童 ALP_3 增高，占总 ALP 的

60% 以上；妊娠晚期 ALP_4 增高，占总 ALP 的 40% ～ 65%。

【临床意义】

（1）胆道阻塞 各种肝内、外胆道阻塞性疾病，如胰头癌、胆道结石、原发性胆汁性肝硬化、肝内胆汁瘀积等，ALP 明显升高，以 ALP_1 为主。尤其是癌性梗阻时，100% 出现 ALP_1，且 $ALP_1 > ALP_2$。

（2）肝脏疾病 急性肝炎时 ALP_2 明显增高，ALP_1 轻度增高，且 $ALP_1 < ALP_2$；肝硬化患者 80% 以上 ALP5 明显增高，可达总 ALP 的 40% 以上。

（3）黄疸的鉴别诊断 ①阻塞性黄疸 ALP 明显增高。②肝细胞性黄疸 ALP 轻度增高。③肝内局限性胆道阻塞：如原发性肝癌、转移性肝癌、肝脓肿等，ALP 明显增高。

（4）骨骼疾病 如纤维性骨炎、骨肉瘤、佝偻病、骨软化症、骨转移癌及骨折愈合期等，ALP 均可增高。

三、γ－谷氨酰转移酶及同工酶测定

γ－GT 主要存在于细胞膜和微粒体上，肾脏、肝脏和胰腺含量丰富，但血清中 γ-GT 主要来自肝胆系统。

【参考值】硝基苯酚连续监测法（37℃）：＜ 50U/L。

【临床意义】

（1）胆道阻塞性疾病 见于原发性胆汁性肝硬化、硬化性胆管炎等。由于胆道阻塞，γ-GT 排泄受阻，使血清中的 γ-GT 浓度明显增高，可达正常水平的 5 ～ 30 倍。

（2）肝脏疾病 ①肝癌：γ-GT 明显增高，可高达正常的 10 倍以上。②急性病毒性肝炎：γ-GT 中度增高。③慢性肝炎、肝硬化：非活动期 γ-GT 活性一般正常；若 γ-GT 活性持续增高，提示病变活动或病情恶化。④急性和慢性酒精性肝炎、药物性肝炎：γ-GT 明显或中度以上增高。

（3）其他疾病 脂肪肝、胰腺炎、胰腺肿瘤、前列腺肿瘤等，γ-GT 可轻度增高。

四、乳酸脱氢酶及其同工酶测定

LDH 以心肌、骨骼肌、肾脏和红细胞中含量较为丰富。LDH 有 5 种同工酶，即 LDH_1 ～ LDH_5。LDH_1 和 LDH_2 要来自心肌，LDH_3 主要来自肺脏、脾脏，LDH_4 和 LDH_5 主要来自骨骼肌、肝脏，血清中的 LDH_2 含量最高。

【参考值】LDH 总活性：连续检测法为 104 ～ 245U/L，速率法（30℃）为 95 ～ 200U/L。LDH 同工酶：正常人 $LDH_2 > LDH_1 > LDH_3 > LDH_4 > LDH_5$。圆盘电泳法：$LDH_1$ 32.7%±4.6%；LDH_2 45.1%±3.53%；LDH_3 18.5%±2.69%；LDH_4 2.9%±0.89%；LDH_5 0.85%±0.55%。

【临床意义】

（1）急性心肌梗死 发病后 8 ～ 18h 开始增高，24 ～ 72h 达高峰，6 ～ 10 天恢复正常。病程中 LDH 持续增高或再次增高，提示梗死面积扩大或再次出现梗死。急性心肌梗死早期 LDH_1 和 LDH_2 均增高，LDH_1 增高更明显，$LDH_1/LDH_2 > 1$。

（2）肝胆疾病 急性和慢性活动性肝炎、肝癌（尤其是转移性肝癌），LDH 明显增高。肝细胞损伤时 LDH_5 增高明显，LDH_5 是诊断肝细胞坏死的敏感指标，肝细胞坏死时 $LDH_5 > LDH_4$。阻塞性黄疸 $LDH_4 > LDH_5$。

（3）其他疾病 ①恶性肿瘤：LDH 增高程度与肿瘤增长速度有一定的关系，如恶性肿瘤转移至肝脏，常伴有 LDH_4 及 LDH_5 增高。②恶性贫血：LDH 极度增高，LDH_1 增高明显，且 $LDH_1 > LDH_2$。③白血病：60% 的患者有 LDH 增高，以 LDH_3 和 LDH_4 为主。④骨骼肌损伤、肌营养不良、胰腺炎、肺梗死等 LDH 均可增高。

第四节 肝炎病毒相关检测

一、甲型肝炎病毒相关检测

甲型肝炎病毒（HAV）属嗜肝 RNA 病毒，存在于被感染者的肝细胞、血浆、胆汁和粪便中，通过粪－

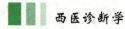

口途径传播。HAV 进入人体后，首先在肠道上皮细胞内增殖，而后进入血循环形成病毒血症，并随血液到达肝脏，在肝细胞内复制。机体感染 HAV 后可产生抗 HAV-IgM、抗 HAV-IgA、抗 HAV-IgG 三种抗体。抗 HAV-IgM 是 HAV 常规检查项目。

【参考值】

（1）甲型肝炎病毒抗原检测 ELISA 法、RIA 法和 PCR 法：HAVAg、HAV-RNA 阴性。

（2）甲型肝炎病毒抗体检测 ELISA 法：抗 HAV-IgM、抗 HAV-IgA、抗 HAV-IgG 均阴性。

【临床意义】

（1）HAVAg 阳性 证实 HAV 在体内的存在，出现于感染后 10 ～ 20 天的粪便中，见于甲型肝炎。

（2）HAV-RNA 阳性 对甲型肝炎的诊断具有特异性，对早期诊断的意义更大。

（3）抗 HAV-IgM 阳性 说明机体正在感染 HAV，感染 1 周后产生，是早期诊断甲肝的特异性指标。

（4）抗 HAV-IgA 阳性 抗 HAV-IgA 为局部抗体，是机体感染 HAV 后由肠道黏膜细胞所分泌，出现在甲肝早期、急性期患者的粪便中。由粪便中测得抗 HAV-IgA 呈阳性反应，是早期诊断甲肝的指标之一。

（5）抗 HAV-IgG 阳性 抗 HAV-IgG 较抗 HAV—IgM 产生晚，是保护性抗体，一般在感染 HAV 3 周后出现在血清中，且持久存在，是获得免疫力的标志，提示既往感染，可作为流行病学调查的指标。

二、乙型肝炎病毒相关检测

乙型肝炎病毒（HBV）属嗜肝 DNA 病毒。HBV 主要通过血液途径传播，也可由性接触传播和母婴垂直传播。机体感染 HBV 后产生相应的免疫反应，形成三种不同的抗原抗体系统。分别为乙型肝炎病毒表面抗原（HBsAg）与乙型肝炎病毒表面抗体（抗 -HBs），乙型肝炎病毒 e 抗原（HBeAg）与乙型肝炎病毒 e 抗体（抗 -HBe），乙型肝炎病毒核心抗原（HBcAg）与乙型肝炎病毒核心抗体（抗 -HBc）。

【参考值】ELISA 法、RIA 法：健康人检测结果均为阴性。

【临床意义】

（1）HBsAg 阳性 是 HBV 现症感染的标志，见于乙型肝炎患者、HBV 携带者和与乙肝病毒感染相关的肝硬化、肝癌患者。

（2）抗 -HBs 阳性 感染后 3 ～ 6 个月出现，是一种保护性抗体，见于注射过乙型肝炎疫苗、曾经感染过 HBV 和乙肝恢复期。

（3）HBeAg 阳性 是病毒复制的标志，传染性强。急性乙肝病毒感染者，如果 HBeAg 持续阳性，则有转为慢性感染的趋势。

（4）抗 -HBe 阳性 表示乙肝病毒复制减少，传染性降低，但并非保护性抗体。

（5）HBcAg 阳性 HBcAg 阳性提示病人血清中有 HBV 存在，表示病毒复制活跃，传染性强。HBcAg 主要存在于受感染的肝细胞核内，HBcAg 外面被 HBsAg 包裹，故一般情况下血清中测不到游离的 HBcAg。

（6）抗 -HBc 阳性 抗 -HBc 不是中和抗体，而是反映肝细胞受到 HBV 感染的可靠指标。①抗 HBc-IgG：反映抗 -HBc 总抗体的情况。抗 HBc-IgG 在体内长期存在，为 HBV 感染的标志，包括现症感染和既往感染。②抗 HBc-IgM：是机体感染 HBV 后在血液中最早出现的抗体，在感染急性期滴度高，抗 HBc-IgM 阳性是诊断急性乙型肝炎和判断病毒复制活跃的重要指标，并提示患者血液有强传染性。

三、丙型肝炎病毒相关检测

丙型肝炎病毒（HCV）为 RNA 病毒，HCV 主要通过体液传播。HCV 的血清标志物为抗 HCV-IgM、抗 HCV-IgG、HCV-RNA。

【参考值】ELISA 法、RIA 法：抗 HCV-IgM、抗 HCV-IgG 均为阴性。斑点杂交试验及 RT-PCR 法：HCV-RNA 为阴性。

【临床意义】

（1）HCV-RNA 阳性 见于 HCV 现症感染，提示 HCV 复制活跃，传染性强。HCV-RNA 阴性而抗 HCV-IgG 阳性，提示既往感染的可能性大。

（2）抗 -HCV 阳性　抗 -HCV 是非保护性抗体，阳性是诊断 HCV 感染的重要依据。①抗 HCV-IgM 阳性：感染后 4 周后即可呈阳性，持续 4 ～ 48 周，是诊断丙型肝炎的早期 指标之一，是病毒复制指标；若 6 个月内未转阴则提示转为慢性丙型肝炎。②抗 HCV-IgG 阳性：抗 HCV-IgG 出现晚于抗 HCV-IgM，阳性表明已有 HCV 感染，输血后 80% ～ 90% 的肝炎患者出现阳性。

第十六单元　肾功能检查

一、肾小球功能检测

（一）肾小球滤过率测定

【参考值】总 GFR100±20mL/min。

【临床意义】肾小球滤过率是判断肾小球功能的敏感指标。

（1）GFR 的影响因素　GFR 与年龄、性别、体重有关。30 岁后每 10 年 GFR 下降 10mL/min·1.73m^2，男性的 GFR 比女性高约 10mL/min，妊娠时 GFR 明显增加，第 3 个月增加 50%，产后降至正常。

（2）GFR 减低　常见于急性和慢性肾衰竭、肾小球功能不全、肾动脉硬化及肾盂肾炎、糖尿病、高血压病等的晚期。

（3）GFR 增高　常见于肢端肥大症、巨人症、糖尿病肾病早期等。

（二）内生肌酐清除率试验

单位时间内肾小球滤过的血浆液体量，称为肾小球滤过率（GFR）。内生肌酐清除率（Ccr）是指肾脏在单位时间内把若干毫升血浆中的内生肌酐全部清除出去。Ccr 是测肾小球滤过功能最常用的方法，也是反映肾小球滤过功能的主要指标。因肌酐绝大部分经肾小球滤过，几乎不被肾小管排泌和重吸收，故 Ccr 大致等于 GFR。

【参考值】成人（体表面积以 1.73m^2 计算）80 ～ 120mL/min。

【临床意义】

（1）判断肾小球损害的敏感指标　当 GFR 降低至正常值 50% 时，Ccr 测定值可低至 50mL/min，但血肌酐、血尿素氮测定仍可在正常范围内，故 Ccr 能较早地反映 GFR。

（2）评估肾功能损害的程度　根据 Ccr 一般可将肾功能分为 4 期：①肾衰竭代偿期：Ccr51 ～ 80mL/min。②肾衰竭失代偿期：Ccr　50 ～ 20mL/min。③肾衰竭期（尿毒症早期）：Ccr 19 ～ 10mL/min。④肾衰竭终末期（尿毒症晚期）：Ccr ＜ 10mL/min。

（3）指导临床用药　Ccr　30 ～ 40mL/min 应限制蛋白质的摄入；Ccr ≤ 30mL/min，用噻嗪类利尿剂无效，改用袢利尿剂；Ccr ≤ 10mL/min，袢利尿剂无效，应做透析治疗。此外，肾功能衰竭时，凡经肾脏代谢或排泄的药物，可根据 Ccr 的降低程度来减少用药剂量和（或）用药次数。

（三）血清肌酐测定

血中 Cr 浓度取决于肾小球的滤过能力，当肾实质损害，GFR 降低至正常人的 1/3 时，血 Cr 浓度就会明显上升，故测定血中 Cr 浓度可作为 GFR 受损的指标。血 Cr 的敏感性较血尿素氮（BUN）好，但并非早期诊断指标。

【参考值】全血 88 ～ 177μmol/L。血清或血浆 Cr：男性 53 ～ 106μmol/L，女性 44 ～ 97μmol/L。

【临床意义】

（1）评估肾功能损害的程度　血 Cr 增高的程度与慢性肾衰竭呈正相关。①肾衰竭代偿期：血 Cr ＜ 178μmol/L。②肾衰竭失代偿期：血 Cr　178 ～ 445μmol/L。③肾衰竭期：血　Cr ＞ 445μmol/L。

（2）鉴别肾前性和肾实质性少尿　①肾前性少尿：血 Cr 增高一般≤ 200μmol/L。②肾实质性少尿：血 Cr 增高常＞ 200μmol/L。

（四）血清尿素氮测定

BUN 是血中非蛋白氮类物质的主要成分，约占 50%。90% 的 BUN 经肾小球滤过随尿排出体外，当肾实质受损害时，GFR 降低，使 BUN 增高。BUN 测定能反映肾小球滤过功能，但不是敏感和特异性指标。

【参考值】成人 3.2 ～ 7.1μmol/L。

【临床意义】BUN 增高见于以下几种情况：

（1）肾前性因素 ①肾血流量减少：见于心功能不全、水肿、脱水、休克等。②蛋白质分解增加：见于急性传染病、上消化道出血、大面积烧伤、大手术后、甲状腺功能亢进症等。

（2）肾脏因素 见于严重肾脏疾病引起的慢性肾衰竭，如慢性肾炎、慢性肾盂肾炎、肾结核、肾肿瘤、肾动脉硬化症等的晚期。BUN 增高的程度与尿毒症病情的严重性成正比，故 BUN 测定对尿毒症的诊断及预后估计有重要意义。

（3）肾后性因素 见于尿路结石、前列腺增生、泌尿系肿瘤等引起的尿路梗阻。

（4）BUN/Cr 的意义 同时测定血 Cr 和 BUN 的临床意义更大，正常肘 BUN/Cr （单位均应为 mg/dL）为20:1。①肾前性少尿：BUN 上升较快，但 Cr 不相应上升，故 BUN/Cr 常＞10 ∶ 1。②器质性肾衰竭：因 BUN 与 Cr 同时增高，故 BUN/Cr ≤ 10 ∶ 1。

（五）血 β_2- 微球蛋白（β_2-MG）测定

β_2-MG 主要分布在血浆、尿、脑脊液、唾液及初乳中。正常人血中 β_2-MG 浓度很低，可自由通过肾小球，然后在近端肾小管内几乎全部被重吸收。在 GFR 下降时，血中 β_2-MG 增高，故 β_2-MG 测定可反映肾小球的滤过功能。

【参考值】正常人血中 β_2-MG 为 1 ～ 2mg/L。

【临床意义】

（1）血 β_2-MG 测定是反映肾小球滤过功能减低的敏感指标。在评估肾小球滤过功能上，血 β_2-MG 增高比血 Cr 更灵敏，在 Ccr ＜ 80mL/min 时即可出现，而此时血 Cr 浓度多无改变。若同时出现血和尿 β_2-MG 增高，但血 β_2-MG ＜ 5mg/L，则说明肾小球和肾小管功能可能均受损。

（2）任何使 β_2-MG 合成增多的疾病也可导致 β_2-MG 增高，如恶性肿瘤、IgG 肾病及各种炎症性疾病。

（3）近端肾小管功能受损时，对 β_2-MG 重吸收减少，尿液中 β_2-MG 排出量增加。

二、肾小管功能试验

（一）近端肾小管功能检测

尿 β_2- 微球蛋白测定

正常人 β_2-MG 的生成量较恒定，约 150 ～ 200mg/d。由于分子量小且不和血浆蛋白结合，可自由经肾小球滤过入原尿，但原尿中 99.9% 的 β_2-MG 在近端肾小管内被重吸收，仅微量自尿中排出。因为 β_2-MG 在酸性尿中极易被分解破坏，故尿收集后应及时测定。尿 β_2-MG 测定可反映近端肾小管的重吸收功能。

【参考值】正常成人尿 β_2-MG ＜ 0.3mg/L。

【临床意义】

（1）尿 β_2-MG 增高 见于肾小管 - 间质性疾病、药物或毒物所致的早期肾小管损伤、肾移植后急性排斥反应早期。

（2）应同时检测血和尿 β_2-MG 只有血 β_2-MG ＜ 5mg/L 时，尿 β_2-MG 增高才反映肾小管损伤。因为肾小管重吸收 β_2-MG 的阈值为 5mg/L，超过阈值时，出现非重吸收功能受损的大量尿 β_2-MG 排泄。

（二）远端肾小管功能检测

昼夜尿比密试验

正常尿生成的过程中，远端肾小管对原尿有稀释功能，而集合管则具有浓缩功能。受检者在正常饮食的情况下，24 小时内多次测量尿量、尿比密，以观察肾脏调节水液平衡的功能，即昼夜尿比密试验（莫氏试验）。莫氏试验可了解肾脏的稀释 - 浓缩功能，是反映远端肾小管和集合管功能状态的敏感试验。

【试验方法】检查当日受检者正常饮食，每餐含水量为 500 ～ 600mL，此外不再另外饮任何液体。检查当日晨起 8 点排空膀胱，于 10 点、12 点、14 点、16 点、18 点、20 点各收集一次尿液，共 6 次（昼尿）；然后将 20 点以后到次晨 8 点的尿液收集到一个容器内（夜尿）。分别测定 7 份尿标本的尿量、尿比密。

【参考值】成人尿量 1000 ～ 2000mL/24h；昼尿量 / 夜尿量比值为（3 ～ 4）：1；夜尿量＜ 750mL；至少 1 次尿比密＞ 1.018；昼尿中最高与最低尿比密差值＞ 0.009。

【临床意义】莫氏试验用于诊断各种疾病对远端肾小管稀释 - 浓缩功能的影响。

（1）尿少、比密高　①肾前性少尿：见于各种原因引起的肾血容量不足。②肾性少尿：见于急性肾炎及其他影响 GFR 的情况。因此时 GFR 下降，原尿生成减少，而肾小管重吸收功能相对正常，致使尿量减少而比密增加。

（2）夜尿多、比密低　提示肾小管功能受损，见于慢性肾炎、间质性肾炎、高血压肾病等。由于慢性肾脏病变致肾小管稀释 - 浓缩功能受损，患者夜尿量增多，尿最高比密＜ 1.018，尿最高与最低比密差＜ 0.009。

（3）尿比密低而固定　尿比密固定在 1.010 ～ 1.012，称为等渗尿，见于肾脏病变晚期，提示肾小管重吸收功能很差，浓缩稀释功能丧失。

（4）尿量明显增多（＞ 4L/24h）而尿比密均＜ 1.006，为尿崩症的典型表现。

三、血尿酸测定（中医、中西医助理医师均不考）

尿酸（UA）是体内嘌呤代谢的终末产物。肝脏是 UA 生成的主要场所，除小部分被肝脏分解或随胆汁排泄外，剩余的均从肾脏排泄。UA 可自由经肾小球滤过入原尿，但原尿中 90% 左右的 UA 在近端肾小管处被重吸收，故正常情况下 UA 排出率很低。因此，血尿酸浓度受肾小球滤过功能和肾小管重吸收功能的影响。

【参考值】磷钨酸盐法：男性 268 ～ 488μmol/L，女性 178 ～ 387μmol/L。

【临床意义】

（1）血 UA 增高　①肾小球滤过功能损伤：见于急性或慢性肾炎、肾结核等。在反映早期肾小球滤过功能损伤方面，血 UA 比血 Cr 和 BUN 敏感。但由于受肾外因素（如进食富含嘌呤的食物）的影响，UA 增高程度与肾功能损害程度并不平行。②痛风：血 UA 明显增高是诊断痛风的主要依据，主要是由于嘌呤代谢紊乱而使体内 UA 生成异常增多所致。③恶性肿瘤：各种恶性肿瘤均可有 UA 增高，是由于体内核酸分解代谢旺盛，使内源性 UA 增加所致。④其他：糖尿病、长期禁食等，可因 UA 排泄障碍而使血 UA 增高。

（2）血 UA 减低　①各种原因所致的肾小管重吸收 UA 功能损害。②肝功能严重损害所致的 UA 生成减少。

第十七单元　临床常用生化检查

第一节　血糖及其代谢产物相关检测

一、空腹血糖测定

【参考值】葡萄糖氧化酶法：3.9 ～ 6.1mmol/L。

【临床意义】FBG ＞ 7.0mmol/L 称为高糖血症；FBG ＞ 9.0mmol/L 时尿糖阳性。FBG ＜ 3.9mmol/L 时为血糖减低；FBG ＜ 2.8mmol/L 称为低糖血症。

（1）FBG 增高　生理性增高见于餐后 1 ～ 2 小时、高糖饮食、剧烈运动、情绪激动等。病理性增高见于：①各型糖尿病。②内分泌疾病：如甲状腺功能亢进症、肢端肥大症、巨人症、嗜铬细胞瘤、肾上腺皮质功能亢进症、胰高血糖素瘤等。③应激性因素：如颅脑外伤、急性脑血管病、中枢神经系统感染、心肌梗死、大面积烧伤等。④肝脏和胰腺疾病：如严重肝损害、坏死性胰腺炎、胰腺癌等。⑤其他：如呕吐、脱水、缺氧、麻醉等。

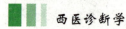

（2）FBG减低 生理性减低见于饥饿、长时间剧烈运动等。病理性减低见于：①胰岛素分泌过多：如胰岛β细胞增生或肿瘤、胰岛素用量过大、口服降糖药等。②对抗胰岛素的激素缺乏：如生长激素、肾上腺皮质激素、甲状腺激素缺乏等。③肝糖原储存缺乏：如重型肝炎、肝硬化、肝癌等严重肝病。④急性酒精中毒。⑤消耗性疾病：如严重营养不良、恶病质等。

二、口服葡萄糖耐量试验

GTT是检测葡萄糖代谢功能的试验，主要用于诊断症状不明显或血糖增高不明显的可疑糖尿病。现多采用WHO推荐的75g葡萄糖标准口服葡萄糖耐量试验（OGTT）。正常人口服一定量的葡萄糖后血糖暂时增高，刺激胰岛素分泌增多，在短时间内血糖即可降至空腹水平，此现象称为耐糖现象。当糖代谢紊乱时，口服一定量的葡萄糖后血糖急剧升高，但在短时间内不能降至空腹水平或原来水平，称为糖耐量异常或糖耐量降低。

【适应证】

（1）无糖尿病症状，随机血糖或FBG异常。

（2）无糖尿病症状，但有糖尿病家族史。

（3）有糖尿病症状，但FBG未达到诊断标准。

（4）有一过性或持续性糖尿者。

（5）分娩巨大胎儿的妇女。

（6）原因不明的肾脏疾病或视网膜病变。

【参考值】

（1）FBG 3.9～6.1mmol/L。

（2）服糖后0.5～1小时血糖达高峰，一般在7.8～9.0mmol/L，峰值＜11.1mmol/L。

（3）服糖后2小时血糖（2hBG）＜7.8mmol/L。

（4）服糖后3小时血糖恢复至空腹水平。

（5）每次尿糖均为阴性。

【临床意义】

（1）诊断糖尿病 FBG＞7.0mmol/L；OGTT血糖峰值＞11.1mmol/L，2hBG＞11.1mmol/L。

（2）判断糖耐量异常 FBG＜7.0mmol/L，2hBG 7.8～11.1mmol/L，且血糖到达高峰时间延长至1小时后，血糖恢复正常时间延长至2～3小时后，同时伴尿糖阳性者为糖耐量异常，其中1/3最终转为糖尿病。糖耐量异常常见于2型糖尿病、肢端肥大症、甲状腺功能亢进症等。

（3）平坦型糖耐量曲线 FBG降低，服糖后血糖上升不明显，2hBG仍处于低水平。常见于胰岛β细胞瘤、肾上腺皮质功能低下等。

（4）鉴别低血糖 ①功能性低血糖：见于特发性低血糖。②肝源性低血糖：见于广泛性肝损伤、病毒性肝炎等。

三、血清糖化血红蛋白检测

GHb是血红蛋白A1（HbA1）与糖类非酶促反应的产物。GHb分为3种，其中HbA1c （HbA1与葡萄糖结合）含量最高，占60%～80%，是临床最常检测的部分。GHb不受血糖浓度暂时波动的影响，是糖尿病诊断和监控的重要指标。GHb对高血糖，特别是血糖和尿糖波动较大时有特殊的诊断意义。

【参考值】HbA15%～8%，HbA1c4%～6%。

【临床意义】GHb水平取决于血糖水平、高血糖持续时间，其生成量与血糖浓度成正比，且反映的是近2～3个月的平均血糖水平。

（1）评价糖尿病的控制程度 GHb增高提示近2～3个月糖尿病控制不良，故GHb水平可作为糖尿病长期控制程度的监控指标。

（2）鉴别诊断 糖尿病性高血糖GHb增高，应激性高血糖GHb则正常。

（3）预测血管并发症 长期GHb增高，可引起组织缺氧而发生血管并发症。HbA1＞10%，提示并发症严重，预后较差。

第二节 血清脂质和脂蛋白检测

血脂是血清中脂质的总称，包括总胆固醇、甘油三酯、磷脂、游离脂肪酸等。血脂检测的适应证：①早期识别动脉粥样硬化的危险性。②使用降脂药物治疗的监测。

一、血清总胆固醇测定

【参考值】合适水平：＜5.20mmol/L。边缘水平：5.23～5.69mmol/L。增高：＞5.72mmol/L。

【临床意义】

（1）TC增高 ①是动脉粥样硬化的危险因素之一，常见于动脉粥样硬化所致的心、脑血管疾病。②各种高脂蛋白血症、甲状腺功能减退症、糖尿病、肾病综合征、阻塞性黄疸、类脂性肾病等。③长期高脂饮食、精神紧张、吸烟、饮酒等。④应用某些药物，如环孢素、糖皮质激素、阿司匹林等。

（2）TC减低 ①严重肝脏疾病，如急性重型肝炎、肝硬化等。②甲状腺功能亢进症。③严重贫血、营养不良和恶性肿瘤等。④应用某些药物，如雌激素、甲状腺激素、钙拮抗剂等。

二、血清三酰甘油测定

【参考值】合适范围：＜1.70mmol/L（150mg/dL）。边缘升高：1.70～2.26mmol/L（150～200mg/dL）。升高：≥2.26mmol/L（200mg/dL）。

【临床意义】

（1）TG增高 ①是动脉粥样硬化的危险因素之一，常见于动脉粥样硬化症、冠心病。②原发性高脂血症、肥胖症、糖尿病、肾病综合征、甲状腺功能减退症、痛风、阻塞性黄疸和高脂饮食等。

（2）TG减低 见于甲状腺功能亢进症、肾上腺皮质功能减退症、严重肝脏疾病等。

三、血清脂蛋白测定

1. 高密度脂蛋白(HDL)测定 临床上通过检测高密度脂蛋白-胆固醇(HDL-C)的含量来反映HDL水平。

【参考值】合适范围：≥1.04mmol/L（40mg/dL）。升高：≥1.55mmol/ L（60mg/dL）。降低：＜1.04mmol/L（40mg/dL）。

【临床意义】①HDL-C增高：HDL-C水平增高有利于外周组织清除胆固醇，防止动脉粥样硬化的发生。HDL-C与TG呈负相关，也与冠心病发病呈负相关，故HDL-C水平高的个体患冠心病的危险性小。②HDL-C减低：常见于动脉粥样硬化症、心脑血管疾病、糖尿病、肾病综合征等。

2. 低密度脂蛋白(LDL)测定 临床上通过检测低密度脂蛋白-胆固醇(LDL-C)的含量来反映LDL水平。

（1）参考值 合适范围：＜3.37mmol/L（130mg/dL）。边缘升高：3.37～4.14mmol/L（130～160mg/dL）。升高：≥4.14mmol/L（160mg/dL）。

(2)临床意义 ①LDL-C增高：判断发生冠心病的危险性，LDL-C是动脉粥样硬化的危险因素之一，LDL-C水平增高与冠心病发病呈正相关；还可见于肥胖症、肾病综合征、甲状腺功能减退症、阻塞性黄疸等。②LDL-C减低：见于无β-脂蛋白血症、甲状腺功能亢进症、肝硬化和低脂饮食等。

第三节 无机离子检测

一、血清钾测定

【参考值】3.5～5.5mmol/L。

【临床意义】

（1）增高 血钾＞5.5mmol/L称为高钾血症。高钾血症见于：①排出减少：如急性或慢性肾衰竭少尿期、肾上腺皮质功能减退症。②摄入过多：如高钾饮食、静脉输注大量钾盐、输入大量库存血液。③细胞内钾外移增多：如严重溶血、大面积烧伤、挤压综合征、组织缺氧和代谢性酸中毒等。

（2）减低 血钾＜3.5mmol/L称为低钾血症。低钾血症见于：①摄入不足：如长期低钾饮食、禁食。②丢失过多：如频繁呕吐、腹泻、胃肠引流等；肾上腺皮质功能亢进症、醛固酮增多症、肾衰竭多尿期等；长期应用排钾利尿剂。③分布异常：细胞外液稀释，如心功能不全、肾性水肿等；细胞外钾内移，如大量应用胰岛素、碱中毒等。

二、血清钠测定

【参考值】135 ～ 145mmol/L。

【临床意义】

（1）增高 血钠＞ 145mmol/L 称为高钠血症。高钠血症见于：①摄入过多：如输注大量高渗盐水。②水分丢失过多：如大量出汗、长期腹泻、呕吐。③尿排出减少：见于肾上腺皮质功能亢进症、醛固酮增多症患者以及脑外伤、急性脑血管病等引起抗利尿激素分泌过多，排尿排钠减少。

（2）减低 血钠＜ 135mmol/L 称为低钠血症。低钠血症见于：①胃肠道失钠：如幽门梗阻、严重呕吐、腹泻、胃肠引流。②尿钠排出增多：如慢性肾衰竭多尿期、大量应用利尿剂以及尿崩症、肾上腺皮质功能减退症等。③皮肤失钠：如大量出汗、大面积烧伤。④消耗性低钠：如肺结核、肿瘤等慢性消耗性疾病等。

三、血清氯化物测定

【参考值】95 ～ 105mmol/L。

【临床意义】

（1）增高 血氯＞ 105mmol/L 称为高氯血症。高氯血症见于：①排出减少：如急性或慢性肾衰竭少尿期、尿路梗阻。②摄入过多：如过量输入生理盐水。③重吸收增加：如肾上腺皮质功能亢进症。④高血氯性代谢性酸中毒。⑤过度换气所致的呼吸性碱中毒等。

（2）减低 血氯＜ 95mmol/L 称为低氯血症。低氯血症见于：①丢失过多：如严重呕吐、腹泻、胃肠引流。②排出过多：如肾上腺皮质功能减退症、慢性肾衰竭、糖尿病、应用利尿剂。③呼吸性酸中毒等。

四、血清钙测定

【参考值】2.25 ～ 2.58mmol/L。

【临床意义】

（1）增高 血钙＞ 2.58mmol/L 称为高钙血症。高钙血症见于：①溶骨作用增强：如甲状旁腺功能亢进症、多发性骨髓瘤等。②吸收增加：如大量应用维生素 D。③摄入过多：如静脉输入钙过多。

（2）减低 血钙＜ 2.25mmol/L 称为低钙血症。低钙血症见于：①成骨作用增强：如甲状旁腺功能减退症、恶性肿瘤骨转移等。②摄入不足：如长期低钙饮食。③吸收减少：如维生素 D 缺乏症、手足搐搦症、骨质软化症、佝偻病等。④肾脏疾病：如急性或慢性肾衰竭、肾病综合征等。⑤急性坏死性胰腺炎。⑥代谢性碱中毒等。

五、血清无机磷测定

【参考值】0.97 ～ 1.61mmol/L。

【临床意义】

（1）增高 见于①磷排出减少：如肾衰竭、甲状旁腺功能减退症时肾脏排磷减少。②吸收增加：如维生素 D 中毒时，小肠磷吸收增加，肾小管对磷的重吸收增加。③磷从细胞内释出：如酸中毒、急性肝坏死或白血病、淋巴瘤等化疗后。④多发性骨髓瘤及骨折愈合期等血憐升简。

（2）减低 见于①摄入不足：如慢性酒精中毒、长期腹泻、长期静脉营养而未补磷等。②吸收减少和排出增加：如维生素 D 缺乏，肠道吸收磷减少而肾脏排磷增加；甲状旁腺功能亢进症时，磷从肾脏排出增多。③磷丢失过多：如血液透析、肾小管性酸中毒及应用噻嗪类利尿剂等。④其他：如佝偻病活动期、骨质软化症及糖尿病等。

第四节 微量元素测定

一、血清铁测定（中医、中西医助理医师均不考）

血清铁即与转铁蛋白（Tf）结合的铁，受血清中铁含量和 Tf 含量的影响。

【参考值】男性 11 ～ 30μmol/L，女性 9 ～ 27μmol/L。

【临床意义】

（1）增高 见于①铁利用障碍：如再生障碍性贫血、铁粒幼细胞性贫血、铅中毒等。②铁释放增多：如溶血性贫血、急性肝炎、慢性活动性肝炎等。③铁蛋白增多：如反复输血、白血病、含铁血黄素沉着症。④摄入过多：如铁剂治疗过量。

（2）减低 见于①铁缺乏：如缺铁性贫血。②慢性失血：如月经过多、消化性溃疡、慢性炎症、恶性肿瘤。③需铁增加：如生长发育期的婴幼儿、青少年，生育期、妊娠期及哺乳期的妇女等，机体需铁量增多而摄入不足。

二、血清铁蛋白检测（中西医、中医助理均不考）

铁蛋白（SF）是铁的贮存形式，其含量变化可作为判断是否缺铁或铁负荷过量的指标。

【参考值】男性 15 ～ 200μg/L，女性 12 ～ 150μg/L。

【临床意义】

（1）SF 增高 见于①体内贮存铁释放增加：如急性肝细胞损害、坏死性肝炎等。②铁蛋白合成增加：如炎症、肿瘤、甲状腺功能亢进症。③贫血：如溶血性贫血、再生障碍性贫血、恶性贫血。④铁的吸收率增加，如血色沉着症、含铁血黄素沉着症、反复输血或肌肉注射铁剂引起急性中毒症等。

（2）SF 减低 见于①体内贮存铁减少：如缺铁性贫血、大量失血、长期腹泻、营养不良。②铁蛋白合成减少：如维生素 C 缺乏等。

三、血清转铁蛋白饱和度测定（中西医、中医助理均不考）

血清转铁蛋白饱和度（Tfs，简称铁饱和度），可以反映达到饱和铁结合力的转铁蛋白（Tf）所结合的铁量，以血清铁占总铁结合力（TIBC）的百分率表示。

【参考值】33% ～ 55%。

【临床意义】

（1）Tfs 增高 见于①铁利用障碍：如再生障碍性贫血、铁粒幼细胞性贫血。②血色病：Tfs ＞ 70% 为诊断血色病的可靠指标。

（2）Tfs 减低 见于①缺铁或缺铁性贫血：Tfs ＜ 15% 并结合病史即可诊断缺铁或缺铁性贫血，其准确性仅次于铁蛋白，但较血清铁和 TIBC 灵敏。②慢性感染性贫血。

第五节 心脏病生物标志物检测

一、心肌坏死标志物测定

（一）血清酶及其同工酶测定

1. 血清肌酸激酶测定

血清肌酸激酶（CK）主要存在于骨骼肌、心肌，其次存在于脑、平滑肌等细胞的胞质和线粒体中。正常人血清中 CK 含量甚微，当上述组织受损时血液中的 CK 含量可明显增高。

【参考值】酶偶联法（37℃）：男性 38 ～ 174U/L，女性 26 ～ 140U/L。

【临床意义】CK 活性增高见于以下几种情况：

（1）急性心肌梗死（AMI） CK 在发病后 4 ～ 10 小时开始增高，12 ～ 36 小时达高峰，3 ～ 4 天后恢复正常，是 AMI 早期诊断的敏感指标之一。在 AMI 病程中，如 CK 再次升高，提示心肌再次梗死。

（2）心肌炎和肌肉疾病 病毒性心肌炎时 CK 明显增高。各种肌肉疾病，如进行性肌营养不良、多发性肌炎、骨骼肌损伤、重症肌无力时 CK 明显增高。

（3）手术 心脏手术、心导管术、转复心律、冠状动脉成形术等均可引起 CK 增高。

（4）溶栓治疗 AMI 溶栓治疗后出现再灌注，也可引起 CK 增高，CK 水平有助于判断溶栓后的再灌注情况。

2. 肌酸激酶同工酶测定

CK 有 3 种同工酶，其中 CK-MB 主要存在于心肌，CK-MM 主要存在于骨骼肌和心肌，CK-BB 主要存在于脑、前列腺、肺、肠组织中。正常人血清中以 CK-MM 为主，CK-MB 少量，CK-BB 极少。CK-MB 对 AMI 的诊断具有重要意义。

【参考值】CK-MM：94% ～ 96%。CK-MB：＜ 5%。CK-BB 极少。

【临床意义】CK-MB 增高见于以下几种情况：

（1）AMI CK-MB 对 AMI 早期诊断的灵敏度明显高于 CK，且具有高度的特异性，阳性检出率达 100%。CK-MB 一般在 AMI 发病后 3 ～ 8 小时增高，9 ～ 30 小时达高峰，2 ～ 3 天恢复正常，因此对诊断发病较长时间的 AMI 有困难。

（2）其他心肌损伤 如心肌炎、心脏手术、心包炎、慢性心房颤动等 CK-MB 也可增高。

3. 血清乳酸脱氢酶测定

乳酸脱氢酶（LDH）及其同工酶的详细内容见肝脏病实验室检查部分。

（二）心肌肌钙蛋白 T 及心肌肌钙蛋白 I 测定

1. 心肌肌钙蛋白 T 测定

【参考值】0.02 ～ 0.13μg/L；＞ 0.2μg/L 为诊断临界值；＞ 0.5μg/L 可诊断 AMI。

【临床意义】

（1）诊断 AMI cTnT 是诊断 AMI 的确定性标志物。AMI 发病后 3 ～ 6 小时开始增高，10 ～ 24 小时达高峰，10 ～ 15 天恢复正常。对诊断 AMI 的特异性优于 CK-MB 和 LDH；对亚急性及非 Q 波性心肌梗死或 CK-MB 无法诊断的心肌梗死患者更有诊断价值。

（2）判断微小心肌损伤 用于判断不稳定型心绞痛是否发生了微小心肌损伤，这种心肌损伤只有检测 cTnT 才能确诊。

（3）其他 对判断 AMI 后溶栓治疗是否出现再灌注，以及预测血液透析病人心血管事件的发生都有重要价值。

2. 心肌肌钙蛋白 I 测定

【参考值】＜ 0.2μg/L；＞ 1.5μg/L 为诊断临界值。

【临床意义】

（1）诊断 AMI。

（2）用于判断是否有微小心肌损伤，如不稳定型心绞痛、急性心肌炎。

第六节 其他常用血清酶测定

血、尿淀粉酶（AMS）及同工酶测定

【参考值】Somogyi 法：血清 800 ～ 1800U/L，尿液 1000 ～ 12000U/L。

【临床意义】淀粉酶（AMS）活性增高见于以下几种情况：

（1）急性胰腺炎 发病后 6 ～ 12 小时血清 AMS 开始增高，12 ～ 24 小时达高峰，3 ～ 5 天后恢复正常。如达 3500U/L 应怀疑此病，超过 5000U/L 即有诊断价值。尿 AMS 于发病后 12 ～ 24 小时开始增高，此时由于肾脏对 AMS 的清除率大为增强，因而尿中 AMS 活性可高于血清中的 1 倍以上，多数患者 3 ～ 10 天后恢复到正常。

（2）其他胰腺疾病 如慢性胰腺炎急性发作、胰腺囊肿、胰腺癌早期、胰腺外伤等。

（3）非胰腺疾病 急性胆囊炎、流行性腮腺炎、胃肠穿孔、胆管梗阻等。

第十八单元 临床常用免疫学检查

第一节 体液免疫检查

一、血清免疫球蛋白测定

免疫球蛋白（Ig）是一组具有抗体活性的蛋白质，有抗病毒、抗菌、溶菌、抗毒素、抗寄生虫感染以及其他免疫作用。血清中的 Ig 分为五类：IgG、IgA、IgM、IgD 和 IgE。

【参考值】成人血清 IgG 7.6 ～ 16.6g/L；IgA 0.71 ～ 3.35g/L；IgM 0.48 ～ 2.12g/L；IgD 0.6 ～ 2mg/L；IgE 0.1 ～ 0.9mg/L。

【临床意义】

（1）单克隆增高 表现为 5 种 Ig 中仅有某一种增高。见于：①原发性巨球蛋白血症：IgM 单独明显增高。②多发性骨髓瘤：可分别见到 IgG、IgA、IgD、IgE 增高，并以此分型。③各种过敏性疾病：如支气管哮喘、过敏性鼻炎、寄生虫感染时 IgE 增高。

（2）多克隆增高 表现为 IgG、IgA、IgM 均增高。见于各种慢性炎症、慢性肝病、肝癌、淋巴瘤及系统性红斑狼疮、类风湿关节炎等自身免疫性疾病。

（3）Ig 减低 见于各类先天性和获得性体液免疫缺陷、联合免疫缺陷以及长期使用免疫抑制剂的患者，血清中 5 种 Ig 均有降低。

二、血清补体的检查

补体是血清中一组具有酶活性的糖蛋白。补体参与机体的抗感染及免疫调节，也参与破坏自身组织或细胞的免疫损伤。

1. 总补体溶血活性测定

【参考值】试管法：50 ～ 100kU/L。

【临床意义】①增高：见于各种急性炎症、组织损伤和某些恶性肿瘤。②减低：见于各种免疫复合物性疾病，如肾小球肾炎；自身免疫性疾病，如系统性红斑狼疮、类风湿关节炎、强直性脊柱炎以及同种异体移植排斥反应、血清病等；补体大量丢失，如外伤、手术、大失血；补体合成不足，如慢性肝炎、肝硬化等。

2. 血清 C_3 测定

【参考值】单向免疫扩散法：0.8 ～ 1.5g/L。

【临床意义】①增高：见于急性炎症、传染病早期、某些恶性肿瘤及排斥反应等。②减低：见于大部分急性肾炎、狼疮性肾炎、系统性红斑狼疮、类风湿关节炎等。

第二节 感染免疫检测

一、细菌感染免疫检测

（一）抗链球菌溶血素“O”测定

【参考值】乳胶凝集法（LAT）：＜ 500U。

【临床意义】ASO 增高见于以下几种情况：

（1）活动性风湿热、风湿性关节炎、链球菌感染后急性肾小球肾炎、急性上呼吸道感染、皮肤或软组织感染等。

（2）曾有溶血性链球菌感染　在感染溶血性链球菌 1 周后 ASO 开始升高，4 ～ 6 周达高峰，可持续数月甚至数年。所以，ASO 升高不一定是近期感染链球菌的证据。若动态升高，且 C 反应蛋白阳性、血沉增快，有利于风湿热的诊断。

（二）伤寒及副伤寒的血清学检查

肥达反应 是检测血清中有无伤寒、副伤寒沙门菌抗体的一种凝集试验。

【参考值】直接凝集法：伤寒“O”＜ 1 ∶ 80，“H”＜ 1 ∶ 160；副伤寒甲、乙、丙均 ＜ 1 ∶ 80。

【临床意义】

（1）血清抗体效价“O”＞ 1 ∶ 80、“H”＞ 1 ∶ 160，考虑伤寒；血清抗体效价“O”＞ 1 ∶ 80，副伤寒甲＞ 1 ∶ 80，考虑诊断副伤寒甲；血清抗体效价“O”＞ 1 ∶ 80，副伤寒乙＞ 1 ∶ 80，考虑诊断副伤寒乙；血清抗体效价“O”＞ 1 ∶ 80，副伤寒丙＞ 1 ∶ 80，考虑诊断副伤寒丙。

（2）“O”不高、“H”增高　可能曾接种过伤寒疫苗或既往感染过。

（3）“O”增高、“H”不高　可能为感染早期或其他沙门菌感染。

第三节 肿瘤标志物检测

一、蛋白质类肿瘤标志物检测

（一）血清甲胎蛋白测定

血清甲胎蛋白（AFP）是人胎儿时期肝脏合成的一种特殊的糖蛋白，出生后 1 个月降至正常成人水平。在肝细胞或生殖腺胚胎组织恶变时，血中 AFP 含量明显升高，因此 AFP 测定常用于肝细胞癌及滋养细胞癌的诊断。

【参考值】 放射免疫法（RIA）、化学发光免疫测定（CLIA）、酶联免疫吸附试验（ELISA）：血清 ＜25μg/L。

【临床意义】

（1）原发性肝癌 AFP 是目前诊断原发性肝细胞癌最特异的标志物，血清中 AFP ＞ 300μg/L 可作为诊断阈值。

（2）病毒性肝炎、肝硬化 AFP 可有不同程度的增高，但常＜ 300μg/L。

（3）生殖腺胚胎肿瘤 如卵巢癌、畸胎瘤、睾丸癌以及胃癌、胰腺癌等，血中 AFP 也可增高。

（4）妊娠 3 ～ 4 个月 AFP 开始增高，7 ～ 8 个月达高峰（多＜ 400μg/L），分娩后 3 周恢复正常。孕妇血清或羊水中 AFP 异常增高提示有胎儿神经管畸形的可能。

（二）癌胚抗原测定

癌胚抗原（CEA）是一种富含多糖的蛋白复合物，胚胎期主要存在于胎儿的消化管、胰腺及肝脏，出生后含量极低。CEA 测定有助于肿瘤的诊断及判断预后。

【参考值】RIA、CLIA、ELISA：血清＜ 5μg/L。

【临床意义】

（1）用于消化器官癌症的诊断 CEA 增高见于结肠癌、胃癌、胰腺癌等，但无特异性。

（2）鉴别原发性和转移性肝癌 原发性肝癌 CEA 增高者不超过 9%，而转移性肝癌 CEA 阳性率高达 90%，且绝对值明显增高。

（3）其他 肺癌、乳腺癌、膀胱癌、尿道癌、前列腺癌等 CEA 也可增高；溃疡性结肠炎、胰腺炎、肝硬化、肺气肿、支气管哮喘等 CEA 可轻度增高。

（4）动态观察 CEA浓度有助于判断疗效及预后，病情好转时CEA浓度下降，病情加重时CEA可增高。

（三）前列腺特异抗原测定

前列腺特异抗原（PSA）是一种由前列腺上皮细胞分泌的单链糖蛋白，正常人血清中PSA含量极微。前列腺癌时血清 PSA 水平明显增高，临床上已广泛用于前列腺癌的辅助诊断。

【参考值】RIA、CLIA、ELISA：血清 ＜ 4.0μg/L。

【临床意义】

（1）前列腺癌 前列腺癌患者血清 PSA 明显增高，是前列腺癌诊断最有价值的肿瘤标志物。PSA 测定也是监测前列腺癌病情变化和疗效的重要指标，前列腺癌手术后 PSA 可逐渐降至正常，若手术后不降或下降后再次增高，应考虑肿瘤转移或复发。

（2）其他恶性肿瘤 如肾癌、膀胱癌、肾上腺癌、乳腺癌等，PSA 也可有不同程度的阳性率。

（3）泌尿生殖系统疾病 如部分良性前列腺瘤、急性前列腺炎、前列腺增生等，患者的PSA也可轻度增高。

二、糖脂肿瘤标志物检测

（一）癌抗原 125 测定

癌抗原 125（CA125）为一种糖蛋白性肿瘤相关抗原，存在于上皮性卵巢癌组织及患者的血清中。CA125 有助于卵巢癌的诊断及疗效观察。

【参考值】RIA、CLIA、ELISA：血清＜ 3.5 万 U/L。

【临床意义】

（1）卵巢癌 其对卵巢癌诊断有较大的临床价值，卵巢癌患者血清 CA125 明显增高。手术和化疗有效者，CA125 水平很快下降；若有复发时，CA125 增高先于临床症状出现之前，故 CA125 是观察疗效、判断有无复发的良好指标。

（2）其他癌症 如宫颈癌、乳腺癌、胰腺癌、肝癌、胃癌、结肠癌、肺癌等，也有一定的阳性率。

（3）非恶性肿瘤 如子宫肌瘤、子宫内膜异位症、盆腔炎、卵巢囊肿、慢性肝炎、肝硬化、胰腺炎等，患者血清 CA125 也可有不同程度的增高。肝硬化失代偿期血清 CA125 明显增高。

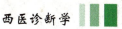

（二）癌抗原 19-9 测定

癌抗原 19-9（CA19-9）又称为胃肠癌相关抗原（GICA），是一种糖蛋白，正常人唾液腺、前列腺、胰腺、乳腺、胃、胆管、胆囊的上皮细胞存在微量 CA19-9。检测血清 CA19-9 可作为胰腺癌、胆囊癌等恶性肿瘤的辅助诊断指标，对监测病情变化和复发有较大的价值。

【参考值】RIA、CLIA、ELISA：血清＜ 3.7 万 U/L。

【临床意义】

（1）胰腺癌、胆囊癌、胆管癌等血清 CA19-9 水平明显增高，尤其是诊断胰腺癌的敏感性和特异性较高，是重要的辅助诊断指标。

（2）胃癌、结肠癌、肝癌等也有一定的阳性率。

（3）急性胰腺炎、胆囊炎、胆汁瘀积性胆管炎、胆石症、肝硬化、肝炎等，血清 CA19-9 也可出现不同程度的增高。

第四节　自身抗体检查

一、抗核抗体谱检测

（一）抗核抗体测定

抗核抗体（ANA）是血清中存在的一组抗多种细胞核成分的自身抗体的总称，无器官和种族特异性。

【参考值】免疫荧光测定（IFA）：阴性；血清滴度＜ 1 ∶ 40。

【临床意义】

（1）ANA 阳性 ①多见于未经治疗的系统性红斑狼疮（SLE），阳性率可达 95% 以上，但特异性较差。②药物性狼疮、混合性结缔组织病、原发性胆汁性肝硬化、全身性硬皮病、多发性肌炎等患者的阳性率也较高。③其他自身免疫性疾病：如类风湿关节炎、桥本甲状腺炎等也可呈阳性。

（2）荧光类型 根据细胞核染色后的荧光类型，ANA 分为 4 种。①均质型：多见于 SLE、硬皮病、皮肌炎等。②边缘型：见于 SLE 活动期、干燥综合征等。③颗粒型：见于硬皮病、类风湿关节炎等。④核仁型：见于干燥综合征、硬皮病等。

（二）抗双链 DNA 抗体测定

抗双链（dsDNA）抗体的靶抗原是细胞核中 DNA 的双股螺旋结构。测定抗 dsDNA 抗体对 SLE 的诊断有重要意义。

【参考值】间接免疫荧光法：阴性。

【临床意义】抗 dsDNA 抗体阳性见于活动期 SLE，阳性率达 70% ～ 90%，特异性达 95%。其对 SLE 的诊断和治疗监测极为重要，是 SLE 的诊断标准之一。类风湿关节炎、慢性肝炎、干燥综合征等也可呈阳性。

（三）可提取性核抗原抗体谱测定

抗可提取性核抗原多肽（ENA）抗体是针对细胞核中可提取性核抗原的自身抗体，主要为抗核糖核蛋白（RNP）抗体和抗酸性核蛋白（Sm）抗体。对这些自身抗体的检测，可用于自身免疫性疾病的诊断和鉴别诊断。

【参考值】免疫印迹试验（IBT）：阴性。

【临床意义】

（1）抗 Sm 抗体阳性 抗 Sm 抗体为 SLE 所特有，疾病特异性达 99%，但敏感性低，平均为 20%。

（2）抗 RNP 抗体阳性 主要见于混合性结缔组织病，是诊断该病的指标之一。在 SLE 患者中也可检测到，并常与抗 Sm 抗体相伴出现。进行性系统性硬化症、皮肌炎等也可呈阳性。

三、抗组织细胞抗体检测

抗甲状腺抗体测定

（一）抗甲状腺球蛋白抗体测定

甲状腺球蛋白（TG）是由甲状腺滤泡细胞合成的一种糖蛋白。抗 TG 抗体（ATG）主要是 IgG。血清 ATG 是诊断甲状腺自身免疫性疾病的一个特异性指标。

【参考值】间接血凝法：滴度≤ 1 ： 32。ELISA 法和 RIA 法：阴性。

【临床意义】ATG 阳性多见于桥本甲状腺炎、甲状腺功能亢进症，较少见于甲状腺肿瘤。其他疾病如重症肌无力、肝脏疾病、风湿性血管病、糖尿病等也可出现阳性。

（二）抗甲状腺微粒体抗体测定

抗甲状腺微粒体抗体（ATM）是针对甲状腺微粒体的一种抗体。

【参考值】间接血凝法：阴性。ELISA 法和 RIA 法：阴性。

【临床意义】ATM 阳性见于桥本甲状腺炎、甲状腺功能减退症、甲状腺肿瘤、单纯性甲状腺肿、亚急性甲状腺炎、SLE 等。正常人也有一定的阳性率。ATM 与 ATG 同时检测，可提高甲状腺疾病诊断的准确性。

四、其他自身抗体检测

类风湿因子（RF）测定

RF 是变性 IgG 刺激机体产生的一种自身抗体，主要存在于类风湿关节炎患者的血清和关节液内。

【参考值】乳胶凝集法：阴性，血清稀释度＜ 1 ： 10。

【临床意义】

（1）类风湿关节炎　未经治疗的类风湿关节炎患者，RF 阳性率 80%，且滴度＞ 1：160。临床上动态观察滴定度变化，可作为病变活动及药物治疗后疗效的评价。

（2）其他自身免疫性疾病　如多发性肌炎、硬皮病、干燥综合征、系统性红斑狼疮等，RF 也可呈阳性。

（3）某些感染性疾病　如传染性单核细胞增多症、结核病、感染性心内膜炎等，RF 也可呈阳性。

第五节　其他免疫检测

C 反应蛋白（CRP）测定（中医、中西医助理医师均不考）

CRP 是一种能与肺炎链球菌 C- 多糖发生反应的急性时相反应蛋白。主要由肝脏产生，广泛存在于血清和其他体液中，具有激活补体、促进吞噬和免疫调理的作用。CRP 测定对炎症、组织损伤、恶性肿瘤等疾病的诊断及疗效观察有重要意义。

【参考值】免疫扩散法：血清＜ 10mg/L。

【临床意义】

（1）CRP 增高　见于各种急性化脓性炎症、菌血症、组织坏死、恶性肿瘤等的早期。

（2）鉴别细菌性与非细菌性感染　细菌性感染明显增高；病毒性感染多正常。

（3）鉴别器质性与功能性疾病　器质性疾病有不同程度的增高；功能性疾病多正常。

（4）风湿免疫性疾病的动态观察　活动期明显增高；治疗好转后逐渐降至正常。

第十九单元　心电图检查

第一节　心电图基本知识

一、心电图各波段的组成和命名

每个心动周期在心电图上可表现为四个波（P 波、QRS 波群、T 波和 U 波）、三个段（PR 段、ST

段和TP段)、两个间期(PR间期和QT间期)和一个J点(即QRS波群终末部与ST段起始部的交接点)。

P波：为心房除极波，反映左、右心房除极过程中的电位和时间变化。

PR段：是电激动过程在房室交界区以及希氏束、室内传导系统所产生的微弱电位变化，一般呈零电位，显示为等电位线（基线）。

PR间期：自P波的起点至QRS波群的起点，反映激动从窦房结发出后经心房、房室交界、房室束、束支及普肯耶纤维网传到心室肌所需要的时间。

QRS波群：为左、右心室除极的波，反映左、右心室除极过程中的电位和时间变化。

ST段：从QRS波群终点至T波起点的一段平线，反映心室早期缓慢复极的电位和时间变化。

T波：为心室复极波，反映心室晚期快速复极的电位和时间变化。

QT间期：从QRS波群的起点至T波终点，代表左、右心室除极与复极全过程的时间。

U波：为T波后的一个小波，产生机制未明。

二、心电图导联

常规12导联 包括标准导联Ⅰ、Ⅱ、Ⅲ及加压单极肢体导联。标准导联为双极肢体导联，反映两个肢体之间的电位差。加压单极肢体导联为单极导联，基本上代表检测部位的电位变化。

（一）标准肢体导联

Ⅰ导联：正极接左上肢，负极接右上肢。Ⅱ导联：正极接左下肢，负极接右上肢。Ⅲ导联：正极接左下肢，负极接左上肢。

（二）加压肢体导联

（1）加压单极右上肢导联（aVR）探查电极置于右上肢并与心电图机正极相连，左上、下肢连接构成无关电极并与心电图机负极相连。

（2）加压单极左上肢导联（aVL）探查电极置于左上肢并与心电图机正极相连，右上肢与左下肢连接构成无关电极并与心电图机负极相连。

（3）加压单极左下肢导联（aVF）探查电极置于左下肢并与心电图机正极相连，左、右上肢连接构成无关电极并与心电图机负极相连。

（三）胸导联

胸导联属单极导联，包括V_1～V_4导联。将负极与中心电端连接，正极与放置在胸壁一定位置的探查电极相连。

V_1：胸骨右缘第4肋间。

V_2：胸骨左缘第4肋间。

V_3：V_2与V_4两点连线的中点。

V_4：左锁骨中线与第5肋间相交处。

V_5：左腋前线V_4水平。

V_6：左腋中线V_4水平。

临床上为诊断后壁心肌梗死，需加做V_7～V_9导联；诊断右心病变，需加做V_3R～V_6R导联。

第二节 心电图测量方法

一、心率计算方法（中医、中西医助理医师均不考）

心率计算：心率（次/分钟）= 60/R-R（或P-P）间距值（s）。心律不齐者，取5～10个R-R或PP间距的平均值，然后算出心率。

二、心电图各波段测量（中医、中西医助理医师均不考）

1. 测量时间 一般规定，测量各波时距应自波形起点的内缘起测至波形终点的内缘。

2. 测量振幅（电压） 测量正向波形的高度，以基线上缘至波形顶点之间的垂直距离为准；测量负向波形的深度，以基线的下缘至波形底端的垂直距离为准。

3. 测量室壁激动时间（VAT） 从 QRS 波群起点量到 R 波顶点与等电位线的垂直线之间的距离。有切迹或 R' 波，则以 R' 波顶点为准。一般只测 V_1 和 V_2。

4. 测量间期 ① PR 间期：应选择有明显 P 波和 Q 波的导联（一般多选Ⅱ导联），自 P 波的起点量至 QRS 波群起点。② QT 间期：选择 T 波比较清晰的导联，测量 QRS 波起点到 T 波终点的间距。

5.ST 段移位的测量 ST 段是否移位，一般应与 T-P 段相比较；如因心动过速等原因而 T-P 不明显时，可与 P-R 段相比较；亦可以前后两个 QRS 波群起点的连线作为基线与之比较。斜行向上的 ST 段，以 J 点作为判断 ST 段移位的依据；斜行向下的 ST 段，以 J 点后 0.06 ～ 0.08s 处作为判断 ST 段移位的依据。① ST 段抬高：从等电位线上缘垂直量到 S-T 上缘。② ST 段下移：从等电位线下缘垂直量到 ST 段下缘。

三、心电轴的测定

1. 测量方法 平均心电轴（简称心电轴）是心脏激动过程中全部瞬间综合向量形成的总向量。心电轴的测量方法有目测法、振幅法、查表法 3 种。

（1）目测法 根据Ⅰ、Ⅲ导联 QRS 波群的主波方向进行判断。如果Ⅰ、Ⅲ导联 QRS 波群的主波方向均向上，则电轴不偏；若Ⅰ导联 QRS 波群的主波方向向上，而Ⅲ导联 QRS 波群的主波方向向下，则心电轴左偏；若Ⅰ导联 QRS 波群的主波方向向下，而Ⅲ导联 QRS 波群的主波方向向上，则为心电轴右偏；如果Ⅰ、Ⅲ导联 QRS 波群的主波方向均向下，则为心电轴极度右偏。

（2）振幅法 分别测算出Ⅰ、Ⅲ导联 QRS 波群振幅的代数和（R 波为正，Q 与 S 波为负），然后将其标记于六轴系统中Ⅰ、Ⅲ导联轴的相应位置，并由此分别作出与Ⅰ、Ⅲ导联轴的垂直线，两垂直线相交点与电偶中心点的连线即为所求之心电轴。测出该连线与Ⅰ导联轴正侧段的夹角即为心电轴的度数。

（3）查表法 根据计算出来的Ⅰ、Ⅲ导联 QRS 振幅的代数和直接查表，即可得出心电轴的度数。

2. 临床意义 正常心电轴一般在 0° ～ 90° 之间。电轴从 +90° 顺钟向转动至 -90° 范围为心电轴右偏；从 +30° 逆钟向转动至 -90° 范围为心电轴左偏。心电轴轻度、中度左偏或右偏不一定是病态。左前分支阻滞、左心室肥大、大量腹水、肥胖、妊娠、横位心脏等，可使心电轴左偏。左后分支阻滞、右心室肥大、广泛心肌梗死、肺气肿、垂直位心脏等，可使心电轴右偏。

第三节 心电图各波段的正常范围及其变化的意义

一、P 波

正常 P 波在多数导联呈钝圆形，有时可有切迹，但切迹双峰之间的距离＜ 0.04s。正常 P 波在 aVR 导联倒置，Ⅰ、Ⅱ、aVF、V_3 ～ V_6 导联直立，其余导联（Ⅲ、aVL、V_1、V_2）可直立、低平、双向或倒置。正常 P 波的时间≤ 0.11s；电压在肢导联＜ 0.25mV，胸导联＜ 0.2mV。

P 波在 aVR 导联直立，Ⅱ、Ⅲ、aVF 导联倒置时，称为逆行型 P' 波，表示激动自房室交界区逆行向心房传导。P 波时间＞ 0.11s，且切迹双峰间的距离≥ 0.04s，提示左心房肥大；P 波电压在肢导联≥ 0.25mV、胸导联≥ 0.2mV，常表示右心房肥大；低平无病理意义。

二、PR 段与 PR 间期

PR 段为 P 波终点至 QRS 波群起点的线段，反映心房复极化过程及房室结、希氏束、束支的电活动，一般呈零电位而显示为等电位线。PR 间期指从 P 波起点至 QRS 波群起点的时间，又称房室传导时间，代表从心房开始激动到心室开始激动的一段时间（又称 PQ 间期）。正常成年 PR 间期为 0.12 ～ 0.20s。PR 间期受年龄和心率的影响，年龄小或心率快时 PR 间期较短，反之较长。

PR 间期固定且超过 0.20s，见于Ⅰ度房室传导阻滞。PR 间期＜ 0.12s，而 P 波形态、方向正常，见于预激综合征；PR 间期＜ 0.12s，同时伴有逆行型 P 波，见于房室交界区心律。

三、QRS 波群

（1）时间 正常成人 QRS 波群时间为 0.06 ～ 0.10s，V_1 导联 VAT ＜ 0.03s，V_5 导联 VAT ＜ 0.05s。

QRS 波群时间或 VAT 延长，见于心室肥大、心室内传导阻及预激综合征。

（2）形态与电压 正常人 V_1、V_2 导联为 RS 型，R/S < 1. R_{V1} < 1.0mV，是右心室壁去极的电位变化反映，如超过这些值可能为右心室肥大。V_3、V_4 导联为过渡区图形，呈 RS 型，R/S 比值接近于 1。V_5、V_6 导联呈 QR、QRS、RS 型，R/S > 1，R_{V5} < 2.5mV，反映左心室壁去极的电位变化，如超过这些值可能为左心室肥大。正常人的胸导联，自 V_1 至 V_5，R 波逐渐增高至最大，S 波逐渐变小甚至消失。如果过渡区图形出现于 V_1、V_2 导联，表示心脏有逆钟向转位；如果过渡区图形出现在 V_5、V_6 导联，表示心脏有顺钟向转位。

如果 6 个肢体导联中，每个 QRS 波群中向上及向下波电压的绝对值之和都小于 0.5mV 或（和）每个胸导联 QRS 波群中向上及向下波电压的绝对值之和都小于 1.0mV 称为低电压，多见于肺气肿、心包积液、全身水肿、心肌梗死、心肌病、黏液性水肿、缩窄性心包炎等，也见于少数正常人。个别导联的 QRS 波群振幅很小，无病理意义。

（3）Q 波 正常人除 aVR 导联可呈 QS 或 QR 型外，其他导联 Q 波的振幅不得超过同导联 R 波的 1/4，时间 < 0.04s。正常情况下，V_1、V_2 导联不应有 Q 波，但可呈 QS 型，V_3 导联极少有 Q 波。超过正常范围的 Q 波称为异常 Q 波，常见于心肌梗死。

四、J 点

QRS 波群的终末与 ST 段起始的交接点称为 J 点。J 点大多在等电位线上，通常随着 ST 段的偏移而发生移位。

五、ST 段

正常情况下，ST 段表现为一等电位线。在任何导联，ST 段下移不应超过 0.05mV；ST 段抬高在 V_1 ～ V_3 导联不超过 0.3mV，其他导联均不应超过 0.1mV。

ST 段下移超过正常范围见于心肌缺血、心肌损害、洋地黄作用、心室肥厚及束支传导阻滞等。ST 段上抬超过正常且弓背向上见于急性心肌梗死，弓背向下的抬高见于急性心包炎。ST 段上抬亦可见于变异型心绞痛和室壁膨胀瘤。

六、T 波

正常 T 波是一个不对称的宽大而光滑的波，前支较长，后支较短；T 波的方向与 QRS 波群主波方向一致；在 R 波为主的导联中，T 波电压不应低于同导联 R 波的 1/10。

在 QRS 波群主波向上的导联中，T 波低平、双向或倒置见于心肌缺血、心肌损害、低血钾、低血钙、洋地黄效应、心室肥厚及心室内传导阻滞等。T 波高耸见于急性心肌梗死早期和高血钾。

七、QT 间期

QT 间期的正常范围为 0.32 ～ 0.44s。通常情况下，心率越快，QT 间期越短，反之越长。QT 间期延长见于心肌损害、心肌缺血、心室肥大、心室内传导阻滞、心肌炎、心肌病、低血钙、低血钾、QT 间期延长综合征以及药物（如奎尼丁、胺腆酮）作用等；QT 间期缩短见于高血钙、高血钾、洋地黄效应。

八、U 波

在胸导联上（尤其 V_3），U 波较清楚，方向与 T 波方向一致。U 波增高常见于低血钾。

第四节 心房异常和心室肥大

一、心房异常

1. 心房肥大的心电图表现 正常 P 波的前 1/3 为右房去极，中 1/3 为左、右心房同去极，后 1/3 为左房去极所致。在 V_1 导联上，首先见到右房去极的低幅度的正向波，其高度与宽度的乘积称为起始 P 波指数，正常 < 0.03mm·s；随后见到左房去极的负向波，其深度与宽度的乘积称为 P 波终末电势（Ptf），正常不低于 0.02mm·s。

（1）左房肥大 心电图表现为 P 波增宽（> 0.11s），常呈双峰型，双峰间期≥ 0.04s，以在 V_1

导联上最为显著。多见于二尖瓣狭窄，故称“二尖瓣型P波”。

（2）右房肥大 心电图表现为P波尖而高耸，其幅度＞0.25mV，以Ⅱ、Ⅲ、aVF导联表现最为突出，常见于慢性肺源性心脏病，故称“肺型P波”，也可见于某些先天性心脏病。

2.心室肥大的心电图表现

（1）左室肥大的心电图表现 ①QRS波群电压增高：R_{V5}或R_{V6}＞2.5mV，R_{V5}或$R_{V6}+S_{V1}$＞4.0mV（男）或＞3.5mV（女）。②心电轴左偏。③QRS波群时间延长到0.10～0.11s。④ST-T改变，以R波为主的导联中，ST段下移≥0.05mV，T波低平、双向或倒置。左室肥大常见于高血压心脏病、二尖瓣关闭不全、主动脉瓣病变、心肌病等。

上述左室肥大的指标中，以QRS波群高电压最为重要，是诊断左室肥大的主要依据。若仅有QRS波群电压增高表现而无其他阳性指标者，称为左室高电压，可见于左心室肥大或经常进行体力锻炼者，是诊断左室肥大的基本条件；而仅有V_5导联或以R波为主的导联ST段下移＞0.05mV，T波低平、双向或倒置者，为左心室劳损；同时有QRS波群电压增高及ST-T改变者，称为左室肥大伴劳损。

（2）右室肥大的心电图表现 ①V_1R/S＞1，V_5R/S＜1，V_1或V_3R的QRS波群呈RS、RSR'、R或QR型。②心电轴右偏，重症可＞+110°。③$R_{V1}+S_{V5}$＞1.2mV，aVR导联的R/Q或R/S＞1，R_{aVR}＞0.5mV。④V_1或V_3R等右胸导联ST-T下移＞0.05mV，T波低平、双向或倒置。

第五节 心肌缺血与心肌梗死

一、心肌缺血

1.典型心绞痛 面对缺血区的导联上出现ST段水平型或下垂型下移≥0.1mV，T波低平、双向或倒置，时间一般小于15分钟。

2.变异型心绞痛 常于休息或安静时发病，心电图可见ST段抬高，常伴有T波高耸，对应导联ST段下移。

3.慢性冠状动脉供血不足 在R波占优势的导联上，ST段呈水平型或下垂型压低，≥0.05mV；T波低平、双向或倒置。

二、心肌梗死

1.基本图形

（1）缺血型T波改变 缺血发生于心内膜面，T波高而直立；若发生于心外膜面，出现对称性T波倒置。

（2）损伤型ST段改变 面向损伤心肌的导联出现ST段明显抬高，可形成单相曲线。

（3）坏死型Q波出现 面向坏死区的导联出现异常Q波（宽度≥0.03s，深度≥1/4R）R波振幅降低甚至消失而呈QS波。

2.心肌梗死的图形演变及分期

（1）进展期 心肌梗死数分钟后出现T波高耸，ST段斜行上移或弓背向上抬高，时间在6小时以内。

（2）急性期 心肌梗死后6小时至7天。ST段逐渐升高呈弓背型，并可与T波融合成单向曲线，此时可出现异常Q波，继而ST段逐渐下降至等电位线，直立的T波开始倒置，并逐渐加深。此期坏死型Q波、损伤型ST段抬高及缺血性T波倒置可同时并存。

（3）愈合期 心肌梗死后7～28天，抬高的ST段基本恢复至基线，坏死型Q波持续存在，缺血型T波由倒置较深逐渐变浅。

（4）陈旧期 急性心肌梗死后29天及以后。ST段和T波不再变化，常遗留下坏死的Q波，常持续存在终生，亦可能逐渐缩小。

3.心肌梗死的定位诊断 根据坏死图形（异常Q波或QS波）出现于哪些导联而作出定位诊断，见下表。

心肌梗死部位与相关动脉

部位	对应导联	供应血管
前间壁	V_1、V_2、（V_3）	左前降支
前壁	（V_2）、V_3、V_4、（V_5）	左前降支
广泛前壁	V_1 ～ V_6	左前降支
侧壁	Ⅰ、aVL、V_5、V_6	左前降支的对角支或左回旋支
正后壁	V_7、V_8、V_9	左回旋支或右冠
下壁	Ⅱ、Ⅲ、aVF	右冠或左回旋支
右室	（V_1）、V_{3R}、V_{4R}、V_{5R}	右冠

第六节　心律失常

一、窦性心律失常

（一）窦性心动过速

（1）窦性 P 波，即 P 波在Ⅰ、Ⅱ、aVF、V_3 ～ V_6 导联直立，aVR 导联倒置。

（2）PR 间期 0.12 ～ 0.20s。

（3）心率 100 ～ 160 次 / 分钟。

（二）窦性心动过缓

（1）窦性心律。

（2）心率在 60 次 / 分钟以下，通常不低于 40 次 / 分钟。

（三）窦性停搏

（1）在 PP 间距规则的心电图记录中，突然出现一个或多个显著延长的 PP 间距，且长 PP 间距与基本的窦性 PP 间距之间无整倍数关系。

（2）窦性停搏后常出现房室交界性逸搏或室性逸搏。

（四）病态窦房结综合征

（1）持续而显著的窦性心动过缓（心率＜ 50 次 / 分钟），不易被阿托品等药物纠正。

（2）窦性停搏或窦房阻滞。

（3）显著的窦性心动过缓同时常伴室上性快速心律失常（房速、房扑、房颤），称为慢 - 快综合征。

（4）若病变同时累及房室交界区，则窦性停搏时，长时间无交界性逸搏出现，或出现房室传导障碍，称为双结病变。

二、过早搏动

（一）室性过早搏动

（1）提早出现宽大畸形的 QRS-T 波群，其前无提早出现的异位 P 波。

（2）QRS 时限常≥ 0.12s。

（3）T 波方向与 QRS 主波方向相反。

（4）常有完全性代偿间歇。

（二）房性过早搏动

（1）提早出现的房性 P'，形态与窦性 P 波不同。

（2）P'R 间期≥ 0.12S。

（3）房性 P' 波后有正常形态的 QRS 波群。

（4）代偿间歇不完全。

（三）交界性过早搏动

（1）提前出现的 QRS 波群，形态基本正常。

（2）出现逆行 P' 波，可在 QRS 之前（P'R ＜ 0.12s），或 QRS 之后（RP' ＜ 0.20s），或与 QRS 相重叠。

（3）常有完全性代偿间歇。

三、异位性心动过速

室上性心动过速

（1）相当于一系列连续很快的房性或交界性早搏，频率 150 ～ 250 次 / 分，节律规则。

（2）QRS 波群形态基本正常，时间≤ 0.10s。

（3）ST-T 无变化，或发作时 ST 段下移和 T 波倒置。

四、扑动与颤动

（一）心房颤动

（1）P 波消失，代以大小不等、间距不均、形状各异的 f 波，频率为 350 ～ 600 次 / 分，以 V_1 导联最为明显。

（2）心室律绝对不规则，心室率通常在 120 ～ 180 次 / 分之间。

（3）QRS 波群形态通常正常，当心室率过快时，发生室内差异性传导，QRS 波群增宽变形。

（二）心室颤动

（1）QRS-T 波群消失，出现形状不一、大小不等、极不规则的心室颤动波。

（2）频率为 200 ～ 500 次 / 分。

五、房室传导阻滞

（一）一度房室传导阻滞

①窦性 P 波后均有 QRS 波群。② PR 间期≥ 0.21s。

（二）二度房室传导阻滞

1. 二度Ⅰ型房室传导阻滞 ① P 波规律出现，PR 间期进行性延长，直至发生心室漏搏（P 波后无 QRS 波群）。②漏搏后 PR 间期又趋缩短，之后又逐渐延长，直至漏搏，周而复始。③ QRS 波群时间、形态大多正常。

2. 二度Ⅱ型房室传导阻滞 ① PR 间期恒定（正常或延长）。②部分 P 波后无 QRS 波群（发生心室漏搏）。③房室传导比例一般为 3 ∶ 2，4 ∶ 3 等。

（三）三度房室传导阻滞

① P 波和 QRS 波群无固定关系，PP 与 RR 间距各有其固定的规律性。②心房率＞心室率。③ QRS 波群形态正常或宽大畸形。

六、预激综合征

目前认为，预激综合征的发生是由于在正常房室传导系统外还存在着“房室旁路”，主要有 3 种旁路：Kent 束；James 束；Mahaim 纤维。

经典型预激综合征的心电图表现如下：① PR 间期＜ 0.12s，P 波一般为窦性型。② QRS 波群增宽，QRS 波群时间≥ 0.11s。③ QRS 波群起始部粗钝，形成预激波（delta 波），此为心室预激在心电图上的主要表现。④可有继发性 ST-T 改变。

第七节　心电图的应用价值

1. 分析与鉴别各种心律失常。心电图是诊断心律失常最简单、最经济的方法，不但可确诊体格检查中所发现者，且可确诊体格检查无法发现者。

2. 确诊心肌梗死及急性冠状动脉供血不足。心电图可确定心肌梗死的有无、病变部位、范围、演变及分期；确定心肌缺血的有无、部位及持续时间。

3. 协助诊断慢性冠状动脉供血不足、心肌炎及心肌病。

4. 判定有无心房、心室肥大，从而协助某些心脏病的诊断，如风湿性、肺源性、高血压性及先天性心脏病等。

5. 协助诊断心包疾病，包括急性及慢性心包炎。

6. 观察某些药物对心肌的影响，包括治疗心血管病的药物（如强心甙、抗心律失常药物）及对心肌有损害的药物。

7. 对某些电解质紊乱（如血钾、血钙的过高或过低）不仅有助于诊断，还对治疗有重要参考价值。

8. 心电图监护已广泛应用于心脏外科手术、心导管检查、人工心脏起搏、电击复律、心脏复苏及其他危重病症的抢救，以便及时发现心律和心率变化、心肌供血情况，从而作出相应的处理。

但心电图检查也存在其局限性，表现在以下几个方面：①心电图对心脏病的病因不能作出诊断。②心电图正常也不能排除有心脏病变存在，如轻度的心脏瓣膜病或某些心血管疾病的早期可能病变未达一定程度而心电图正常，双侧心室肥大时因电力互相抵消而心电图正常。③心电图不正常也不能肯定有心脏病，因为影响心电图改变的原因很多，如内分泌失调、电解质紊乱、药物作用等都可引起心电图异常，偶发早搏亦常见于健康人。④某些心电图改变并无特异性，故只能提供诊断参考，如左心室肥大可见于高血压心脏病、主动脉瓣疾病、二尖瓣关闭不全，亦可见于冠心病。⑤心电图亦不能反映心脏的储备功能。

第二十单元　影像诊断

第一节　超声诊断

一、超声诊断的临床应用

1. 检测实质性脏器（如肝、肾、脾、胰腺、子宫及卵巢等）的大小、形态、边界及脏器内部回声等，帮助判断有无病变及病变情况。

2. 检测某些囊性器官（如胆囊、膀胱、胃等）的形态、走向及功能状态。

3. 检测心脏、大血管和外周血管的结构、功能及血液动力学状态，包括对各种先天性和后天性心脏病、血管畸形及闭塞性血管病等的诊断。

4. 鉴别脏器内局灶性病变的性质，是实质性还是囊性，还可鉴别部分病例的良、恶性。

5. 检测积液（如胸腔积液、腹腔积液、心包积液、肾盂积液及脓肿等）的存在与否，对积液量的多少作出初步估计。

6. 对一些疾病的治疗后动态随访。如急性胰腺炎、甲状腺肿块、子宫肌瘤等。

7. 介入性诊断与治疗。如超声引导下进行穿刺，或进行某些引流及药物注入治疗等。

二、二尖瓣狭窄、扩张性心肌病的异常声像图

（一）二尖瓣狭窄的异常声像图

（1）二维超声心动图表现　①二尖瓣增厚，回声增强，以瓣尖为主，有时可见赘生物形成的强光团。②二尖瓣活动僵硬，运动幅度减小。③二尖瓣口面积缩小（正常二尖瓣口面积约 $4cm^2$，轻度狭窄时，瓣口面积 $1.5\sim2.0cm^2$；中度狭窄时，瓣口面积 $1.0\sim1.5cm^2$；重度狭窄时，瓣口面积 $<1.0cm^2$）。④腱索增粗缩短，乳头肌肥大。⑤左心房明显增大，肺动脉高压时则右心室增大，肺动脉增宽。

（2）M 型超声心动图表现　①二尖瓣曲线增粗，回声增强。②二尖瓣前叶曲线双峰消失，呈城墙样改变，EF 斜率减低。③二尖瓣前、后叶呈同向运动，后叶曲线套入前叶。④左心房增大。

（3）多普勒超声心动图表现　① CDFI：二尖瓣口见五彩镶嵌的湍流信号。②频谱多普勒：二尖瓣频谱呈单峰宽带充填形，峰值血流速度大于 1.5m/s，可达 6～8m/s。

（二）扩张性心肌病的异常声像图

（1）二维超声心动图表现　①全心扩大呈球形，以左心为主。②各瓣膜形态正常，开放幅度变小，二尖瓣口与左心室形成“小瓣口大心腔”的特征性表现。

（2）M 型超声心动图表现　二尖瓣曲线呈低矮菱形的“钻石样”改变，E 峰与室间隔距离（EPSS）增大，常大于 15mm；室间隔与左心室后壁运动幅度明显减低。

（3）频谱多普勒超声表现　各瓣膜口血流峰值速度减低，可见反流信号。

三、胆囊结石、泌尿系结石的异常声像图

（一）胆囊结石的异常声像图

典型胆囊结石特征如下：①胆囊内见一个或数个强光团、光斑，其后方伴声影或彗星尾。②强光团或光斑可随体位改变而依重力方向移动。但当结石嵌顿在胆囊颈部，或结石炎性粘连在胆囊壁中（壁间结石）时，看不到光团或光斑随体位改变。不典型者如充填型胆结石，胆囊内充满大小不等的结石，声像图上看不见胆囊回声，胆囊区见一条强回声弧形光带，后方伴直线形宽大声影。

（二）泌尿系结石的异常声像图

泌尿系结石超声可见结石部位有强回声光团或光斑，后伴声影或彗星尾征。输尿管结石多位于输尿管狭窄处；膀胱结石可随体位依重力方向移动。膀胱结石的检出率最高，肾结石次之，输尿管结石因腹腔内肠管胀气干扰而显示较差。肾结石、输尿管结石时，可伴有肾盂积水。

四、脂肪肝、肝硬化的异常声像图

（一）脂肪肝的异常声像图

（1）弥漫性脂肪肝的声像图表现　整个肝均匀性增大，表面圆钝，边缘角增大；肝内回声增多增强，前半细而密，呈一片云雾状改变。彩色多普勒超声显示干内血流的灵敏度降低，尤其对于较深部位的血管，血流信号较正常减少。

（2）局限性脂肪肝的声像图表现　通常累及部分肝叶或肝段，超声表现为脂肪浸润区部位的高回声区与正常肝组织的相对低回声区，两者分界较清，呈花斑状或不规则的片状。彩色多普勒超声可显示不均匀回声区内无明显彩色血流，或正常肝内血管穿入其中。

（二）肝硬化的异常声像图

①肝体积缩小，逐步向右上移行。②肝包膜回声增强，呈锯齿样改变；肝内光点增粗增强，分布紊乱。③脾肿大。④胆囊壁增厚毛糙，有腹水时可呈双边。⑤可见腹水的无回声暗区。⑥门静脉内径增宽＞1.3cm，门静脉血流信号减弱，血流速度常在15～25cm/s以下；可见脐静脉重新开放。⑦癌变时在肝硬化基础上出现肝癌声像图特征，以弥漫型为多见。

第二节　放射诊断

一、X线的特性及成像原理（中医、中西医助理医师均不考）

（一）X线的特性

（1）穿透性　X线的波长很短，具有很强的穿透力，能穿透一般可见光不能穿透的各种不同密度的物质。X线的穿透力与X线管电压密切相关，电压越高，所产生的X线波长越短，穿透力就越强；反之，电压越低，所产生的X线波长越长，其穿透力就越弱，另一方面，X线的穿透力还与被照物体的密度和厚度相关。密度高、厚度大的物体吸收的X线多，通过的X线少。X线穿透性是X线成像的基础。

（2）荧光效应 荧光效应是进行透视检查的基础。

（3）感光效应 涂有溴化银的胶片，经X线照射后，可以感光，产生潜影，经显影、定影处理，感光的溴化银中的银离子（Ag^+），被还原成金属银（Ag），并沉淀于胶片的胶膜内。金属银的微粒在胶片上呈黑色，而未感光的溴化银在定影及冲洗的过程中，从X线胶片上被洗掉，因而显出胶片片基的透明本色。依金属银沉淀的多少，便产生了黑白影像。所以，感光效应是X线摄影的基础。

（4）电离效应 X线通过任何物质都可产生电离效应。X线进入人体，可产生电离作用，使人体产生生物学方面的改变，即生物效应。它是放射防护学和放射治疗学的基础。

（二）X线的成像原理

X线之所以能使人体组织在荧光屏上或胶片上形成影像，一是基于X线的穿透性、荧光和感光效应，二是基于人体组织之间有密度和厚度的差别。当X线穿过人体后，由于人体各部组织的密度和厚度不同，在荧光屏和X线片上显出黑白阴影，相互间形成明显的对比。这样才使我们有可能通过X线检查

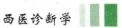

来识别各种组织，并根据阴影的形态和黑白变化来分析它们是否正常。由此可见，组织结构和器官密度、厚度的差别是产生影像对比的基础，是X线成像的基本条件。人体组织结构和器官形态不同，厚度也不一样，厚的部分吸收X线多，透过的X线少，薄的部分则相反，于是在X线片和荧光屏上显示出黑白对比和明暗差别的影像。

二、X线检查方法

（一）普通检查

普通检查包括透视和摄影。

（1）透视　这是常用的检查方法，除可观察内脏的解剖形态和病理改变外，还可观察人体器官的动态，如膈肌的呼吸运动、心脏大血管的搏动、胃肠道的蠕动和排空功能等。透视的缺点是不能显示细微病变，不能留下永久记录，不便于复查对比。

（2）X线摄影（又称平片）　这是目前最常用的X线检查方法。优点是影像清晰，对比度及清晰度均较好，可使密度与厚度较大或密度差异较小部位的病变显影，并可留作客观记录，便于复查对比。其缺点是不能观察人体器官的动态功能改变。

（二）特殊检查

（1）软X线摄影　用钼作靶面的X线管所产生的X线波长较长，穿透力较弱，称之为软X线。主要用以检查软组织（如乳腺）。

（2）其他特殊检查　如放大摄影、荧光摄影等。

（三）造影检查

指将密度高于或低于受检器官的物质引入需要检查的体内器官，使之产生对比，以显示受检器官的形态与功能的办法。引入的物质称为对比剂或造影剂，常用的造影剂有：①高密度造影剂：常用的为钡剂和碘剂。钡剂主要用于食管和胃肠造影。碘剂分离子型和非离子型，非离子型造影剂性能稳定，毒性低，适用于血管造影、CT增强；离子型如泛影葡胺，用于肾盂及尿路造影。②低密度造影剂：如空气、二氧化碳、氧等，常用于关节囊、腹腔造影等。

三、CT、磁共振成像（MRI）的临床应用

（一）CT的临床应用

随着CT成像技术的不断改进，其影像学效果越来越好，许多过去靠普通X线检查难以发现的疾病，目前通过CT检查多可以明确诊断，尤其是癌症及微小病变的早期发现和诊断，因此，在临床被广泛运用。CT对头颅病变、脊椎与脊髓、纵隔、肺脏、肝、胆、胰、肾与肾上腺及盆部器官的疾病诊断都有良好的运用价值。双源CT下的冠脉造影，可以帮助判断冠状动脉有无狭窄及狭窄程度，指导临床治疗；CT对中枢神经系统疾病的诊断价值更高，对颅内肿瘤、脓肿与肉芽肿、寄生虫病、外伤性血肿与脑损伤、脑梗死与脑出血、椎管内肿瘤等疾病诊断效果很好，结果可靠；对脊椎病变及椎间盘脱出也有良好的诊断价值；对眶内占位病变、鼻窦早期癌、中耳小的胆脂瘤、听骨破坏与脱位、内耳骨迷路的轻微破坏以及早期鼻咽癌的发现都有帮助；对肺癌、纵隔肿瘤以及腹部及盆部器官肿瘤的早期发现也有重要意义。

（二）MRI诊断的临床应用

与CT相比，MRI检查具有无X线辐射、无痛苦、无骨性伪影的特点，非常适用于多次随访检查。MRI高度的软组织分辨能力，不用对比剂就能清楚显示心脏、血管、体内腔道、肌肉、韧带以及脏器之间的关系等，是颅脑、体内脏器、脊髓、骨与关节软骨、肌肉、滑膜、韧带等部位病变的首选检查方法，临床适应证广泛。

但MRI对钙化与颅骨病变的诊断能力较差；难以发现新鲜出血，不能显示外伤性蛛网膜下腔出血；MRI检查时间长，容易产生运动伪影；体内有金属植入物或金属异物者（如安装有心脏起搏器的病人）以及身体带有监护仪的病人不能做MRI检查。

四、呼吸系统常见病的影像学表现

（一）慢性支气管炎

早期X线可无异常发现。典型慢支表现为两肺纹理增多、增粗、紊乱，肺纹理伸展至肺野外带。

（二）支气管扩张症

确诊主要靠胸部CT检查，尤其是高分辨力CT（HRCT）。柱状扩张时可见“轨道征”或“戒指征”；囊状扩张时可见葡萄串样改变；扩张的支气管腔内充满黏液栓时，可见“指状征”。

（三）大叶性肺炎

充血期X线无明显变化，或仅可见肺纹理增粗；实变期肺野出现均匀性密度增高的片状阴影，病变范围呈肺段性或大叶性分布，在大片密实阴影中常可见到透亮的含气支气管影，即支气管充气征。消散期X线可见实变区密度逐渐减退，表现为散在性的斑片状影，大小不等，继而可见到增粗的肺纹理，最后可完全恢复正常。CT在充血期即可见病变区磨玻璃样阴影，边缘模糊。实变期可见呈肺段性或大叶性分布的密实阴影，支气管充气征较X线检查更为清楚。

（四）支气管肺炎（小叶性肺炎）

常见于两中下肺野的中、内带，X线表现为沿肺纹理分布的、散在密度不均的小斑片状阴影，边界模糊。CT见两中下肺支气管血管束增粗，有大小不等的结节状及片状阴影，边缘模糊。

（五）间质性肺炎

病变常同时累及两肺，以中、下肺最为显著。X线表现为两肺门及两中下肺纹理增粗、模糊，可呈网状，并伴有小点状影，肺门影轻度增大，轮廓模糊，密度增高。病变早期HRCT可见两侧支气管血管束增粗、不规则，伴有磨玻璃样阴影。较重者可有小叶性实变导致的小斑片影，肺门、纵隔淋巴结可增大。

（六）肺脓肿

急性肺脓肿X线可见肺内大片致密影，边缘模糊，密度较均匀，可侵及一个肺段或一叶的大部。在致密的实变区中可见含有液面的空洞，内壁不规整。慢性肺脓肿可见空洞壁变薄，周围有较多紊乱的纤维条索状阴影。多房性空洞则显示为多个大小不等的透亮区。CT较平片能更早、更清楚地显示肺脓肿，因此，有利于早期诊断和指导治疗。

（七）肺结核

1. 原发型肺结核 表现为原发综合征及胸内淋巴结结核。①原发综合征：是由肺内原发灶、淋巴管炎及淋巴结炎三者组成的哑铃状双极现象。②胸内淋巴结结核：表现为肺门和（或）纵隔淋巴结肿大而突向肺野。

2. 血型播散型肺结核 ①急性粟粒型肺结核：X线可见两肺大小、密度、分布都均匀一致的粟粒状阴影，正常肺纹理显示不清。②亚急性与慢性血型播散型肺结核：X线可见以两上、中肺野为主的大小不一、密度不同、分布不均的多种性质（渗出、增殖、钙化、纤维化、空洞等）病灶。

3. 继发性肺结核 包括浸润型肺结核（成人最常见）、慢性纤维空洞型肺结核。病变多在肺尖和锁骨下区开始，X线可见渗出、增殖、播散、纤维和空洞等多种性质的病灶同时存在。慢性纤维空洞型肺结核X线主要表现为两肺上部多发厚壁的慢性纤维病变及空洞，周围有广泛的纤维索条影及散在的新老病灶，常伴有明显的胸膜肥厚，病变的肺因纤维化而萎缩，出现肺不张征象，上叶萎缩使肺门影向上移位，下肺野血管纹理牵引向上及下肺叶的代偿性肺气肿，使膈肌下降、平坦，肺纹理被拉长呈垂柳状。

4. 结核性胸膜炎 多见于儿童与青少年，可单独存在，或与肺结核同时出现。少量积液时X线可见患侧肋膈角变钝，大量积液时X线可见患侧均匀的密度增高阴影，阴影上方呈外高内低状，积液随体位变化而改变。后期可引起胸膜肥厚、粘连、钙化。

肺结核的CT表现与平片相似，但可更早、更细微地显示病变情况，发现平片难以发现的病变，有助于鉴别诊断。

（八）肺肿瘤

肺肿瘤分原发性与转移性两类。原发性肿瘤有良性与恶性之分。良性少见，恶性中98%为原发性支气管肺癌，少数为肺肉瘤。

1. **原发性支气管肺癌（肺癌）** 按发生部位可分为三型。①中心型：早期局限于黏膜内时 X 线无异常发现，引起管腔狭窄时可出现阻塞性肺气肿、阻塞性肺炎、阻塞性肺不张三种肺癌的间接征象；肿瘤同时向腔外生长或（和）伴肺门淋巴结转移时形成肺门肿块影，肺门肿块影是肺癌的直接征象。发生于右上叶的肺癌，肺门肿块及右肺上叶不张连在一起可形成横行“S”状下缘。有时肺癌发展迅速，中心可坏死形成内壁不规则的偏心性空洞。CT 可见支气管壁不规则增厚，管腔狭窄；分叶状或不规则的肺门肿块，可同时伴有阻塞性肺炎、肺不张；肺门、纵隔淋巴结肿大等。MRI 更有利于明确肿瘤与支气管、纵隔血管的关系以及肺门、纵隔淋巴结有无转移等。②周围型：X 线表现为密度增高，轮廓模糊的结节状或球形病灶，逐渐发展可形成分叶状肿块；发生于肺尖的癌称为肺沟癌。HRCT 有利于显示结节或肿块的形态、边缘、周围状况以及内部结构等，可见分叶征、毛刺征、胸膜凹陷征、空泡征或支气管充气征（直径小于 3cm 以下的癌，肿块内见到的小圆形或管状低密度影），同时发现肺门或纵隔淋巴结肿大更有助于肺癌的诊断。增强 CT 能更早发现肺门、纵隔淋巴结转移。③细支气管肺泡癌（弥漫性肺癌）：表现为两肺广泛的细小结节，边界不清，分布不对称，进一步发展可融合成大片肿块，形成癌性实变。CT 可见两肺不规则分布的 1cm 以下结节，边缘模糊，常伴有肺门、纵隔淋巴结转移；融合后的大片实变影中靠近肺门处可见支气管充气征，实变区密度较低呈毛玻璃样，其中可见到高密度的隐约血管影是其重要特征。

2. **转移性肿瘤** X 线可见在两肺中、下肺野外带，密度均匀、大小不一、轮廓清楚的棉絮样低密度影。血供丰富的肿瘤发生粟粒状转移时，可见两中、下肺野轮廓光滑、密度均匀的粟粒影。淋巴转移至肺的肿瘤，则主要表现为肺门和（或）纵隔淋巴结肿大。CT 发现肺部转移较平片敏感；HRCT 对淋巴转移的诊断具有优势，可见肺门及纵隔淋巴结肿大、支气管血管束增粗、小叶间隔增厚以及沿两者分布的细小结节影。

（九）胸膜病变

1. **胸腔积液** ①游离性胸腔积液：当积液达 250mL 左右时，站立位 X 线检查可见外侧肋膈角变钝；中等量积液时，患侧胸中、下部呈均匀性致密影，其上缘形成自外上斜向内下的凹面弧形，同侧膈和心缘下部被积液遮蔽；大量积液时，除肺尖外，患侧全胸呈均匀的致密增高阴影，与纵隔连成一片，患侧肋间隙增宽，膈肌下降，气管纵隔移向健侧。②包裹性胸腔积液：X 线表现为圆形或半圆形密度均匀影，边缘清晰。包裹性积液局限在叶间裂时称为叶间积液。

2. **气胸及液气胸** 气胸时 X 线显示胸腔顶部和外侧高度透亮，其中无肺纹理，透亮带内侧可见被压缩的肺边缘。液气胸时，立位检查可见上方为透亮的气体影，下方为密度增高的液体影，且随体位改变而流动。

3. **胸膜肥厚、粘连、钙化** 胸膜轻度增厚时，X 线表现为肋膈角变钝或消失，沿胸壁可见密度增高或条状阴影，还可见膈上幕状粘连，膈运动受限。广泛胸膜增厚则呈大片不均匀性密度增高影，患侧肋间隙变窄或胸廓塌陷，纵隔向患侧移位，膈肌升高，活动减弱，严重时可见胸部脊柱向健侧凸起。胸膜钙化的 X 线表现为斑块状、条状或片状高密度钙化影，切线位观察时，可见其包在肺的外围。

五、循环系统常见病的影像学表现

（一）风湿性心脏病

1. **单纯二尖瓣狭窄** X 线表现为左心房及右心室增大，左心耳部凸出，肺动脉段突出，主动脉结及左心室变小，心脏外形呈鸭梨状。

2. **二尖瓣关闭不全** 典型患者的 X 线表现是左心房和左心室明显增大。

3. **主动脉瓣狭窄** X 线可见左心室增大，或伴左心房增大，升主动脉中段局限性扩张，主动脉瓣区可见钙化。

4. **主动脉瓣关闭不全** 左心室明显增大，升主动脉、主动脉弓普遍扩张，心脏呈靴形。

（二）高血压心脏病

X 线表现为左心室扩大，主动脉增宽、延长、迂曲，心脏呈靴形。

（三）慢性肺源性心脏病

X 线表现为右下肺动脉增宽≥ 15mm，右心室增大。

（四）心包积液

300mL 以下者，X 线难以发现。中等量积液时，后前位可见心脏形态呈烧瓶形，上腔静脉增宽，心缘搏动减弱或消失等。

六、消化系统疾病影像学检查及常见疾病的影像学表现

（一）消化系统疾病影像学检查方法

1. **普通 X 线检查** 包括透视和腹部平片，常用于急腹症的诊断。

2. **造影**

（1）食道吞钡，观察食道黏膜、轮廓、蠕动和食道扩张度及通畅性。

（2）上消化道钡餐（气钡双重造影）检查，包括食道、胃、十二指肠和上段空肠。

（3）小肠系钡剂造影。

（4）结肠钡剂灌肠造影等。

3. **肝、胆、胰的影像检查方法**

（1）肝脏 ① CT 平扫。② CT 增强扫描：增加正常肝组织与病灶之间的密度差，显示平扫不能发现的或可疑的病灶，帮助鉴别病灶的性质。③ MRI 检查。

（2）胆道系统 ① X 线平片检查：可观察有无不透 X 线的结石、胆囊壁钙化或异常的气体影。②造影检查：如口服胆囊造影、静脉胆道造影以及内镜逆行性胆胰管造影（ERCP）。③ CT 检查。④ MRI 检查。

（3）胰腺检查 ① X 线平片可了解胰腺有无钙化、结石。ERCP 对诊断慢性胰腺炎、胰头癌和壶腹癌有一定的帮助。② CT 检查可显示胰腺的大小、形态、密度和结构，区分病变属囊性或实性，是胰腺疾病最重要的影像学检查方法。③ MRI 检查。

（二）消化系统常见病的影像学表现

1. **食管静脉曲张** X 线钡剂造影可见：食管中、下段的黏膜皱襞明显增宽、迂曲，呈蜓蚓状或串珠状充盈缺损，管壁边缘呈锯齿状。

2. **食管癌** X 线钡剂造影可见：①黏膜皱襞改变：由于肿瘤破坏黏膜层，使正常皱襞消失、中断、破坏，形成表面杂乱的不规则影像。②管腔狭窄。③腔内充盈缺损。④不规则的龛影，早期较浅小，较大者表现为长径与食管长轴一致的长形龛影。⑤受累食管呈局限性僵硬。

3. **消化性溃疡**

（1）胃溃疡 上消化道钡剂造影检查的直接征象是龛影，多见于胃小弯；龛影口周围有一圈黏膜水肿造成的透明带，这种黏膜水肿带是良性溃疡的特征性表现。胃溃疡引起的功能性改变包括：①痉挛性改变。②分泌增加。③胃蠕动增强或减弱。

（2）十二指肠溃疡 绝大部分发生在球部，溃疡易造成球部变形；球部龛影或球部变形是十二指肠溃疡的直接征象。间接征象有：①激惹征。②幽门痉挛，开放延迟。③胃分泌增多和胃张力及蠕动方面的改变。④球部固定压痛。

4. **胃癌** 上消化道钡剂造影检查可见：①胃内形态不规则的充盈缺损，多见于蕈伞型癌。②胃腔狭窄，胃壁僵硬，多见于浸润型癌。③形状不规则、位于胃轮廓之内的龛影，多见于溃疡型癌。④黏膜皱襞破坏、消失或中断。⑤肿瘤区蠕动消失。CT 或 MRI 检查可直接观察肿瘤侵犯胃壁、周围浸润及远处转移情况，其影像表现直接反映了胃癌的大体形态，但检查时需用清水或对比剂将胃充分扩张。

5. **溃疡性结肠炎** 肠气钡双重对比造影检查可见：病变肠管结肠袋变浅、消失，黏膜皱襞多紊乱，粗细不一，其中可见溃疡龛影。晚期病例 X 线表现为肠管从下向上呈连续性的向心性狭窄，边缘僵直，同时肠管明显缩短，肠腔舒张或收缩受限，形如硬管状。

6. **结肠癌** 结肠气钡双重对比造影可见：①肠腔内肿块，形态不规则，黏膜皱襞消失。病变处肠壁僵硬，结肠袋消失。②较大的龛影，形状不规则，边缘不整齐，周围有不同程度的充盈缺损和狭窄，肠壁僵硬，结肠袋消失。③肠管狭窄，肠壁僵硬。

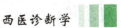

7. **胃肠道穿孔** 最多见于胃或十二指肠穿孔，立位X线透视或腹部平片可见：两侧膈下有弧形或半月形透亮气体影。若并发急性腹膜炎则可见肠管充气积液膨胀，肠壁间隔增宽，在腹平片上可见腹部肌肉与脂肪层分界不清。

8. **肠梗阻** 典型X线表现为：梗阻上段肠管扩张，积气、积液，立位或侧位水平位摄片可见肠管扩张，呈阶梯状气液平，梗阻以下的肠管闭合，无气体或仅有少量气体。CT（尤其是螺旋CT）适用于一些危重患者、不能配合检查者以及肥胖者，有助于发现腹腔包裹性或游离性气体、液体及肠坏死，帮助判断梗阻部位及病因。

9. **原发性肝癌** 肝动脉造影可见肿瘤供血的肝动脉扩张，肿瘤内显示病理血管，肝血管受压移位或被肿瘤包绕，可见动静脉瘘等。CT检查可见肝内单发或多发、圆形或类圆形的较低密度肿块影，边界清楚或模糊，周围可见低密度的透亮带；巨块型肝癌中心坏死时可出现更低密度区；对比增强造影全过程呈“快显快出”现象等。MRI检查主要用于小肝癌的鉴别诊断，作用优于CT。

七、泌尿系统常见病的影像学表现

（一）泌尿系结石

X线平片可显示的结石称为阳性结石，约占90%。疑为肾或输尿管结石时，首选腹部平片检查；必要时，选用CT。

1. **肾结石** 发生于单侧或双侧，可单个或多个，主要位于肾盂或肾盏内。阳性结石X线平片可见圆形、卵圆形或桑椹状致密影，密度高而均匀或浓淡不等，或呈分层状。阴性结石平片不能显影，造影可见肾盂内圆形或卵圆形密度减低影或充盈缺损，还可引起肾盂、肾盏积水扩张等。阳性结石需与腹腔内淋巴结钙化、肠内粪石、胆囊或胰腺结石鉴别，肾结石时腹部侧位片上结石与脊柱影重叠。CT检查表现基本同平片。

2. **输尿管结石** 阳性结石平片或CT可见输尿管走行区域内米粒大小的高密度影，CT可见结石上方输尿管、肾盂积水扩张；静脉肾盂造影可见造影剂中止在结石处，其上方尿路扩张。

3. **膀胱结石** 多为阳性，X线平片可见耻骨联合上方圆形或卵圆形致密影，边缘光滑或毛糙，密度均匀或不均匀，可呈层状，大小不一。结石可随体位而改变位置，但总是在膀胱最低处。阴性结石排泄性尿路造影可见充盈缺损影。CT可见膀胱内致密影。MRI检查呈非常低的信号。

（二）肾癌

较大肾癌X线平片可见肾轮廓局限性外突；尿路造影可见肾盏伸长、狭窄、受压变形，或肾盏封闭、扩张。CT可见肾实质内肿块，密度不定，可略高于周围肾实质，也可低于或接近于周围肾实质，肿块较大时可突向肾外，少数肿块内可有钙化影；增强扫描早期肿块有明显、不均一的强化，之后，表现为相对低密度。

八、骨与关节常见病的影像学表现

（一）长骨骨折

X线检查是诊断骨折最常用、最基本的方法，可见骨皮质连续性中断、骨小梁断裂和歪曲，有边缘光滑锐利的线状透亮阴影，即骨折线。根据骨折程度把骨折分为完全性骨折和不完全性骨折。完全性骨折时，骨折线贯穿骨全径；不完全性骨折时，骨折线不贯穿骨全径。根据骨折线的形状和走行，将骨折分为横行、斜行和螺旋形。CT不是诊断骨折的常规检查方法，但对解剖结构比较复杂部位（如骨盆、髋关节、肩关节、脊柱、面部等）骨折的诊断、诊断骨折碎片的数目等较普通X线有优势。MRI显示骨折不如CT，但可清晰显示骨折周围软组织的损伤情况以及骨折断端出血、水肿等。

（二）脊柱骨折

主要发生在胸椎下段和腰椎上段，以单个椎体损伤多见。多因受到纵轴性暴力冲击而发生椎体压缩性骨折。X线可见骨折椎体压缩呈楔形，前缘骨皮质嵌压。由于断端嵌入，所以不仅不见骨折线，反而可见横行不规则的线状致密影。有时，椎体前上方可见分离的骨碎片，上、下椎间隙保持正常。严重时并发脊椎后突成角、侧移，甚至发生椎体错位，压迫脊髓而引起截瘫；常并发棘突间韧带撕裂，使棘突间隙增宽，或并发棘突撕脱骨折，也可发生横突骨折。CT 对脊椎骨折的定位、骨折类型、骨折片移位程度以及椎管有无变形、狭窄等的诊断优于普通平片。MRI 对脊椎骨折及有无椎间盘突出、韧带撕裂等有较高的诊断价值。

（三）椎间盘突出

青壮年多发，下段腰椎最容易发生。

1.X 线平片 ①椎间隙变窄或前窄后宽。②椎体后缘唇样肥大增生、骨桥形成或游离骨块。③脊柱生理曲度变直或侧弯。Schmorl 结节表现为椎体上或下面的圆形或半圆形凹陷，其边缘有硬化线，常对称见于相邻椎体的上、下面且常累及数个椎体。

2.CT 检查 根据椎间盘变形的程度，分为椎间盘变性、椎间盘膨出、椎间盘突出 3 种，以椎间盘突出最为严重，其 CT 直接征象是：椎间盘后缘变形，有局限性突出，其内可有钙化。间接征象是：①硬膜外脂肪层受压、变形甚至消失，两侧硬膜外间隙不对称。②硬膜囊受压变形和移位。③一侧神经根鞘受压。

3.MRI 检查 能很好地显示各部位椎间盘突出的图像，是诊断椎间盘突出的最好方法。在矢状面可见突出的椎间盘向后方或侧后方伸出；横断面上突出的椎间盘局限突出于椎体后缘；可见硬膜外脂肪层受压、变形甚至消失和神经根鞘受压图像。

（四）急性化脓性骨髓炎

1.X 线表现 ①发病后 2 周内，可见肌间隙模糊或消失，皮下组织与肌间分界模糊等。②发病 2 周后可见骨改变。开始在干骺端骨松质中出现骨质疏松，进一步出现骨质破坏，破坏区边缘模糊；骨质破坏逐渐向骨干延伸，小的破坏区可融合形成大的破坏区，骨皮质也受到破坏，皮质周围出现骨膜增生，表现为一层密度不高的新生骨，新生骨广泛时可形成包壳；骨皮质供血障碍时可发生骨质坏死，出现沿骨长轴形成的长条形死骨，有时可引起病理性骨折。

2.CT 表现 能较清楚地显示软组织感染、骨膜下脓肿以及骨破坏和死骨，尤其有助于发现平片不能显示的小的破坏区和死骨。

3.MRI 检查 对显示骨髓腔内改变和软组织感染优于平片和 CT。

（五）慢性化脓性骨髓炎

1.X 线表现 X 线可见明显的修复，即在骨破坏周围有骨质增生硬化现象；骨膜的新生骨增厚，并同骨皮质融合，呈分层状，外缘呈花边状；骨干增粗，轮廓不整，骨密度增高，甚至骨髓腔发生闭塞；可见骨质破坏和死骨。

2.CT 表现 与 X 线表现相似，并容易发现 X 线不能显示的死骨。

（六）骨关节结核

多继发于肺结核，儿童和青年多见，发病部位以椎体、骺和干骺端为多，X 线主要表现为骨质疏松和骨质破坏，部分可出现冷脓肿。

1. 长骨结核 ①好发于骺和干骺端。X 线早期可见骨质疏松；在骨松质中可见局限性类圆形、边缘较清楚的骨质破坏区，邻近无明显骨质增生现象；骨质破坏区有时可见碎屑状死骨，密度不高，边缘模糊，称之为“泥沙”状死骨；骨膜反应轻微；病变发展易破坏骺而侵入关节，形成关节结核，但很少向骨干发展。② CT 检查可显示低密度的骨质破坏区，内部可见高密度的小斑片状死骨影，病变周围软组织发生结核性脓肿，密度低于肌肉。

2. 关节结核 分为继发于骺、干骺端结核的骨型关节结核和结核菌经血行累及关节滑膜的滑膜型结核。①骨型关节结核的 X 线表现较为明显，即在原有病变征象的基础上，又有关节周围软组织肿胀、关节间隙不对称性狭窄或关节骨质破坏等。滑膜型结核以髋关节和膝关节较为常见，早期 X 线表现为关节囊和关节软组织肿胀，密度增高，关节间隙正常或增宽，周围骨骼骨质疏松；病变进展侵入关节软骨及软骨下骨质时，X 线可见关节面及邻近骨质模糊及有虫蚀样不规则破坏，这种破坏多在关节边缘，而且上下两端相对应存在；晚期发生关节间隙变窄甚至消失，关节强直。② CT 检查可见肿胀的关节囊、关节周围软组织和关节囊内积液，骨关节面毛糙，可见虫蚀样骨质缺损；关节周围冷脓肿密度较低，注射对比剂后可见边缘强化。③MRI 检查：滑膜型结核早期可见关节周围软组织肿胀，肌间隙模糊。依据病变组织密度不同而显示不同的信号。

3. **脊椎结核** 好发于腰椎，可累及相邻的两个椎体，附件较少受累。①X 线表现：病变椎体骨松质破坏，发生塌陷变形或呈楔形变，椎间隙变窄或消失，严重时椎体互相嵌入融合而难以分辨；病变椎体旁因大量坏死物质流入而形成冷脓肿，表现为病变椎体旁软组织梭形肿胀，边缘清楚；病变部位脊柱后突畸形。②CT 对显示椎体及其附件的骨质破坏、死骨、冷脓肿均优于平片。③MRI 对病变部位、大小、形态和椎管内病变的显示优于平片和 CT。

（七）骨肿瘤

骨肿瘤分为原发性和转移性两种，转移性骨肿瘤在恶性骨肿瘤中最为常见。原发性骨肿瘤分为良性与恶性。X 线检查不仅可以发现骨肿瘤，还可帮助鉴别肿瘤的良恶以及是原发还是转移。一般原发性骨肿瘤好发于长骨；转移性骨肿瘤好发于躯干骨与四肢骨近侧的近端。原发性骨肿瘤多为单发；转移性骨肿瘤常为多发。良性骨肿瘤多无骨膜增生；恶性骨肿瘤常有骨膜增生，并且骨膜新生骨可被肿瘤破坏，形成恶性骨肿瘤的特征性 X 线表现——Codman 三角。

1. **骨巨细胞瘤（破骨细胞瘤）** 多见于 20～40 岁的青壮年，股骨下端、胫骨上端以及桡骨远端多发，良性多见。①X 线平片：在长骨干骺端可见到偏侧性的膨胀性骨质破坏透亮区，边界清楚。多数病例破坏区内可见数量不等的骨嵴，将破坏区分隔成大小不一的小房征，称为分房型；少数破坏区无骨嵴，称为溶骨型。当肿瘤边缘出现筛孔状或虫蚀状骨破坏，骨嵴残缺紊乱，环绕骨干出现软组织肿块影时，提示恶性骨巨细胞瘤。②CT 平扫可见骨端的囊性膨胀性骨破坏区，骨壳基本完整，骨破坏与正常骨小梁的交界处多没有骨增生硬化带。骨破坏区内为软组织密度影，无钙化和骨化影。增强扫描肿瘤组织有较明显的强化，而坏死囊变区无强化。

2. **骨肉瘤** 多见于 11～20 岁的男性，好发于股骨下端、胫骨上端及肱骨上端的干骺端。①X 线主要表现为骨髓腔内不规则的骨破坏和骨增生，骨皮质破坏，不同形式的骨膜增生和骨膜新生骨的再破坏，可见软组织肿块以及其中的云絮状、斑块状肿瘤骨形成等，肿瘤骨存在是诊断骨肉瘤的重要依据。根据 X 线表现的不同，骨肉瘤分为溶骨型、成骨型和混合型三种类型，混合型最为多见。溶骨型骨肉瘤以骨质破坏为主要表现，破坏偏于一侧，呈不规则斑片或大片状溶骨性骨质破坏，边界不清；可见骨膜增生被破坏形成的骨膜三角。成骨型骨肉瘤以肿瘤骨形成为主要的 X 线表现，可见大片致密的骨质硬化改变，称为象牙质变；骨膜增生明显；软组织肿块中多有肿瘤骨形成。混合型骨肉瘤兼有以上两者的骨质改变。②CT 表现为松质骨的斑片状缺损，骨皮质内表面的侵蚀或全层的虫蚀状、斑片状破坏或大片缺损。骨质增生表现为松质骨内不规则斑片状高密度影和骨皮质增厚。软组织肿块围绕病变骨骼生长或偏于一侧，边缘模糊，与周围正常组织界限不清，其内常见大小不等的坏死囊变区；CT 发现肿瘤骨较平片敏感，并能显示肿瘤与邻近结构的关系。③MRI 能清楚地显示骨肿瘤与周围正常组织的关系以及肿瘤在髓腔内的情况等；但对细小、淡薄的骨化或钙化的显示不如 CT。一般典型骨肉瘤平片即可诊断，而判断骨髓病变 MRI 更好。

3. **转移性骨肿瘤** 乳腺癌、甲状腺癌、前列腺癌、肾癌、肺癌及鼻咽癌等癌细胞通过血行可转移至胸椎、腰椎、肋骨、股骨上段以及髋骨、颅骨和肱骨等处。①根据 X 线表现的不同将其分为溶骨型、成骨型和混合型三种以溶骨型最为多见。②CT 显示骨转移瘤不仅比普通平片敏感，而且还能清楚显示骨外局部软组织肿块的范围、大小、与相邻脏器的关系等。③MRI 对骨髓中的肿瘤组织及其周围水肿非常敏感，比 CT 能更早地发现骨转移瘤，从而为临床诊断、治疗等提供更早而可靠的依据。

（八）颈椎病

X 线表现为颈椎生理曲度变直或向后反向成角，椎体前缘唇样骨质增生或后缘骨质增生、后翘，相对关节面致密，椎间隙变窄，椎间孔变小，钩突关节增生、肥大、变尖，前、后纵韧带及项韧带钙化。CT、MRI 对颈椎病的诊断优于普通 X 线平片，尤其对平片不能确诊的颈椎病，MRI 诊断更具有优势。

（九）类风湿关节炎

X 线表现为：早期手、足小关节多发对称性梭形软组织肿胀，关节间隙可因积液而增宽，出现软骨破坏后关节间隙变窄；发生在关节边缘的关节面骨质侵蚀（边缘性侵蚀）是类风湿关节炎的重要早期征象；进一步发展可见骨性关节面模糊、中断，常有软骨下囊性病灶，呈多发、边缘不清楚的小透亮区（血管翳侵入所致）；骨质疏松早期发生在受累关节周围，以后可累及全身骨骼；晚期可见四肢肌肉萎缩，关节半脱位或脱位，指间、掌指间关节半脱位明显，常造成手指向尺侧偏斜、鹅颈样畸形、纽扣花样畸形。

（十）退行性骨关节病

依靠普通平片就可诊断。

1. 四肢关节（髋与膝关节）退行性骨关节病的 X 线表现 由于关节软骨破坏，而使关节间隙变窄，关节面变平，边缘锐利或有骨赘突出。软骨下骨质致密，关节面下方骨内出现圆形或不规整形透明区。晚期还可见关节半脱位和关节内游离骨体，但多不造成关节强直。

2. 脊椎关节病（脊椎小关节和椎间盘退行性变）的 X 线表现 脊椎小关节改变包括上下关节突变尖、关节面骨质硬化和关节间隙变窄。椎间盘退行性变表现为椎体边缘出现骨赘，相对之骨赘可连成骨桥；椎间隙前方可见小骨片，但不与椎体相连，为纤维环及邻近软组织骨化后形成；髓核退行性变则出现椎间隙变窄，椎体上下骨缘硬化。

九、常见中枢神经系统疾病的影像学表现

（一）脑血管病

1. 脑出血 高血压性脑出血是最常见的病因，出血部位多为基底节、丘脑、脑桥和小脑。根据血肿演变分为急性期、吸收期和囊变期。CT、MRI 可以确诊。

CT 表现：①急性期血肿呈圆形、椭圆形或不规则形均匀密度增高影，边界清楚；周围有环形密度减低影（水肿带）；局部脑室受压移位；血液进入脑室或蛛网膜下腔时，可见脑室或蛛网膜下腔内有积血影。②吸收期（发病后 3 ～ 7 天）可见血肿缩小、密度降低，小的血肿可以完全吸收，血肿周围变模糊，水肿带增宽。③发病 2 个月后进入囊变期，较大的血肿吸收后常留下大小不等的囊腔，同时伴有不同程度的脑萎缩。

2. 蛛网膜下腔出血 CT 表现为脑沟、脑池、脑裂内密度增高影，脑沟、脑裂、脑池增大，少数严重病例周围脑组织受压移位。出血一般 7 天左右吸收，此时 CT 检查无异常发现，但 MRI 仍可见高信号出血灶痕迹。

3. 脑梗死 常见原因有脑血栓形成、脑栓塞、低血压和凝血状态等。病理上分为缺血性脑梗死、出血性脑梗死、腔隙性脑梗死。

（1）CT 表现 ①缺血性脑梗死：发病 12 ～ 24 小时之内，CT 无异常所见；少数病例在血管闭塞 6 小时即可显示大范围低密度区，其部位、范围与闭塞血管供血区一致，皮质与髓质同时受累，多呈三角形或扇形，边界不清，密度不均，在等密度区内散在较高密度的斑点影代表梗死区内脑质的相对无损害区；2 ～ 3 周后，病变处密度越来越低，最后变为等密度而不可见；1 ～ 2 个月后可见边界清楚的低密度囊腔。②出血性脑梗死：在密度减低的脑梗死灶内，见到不规则斑点状或片状高密度出血灶影；由于占位，脑室轻度受压，中线轻度移位；2 ～ 3 周后，病变处密度逐渐变低。③腔隙性脑梗死：发病 12 ～ 24 小时之内，CT 无异常所见；典型者可见小片状密度减低影，边缘模糊；无占位效应。

（2）MRI 检查 MRI 对脑梗死灶发现早、敏感性高，发病后 1 小时即可见局部脑回肿胀，脑沟变浅。

（二）脑肿瘤

影像检查的目的在于确定肿瘤的有无，并对其作出定位、定量乃至定性诊断。颅骨平片的诊断价值有限，CT、MRI 是主要的诊断手段。

（三）颅脑外伤

1. 脑挫裂伤 CT 可见低密度脑水肿区内散在斑点状高密度出血灶，伴有占位效应。有的表现为广泛性脑水肿或脑内血肿。

2. 颅内出血 包括硬膜外、硬膜下、脑内、脑室和蛛网膜下腔出血等。CT 可见相应部位的高密度影。

第三节　放射性核素诊断

一、脏器显像检查（中医、中西医助理医师均不考）

（一）甲状腺显像

1. 甲状腺显像检查原理　正常甲状腺组织有很强的选择性摄取、浓聚碘的能力，将放射性 ^{131}I 引入体内后，即可被有功能的甲状腺组织摄取，在体外经特定的显像装置探测 ^{131}I 所发射的 γ 射线的分布情况，就可以得到甲状腺位置、大小、形态的图像。

2. 甲状腺显像检查适应证　甲状腺扫描显像临床主要用于：①对异位甲状腺的定位诊断。②甲状腺结节功能的判定。③甲状腺冷结节的良、恶性鉴别。④颈部包块的鉴别诊断。⑤甲状腺重量的估计。⑥甲状腺癌转移灶的探测。

（二）心肌灌注显像检查

1. 心肌灌注显像检查原理　心肌灌注显像是利用正常或有功能的心肌细胞可选择性摄取某些碱性离子或核素标记物的功能，应用 γ 照相机或 SPECT 进行心肌平面或断层显像，了解心肌的供血情况，达到诊断有无心肌梗死或缺血的目的；另外，心肌对显像剂的摄取也是反映心肌细胞存活与活性的重要标志。正常或有功能的心肌可显影，缺血心肌或坏死心肌则影像稀疏或缺损（不显影）。

2. 心肌灌注显像检查适应证　①冠心病心肌缺血的早期诊断。②心肌梗死的诊断。③心肌细胞活力的判断。④冠状动脉搭桥术、血管成形术前病例选择和术后疗效评估。⑤心肌病的诊断与鉴别诊断。

二、体外竞争放射分析（中医、中西医助理医师均不考）

（一）甲状腺素测定

1. 原理　主要是测定血液中有活性的四碘甲状腺原氨酸(T_4)和三碘甲状腺原氨酸(T_3)。正常情况下，血液循环中的 T_4 绝大部分与蛋白相结合，只有 0.04% 呈游离状态，称为游离 T_4（FT_4），血液中总的 T_4 含量称为总 T_4（TT_4）。血液中的 T_4 均由甲状腺分泌而来，其浓度比 T_3 大 60 ～ 80 倍，但生物活性较 T_3 低。血液中的 T_3 只有 20% 是甲状腺分泌的，其余 80% 由 T_4 转化而来。与 T_4 一样，血液循环中绝大部分的 T_3 与蛋白结合，只有 0.3% ～ 0.5% 呈游离状态，称为游离 T_3（FT_3）。血液中总的 T_3 含量称为总 T_3（TT_3）。只有游离的甲状腺素才能在靶细胞中发挥生物效应。因此，测定 FT_3、FT_4 能更准确地反映甲状腺功能。

2. 临床意义　TT_3、TT_4 联合测定对甲状腺功能的判定有重要意义。FT_3、FT_4 对诊断甲亢或甲减更加准确和敏感，其诊断价值依次是 $FT_3 > FT_4 > TT_3 > TT_4$。

（二）血清促甲状腺激素（TSH）测定

1. 原理　TSH 是垂体前叶腺细胞分泌的一种糖蛋白激素。它一方面受下丘脑分泌的促甲状腺激素释放激素（TRH）的促进性影响，另一方面又受到 T_3、T_4 反馈性的抑制性影响，二者互相拮抗，它们组成下丘脑 - 腺垂体 - 甲状腺轴。正常情况下，下丘脑分泌的 TRH 量，决定腺垂体甲状腺轴反馈调节的水平。TRH 分泌多，则血中 T_3、T_4 水平的调定点高；当血中 T_3、T_4 超过此调定水平时，则反馈性抑制腺垂体分泌 TSH，并降低腺垂体对 TRH 的敏感性，从而使血中 T_3、T_4 水平保持相对恒定。TSH 分泌有昼夜节律性，清晨 2 ～ 4 时最高，以后渐降，至下午 6 ～ 8 时最低。

2. 临床意义　TSH 增高见于甲状腺功能减退症；TSH 降低主要见于甲状腺功能亢进症。

（三）C 肽测定

1. 原理　胰岛 β 细胞分泌胰岛素的同时，还分泌等分子的 C 肽。也就是说，分泌几个胰岛素分子，就同时分泌几个 C 肽分子。因此，测定血清 C 肽可以帮助了解胰岛细胞的功能，间接反映血清胰岛素的浓度。C 肽不受肝脏酶灭活，主要通过肾脏排泄。

2. 临床意义　①帮助糖尿病分型，了解糖尿病患者胰岛 β 细胞的功能。②鉴别糖尿病患者发生低血糖的原因：是胰岛素使用过量，还是进食不足。③了解移植后胰岛 β 细胞的分泌功能。④了解肝肾功能：肝炎或肝硬化时，肝脏对胰岛素摄取减少，血中胰岛素水平有升高趋势，而 C 肽受其影响小，血中 C 肽与胰岛素比值降低；发生肾病时，C 肽降解减慢，血中 C 肽水平升高，C 肽与胰岛素比值明显高于正常。⑤胰岛素瘤的诊断及手术的效果评定：若术后血中C肽水平仍很高，说明胰岛素组织有残留。若在随访中，C肽水平不断上升，提示肿瘤复发或转移的可能性大。

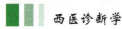

（四）胰岛素测定

1. 原理 血清胰岛素是由胰岛β细胞分泌的一种可以降低血糖的激素，其生理功能就是与生长激素、胰高血糖素一起调控血糖的浓度。因此，测定血清胰岛素有助于了解血糖升高与降低的原因，帮助糖尿病的诊断与鉴别诊断等。

2. 临床意义 ①血清胰岛素水平降低：见于1型糖尿病患者，空腹胰岛素水平低于参考值，口服葡萄糖后无高峰出现。②血清胰岛素水平正常或稍高：见于2型糖尿病患者，口服葡萄糖后高峰延迟至2～3小时出现。

第二十一单元 病历与诊断方法

一、病历书写的格式与内容

（一）门诊病历

1. 门诊病历首页要逐项填写，要注明科别，如有错误或遗漏应予更正及补充。

2. 每次诊疗均写明年、月、日。必要时注明时刻。

3. 初诊病历的书写要注意以下事项：

（1）病史内容连贯书写，不必冠以“主诉”等字。病历重点为主诉、现病史，而对既往史、家族史等仅扼要记录与此次发病有关的内容。

（2）系统体格检查（一般状况、心、肺、肝、脾、四肢、神经反射等），逐项简要记载，对病人的阳性体征及有关的阴性体征，应重点记载。对专科情况，应详细记载。

（3）辅助检查应根据病情而选择进行。

（4）结合病史、体检、辅助检查，提出初步诊断。

（5）处理包括所有药品（品名、剂量、用法及所给总量），特殊治疗，生活注意点，休息方式及期限，预约诊疗日期及随访要求等。

4. 复诊病历重点记录上次就诊后病情变化、药物疗效与反应及送检结果。复查上次曾发现的阳性体征及有无新的变化。诊断无改变者不再填写。最后为复诊后的处理。

5. 每次记录医师均需签署全名。

（二）住院病历

1. 主要内容包括以下几个方面：

（1）一般情况，如姓名、性别、年龄、婚姻、民族、职业、住址（工作单位）、出生地、入院日期、记录日期、病史陈述者、可靠程度。

（2）病史，包括主诉、现病史、既往史、个人史、婚姻史、月经生育史、家族史。

（3）体格检查。

（4）实验室及其他检查。

（5）摘要。

（6）初步诊断。

（7）记录者签名。

2. 入院记录的内容同住院病历，但应简明、重点突出。

3. 病程记录。

4. 会诊记录。

5. 转科记录。

6. 出院记录。

7. 死亡记录。

二、确立诊断的步骤及原则

建立正确的诊断，一般要经过“调查研究、搜集资料”，“综合分析、初步诊断”和“反复实践、验证诊断”3个步骤。

1. 调查研究，搜集临床资料。正确诊断来源于周密的调查研究。包括询问病史、体格检查、实验室及其他检查等，了解和搜集资料，并做到真实、全面、系统。

2. 分析整理，得出初步诊断。在分析、判断和推理过程中必须注意：现象与本质、局部与整体、共性与个性、动态的观点等思维方法。

3. 反复实践、验证诊断。

三、诊断内容及书写

1. 诊断内容 完整的诊断应能反映病人所患的全部疾病，其内容应包括病因诊断、病理形态诊断和病理生理诊断。如同时患多种疾病，则应分清主次，顺序列，主要疾病排在前面，次要疾病则根据其重要性依次后排。在发病机制上与主要疾病有密切关系的疾病称为并发症，列于主要疾病之后。与主要疾病无关而同时存在的疾病称为伴发病，应依序后排。一般本科疾病在前，他科疾病在后。

2. 病历书写的基本要求

（1）病历编写必须态度认真，实事求是地反映病情和诊治经过。

（2）病历编写应内容确切，系统完确，条理清楚，重点突出，层次分明，词句精练，标点正确，字迹清楚，不得随意涂改和剪贴。

（3）各项、各次记录要注明记录日期，危、急、重病人的病历还应注明记录时间。记录结束时须签全名并易辨认。凡修改和补充之处，应用红色墨水书写并签全名。

（4）病历摘要必须简练，有概括性与系统性，能确切反映病情的特点，无重要遗漏或差错，可作为初步诊断的依据。

传染病学

第一单元 总 论

传染病是由各种病原微生物和寄生虫感染人体后产生的有传染性的疾病。

感染性疾病是由病原微生物和寄生虫侵入人体引起的疾病，较之传染病不同点在于感染性疾病包括传染病，但范围更广泛，且不一定具有传染性。

传染病学是一门临床学科，是研究传染病在人体发生、发展、传播、诊断、治疗和预防的科学。

第一节 感染与免疫

一、感染的概念

感染是病原体对人体的一种寄生过程。病原体主要是病原微生物和寄生虫。病原微生物包括病毒、衣原体、立克次体、支原体、细菌、真菌、螺旋体、朊毒体等。寄生虫包括原虫和蠕虫等。有些微生物和寄生虫与人体宿主之间达到了相互适应、互不损害的共生状态。但当某些因素导致机体免疫功能受损或机械损伤使寄生物异位寄生时，则可引起宿主的损伤，称为机会性感染。

临床上可见多种形式的感染情况：①首发感染：初次被某种病原体感染。②重复感染：在被某种病原体感染的基础上再次被同一病原体感染。③混合感染：同时被两种或两种以上的病原体感染。④重叠感染：被某种病原体感染的基础上又被其他病原体感染。在重叠感染中，原发感染后出现的其他病原体感染称继发性感染。

二、感染过程的表现

病原体经过不同途径进入人体就开始了感染过程。感染是否导致疾病取决于病原体的致病力和人体的抗病能力。在感染过程中出现的各种不同表现称为感染谱，有五种表现形式。

（一）清除病原体

由于正常情况下人体具有强大的防御体系，病原体在入侵部位即被消灭，或从鼻咽部、肠道、尿道及汗腺等通道排出体外，不出现病理损害和疾病的临床表现。

（二）病原携带状态

病原体侵入机体后，存在于机体的一定部位，并生长、繁殖，虽可有轻度的病理损害，但不出现疾病的临床症状，能排出病原体。包括带病毒者、带菌者和带虫者。携带病原体超过 3 个月者为慢性携带者，发生于显性感染之后为恢复期携带者，发生于隐性感染的为健康携带者，发生于显性感染临床症状出现之前为潜伏期携带者。

（三）隐性感染

又称亚临床感染，病原体只引起特异性免疫应答，不引起或只引起轻微的组织损伤，无临床症状，只能通过免疫学检查发现。

（四）潜伏性感染

是指病原体侵入人体某些部位后，机体免疫系统将病原体局限化，但又不能清除病原体，机体免疫功能下降时潜伏的病原体才引起显性感染。

（五）显性感染

又称临床感染，即传染病发病。感染后不但引起机体免疫应答，还导致组织损伤，引起病理改变和临床表现。

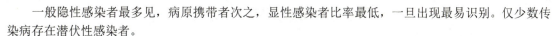

一般隐性感染者最多见，病原携带者次之，显性感染者比率最低，一旦出现最易识别。仅少数传染病存在潜伏性感染者。

三、感染过程中病原体的作用

病原体侵入人体后能否引起疾病，取决于病原体的致病作用、宿主的免疫功能和外环境三个因素。病原体的致病作用包括以下四个方面：

（一）侵袭力

病原体侵入机体并在体内生长、繁殖和扩散的能力称侵袭力。病原体侵入人体和扩散的主要方式有 6 种。

（二）毒力

毒力是指病原体释放毒素和毒力因子的能力。毒素主要包括外毒素和内毒素。

（三）数量

相同病原体感染，致病力与病原体数量成正比，但不同病原体最低致病量有很大的差别。

（四）变异性

病原体通过抗原基因的变异、遗传信息的交换、耐药性的形成，逃避免疫的攻击，使机体对病原体的清除作用减低或消失，从而使疾病持续或慢性化。在人工培养多次传代的条件下，可使病原体的致病力减弱或消失，如卡介苗；在宿主之间传播可使致病力增强，如肺鼠疫。

四、感染过程中免疫应答的作用（中医、中西医助理医师均不考）

机体的防御机能和免疫反应在感染的发生与转归过程中起着重要作用。保护性免疫反应有利于机体抵抗病原体入侵与破坏，变态反应能促进病理生理过程和组织损伤，二者都属适应性免疫。

（一）固有免疫

固有免疫即非特异性免疫，包括：①天然屏障（皮肤和黏膜等外部屏障及血脑屏障、胎盘屏障等内部屏障）。②吞噬作用（如单核－吞噬细胞和粒细胞）。③体液因子（补体、溶菌酶、纤维连接蛋白和各种细胞因子等）。

（二）适应性免疫

适应性免疫即特异性免疫，指宿主对抗原具有特异性识别能力并产生免疫应答反应，具有特异性及二次免疫加强，但不能遗传。包括由 T 淋巴细胞介导的细胞免疫和由 B 淋巴细胞介导的体液免疫。

第二节　传染病的发病机制（中医、中西医助理医师均不考）

一、传染病的发生与发展

（一）入侵部位

只有入侵部位适合，病原体才能侵入机体引起病变。

（二）机体内定植

不同的病原体在机体内定位不同，各种传染病都有自己的规律性。

（三）排出途径

不同传染病的病原体排出途径不同，如粪便、飞沫、体液等，有的单一，有的多个。

二、组织损伤的发生机制

（一）直接侵犯

病原体可借助机械运动及分泌的酶（如阿米巴病）直接破坏组织，或通过细胞病变使细胞溶解（如脊髓灰质炎），还可通过诱发炎症过程引起组织坏死（如鼠疫）。

（二）毒素作用

病原体可释放毒素杀伤细胞，或释放酶降解组织成分，或损伤血管引起缺血坏死。

（三）免疫机制

病原体侵入机体，通过病原体本身或其代谢产物诱发机体免疫反应，引起组织损伤。

第三节 传染病的流行过程

一、流行过程的基本条件

传染病的流行过程就是传染病在人群中发生、发展和转归的过程。流行过程的构成需要有三个基本条件，包括传染源、传播途径和易感人群。同时流行过程又受到社会因素和自然因素的影响。

（一）传染源

传染源指体内有病原体生长、繁殖并能排出体外的人和动物。

1. **患者** 急性患者通过咳嗽、呕吐、腹泻等传播病原体；轻型患者易被忽视，作为传染源的意义重大；慢性患者长期排出病原体，是重要的传染源。有些传染病，如麻疹、天花、水痘等，患者是唯一的传染源。

2. **隐性感染者** 隐性感染者数量多，且不易被发现。对于某些传染病，如肠道病毒感染，隐性感染者是主要传染源。

3. **病原携带者** 包括慢性病原携带者、恢复期病原携带者、潜伏期携带者和健康病原携带者等，是重要的传染源。

4. **受感染动物** 传播疾病的动物为动物传染源，动物作为传染源传播的疾病，称为动物源性传染病，如狂犬病、布鲁菌病等；野生动物为传染源的传染病，称为自然疫源性传染病，如鼠疫、钩端螺旋体病、流行性出血热等。

（二）传播途径

病原体离开传染源到达另一个易感者所经过的途径称传播途径。

1. **呼吸道传播** 因吸入含有病原体的空气、飞沫或尘埃引起，如肺结核、麻疹、传染性非典型肺炎、流行性脑脊髓膜炎、白喉等。

2. **消化道传播** 常因食物、水、苍蝇和蟑螂等因素引起，如霍乱、伤寒、细菌性痢疾和一些寄生虫病（钩虫病、蛔虫病等）。

3. **接触传播** 包括直接接触传播和间接接触传播。直接接触传播指传染源与易感者接触而未经任何外界因素所造成的传播，如性病、狂犬病、鼠咬热等；间接接触传播也称日常生活接触传播，是指易感者接触了被传染源的排泄物或分泌物污染的日常生活用品而造成的传播。例如，被污染了的手接触食品可传播痢疾、伤寒、霍乱、甲型肝炎。

4. **虫媒传播** ①经节肢动物机械携带传播：苍蝇、蟑螂等可携带肠道传染病病原体。②经吸血节肢动物传播：吸血节肢动物叮咬患菌血症、立克次体血症、病毒血症、原虫症的宿主，使病原体随宿主的血液进入节肢动物肠腔或体腔内，经过发育和（或）繁殖后，才能感染易感者。

5. **血液和体液（医源性）传播** 存在于血液或体液中的病原体通过输血、使用血制品、分娩、性交而传播，如疟疾、乙型肝炎、丙型肝炎、艾滋病、梅毒等。

6. **母婴传播** 由母亲传给胎儿或婴儿称母婴传播，母婴传播属于垂直传播，其他途径称为水平传播。出生前在宫内获得的感染称先天性感染，如梅毒等。母婴传播包括：①经胎盘传播。②上行性传播。③分娩引起的传播。④哺乳传播等。

（三）易感人群

对某一传染病缺乏特异性免疫力的人为易感者。人群易感性指人群对某种传染病病原体的易感程度或免疫水平。

1. **人群易感性增高的因素** ①新生儿增加、非流行区人口迁入、免疫人群减少等。②许多传染病（包括隐性感染）流行或人工免疫后经一段时间，其免疫力逐渐降低，其患者又成为易感人群，因此传染病的流行常有周期性。③新的传染病出现或传入。

2. **人群易感性降低的因素** ①计划免疫及必要的强化免疫。②传染病流行或隐性感染后。

二、影响流行过程的因素（中医、中西医助理医师均不考）

自然因素自然环境的各种因素，包括地理、气象、生态环境等，对传染病的发生与发展影响极大。社会因素社会制度、经济与生活条件、文化水平、人口密度等对传染病的流行过程有决定性影响。

第四节 传染病的特征

一、基本特征

（一）病原体

每一种传染病都是由特异性病原体所引起的。病原学检查是传染病的确诊依据。

（二）传染性

传染性是传染病与非传染性疾病的最主要区别。传染性是指病原体能够 通过特定途径感染给他人。传染病人有传染性的时期称为传染期。每一种传染病都有相对固定的传染期，是确定传染病患者隔离期的主要依据。

（三）流行病学特征

主要指传染病的流行性、季节性和地方性，还包括在不同人群（年龄、性别、职业等）中的分布特点。

1. **流行性** 传染病在人群中连续发生造成不同程度蔓延的特性。包括：①散发：某种传染病在某一地区近几年发病率的一般水平。②流行：某种传染病在某一地区的发病率高于一般水平。③大流行：某传染病流行范围广，甚至超过国界或洲界。④暴发：某种传染病病例的发病时间分布高度集中于一个短时间之内，多是同一传染源或传播途径导致的。

2. **季节性** 传染病发病率在时间上的分布特点。季节性的发病率变化与气温、湿度、传播媒介、人群流动等因素有关。

3. **地方性** 传染病发病率在空间（地区分布）中的分布特点。某些传染病和寄生虫病只限于一定地区和范围内发生，自然疫源性疾病也只限于一定地区内发生，这些传染病有其地区特征，又称为地方性传染病。

（四）感染后免疫

人体感染病原体后能产生不同程度的特异性免疫。一些病毒性传染病（如麻疹、乙型脑炎等），感染后可获得持久的免疫力；一些细菌性传染病（如戊型肝炎、细菌性痢疾等），感染后保护性免疫仅为数月至数年；也有的感染后不产生保护性免疫或仅产生有限的保护性免疫，容易重复感染，如血吸虫病、蛔虫病等。

二、临床特征

（一）病程的顺序与规律

急性传染病的发生、发展和转归具有一定的阶段性，通常分为四个期。

1. **潜伏期** 是指从病原体侵入机体至开始出现临床症状为止的时期。潜伏期是相对固定的，是临床诊断、追溯传染源、确定检疫期、选择免疫方式的重要依据。潜伏期的长短与病原体感染的量成反比。

2. **前驱期** 是从起病至症状明显的时期。前驱期的临床表现通常是非特异性的，为很多传染病所共有，持续 1 ～ 3 日。起病急骤者前驱期很短暂或无。

3. **症状明显期** 在此期间患者表现出该传染病所特有的症状和体征，如特征性的皮疹、肝脾大和脑膜刺激征、黄疸、器官功能障碍或衰竭等。

4. **恢复期** 此期机体免疫力增长到一定程度，体内病理生理过程基本终止，症状及体征基本消失。但体内可能仍有残余病原体，病理改变和生化改变尚未完全恢复。一些患者还有传染性，血清中抗体效价逐渐升高，直至达到最高水平。

进入恢复期后，有些传染病患者体温恢复正常，稳定一段时间以后，发热等初发病症状再度出现，称为复发。

病程进入缓解期，体温开始降低，但尚未降至正常时，体温再度升高，初发病症状再度出现，称为再燃。

有些传染病患者在恢复期结束后，机体功能障碍长期未能恢复正常而留有后遗症。

（二）常见的症状与体征

1. **发热** 热型是传染病的重要特征之一，具有鉴别诊断意义。常见热型有：稽留热、弛张热、间歇热、回归热、波浪热、不规则热等。

2. **发疹** 许多传染病在病程中有皮疹出现，称为发疹性传染病。皮疹的类型有斑疹、丘疹、斑丘疹、出血疹、疱疹、脓疱疹、荨麻疹等。

3. **毒血症状** 病原体的代谢产物和毒素可引起全身中毒症状，如寒战、高热、乏力、全身酸痛、厌食、头痛、肌肉痛、关节骨骼疼痛，严重者可出现精神神经症状，有时还可引起肝、肾损害和多器官功能衰竭。临床常见毒血症、菌（病毒、螺旋体）血症、败血症、脓毒血症等。

4. **单核－吞噬细胞系统反应** 在病原体及其代谢产物的作用下，可出现充血、增生等反应，表现为肝、脾和淋巴结的肿大。

（三）临床类型

根据临床过程的长短，可分为急性、亚急性和慢性传染病；根据病情的轻重，可分为轻型、中型、重型及暴发型传染病；根据临床特征，可分为典型和非典型传染病。

第五节　传染病的诊断

一、流行病学资料

包括患者的年龄、职业、流行季节与地区、免疫接种史与既往患传染病史、与传染病患者接触史、有无传染病病例等。

二、临床资料

包括详细询问病史及全面体格检查的发现，并加以综合分析。

三、实验室检查与其他检查

实验室检查对传染病的诊断具有特殊的意义，病原体的检出可直接确定诊断，而免疫学检查亦可为诊断提供重要根据。对许多传染病来说，一般实验室检查有助于诊断与判断病情变化及严重程度。

（一）常规检查

血常规检查中白细胞总数增高主要见于球菌感染（如流行性脑脊髓膜炎、猩红热、金黄色葡萄球菌感染等）和少数病毒感染性传染病（如乙型脑炎、狂犬病、流行性出血热、传染性单核细胞增多症等）。白细胞总数正常或减少主要见于：①革兰阴性杆菌感染，如布鲁菌病、结核病、伤寒与副伤寒。②多数病毒感染性疾病，如流行性感冒、传染性非典型肺炎、高致病性禽流感病毒感染、登革热等。③原虫感染，如疟疾、黑热病等。嗜酸粒细胞增多见于血吸虫病、钩虫病等蠕虫感染，嗜酸粒细胞减少则见于伤寒等。尿常规检查有助于流行性出血热、钩端螺旋体病等的诊断；大便常规检查有助于蠕虫感染和感染性腹泻的诊断。

（二）病原学检查

病原体的直接检出或分离培养是传染病病原学诊断的“金指标”。

（三）分子生物学检测

是传染病病原学诊断发展的方向。目前应用的有分子杂交技术、聚合酶链反应（PCR）等。

（四）血清学检查

应用已知的抗原、抗体检测患者血清或体液中相应的抗体或抗原，是最常用的免疫学检测方法。检测特异性抗原比特异性抗体更为可靠。

（五）其他检查

1. **内镜检查**

（1）纤维胃镜、纤维结肠镜 常用于诊断消化系统传染病。

（2）纤维支气管镜 常用于诊断支气管淋巴结结核病、艾滋病合并肺孢子菌病。

2. **影像学检查** 包括B型超声波检查，常用于肝炎、肝硬化、肝脓肿等的诊断或鉴别诊断；计算机断层扫描（CT）、磁共振成像（MRI），常用于诊断脑脓肿、脑囊虫病；X线胸片，常用于诊断肺结核、肺吸虫病。

3. 组织病理学检查 常用于各型肝炎、肝硬化、肺结核、艾滋病和各种寄生虫病的诊断与鉴别诊断。

第六节 传染病的治疗

一、治疗原则

综合治疗的原则即治疗、护理与隔离、消毒并重，一般治疗、对症治疗与特效治疗相结合。中医中药治疗的原则积极参与。

二、治疗方法（中医、中西医助理医师均不考）

（一）一般及支持治疗

包括隔离、护理、饮食及心理治疗等。保持足够的热量、足量维生素摄入，维持水、电解质平衡和酸碱平衡，必要时应用各种血液和免疫制品，均可增强患者的体质和免疫功能。

（二）病原或特效治疗

抗菌治疗主要用于细菌、立克次体、支原体、真菌、螺旋体等感染的治疗。应用抗菌药物应遵守以下原则：①严格掌握适应证，使用针对性强的药物。②病毒感染性疾病不宜使用抗菌药物。③不明原因发热患者，如果用多种抗菌药物治疗无效，应停用或改用适合的抗菌药物，避免继续使用带来的菌群失调和毒副反应。④应用抗菌药物前最好做病原体培养，按药敏试验结果用药。⑤预防性应用抗菌药物应有明确的目的。⑥对于免疫功能低下的患者和疑似细菌感染的患者，可试用抗菌药物治疗。

抗寄生虫治疗主要用于蠕虫病和原虫病的治疗。

抗病毒治疗针对病毒的药物除少数外，大多疗效不理想。临床应用较多的有干扰素（治疗乙型肝炎和丙型肝炎）、阿糖腺苷、无环鸟苷（治疗疱疹病毒感染）、利巴韦林（治疗流行性出血热）、核苷类似物（治疗 AIDS 或乙型肝炎）。

血清免疫制剂治疗有直接中和毒素和清除病原体的作用。如白喉和破伤风抗毒素、乙型肝炎免疫球蛋白、抗狂犬病血清、人丙种球蛋白等。使用抗毒素前必须做过敏试验，对过敏者应采用脱敏法注射。

（三）对症治疗

对症治疗包括降温、镇静、强心、改善微循环、纠正水电解质失衡及电解质紊乱、应用糖皮质激素以及血液透析和血浆置换等。

（四）康复治疗

某些传染病（如脊髓灰质炎、脑炎和脑膜炎）可有肢体瘫痪和语障碍等后遗症，需进行康复治疗。

第七节 传染病的预防（中医助理医师不考）

一、管理传染源

为了有效地管理好传染源，首先应严格执行传染病报告制度。《中华人民共和国传染病防治法》把传染病分为甲、乙、丙三类。

甲类为强制管理传染病种，包括鼠疫和霍乱 2 种。

乙类为严格管理传染病种，包括传染性非典型肺炎、艾滋病、病毒性肝炎、脊髓灰质炎、人感染高致病性禽流感、麻疹、流行性出血热、狂犬病、流行性乙型脑炎、登革热、炭疽、细菌性和阿米巴性痢疾、伤寒和副伤寒、流行性脑脊髓膜炎、百日咳、白喉、猩红热、布鲁菌病、淋病、梅毒、钩端螺旋体病、疟疾、肺结核、新生儿破伤风、血吸虫病、人感染 H_7N_9 禽流感，共 26 种。

根据国务院卫生行政部门的规定，乙类传染病中传染性非典型肺炎、肺炭疽、人感染高致病性禽流感和脊髓灰质炎按甲类传染病报告和管理。

丙类包括流行性感冒、流行性腮腺炎、风疹、急性出血性结膜炎、麻风病、流行性和地方性斑疹伤寒、黑热病、包虫病、丝虫病、手足口病，除霍乱、细菌性和阿米巴性痢疾伤寒和副伤寒以外的感染性腹泻病，共 11 种。

传染病报告制度是早期发现传染病的重要措施，必须严格遵守。甲类传染病属强制管理传染病，要求发现后于 2 小时内上报；乙类传染病属格管理传染病，要求发现后于 24 小时内上报；丙类传染病为监测管理传染病，发现后应在 24 小时内报告。

管理好传染源除了严格执行传染病报告制度之外，还应做到对患者早发现、早诊断、早报告、早隔离、早治疗（做到“五早”）；对患者的密切接触者，根据情况采取检疫、医学观察药物预防和应急接种等措施；对病原携带者，应随访、给予治疗、管理、观察并适当调整工作；对动物传染源，应注意检疫、给予隔离治疗，对有害动物（如鼠类、病犬等）则坚决捕杀。

二、切断传播途径

切断传播途径通常是起主导作用的预防措施。对消化道传染病应搞好个人及环境卫生，加强饮食、水源及粪便管理；对呼吸道传染病应搞好居室卫生并保持空气流通，必要时可进行空气消毒，通常以戴口罩为简便的预防方法；对虫媒传播的传染病应搞好室内外卫生，消灭动物媒介，如消灭苍蝇、蟑螂、蚊子及灭虱、灭蚤等；对寄生虫病应努力消灭中间宿主，如消灭钉螺控制血吸虫病等。

三、保护易感人群

提高非特异性免疫力：改善营养、锻炼身体等。在流行期间应避免同易感人群接触，必要时可进行潜伏期预防性服药。

提高特异性免疫力接种疫苗、菌苗、类毒素等可提高人群的主动性特异性免疫，接种抗毒素、丙种球蛋白或高效价免疫球蛋白可使机体获得被动特异性免疫。儿童计划免疫对传染病预防起关键性的作用。

第二单元　病毒感染性疾病

第一节　病毒性肝炎

病毒性肝炎是由肝炎病毒引起的以肝脏炎性损害为主的一组传染病，具有传染性强、传播途径复杂、流行面广、发病率高等特点。肝炎病毒是指侵入机体后主要感染肝脏并以引发肝脏炎性损害为主的病毒。目前已知的肝炎病毒有甲、乙、丙、丁、戊五型。新近发现的庚型肝炎病毒（HGV）、输血传播病毒（TTV）及 Sen 病毒（SENV）等，由于其嗜肝性及致病性尚未定论，至今没有归属于肝炎病毒。其他如巨细胞病毒、EB 病毒、柯萨奇病毒、疱疹病毒等多种病毒有时也可引起肝脏炎性损害，但肝脏受累是其全身表现的一部分，故不属于肝炎病毒。

一、病原学

（一）甲型肝炎病毒（HAV）

HAV 属于微小 RNA 病毒科嗜肝 RNA 病毒属。

HAV 只有 1 个抗原抗体系统，感染后 IgM 型抗体出现早，是近期感染标志，一般持续 8 ～ 10 周，少数可持续 6 个月左右；IgG 型抗体出现较晚，常是既往感染或免疫接种后的标志，可长期存在。

（二）乙型肝炎病毒（HBV）

HBV 属于嗜肝 DNA 病毒科正嗜肝 DNA 病毒属。

1.形态及生物学特性 HBV 感染者血清在电镜下可见三种颗粒：①大球形颗粒，为完整的 HBV 颗粒，又名 Dane 颗粒，直径 42nm，由包膜与核心组成。包膜内含乙型肝炎表面抗原（HBsAg）、糖蛋白与细胞脂质；核心内含不完全环状双股 DNA、DNA 聚合酶、乙型肝炎核心抗原（HBcAg），是病毒复制的主体。②小球形颗粒，直径 22nm。③丝状颗粒，直径 22nm，长 100 ～ 1000nm。后两种颗粒由 HBsAg 组成，为空心包膜，不含核酸，无感染性。一般情况下，血清中小球形颗粒最多，Dane 颗粒最少。

2.HBV 的抗原抗体系统

（1）HBsAg 与 HBsAb 成人感染 HBV 后最早 1 ～ 2 周、最迟 11 ～ 12 周，外周血中可检测到 HBsAg；无症状携带者和慢性患者 HBsAg 可持续存在多年，甚至终身存在。HBsAg 只有抗原性，无传染性。乙型肝炎表面抗体（HBsAb）是一种保护性抗体，HBsAb 阳性表示对 HBV 有免疫力，见于乙型肝炎恢复期、既往感染及乙肝疫苗接种后。需要注意的是，HBsAb 一般在急性乙肝病毒感染后期或 HBSAG 消失后，经过一段时间才出现，在此间隔期二者均不能检出，称为“窗口期”。

（2）HbeAg 与 HBeAb 急性 HBV 感染时，HbeAg 出现略晚于 HbsAg。HbeAg 的存在提示患者处于高感染低应答期。HbeAg 消失而 HBeAb 产生称为 e 抗原血清转换。HBeAb 阳转后，病毒复制多处于静止状态，传染性降低；但仍有部分患者病毒复制，肝炎活动。

（3）HBcAg 与 HBcAb 血液中 HBcAg 主要存在于 Dane 颗粒的核心，游离的 HBcAg 极少，故较少用于临床常规检测。肝组织中 HBcAg 主要存在于受感染的肝细胞核内。HBcAg 有很强的免疫原性，HB 感染者几乎均可检出 HBcAb，除非 HBVC 基因序列出现极少见的变异或感染者有免疫缺陷 HBcAb IgM 是 HBV 感染后较早出现的抗体，绝大多数出现在发病第一周，多数在 6 个月内消失，HBcAb IgM 阳性提示急性期或慢性肝炎急性发作。HBcAb IgG 出现较迟，但可保持多年甚至终身。

（三）丙型肝炎病毒（HCV）

HCV 属黄病毒科丙型肝炎病毒属。

HCV 的抗原抗体系统：

（1）HCV Ag 与 HCV Ab 血清中 HCV Ag 含量很低，检出率不高。HCV Ab 不是保护性抗体，是 HCV 感染的标志，HCV Ab 又分为 IgM 型和 IgG 型。HCV Ab IgM 在发病后即可检测到，一般持续 1～3 个月。如果 HCV Ab IgM 持续阳性，提示病毒持续复制且易转为慢性。

（2）HCV RNA HCV RNA 阳性是病毒感染和复制的直接标志。HCV RNA 基因分型在流行病学和抗病毒治疗方面有重要意义。

（四）丁型肝炎病毒（HDV）

HDV 是一种缺陷病毒，必须有 HBV 或其他嗜肝 DNA 病毒的辅助才能复制、表达抗原及引起肝损害。

HDV 的抗原抗体系统：

（1）HDV Ag 和 HDV Ab HDV Ag 是 HDV 唯一的抗原成分，因此 HDV 仅有一个血清型。HDV Ab 不是保护性抗体。

（2）HDV RNA 血清或肝组织中 HDV RNA 阳性是诊断 HDV 感染的直接证据。

（五）戊型肝炎病毒（HEV）

HEV 属戊型肝炎病毒属戊型肝炎病毒，为 RNA 病毒。

HEV 的抗原抗体系统：血液中检测不到 HEV Ag。抗 HEV IgM 在发病初期产生，多数在 3 个月内转阴。因此，抗 HEV IgM 阳性是近期 HEV 感染的标志。抗 HEV IgG 持续时间在不同病例中差异较大，多数于发病后 6～12 个月阴转，但亦有持续几年甚至十多年者。戊型肝炎患者发病早期粪便和血液中存在 HEV，可检测到 HEV RNA，但持续时间不长。

二、流行病学

（一）甲型肝炎

1. **传染源** 急性患者，隐性感染者。

2. **传播途径** 粪口途径。

3. **易感人群** 儿童及青少年。

4. **流行特征** 世界各地均有发生。在高发地区常呈周期性流行。全年均可发病，而以冬春季为发病高峰。目前儿童感染 HAV 已减少，成人感染 HAV 相对增多。

（二）乙型肝炎

1. **传染源** 急、慢性患者，病毒携带者。

2. **传播途径** 输血、注射、手术，针刺、血液透析、母婴垂直传播和性接触。

3. **易感人群** 产低发区高峰年龄为 20～40 岁，高发区高峰年龄为 4～8 岁。

4. **流行特征** 见于世界各地，全球约 20 亿人感染过 HBV，其中约 3.5 亿人为慢性 HBV 感染，约占全球人口的 6%。在我国乙肝流行率为 9.17%，分布存在着地区差异。乙型肝炎的发病无明显季节性，多为散发，但常有家庭集聚现象，患者及HBsAg携带者男性多于女性。

（三）丙型肝炎

1.传染源 急、慢性患者，无症状携带者。

2.传播途径 主要通过输血和注射，也可通过母婴传播。

3.易感人群 成年人多见。

4.流行特征 见于世界各国，主要为散发，多见于成人，尤以输血与使用血制品者、静脉药瘾者、血液透析者、肾移植者、同性恋者等为多见，发病无季节性。

（四）丁型肝炎

1.传染源 急、慢性患者，病毒携带者。

2.传播途径 输血、注射、手术，针刺、血液透析、母婴垂直传播和性接触。

3.易感人群 与HBV同时感染或在慢性HBV感染者基础上感染。

4.流行特征 在世界各地均有发现，但感染率差异较大。我国属HDV低地方性流行区，在HBsAg阳性人群中的流行率为1.2%。

（五）戊型肝炎

1.传染源 急性患者，隐性感染者。

2.传播途径 粪口途径。

3.易感人群 青壮年多见；男性多于女性。

4.流行特征 存在流行和散发两种形式。流行主要发生于亚洲、非洲和中美洲的一些不发达国家。在我国成人急性病毒性肝炎中，多数地区戊型肝炎已占首位，尤其是老年人戊型肝炎所占比例更高，多发生于雨季或洪水泛滥之后。散发病例一年四季均可发生；发病者以青壮年为主，儿童多为亚临床型，男性发病多于女性，但孕妇感染后病情较重，病死率较高。

三、临床表现

各型肝炎潜伏期不同，甲型肝炎为4w（2～6w），乙型肝炎为3m （4～24w），丙型肝炎为7.4w（2～26w），丁型肝炎为4～20w，戊型肝炎为6w（2～9w）。

（一）急性肝炎

1.急性黄疸型肝炎

（1）黄疸前期 突出症状为全身乏力及食欲不振、厌油、恶心、呕吐、腹胀、便溏等消化系统症状。本期末尿色逐渐加深，似浓茶，体征可有右上腹叩击痛。本期持续数日至2周，平均1周。

（2）黄疸期 首选出现巩膜黄染，尚有肝大、触痛及肝区叩击痛，脾可轻度肿大。本期持续2～6周。

（3）恢复期 黄疸消退，症状消失，本期约需数周至4个月，平均1个月。

2.急性无黄疸型肝炎

主要表现为乏力、食欲不振、腹胀、肝区疼痛，有的患者可有恶心、呕吐、便溏或低热。体征可有肝大、压痛、脾也可轻度增大。

（二）慢性肝炎

1.轻度 临床症状、体征轻微或缺如，肝功能指标仅1或2项轻度异常。

2.中度 症状、体征、实验室检查居于轻度和重度之间。

3.重度 有明显或持续的肝炎症状，如乏力、食欲不振、腹胀、尿黄、便溏等，有肝病面容、肝掌、蜘蛛痣、脾大等体征，且无门脉高压表现者。

（三）重型肝炎（肝衰竭）

五型均可引起重型肝炎（0.2%～0.5%），以HBV或HBV合并HDV感染引起的多见。

临床特点：进行性加深的深度黄疸伴严重的消化道症状和极度的乏力、胆酶分离、PTA＜40%。

症状：（四高）高度乏力、纳差、黄疸、出血倾向。

体征：肝浊音界缩小、腹水征阳性、高度黄疸、大片瘀斑。

并发症：①出血倾向（皮肤黏膜出血、消化道出血）；②腹水（胸水）；③肝肾综合征；④肝性

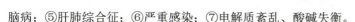

脑病；⑤肝肺综合征；⑥严重感染；⑦电解质紊乱、酸碱失衡。

重型肝炎临床特点的比较

急性重型肝炎	亚急性重型肝炎	慢性重型肝炎
2周内出现极度乏力，明显消化道症状，常有高热，迅速出现神经、精神症状，肝浊音界进行性缩小，黄疸急剧加深，血白细胞计数及中性粒细胞增高，血小板减少。凝血酶原时间延长PTA＜40%	急性起病，15～24周出现重型肝炎表现，凝血酶原时间明显延长，PTA≤40%，黄疸迅速加深，每日上升≥17.1mol/L或血清胆红素大于正常值上限的10倍 脑病型：首先出现神经、精神症状等肝性脑病表现者 腹水型：首先出现腹水及相关表现者	慢性肝炎或含氧化病史。慢性HBV携带史。无肝病史及无HBsAg携带史，但有慢性肝病体征。影像学该病及生化检测异常者。肝穿活组织学检查支持慢性肝炎改变。

根据病情的严重程度，亚急性重型和慢性重型肝炎可分为早、中、晚三期。

1.**早期** 患者有重型肝炎的表现或经病理学证实，但未发生明显的脑病，亦未出现腹水。

2.**中期** 有Ⅱ度肝性脑病和（或）明显腹水或出血倾向（出血点或瘀斑），20%＜PTA≤30%。

3.**晚期** 有难治性并发症如肝肾综合征、消化道大出血、严重出血倾向（注射部位瘀斑等）、严重感染、难以纠正的电解质紊乱或Ⅲ度以上肝性脑病、脑水肿，PTA≤20%。

（四）淤胆型肝炎

以肝内胆汁淤积为主要表现的一种特殊类型。

（五）肝炎肝硬化

早期肝硬化临床上常无特异性表现，很难确诊，须依靠病理诊断，B超、CT或MRI及腹腔镜等检查有辅助诊断意义。

凡慢性肝炎患者具有肯定的门脉高压证据（如腹壁及食管静脉曲张、腹水），影像学检查肝脏缩小、脾脏增大、门静脉增宽，且除外其他引起门静脉高压原因者，均可诊断为肝炎肝硬化。

四、实验室检查与其他检查

（一）血常规

急性肝炎初期白细胞总数正常或略高，黄疸期白细胞总数正常或稍低，淋巴细胞相对增多，偶可见异型淋巴细胞。重型肝炎时白细胞可升高，红细胞及血红蛋白可下降。肝炎肝硬化伴脾功能亢进者可有血小板、白细胞、红细胞减少的“三少”现象。

（二）尿常规

尿胆红素和尿胆原的检测有助于黄疸的鉴别诊断。肝细胞性黄疸时两者均为阳性，溶血性黄疸以尿胆原为主，梗阻性黄疸以尿胆红素为主。

（三）肝生化指标检测

1.血清酶学测定

（1）丙酸基转移酶（ALT） ALT是目前临床上反映肝细胞损伤的最常用指标。急性肝炎时ALT明显升高，AST/ALT常小于1。慢性肝炎和肝硬化时ALT轻度或中度升高或反复异常，AST/ALT常大于1。重型肝炎患者可出现ALT快速下降，胆红素不断升高的“胆酶分离”现象。

（2）天门冬酸氯基转移酶（AST） 肝病时血清AST升高，提示线粒体损伤，病情易持久且较严重，急性肝炎时如果AST持续在高水平，有转为慢性肝炎的可能。心肌及其他脏器细胞受损时，AST亦升高。

（3）γ谷氯酰转肽酶（γ-GT） 淤胆型肝炎和肝癌患者可显著升高，在胆管炎症、阻塞的情况下更明显。

（4）碱性磷酸酶（ALP或AKP） 正常人血清中ALP主要来源于肝和骨组织。ALP测定主要用于肝病和骨病的临床诊断。当肝内或肝外胆汁排泄受阻时，肝组织表达的ALP不能排出体外而回流入血，导致血清ALP活性升高。生长发育期的儿童常明显增加。

（5）胆碱酯酶 由肝细胞合成，其活性降低提示肝细胞功能严重受损，其值越低，提示病情越重。

2. 血清蛋白 主要由白蛋白（A）、α_1、α_2、β 及 γ 球蛋白（G）组成。前 4 种主要由肝细胞合成，球蛋白主要由浆细胞合成。急性肝炎时，血清蛋白可在正常范围内。慢性肝炎中度以上、肝硬化、重型肝炎时白蛋白下降，γ 球蛋白升高，白 / 球（A/G）比例下降甚至倒置。

3. 胆红素 急性或慢性黄疸型肝炎时血清胆红素升高，肝硬化时亦常升高，且消退缓慢，重型肝炎及淤疸型肝炎常超过 171 μmol/L。胆红素含量是反映肝细胞损伤严重程度的重要指标。直接胆红素在总胆红素中的比例可反映淤胆的程度。

4. 凝血酶原时间（PT）、凝血酯原活动度（PTA）、国际标准化比率（INR） PT 延长或 PTA 下降与肝功能损害严重程度密切相关。PTA ≤ 40% 是诊断重型肝炎或肝衰竭的重要依据。INR 是根据 PT 与 ISI（国际敏感度指数）的比值计算而得出。健康成年人 INR 大约为 1.0，INR 值越大表示凝血功能越差。

5. 血氨 肝衰竭时清除氨的能力减退或丧失，导致血氨升高，常见于重型肝炎、肝性脑病患者。

6. 血浆胆固醇 60% ～ 80% 的血浆胆固醇来自肝脏。肝细胞严重损伤时，胆固醇在肝内合成减少，故血浆胆固醇明显下降，胆固醇越低，预后越险恶。胆汁淤积性黄疸（淤胆型肝炎、胆道梗阻）时胆固醇常升高。

7. 胆汁酸 血清中胆汁酸含量很低，当肝炎活动时胆汁酸升高。

（四）甲胎蛋白（AFP）

AFP 含量的检测是筛选和早期诊断 HCC 的常规方法，但应注意有假阴性的情况。肝炎活动和肝细胞修复时 AFP 有不同程度的升高，应动态观察。

（五）肝纤维化指标

透明质酸、Ⅲ型前胶原肽、Ⅳ型胶原、层粘连蛋白、脯氨酰羟化酶等，对肝纤维化的诊断有一定参考价值，但缺乏特异性。

（六）病原学检查

1. 甲型肝炎

（1）抗 HAV IgM 发病后 1 周即可阳性，2 周时达高峰，1 ～ 2 个月滴度开始下降，3 ～ 4 个月转阴。是 HAV 新近感染的证据，是早期诊断甲型肝炎最简便而可靠的血清学标志。

（2）抗 HAV IgG 出现稍晚，于 2 ～ 3 个月达到高峰，持续多年或终身，常用于流行病学调查。属于保护性抗体。

2. 乙型肝炎

（1）HBsAg 与 HBsAb HBsAg 在感染 HBV 两周后即可阳性，HBsAg 阳性反映现症 HBV 感染，但阴性不能排除 HBV 感染。HBsAb 为保护性抗体，阳性表示对 HBV 有免疫力。HBsAg 和 HBsAb 同时阳性可出现在 HBV 感染恢复期，此时 HBsAg 尚未消失，HBsAb 已产生；另一情形是 S 基因发生变异，原型 HBsAb 不能将其清除；或 HBsAb 阳性者感染了免疫逃避株等。

（2）HbeAg 与 HbeAb 急性 HBV 感染时 HbeAg 的出现时间略晚于 HbsAg。HbeAg 的存在表示病毒复制活跃且有较强的传染性。HbeAg 消失而 HbeAb 产生称为血清转换。HbeAb 阳转后，病毒复制多处于静止状态，传染性降低。长期抗 -HBe 阳性者并不代表病毒复制停止或无传染性，研究显示 20% ～ 50% 仍可检测到 HBV DNA，部分可能由于前 C 区基因变异，导致不能形成 HbeAg。

（3）HBcAg 与 HBcAb 血清中 HBcAg 主要存在于 HBV Dane 颗粒的核心，游离的极少常规方法不能检出。HbcAb 阳性表示 HBV 处于复制状态，有传染性。HBcAb IgM 是 HBV 感染后较早出现的抗体，在发病第 1 周即可出现，多数在 6 个月内消失高滴度的 HBcAb IgM 对诊断急性乙型肝炎或慢性乙型肝炎急性发作有帮助。HBcAb IgG 在血清中可长期存在，高滴度的 HBcAb IgG 常与 HBsAg 并存，表示为现症感染；低滴度的 HBcAb IgG 常与 HBsAb 并存，表示过去感染。单一 HBcAb IgG 阳性者可以是过去感染，因其可长期存在；亦可以是低水平感染，特别是高滴度者。

（4）HBV DNA 是 HBV 感染、病毒复制和传染性的直接标志。HBV DNA 定量对于判断病毒复制程度，传染性大小，抗病毒治疗的指征与疗效等有重要意义。

3. 丙型肝炎

（1）HCV Ab IgM 和 HCV Ab IgG HCV Ab 不是保护性抗体，是 HCV 感染的标志。HCV Ab IgM 阳性提示现症 HCV 感染。HCV Ab IgG 阳性提示现症感染或既往感染。

（2）HCV RNA HCV RNA 阳性是病毒感染和复制的直接标志。

（3）HCV 基因分型 HCV RNA 基因分型结果有助于判定治疗的难易程度及制定抗病毒治疗的个体化方案。

4. 丁型肝炎

（1）HDV Ag、HDV Ab IgM 及 HDV Ab IgG HDV Ag 阳性是诊断急性 HDV 感染的直接证据。HDV Ab IgM 阳性表示现症感染，当感染处于 HDV Ag 和 HDV Ab IgG 之间的窗口期时，可仅有 HDV Ab IgM 阳性。高滴度 HDV Ab IgG 提示感染的持续存在，低滴度提示感染静止或终止。

（2）HDV RNA 血清或肝组织中 HDV RNA 是诊断 HDV 感染的直接依据。

5. 戊型肝炎

（1）HEV Ab IgM 和 HEV AbIgG HEV Ab IgM 是近期 HEV 感染的标志。HEV Ab IgG 在急性期滴度较高，恢复期则明显下降。

（2）HEV RNA 采用 RT-PCR 法在粪便和血液标本中检测到 HEV RNA，可明确诊断。

（七）影像学检查（中医助理医师不考）

1. 超声波检查 超声波检查为非特异性的，急性肝炎时作用是排除肝脏的其他病变，如肝脏占位性病变、梗阻病变等。超声波检查对肝硬化、肝大块坏死、肝癌、脂肪肝等有一定的诊断意义。

2. 电子计算机断层扫描（CT）检查 意义与超声波检查类似。

五、诊断

病毒性肝炎诊断主要通过流行病学史、临床表现、实验室检查及影像学检查结果，结合患者动态变化进行综合分析，作出临床诊断，并根据特异性检查结果做出病原学诊断。

六、鉴别诊断（中医助理医师不考）

1. 各型病毒性肝炎之间的鉴别。

2. 传染性单核细胞增多症　本病系 EB 病毒感染，但消化道症状轻，常有咽炎，淋巴结肿大，血白细胞增多异型淋巴细胞 10% 以上，嗜异凝集反应阳性，抗 EB 病毒抗体 IgM 早期阳性（4 ～ 8 周）等。

3. 药物性或中毒性肝炎　有服用损害肝脏药物或接触有毒物质史，病毒性肝炎病原学检查常阴性。

4. 酒精性肝炎　长期嗜酒史，病毒性肝炎病原学检查常阴性。

5. 非酒精性脂肪性肝炎患者体型肥胖，体重指数常超标，血生化检查甘油三酯多增高，B 超检查有相应改变，病毒性肝炎病原学检查常阴性。

6. 自身免疫性肝病。

七、治疗

（一）急性肝炎

1. 休息 是急性病毒性肝炎的重要治疗措施。

2. 饮食 应进食易消化、富含维生素的清淡饮食。禁止饮酒。

3. 药物治疗 急性期一般具有自限性，不需病原治疗。但丙型肝炎及急性乙型肝炎有慢性化趋势者应早期抗病毒治疗。

（二）慢性肝炎

1. 休息 应适当休息。病情活动时应卧床休息；病情稳定时应注意锻炼身体，以活动后不感到疲乏为度。

2. 饮食 宜进蛋白质及维生素含量丰富的饮食，以维持平衡为宜。忌酒。

3. 抗病毒治疗 是慢性肝炎的主要治疗手段。目的是清除或持续抑制体内的肝炎病毒，减轻肝细胞炎症坏死及肝纤维化，延缓和阻止疾病进展，减缓和防止肝脏失代偿、肝硬化、HCC及其并发症的发生，从而改善生活质量和延长存活时间。常用的抗病毒药物有：干扰素、核苷类似物、利巴韦林（病毒唑）等。

4. **调节免疫疗法** 可选用胸腺素或转移因子等药物。

5. **抗肝纤维化治疗**。

（三）重型肝炎（肝衰竭）

目前的治疗原则是在密切观察病情、早期诊断的基础上，以支持和对症疗法为主，同时进行多环节阻断肝细胞坏死、促进肝细胞再生，积极防治各种并发症，必要时可采用人工肝支持系统，争取进行肝移植。

八、预防

（一）控制传染源

1. **报告和登记** 对疑似，确诊，住院，出院，死亡的肝炎病例均应分别按病原学进行传染病报告，专册登记和统计。

2. **隔离与消毒** 急性甲型及戊型肝炎自发病日算起隔离3周；乙型及丙型肝炎隔离至病情稳定后可以出院。各型肝炎宜分室住院治疗。对患者的分泌物、排泄物、盥微以及污染的医疗器械及物品均应进行消毒处理。

3. **献血员管理** 献血员应在每次献血前进行体格检查，肝功能异常HBsAg阳性者不得献血。抗-HVC阳性者不得献血。

4. **HBsAg携带者管理** HBsAg携带者不能献血，可照常工作和学习，但要加强随防，应注意个人卫生和经期卫生以及行业卫生，以防其唾液、血液及其他分泌物污染周围环境，感染他人；个人食具，刮刀修面用具，漱洗用品等应与健康人分开。HBeAg阳性者不可从事饮食行业。

（二）切断传播途径

1. 加强饮食卫生管理、水源保护、环境卫生管理以及粪便无害化处理，提高个人卫生水平。

2. 加强各种医疗器械的消毒处理，注射实行一人一管，或使用一次性注射器，医疗器械实行一人一用一消毒。

3. 加强对血液及血液制品的管理。

（三）保护易感人群

1. **甲型肝炎** 人血丙种球蛋白对甲型肝炎密切接触者有一定程度的保护作用，主要用于接触甲型肝炎患者的易感儿童；甲肝减毒活疫苗或灭活疫苗均有较好的预防效果，高危易感人群应接种。

2. **乙型肝炎**

（1）乙肝免疫球蛋白（HBIG） 主要用于阻断HBV的母婴传播及意外暴露的被动免疫，应在出生后或暴露后的24小时内（时间越早越好）注射。

（2）乙型疫苗 主要用于新生儿和高危人群的乙肝预防。对HBsAg阳性产妇所生婴儿，与乙肝免疫球蛋白联合使用可提高保护率。

第二节 流行性感冒

一、病原学

流感病毒属正黏病毒科，直径80～120nm，呈球形或丝状，其结构自外而内可分为包膜、基质蛋白以及核心三部分组成。核心由核心和包膜组成。核心由分节段的单股负链RNA、与其结合的核蛋白（NP）和RNA多聚酶组成；包膜分为两层，内层为基质蛋白1（M_1），外层主要来自宿主细胞的脂质双层膜，表面分布着两种刺突——血凝素（HA）和神经氨酸酶（NA），成分为糖蛋白，具有亚型和株的特异性。此外，病毒包膜外层上还分布有基质蛋白2（M_2），数量少，属于离子通道蛋白，有助于病毒进入感染细胞。针对HA的抗体为中和抗体，可预防流感的传染，抗NA抗体能在一定程度上限制病毒复制，但不能中和流感病毒。

根据病毒NP和M1抗原性的不同，流感病毒分为甲（A）、乙（B）和丙（C）三型。

甲型流感病毒根据HA和NA的抗原性不同分为若干亚型，HA可分为H1～H16亚型，NA可分为N1～N9亚型，人类流感主要与H1、H2、H3和N1、N2亚型有关。甲型流感病毒宿主广泛，易发生变异，曾多次引起世界性大流行；乙型流感病毒变异较少，通常只引起局部暴发；丙型流感病毒稳定，多为散发，主要侵犯婴幼儿和免疫力低下的人群；乙型、丙型相对较少，主要感染人类。

甲型流感病毒的变异，最常发生于甲型，主要形式有两种：①抗原漂移变异幅度小，属于量变，不会引起流感的大规模流行，出现频率较高，且有逐渐积累效应。②抗原转换，变异幅度大，属于质变，形成新的病毒亚型，由于人对抗原转换后出现的新亚型缺少免疫力，往往会引起流感的全球性大流行，发生频率较低，且缓慢。

流感病毒不耐热，100℃ 1分钟或56℃ 30分钟灭活，对常用消毒剂及紫外线敏感，耐低温和干燥，真空干燥或-20℃以下仍可存活。

一、流行病学

（一）传染源

主要为流感患者和隐性感染者。潜伏期即有传染性，发病3日内传染性最强。

（二）传播途径

主要通过飞沫经呼吸道传播，也可通过直接接触或病毒污染物品间接接触传播。

（三）易感人群

普遍易感，感染后获得对同型病毒免疫力，但维持时间短，各型及亚型之间无交叉免疫。

（四）流行特征

一般多发于冬季。流感在流行病学上最显著的特点为：突然暴发，迅速蔓延，波及面广，具有一定的季节性，一般流行3～4周后会自然停止，流行过后人群获得一定的免疫力。甲型流感常引起暴发流行；乙型流感呈局部流行或散发，亦可大流行；丙型以散发为主。

二、临床表现

潜伏期通常为1～3日。起病多急骤，主要以全身中毒症状为主，呼吸道症状轻微或不明显。发热通常持续3～4日。

（一）单纯型

最常见，骤起畏寒、发热，体温可达39℃～40℃，头痛、全身酸痛、咽干、乏力及食欲减退等全身症状明显；咳嗽、流涕：鼻塞、咽痛等呼吸道症状较轻；少数患者有恶心、呕吐、腹痛、腹泻等消化道症状。

（二）轻型

急性起病，发热等全身症状及呼吸道症状轻，2～3日自愈。

（三）肺炎型

较少见，多发生在2岁以下的小儿，或原有慢性基础疾病者。特点是在发病后24小时内、出现高热、烦躁、呼吸困难、咳血痰和明显发绀，可进行性加重，抗菌治疗无效，可因呼吸循环衰竭在5～10日内死亡。婴儿流感的临床症状往往不典型，可见高热、惊厥。 部分患儿表现为喉管、气管、支气管炎症，严重者出现气道梗阻现象。新生儿流感少见，一旦发生常呈败血症表现，如嗜睡、拒奶、呼吸暂停等，常伴有肺炎，病死率高。

（四）其他类型

包括中毒型、胃肠型、脑炎型等少见类型。

三、并发症

1. **呼吸系统并发症** 细菌性气管炎、细菌性支气管炎、细菌性肺炎。

2. **急性脑病-肝脂肪变性综合征（Reye综合征）** 患者多为2～16岁的儿童，常可致死。

四、实验室检查与其他检查

（一）一般检查

在发病最初数日白细胞总数大多减少，中性粒细胞显著少，淋巴细胞相对增加。重症患者多有白细胞总数及淋巴细胞下降。重者可有乳酸脱氢酶（LDH）、肌酸磷酸激酶（CK）等增高。

（二）血清学检测

急性期（发病后7日内采集）和恢复期（间隔2～3周采集）双份血清进行补体结合试验或血凝抑制试验，后者抗体滴度与前者相比有4倍或以上升高，有助于确诊（回顾性诊断）。灵敏度、特异性均较差。

（三）病原学检查

1.病毒抗原检测 取患者呼吸道标本或肺标本，采用免疫荧光或酶联免疫法检测甲、乙型流感病毒型特异的核蛋白（NP）或基质蛋白（M_1）及亚型特异的血凝素蛋白。

2.病毒核酸检测 用RT-PCR检测编码上述蛋白的特异基因片段。

3.病毒分离 将起病3日内患者的含漱液或上呼吸道分泌物接种于鸡胚或组织培养，进行病毒分离。灵敏度高，但实验要求高、费时。

（四）影像学检查

重症患者胸部X线检查可显示单侧或双侧肺炎，少数可伴有胸腔积液等。

五、诊断与鉴别诊断

（一）诊断

在同一地区，流行季节，短时间之内出现大量流感样病例，应考虑流感。诊断分为两类：

1.疑似病例 流行病学史、临床表现。

2.确诊病例 流行病学史、临床表现、实验室病原学检查。

（二）鉴别诊断（中医助理医师不考）

1.普通感冒 由多种呼吸道病毒感染引起，多为散发，起病较慢，全身症状较轻，而呼吸道局部卡他症状等突出。

2.传染性非典型肺炎（SARS） 由SARS冠状病毒引起的一种具有明显传染性，可累及多个脏器、系统的特殊肺炎。临床上以发热、乏力、头痛、肌肉关节疼痛等全身症状和干咳、胸闷、呼吸困难等呼吸道症状为主要表现，根据SARS病原学检测可确诊。

3.其他 钩端螺旋体病、流行性脑膜炎、急性细菌性扁桃体炎、链球菌性咽炎、肺炎支原体肺炎等，确诊需依据实验室检查，如病原体分离、血清学检查和核酸检测。

六、治疗

（一）一般治疗

休息，多饮水，清淡营养饮食，保持鼻咽及口腔清洁。密切观察病情变化，防止发生并发症。

（二）对症治疗

酌情应用解热镇痛药、缓解鼻黏膜充血药物、止咳祛痰药物等。儿童忌用阿司匹林或含阿司匹林药物及其他水杨酸制剂，防止发生Reye综合征。

（三）抗病毒治疗

1.离子通道M_2阻滞剂 只对甲型流感病毒有效。金刚烷胺和甲基金刚烷胺可阻断病毒吸附于宿主细胞，抑制病毒复制，早期应用可减少病毒的排毒量，缩短排毒期，对甲型流感病毒有效。目前对此类药物的耐药性已普遍存在。

2.神经氨酸酶抑制剂 奥司他韦是目前较为理想的抗病毒药物，发病初期使用，能特异性抑制甲、乙型流感病毒的神经氨酸酶，从而抑制病毒的释放。推荐口服剂量是成人每次75mg，每日2次，连用5日。扎那米韦通过抑制流感病毒的神经氨酸酶发挥作用，适用于成年患者和12岁以上的青少年患者，治疗甲型和乙型流感，对金刚烷胺、金刚乙胺耐药的病毒株也起抑制剂作用，推荐用量为每日20mg，间隔12小时，分两次吸入，连用5日。

七、预防

（一）控制传染源

早发现、早报告、早隔离、早治疗，隔离时间为1周或至主要症状消失。

（二）切断传播途径

流感流行期间，尽量少去公共场所，注意通风，加强对公共场所进行消毒。医务人员在工作期间戴口罩，勤洗手，防止交叉感染。流感患者的用品要彻底消毒。

（三）保护易感人群

1. **疫苗接种** 在流感好发季节，给易感的高危人群和医务人员接种疫苗。接种时间为每年流感流行季节前，每年接种1次，约2周可产生有效抗体。减毒活疫苗主要采用鼻腔喷雾接种。

2. **药物预防** 明确或怀疑某部门流感暴发时，对所有非流感者和未进行疫苗接种的医务人员给予金刚烷胺、金刚乙胺或奥司他韦进行预防性治疗。

第三节 人禽流感

人感染高致病性禽流感（Highly Pathogenic Avian Influenza）简称人禽流感，是由甲型禽流感病毒引起的人、禽、畜共患的急性传染病。

一、病原学

禽流感病毒属正黏病毒科甲型流感病毒属，其病毒结构、生物学特性等与人甲型流感病毒相同。多数禽流感病毒不会导致人类患病，但有些禽流感病毒亚型属人兽共患病毒，能够感染人类并致病，目前已知可以感染人类的禽流感病毒亚型有H_5N_1、H_5N_6、H_7N_2、H_7N_3、H_7N_7、H_7N_9、H_9N_2、$H_{10}N_7$、$H_{10}N_8$等，多数属低致病性。人类感染后表现为轻症，有的甚至没有症状，但H_5和H_7亚型的部分毒株属高致病性，人感染后可致重症肺炎。其中H_5N_1引起的人禽流感病情最为严重，病死率高。

甲型禽流感病毒除感染禽外，还可感染猪、马、水貂和海洋哺乳动物。

二、流行病学

（一）传染源

主要为病禽、健康带毒的禽，特别是感染H_5N_1、H_7N_9亚型病毒的鸡、鸭。

（二）传播途径

主要经呼吸道传播，通过密切接触感染的禽类及其分泌物、排泄物，受污染的水及直接接触病毒株被感染。目前尚无人与人之间直接传播的确切证据。

（三）易感人群

人类对禽流感病毒普遍不易感。12岁以下的儿童病情较重。

（四）流行特征

禽流感一年四季均可发生，但冬、春季节多暴发流行。夏季发病较少，多呈散发，症状也较轻。

三、临床表现

潜伏期一般为1～3日，通常在7日以内。

急性起病，早期表现类似流感。主要为发热，体温大多持续在39℃以上，可伴有眼结膜炎、流涕、鼻塞、咳嗽、咽痛、头痛和全身不适。部分患者可有恶心、腹痛、腹泻、稀水样便等消化道症状。重症患者病情发展迅速，可出现肺炎、急性呼吸窘迫综合征（ARDS）、肺出血、胸腔积液、全血细胞减少、肾衰竭、败血症、休克及Reye综合征等多种并发症。体征可见眼结膜轻度充血，咽部充血，肺部有干 啰音等，半数患者有肺部实变体征。

四、实验室检查与其他检查

（一）一般检查

1. **血常规** 多数患者外周血白细胞、淋巴细胞和血小板不同程度减少。

2. **尿常规** 部分患者出现蛋白尿。

3. **血生化检查** 部分患者肝功能异常，表现为ALT、AST升高，亦可出现BUN的升高。

（二）血清学检测

以微粒中和法或 H_5 特异的酶联免疫吸附试验（ELISA）检测抗体，发病初期和恢复期双份血清抗禽流感病毒抗体滴度有 4 倍或以上升高，有助于回顾性诊断。

（三）病原学检测

1. **病毒抗原及基因检测** 取患者呼吸道标本，采用免疫荧光法（或酶联免疫法）检测甲型流感病毒核蛋白抗原（NP）及禽流感病毒 H 亚型抗原。还可用快速核酸模板等温扩增技术（NASBA）或 RT-PCR 检测禽流感病毒亚型特异性 H 抗原基因。

2. **病毒分离** 从患者呼吸道标本（如鼻咽分泌物、口腔含漱液、气管吸出物或呼吸道上皮细胞）中分离禽流感病毒。

（四）胸部影像学检查

重症患者胸部 X 线检查可显示单侧或双侧肺炎，严重者呈“白肺”，少数可伴有胸腔积液等。

五、诊断与鉴别诊断

（一）诊断

根据流行病学资料、临床症状和病原分离而确诊。

1. **医学观察病例** 1 周内有流行病学接触史者，出现流感样症状，对其进行 7 日医学观察。

2. **疑似病例** 有流行病学史和临床表现，患者呼吸道分泌物标本采用甲型流感病毒和 H_5 型、H_2 单克隆抗体抗原检测阳性者。

3. **临床诊断病例** 临床诊断病例呼吸道分泌物标本中分离出特定病毒或采用 RT-PCR 检测到禽流感病毒基因，且发病初期和恢复期双份血清抗禽流感病毒抗体滴度 4 倍或以上升高。

（二）鉴别诊断（中医助理医师不考）

注意与流感、普通感冒、细菌性肺炎、SARS、传染性单核细胞增多症、巨细胞病毒感染、衣原体肺炎、支原体肺炎等疾病相鉴别，确诊需依据实验室检查，如病原体分离、血清学检查和核酸检测。

六、治疗

（一）隔离治疗

对疑似病例和确诊病例应尽早隔离治疗。

（二）对症治疗

可应用解热药、缓解鼻黏膜充血药、止咳祛痰药等。儿童忌用阿司匹林制剂，以防发生Reye综合征。

（三）抗病毒治疗

应在发病 48 小时内试用抗流感病毒药物。

1. **神经氨酸酶抑制剂** 奥司他韦对禽流感病毒 H_5N_1 和 H_9N_2 有抑制作用。对确诊或高度怀疑的患者给予奥司他韦治疗，具有较高的预防疾病恶化的价值。扎那米韦是第一个新型抗流感病毒的神经氨酸酶抑制剂，对病毒的各种变异株均有作用，是一种雾化吸入剂，每次 10mg，每日 2 次，现已批准用于治疗无并发症的、年龄满 7 岁的急性流感患者。

2. **离子通道 M_2 阻滞剂** 金刚烷胺和金刚乙胺可抑制禽流感病毒株的复制，早期应用可阻止病情发展，减轻病情，改善预后。治疗过程中应注意中枢神经系统和胃肠道副作用，有癫痫病史者忌用。

七、预防

（一）控制传染源

加强禽类疾病的监测，一旦发现禽流感疫情，动物防疫部门应立即按有关规定进行处理。加强对密切接触禽类人员的监测。当接触禽类人员中出现流感样症状时，应立即进行流行病学调查，采集患者标本并送至指定实验室检测，以进一步明确病原，同时采取相应的防治措施。

（二）切断传播途径

接触人禽流感患者应戴口罩、戴手套、穿隔离衣。接触后应洗手。要加强检测标本和实验室禽流感病毒毒株的管理，严格执行操作规范，防止医院感染和实验室的感染及传播。

（三）保护易感人群

注意饮食卫生，不喝生水，不吃未熟的肉类及蛋类等；勤洗手，养成良好的个人卫生习惯。对密切接触者必要时可试用抗流感病毒药物或按中医理论辨证施防。

第四节 肾综合征出血热

肾综合征出血热（HFRS），又称流行性出血热（EHF），是由汉坦病毒（HV）引起的一种自然疫源性疾病，主要传染源是鼠类。

一、病原学

流行性出血热病毒（EHFV）属汉坦病毒属（HV），为RNA病毒，汉坦病毒对乙醚、氯仿、丙酮等脂溶剂和去氧胆酸盐敏感，不耐热和酸，高于37℃及pH5.0以下易被灭活，56℃ 30分钟或100℃ 1分钟可被灭活。对紫外线、乙醇和碘酒等消毒剂敏感。

二、流行病学

（一）传染源

鼠类为主要传染源，人不是主要的传染源。

（二）传播途径

病毒通过鼠等宿主动物的血及唾液、尿、粪便等排出，主要传播途径有：

1. **呼吸道传播** 含出血热病毒的鼠排泄物污染尘埃后形成的气溶胶颗粒经呼吸道吸入感染。
2. **消化道传播** 进食被染毒鼠排泄物污染的食物后感染。
3. **接触传播** 被鼠类咬伤或破损伤口接触带病毒的鼠类排泄物或血液而感染。
4. **母婴传播** 可经人胎盘垂直传播感染胎儿。
5. **虫媒传播** 寄生于鼠类身上的革螨或恙螨可通过叮咬人而传播。

（三）人群易感性

人群普遍易感。病后可获持久免疫。

（四）流行特征

1. **地区性** 本病主要流行于亚欧大陆。
2. **季节性** 全年均有散发，但有明显的季节性。野鼠型发病以秋冬季为多，高峰在11月～次年1月，部分地区5～7月有小高峰。家鼠型发病以春夏季为多，高峰在3～5月。
3. **人群分布** 各年龄组均可发病，发病的多少与接触传染源的机会多少有关。发病以青壮年为主，儿童极少见，男性多于女性，野外工作人员及农民发病率高。

三、临床表现

本病潜伏期为4～46日，一般为7～14日。典型经过可分为五期：发热期、低血压休克期、少尿期、多尿期及恢复期。非典型和轻型病例可出现越期现象，重型可出现前三期重叠。

（一）发热期

起病急骤，发热39℃以上，稽留热和弛张热多见；热程多为3～7日。全身中毒症状：头痛、腰痛和眼眶痛，称为“三痛”。毛细血管损害：皮肤充血潮红见于颜面、颈、胸等部位潮红称为“三红”，重者呈酒醉貌。颜面和眼睑浮肿，眼结膜充血、球结膜水肿。皮肤出血多见于腋下和胸背部条索状、抓痕样或点状瘀斑。

（二）低血压休克期

主要为低血容量休克的表现。一般发生于第4～6病日，迟者可于8～9日出现。热退后病情反而加重是本期的特点。体温开始下降或退热后不久，出现低 血压，重者发生休克。

（三）少尿期

少尿期多发生于第5～8病日，出现少尿、无尿，甚至发生尿闭，可引起尿毒症、酸中毒和水电解质紊乱，重者可出现高血容量综合征。

（四）多尿期

尿量显著增多。电解质紊乱达到高峰，常见低钠血症、低钾血症，甚至再次引发休克。

（五）恢复期

一般在病程的 3 ～ 4 周开始，尿量逐渐回至正常，症状逐渐消失，精神及食欲好转。

四、实验室检查

（一）血常规

白细胞计数逐渐升高，发病早期中性粒细胞增多，核左移，有中毒颗粒。发热后期至低血压休克期血红蛋白和红细胞数升高，血小板减少。

（二）尿常规

尿蛋白，可见红细胞、白细胞和管型。

（三）生化检查

在低血压休克期即开始有血尿素氮和肌酐增加；酸碱失衡、电解紊乱，血清转氨酶升高。

（四）凝血功能检查

发热期开始血小板减少及功能异常。

（五）免疫学检查

发病第 2 日即可检出特异性抗体 IgM，为临床常用的早期诊断依据。

（六）病毒核酸检测

用反转录聚合酶链反应（RT-PCR）检测汉坦病毒 RNA，可早期诊断。

五、诊断与鉴别诊断

（一）诊断

1. 流行病学资料

2. 临床表现　发热、出血、肾功能损害三大证候，“三红”，“三痛”，热退病情反而加重，有临床五期经过等。

（二）鉴别诊断（中医助理医师不考）

早期应与上呼吸道感染、流行性感冒、败血症、流行性脑脊髓膜炎、钩端螺旋体病相区别。

有皮肤出血斑者应与血小板减少性紫癜区别，蛋白尿应与急性肾盂肾炎、急性肾小球肾炎相区别。

消化道出血应与溃疡病出血相区别。

流行性出血热有典型临床表现虫特的病期经过以及血清学检测等，均有助予鉴别。

六、治疗

早发现，早休息，早治疗和就近治疗（“三早一就”）是关键。治疗以综合疗法为主，早期可应用抗病毒治疗。治疗中要注意防治休克、出血、肾衰竭和继发感染。

（一）发热期

1. **抗病毒**　发病 3 日内可给予利巴韦林，每日 1g，静脉滴注，疗程 3 ～ 5 日，可抑制病毒，减轻病情和缩短病程。

2. **减轻外渗**　应早期卧床休息。为降低血管通透性，可给予芦丁、维生素 C、输注平衡盐液等。发热后期给予 20% 甘露醇 125 ～ 250mL。

3. **改善中毒症状**　高热以物理降温为主，慎用发汗退热药；中毒症状重者可给予地塞米松 5 ～ 10mg，静脉注射；呕吐频繁者给予甲氧氯普胺 10mg，肌内注射。

4. **预防 DIC**　给予低分子右旋糖酐或丹参注射液静脉滴注，以降低血液黏滞度。

（二）低血压休克期

治疗原则：抗休克，力争稳定血压，预防重要脏器衰竭。

1. **补充血容量**　宜早期、快速和适量。争取 4 小时内稳定血压。常用低分子右旋糖酐、甘露醇、血浆和白蛋白等。

2. **纠正酸中毒**　常用 5% 碳酸氢钠。

3. 使用血管活性药 经补液、纠正酸中毒，血压仍不稳定者可应用血管活性药物，如多巴胺，或山莨菪碱静脉注射。同时亦可用地塞米松静滴。

4. 应用糖皮质激素 地塞米松

5. 强心

（三）少尿期

1. 稳定内环境 少尿早期，若尿比重＞1.20，尿钠＜40mmol/L，尿素氮与血尿素氮之比＞10∶1，应考虑低血压休克所致的肾前性少尿。可输注电解质溶液500～1000mL，同时观察尿量是否增加。如3小时尿量＜100mL，为肾实质损害性少尿，此时宜严格控制输入量，补液量为前一日出量基础上加500～700mL。酸中毒者可用5%碳酸氢钠溶液纠正。为子减少蛋白分解，控制氮质血症，可予高碳水化合物、高维生素和低蛋白饮食，不能进食者以静滴高渗葡萄糖为主，每日糖量200～300g，必要时可加用胰岛素。

2. 利尿 呋塞米，从小剂量开始，每次20～300mg，静脉注射，效果不显时可加量重复。亦可试用酚妥拉明或山莨菪碱等血管扩张剂。

3. 导泻 为防治高血容量综合征和高血钾，对无消化道出血者可进行导泻。常用甘露醇25g，或50%硫酸镁40mL，或大黄10～30g煎水，每日2～3次口服。

4. 透析 少尿持续4日或无尿24小时以上，出现明显氮质血症（血尿素氮＞28.56mmo/L），或高分解状态，每日尿素氮升高＞7.14mmol/L，或高钾血症，或高血容量综合征等严重并发症时，可用血液透析或腹膜透析。

（四）多尿期

1. 维持水与电解质平衡。

2. 防止继发感染。

（五）恢复期

应注意补充营养，适当休息，逐步恢复活动量。出院后仍应休息1～2个月。定期复查肾功能、血压和垂体功能。

（六）并发症

七、预防

1. 控制传染源　防鼠、灭鼠是预防本病的关键措施。

2. 切断传播途径。

3. 保护易感人群。

第五节　流行性乙型脑炎

流行性乙型脑炎亦称日本脑炎，简称乙脑，是经蚊虫传播乙型脑炎病毒而引起的以脑实质炎症为主要病变的中枢神经系统急性传染病。

【病原学】

乙型脑炎病毒（arborvims）属虫媒病毒乙组的黄病毒科，为单股正链RNA，乙脑病毒对热、乙醚和酸等常用消毒剂敏感，100℃ 2分钟、56℃ 30分钟即可灭活，但耐低温和干燥。在蚊虫体内繁殖的适宜温度为25℃～30℃。

【流行病学】

（一）传染源

主要传染者是家畜、家禽。故人不是主要的传染源，猪为本病重要动物传染源。

（二）传播途径

乙脑主要通过蚊虫叮咬而传播。在我国三带喙库蚊是主要的传播媒介，

（三）易感人群

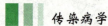

人群普遍易感。感染乙脑病毒后多为隐性感染，显性极少。感染后可获得持久的免疫力。

（四）流行特征

东南亚和西太平洋地区是乙脑的主要流行区，发病人群以10岁以下儿童为主，尤以2～6岁儿童发病率为高。

一、临床表现

潜伏期为4～21日，一般为10～14日。

（一）临床分期

典型患者可分为4期。

1.初期 病程的1～3日。起病急骤，发热，体温在1～3日内达到39℃～40℃，伴头痛、食欲不振、呕吐，多有嗜睡和精神倦怠。少数患者可有颈项强直。头痛是乙脑最常见和最早出现的症状。

2.极期 病程的4～10日，此期多为脑实质损害的表现。

（1）高热 此期发热达顶点，可达40℃以上，一般持续7～10日，重者可达3周。发热越高，持续时间越长，病情越重。

（2）意识障碍 见嗜睡、谵妄、昏迷或定向力障碍等。意识障碍最早可见于病程的1～2日，以3～8日多见，一般持续1周左右，重者可长达1个月以上。昏迷的深浅、持续时间的长短与病情的严重性和预后有关。

（3）惊厥或抽搐 多于病程第2～5日出现，是病情严重的表现。可由脑实质炎症、脑缺氧、脑水肿及高热等原因引起。重者伴有呼吸暂停、发绀、痰鸣声。

（4）呼吸衰竭 为本病最严重的表现之一，也是最主要的死亡原因，多见于深度昏迷的患者。主要为中枢性呼吸衰竭。由于脑实质炎症、缺氧、脑水肿、颅内高压、脑疝和低血钠脑病等所致，其中以脑实质病变，尤其延脑呼吸中枢病变为主要原因。

（5）脑膜刺激征 患者多有剧烈的头痛、喷射性呕吐、血压增高、脉搏变慢等颅内压增高表现，同时可伴有脑膜刺激征。重者可出现脑疝，表现为昏迷突然加深，呼吸节律异常，疝侧瞳孔散大和上睑下垂，对侧肢体瘫痪和锥体束征阳性。双侧瞳孔不等大是脑水肿所致钩回疝的早期表现。由于脑水肿和钩回疝使脑干错位，进一步可发生小脑扁桃体疝（枕骨大孔疝），表现为极度躁动、面色苍白、眼球固定、瞳孔散大或对光反射消失、呼吸节律异常、或血压下降、呼吸骤停而死亡。

（6）其他 神经系统症状和体征常有浅反射先减弱后消失，深反射先亢进后消失，锥体束征阳性。昏迷者可有肢体强直性瘫痪、偏瘫或全瘫，伴肌张力增高，还可伴膀胱和直肠麻痹（大、小便失禁或尿潴留），此外，根据病变部位不同，可出现颅神经损伤或自主神经功能紊乱的表现。

高热、抽搐和呼吸衰竭是乙脑极期的严重表现，三者常相互影响，互为因果。

3.恢复期 病程的8～12日，患者体温逐渐下降，于2～5日内降至正常，神经系统症状和体征逐日好转，一般于2周左右可完全恢复。重症患者可留有神志迟钝、痴呆、失语、多汗、吞咽困难、颜面瘫痪、四肢强直性瘫痪或扭转痉挛等。

4.后遗症期 发病半年后，5%～20%重症患者仍有意识障碍、痴呆、失语、肢体瘫痪、扭转痉挛和精神失常等，称为后遗症。经积极治疗及耐心的护理可有不同程度的恢复。癫痫可持续终生。

（二）临床分型

1.轻型 体温39℃以下，神志始终清楚，有轻度头痛、恶心呕吐、嗜睡等，无抽搐，脑膜刺激征不明显。病程5～7日。

2.普通型 体温39℃～40℃，嗜睡或浅昏迷，偶有抽搐及病理反射阳性，脑膜刺激征明显。病程约7～14日，多无后遗症。

3.重型 体温40℃以上，昏迷，反复或持性续抽搐，病理反射阳性，深反射先亢进后消失。可有肢体瘫痪或呼吸衰竭。病程多在2周以上，恢复期常有精神异常、瘫痪、失语等，部分患者留有不同程度的后遗症。

4. **极重型（暴发型）** 起病急骤，体温于1～2日内升至40℃以上，常反复或持续性抽搐，深度昏迷，迅速出现脑疝及中枢性呼吸衰竭等。多于3～5日内死亡，幸存者多有严重后遗症。

二、实验室检查

（一）血象

白细胞总数常增高，多为（10～20）$\times10^9$/L，中性粒细胞80%上，嗜酸粒细胞常减少。

（二）脑脊液检测

脑脊液压力增高，外观清或微浑，白细胞计数多为（50～500）$\times10^9$/L，个别可高达1000$\times10^9$/L以上，分类早期以中性粒细胞稍多，以后以单核细胞为主，糖及氯化物正常，蛋白质轻度升高。部分病例于病初脑脊液检查正常。

（三）血清学检测

1. **特异性IgM抗体测定** 可用作早期诊断。一般在病后3～4天即可出现，脑脊液中最早在病程第2天测到，两周达高峰。

2. **血凝抑制试验** 血凝抑制抗体出现较早，一般在病后4～5天出现，2周达高峰，抗体水平维持数年，可用于临床诊断及流行病学调查。

3. **补体结合试验** 为IgG抗体，多在发病后2周出现，5～6周达高峰，1年后消失。主要用于回顾性诊断或流行病学调查。

（四）病原学检查

1. **病毒分离** 病程第1周内死亡病例的脑组织中可分离到病毒（一般采用小白鼠脑内接种法），但脑脊液和血中不易分离到病毒。

2. **病毒抗原或核酸检测** 采用直接免疫荧光或RT-PCR检测。

三、诊断与鉴别诊断

（一）诊断

1. **流行病学资料** 严格的季节性（7～9月），10岁以下儿童多见。

2. **典型临床表现** 起病急、高热、头痛、呕吐、意识障碍、抽搐、病理征及脑膜刺激征阳性等。

3. **实验室检查** 外周血白细胞及中性粒细胞均增高；脑脊液压力高，细胞数轻度增高，蛋白稍高，糖及氯化物正常；血清特异性IgM或脑脊液抗原检测阳性可作出早期诊断。

（二）鉴别诊断

1. **中毒型菌痢** 本病与乙脑均多发生于夏秋季，10岁以下儿童多见，但起病较乙脑更急，常在发病24小时内迅速出现高热、抽搐、意识障碍和循环衰竭。脑膜刺激征常阴性，脑脊液多正常。肛拭子取便或生理盐水灌肠镜检，可见大量白细胞或脓细胞。

2. **结核性脑膜炎** 无季节性，多有结核病史或接触史。起病缓慢，病程长，脑膜刺激征明显。脑脊液呈毛玻璃样，氯化物与糖降低，蛋白增高明显，放置后可见网状物及薄膜产生，其薄膜涂片或培养可见抗酸杆菌。胸部X片、眼底及结核菌素试验等有助于诊断。

3. **化脓性脑膜炎** 患者脑膜刺激征显著，脑脊液外观混浊，细胞数常在1000$\times10^9$/L以上，中性粒细胞占90%以上，蛋白明显升高，糖明显降低，脑脊液及血液细菌学检查可找到相应的病原菌。脑膜炎球菌所致者，多发生于冬春季，皮肤黏膜常有瘀点、瘀斑。其他化脓菌所致者多可找到原发病灶。

4. **其他病毒性脑炎** 如单纯疱疹病毒、腮腺炎病毒、肠道病毒等均可引起脑炎，临床表现与乙脑相似，鉴别困难。确诊有赖于血清学检查或病毒分离。

四、治疗

目前在病原学治疗方面尚无特效的抗病毒药物，早期可试用利巴韦林、干扰素等。主要是采取积极对症治疗、支持治疗和护理。重点处理好高热、抽搐和呼吸衰竭等危重症候。

（一）隔离及一般治疗

住院隔离，昏迷患者应注意口腔及皮肤清洁，定时翻身、拍背、吸痰，防止继发肺部感染和褥疮发生。昏迷及抽搐患者应设床栏以防坠床，并防止舌被咬伤。注意水及电解质平衡，重症患者应输液，成人每日 1500 ～ 2000mL，小儿每日 50 ～ 80mL/kg，并酌情补充钾盐，纠正酸中毒，但输液量不宜过多，以防脑水肿。

（二）对症治疗

1. 降温 以物理降温为主，药物降温为辅。亚冬眠疗法适于高热伴抽搐者，以氯丙嗪和异丙嗪每次各 0.5 ～ 1mg/kg 肌内注射，或用乙酰普马嗪 0.3 ～ 0.5mg/kg 代替氯丙嗪，每 4 ～ 6 小时 1 次，并配合物理降温。疗程约 3 ～ 5 天。用药过程要密切观察生命体征变化，保持呼吸道通畅。

2. 镇静止痉 包括去除病因及镇静解痉。①高热所致者以降温为主。②脑水肿所致者以脱水降低颅内压为主，可用 20% 甘露醇快速静脉滴注或推注（20 ～ 30 分钟内），每次 1 ～ 2g/kg，根据病情可每 4 ～ 6 小时重复应用一次，同时可合用糖皮质激素、呋噻米、50% 高渗葡萄糖注射液等。③因脑实质病变引起的抽搐，可使用镇静剂，首选地西泮，水合氯醛鼻饲或灌肠，巴比妥钠可用于预防抽搐。

3. 防治呼吸衰竭 积极降温、控制颅内压以防止呼吸衰竭的发生。根据引起呼吸衰竭的原因给予相应的治疗：①氧疗。②由脑水肿所致者应用脱水剂。③中枢性呼吸衰竭可用呼吸兴奋剂，必要时可行气管插管或气管切开，人工辅助呼吸。④呼吸道分泌物梗阻所致者，吸痰和加强翻身引流。并适当用抗菌药物防治细菌感染。为保持呼吸道通畅，必要时可行气管插管或气管切开。⑤改善微循环，减轻脑水肿，可用血管扩张剂，如东莨菪碱，也可用酚妥拉明、山莨菪 碱等。

4. 糖皮质激素的应用 其有抗炎、退热、降低毛细血管通透性和渗出、减轻脑水肿等作用。对于重症患者，可早期、短程应用。

（三）恢复期及后遗症期的治疗

细心护理，防止褥疮和感染的发生；进行功能训练；理疗、针灸、按摩、体疗、高压氧治疗等对智力、语言和运动功能的恢复有一定疗效。

五、预防

以防蚊、灭蚊及预防接种为预防乙脑的关键。

（一）管理传染源

隔离患者和疑似患者至体温正常。加强对家畜的管理，搞好饲养场所的环境卫生，人畜居地分开。流行季节前可对幼猪进行疫苗接种，能有效控制人群乙脑的流行。

（二）切断传播途径

防蚊、灭蚊为主要措施，包括灭越冬蚊和早春蚊，消灭蚊虫孳生地。可用蚊帐、驱蚊剂等防蚊。

（三）保护易感人群

预防接种是保护易感人群的关键措施。目前我国使用的是地鼠肾细胞灭活疫苗和减毒活疫苗。接种对象以 6 ～ 12 个月的婴幼儿为主。

第六节 狂犬病（中医、中西医助理医师均不考）

狂犬病又称恐水病，是由狂犬病毒（Rabies virus）引起的以侵犯中枢神经系统为主的人畜共患急性传染病。

一、病原学

狂犬病毒属弹状病毒科拉沙病毒属。病毒形似子弹，由核衣壳和包膜组成。核衣壳是由单股负链 RNA 及其外面包裹的 N 蛋白构成。狂犬病毒有两种主要抗原。一种为外膜上的糖蛋白，能与乙酰胆碱受体结合，使病毒具有神经毒性，并使体内产生中和抗体及血凝抑制抗体。另一种为内层的核蛋白，可使体内产生补体结合抗体和沉淀素，无保护作用。从患者和病兽体内所分离的病毒称野毒株或街毒株（street virus），其特点是毒力强，经多次兔脑连续传代后成为固定株（fixed virus）。固定株毒力降低，对人和犬失去致病力，但仍然保持其免疫原性，可供制作疫苗。

狂犬病毒易被紫外线、甲醛、70% 乙醇、汞和季胺类化合物（如苯扎溴铵）等灭活。不耐热，40℃ 14 小时或 60℃ 130 分钟可灭活。在冰冻干燥条件下可保存数年。

二、流行病学

（一）传染源

带狂犬病毒的动物是主要传染源，隐性感染的犬、猫等兽类亦有传染性。患者唾液所含病毒量较少，一般来说不是传染源。

（二）传播途径

本病主要通过被患病动物咬伤传播。黏膜也是病毒的重要侵入门户，如眼结膜被病兽唾液玷污、肛门黏膜被狗触舔等。此外，亦有经呼吸道及角膜移植传播的报道。

（三）易感人群

人群普遍易感。被病兽咬伤后是否发病与下列因素有关：①咬伤部位：头、面、颈、手指处被咬伤后发病机会多。②咬伤的严重性：创口深而大者发病率高。③局部处理情况：咬伤后迅速彻底清洗者发病机会少。④及时、全程、足量注射狂犬疫苗和免疫球蛋白者发病率低。⑤被咬伤者免疫功能低下或免疫缺陷者发病机会多。

三、发病机制与病理

发病机制狂犬病病毒经皮肤或黏膜破损处进入机体后，对神经组织有很强的亲和力，沿末梢神经和神经周围间隙的体液进入与咬伤部位相当的背根节和脊髓段，然后沿脊髓上行至脑，并在脑组织中繁殖。

发病机制分为三个阶段：①局部组织内小量繁殖期：病毒自咬伤部位入侵后，在伤口附近肌细胞内缓慢繁殖，约 4 ～ 6 日内侵入周围神经，此时患者可无任何自觉症状。②侵入中枢神经期：病毒沿周围传入神经迅速上行，到达背根神经节后大量繁殖，然后侵入脊髓和中枢神经系统，主要侵犯脑干及小脑等处的神经元，亦可在扩散过程中终止于某部位，形成特殊的临床表现。③从中枢神经向各器官扩散期：病毒自中枢神经再沿传出神经侵入各组织与器官，如唾液腺和舌浆液腺等。由于迷走神经核、舌咽神经核和舌下神经核受损，可以发生呼吸肌、吞咽肌痉挛，出现恐水、呼吸困难、吞咽困难等症状。交感神经受刺激，使唾液分泌和出汗增多。迷走神经节、交感神经节和心脏神经节受损时，可发生心血管系统功能紊乱或猝死。

病理变化主要为急性弥漫性脑脊髓炎，脑膜多正常，脑实质和脊髓充血、水肿及微小出血灶，咬伤部位相应的背根神经节、脊髓段病变一般比较严重，延髓、海马、脑桥、小脑等处受损也较显著。

四、临床表现

潜伏期长短不一，短的 5 日，最长可达 10 年以上，一般 1 ～ 3 个月。儿童、头面部咬伤、伤口深者潜伏期短。此外，与入侵病毒的数量、毒力及宿主的免疫力也有关。典型病例临床表现分为三期。

（一）前驱期

常有发热、头痛、乏力、纳差、恶心、周身不适等症状。对痛、声、风、光等刺激开始敏感，并有咽喉紧缩感。50% ～ 80% 患者伤口部位及其附近有麻木、发痒、刺痛或虫爬、蚁走感，由于病毒刺激周围神经元引起。本期持续 2 ～ 4 日。

（二）急性神经症状期

1. 狂躁型 患者高度兴奋，表现为极度恐惧、恐水、恐风。由于自主神经功能亢进，患者出现大汗流涎，体温可达 40℃以上，心率快，血压升高，瞳孔扩大，但患者神志大多清醒，部分患者可出现精神失常、定向力障碍、幻觉、谵妄等。病程进展很快，多在发作中死于呼吸或循环衰竭。本期持续 1 ～ 3 日。

2. 麻痹型 无典型的兴奋期和恐水表现，而以高热、头痛、呕吐、咬伤处疼痛开始，继而出现肢体软弱、腹胀、共济失调、肌肉瘫痪、大小便失禁等横断性脊髓炎或上升性脊髓麻痹表现。

（三）麻痹期

痉挛减少或停止，患者逐渐安静，出现弛缓性瘫痪，尤以肢体软瘫为多见。呼吸变慢及不整，心搏微弱，神志不清，最终因呼吸麻痹和循环衰竭而死亡。本期持续 6 ～ 18 小时。

本病全程一般不超过 6 日。除上述狂躁型外，尚有以脊髓或延髓病变为主的麻痹型（静型），但较为少见，临床上无兴奋期、无恐水，常见发热、头痛、呕吐、肢体软瘫、腱反射消失、共济失调和大小便失禁，呈横断性脊髓炎或上行性麻痹等症状，最终因瘫痪死亡。

五、实验室检查

（一）血、尿常规

白细胞总数（10～20）$\times10^9$/L 不等，中性粒细胞多在 80% 以上。尿常规可发现轻度蛋白尿，偶见透明管型。

（二）脑脊液

脑脊液压力正常或轻度升高，蛋白稍升高，细胞数低于 200×10^6/L，以淋巴细胞为主，糖和氯化物正常。

（三）病原学检查

用患者唾液、脑脊液或死后脑组织混悬液接种动物，分离病毒；用死者脑组织印压涂片或做病理切片，用染色镜检及直接免疫荧光法检查内基小体，阳性率为 70%～80%；用 RT-PCR 检测狂犬病毒核酸；取角膜印片或有神经元纤维的皮肤切片，用免疫荧光抗体染色检查狂犬病毒抗原。以上任一项阳性时可确诊。

（四）病毒抗体检测

可采用间接免疫荧光法进行检测，缺少早期诊断价值，主要用于流行病学调查或证实狂犬病诊断。

六、诊断与鉴别诊断

（一）诊断

根据患者过去被病兽或可疑病兽咬伤、抓伤史及典型的临床症状，如恐水、恐风、咽喉肌痉挛等，即可作出临床诊断。但在疾病早期，儿童及咬伤不明确者易误诊。确诊有赖于病原学检测或尸检发现脑组织内基小体。

（二）鉴别诊断

本病应与病毒性脑炎、破伤风、吉兰－巴雷综合征、脊髓灰质炎等疾病相鉴别，流行病学资料和特殊症状是鉴别要点。

七、治疗

狂犬病是所有传染病中最凶险的疾病，一旦发病，预后极差。目前无特效治疗方法，强调在咬伤后及时预防性治疗，对发病者以对症综合治疗为主。呼吸衰竭是死亡的主要原因，必要时采用气管切开、人工呼吸机等措施维持呼吸，纠正呼吸衰竭。

八、预防

（一）管理传染源

管理和免疫家犬，捕杀野犬，对进出口动物检疫，焚毁或深埋病兽尸体。

（二）伤口处理

被咬伤者要及时处理伤口。在咬伤的当时，先局部挤压、针刺使其尽量出血，再用 20% 肥皂水充分冲洗创口，后用 5% 碘酊反复涂拭。除非伤及大血管需紧急止血外，伤口一般不予缝合或包扎，以便排血引流。如有抗狂犬病免疫球蛋白或免疫血清，则在伤口底部和周围行局部浸润注射。此外，要注意预防破伤风及细菌感染。

（三）预防接种

疫苗接种可用于暴露后预防，也可用于暴露前预防。

免疫球蛋白注射常用马或人源性抗狂犬病毒免疫球蛋白和免疫血清，以人狂犬免疫球蛋白（HRIG）为佳，按 20IU/kg 计算，特别严重的可加倍，总量的一半在创伤处作浸润性注射，剩余剂量在臂部作肌肉注射。过敏者可以脱敏注射。

第七节　艾滋病

艾滋病是获得性免疫缺陷综合征（AIDS）的简称，是由人免疫缺陷病毒（Human

Immunodeficiency Virus，HIV）引起的以侵犯辅助性 T 淋巴细胞为主，造成细胞免疫功能缺损为基本特征的传染性疾病。

一、病原学

HIV 为 RNA 病毒，属于反转录病毒科慢病毒属，HIV 进入人体后可刺激机体产生抗体，但中和抗体少；作用极弱。血清同时存在抗体和病毒时仍有传染性。HIV 主要感染 CD+4T 细胞，也感染单核－吞噬细胞、小神经胶质细胞和骨髓干细胞等，有嗜淋巴细胞性和嗜神经性。HIV 对热敏感，对甲醛、紫外线和 γ 射线不敏感。56℃ 30 分钟能使 HIV 在体外对人的 T 淋巴细胞失去感染性；100℃ 20 分钟能使 HIV 完全灭活；75% 乙醇、0.2% 次氯酸钠、2% 戊二醛及 0.1% 漂白粉 5 ～ 10 分钟能使 HIV 灭活。

二、流行病学

（一）传染源

艾滋病患者和无症状 HIV 感染者是本病的传染源。

（二）传播途径

1. 性接触传播 是主要的传播途径，包括同性、异性和双性性接触。病毒可通过性接触摩擦引起的细微破损进入机体。

2. 血液及血制品传播 血液中 HIV 含量最高，被输入 HIV 污染的血液或血制品、共用针具静脉注射毒品、介入性医疗操作、文身等可被感染。

3. 母婴传播 HIV 可通过胎盘、产程中及产后血性分泌物、哺乳等传给婴儿。有 11% ～ 60% 的 HIV 阳性孕妇有母婴传播风险。

握手、拥抱、礼节性亲吻、同吃同饮等日常接触不会传播 HIV。

（三）易感人群

人群普遍易感，15 ～ 49 岁为主要发病年龄。儿童、妇女和老年人感染率呈逐年上升趋势。高危人群包括男同性恋者、静脉注射吸毒者、性工作者、性乱者、血友病等多次接受输血或血制品者、器官移植者和非法供血者等。

（四）流行特征

目前世界各大洲均有本病流行。

三、临床表现

（一）急性期

平均为 1 ～ 2 周，以发热最为常见，可伴有头痛、咽痛、恶心、呕吐、腹泻、皮疹、关节痛、淋巴结肿大以及神经系统症状。

（二）无症状期

临床无明显症状，但血中可检出病毒及抗体。有传染性，可持续 2 ～ 10 年或更久。

（三）艾滋病期

为感染 HIV 后的最终阶段。

1.HIV 相关症状 主要表现为持续 1 个月以上的发热、盗汗、腹泻，体重减轻 10% 以上。部分患者可表现为神经精神症状，如记忆力减退、表情淡漠、性格改变、头痛、癫痫及痴呆等，另外还可出现持续性全身性淋巴结肿大。

2. 各种机会性感染

（1）呼吸系统　卡氏肺孢子菌肺炎最为常见。

（2）中枢神经系统。

（3）消化系统　肠道隐孢子虫感染较为常见。

（4）口腔　鹅口疮，牙龈炎。

（5）眼部　可见巨细胞病毒性和弓形体性视网膜炎。

（6）皮肤　可见带状疱疹、传染性软疣、尖锐湿疣。

3. 肿瘤 卡波西肉瘤是艾滋病患者最常见的肿瘤。

四、实验室检查

（一）常规检查

白细胞计数降低。尿蛋白常阳性。血清转氨酶、肌酐、尿素氮可升高。

（二）免疫学检查

T淋巴细胞绝对计数下降；CD_4^+T淋巴细胞减少，$CD_4^+/CD_8^+ < 1.0$；链激酶、植物血凝素等迟发型变态反应性皮试常阴性。

（三）病原学检测

1. **抗体检测** 包括筛查试验和确认试验。

2. **抗原检测** 用ELISA法测血清p24抗原。

3. **病毒载量测定** 检测HIV-RNA。

4. **蛋白质芯片**

五、诊断

1. **急性期** 有流行病学史和相关临床表现，结合实验室HIV抗体由阴性转为阳性即可诊断，或仅实验室检查HIV抗体由阴性转为阳性即可诊断。

2. **无症状期** 有流行病学史，HIV抗体阳性，或仅实验室检查HIV抗体阳性即可诊断。

3. **艾滋病期** 有流行病学史，实验室检查HIV抗体阳性，加下述各项中的任何一项即可诊断：（1）原因不明的不规则发热，体温高于38℃持续1个月以上。（2）慢灶腹泻（每日＞3次）持续1个月以上。（3）体重在6个月内下降10%以上。（4）反复发作的口腔念珠菌感染。（5）反复发作的单纯的疱疹病毒、带状疱疹病毒感染。（6）卡氏肺孢子菌肺炎。（7）反复发生的细菌性肺炎。（8）活动性结核或非结核分枝杆菌病。（9）深部真菌感染。（10）中枢神经系统占位性病变。（11）中青年人出现痴呆。（12）活动性巨细胞病毒感染。（13）弓形体病。（14）马尔尼菲青霉菌感染。（15）反复发生的败血症。（16）皮肤黏膜或内脏的卡波西肉瘤、淋巴瘤。另外$CD4^+$T淋巴细胞计数＜200个/ul，也可诊断为艾滋病。

六、治疗

（一）一般治疗

输血及营养支持疗法。补充维生素特别是B_{12}和叶酸。进行性消瘦者用乙酸甲地孕酮，能刺激食欲。可辅以心理治疗。

（二）抗病毒治疗

1. **核苷类反转录酶抑制剂** 选择性抑制HIV反转录酶，掺入正在延长的DNA链中，使DNA链的延长终止。

2. **非核苷类反转录酶抑制剂** 作用于HIV反转录酶某位点，使其失去活性而抑制HIV的复制。

3. **蛋白酶抑制剂** 主要作用是抑制蛋白酶，阻断HIV复制和成熟过程中必需的蛋白质合成。

（三）免疫治疗

基因重组白细胞介素-2（IL-2）与抗病毒药物同时应用。

（四）并发症的治疗

1. **卡氏肺孢子菌肺炎** 复方磺胺甲恶唑。

2. **结核病** 常规抗结核治疗。

3. **鸟分枝杆菌感染** 克拉霉素，阿奇霉素。

4. **弓形脑虫病** 应用乙胺嘧啶加磺胺嘧啶。

5. **真菌感染** 常见的真菌感染为念珠茵感染和新型隐球菌感染。

6. **病毒感染** 应用泛西洛韦或阿昔洛韦。

7. **卡氏肉瘤** 抗病毒治疗同时联合α干扰素。

（五）支持及对症治疗

包括输血及营养支持治疗，补充维生素等。

（六）预防性治疗

CD4^{+}T 淋巴细胞细胞＜0.2×10^{9}/L 者，应用喷他脒 300mg 每雾化吸入 1 次，或服 SMZ/TMP，可预防卡氏肺孢子菌肺炎。

七、预防

（一）管理传染源

做好疫情报告工作，积极开展抗艾滋病病毒治疗，对高危人群进行普查，患者的血、排泄物和分泌物应进行消毒，加强国境检疫。

（二）切断传播途径

加强宣传教育，加强血液制品管理。推广使用一次性注射器。严格消毒医疗器械。提倡高危人群使用安全套。注意对 HIV 感染孕妇的产科干预防治。不共用牙具、剃须刀等。

（三）保护易感人群

目前尚无成功应用于易感者的疫苗。

第八节 严重急性呼吸综合征（中医、中西医助理医师均不考）

严重急性呼吸综合征（SARS），我国称为传染性非典型肺炎，是由 SARS 冠状病毒（SARS-CoV）感染引起的一种急性呼吸系统传染病。临床以发热、头痛、乏力、肌肉酸痛、干咳、胸闷、呼吸困难等为主要表现，重症病例可迅速发展成为急性呼吸窘迫综合征（ARDS），甚至多班器功能衰竭（MODS）而死亡。

一、病原学

SARS-CoV 是一种新型冠状病毒，为单股正链 RNA。SARS-CoV 能在 Veno 细胞、狗肾细胞人胚肾细胞人胚肺细胞、人横纹肌肿细胞等细胞系中培养繁殖。

SARS-CoV 的抵抗力和稳定性要强于其他人类冠状病毒。病毒对温度敏感，随温度升高抵抗力下降，37℃可存活 4 日，75℃加热 30 分钟可被灭活。紫外线照射 60 分钟可杀死病毒。病毒对有机溶剂如乙、75%乙醇及含氯消毒剂等敏感。

二、流行病学

（一）传染源

SARS 患者是最主要的传染源。急性期患者呼吸道分泌物及肠道排泄物含有大量病毒，持续高热、频繁咳嗽、出现 ARDS 时传染性较强。老年人、患有其他脏器慢性基础性疾病的患者感染 SARS-CoV 后易成为超级传播者。隐性感染者作为传染源的意义尚不清楚。研究表明果子狸、狸猫、貉等动物体内可分离出与 SARS-CoV 基因序列高度同源的冠状病毒，提示这些动物可能是 SARS-CoV 的储存宿主和本病的传染源，但有待进一步证实。

（二）传播途径

1. **呼吸道传播** 近距离的飞沫传播是主要传播途径。易感者吸入悬浮在空气中含有 SARS-CoV 的气溶胶是另一种呼吸道传播方式。

2. **接触传播** 通过直接接触患者的呼吸道分泌物、消化道排泄物或其他体液，或间接接触被污染的物品，亦可导致感染。

3. **其他** 患者粪便中的病毒经建筑物的污水排放系统和排气系统造成环境污染，可能引起局部流行。虽然急性期患者有短暂的病毒血症，粪便中可检出病毒 RNA，但 SARS 通过血液或消化道传播尚无案例支持。

（三）易感人群

人群普遍易感。发病者以青壮年居多，儿童和老人少见。SARS 患者的密切接触者如家庭成员、医务人员是 SARS 的高危人群。从事 SARS-CoV 相关实验室操作的工作人员在一定条件下也是高危人群。患者康复后无再次发病的报告。

（四）流行特征

2002年11月16日，SARS首例患者出现在广东省佛山市，2003年1月底SARS开始在广州流行，随后传播到山西、北京、河北、内蒙古、天津等地。2003年2月下旬开始在香港流行，随后迅速波及越南、加拿大、新加坡、中国台湾等地。2003年7月5日WHO宣布全球首次SARS流行结束。全球共有29个国家和地区报告SARS临床诊断病例8096例，其中北京与广东发病人数4033例，占内地总病例数的75.7%。本次流行结束后，在新加坡以及中国台湾、北京陆续出现SARS实验室感染病例。2004年初广东省又报告4例SARS散发病例。此次流行发生于冬末春初，主要发生于人口密集的大城市，农村地区病例甚少；有明显的家庭、医院及居民楼聚集现象；以青壮年（20～49岁）为主，儿童发病率低于成人。

三、临床表现

潜伏期通常限于2周之内，一般2～10日。典型患者病程通常分为三期。

（一）早期

病初的1～7日。起病急，以发热为首发症状，体温一般大于38℃，可伴有头痛、肌肉及关节酸痛、乏力等；部分患者可有干咳、胸痛、腹泻等症状；常无上呼吸道卡他症状。发病3～7日后出现下呼吸道症状，多为干咳、少痰，偶有血丝痰；可有胸闷，肺部体征不明显。

（二）进展期

发病8～14日，病情达到高峰，发热、乏力等感染中毒症状加重，并出现频繁咳嗽、活动则气喘、心悸胸闷、呼吸困难，肺实变体征进一步加重，易继发呼吸道感染。少数患者出现ARDS而危及生命。

（三）恢复期

病程的2～3周后，发热渐退，其他症状与体征减轻乃至消失。肺部炎症的吸收和恢复较缓慢，体温正常后仍需要2周左右才能完全吸收恢复正常。

四、实验室检查及其他检查

（一）血常规

病程初期到中期白细胞计数正常或下降，淋巴细胞计数绝对值常减少，且呈逐步减低趋势。

（二）血液生化检查

血清丙氨酸转氨酶、天冬氨酸转氮酶、乳酸脱氢酶、肌酸激酶不同程度的增高，血气分析可见血氧饱和度降低。

（三）血清学检查

特异性1gM抗体阳性，或特异性gG由急性期到恢复期血清抗体滴度升高4倍及以上，提示为近期感染。

（四）分子生物学检查

以反转录聚合酶链反应（RT-PCR）检测患者呼吸道分泌物、血液、便等标本中SARS-CoV-RNA。用于病毒感染的早期诊断及疑似感染者的确诊。

（五）细胞培养分离病毒

将患者呼吸道分泌物、血液或粪便等标本接种到Vero细胞中进行培养，分离到病毒后用RT-PCR或免疫荧光法进行鉴定。

（六）影像学检查

早期胸部X线可见肺部不同程度的片状、斑片状磨玻璃密度影，少数为肺实变影。胸部CT检查可见肺局灶性实变，毛玻璃样改变最多见。起病初期常呈单灶改变，短期内病灶迅速增多，常累及双肺或单肺多叶。部分患者进展迅速，呈大片状阴影。双肺周边区域累及较为常见。

早期X线胸片可能正常，1～2日后应复查。肺部阴影吸收、消散较慢，阴影改变程度范围可与症状体征不一致。

五、诊断与鉴别诊断

（一）诊断

1. 流行病学资料

（1）与 SARS 患者有密切接触史，或属受传染的群体发病者之一，或有明确传染他人的证据。

（2）发病前 2 周内曾到过或居住于报告有 SARS 患者并出现继发感染疫情的区域。

2. 症状与体征 起病急，以发热为首发症状，体温一般大于 38℃，可伴有头痛、肌肉及关节酸痛、乏力、腹污等；常无上呼吸道卡他症状。可有咳嗽，多为干咳、少痰，偶有血丝痰；可有胸网，肺部体征不明显。部分患者可少许湿啰音或有肺实变体征。

3. 实验室检查 外周血白细胞计数正常或降低；常有淋巴细胞计数减少。

4. 影像学检查 胸部 X 线或 CT 检查，基本影像表现为肺部磨玻璃密度影和肺实变影。双肺周边区域累及常见。

5. 病原学检查 血清 SARS-CoV 特异性 M 抗体阳性，或特异性 IgG 抗体急性期和恢复期抗体滴度升高 4 倍或以上，呼吸道分泌物、血液、粪便等标本中 SARS-CoV-RNA 阳性或分离出 SARS-CoV，可作为确诊的依据。阴性结果尚不能作为排除本病的依据。

（二）鉴别诊断

在作出 SARS 诊断前，临床上要注意排除能够引起类似临床表现的疾病，如上呼吸道感染、流行性感冒、其他病原体（病毒、细菌、支原体、衣原体、真菌等）引起的肺炎、肺结核、肺部肿瘤、非感染性间质性肺疾患、肺水肿、肺不张、肺栓塞、肺嗜酸性粒细胞浸润症、肺血管炎等多种疾患。

六、治疗

（一）一般治疗与病情监测

卧床休息，居室保持空气流通。加强营养支持，注意水电解质、酸碱平衡。

密切观察病情变化，根据病情需要，监测血氧饱和度或动脉血气分析、血象、胸片及肝肾功能、心肌酶谱等。出现气促或 $PaO_2 < 70mHg$ 或 $SpO_2 < 93\%$ 给予持续鼻导管或面罩吸氧。

（二）对症治疗

1. 发热＞ 38.5℃者，可给予物理降温，如冰敷、酒精擦浴等，并酌情使用解热镇痛药。
2. 咳嗽、咳痰者可给予镇咳、祛痰药。
3. 有心、肝、肾等器官功能损害者，应做相应的处理。

（三）糖皮质激素的使用

具有以下指征之一者可考虑应用：①有严重的中毒症状，持续高热不退，经对症治疗 5 日以上最高体温仍超过 39℃；② X 线胸片显示多发或大片阴影，进展迅速，48 小时之内病灶面积增大＞ 50% 且在正位胸片上占双肺总面积的 1/4 以上；③达到急性肺损伤或出现 ARDS。

一般成人剂量相当于甲泼尼龙 2 ～ 4mg/（kg·d），具体剂量及疗程根据病情调整，病情改善应及时减量或停用，一般不超过 4 周。不宜过大剂量或过长疗程使用，并注意糖皮质激素不良反应的处理。

（四）抗菌药物的使用

主要用于治疗和控制继发细菌或真菌感染。鉴于 SARS 常与社区获得性肺炎（CAP）相混滑，在诊断不清时可选用氟喹诺酮类或 β－内酰胺类联合大环内酯类药物试验治疗。

（五）抗病毒治疗

目前尚无针对 SARS-CoV 的特异性抗病毒药物。早期可试用蛋白酶抑制剂类药物洛匹那韦（lopinavir）及利托那韦（ ritonavir）等。

（六）免疫增强剂的使用

胸腺肽、静脉用丙种球蛋白等非特异性免疫增强剂对 SARS 的疗效尚未肯定，不推荐常规使用。恢复期患者血清的临床疗效和风险尚有待评估。

（七）重症 SARS 的治疗原则

严密动态观察，加强监护，及时给予呼吸支持，如使用无创正压通气或有创机械通气治疗。合理使用糖皮质激素，加强营养支持和器官功能保护，注意水、电解质和酸碱平衡，预防和治疗继发感染，及时处理合并症。发展成 ARDS 或 MODS 时，参照相关章节治疗。

（八）中医药治疗

本病属于中医学瘟疫、热病的范畴，其基本病机为邪毒肺、湿痰瘀阻、肺气郁闭、气阴亏虚。治疗原则是早预防、早治疗、重祛邪、早扶正、防传变。应根据患者病程及病情的不同辨证使用中药汤剂或（和）中成药。

七、预防

（一）控制传染源

1. **疫情报告** 《中华人民共和国传染病防治法》将 SARS 列入法定传染病种的乙类，但按甲类传染病进行管理。发现或怀疑本病时应尽快向属地卫生防疫机构报告，做到早发现、早报告、早隔离、早治疗。

2. **隔离治疗患者** 对临床诊断病例和疑似诊断病例应在指定的医院按呼吸道传染病分别进行隔离观察和治疗。同时具备下列三个条件方可考虑出院：①体温正常 7 日以上；②呼吸系统症状明显改善；③ X 线胸片有明显吸收。

3. **隔离观察密切接触者** 对医学观察病例和密切接触者，在指定的地点或家中进行医学观察，检疫期一般为 14 日。

（二）切断传播途径

（三）保护易感人群

目前尚无有效的预防药物可供选择。SARS-CoV 疫苗正在研制中，已进入临床试验阶段。

第三单元　细菌感染性疾病

第一节　伤寒与副伤寒

伤寒是由伤寒杆菌经消化道传播引起的急性传染病。

一、病原学

伤寒杆菌属沙门菌属 D 组，革兰染色阴性，含有菌体 O、鞭毛 H、表面 Vi 抗原。O 抗原和 H 抗原的抗原性较强，可刺激机体产生相应的抗体，临床可用于血清凝集试验（肥达反应）；Vi 抗原的抗原性较弱，随伤寒杆菌的清除其抗体也随之消失，可用于慢性带菌者的调查及疗效评价。伤寒杆菌可产生内毒素，是伤寒发病的重要因素。伤寒杆菌能在普通培养基上生长，在含有胆汁的培养基上生长更好。

伤寒杆菌在自然界中的生存力较强，在自然水中可存活 2 ～ 3 周，在粪便中能存活 1 ～ 2 个月。耐低温，在冰冻环境中可存活数月。对光、热、干燥的抵抗力较弱。加热 60℃ 15 分钟或煮沸后即刻死亡。对常用化学消毒剂敏感。

二、流行病学

（一）传染源

患者和带菌者是本病传染源。患者自潜伏期开始即有传染性，病后 2 ～ 4 周传染性最强。少数患者病后可成为长期带菌者，持续带菌超过 3 个月者称为慢性带菌者。

（二）传播途径

经粪 - 口途径传播。病菌常随被粪便污染的食物和水进入体内，卫生条件差的地区还可通过污染的手、苍蝇或其他昆虫（如蟑螂等）传播。散发流行多经日常生活接触传播。

（三）易感人群

人群普遍易感，病后可获得持久免疫力。

（四）流行特征

全年均可有散发，夏秋季高发。

三、临床表现

潜伏期 2 ～ 30 日，平均 1 ～ 2 周。

（一）典型伤寒

1. **初期** 病程第 1 周。缓慢起病，发热是最早出现的症状，体温呈弛张热型，逐渐上升，于 5 ～ 7

日内达39℃或以上。常伴有头痛、全身不适、乏力、食欲减退、腹部不适等症。部分患者出现便秘或腹泻。病程第一周末脾肝可及。

2. 极期 病程第2～3周。

（1）发热 高热持续性高热达39℃～40℃，多为稽留热型。

（2）神经系统表现 呈特殊的中毒面容，表情淡漠、反应迟钝、听力减退，重者可有谵妄、抓空、昏迷或出现脑膜刺激征（虚性脑膜炎）。

（3）消化系统表现 食欲不振，腹部不适或腹胀、便秘或腹泻，可有便血，腹部压痛，以右下腹明显。

（4）循环系统表现 可有相对缓脉、重脉。病情严重者可有脉搏细速、血压下降、循环衰竭等表现。

（5）肝脾大 多数患者于起病1周左右可有脾大，质软或有轻压痛。部分患者肝脏亦大，重者可出现黄疸、肝功能异常。

（6）玫瑰疹 于病程的6～8日，部分患者皮肤可分批出现散在的、数量不多的淡红色的小斑丘疹（玫瑰疹），直径2～4mm，压之褪色。主要分布于胸及上腹部，偶见于背部和四肢，2～4日内消失。

3. 缓解期 相当于病程第4周。体温波动性下降，食欲逐渐好转，腹胀逐渐消失。本期仍有肠出血或肠穿孔的危险。

4. 恢复期 病程第5周。体温已恢复正常，症状和体征消失，食欲好转，常有饥饿感。约需1个月左右康复。

（二）其他临床类型

1. 轻型 症状较轻，体温多在38℃左右，病程短，1～2周即可痊愈。多见于儿童、早期接受抗菌治疗或接种过伤寒菌苗者。

2. 迁延型 起病与典型伤寒相同，由于机体免疫功能低下，发热持续时间长，热程可达5周以上。常见于合并有慢性血吸虫病或慢性肝炎等患者，热程可达数月之久。

3. 逍遥型 发热及毒血症症状轻微，可照常工作。部分患者因肠出血或肠穿孔就医始被发现。

4. 暴发型（重型） 起病急，进展迅速，病情重。表现为突发超高热或体温不升，中毒症状重，血压下降，常并发中毒性脑病、中毒性心肌炎、中毒性肝炎、休克、DIC、肠麻痹等，皮疹多显著。预后凶险。

（三）特殊伤寒

1. 复发 患者进入恢复期，体温正常1～3周后，发热等临床症状再度出现，称为复发。不论是再燃还是复发，都是病灶内伤寒杆菌未被完全消灭，当机体免疫力不足时再度繁殖所致，此时血培养可阳性。多见于抗菌疗程不足者。

2. 再燃 伤寒缓解期患者，体温开始下降，但尚未降到正常时，又再度升高，称再燃。病程进入缓解期，体温接近正常时又重新上升，伤寒其他临床表现可渡加剧。一般持续时间约5～7天。

四、并发症

常见并发症有肠出血、肠穿孔、中毒性肝炎、中毒性心肌炎、肺炎、胆囊炎、骨髓、肾盂肾炎。

五、实验室检查

（一）常规检查

1. 血常规 白细胞偏低或正常，粒细胞减少，嗜酸性粒细胞减少或消失对诊断及观察病情都有价值，血小板也可减少。

2. 尿常规 极期可出现尿蛋白及管型。

3. 粪便常规 在肠出血时有血便或潜血试验阳性。

（二）细菌学检查

细菌培养是确诊伤寒的主要手段。

1. 血培养 病程第1周阳性率最高，以后逐渐下降。

2. 骨髓培养 较血培养阳性率更高，可达90%以上，其阳性率受病程及使用抗菌药的影响较小，已开始抗菌治疗者仍可获阳性结果。

3. **粪便培养** 整个病程中均可阳性，第 3 ～ 4 周阳性率最高。

4. **尿培养** 病程第 3 ～ 4 周阳性率较高。

（三）血清学检查

1. **肥达反应** 所用的抗原有伤寒杆菌的 O 抗原、H 抗原、副寒甲、乙、丙的鞭毛抗原 5 种。测定患者血清中相应抗体的凝集效价，对伤寒有辅助诊断价值。常在病程第 1 周末出现阳性，其效价随病程的演变而递增，第 4 ～ 5 周达高峰。至恢复期应有 4 倍以上升高。分析肥达反应结果时应注意以下几点：

（1）通常抗体 O 的效价在 1 ∶ 80 以上，H 效价在 1 ∶ 160 以上，才有诊断价值。

（2）应多次重复检查，一般每周检查 1 次，如凝集效价逐次递增，则其诊断意义更大。

（3）接受伤寒、副伤寒菌苗预防接种后，在患其他发热性疾病时，可出现回忆反应，仅有 H 抗体效价增高，而 O 抗体效价不高。而在发病早期，可仅有 O 抗体效价的增高，H 抗体效价不高。

（4）伤寒与副伤寒甲、乙杆菌有部分共同的 O 抗原，因此，O 抗体效价增高，只能推断为伤寒类感染，而不能区别伤寒或副伤寒，诊断时需依鞭毛 H 抗体效价而定。

（5）有少数伤寒患有肥达反应始终呈阴性，不能除外伤寒。

（6）Vi 抗体的检测一般用于慢性带菌者的流行病学调查。

2. **其他** 免疫学验检测血清或尿中伤寒抗原或血清中特异性抗体工创，对伤寒的早期诊断有意义。

六、诊断与鉴别诊断

（一）诊断

确诊依据是检出伤寒杆菌。早期以血培养为主，后期则可考虑作骨髓培养。

1. **流行病学特点**

2. **特征性临床表现** 见持续性发热、特殊中毒面容、相对缓脉、玫瑰疹、肝脾大等典型表现，出现肠出血和肠穿孔等并发症，均高度提示伤寒的可能。

3. **实验室检查** 血和骨髓培养阳性有确诊意义。外周血白细胞数减少、淋巴细胞比例相对增多，嗜酸性粒细胞减少或消失。肥达反应阳性有辅助诊断意义。

（二）鉴别诊断

1. **病毒性上呼吸道感染** 病毒感染起病较急，常伴有明显上呼吸道症状或肠道症状，多无特殊中毒面容、玫瑰疹、相对缓脉等伤寒特征性表现，肥达反应及细菌培养均阴性。

2. **斑疹伤寒** 流行性斑疹伤寒多见于冬春季，地方性斑疹伤寒多见于夏秋季。一般起病较急，脉搏快，多有明显头痛。第 5 ～ 6 病日出现皮疹，数量多，且可有出血性皮疹。外斐反应阳性。治疗后退热快。

3. **败血症** 常有胆道、泌尿道、肠道等处原发感染病灶，热型多不规则或为弛张热，中性粒细胞常增高及核左移，血培养可分离出相应致病菌。

4. **血型播散型肺结核** 患者多有结核病史或与结核病患者密切接触史。发热不规则，常伴盗汗、脉搏增快、呼吸急促等。发病 2 周后 X 线胸片检查可见双肺有弥漫的细小粟粒状病灶。

七、治疗

（一）一般治疗

1. **隔离与休息** 给予消化道隔离，发热期患者必须卧床休息。

2. **营养与饮食** 给予高热量、高维生素、易消化的无渣饮食。退热后，食欲增强时，仍应继续进食一段时间无渣饮食，以防诱发肠出血和肠穿孔。注意维持水、电解质平衡。

（二）对症治疗

1. **高热** 适当应用物理降温，慎用解热镇痛类药，以免虚脱。

2. **便秘** 可用开塞露或用生理盐水低压灌肠，禁用泻剂和高压灌肠。

3. **腹胀** 可用松节油腹部热敷及肛管排气，禁用新斯的明类药物。

4. **严重毒血症** 激素的应用高热患者如无禁忌，可在足量有效抗菌治疗下短期使用糖皮质激素，疗程 14 日。

（三）抗菌治疗

1. **氟喹诺酮类** 用作首选，抗菌谱广，杀菌作用强，口服吸收完全，体内分布广，汁浓度高，副作用少，不易产生耐药，儿童及孕妇慎用或忌用。

2. **头孢菌素类** 以第二、三代头孢菌素效果较好，常用于耐药菌株的治疗及老年伤和儿童伤寒的治疗。是儿童和孕妇的首选药。

3. **氯霉素** 氯霉素可用于非耐药菌株伤寒的治疗。现已较少使用。

4. **其他** 氨苄西林、阿莫西林等。

（四）并发症的治疗

1. **肠出血** 禁食，使用止血剂，根据出血量输入新鲜血液。大量出血内科治疗无效，可考虑手术。

2. **肠穿孔** 禁食，胃肠减压，加强抗菌药物治疗，控制腹膜炎。及时手术治疗。

八、预防

（一）控制传染源

及时发现、早期诊断、隔离并治疗患者和带菌者，隔离期应自发病日起至临床症状全消失 15 日为止，或停药后连续大便培养 2 次（每周 1 次）阴性方可出院。对带菌者应彻底治疗。

（二）切断传播途径

是预防伤寒的关键措施。搞好“三管一灭”（管理饮食、水源、粪 便，消灭苍蝇），养成良好的个人卫生习惯。

（三）保护易感人群

对高危人群可进行预防接种。常用伤寒、副伤寒甲、乙三联疫苗。

第二节 霍 乱

霍乱是由霍乱弧菌引起的烈性肠道传染病，为国际检疫传染病，我国法定管理传染病种的甲类传染病。

一、病原学

霍乱弧菌属弧菌科弧菌属，菌体短小稍弯曲，呈弧形或逗点状，革兰染色阴性，无芽孢和荚膜，运动极活泼。霍乱弧菌含有菌体（O）抗原和鞭毛（H）抗原。据 O 抗原的抗原性不同可将其分为 200 个以上的血清型。目前全球流行的霍乱主要由埃尔托生物型引起。（分群见表）

根据菌体 O 抗原不同，霍乱弧菌分为三群

O_1 群霍乱弧菌	包括古典生物型及埃尔托生物型，是霍乱的主要病原菌。
非 O_1 群霍乱弧菌	鞭毛抗原与 O_1 群相同，而 O 抗原不同。O_2 ～ O_{138}，1992 年发现新血清型，命名为 O_{1390} 霍乱弧菌，可产生肠毒素致流行性腹泻。
不典型 O_1 群霍乱弧菌	可被多价 O，群血清所凝集，但在体内外均不产生肠毒素，没有致病性。

古典生物型对外环境抵抗力较弱，埃尔托生物型抵抗 7J 较强。霍乱弧菌对热、干燥、剑光、化学消毒剂和酸都很敏感，耐低温。在正常胃酸中能存活 4 分钟。

二、流行病学

（一）传染源

患者和带菌者是传染源。

（二）传播途径

主要经粪 - 口途径传播。水源被污染后易引起局部暴发。

（三）易感人群

人群普遍易感。感染后肠道局部免疫和体液免疫的联合作用可产生一定的免疫力，但持续时间短，可再次感染。

（四）流行特征

以沿海地带为主。流行方式有暴发及迁延散发两种，前者常为经水或食物传播引起，多见于新疫区，而后者多发生在老疫区。

三、临床表现

潜伏期数小时至5天。

（一）临床分期

1. **泻吐期** 多以剧烈腹泻开始，病初大便尚有粪质，迅速成为黄色水样便或米泔水样便，无粪臭，每日可达数十次，甚至失禁。一般无发热和腹痛（O139群除外），无里急后重。呕吐多在腹泻数次后出现，常呈喷射状。

2. **脱水期** 由于频繁的腹泻和呕吐，大量水和电解质丧失，患者迅速出现脱水和循环衰竭。表情淡漠，或烦躁不安，甚至昏迷。声音嘶哑、眼窝凹陷、口唇干燥、皮肤弹性差或消失、手指皱瘪，脉搏细速或不能触及，血压降低或休克，少尿或无尿。酸中毒者可呈深大呼吸（Kussmaul 呼吸）。低钠可引起肌肉痉挛，多见于腓肠肌和腹直肌。低血钾可致肠胀气，心律失常，肌张力减弱，腱反射减弱或消失等。此期一般为数小时至1～2日。

3. **恢复（反应）期** 脱水纠正后，多数症状逐渐消失。约1/3患者有反应性发热。发热持续1～3天后自行消退。

（二）临床分型

临床上根据脱水程度等可分为轻型、中型、重型、中毒型四型，以轻型常见。

霍乱临床分型

临床表现	轻型	中型	重型
脱水程度	小于50%	5%～10%	10%以上
精神状态	尚好	呆滞不安	烦躁或静卧不动
声音嘶哑	无	轻度	嘶哑或难以发音
皮肤	稍干，弹性略差	干燥，缺乏弹性	弹性消失
发绀	无	有	明显
口唇	稍干	干燥	极度干燥
眼窝、囟门	稍陷	明显	深陷、目闭不紧
指纹痉挛	无	有	干瘪
肌肉痉挛	无	有	明显
脉搏	正常	细数	弱而无力或无
血压	正常	12～9.33kPa	低于9.33kPa或0
尿量	略减少	小于500ml/d	极少或无
血浆比重	1.025～1.030	1.031～1.040	大于1.40

中毒性（干性）霍乱甚为罕见，起病急骤，不待出现泻吐症状即可因周围循环衰竭而死亡。

四、实验室检查

（一）一般检查

1. **血常规** 血红细胞、白细胞和血红蛋白均增高。
2. **尿常规** 可有少量蛋白、红白细胞及管型，尿比重可增加。
3. **血生化检测** 血清尿素氮、肌酐升高；钠、氯化物和碳酸氢盐降低，血pH下降。

（二）血清学检查

抗菌抗体中的抗凝集素抗体在病后第5日出现，1～3周达高峰。若双份血清抗凝集素抗体滴度增长4倍以上，有诊断意义。主要用于流行病学调查、回顾性诊断或粪便培养阴性可疑患者的诊断。

五、诊断

（一）诊断

有下列3项之一者即可确诊。

（1）有腹泻症状，粪便培养霍乱弧菌阳性者。

（2）流行期间的疫区内，凡具有典型症状，粪便培养阴性但无其他原因可查者；或在流行期间的疫区内有腹泻症状，双份血清抗体效价测定血清凝集试验呈 4 倍以上增长或杀弧菌抗体测定呈 8 倍以上增长者。

（3）在疫区检疫中，首次粪便培养阳性前后各 5 天内有腹泻症状者。

（二）疑似病例

具有下列 2 项之一者应按疑似病例处理

（1）有典型症状的首发病例。病原学检查尚来肯定之前。

（2）流行期间有明确接触史，出现腹泻症状而无其他原因可查者。

疑似病例未确诊之前按霍乱处理，大便培养每日 1 次，连续 2 次阴性可否定诊断。

六、治疗

（一）一般治疗

可给予流质饮食，恢复期逐渐增加饮食，重症患者应注意保暖、给氧、监测生命体征。

（二）补液治疗

及时足量补液是治疗的关键。补液的原则是早期、快速、足量，先盐后糖，先快后慢，纠酸补钙，见尿补钾。

1. 静脉补液 适用于中、重度脱水及少数不能口服的轻度脱水患者。输液的剂量和度应根据病情轻重、脱水程度等决定。轻、中、重度患者 24h 补液量分别为 3000 ～ 4000ml、4000 ～ 8000ml、8000ml 以上。

2. 口服补液 世界卫生组织推荐的口服补液盐（ORS）配方为每升水中含葡萄糖 20g，氯化钠 3.5g、枸橼酸钠 2.9g 或碳酸氢钠 2.5g、氯化钾 1.5g。适用于轻、中度脱水及重度脱水病情改善后的病人，也可用于预防脱水。

（三）抗菌治疗

抗菌药物可缩短病程，抑制肠黏膜分泌，减少腹泻量，缩短排菌时间，但不能替代L液。常用的种类有氟喹诺酮类，如多西环素、复方新诺明、诺氟沙星、环丙沙星等，连服 3 日。

七、预防

（一）控制传染源

患者及慢性带菌者应及时住院，隔离治疗至症状消失后大便培养日 1 次，停药后连续 3 次阴性。接触者医学观察 5 日。

（二）切断传播途径

对患者和带菌者的排泄物进行彻底消毒。消灭苍蝇、蟑螂等传播媒介。

（三）保护易感人群

提高人群免疫力，霍乱死菌苗保护率为 50 ～ 70%，保护时间 3 ～ 6 个月，仅对同血清型菌株有效，不能防止隐性感染及带菌者。目前正在研制抗原性强的菌苗，如佐剂菌苗、口服低毒活菌苗、类毒素菌苗及基因工程菌苗等，正在大范围试验。

第三节　细菌性痢疾

细菌性痢疾简称菌痢，是由志贺菌（又称痢疾杆菌）引起的肠道传染病，故亦称为志贺菌病。

一、病原学

志贺菌属于肠杆菌科，革兰阴性杆菌，菌体短小，无荚膜和芽孢，有菌毛，为兼性厌氧菌，在有氧和无氧条件下均能生长。在普通培养基上生长良好。根据生化反应和菌体 O 抗原不同，可将志贺菌分为 A、B、C、D 四群，分别相当于痢疾志贺菌、福氏志贺菌、鲍氏志贺菌、宋内志贺菌，我国以 B 群最常见。

菌群	产生毒素	细菌毒力	临床常见类型
A 群痢疾志贺菌	内毒素	较低	急性、慢性、中毒性
B 群福氏志贺菌	内毒素	较低	急性、中毒性
C 群鲍氏志贺菌	内毒素	较强	急细菌痢多见
D 群宋内志贺菌	内毒素及外毒素	强	急细菌痢多见

二、流行病学

（一）传染源

主要是急、慢性菌痢患者和带菌者。

（二）传播途径

主要经粪－口途径传播。

（三）人群易感性

人群普遍易感。病后可获得一定的免疫力，但持续时间短，且不同菌群及血清型间无交叉免疫，故易反复或重复感染。

三、临床表现

潜伏期一般为 1 ～ 3 日（数小时～ 7 日）。

（一）急性菌痢

1. 急性普通型（典型） 起病急，发热（39℃或更高）、腹痛、腹泻、里急后重、黏液或脓血便，并有头痛、乏力、食欲减退等全身中毒症状。腹泻多先为稀水样便，1 ～ 2 日转为黏液脓血便，每日十余次至数十次，粪便量少，伴有里急后重。体征有肠鸣音亢进，左下腹压痛等。自然病程为 10 ～ 14 日，少数可转为慢性。

2. 急性轻型（非典型） 全身中毒症状轻微，可无发热或有低热。腹泻水样或稀糊便，每日 10 次以内，可有黏液，但无脓血，腹痛较轻，可有左下腹压痛，里急后重较轻或无，易被误诊为肠炎。病程 3 ～ 7 日，也可转为慢性。

3. 急性中毒型 多见于 2 ～ 7 岁儿童。起病急骤、发展快、病势凶险。突起畏寒、高热，全身中毒症状重，可有烦躁或嗜睡、昏迷及抽搐等，数小时内可迅速发生循环衰竭或呼吸衰竭。肠道症状不明显或缺如。按临床表现不同可分为 3 型。

（1）休克型（周围循环衰竭型） 较为常见，以感染性休克为主要表现。面色苍白、四肢厥冷、皮肤出现花斑、发绀、脉搏细速等，血压下降，救治不及时可出现心、肾功能不全和意识障碍。

（2）脑型（呼吸衰竭型） 以中枢神经系统表现为主。由于脑血管痉挛，脑缺血、缺氧，致脑水肿、颅内压增高甚至脑疝。患者剧烈头痛、频繁呕吐、烦躁、惊厥、昏迷、瞳孔不等大、对光反射减弱或消失等，严重者可出现中枢性呼吸衰竭。此型病情严重，病死率高。

（3）混合型 兼有上述两型的表现，病情最为凶险，病死率最高（90% 以上）。

（二）慢性菌痢

急性菌痢反复发作或迁延不愈达 2 个月以上者为慢性菌痢。

1. 迁延型 主要表现为反复出现腹痛、腹泻，大便常有黏液及脓血，可伴有乏力、营养不良及贫血等症状，亦可腹泻和便秘交替出现。

2. 急性发作型 有慢性菌痢史，常因进食生冷或受凉、劳累诱发。

3. 慢性隐匿型 一年内存急性菌痢史，无明显临床症状，便培养有痢疾杆菌，或乙状结肠镜检查发现病变。

四、实验室检查

（一）血常规

急性期白细胞总数轻、中度增高，中性粒细胞增高，慢性期可有贫血。

（二）粪便常规

大便量少，外观为黏液或脓血便，常无粪质，无特殊臭味，镜下可见大量脓细胞或细胞、吞噬细胞及红细胞。

（三）细菌培养

粪便细菌培养是确诊的主要依据。应在抗菌药物治疗之前取新鲜、带有脓血或黏液分的粪便床边接种或及时送实验室且应反复多次送检。

五、诊断与鉴别诊断

（一）诊断

1. 流行病学资料 夏秋季有不洁饮食或与菌痢患者有接触史。

2. 临床表现

（1）急性期表现有发热、腹痛、腹泻、黏液或脓血便、里急后重。左下腹明显压痛。

（2）慢性菌痢患者常有急性菌痢史，病程超过两个月。

（3）重型有休克型、脑型及混合型表现。

（4）粪便培养痢疾杆菌阳性。

（二）鉴别诊断

急性菌痢、急性阿米巴痢疾鉴别要点见下表。

	细菌性痢疾	阿米巴痢疾
病原学	志贺菌	溶组织阿米巴原虫
流行方式	散发或流行或暴发	散发
潜伏期	1～7日	数周至数月
全身症状	起病急，中毒症状重，多有发热，	起病缓，中毒症状轻或无，多无发热
腹部表现	腹痛、腹泻明显，左下腹压痛	腹痛轻，便次少，右下腹轻度压痛
里急后重	明显	不明显
粪便检查	量少，黏液或脓血便，镜检可见大量白细胞、少量红细胞及吞噬细胞，培养志贺菌阳性	量多，呈暗红色果酱样，有腥臭味，红细胞为主，可见夏克雷登结晶，可找到溶组织内阿米巴滋养体或包囊
结肠镜检查	病变以乙状结肠及直肠为主，肠黏膜弥漫性充血、水肿，浅表溃疡	病变主要在回盲部结肠及升结肠，见散发潜行溃疡，周围红晕，溃疡见肠黏膜正常

六、治疗

（一）急性菌痢

1. 一般治疗 早期应卧床休息，饮食以流质或半流质为主。有脱水以及呕吐不能进食者可予静脉补液。明显者可予阿托品等解痉止痛，发热者可予物理或药降温。

2. 抗菌治疗 首选喹诺酮类，慢性迁延型菌痢则需做病原菌分离及细菌药物敏感试验，以选择适当的抗菌药物；抗菌药量要足，疗程一般不短于 5～7 天。

（二）中毒型细菌性痢疾的治疗原则

1. 对症治疗

（1）降温止惊 物理降温，反复惊厥者，可用地西泮、苯巴比妥钠等肌注后，再用水合氯醛灌肠。

（2）休克型 主要措施：①迅速扩充血容量及纠正酸中毒，给予低分子右旋糖酐、葡萄糖生理盐水及 5% 碳酸氢钠等液体，休克好转后则应继续静脉输液维持。②予抗胆碱药物改善微循环，如山莨菪碱等，疗效不佳者，可改用酚妥拉明、多巴胺或间羟胺等，以改善重要脏器血流灌注。③短期使用糖皮质激素。④保护心、脑、肾等重要脏器功能。⑤有早期 DIC 者可予肝素抗凝治疗。

（3）脑型 ①减轻脑水肿，可给予 20% 甘露醇，每次 1～2g/kg，快速静脉滴注，每 4～6 小时一次。应用血管活性药物以改善脑组织微循环，给予糖皮质激素有助于改善病情。②防治呼吸衰竭，保持呼吸道通畅，及时吸痰、吸氧。如出现呼吸衰竭可使用呼吸兴奋剂，必要时应用人工辅助呼吸。

2. 抗菌治疗 宜采用静脉给药。

（三）慢性菌痢

慢性菌痢病情复杂，应采取以抗菌治疗为主的综合性措施。

七、预防

应采用以切断传播途径为主的综合性预防措施。

（一）管理传染源

急、慢性患者和带菌者应隔离或定期进行随访，并给予彻底治疗。

（二）切断传播途径

做好“三管一灭”，养成良好的个人卫生习惯。

（三）保护易感人群

目前尚无获准生产的可有效预防志贺菌感染的菌苗。

第四节 流行性脑脊髓膜炎

流行性脑脊髓膜炎简称流脑，是由脑膜炎奈瑟菌引起的一种急性化脓性脑膜炎。

一、病原学

脑膜炎奈瑟菌属奈瑟菌属，革兰染色阴性双球菌，呈肾形或卵圆形，有荚膜，无芽孢。依据其特异性荚膜多糖抗原的不同，分为A、B、C、D、X、Y、Z、29E、W135.H、I、K、L共13个菌群，其中以A、B、C三群最常见。在我国长期流行菌群为A群，B群和C群散发，但近年B群在有些地区有上升趋势，C群流行也增多。该菌仅存在于人体， 可从带菌者鼻咽部及患者的血液、脑脊液、皮肤瘀点中检出，专性需氧，对营养要求较高。细菌裂解后可释放内毒素，具有强烈致病性，是重要的致病因子。

该菌在体外能形成自溶酶，易死亡，对寒冷、干燥、阳光、紫外线及一般消毒剂均敏感。

二、流行病学

（一）传染源

患者和带菌者是本病的传染源，人是唯一宿主。

（二）传播途径

主要通过咳嗽、喷嚏、说话等由飞沫借空气经呼吸道传播。

（三）易感人群

人群普遍易感，6个月至2岁的婴幼儿高发。

（四）流行特征

冬春季高发，3、4月为高峰。本病有周期性流行特点，每隔10年左右可有一次较大流行。

三、临床表现

潜伏期1～10日，一般为2～3日。

（一）普通型

约占全部病例的90%。可分为以下各期：

1. 前驱期（上呼吸道感染期） 多数患者无症状，少数患者有低热、咽痛、轻咳、鼻咽分泌物增多等上呼吸道感染症状。此期传染性最强。

2. 败血症期 突发寒战、高热、头痛、呕吐、全身乏力、肌肉酸痛及精神萎靡等症状。幼儿则见哭闹拒乳、烦躁不安、皮肤感觉过敏及惊厥等。此期重要的体征是皮疹。多数患者于1～2日内发展为脑膜炎期。

3. 脑膜炎期 此期高热及毒血症持续，出现中枢神经系统表现，患者头痛欲裂，呕吐频繁，血压增高，脉搏减慢，烦躁或谵妄，脑膜刺激征阳性，严重者可出现呼吸或循环衰竭。婴儿脑膜刺激征可缺如，前囟隆起有助于诊断。此期持续2～5日。

4. 恢复期 体温渐降至正常，症状好转，瘀斑、瘀点消失，神经系统检查。

（二）暴发型

此型病势凶险，病死率高，如不及时抢救，常于24小时内危及生命，儿童高发。

1. 休克型 急骤起病，寒战高热，头痛，精神萎靡，常于短期（12小时）内出现遍及全身的瘀点、瘀斑，且迅速扩大融合成片，并伴中央坏死。见面色苍灰，唇指发绀，皮肤花斑，肢端厥冷，呼吸急促，尿少，脉搏细速，血压下降等急性循环衰竭的症状，易发生DIC。脑膜刺激征大多缺如，脑脊液大多澄清，细胞数正常或轻度增加，血培养多为阳性。

2. **脑膜脑炎型** 主要以中枢神经系统表现为主。严重者可发生脑疝而致呼吸衰竭。

3. **混合型** 兼有上述两型的临床表现，是本病最严重的一型，病死率最高。

四、实验室检查

（一）血常规

白细胞总数明显增加，一般在（10～20）$\times10^9$/L以上，中性粒细胞比例为80%～90%及以上。

（二）脑脊液检查

此为明确诊断的重要方法。脑脊液外观混浊，压力升高，白细胞明显增高，蛋白质增高，糖明显降低，氯化物降低。发病初期或抗菌药物治疗后，脑脊液改变可不典型。

（三）细菌学检查

1. **涂片** 刺破皮肤瘀点，挤出少量组织液，或脑脊液沉淀涂片，革兰染色后查找病原体，阳性率可达60%～80%，因此为早期诊断本病的重要方法。

2. **细菌培养** 脑脊液或血培养阳性可确诊。

（四）血清免疫学检查

检测细菌荚膜多糖抗原及抗体，较细菌培养阳性率高，特异性强。

（五）其他

五、诊断与鉴别诊断

（一）诊断

1. **流行病学资料** 冬春季发病，主要见于儿童。

2. **临床表现** 突起高热、头痛、呕吐，皮肤黏膜疲点、疲斑，脑膜刺激征等。

3. **实验室检查** 白细胞及中性粒细胞明显升高，脑脊液呈化脓性改变，尤其是细菌培养阳性及流脑特异性血清免疫检测阳性为确诊的主要依据。

（二）鉴别诊断

1. **其他化脓性脑膜炎** 常继发于其他感染、颅脑外伤、手术等，例如肺炎、中耳炎、皮肤疖肿、颅脑手术、腰穿等。无季节性，确诊有赖于细菌学检测。

2. **流行性乙型脑炎** 发病多在7～9月，有蚊虫盯咬史，起病后脑实质损害严重，惊厥、昏迷较多见，皮肤无瘀点。脑脊液清亮，细胞数多在(0.1～0.5)×10g/L蛋白质稍增加，糖正常或略高，氯化物正常。血清特异性抗体IgM阳性。

3. **结核性脑膜炎** 多有结核史。起病缓慢，伴有低热、盗汗、消瘦等症状，无瘀点和斑疹。脑脊液的细胞数为数十至数百个左右，以淋巴细胞为主。脑脊液放置12～24小时有薄膜形成，脑脊液涂片可检出抗酸杆菌。

4. **虚性脑膜炎**

5. **中毒型细菌性痢疾**

六、治疗

（一）普通型流脑的治疗

1. **一般及对症治疗** 早诊断、早隔离，保证液体量、热量及电解质供应。密切观察病情变化，加强护理，防止褥疮、呼吸道感染及其他并发症。高热时可用物理及药物降温，惊厥时可用地西泮，颅内高压时应予脱水剂。

2. **病原治疗** 青霉素为首选药。

（二）暴发型流脑的治疗

1. **休克型**

（1）病原治疗 首选第三代头孢菌素或青霉素。

（2）抗休克治疗 ①补充血容量，改善微循环。②纠正酸中毒。③充分供氧。④经过上述处理，如休克仍未纠正，可应用血管活性药物：山良菪碱（654-2），剂量为每次 0.3 ～ 0.5mg/kg，重症可用 1mg/kg，每 10 ～ 15 分钟静脉注射 1 次，直至面色和指甲变红，四肢转暖，血压回升，然后减少剂量及延长给药时间，并逐渐停药，亦可用多巴胺、间羟胺、去甲肾上腺素等药物。⑤糖皮质激素：短期应用，休克纠正后即停药。⑥若皮肤瘀点增多、扩大、融合成片并伴有血小板、纤维蛋白进行性减少，应用肝素抗 DIC 治疗，剂量为每次 0.5 ～ 1mg/kg，并根据病情每 4 ～ 6 小时重复 1 次，同时应给予新鲜血、血浆或纤维蛋白原、凝血酶原复合物，以补充消耗的凝血因子。⑦心率明显加快时可用强心剂。

2. 脑膜脑炎型

（1）病原治疗 同休克型。

（2）脑水肿治疗 用 20% 甘露醇脱水可以减轻脑水肿，每次 1 ～ 2g/kg，静脉推注或快速滴注，每 4 ～ 6 小时一次，重症患者可用高渗葡萄糖与甘露醇交替应用，直至颅内高压症状好转为止。亦可同时应用糖皮质激素。

（3）呼吸衰竭的处理 及时吸氧、吸痰，保持呼吸道通畅。给予呼吸兴奋剂洛贝林、尼可刹米交替静脉注射，重者行气管插管，辅助人工呼吸。

（4）对症治疗 高热及惊厥者应予物理及药物降温，必要时行亚冬眠疗法。

七、预防

（一）控制传染源

早发现、早隔离、早治疗。患者一般隔离至症状消失后 3 日，密切接触者应医学观察 7 日。

（二）切断传播途径

搞好环境卫生，注意室内通风，流行期间避免到拥挤的公共场所，外出应戴口罩。

（三）保护易感人群

1. 菌苗注射 在预测区域流行季节到来之前，对易感人群进行一次普种，要求覆盖率达 85% 以上，对 6 个月～ 2 岁的婴幼儿隔年再加强免疫一次，共两次。我国多年来应用 A 群多糖菌苗，接种后保护率达 90% 左右，但近年 C 群流行增多，我国已开始接种 A+C 结合菌苗，也有较好的免疫效果。

2. 药物预防 对密切接触者可用复方磺胺甲噁唑预防，成人每日 2g，儿童每日 50 ～ 100mg/kg，分两次口服，连服 3 日。亦可用利福平，每日成人 600mg，儿童 10mg/kg，分两次服用，连用 3 日。

第四单元 消毒与隔离

一、传染病的消毒

（一）消毒的概念

传染病消毒是用物理或化学方法消灭停留在不同传播媒介物上的病原体，借以切断传播途径，阻止和控制传染的发生。

（二）消毒的目的

防止病原体播散到社会中，引起流行。防止患者再被其他病原体感染，出现并发症，发生交叉感染。保护医护人员免受感染。须同时进行必要的隔离措施和工作中的合理防护或无菌操作，才能达到控制传染之效。

不同的传播机制引起的传染病，消毒的效果有所不同。消化道传染病，病原体随排泄物或呕吐物排出体外，污染范围较为局限，如能及时正确地进行消毒切断传播途径，中断传播的效果较好。呼吸道传染病，病原体随呼吸、咳嗽、喷嚏等排出，再通过飞沫和尘埃播散，污染范围不确切，消毒效果难以掌控。须同时采取空间隔离，才能中断传染。虫媒传染病则需采取杀虫灭鼠等方法。

（三）消毒的种类

1. 疫源地消毒 指对有传染源存在的地区进行消毒，以杀灭由传染源排出到外，环境中的病原体。

（1）随时消毒 对传染源的排泄物、分泌物及其污染过的物品及时进行消毒。

（2）终末消毒 传染源住院隔离，痊愈或死亡后，对其原居地点进行的最后一次彻底消毒，以期将传染病患者所遗留的病原微生物彻底消灭。

2. 预防性消毒 在未发现传染源情况下，对可能被病原体污染的物品、场所和人体进行消毒。如公共场所消毒、运输工具消毒、饮水及餐具消毒、饭前便后洗手均属之。医护人员手的消毒及手术室消毒，免疫受损严重的患者如骨髓移植患者预防性隔离及消毒措施亦为预防性消毒。

（四）消毒方法

1. 物理消毒法

（1）热力消毒 利用热力破坏微生物的蛋白质、核酸、细胞壁和细胞膜，从而导致其死亡，是使用最广泛的方法。

（2）辐射消毒 有非电离辐射与电离辐射二种。前者有紫外线，红外线和微波，后者包括 γ 射线的高能电子束（阴极射线）。红外线和微波主要依靠产热杀菌。电离辐射设备昂贵，对物品及人体有一定伤害，故使用较少。

2. 化学消毒法 包括酚类、酸类和醇类。

3. 生物消毒法

二、传染病的隔离

（一）隔离的概念

把传染期内的患者或病原携带者置于不能传染给他人的条件之下，防止病原体向外扩散，便于管理、消毒和治疗。这是控制传染病流行的一项重要内容和措施。

（二）隔离的种类

1. 严密隔离。
2. 呼吸道隔离。
3. 肠道隔离。
4. 接触隔离。
5. 血液—体液隔离。
6. 虫媒隔离。
7. 保护性隔离。

（三）隔离的期限

隔离期是根据传染病的最长传染期而确定的，同时应根据临床表现和微生物检验结果来决定是否可以解除隔离。某些传染病患者出院后尚应追踪观察。

三、医院感染

（一）医院感染的概念

1. 广义概念 是指任何人员在医院活动期间遭受病原体侵袭而引起的感染。

2. 狭义概念 医院感染的对象主要是住院患者和医院工作人员。

3. 医院感染 是指住院患者在医院内获得的感染，包括在住院期间发生的感染和在医院或出院后发生的感染，但不包括入院前已开始或者入院时已处于潜伏期的感染。

（二）医院感染的防护原则

1. 标准预防的概念 做好医院感染的预防，要求医护人员在医疗行为中采取标准预防的原则。即所有的患者均被视为具有潜在感染患者，认定患者的血液、体液、分物、排泄物均具有传染性，须进行隔离，不论是否有明显的血迹污染或是否接触非完的皮肤与黏膜，接触上述物质者必须采取防护措施。

2. 标准预防的基本特点 既要防止血源性疾病的传播，也要防止非血源性疾病的传播；强调双向防护，既防止疾病从患者传至医务人员，又防止疾病从医务人员传至患者；根据疾病的主要传播途径，采取相应的隔离措施，包括接触隔离、空气隔离和飞沫隔离。

3. 标准预防的具体措施

（1）接触隔离 指病原微生物通过手、媒介物直接或间接接触导致的传播，是医院感染主要而常见的传播途径，包括直接接触传播和间接接触传播。在实施标准预防的基础上，还要实施接触隔离。

（2）空气隔离 指病原微生物经由悬浮在空气中的微粒－气溶胶携带通过空气流动导致的传播。在实施标准预防的基础上，还要实施空气隔离。

（3）飞沫隔离 飞沫颗粒在空气中悬浮的时间不长，喷射的距离一般不超过 1m。在实施标注预防的基础上，还要实施飞沫隔离。

医学伦理学

第一单元 绪 论

第一节 伦理学概述

一、道德

道德的含义 根据马克思主义伦理学的说法，道德是人类社会生活中所特有的，由一定的经济关系决定的，依靠人们的内心信念、社会舆论和传统习俗维系的，用以调整人与人、人与社会之间的利益关系，并以善恶标准进行评价的原则、规范、心理意识和行为活动的总和。

二、伦理

伦理与道德的关系 伦理侧重强调人们在社会生活中客观存在的各种社会关系，侧重反映人伦关系及维护关系所必须遵循的规则。道德侧重强调社会个体，侧重反映道德活动或道德活动主体（人）的行为之应当。在伦理学中，道德表达的是最高意志，主要是一种精神和最高原则；伦理表达的是社会规范的性质。道德是伦理的精神基础，道德是最高的、抽象的存在。

三、伦理学

（一）伦理学的概念

伦理学是研究社会道德现象、本质及其规律的学说。它对道德的起源、本质、特点、结构、功能等进行深入的研究，揭示其中的规律性。伦理学是哲学的一个分支，又称道德哲学。

（二）伦理学的类型及其研究对象

从伦理学的内容看，伦理学可分为规范伦理学、描述伦理学和元伦理学三大类。

1. **规范伦理学** 规范伦理学又称规定伦理学，是采用价值一规范的方法，主要研究伦理规范的来源、内容和根源，研究人们的行为准则，制定规范和价值体系，从而规定人们应当如何行动。规范伦理学构成伦理学的主体，是传统伦理学的主流，如功利主义、义务伦理等均属规范伦理学范畴。一般意义上的规范伦理学均包含三个重要部分，即道德理论、道德原则和道德规范。规范伦理学分为普通规范伦理学和应用规范伦理学。应用规范伦理学就是规范伦理学的理论、原则在具体领域中的应用，如医学伦理学、商业伦理学、法学伦理学等。

2. **描述伦理学** 描述伦理学是根据经验描述的方法，从社会的实际状况来再现道德、说明道德的本质。

3. **元伦理学** 元伦理学又称分析伦理学，主要从语言和逻辑的角度，以分析的方法研究伦理学。

第二节 医学伦理学概述

一、医学道德概述

（一）医学道德的概念

医学道德是社会占主导地位的道德在医学领域中的具体体现，有广义和狭义之分。狭义的医学道德是指医学职业道德，是医务人员在医疗卫生工作中形成的具有医学职业特征的主要依靠社会舆论、传统习俗和内心信念来发挥作用的用以调整医务人员与服务对象之间、医务人员与医务人员之间，以及医务人员与社会之间关系的道德观念和道德行为规范的总和。广义的医学道德是指在医学活动过程中所形成的人的行为应该如何规范及其在人身上形成的品德，不仅包括医学职业道德、医学科学道德、卫生管理道德，还包括患者道德。

（二）医学道德的社会作用

医学道德对医学人际关系有协调作用，对医疗质量有保障作用，对医学学科有促进作用，对社会文明有推动作用。

二、医学伦理学的概念与研究对象

（一）医学伦理学概念

医学伦理学是运用一般伦理学原理，去研究医学领域中的道德现象和道德关系的科学，是医学与伦理学交叉的学科。作为伦理学的分支，医学伦理学属于应用规范伦理学的范畴。作为医学的组成部分，它属于基础医学的范畴。

（二）医学伦理学的研究对象

任何一门学科，都有自己特定的研究对象。医学伦理学的研究对象就是医学道德，即医学领域中的道德关系和道德现象。

医学道德关系是指发生在医学领域中具有道德意义的人与人、人与社会之间的非技术性关系。医学道德关系不仅包括医务人员与患者之间、医务人员相互之间、医务人员与社会之间的关系，还包括医务人员与医学技术发展之间的关系。

医学道德现象是医学道德关系的具体体现，是一个由医学道德意识现象、医学道德规范现象和医学道德活动现象构成的有机整体。医学道德意识现象是指在医学道德实践活动中形成并影响道德行为的各种具有善恶价值的思想、观点和理论体系，如医学道德观念、医学道德情感、医学道德意志等。医学道德规范现象是指在一定的社会历史条件下评价和指导医学道德活动主体行为的准则，如医学道德戒律、医学道德箴言、医学道德规范、医学道德要求等。医学道德活动现象是指在道德意识的支配下，围绕着善恶进行的可以用善恶评价的医学道德活动群体和个人行为的实际表现，如医学道德教育、医学道德修养和医学道德评价等。

三、医学伦理学的研究内容

1. **医学道德的基本理论** 包括医学道德的起源、本质、特点、发生发展规律、社会作用与影响；医学历史中出现的医学道德现象及其背景；医学伦理学的基本理论、医学伦理学的发展趋势等。

2. **医学道德的规范体系** 包括医德的原则、规范和范畴等。

3. **医学道德的基本实践** 包括医学道德教育和修养、医德评价的标准和方法、医学临床、医学科研、整个卫生保健领域、现代医学发展中的难题等。

第三节 医学模式与医学目的

一、医学模式的内涵

1. **模式** 即医学观，是对医学本质的概括。是指在特定历史时期内，人们关于健康和疾病的基本观点，或特定历史时期，人们在观察和处理人类健康和疾病问题时的思维方式和行为方式。

2. **医学模式** 是人们以什么样的方法观察、分析和处理人类的健康和疾病问题，它决定着人们对人类的生理、病理、心理、预防、保健、治疗等问题的基本观念。

医学模式来源于医学实践，是对医学实践的反映和概括，一定的医学模式与一定的社会发展和医学发展水平相适应。

医学模式反映人们对医学的总体认识，它是医学临床实践活动和医学科学研究的指导思想和理论框架，它反映医学科学总的特征。在不同的历史时期有不同的医学模式。

二、医学模式的类型

1. **神灵主义医学模式** 即原始的医学模式。

2. **自然哲学医学模式** 中国传统医学中的阴阳五行学说和“六淫”“七情”病因学说，古希腊医学家希波克拉底的“四体液”学说，都是这一模式的典型代表。

3. **机械唯物论医学模式** 用机械观解释一切人体现象，忽视了生命的生物复杂性和社会复杂性，具有机械性和片面性的缺点。

4. **生物医学模式** 以实验观察为方法来认识生命现象及疾病过程和原因，使医学彻底摆脱宗教神学和唯心主义观念的束缚，形成了比较完整的科学体系，从而奠定了现代医学的基础。这种医学模式的缺点是忽视了社会环境、个体行为、生活方式、心理因素等对人体健康和疾病的影响。

5. **生物－心理－社会医学模式** 认为人的心理与生理、精神与躯体、机体内外环境是一个完整的统一体，心理、社会因素与疾病的发生、发展、转化有着密切的联系。强调生物、心理、社会三因素是相互联系、不可分割，在考察人类的健康和疾病时，既要考虑生物学因素，又要重视心理、社会因素的影响，是未来医学模式的发展方向。

三、医学目的的内涵

医学目的是一个多层次、多维度的概念，一般是指在一定历史条件下，医学为了满足特定的人类群体或个体医学的需求而形成的目标，是人类对医学的发展和医学应实现的目标及其手段的认识和概括。

第二单元　医学伦理学的发展历史

第一节　中国医学伦理思想的发展历史

一、古代医德思想的发展历程

1. **古代医德思想的萌芽和起源** 古代医德思想是劳动人民在漫长的生产实践中，与疾病抗争的过程中逐渐形成的。原始社会由于生产力水平极其低下，人们构木为巢或穴居野外，过着采集和狩猎生活，野兽、毒蛇、饥饿、寒暑、风雨雷电等是人们生命和健康的主要威胁。随着火的发明使用，人们逐步掌握了治疗疾病的原始方法，学会了热敷、火罐、按压止痛，裹敷以救外伤，用石刀切开疮疖以及包扎、止血、挤压脓液等方法，为防止中毒，人们对采来的各种野果、野菜等进行无数次的尝试、验证。《帝王世纪》记载：“伏羲氏……画八卦……乃尝味百药而制九针，以拯天枉。”《淮南子·修务训》记载：“神农氏……尝百草之滋味，水泉之甘苦，令民知所避就。当此之时，一日遇七十毒。”这些原始医疗活动以“以拯天枉”“令民知所避就”为目的，可见当时已有了朴素的“仁爱救人”的医德思想。医家们为疗民疾亲身试验的自我牺牲精神和勇于探索精神，对我国古代医德的形成和发展有着重要的作用，人们逐步认识到医疗活动关系到人的生命安危，开始形成对医家的尊重和医家对患者的爱护与关怀。

2. **我国古代医德思想的形成** 奴隶社会，随着生产力的发展和社会分工的出现，有了专门从事医疗工作的医生，并且有了较细的分科和考核制度，也有了对医术和医德的严格要求。《周礼·天官冢宰》记载：“使医分而治之，岁终则稽其医事。十全为上，十失一次之，十失二次之，十失三次之，十失四为下。年终稽考不仅是技术考核，还包括对医生品德作态度等方面的考察。《素问·征四失论》明确指出：“所以不十全者，精神不专，志意不理内外相失，故时疑殆。”医生必须认真负责一丝不苟，只有德才兼备的医生才能获得“十全为上”的肯定。

战国末期，封建社会逐渐代替奴隶社会，社会生产力水平的不断提高，为文化科学技术的发展提供了物质条件。这个时期产生了我国现存最早的一部医学典籍《黄帝内经》，其中包含了许多医德方面的专论，如《灵枢·师传》专门论述了医生的责任和良心，《素问·五过论》指出了五种医疗行为与医疗态度的过失。“五过”即“良工所失，不知病情，一过也；医治之，不知补，二过也；不善为脉，不以比类奇恒，为工而不知道，三过也；医不能严不能动掉，外为柔弱，乱治失常，病不能移，则医事不行，四过也；医不能明，不问所发，能言死日，五过也”。也讲到从医必须具备的“四德”，即“诊病务详病因，治病务重扶正，提作务遵常规，明察务求始终”。“五过”与“四德”紧密相连，“无过即有德，重德可过《素问·征四失论》专门论述了医生在临床诊疗中易犯的四种失误，以减示医生。《黄帝内经》总结了西汉以前的医学伦理思想与实践经验，不仅确立了我国古代医学理论体系的雏形，而且标志着我国传统医德的初步形成。

3. 我国古代医德思想的发展 我国传统医德至汉代有了长足发展，张仲景是汉代杰出的医学家。他在《伤寒杂病论》一书中，对医学的性质和宗旨、医学道德、医学的发展都进行了精辟阐述，提出医学济世教人的目的是“上以疗君亲之疾，下以教贫殿之厄，中以保身长全”。医生要“精究方术”与“爱人知人”，对当时医界中“不留神医药”而“竟逐荣势”“惟名利是务”的医疗作风予以愤怒谴责。他指出：“观今之医……各承家技，始终顺旧，省疾问病，务在口给，相对斯须，便处汤药，按寸不及尺，握手不及足，人迎趺阳，三部不参，动数发息，不满五十。”这一时期有淳于意、张仲景、华佗、郭玉等医学大家，他们不仅医术精湛，且医德高尚，不慕名利，不攀权贵，为后世称道。

隋唐时期名医辈出，医德理论进一步发展，提出了内容比较全面的医德规范。孙思邈是这一时期我国传统医德的集大成者。“大医精诚”和“大医习业”两篇较为全面地论述了从医目的、医生品德、治学态度、医疗作风、医患关系、同道关系等医学伦理问题。他联系临床实践，使伦理渗透于医理中，进行医德教育和医德评价，强调医家必须兼具“精”和“诚”两个方面，“精”指精湛的医术，“诚”指高尚的医德。他明确指出，医者首先要有仁爱的“大慈恻隐之心”“好生之德”，对患者要“普同一等”“一心赴救”。《备急千金要方》以“人命至重，有贵千金”为名，不仅是一部医学经典，也是医学伦理思想的光辉巨著，对后世医德发展产生了深远的影响。

4. 我国古代医德思想的完善 经过医家的不断补充和发展，宋代医德的内容更加丰富和规范，医家非常重视医德的教育和修养。张杲整理历代医学中的典故和 16 位名医的传记，编成《医说》十卷，发展和补充了孙思邈的医德思想。寇宗奭的《医家八要》、林逋的《省心录·论医》、陈自明的《妇人大全良方》、南宋时的《医工论》等著作中对医德规范均有具体和详细的论述。

金元时期，医学界出现了学派争鸣的局面。这一时期的医德除了继承“济世救人”的传统外，突出表现为关心人民疾苦、热心救治、不计名利和不图回报的道德风尚；从实际出发著书立论、遵古而不泥古、探索争鸣的创新精神；热衷医业、勤求博采、勇于实践、反对巫医骗术的科学态度和作风。如刘完素认为，“医道以济世为良，而愈病为善”，以“济世”和“愈病”评价一名医生的医德。朱震亨应诊不惮路途遥远，有请必往，虽风雪载途，亦不为止。

到了明代，我国的医德规范、医德教育、医德理论发展已日趋完善、成熟。名医陈实功提出了医德守则《医家五戒十要》，对古代医家的名利观念、医学保密、救命施药、学习作风同行关系的处理等方面均有论述，提出了非常具体而实用的医德规范，对我国医德进行了系统总结。李中梓的《医宗必读》分析了新形势下医患关系的特点，提出“不失人情”的原则。龚廷贤提出医家和病家“十要”，对医患双方提出道德规范。张介宾的《景岳全书》、徐春甫的《古今医统》、李梃在《医学入门》中阐述的医德规范，均对我国医德思想发展作出了重要贡献。

清代医家在医德规范的探索与实践方面又有新的发展，影响最大的是喻昌所著的《医门法律》一书。其突破了过去医家用“五戒”“十要”等箴言式的说教方法论述医德原则的传统，而以临床四诊、八纲辨证论治的法则作为医门的“法”，以临床诊治疾病时易犯的错误提出的禁例作为医门的“律”，两者结合称为“医门法律”，确立了医德评价的客观标准。

总之，我国古代医学伦理思想在漫长的医疗实践中逐渐形成，不断发展，并源远流长，经历代医家的实践探索和立论著作，日臻完善。

二、中国医学道德的优良传统

1. 以德为先，无德不可为医。
2. 仁者爱人，博施济众。
3. 重义轻利，义以为上。
4. 好学乐学，自强不息。
5. 尽职尽责，竭诚敬业。

三、中国近现代医学伦理思想的发展

1933 年 6 月，我国医学伦理学先驱宋国宾（1893 ～ 1956 年）撰写出版了我国第一部医学伦理学专著《医业伦理学》，为我国近、现代医学伦理学的发展做出了重要贡献，表明我国的医学伦理学由传统的医德学进入近、现代医学伦理学发展阶段。

第二节　国外医学伦理学的发展历史

一、国外医学道德起源

1. **古希腊的医学道德思想**　西方医德最早最著名的代表人物是被称为西医学之父的希波克拉底，他是西方医德的奠基人。《希波克拉底誓言》是世界医德史中的经典。

2. **古印度的医学道德思想**　最早表现在印度外科鼻祖妙闻的《妙闻集》和内科鼻祖阇罗迦的《阇罗迦集》中。如《妙闻集》中说："医生要有一切必要的知识，要洁身自持，要使患者信仰，并尽一切力量为患者服务。"

3. **古罗马的医学道德思想**　罗马时代的医学与古希腊医学有着继承关系。主要代表人物是盖伦。在医德方面，他坚持"作为医生，不可能一方面赚钱，一方面从事伟大的艺术——医学"。

4. **阿拉伯的医学道德思想**　古阿拉伯医学的代表人物是迈蒙尼提斯，《迈蒙尼提斯祷文》是医学道德史上重要文献之一。其主要思想是：为了世人的生命和健康，要时刻不忘医德，不要被贪欲、虚荣、名利所干扰而忘却为人类谋幸福的高尚目标。

二、国外近现代医学伦理学的发展

1. 医学伦理学在近代的西方已形成一门独立的学科，它首先产生于英国。它的形成以 1803 年英国的托马斯·帕茨瓦尔的《医学伦理学》出版为标志。这一时期医学伦理学关心的永恒话题是医患关系，主要是讨论医生应具备的美德和医生对病人的责任方面。

2. 1948 年，世界医学协会提出，《医学伦理学日内瓦协议法》作为全世界医务人员共同遵守的行为准则，它标志着现代医学伦理学的诞生。

第三节　生命伦理学的产生与发展

生命伦理学产生的背景

1. **医学模式的转变**　由于人类文明的巨大进步，医学模式由原来的生物医学模式转变为生物 - 心理 - 社会医学模式，健康概念发生了变更，人们对医学的期望不再仅仅是治病，而且还希望自己健康长寿，希望自己智力和体力有更理想的发展，希望人口质量有更大的提高。医学被赋予了新的社会意义，医学道德也有了更广泛的社会价值。

2. **从义务论哲学到价值论哲学**　义务论认为生命是"无价"的；价值论认为人的生命是有价的，可以根据生命质量的高低来选择我们的行动，这是一种认识上的飞跃。从无价到有价，是生命伦理学有别于传统医学伦理学的重要标志。生命伦理学可以从价值论哲学中找到辩护，有力地解决生命质量、放弃治疗、脑死亡和安乐死等重大实际问题。

3. **新生命科学技术的发展**　生物技术的进步是产生生命伦理学的根本原因。器官移植、精神控制、克隆及胚胎干细胞技术、人类基因组计划、人工授精等生殖工程、冰冻、复苏与生命支持装置等的研究与应用，是人类开启历史新阶段的标志，但却涉及到深刻而复杂的伦理问题，需要医学伦理学提供道德评价的依据，进行合理解释。

4. **经济发展与卫生经济社会**　当代经济的发展已达到前所未有的高峰，同时，贫富之间的巨大差距和严重的分配不公现象困扰着经济伦理学家。富人医学和奢侈医疗、卫生资源分配中的不公正问题已成为医学道德争论的焦点。

5. **卫生制度改革**　世界上没有一种卫生制度和医疗体制是尽善尽美的。卫生制度改革主要是医学活动中伦理关系的重新调整，尽早使"人人享有医疗保健"或"人人享有基本医疗保健"的理想成为现实。

第三单元　医学伦理学基础理论

第一节　美德论

一、美德论的含义

美德论是以行为者为中心，研究和探讨人应该具有什么样的美德和品格的一种理论。

二、医德品质的含义

医德品质是指医务人员在长期的职业行为中形成和表现出来的稳定的医学道德气质、习惯和特征。医德品质是医德认识、医德情感和医德意志的统一。

三、医德品质的内容

仁慈、诚挚、公正、严谨、奉献。

第二节　道义论

一、道义论的含义

道义论又称义务论，认为道德上应当采取的具体行动或行动准则的正确性不是由行为的后果所决定的，而是由这一行为或这种行为准则的自身固有特点所决定的。医学道义论主要研究医务人员职业道德规范。

二、道义论的主要特征

1. 强调行为动机的重要性　认为只要行为的动机是善的，不管结果如何，这个行为都是道德的。
2. 强调原则的超验性　以人的理性为基础，而不进行感性经验的证明。
3. 立足于全体社会成员的普遍性，而不是从个体的利益出发提出准则。

第三节　功利论

一、功利论的含义

功利论，是以“功利”作为道德标准的学说。功利论继承发展了历史上幸福论和快乐主义的伦理传统，认为人的本性就是追求快乐和幸福。由于利益是幸福和快乐的基础，所以追求利益就成为了道德的标准。

二、功利论的主要特征

1. 用“功利”来定义善的内涵，功利是指对有感受力的存在者而言的利益、好处、快乐、善或幸福。
2. 强调行为的结果，不重视行为的动机，即判断道德正确与否的标准是看这一行为是否带来了善的结果，并且要看这一后果是否实现了“善”总量的最大化，亦即“最大多数人的最大幸福”原则。

第四节　生命论

一、生命神圣论、生命质量论、生命价值论的概念

1. **生命神圣论** 是指人的生命至高无上，神圣不可侵犯。

2. **生命质量论** 是以人的自然素质的高低、优劣为依据，衡量生命对自身、他人和社会存在价值的一种伦理观。

3. **生命价值论** 是以人具有的内在价值与外在价值的统一来衡量生命意义的一种理论。

二、生命质量的标准及伦理意义

1. **生命质量的标准** 生命质量的标准是指个体生命的健康程度、治愈希望、德才兼备和预期寿命等。有主要质量（个体的身体或智力状态）、根本质量（生命的意义和目的，与其他人在社会和道德上的

相互作用）和操作质量（如智商，用来测知智能方面的质量）。

2. 生命质量论的伦理意义

（1）有利于提高人口素质；有利于控制人口增长。

（2）有利于人类自我认识的飞跃。

（3）为医务人员对某些不同生命质量的病人，采取相应的治疗原则、方法和手段提供了理论依据

（4）对于合理、公正地分配卫生资源也具有十分重要的意义。

三、生命价值的标准及伦理意义

1. 生命价值论是生命神圣与生命质量统一的理论。判断生命价值高低或大小，主要有两个因素：一是生命的内在价值，即生命本身的质量（体力和智力）是生命价值判断的前提和基础；二是生命的外在价值，即指某一生命对他人、社会的贡献，是生命价值的目的和归宿。

2. 生命价值论的伦理意义：生命价值论将生命的内在价值和外在价值统一起来，并以此来评价生命的价值，可以避免就个体生命的某一阶段或某个时期来判断生命的价值。

第五节　人道论

一、医学人道主义的含义

医学人道主义是人道主义思想在医学领域中的具体体现，是将人道主义关于人的价值标准和如何对待人的准则贯彻在医学实践领域中所产生的特殊的医学的人的价值标准和行动准则。医学人道主义的内涵包括：在关于人的价值标准问题上，认为人的生命是宝贵的，人的生命和尊严具有最高的价值，应当受到尊重。在如何行动的问题上，医学人道主义要求医务人员应当同情、关心、尊重和爱护患者，努力为他们免除疾病的痛苦，维护他们的身体健康。

二、医学人道主义的核心内容

1. 尊重病人的生命。

2. 尊重病人的人格。

3. 尊重病人的权利。

第四单元　医学伦理的原则、规范与范畴

第一节　医学伦理的基本原则

一、有利原则

1. 含义 有利原则是指医务人员的诊治行为以保护患者的利益、促进患者健康、增进其幸福为目的。

2. 内容 ①树立全面利益观。②提供最优化服务。③努力预防或减少难以避免的伤害。④对利害得失全面权衡。⑤坚持公益原则。

3. 意义 有利原则是医学道德的根本原则，它调整的是整个医学界医学行为引起的一切伦理关系，具有管辖全面、贯彻始终的纲领统帅性；有利原则也是医学道德的最高原则，当医学道德原则之间发生矛盾和冲突时，医务人员的医学道德行为选择以不违背有利原则为基准。

二、尊重原则

1. 含义 在医护实践中主要是对能够自主的病人自主性的尊重。病人的自主性是指病人对有关自己的医护问题，经过深思熟虑所作出的合乎理性的决定并据以采取的行动。

2. 内容 尊重患者的人格；尊重患者的自主决定权；尊重患者的隐私权。

3. 意义 医患双方相互尊重，有利于相互理解，维护双方利益。医务人员尊重病人的人格尊严，提供人性化服务。尊重病人的自主决定，有利于医患合作，建立和谐的医患关系，提高治疗效果。医务人员尊重病人的隐私保护权，可以减少医务人员可能要承担的民事和刑事责任。

三、公正原则

1. **含义** 是指在医学服务中公平、正直地对待每一位病人的伦理原则。体现于人际交往和资源分配公正两个方面。

2. **内容** 公正对待服务对象，一视同仁；公正分配卫生资源。

3. **意义** 公正原则协调的是医患之间的利益关系。医务人员平等对待患者，有利于患者的心理平衡，有利于医患关系的和谐，有利于医疗效果的提高；医学界公正合理地分配卫生资源，有利于社会公正环境的形成，有利于社会稳定。

四、无伤原则

1. **含义** 指在诊治、护理过程中努力避免对病人造成不应有的医疗伤害。

2. **内容** 培养为病人利益和健康着想的动机和意向；尽力提供最佳的诊治、护理手段；不滥施辅助检查，不滥用药物，不滥施手术。

3. **意义** 无伤原则是善待服务对象的起码要求。它为医学界规定了一条道德底线，那就是如果医务人员的医学行为不能有利于病人，至少不要伤害病人。医务人员在医学实践活动中贯彻这一原则，可以提高医务人员的医学责任感，减少医患纠纷，有利于医患关系的和谐。

第二节　医学伦理的基本规范

一、医学道德规范的含义

医学道德规范是医务人员在各种医学活动中应遵守的行为准则，是医学道德基本原则的具体体现，是医务人员道德行为和道德关系普遍规律的反映。

二、医学道德规范的内容

我国于 1988 年颁发了《医务人员医德规范及实施办法》，2012 年施行了《医疗机构从业人员行为规范》。这既是对医务人员职业规范的总结和发展，也是医务人员所必须遵守的，体现了医学伦理学的基本要求。

具体内容包括：救死扶伤，忠于职守；严谨求实，精益求精；尊重患者，一视同仁；优质服务，礼貌待人；廉洁自律，遵纪守法；爱岗敬业，团结协作。

第三节　医学伦理的基本范畴

一、医学伦理基本范畴的含义

医学伦理基本范畴是医学伦理学的最基本、最普遍的概念，是人们对医学领域中的医学伦理现象的总结和概括，是医学活动中人自身以及人的本质关系的反映，是普遍道德范畴在医学活动中的特殊表现。它作为一种信念存于医务人员内心，指导和规约其行为。医学道德范畴是对医学道德原则和规范的补充，是医学道德原则和规范的内化。

二、医学伦理基本范畴的内容

（一）权利与义务

1. **权利** 指在医学道德活动中，医学道德主体所享有的道义上允许使用的权利和应享受的利益。它既包括医务人员的权利，又包括患者的权利。

医务人员正当的职业道德权利受到尊重和维护，可保证医学职业的声誉和社会地位，也可以调动和提高广大医务人员履行职业道德义务的积极性和主动性，有利于医务人员在维护和促进人类健康中发挥更大的作用；患者的道德权利受到尊重和维护，有利于患者道德义务的履行，可以促进患者配合诊疗的积极性，提高治疗效果，有利于医患关系的和谐。

2. **义务** 医学道德义务是指在医学道德活动中，医学道德主体对他人和社会所应承担的责任。道德义务具有不以获取某种相应的权利或报偿为前提的特点。医务人员的医学的道德义务是指医务人员

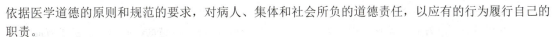

依据医学道德的原则和规范的要求，对病人、集体和社会所负的道德责任，以应有的行为履行自己的职责。

可以增强医务人员的责任感，使之自觉、愉快地履行自己的职业义务，并逐渐变成自己的内心信念。有利于在维护和提高人类健康水平方面作出贡献，不断使自己的医学道德境界得到升华，也有利于医患关系的和谐。

（二）情感与良心

1. **医学道德情感** 是指医务人员对医学事业和服务对象所持的态度和内心体验。主要包括同情感、责任感和事业感。

意义：①同情感：可以促使医务人员关怀、体贴病人，并对处于疾病危难之际的病人尽全力进行抢救。同时也可以使病人产生良好的心理效应，从而早日康复。②责任感：可以弥补同情感随时间推移逐渐淡化的不足，使医务人员的行为具稳定性。③事业感：能激励医务人员为医学事业的发展发奋图强，不计较个人得失，为患者的利益承担风险，为医学事业作出更大的贡献。

2. **医学道德良心** 医学道德良心是指医务人员在履行义务的过程中，对自己行为应负道德责任的自觉认识和自我评价能力。

意义：医学道德良心是一种对所负道德责任的自觉认识，无论有无别人的监督，凭借职业良心，尽职尽责地工作，从而感受到良心上的满足与喜悦。它还可以促使医务人员在任何情况下，都能坚守医学道德原则和规范的要求，自觉抵制不正之风的影响。

（三）审慎与保密

1. **医学道德审慎** 是指医务人员在行为之前的周密思考及行为之中的小心谨慎。

意义：有利于医务人员养成良好的医护作风，提高责任感，从而避免因疏忽大意、敷衍塞责而酿成医疗差错事故；促使医务人员钻研业务知识和医疗技术；促进医务人员以高度负责的精神对待病人，以医学道德的原则、规范严格要求自己和加强自身道德修养，从而不断地提高自身的医学道德水平。

2. **医学道德保密** 是指医务人员在医护活动中应当具有对医疗和护理保守秘密的职业道德品质。

意义：①体现了患者对医务人员的无比信任。②体现了医务人员对病人人格和权利的尊重。③有利于建立良好的医患关系。④有利于医护工作的开展和医护质量的提高。⑤可以避免因泄密而给病人带来危害和发生医患纠纷。

（四）荣誉与幸福

1. **荣誉** 是指医务人员履行了自己的职业义务以后，获得他人、集体或社会上的赞许、表扬和奖励。

意义：可以促使医务人员关心自己行为的社会后果，并严格地要求自己；作为一种精神力量，激励广大医务人员关心荣誉、争取荣誉，从而形成一种积极向上的正气并推动广大医务人员不断进步。

2. **幸福** 幸福是同人生目的、意义以及现实生活和理想联系最密切的道德现象。

意义：促使医务人员自觉地履行医学道德义务；促使医务人员树立正确的苦乐观。

第五单元 医疗人际关系伦理

第一节 医患关系伦理

一、医患关系的内涵

医患关系是医疗活动中最大量、首要的关系，是医学伦理学的核心问题和主要研究对象。狭义的医患关系是指行医者与患者的关系。广义的医患关系是指以医务人员为一方的群体与以患者及其家属等为一方的群体之间的医疗人际关系。

二、医患关系的内容与模式

（一）医患关系的内容

1. 医患关系的内容可分为技术方面的关系和非技术方面的关系两部分。

2. 医患间技术方面的关系是指医患间因诊疗方案、措施的制定和实施而产生的关系。

3. 医患间非技术方面的关系是指医患交往过程中在社会、法律、道德、心理、经济等方面建立起来的人际关系。如医患间的道德关系、经济关系、价值关系、法律关系等。

（二）医患关系的模式

1976 年美国学者萨斯和荷伦德在《医学道德问题》上发表的题为《医生 - 病人关系的基本模型》的文章中提出了医生与病人关系的三种不同的模型。根据医生和患者的地位、主动性大小，将医患关系划分为三种模型：主动 - 被动型，指导 - 合作型，共同参与型。

三、影响医患关系的主要因素

影响医患关系的因素主要存在于医务人员、患者及其家属、医疗体制以及法律等方面。

1. **医生方面** 医生的医疗观、道德修养、服务态度和责任感等。

2. **病人方面** 不遵守就医道德、对医务人员不信任等。

3. **管理、社会方面** 医院管理制度上的缺陷、国家对卫生事业的资金投入不足、社会上的不正之风仍然存在、卫生法规不够健全等。

四、医患关系的特点与发展趋势

1. **医患关系结构的“人机化”趋势** 医学高新技术的应用，使诊疗方式发生了巨大变化。医生可以通过高新技术、设备获得病人的生理指标、生化指标等数据，并为自己诊疗提供依据，这样就使医患之间的人［医生 - 人（患者）关系向人（医生）- 机（仪器）- 人（患者）］的结构演变，因而医患之间直接交往减少，加重了医生对高新技术设备的依赖。

2. **医患交往的“经济化”趋势** 限于我国卫生资源不足和分配使用中的不合理，仍普遍存在着看不起病、吃不起药、住不起院等状况，在医患交往上有经济化趋势。

3. **医患要求的“多元化”趋势** 随着社会的发展，人们的价值观念的多元化倾向也反映在医患关系上，病人对医疗卫生保健的要求也有层次上、档次上的差别，呈现出多元化倾向。

4. **医患关系调节方式上的“法制化”趋势** 随着高新技术广泛应用于临床以及人们道德观念、价值观念的变化，不仅促进了法律观念的更新，而且给卫生立法提供了物质基础和思想基础。有些问题仅靠道德调节是不够的，必须通过法制调节。

第二节　医患冲突与沟通

一、医生的道德权利与义务

（一）医生的道德权利

《中华人民共和国执业医师法》第 21 条规定医师在执业活动中享有：①在注册的执业范围内，进行医学检查、疾病调查、医学处置、出具相应的医学证明文件，选择合理的医疗、预防、保健方案。②按照国务院卫生行政部门规定的标准，获得与本人执业行为相当的医疗设备基本条件。③从事医学研究、学术交流，参加专业学术团体。④参加专业培训，接受继续医学教育。⑤在执业活动中，人格尊严、人身安全不受侵犯。⑥获取工资报酬和津贴，享受国家规定的福利待遇。⑦对所在机构的医疗、预防、保健工作和卫生行政部门的工作提出建议，依法参与所在机构的民主管理。

此外，在一些特定情况下，医生可以为保护病人、他人和社会的利益，对某些病人的行为和自由进行适当的限制，即特殊干涉权。这是针对诸如精神病人、自杀未遂病人拒绝治疗，传染病人强制性隔离等情况而拥有的一种特殊权力。

（二）医生的道德义务

《中华人民共和国执业医师法》的相关条款在法律上规定了医师的义务，如：①遵守法律、法规，遵守技术操作规范。②树立敬业精神，遵守职业道德，履行医师职责，尽职尽责为患者服务。③关心、爱护、尊重患者，保护患者的隐私。④努力钻研业务，更新知识，提高专业技术水平。⑤从事科学研究，发展医学科学。⑥宣传卫生保健知识，对患者进行健康教育等。

在职业活动中，医生还应履行下列职业道德义务：维护病人健康，减轻病人痛苦；解释说明与履行知情同意原则；保守秘密。

二、患者的道德权利与义务

（一）患者的道德权利

我国目前尚无系统的病人权利法规，只在如《宪法》等相关法规中可见散在的有关病人权利的内容。综合国内外关于病人权利方面的研究成果并根据我国国情，可将病人的基本权利归纳为以下几个方面：①基本医疗权。②疾病认知权。③知情同意权。④保护隐私权。⑤社会免责权。⑥经济索赔权。

（二）患者的道德义务

主要包括：①保持和恢复健康的义务。②积极配合诊疗的义务。③遵守医院各种规章制度的义务。④支持医学科学发展的义务。

三、医患冲突的原因

1. 服务态度问题。大量调查表明，医疗服务态度是导致医患冲突的主要原因。

2. 医疗事故与医疗过失的原因医疗事故或过失发生后，造成患者人身损害，在绝大多数情况下，都会严重影响医患关系，导致医患冲突发生。

3. 满足病人需求方面的因素医患冲突发生还与病人需求是否得到满足有关。原则上，医务人员应尽可能满足病人的合理要求，但因为主、客观条件限制无法满足病人需求时，就会导致病人不满意。

4. 医疗体制与医院管理方面的因素　我国目前的医疗体制还存在一些亟待解决的问题。如医疗收费制度、社会保障体制、营利性和非营利性医疗机构的管理模式和目标等，均存在制度和体制的不健全问题，极易造成社会对医疗卫生部门和医务人员的不满，从而引起医患冲突。

四、化解医患冲突的伦理原则与要求

医患纠纷的化解不属于医疗事故的医疗纠纷应当通过医患沟通来化解。大部分的纠纷是因为沟通方面存在问题，比如在知识、信息方面的不对称，医生在解释方面的欠缺，病人理解上的误区等等往往是产生纠纷的主要因素。因为在医患关系中医生起主导作用，因此在医患纠纷的化解上要求医生承担更大的责任。

医疗事故的处理由医疗事故引发的医疗纠纷，应该依据相关的法律、法规和制度进行处理。处理这类纠纷，应遵循公开、公平、公正的原则。同时，还应该坚持实事求是的科学态度。

第六单元　临床诊疗伦理

第一节　概　述

一、临床诊疗道德的含义

临床诊疗道德是指医务人员在诊疗过程中处理好各种关系的行为准则和特殊医德要求，是医德原则、规范在临床医疗实践中的具体运用。

二、临床诊疗的道德原则

1. **最优化原则**　指在临床诊疗中诊疗方案要以最小的代价获得最大效益的决策原则，也叫最佳方案原则。其内容为：疗效最佳，安全无害，痛苦最小，耗费最少。最优化原则是最普通、最基本的治疗原则。

2. **知情同意原则**　知情同意是指患者或者家属有权知晓患者的病情，并对医务人员采取的防治措施决定取舍的自主权。知情同意原则是临床诊疗工作中处理医患关系的基本伦理准则之一。

3. **保密原则**　是指医务人员在防病治病中应当保守医疗秘密，不得随意泄露病人的疾病情况等个人隐私，以防对病人造成不必要的伤害。

4. **生命价值原则**　生命价值原则提出尊重人的生命并且要尊重生命的价值，关心生命的质量而不仅仅是数量，人的生命是珍贵的、有价的，如果生命质量低劣，就没有义务加以保护与保存。生命价值原则是医疗行为选择的重要伦理依据。

第二节 临床诊断的伦理要求

一、中医四诊的伦理要求

1. **安神定志** 早在《素问·征四失论》中就指出："精神不专，志意不理"是医生失误的重要原因之一。为了排除医生主观因素的干扰，中医诊断疾病非常强调安神定志。

2. **实事求是** 要求医生忠实反映症状的客观真实性。辨证是以症状为依据的，通过四诊所获得的症状是否客观，将直接影响到辨证的正确与否，进而影响到治疗的正确与否。

二、体格检查的伦理要求

1. 全面系认真细致。
2. 关心体如，减少痛苦。
3. 尊重病人，心正无私。

三、辅助检查的伦理要求

1. 目的明确，诊治需要。
2. 知情同意，尽职尽责。
3. 综合分析，切忌片面。
4. 密切联系，加强协作。

四、会诊的伦理要求（中医、中西医执业及助理医师均不考）

1. 尊重科学，实事求是。
2. 学术平等，尽己之能。
3. 尊重同道，通力合作。

第三节 临床治疗的伦理要求

一、药物治疗的伦理要求

1. **对症下药，剂量安全** 必须首先明确疾病的诊断和药物的性能、适应证和禁忌证，然后选择治本或标本兼治的药物。剂量要因人而异，既要看到近期效果，也要注意远期不良影响。

2. **合理配伍，细致观察** 要达到合理配伍，首先要掌握药物的配伍禁忌，其次要限制药味数。在用药过程中，不管是联合还是单独用药，都应细致观察，了解药物的疗效和毒副作用，并随着病情的变化调整药物种类、剂量，以取得较好的治疗效果和防止药源性疾病的发生。

3. **节约费用，公正分配** 在确保疗效的前提下尽量节约病人的费用。进口药、贵重药数量少、价格高，使用这些药物时要根据病情的轻重缓急等进行全面考虑，做到公正分配，秉公处理。

二、手术治疗的伦理要求

1. 手术前严格掌握手术指征，动机正确，必须做到知情同意，必须认真做好术前准备。
2. 手术中要关心病人，体贴入微；态度严肃，作风严谨；精诚团结，密切协作。
3. 手术后要严密观察，勤于护理，减轻患者痛苦，加速患者康复。

三、心理治疗的伦理要求

1. 要掌握和运用心理治疗的知识、技巧去开导病人。
2. 要有同情、帮助病人的诚意。
3. 要以健康、稳定的心理状态去影响和帮助病人。
4. 要保守病人的秘密、隐私。

四、康复治疗的伦理要求

1. **理解与同情** 残疾患者不仅有躯体上的创伤，而且有轻重不等的自卑、孤独、悲观失望等心理痛苦。医务人员要理解、同情他们，绝不能讥笑和伤害他们的自尊，以建立起和谐的医患关系，并促进他们尽快康复。

2. **关怀与帮助** 残疾人行动不便，有的生活难以自理。在康复治疗中，医务人员要耐心地在细微之处关怀与帮助他们的生活与训练，鼓励他们的进步，使他们逐渐由被动状态达到主动参与治疗，增加他们重返社会的信心与毅力

3. **联合与协作** 残疾人的康复需要多学科的知识和多学科的医务人员、工程技术人员、社会工作者、特殊教育工作者等人员的共同参与和努力。

第四节 临床科室的伦理要求

一、急诊科（室）的工作特点及道德要求

1. **工作特点** ①随机性强。②时间性强。③协作性强。

2. **道德要求** ①争分夺秒，全力抢救。②承担风险，团结协作。③满腔热情，关注患者的心理需求。④合理使用医疗资源。

二、传染科（室）的工作特点及道德要求

1. **工作特点** ①传染病病人的心理问题多。②传染科病房管理难度大。③对传染科医务人员的道德要求高。

2. **道德要求** ①热爱本职工作，具有无私奉献精神。②坚持预防为主的积极防疫思想。③严格执行消毒隔离制度，防止交叉感染。④遵守国家法律规定，及时上报疫情。

第七单元 医学科研伦理

第一节 概 述

医学科研的伦理要求

1. **道德准则** 实事求是，真诚协作。

2. **工作作风** 严肃的治学态度，严格的工作作风，严密的科学手段。

第二节 涉及人的生物医学研究伦理

一、人体试验的类型

1. **天然试验** 天然实验是不受研究者控制的，在天然条件（如战争、旱灾、水灾、地震、瘟疫以及疾病高发区等）下的人体实验。这种实验的开始、发展、结束都是自然演进的结果，与研究者的意志无关，所以这种研究是没有道德代价的。

2. **自愿试验** 自愿实验是实验者出于医学的目的，受试者本人在一定的社会目的、健康目的或经济利益的支配下自愿参加的人体实验。包括自我实验和志愿实验。

3. **强迫试验** 通常是在一定的军事、政治或行政组织的强大压力下，强迫受试者进行人体实验。

4. **欺骗试验** 对一些风险较大的人体实验，实验者对受试者告知的实验信息不准确，或者采用蒙骗手法的，即是欺骗性人体实验。

二、人体试验的伦理原则

1. **知情同意原则** 《纽伦堡法典》的基本精神是绝对需要受试者的知情同意；我国《中华人民共和国执业医师法》第 37 条第八款规定：未经患者或家属同意，对患者进行实验性临床医疗的，要承担法律责任。

2. **维护病人利益原则** 人体实验必须以维护病人利益为前提，不能只顾及医学科研而牺牲病人的

根本利益。受试者利益第一，医学利益第二。

3. **医学目的原则** 人体实验的目的只能是为了提高医疗水平，改进预防和诊治措施，加深对发病机理的了解，更好地为维护、增进人类的健康服务。

4. **科学对照原则** 人体实验不仅受实验条件和机体内在状态的制约，而且受社会、心理等因素的影响。为了消除偏见，正确判定实验结果的客观性，减少对受试者肉体、精神及人格上的冲击，人体实验设置对照，不仅符合医学科学的需要，也符合医德要求。

第八单元 生殖与生育控制伦理

实施人类辅助生殖技术的伦理原则

根据卫生部2003年6月27日颁布的《人类辅助生殖技术规范》《人类精子库基本标准和技术规范》《人类辅助生殖技术和人类精子库伦理原则》，实施人类辅助生殖技术的伦理原则如下：

1. 有利于患者的原则。
2. 夫妻双方自愿和知情同意的原则。
3. 确保后代健康的原则。
4. 维护社会公益的原则。
5. 互盲和保密的原则。
6. 严防精子、卵子商品化的原则。
7. 伦理监督原则。

第九单元 临终关怀与死亡伦理

死亡标准与安乐死的伦理问题

1. **传统的心肺死亡标准** 传统的医学死亡标准是心脏和循环功能的丧失，即呼吸、心跳、血液循环的完全停止。

2. **脑死亡** 脑死亡是指包括脑干在内的全脑功能不可逆转的丧失，即死亡。按照这个死亡定义，即使心跳、呼吸还能靠人工维持，但是只要全脑功能已经发生不可逆的损坏，就可以宣布这个病人已经死亡。

3. **脑死亡的诊断标准**

哈佛标准：1968年，美国哈佛大学医学院特设委员会提出的“脑死亡”诊断标准。

①对外部的刺激和内部的需要无接受性、无反应性。

②自主的肌肉运动和自主呼吸消失。

③诱导反射消失。

④脑电波平直或等电位。同时规定，凡符合以上4条标准，持续24小时测定，每次不少于10分钟，反复检查多次结果一致者，就可宣告死亡。

我国卫生部2009年发布了《脑死亡判定标准（成人）（修订稿）》和《脑死亡判定技术规范（成人）（修订稿）》，这两个文件规定了脑死亡判定的先决条件、临床判定、确认试验和判定时间等，明确了判定的三步骤：脑死亡临床判定，脑死亡确认试验和脑死亡自主呼吸激发试验。三步骤均符合判定标准才能确认为脑死亡。

4. **安乐死的伦理问题**

①安乐死在道德上是否接受的伦理问题。

②安乐死中知情同意的问题。

③安乐死与人道主义原则相违背的问题。

④安乐死与人的生存权相冲突的问题。

第十单元　医学新技术研究与应用伦理

一、人体器官移植的伦理原则

根据我国 2007 年开始实施的《人体器官移植条例》，人体器官移植的主要伦理原则为：

知情同意原则。供体和受体都是出于自愿，必须做到知情同意。

1. **尊重原则**　尊重捐献者的知情同意权，不损害活体器官捐献人其他正常的生理功能，尊重死者捐献者的尊严。

2. **知情同意原则**　供体和受体都是出于自愿，必须做到知情同意。

3. **效用原则**　恪守不伤害原则，使接受治疗者所获得的利益远远大于风险。

4. **禁止商业化原则**　任何组织和个人不得以任何形式买卖人体器官，不得从事与买卖人体器官有关的活动。

5. **保密原则**　医务人员应对捐献人、接受人和申请人的个人资料保密。

6. **伦理审查原则**。

二、人类胚胎干细胞研究和应用的伦理原则

1. **尊重原则**　爱惜和尊重胚胎，只允许对 14 天内的人体胚胎用于研究。

2. **知情同意原则**　只允许使用自愿捐献的生殖细胞或辅助生殖多余的胚胎，供者必须是自愿捐献，贯彻知情同意原则。

3. **安全和有效原则**　在使用人类胚胎干细胞治疗疾病时，必须经动物实验有效，并设法避免给病人带来伤害。不允许将捐献胚胎重新植入妇女子宫，不允许将人类配子与动物配子相结合。

4. **防止商品化原则**　禁止买卖人体胚胎，并避免妇女故意制造胚胎。

三、基因诊断和基因治疗的伦理原则

1. **尊重与平等的原则**　无论携带有何种的基因都应受到尊重，都应得到公正对待。反对基因决定论，防止基因歧视。

2. **知情同意的原则**　对人体进行的基因检测和基因治疗，都必须遵守知情同意的原则，尊重患者的自主权，不能因为经济的、政治的、宗教的及情感的因素使患者作出违背其本人真实意愿的决定。

3. **保护隐私原则**　基因诊断的结果属于个人所有，其所获得的信息应该得到保密。应禁止任何人以任何不适当理由公布他人的基因信息。

4. **以治疗为目的原则**　基因治疗的研究和应用只能是为了更有效地预防和治疗疾病、挽救人类生命，维护和增进人类健康。

第十一单元　生命伦理学重要文献

一、《贝尔蒙报告》（保护人类受试者的伦理原则与准则）（1979 年）

①区分医疗与研究之间的界限。②基本伦理学原则：尊重个人、有利、公正。③伦理原则的应用：要求知情同意；要进行风险及效益评估；要求在选择受试者时应当具备公平的程序和结果。

二、《赫尔辛基宣言》（涉及人类受试者医学研究的伦理准则）（2000 年修订）

①必须保护受试者准则。②必须符合医学目的准则。③必须经受试者知情同意准则。④必须接受伦理审查准则。

三、生命伦理学《吉汉宣言》（2000 年）

坚决主张科技必须考虑公共利益。意识到生物学与医学的巨大进展，保证人权的迫切需要，滥用这个进展可能给人权带来的危险。

四、《国际性研究中的伦理与政策问题：发展中国家的临床试验》（2001 年）

①对临床试验伦理行动的基本要求。②提供已确定的有效治疗作为对照。③公平对待和尊重参加

者。④获得试验后利益。⑤在国际性临床试验中确保保护研究参加者。

五、国际人类基因组组织（HUGO）伦理委员会关于人类基因组数据库的声明（2002 年）

建议：①人类基因组数据库是全球的公共财产。②个人、家庭、社群、商业实体、机构和政府应促进这项公共财产。③应该鼓励数据的自由流动以及从使用数据库研究中所获利益的公平和公正的分配。④应尊重个人、家庭与社群的选择和隐私。⑤应保护个人、家庭与社群，防止歧视和侮辱。⑥研究人员、机构与商业实体有权为数据库做出智力和财政贡献而获得公平回报。

六、国际医学科学组织委员会《人体生物医学研究国际道德指南》(2002 年 8 月修订）

本指南由 21 条指导原则组成，旨在规范各国的人体生物医学研究政策，根据各地情况应用伦理标准，以及确立和完善伦理审查机制。

七、《突发公共卫生事件应急条例》（2003 年 5 月 9 日国务院 375 号令）

包括：①总则。②预防与应急准备。③报告与信息发布。④应急处理。⑤法律责任。⑥附则。

八、中华人民共和国卫生部《人类辅助生殖技术和人类精子库伦理原则》（2003 年）

包括：①有利于患者的原则。②知情同意的原则。③保护后代的原则。④社会公益原则。⑤保密原则。⑥严防商业化的原则。⑦伦理监督的原则。

九、中华人民共和国国家食品药品监督管理局《药物临床试验质量管理规范》（2003 年）

该《规范》分总则、临床试验前的准备与必要条件、受试者的权益保障、试验方案、研究者的职责、申办者的职责、监查员的职责、记录与报告、数据管理与统计分析、试验用药品的管理、质量保证、多中心试验、附则 13 个章节，共 70 条。

十、中华人民共和国科技部、卫生部《人胚胎干细胞研究伦理指导原则》（2003 年）

该文件明确了人胚胎干细胞的来源定义、获得方式、研究行为规范等，并再次申明中国禁止进行生殖性克隆人的任何研究，禁止买卖人类精子、受精卵、胚胎或胎儿组织。

第十二单元　医学道德教育、修养与评价

第一节　医学道德教育

一、医学道德教育的意义

1. 有助于形成医务人员的内在品质，是把医学道德原则和规范转化为内心信念的重要一环。
2. 有助于培养医务人员的人文素养和道德情操，是形成良好医德医风的重要环节。
3. 有助于培养高素质的医学人才，是促进医学科学工作发展的重要措施。

二、医学道德教育的过程

1. 提高医德认识。
2. 培养医德情感。
3. 锻炼医德意志。
4. 坚定医德信念。
5. 养成医德行为和习惯。

第二节　医学道德修养

一、医学道德修养的含义

医德修养是指医务人员在医德品质、情感、意志、习惯等方面按照一定的医德原则和规范进行自我改造、自我锻炼、自我培养的医德实践过程以及在此基础上所要达到的医德境界。其中包括在医疗实践中所形成的情操、举止、仪表、品行等。

二、医学道德修养的途径

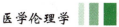

与医疗实践相结合是医德修养的根本途径，具体地说，就是从以下三个方面做起：①要坚持在为人民健康服务的医疗实践中认识主观世界，改造主观世界。②要坚持在医疗实践中检验自己的品德，自觉地进行自我教育，自我锻炼，提高自己的医学修养。③要随着医疗实践的发展，使自己的认识不断提高，医学道德修养不断深入。

第三节 医学道德评价

一、医学道德评价的标准

1. **疗效标准** 是指医疗行为是否有利于病人疾病的缓解、痊愈和保障生命的安全。这是评价和衡量医务人员医疗行为是否符合道德及道德水平高低的重要标志。

2. **社会标准** 是指医疗行为是否有利于人类生存环境的保护和改善。

3. **科学标准** 是指医疗行为是否有利于促进医学科学的发展和社会的进步。

二、医学道德评价的依据

1. **动机与效果的辨证统一** 在医学道德评价上，我们应该坚持哲学上的动机与效果辨证统一的观点，既从效果上去检验动机，又要从动机上去看待效果，对具体情况做具体分析。

2. **目的和手段的辨证统一** 一般情况下目的决定手段，手段服从目的，没有目的的手段是毫无意义的。同时，没有一定的手段相助，目的也是无法实现的。在评价医务人员的医德行为时，不仅要看其目的是否正确，还要看其是否选择了恰当的手段。

三、医学道德评价的方式

1. 社会舆论。
2. 内心信念。
3. 传统习俗。

卫生法规

第一单元　卫生法概述

第一节　卫生法的概念和渊源

一、卫生法的概念

卫生法是调整在卫生活动过程中所发生的社会关系的法律规范的总称。

二、卫生法的渊源

卫生法的渊源是指卫生法的各种具体表现形式。

1.**《宪法》**　《宪法》是国家的根本大法，是法律的母法。是国家最高权力机关——全国人民代表大会依照法定程序制定的具有最高法律效力的规范性法律文件，是各部门法的立法依据和基准。我国《宪法》中有关保护公民生命健康的医疗卫生方面的条款，就是我国卫生法的渊源之一，是制定卫生法的重要依据，并在卫生法律体系中具有最高的法律效力。

2.**法律**　法律作为卫生法的渊源，包括由全国人民代表大会制定的基本法律和由全国人民代表大会常务委员会制定的非基本法律，其法律效力仅次于《宪法》。

目前我国还没有专门的卫生基本法律。现行的由全国人民代表大会常务委员会制定的卫生非基本法律有十部：《食品安全法》《药品管理法》《执业医师法》《国境卫生检疫法》《传染病防治法》《红十字会法》《母婴保健法》《献血法》《职业病防治法》《人口与计划生育法》。

3.**卫生行政法规**　卫生方面的行政法规发布有两种形式，一种是由国务院直接发布；另一种是经国务院批准，由国务院卫生行政部门单独或者与有关部门联合发布。如《医疗机构管理条例》《麻醉药品和精神药品管理条例》《中华人民共和国中医药条例》等。卫生行政法规的法律效力低于法律而高于地方性法规。

4.**地方性卫生法规**　地方性卫生法规在卫生法法源中也占有重要地位，它是由省、直辖市、自治区人民代表大会及其常务委员会制定的规范性文件。这些规范性文件只能在制定机关管辖范围内有效。

5.**自治条例、单行条例**　根据《宪法》规定，民族自治地方的人民代表大会有权依照当地民族的政治、经济、文化特点，制定自治条例、单行条例。自治条例、单行条例作为卫生法法源，只限于民族自治地方使用。

6.**卫生规章**　国务院卫生行政部门单独或者与国务院有关部门联合制定发布的规范性文件，称为卫生规章。如《医疗机构管理实施条例》《医师资格考试暂行办法》等。规章不得与《宪法》、法律、行政法规相抵触。

7.**卫生标准**　卫生标准是指以技术标准形式发布的与卫生相关的规范性文件。由于卫生法具有技术控制和法律控制的双重性质，因此卫生标准、卫生技术规范和操作规程就成为卫生法渊源的重要组成部分。

8.**卫生国际条约**　卫生国际条约是指我国与外国缔结或者我国加入并生效的国际法规性文件，是卫生法的一种特殊法源，如《国际卫生条例》《麻醉品单一公约》《精神药品公约》等。一旦生效，除声明保留的条款外，一律适用于我国的国家机关和公民。

第二节 卫生法的基本原则和作用

一、卫生法的基本原则

卫生法的基本原则是指反映卫生法立法精神、适用于卫生法律关系的基本原则。主要有以下五个方面：

1. 卫生保护原则 卫生保护原则有两方面的内容：第一，人人有获得卫生保护的权利。第二，人人有获得有质量的卫生保护的权利。卫生法在制定和实施过程中，都必须时刻将保护公民生命健康权益放在首位。

2. 预防为主原则 预防为主是我国卫生工作的基本方针和政策，也是卫生法必须遵循的基本原则。实行预防为主原则是由卫生工作的性质和我国经济发展所决定的。

3. 公平原则 公平原则就是以利益均衡作为价值判断标准来配置卫生资源，协调卫生保健活动，以便每个社会成员普遍能得到卫生保健。

4. 保护社会健康原则 保护社会健康原则，本质上是协调个人利益与社会健康利益的关系，它是世界各国卫生法公认的目标。

5. 患者自主原则 患者自主原则是指患者经过深思熟虑就有关自己疾病的医疗问题作出合理的、理智的并负责的自我决定权。维护患者权利、尊重患者自主意识也是卫生法的基本原则之一。

二、卫生法的作用

我国卫生法的作用概括为三个方面：①维护社会卫生秩序。②保障公共卫生利益。③规范卫生行政行为。

第二单元 卫生法律责任

卫生法中的法律责任可分为卫生民事责任、卫生行政责任和卫生刑事责任3种。

第一节 卫生民事责任

一、卫生民事责任的概念及其特征

1. 卫生民事责任的概念 卫生法中的民事责任主要是指医疗机构和卫生工作人员或从事与卫生事业有关的机构违反法律规定侵害公民的健康权利时，应向受害人承担损害赔偿责任。

2. 卫生民事责任的特征 ①主要是财产责任。②是一方当事人对另一方的责任。③是补偿当事人的损失。④在法律允许的条件下，民事责任可以由当事人协商解决。

二、卫生民事责任的构成

构成损害赔偿的民事责任，要同时具备下列四个条件：①损害的事实存在。②行为的违法性。③行为人有过错。④损害事实与行为人的过错有直接的因果关系。

三、卫生民事责任的承担方式

《民法通则》规定承担民事责任的方式有：停止损害；排除妨碍；消除危险；返还财产；恢复原状；修理、重作、更换；赔偿损失；支付违约金；消除影响、恢复名誉；赔礼道歉。

卫生法所涉及的民事责任以“赔偿损失”为主要形式。

第二节 卫生行政责任

一、卫生行政责任的概念及其种类

卫生行政责任是指卫生行政法律关系主体违反卫生行政法律规范，尚未构成犯罪所应 承担的法律后果。

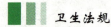

根据我国现行卫生行政管理法规的规定，卫生行政责任主要包括行政处罚和行政处分两种。

二、卫生行政处罚的概念及其种类

卫生行政处罚是指卫生行政机关或者法律法规授权组织在职权范围内对违反卫生行政管理秩序而尚未构成犯罪的公民、法人和其他组织实施的一种卫生行政制裁。

行政处罚的种类主要有警告、罚款、没收非法财物、没收违法所得、责令停产停业、暂扣或吊销有关许可证等。

三、卫生行政处分的概念及其种类

卫生行政处分是指有管辖权的国家机关或企事业单位的行政领导对所属一般违法失职人员给予的一种行政制裁。

行政处分的种类主要有警告、记过、记大过、降级、降职、撤职、留用察看、开除等形式。

第三节 卫生刑事责任

一、卫生刑事责任的概念

卫生刑事责任是指违反卫生法的行为侵害了《刑法》所保护的社会关系，构成犯罪所应承担的法律后果。

二、实现刑事责任的方式

据我国《刑法》规定，实现刑事责任的方式是刑罚。刑罚包括主刑和附加刑。主刑有管制、拘役、有期徒刑、无期徒刑、死刑。它们只能单独适用。附加刑有罚金、剥夺政治权利、没收财产。附加刑是补充主刑适用的刑罚方法，既可以独立适用，也可以附加适用。

三、违反卫生法的刑事责任

我国《刑法》规定了十余个与违反卫生法有关的罪名。①生产、销售假药、劣药罪。②生产、销售不符合卫生标准的食品罪。③生产、销售不符合卫生标准的医疗器械、医用卫生材料罪。④非法行医罪。⑤违反《传染病防治法》的规定，引起甲类传染病传播或者有传播严重危险罪。⑥非法采集、供应血液罪或者制作、供应血液制品罪。⑦违反国境卫生检疫罪。⑧违反规定造成病菌种、毒种扩散罪。⑨医疗事故罪。

另外，法律还规定了玩忽职守的犯罪、危害环境的犯罪等。

第三单元 《中华人民共和国执业医师法》

第一节 执业医师的概念及职责

一、执业医师的概念

医师是指依法取得执业医师资格或者执业助理医师资格，经注册在医疗、预防、保健机构中执业的专业医务人员。

二、执业医师的职责

医师应当具备良好的职业道德和医疗执业水平，发扬人道主义精神，履行防病治病、救死扶伤、保护人民健康的神圣职责。

第二节 医师资格考试制度

一、执业医师资格考试的条件

具有下列条件之一的，可以参加执业医师资格考试：

1. 具有高等学校医学专业本科以上学历，在执业医师指导下，在医疗、预防、保健机构中试用期满一年的。

2. 取得执业助理医师执业证书后，具有高等学校医学专科学历，在医疗、预防、保健机构中工作满二年的。

3. 具有中等专业学校医学专业学历，在医疗、预防、保健机构中工作满五年的。

4. 以师承方式学习传统医学满三年或者经多年实践医术确有专长的，经县级以上人民政府卫生行政部门确定的传统医学专业组织或者医疗、预防、保健机构考核合格并推荐。

二、执业助理医师资格考试的条件

1. 具有高等学校医学专科学历或者中等专业学校医学专科学历，在执业医师指导下，在医疗、预防、保健机构中试用期满一年的，可以参加执业助理医师资格考试。

2. 以师承方式学习传统医学满三年或者经多年实践医术确有专长的，经县级以上人民政府卫生行政部门确定的传统医学专业组织或者医疗、预防、保健机构考核合格并推荐。

第三节　医师执业注册制度

一、执业医师注册的条件及办理

取得医师资格的，可以向所在地县级以上人民政府卫生行政部门申请注册。

受理申请的卫生行政部门应当自收到申请之日起三十日内准予注册，并发给由国务院卫生行政部门统一印制的医师执业证书。

医疗、预防、保健机构可以为本机构中的医师集体办理注册手续。

医师经注册后，可以在医疗、预防、保健机构中按照注册的执业地点、执医类别、执业范围执业，从事相应的医疗、预防、保健业务。

未经医师注册取得执业证书，不得从事医师执业活动。

二、不予注册的情形

有下列情形之一的，不予注册：

1. 不具有完全民事行为能力的；

2. 因受刑事处罚，自刑罚执行完毕之日起至申请注册之日止不满二年的；

3. 受吊销医师执业证书行政处罚，自处罚决定之日起至申请注册之日止不满二年的；

4. 有国务院卫生行政部门规定不宜从事医疗、预防、保健业务的其他情形的。

第四节　执业医师的权利、义务和执业规则

一、执业医师的权利

1. 在注册的执业范围内，进行医学诊查、疾病调查、医学处置、出具相应的医学证明文件，选择合理的医疗、预防、保健方案；

2. 按照国务院卫生行政部门规定的标准，获得与本人执业活动相当的医疗设备基本条件；

3. 从事医学研究、学术交流，参加专业学术团体；

4. 参加专业培训，接受继续教育；

5. 在执业活动中，人格尊严、人身安全不受侵犯；

6. 获取工资报酬和津贴，享受国家规定的福利待遇；

7. 对所在机构的医疗、预防、保健工作和卫生行政部门的工作提出意见和建议，依法参与所在机构的民主管理。

二、执业医师的义务

1. 遵守法律、法规，遵守技术操作规范；

2. 树立敬业精神，遵守职业道德，履行医师职责，尽职尽责为患者服务；

3. 关心、爱护、尊重患者，保护患者的隐私；

4. 努力钻研业务，更新知识，提高专业技术水平；

5. 宣传卫生保健知识，对患者进行健康教育。

三、医师执业规则

1. 医师实施医疗、预防、保健措施，签署有关医学证明文件，必须亲自诊查、调查，并按照规定及时填写医学文书，不得隐匿、伪造或者销毁医学文书及有关资料。医师不得出具与自己执业范围无关或者与执业类别不相符的医学证明文件。

2. 对急危患者，医师应当采取紧急措施及时进行诊治；不得拒绝急救处置。

3. 医师应当使用经国家有关部门批准使用的药品、消毒药剂和医疗器械。除正当治疗外，不得使用麻醉药品、医疗用毒性药品、精神药品和放射性药品。

4. 医师应当如实向患者或者其家属介绍病情，但应注意避免对患者产生不利后果。医师进行实验性临床医疗，应当经医院批准并征得患者本人或者其家属同意。

5. 医师不得利用职务之便，索取、非法收受患者财物或者牟取其他不正当利益。

6. 遇有自然灾害、传染病流行、突发重大伤亡事故及其他严重威胁人民生命健康的紧急情况时，医师应当服从县级以上人民政府卫生行政部门的调遣。

7. 医师发生医疗事故或者发现传染病疫情时，应当依照有关规定及时向所在地机构或者卫生行政部门报告。医师发现患者涉嫌伤害事件或者非正常死亡时，应当按照有关规定向有关部门报告。

8. 执业助理医师应当在执业医师的指导下，在医疗、预防、保健机构中按照其执业类别执业。在乡、民族乡、镇的医疗、预防、保健机构中工作的执业助理医师，可以根据医疗诊治的情况和需要，独立从事一般的执业活动。

第五节 《执业医师法》规定的法律责任

一、民事责任

医师在医疗、预防、保健工作中造成事故的，依照法律或者国家有关规定处理。未经批准擅自开办医疗机构行医或者非医师行医的，除按规定承担行政责任外，给患者造成损害的，依法承担赔偿责任。

二、行政责任

1. 以不正当手段取得医师执业证书的，由发给证书的卫生行政部门吊销执业证书；对负有直接责任的主管人员和其他直接责任人，依法给予行政处分。

2. 医师在执业活动中有下列行为之一的，由县级以上人民政府卫生行政部门给予警告或者责令暂停六个月以上一年以下执业活动；情节严重的，吊销其医师执业证书：

（1）违反卫生行政规章制度或者技术操作规范，造成严重后果的；

（2）由于不负责任延误急危病重患者的抢救和诊治，造成严重后果的；

（3）造成医疗责任事故的；

（4）未经亲自诊查、调查，签署诊断、治疗、流行病学等证明文件或者有关出生、死亡等证明文件的；

（5）隐匿、伪造或者擅自销毁医学文书及有关资料的；

（6）使用未经批准使用的药品、消毒药剂和医疗器械的；

（7）不按照规定使用麻醉药品、医疗用毒性药品、精神药品和放射性药品的；

（8）未经患者或者其家属同意，对患者进行实验性临床医疗的；

（9）泄露患者隐私，造成严重后果的；

（10）利用职务之便，索取、非法收受患者财物或者牟取其他不正当利益的；

（11）发生自然灾害、传染病流行、突发重大伤亡事故以及其他严重威胁人民生命健康的紧急情况时，不服从卫生行政部门调遣的；

（12）发生医疗事故或者发现传染病疫情，患者涉嫌伤害事件或者非正常死亡，不按照规定报告的。

3. 未经批准擅自开办医疗机构行医或者非医师行医的，由县级以上人民政府卫生行政部门予以取缔，没收其违法所得及其药品、器械，并处十万元以下的罚款；对医师吊销其执业证书。

4. 卫生行政部门工作人员或者医疗、预防、保健机构工作人员违反本法有关规定，弄虚作假、玩忽职守、滥用职权、徇私舞弊，尚不构成犯罪的，依法给予行政处分。

三、刑事责任

1. 违反《执业医师法》规定，有第三十七条规定所列12项违法行为之一，情节严重，造成严重后果，构成犯罪的，依照《刑法》第335条、第383条、第385条追究刑事责任。

2. 未经批准擅自开办医疗机构或者非医师行医，构成犯罪的，依照《刑法》第336条追究刑事责任。

3. 卫生工作人员严重不负责任，弄虚作假、玩忽职守、滥用职权、徇私舞弊，构成犯罪的，依照《刑法》第397条、第409条追究刑事责任。

4. 在执业活动中，违反《药品管理法》规定，构成犯罪的，依法追究刑事责任。

第四单元 《中华人民共和国药品管理法》

第一节 概 述

一、《药品管理法》的立法目的

为加强药品监督管理，保证药品质量，保障人体用药安全，维护人民身体健康和用药的合法权益，特制定本法。

二、药品的法定含义

药品是指用于预防、治疗、诊断人的疾病，有目的地调节人的生理机能并规定有适应证或者功能主治、用法和用量的物质，包括中药材、中药饮片、中成药、化学原料药及其制剂、抗生素、生化药品、放射性药品、血清、疫苗、血液制品和诊断药品等。

三、药品必须符合法定要求

1. 必须是《中华人民共和国药品管理法》（以下简称《药品管理法》）明确规定的药品含义中所包括的内容。

2. 必须符合《药品管理法》有关规定要求：

（1）药品生产、经营企业是合法的生产、经营企业。药品生产企业须经企业所在地省、自治区、直辖市人民政府药品监督管理部门批准并发给《药品生产许可证》，凭《药品生产许可证》到工商行政管理部门办理登记注册。无《药品生产许可证》的，不得生产药品。药品经营企业必须经企业所在地省、自治区、直辖市人民政府药品监督管理部门批准发给《药品经营许可证》，凭《药品经营许可证》到工商行政管理部门办理登记注册。无《药品经营许可证》的，不得经营药品。

（2）生产药品须经国务院药品监督管理部门批准并发给药品批准文号。

（3）药品必须符合国家药品标准。国务院药品监督管理部门颁布的《中华人民共和国药典》和药品标准为国家药品标准。

第二节 禁止生产（包括配制）、销售假药与劣药

一、禁止生产（包括配制）、销售假药

有下列情形之一的为假药：

1. 药品所含成分与国家药品标准规定的成分不符的；

2. 以非药品冒充药品或者以他种药品冒充此种药品的。

有下列情形之一的药品，按假药论处：

1. 国务院药品监督管理部门规定禁止使用的；
2. 依照本法必须批准而未经批准生产、进口，或者依照本法必须检验而未经检验即销售的；
3. 变质的；
4. 被污染的；
5. 使用依照本法必须取得批准文号而未取得批准文号的原料药生产的；
6. 所标明的适应证或者功能主治超出规定范围的。

二、禁止生产（包括配制）、销售劣药

药品成分的含量不符合国家药品标准的为劣药。有下列情形之一的药品按劣药论处：

1. 未标明有效期或者更改有效期的；
2. 不注明或者更改生产批号的；
4. 超过有效期的；
5. 直接接触药品的包装材料和容器未经批准的；
6. 擅自添加着色剂、防腐剂、香料、矫味剂及辅料的；
7. 其他不符合药品标准规定的。

第三节　特殊药品的管理

一、特殊药品的分类

特殊药品包括麻醉药品、精神药品、医疗用毒性药品、放射性药品，国家对这四类药品实行特殊管理。

二、麻醉药品和精神药品管理的相关规定

1.《麻醉药品和精神药品管理条例》的相关规定

《麻醉药品和精神药品管理条例》第四条规定：国家对麻醉药品药用原植物以及麻醉药品和精神药品实行管制。

第三十条规定：麻醉药品和第一类精神药品不得零售。禁止使用现金进行麻醉药品和精神药品交易，但是个人合法购买麻醉药品和精神药品的除外。

第三十二条规定：第二类精神药品零售企业应当凭执业医师出具的处方，按规定剂量销售第二类精神药品，并将处方保存 2 年备查；禁止超剂量或者无处方销售第二类精神药品；不得向未成年人销售第二类精神药品。

2.《处方管理办法》的相关规定

《处方管理办法》第二十三条规定：为门（急）诊患者开具的麻醉药品注射剂，每张处方为一次常用量；控缓释制剂，每张处方不得超过 7 日常用量；其他剂型，每张处方不得超过 3 日常用量。

第一类精神药品注射剂，每张处方为一次常用量；控缓释制剂，每张处方不得超过 7 日常用量；其他剂型，每张处方不得超过 3 日常用量。哌甲酯用于治疗儿童多动症时，每张处方不得超过 15 日常用量。

第二类精神药品一般每张处方不得超过 7 日常用量；对于慢性病或某些特殊情况的患者，处方用量可以适当延长，医师应当注明理由。

第二十四条规定：为门（急）诊癌症疼痛患者和中、重度慢性疼痛患者开具的麻醉药品、第一类精神药品注射剂，每张处方不得超过 3 日常用量；控缓释制剂，每张处方不得超过 15 日常用量；其他剂型，每张处方不得超过 7 日常用量。

第二十六条规定：对于需要特别加强管制的麻醉药品，盐酸二氢埃托啡处方为一次常用量，仅限于二级以上医院内使用；盐酸哌替啶处方为一次常用量，仅限于医疗机构内使用。

第五十条规定：处方由调剂处方药品的医疗机构妥善保存。普通处方、急诊处方、儿科处方保存

期限为1年，医疗用毒性药品、第二类精神药品处方保存期限为2年，麻醉药品和第一类精神药品处方保存期限为3年。

三、医疗用毒性药品管理的相关规定

《医疗用毒性药品管理办法》第九条规定：医疗单位供应和调配毒性药品，凭医师签名的正式处方。每次处方剂量不得超过2日极量。

第四节 《药品管理法》及相关法规、规章对医疗机构及其人员的有关规定

一、医疗机构药品使用的管理规定

《药品管理法》第二十五条规定：医疗机构配制的制剂，应当是本单位临床需要而市场上没有供应的品种，并须经所在地省、自治区、直辖市人民政府药品监督管理部门批准后方可配制。配制的制剂必须按照规定进行质量检验；合格的，凭医师处方在本医疗机构使用。

医疗机构配制的制剂，不得在市场销售。

《药品管理法》第二十六条规定：医疗机构购进药品，必须建立并执行进货检查验收制度；必须有真实、完整的药品购进记录。

《药品管理法实施条例》第二十七条规定：医疗机构向患者提供的药品应当与诊疗范围相适应，并凭执业医师或者执业助理医的处方调配。计划生育技术服务机构采购和向患者提供药品，其范围应当与经批准的服务范围相一致，并凭执业医师或执业助理医师的处方调配。个人设置的门诊部、诊所等医疗机构不得配备常用药品和急救药品以外的其他药品。常用药品和急救药品的范围和品种，由所在地的省、自治区、直辖市人民政府卫生行政部门会同同级人民政府药品监督管理部门规定。

二、处方的管理规定

《处方管理办法》第二条规定：处方是指由注册的执业医师和执业助理医师（以下简称医师）在诊疗活动中为患者开具的、由取得药学专业技术职务任职资格的药学专业技术人员（以下简称药师）审核、调配、核对，并作为患者用药凭证的医疗文书。处方包括医疗机构病区用药医嘱单。

第四条规定：医师开具处方和药师调剂处方应当遵循安全、有效、经济的原则。处方药应当凭医师处方销售、调剂和使用。

第十七条规定：医师开具处方应当使用经药品监督管理部门批准并公布的药品通用名称、新活性化合物的专利药品名称和复方制剂药品名称。医师开具院内制剂处方时应当使用经省级卫生行政部门审核、药品监督管理部门批准的名称。医师可以使用由卫生部公布的药品习惯名称开具处方。

第十九条规定：处方一般不得超过7日用量；急诊处方一般不得超过3日用量；对于某些慢性病、老年病或特殊情况，处方用量可适当延长，但医师应当注明理由。

第三十七条规定：药师调剂处方时必须做到“四查十对”：查处方，对科别、姓名、年龄；查药品，对药名、剂型、规格、数量；查配伍禁忌，对药品性状、用法用量；查用药合理性，对临床诊断。

三、关于禁止药品购销中账外暗中给予、收受回扣或者其他利益的规定

《药品管理法》第五十九条规定：禁止药品的生产企业、经营企业和医疗机构在药品购销中账外暗中给予、收受回扣或者其他利益。

禁止药品的生产企业、经营企业或者其代理人以任何名义给予使用其药品的医疗机构的负责人、药品采购人员、医师等有关人员以财物或者其他利益。禁止医疗机构的负责人、药品采购人员、医师等有关人员以任何名义收受药品的生产企业、经营企业或者其代理人给予的财物或者其他利益。

第五节 《药品管理法》规定的法律责任

一、民事责任

药品的生产企业、经营企业、医疗机构违反本法规定，给药品使用者造成损害的，依法承担赔偿责任。

二、行政责任

1. 生产、销售假药的，没收违法生产、销售的药品和违法所得，并处违法生产、销售药品货值金额两倍以上五倍以下的罚款；有药品批准证明文件的予以撤销，并责令停产、停业整顿；情节严重的，吊销有关许可证。

2. 生产、销售劣药的，没收违法生产、销售的药品和违法所得，并处违法生产、销售药品货值金额一倍以上三倍以下的罚款；情节严重的，责令停产、停业整顿或者撤销药品批准证明文件、吊销有关许可证。

3. 医疗机构将其配制的制剂在市场销售的，责令改正，没收违法销售的制剂，并处违法销售制剂货值金额一倍以上三倍以下的罚款；有违法所得的，没收违法所得。

三、刑事责任

生产、销售假药、劣药，构成犯罪的，依法追究刑事责任。

四、有关单位或者个人在药品购销中违法给予、收受回扣应承担的法律责任

1. 医疗单位的有关人员在药品购销中，收受给予财物或者其他利益，由卫生行政部门或者本单位给予处分，没收违法所得；对违法行为情节严重的执业医师，由卫生行政部门吊销其执业证书；构成犯罪的，依法追究刑事责任。

2.《中华人民共和国刑法修正案（六）》第七条将《刑法》第一百六十三条修改为：公司、企业或者其他单位的工作人员利用职务上的便利，索取他人财物或者非法收受他人财物，为他人谋取利益，数额较大的，处五年以下有期徒刑或者拘役；数额巨大的，处五年以上有期徒刑，可以并处没收财产。

3. 公司、企业或者其他单位的工作人员在经济往来中利用职务上的便利，违反国家规定，收受各种名义的回扣、手续费，归个人所有的，依照前款的规定处罚。

第五单元 《中华人民共和国传染病防治法》

第一节 概 述

一、《传染病防治法》的立法目的

为了预防、控制和消除传染病的发生与流行，保障人体健康和公共卫生，制定本法。

二、我国对传染病防治实行的方针

国家对传染病防治实行预防为主的方针，防治结合、分类管理、依靠科学、依靠群众。

三、法定传染病的分类

《传染病防治法》将37种急、慢性传染病列为法定管理的传染病，并根据其传播方式、速度及对人类危害程度的不同，分为甲类、乙类和丙类三类。

甲类传染病是指：鼠疫、霍乱。

乙类传染病是指：传染性非典型肺炎、艾滋病、病毒性肝炎、脊髓灰质炎、人感染高致病性禽流感、麻疹、流行性出血热、狂犬病、流行性乙型脑炎、登革热、炭疽、细菌性和阿米巴性痢疾、肺结核、伤寒和副伤寒、流行性脑脊髓膜炎、百日咳、白喉、新生儿破伤风、猩红热、布鲁菌病、淋病、梅毒、钩端螺旋体病、血吸虫病、疟疾。

丙类传染病是指：流行性感冒、流行性腮腺炎、风疹、急性出血性结膜炎、麻风病、流行性和地方性斑疹伤寒、黑热病、包虫病、丝虫病，除霍乱、细菌性和阿米巴性痢疾、伤寒和副伤寒以外的感染性腹泻病。

上述规定以外的其他传染病，根据其暴发、流行情况和危害程度，需要列入乙类、丙类传染病的，由国务院卫生行政部门决定并予以公布。

对乙类传染病中传染性非典型肺炎、炭疽中的肺炭疽已经移除（2013年11月4日），采取本法所称甲类传染病的预防、控制措施。其他乙类传染病和突发原因不明的传染病需要采取本法所称甲类

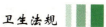

传染病的预防、控制措施的，由国务院卫生行政部门及时报经国务院批准后予以公布、实施。

第二节　传染病预防与疫情报告

一、国家建立传染病预防的相关制度

1. 国家实行有计划的预防接种制度。用于预防接种的疫苗必须符合国家质量准国家对儿童实行预防接种证制度。国家免疫规划项目的预防接种实行免费。医疗机构、疾病预防控制机构与儿童的监护人应当相互配合，保证儿童及时接受预防接种。具体办法由国务腙制定。

国家建立传染病监测制度。各级疾病预防控制机构对传染病的发生、流行以及影响其发生、流行的因素进行监测；对国外发生、国内尚未发生的传染病或者国内新发生的传染病，进行监测。

2. 国家建立传染病预警制度。国务院卫生行政部门和省、自治区、直辖市人民政府根据传染病发生、流行趋势的预测，及时发出传染病预警，根据情况予以公布。

县级以上地方人民政府应当制定传染病预防控制预案，报上一级人民政府备案。

3. 国家建立传染病菌种、毒种库。对可能导致甲类传染病传播的以及国务院卫生行政部门规定的菌种、毒种和传染病检测样本，确需采集、保藏、携带、运输和使用的，须经省级以上人民政府卫生行政部门批准。

二、各级医疗机构和疾病预防控制机构在传染病预防控制中的职责

1. 各级医疗机构必须严格执行国务院卫生行政部门规定的管理制度、操作规范，防止传染病的医源性感染和医院感染。应当确定专门的部门或者人员，承担传染病疫情报告、本单位的传染病预防、控制以及责任区域内的传染病预防工作；承担医疗活动中与医院感染有关的危险因素监测、安全防护、消毒、隔离和医疗废物处置工作。

疾病预防控制机构应当指定专门人员负责对医疗机构内传染病预防工作进行指导、考核，开展流行病学调查。

2. 各级疾病预防控制机构在传染病预防控制中履行下列职责：

①实施传染病预防控制规划、计划和方案；

②收集、分析和报告传染病监测信息，预测传染病的发生、流行趋势；

③开展对传染病疫情和突发公共卫生事件的流行病学调查、现场处理及其效果评价；

④开展传染病实验室检测、诊断、病原学鉴定；

⑤实施免疫规划，负责预防性生物制品的使用管理；

⑥开展健康教育、咨询，普及传染病防治知识；

⑦指导、培训下级疾病预防控制机构及其工作人员开展传染病监测工作；

⑧开展传染病防治应用性研究和卫生评价，提供技术咨询。

3. 疾病预防控制机构、医疗机构的实验室和从事病原微生物实验的单位，应当符合国家规定的条件和技术标准，建立严格的监督管理制度，对传染病病原体样本按照规定的措施实行严格监督管理，严防传染病病原体的实验室感染和病原微生物的扩散。

4. 疾病预防控制机构、医疗机构使用血液和血液制品，必须遵守国家有关规定，防止因输入血液、使用血液制品引起经血液传播疾病的发生。

三、传染病疫情报告

疾病预防控制机构、医疗机构和采供血机构及其执行职务的人员发现本法规定的传染病疫情或者发现其他传染病暴发、流行以及突发原因不明的传染病时，应当遵循疫情报告属地管理原则，按照国务院规定的或者国务院卫生行政部门规定的内容、程序、方式和时限报告。

任何单位和个人发现传染病病人或者疑似传染病病人时，应当及时向附近的疾病预防控制机构或者医疗机构报告。

四、传染病疫情的通报和公布

《传染病防治法》第三十四条规定：县级以上地方人民政府卫生行政部门应当及时向本行政区域内的疾病预防控制机构和医疗机构通报传染病疫情以及监测、预警的相关信息。接到通报的疾病预防控制机构和医疗机构应当及时告知本单位的有关人员。

《传染病防治法》第三十八条规定：国家建立传染病疫情信息公布制度。国务院卫生行政部门定期公布全国传染病疫情信息。省、自治区、直辖市人民政府卫生行政部门定期公布本行政区域的传染病疫情信息。

传染病暴发、流行时，国务院卫生行政部门负责向社会公布传染病疫情信息，并可以授权省、自治区、直辖市人民政府卫生行政部门向社会公布本行政区域的传染病疫情信息。

公布传染病疫情信息应当及时、准确。

第三节 传染病疫情控制措施及医疗救治

一、医疗机构发现传染病时应采取的措施

1. 医疗机构发现甲类传染病时，应当及时采取下列措施：

（1）对病人、病原携带者，予以隔离治疗，隔离期限根据医学检查结果确定；

（2）对疑似病人，确诊前在指定场所单独隔离治疗；

（3）对医疗机构内的病人、病原携带者、疑似病人的密切接触者，在指定场所进行医学观察和采取其他必要的预防措施。

拒绝隔离治疗或者隔离期未满擅自脱离隔离治疗的，可以由公安机关协助医疗机构采取强制隔离治疗措施。

2. 医疗机构发现乙类或者丙类传染病病人，应当根据病情采取必要的治疗和控制传播措施。

3. 医疗机构对本单位内被传染病病原体污染的场所、物品以及医疗废物，必须依照法律、法规的规定实施消毒和无害化处置。

二、疾病预防控制机构发现或接到传染病疫情时应采取的措施

1. 对传染病疫情进行流行病学调查，根据调查情况提出划定疫点、疫区的建议，对被污染的场所进行卫生处理，对密切接触者，在指定场所进行医学观察和采取其他必要的预防措施，并向卫生行政部门提出疫情控制方案；

2. 传染病暴发、流行时，对疫点、疫区进行卫生处理，向卫生行政部门提出疫情控制方案，并按照卫生行政部门的要求采取措施；

3. 指导下级疾病预防控制机构实施传染病预防、控制措施，组织、指导有关单位对传染病疫情的处理。

三、各级政府部门在传染病发生时应采取的紧急措施

1. 传染病暴发、流行时，县级以上地方人民政府应当立即组织力量，按照预防、控制预案进行防治，切断传染病的传播途径，必要时，报经上一级人民政府决定，可以采取下列紧急措施并予以公告：

（1）限制或者停止集市、影剧院演出或者其他人群聚集的活动；

（2）停工、停业、停课；

（3）封闭或者封存被传染病病原体污染的公共饮用水源、食品以及相关物品；

（4）控制或者扑杀染疫野生动物、家畜家禽；

（5）封闭可能造成传染病扩散的场所。

上级人民政府接到下级人民政府关于采取前款所列紧急措施的报告时，应当即时作出决定。

紧急措施的解除，由原决定机关决定并宣布。

2. 甲类、乙类传染病暴发、流行时，县级以上地方人民政府报经上一级人民政府决定，可以宣布本行政区域部分或者全部为疫区；国务院可以决定并宣布跨省、自治区、直辖市的疫区。

四、医疗救治

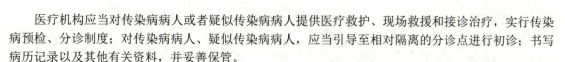

医疗机构应当对传染病病人或者疑似传染病病人提供医疗救护、现场救援和接诊治疗，实行传染病预检、分诊制度；对传染病病人、疑似传染病病人，应当引导至相对隔离的分诊点进行初诊；书写病历记录以及其他有关资料，并妥善保管。

医疗机构不具备相应救治能力的，应当将患者及其病历记录复印件一并转至具备相应救治能力的医疗机构。

第四节　相关机构及其人员违反《传染病防治法》有关规定应承担的法律责任

一、民事责任

《传染病防治法》规定：单位和个人违反本法，导致传染病传播、流行，给他人人身、财产造成损害的，应依法承担民事责任。

二、行政责任

医疗机构违反本法规定的下列情形之一的，由县级以上人民政府卫生行政部门责令改正，通报批评，给予警告；造成传染病传播、流行或者其他严重后果的，对负有责任的主管人员和其他直接责任人员，依法给予降级、撤职、开除的处分，并可以依法吊销有关责任人员的执业证书；构成犯罪的，依法追究刑事责任。

1. 未按照规定承担本单位的传染病预防、控制工作，医院感染控制任务和责任区域内的传染病预防工作的；
2. 未按照规定报告传染病疫情，或者隐瞒、谎报、缓报传染病疫情的；
3. 发现传染病疫情时，未按照规定对传染病病人、疑似传染病病人提供医疗救护、现场救援、接诊、转诊的，或者拒绝接受转诊的；
4. 未按照规定对本单位内被传染病病原体污染的场所、物品以及医疗废物实施消毒或者无害化处置的；
5. 未按照规定对医疗器械进行消毒，或者对按照规定一次使用的医疗器具未予销毁，再次使用的；
6. 在医疗救治过程中未按照规定保管医学记录资料的；
7. 故意泄露传染病病人、病原携带者、疑似传染病病人、密切接触者涉及个人隐私的有关信息、资料的。

三、刑事责任

单位和个人违反本法，构成犯罪的，依法追究刑事责任。

第六单元　《突发公共卫生事件应急条例》

第一节　概　述

一、突发公共卫生事件的概念

本条例所称突发公共卫生事件（以下简称“突发事件”），是指突然发生，造成或者可能造成社会公众健康严重损害的重大传染病疫情、群体性不明原因疾病、重大食物和职业中毒以及其他严重影响公众健康的事件。

二、突发公共卫生事件应急工作的方针及原则

突发事件应急工作，应当遵循预防为主、常备不懈的方针，贯彻统一领导、分级负责、反应及时、措施果断、依靠科学、加强合作的原则。

第二节　突发公共卫生事件的预防与应急准备

一、突发公共卫生事件应急预案制定与预案的主要内容

1. 突发事件应急预案的制定：国务院卫生行政主管部门按照分类指导、快速反应的要求，制定全国突发事件应急预案，报请国务院批准。

省、自治区、直辖市人民政府根据全国突发事件应急预案，结合本地实际情况，制定本行政区域的突发事件应急预案。

2. 全国突发事件应急预案应包括的主要内容：

（1）突发事件应急处理指挥部的组成和相关部门的职责；

（2）突发事件的监测与预警；

（3）突发事件信息的收集、分析、报告、通报制度；

（4）突发事件应急处理技术和监测机构及其任务；

（5）突发事件的分级和应急处理工作方案；

（6）突发事件预防、现场控制，应急设施、设备、救治药品和医疗器械以及其他物资和技术的储备与调度；

（7）突发事件应急处理专业队伍的建设和培训。

二、突发公共卫生事件预防控制体系

1. 国家建立统一的突发事件预防控制体系。

2. 县级以上人民政府建立和完善突发事件监测与预警系统。

3. 县级以上人民政府卫生行政主管部门指定机构负责开展突发事件的日常监测。

第三节　突发公共卫生事件的报告与信息发布

一、突发公共卫生事件应急报告制度与报告情形

1. 国家建立突发事件应急报告制度　国务院卫生行政主管部门制定突发事件应急报告规范，建立重大、紧急疫情信息报告系统。

2. 突发事件的报告情形和报告时限要求　突发事件监测机构、医疗卫生机构和有关单位发现有下列情形之一的，应当在 2 小时内向所在地县级人民政府卫生行政主管部门报告；接到报告的卫生行政主管部门应当在 2 小时内向本级人民政府报告，并同时向上级人民政府卫生行政主管部门和国务院卫生行政主管部门报告：

（1）发生或者可能发生传染病暴发、流行的；

（2）发生或者发现不明原因的群体性疾病的；

（3）发生传染病菌种、毒种丢失的；

（4）发生或者可能发生重大食物和职业中毒事件的。

任何单位和个人对突发事件不得隐瞒、缓报、谎报或者授意他人隐瞒、缓报、谎报。

二、突发公共卫生事件的信息发布

国家建立突发事件的信息发布制度。国务院卫生行政主管部门负责向社会发布突发事件的信息。必要时，可以授权省、自治区、直辖市人民政府卫生行政主管部门向社会发布本行政区域内突发事件的信息。

信息发布应当及时、准确、全面。

第四节　突发公共卫生事件的应急处理

一、应急预案的启动

在全国范围内或者跨省、自治区、直辖市范围内启动全国突发事件应急预案，由国务院卫生行政主管部门报国务院批准后实施。省、自治区、直辖市启动突发事件应急预案，由省、自治区、直辖市人民政府决定，并向国务院报告。

二、应急预案的实施

1. 医疗卫生机构、监测机构和科学研究机构，应当服从突发事件应急处理指挥部的统一指挥，相互配合、协作，集中力量开展相关的科学研究工作。

2. 根据突发事件应急处理的需要，突发事件应急处理指挥部有权紧急调集人员、储备的物资、交通工具以及相关设施、设备；必要时，对人员进行疏散或者隔离，并可以依法对传染病疫区实行封锁。

3. 参加突发事件应急处理的工作人员，应当按照预案的规定，采取卫生防护措施，并在专业人员的指导下进行工作。

4. 医疗卫生机构应采取的措施

医疗卫生机构应当对因突发事件致病的人员提供医疗救护和现场救援，对就诊病人必须接诊治疗，并书写详细、完整的病历记录；对需要转送的病人，应当按照规定将病人及其病历记录的复印件转送至接诊的或者指定的医疗机构。

医疗卫生机构内应当采取卫生防护措施，防止交叉感染和污染。

医疗卫生机构应当对传染病病人密切接触者采取医学观察措施。

医疗机构收治传染病病人、疑似传染病病人，应当依法报告所在地的疾病预防控制机构。

5. 有关部门、医疗卫生机构应当对传染病做到早发现、早报告、早隔离、早治疗，切断传播途径，防止扩散。

第五节 《突发公共卫生事件应急条例》规定的法律责任

一、医疗机构违反《突发公共卫生事件应急条例》规定应追究的法律责任

医疗卫生机构有下列行为之一的，由卫生行政主管部门责令改正、通报批评、给予警告；情节严重的，吊销《医疗机构执业许可证》；对主要负责人、负有责任的主管人员和其他直接责任人员依法给予降级或者撤职的纪律处分；造成传染病传播、流行或者对社会公众健康造成其他严重危害后果，构成犯罪的，依法追究刑事责任：

1. 未依照本条例的规定履行报告职责，隐瞒、缓报或者谎报的；

2. 未依照本条例的规定及时采取控制措施的；

3. 未依照本条例的规定履行突发事件监测职责的；

4. 拒绝接诊病人的；

5. 拒不服从突发事件应急处理指挥部调度的。

二、在突发事件处理工作中有关单位和个人未履行职责应承担的法律责任

在突发事件应急处理工作中，有关单位和个人未依照本条例的规定履行报告职责，隐瞒、缓报或者谎报，阻碍突发事件应急处理工作人员执行职务，拒绝国务院卫生行政主管部门或者其他有关部门指定的专业技术机构进人突发事件现场，或者不配合调查、采样、技术分析和检验的，对有关责任人员依法给予行政处分或者纪律处分；触犯《中华人民共和国治安管理处罚条例》，构成违反治安管理行为的，由公安机关依法予以处罚；构成犯罪的，依法追究刑事责任。

三、在突发事件发生期间扰乱公共秩序应追究的法律责任

在突发事件发生期间，散布谣言、哄抬物价、欺骗消费者，扰乱社会秩序、市场秩序的，由公安机关或者工商行政管理部门依法给予行政处罚；构成犯罪的，依法追究刑事责任。

第七单元 《医疗事故处理条例》

第一节 概 述

一、医疗事故的概念

本条例所称的医疗事故，是指医疗机构及其医务人员在医疗活动中，违反医疗卫生管理法律、行

政法规、部门规章和诊疗护理规范、常规，过失造成患者人身损害的事故。这一概念包含以下含义：

1. 医疗事故是在医疗活动中发生的；

2. 医疗事故是违反医疗卫生管理法律、行政法规、部门规章和诊疗护理规范、常规的过失行为造成的；

3. 医疗事故的责任主体是医疗机构及其医务人员；

4. 医疗事故给患者造成了人身损害。

二、医疗事故处理的原则

处理医疗事故应当遵循公开、公平、公正、及时、便民的原则，坚持实事求是的科学态度，做到事实清楚、定性准确、责任明确、处理恰当。

三、医疗事故的分级

根据对患者人身造成的损害程度，医疗事故分为四级：

一级医疗事故：造成患者死亡、重度残疾的；

二级医疗事故：造成患者中度残疾、器官组织损伤导致严重功能障碍的；

三级医疗事故：造成患者轻度残疾、器官组织损伤导致一般功能障碍的；

四级医疗事故：造成患者明显人身损害的其他后果的。

第二节　医疗事故的预防与处置

一、医疗事故的预防

1. 医疗机构及其医务人员在医疗活动中，必须严格遵守医疗卫生管理法律、行政法规、部门规章和诊疗护理规范、常规，恪守医疗服务职业道德。

2. 医疗机构应当对其医务人员进行医疗卫生管理法律、行政法规、部门规章和诊疗护理规范、常规的培训和医疗服务职业道德教育。

3. 医疗机构应当设置医疗服务质量监控部门或者配备专（兼）职人员，具体负责监督本医疗机构的医务人员的医疗服务工作，检查医务人员执业情况，接受患者对医疗服务的投诉，向其提供咨询服务。

4. 医疗机构应当按照国务院卫生行政部门规定的要求，书写并妥善保管病历资料。因抢救急危患者，未能及时书写病历的，有关医务人员应当在抢救结束后 6 小时内据实补记，并加以注明。

5. 在医疗活动中，医疗机构及其医务人员应当将患者的病情、医疗措施、医疗风险等如实告知患者，及时解答其咨询；但是，应当避免对患者产生不利后果。

6. 医疗机构应当制定防范、处理医疗事故的预案，预防医疗事故的发生，减轻医疗事故的损害。

二、医疗事故的报告与处置

1. 发生医疗事故后的报告　医务人员在医疗活动中发生或者发现医疗事故、可能引起医疗事故的医疗过失行为或者发生医疗事故争议的，应立即向所在科室负责人报告，科室负责人应及时向本医疗机构负责医疗服务质量监控的部门或者专（兼）职人员报告；负责医疗服务质量监控的部门或者专（兼）职人员接到报告后，应立即进行调查、核实，将有关情况如实向本医疗机构的负责人报告，并向患者通报、解释。

发生医疗事故的，医疗机构应当按照规定向所在地卫生行政部门报告。

发生下列重大医疗过失行为的，医疗机构应当在 12 小时内向所在地卫生行政部门报告：

①导致患者死亡或者可能为二级以上的医疗事故；

②导致 3 人以上人身损害后果；

③国务院卫生行政部门和省、自治区、直辖市人民政府卫生行政部门规定的其他情形。

2. 发生医疗事故的处置

（1）发生或者发现医疗过失行为，医疗机构及其医务人员应立即采取有效措施，避免或者减轻对患者身体健康的损害，防止损害扩大。

（2）发生医疗事故争议时，死亡病例讨论记录、疑难病例讨论记录、上级医师查房记录、会诊意见、病程记录应在医患双方在场的情况下封存和启封。封存的病历资料可以是复印件，由医疗机构保管。

（3）患者死亡，医患双方当事人不能确定死因或者对死因有异议的，应当在患者死亡后48小时内进行尸检；具备尸体冻存条件的，可以延长至7日。尸检应当经死者近亲属同意并签字。

三、医疗事故处置中患者的权利

患者有权复印或者复制其门诊病历、住院志、体温单、医嘱单、化验单（检验报告）、医学影像检查资料、特殊检查同意书、手术同意书、手术及麻醉记录单、病理资料、护理记录以及匿务院卫生行政部门规定的其他病历资料。

第三节　医疗事故的技术鉴定

一、医疗事故技术鉴定组织

设区的市级地方医学会和省、自治区、直辖市直接管辖的县（市）地方医学会负责组织首次医疗事故技术鉴定工作。省、自治区、直辖市地方医学会负责组织再次鉴定工作。

必要时，中华医学会可以组织疑难、复杂并在全国有重大影响的医疗事故争议的技术鉴定工作。

二、医疗机构应提交的有关医疗事故技术鉴定材料

医疗机构提交的有关医疗事故技术鉴定的材料应当包括下列内容：

1. 住院患者的病程记录、死亡病例讨论记录、疑难病例讨论记录、会诊意见、上级医师查房记录等病历资料原件；

2. 住院患者的住院志、体温单、医嘱单、化验单（检验报告）、医学影像检查资料、特殊检查同意书、手术同意书、手术及麻醉记录单、病理资料、护理记录等病历资料原件；

3. 抢救急危患者，在规定时间内补记的病历资料原件；

4. 封存保留的输液、注射用物品和血液、药物等实物，或者依法具有检验资格的检验机构对这些物品、实物作出的检验报告；

5. 与医疗事故技术鉴定有关的其他材料。

三、《医疗事故处理条例》中规定不属于医疗事故的情形

《医疗事故处理条例》第三十三条规定：有下列情形之一的不属于医疗事故：

1. 在紧急情况下为抢救垂危患者生命而采取紧急医学措施造成不良后果的；
2. 在医疗活动中由于患者病情异常或者患者体质特殊而发生医疗意外的；
3. 在现有医学科学技术条件下，发生无法预料或者不能防范的不良后果的；
4. 无过错输血感染造成不良后果的；
5. 因患方原因延误诊疗导致不良后果的；
6. 因不可抗力造成不良后果的。

第四节　医疗事故的处理与法律责任

一、医疗事故的处理

1. 发生医疗事故争议，可以由医患双方当事人以互解互谅的精神自行协商解决。

2. 医疗事故争议协商不成的，当事人自知道或者应当知道其身体健康受到损害之日起1年内，可以向卫生行政部门提出医疗事故争议处理申请，也可以直接向人民法院提起民事诉讼。

卫生行政部门应当自收到医疗事故争议处理申请之日起10日内进行审查，作出是否受理的决定。

二、法律责任

已确定为医疗事故的，由卫生行政部门根据医疗事故等级和情节，给予警告；情节严重的，责令

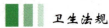

限期停业整顿，直至由原发证部门吊销执业许可证，对负有责任的医务人员依照《刑法》关于医疗事故罪的规定，依法追究刑事责任；尚不够刑事处罚的，依法给予行政处分或者纪律处分。

对发生医疗事故的有关医务人员，除依照前款处罚外，卫生行政部门并可以责令暂停6个月以上1年以下执业活动；情节严重的，吊销其执业证书。

第八单元 《中华人民共和国中医药条例》

第一节 概 述

一、《中医药条例》制定目的与适用范围

1. **制定目的** 为了继承和发展中医药学，保障和促进中医药事业的发展，保护人体健康。

2. **适用范围** 在中华人民共和国境内从事中医医疗、预防、保健、康复服务和中医药教育、科研、对外交流以及中医药事业管理活动的单位或者个人，应当遵守本条例。

二、国家发展中医药的方针

国家保护、扶持、发展中医药事业，实行中西医并重的方针，鼓励中西医相互学习、相互补充、共同提高，推动中医、西医两种医学体系的有机结合，全面发展我国中医药事业。

三、发展中医药事业的原则与中医药现代化

发展中医药事业应当遵循继承与创新相结合的原则，保持和发扬中医药特色和优势， 积极利用现代科学技术，促进中医药理论和实践的发展，推进中医药现代化。

第二节 中医医疗机构与从业人员管理

一、中医医疗机构的设立与要求

开办中医医疗机构，应当符合国务院卫生行政部门制定的中医医疗机构设置标准和当地区域卫生规划，并按照《医疗机构管理条例》的规定办理审批手续，取得《医疗机构执业许可证》后，方可从事中医医疗活动。

中医医疗机构违反《中医药条例》的规定，有下列情形之一的，由县级以上地方人民政府负责中医药管理的部门责令限期改正；逾期不改正的，责令停业整顿，直至由原审批机关吊销其医疗机构执业许可证、取消其城镇职工基本医疗保险定点医疗机构资格，并对负有责任的主管人员和其他直接责任人员依法给予纪律处分：

1. 不符合中医医疗机构设置标准的；

2. 获得城镇职工基本医疗保险定点医疗机构资格，未按照规定向参保人员提供基本医疗服务的。

未经批准擅自开办中医医疗机构的，依照《医疗机构管理条例》的有关规定给予处罚。

中医医疗机构从事医疗服务活动，应当充分发挥中医药特色和优势，遵循中医药自身发展规律，运用传统理论和方法，结合现代科学技术手段，发挥中医药在防治疾病、保健、康复中的作用，为群众提供价格合理、质量优良的中医药服务。

依法设立的社区卫生服务中心（站）、乡镇卫生院等城乡基层卫生服务机构，应当能够提供中医医疗服务。

二、中医从业人员的管理与要求

中医从业人员应当依照有关卫生管理的法律、行政法规、部门规章的规定，通过资格考试，并经注册取得执业证书后，方可从事中医服务活动。

以师承方式学习中医学的人员以及确有专长的人员应当按照国务院卫生行政部门的规定，通过执业医师或者执业助理医师资格考核考试，并经注册取得医执业证书后，方可从事中医医疗活动。

守医从业人员应当遵守相应的中医诊断治疗原则、医疗技术标准和技术操作规范。

全科医师和乡村医生应当具备中医药基本知识以及运用中医诊疗知识、技术，处理常见病和多发病的基本技能。

未按照规定通过执业医师或者执业助理医师资格考试取得执业许可，从事中医医疗活动的，依照《中华人民共和国执业医师法》的有关规定给予处罚。

第三节　中医药教育与科研

一、《中医药条例》对中医药教育、科研的规定

1. 各类中医药教育机构应当加强中医药基础理论教学，重视中医药基础理论与中医药临床实践相结合，推进素质教育。

2. 设立各类中医药教育机构，应当符合国家规定的设置标准，并建立符合国家规定标准的临床教学基地。

中医药教育机构的设置标准由国务院卫生行政部门会同国务院教育行政部门制定；中医药教育机构临床教学基地标准，由国务院卫生行政部门制定。

3. 省、自治区、直辖市人民政府负责中医药管理的部门应当依据国家有关规定，完善本地区中医药人员继续教育制度，制定中医药人员培训规划。

4. 国家发展中医药科学技术，将其纳入科学技术发展规划，加强重点中医药科研机构建设。

县级以上地方人民政府应当充分利用中医药资源，重视中医药科学研究和技术开发，采取措施开发、推广、应用中医药技术成果，促进中医药科学技术发展。

中医药科学研究应当注重运用传统方法和现代方法开展中医药基础理论研究和临床研究，运用中医药理论和现代科学技术开展对常见病、多发病和疑难病的防治研究。

二、《中医药条例》对中医药学术经验和技术专长继承工作的规定

承担中医药专家学术经验和技术专长继承工作的指导老师应当具备下列条件：

（1）具有较高学术水平和丰富的实践经验、技术专长和良好的职业品德；

（2）从事中医药专业工作 30 年以上并担任高级专业技术职务 10 年以上。

（3）中医药专家学术经验和技术专长继承工作的继承人应当具备下列条件：

（4）具有大学本科以上学历和良好的职业品德；

（5）受聘于医疗卫生机构或者医学教育、科研机构从事中医药工作，并担任中级以上专业技术职务。

第四节　中医药发展的保障措施

一、政府、单位、组织和个人的作用

1. **国家支持、鼓励各种方式发展中医药事业**　县级以上地方人民政府应当根据中医药事业发展的需要以及本地区国民经济和社会发展状况，逐步增加对中医药事业的投入，扶持中医药事业的发展。

任何单位和个人不得将中医药事业经费挪作他用。

国家鼓励境内外组织和个人通过捐资、投资等方式扶持中医药事业发展。

非营利性中医医疗机构，依照国家有关规定享受财政补贴、税收减免等优惠政策。

县级以上地方人民政府劳动保障行政部门确定的城镇职工基本医疗保险定点医疗机构，应当包括符合条件的中医医疗机构。

获得定点资格的中医医疗机构，应当按照规定向参保人员提供基本医疗服务。

2. **加强对中医药文献的整理、研究与保护工作**　县级以上各级人民政府应当采取措施加强对中医药文献的收集、整理、研究和保护工作。有关单位和中医医疗机构应当加强重要中医药文献资料的管理、保护和利用。

二、加强中医药资源管理

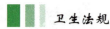

国家保护野生中药材资源，扶持濒危动植物中药材人工代用品的研究和开发利用。

县级以上地方人民政府应当加强中药材的合理开发和利用，鼓励建立中药材种植、培育基地，促进短缺中药材的开发、生产。

三、与中医药有关的评审或者鉴定活动的法定要求

与中医药有关的评审或者鉴定活动，应当体现中医药特色，遵循中医药自身的发展规律。

中医药专业技术职务任职资格的评审，中医医疗、教育、科研机构的评审、评估，中医药科研课题的立项和成果鉴定，应当成立专门的中医药评审、鉴定组织或者由中医药专家参加评审、鉴定。

第九单元　《医疗机构从业人员行为规范》（中西医、中医助理均不考）

一、总则

第一条　为规范医疗机构从业人员行为，根据医疗卫生有关法律法规、规章制度，结合医疗机构实际，制定本规范。

第二条　本规范适用于各级各类医疗机构内所有从业人员包括：

（一）管理人员。指在医疗机构及其内设各部门、科室从事计划、组织、协调、控制、决策等管理工作的人员。

（二）医师。指依法取得执业医师资格或执业助理医师资格，经注册在医疗机构从事医疗、预防、保健及临床、科研、教学等工作的人员。

（三）护士。指经执业注册取得护士执业证书，依法在医疗机构从事护理工作的人员。

（四）医技人员。指医疗技术人员，主要包括医疗机构内各种检验检查科室技术人员、口腔技师、康复理疗师、医学物理工程师和医疗器械检验、维护人员等。

（五）药学技术人员。指依法取得药学专业技术职称，在医疗机构从事药学工作的运师及技术人员。

（六）其他人员。指除以上五类人员外，在医疗机构从业的其他人员，主要包括物资、总务、设备、信息、统计、财务、基本建设、后勤等部门工作人员。

第三条　医疗机构从业人员，既要遵守本文件所列基本行为规范，又要遵守与职业相对应的分类行为规范。

二、医疗机构从业人员基本行为规范

第四条　以人为本，践行宗旨。坚持救死扶伤、防病治病的宗旨，以病人为中心，全心全意为人民健康服务。

第五条　遵纪守法，依法执业。自觉遵守国家法律法规，遵守医疗卫生行业规章和纪律，严格执行所在医疗机构各项制度规定。

第六条　尊重患者，关爱生命。遵守医学伦理道德，尊重患者的知情同意权和隐私权，为患者保守医疗秘密，维护患者合法权益；尊重患者被救治的权利，不因种族、宗教、地域、贫富、地位、残疾、疾病等歧视患者。

第七条　优质服务，医患和谐。言语文明，举止端庄，认真践行医疗服务承诺，加强与患者的交流与沟通，自觉维护行业形象。

第八条　廉洁自律，恪守医德。弘扬高尚医德，严格自律，不索取和非法收受患者财物，不利用执业之便谋取不正当利益；不收受医疗器械、药品、试剂等生产、销售企业或人员以各种名义、形式给予的回扣、提成，不参与其提供的各类娱乐活动；不违规参与医疗广告宣传和药品医疗器械促销，不倒卖号源。

第九条　严谨求实，精益求精。热爱学习，钻研业务，努力提高专业素养，抵制学术不端行为。

第十条　爱岗敬业，团结协作。忠诚职业，尽职尽责，正确处理同行同事间关系，互相尊重，互相配合，和谐共事。

第十一条 乐于奉献，热心公益。积极参加上级安排的指令性医疗任务和社会公益性的扶贫、义诊、助残、支农、援外等活动，主动开展公众健康教育。

三、管理人员行为规范

第十二条 牢固树立科学的发展观和正确的业绩观，坚持医疗机构的社会公益性，加强制度建设和文化建设，与时俱进，创新进取，努力提升医疗质量、保障医疗安全、提高服务水平。

第十三条 认真履行管理职责，努力提高管理能力，依法承担管理责任，不断改进工作作风，切实服务临床一线。

第十四条 坚持依法、科学、民主决策，正确行使权力，遵守决策程序，推进院务公开，自觉接受监督，尊重员工民主权利。

第十五条 遵循公平、公正、公开原则，严格人事招录、评审、聘任制度，不在人事工作中谋取不正当利益。

第十六条 严格落实医疗机构各项内控制度，加强财物管理，合理调配资源，遵守国家采购政策，不违反规定干预和插手药品、医疗器械采购和基本建设等工作。

第十七条 加强医疗质量管理，建立健全医疗风险管理机制。

第十八条 尊重人才，鼓励公平竞争和学术创新，建立完善科学的人员考核、激励、惩戒制度，不从事或包庇学术造假等违规违纪行为。

第十九条 恪尽职守，勤勉高效，严格自律，发挥表率作用。

四、医师行为规范

第二十条 遵循医学科学规律，不断更新医学理念和知识，保证医疗技术应用的科学性、合理性。

第二十一条 规范行医，严格遵循临床诊疗规范和技术操作规范，使用适宜诊疗技术和药物，因病施治，合理医疗，不隐瞒、误导或夸大病情，不过度医疗。

第二十二条 认真执行医疗文书制度，规范书写、妥善保存病历材料，不隐匿、伪造或违规涂改、销毁医学文书及有关资料，不违规签署医学证明文件。

第二十三条 按规定履行医疗事故、传染病疫情和涉嫌伤害事件或非正常死亡报告职责。

第二十四条 认真履行医师职责，强化责任安全意识，积极防范和控制医疗责任差错事件。

第二十五条 开展医疗新技术时，保障患者及家属在充分知情条件下对诊疗决策的决定权，不违规进行试验性医疗。

五、护士行为规范

第二十六条 提高综合素质，尊重关心爱护患者，为患者提供专业医学照顾，注重沟通，体现人文关怀。

第二十七条 全面履行护理职责，正确执行疾病护理常规和临床护理技术规范，严格落实各项规章制度，为患者提供优质的护理服务。

第二十八条 竭诚协助医生诊治，密切观察患者病情。发现患者病情危急，应立即通知医师；在紧急情况下为抢救垂危患者生命，应及时实施必要的紧急救护。

第二十九条 严格执行医嘱，发现医嘱违反法律、法规、规章或者诊疗技术规范，应及时与医师沟通。

第三十条 按照《病历书写基本规范》要求，及时准确、完整规范书写护理病历，认真管理，不伪造、隐匿或违规涂改、销毁护理病历。

六、医技人员行为规范

第三十一条 爱护仪器设备，遵守各类操作规范，发现患者的检查项目不符合医学常规的，应及时与医师沟通。

第三十二条 正确运用医学术语，及时、准确出具检查、检验报告，不谎报数据，不伪造报告。发现检查检验结果达到危急值时，应及时提示医师注意。

第三十三条 指导和帮助患者配合检查，耐心帮助患者查询结果，对接触传染性物质或放射性物质的相关人员，进行告知并给予必要的防护。

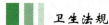

第三十四条 合理采集、使用、保护、处置标本，不得违规买卖标本，谋取不正当利益。

七、药学技术人员行为规范

第三十五条 严格执行药品管理法律法规，科学指导用药，保障用药合理、安全。

第三十六条 认真履行处方审核调配职责，坚持查对制度，不得对处方所列药品擅自更改或代用。

第三十七条 配合医师做好患者用药使用禁忌、不良反应、注意事项和使用方法的解释说明，详尽解答用药疑问。

第三十八条 严格执行药品采购、验收、保管、供应等各项制度规定，不得私自销售、使用非正常途径采购的药品。

第三十九条 加强药品不良反应监测，自觉执行药品不良反应报告制度。

八、其他人员行为规范

第四十条 热爱本职工作，认真履行岗位职责，增强为临床服务的意识，保障医疗机构正常运营。

第四十一条 刻苦学习，钻研技术，熟练掌握本职业务技能，认真执行各项具体工作制度和技术操作常规。

第四十二条 严格执行财务、物资、采购等管理制度，认真做好设备和物资的计划、采购、保管、报废等工作，廉洁奉公，不谋私利。

第四十三条 严格执行医疗废物处理规定，不得随意丢弃、倾倒、堆放、使用、买卖医疗废物。

第四十四条 严格执行信息安全和医疗数据保密制度，不得随意泄露、买卖医学信息。

第四十五条 勤俭节约，爱护公物，保持环境卫生，为患者提供清洁整齐、舒适便捷、秩序良好的就医环境。

九、实施与监督

第四十六条 医疗机构行政领导班子负责本规范的贯彻实施。主要责任人要以身作则，模范遵守本规范，同时抓好本单位的贯彻实施。

第四十七条 医疗机构相关职能部门协助行政领导班子抓好本规范的落实，纪检监察纠风部门负责对实施情况进行监督检查。

第四十八条 各级卫生行政部门要加强对辖区内各级各类医疗机构及其从业人员贯彻执行本规范的监督检查。

第四十九条 医疗机构及其从业人员实施和执行本规范的情况，应列入医疗机构校验管理和医务人员年度考核、定期考核和医德考评的重要内容，作为医疗机构等级评审、医务人员职称晋升、评先评优的重要依据。

第五十条 医疗机构从业人员违反本规范的，由所在单位视情节轻重，给予批评教育、通报批评、取消当年评优评职资格或缓聘、解职待聘、解聘。其中需要追究党纪、政纪责任的，由有关纪检监察部门按照党纪政纪案件的调查处理程序办理；需要给予行政处罚的，由有关卫生行政部门依法给予警告、暂停执业或吊销执业证书；涉嫌犯罪的，移送司法机关依法处理。

中药学药名拼音索引

方剂学方名拼音索引

国家执业医师资格考试推荐用书

2020

中西医结合执业及助理医师资格考试
笔试重难点精析
（下册）

主编　昭昭医考
主审　李　闯

紧扣新大纲
执业及助理医师
通用

信昭昭
过医考　独家秘笈

表格理解 → 图形记忆 → 口诀背诵

考点贯通

重要提示

1. 凭刮刮卡（每书一个，限用3次）登录service.buaapress.com.cn或前往“北航考试”微信公众号可在线观看20小时视频。
2. 扫码关注“昭昭医考”微信公众号（二维码见封底），免费享受题库、视频及定期在线答疑服务。

北京航空航天大学出版社
BEIHANG UNIVERSITY PRESS

内容简介

本书分为上、下册。上册包括中医基础理论、中医诊断学、中药学、方剂学、针灸学、西医诊断学、传染病学、医学伦理学、卫生法规。下册包括中西医结合内科学、中西医结合外科学、中西医结合妇产科学、中西医结合儿科学、药理学。

本书适合具有规定学历的即将参加中西医结合执业及助理医师资格考试的考生使用，也可做为本科生、研究生、临床医生的学习指导用书。

图书在版编目（CIP）数据

中西医结合执业及助理医师资格考试笔试重难点精析 / 昭昭医考主编. -- 北京 : 北京航空航天大学出版社, 2018.12

ISBN 978-7-5124-2905-5

Ⅰ. ①中… Ⅱ. ①昭… Ⅲ. ①中西医结合—资格考试—自学参考资料 Ⅳ. ①R2-031

中国版本图书馆 CIP 数据核字（2018）第 287714 号

中西医结合执业及助理医师资格考试笔试重难点精析（下册）

主编　昭昭医考

主审　李　闯

责任编辑　寿亚荷

*

北京航空航天大学出版社出版发行

北京市海淀区学院路 37 号（邮编 100191）　http://www.buaapress.com.cn

发行部电话：(010)82317024　传真：(010)82328026

读者信箱：bhjiaopei@163.com　邮购电话：(010)82316936

北京宏伟双华印刷有限公司印装　各地书店经销

*

开本：787×1 092　1/16　印张：81.5　字数：2 582 千字

2019 年 1 月第 1 版　2020 年 2 月第 2 次印刷

ISBN 978-7-5124-2905-5　定价：268.80 元（上、下册）

若本书有倒页、脱页、缺页等印装质量问题，请与本社发行部联系调换。联系电话：(010)82317024

前 言

中医类别（含中医、中西医）执业及助理医师资格考试作为一门由国家组织统考的执业准入性考试，其特点是科目多、考点多且难记忆、通过率低，再加上有的考生工作繁忙没有充足的复习时间，有的年龄大、记不住，有的基础差、学不懂，有的缺乏临床经验难理解，这方方面面的原因给考生顺利通过考试带来了重重障碍。

作者根据考生的特点和要求，结合自身的多年行业辅导经验，深入研究考试大纲所包含的考点、真题出题角度、出题深度，领会出题人意图，组织编写了中医、中西医医师资格考试系列指导用书。有了这套丛书，只要考生认真学习、各个击破，执业医师资格考试考 450 分以上、助理医师资格考试考 250 分以上完全没问题。

2020《中西医结合执业及助理医师资格考试笔试重难点精析》依据 2020 年最新版中西医结合执业及助理医师资格考试大纲编写，且一并出版了配套习题集 2020《中西医结合执业医师资格考试笔试重难点精析同步练习》、2020《中西医结合执业助理医师资格考试笔试重难点精析同步练习》及 2020《中西医结合执业及助理医师资格考试精选真题考点精析》，能让考生在短时间内迅速捕获核心考点，轻松学懂学会，事半功倍。

一本好书，既是你有效复习的工具书，又是使你走向执业道路的助推器，希望本书能成为你的良师益友，给你带来拿证书的惊喜！

最后，祝大家顺利通过考试！

昭昭医考

征稿说明

对于从医人员来说，执业及助理医师考试是学习生涯及从业中一段十分重要的旅程。亲爱的考生朋友，在执业及助理医师考试的路上，你或许有一些难忘的经历，或许有一些重要的经验、实用的备考方法希望与其他考生分享，你或许还希望将这段奋斗历程铭刻下来。如果你有这样的想法，那么，机会来了：北航出版社特此向各位“过来人”征集稿件，与考生朋友们分享你的“备考故事”，我们将选用优秀文章集结成书予以出版。感兴趣的考生朋友可将文章发送至邮箱：bhjiaopei@163.com。别忘记留下你的姓名和联系方式哦！我们在此期待考生朋友们的精彩故事！

特别提示：各位考生在读书学习过程中有任何与考试相关及图书售后的问题，可加下列相应 QQ 号获取解答：

执业医师，请加 QQ：2049874354；

助理医师，请加 QQ：2146692958。

目 录

中西医结合外科学

中西医结合儿科学

药理学

中西医结合内科学

第一单元　呼吸系统疾病

第一节　慢性阻塞性肺疾病

慢性阻塞性肺疾病（COPD）是一种可以预防和可以治疗的常见疾病，其特征是持续存在的气流受限，呈进行性发展，伴有气道和肺部有害颗粒或气体所致慢性炎症反应的增加。急性加重和并发症影响患者整体疾病的严重程度。

本病归属于中医学“久咳”“肺胀”“喘证”范畴。

一、西医病因病理

1. **吸烟**　烟草中含焦油、尼古丁和氢氰酸等化学物质，可损伤气道上皮细胞和纤毛运动，促使支气管黏液腺和杯状细胞增生肥大，黏液分泌增多，使气道净化能力下降，还可使氧自由基增多，诱导中性粒细胞释放蛋白酶，破坏肺弹力纤维，诱发肺气肿形成。

2. **职业粉尘和化学物质**　接触职业粉尘及化学物质，如烟雾、变应原、工业废气及室内空气污染等，当浓度过高或时间过长时，均可产生与吸烟类似的慢性阻塞性肺部疾患。

3. **空气污染**　大气中的有害气体如二氧化硫、二氧化氮、氯气等可损伤气道黏膜上皮，使纤毛清除功能下降，黏液分泌增多，为细菌感染创造了条件。

4. **感染因素**　感染是 COPD 发生、发展的重要因素之一。

5. **蛋白酶－抗蛋白酶失衡**　蛋白水解酶对组织有损伤、破坏作用；抗蛋白酶对弹性蛋白酶等多种蛋白酶具有抑制功能，其中 α_1- 抗胰蛋白酶（α_1-AT）是活性最强的一种。蛋白酶增多或抗蛋白酶不足均可导致组织结构破坏产生肺气肿。

6. **其他**　如机体的内在因素、自主神经功能失调、营养状况、气温的突变等都有可能参与 COPD 的发生、发展。

二、临床表现

（一）症　状

1. **慢性咳嗽咳痰**　随病程发展可终身不愈。常晨间咳嗽明显，夜间有阵咳或排痰。一般为白色黏液或浆液性泡沫状痰，偶可带血丝，清晨排痰较多。急性发作时痰量增多，可有脓性痰。

2. **气短、喘息或呼吸困难**　早期在劳力时出现，以后逐渐加重，是 COPD 的典型症状。部分患者特别是重度患者或急性加重时可出现喘息胸闷。

3. **其他**　晚期可有体重下降、食欲减退等。

（二）体　征

早期体征不明显，随疾病进展，胸廓前后径增大，肋间隙增宽，剑突下胸骨下角增宽，称为桶状胸；呼吸动度减弱，触诊双侧语颤减弱或消失；叩诊肺部过清音，心浊音界缩小，肺下界和肝浊音界下降；听诊两肺呼吸音减弱，呼气延长，部分患者可闻及湿性啰音和（或）干性啰音，心率增快，心音遥远，肺动脉瓣第二心音亢进，如剑突下出现收缩，当其心脏搏动及其心音较心尖部明显增强时，提示并发早期肺心病。

（三）主要并发症

1. **自发性气胸**　多为肺大泡破裂而成。如有突然加重的呼吸困难，并伴有明显的发绀，患侧肺部

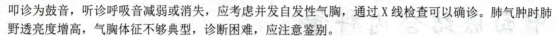

叩诊为鼓音，听诊呼吸音减弱或消失，应考虑并发自发性气胸，通过 X 线检查可以确诊。肺气肿时肺野透亮度增高，气胸体征不够典型，诊断困难，应注意鉴别。

2. 慢性呼吸衰竭 常在 COPD 急性加重时发生，其症状明显加重，发生低氧血症和（或）高碳酸血症，可具有缺氧和二氧化碳潴留的临床表现。

3. 慢性肺源性心脏病 COPD 引起肺血管床减少及缺氧致肺动脉痉挛、血管重构，导致肺动脉高压、右心室肥厚扩大，最终发生右心功能不全。

三、实验室及其他检查

1. 肺功能检查 吸入支气管舒张药后第一秒用力呼气容积占用力肺活量百分比（FEV_1/FVC）＜ 70% 及 FEV_1 ＜ 80% 预计值者，可确定为不能完全可逆的气流受限。

2. 胸部 X 线检查 COPD 早期可无变化，病情进展可出现肺纹理增粗、紊乱等非特异性改变，也可出现肺气肿改变。X 线胸片改变对 COPD 诊断特异性不高，主要作为确定肺部并发症及与其他肺疾病鉴别之用。

3. 胸部 CT 高分辨率 CT 对有疑难病例的鉴别诊断有一定意义。

4. 血气检查 对确定发生低氧血症、高碳酸血症、酸碱平衡失调以及判断呼吸衰竭的类型有重要价值。

5. 其他 COPD 合并细菌感染时，外周血白细胞增高，核左移。痰培养可能查出病原菌。

四、诊　断

1. 诊断要点 任何患有呼吸困难、慢性咳嗽或多痰并且有暴露于危险因素病史的患者，在临床上都需要考虑 COPD 的诊断（见下表）。做出 COPD 的诊断需要进行肺功能检查，吸入支气管扩张剂之后 FEV_1/FVC ＜ 70% 表明存在气流受限，即可诊断 COPD。

2. 严重程度分级 根据 FEV_1/FVC、FEV_1% 预计值和症状可对 COPD 的严重程度做出分级（见下表）。

慢性阻塞性肺疾病的严重程度分级

分级	分级标准
0 级：高危	罹患 COPD 的高危因素 肺功能在正常范围，有慢性咳嗽、咳痰症状
Ⅰ级：轻度	FEV_1/FVC ＜ 70%，FEV_1 ≥ 80% 预计值 有或无慢性咳嗽、咳痰症状
Ⅱ级：中度	FEV_1/FVC ＜ 70%，50% ≤ FEV_1 ＜ 80% 预计值 有或无慢性咳嗽、咳痰症状
Ⅲ级：重度	FEV_1/FVC ＜ 70%，30% ≤ FEV_1 ＜ 50% 预计值 有或无慢性咳嗽、咳痰症状
Ⅳ级：极重度	FEV_1/FVC ＜ 70%，FEV_1 ＜ 30% 预计值

五、西医治疗

（一）急性加重期治疗

急性加重是指咳嗽、咳痰、呼吸困难比平时加重或痰量增多或呈黄痰；或者是需要改变用药方案。

1. 确定急性加重的原因及病情严重程度 最多见的急性加重原因是细菌或病毒感染。

2. 根据病情严重程度决定门诊或住院治疗。

3. 支气管舒张剂 同稳定期治疗。

4. 低流量吸氧 发生低氧血症者可鼻导管吸氧，或通过文丘里面罩吸氧。一般吸入氧浓度为 28% ～ 30%，应避免吸入氧浓度过高引起二氧化碳潴留。

5. 抗生素 当患者呼吸困难加重，咳嗽伴痰量增加、有脓性痰时，根据病原菌类型及药物敏感情况选用抗生素。

6. 糖皮质激素 对急性加重期患者可考虑口服泼尼松龙 30 ～ 40mg/d，也可静脉给予甲泼尼龙 40 ～ 80mg，每日 1 次，连续 5 ～ 7 天。

（二）稳定期治疗

1. 教育和劝导患者戒烟 因职业或环境粉尘、刺激性气体所致者，应脱离污染环境。

2. 支气管扩张药 包括短期按需应用以暂时缓解症状，及长期规则应用以减轻症状。

①β_2肾上腺素受体激动剂 如沙丁胺醇气雾剂，每次100～200μg（1～2喷），定量吸入，疗效持续4～5小时，每24小时不超过8～12喷。还有沙美特罗、福莫特罗等长效β_2肾上腺素受体激动剂。

②抗胆碱能药 如异丙托溴铵气雾剂，定量吸入，起效较沙丁胺醇慢，持续6～8小时，每次40～80μg，每天3～4次。

③茶碱类药 茶碱缓释或控释片，每次0.2g，每12小时1次；氨茶碱，每次0.1g，每日3次。

3. 祛痰药 对痰不易咳出者可应用。常用药物有盐酸氨溴索、N-乙酰半胱氨酸或羧甲司坦。

4. 糖皮质激素 对重度和极重度患者（Ⅲ级和Ⅳ级）、反复加重的患者，有研究表明长期吸入糖皮质激素与长效β_2肾上腺素受体激动剂联合制剂，可增加运动耐量、降低急性加重发作频率、提高生活质量，甚至有些患者的肺功能得到改善。目前常用沙美特罗加氟替卡松、福莫特罗加布地奈德。

5. 长期家庭氧疗（LTOT） 可提高生活质量和生存率。

6. 其他 康复治疗、免疫调节治疗等。

六、中医辨证论治

1. 外寒里饮证

【临床表现】咳嗽喘逆不得卧，气短气急，咳痰稀白量多、呈泡沫状，胸部膨满，口干不欲饮，面色青暗，周身酸楚，头痛，恶寒，无汗，舌体胖大，舌质暗淡，苔白滑，脉浮紧。

【治法】温肺散寒，涤痰降逆。

【代表方】小青龙汤加减。

2. 痰浊阻肺证

【临床表现】喘而胸满窒闷，甚则胸盈仰息，咳嗽，痰多黏腻色白，咳吐不利，兼有呕恶，食少，口黏不渴，舌苔白腻，脉滑或濡。

【治法】健脾化痰，降气平喘。

【代表方】二陈汤合三子养亲汤加减。

3. 痰热郁肺证

【临床表现】喘咳气涌，胸部胀痛，痰多质黏色黄，或夹有血色，伴胸中烦闷，身热，有汗，口渴而喜冷饮，面赤，咽干，小便赤涩，大便或秘，舌质红，舌苔薄黄或腻，脉滑数。

【治法】清热化痰，宣肺平喘。

【代表方】桑白皮汤或越婢加半夏汤加减。

4. 痰蒙神窍证

【临床表现】咳逆喘促，神志恍惚，意识蒙眬，表情淡漠，嗜睡，或烦躁不安，或谵妄，撮空理线，昏迷，或肢体瞤动，抽搐，咳痰黏稠，或黄黏不爽，或伴痰鸣，唇甲青紫，舌质暗红或淡紫或紫绛，苔白腻或黄腻，脉细滑数。

【治法】涤痰，开窍，息风。

【代表方】涤痰汤、安宫牛黄丸或至宝丹加减。

5. 肺脾气虚证

【临床表现】喘促短气，气怯声低，言语无力，痰吐稀薄，自汗畏风，面色苍白，食少脘胀，便溏或食后即便，咳声低弱，极易感冒，舌胖，边有齿痕，苔薄白或薄白腻，脉细弱。

【治法】健脾益肺。

【代表方】生脉散合六君子汤加减。

6. 肺肾气虚证

【临床表现】呼吸浅短难续，甚则张口抬肩，倚息不能平卧，咳嗽，痰白如沫，咳吐不利，胸满闷窒，声低气怯，心慌，形寒汗出，面色晦暗，或腰膝酸软，小便清长，或尿后余沥，或咳则小便自遗，舌淡或暗紫，苔白润。

【治法】补肺纳肾，降气平喘。

【代表方】补虚汤合参蛤散。

7. 阳虚水泛证

【临床表现】喘咳不能平卧，咳痰清稀，胸满气憋，面浮，下肢肿，或一身悉肿，腹部胀满有水，尿少，脘痞，纳差，心悸，怕冷，面唇青紫，舌胖质暗，苔白滑，脉沉细滑或结代。

【治法】温肾健脾，化饮利水。

【代表方】真武汤合五苓散加减。

第二节 支气管哮喘

支气管哮喘是由多种细胞(如嗜酸性粒细胞、肥大细胞、T淋巴细胞、中性粒细胞、气道上皮细胞等)和细胞组分参与的气道慢性炎症性疾病。这种慢性炎症与气道高反应性相关，通常出现广泛多变的可逆性气流受限，并引起反复发作性的喘息、气急、胸闷或咳嗽等症状，常在夜间和（或）清晨发作、加剧，多数患者可自行缓解或经治疗后缓解。支气管哮喘如诊治不及时，随病程的延长可产生气道不可逆性缩窄和气道重塑。

本病归属于中医学“哮病”“喘证”范畴。

一、西医病因病理

（一）病因

1. 遗传因素（宿主因素） 大多认为本病与多基因遗传有关。研究表明，其发病与气道高反应性、IgE调节基因和特异性反应相关的基因有关，这些共同在哮喘的发病中起着重要的作用。

2. 激发因素（环境因素） ①吸入物包括特异性和非特异性两类。前者如花粉、尘螨、动物毛屑、真菌等，后者包括硫酸、氨气、氯气、工业粉尘、油烟、甲醛、甲酸、煤气、二氧化硫等。②细菌、病毒、支原体、寄生虫、原虫等感染。③鱼、虾、奶、蛋等类食物。④药物如阿司匹林、普萘洛尔等。⑤其他：如剧烈运动、气温骤然变化、妊娠、月经、精神因素等。

（二）发病机制

哮喘的发病机制可概括为免疫-炎症反应、气道高反应性及神经机制等因素相互作用。其中气道炎症是目前公认的最重要的发病机制，被认为是哮喘的本质，是导致气道高反应性的重要机制之一。体液介导和细胞介导的免疫反应则参与了哮喘的发病。气道高反应性是哮喘发生发展的另一个重要因素，气道炎症是导致气道高反应性的重要机制之一。患者发病的另一个重要因素是神经因素，神经因素主要表现为胆碱能神经功能亢进。

二、中医病因病机

本病多有宿痰内伏于肺，由于复感外邪、饮食、情志、劳倦等，诱动内伏之宿痰，致痰阻气道，痰因气升，气因痰阻，壅塞气道，壅遏肺气，肺气上逆，气机不利而发病。

1. 宿痰内伏 禀赋痰盛之体，痰浊恋肺；肺失宣肃，痰浊内生或肺虚气不布津，津阻为痰，内伏于肺；脏腑功能失调，气机升降出入异常，脾胃运化不及，聚湿生痰，痰浊上干于肺；长期吸烟熏灼气道，灼液为痰。

2. 诱因触发

（1）外邪侵袭 邪气内蕴于肺，外邪引动伏痰而发病。

（2）饮食不当 寒饮内生，脾阳受困，或积聚痰液；或精微过多，输布不及，停积体内，引动宿痰而发病。

（3）情志内伤 肝气郁结，疏泄失职；或郁怒伤肝，肝气横逆侮脾，而致脾失健运，饮食不化，聚湿生痰，上干于肺，壅阻肺气而发病。

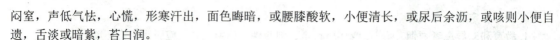

（4）过劳或病后体虚 肺气虚损，肺不布津，宣肃失司，气机阻滞，引动宿痰而发病。

本病病位在肺，与脾、肾、肝、心密切相关。其病性属本虚标实，病理因素以痰为主。痰主要由于肺不布津，脾失转输，肝不散精，肾失蒸腾气化，以致津液凝聚成痰，伏藏于肺，成为发病的“夙根”，遇各种诱因而引发。哮病反复发作，寒痰伤及脾肾之阳，痰热耗灼肺肾之阴，从实转虚，严重者因肺不能主治节调理心血的运行，及致命门之火不能上济于心，而使心阳同时受累，则发生“喘脱”之危候。

三、临床表现

（一）主要症状

①发作时伴有哮鸣音的呼气性呼吸困难或发作性胸闷和咳嗽；严重者被迫采取坐位或呈端坐呼吸，甚至出现发绀、汗出、干咳等，缓解前常咳大量白色泡沫痰。②哮喘症状可在数分钟内发作，经数小时至数天，经用支气管舒张剂治疗或自行缓解，某些患者在缓解数小时后可再次发作。③有时顽固性咳嗽可为唯一的症状（咳嗽变异型哮喘）；有些青少年，其哮喘症状表现为运动时出现胸闷、咳嗽和呼吸困难（运动性哮喘）。④在夜间及凌晨发作和加重常是哮喘的特征之一。⑤发作前有鼻痒、喷嚏、流涕、胸闷。

（二）体　征

发作时胸部呈过度充气状态，有“三凹征”，肺部有广泛的哮鸣音，呼气音延长；但在轻度哮喘或哮喘严重发作时，哮鸣音可不出现。心率增快、奇脉、胸腹反常运动和发绀常出现在严重哮喘患者中。

四、实验室及其他检查

1. **痰液检查** 涂片镜检可见较多嗜酸性粒细胞。

2. **呼吸功能检查**

（1）通气功能检测 哮喘发作时1秒钟用力呼气量（FEV_1）、1秒钟用力呼气量与肺活量比值（FEV_1/FVC%）、最大呼气中期流速（MMEF）以及呼气峰值流速（PEF）等均降低。肺活量减小，残气量、功能残气量和肺总量增大，残气量与肺总量比值增大。

（2）支气管激发试验（BPT） 激发试验适用于FEV_1在预计值70%以上的患者。吸入激发剂（如组胺、乙酰甲胆碱）后通气功能下降，气道阻力增加。FEV_1下降＞20%（指在设定的激发剂量范围内），为激发试验阳性。

（3）支气管舒张试验（BDT） 常用吸入型支气管舒张剂如沙丁胺醇、特布他林及异丙托溴铵等。舒张试验阳性诊断标准：①FEV_1较用药前增加15%或以上，且其绝对值增加200mL或以上。②PEF较治疗前增加60L/min或增加≥20%。

（4）PEF及其变异率的测定 哮喘发作时PEF下降。若昼夜PEF变异率≥20%，则符合气道气流受限可逆性改变的特点。

3. **动脉血气分析** 哮喘发作严重时可有缺氧，动脉血氧分压（PaO_2）降低，二氧化碳分压（$PaCO_2$）下降，pH值上升而呈呼吸性碱中毒。哮喘持续状态，气道严重阻塞，不仅缺氧，动脉氧分压下降，还可伴二氧化碳潴留，出现呼吸性酸中毒。如缺氧明显，可合并代谢性酸中毒。

4. **胸部X线检查** 早期发作时可见两肺透亮度增加，缓解期多无明显异常，反复发作或并发呼吸道感染，可见肺纹理增加及炎性浸润阴影，可并发肺不张、气胸或纵隔气肿。

5. **特异性变应原的检测** 目前多使用皮肤变应原测试。

五、诊断与鉴别诊断

（一）诊断要点

1. 反复发作的喘息、气急、胸闷或咳嗽，多与接触变应原、冷空气、物理、化学性刺激、病毒性上呼吸道感染、运动等有关。

2. 发作时在双肺可闻及散在或弥漫性、以呼气相为主的哮鸣音，呼气相延长。

3. 上述症状可经治疗缓解或自行缓解。

4. 除外其他疾病所引起的喘息、气急、胸闷和咳嗽。

5. 临床表现不典型者（如无明显喘息或体征）应至少具备以下 1 项阳性：①支气管激发试验阳性。②支气管舒张试验阳性 FEV_1 增加≥ 12%，且 FEV_1 增加绝对值≥ 200mL。③呼气流量峰值（PEF）日内（或两周）变异率≥ 20%。③昼夜 PEF 变异率 20%。

符合 1 ～ 4 条或 4、5 条者，可以诊断为哮喘。

（二）鉴别诊断

1. 心源性哮喘 左心衰时可出现心源性哮喘，发作时症状与哮喘相似，但心源性哮喘多有高血压、冠状动脉粥样硬化性心脏病、风湿性心脏病和二尖瓣狭窄等病史和体征。阵发性咳嗽，常咳出粉红色泡沫痰，两肺可闻及广泛的湿啰音和哮鸣音，左心界扩大，心率增快，心尖部可闻及奔马律。胸部 X 线检查可见心脏增大，肺瘀血征，有助于鉴别。若一时难以鉴别，可静脉缓慢注射氨茶碱，症状缓解后进一步检查，忌用肾上腺素或吗啡，以免造成危险。血浆脑钠肽（BNP）水平检测可用于心源性或肺源性呼吸困难的快速鉴别。

2. 喘息型慢性支气管炎 多见于中老年人，有慢性咳嗽史，喘息长年存在，有加重期。患者多有长期吸烟或接触有害气体的病史。有肺气肿体征，两肺或可闻及湿啰音。但有时临床上难以严格区分 COPD 和哮喘，用支气管舒张剂和口服或吸入激素做治疗性试验可能有所帮助。COPD 也可与哮喘合并同时存在。

3. 上气道阻塞 可见于中央型支气管肺癌、气管支气管结核、复发性多软骨炎等气道疾病或异物气管吸入，导致支气管狭窄或伴发感染，可出现喘鸣或类似哮喘样呼吸困难，肺部可闻及哮鸣音。但根据临床病史，特别是出现吸气性呼吸困难，以及痰液细胞学或细菌学检查，胸部 X 线、CT 或 MRI 检查、支气管镜检查等，常可明确诊断。

4. 变态反应性肺浸润 可见于热带嗜酸性粒细胞增多症、肺嗜酸性粒细胞增多性浸润、多源性变态反应性肺泡炎等。致病原为寄生虫、原虫、花粉、化学药品、职业粉尘等，多有接触史，症状较轻，患者常有发热，胸部 X 线检查可见多发性、此起彼伏的淡薄斑片浸润阴影，可自行消失或再发。肺组织活检也有助于鉴别。

六、西医治疗

（一）常用药物

1. 激素

激素是最有效的控制气道炎症的办法。给药途径包括吸入、口服和静脉应用等。吸入为首选途径。

（1）吸入给药 是长期治疗哮喘的首选办法。局部抗炎作用强，通过吸气过程给药，药物直接作用于呼吸道，所需剂量较小。严重哮喘患者可长期大剂量吸入激素。但可致全身不良反应，包括皮肤瘀斑、肾上腺功能抑制和骨密度降低等。

①气雾剂给药：临床上常用的吸入激素有 4 种（见下表）。使用干粉吸入装置比普通定量气雾剂方便，吸入下呼吸道的药物量较多。

常用吸入型糖皮质激素的每日剂量

药物	低剂量 / μg	中剂量 / μg	高剂量 / μg
二丙酸倍氯米松	200 ～ 500	500 ～ 1000	＞ 1000 ～ 2000
布地奈德	200 ～ 400	400 ～ 800	＞ 800 ～ 1600
丙酸氟替卡松	100 ～ 250	250 ～ 500	＞ 500 ～ 1000
环索奈德	80 ～ 160	160 ～ 320	＞ 320 ～ 1280

②溶液给药：布地奈德溶液经以压缩空气为动力的射流装置雾化吸入，对患者吸气配合的要求不高，起效较快，适用于轻中度哮喘急性发作时的治疗。

（2）口服给药 泼尼松龙 30 ～ 50mg/d，5 ～ 10 天。适用于中度哮喘发作、慢性持续哮喘吸入大剂量吸入激素联合治疗无效的患者和作为静脉应用激素治疗后的序贯治疗。

（3）静脉给药 严重急性哮喘发作时，琥珀酸氢化可的松（400 ～ 1000mg/d）或甲泼尼龙（80 ～ 160mg/d）静脉注射，3 ～ 5 天内停药；有激素依赖倾向者应延长给药时间，控制哮喘症状后改为口服给药，并逐步减少激素用量。

2. β_2受体激动剂

通过对气道平滑肌和肥大细胞等细胞膜表面的 β_2受体的作用，舒张气道平滑肌、减少肥大细胞和嗜碱性粒细胞脱颗粒和介质的释放、降低微血管的通透性、增加气道上皮纤毛的摆动等，缓解哮喘症状。可分为短效（作用维持 4 ～ 6 小时）和长效（维持 12 小时）β_2受体激动剂。根据起效时间又可分为速效（数分钟起效）和缓慢起效（30 分钟起效）两种（见下表）。

β_2受体激动剂的分类

起效时间	作用维持时间	
	短效	长效
速效	沙丁胺醇吸入剂 特布他林吸入剂 非诺特罗吸入剂	福莫特罗吸入剂
慢效	沙丁胺醇口服剂 特布他林口服剂	沙美特罗吸入剂

（1）短效 β_2受体激动剂（简称 SABA） 常用的药物如沙丁胺醇和特布他林等。

①吸入给药：包括气雾剂、干粉剂和溶液等。这类药物松弛气道平滑肌作用强，通常在数分钟内起效，疗效可维持数小时，是缓解轻至中度急性哮喘症状的首选药物，也可用于运动性哮喘。压力型定量手控气雾剂（pMDI）和干粉吸入装置吸入短效 β_2受体激动剂不适用于重度哮喘发作；其溶液（如沙丁胺醇、特布他林、非诺特罗及其复方制剂）经雾化泵吸入适用于轻至重度哮喘发作。

②口服给药：沙丁胺醇、特布他林、丙卡特罗片等，通常在服药后 15 ～ 30 分钟起效，疗效维持 4 ～ 6 小时。长期、单一应用 β_2受体激动剂可造成细胞膜 β_2受体的向下调节，表现为临床耐药现象，故应予避免。

③贴剂给药：为透皮吸收剂型。妥洛特罗有 0.5mg、1mg、2mg 三种剂量。

（2）长效 β_2受体激动剂（简称 LABA） 如沙美特罗、福莫特罗。这类 β_2受体激动剂的分子结构中具有较长的侧链，舒张支气管平滑肌的作用可维持 12 小时以上，联合吸入激素和 LABA 治疗哮喘，两者具有协同的抗炎和平喘作用，其作用相当于（或优于）应用加倍剂量吸入激素时的疗效，可减少较大剂量吸入激素引起的不良反应，尤其适合于中至重度持续哮喘患者的长期治疗。

3. 白三烯受体拮抗剂 如扎鲁司特、孟鲁司特。除吸入激素外，是唯一可单独应用的长效控制药，可作为轻度哮喘的替代治疗药物和中重度哮喘的联合治疗用药。

4. 茶碱类 具有舒张支气管平滑肌的作用，并具有强心、利尿、扩张冠状动脉、兴奋呼吸中枢和呼吸肌等作用。

①口服给药 包括氨茶碱和控（缓）释型茶碱。用于轻至中度哮喘发作和维持治疗。口服控（缓）释型茶碱后昼夜血药浓度平稳，平喘作用可维持 12 ～ 24 小时，尤适用于夜间哮喘症状的控制。

②静脉给药 氨茶碱加入葡萄糖溶液中，缓慢静脉注射，注射速度不宜超过 25mg/（kg · min）或静脉滴注，适用于哮喘急性发作且近 24 小时内未用过茶碱类药物的患者。负荷剂量为 4 ～ 6mg/kg，维持剂量为 0.6 ～ 0.8mg/（kg · min）。

5. 抗胆碱药物的应用 可阻断节后迷走神经传出支，通过降低迷走神经张力而舒张支气管。溴化异丙托品溶液的常用剂量为 50 ～ 125μg，每天 3 ～ 4 次（经雾化泵吸入）或 20 ～ 40μg，每天 3 ～ 4 次（经 PMDI 吸入）。

6. 抗 IgE 治疗 抗 IgE 单克隆抗体可应用于血清 IgE 水平增高的哮喘患者。目前它主要用于经过吸入糖皮质激素和 LABA 联合治疗后症状仍未控制的严重哮喘患者。

7. 变应原特异性免疫疗法（SET） 通过皮下给予常见吸入变应原提取液（如尘螨、猫毛、豚草等），可减轻哮喘症状和降低气道高反应性，适用于变应原明确但难以避免的哮喘患者。

8. 其他治疗哮喘的药物

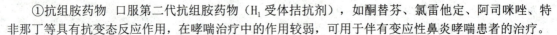

①抗组胺药物 口服第二代抗组胺药物（H_1 受体拮抗剂），如酮替芬、氯雷他定、阿司咪唑、特非那丁等具有抗变态反应作用，在哮喘治疗中的作用较弱，可用于伴有变应性鼻炎哮喘患者的治疗。

②其他口服抗变态反应药物 应用于轻至中度哮喘的治疗，如曲尼司特、瑞吡司特等。

③可能减少口服糖皮质激素剂量的药物 包括口服免疫调节剂（甲氨蝶呤、环孢素、金制剂等）、某些大环内酯类抗生素和静脉应用免疫球蛋白等。

（二）治 疗

1. 长期治疗方案

哮喘的治疗应以患者病情严重程度为基础，根据其控制水平类别选择适当的治疗方案。哮喘患者长期治疗方案分为5级（见下表）。

根据哮喘病情控制分级制定治疗方案

治疗方案	第1级	第2级	第3级	第4级	第5级
哮喘教育、环境控制	哮喘教育、环境控制	哮喘教育、环境控制	哮喘教育、环境控制	哮喘教育、环境控制	哮喘教育、环境控制
短效 β_2 受体激动剂	按需使用短效 β_2 受体激动剂	按需使用短效 β_2 受体激动剂	按需使用短效 β_2 受体激动剂	按需使用短效 β_2 受体激动剂	按需使用短效 β_2 受体激动剂
控制性药物	不需使用	选用1种低剂量ICS	选用1种低剂量ICS加LABA	选用1种或以上中剂量ICS加LABA	选用1种或2种最小剂量糖皮质激素
		白三烯调节剂	中高剂量ICS	白三烯调节剂	抗IgE治疗
		—	低剂量ICS加三白烯调节剂	缓释茶碱	—
		—	低剂量ICS加缓释茶碱	—	—

注：ICS为吸入糖皮质激素。

对以往未经规范治疗的初诊哮喘患者可选择第2级治疗方案，哮喘症状明显的患者应直接选择第3级治疗方案。

如果使用该分级治疗方案不能使哮喘得到控制，治疗方案应该升级直至达到哮喘控制为止。当哮喘控制并维持至少3个月后，治疗方案可考虑降级。

2. 急性发作的处理

取决于发作的严重程度以及对治疗的反应。治疗目的在于尽快缓解症状，解除气流受限和低氧血症，同时还需要制定长期治疗方案，以预防再次急性发作。

（1）识别高危患者：

①曾经有过气管插管和机械通气的濒于致死性哮喘的病史；

②在过去1年中因为哮喘而住院或看急诊；

③正在使用或最近刚刚停用口服激素；

④目前未使用吸入激素；

⑤过分依赖速效 β_2 受体激动剂，特别是每月使用沙丁胺醇（或等效药物）超过1支的患者；

⑥有心理疾病或社会心理问题，包括使用镇静剂；

⑦有对哮喘治疗计划不依从的历史。

（2）轻度和部分中度急性发作可以在家中或社区治疗。

①主要治疗措施：重复吸入速效 β_2 受体激动剂，在第1小时内每20分钟2～4喷。随后根据治疗反应，轻度急性发作可调整为每3～4小时2～4喷，中度急性发作每1～2小时6～10喷。如果对吸入性 β_2 受体激动剂反应良好（呼吸困难显著缓解，PEF占预计值＞80%或个人最佳值，且疗效维持3～4小时），通常不需要使用其他药物。

②糖皮质激素：在控制性治疗基础上发生的急性发作，应尽早口服激素如泼尼松龙 5 ～ 1mg/kg 或等效剂量的其他激素。

（3）部分中度和所有重度急性发作的治疗：

①氧疗。

②速效 β_2 受体激动剂：初始治疗时连续雾化给药，随后根据需要间断给药（每 4 小时 1 次）。联合使用 β_2 受体激动剂和抗胆碱能制剂（如异丙托溴铵）能够取得更好的支气管舒张作用。

③茶碱：其支气管舒张作用弱于 SABA，不良反应较大，应谨慎使用。对规则服用茶碱缓释制剂的患者，静脉使用茶碱应尽可能监测茶碱血药浓度。

④糖皮质激素：尽早使用全身激素，特别是对速效 β_2 受体激动剂初始治疗反应不完全或疗效不能维持，以及在口服激素基础上仍然出现急性发作的患者。

用法：泼尼松龙 30 ～ 50mg 或等效的其他激素，每日单次给药。严重的急性发作或口服激素不能耐受时，可采用静脉注射或滴注，如甲基泼尼松龙 80 ～ 160mg，或氢化可的松 400 ～ 1000mg 分次给药。静脉使用激素 2 ～ 3 天，继之口服激素 3 ～ 5 天。

⑤机械通气：机械通气指征：意识改变、呼吸肌疲劳、$PaCO_2$ ＞ 45mmHg（1mmHg=0.133kPa）等。可先采用经鼻（面）罩无创机械通气，若无效应及早行气管插管机械通气。哮喘急性发作机械通气需要较高的吸气压，可使用适当水平的呼气末正压（PEEP）治疗。

大多数哮喘急性发作并非由细菌感染引起，应严格控制抗菌药物的使用指征，除非有细菌感染的证据，或属于重度或危重哮喘急性发作。

（三）控制水平的分级（见下表）

控制水平分级表

临床特征	完全控制（满足以下所有条件）	部分控制（在任何 1 周内出现以下 1 ～ 2 项特征）	未控制（在任何 1 周内）
白天症状	无（或≤ 2 次 / 周）	＞ 2 次 / 周	
活动受限	无	有	
夜间症状 / 憋醒	无	有	出现 3 项或 3 项以上部分控制特征
需要使用缓解药的次数	无（或≤ 2 次 / 周）	＞ 2 次 / 周	
肺功能（PEF 或 FEV_1）	正常或≥正常预计值（或本人最佳值）的 80%	＜正常预计值（或本人最佳值）的 80%	
急性发作	无	≥每年 1 次	在任何 1 周内出现 1 次

七、中医辨证论治

（一）发作期

1. 寒哮证

【临床表现】呼吸急促，喉中哮鸣有声，胸膈满闷如窒，咳不甚，咳吐不爽，痰稀薄色白，面色晦滞，口不渴或渴喜热饮，天冷或受寒易发，形寒畏冷，初起多兼恶寒、发热、头痛等表证，舌苔白滑，脉弦紧或浮紧。

【治法】温肺散寒，化痰平喘。

【代表方】射干麻黄汤加减。哮久阳虚，发作频繁，发时喉中痰鸣如鼾，气短不足以息，咳痰清稀，面色苍白，汗出肢冷，舌淡苔白，脉沉细者，当温阳补虚，加用附子、补骨脂等温补肾阳。

2. 热哮证

【临床表现】气粗息涌，咳呛阵作，喉中哮鸣，胸高胁胀，烦闷不安，汗出，口渴喜饮，面赤口苦，咳痰色黄或色白，黏浊稠厚，咳吐不利，舌质红，苔黄腻，脉滑数或弦滑。

【治法】清热宣肺，化痰定喘。

【代表方】定喘汤加减。

（二）缓解期

1. 肺虚证

【临床表现】喘促气短，语声低微，面色㿠白，自汗畏风，咳痰清稀色白，多因气候变化而诱发，发前喷嚏频作，鼻塞流清涕，舌淡苔白，脉细弱。

【治法】补肺固卫。

【代表方】玉屏风散加减。

2. 脾虚证

【临床表现】倦怠无力，食少便溏，面色萎黄无华，痰多而黏，咳吐不爽，胸脘满闷，恶心纳呆，或食油腻易腹泻，每因饮食不当而诱发，舌质淡，苔白滑或腻，脉细弱。

【治法】健脾化痰。

【代表方】六君子汤加减。

3. 肾虚证

【临床表现】平素息促气短，呼多吸少，动则为甚，形瘦神疲，心悸，腰酸腿软，劳累后哮喘易发，或面色苍白，畏寒肢冷，自汗，舌淡苔白，质胖嫩，脉沉细；或颧红，发热，汗出黏手，舌红少苔，脉细数。

【治法】补肾纳气。

【代表方】金匮肾气丸或七味都气丸加减。

第三节　肺　炎（助理医师需掌握本节中肺炎球菌肺炎相关内容）

肺炎是由细菌、病毒、真菌、支原体、衣原体、立克次体、寄生虫等病原微生物或放射线、化学因素、免疫损伤、过敏及药物等引起的终末气道、肺泡腔及肺间质的炎症。主要表现为寒战、高热、咳嗽、咳痰、胸痛、呼吸困难等。

本病归属于中医学“咳嗽”“喘证”“肺炎喘嗽”等范畴。

一、西医病因病理

（一）病因及发病机制

1. 细菌

①肺炎链球菌　当受寒、疲劳、醉酒或病毒感染后，由于呼吸道防御功能受损，大量肺炎链球菌被吸入下呼吸道，并在肺泡内繁殖而导致肺炎。

②葡萄球菌　有金黄色葡萄球菌（简称金葡菌）和表皮葡萄球菌两类。通过呼吸道感染引起肺炎，也可经血行播散感染。毒素与酶是其主要致病物质，具有溶血、坏死、杀伤白细胞及致血管痉挛的作用。金黄色葡萄球菌是化脓性感染的主要原因。

③肺炎克雷白杆菌　可引起社区获得性肺炎，亦为医院获得性肺炎的病原体，常与吸入有关。口咽部、肠道、感染的泌尿道是该细菌最重要的贮存场所。在医院获得性肺炎中，医务人员的手则是最常见的传播途径。

④其他　甲型溶血性链球菌、流感嗜血杆菌、铜绿假单胞菌等。

2. 非典型病原体

①军团菌　军团菌存在于水及土壤中，多经空气传播，由呼吸道吸入而产生炎症反应，进入血液循环则可引起全身感染。

②支原体和衣原体　由口、鼻分泌物在空气中传播引起呼吸道感染。感染以儿童及青年人居多，传染性不强，平均潜伏期 2 ～ 4 周，痊愈后带菌时间长，流行表现为间歇性发病，流行可持续数月至 1 ～ 2 年。病原体通常潜伏在纤毛上皮之间，不侵入肺实质。

3. 病毒　如冠状病毒、腺病毒、呼吸道合胞病毒、流感病毒、麻疹病毒、巨细胞病毒、单纯疱疹病毒等。这些病毒主要通过飞沫与直接接触传播，且传播迅速、传播面广，可两种以上病毒同时感染，常继发细菌感染，可累及肺间质及肺泡，也可经血行播散感染。

4. 真菌 白念珠菌、曲霉菌、隐球菌、肺孢子菌等都可能被吸入肺部引起肺真菌感染。当机体免疫力下降时，有些口腔寄生真菌可经呼吸道吸入引起肺部感染。另外，颈部、膈下病灶中的真菌感染亦可直接蔓延，或循淋巴、血液系统到达肺部引起肺炎。

5. 其他病原体 如立克次体、弓形虫、寄生虫等。

6. 理化因素 放射性损伤、胃酸吸入，或吸入内源性脂类物质等。

（二）病理

1. 细菌性肺炎

①肺炎链球菌肺炎 多呈大叶性或肺段性分布。病理变化可分为四期：早期为充血期，表现为肺组织充血、扩张、水肿和浆液性渗出；继而为红色肝变期，肺泡内有大量中性粒细胞、吞噬细胞及红细胞的渗出；进而为灰色肝变期，大量白细胞纤维蛋白渗出；最后为消散期，纤维蛋白性渗出物溶解、吸收，肺泡重新充气。病变消散后肺组织可完全恢复正常，极个别患者肺泡内纤维蛋白吸收不完全，从而形成机化性肺炎。

②葡萄球菌肺炎 常呈大叶性分布，肺组织可有肺叶或肺段化脓性炎症或多发性脓肿，炎症和脓肿消散后，可形成肺大泡或囊状气肿，气肿破溃可形成气胸或脓气胸。

③克雷白杆菌肺炎 原发性克雷白杆菌肺炎常呈大叶性分布，以右上叶多见，继发性者多呈小叶性分布。细菌在肺泡内生长繁殖，破坏细胞壁，引起肺组织坏死、液化，形成脓腔、空洞。病变累及胸膜、心包时，可有渗出性和脓性积液，易于机化，导致胸膜粘连、增厚。

④军团菌肺炎 主要侵犯肺泡和细支气管，发生化脓性支气管炎，也可形成融合性大叶实变。呈多灶性，渗出物中含有大量纤维蛋白，肺泡间隙炎性细胞渗出，以中性多核细胞与巨噬细胞为主，损伤肺泡，可致肺纤维化。少数有空洞形成。

2. 病毒性肺炎 病毒侵入细支气管上皮引起细支气管炎，侵入肺间质、肺泡引起肺炎。多表现为间质性肺炎，肺泡间隔有大量单核细胞浸润，肺泡水肿，内含纤维蛋白。病毒性肺炎多为局灶性或广泛弥漫性，偶成肺实变，病变吸收后可留有纤维化，甚至结节性钙化。

3. 支原体肺炎 肺部病变表现为细支气管炎、支气管肺炎或间质性肺炎，常累及呼吸道黏膜。肺泡壁与间隔有中性粒细胞、单核细胞及浆细胞浸润，支气管黏膜充血，上皮细胞肿胀，形成胞浆空泡，有坏死和脱落。胸腔可有纤维蛋白渗出和少量渗液，并可发生灶性肺不张。

4. 肺炎衣原体肺炎 一种化脓性细支气管炎，继而发生支气管肺炎或间质性肺炎。

5. 真菌性肺炎 凝固性坏死、细胞浸润和化脓。肺部可有过敏反应、化脓性炎症反应或形成慢性肉芽肿。

6. 非感染性肺炎

①放射性肺炎 为肺血管特别是毛细血管损伤、充血、水肿及细胞浸润，淋巴管扩张和透明膜形成。

②吸入性肺炎 吸入物刺激引起支气管痉挛，随后产生急性炎症反应和周围炎性物质浸润。由于肺泡毛细血管膜的破坏，形成间质性肺水肿，进而可遗留肺纤维化。

二、中医病因病机

本病的病因包括劳倦过度，或寒温失调，起居不慎，卫外功能减弱，暴感外邪犯肺等。

1. 邪犯肺卫 邪犯肺卫，邪正相争则发热、恶寒；肺失宣肃则咳嗽、咳痰。

2. 痰热壅肺 热邪炽盛，灼津炼液成痰，痰热壅肺，肺络受损，清肃失司，则咳痰黄稠，或带锈色。

3. 热闭心神 热毒炽盛，内扰心神，则烦躁不安；热闭心神，则神昏谵语，或昏聩不知。

4. 阴竭阳脱 邪热内闭，阳郁不达；或因阳旺邪盛，邪正剧争，正气溃败，骤然外脱，则阴津失其内守，阳气不能外固，终成阴阳离决、阴竭阳脱之危候。

5. 正虚邪恋 邪气羁留，耗伤气血阴阳。气虚则温煦推动无力，故咳嗽声低，气短神疲；阴虚火旺，则身热，手足心热，自汗或盗汗；阳虚则胸阳不振，故心胸烦闷。

本病属外感病，病位在肺，与心、肝、肾关系密切。病分虚、实两类，以实者居多。外邪内侵，邪郁于肺，化热、生痰、酿毒，三者互结于肺，发为本病。外邪或入里化热，或痰热壅盛，或热闭心神。治疗得当，邪退正复，可见热病恢复期阴虚内扰之低热、手足心热或口干舌燥之证候。若风温热邪，久羁不解，易深入下焦，下竭肝肾，导致真阴欲竭，气阴两伤。

三、临床表现

（一）细菌性肺炎

1. 肺炎链球菌肺炎

（1）症状 寒战，发热，胸痛，咳嗽，咳痰，呼吸困难。

（2）体征 ①早期肺部无明显异常体征，仅有呼吸幅度减小、叩诊轻度浊音、听诊呼吸音减低和胸膜摩擦音。②肺实变时有叩诊呈浊音、听诊语颤增强和支气管呼吸音等典型体征。消散期可闻及湿啰音。③病变累及胸膜时可有胸膜摩擦音。

2. 葡萄球菌肺炎

（1）症状 ①院外感染起病较急，寒战、高热、胸痛、咳嗽、咳脓痰、痰带血丝或呈粉红色乳状，常有进行性呼吸困难、发绀。②院内感染起病稍缓慢，亦有高热、脓痰，老年人症状多不典型。

（2）体征 早期可无体征；病情发展可出现两肺散在湿啰音；病变较大或融合时可有肺实变体征。

（二）肺炎支原体肺炎

1. 症状 持久的阵发性刺激性呛咳为本病的突出症状，无痰或偶有少量黏痰或少量脓性痰，可有痰中带血丝。常于秋季发病。多伴有咽炎、支气管炎等呼吸道感染，起病较缓，主要表现为上呼吸道感染症状。

2. 体征 咽部充血，耳鼓膜充血，有时颈淋巴结肿大，肺部一般无明显异常体征，呼吸音可减弱，偶可闻及干性或湿性啰音，有时全病程可无任何阳性体征。

（三）肺炎衣原体肺炎

1. 症状 起病隐袭，临床症状较轻或无症状，与肺炎支原体肺炎相似。

2. 体征 阳性体征少或无，也可听到受累肺叶啰音，随病情加重肺部啰音可变得明显。

3. 其他 肺外表现鼻窦炎、中耳炎、关节炎、脑炎、甲状腺炎等。

（四）病毒性肺炎

1. 症状 多发于病毒性疾病流行季节。临床症状较轻，但起病较急，初起见上呼吸道感染症状，随即出现咳嗽，多为阵发性干咳，或有少量白色黏痰，伴胸痛、气喘、持续发热等。小儿或老年患者好发重症病毒性肺炎，表现为呼吸困难、发绀、嗜睡、精神萎靡等。

2. 体征 一般不明显，或有病变部位浊音，呼吸音减弱，散在干湿性啰音。

（五）肺念珠菌病

1. 症状 ①支气管炎型 有类似慢性支气管炎症状，全身状况良好，一般无发热，阵发性刺激性咳嗽、咳多量似白色泡沫稀痰，口腔、咽部及支气管黏膜上被覆散在点状白膜。②肺炎型 类似急性细菌性肺炎，临床表现较重，可有高热、畏寒、咳嗽、憋气、咯血、乏力、胸痛。典型者咳白色粥样痰，也可呈乳酪块状，痰液有酵母臭味或口腔及痰中有甜酒样芳香味为其特征性表现。

2. 体征 支气管炎型除偶闻及肺部啰音外，可无特殊体征。肺炎型可闻及湿啰音。

四、实验室及其他检查

1. 周围血象检查

（1）大多数细菌性肺炎，血中白细胞总数可增高，以中性粒细胞增加为主，通常有核左移或细胞内出现毒性颗粒。军团菌、葡萄球菌肺炎可有贫血表现。

（2）病毒性肺炎 白细胞计数可正常、稍高或偏低，淋巴细胞增多，血沉通常正常。合并细菌性感染时白细胞计数、中性粒细胞增多。

（3）肺炎支原体感染时，周围血白细胞总数正常或稍高，细胞分类正常。血沉常增快，常伴轻度贫血、网织红细胞增多。

（4）霉菌性肺炎 可有中性粒细胞偏高。

2. 病原体检查

（1）痰涂片在抗菌药物使用前具有临床意义。

（2）培养可做痰、呼吸道分泌物及血培养，以鉴别和分离出致病菌株。

3. X 线检查

（1）肺炎链球菌肺炎 早期仅见肺纹理增粗或受累的肺段、肺叶稍模糊，随病情进展可见大片炎症浸润阴影或实变影，沿大叶、肺段或亚肺段分布，实变阴影中可见支气管充气征。肋膈角可有少量胸腔积液。消散期可见散在的大小不一的片状阴影，继而变成条索状阴影，最后完全消散。

（2）葡萄球菌肺炎 X 线表现具有特征性，其一为肺段或肺叶实变，其内有空洞，或小叶状浸润中出现单个或多发的液气囊腔。另一特征为 X 线阴影的易变性，表现为某处炎性阴影消失而在另一部位出现新的病灶，或单一病灶融合成大片阴影。痊愈后肺部阴影几乎完全消散，少数遗留条索状或肺纹理增粗、增多等。

（3）克雷白杆菌肺炎 X 线表现多种多样，肺大叶实变好发于右肺上叶、双肺下叶，有多发性蜂窝状肺脓肿形成、叶间裂弧形下坠等。

（4）军团菌肺炎 早期为单侧斑片状肺泡内浸润，继而有肺叶实变，可迅速发展至多肺叶段，以下叶多见，单侧或双侧，可伴少量胸腔积液。

（5）病毒性肺炎 X 线检查可见肺纹理增多，小片状或广泛浸润，病情严重者可见双肺下叶弥漫性密度均匀的小结节状浸润影，边缘模糊，大叶实变及胸腔积液少见。

（6）支原体肺炎 肺部多种形态的浸润影，呈节段性分布，多见于肺下野，近肺门较深，逐渐向外带伸展。经 3 ～ 4 周病变基本可自行消散。

（7）真菌性肺炎 X 线表现多种多样，除曲菌球外均缺少特征性。

（8）肺炎衣原体肺炎 X 线表现以单侧下叶肺泡渗出为主，双侧病变可表现为间质性肺炎与肺泡渗出同时存在。相对症状、体征而言，X 线表现异常明显。

（9）非感染性肺炎 放射性肺炎急性期在照射的肺叶上出现弥漫性模糊阴影，边缘模糊，类似支气管炎或肺水肿。后期发展为纤维化，病变呈条索状或团块状收缩或局限性肺不张。吸入性肺炎 X 线检查见两肺散在不规则片状模糊影，以右肺多见。

五、诊断与鉴别诊断

（一）诊　断

根据病史、症状和体征，结合 X 线检查和痰液、血液检查，不难做出明确诊断。病原菌检测是确诊各型肺炎的主要依据。

（二）鉴别诊断

肺炎的鉴别诊断包括不同病原菌引起的肺炎之间的鉴别诊断和肺炎与其他肺部疾病的鉴别诊断。

1. 各型肺炎 革兰阳性球菌引起的肺炎多发生于青壮年，以院外感染多见。革兰阴性杆菌引起的肺炎常发生于体弱、患慢性病及免疫缺陷患者，以院内感染较多见，多起病急骤，症状较重。病毒、支原体等引起的肺炎，临床表现较轻，白细胞计数增高不显著。痰液病原体分离和血清免疫学试验有助于鉴别诊断。

2. 肺结核 其临床表现与肺炎链球菌肺炎相似，但肺结核有潮热、盗汗、消瘦、乏力等结核中毒症状，痰中可找到结核杆菌。X 线见病灶多在肺尖或锁骨上下，密度不均匀，久不消散，可形成空洞和肺内播散。一般抗炎治疗无效。而肺炎链球菌肺炎经抗感染药物治疗后，体温多能很快恢复正常，肺内炎症吸收较快。

3. 急性肺脓肿 早期临床表现与肺炎链球菌肺炎相似。随病程进展，以咳出大量脓臭痰为特征。X 线可见脓腔及液平，不难鉴别。

4. 肺癌 少数周围型肺癌的 X 线影像与肺炎相似，但肺癌通常无显著急性感染中毒症状，周围血中白细胞计数不高，若痰中发现癌细胞则可确诊。当肺癌伴发阻塞性肺炎时，经抗生素治疗炎症虽可消退，但肿瘤阴影反而明显，或可见肺门淋巴结肿大、肺不张。如某一肺段反复发生炎症且不易消散，要警惕肺癌的发生。X 线体层、CT 检查、纤维支气管镜、反复痰脱落细胞学检查等有辅助意义。

5. 其他 肺炎伴剧烈胸痛时，应与渗出性胸膜炎、肺动脉栓塞相鉴别。肺动脉栓塞常有下肢深静脉血栓形成的基础，发病前无上呼吸道感染史，以咯血较多见，甚者晕厥，呼吸困难明显。相关的体征和 X 线影像有助于诊断。

另外，下叶肺炎可能出现腹部症状，应注意与急性胆囊炎、膈下脓肿、阑尾炎等相鉴别。

六、西医治疗

（一）一般治疗

注意休息，保持室内空气流通，注意隔离消毒，预防交叉感染。要保证病人有足够蛋白质、热量和维生素的摄入。鼓励饮水，轻症患者不需常规静脉输液。重症患者要积极治疗，监测神志、体温、呼吸、心率、血压及尿量等，防止可能发生的休克。

（二）病因治疗

尽早应用抗生素是治疗感染性肺炎的首选治疗手段。一经诊断，留取痰标本后，即应予抗生素治疗，不必等待细菌培养结果。疗程通常为 5 ～ 7 天，或在退热后 3 天停药，或由静脉用药改为口服，持续数日。

1. 细菌性肺炎

①肺炎链球菌肺炎 首选青霉素 G。对青霉素过敏者，可用大环内酯类，如红霉素或罗红霉素，亦可用喹诺酮类药物口服或静脉滴注。对耐药或重症患者可改用头孢噻肟钠、头孢唑啉钠等头孢菌素类。对多重耐药菌株感染者可用万古霉素。

②葡萄球菌肺炎 由于金黄色葡萄球菌对青霉素 G 耐药菌株的增多，现多选用耐青霉素酶的半合成青霉素或头孢菌素，常用药物有头孢呋辛、头孢噻吩、苯唑西林钠等。如联合氨基糖苷类有更好疗效。严重病例或甲氧西林耐药菌株（MR-SA）者，可选用万古霉素、替考拉宁等。疗程不定，金葡萄球菌肺炎无并发症者，疗程至少 10 ～ 14 天，有空洞病灶和脓胸的治疗 4 ～ 6 周。

2. 肺炎支原体肺炎 本病具有自限性，多数患者不经治疗可自愈。病程早期可通过适当的抗生素治疗减轻症状，缩短病程。大环内酯类是治疗肺炎支原体感染的首选药物。

3. 肺炎衣原体肺炎 治疗与支原体肺炎相似，首选红霉素。

4. 病毒性肺炎 主要是针对各种病毒选用有效化学药物来抑制，临床常用的如利巴韦林、阿昔洛韦、更昔洛韦、阿糖腺苷（阿糖腺嘌呤）、奥司他韦、金刚烷胺（金刚胺）等。

5. 肺念珠菌病 轻症患者通过消除诱因（如应用广谱抗生素、糖皮质激素、免疫抑制剂及在体内留置导管），病情常能逐渐好转，病情严重者则应及时应用抗真菌药物，如氟康唑、两性霉素 B 等。

（三）对症治疗

1. 咳嗽、咳痰 咳嗽剧烈时，可适当用止咳化痰药物 / 必要时可酌情给予小剂量可待因镇咳，但次数不宜过多。伴喘憋严重者，可用异丙肾上腺素及 α－糜蛋白酶雾化吸入，亦可用舒喘灵口服或雾化吸入，或口服氨茶碱，重者还可静滴氢化可的松。肺炎咳嗽有痰者，一般祛痰剂即可达到减轻咳嗽的作用，而不用镇咳剂。咳嗽无痰，特别是因咳嗽引起呕吐或严重影响睡眠者可服用中枢性镇咳剂。

2. 发热 尽量少用阿司匹林或其他解热药，以免过度出汗、脱水及干扰热型观察。高热不退者可用物理降温，或服用阿司匹林、扑热息痛等解热镇痛药。鼓励患者多饮水，轻症患者不需常规静脉输液。确有失液者，如因发热使水分及盐类缺失较多，可适当输注糖盐水。

3. 其他 剧烈胸痛者，可酌用少量镇痛药，如可待因。中等或重症患者（$PaO_2 < 60mmHg$ 或有发绀）应给氧。腹胀、鼓肠可用腹部热敷及肛管排气。若有明显麻痹性肠梗阻或胃扩张，应暂时禁食、禁饮，予以胃肠减压，直至肠蠕动恢复。烦躁不安、谵妄、严重失眠者酌用地西泮（安定）5mg 或水合氯醛 1 ～ 1.5g 等镇静剂，禁用抑制呼吸的镇静药。

七、中医辨证论治

1. 邪犯肺卫证

【临床表现】发病初期，咳嗽咳痰不爽，痰色白或黏稠色黄，发热重，恶寒轻，无汗或少汗，口微渴，头痛，鼻塞，舌边尖红，苔薄白或微黄，脉浮数。

【治法】疏风清热，宣肺止咳。

【代表方】三拗汤或桑菊饮加减。

2. 痰热壅肺证

【临床表现】咳嗽，咳痰黄稠或咳铁锈色痰，呼吸气促，高热不退，胸膈痞满，按之疼痛，口渴烦躁，小便黄赤，大便干燥，舌红苔黄，脉洪数或滑数。

【治法】清热化痰，宽胸止咳。

【代表方】麻杏石甘汤合千金苇茎汤加减。

3. 热闭心神证

【临床表现】咳嗽气促，痰声辘辘，烦躁，神昏谵语，高热不退，甚则四肢厥冷，舌红绛，苔黄而干，脉细滑数。

【治法】清热解毒，化痰开窍。

【代表方】清营汤加减。

4. 阴竭阳脱证

【临床表现】高热骤降，大汗肢冷，颜面苍白，呼吸急迫，四肢厥冷，唇甲青紫，神志恍惚，舌淡青紫，脉微欲绝。

【治法】益气养阴，回阳固脱。

【代表方】生脉散合四逆汤加减。

5. 正虚邪恋证

【临床表现】干咳少痰，咳嗽声低，气短神疲，身热，手足心热，自汗或盗汗，心胸烦闷，口渴欲饮或虚烦不眠，舌红，苔薄黄，脉细数。

【治法】益气养阴，润肺化痰。

【代表方】竹叶石膏汤加减。

第四节 肺结核

肺结核是由结核分枝杆菌引起的肺部感染。本病多呈慢性过程，以低热、盗汗、消瘦、乏力、食欲不振等全身中毒症状及咳嗽、咯血、呼吸困难、胸痛等呼吸系统症状为主要表现。

本病归属于中医学“肺痨”范畴。

一、西医病因病理

（一）病 因

1. 病原学 由结核分枝杆菌引起。

2. 传播途径 主要通过呼吸道传染。排菌的肺结核患者是主要传染源，尤其是痰涂片阳性、未经治疗者的痰液。次要感染途径是消化道。其他如皮肤、泌尿生殖系统等也能够引起感染，但很少见。

3. 人群易感性。

（二）发病机制

结核病的基本病理变化是炎性渗出、增生和干酪样坏死。结核病的病理过程特点是破坏与修复常同时进行，故上述三种病理变化多同时存在，也可以某一种变化为主，而且可相互转化。这主要取决于结核分枝杆菌的感染量、毒力大小以及机体的抵抗力和变态反应状态。①以渗出为主的病变主要出现在结核性炎症初期或病变恶化复发时，可表现为局部中性粒细胞浸润，继之由巨噬细胞及淋巴细胞取代。②以增生为主的病变表现为典型的结核结节，直径约为0.1mm，数个结核结节融合后肉眼能见到，由淋巴细胞、上皮样细胞、朗格汉斯巨细胞以及成纤维细胞组成。其中上皮样细胞呈多角形，由巨噬细胞吞噬结核分枝杆菌后体积变大而形成，染色呈淡伊红色；朗格汉斯巨细胞则是大量上皮样细胞互相聚集融合形成的多核巨细胞；结核结节的中间可出现干酪样坏死。以增生为主的病变发生在机体抵抗力较强、病变恢复阶段。③以干酪样坏死为主的病变多发生在结核分枝杆菌毒力强、感染菌量多、机体超敏反应增强、抵抗力低下的情况。干酪坏死病变镜检为红染无结构的颗粒状物，含脂质多，肉眼观察呈淡黄色，状似奶酪，故称干酪样坏死。

二、中医病因病机

本病的中医病因，一为外因感染，瘵虫袭肺；一为内伤体虚，气血不足，阴精耗损。瘵虫袭肺是本病发病不可缺少的外因；正虚则是引起发病的主要内因。正气虚弱，瘵虫乘虚袭肺，肺体受损，肺阴耗伤，肺失清肃而发生肺痨咳嗽，伤阴动血，则见咯血、潮热、盗汗。

1. **肺阴亏损** 瘵虫腐蚀肺叶，肺体受损，肺阴耗伤，肺失清肃而咽干咳嗽，痰中带血等。

2. **阴虚火旺** 伤阴动血损伤肺中络脉，则发生咯血；阴虚火旺，灼津外泄，则出现潮热、盗汗。

3. **气阴耗伤** 脾虚不能运化水谷精微上输以养肺，则肺气益虚，土不生金，终致肺脾同病，同时有疲乏、食少、便溏等症状。

4. **阴阳两虚** 阴伤气耗，或阴虚不能化气则致气阴两虚；阴损及阳而见阴阳两虚之候。

本病病位在肺，与脾、肾两脏的关系最为密切，同时也可涉及心、肝。基本病机以阴虚为主，并可导致气阴两虚，甚则阴损及阳。一般来说，初起肺体受损，肺阴耗伤，肺失滋润，表现为肺阴亏损之候；继则肺肾同病，兼及心肝，而致阴虚火旺；或因肺脾同病，导致气阴两伤。后期肺、脾、肾三脏交亏，阴损及阳，可出现阴阳俱损的严重局面。

三、临床表现

（一）主要症状

1. **全身症状** 发热为肺结核最常见的全身性中毒症状，表现为长期低热，多见于午后，可伴乏力、盗汗、食欲减退、体重减轻、面颊潮红、妇女月经失调等。当肺部病灶急剧进展播散时，可有高热，多呈稽留热或弛张热。

2. **呼吸系统症状**

①咳嗽、咳痰 早期可有干咳或有少量黏液痰，如继发感染则痰呈脓性。

②咯血 可见于半数患者。痰中带血是因病灶炎性反应使毛细血管扩张所致；若小血管破损或空洞的血管瘤破裂可引起中到大量咯血。咯血易引起结核病灶播散，如伴有持续高热则为有力佐证。

③胸痛 炎症波及壁层胸膜时可引起相应部位的刺痛，随呼吸和咳嗽加重。

④呼吸困难 慢性重症肺结核时，肺功能受损或胸膜广泛粘连，胸廓活动受限，可出现渐进性呼吸困难。并发气胸或大量胸腔积液时，则呼吸困难可急骤加重。

（二）体　征

1. 早期病灶小，多无异常体征。若病变范围较大，叩诊呈浊音，听诊可闻及病理性支气管呼吸音（管状呼吸音）和细湿啰音。因肺结核好发于上叶尖后段和下叶背段，故锁骨上下、肩胛间区闻及湿啰音对诊断有极大帮助。

2. 空洞性病变位置表浅而引流支气管通畅时有支气管呼吸音或伴湿啰音；巨大空洞可出现带金属调空瓮音。

3. 当病变广泛纤维化或胸膜增厚粘连时有患侧胸廓下陷、肋间变窄、气管移位与叩浊，而对侧可有代偿性肺气肿体征。

（三）特殊表现

1. **过敏反应** 如结核性风湿症，表现为多发性关节炎、结节性红斑等，与结核引起的全身过敏反应有关。其他过敏反应表现为类白塞病、滤泡性结膜角膜炎等。

2. **无反应肺结核（亦称结核败血症）** 呈急性暴发起病，有高热、食欲不振、腹痛、腹泻、腹水、黄疸、脑膜刺激征等，而缺乏呼吸系统表现。

四、并发症（中西医执业、助理医师均不考）

常见并发症有气胸、支气管扩张症、脓胸和慢性肺源性心脏病。干酪性病灶破溃或肺结核继发阻塞性肺气肿常并发气胸，偶见血行播散型肺结核。

五、实验室及其他检查

1. 结核分枝杆菌检查 是确诊肺结核病的主要方法，也是制定化疗方案和考核治疗效果的主要依据。每一个有肺结核可疑症状或肺部有异常阴影的患者都必须查痰。

①痰标本的收集 肺结核患者的排菌具有间断性和不均匀性特点，传染性患者查一次痰也许查不出，所以要多次查痰。

②痰涂片检查 是简单、快速、易行和可靠的方法，但欠敏感。每毫升痰中至少含 5000 ～ 10000 个细菌时可呈阳性结果。常采用的是齐 - 尼（Ziehl-Neelsen）染色法。

③培养法 结核分枝杆菌培养为痰结核分枝杆菌检查提供准确可靠的结果，常作为结核病诊断的金标准，同时也为药物敏感性测定和菌种鉴定提供菌株。

④药物敏感性测定 主要为临床耐药病例的诊断、制定合理的化疗方案以及流行病学监测提供依据。

⑤其他检测技术 如 PCR、核酸探针检测特异性 DNA 片段，色谱技术检测结核硬脂酸和分枝菌酸等菌体特异成分，以及采用免疫学方法检测特异性抗原和抗体等。

2. 影像学检查 胸部 X 线检查是早期诊断肺结核的主要方法。胸部 CT 有助于发现微小或隐蔽区病变及孤立性结节的鉴别诊断。

①原发型肺结核 X 线 典型特征有原发灶、淋巴管炎和肺门或纵隔肿大的淋巴结组成的哑铃状病灶。

②急性血行播散型肺结核 在胸片上呈现分布均匀、大小、密度相近的粟粒状阴影。

③继发型肺结核的常见 X 线 表现包括：a. 浸润性病灶；b. 干酪样病灶；c. 空洞；d. 纤维钙化的硬结病灶。

胸部 CT 检查可发现微小或隐蔽病灶，了解病变范围及组成。

3. 结核菌素（简称结素）试验 是诊断有无结核感染的参考指标。广泛应用于检出结核分枝杆菌感染，而非检出结核病。结核菌素试验对儿童、少年和青年的结核病诊断有参考意义。目前推荐使用的结素为纯蛋白衍生物（purified protein derivative，PPD），常用 0.1mL（5IU）在左前臂屈侧中上 1/3 处做皮内注射，经 48 ～ 72 小时测量皮肤硬结直径，如≤ 4mm 为阴性，5 ～ 9mm 为弱阳性，10 ～ 19mm 为阳性反应，≥ 20mm 或虽然＜ 20mm 但局部出现水泡和淋巴管炎为强阳性反应。呈强阳性反应，常表示为活动性结核病。结核菌素试验阳性反应不一定代表现在患有结核病，仅表示曾有结核感染。

4. 纤维支气管镜检查 纤维支气管镜检查常应用于支气管结核和淋巴结 - 支气管瘘的诊断。支气管结核表现为黏膜充血、溃疡、糜烂、组织增生、形成瘢痕和支气管狭窄，可以在病灶部位钳取活体组织进行病理学检查、结核分枝杆菌培养。对于肺内结核病灶，可以采集分泌物或冲洗液标本做病原体检查，也可以经支气管肺活检获取标本检查。

六、诊断与鉴别诊断

（一）诊 断

具有以下几种情况时，应考虑有肺结核的可能，并进一步检查以确诊：

1. 有与排菌肺结核患者密切接触史。
2. 起病隐匿、病程迁延，或呼吸道感染抗炎治疗无效或效果不显著。
3. 长期低热。
4. 咯血或痰中带血。
5. 肺部听诊锁骨上下及肩胛间区闻及湿啰音或局限性哮鸣音。
6. 存在结核病好发危险因素。
7. 出现结节性红斑、疱疹性角膜炎、风湿性关节炎等过敏反应表现。
8. 既往有淋巴结结核等肺外结核病史。

（二）鉴别诊断

1. 肺癌 肺癌多见于中老年嗜烟男性，常无明显毒性症状，多有刺激性咳嗽、痰中带血、胸痛及进行性消瘦。X 线胸片示癌肿呈分叶状，病灶边缘常有切迹、毛刺。结合胸部 CT 扫描、痰结核菌、脱落细胞检查及通过纤维支气管镜检查及活检等，常能及时鉴别。肺癌与肺结核并存时需注意发现。

2. **肺炎** 干酪样肺炎易被误诊为肺炎球菌肺炎。典型肺炎球菌肺炎起病急骤、高热、寒战、胸痛伴气急，咳铁锈色痰，X线征象病变常局限于一叶，抗生素治疗有效。干酪样肺炎则多有结核中毒症状，起病较慢，咳黄色黏液痰，X线征象病变多位于右上叶，可波及右上叶尖、后段，呈云絮状、密度不均，可出现虫蚀样空洞，抗结核治疗有效，痰中易找到结核菌。

3. **肺脓肿** 肺脓肿空洞与肺结核空洞易混淆，需鉴别。肺脓肿起病较急，高热，大量脓痰，痰中无结核菌，但有多种其他细菌，血白细胞总数及嗜中性粒细胞增多，抗生素治疗有效。空洞多见于肺下叶，洞内常有液平面，周围有炎性浸润。而肺结核空洞则多发生在肺上叶，空洞壁较薄，洞内很少有液平面。此外，纤维空洞性肺结核合并感染时易与慢性肺脓肿混淆，但后者痰结核菌阴性。

4. **支气管扩张症** 支气管扩张症有慢性咳嗽、咳痰及反复咯血史，但痰结核菌阴性，X线胸片多无异常发现，或仅见局部肺纹理增粗或卷发状阴影，CT有助于确诊。

5. **慢性支气管炎** 老年慢性支气管炎患者症状酷似继发型肺结核，需认真鉴别。慢性支气管炎常有慢性咳嗽、咳痰，有时少量咯血，反复发作，但无明显的全身症状。X线检查仅有肺纹理增粗和肺气肿征象。

6. **尘肺** 二氧化矽、石棉、氧化铁以及某些有机物质的吸入，可使肺X线片出现浸润阴影，其中矽肺的聚合性团块中甚至出现空洞，与结核病相似，但前者为职业性，有粉尘接触史，诊断不难。

7. **其他** 发热性疾病肺结核常有不同类型的发热，临床上需要与其他发热性疾病相鉴别。

①伤寒 有高热、血白细胞计数减少及肝脾大等临床表现，易与急性血行播散型肺结核混淆。但伤寒热型常呈稽留热，有相对缓脉、皮肤玫瑰疹，血清伤寒凝集试验阳性，血、粪便伤寒杆菌培养阳性。

②败血症 起病急、寒战及弛张热型，白细胞及中性粒细胞增多，常有近期皮肤感染、疮疖挤压史或尿路、胆道等感染史，皮肤常见瘀点，病程中出现迁徙病灶或感染性休克，血或骨髓培养可发现致病菌。

③白血病 急性血行播散型肺结核有发热、肝脾大，起病数周后出现特异性X线表现，偶见血象呈类白血病反应或单核细胞异常增多，需与白血病鉴别。后者多有明显出血倾向，骨髓涂片及动态X线胸片随访有助于确立诊断。

④其他 成人支气管淋巴结核常表现为发热及肺门淋巴结肿大，应与纵隔淋巴瘤、结节病等鉴别。结核病患者结核菌素试验阳性，抗结核治疗有效。而淋巴瘤发展迅速，常有肝脾及浅表淋巴结无痛性肿大，确诊常需依赖活检。结节病通常不发热，肺门淋巴结肿大多为双侧，结核菌素试验阴性，糖皮质激素治疗有效，活检可明确诊断。

七、西医治疗

（一）抗结核化学药物治疗

1. 基本原则

治疗原则是早期、联合、适量、规则和全程使用敏感药物，其中以联合和规则用药最为重要。

2. 常用化疗药物

包括第一线杀菌药物异烟肼、利福平、链霉素和吡嗪酰胺，以及第二线抑菌药物乙胺丁醇和对氨基水杨酸钠。

（1）异烟肼（isoniazid，H或INH） 是最重要的治疗结核病的药物之一，具有杀菌作用强、价格低廉、副作用少、口服等优点。杀菌力强，不受周围环境pH值的影响，且相对低毒，能迅速穿透组织与病变，能通过血脑屏障，杀灭细胞内外代谢旺盛或代谢缓慢的结核菌。其抗菌机制是抑制结核杆菌细胞壁的主要成分（分枝菌酸）的合成。可予气管内或胸腔内给药。不良反应偶见周围神经炎、中枢神经系统中毒、肝脏损害等。

（2）利福平（rifampin，R或RFP） 其杀灭结核菌的机制在于抑制菌体的RNA聚合酶，从而阻碍mRNA的合成。对结核菌A、B、C三种菌群均有作用，常与INH联合应用。

（3）链霉素（streptomycin，S或SM） 为广谱氨基苷类抗生素，对结核菌有杀菌作用，能干扰结核菌的酶活性，阻碍蛋白质合成。此药对细胞内的结核菌作用较小。主要不良反应为第8对颅神经损害，主要表现为眩晕、耳鸣、耳聋，病重者应及时停药，听力障碍及肝肾功能严重减损者不宜使用。

（4）吡嗪酰胺（pyrazinamide，Z或PZA）能进入细胞内特别是巨噬细胞内酸性环境中杀灭结核菌，对减少远期复发率有重要作用。偶见高尿酸血症、关节痛、胃肠不适及肝肾损害。

（5）乙胺丁醇（ethambutol，E或EMB）为抑菌药，可延缓结核菌对其他抗结核药物耐药性的出现。成人每日0.75～1.0g（15～20mg/kg），儿童每日15mg/kg，可与异烟肼、利福平同时顿服；隔日用药：成人为1.0g（体重＜50kg）或1.25g（体重≥50kg），不良反应很少。剂量过大时可引起球后视神经炎、视力减退等，停药后能恢复。

（6）对氨基水杨酸钠（sodium para - aminosalicylate，P或PAS） 为抑菌药，可以延缓对其他抗结核药物的耐药性。不良反应有胃肠道反应，严重者应停药。

3. 化疗方法

（1）初治涂阳肺结核治疗方案（含初治涂阴有空洞形成或粟粒型肺结核）

①每日用药方案：2HRZE/4HR，包括强化期两个月（异烟肼、利福平、吡嗪酰胺和乙胺丁醇，每日1次）和巩固期4个月（异烟肼、利福平，每日1次）。

②间歇用药方案：$2H_3R_3Z_3E_3/4H_3R_3$，包括强化期两个月（异烟肼、利福平、吡嗪酰胺和乙胺丁醇，隔日1次或每周3次）和巩固期4个月（异烟肼、利福平，隔日1次或每周3次）。

（2）复治涂阳肺结核治疗方案

①每日用药方案：2HRZSE/4～6HRE，包括强化期两个月（异烟肼、利福平、吡嗪酰胺、链霉素和乙胺丁醇，每日1次）和巩固期4～6个月（异烟肼、利福平和乙胺丁醇，每日1次）。巩固期治疗4个月时，痰菌未转阴，可继续延长治疗期两个月。

②间歇用药方案：2HRZSE/4-6HRE，包括强化期2个月（异烟肼、利福平、吡嗪酰胺、链霉素和乙胺丁醇，隔日1次或每周3次）和巩固期6个月（异烟肼、利福平和乙胺丁醇，隔日1次或每周3次）。

（3）初治涂阴肺结核治疗方案

①每日用药方案：2HRZ/4HR，包括强化期两个月（异烟肼、利福平、吡嗪酰胺，每日1次）和巩固期4个月（异烟肼、利福平，每日1次）。

②间歇用药方案：$2H_3R_3Z_3E_3/4H_3R_3$，包括强化期两个月（异烟肼、利福平、吡嗪酰胺，隔日1次或每周3次）和巩固期4个月（异烟肼、利福平，隔日1次或每周3次）。

上述间歇方案为我国结核病防治规划所采用，但必须采用全程督导化疗管理，以保证患者不间断地规律用药。

4. 疗效判定

以痰结核菌持续3个月转阴为主要指标。X线检查病灶吸收、硬结为第2指标。临床症状在系统治疗数周后即可消失，因此不能作判定疗效的决定指标。

5. 化疗失败原因与对策

疗效结束时痰菌未能转阴，或在疗程中转阴，X线显示的病灶未能吸收、稳定或恶化，说明化疗失败。其重要原因多为化疗方案不合理，未规律用药或停药过早，或者细菌耐药，机体免疫力低下等。为了避免失败，化疗方案必须正确拟订，患者在督导下坚持早期、适量、规律、全程联用敏感药物。只有在严重不良反应或证实细菌已耐药的情况下，才能由医生停药，改换新的化疗方案。新方案应包含两种以上敏感药物。

（二）糖皮质激素的应用

在一般情况下不用糖皮质激素治疗，因其并无制菌作用，而能抑制机体免疫力，单独应用可促使结核病变扩散。若毒性症状过于严重，可在使用有效抗结核药物的同时，加用糖皮质激素，以减轻炎症和变态反应，促使渗液吸收，减少纤维组织形成和胸膜粘连的发生。毒性症状减退后，激素剂量递减，至6～8周停药。适应证为急性粟粒型肺结核、干酪性肺炎、急性结核性渗出性胸膜炎等。

（三）对症治疗

1. 发热、盗汗等毒性症状 在有效抗结核治疗1～2周内多可消失，通常不必特殊处理；但高热时可给小量退热药口服或物理降温等；盗汗甚者可于睡前服阿托品 0.3mg。

2. 咳嗽、咳痰 可不必用药，但剧烈干咳时可服喷托维林 25mg 或可待因 15 ～ 30mg；痰多黏稠者可用稀化痰液的药物。

3. 痰中带血或小量咯血 以对症治疗为主，常用的止血药物有维生素 K、卡巴克络（安络血）等。中等或大量咯血时应严格卧床休息，胸部放置冰袋，并配血备用。

4. 大咯血的紧急处理

①一般处理 应采取患侧卧位，轻轻将气管内存留的积血咳出。患者安静休息，消除紧张情绪，必要时可用小量镇静剂、止咳剂。年老体弱、肺功能不全者，慎用强镇咳药，以免抑制咳嗽反射和呼吸中枢，使血块不能咯出，导致其发生窒息。在抢救大咯血时，应特别注意保持呼吸道的通畅。若有窒息征象，应立即取头低脚高体位，轻拍背部，以便血块排出，并尽快挖出口、咽、喉、鼻部血块。

②止血药物的应用 垂体后叶素 5U 加入 50% 葡萄糖液 40mL 中，缓慢静脉推注有效；或用 10U 加入 5% 葡萄糖液 500mL 中静脉滴注。但忌用于高血压、心脏疾病的患者及孕妇。亦可选用氨基己酸、氨甲苯酸、肾上腺素等。

③输血 咯血过多者，根据血红蛋白和血压测定酌情给予少量输血。

④局部止血 大量咯血不止者，可经纤维支气管镜确定出血部位，用浸有稀释的肾上腺素海绵压迫或填塞于出血部位止血。亦可用冷生理盐水灌洗，或在局部应用凝血酶或气囊压迫控制止血等。必要时可在明确出血部位的情况下考虑肺叶、肺段切除术。

（四）手术治疗

主要针对大于 3cm 的结核球与肺癌难以鉴别时、复治的单侧纤维厚壁空洞、长期内科治疗未能使痰菌阴转者，或单侧的毁损肺伴支气管扩张、已丧失功能并有反复咯血或继发感染者。

八、中医辨证论治

1. 肺阴亏损证

【临床表现】干咳，咳声短促，咳少量白黏痰，或痰中有血丝或血点，色鲜红，胸部隐隐闷痛，低热，午后手足心热，皮肤干灼，口咽干燥，少量盗汗，舌边尖红，无苔或少苔，脉细数。

【治法】滋阴润肺。

【代表方】月华丸加减。

2. 阴虚火旺证

【临床表现】咳呛气急，痰少黏稠或咳少量黄痰，时时咯血，血色鲜红，午后潮热，五心烦热，骨蒸颧红，盗汗量多，心烦失眠，性急善怒，胁肋掣痛，男子梦遗失精，女子月经不调，形体日渐消瘦，舌红绛而干，苔黄或剥，脉细数。

【治法】滋阴降火。

【代表方】百合固金汤合秦艽鳖甲散加减。

3. 气阴耗伤证

【临床表现】咳嗽无力，气短声低，咳痰清稀色白量较多，偶或带血，或咯血，血色淡红，午后潮热，伴有畏风怕冷，自汗与盗汗并见，纳少神疲，便溏，面色㿠白，舌质光淡，边有齿印，苔薄，脉细弱而数。

【治法】益气养阴。

【代表方】保真汤加减。

4. 阴阳两虚证

【临床表现】咳逆喘息少气，喘促气短，动则尤甚，咳痰色白，或夹血丝，血色暗淡，潮热，自汗，盗汗，声嘶或失音，面浮肢肿，心慌，唇紫肢冷，形寒或见五更泄泻，口舌生糜，大肉尽脱，男子滑精、阳痿，女子经少、经闭，舌质光淡隐紫少津，脉微细而数，或虚大无力。

【治法】滋阴补阳。

【代表方】补天大造丸加减。

九、预防与调护

主要是控制传染源，通过预防接种等措施保护易感人群，早期发现、隔离具有传染性患者以切断传播途径。

第五节　原发性支气管肺癌

原发性支气管肺癌简称肺癌，是最常见的肺部原发性恶性肿瘤，绝大多数起源于支气管黏膜或腺体，常有淋巴结和血行转移。肺癌早期多表现为刺激性干咳、咳痰、痰中带血等呼吸道症状，随病情进展，瘤体在胸腔内蔓延，侵犯周围组织、器官，可出现胸痛、呼吸困难、声音嘶哑、上腔静脉阻塞综合征等局部压迫症状，还可通过淋巴道、血道远处转移，晚期出现恶病质。

本病归属于中医学“肺癌”“肺积”“息贲”等范畴。

一、西医病因病理

（一）病因和发病机制

吸烟、空气污染、职业危害、电离辐射、遗传因素、营养状况，其他如肺结核、慢性支气管炎、间质性肺纤维化等疾病及免疫功能低下、内分泌功能失调可能与肺癌的发生有一定关系。

（二）病　理

1. 按解剖学分类

（1）中央型肺癌　发生在段支气管至主支气管的癌肿称为中央型肺癌，约占3/4，以鳞状上皮细胞癌和小细胞未分化癌较为多见。

（2）周围型肺癌　发生在段支气管以下的癌肿称为周围型肺癌，约占1/4，以腺癌较为多见。

2. 按组织学分类

（1）小细胞肺癌（SCLC）　又称小细胞未分化癌。恶性程度最高，较早出现肺外转移，对放疗和化疗较敏感。患者年龄较轻，多有吸烟史。多发生于肺门附近的大支气管，常侵犯管外肺实质，易与肺门、纵隔淋巴结融合成团块。癌细胞体积小，生长快，侵袭力强，远处转移早。确诊时多有血管受侵或转移，常转移至淋巴结、脑、肝、骨和肾上腺等。

（2）非小细胞肺癌（NSCLC）：

①鳞状上皮细胞癌（简称鳞癌）：为最常见的类型，多见于老年男性，多有吸烟史，以中央型肺癌多见。一般生长缓慢，转移晚，手术切除机会较多，5年生存率较高，癌组织易变性、坏死，形成空洞或脓肿，但对放疗和化疗的敏感性不如小细胞癌。

②腺癌：女性多见，与吸烟关系不大，主要与肺组织炎性瘢痕关系密切。本型多表现为周围型。腺癌富含血管，故局部浸润和血行转移较鳞癌早。早期即可侵犯血管和淋巴管引起肝、脑、骨等远处转移，更易累及胸膜出现胸腔积液。

③大细胞未分化癌（简称大细胞癌）：高度恶性的上皮肿瘤，可发生在肺门附近或肺边缘的亚段支气管，常有大片出血、坏死和空洞形成；较小细胞癌转移晚，手术切除机会较大。

④其他：鳞腺癌、支气管腺体癌等。

二、中医病因病机

本病的中医病因包括正气虚损、痰浊聚肺、情志失调、烟毒内蕴、邪毒侵肺等。在这些病因的作用和影响下，肺气失宣，郁滞不行，气不布津，聚液生痰或血瘀于内，毒聚、痰湿、血瘀、气郁交结于肺，日久成积。

1. 气滞血瘀　肺气虚弱，或他脏失调，累及肺脏；邪侵久居，留滞不去，气机不畅，致气滞血瘀，久积成癥。

2. 痰湿毒蕴　水湿失运，聚湿生痰，留于肺脏；或损伤脾胃，水湿痰浊内聚，贮于肺络，痰浊久居成毒，与外邪凝结，形成肿块。

3. 阴虚毒热　阴虚内热，虚火焦灼津液，炼液成痰，血行不畅成瘀，终至痰凝、毒瘀互结于肺。

4. **气阴两虚** 肺气不足，通调失职，气不布津；肺阴不足，虚火内炽，肺络受损。

总之，肺癌病位在肺，其发生发展关乎五脏，晚期更致五脏受累，气血阴阳失调。其基本病机是由于正气虚弱，毒恋肺脏瘀阻络脉，久成癥积。后期以正虚为根本，因虚致实。其虚以阴虚、气阴两虚多见，实则不外乎气滞、血瘀、痰凝、毒聚。

三、临床表现

1. 原发肿瘤

引起的表现咳嗽为常见的早期症状，多呈刺激性干咳或伴少量黏液痰。如肿瘤压迫导致支气管狭窄，呈持续性高音调金属音咳嗽。继发感染时，则咳脓性痰。因癌组织血管丰富，痰内常间断或持续带血，如侵及大血管可导致大咯血。如肿瘤引起支气管部分阻塞，可引起局限性喘鸣，并有胸闷、气急等。全身症状有体重下降、发热等。

2. 肿瘤局部扩展引起的症状

①肿瘤侵犯胸膜或纵隔，可产生不规则钝痛；侵入胸壁、肋骨或压迫肋间神经时可致剧烈胸痛，呼吸、咳嗽时加重。②肿瘤压迫大气道，出现吸气性呼吸困难。③肿瘤侵及食管可表现咽下困难，也可引起支气管－食管瘘。④癌肿压迫或转移性淋巴结压迫喉返神经（左侧多见），则出现声音嘶哑。⑤肿瘤侵犯纵隔，压迫阻滞上腔静脉回流，导致上腔静脉压迫综合征，出现头、颈、前胸部及上肢水肿瘀血等。⑥肺上沟瘤（Pancoast 瘤）易压迫颈部交感神经引起 Homer 综合征，出现同侧眼睑下垂、眼球内陷、瞳孔缩小、额部少汗等。

3. 肿瘤远处转移引起的症状

如肺癌转移至脑、肝、骨、肾土腺、皮肤等可出现相应的表现。锁骨上淋巴结是肺癌常见的转移部位，多位于前斜角肌区，无痛感，固定而坚硬，逐渐增大、增多并融合。

4. 肺癌的肺外表现

（1）副癌综合征 包括内分泌、神经肌肉、结缔组织、血液系统和血管的异常改变，有下列几种表现：①杵状指（趾）和肥大性骨关节病；②高钙血症；③分泌促性激素引起男性乳房发育；④分泌促肾上腺皮质激素样物质可引起 Cushing 综合征；⑤分泌抗利尿激素引起稀释性低钠血症；⑥神经肌肉综合征包括小脑皮质变性、脊髓小脑变性、周围神经病变、重症肌无力和肌病等。

（2）类癌综合征 表现为哮鸣样支气管痉挛、阵发性心动过速、水样腹泻、皮肤潮红等。

四、实验室及其他检查

1. **胸部 X 线检查** 是发现肺癌的最基本方法。

①中央型肺癌 多为一侧肺门类圆形阴影，边缘毛糙，可有分叶或切迹。肿块与肺不张、阻塞性肺炎并存时，可呈现“S”形 X 线征象。局限性肺气肿、肺不张、阻塞性肺炎和继发性肺脓肿等则是支气管完全或部分阻塞而形成的间接征象。

②周围型肺癌 早期常有局限性小斑片状阴影，肿块周边可有毛刺、切迹和分叶，可见偏心性癌性空洞。

③细支气管－肺泡癌 有结节型和弥漫型两种表现。

2. **电子计算机体层扫描（CT）** 可发现普通 X 线难以发现的病变，还能辨认有无肺门和纵隔淋巴结肿大，以及是否侵犯邻近器官。

3. **磁共振（MRI）** 在明确肿瘤与大血管之间的关系，以及分辨肺门淋巴结或血管阴影方面优于 CT，但它对肺门病灶分辨率不如 CT 高，也不容易发现较小的病灶。

4. **痰脱落细胞检查** 是诊断肺癌的重要方法之一。

5. **纤维支气管镜检查** 是诊断肺癌的主要方法，对确定病变性质、范围，明确手术指征与方式有一定帮助。

6. **病理学检查** 取得病变部位组织，进行病理学检查，对肺癌的诊断具有决定性意义。

7. **放射性核素** 扫描检查利用肿瘤细胞摄取放射性核素的数量与正常组织之间的差异，对肿瘤进行定位、定性诊断。

8. 开胸手术探查 若经上述多项检查仍未能明确诊断，而又高度怀疑肺癌时，可考虑行开胸手术探查。

9. 其他 肿瘤标志物检测和基因诊断，后者有助于早期诊断肺癌。

五、诊断与鉴别诊断

（一）诊　断

符合下列情况之一的人群（特别是40岁以上男性长期或重度吸烟者）应提高警惕，及时进行排癌检查。

（1）刺激性咳嗽2～3周而抗感染、镇咳治疗无效。

（2）原有慢性呼吸道疾病，近来咳嗽性质改变者。

（3）近2～3个月持续痰中带血而无其他原因可以解释者。

（4）同一部位、反复发作的肺炎。

（5）原因不明的肺脓肿，无毒性症状，无大量脓痰，无异物吸入史，且抗感染治疗疗效不佳者。

（6）原因不明的四肢关节疼痛及杵状指（趾）。

（7）X线显示局限性肺气肿或段、叶性肺不张。

（8）肺部孤立性圆形病灶和单侧性肺门阴影增大者。

（9）原有肺结核病灶已稳定，而其他部位又出现新增大的病灶者。

（10）无中毒症状的、血性、进行性增多的胸腔积液者。

（二）鉴别诊断

1. 肺结核

①结核球　需与周围型肺癌相鉴别。结核球多见于年轻患者，可有反复血痰史，病灶多位于上叶后段和下叶背段的结核好发部位。边界清楚，边缘光滑无毛刺，偶见分叶，可有包膜，密度高，可有钙化点，周围有结核病灶。如有空洞形成，多为中心性薄壁空洞，洞壁规则，直径很少超过3cm。

②肺门淋巴结结核　易与中央型肺癌相混淆。肺门淋巴结结核多见于儿童或老年人，有结核中毒症状，结核菌素试验多呈强阳性，抗结核治疗有效。影像学检查有助于鉴别诊断。

③急性粟粒型肺结核　应与弥漫性细支气管-肺泡癌相鉴别。粟粒型肺结核表现为病灶大小相等、分布均匀的粟粒样结节，常伴有全身中毒症状，抗结核治疗有效。而肺泡癌多为大小不等、分布不均的结节状播散病灶，一般无发热，可从痰中查找癌细胞，也可以做结核菌素试验加以鉴别。

2. 肺炎 肺癌阻塞性肺炎表现常与肺炎相似。肺炎起病急骤，先有寒战、高热等毒血症状，然后出现呼吸道症状，X线为云絮影，不呈段叶分布，无支气管阻塞，少见肺不张，经抗感染治疗病灶吸收迅速而完全。而癌性阻塞性肺炎呈段或叶分布，常有肺不张，吸收缓慢，炎症吸收后可见块状影。可通过纤维支气管镜检查和痰脱落细胞学等检查加以鉴别。

3. 肺脓肿 应与癌性空洞继发感染相鉴别。原发性肺脓肿起病急，伴高热，咳大量脓痰，中毒症状明显，胸片上表现为薄壁空洞，内有液平，周围有炎症改变。癌性空洞常先有咳嗽、咯血等肿瘤症状，后出现咳脓痰、发热等继发感染症状。胸片可见癌肿块影有偏心空洞，壁厚，内壁凸凹不平。

4. 炎性假瘤 本病一般认为是肺部炎症吸收不全而遗留下的圆形病灶。多有呼吸道感染史，也可有痰中带血。X线呈单发圆形、椭圆形或哑铃形，轮廓不清，密度淡而均匀，边无分叶，有长毛样改变。

六、西医治疗

1. 手术 手术是治疗肺癌的重要方法，其适应证主要是非小细胞肺癌Ⅰ期、Ⅱ期和ⅢA期患者，仅在个别情况下，ⅢB和Ⅳ期患者才考虑手术。Ⅰ期小细胞肺癌（T1，2N0）行肺叶切除加完整的淋巴结清扫及术后辅助化疗，其疗效优于放、化疗，其他期别的局限期小细胞肺癌手术效果不优于放、化疗。

2. 化疗 依据治疗的不同，化疗分为新辅助化疗、辅助化疗、根治性化疗、姑息性化疗等。新辅助化疗指术前化疗，通过化疗使病变可手术，同时期望通过减少微转移而提高长期生存率。辅助化疗是完全切除后的化疗，目的是减少微转移，提高长期生存率，特别是提高无瘤生存时间。根治性化疗主要用于局限期小细胞肺癌的治疗，应用足量、足疗程联合治疗，争取达到长期生存或治愈。姑息性化疗主要用于晚期肺癌，可延缓病变发展，减轻患者症状，提高生存质量，延长生存时间。近年来，化疗治疗进展主要体现在注重组织学类型及与靶向治疗的联合应用。代表性药物如培美曲塞二钠、紫杉醇、多西紫杉醇、杏西他滨、长春瑞滨、顺铂、足叶乙苷、拓扑替康、伊立替康等。

3. **放疗** 对于非小细胞肺癌，放疗可以作为病灶切除术后患者的辅助治疗手段，可以作为不能行手术治疗患者的主要局部治疗方法，同时放疗也是无法治愈患者的重要的姑息性治疗方法。对于小细胞肺癌，放疗也是主要的方法之一，近期有效率在 80% 以上，60% 左右治疗后可达到完全缓解，但远期效果差。

4. **其他治疗方法** 如支气管动脉灌注化疗（BAI）；经纤维支气管镜介导或经皮肺穿刺，将抗癌药物直接注入肿瘤及腔内放疗；激光切除等。

5. **生物缓解调节剂** 如干扰素、白细胞介素 -2、肿瘤坏死因子、集落刺激因子等。

6. **分子靶向治疗** 为 21 世纪治疗恶性肿瘤的热点和方向。治疗肺癌如易瑞沙（吉非替尼，Iressa）、厄勒替尼（Tarceva）、贝伐单抗（Avastin）等药物。

七、中医辨证论治

1. 气滞血瘀证

【临床表现】咳嗽不畅，咳痰不爽，胸胁胀痛或刺痛，面青唇暗，大便秘结，舌质暗紫或有瘀斑，脉弦或涩。

【治法】活血散瘀，行气化滞。

【代表方】血府逐瘀汤加减。

2. 痰湿毒蕴证

【临床表现】咳嗽，痰多，气憋胸闷，或胸胁疼痛，纳差便溏，身热尿黄，舌质暗或有瘀斑，苔厚腻，脉滑数。

【治法】祛湿化痰，清热解毒。

【代表方】导痰汤加减。

3. 阴虚毒热证

【临床表现】咳嗽，无痰或少痰，或有痰中带血，甚则咯血不止，心烦，少寐，手足心热，或低热盗汗，或邪热炽盛，羁留不退，口渴，大便秘结，舌质红，苔薄黄，脉细数或数大。

【治法】养阴清热，解毒散结。

【代表方】沙参麦冬汤合五味消毒饮。

4. 气阴两虚证

【临床表现】咳嗽无力，有痰或无痰，痰中带血，神疲乏力，时有心悸，汗出气短，口干，发热或午后潮热，手足心热，纳呆脘胀，便干或稀，舌质红苔薄，或舌质胖嫩有齿痕，脉细数无力。

【治法】益气养阴，化痰散结。

【代表方】沙参麦冬汤加减。亦可选用大补元煎、生脉散、麦味地黄丸加减。

第六节 慢性肺源性心脏病

慢性肺源性心脏病（chronic pulmonary heart disease）简称慢性肺心病，是指由肺部、胸廓或肺动脉的慢性病变引起的肺循环阻力增高，导致肺动脉高压和右心室肥大，甚至发生右心功能衰竭的心脏病。临床上除原发胸、肺疾患各种症状外，主要为呼吸及心脏功能衰竭和其他脏器受累的表现，如呼吸困难、唇甲紫绀、水肿、肝脾肿大及颈静脉怒张等。

本病归属于中医学“心悸”“肺胀”“喘证”“水肿”等范畴。

一、西医病因病理

（一）病 因

1. **支气管、肺疾病、慢性阻塞性肺疾病（COPD）** 最为多见，占 80% ～ 90%，其次为支气管哮喘、支气管扩张症、重症肺结核、肺尘埃沉着症、结节病、间质性肺炎、过敏性肺泡炎、嗜酸性肉芽肿、药物相关性肺疾病等。

2. 胸廓运动障碍性疾病 较少见，严重的脊椎后凸或侧凸、脊椎结核、类风湿关节炎、胸膜广泛粘连及胸廓成形术后造成的严重胸廓或脊椎畸形，以及神经肌肉疾患如脊髓灰质炎，均可引起胸廓活动受限、肺受压、支气管扭曲或变形，导致肺功能受损。气道引流不畅，肺部反复感染，并发肺气肿或纤维化。

3. 肺血管疾病 慢性血栓栓塞性肺动脉高压、肺小动脉炎、累及肺动脉的过敏性肉芽肿病，以及原发性肺动脉高压，均可使肺动脉狭窄、阻塞，引起肺血管阻力增加、肺动脉高压和右心室负荷加重，发展成肺心病。

其他原发性肺泡通气不足及先天性口咽畸形、睡眠呼吸暂停低通气综合征等均可产生低氧血症，引起肺血管收缩，导致肺动脉高压，发展成慢性肺心病。

（二）发病机制

引起右心室扩大、肥厚的因素很多，但先决条件是肺功能和结构的不可逆性改变，发生反复的气道感染和低氧血症，导致一系列体液因子和肺血管的变化，使肺血管阻力增加，肺动脉血管的结构重塑，产生肺动脉高压。

1. 肺动脉高压的形成

①肺血管阻力增加的功能性因素 缺氧、高碳酸血症和呼吸性酸中毒使肺血管收缩、痉挛，其中缺氧是导致肺动脉高压形成的最重要因素。

②肺血管阻力增加的解剖学因素 解剖学因素系指肺血管解剖结构的变化，形成肺循环血流动力学障碍。

③血液黏稠度增加和血容量增多 慢性缺氧产生继发性红细胞增多，血液黏稠度增加。缺氧可使醛固酮增加，使水、钠潴留；缺氧使肾小动脉收缩，肾血流减少也加重水、钠潴留，使血容量增多。血液黏稠度增加和血容量增多，更使肺动脉压升高。

此外，肺血管性疾病、肺间质疾病、神经肌肉疾病等皆可引起肺血管的病理改变，使血管腔狭窄、闭塞，肺血管阻力增加，发展成肺动脉高压。

在慢性肺心病肺动脉高压的发生机制中，功能性因素较解剖学因素更为重要。在急性加重期经过治疗，缺氧和高碳酸血症得到纠正后，肺动脉压可明显降低，部分患者甚至可恢复到正常范围。

2. 心脏病变和心力衰竭 肺循环阻力增加时，右心发挥代偿功能，以克服肺动脉压升高带来的压力负荷增加而发生右心室肥厚。肺动脉高压早期，右心室舒张末期压仍可维持正常。随着病情的进展，特别是急性加重期，肺动脉压持续升高，超过右心室的代偿能力，右心失代偿，右心排出量下降，右心室收缩末期残留血量增加，舒张末压增高，导致右心室扩大和右心室功能衰竭。

慢性肺心病除右心室改变外，也有部分患者可发生左心室肥厚。由于缺氧、高碳酸血症、酸中毒、相对血流量增多等因素，使左心受损，可发生左心室肥厚，甚至导致左心衰竭。

3. 其他重要器官的损害 缺氧和高碳酸血症除影响心脏外，还可导致其他重要器官如脑、肝、肾、胃肠及内分泌系统、血液系统等发生病理改变，引起多器官的功能损害。

二、中医病因病机

本病发生的病因有外邪侵袭、肺脾肾虚、痰瘀互结等。在这些病因的作用和影响下，热毒、痰浊、瘀血、水停相互搏结，损伤肺脏；病久由肺及脾，累及于肾，终致肺、脾、肾三脏俱虚，使病情进一步恶化。

1. 痰浊壅肺 素有痰疾，感寒邪或因脾阳不足，寒从内生，聚湿成痰，上干于肺。痰浊壅肺，肺失宣降，则咳嗽痰多，短气喘息；寒饮停肺，肺气上逆，则痰多，色白黏腻或呈泡沫样；肺气不利，三焦气滞，故脘痞纳少，倦怠乏力。

2. 痰热郁肺 邪热犯肺，肺热炽盛，炼液成痰；或宿痰内盛，郁而化热，痰热互结，壅阻于肺。

肺失清肃，故喘息气粗痰黄，黏稠难咳；壅塞肺气则胸满；里热炽盛故身热烦躁口渴，溲黄便干。

3. **痰蒙神窍** 肺、脾、肾水湿内停，湿浊酿痰，阻遏气机，致痰浊蒙闭心神，神明失司，故神志恍惚，表情淡漠，嗜睡昏迷，或谵语烦躁。

4. **阳虚水泛** 久病损伤肾阳，或素体阳气虚弱，气化无权，水湿泛溢肌肤，肢体浮肿；水湿趋下，故腰以下肿甚；水气犯脾，脾失健运，则脘痞纳差；水气凌心，抑遏心阳，则心悸；水寒射肺，肺失宣降，咳喘痰稀；阳虚温煦失职，则面唇青紫。

5. **肺肾气虚** 久病咳喘，耗伤肺气，病久及肾，肾气亏虚。肺气不足则呼吸失司，肾气亏虚则摄纳无权，气不归原，故呼吸浅短难续，声低气怯，甚则张口抬肩，倚息不能平卧。

6. **气虚血瘀** 久病气虚血瘀，阻滞肺络，累及于心，则心悸胸闷，面色晦暗，唇甲紫绀。

本病病位在肺、脾、肾、心，属本虚标实之证。早期表现为肺、脾、肾三脏气虚，后期则心肾阳虚；外邪侵袭、热毒、痰浊、瘀血、水停为标。急性发作期以邪实为主，虚实错杂；缓解期以脏腑虚损为主。正气虚衰，气虚则血运无力而瘀滞，气化无权而津液停滞，痰瘀互结，阻滞肺络，累及于心。肺气虚衰，表虚不固，外邪乘虚入侵，导致本病发展恶化。

三、临床表现

（一）主要症状及体征

本病除原有肺、胸疾病的各种症状和体征外，主要是肺、心功能不全以及其他器官受累的征象，往往表现为急性发作期（肺、心功能失代偿期）与缓解期（肺、心功能代偿期）的交替出现。

1. 肺、心功能代偿期（缓解期）

（1）症状 咳嗽、咳痰、气促，活动后可有心悸、呼吸困难、乏力和劳动耐力下降。少有胸痛或咯血。

（2）体征 可有不同程度的发绀和肺气肿体征。偶有干、湿性啰音，心音遥远，三尖瓣区收缩期杂音或剑突下心脏搏动增强（提示右心室肥厚）。

2. 肺、心功能失代偿期（急性发作期）

（1）呼吸衰竭

①症状 呼吸困难加重，夜间为甚，常有头痛、失眠、食欲下降，但白天嗜睡，甚至出现表情淡漠、神志恍惚、谵妄等肺性脑病的表现。

②体征 明显发绀，球结膜充血、水肿，严重时可有视网膜血管扩张、视乳头水肿等颅内压升高的表现。腱反射减弱或消失，出现病理反射；因高碳酸血症出现周围血管扩张的表现，如皮肤潮红、多汗。

（2）右心衰竭

①症状 心悸、食欲不振、腹胀、恶心等。

②体征 周围性发绀，颈静脉怒张，心率增快，可出现心律失常，可闻及三尖瓣区舒张期杂音。肝大且有压痛，肝-颈静脉反流征阳性，下肢水肿，重者可有腹水。少数患者可出现肺水肿及全心衰竭的体征。

（二）主要并发症

1. **肺性脑病** 是慢性肺、胸疾病伴有呼吸功能衰竭，出现缺氧、二氧化碳潴留而引起精神障碍、神经症状的一种综合征，是慢性肺源性心脏病的首要死亡原因。

2. **酸碱平衡失调及电解质紊乱** 由于动脉血二氧化碳分压升高，普遍存在呼吸性酸中毒。然而，常因体内代偿情况的不同或并存其他疾病的影响，还可出现各种不同类型的酸碱平衡失调及电解质紊乱，如慢性肺心病急性加重期，治疗前往往是呼吸性酸中毒并发代谢性酸中毒及高钾血症，治疗后又易迅速转为呼吸性酸中毒并发代谢性碱中毒及低钾、低氯血症而加重神经系统症状。

3. **心律失常** 心律失常多表现为房性早搏及阵发性室上性心动过速，也可有心房扑动及心房颤动。少数病例由于急性严重心肌缺氧，可出现心室颤动甚至心脏骤停。

4. **休克** 是慢性肺心病较常见的严重并发症及致死原因之一。其发生原因有：①由于严重呼吸道-肺感染、细菌毒素所致微循环障碍引起中毒性休克。②由于严重心力衰竭、心律失常或心肌缺氧性损伤所致心排血量锐减引起心源性休克。③由于上消化道出血引起失血性休克。

5. **消化道出血** 是慢性肺心病心肺功能衰竭的晚期并发症之一，死亡率较高。其主要是无溃疡症状，常有厌食、恶心、上腹闷胀疼痛，出血时呕吐物多为咖啡色，且有柏油样便，大量出血可诱发休克。

6. **其他** 功能性肾衰竭、弥散性血管内凝血等。

四、实验室及其他检查

1. **血液检查** 红细胞计数和血红蛋白常增高，红细胞压积正常或偏高，全血黏度和血浆黏度常增高，红细胞电泳时间延长，血沉偏慢。可有肝肾功能异常。电解质可有改变。细胞免疫功能如玫瑰花环试验、外周血淋巴母细胞转化试验、植物血凝素皮肤试验阳性率一般低于正常。血清中 IgA、IgG 常增高，血清总补体（CH_{50}、C_3、C_4）含量低于正常。

2. **X 线检查** 除肺、胸基础疾病特征外，尚可有肺动脉高压征，如肺动脉段弧突出或其高度右下肺动脉增宽（其横径＞15mm，横径与气管横径比值＞1.07）；肺动脉“残根征”（中央动脉扩张，外周血管纤细）；右心室增大，心脏呈垂直位（心力衰竭时可见全心扩大，但在心力衰竭控制后，心脏可恢复原来大小）。

3. **心电图检查** 检查慢性肺心病的心电图阳性率约为 30%，可呈现右房、右室增大的变化：P 波高尖或“肺型 P 波”、电轴右偏，极度顺钟向转位、$RV_1+SV_5 \geq 1.05mV$；有时在 V_1、V_2 甚至延至 V_3，可出现酷似陈旧性心肌梗死的 QS 波（乃膈肌降低及心脏极度顺钟向转位所致），应注意鉴别。

4. **血液气体分析** 代偿期可有低氧血症（$PaO_2 < 60mmHg$），失代偿期可出现低氧血症合并高碳酸血症（$PaCO_2 > 50mmHg$），提示Ⅱ型呼吸衰竭。

5. **超声心动图检查** 可显示右肺动脉内径增大，右心室流出道内径增宽（≥ 30mm），右心室内径增大（≥ 20mm），右心室前壁及室间隔厚度增加，搏动幅度增强，左、右心室内径比＜2.0。二维扇形超声心动图示肺总动脉舒张期内径明显增大。多普勒超声心动图中有时出现三尖瓣反流及右室收缩压增高。

6. **右心导管检查** 经静脉送入漂浮导管至肺动脉，直接测定肺动脉和右心室压力，必要时可做慢性肺心病的早期诊断。

7. **其他** 肺功能检查对早期或缓解期慢性肺心病患者有意义。痰细菌学检查结果对急性加重期抗生素选用具有重要参考价值。

五、诊断与鉴别诊断

（一）诊　断

根据患者有慢性支气管炎、肺气肿、其他胸肺疾病或肺血管病变，并已引起肺动脉高压、右心室增大或右心功能不全如 $P_2 > A_2$、颈静脉怒张、肝大压痛、肝颈静脉反流征阳性、下肢水肿及体静脉压升高等，心电图、X 线胸片、超声心动图有右心增大肥厚的征象，可以做出诊断。

慢性肺心病患者一旦出现心肺功能衰竭，诊断一般不难。对早期患者的诊断有时尚难肯定，需结合病史、症状、体征和各项实验室检查进行全面分析后做出综合判断。

下列各项可作为诊断参考：

1. 有慢性胸肺疾病史，或具有明显的肺气肿、肺纤维化体征。

2. 出现肺动脉高压和右室增厚的客观征象，如剑突下明显的收缩期搏动，或三尖瓣区收缩期杂音，P_2 亢进，胸骨左缘第 2 ～ 3 肋间收缩期搏动。

3. 右心功能失代偿的表现，如肝大压痛，肝 - 颈静脉反流征阳性，踝以上水肿，伴颈静脉怒张。

4. 理化检查

① X 线检查　除肺、胸基础疾病及急性肺部感染的特征外，尚有肺动脉高压和右心室增大的 X 线征象。

②心电图检查　右室肥大的心电图改变，肺型 P 波，右束支传导阻滞及 QRS 波低电压。在 V_1、V_2 甚至 V_3 出现 QS 波。

③超声心动图检查 可显示右室内径增大，右室流出道增宽及肺动脉内径增大、右室前壁厚度增加。

多普勒超声心动图显示三尖瓣反流和右室收缩压增高。

④动脉血气分析 呼吸衰竭时，PaO_2 < 60mmHg，$PaCO_2$ > 50mmHg。

（二）鉴别诊断

主要应与冠状动脉粥样硬化性心脏病（冠心病）、风湿性心脏病、原发性扩张型心肌病、缩窄性心包炎等进行鉴别。

1. 冠心病 慢性肺心病无典型心绞痛或心肌梗死的临床表现，多有胸、肺疾病史，心电图中ST-T改变多不明显，类似陈旧性心肌梗死的图形多出现于慢性肺心病急性发作期和明显右心衰竭时，随着病情好转，异常程度可减轻；或加做第1、2肋的相关导联心电图，可发现异常Q波变小或消失；心向量图有助于鉴别。

2. 风湿性心脏病 在慢性肺心病患者的三尖瓣区可闻及吹风样SM，有时可传到心尖部，有时出现肺动脉瓣关闭不全的DM，加上右心室肥大、肺动脉高压等表现，易与风湿性心脏瓣膜病相混淆。一般通过详细询问有关慢性肺、胸疾病史，有肺气肿和右心室肥大的体征，尤其超声心动图发现瓣膜器质性狭窄或关闭不全是最重要的鉴别依据；此外，X线片、心电图、动脉血氧饱和度、二氧化碳分压等均可资鉴别。

3. 原发性扩张型心肌病、缩窄性心包炎 ①原发性扩张型心肌病多见于中青年人，无明显慢性呼吸道感染史及显著肺气肿体征，无突出的肺动脉高压征，心脏增大常呈球形，常伴心力衰竭、房室瓣膜相对关闭不全所致杂音，心电图无明显顺钟向转位及电轴右偏，心脏超声常提示心腔扩大，整体收缩活动减弱，左室射血分数（LVEF）降低。②缩窄性心包炎有心悸、气促、紫绀、颈静脉怒张、肝大、腹水、浮肿及心电图低电压等，需与慢性肺心病鉴别，相关病史和典型的心室舒张受限等表现以及X线胸片（侧位常可发现心包钙化征象）可资鉴别。

六、西医治疗

（一）急性加重期治疗

1. 控制感染 根据痰菌培养及药敏试验结果选择抗生素；如痰菌检验报告未至，可根据感染的环境、痰涂片革兰染色以及临床经验选用抗生素。

2. 氧疗 通畅呼吸道，鼻导管吸氧或面罩给氧，以纠正缺氧和二氧化碳潴留。

3. 控制心力衰竭 慢性肺心病心力衰竭的治疗与其他心脏病心力衰竭的治疗有不同之处，因为慢性肺心病患者一般在积极控制感染、改善呼吸功能后心力衰竭便能得到改善。但对部分重症患者，仍需要予以相应抗心衰治疗（如利尿药、正性肌力药或扩血管药物）。

（1）利尿剂 原则上宜选用作用轻的利尿药，小剂量、短疗程、间歇给药、联合使用排钾和保钾利尿剂（如氢氯噻嗪和螺内酯合用）。严重水、钠潴留而需迅速减轻容量负荷者可用呋塞米。

使用时应注意：①应用利尿药后可出现低钾、低氯性碱中毒，痰液黏稠不易排痰和血液浓缩，应注意预防。②长期大剂量使用利尿剂会出现水、电解质紊乱和容量不足（如体位性低血压）等，应引起重视并予以避免。

（2）正性肌力药 原则是选用小剂量（一般约为常规剂量的1/2或2/3量）、作用快、排泄快、静脉使用的洋地黄类药物（如西地兰）。

应用指征：①感染已被控制、呼吸功能已改善、用利尿药后有反复水肿的心力衰竭患者。②以右心衰竭为主要表现而无明显感染的患者。③合并急性左心衰竭的患者。

使用时应注意：①用药前应注意纠正缺氧，防治低钾血症，以免发生药物毒性反应。②不宜以心率作为衡量洋地黄类药物的应用和疗效考核指征，因低氧血症、感染等均可使心率增快。

（3）血管扩张药 血管扩张药在扩张肺动脉的同时也扩张体循环动脉，往往造成体循环血压下降，反射性产生心率增快、氧分压下降、二氧化碳分压上升等不良反应，因而限制了血管扩张药在慢性肺心病的临床应用。钙拮抗剂、一氧化氮（NO）、川芎嗪等有一定的降低肺动脉压效果，可考虑酌情使用。

4. 控制心律失常 慢性肺心病一般经过治疗，感染控制、缺氧纠正后，心律失常可自行消失。如

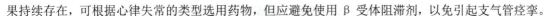

果持续存在，可根据心律失常的类型选用药物，但应避免使用 β 受体阻滞剂，以免引起支气管痉挛。

5. 抗凝治疗 应用普通肝素或低分子肝素，防止肺微小动脉原位血栓形成；并降低黏稠度，有利于减轻肺动脉高压。

6. 并发症的治疗

①肺性脑病除上述治疗措施外，还应注意纠正酸碱平衡失调和电解质紊乱；发现脑水肿时，可快速静脉滴注 20% 甘露醇，常用量为每千克体重 1 ～ 2g，必要时 6 ～ 8 小时重复一次；肺性脑病出现兴奋、躁动时慎用镇静剂。②消化道出血、休克、肾衰竭、弥散性血管内凝血等应给予对症治疗。

（二）缓解期治疗

增强机体抵抗力，预防呼吸道感染。家庭氧疗。

七、中医辨证论治

（一）急性期

1. 痰浊壅肺证

【临床表现】咳嗽痰多，色白黏腻或呈泡沫样，短气喘息，稍劳即著，脘痞纳少，倦怠乏力，舌质偏淡，苔薄腻或浊腻，脉滑。

【治法】健脾益肺，化痰降气。

【代表方】苏子降气汤加减。

2. 痰热郁肺证

【临床表现】喘息气粗，烦躁，胸满，咳嗽，痰黄或白，黏稠难咳，或身热，微恶寒，有汗不多，溲黄便干，口渴，舌红，舌苔黄或黄腻，边尖红，脉数或滑数。

【治法】清肺化痰，降逆平喘。

【代表方】越婢加半夏汤加减。

3. 痰蒙神窍证

【临床表现】神志恍惚，谵语，烦躁不安，撮空理线，表情淡漠，嗜睡，昏迷，或肢体瞤动，抽搐，咳逆，喘促，咳痰不爽，苔白腻或淡黄腻，舌质暗红或淡紫，脉细滑数。

【治法】涤痰开窍，息风止痉。

【代表方】涤痰汤加减，另服安宫牛黄丸或至宝丹。

4. 阳虚水泛证

【临床表现】面浮，下肢肿，甚则一身悉肿，腹部胀满有水，心悸，咳喘，咳痰清稀，脘痞，纳差，尿少，怕冷，面唇青紫，舌胖质暗，苔白滑，脉沉细。

【治法】温肾健脾，化饮利水。

【代表方】真武汤合五苓散加减。若水肿势剧，上凌心肺，心悸喘满，倚息不得卧者，加沉香、黑白丑、川椒目、葶苈子、万年青根行气逐水；血瘀甚，紫绀明显，加泽兰、红花、丹参、益母草、北五加皮化瘀行水。待水饮消除后，可参照肺肾气虚证论治。

（二）缓解期

1. 肺肾气虚证

【临床表现】呼吸浅短难续，声低气怯，甚则张口抬肩，倚息不能平卧，咳嗽，痰白清稀如沫，胸闷，心慌形寒，汗出，舌淡或暗紫，脉沉细微无力，或有结代。

【治法】补肺纳肾，降气平喘。

【代表方】补肺汤加减。如见喘脱危象者，急用参附汤送服蛤蚧粉或黑锡丹补气纳肾，回阳固脱。

2. 气虚血瘀证

【临床表现】喘咳无力，气短难续，痰吐不爽，心悸，胸闷，口干，面色晦暗，唇甲紫绀，神疲乏力，舌淡暗，脉细涩无力。

【治法】益气活血，止咳化痰。

【代表方】生脉散合血府逐瘀汤加减。

第七节　慢性呼吸衰竭（助理医师不考）

呼吸衰竭是指各种原因引起的肺通气和（或）换气功能严重障碍，以至于在静息状态下亦不能维持足够的气体交换，导致低氧血症伴（或不伴）高碳酸血症，进而引起一系列病理生理改变和相应临床表现的综合征。临床表现为呼吸困难、发绀等。确诊需做动脉血气分析。

本病归属于中医学“肺衰”“喘证”“喘脱”“闭证”“厥证”等范畴。

一、西医病因病理

（一）病　因

1. **气道阻塞性疾病**　气管-支气管的炎症、痉挛、肿瘤、异物、纤维化瘢痕等引起气道阻塞和肺通气不足，或伴有通气/血流比例失调，导致缺氧和二氧化碳潴留，发生呼吸衰竭。

2. **肺组织病变**　各种累及肺泡和(或)肺间质的病变,如肺炎、肺气肿、严重肺结核、弥漫性肺纤维化、肺水肿、矽肺等，均可致肺泡减少、有效弥散面积减少、肺顺应性减低，使通气/血流比例失调，导致缺氧或合并二氧化碳潴留，引起呼吸衰竭。

3. **肺血管疾病**　肺血管炎、肺栓塞等可引起通气/血流比例失调，或部分静脉血未经过氧合直接流入肺静脉，导致低氧血症。

4. **胸廓及胸膜疾病**　强直性脊柱炎、类风湿关节脊柱病变、脊柱畸形、胸部外伤造成连枷胸、严重的自发性或外伤性气胸、大量胸腔积液或伴有胸膜肥厚与粘连等，均可影响胸廓活动和肺脏扩张，造成通气减少及吸入气体分布不均，导致呼吸衰竭。

5. **神经肌肉病变**　颅脑外伤、脑血管疾病、脑炎以及镇静催眠剂中毒，可直接或间接抑制呼吸中枢。脊髓灰质炎、重症肌无力、有机磷中毒、脊髓颈段或高位胸段损伤（肿瘤或外伤）、多发性神经炎、破伤风以及严重的钾代谢紊乱，均可累及呼吸肌，造成呼吸肌无力、疲劳、麻痹，导致呼吸动力下降而引起肺通气不足。

（二）病　理

发生缺氧和二氧化碳潴留的主要机制有通气不足、弥散障碍、通气/血流比例失调及氧耗量增加。

1. **通气不足**　正常成人在静息状态下有效肺泡通气量约为 4L/min，才能维持正常的肺泡氧分压（PaO_2）和二氧化碳分压（$PaCO_2$）肺泡通气量减少会引起 PaO_2 下降和 $PaCO_2$ 上升，从而引起缺氧和二氧化碳潴留。

2. **弥散障碍**　气体通过肺泡膜进行交换的物理弥散过程发生障碍。气体弥散的速度取决于肺泡膜两侧气体分压差，气体弥散系数，肺泡膜的弥散面积、厚度和通透性，同时气体弥散量还受血液与肺泡接触时间以及心排出量、血红蛋白含量、通气/血流比例的影响。静息状态时，流经肺泡壁毛细血管的血液与肺泡接触的时间约为 0.72 秒，而 O_2 完成气体交换的时间为 0.25 ～ 0.3 秒，CO_2 则只需 0.13 秒，并且 O_2 的弥散能力仅为 CO_2 的 1/20，故在弥散障碍时，通常以低氧血症为主。

3. **通气/血流比例失调**　正常通气/血流比例为 0.8，若大于正常，如肺栓塞，进入肺泡的部分气体不能与血流进行充分换气，造成无效通气，徒然增加呼吸功能和氧耗，引起缺氧。若小于正常，如气道阻塞、肺不张，由于通气减少，流经肺泡周围的静脉血就不能充分取得氧和排除二氧化碳而进入动脉，造成生理性静-动脉分流。不论是无效通气还是静-动脉分流，都影响气体交换，其表现往往以缺氧为主。

4. **氧耗量增加**　氧耗量增加是呼吸功能不足时加重缺氧的原因之一。发热、寒战、呼吸困难和抽搐等都能增加氧耗量。

二、中医病因病机

本病是由于肺气虚衰、感受邪毒所致。肺失主气之功，一则不能贯心脉以助行血，行气血上助心脉；二则肺气壅塞失降，肝气难升，则脏腑气机升降失调。病久损及脾、肾、心诸脏，肺失通调，脾失运化，肾失开合，则三焦决渎失司，水泛溢肌肤，凌心射肺，最终可致阳微欲脱。

1. **痰浊阻肺**　素有痰疾，兼感风寒，肺失宣肃；或因脾阳不足，聚湿成痰，上干于肺。痰浊阻肺，

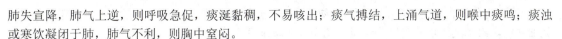

肺失宣降，肺气上逆，则呼吸急促，痰涎黏稠，不易咳出；痰气搏结，上涌气道，则喉中痰鸣；痰浊或寒饮凝闭于肺，肺气不利，则胸中窒闷。

2. **肺肾气虚** 久病咳喘，耗伤肺气，病久及肾；或劳伤太过，先天不足，老年体弱，肾气亏虚，纳气无权。肺气虚，呼吸失司，则咳嗽痰白，咳吐不利；卫表不固，则形寒汗出；肾气虚，纳气无权，气不归原，则呼吸短浅难续，甚则张口抬肩，不能平卧。

3. **脾肾阳虚** 咳久伤肺，损及脾肾阳气，虚寒内生，温化无权，水谷不化，则咳喘、心悸、腹胀；脾肾阳虚，则浮肿、尿少、肢冷。

4. **痰蒙神窍** 湿浊酿痰，阻遏气机；或痰浊内盛，夹肝风内扰，致痰浊蒙闭心神。痰浊内阻，清阳不升，浊阴不降，气血不畅，则呼吸急促，或伴痰鸣；痰浊上蒙心神，神明失司，则神志恍惚，谵语，烦躁不安，嗜睡。

5. **阳微欲脱** 在阳气由虚而衰基础上的进一步发展，亦可因阴寒之邪极盛而致阳气暴伤，或瘀痰阻心等使阳气暴脱，则喘逆剧甚，张口抬肩，鼻翼扇动，面色苍白，冷汗淋漓，四肢厥冷。

本病病位在肺，发生发展与脾、肾、心密切相关。病机总属本虚标实，本虚为肺、脾、肾、心虚，标实为痰浊、瘀血、水饮。肺、脾、肾、心虚损为本病发生的主要内因，感受外邪是本病的主要诱因，痰浊壅肺、血瘀水阻是产生变证的主要根源。

三、临床表现

除导致慢性呼吸衰竭原发疾病的症状体征外，主要临床表现是呼吸困难和多脏器功能紊乱。

1. **呼吸困难** 呼吸困难是临床最早出现的症状，轻者仅感呼吸费力，重者呼吸劳累窘迫、大汗淋漓，甚至窒息。呼吸可浅速或深缓，节律呈潮式、间歇或抽泣样等。中枢性呼吸衰竭的呼吸困难主要表现在节律和频率方面的改变；呼吸器官病变引起的呼吸困难，呼吸辅助肌多参与活动，表现为点头或抬肩呼吸。呼吸衰竭并不一定都有呼吸困难，如中枢神经药物中毒时，呼吸匀缓，表情淡漠或昏睡；严重肺气肿并发呼吸衰竭或肺性脑病，进入二氧化碳麻醉阶段，也可能没有呼吸困难表现。

2. **紫绀** 紫绀是缺氧的典型临床表现。其发生与局部血流情况有关，当血氧饱和度（SaO_2）低于90%时，可在唇甲出现紫绀。发绀的程度与还原型血红蛋白含量有关，如红细胞增多，发绀更明显，而贫血者则发绀不明显或不出现，因此，发绀和缺氧的含义并非等同。对严重休克等原因引起的末梢循环障碍，血氧饱和度正常，其所导致的发绀称为周围性发绀；因动脉血氧饱和度降低引起的发绀，称为中心性发绀。

3. **神经精神症状** 轻度缺氧可有注意力不集中、定向障碍；严重缺氧者特别是伴有二氧化碳潴留时，可出现头痛、兴奋、抑制、嗜睡、抽搐、意识丧失甚至昏迷等。慢性胸肺疾患引起的呼吸衰竭急性加剧，低氧血症和二氧化碳潴留发生迅速，可出现肺性脑病的临床表现。轻度缺氧可有注意力不集中、定向障碍；严重缺氧者特别是伴有二氧化碳潴留时，可出现头痛、兴奋、抑制、嗜睡、抽搐、意识丧失甚至昏迷等。

4. **心血管功能障碍** 缺氧和二氧化碳潴留早期，心率增快，心搏出量增加，血压上升，肺循环小血管收缩，产生肺动脉高压。急性严重心肌缺氧，可出现心律失常，甚至心跳骤停。严重或长期缺氧，心肌收缩力减弱，心搏出量减少，血压下降，最后导致循环衰竭。长期肺动脉高压将诱发右心衰竭。

5. **消化道和泌尿道症状** 肝细胞缺氧发生变性坏死或肝脏瘀血，可见血清丙氨酸转移酶升高。严重缺氧和二氧化碳潴留，常有消化道出血，可能是由胃肠道黏膜充血、水肿、糜烂渗血或应激性溃疡所引起。部分患者可发生肾功能障碍，出现少尿、蛋白尿、管型或氮质血症。

四、实验室及其他检查

1. **动脉血气分析（ABG）**

①氧分压（PaO_2）和二氧化碳分压（$PaCO_2$） Ⅰ型呼吸衰竭的血气特点为 $PaO_2 < 60mmHg$，$PaCO_2 \leq 40mmHg$。Ⅱ型呼吸衰竭的血气特点为 $PaO_2 < 60mmHg$，$PaCO_2 > 50mmHg$。

②二氧化碳分压（$PaCO_2$） 当 $PaCO_2$ 升高、pH 值正常时，称为代偿性呼吸性酸中毒；若 $PaCO_2$ 升高，$pH < 7.35$，则称为失代偿性呼吸性酸中毒。

③pH 值和 H^+ 的测定 正常动脉血 H+ 浓度为（40±5）mmol/L，pH 值低于正常或 H^+ 高于正常范围为酸血症，pH 值高于正常或 H+ 低于正常值范围为碱血症。

④剩余碱（BE） 代谢性酸中毒时，BE 负值增大；代谢性碱中毒时，BE 正值增大。

2. 其他辅助检查 根据原发疾病作相应的辅助检查，如 X 线胸片，脑或肺 CT，痰培养，肝、肾功能检查及血电解质测定等。

五、诊 断

1. 病史 有慢性支气管、肺部疾病或其他导致呼吸功能障碍的原发疾病，近期内有促使肺功能恶化的诱因。

2. 临床表现 有缺氧和二氧化碳潴留的症状和体征。

3. 血气分析

①Ⅰ型呼吸衰竭为海平面平静呼吸空气的条件下 $PaCO_2$ 正常或下降，PaO_2 < 60mmHg。

②Ⅱ型呼吸衰竭为海平面平静呼吸空气的条件下 $PaCO_2$ > 50mmHg，PaO_2 < 60mmHg。

六、西医治疗

1. 保持呼吸道通畅

（1）清除呼吸道分泌物 可用祛痰剂如氯化铵、碘化钾、溴己新或沐舒坦，亦可用蒸汽吸入或 α-糜蛋白酶 5mg 加生理盐水 10mL 雾化吸入等措施促进痰液咳出。咳痰无力的患者，可采用翻身、拍背、体位引流的措施帮助排痰。咽喉部和气管内痰液，可用吸痰器抽吸。痰液干结、有脱水表现者，应适当补液，稀释痰液，以利排痰。

（2）解除支气管痉挛 对于慢性阻塞性肺疾病或有支气管痉挛者，应使用支气管解痉剂解除支气管痉挛，减少气道阻力，改善通气功能。常用 0.5% 沙丁胺醇溶液 1 ～ 5mg 或特布他林 2.5 ～ 10mg 雾化吸入治疗；氨茶碱 0.25 ～ 0.5g 加入生理盐水 250mL 静脉滴注。

2. 氧疗

（1）适应证 理论上只要 PaO_2 低于正常就可给予氧疗，慢性呼吸衰竭患者 PaO_2 < 60mmHg 是氧疗的绝对适应证。

（2）氧疗方法 Ⅰ型呼衰应给予较高浓度（> 35%，但一般不超过 40%）吸氧，使氧分压提高到 7.98kPa（60mmHg），或动脉血氧饱和度（SaO_2）在 90% 以上；Ⅱ型呼衰的患者应给予持续低浓度（< 35%）给氧。

3. 控制感染 呼吸道或肺部感染是诱发呼吸衰竭急性加重的最常见诱因，控制感染对改善通气和换气功能、减轻心脏负担意义重大。

（1）根据痰培养和药物敏感试验结果，结合病史和临床综合分析有助于明确致病菌和选用敏感有效的抗生素。

（2）慢性呼吸衰竭患者病原菌大多为革兰阴性杆菌、耐甲氧西林金黄色葡萄球菌（MRSA）和厌氧菌，并且细菌的耐药性明显增强。参照《临床抗菌药物应用指导原则》经验选药，可首选喹诺酮类或氨基糖苷类联合下列药物之一：①抗假单胞菌 β 内酰胺类，如头孢他啶、哌拉西林等。②广谱 β 内酰胺类 / β 内酰胺酶抑制剂，如哌拉西林 / 他唑巴坦。③碳青霉烯类，如亚胺培南。④如为 MRSA 感染，可联合使用万古霉素。⑤真菌感染时，选用有效的抗真菌药物。

4. 增加通气量，减少二氧化碳潴留

（1）呼吸兴奋剂的应用 缺氧伴有二氧化碳潴留患者若出现神经精神症状，即肺性脑病时，可以使用呼吸中枢兴奋剂；Ⅱ型呼吸衰竭患者当 $PaCO_2$ > 75mmHg 时，即使无意识障碍也可酌情使用呼吸中枢兴奋剂；呼吸兴奋剂需与氧疗、抗感染、解痉和排痰等措施配合应用，方能更好地发挥作用，常用洛贝林或尼可刹米静脉滴注。呼吸兴奋剂可刺激呼吸中枢或主动脉体、颈动脉窦化学感受器，在气道通畅的前提下提高通气量，从而纠正缺氧，并促进二氧化碳的排出。此外，还能使患者清醒，有利于咳嗽、排痰。

（2）建立人工气道 应用上述治疗及呼吸兴奋剂 12 小时仍无效，痰液壅塞，患者陷入昏迷或半昏迷状态，应考虑做气管插管或气管切开，建立人工气道。

（3）机械辅助通气 机械通气是治疗急性呼吸衰竭和慢性呼吸衰竭急性加重期最有效的治疗方法，能够十分有效地解决患者缺氧和二氧化碳潴留的问题，并为原发性肺部疾病的治疗赢得时间。

适应证：①呼吸频率超过35次/分。②并发肺性脑病。③ $PaCO_2$ 进行性升高超过80mmHg。④严重的低氧血症，经合理治疗，仍然有 $PaO_2 < 40mmHg$。

呼吸模式和呼吸功能选择：通常在开始时用“间歇正压通气”或“辅助-控制通气”模式，在撤机时改用“同步间歇指令通气”或“压力支持通气”模式。目前，双水平气道正压通气（BiPAP）模式在临床上得到广泛运用。

5. 纠正酸碱平衡失调和电解质紊乱

（1）呼吸性酸中毒 积极改善肺泡通气，排出体内潴留的二氧化碳。

（2）呼吸性酸中毒并发代谢性酸中毒 除充分供氧及改善通气外，可考虑静脉滴注少量碱性药物（常用碳酸氢钠溶液），宜与呼吸兴奋剂和支气管解痉药物同时使用。

（3）呼吸性碱中毒 发生于应用人工呼吸器通气量过大，二氧化碳排出过多时，应调节机械呼吸通气量。

（4）呼吸性酸中毒并发代谢性碱中毒 常发生于使用利尿剂或糖皮质激素不当，进食减少、呕吐频发之后。患者低钾、低氯，应补钾盐和氯离子，同时继续改善通气，并除去低钾原因，酌情补钾。低氯严重者，可用氯化铵，或精氨酸稀释静滴。纠正低钾一般需经1～2周，不可操之过急，要牢记“见尿补钾，多尿多补，少尿少补，无尿不补”的原则。如经上述处理不见好转，则应考虑低血镁存在的可能。

6. 糖皮质激素的应用

适应证：有显著支气管痉挛表现、毒血症症状严重、脑水肿或并发休克。

用法：短疗程，小剂量。常选用氢化可的松100～300mg，或甲基强的松龙40～80mg，或地塞米松10～20mg，每天1次静脉滴注，3～5天即可。

7. 防治消化道出血 严重缺氧和二氧化碳潴留患者，应常规给予西咪替丁或雷尼替丁口服，预防消化道出血，出血时采用静脉注入。若出现大量呕血或柏油样便，应输新鲜血。防治消化道出血的关键在于纠正缺氧和二氧化碳潴留。

8. 防治休克 应针对病因（酸碱平衡失调和电解质紊乱、血容量不足、严重感染、消化道出血、心力衰竭以及机械通气使用压力过高等）采取相应措施；经治疗未见好转，应给予升压药如多巴胺、间羟胺等以维持血压。

9. 其他

（1）精神症状明显时，可给予小剂量地西泮肌内注射，或水合氯醛保留灌肠。禁用对呼吸中枢有抑制作用的吗啡、哌替啶、巴比妥类、氯丙嗪等药物。

（2）心力衰竭和水肿者，可酌情使用利尿剂和强心剂，以及营养支持疗法。

七、中医辨证论治

1. 痰浊阻肺证

【临床表现】呼吸急促，喉中痰鸣，痰涎黏稠，不易咳出，胸中窒闷，面色暗红或青紫，唇舌紫暗，苔白或白腻，脉滑数。

【治法】化痰降气，活血化瘀。

【代表方】二陈汤合三子养亲汤加减。

2. 肺肾气虚证

【临床表现】呼吸短浅难续，甚则张口抬肩，不能平卧，胸满气短，心悸，咳嗽，痰白如沫，咳吐不利，形寒汗出，舌淡或暗紫，苔白润，脉沉细无力或结代。

【治法】补益肺肾，纳气平喘。

【代表方】补肺汤合参蛤散加减。

3. 脾肾阳虚证

【临床表现】咳喘，心悸怔忡，不能平卧，动则尤甚，腹部胀满，浮肿，肢冷尿少，面青唇绀，舌胖紫暗，苔白滑，脉沉细或结代。

【治法】温肾健脾，化湿利水。

【代表方】真武汤合五苓散加减。

4. **痰蒙神窍证**

【临床表现】呼吸急促，或伴痰鸣，神志恍惚，谵语，烦躁不安，嗜睡，甚则抽搐、昏迷，面紫绀，舌暗紫，苔白腻，脉滑数。

【治法】涤痰开窍，息风止痉。

【代表方】涤痰汤、安宫牛黄丸、至宝丹。若痰热内盛、身热、烦躁、谵语、神昏、苔黄舌红者，加葶苗子、天竺黄、竹沥；肝风内动、抽搐，加钩藤、全蝎，另服羚羊角粉；血瘀明显，唇甲紫绀，加丹参、红花、桃仁活血通脉；如皮肤黏膜出血、咯血、便血色鲜者，配清热凉血止血药，如水牛角、生地、丹皮、紫珠草等。

5. **阳微欲脱证**

【临床表现】喘逆剧甚，张口抬肩，鼻翼扇动，面色苍白，冷汗淋漓，四肢厥冷，烦躁不安，面色紫暗，舌紫暗，脉沉细无力或脉微欲绝。

【治法】益气温阳，固脱救逆。

【代表方】独参汤灌服，同时用参麦注射液或参附注射液静脉滴注。

第二单元　循环系统疾病

第一节　心力衰竭

·慢性心力衰竭·

慢性心力衰竭（chronic heart failure，CHF）是由于任何原因的初始心肌损伤（如心肌梗死、心肌病、血流动力学负荷过重、炎症等），引起心肌结构和功能的变化，最后导致心室泵血和（或）充盈功能低下的临床综合征。主要表现是呼吸困难和疲乏引起的活动耐力降低和（或）液体潴留导致的肺淤血与外周性水肿。CHF 是一种症状性疾病，它的特点是病史中有特殊的症状（呼吸困难和疲乏），体检有特殊体征（水肿和肺部啰音）。CHF 是一种进展性病变，呈慢性病程，即使是在没有新的损害的情况下疾病自身仍然不断发展和恶化。

本病在中医学中主要归于“心悸”“怔忡”“喘证”“水肿”“心水”等范畴；部分左心衰夜咳和咯血、右心衰锨血性肝硬化和胸、腹腔积液则当分属中医学“咳嗽”“血证”“积聚”“悬饮”“支饮”“鼓胀”等范畴。

一、西医病因病理

（一）病　因

1. **原发性心肌损害**

（1）缺血性心肌损害　冠心病心肌缺血和（或）心肌梗死是引起心力衰竭的最常见原因之一。

（2）心肌炎和心肌病　各种类型的心肌炎及心肌病均可导致心力衰竭，以病毒性心肌炎和原发性扩张型心肌病最为常见。

（3）心肌代谢障碍疾病　以糖尿病心肌病为常见，其他如继发于甲状腺功能亢进或减低的心肌病、心肌淀粉样变性等。

2. **心脏负荷过重**

（1）压力负荷过重　过重见于高血压、主动脉瓣狭窄、肺动脉高压、肺动脉瓣狭窄等左、右心室收缩期射血阻力增加的疾病。

（2）容量负荷过重　①心脏瓣膜关闭不全，血液反流如二尖瓣关闭不全、主动脉瓣关闭不全等。

②左、右心或动静脉分流性先天性心血管病如室间隔缺损、动脉导管未闭等。

（二）诱发因素

有基础心脏病的患者，其心力衰竭症状往往由一些增加心脏负荷的因素所诱发。常见诱发心力衰竭的因素有：①感染：呼吸道感染是最常见、最重要的诱因。感染性心内膜炎作为心力衰竭的诱因也不少见，常因其发病隐袭而易漏诊。②心律失常。③过度劳累与情绪激动。

（三）病　理

当心肌收缩力减弱时，为了保证正常的心排血量，机体通过以下机制进行代偿。

1.Frank-Starling 机制 即增加心脏的前负荷，使回心血量增多，心室舒张末期容积增加，从而增加心排血量及提高心脏做功量。心室舒张末期容积增加，意味着心室扩张，舒张末压力也增高，相应的心房压、静脉压也随之升高。待后者达到一定高度时即出现肺的阻性充血或腔静脉系统充血。

2. 心肌肥厚 当心脏后负荷增高时常以心肌肥厚作为主要的代偿机制，心肌肥厚心，肌细胞数并不增多，以心肌纤维增多为主。细胞核及作为供给能源的物质线粒体也增大和增多，但程度和速度均落后于心肌纤维的增多。心肌从整体上显得能源不足，继续发展终至心肌细胞死亡。心肌肥厚心肌收缩力增强，克服后负荷阻力，使心排血量在相当长时间内维持正常，患者可无心力衰竭症状，但这并不意味着心功能正常。心肌肥厚者，心肌顺应性差，舒张功能降低，心室舒张末压升高，客观上已存在心功能障碍。

3. 神经 - 体液代偿机制 当心脏排血量不足，心腔压力升高时，机体全面启动神经体液机制进行代偿，包括：

①交感神经兴奋性增强　心力衰竭患者血中去甲肾上腺素（NE）水平升高，作用于心肌 β_1 肾上腺素能受体，增强心肌收缩力并提高心率，以提高心排血量。但与此同时周围血管收缩，增加心脏后负荷，心率加快，均使心肌耗氧量增加。

②肾素 - 血管紧张素 - 醛固酮系统（RAAS）激活　由于心排血量降低，肾血流量随之减低，RAAS 被激活。其有利的一面是心肌收缩力增强，周围血管收缩维持血压，调节血液的再分配，保证心、脑等重要脏器的血液供应。同时促进醛固酮分泌，使水、钠潴留，增加总体液量及心脏前负荷，对心力衰竭起到代偿作用。

③各种体液因子的改变　心钠肽（atrial natriuretic peptide，ANP）和脑钠肽（brain natriuretic peptide，BNP）：正常情况下，ANP 主要储存于心房，心室肌内也有少量。当心房压力增高，房壁受牵引时，ANP 分泌增加，其生理作用为扩张血管，增加排钠，对抗肾上腺素、肾素 - 血管紧张素等的水、钠潴留效应。正常人的 BNP 主要储存于心室肌内，其分泌量亦随心室充盈压的高低而变化，BNP 的生理作用与 ANP 相似。

二、中医病因病机

心衰的病因外有风、寒、湿、热以及疫毒之邪，内舍于心；内因有情志失调、饮食不节、劳逸失度和脏腑病变。因心阳式微，不能藏归、温养于肾，致肾阳失助，主水无权，饮邪内停，外溢肌肤，上凌心肺，而肿、喘、悸三证并见；另一方面，肾阳虚则无以温煦心阳，使之鼓动无力而加重血行瘀滞和瘀血内积，并进一步导致“血不利则为水”而加重饮邪内停。

1. 外邪侵袭，内舍于心 外邪上受，内舍于心，痹阻心脉，阻遏心阳，使心脏气血阴阳受损而发为心衰。

2. 心肺气虚，瘀血内阻 气虚则心主血脉、肺朝百脉功能失常，血行失畅，瘀阻肺络，内积胁下；血不利为水则水停心下，饮瘀交阻而发为心衰。

3. 心肾阳虚，饮邪内停 心阳亏虚，不能藏归、温养于肾，致肾阳失助，主水无权，饮邪内停，外溢肌肤，上凌心肺，而肿、喘、悸三证并见。

4. 痰饮阻肺，通调失职 痰浊壅肺，肺失宣肃，通调水道无能则水停饮聚，宗气难以灌心脉而心气鼓动无力，血脉不畅，渐致心衰。

5. 脏腑病传，五脏虚损 他脏疾病传变累及心脏而致心衰。

心衰病位在心，但其发生发展与肾、肺、脾、肝密切相关。基本病机是心肾阳气虚衰，饮停血瘀。在心衰的发病中，心气虚是基础，心阳虚是病情发展的标志，心肾阳虚则是病证的重笃阶段；而瘀、水内停等则是心衰病程中的必然病理产物，并因之而进一步阻碍心肾阳气互资。在心衰病机发展中，气虚阳衰、瘀血与水停三者是密不可分的。瘀从气虚来，水由阳虚生；血瘀气益虚，水泛阳更损，这在心衰的病机发展过程中形成了恶性循环。

三、临床表现

（一）左心衰竭

以肺淤血及心排血量降低的表现为主。

1. 症状

（1）呼吸困难 劳力性呼吸困难是左心衰竭最早出现的症状。患者卧位呼吸困难加重，坐位减轻。夜间阵发性呼吸困难时患者常在熟睡后突然憋醒，可伴阵咳，呼吸急促，咳泡沫样痰或呈哮喘状态，又称为“心源性哮喘”（轻者坐起数分钟即缓解，重者发生急性肺水肿）；其发生机制包括睡眠平卧回心血量增加、膈肌上升致肺活量减少、夜间迷走神经张力增加而致气管易痉挛影响呼吸等有关。

（2）咳嗽、咳痰、咯血因肺泡和支气管黏膜瘀血和/或支气管黏膜下扩张的血管破裂所致，痰常呈白色浆液性泡沫样，有时痰中带血丝，重症出现大咯血。

（3）其他 因心排血量减少，器官、组织灌注不足，可见乏力、疲倦、头昏、心慌等症状。

2. 体征

（1）肺部体征 两肺底湿性啰音与体位变化有关；心源性哮喘时两肺可闻及哮鸣音；胸腔积液时有相应体征。

（2）心脏体征 除原有心脏病体征外，一般均心脏扩大、心率加快，并有肺动脉瓣区第二音（A_2）亢进、心尖区舒张期奔马律和/或收缩期杂音、交替脉等。

（二）右心衰竭

以体循环静脉瘀血的表现为主。

1. 症状 由于内脏瘀血可有腹胀、食欲不振、恶心、呕吐、肝区胀痛、少尿等。

2. 体征

①静脉瘀血体征 颈静脉怒张和/或肝-颈静脉反流征阳性；黄疸、肝大伴压痛；周围性紫绀；下垂部位凹陷性水肿；胸水和/或腹水。

②心脏体征 除原有心脏病体征外，右心室显著扩大，有三尖瓣收缩期杂音。

（三）全心衰竭

左、右心衰竭均存在，有肺瘀血、心排血量降低和体循环瘀血的相关症状和体征。当由左心衰发展为全心衰时，因右心排血量减少，呼吸困难可因肺瘀血改善而有不同程度的减轻。

四、实验室及其他检查

1. 心电图

（1）心肌肥厚、心房扩大（肺型P波、二尖瓣P波、ptfV_1-0.04mm•s等）、心室扩大、束支传导阻滞、心律失常的类型及其严重程度（如房颤、房扑伴快速性心室率，室速、QT间期延长等）。

（2）心率、心脏节律、传导状况，可作为某些病因依据（如心肌缺血性改变、ST段抬高或非ST段抬高心肌梗死、陈旧性心肌梗死病理性Q波等）。

2.X线胸片

（1）心脏增大、肺瘀血、肺水肿及原有肺部疾病；肺瘀血程度和肺水肿、上肺血管影增强；肺间质水肿时可见Kerley B线；肺动脉高压时，肺动脉影增宽，部分可见胸腔积液；肺泡性肺水肿时，出现肺门血管影模糊、肺门影呈蝴蝶状等，甚至弥漫性肺内大片阴影等。

（2）可根据心影增大及其形态改变，评估基础的或伴发的心脏和/或肺部疾病以及气胸等。

3. 超声心动图

一般采用经胸超声心动图；如患者疑为感染性心内膜炎，尤为人工瓣膜心内膜炎，在HF病情稳定后还可采用经食道的超声心动图，能够更清晰显示赘生物和瓣膜周围脓肿等。

通过超声心动图可了解心脏结构和功能、心瓣膜状况、是否存在心包病变、AMI 的机械并发症以及室壁运动失调；测定左室射血分数（LVEF），LVEF ＜ 45% 为射血分数降低的心力衰竭（HFREF），EF ≥ 45% ～ 50% 而有 CHF 表现者应考虑为射血分数正常的心力衰竭（HFNEF）。

4. 常用生化检查

（1）血浆脑钠肽（BNP） 当室壁张力增加时，血浆 BNP ＞ 400pg/mL，NT-proBNP ＞ 2000pg/mL；室壁张力正常则血浆 BNP ＜ 100pg/mL，NT-proBNP ＜ 400pg/mL。① BNP：有助于 CHF 诊断和预后判断。症状性和无症状性左室功能障碍患者血浆 BNP 水平均升高；大多数因心衰（HF）而呼吸困难的患者 BNP ＞ 400pg/mL，BNP ＜ 100pg/mL 时不支持 HF 诊断，BNP 在 100 ～ 400pg/mL 之间还应考虑其他原因，如肺栓塞、慢性阻塞性肺部疾病（COPD）、HF 代偿期等。② NT-proBNP：是 BNP 激素原分裂后没有活性的 N- 末端片段，与 BNP 相比，半衰期更长、更稳定。其浓度可反映短暂时间内新合成的而不是贮存的 BNP 释放，故更能反映 BNP 通路的激活（有研究表明，50 岁以下的成人血浆 NT-ProBNP 浓度≥ 450pg/mL 诊断 AHF 的敏感性和特异性分别为 93% 和 95%；50 岁以上的人血浆浓度≥ 900pg/mL 诊断 CHF 的敏感性和特异性分别为 91% 和 80%；NT-proBNP ＜ 300pg/mL 为正常，可排除 CHF，其阴性预测值为 99%；CHF 治疗后 NT-proBNP ＜ 200pg/mL 提示预后良好）。

（2）电解质 因利尿剂使用等可产生低钠血症（钠＜ 135mmol/L）、低钾血症（钾＜ 3.5mmol/L）；因使用血管紧张素转换酶抑制剂（ACEI）、血管紧张素受体拮抗剂（ARB）等抗 RAAS 治疗可产生高钾血症（钾＞ 5.5mmol/L）等。

（3）肝、肾功能 长期右心衰或心衰急性加重，因肝瘀血可产生转氨酶和胆红素升高；因伴有肾功能损伤，使用 ACEI、ARB 或醛固酮拮抗剂等可导致血肌酐（Cr）升高（Cr ＞ 150μmol/L）；高尿酸血症（尿酸＞ 500μmol/L）则常因 CHF 时使用利尿剂、肾功能受损等而发生。

（4）血浆白蛋白 由于肾瘀血和/或低灌而发生蛋白丢失，以及营养不良可导致低白蛋白血症（白蛋白＜ 30g/L）；严重右心衰时极高的静脉压偶可导致“失蛋白肠病”（可见于未能及时手术纠治的法洛征），出现难以纠正的严重低蛋白血症；“高白蛋白血症”（白蛋白＞ 45g/L）则可见于因过度利尿导致血液浓缩时。

五、诊断与鉴别诊断

（一）诊 断

（1）美国纽约心脏病学会（NYHA）心功能分级Ⅰ级：患者有心脏病但活动不受限制，日常活动不引起疲乏、心悸、呼吸困难或心绞痛；Ⅱ级：心脏病患者的体力活动轻度受限，休息时无自觉症状，但平时一般活动下出现疲乏、心悸、呼吸困难或心绞痛；Ⅲ级：心脏病患者的体力活动明显受限，小于平时一般活动即出现上述症状；Ⅳ级：心脏病患者不能从事任何体力活动，休息时即有心力衰竭的症状，体力活动后显著加重。

（2）6 分钟步行试验 此法安全、易行。要求患者在平直走廊里尽可能快地行走，测定 6 分钟步行距离，如 6 分钟步行距离＜ 150m，示重度心功能不全；150 ～ 450m，示中度心功能不全；＞ 450m，示轻度心功能不全。

（二）鉴别诊断

1. 左心衰鉴别诊断 主要针对呼吸困难和咳嗽、咯血进行病因鉴别。

（1）呼吸困难：

①肺源性呼吸困难 呼吸困难因左心衰者多有左心功能受损的基础疾病（如高血压、慢性心瓣膜病、冠心病或心肌病等），肺源性呼吸困难则多有肺、支气管等基础病变；左心衰呼吸困难常因体位抬高而改善，而大部分肺源性呼吸困难常因静息平卧而减轻。

②支气管哮喘 除基础疾病不同外，后者多见于青少年，有过敏史、脾气道阻力反应性增高；心源性哮喘者发作时必须坐起，重症者肺部有干湿啰音，甚至咳粉红色泡沫痰，而后者发作时双肺可闻及典型哮鸣音，咳出白色黏痰后呼吸困难常可缓解；测定血浆 BNP 水平对鉴别心源性和支气管性哮喘

有较重要的参考价值。

③急性肺源性心脏病（肺动脉栓塞）、急性呼吸窘迫综合征、主动脉夹层、心包压塞、心包缩窄等其中，急性大块肺栓塞表现为突发呼吸困难、剧烈胸痛、有濒死感，还有咳嗽、咯血痰、明显发绀、皮肤湿冷、休克和晕厥，伴颈静脉怒张、肝大、肺梗死区呼吸音减弱、肺动脉瓣区杂音等，血气分析、D-D 二聚体、胸部螺旋 CT 等检查有助于鉴别。

（2）咳嗽、咯血　主要与肺结核、肺癌、支气管扩张等慢性咳嗽、咯血性疾病进行鉴别，鉴别点包括基础疾病、体征和相关实验室检查。

2. **右心衰鉴别诊断**　主要针对水肿、肝大等进行病因鉴别诊断。

（1）水肿　水肿可见于心脏病、肾脏病、肝脏病及营养不良等多种疾病。除基础病因不同外，水肿也各有特点：心源性水肿常始于身体的低垂部位，称为“下垂性水肿”，并伴有颈静脉怒张、肝-颈静脉反流征阳性等上腔静脉回流受阻的体征；肾性水肿则首先出现于皮下的疏松组织如眼睑等处；肝病性水肿突出地表现为腹水；营养不良性水肿则常伴有低白蛋白血症等。

（2）肝大 / 硬化：

①肝脏本身病变引起的肝大　后者主要见于胆汁瘀积、血吸虫肝病、肝癌等（而肝炎后肝硬化常伴有肝脏缩小），均有相应病史和相关体征，并且无肝-颈静脉反流征阳性。

②肝病性肝硬化　除基础心脏病病史和体征有助于鉴别外，非心源性肝硬化不会出现颈静脉怒张等上腔静脉回流受阻的体征。

③心包积液、缩窄性心包炎　由于上腔静脉回流受阻同样可以引起静脉怒张、肝大、下肢水肿等表现，应根据病史、心脏及其他心血管体征进行鉴别；超声心动图检查可助鉴别。

六、西医治疗

CHF 的治疗目标是改善症状，提高生活质量，改变衰竭心脏的生物学性质（防止或延缓心肌重塑的发展），降低心力衰竭的住院率和死亡率。

（一）一般治疗

去除或缓解基本病因；去除诱发因素；改善生活方式；干预心血管损害的危险因素；密切观察病情演变及定期随访。

（二）药物治疗

1. 抑制神经内分泌激活

（1）血管紧张素转换酶抑制剂（ACEI）：

适应证：所有慢性收缩性心衰患者（LVEF ＜ 40%）。

禁忌证：对 ACEI 曾有致命性不良反应（绝对禁用）。

慎用：双侧肾动脉狭窄、血肌酐血钾＞ 5.5mmol/L、症状性低血压（SP ＜ 90mmHg）、左室流出道梗阻的患者。

使用方法：极小剂量开始，个体化，达到最大耐受量可长期应用。

不良反应：低血压、肾功能恶化、钾潴留、咳嗽和血管性水肿。

（2）β 受体阻滞剂：

适应证：有慢性收缩性心衰，包括 NYHA Ⅱ、Ⅲ级病情稳定患者，无症状性心力衰竭或 NYHA Ⅳ级的患者（LVEF ＜ 40%），均应尽早开始使用（除非有禁忌证或不能耐受）；NYHA Ⅳ级 CHF 患者需待病情稳定后，在严密监护下由专科医师指导应用。

禁忌证：支气管痉挛性疾病、心动过缓（心率＜ 60 次 / 分）、Ⅱ度及以上房室传导阻滞（除非已安装起搏器）；明显液体潴留，需大量利尿剂的 CHF 患者。

使用方法：①目标剂量确定：心率（HR）是国际公认的 β 受体有效阻滞的指标（清晨静息 HR55 ～ 60 次 / 分，不低于 55 次 / 分，即为达到目标剂量或最大耐受量）。②起始和维持：体重恒定（干体重）状况下，极低剂量开始，如能耐受则每隔 2 ～ 4 周将剂量加倍，达目标剂量则长期使用。

不良反应：低血压、液体潴留和 CHF 恶化、心动过缓和房室传导阻滞。

2. 改善血流动力学

（1）利尿剂：

适应证：对所有有液体潴留的证据或原先有过液体潴留者的 CHF 患者，均应给予利尿剂，且应在出现水钠潴留的早期应用。

使用方法：从小剂量开始；襻利尿剂应作为首选（噻嗪类仅适用于轻度液体潴留、伴高血压和肾功能正常的 CHF 患者）；利尿剂应与 ACEI 和 β 受体阻滞剂联合应用；一旦病情得到控制即以最小有效量长期维持，并应根据液体潴留情况随时调整剂量；在服用利尿剂治疗的同时，应适当限制钠盐的摄入量。

不良反应：长期服用利尿剂可发生电解质紊乱、症状性低血压以及肾功能不全，特别是在服用剂量大和联合用药时。

（2）地高辛：

适应证：已在应用 ACEI（或 ARB）、β 受体阻滞剂和利尿剂治疗，而仍持续有症状的慢性收缩性心衰患者；有房颤伴快速心室率的 CHF 患者。

禁忌或慎用：伴窦房传导阻滞、Ⅱ度或高度房室传导阻滞患者（除非已安置永久性心脏起搏器）、急性心肌梗死（AMI）患者；与抑制窦房结或房室结功能的药物合用时必须谨慎。不推荐用于 HFNEF 患者缓解症状。

使用方法：多用维持量疗法（0.125 ～ 0.25mg/d）。

不良反应：心律失常、胃肠道症状、神经精神症状（视觉异常、定向力障碍等）；特别是在低血钾、低血镁、甲状腺功能低下时易发生。

3. 其他药物

（1）醛固酮受体拮抗剂　有独立于 Ang Ⅱ和相加于 Ang Ⅱ的对心肌重构的不良作用，特别是对心肌细胞外基质；衰竭心脏中心室醛固酮生成及活化增加与 CHF 严重程度呈正比，以及长期应用 ACEI 或 ARB 可出现“醛固酮逃逸现象”，均是 CHF 治疗中使用醛固酮受体拮抗剂的理论依据。

适应证：中、重度 CHF，NYHA Ⅲ、Ⅳ级患者；AMI 后并发 HF，且 LVEF < 40% 的患者。

禁忌或慎用：高钾血症和肾功能异常列为禁忌；有发生这两种状况潜在危险的应慎用。

（2）血管紧张素Ⅱ受体拮抗剂（ARB）　阻断 ArigH 与 AT_1 结合，从而阻断或改善因 AT_1 过度兴奋导致的诸多不良作用；一般不引起咳嗽，但也不能通过提高血清缓激肽浓度发挥可能的有利作用。

适应证：合并高血压伴有心肌肥厚的 HF 患者、LVEF 下降不能耐受 ACEI 的 CHF 患者、常规治疗后 CHF 症状持续存在且 LVEF 低下者。

（3）环腺苷酸（cAMP）依赖性正性肌力药　包括 β 肾上腺素能激动剂，如多巴胺、多巴酚丁胺，以及磷酸二酯酶抑制剂如米力农等。

应用建议：对 CHF 患者即使在进行性加重阶段，也不主张长期间歇静脉滴注正性肌力药；对难治性终末期 CHF 患者，可作为姑息疗法应用；对心脏移植前终末期 HF、心脏手术后心肌抑制所致的急性心衰，可短期应用 3 ～ 5 天。

（三）非药物治疗

1. 心脏再同步化治疗（CRT）

适应证：CHF 患者符合以下条件（除非有禁忌证）均应该接受 CRT：① LVEF < 35%，窦性节律，左心室舒张末期内径（LVEDD）> 55mm。②尽管使用了优化药物治疗，NHYA 心功能仍为Ⅲ级或Ⅳ级，心脏收缩不同步（QRS > 120ms）。

2. 埋藏式心律转复除颤器（ICD）

适应证：① CHF 伴低 LVEF 者、曾有心脏停搏 / 心室颤动（VF）或伴有血流动力学不稳定的室性心动过速（VT）。②缺血性心脏病患者，AMI 后至少 40 天，LVEF ≤ 30%，长期优化药物治疗后 NYHA 心功能Ⅱ或Ⅲ级，合理预期生存期超过 1 年且功能良好。③非缺血性心肌病患者，LVEF ≤ 30%，长期最佳药物治疗后 NYHA 心功能Ⅱ或Ⅰ级，合理预期生存期超过 1 年且功能良好；NYHA Ⅲ～ Ⅳ级、

LVEF ≤ 35% 且 QRS > 120ms 的症状性心衰。

3. 手术治疗

（1）外科手术 因瓣膜病变、室壁瘤等致 HF 的患者需及时进行瓣膜置换术、心肌成形术等。

（2）心脏移植 可作为终末期心衰的一种治疗方式，主要适用于无其他可选治疗方法的重度心衰患者。

七、中医辨证论治

（一）治疗原则

本病病机为本虚标实，应重在补虚，在补虚的基础上兼以活血化瘀、利水蠲饮，绝不可专事攻逐，更伤其正。心衰是肾阳气俱损的病证，心主血脉和肾主水液的功能严重受损，在整个病程中均有血瘀、水停发生，从而形成 CHF“因虚致实，实而益虚”的恶性病机演变，故在不同阶段、不同证型 CHF 的治疗中均需不同程度给予活血利水方药。CHF 发展过程中，常见心与肺、心与脾、心与肝、心与肾二脏或数脏同病，气、血、水交互为患现象，治疗上当标本兼治，以心为主，并调他脏。

（二）辨证论治

1. 心肺气虚证

【临床表现】心悸，气短，肢倦乏力，动则加剧，神疲咳喘，面色苍白，舌淡或边有齿痕，脉沉细或虚数。

【治法】补益心肺。

【代表方】养心汤合补肺汤加减。若寒痰内盛，可加款冬花、苏子温化寒痰；肺阴虚较重，可加沙参、玉竹、百合养阴润肺等。

2. 气阴亏虚证

【临床表现】心悸，气短，倦怠乏力，面色苍白，动辄汗出，自汗或盗汗，头晕，面颧暗红，夜寐不安，口干，舌质红或淡红，苔薄白，脉细数无力或结或代。

【治法】益气养阴。

【代表方】生脉散合酸枣仁汤加味。

3. 气虚血瘀证

【临床表现】心悸气短，胸胁满闷或作痛，胁下痞块或颈部青筋显露，面色晦暗，唇青甲紫，舌质紫暗或有瘀点，脉细涩或结、代。

【治法】益气活血，疏肝通络。

【代表方】人参养荣汤合桃红四物汤加减。若有腹水鼓胀，可酌加己椒苈黄丸、葫芦瓢，或牵牛子、舟车丸等，中病得下即止。

4. 阳虚饮停证

【临床表现】心悸，喘息不能卧，颜面及肢体浮肿，或伴胸水、腹水，脘痞腹胀，形寒肢冷，大便溏泄，小便短少，舌淡胖或暗淡，苔白滑，脉沉细无力或结、代。

【治法】益气温阳，蠲饮平喘。

【代表方】真武汤加减。如喘促明显，加参蛤散。

5. 心肾阳虚证

【临床表现】心悸，气短乏力，动则气喘，身寒肢冷，尿少浮肿，腹胀便溏，面颧暗红，舌质红少苔，脉细数无力或结、代。

【治法】温补心肾。

【代表方】桂枝甘草龙骨牡蛎汤合金匮肾气丸加减。如腰膝酸软，头晕耳鸣，步履无力，为肾精亏损，可选右归丸加减；兼阴虚较甚，口干咽燥，午后升火则选左归丸化裁。

6. 痰饮阻肺证

【临床表现】咳喘痰多，或发热形寒，倚息不得平卧；心悸气短，胸闷，动则尤甚，尿少肢肿，或静脉显露。舌淡或略青，舌苔白腻或黄腻，脉弦滑或滑数。

【治法】宣肺化痰，蠲饮平喘。

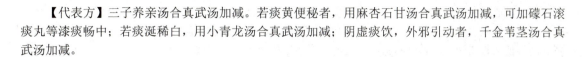

【代表方】三子养亲汤合真武汤加减。若痰黄便秘者，用麻杏石甘汤合真武汤加减，可加礞石滚痰丸等涤痰畅中；若痰涎稀白，用小青龙汤合真武汤加减；阴虚痰饮，外邪引动者，千金苇茎汤合真武汤加减。

·急性心力衰竭·

急性心力衰竭（acute heart failure，AHF，简称急性心衰）指急性的心脏病变引起心肌收缩力明显降低，或心室负荷急性加重而导致心排量显著、急剧降低，体循环、肺循环压力突然增高，导致组织灌注不足和/或急性体、肺循环瘀血的临床综合征。临床上以急性左心衰竭最为常见，急性右心衰竭则较少见。

急性左心衰竭急性发作时心肌收缩力明显降低、心脏负荷加重，造成急性心排血量骤降、肺循环压力突然升高，周围循环阻力增加，引起肺循环充血而出现急性肺瘀血、肺水肿，并可伴组织器官灌注不足和心源性休克的临床综合征。

急性右心衰竭即急性肺源性心脏病，是指某些原因（如大面积右室梗死、大片肺梗死、大量快速静脉输血或输液）使右室心肌损害，右室后负荷增高和右室前负荷增高，从而引起以体循环瘀血为主要表现的临床综合征。

本病属中医学“喘脱”“心水”“水肿”“亡阳”“厥脱”等范畴。

一、西医病因病理

急性心衰可以突然起病或在原有慢性心衰基础上急性加重，大多数表现为收缩性心衰，也可表现为舒张性心衰；发病前患者多数合并有器质性心血管疾病。对于在慢性心衰基础上发生的急性心衰，经治疗后病情稳定，不应再称为急性心衰。

（一）病　因

1. 慢性心衰急性加重。
2. 急性心肌坏死和/或损伤。
3. 急性血流动力学障碍。

（二）病　理

1. 急性弥漫性心肌损害　缺血时部分心肌处在顿抑和冬眠状态，以及心肌坏死，使心脏的收缩单位减少。缺血性心脏病合并急性心衰主要有下列3种情况：①急性心肌梗死（acute myocardial infarction，AMI）：主要见于大面积的心肌梗死（myocardial infarction，MI），部分老年患者和糖尿病患者可以急性左心衰竭为AMI首发症状；右心室AMI所致的右心室充盈压和右心房压升高；右心室排血量减少导致左心室舒张末期容量下降，产生心源性低排。②急性心肌缺血：缺血面积大、缺血严重也可诱发急性心衰。③缺血性心脏病慢性心功能不全基础上因缺血发作或其他诱因可出现急性心衰。

2. 急性机械性阻塞　如严重的瓣膜狭窄、心室流出道梗阻、心房内球瓣样血栓或黏液瘤嵌顿二尖瓣口、肺动脉总干或大分支栓塞等。

3. 心脏负荷突然加重　①急性心肌梗死或感染性心内膜炎引起的瓣膜穿孔、腱索断裂所致的瓣膜性急性反流，室间隔破裂穿孔而使心室容量负荷突然剧增。②另外有输液、输血过多或过快等，使心脏容量负荷突然加重。③高血压心脏病因血压急剧升高使左心室后负荷急剧增加。

4. 神经内分泌激活　交感神经系统和RAAS的过度兴奋是机体在急性心衰时的一种保护性代偿机制，但长期过度兴奋则会产生不良影响，使多种内源性神经内分泌与细胞因子激活，加重心肌损伤、心功能下降和血流动力学紊乱，从而又反过来刺激交感神经系统和RAAS的兴奋，形成恶性循环。

5. 心肾综合征　心衰和肾功能衰竭常并存，并互为因果。分为5型，其中3型是原发、急速的肾功能恶化导致急性心功能不全，可造成急性心衰。

6. 慢性心衰的急性失代偿　稳定的慢性心衰可以在短时间内急剧恶化，心功能失代偿，表现为急性心衰。其促发因素中较多见为药物治疗缺乏依从性、严重心肌缺血、重症感染、严重的影响血流动力学的各种心律失常、肺栓塞以及肾功能损伤等。主要的病理生理基础为心脏收缩力突然严重减弱，心排血量急剧减少，左室舒张末压迅速升高，肺静脉回流受阻，肺静脉压快速升高，肺毛细血管压随之升高，使血管内液体渗入肺间质和肺泡内，形成急性肺水肿。

二、临床表现

（一）早期表现

原来心功能正常的患者出现原因不明的疲乏或运动耐力明显减低以及心率增加 15 ～ 20 次 / 分，可能是左心功能降低的最早期征兆。继续发展可出现劳力性呼吸困难、夜间阵发性呼吸困难、睡觉需用枕头抬高头部等；检查可发现左心室增大、闻及舒张早期或中期奔马律、A_2 亢进、两肺尤其肺底部有湿啰音，还可有干湿啰音和哮鸣音，提示已有左心功能障碍。

（二）急性肺水肿

起病急骤，病情可迅速发展至危重状态。

1. 突发严重呼吸困难 端坐呼吸、喘息不止、烦躁不安并有恐惧感，呼吸频率可达 30 ～ 50 次 / 分；频繁咳嗽并咳出大量粉红色泡沫样血痰；极重者可因脑缺氧而神志模糊。

2. 急性肺水肿 早期可因交感神经激活，血压一过性升高；随病情持续，血管反应减弱，血压下降。急性肺水肿如不能及时纠正，严重者可出现心源性休克。

3. 体征 表现为心率增快，心尖区第一心音减弱，心尖部常可闻及舒张早期奔马律，肺动脉瓣区第二心音亢进，两肺满布湿性啰音和哮鸣音。

（三）心源性休克

1. 持续低血压 收缩压降至 90mmHg 以下，或高血压患者收缩压降低 60mmHg，且持续 30 分钟以上。

2. 组织低灌注状态 ①皮肤湿冷、苍白和紫绀，出现紫色条纹。②心动过速（HR ＞ 110 次 / 分）。③尿量显著减少（＜ 20mL/h），甚至无尿。④意识障碍，常有烦躁不安、激动焦虑、恐惧和濒死感；收缩压＜ 70mmHg，可出现抑制症状如神志恍惚、表情淡漠、反应迟钝，逐渐发展至意识模糊甚至昏迷。

3. 血流动力学障碍 PCWP ＞ 18mmHg，心脏排血指数（Cl）≤ 36.7mL/s•m^2 ≤ 2.2L/min•m^2。

4. 低氧血症和代谢性酸中毒。

（四）其　他

1. 昏厥 心脏排血功能减退，心排血量减少引起脑部缺血，发生短暂的意识丧失，称为心源性昏厥（阿 - 斯综合征）。发作持续数秒时可有四肢抽搐、呼吸暂停、发绀等表现，主要见于急性心排血量受阻或严重心律失常患者。

2. 心脏骤停 为严重心功能不全的表现，临床表现为突然意识丧失、颈动脉搏动消失、瞳孔散大、发绀、抽搐、呼吸停止等。

三、诊　断

根据基础心血管疾病、诱因、典型临床表现（病史、症状和体征）以及各种检查（心电图、胸部 X 线检查、超声心动图和 BNP/NT-proBNP）做出急性心衰的诊断，并做临床评估，包括病情的分级、严重程度和预后等。

1. 急性心衰诊断

（1）急性左心衰竭　常见临床表现是急性左心衰竭所致的呼吸困难，系由肺瘀血所致，严重患者可出现急性肺水肿和心源性休克。BNP/NT-proBNP 作为心衰的生物标志物，对急性左心衰竭诊断和鉴别诊断有肯定价值，对患者的危险分层和预后评估有一定的临床价值。

（2）急性右心衰竭　主要常见病因为右心室梗死和急性大块肺栓塞。根据病史及临床表现如突发的呼吸困难、低血压、颈静脉怒张等，结合心电图和超声心动图检查，可以做出诊断。

2. 急性左心衰竭严重程度分级 分级的方法有以下几种：Killip 法适用于基础病因为 AMI 的患者；Forrester 法多用于心脏监护室、重症监护室及有血流动力学监测条件的场合；临床程度分级则可用于一般的门诊和住院患者。

（1）Killip 法　根据临床和血流动力学状态来分级：①Ⅰ级：无心衰。②Ⅱ级：有心衰，两肺中下部有湿啰音，占肺野下 1/2，可闻及奔马律，X 线胸片有肺瘀血。③Ⅲ级：严重心衰，有肺水肿，细湿啰音遍布两肺（超过肺野下 1/2）。④Ⅳ级：心源性休克，低血压（收缩压 90mmHg），紫绀，出汗，少尿。

（2）Forrester 法 可用于心肌梗死或其他原因所致的急性心衰，其分级依据为血流动力学指标如 PCWP、CI 以及外周组织低灌注状态，故适用于心脏监护室、重症监护室和有血流动力学监测条件的病房、手术室内。

（3）临床程度分级（见下表） 根据 Forrester 法修改而来，其临床特征可以与 Forrester 法一一对应，由此可以推测患者的血流动力学状态。由于分级标准主要根据末梢循环的望诊观察和肺部听诊，无需特殊的检测条件，适用于一般的门诊和住院患者。

急性左心衰的临床程度分级

分级	皮肤	肺部啰音
Ⅰ级	干、暖	无
Ⅱ级	湿、暖	有
Ⅲ级	干、冷	无／有
Ⅳ级	湿、冷	有

这 3 种分级法均以Ⅰ级病情为最轻，逐渐加重，Ⅳ级为最重。

3. 急性心衰诊断和评估要点（中华医学会心血管分会：《急性心力衰竭诊断和治疗指南》，2010）

（1）应根据基础心血管疾病、诱因、临床表现（病史、症状和体征）以及各种检查（心电图、胸部 X 线检查、超声心动图和 BNP/NT-proBNP）做出急性心衰的诊断，并做临床评估，包括病情的分级、严重程度和预后。

（2）常见的临床表现是急性左心衰竭所致的呼吸困难，系由肺瘀血所致，严重患者可出现急性肺水肿和心源性休克。

（3）BNP/NT-proBNP 作为心衰的生物标志物，对急性左心衰竭诊断和鉴别诊断有肯定的价值，对患者的危险分层和预后评估有一定的临床价值。

（4）急性左心衰竭病情严重程度分级有不同的方法。Killip 法适用于基础病因为急性心肌梗死的患者；Forrester 法多用于心脏监护室、重症监护室及有血流动力学监测条件的场合；临床程度分级则可用于一般的门诊和住院患者。

（5）急性右心衰竭主要常见病因为右心室梗死和急性大块肺梗死。根据病史及临床表现如突发的呼吸困难、低血压、颈静脉怒张等，结合心电图和超声心动图检查，可以做出诊断。

四、西医治疗

急性左心衰是急危重症，应积极迅速抢救，主要治疗急性肺水肿。

（一）治疗原则和治疗目标

1. 治疗原则 降低左房压和（或）左室充盈压；增加左室心搏量；减少循环血量；减少肺泡内液体渗入，保证气体交换。

2. 治疗目标

（1）控制基础病因和矫治引起心衰的诱因：控制高血压，控制感染；积极治疗各种影响血流动力学的心律失常；改善心肌缺血；有效控制血糖水平，并防止低血糖；纠正严重贫血。

（2）缓解各种严重：低氧血症和呼吸困难（不同方式吸氧）；胸痛和焦虑（吗啡）；呼吸道痉挛（支气管解痉药物）；歠血症状（利尿剂）。

（3）稳定血流动力学状态：维持收缩压 90mmHg，纠正和防止低血压，选择血管扩张药物控制血压过高。

（4）纠正水、电解质紊乱和维持酸碱平衡。

（5）保护重要脏器如肺、肾、肝和大脑，防止功能损害。

（6）降低死亡危险，改善近期和远期预后。

（二）急性左心衰竭的一般处理

1. **体位** 静息时明显呼吸困难者应端坐位，双腿下垂以减少回心血量，降低心脏前负荷。

2. **四肢交换加压** 以降低前负荷，减轻肺瘀血和肺水肿。四肢轮流绑扎止血带或血压计袖带，通常同一时间只绑扎三肢，每个 15 ～ 20 分钟，轮流放松一肢（血压计袖带的充气压力应较舒张压低 10mmHg，使动脉血流仍可顺利通过，而静脉血回流受阻）。

3. **吸氧** 适用于低氧血症和呼吸困难明显（尤其指端 SaO_2 ＜ 90%）的患者。应尽早采用，使患者 SaO_2 达 95%（伴 COPD 者 SaO_2 ＞ 90%）。可采用不同的方式：

（1）鼻导管吸氧 低氧流量（1 ～ 2L/min）开始，如仅为低氧血症，动脉血气分析未见 CO_2 潴留，可采用高流量给氧（6 ～ 8L/min）。肺水肿患者用酒精吸氧（在氧气通过的湿化瓶中加 50% ～ 70% 酒精或有机硅消泡剂）。

（2）面罩吸氧 适用于伴呼吸性碱中毒患者。必要时还可采用无创性或气管插管呼吸机辅助通气治疗。

4. **做好救治的准备工作** 至少开放两根静脉通道，并保持通畅。必要时可采用深静脉穿刺置管。

5. **饮食** 进易消化食物，在总量控制下，可少量多餐（6 ～ 8 次 / 日）。在应用襻利尿剂的情况下，不要过分限制钠盐摄入量，以避免出现低钠血症和低血压。

6. **出入量管理** 肺瘀血、体循环瘀血及水肿明显者应严格限制饮水量和静脉输液速度，无明显低血容量因素（大出血、严重脱水、大汗淋漓等）者的每天液体摄入量一般宜在 1500mL 以内，不要超过 2000mL。保持每天水出入量负平衡约 500mL，以减少水、钠潴留和缓解症状。3 ～ 5 天后，如瘀血、水肿明显消退，应减少水负平衡，逐渐过渡到出入水量平衡。

（三）急性左心衰竭的药物治疗

1. **镇静剂** 主要应用吗啡。用法为 2.5 ～ 5.0mg 静脉缓慢注射，亦可皮下或肌内注射。伴二氧化碳潴留者则不宜应用；也不宜应用大剂量。伴明显和持续低血压、休克、意识障碍、CPD 等患者禁忌使用。老年患者慎用或减量。亦可应用哌替啶 50 ～ 100mg 肌内注射。

2. **支气管解痉剂** 一般应用氨茶碱 0.125 ～ 0.25g 以葡萄糖水稀释后静脉推注（10 分钟），4 ～ 6 小时后可重复 1 次；或以 0.25 ～ 0.5mg/（kg · h）静脉滴注。亦可应用二羟丙茶碱 25 ～ 0.5g 静脉缓慢滴注。此类药物不宜用于冠心病如 AMI 或不稳定性心绞痛所致的急性心衰患者，不可用于伴心动过速或心律失常的患者。

3. **利尿剂**

（1）应用指征和作用机制 适用于急性心衰伴肺循环和（或）体循环明显瘀血以及容量负荷过重的患者。作用于肾小管亨利襻的利尿剂（如呋塞米、托拉塞米、布美他尼）静脉应用应列为首选；噻嗪类利尿剂、保钾利尿剂（阿米洛利、螺内酯）等仅作为襻利尿剂的辅助或替代药物或联合用药。

（2）药物种类和用法 应采用静脉利尿制剂，首选呋塞米，先静脉注射 20 ～ 40mg，继以静脉滴注 5 ～ 40mg/h。

4. **血管扩张药物**

（1）应用指征 此类药可应用于急性心衰早期阶段。收缩压水平是评估此类药是否适宜的重要指标。收缩压＞ 110mmHg 的急性心衰患者通常可以安全使用；收缩压在 90 ～ 110mmHg 之间的患者应谨慎使用；收缩压＜ 90mmHg 的患者则禁忌使用。

（2）药物种类和用法 主要有硝酸酯类、硝普钠、重组人 BNP（rhBNP）、乌拉地尔、酚妥拉明，但钙拮抗剂不推荐用于急性心衰的治疗。①硝酸酯类药物：急性心衰时此类药物在减少每搏心输出量和不增加心肌氧耗情况下能减轻肺瘀血，特别适用于急性冠状动脉综合征伴心衰的患者。静脉应用硝酸酯类药物应十分小心滴定剂量。②硝普钠：适用于严重心衰、原有后负荷增加以及伴心源性休克患者。临时应用宜从小剂量 10μg/min 开始，可酌情逐渐增加剂量至 50 ～ 250μg/min，静脉滴注，疗程不要超过 72 小时。停药应逐渐减量，并加用口服血管扩张剂，以避免反跳现象。③ rhBNP（Ⅱa 类，B 级）：该药近几年刚应用于临床，属内源性激素物质，与人体内产生的 BNP 完全相同。推荐应用于急性失代偿心衰。

5. **正性肌力药物**

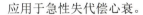

（1）应用指征和作用机制 此类药物适用于低心排血量综合征，如伴症状性低血压或心输出量降低伴有循环瘀血的患者，血压较低和对血管扩张药物及利尿剂不耐受或反应不佳的患者尤其有效。

（2）药物种类和用法 ①洋地黄类：毛花苷C 0.2～0.4mg缓慢静脉注射，2～4小时后可以再用0.2mg，伴快速心室率的房颤患者可酌情适当增加剂量。②多巴胺：一般从小剂量开始，逐渐增加剂量，短期应用。③多巴酚丁胺：短期应用可以缓解症状。④磷酸二酯酶抑制剂：米力农、氨力农。⑤左西孟旦：钙增敏剂。急性左心衰竭的血管活性药物的选择应用见下表。

急性左心衰竭的血管活性药物的选择应用

收缩压	肺瘀血	推荐的治疗方法
＞100mmHg	有	利尿剂（呋塞米）+血管扩张剂（硝酸酯类、硝普钠、重组人B型利钠肽、乌拉地尔）
90～100mmHg	有	血管扩张剂和（或）正性肌力药（多巴胺、多巴酚丁胺、磷酸二酯酶抑制剂）
＜90mmHg	有	此情况为心源性休克：①在血流动力学监测（主要采用床边漂浮导管法）下进行治疗。②适当补充血容量。③应用正性肌力药物如多巴胺，必要时加用去甲肾上腺素。④如效果不佳，应考虑肺动脉插管监测血流动力学和使用主动脉内球囊反搏和心室机械辅助装置；毛细血管楔压高者可在严密监测下考虑多巴基础上加用少量硝普钠、乌拉地尔

（四）急性右心衰竭的治疗

1. **右心室梗死伴急性右心衰竭**

（1）扩容治疗：如存在心源性休克，在检测中心静脉压的基础上首要治疗是大量补液，可应用“706代血浆”、低分子右旋糖酐或生理盐水20mL/min静脉、滴注，直至PCWP上升至15～18mmHg，血压回升和低灌注症状改善。

（2）禁用利尿剂、吗啡和硝酸甘油等血管扩张剂，以避免进一步降低右心室充盈压。

（3）如右心室梗死同时合并广泛左心室梗死，则不宜盲目扩容，以防止造成急性肺水肿。如存在严重左心室功能障碍和PCWP升高，不宜使用硝普钠，应考虑主动脉内球囊反搏（IABP）治疗。

2. **急性大块肺栓塞所致急性右心衰竭**

（1）止痛：吗啡或哌替啶。

（2）吸氧：鼻导管或面罩给氧（6～8L/min）。

（3）溶栓治疗：常用尿激酶或人重组组织型纤溶酶原激活剂（rt-PA）。停药后应继续肝素治疗，停药后改用华法林口服数月。

（4）经内科治疗无效的危重患者（如休克），介入治疗，必要时可在体外循环下紧急早期切开肺动脉摘除栓子。

（五）非药物治疗

1. **主动脉内球囊反搏（IABP）** 有效改善心肌灌注，同时又降低心肌耗氧量和增加心输出量（CO）的治疗手段。

（1）适应证 ①急性心肌梗死或严重心肌缺血并发心源性休克，且不能由药物治疗纠正。②伴血流动力学障碍的严重冠心病（如急性心肌梗死伴机械并发症）。③心肌缺血伴顽固性肺水肿。

（2）禁忌证 ①存在严重的外周血管疾病。②主动脉瘤。③主动脉瓣关闭不全。④活动性出血或其他抗凝禁忌证。⑤严重血小板缺乏。

（3）撤除指征 急性心衰患者的血流动力学稳定后：①心脏指数（Cl）＞2.5I/（min·m^2）。②尿量＞1mL/kg·h。③血管活性药物用量逐渐减少，同时血压恢复较好。④呼吸稳定，动脉血气分析各项指标正常。⑤降低反搏频率时，血流动力学参数仍然稳定。

2. **机械通气**

（1）急性心衰患者行机械通气的指征 ①出现心跳呼吸骤停而进行心肺复苏时。②合并Ⅰ型或Ⅱ

型呼吸衰竭。

（2）机械通气的方式 ①无创呼吸机辅助通气：适用于Ⅰ型或Ⅱ型呼吸衰竭患者经常规吸氧和药物治疗仍不能纠正时，应及早应用。②气管插管和人工机械通气（BiPAP）：应用指征为心肺复苏时、严重呼吸衰竭经常规治疗不能改善者，尤其是出现明显呼吸性和代谢性酸中毒并影响意识状态的患者。

3. 其他

（1）血液净化治疗：本法对急性心衰有益，但并非常规应用的手段。出现下列情况之一可以考虑采用：①高容量负荷如肺水肿或严重的外周组织水肿，且对襻利尿剂和噻嗪类利尿剂抵抗。②低钠血症（血钠＜110mmol/L）且有相应的临床症状如神志障碍、肌张力减退、腱反射减弱或消失、呕吐以及肺水肿等，上述两种情况应用单纯血液滤过即可。

③肾功能进行性减退，血肌酐＞50μmol/L或符合急性血液透析指征的其他情况。

（2）心室机械辅助装置、ECMO、外科手术等（略）。

（六）急性心衰处理要点（中华医学会心血管分会：《急性心力衰竭诊断和治疗指南》，2010）

1. 确诊后即应采用规范的处理流程。先进行初始治疗，继以进一步治疗。

2. 初始治疗包括经鼻导管或面罩吸氧，静脉给予吗啡、襻利尿剂（如呋塞米）、毛花苷C、氨茶碱（或二羟丙茶碱）等。

3. 初始治疗仍不能缓解病情的严重患者应做进一步治疗，可根据收缩压和肺瘀血状况选择应用血管活性药物包括正性肌力药、血管扩张药和收缩血管药。

4. 病情严重或有血压持续降低（＜90mmHg）甚至心源性休克者，应在血流动力学监测下进行治疗，并酌情采用各种非药物治疗方法，包括IABP、机械通气支持、血液净化、心室机械辅助装置以及外科手术。

5. BNP/NT-proBNP的动态测定有助于指导急性心衰的治疗，其水平在治疗后仍高居不下者，提示预后差，需进一步加强治疗；治疗后其水平降低且降幅＞30%，提示治疗有效，预后较好。

6. 要及时矫正基础心血管疾病，控制和消除各种诱因。

第二节 心律失常

心律失常（cardiac arrhythmia）是指心脏激动的频率、节律、起源部位、传导速度与激动次序的异常。引起心律失常的病因有冠状动脉粥样硬化性心脏病、心肌病、心肌炎和风湿性心脏病等。另外，还包括植物神经功能失调、电解质紊乱、内分泌失调、麻醉、低温、药物及中枢神经疾病等。

本病归属于中医学“心悸”“怔忡”等范畴；部分可归于中医学的“胸痹”“喘证”“眩晕”“厥证”等范畴。

一、心律失常的分类

按其发生原理可分为激动形成异常和激动传导异常两大类。

1. 激动形成异常

（1）窦房结心律失常 窦性心动过缓、窦性心动过速、窦性停搏、窦性心律不齐。

（2）异位心律 ①主动性异位心律：期前收缩、阵发性心动过速、心房扑动、心房颤动、心室扑动、心室颤动。②被动性异位心律：逸搏、逸搏心律。

2. 激动传导异常

（1）生理性干扰及房室分离。

（2）病理性：①传导阻滞（窦房传导阻滞、房内传导阻滞、房室传导阻滞、室内传导阻滞）。②房室间传导途径异常（预激综合征）。

按心律失常发生时心率的快慢也可分为两类。

1. 快速性心律失常 主要包括过早搏动、心动过速、扑动和颤动等。

2. 缓慢性心律失常 常见的有窦性心动过缓、窦房传导阻滞、窦性停搏、房室传导阻滞、病态窦房结综合征等。

二、心律失常的发生机制

心律失常发生有多种不同机制，主要包括激动形成异常、激动传导异常或二者兼有之。

1. **激动形成异常** 自律性增高、异常自律性与触发活动致冲动形成异常，包括：①源自窦房结、结间束、冠状窦口附近、房室结的远端和希氏束－浦肯野系统等处具有自律性的心肌细胞。②原来无自律性的心肌细胞，如心房、心室肌细胞，亦可在病理状态下出现异常自律性。

2. **激动传导异常** 折返是所有快速性心律失常中最常见的发生机制。形成折返的基本条件是：①必须具备两条或多条传导性与不应期各不相同，或者解剖上相互分离的传导路径，作为折返回路的顺传支和逆传支，相互连接形成一个闭合环。②其中一条通道必须发生单向传导阻滞。③另一通道传导缓慢，使原先发生阻滞的通道有足够时间脱离不应期，并使原先已兴奋过的通道再次激动，从而完成一次折返激动。如激动在环内反复循环不已，则产生持续快速性心律失常。

·快速性心律失常·

快速性心律失常是临床上常见的心血管病证，包括一组临床表现、起源部位、传导路径、电生理和预后意义很不相同的心律失常，临床上主要包括各种原因引起的过早搏动、心动过速、扑动和颤动等。

本病属中医学“心悸”“怔忡”等范畴。有时表现为胸闷胸痛、气短喘息、头晕、晕厥等症状，故还可归属于中医学“胸痹”“喘证”“眩晕”“厥证”等范畴。

一、西医病因病理

快速性心律失常可见于无器质性心脏病者（如室上性心动过速、早搏），但更多见于各种器质性心脏病，如室性心动过速（扩张型心肌病、冠心病心肌梗死、梗死后心功能不全）、房颤和房扑（心瓣膜病、冠心病、高血压心脏病、心肌病、肺心病、甲状腺功能亢进）等。

二、中医病因病机

引起快速性心律失常的中医病因主要包括感受外邪、情志失调、饮食不节、劳欲过度、久病失养、药物影响等。

1. **心神不宁** 平素心虚胆怯，突遇惊恐，触犯心神，心神动摇，不自主而心悸。

2. **气血不足** 饮食不节，损伤脾胃；或素体脾气不足，或忧思伤脾。脾气亏虚则生血不足，导致气血两虚；心气不足，心血亏虚，血脉空虚，心失所养而发病。

3. **阴虚火旺** 年老体衰，肾阴不足，不能上承滋润心阴；或感受外邪内耗心阴，导致心阴不能制约心阳使虚火内生。虚火内扰，心神不安发为心悸。

4. **气阴两虚** 感受风、寒、湿、热等外邪，内侵于心，耗伤心气心阴；或情志过极，火邪内生，耗气伤阴。气阴两虚，心神失养发为心悸。

5. **痰火扰心** 饮食不节，损伤脾胃，运化失司，湿聚成痰，日久痰浊阻滞心脉，痰浊郁而化火；或情志失调，思虑动怒，气郁化火，炼液为痰。

6. **痰火内盛** 痰火内扰，心神不安，而发心悸。

7. **心脉瘀阻** 情志失调，肝气郁滞，气滞则血行不畅，久则血瘀；或寒凝心脉，瘀血内生；或饮食失宜，损伤脾胃，脾气虚弱，运血无力成瘀，心脉瘀阻心失所养发为本病。

8. **心阳不振** 心病日久，损伤心阳；或劳欲所伤，年迈体虚，肾精亏损，命门火衰而心阳失助。心阳亏虚则温运、鼓动无力而发心悸。

快速性心律失常病位在心，与肝、胆、脾、胃、肾、肺诸脏腑密切相关。其基本病机是气血阴阳亏虚，心失所养；或邪扰心神，心神不宁。本病的病理性质主要有虚实两方面：虚者为气、血、阴、阳亏损，使心失濡养，而致心悸；实者多由痰火扰心或心血瘀阻，或感受外邪内舍于心，气血运行畅所致。虚实之间可以相互夹杂或转化。

三、临床表现

1. **阵发性室上性心动过速** 呈阵发性，心率在160次/分以上，感心悸、胸闷、头晕；乏力、胸痛或紧压感。持续时间长者，可发生血流动力学障碍，表现为面色苍白、四肢厥冷、血压降低，偶可晕厥等，也可使原有器质性心脏病者病情加重，如患者原有冠心病，则可加重心肌缺血诱发心绞痛，甚至心肌梗死；原有脑动脉硬化者，可加重脑缺血，引起一过性失语、偏瘫，甚至脑血栓形成。

2. 过早搏动 可无症状，频发者可有心悸、胸闷、头晕、乏力等。听诊有心脏提前搏动。

3. 心房纤颤 阵发性房颤或房颤心室率快者有心悸、胸闷、头晕、乏力等。听诊心音强弱不等、心律绝对不规则、脉搏短绌。也可发生血流动力学障碍，使原有器质性心脏病患者病情加重。

4. 室性心动过速 室速的临床症状轻重因发作时心室率、持续时间、基础心脏病变和心功能状况不同而异。非持续性室速（发作时间短于 30 秒，能自行终止）的患者通常无症状。持续性室速（发作时间超过 30 秒，需药物或电复律始能终止）常伴有明显血流动力学障碍与心肌缺血。临床症状包括低血压、少尿、晕厥、气促、心绞痛等。

四、诊　断

1. 室上性心动过速 ①心率快而规则，阵发性室上性心动过速心率多在 160 ～ 220 次 / 分，非阵发性室上性心动过速心率在 70 ～ 130 次 / 分。② P 波形态与窦性不同，出现在 QRS 波群之后则为房室交界性心动过速；当心率过快时，P 波往往与前面的 T 波重叠，无法辨认，故统称为室上性心动过速。③ QRS 波群形态通常为室上性，亦可增宽、畸形（室内差异性传导、束支阻滞或预激综合征）。④ ST-T 波无变化，发作中也可以倒置（频率过快而引起的相对性心肌供血不足）。

2. 过早搏动

（1）房性早搏 ①提早出现的P' 波，形态与窦性 P 波不同。② P'-R ＞ 0.12 秒。③ QRS 形态正常，亦可增宽（室内差异性传导）或未下传。④代偿间歇不完全。

（2）房室交界性早搏 ①提前出现的QRS波，而其前无相关P波，如有逆行P波，可出现在QRS之前、之中或之后。② QRS 形态正常，也可因发生差异性传导而增宽。③代偿间歇多完全。

（3）室性早搏 ① QRS 提早出现，宽大、畸形或有切迹，时间达 0.12 秒。② T 波亦宽大，其方向与 QRS 主波方向相反。③代偿间歇完全。

3. 室性心动过速 ① 3 个或以上的室早连发。②常没有 P 波或 P 波与 QRS 无固定关系，且 P 波频率比 QRS 波频率缓慢。③频率多数为 150 ～ 220 次 / 分，室律略有不齐。④偶有心室夺获或室性融合波。

4. 房颤与房扑

（1）房颤 ① P 波消失，代之以大小不等、形态不同、间隔不等的 f 波，频率为 350 ～ 600 次 / 分。② QRS 波、T 波形态为室上性，但 QRS 可增宽畸形（室内差异传导）。③大多数病例，房颤心室率快而不规则，多在 160 ～ 180 次 / 分。④当心室率极快而无法辨别 f 波时，主要根据心室率完全不规则及 QRS 与 T 波形状变异诊断。

（2）房扑 ① P 波消失，代之以连续性锯齿样 f 波（各波大小、形态相同，频率规则，为 250 ～ 350 次 / 分）。② QRS 波群及 T 波均呈正常形态，但偶尔可因室内差异性传导、合并预激证候群，或伴束支传导阻滞，使其增宽并畸形。③未经治疗的心房扑动常呈 2 ∶ 1 房室传导。

五、西医治疗

心律失常的治疗方法主要有抗心律失常药物、射频消融、起搏及植入式自动复律除颤器（ICD）、手术治疗等。

（一）心律失常的药物治疗

1. 窦性心动过速

①寻找并去除引起窦性心动过速的原因。②首选 β 受体阻滞剂。③不能使用 β 受体阻滞剂时，可选用维拉帕米或地尔硫䓬。

2. 房性期前收缩

对于无器质性心脏病且单纯房性期前收缩者，一般不需治疗；症状十分明显者可考虑使用 β 受体阻滞剂；对于可诱发诸如室上速、房颤的房性期前收缩应给予维拉帕米、普罗帕酮以及胺碘酮等治疗。

3. 阵发性室上性心动过速

（1）急性发作的处理 颈动脉按摩能使心率突然减慢。终止发作药物治疗可选以下药物：①维拉帕米静脉注入。②普罗帕酮缓慢静脉推注（如室上速终止则立即停止给药）。以上两种药物都有负性肌力作用，也都有抑制传导系统功能的副作用，故对有器质性心脏病、心功能不全、基本心律有缓慢型心律失常的患者应慎用。③腺苷或三磷酸腺苷静脉快速推注，往往在 10 ～ 40 秒内能终止心动过速（在用药过程中，要进行心电监护，当室上速终止或出现明显的心动过缓和 / 或传导阻滞时应立即停止给药）。④胺碘酮缓慢静脉推注（适用于室上速伴器质性心脏病、心功能不全者）。

（2）防止发作 发作频繁者，应首选经导管射频消融术以根除治疗；药物有普罗帕酮，必要时伴以阿替洛尔或美托洛尔；发作不频繁者不必长年服药。

4. 房颤与房扑

（1）房颤的治疗 一般将房颤分为 3 种类型：能够自行终止者为阵发性房颤；不能自行终止但经过治疗可以终止者为持续性房颤；经治疗也不能终止的房颤为永久性房颤。

①控制心室率：永久性房颤一般需用药物控制心室率。常用药物是地高辛和 β 受体阻滞剂，必要时两药可以合用。上述药物控制不满意者可以换用地尔硫䓬或维拉帕米。个别难治者也可选用胺碘酮或行射频消融改良房室结。慢 - 快综合征患者需安置起搏器后用药。

②心律转复及窦性心律（窦律）维持：房颤心律转复有药物复律和电复律两种方法。电复律见效快，成功率高。药物转复常用Ⅰa、Ⅰc 及Ⅲ类抗心律失常药，包括胺碘酮、普罗帕酮、索他洛尔等，一般用分次口服的方法；静脉给普罗帕酮、胺碘酮终止房颤也有效。有器质性心脏病、心功能不全的患者首选胺碘酮；没有器质性心脏病者可首选Ⅰ类药。任何引起血压下降的房颤，立即施行电复律。无电复律条件者可静脉应用胺碘酮。无预激综合征的患者也可以静注毛花苷 C，效果不佳者可以静脉应用地尔硫䓬。所有慢性心房颤动转复后，应服用药物以维持窦性心律。

（2）房扑的治疗 药物治疗原则与房颤相同。

5. 室性期前收缩

（1）无器质性心脏病亦无明显症状的室性期前收缩，不必使用抗心律失常药物治疗。

（2）无器质性心脏病，但室性期前收缩频发引起明显心悸症状影响工作及生活，可酌情选用美西律、普罗帕酮。心率偏快、血压偏高者可用 β 受体阻滞剂，如阿替洛尔或美托洛尔。

（3）以下情况均需治疗：急性心肌梗死发病早期出现频发室性期前收缩、室性期前收缩落在前一个心搏的 T 波上（R-on-T）、多源性室性期前收缩、成对的室性期前收缩均宜静脉使用利多卡因（利多卡因无效者，可用胺碘酮）；心力衰竭、心肌梗死后或心肌病变患者并发室性期前收缩，应用胺碘酮能有效减少心脏性猝死。

（4）β 受体阻滞剂虽对室性期前收缩疗效不显著，但能降低心肌梗死后猝死的发生率。

6. 室性心动过速

有器质性心脏病或有明确诱因应首先给以针对性治疗；无器质性心脏病患者发生非持续性短暂室速，如无症状或血流动力学影响，处理的原则与室性期前收缩相同；持续性室速发作，无论有无器质性心脏病，都应给予治疗。

（1）终止室速发作 ①有血流动力学障碍的持续性室性心动过速，如患者已发生低血压、休克、心绞痛、充血性心力衰竭或脑血流灌注不足，无论是否有器质性心脏病，都应迅速施行直流电复律。②无血流动力学障碍的持续性室性心动过速，首先给予利多卡因 50 ～ 100mg 静脉注射，有效后以 1 ～ 4mg/min 的速度继续静脉滴注；也可选用静脉注射索他洛尔或普罗帕酮，无效时可选胺碘酮静脉注射。持续性室速伴心功能不全者，首选胺碘酮静脉注射。

（2）预防复发 ①药物预防，可选用终止发作有效的相同药物预防复发。②埋藏式心脏复律除颤器（ICD）预防复发。

（二）心律失常的非药物治疗

1. 心脏电复律 急性快速异位心律失常及持续性心房颤动或心房扑动如药物无效，应早进行同步电复律。阵发性室上性心动过速经药物治疗无效时可用同步电复律。

2. **埋藏式心脏复律** 除颤器（ICD）ICD 的明确适应证包括：①非一过性或可逆性原因引起的室性心动过速或心室颤动所致的心脏骤停，自发的持续性室速。②原因不明的晕厥，在电生理检查时能诱发有血流动力学显著临床表现的持续性室速或室颤，药物治疗无效、不能耐受或不可取。③伴发于冠心病、陈旧性心肌梗死和左心室功能不良的非持续性室速，在电生理检查时可诱发持续性室速或室颤，不能被 I 类抗心律失常药物所抑制。

3. **导管射频消融术（RFCA）** 根据我国 RFCA 治疗快速性心律失常指南，RFCA 的明确适应证为：①预激综合征合并阵发性心房颤动和快速心室率。②房室折返性心动过速、房室结折返性心动过速、房速和无器质性心脏病证据的室性心动过速（特发性室速）呈反复发作性，或合并有心动过速心肌病，或者血流动力学不稳定者。③发作频繁、心室率不易控制的典型房扑。④发作频繁、心室率不易控制的非典型房扑。⑤发作频繁、症状明显的心房颤动。⑥不适宜窦速合并心动过速心肌病。⑦发作频繁和（或）症状重、药物预防发作效果差的心肌梗死后室速。

4. **外科治疗** 外科治疗快速性心律失常的目的在于切除、隔置、离断参与心动过速生成、维持与传播的组织，保存或改善心脏功能。外科治疗方法包括直接针对心律失常本身以及各种间接的手术方法，后者包括室壁瘤切除术、冠状动脉旁路移植术、矫正瓣膜关闭不全或狭窄术和左颈胸交感神经切断术等。

六、中医辨证论治

1. 心神不宁证

【临床表现】心悸不宁，善惊易恐，坐卧不安，恶闻声响，失眠多梦，舌苔薄白，脉虚数或结、代。

【治法】镇惊定志，养心安神。

【代表方】安神定志丸加减。

2. 气血不足证

【临床表现】心悸气短，活动尤甚，眩晕乏力，失眠健忘，面色无华，纳呆食少，舌质淡，苔薄白，脉细弱。

【治法】补血养心，益气安神。

【代表方】归脾汤加减。

3. 阴虚火旺证

【临床表现】心悸不宁，心烦少寐，头晕目眩，手足心热盗汗，耳鸣，舌质红，少苔，脉细数。

【治法】滋阴清火，养心安神。

【代表方】天王补心丹加减。

4. 气阴两虚证

【临床表现】心悸气短，头晕乏力，胸痛胸闷，少气懒言，自汗盗汗，五心烦热，失眠多梦，舌质红，少苔，脉虚数。

【治法】益气养阴，养心安神。

【代表方】生脉散加减。

5. 痰火扰心证

【临床表现】心悸时发时止，胸闷烦躁，失眠多梦，口干口苦，大便秘结，小便黄赤，舌质红，舌苔黄腻，脉弦滑。

【治法】清热化痰，宁心安神。

【代表方】黄连温胆汤加减。

6. 心脉瘀阻证

【临床表现】心悸不安，胸闷不舒，心痛时作，或见唇甲青紫，舌质紫暗或有瘀斑，脉涩或结、代。

【治法】活血化瘀，理气通络。

【代表方】桃仁红花煎加减。

7. 心阳不振证

【临床表现】心悸不安，胸闷气短，神疲乏力，面色苍白，形寒肢冷，舌质淡白，脉虚弱。

【治法】温补心阳，安神定悸。

【代表方】参附汤合桂枝甘草龙骨牡蛎汤加减。

·缓慢性心律失常·

缓慢性心律失常是指有效心搏每分钟低于60次的各种心律失常。常见有窦性心动过缓、窦房传导阻滞、窦性停搏、房室传导阻滞、病态窦房结综合征等。其发生多与迷走神经张力过高、心肌病变、某些药物影响、高血钾等有关。缓慢性心律失常主要表现为心悸、疲劳虚弱、体力活动后气短胸闷等，严重者可引起昏厥、抽搐，甚至危及生命。

本病归属于中医学“心悸”“眩晕”“胸痹”“厥证”等范畴。

一、西医病因病理

1. 缓慢性窦性心律失常 ①生理状况：迷走神经张力增高（健康人、老年人、睡眠状态）。②病理状况：器质性心脏病、甲状腺功能减退、血钾过高，应用洋地黄、β受体阻滞剂等药物。

2. 房室传导阻滞 心肌炎、急性下壁及前壁心肌梗死、原因不明的希－浦系统纤维化、冠心病、高血钾、应用洋地黄以及缺氧等。

3. 病态窦房结综合征 冠心病、原发性心肌病、风湿性心脏病、高血压心脏病、心肌炎、先天性心脏病。

二、中医病因病机

引起缓慢性心律失常的中医病因主要包括饮食失宜、七情内伤、劳倦内伤、久病失养、药物影响等。

1. 心阳不足 素体虚弱，或久病失养，或年高气衰，均可致心气不足，气虚日久，累及心阳，致心阳亏虚。心阳不足，温运、鼓动无力，则见心悸。

2. 心肾阳虚 心脏久病、先天禀赋异常，损伤心脏阳气，心阳式微而不能下归于肾；或劳欲所伤、年迈体虚，肾精亏损，命门火衰而心阳失助。心肾阳虚则温运、鼓动无力，轻则心悸，重则怔忡。

3. 气阴两虚 素体虚弱，或久病失养，或劳倦过度，或年高气衰，心气不足，气虚日久，累及心阴，致心气阴两虚。心神失养，则心悸不宁。

4. 痰浊阻滞 脾胃损伤，脾气虚弱，运化功能减弱，聚湿而为痰；或情志不遂，气郁生痰。痰阻胸阳，胸阳不展发为本病。

5. 心脉痹阻 情志失调，恼怒伤肝，肝气郁滞，气滞则血行不畅；或寒凝心脉，瘀血内生；或脾气虚弱，运血无力成瘀。心脉疲阻，心失所养，可见心悸。

缓慢性心律失常病位在心，发生发展与肝、脾、肾、肺密切相关。本病的病理性质主要有虚实两方面。虚者为气、血、阴、阳亏损，使心失濡养，而致心动过缓；实者多由痰浊痹阻或心血瘀阻、气血运行不畅所致。

三、临床表现

1. 窦性心动过缓 如心率不低于50次／分，一般无症状；心室率＜50次／分，患者可出现头晕、乏力。窦房传导阻滞或房室传导阻滞时，部分患者可出现心悸、停搏感，严重者可出现胸闷、胸痛；阻滞次数多、间歇长者，可有黑蒙、晕厥等严重症状。

2. Ⅰ度房室传导阻滞 病人多无自觉症状；Ⅱ度Ⅰ型房室传导阻滞偶可出现心悸、乏力；Ⅱ度Ⅱ型房室传导阻滞，如被阻滞的心房波所占比例较大时（如3∶2传导），特别是高度房室阻滞时，可出现头晕、乏力、胸闷、气短、晕厥及心功能下降等症状。Ⅲ度房室传导阻滞的症状较明显，希氏束分叉以上部位的Ⅲ度房室传导阻滞由于逸搏点位置高，逸搏频率较快，而且心室除极顺序也正常，病人可出现乏力、活动时头晕等症状，但多不发生晕厥；发生于希氏束分叉以下的低位的Ⅲ度房室传导阻滞，病人可出现晕厥，甚至猝死。

3. 病态窦房结综合征 早期可无症状或间歇出现症状，临床表现不典型，诊断困难；当窦性心动过缓比较严重，或有窦性停搏时，则病人可有眩晕、乏力等症状，严重者发生晕厥、猝死。心脏听诊及心电图检查，发现心律的变化很大，出现窦性心动过缓、窦房传导阻滞、阵发性室上性心动过速、心房扑动、心房纤颤，上述心律可交替出现，形成心动过缓-心动过速综合征。

四、实验室及其他检查

参照“快速性心律失常”。

五、诊　断

1. 窦性心动过缓

①窦性心律。②心率在 40 ～ 60 次 / 分。③常伴有窦性心律不齐，严重过缓时可产生逸搏。

2. 房室传导阻滞

（1）Ⅰ度房室传导阻滞　①窦性 P 波，每个 P 波后都有相应的 QRS 波群。② P-R 间期延长至 0.20 秒以上。

（2）Ⅱ度房室传导阻滞　①Ⅱ度Ⅰ型：P-R 间隔期逐渐延长；R-R 间隔相应的逐渐缩短，直到 P 被后无 QRS 波群出现，如此而复始。②Ⅱ度Ⅱ型：P-R 间期固定（正常或延长）；P 波突然不能下传而 QRS 波脱漏。

（3）Ⅲ度房室传导阻滞　窦性 P 波，P-P 间隔一般规则；P 波与 QRS 波群无固定关系；心房速率快于心室率；心室率由交界区或心室自主起搏点维持。

3. 病态窦房结综合征　①持续、严重、有时是突发的窦性心动过缓。②发作时可见窦房阻滞或窦性停搏。③心动过缓与心动过速交替出现，心动过速可以是阵发性室上速、阵发性房颤与房扑。

六、西医治疗

1. 药物治疗

（1）窦性心动过缓　有症状可用阿托品治疗。

（2）房室传导阻滞　①Ⅰ度房室传导阻滞与Ⅱ度Ⅰ型房室传导阻滞心室率不太慢者，无须接受治疗。②Ⅱ度Ⅱ型与Ⅲ度房室传导阻滞如心室率显著缓慢，伴有血流动力学障碍，甚至阿-斯综合征发作，应给予治疗：阿托品 0.5 ～ 1mg 静脉注射；异丙肾上腺素 1 ～ 4μg/min 静脉点滴，将心室率控制在 50 ～ 70 次 / 分。对于症状明显、心室率缓慢者，应及早给予临时性或永久性心脏起搏治疗。

（3）病态窦房结综合征　酌情应用阿托品、麻黄素或含服异丙肾上腺素以提高心率。

2. 人工心脏起搏

适应证：①伴有临床症状的任何水平的完全或高度房室传导阻滞。②束支-分支水平传导阻滞，间歇发生Ⅱ度Ⅱ型房室传导阻滞，有症状者；在观察过程中虽无症状，但阻滞程度进展、H-V 间期＞ 100ms 者。③病态窦房结综合征或房室传导阻滞，心室率经常低于 50 次 / 分，有明确的临床症状，或间歇发生心室率＜ 40 次 / 分；或虽无症状，但有长达 3 秒的 R-R 间隔。④由于颈动脉窦过敏引起的心率减慢，心率或 R-R 间隔达到上述标准，伴有明确症状者。⑤有窦房结功能障碍和 / 或房室传导阻滞的患者，因其他情况必须采用具有减慢心率作用的药物治疗时，为保证适当的心室率，应植入起搏器。

七、中医辨证论治

1. 心阳不足证

【临床表现】心悸气短、动则加剧，汗出倦怠，面色苍白，形寒肢冷，舌淡苔白，脉虚弱或沉细而数。

【治法】温补心阳，通脉定悸。

【代表方】人参四逆汤合桂枝甘草龙骨牡蛎汤加减。

2. 心肾阳虚证

【临床表现】心悸气短，动则加剧，面色苍白，形寒肢冷，腰膝酸软，小便清长，下肢浮肿，舌质淡胖，脉沉迟。

【治法】温补心肾，温阳利水。

【代表方】参附汤合真武汤加减。

3. 气阴两虚证

【临床表现】心悸气短，乏力，失眠多梦，自汗盗汗，五心烦热，舌质淡红少津，脉虚弱或结、代。

【治法】益气养阴，养心通脉。

【代表方】炙甘草汤加减。

4. **痰湿阻滞证**

【临床表现】心悸气短，心胸痞闷胀满，痰多，食少腹胀，或有恶心，舌苔白腻或滑腻，脉弦滑。

【治法】理气化痰，宁心通脉。

【代表方】涤痰汤加减。

5. **心脉痹阻证**

【临床表现】心悸，胸闷憋气，心痛时作，舌质暗或有瘀点、瘀斑，脉结、代。

【治法】活血化瘀，理气通络。

【代表方】血府逐瘀汤加减。

第三节　心脏骤停与心脏性猝死

心脏性猝死（sudden cardiac death，SCD）是指由于心脏原因引起的无法预料的自然死亡，常在急性症状出现后1小时内发生，以突然意识丧失为表现，死亡出乎意料。

本病可归属于中医学“厥证”“厥脱”“眩晕”“喘脱”等范畴。

一、西医病因病理

80%由冠心病及其并发症引起，此外为心肌病（肥厚型、扩张型）、心瓣膜病、先天性心血管疾病、急性心包填塞、充血性心力衰竭、电解质失衡、Q-T间期延长综合征、神经内分泌等因素所致的电不稳定性等。左室射血分数低于30%是猝死（sudden death，SD）的最强预测因素，心肌梗死后出现频发性与复杂性室性期前收缩亦预示猝死高危。

二、临床表现（助理医师不考）

心脏性猝死的临床过程常分为4期：前驱期、发病期、心脏骤停期和生物学死亡期。

1. **前驱期**　许多病人在发生心脏骤停前数天、数周或数月，出现新的心血管症状或原有症状加重，如心绞痛、呼吸困难或疲乏无力。但前驱期症状一般不敏感，缺乏特异性。

2. **发病期**　一般是导致心脏骤停前的急性心血管改变时期，通常不超过1小时。特异性症状是持续胸痛或突然心悸，呼吸困难，头晕，软弱无力。

3. **心跳骤停期**　心跳骤停的特征是由于脑血流量不足而致意识突然丧失、呼吸停止和脉搏消失。如不立即进行抢救，一般在1分钟内进入死亡期。罕见自发逆转者。

4. **生物学死亡期**　心室颤动或心室停搏，如在前4～6分钟内未予心肺复苏，则预后很差。如在前8分钟未予复苏，除非在低温等特殊条件下，一般不能存活。

三、实验室及其他检查

临床常见3种心电图表现：①心室颤动或扑动：心室颤动最多见，心电图上出现心室颤动或扑动波。②心室静止：心室完全丧失电活动而处于静止状态，心电图上出现直线。③心肌电－机械分离：心电图上具有宽而畸形、频率较慢、较为完整的QRS波群，但不产生有效的心肌机械性收缩，亦称为深度心血管性虚脱。

在上述3种情况中，以心室颤动最多见，特别是急性心肌梗死或急性心肌缺血病人发生的心搏骤停，绝大多数为心室颤动。

四、诊　断

①意识突然丧失。②大动脉（颈动脉或股动脉）搏动消失。

具有上述两点即可做出临床诊断，应立即进行心肺复苏。由于心音常因抢救时受到外界环境影响，故听诊不如摸大动脉可靠。

五、西医治疗

1. **基础心肺复苏**　主要措施包括畅通气道、人工呼吸和人工胸外挤压，简称ABC（airway，

breathing，circulation）。

（1）开通气道 保持呼吸道通畅是成功复苏的重要一步，可采用仰头抬颏法开放气道。方法是：术者将一手置于患者前额用力加压，使头后仰，另一手的食、中两指抬起下颚，使下颏尖、耳垂的连线与地面呈垂直状态，以通畅气道。应清除患者口中的异物和呕吐物，患者义齿松动应取下。

（2）人工呼吸 首先进行两次人工呼吸，每次持续吹气时间在1秒以上，保证足够的潮气量使胸廓起伏。两次人工通气后应立即胸外按压。人工呼吸一般选择口对口，若病人牙关紧闭，则可改为口对鼻呼吸。无论是单人还是双人进行心肺复苏，按压和吹气比例都是30∶2。口对口人工呼吸只是临时性紧急措施，应马上争取气管内插管，以人工气囊挤压或人工呼吸机进行辅助呼吸与输氧，纠正低氧血症。

（3）胸外按压 是建立人工循环的主要方法。胸外按压时，病人应置于水平位，头部不应高于心脏水平。患者应仰卧于硬板床或地上。术者宜跪在病人身旁或站在床旁的椅凳上。要按压在胸骨中下1/3交界处或两乳头连线与胸骨交点（2005年指南），按压时术者双臂应伸直、双肩在患者胸骨上方正中，垂直向下用力按压，利用髋关节为支点，以肩臂部力量向下按压，按压深度为4～5cm，按压频率为100次/分，按压应规律地、均匀地、不间断地进行；如有特殊操作（建立人工气道或者进行除颤等），间断尽量不超过10秒钟。下压与放松的时间比为1∶1。放松时定位的手掌根不要离开胸骨定位点，仅使胸骨不受任何压力。

"关于心肺复苏的更改建议"（AHA《心肺复苏及心血管急救指南》，2010）：①按压频率至少为100次/分（而不再是100次/分）；成人按压幅度至少为5cm，婴儿和儿童的按压幅度至少为胸部前后径的1/3（婴儿大约为4cm，儿童大约为5cm）。②建议将成人、儿童和婴儿的基础生命支持程序从A—B—C（开放气道、人工呼吸、胸外按压）更改为C—A—B（胸外按压、开放气道、人工呼吸）。③如果有两名施救者在场，第一名施救者开始胸外按压，第二名施救者开放气道并准备好在第2名施救者完成第一轮30次胸外按压后立即进行2次人工呼吸；单人施救者在进行30次按压后，开放患者的气道并进行2次人工呼吸。

2. 药物治疗 心脏骤停患者在进行心肺复苏时应尽早开通静脉通道。周围静脉通常选用肘前静脉或颈外静脉。中心静脉可选用颈内静脉、锁骨下静脉和股静脉。

（1）肾上腺素 可用于电击无效的室颤及无脉室速。常规给药方法是静脉推注1mg，每3～5分钟重复1次，可逐渐增加剂量至5mg。

（2）利多卡因 给予2～3次除颤加CPR及肾上腺素之后仍然是室颤/无脉室速，给予利多卡因，1～1.5mg/kg静脉注射。如无效可每3～5分钟重复1次，总剂量可达到3mg/kg。

（3）胺碘酮或溴苄胺 仍不能成功除颤，可给予胺碘酮或溴苄胺治疗。胺碘酮首次150mg，静脉注射，如无效，可重复给药总量达500mg。

（4）碳酸氢钠 对于心脏骤停引起严重酸中毒者，除了给氧外，应适量静脉注射碳酸氢钠，特别是电除颤难以复律的患者，一般碳酸氢钠的首剂量为1mmol/kg。在心肺复苏中，每10～15分钟重复使用半量。但应注意碳酸氢钠过量可致碱中毒、高钠血症和高渗状态等。

（5）葡萄糖酸钙 急性高钾血症引起的顽固性心室颤动，可给予10%葡萄糖酸钙5～10mL静脉注射，但不常规使用。

（6）肾上腺素、阿托品等 缓慢性心律失常或心搏停顿、无脉搏性电活动的常用药物为肾上腺素、阿托品，亦可用异丙肾上腺素；如有条件，应争取临时人工心脏起搏。

（7）不常规使用心内注射。

3. 复苏后处理

（1）心脏复苏后的处理原则和措施包括：①维持有效的循环和呼吸功能。②预防再次心脏骤停。③维持水电解质和酸碱平衡。④防治脑水肿、急性肾衰竭和继发感染等。

（2）脑复苏是心肺复苏最后成败的关键，主要措施包括：①降温（物理降温或加用冬眠药物）。②脱水（20%甘露醇和速尿）。

（3）防治急性肾功能衰竭。

六、中医辨证论治

1. **气阴两脱证**

【临床表现】神萎倦怠，气短，四肢厥冷，心烦胸闷，尿少，舌深红或淡，少苔，脉虚数或微。

【治法】益气救阴。

【代表方】生脉散加减。

2. **痰蒙神窍证**

证候神志恍惚，气粗息涌，喉间痰鸣，口唇、爪甲暗红，舌质暗，苔厚腻或白或黄，脉沉实。

【治法】豁痰活血，开窍醒神。

【代表方】菖蒲郁金汤加减。

3. **元阳暴脱证**

【临床表现】神志恍惚，或昏聩不语，面色苍白，四肢厥冷，舌质淡润，脉微细欲绝。

【治法】回阳固脱。

【代表方】独参汤或四味回阳饮加减。

七、预防与调护

心脏骤停的预防，很关键的一步是识别出高危人群。鉴于大多数心脏性猝死发生于冠心病患者，因此采用减轻心肌缺血、预防心肌梗死或缩小梗死范围等措施应能降低心脏性猝死的发生率。β 受体阻滞剂能明显减少急性心肌梗死、心梗后及充血性心力衰竭患者心脏性猝死的发生。对扩张型心肌病、长 Q-T 综合征、儿茶酚胺依赖性多形性室速及心肌桥患者，β 受体阻滞剂亦有预防心脏性猝死的作用。血管紧张素转换酶抑制剂对减少充血性心力衰竭猝死的发生可能有作用。

近年的研究已证明，埋藏式心脏复律除颤器（implantable cardioverter defibrillator，ICD）能改善一些有高度猝死危险患者的预后。伴无症状性非持续性室速的陈旧性心肌梗死患者，及非一过性或可逆性原因引起的室颤或室速所致心脏骤停的存活者、持续性室速及明确为快速性心律失常引起的晕厥患者，ICD 较其他方法能更好地预防心脏性猝死的发生。

第四节　高血压

高血压（primary hypertension）是以血压升高为主要临床表现伴或不伴有多种心血管危险因素的综合征，通常简称为高血压。高血压是多种心、脑血管疾病的重要病因和危险因素，影响重要脏器，如心、脑、肾的结构与功能，最终导致这些器官的功能衰竭，迄今仍是心血管疾病死亡的主要原因之一。

高血压在中医学中分属于“眩晕”“头痛”等范畴。

一、西医病因病理

（一）病　因

原发性高血压的病因为多因素，可分为遗传和环境因素两个方面。高血压是遗传易感性和环境因素相互作用的结果，遗传因素约占 40%，环境因素约占 60%。

1. **遗传因素** 高血压具有明显的家族聚集性，约 60% 的高血压患者有高血压家族史。

2. **环境因素**

（1）高钠、低钾膳食 高钠、低钾膳食是我国大多数高血压患者发病的主要危险因素之一。

（2）超重和肥胖 腰围男性≥ 90cm 或女性≥ 85cm，发生高血压的风险是腰围正常者的 4 倍以上。

（3）饮酒 人群高血压患病率随饮酒量增加而升高。

（4）精神紧张 长期从事高度精神紧张工作的人群高血压患病率增加。

（5）其他危险因素 高血压发病的其他危险因素包括年龄、高血压家族史、缺乏体力活动、口服避孕药、睡眠呼吸暂停低通气综合征等。

（二）发病机制

高血压的血流动力学特征主要是总外周血管阻力相对或绝对增高。从总外周血管阻力增高出发，目前高血压的发病机制主要集中在以下几个环节。

1. 交感神经系统活性亢进 各种病因使大脑皮层下神经中枢功能发生变化，各种神经递质浓度与活性异常，包括去甲肾上腺素、肾上腺素、多巴胺、神经肽Y、5-羟色胺、血管加压素、脑啡肽、脑钠肽和中枢肾素-血管紧张素系统，导致交感神经系统活性亢进，血浆儿茶酚胺浓度升高，阻力小动脉收缩增强。

2. 肾性水钠潴留 有较多因素可引起肾性水钠潴留，例如亢进的交感活性使肾血管阻力增加；肾小球有微小结构病变；肾脏排钠激素（前列腺素、激肽酶、肾髓质素）分泌减少，或者肾外排钠激素（内源性类洋地黄物质、心房肽）分泌异常，或者潴钠激素（18-羟去氧皮质酮、醛固酮）释放增多。

3. 肾素-血管紧张素-醛固酮系统（RAAS）激活 经典的RAAS包括：肾小球入球动脉的球旁细胞分泌肾素，激活从肝脏产生的血管紧张素原（AGT），生成血管紧张素Ⅰ（AI），然后经肺循环的转换酶（ACE）生成血管紧张素Ⅱ（AⅡ）。AⅡ是RAAS的主要效应物质，作用于血管紧张素Ⅱ受体（AT1），使小动脉平滑肌收缩，刺激肾上腺皮质球状带分泌醛固酮，通过交感神经末梢突触前膜的正反馈使去甲肾上腺素分泌增加。这些作用均可使血压升高，参与高血压发病并维持。近年来发现，很多组织，例如血管壁、心脏、中枢神经、肾脏及肾上腺，也有RAAS各种组成成分。组织RAAS对心脏、血管的功能和结构的作用，可能在高血压发生和维持中有更大影响。

4. 细胞膜离子转运异常 遗传性或获得性细胞膜离子转运异常，包括钠泵活性降低，钠-钾离子协同转运缺陷，细胞膜通透性增强，钙泵活性降低，可导致细胞内钠、钙离子浓度升高，膜电位降低，激活平滑肌细胞兴奋-收缩耦联，使血管收缩反应性增强和平滑肌细胞增生与肥大，血管阻力增高。

5. 胰岛素抵抗（IR） 约50%原发性高血压患者存在不同程度的IR，在肥胖、血甘油三酯升高、高血压与糖耐量减退同时并存的四联症患者中最为明显。

二、中医病因病机

本病形成的主要原因有情志失调、饮食不节、久病过劳及先天禀赋不足等。

1. 肝阳上亢 素体阳盛，肝阳偏亢，日久化火生风，风阳升动，上扰清窍，则发眩晕。长期忧郁恼怒，肝气郁结，气郁化火，肝阴暗耗，阴虚阳亢，风阳升动，上扰清窍，发为眩晕。

2. 痰湿中阻 若嗜酒肥甘，饥饱无常，或思虑劳倦，伤及于脾，脾失健运，水谷不能化生精微，聚湿生痰，痰浊上扰，蒙闭清窍，发为眩晕。

3. 瘀血阻络 久病入络，随着病情的迁延不愈，日久殃及血分，血行不畅，瘀血内停，滞于脑窍，清窍失养，发为眩晕。

4. 肝肾阴虚 肝阴不足可导致肾阴不足，肾水不足亦可引起肝阴亏乏。水不涵木，阳亢于上，清窍被扰而作眩晕。

5. 肾阳虚衰 久病体虚，累及肾阳，肾阳受损或阴虚日久，阴损及阳，导致肾阳虚衰，髓海失于涵养，而见眩晕等。

综上所述，高血压病发病主要与肝、脾、肾等脏腑关系密切；病因为情志失调、饮食不节、久病劳伤、先天禀赋不足等；主要病理环节为风、火、痰、瘀、虚；病机性质为本虚标实，肝肾阴虚为本，肝阳上亢、痰浊内蕴为标。

三、临床表现

（一）主要症状

可见头晕、头痛、颈项板紧、疲劳、心悸。

（二）体　征

主动脉瓣区第二心音亢进，主动脉瓣收缩期杂音。长期持续高血压可见心尖搏动向左下移位、心界向左下扩大等左心室肥大体征，还可闻及第四心音。

有些体征常提示继发性高血压可能，例如腰部肿块提示多囊肾或嗜铬细胞瘤；股动脉搏动延迟出现或缺如，并且下肢血压明显低于上肢，提示主动脉缩窄；向心性肥胖、紫纹与多毛，提示Cushing（库欣）综合征可能。

（三）并发症

血压持续升高，可有心、脑、肾等靶器官损害。

1. 心 血压持续升高致左心室肥厚、扩大形成高血压性心脏病，最终可导致充血性心力衰竭。高血压是冠状动脉粥样硬化的重要危险因素之一。

2. 脑 长期高血压，由于小动脉、微动脉瘤形成及脑动脉粥样硬化，可并发急性脑血管病，包括脑出血、短暂性脑缺血、脑血栓形成等。

3. 肾 高血压病有肾动脉硬化等，引起肾脏病变。病情发展可出现肾功能损害。

（四）高血压危重症

1. 恶性高血压 多见于中青年。发病急骤，血压显著升高，舒张压常≥ 130mmHg，头痛，视力减退，视网膜出血、渗出和视神经乳头水肿。肾功能损害明显，出现蛋白尿、血尿、管型尿，迅速发生肾功能不全。如不及时治疗，可因肾功能衰竭、心力衰竭或急性脑血管病而死亡。

2. 高血压危象 因紧张、疲劳、寒冷、嗜铬细胞瘤发作、突然停服降压药等诱因，小动脉发生强烈痉挛，血压急剧上升，影响重要脏器血液供应而产生危急症状。在高血压早期与晚期均可发生。危象发生时，出现头痛、烦躁、眩晕、恶心、呕吐、心悸、气急及视力模糊等严重症状，以及伴有痉挛动脉（椎 - 基底动脉、颈内动脉、视网膜动脉、冠状动脉等）累及相应的靶器官缺血症状。

3. 高血压脑病 发生在重症高血压患者，由于过高的血压超过了脑血流自动调节范围，脑组织血流灌注过多引起脑水肿。临床表现以脑病的症状与体征为特点，表现为弥漫性严重头痛、呕吐、意识障碍、精神错乱，甚至昏迷、局灶性或全身抽搐。

四、实验室及其他检查

1. 基本项目 ①血生化（钾、空腹血糖、血清总胆固醇、甘油三酯、高密度脂蛋白胆固醇、低密度脂蛋白胆固醇和尿酸、肌酐）。②全血细胞计数、血红蛋白和血细胞比容。③尿液分析（尿蛋白、糖和尿沉渣镜检）。④心电图。

2. 推荐项目 24 小时动态血压监测（ABPM）、超声心动图、颈动脉超声、餐后 2 小时血糖、尿白蛋白定量（糖尿病患者必查项目）、尿蛋白定量 （用于尿常规检查蛋白阳性者）、眼底检查、胸片、脉搏波传导速度（PWV）以及踝臂血压指数（ABI）等。

五、诊断与鉴别诊断

（一）诊　断

1. 按血压水平的分类和分级（见下表）

血压水平的分类和分级

分类	收缩压 /mmHg）		舒张压 /mmHg
正常血压	＜ 120	和	＜ 80
正常高值	120 ～ 139	和 / 或	80 ～ 89
高血压 /mmHg	≥ 140	和 / 或	≥ 90
1 级高血压（轻度）	140 ～ 159	和 / 或	90 ～ 99
2 级高血压（中度）	160 ～ 179	和 / 或	100 ～ 109
3 级高血压（重度）	≥ 180	和 / 或	≤ 110
单纯收缩期高血压	≥ 140	和	＜ 90

高血压定义为：在未使用降压药物的情况下，非同日：3 次测量血压，收缩压≥ 140mmHg 和 / 或舒张压≥ 90mmHg。收缩压≥ 140mmHg 和舒张压＜ 90mmHg 为单纯性收缩期高血压。患者既往有高血压史，目前正在使用降压药物，血压虽然低于 140/90mmHg，也诊断为高血压。根据血压升高水平，又进一步将高血压分为 1 级、2 级和 3 级。当收缩压和舒张压分属于不同级别时，以较高的分级为准。

2. 按心血管风险分层（见下表） 心血管风险分层根据血压水平、心血管危险因素、靶器官损害、临床并发症和糖尿病，分为低危、中危、高危和很高危四个层次。3 级高血压伴 1 项及以上危险因素；合并糖尿病；有心、脑血管病或慢性肾脏疾病等并发症，属于心血管风险很高危患者。

高血压患者心血管风险水平分层

其他危险因素和病史	血压 /mmHg		
	1 级	2 级	3 级
无	低危	中危	高危
1～2 个其他危险因素	中危	中危	很高危
≥ 3 个其他危险因素或靶器官损害	高危	高危	很高危

（二）鉴别诊断

1. 肾性高血压

（1）肾实质病变 ①急性肾小球肾炎 起病急骤，发病前 1～3 周多有链球菌感染史，有发热、水肿、血尿等表现。尿常规检查可见蛋白、红细胞和管型，血压为一过性升高。青少年多见。②慢性肾小球肾炎 由急性肾小球肾炎转变而来，或无明显急性肾炎史，而有反复浮肿、明显贫血、血浆蛋白低、氮质血症，蛋白尿出现早而持久，血压持续升高。

（2）肾动脉狭窄 有类似恶性高血压的表现，药物治疗无效。一般可见舒张压中、重度升高，可在上腹部或背部肋脊角处闻及血管杂音。大剂量断层肾盂造影、放射性核素肾图及 B 超有助于诊断。肾动脉造影可明确诊断。

2. 内分泌疾病继发的高血压

（1）嗜铬细胞瘤 可出现阵发性或持续性血压升高，阵发性血压升高时还可伴心动过速、出汗、头痛、面色苍白等症状，历时数分钟或数天，一般降压药无效，发作间隙血压正常。血压升高时测血或尿中儿茶酚胺及其代谢产物香草基杏仁酸（VMA）有助于诊断，超声、放射性核素及 CT、MRI 对肾脏部位检查可显示肿瘤部位而确诊。

（2）原发性醛固酮增多症 女性多见。以长期高血压伴顽固性低血钾为特征，可有多饮、多尿、肌无力、周期性麻痹等。实验室检查有低血钾、高血钠、血浆肾素活性降低，血尿醛固酮增多。安体舒通试验阳性具有诊断价值。

3. 库欣征 又称皮质醇增多症。患者除有高血压之外还有满月脸、水牛背、向心性肥胖、毛发增多、血糖升高等，诊断一般不难。24 小时尿中 17- 羟类固醇、17- 酮类固醇增多，地塞米松抑制试验或肾上腺素兴奋试验有助于诊断。

六、西医治疗

（一）治疗原则

1. 改善生活行为 ①减轻体重：尽量将体重指数（BMI）控制在＜ 25。②减少钠盐摄入：每人每日食盐量以不超过 6g 为宜。③补充钙和钾盐。④减少脂肪摄入：膳食中脂肪量应控制在总热量的 25% 以下。⑤戒烟、限制饮酒：饮酒量每日不可超过相当于 50g 乙醇的量。⑥增加运动：较好的运动方式是低或中等强度的等张运动，可根据年龄及身体状况，选择慢跑或步行，一般每周 3～5 次，每次 20～60 分钟。

2. 降压药物治疗的时机 高危、很高危或 3 级高血压患者，应立即开始降压药物治疗。确诊的 2 级高血压患者，应考虑开始药物治疗；1 级高血压患者，可在生活方式干预数周后，血压仍＞ 140/90mmHg 时，再开始降压药物治疗。

3. 血压控制目标值 在患者能耐受的情况下，逐步降压达标。一般高血压患者，应将血压（收缩压 / 舒张压）降至 140/90mmHg 以下；60 岁及以上的老年人的收缩压应控制在 150/90mmHg 以下，如能耐受还可进一步降低；伴有肾脏疾病、糖尿病或病情稳定的冠心病的高血压患者治疗更宜个体化，一般可以将血压降至 130/80mmHg 以下，脑卒中后的高血压患者一般血压目标为＜ 140/90mmHg。

（二）降压药物的应用

1. 降压药物种类及作用特点 目前常用降压药物可归纳为五大类，即利尿剂、β 受体阻滞剂、钙通道阻滞剂（CCB）、血管紧张素转换酶抑制剂（ACEI）和血管紧张素Ⅱ受体阻滞剂（ARB）。2014 年高血压指南将 ACEI、ARB、CCB 和噻嗪类利尿剂作为一线用药，但我国指南认为噻嗪类利尿剂、ACEI、ARB 以及 CCB 和 β 受体阻滞剂均为一线用药。

（1）利尿剂 有噻嗪类、襻利尿剂和保钾利尿剂三类。各种利尿剂的降压疗效相仿，噻嗪类使用最多，常用的有氢氯噻嗪、氯噻酮、苄氟噻嗪和吲达帕胺。

适应证：适用于老年和高龄老年高血压、单独收缩期高血压或伴心力衰竭患者，也是难治性高血压的基础药物之一。

不良反应：噻嗪类利尿剂可引起低血钾，痛风者禁用；高尿酸血症，以及明显肾功能不全者慎用。保钾利尿剂可引起高血钾，不宜与ACEI、ARB合用，肾功能不全者禁用。襻利尿剂主要用于肾功能不全时。

（2）钙通道阻滞剂 钙拮抗剂分为二氢吡啶类和非二氢吡啶类，前者以硝苯地平为代表，后者有维拉帕米和地尔硫䓬。根据药物作用持续时间，钙拮抗剂又可分为短效和长效。长效钙拮抗剂包括长半衰期药物，例如氨氯地平；脂溶性膜控型药物，例如拉西地平和乐卡地平；缓释或控释制剂，例如非洛地平缓释片、硝苯地平控释片。

适应证：适用于各种不同程度的高血压；尤其适用于老年高血压，单纯收缩期高血压，伴稳定性心绞痛、冠状动脉或颈动脉粥样硬化及周围血管病患者。

不良反应：开始治疗阶段有反射性交感活性增强，引起心率增快、面部潮红、头痛、下肢水肿等，尤其是使用短效制剂时。非二氢吡啶类抑制心肌收缩及自律性和传导性，不宜在心力衰竭、窦房结功能低下或心脏传导阻滞患者中应用。

（3）血管紧张素转换酶抑制剂 常用的有卡托普利、依那普利、贝那普利、赖诺普利、西拉普利、培哚普利、雷米普利和福辛普利等。

适应证：尤其适用于伴有慢性心力衰竭、心肌梗死后、非糖尿病肾病、糖尿病肾病、代谢综合征、蛋白尿或微量白蛋白尿的高血压患者。

不良反应：主要是刺激性干咳和血管性水肿。高血钾症、妊娠妇女和双侧肾动脉狭窄患者禁用。血肌酐超过3mg患者使用时需谨慎。

（4）血管紧张素Ⅱ受体拮抗剂 常用的有氯沙坦、缬沙坦、厄贝沙坦、依普罗沙坦、伊贝沙坦、替米沙坦、坎地沙坦和奥美沙坦。

适应证：尤其适用于伴左室肥厚、心力衰竭、心房颤动预防、糖尿病肾病、代谢综合征、微量白蛋白尿或蛋白尿患者，以及不能耐受ACEI的患者。

不良反应：偶有腹泻，长期应用可升高血钾，应注意监测血钾及肌酐水平变化。双侧肾动脉狭窄、妊娠妇女、高钾血症者禁用。

（5）β受体阻滞剂 有选择性（β_1）、非选择性（β_1与β_2）和兼有α受体阻滞三类。常用的有美托洛尔、阿替洛尔、比索洛尔、卡维地洛、拉贝洛尔。

适应证：适用于各种不同严重程度的高血压患者，尤其是心率较快的中、青年患者或合并心绞痛患者。

不良反应：主要有心动过缓、乏力、四肢发冷。β受体阻滞剂对心肌收缩力、房室传导及窦性心律均有抑制，并可增加气道阻力。急性心力衰竭、支气管哮喘、病态窦房结综合征、房室传导阻滞和外周血管病患者禁用。

（6）α受体阻滞剂 不作为一般高血压治疗的首选药，适用于高血压伴前列腺增生患者，也用于难治性高血压患者的治疗，开始用药应在入睡前，以防体位性低血压发生，使用中注意测量坐立位血压，最好使用控释制剂。体位性低血压者禁用。心力衰竭者慎用。

2. 降压药的联合应用 联合应用降压药物已成为降压治疗的基本方法。若高血压患者基线收缩压＞160mmHg或舒张压＞100mmHg，或患者血压超过目标血压20/10mmHg，可直接启动两种药物联合治疗。联合用药方案见下表。

联合治疗方案推荐参考

优先推荐	一般推荐	不常规推荐
D-CCB+ARB	利尿剂+β受体阻滞剂	ACEI+受体阻滞剂
D-CCB+ACEI	α受体阻滞剂+β受体阻滞剂	ARB+β受体阻滞剂
ARB+噻嗪类利尿剂	D-CCB+保钾利尿剂	ACEI+ARB
ACEI+噻嗪类利尿剂	噻嗪类利尿剂+保钾利尿剂	中枢作用药+β受体阻滞剂
D-CCB+噻嗪类利尿剂	—	—
D-CCB+β受体阻滞剂	—	—

注意上表中的D-CCB为二氢吡啶类钙通道阻滞剂，ACEI为血管紧张素转换酶抑制剂，ARB为血管紧张素受体拮抗剂。

（1）ACEI或ARB加噻嗪类利尿剂 利尿剂的不良反应是激活RAAS，而与ACEI或ARB合用则抵消此不利因素。此外，ACEI和ARB由于可使血钾水平略有上升，从而能防止噻嗪类利尿剂长期应用所致的低血钾等不良反应。

（2）二氢吡啶类钙通道阻滞剂加ACEI或ARB 前者具有直接扩张动脉的作用，后者通过阻断RAAS，既扩张动脉，又扩张静脉，故两药有协同降压作用。二氢吡啶类钙通道阻滞剂常致踝部水肿，可被ACEI或ARB消除。此外，ACEI或ARB也可部分阻断钙通道阻滞剂所致反射性交感神经张力增加和心率加快的不良反应。

（3）钙通道阻滞剂加噻嗪类利尿剂 我国FEVER研究证实，二氢吡啶类钙通道阻滞剂加噻嗪类利尿剂治疗，可降低高血压患者脑卒中发生风险。

（4）二氢吡啶类钙通道阻滞剂（D-CCB）加β受体阻滞剂 前者具有的扩张血管和轻度增加心率的作用，正好抵消β受体阻滞剂的缩血管及减慢心率的作用。

（三）有并发症的降压治疗

1. **脑血管病** 降压过程应该缓慢、平稳，最好不减少脑血流量。可选择ARB、长效钙拮抗剂、ACEI或利尿剂。注意从单种药物小剂量开始，再缓慢递增剂量或联合治疗。

2. **冠心病** 高血压合并稳定性心绞痛的降压治疗，应选择P受体阻滞剂、转换酶抑制剂和长效钙拮抗剂；发生过心肌梗死的患者应选择ACEI和β受体阻滞剂，预防心室重构。

3. **心力衰竭** 高血压合并无症状左心室功能不全的降压治疗，应选择ACEI和β受体阻滞剂，注意从小剂量开始；有心力衰竭症状的患者，应采用利尿剂、ACEI或ARB和β受体阻滞剂联合治疗。

4. **慢性肾衰竭** 常选用ACEI或ARB。要注意在低血容量或病情晚期（肌酐清除率＜30mL/min或血肌酐超过265（μmol/L，即3.0mg/dl）有可能使肾功能恶化。

5. **糖尿病** ARB或ACEI、长效钙拮抗剂是较合理的选择。ACEI或ARB能有效减轻和延缓糖尿病肾病的进展，改善血糖控制。

（四）顽固性高血压治疗

约10%高血压患者，尽管使用了3种以上合适剂量降压药联合治疗，血压仍未能达到目标水平，称为顽固性高血压或难治性高血压。对顽固性高血压的处理，首先要寻找原因，然后针对具体原因进行治疗，有以下常见原因：

1. 血压测量错误。

2. 降压治疗方案不合理：在3种降压药的联合治疗方案中无利尿剂。

3. 药物干扰降压作用：同时服用干扰降压作用的药物是血压难以控制的一个较隐蔽的原因。

4. 容量超负荷：饮食钠摄入过多抵消降压药作用。肥胖、糖尿病、肾脏损害和慢性肾功能不全时通常有容量超负荷。

5. 胰岛素抵抗：胰岛素抵抗是肥胖和糖尿病患者发生顽固性高血压的主要原因。在降压药治疗基础上联合使用胰岛素增敏剂，可以明显改善血压控制。肥胖者减轻体重5kg就能显著降低血压或减少所用的降压药数量。

（五）高血压急症的处理

在高血压发展过程的任何阶段和其他疾病急症时，可以出现严重危及生命的血压升高，需要作紧急处理。高血压急症是指短时期内（数小时或数天）血压重度升高，舒张压＞130mmHg和/或收缩压＞200mmHg，伴有重要器官组织如心脏、脑、肾脏、眼底、大动脉的严重功能障碍或不可逆性损害。

1. **治疗原则**

（1）迅速降低血压 选择适宜有效的降压药物，放置静脉输液管，静脉滴注给药，同时应经常不断测量血压或无创性血压监测。静脉滴注给药的优点是便于调整给药的剂量。

（2）控制性降压 高血压急症时短时间内血压急剧下降，有可能使重要器官的血流灌注明显减少，应逐步控制性降压，即开始的24小时内将血压降低20%～25%，48小时内血压不低于160/100mmHg。如果降压后发现有重要器官的缺血表现，血压降低幅度应更小些。在随后的1～2周内，再将血压逐步降到正常水平。

（3）合理选择降压药 高血压急症处理对降压药的选择，要求起效迅速，短时间内达到最大作用；作用持续时间短，停药后作用消失较快；不良反应较小。硝普钠、硝酸甘油、尼卡地平和地尔硫䓬注射液相对比较理想。在大多数情况下，硝普钠往往是首选的药物。

2. 降压药选择与应用

（1）硝普钠 能同时直接扩张动脉和静脉，降低前、后负荷。以50～100mg加入5%葡萄糖注射液500ml，避光经脉滴注。使用硝普钠必须密切观察血压，根据血压水平仔细调节滴注速率，稍有改变就可引起血压较大波动。停止、滴注后，作用仅维持3～5分钟。硝普钠可用于各种高血压急症。在通常剂量下不良反应轻微，有恶心、呕吐、肌肉颤动。滴注部位如药物外渗可引起局部皮肤和组织反应。硝普钠在体内红细胞中代谢产生氰化物，长期或大剂量使用应注意可能发生硫氰酸中毒，尤其是肾功能损害者。

（2）硝酸甘油 扩张静脉和选择性扩张冠状动脉与大动脉。开始时以5～10μg/分速率静滴，然后每5～10分钟提高滴注速率至20～50μg/分。降压起效迅速，停药后数分钟作用消失。硝酸甘油主要用于急性心力衰竭或急性冠脉综合征时高血压急症。不良反应有心动过速、面部潮红、头痛和呕吐等。

（3）尼卡地平 二氢吡啶类钙通道阻滞剂，作用迅速，持续时间较短，降压同时改善脑血流量。开始时以每分钟0.5μg/kg静脉滴注，逐步增加剂量到每分钟6μg/kg。尼卡地平主要用于高血压危象或急性脑血管病时高血压急症。不良作用有心动过速、面部潮红等。

（4）地尔硫䓬 非二氢吡啶类钙通道阻滞剂，降压同时具有改善冠状动脉血流量和控制快速性室上性心律失常作用。配制成50mg/500mL浓度，以5～15mg/时速率静滴，根据血压变化调整速率。地尔硫䓬主要用于高血压危象或急性冠脉综合征。不良作用有头痛、面部潮红等。

（5）拉贝洛尔 兼有α受体阻滞作用的β受体阻滞剂，起效较迅速（5～10分钟），且持续时间较长（3～6小时）。开始时缓慢静脉注射50mg，以后可以每隔15分钟重复注射，总剂量不超过300mg，也可以0.5～2mg/分速率静脉滴注。拉贝洛尔主要用于妊娠或肾衰竭时高血压急症。不良反应有头晕、体位性低血压、心脏传导阻滞等。

七、中医辨证论治

1. 肝阳上亢证

【临床表现】头晕头痛，口干口苦，面红目赤，烦躁易怒，大便秘结，小便黄赤，舌质红苔薄黄，脉弦细有力。

【治法】平肝潜阳。

【代表方】天麻钩藤饮加减。

2. 痰湿内盛证

【临床表现】头晕头痛，头重如裹，困倦乏力，胸闷，腹胀痞满，少食多寐，呕吐痰涎，肢体沉重，舌胖苔腻，脉濡滑。

【治法】祛痰降浊。

【代表方】半夏白术天麻汤加减。

3. 瘀血内停证

【临床表现】头痛经久不愈，固定不移，头晕阵作，偏身麻木，胸闷，时有心前区痛，口唇发绀，舌紫，脉弦细涩。

【治法】活血化瘀。

【代表方】血府逐瘀汤加减。

4. 肝肾阴虚证

【临床表现】头晕耳鸣，目涩，咽干，五心烦热，盗汗，不寐多梦，腰膝酸软，大便干涩，小便热赤，舌质红少苔，脉细数或弦细。

【治法】滋补肝肾，平潜肝阳。

【代表方】杞菊地黄丸加减。

5. 肾阳虚衰证

【临床表现】头晕眼花，头痛耳鸣，形寒肢冷，心悸气短，腰膝酸软，夜尿频多，大便溏薄，舌淡胖，脉沉弱。

【治法】温补肾阳。

【代表方】济生肾气丸加减。

八、预防与调护

高血压及其引起的心脑血管疾病是目前疾病死亡主要原因之一，因此必须及早发现、及时治疗、终生服药，尽量防止及逆转靶器官的损害，减少其严重后果。

根据不同的情况进行针对性预防。高血压的预防一般分为三级：一级预防是针对高危人群和整个人群，以社区为主，注重使高血压易感人群通过减轻体重、改善饮食结构、戒烟、限酒、增加体育活动等预防高血压病的发生；二级预防是针对高血压患者，包括一切预防内容，并采用简便、有效、安全、价廉的药物进行治疗；三级预防是针对高血压重症的抢救，预防其并发症的产生和死亡。

做好健康教育，保持健康的生活方式。注意劳逸结合，精神乐观，睡眠充足，保持大便通畅，多吃低热量、高营养的食物，少盐、少糖、少油。

第五节 冠状动脉粥样硬化性心脏病

冠状动脉粥样硬化性心脏病是指冠状动脉粥样硬化性血管腔阻塞，导致心肌缺血、缺氧而引起的心脏病，它和冠状动脉功能性改变（痉挛）心脏病一起，统称为冠状动脉性心脏病，简称冠心病，亦称缺血性心脏病。

冠心病的病因是冠状动脉粥样硬化，与下列因素有关：①血脂异常。②高血压。③吸烟。④糖尿病或糖耐量异常。⑤性别。⑥年龄。⑦肥胖。⑧长期精神紧张。⑨遗传因素等。

1. 急性冠脉综合征 ①不稳定型心绞痛。②非 ST 段抬高性心梗。③ ST 段抬高性心梗。

2. 慢性冠脉病变 ①稳定型心绞痛。②冠脉正常的心绞痛（如 X 综合征）。③无症状型心肌缺血。④缺血性心肌病。

·心绞痛·

心绞痛是冠状动脉供血不足，心肌急剧的、暂时的缺血与缺氧所致的临床综合征。

本病与中医学“胸痹”“心痛”相类似，可归属于“卒心痛”“厥心痛”等范畴。

一、西医病因病理

（一）病因和发病机制

冠状动脉粥样硬化使血管腔狭窄或阻塞，与冠状动脉功能性改变（痉挛）一起导致冠状动脉的供血与心肌的需血之间发生矛盾，冠状动脉血流量不能满足心肌代谢的需要，引起心肌急剧的、暂时的缺血缺氧时，即可发生心绞痛。

（二）病 理

至少一支冠状动脉主支管腔显著狭窄＞ 70%，或冠状动脉痉挛、冠状循环的小动脉病变、交感神经过度活动或心肌代谢异常等。冠脉内不稳定的粥样斑块继发病理改变（斑块内出血、斑块纤维帽破裂、血小板聚集形成血栓及 / 或刺激冠状动脉痉挛），见于不稳定型心绞痛。

二、中医病因病机

本病的中医病因主要为寒邪内侵、饮食失调、情志失节、劳倦内伤、年迈体虚等，在这些病因的作用和影响下，发生脏腑功能失常，心脉痹阻而发胸痹。

1. **心血瘀阻** 情志内伤，气郁化火，灼津成痰，气滞痰阻，血行不畅，心脉痹阻。

2. **痰浊内阻** 脾虚气结，津液不得输布，聚成痰浊，阻滞气机而发病。

3. **阴寒凝滞** 素体阳虚，胸阳不足，阴寒内盛，痹阻心脉而发病。

4. **气虚血瘀** 素体虚弱或年老久病，气虚无以行血，血脉痹阻，不通而痛。

5. **气阴两虚** 年老久病，肾气不足，肾阴亏虚，气阴两虚，心脉失于濡养。

6. **心肾阴虚** 年老久病，肾阴亏虚，心阴内耗，心阳不振，气血运行失畅而发病。

7. **心肾阳虚** 年老久病，肾阳虚衰，不能鼓舞五脏之阳，致心气不足或心阳不振而发病。

本病病位在心，涉及肝、肺、脾、肾等脏。本病是以气虚、气阴两虚及阳气虚衰为本，血瘀、寒凝、痰浊、气滞为标的本虚标实病证，若病情进一步发展，可发为真心痛；若心肾阳虚，水邪泛滥，可出现喘咳、水肿。

三、临床表现

（一）主要症状

心绞痛以发作性胸痛为主要临床表现，典型心绞痛的五大症状特点如下：

1. **部位** 主要在胸骨体中段或上段之后，可波及心前区，常放射至左肩、左臂内侧达无名指和小指，或至颈、咽或下颌部。

2. **性质** 胸痛常为压迫、发闷或紧缩性，也可有烧灼感。

3. **诱因** 发作常由体力劳动或情绪激动（如愤怒、焦急、过度兴奋等）所诱发，饱食、寒冷、吸烟、心动过速、休克等亦可诱发。

4. **持续时间** 疼痛出现后常逐步加重，然后在 3 ～ 5 分钟内渐消失，很少超过 15 分钟。

5. **缓解方式** 休息或舌下含用硝酸甘油能在几分钟内使之缓解。

（二）体　征

平时一般无异常体征。心绞痛发作时常见心率增快、血压升高、表情焦虑、皮肤冷或出汗，有时出现第四或第三心音奔马律。可有暂时性心尖部收缩期杂音，是由于乳头肌缺血使其功能失调引起二尖瓣关闭不全所致。

四、实验室及其他检查

（一）心电图

可发现心肌缺血，是诊断心绞痛最常用的检查方法。

1. **静息时心电图** 约半数患者在正常范围，也可能有陈旧性心肌梗死的改变或非特异性 ST 段和 T 波异常，有时出现房室传导阻滞、束支传导阻滞或室性、房性期前收缩等心律失常。

2. **心绞痛发作时心电图** 绝大多数患者可出现暂时性心内膜下心肌缺血引起的 ST 段压低 ≥ 0.1mV，发作缓解后恢复。

3. **心电图运动负荷试验** 运动方式主要为分级活动平板或踏车。运动中出现典型心绞痛，心电图改变主要以 ST 段水平型或下斜型压低≥ 0.1mV（J 点后 60 ～ 80 毫秒）持续 2 分钟为运动试验阳性标准。

4. **心电图连续动态监测** 胸痛发作时相应时间的缺血性 ST-T 改变有助于心绞痛的诊断。

（二）CT 造影

为显示冠状动脉病变及形态的无创检查方法，有较高阴性预测价值。若 CT 冠状动脉造影未见狭窄病变，一般可不进行有创检查。

（三）冠状动脉造影

对冠心病具有确诊价值。主要指征为：①可疑心绞痛而无创检查不能确诊者。②积极药物治疗时心绞痛仍较重。③中危、高危组的不稳定型心绞痛拟行血管重建治疗者。

一般认为，管腔直径减少 70% ～ 75% 以上会严重影响血供，50% ～ 70% 者也有一定意义。

（四）超　声

可显示心绞痛发作时有节段性室壁收缩活动减弱。

五、诊断与鉴别诊断

（一）诊　断

1. 诊断要点

根据典型的发作特点和体征，结合存在的冠心病危险因素，除外其他原因所致的心绞痛，一般即可确立诊断。

2. 分型

（1）稳定型心绞痛（稳定型劳力性心绞痛）。

（2）不稳定型心绞痛。主要包括：

①初发劳力型心绞痛：病程在两个月内新发生的心绞痛（从无心绞痛或有心绞痛病史但在近半年内未发作过心绞痛）。

②恶化劳力型心绞痛：病情突然加重，表现为胸痛发作次数增加，持续时间延长，诱发心绞痛的活动阈值明显减低，硝酸甘油缓解症状的作用减弱，病程在两个月之内。

③静息心绞痛：心绞痛发生在休息或安静状态，发作持续时间相对较长，含硝酸甘油效果欠佳，病程在 1 个月内。

④梗死后心绞痛：指 AMI 发病 24 小时后至 1 个月内发生的心绞痛。

⑤变异型心绞痛：休息或一般活动时发生的心绞痛，发作时心电图显示 ST 段暂时性抬高。

（二）鉴别诊断

1. 急性心肌梗死　疼痛部位与心绞痛相仿，但性质更剧烈，持续时间多超过 30 分钟，可长达数小时，可伴有心律失常、心力衰竭和 / 或休克，含用硝酸甘油多不能使之缓解。心电图中面向梗死部位的导联 ST 段抬高，和 / 或同时有异常 Q 波（非 ST 段抬高性心肌梗死则多表现为 ST 段下移和 / 或 T 波改变）。实验室检查示白细胞计数增高、红细胞沉降率增快、心肌坏死标记物（肌红蛋白、肌钙蛋白 I 或 T、CK-MB 等）增高。

2. 心脏神经症　隐痛或短暂刺痛，部位多变，胸痛多在活动后或劳累后出现，而非运动当时发生。多数做轻微体力活动可有所缓解，硝酸甘油治疗无效或 10 分钟后起效，常伴有其他神经衰弱症状，心脏检查均为阴性。

3. 肋间神经痛和肋软骨炎　常累及 1 ～ 2 个肋间，为刺痛或灼痛，多为持续性而非发作性，体位改变或牵扯可加重疼痛，沿神经走向有压痛。

不典型疼痛还需与反流性食管炎等食管疾病、膈疝、消化性溃疡、肠道疾病、颈椎病等相鉴别。

六、西医治疗

（一）发作时的治疗

1. 休息　发作时立刻休息，一般患者在停止活动后症状即可消除。

2. 药物治疗　较重的发作，可使用作用较快的硝酸酯制剂。

（1）硝酸甘油　可用 0.3 ～ 0.6mg，置于舌下含化，迅速为唾液所溶解而吸收，1 ～ 2 分钟即开始起作用，约半小时后作用消失。对 92% 的患者有效，其中 76% 在 3 分钟内见效。

（2）硝酸异山梨酯　可用 5 ～ 10mg，舌下含化，2 ～ 5 分钟见效，作用维持 2 ～ 3 小时；还有供喷雾吸入用的制剂。

（二）缓解期的治疗

使用作用持久的抗心绞痛药物，以防心绞痛发作，可单独选用、交替应用或联合应用下列药物。

1. β 受体阻滞剂　目前常用对心脏有选择性的制剂美托洛尔、比索洛尔，或选用兼有 α 受体阻滞作用的卡维地洛。

使用本药应注意：①本药与硝酸酯类合用有协同作用，因而用量应偏小，开始剂量尤其要注意减小，以免引起直立性低血压等副作用。②停用本药时应逐步减量，如突然停用有诱发心肌梗死的可能。③低血压、支气管哮喘及心动过缓、Ⅱ度或以上房室传导阻滞者不宜应用。

2. 硝酸酯制剂 ①硝酸异山梨酯。②5- 单硝酸异山梨酯：是长效硝酸酯类药物，无肝脏首过效应，生物利用度几乎达 100%。

3. 钙通道阻滞剂 常用维拉帕米、硝苯地平、地尔硫草。治疗变异性心绞痛首选钙通道阻滞剂。

4. 曲美他嗪 通过抑制脂肪酸氧化和增加葡萄糖代谢，改善心肌氧的供需平衡而治疗心肌缺血。

5. 调脂药和抗血小板药 可阻止或逆转病情进展。

（三）不稳定型心绞痛的处理

1. 一般处理 急性期卧床休息 1 ～ 3 天；吸氧、持续心电监测。

2. 抗血小板药（阿司匹林、氯吡格雷）和抗凝药（低分子肝素）。

3. 缓解症状 硝酸酯类、β 受体阻滞剂、钙通道阻滞剂（严重的不稳定型心绞痛患者常需三联用药）。

4. 介入和外科手术治疗。

七、中医辨证论治

1. 心血瘀阻证

【临床表现】胸痛较剧，如刺如绞，痛有定处，入夜加重，伴有胸闷，日久不愈，或因暴怒而致心胸剧痛，舌质紫暗，或有瘀斑，舌下络脉青紫迂曲，脉弦涩或结、代。

【治法】活血化瘀，通脉止痛。

【代表方】血府逐瘀汤加减。

2. 痰浊闭阻证

【临床表现】胸闷痛如窒，气短痰多，肢体沉重，形体肥胖，纳呆恶心，舌苔浊腻，脉滑。

【治法】通阳泄浊，豁痰开痹。

【代表方】瓜蒌薤白半夏汤合涤痰汤。

3. 阴寒凝滞证

【临床表现】猝然胸痛如绞，感寒痛甚，形寒，冷汗自出，心悸短气，舌质淡红，苔白，脉沉细或沉紧。

【治法】辛温通阳，开痹散寒。

【代表方】枳实薤白桂枝汤合当归四逆汤加减。

4. 气虚血瘀证

【临床表现】胸痛隐隐，遇劳则发，神疲乏力，气短懒言，心悸自汗，舌质淡暗，伴有齿痕，苔薄白，脉缓弱或结、代。

【治法】益气活血，通脉止痛。

【代表方】补阳还五汤加减。

5. 气阴两虚证

【临床表现】胸闷隐痛，时作时止，心悸气短，倦怠懒言，头晕目眩，心烦多梦，或手足心热，舌红少津，脉细弱或结、代。

【治法】益气养阴，活血通络。

【代表方】生脉散合炙甘草汤加减。

6. 心肾阴虚证

【临床表现】胸闷痛，心悸盗汗，虚烦不寐，腰膝酸软，头晕耳鸣，舌红少苔，脉沉细数。

【治法】滋阴益肾，养心安神。

【代表方】左归丸加减。

7. 心肾阳虚证

【临床表现】心悸而痛，胸闷气短，甚则胸痛彻背，心悸汗出，畏寒，肢冷，下肢浮肿，腰酸无力，面色苍白，唇甲淡白或青紫，舌淡白或紫暗，脉沉细或沉微欲绝。

【治法】益气壮阳，温络止痛。

【代表方】参附汤合右归丸加减。

·心肌梗死·

心肌梗死（AMI）是在冠状动脉病变的基础上，发生冠状动脉血供急剧减少或中断，使相应的心肌严重而持久地急性缺血导致心肌坏死。

本病与中医学中的“真心痛”相类似，可归属于“胸痹”“心痛”“心悸”“喘证”“脱证”等范畴。

一、西医病因病理

（一）病因和发病机制

基本病因为冠状动脉粥样硬化（偶为冠状动脉栓塞、炎症、先天性畸形、痉挛和冠状动脉口阻塞所致），造成一支或多支血管管腔狭窄和心肌血供不足，而侧支循环未充分建立。在此基础上，一旦血供急剧减少或中断，使心肌严重而持久地急性缺血达20～30分钟以上，即可发生AMI。

（二）病　理

1. 冠状动脉病变

（1）左冠状动脉前降支闭塞　引起左心室前壁、心尖部、下侧壁、前间隔和二尖瓣前乳头肌梗死。

（2）右冠状动脉闭塞　引起左心室膈面（右冠状动脉占优势时）、后间隔和右心室梗死，并可累及窦房结和房室结。

（3）左冠状动脉回旋支闭塞　引起左心室高侧壁、膈面（左冠状动脉占优势时）和左心房梗死，可能累及房室结。

（4）左冠状动脉主干闭塞　引起左心室广泛梗死。

2. 心肌病变　冠状动脉闭塞后20～30分钟，受其供血的心肌即有少数坏死，开始了AMI的病理过程。1～2小时之间绝大部分心肌呈凝固性坏死，心肌间质充血、水肿，伴大量炎症细胞浸润。之后，坏死的心肌纤维逐渐溶解，形成肌溶灶，随后渐有肉芽组织形成。大块的梗死累及心室壁的全层或大部分者常见。

二、中医病因病机

本病的病因与年老体衰、情志内伤、饮食不节、寒邪内侵等因素有关。

1. 气滞血瘀　情志内伤，气郁化火，灼津成痰，气滞痰阻，血行不畅，心脉痹阻。

2. 寒凝心脉　素体阳虚，胸阳不足，阴寒内盛，痹阻心脉而发病。

3. 痰瘀互结　脾虚气结，津液不布，聚成痰浊，阻滞气机，血行不畅，痰瘀交阻。

4. 气虚血瘀　素体虚弱或年老久病，气虚无以行血，血脉痹阻，不通则痛。

5. 气阴两虚　年老久病，肾气不足，肾阴亏虚，气阴两虚，心脉失于濡养。

6. 阳虚水泛　年老久病，脾肾阳虚，水湿不得运化，上凌心胸，泛溢肌肤。

7. 心阳欲脱　年老久病，肾阳虚衰，可致心气不足或心阳不振，病久心阳衰微甚成欲脱之势。

基本病机为心脉痹阻不通，心失所养。病性本虚标实，本虚是气虚、阳虚、阴虚，以心气虚为主；标实为寒凝、气滞、血瘀、痰阻，以血瘀为主。疼痛剧烈者，多以实证为主，疼痛不典型或疼痛缓解后则多以虚证为主。病位在心，且与肝、脾、肾相关。本病病情凶险，易生他证。若心气心阳耗损至极，可出现心阳暴脱、阴阳离决之危证。

三、临床表现

（一）诱因和前驱症状

患者在发病前数日有乏力，胸部不适，活动时心悸、气急、烦躁、心绞痛等前驱症状，其中以新发生心绞痛（初发型心绞痛）或原有心绞痛加重（恶化型心绞痛）为最突出。心绞痛发作较以往频繁、程度较剧、持续较久、硝酸甘油疗效差、诱发因素不明显。

（二）症　状

1. 疼痛　是最先出现的症状，疼痛部位和性质与心绞痛相同，但诱因多不明显，且常发生于安静时，程度较重，持续时间较长，可达数小时或更长，休息和含用硝酸甘油片多不能缓解。少数患者无疼痛，一开始即表现为休克或急性心力衰竭。

2. **全身症状** 有发热、心动过速、白细胞增高和红细胞沉降率增快等，由坏死物质被吸收所引起。

3. **胃肠道症状** 疼痛剧烈时常伴有频繁的恶心、呕吐和上腹胀痛，重症者可发生呃逆。

4. **心律失常** 以24小时内最多见，以室性心律失常最多，尤其是室性期前收缩。室颤是AMI早期，特别是入院前主要的死因。

5. **低血压和休克** 主要是心源性，为心肌广泛（40%以上）坏死，心排血量急剧下降所致，神经反射引起的周围血管扩张属次要，有些患者尚有血容量不足的因素参与。

心力衰竭主要是急性左心衰竭，为梗死后心脏舒缩力显著减弱或不协调所致。

（三）体 征

几乎所有患者都有血压降低。部分患者可出现心脏浊音界轻度至中度增大，心尖区第一心音减弱，可出现第四心音（心房性）奔马律，少数有第三心音（心室性）奔马律；可有与心律失常、休克或心力衰竭相关的其他体征。

（四）并发症

1. **乳头肌功能不全或断裂** 发生率达50%，不同程度的二尖瓣脱垂并关闭不全，心尖区出现收缩中、晚期喀喇音和吹风样收缩期杂音，不同程度心力衰竭。

2. **心室壁瘤** 心电图ST段持续抬高，影像学见局部心缘突出、搏动减弱或有反常搏动。

3. **心肌梗死后综合征** 发生率约10%。于AMI后数周至数月内出现，可反复发生，表现为心包炎、胸膜炎或肺炎，有发热、胸痛等症状，可能为机体对坏死物质的过敏反应。

4. **栓塞** 发生率1%～6%，见于起病后1～2周。

5. **心脏破裂** 少见，常在起病1周内出现，因急性心包填塞而猝死。

四、实验室及其他检查

（一）心电图

1. 特征性改变

（1）ST段抬高性AMI心电图表现特点为：

①ST段抬高呈弓背向上型，在面向坏死区周围心肌损伤区的导联上出现。

②宽而深的Q波（病理性Q波），在面向透壁心肌坏死区的导联上出现。

③T波倒置，在面向损伤区周围心肌缺血区的导联上出现。

（2）非ST段抬高性AMI心电图有两种类型：

①无病理性Q波，有普遍性ST段压低≥0.1mV，但aVR导联（有时还有V_1导联）ST段抬高，或有对称性T波倒置。

②无病理性Q波，也无ST段变化，仅有T波倒置改变。

2. **定位和定范围** ST段抬高性AMI的定位和定范围可根据出现特征性改变的导联数来判断。心肌梗死部位与相关动脉见下表。

心肌梗死部位与相关动脉

部位	对应导联	供应血管
前间壁	V_1、V_2、（V_3）	左前降支
前壁	（V_2）、V_3、V_4、（V_5）	左前降支
广泛前壁	V_1～V_6	左前降支
侧壁	Ⅰ、aVL、V_5、V_6	左前降支的对角支或左回旋支
正后壁	V_7、V_8、V_9	左回旋支或右冠
下壁	Ⅱ、Ⅲ、aVF	右冠或左回旋支
右室	（V_1）、V_{3R}、V_{4R}、V_{5R}	右冠

（二）血清心肌坏死标志物

肌红蛋白测定有助于早期诊断。肌钙蛋白Ⅰ（cTnI）或T（cTnT）是诊断心肌坏死最特异和敏感的首选标志物。肌酸激酶同工酶（CK-MB）增高的程度能较准确地反映梗死的范围，其高峰出现时间是否提前有助于判断溶栓治疗是否成功。

（三）超声心动图

有助于了解心室壁的运动和左心室功能，诊断室壁瘤和乳头肌功能失调等。

五、诊断与鉴别诊断

（一）诊　断

具备下列 3 条标准中的 2 条：①缺血性胸痛的临床病史。②心电图的动态演变。③血清心肌坏死标记物浓度的动态改变。

（二）鉴别诊断

1. 心绞痛 发作持续时间一般在 15 分钟以内，不伴恶心、呕吐、休克、心衰和严重心律失常，血清酶不增高，心电图无变化或有 ST 段暂时性压低或抬高。

2. 急性肺动脉栓塞 可发生胸痛、咯血、呼吸困难和休克。心电图示 I 导联 S 波加深，Ⅲ导联 Q 波显著 T 波倒置。肺动脉造影可确诊。

3. 急腹症 急性胰腺炎、消化性溃疡穿孔、急性胆囊炎、胆石症等，均有上腹部疼痛，可能伴休克。仔细询问病史、体格检查、心电图检查、血清心肌酶和肌钙蛋白测定可协助鉴别。

4. 急性心包炎 可有较剧烈而持久的心前区疼痛。但心包炎的疼痛与发热同时出现，呼吸和咳嗽时加重，早期即有心包摩擦音，后者和疼痛在心包腔出现渗液时均消失；心电图除 aVR 外，其余导联均有 ST 段弓背向下的抬高，T 波倒置，无异常 Q 波出现。

六、西医治疗

（一）监护和一般治疗

1. 立即给予吸氧以及心电图、血压和血氧饱和度监测，及时发现和处理心律失常。

2. 血流动力学稳定且无并发症的患者可根据病情卧床休息 1 ～ 3 天，病情不稳定及高危患者卧床时间可适当延长。

3. 缓解疼痛：应迅速给予有效镇痛剂。

（二）心肌再灌注治疗

1. 溶栓疗法

（1）溶栓疗法的适应证和禁忌证（见下表）：

溶栓疗法的适应证和禁忌证

适应证	禁忌证
1. 心前区疼痛持续 30 分钟以上，硝酸甘油不能缓解	1. 半个月内有活动性出血、手术、活体组织检查、心肺复苏等病史
2. 心电图相邻两个或以上导联 ST 段抬高，肢导联≥ 0.1mV，胸导联≥ 0.2mV	2. 高血压控制不满意，＞ 180/110mmHg
3. 起病时间＜ 6 小时	3. 高度怀疑主动脉夹层者
4. 年龄＜ 75 岁	4. 既往有出血性脑血管病史或半年内有缺血性脑血管病史（包括 TIA） 5. 各种血液病、出血性疾病或出血倾向者 6. 糖尿病视网膜病变 7. 严重肝、肾疾病或其他恶性疾病

（2）溶栓药物尿激酶（UK）、链激酶（SK）、重组组织型纤维蛋白溶酶原激活剂（rt-PA），瑞替普酶。

（3）冠状动脉再通的判断指标（见下表）：

冠状动脉再通的判断指标

直接指标	间接指标
冠状动脉造影显示再通	1. 心电图抬高的 ST 段于两小时内回降＞ 50% 2. 胸痛两小时内基本消失 3. 两小时内出现再灌注性心律失常 4. 血清 CK-MB 峰值提前出现（14 小时内）

2. 介入治疗（PCI） 介入治疗直接再灌注心肌，取得良好的再通效果。

（1）直接 PCI 对症状发病 12 小时内的 ST 段抬高性心梗（STEMI，包括正后壁心梗）或伴有新出现左束支传导阻滞的患者行直接 PCI。

（2）转运 PCI 高危 STEMI 患者就诊于无直接 PCI 条件的医院，尤其是有溶栓禁忌证但已发病＞3 小时的患者，可在抗栓（抗血小板或抗凝）治疗同时，尽快转运患者至可行 PCI 的医院。

（3）溶栓后紧急 PCI（补救性 PCI） 接受溶栓治疗，但溶栓未成功者应立即施行。

（4）择期 PCI 溶栓成功者可在 7 ～ 10 日后施行。

3. 消除心律失常 ①室性早搏或室性心动过速：利多卡因、胺碘酮，情况稳定后改口服美西律或普罗帕酮，室速药物疗效不满意时应及早同步电复律。②室颤：电复律。③缓慢心律失常：阿托品肌内或静脉注射。④Ⅱ、Ⅲ度房室传导阻滞伴有血流动力学障碍：人工心脏起搏器做临时起搏治疗，待阻滞消失后撤除。⑤室上性快速心律失常：应用药物无效时可考虑电复律或起搏治疗。

4. 控制休克 ①补充血容量。②升压药：多巴胺、间羟胺、去甲肾上腺素静脉滴注。③血管扩张剂：硝普钠、硝酸甘油、酚妥拉明。

5. 治疗心力衰竭 ①主要是治疗急性左心衰竭，以应用吗啡和利尿剂为主。②在梗死发生 24 小时内宜尽量避免使用洋地黄制剂。③有右心室梗死者慎用利尿剂。

6. 其他 ①β 受体阻滞剂、钙拮抗剂和 ACEI 的应用。②极化液疗法。③抗血小板：目前推荐氯吡格雷加阿司匹林联合应用。④抗凝疗法：目前多采用低分子肝素皮下应用。

7. 非 ST 段抬高心肌梗死处理 不宜溶栓治疗，以积极抗凝、抗血小板治疗和 PCI 为主。

七、中医辨证论治

1. 气滞血瘀证

【临床表现】胸中痛甚，胸闷气促，烦躁易怒，心悸不宁，脘腹胀满，唇甲青暗，舌质紫暗或有瘀斑，脉沉弦涩或结、代。

【治法】活血化瘀，通络止痛。

【代表方】血府逐瘀汤加减。

2. 寒凝心脉证

【临床表现】胸痛彻背，心痛如绞，胸闷憋气，形寒畏冷，四肢不温，冷汗自出，心悸短气，舌质紫暗，苔薄白，脉沉细或沉紧。

【治法】散寒宣痹，芳香温通。

【代表方】当归四逆汤合苏合香丸加减。

3. 痰瘀互结证

【临床表现】胸痛剧烈，如割如刺，胸闷如窒，气短痰多，心悸不宁，腹胀纳呆，恶心呕吐，舌苔浊腻，脉滑。

【治法】豁痰活血，理气止痛。

【代表方】瓜蒌薤白半夏汤合桃红四物汤加减。

4. 气虚血瘀证

【临床表现】胸闷心痛，动则加重，神疲乏力，气短懒言，心悸自汗，舌体胖大有齿痕，舌质暗淡，苔薄白，脉细弱无力或结、代。

【治法】益气活血，祛瘀止痛。

【代表方】补阳还五汤加减。

5. 气阴两虚证

【临床表现】胸闷心痛，心悸不宁，气短乏力，心烦少寐，自汗盗汗，口干耳鸣，腰膝酸软，舌红，苔少或剥脱，脉细数或结、代。

【治法】益气滋阴，通脉止痛。

【代表方】生脉散合左归饮加减。

6. 阳虚水泛证

【临床表现】胸痛胸闷，喘促心悸，气短乏力，畏寒肢冷，腰部、下肢浮肿，面色苍白，唇甲淡白或青紫，舌淡胖或紫暗，苔滑，脉沉细。

【治法】温阳利水，通脉止痛。

【代表方】真武汤合葶苈大枣泻肺汤加减。

7. 心阳欲脱证

【临床表现】胸闷憋气，心痛频发，四肢厥逆，大汗淋漓，面色苍白，口唇发绀，手足青至节，虚烦不安，甚至神志淡漠或突然昏厥，舌质青紫，脉微欲绝。

【治法】回阳救逆，益气固脱。

【代表方】参附龙牡汤加减。

八、预防与调护

已有冠心病及心肌梗死病史者应预防再次梗死及其他心血管疾病，为冠心病二级预防。二级预防应全面综合考虑，抗血小板聚集应用阿司匹林或氯吡格雷；控制好血压、血脂、血糖水平；普及有关冠心病的教育，鼓励进行有计划的、适当的运动锻炼。

第六节　心脏瓣膜病（助理医师不考）

心脏瓣膜病（valvular heart disease）是由于炎症、黏液样变性、退行性改变、先天性畸形、缺血性坏死、创伤等原因引起的单个或多个瓣膜（包括瓣叶、瓣环、腱索或乳头肌）的功能或结构异常，导致瓣口狭窄和（或）关闭不全。心室和主、肺动脉根部严重扩张也可产生相应房室瓣和半月瓣的相对性关闭不全。二尖瓣最常受累，其次为主动脉瓣。

风湿性心脏病简称风心病，是风湿性炎症过程所致瓣膜损害，主要累及40岁以下人群。瓣膜黏液样变性和老年人的瓣膜钙化在我国日益增多。

本病可归属于中医学“心悸”“咳嗽”“喘证”“水肿”和“胸痹”等范畴。

一、西医病因病理

（一）病　因

1. 二尖瓣狭窄

最常见病因为风湿热。先天性畸形或结缔组织病，如系统性红斑狼疮心内膜炎为二尖瓣狭窄的罕见病因。

2. 二尖瓣关闭不全

（1）瓣叶病变　①风湿性损害最为常见（占二尖瓣关闭不全的1/3）。②二尖瓣脱垂（原发性黏液性变、Marfan综合征）。③感染性心内膜炎破坏瓣叶。④肥厚型心肌病（收缩期二尖瓣前叶向前运动致二尖瓣关闭不全）。⑤先天性心脏病，心内膜垫缺损常合并二尖瓣前叶裂，导致关闭不全。

（2）瓣环扩大　①左室增大或伴左心衰竭造成二尖瓣环扩大而致二尖瓣关闭不全。②二尖瓣环退行性变和瓣环钙化。

（3）腱索病变　先天性或获得性的腱索病变，如腱索过长、断裂缩短和融合。

（4）乳头肌病变　①乳头肌缺血或坏死（冠心病），乳头肌坏死（心肌梗死的常见并发症）则产生永久性二尖瓣关闭不全，乳头肌完全断裂可发生严重致命的急性二尖瓣关闭不全。②先天性乳头肌畸形（降落伞二尖瓣综合征），乳头肌脓肿、肉芽肿、淀粉样变和结节病等非常少见。

3. 主动脉瓣狭窄

（1）风湿性　风湿性炎症导致瓣膜交界处粘连融合，瓣叶纤维化、僵硬、钙化和挛缩畸形，因而瓣口狭窄。

（2）先天性畸形　①先天性主动脉瓣二叶瓣畸形（成人孤立性主动脉瓣狭窄的常见原因）。②其他先天性主动脉瓣畸形（如先天性单叶瓣、先天性三瓣叶狭窄，中年以后瓣叶逐渐纤维化和钙化等）。

（3）退行性老年钙化性主动脉瓣狭窄 为65岁以上老年人单纯性主动脉瓣狭窄的常见原因，常伴有二尖瓣环钙化。

4. 主动脉瓣关闭不全 由于主动脉瓣和（或）主动脉根部疾病所致。

（1）急性病变 ①感染性心内膜炎致主动脉瓣瓣膜穿孔或瓣周脓肿。②创伤。③主动脉夹层。④人工瓣撕裂。

（2）慢性病变 ①风心病是最常见的病因（占2/3）；感染性心内膜炎为单纯性主动脉瓣关闭不全的常见病因；主动脉瓣先天性畸形；室间隔缺损；主动脉瓣黏液样变性；强直性脊柱炎。②梅毒性主动脉炎（主动脉根部扩张）、Marfan综合征（升主动脉呈梭形瘤样扩张）、强直性脊柱炎（升主动脉弥漫性扩张）；特发性升主动脉扩张；严重高血压和/或动脉粥样硬化导致升主动脉瘤。

（二）病　理

1. 病理改变

（1）风湿性病变 使瓣膜僵硬、变性、纤维化、钙化，瓣缘卷缩，连接处融合以及腱索融合、增厚、挛缩和粘连缩短；瓣叶钙化沉积有时可延展累及瓣环，使瓣环显著增厚。正常人的二尖瓣口面积为4～6cm^2，瓣口面积缩小在1.5cm^2以上为轻度，1～1.5cm^2为中度，小于1cm^2为重度狭窄。

（2）先天性瓣膜病变 原发性黏液性变使瓣叶宽松膨大或伴腱索过长、断裂缩短和融合。

（3）缺血和坏死 化脓性感染瓣叶溃破，乳头肌缺血、坏死、断裂。

2. 病理生理变化

（1）二尖瓣狭窄 舒张期左心房的血液进入左心室发生障碍，导致左心室的充盈量减少，左心房过度充盈、房内压增高，左心房代偿性扩张与肥厚。左心房压升高又可使肺静脉及肺毛细血管发生扩张和淤血，由于肺循环阻力增加与后期的肺小动脉硬化导致肺动脉高压。肺动脉高压导致右心室负荷加重而发生代偿性肥厚与扩张，最终导致右心功能不全。

（2）二尖瓣关闭不全 在左心室收缩过程中，部分血液经关闭不全的二尖瓣口反流入左心房，使其充盈度及压力增加而发生代偿性扩张与肥厚。左心室在舒张期除接受正常由左心房流入的血液外，还需容纳由左心室在收缩期中反流入左心房的血液，左心室的容量负荷加重，因而引起代偿性扩张及肥大。

（3）主动脉瓣狭窄 心室收缩时自左心室射入主动脉的血流受阻，一方面引起左心室肥厚和扩张，另一方面左心室搏出量减少，致收缩压降低、脉压变小。

（4）主动脉瓣关闭不全 在心室舒张期左心室同时接受来自左心房和从主动脉反流而来的血液，使其舒张期容量负荷增大，引起左心室代偿性扩张和肥厚，并可产生相对性二尖瓣关闭不全。由主动脉反流至左心室的血液可将二尖瓣前叶冲起，阻止其开放，从而可产生相对性二尖瓣狭窄。心搏出量增加使收缩压升高，舒张期主动脉内血液反流入左心室致舒张压降低，结果脉压增大。

二、中医病因病机

中医认为，本病常因机体正气盛衰，风寒湿热之邪入侵，内舍于心而成心痹。病机发展与瘀血、水饮、痰浊有密切关系。

1. 正气虚弱 先天禀赋不足，素体亏虚，或后天失养，正气不足，腠理不密，营卫不固，加之摄生不慎，在气候骤变、寒温失常、淋雨受湿等情况下，风寒湿热之邪易于乘虚入侵。

2. 邪痹心脉 风寒湿热之邪侵入皮肤、经络、关节，久留不去或反复侵袭，由表入里，内舍于心而成心痹。

3. 心血瘀阻 心主血，血行于脉中。若风寒湿热之邪客于脉中，久而不去，则心脉痹阻，血行不畅，瘀血由之而生。

4. 心肺气虚 肺主气，贯心脉而行呼吸，气行则血行。肺气虚则不能朝百脉而行心血以濡养周身，日久气血化生不足，则心气亦亏，鼓动乏力。

5. 阳虚水泛 久病之后，阳气虚弱，不能温养心脉，心阳式微，不能下归于肾，肾阳失助，主水无能；

或脾肾阳虚，脾失健运，肾失气化而水湿内停，酿痰聚饮。痰阻胸阳，饮凌心肺，则咳喘、胸闷、心悸，泛溢肌肤则尿少肢肿。

总之，本病病位在心，多累及心肝两脏，发病尚涉及肾、脾、肺。基本病机为正虚邪入、痹阻心脉。正虚主要为心肺气虚，渐损心阳。邪实初起多为风寒湿热外侵，以邪痹肌腠、筋脉及骨节为主；继则内舍于心，邪痹心脉，多心血瘀滞与心肺气虚并存；日久不愈，则痰、瘀、饮内生，凌心射肺，阳虚及瘀、饮、痰并见。本病严重时可见心气、心阳暴脱及阴盛格阳之危候。

三、临床表现

（一）二尖瓣狭窄

1. 症状 二尖瓣中度狭窄（瓣口面积＜1.5cm^2）时有明显症状。

（1）呼吸困难：为最常见的早期症状。多先有劳力性呼吸困难，随狭窄加重，出现静息时呼吸困难、端坐呼吸和阵发性夜间呼吸困难，甚至发生急性肺水肿。

（2）咯血：咳嗽时有血性痰或痰中带血丝。突然咯大量鲜血，通常见于严重二尖瓣狭窄，可为首发症状。

（3）咳嗽：可能与支气管黏膜瘀血水肿易患支气管炎，或左心房增大压迫左主支气管有关。

（4）声音嘶哑：较少见，由于扩大的左心房和肺动脉压迫左喉返神经所致。

2. 体征

（1）重度二尖瓣狭窄常有“二尖瓣面容”，双颧绀红。

（2）二尖瓣狭窄的心脏体征：①心尖区可闻及第一心音（拍击样亢进音和开瓣音）。提示前叶尚较柔软、活动度好，如瓣叶钙化僵硬，则亢进音减弱，开瓣音消失。②心尖区有低调的隆隆样舒张中晚期杂音，左侧卧位较响，局限，不传导，常可触及舒张期震颤。

（3）肺动脉高压和右心室扩大的心脏体征：①心尖搏动弥散（右心室扩大）。②肺动脉瓣区第二心音（P_2）亢进或伴分裂（肺动脉高压）。③胸骨左缘第2肋间闻及Graham Steell杂音，是因肺动脉扩张引起相对性肺动脉瓣关闭不全所致的肺动脉瓣舒张早期吹风样杂音（diastolic murmur，DM）。④三尖瓣区闻及全收缩期吹风样杂音（systolic murmur，SM），吸气时增强（右心室扩大伴相对性三尖瓣关闭不全）。

（二）二尖瓣关闭不全

1. 症状 轻度二尖瓣关闭不全可终身无症状；严重反流有心排出量减少，首先出现的突出症状是疲乏无力，肺瘀血的症状如呼吸困难出现较晚。咯血少见。后期出现右心衰及体循环瘀血症状。

2. 体征

①视诊：心尖搏动向左下移位。

②触诊：心尖搏动向左下移位，常呈抬举性。

③叩诊：心浊音界向左下扩大，后期亦可向右扩大。

④听诊：心尖部第一心音减弱；心尖部较粗糙的吹风样全收缩期杂音、范围广泛，常向左腋下及左肩胛下角传导，并可掩盖第一心音；肺动脉瓣区第二心音亢进、分裂；心尖区可闻及第三心音。

（三）主动脉瓣狭窄

1. 症状 出现较晚。呼吸困难、心绞痛和晕厥为典型主动脉瓣狭窄常见的“三联征”。

（1）呼吸困难：劳力性呼吸困难为常见首发症状（晚期肺瘀血引起，见于90%的有症状患者）；进而可发生阵发性夜间呼吸困难、端坐呼吸和急性肺水肿。

（2）心绞痛：见于60%的有症状患者，常由运动诱发，休息后缓解（心肌缺血所致，极少数可由瓣膜的钙质栓塞冠状动脉引起，部分同时患冠心病）。

（3）晕厥或近似晕厥：见于1/3的有症状患者，多发生于直立、运动中或运动后即刻，少数在休息时发生（由于脑缺血引起）。其机制为：①运动时周围血管扩张，而狭窄的主动脉瓣口限制心排出量的相应增加。②运动致心肌缺血加重，使左心室收缩功能降低，心排出量（CO）减少。③运动时左心室收缩压急剧上升，过度激活室内压力感受器通过迷走神经传入纤维兴奋血管减压反应，导致外周血管阻力降低。④运动后即刻发生者，为突然体循环静脉回流减少，影响心室充盈，使左心室心搏量（stroke volume，SV）进一步减少。⑤休息时晕厥可由于心律失常（心房颤动、房室传导阻滞或心室颤动）导致 CO 骤减所致。以上均引起体循环动脉压下降，脑循环灌注压降低，发生脑缺血。

2. 体征

①视诊：心尖搏动向左下移位。

②触诊：心尖搏动向左下移位，呈抬举性；主动脉瓣区可出现收缩期震颤。

③叩诊：心浊音界向左下扩大。

④听诊：心尖部第一心音正常；主动脉瓣区第二心音减弱或消失，可听到高调、粗糙的递增－递减型收缩期杂音，向颈部传导，可有收缩早期喷射音，甚至因左室射血时间延长可出现第二心音逆分裂。

⑤其他体征：重度狭窄可有收缩压降低，脉压减小，脉搏细弱。后期可有心衰体征。

（四）主动脉瓣关闭不全

1. 症状 可多年无症状，甚至可耐受运动；最先的主诉常为心悸、心前区不适、头部强烈搏动感等（与心搏量增多有关）；晚期始出现左心室衰竭表现；心绞痛较主动脉瓣狭窄时少见；常有体位性头昏，晕厥罕见。

2. 体征

①视诊：颜面较苍白，颈动脉搏动明显，心尖搏动向左下移位且范围较广，可见点头运动及毛细血管搏动。

②触诊：心尖搏动向左下移位并呈抬举性，有水冲脉。

③叩诊：心浊音界向左下扩大，心腰明显，呈靴形。

④听诊：心尖部第一心音减弱；主动脉瓣区第二心音减弱或消失；主动脉瓣第二听诊区可闻及叹气样递减型舒张期杂音，可向心尖部传导，前倾位和深吸气更易听到；心尖部可有柔和的吹风样收缩期杂音；重度关闭不全，尚可在心尖区闻及舒张中期柔和低调隆隆样杂音，系反流血液冲击二尖瓣前叶所致。可有动脉枪击音及杜氏双重杂音。

（五）并发症

1. 心力衰竭 是风心病最常见的并发症和致死原因，约发生于 70% 的患者。呼吸道感染是最常见诱因，其次为心律失常、剧烈体力活动、情绪激动、妊娠等。严重左心衰竭及重度二尖瓣狭窄时，常在上述诱因下发生急性肺水肿，表现为严重呼吸困难，不能平卧，濒死感，发绀，咳粉红色泡沫痰，满肺干湿啰音，甚至昏迷死亡。

2. 心律失常 以心房颤动最常见，房颤占风心病患者的 30% ～ 40%，尤其是二尖瓣狭窄和左房明显扩大者。房性早搏为房颤的前奏，开始为阵发性心房扑动和颤动，以后转为慢性心房颤动。房颤形成后可诱发或加重心衰，又可形成心房内血栓，引起动脉栓塞。

3. 栓塞 最常见于二尖瓣狭窄伴房颤病人。左房扩张和瘀血有利于左房血栓形成，脱落后可引起动脉栓塞，其中以脑栓塞最多见。心房颤动和右心衰竭时，在周围静脉、右房可形成血栓，脱落后造成肺动脉栓塞。

4. 感染性心内膜炎 多见于风心病早期，尤其是二尖瓣关闭不全和主动脉瓣关闭不全患者。

5. 肺部感染 常见，并诱发或加重心力衰竭。

四、实验室及其他检查

（一）X 线检查

1. 二尖瓣狭窄 梨形心。左心房增大，后前位见左心缘变直，右心缘有双心房影，左前斜位可见左心房使左主支气管上抬，右前斜位可见增大的左房压迫食管下段后移。其他 X 线征象包括右心室增大、主动脉结缩小、肺动脉干和次级肺动脉扩张、肺淤血、间质性肺水肿（如 Kerley B 线）和含铁血黄素沉着等征象。

2. 二尖瓣关闭不全 急性者心影正常或左心房轻度增大伴明显肺瘀血，甚至肺水肿征；慢性重度反流常见左心房、左心室增大，左心室衰竭时可见肺瘀血和间质性肺水肿征。二尖瓣环钙化为致密而粗的C形阴影，在左侧位或右前斜位可见。

3. 主动脉瓣狭窄 心影正常或左心室轻度增大，左心房可能轻度增大，升主动脉根部常见狭窄后扩张；在侧位透视下可见主动脉瓣钙化；晚期可有肺瘀血征象。

4. 主动脉瓣关闭不全 左心室增大，可有左心房增大；升主动脉继发性扩张（主动脉瓣狭窄时明显），并可累及整个主动脉弓；严重的瘤样扩张提示为Maifan综合征或中层囊性坏死；左心衰竭时有肺淤血征。

（二）心电图

1. 二尖瓣狭窄 重度二尖瓣狭窄可有“二尖瓣型P波”（P波宽度＞0.12秒，伴切迹，PV_1终末负性向量即$6PtfV_1$增大）。QRS波群示电轴右偏和右心室肥厚表现。心房颤动常见。

2. 二尖瓣关闭不全 急性者窦性心动过速常见；慢性重度二尖瓣关闭不全左心房增大，部分有左心室肥厚和非特异性ST-T改变，心房颤动常见。

3. 主动脉瓣狭窄 重度狭窄者有左心室肥厚伴ST-T继发性改变和左心房大。可有房室传导阻滞、室内传导阻滞（左束支传导阻滞或左前分支传导阻滞）、心房颤动或室性心律失常。

4. 主动脉瓣关闭不全 常见左心室肥厚劳损。

（三）超声心动图

1. 二尖瓣狭窄 M型示二尖瓣城墙样改变，后叶向前移动及瓣叶增厚；二维超声心动图可显示狭窄瓣膜的形态和活动度，测绘二尖瓣口面积：典型者为舒张期前叶呈圆拱状，后叶活动度减少，交界处粘连融合，瓣叶增厚和瓣口面积缩小；经食管超声有利于左心耳及左心房附壁血栓的检出。

2. 二尖瓣关闭不全 多普勒超声和彩色多普勒血流显像可于二尖瓣心房侧和左心房内探及收缩期反流束，诊断二尖瓣关闭不全的敏感性几乎达100%，且可半定量反流程度：左心房内最大反流束面积＜$4cm^2$为轻度，4～$8cm^2$为中度，＞$8cm^2$为重度反流；二维超声可显示二尖瓣的形态特征。

3. 主动脉瓣狭窄 为明确诊断和判定狭窄程度的重要方法。二维超声心动图探测有助于显示瓣口大小、形状及瓣环大小等瓣膜结构，以确定狭窄病因，但不能准确定量狭窄程度；连续多普勒测定通过主动脉瓣的最大血流速度，可计算出平均和峰跨膜压差以及瓣口面积。

4. 主动脉瓣关闭不全 M型显示舒张期二尖瓣前叶或室间隔纤细扑动，为主动脉瓣关闭不全的可靠诊断征象（但敏感性低）；脉冲式多普勒和彩色多普勒血流显像在主动脉瓣的心室侧可探及全舒张期反流束，为最敏感的确定主动脉瓣反流方法，并可判断其严重程度；二维超声可显示瓣膜和主动脉根部的形态改变，有助于确定病因。

超声心动图还可为房室大小、室壁厚度和运动、左室肥厚、心室功能、肺动脉压、其他瓣膜异常和（或）合并其他瓣膜损害、先天性畸形等方面提供信息。

（四）放射性核素心室造影

1. 二尖瓣关闭不全 经注射造影剂行左心室造影，观察收缩期造影剂反流入左心房的量，此为判断半定量反流程度的金标准。

2. 主动脉瓣关闭不全 可测定左心室收缩、舒张末容量和静息、运动的射血分数，判断左心室功能。根据左心室和右心室心搏量比值估测反流程度。

（五）左心室造影/心导管检查

1. 二尖瓣关闭不全 可测定左心室收缩、舒张末容量和静息、运动时射血分数，以判断左心室收缩功能。通过左心室与右心室心搏量之比值评估反流程度，该比值＞2.5提示严重反流。

2. 主动脉瓣狭窄 当超声心动图不能确定狭窄程度并考虑人工瓣膜置换时，应行心导管检查。最常用的方法是通过左心双腔导管同步测定左心室和主动脉压，根据所得压差可计算出瓣口面积：＞$1.0cm^2$为轻度狭窄，0.75～$1.0cm^2$为中度狭窄，＜$0.75cm^2$为重度狭窄。如以压差判断，平均压差＞50mmHg或峰压差达70mmHg为重度狭窄。

3. 主动脉瓣关闭不全 当无创技术不能确定反流程度，并考虑外科治疗时，可行选择性主动脉造影，半定量反流程度。

五、诊断与鉴别诊断

（一）诊　断

1. **二尖瓣狭窄（DM）** 根据劳力性呼吸困难、咳嗽（咯血）、声音嘶哑等症状，以及二尖瓣面容，心尖区隆隆样杂音，拍击性 S_1、P_2 亢进，二尖瓣开瓣音等可支持临床诊断；超声心动图检查结果是可靠的诊断依据。

2. **二尖瓣关闭不全** 心尖区出现收缩期杂音，伴左心房室增大，诊断可以成立，确诊有赖超声心动图。

3. **主动脉瓣狭窄** 主动脉瓣区喷射性收缩期杂音，向颈部传导。典型主动脉瓣狭窄杂音时，较易诊断。如合并关闭不全和二尖瓣损害，多为风心病。

4. **主动脉瓣关闭不全** 主动脉瓣第二听诊区叹气样舒张期杂音。伴周围血管征，可诊断为主动脉瓣关闭不全。急性重度反流者早期出现左心室衰竭，X 线心影正常而肺淤血明显。慢性如合并主动脉瓣或二尖瓣狭窄，支持风心病诊断。超声心动图可助确诊。

（二）鉴别诊断

1. **二尖瓣狭窄** 心尖区舒张期隆隆样杂音尚见于以下情况，应注意鉴别：

（1）经二尖瓣口的血流增加 严重二尖瓣反流、大量左至右分流的先天性心脏病（如室间隔缺损、动脉导管未闭）和高动力循环（如甲状腺功能亢进症、贫血）时，心尖区可有短促的隆隆样舒张中期杂音，为相对性二尖瓣狭窄。

（2）Austin-Flint 杂音 见于严重主动脉瓣关闭不全。

（3）左房黏液瘤 瘤体阻塞二尖瓣口，产生随体位改变的 DM，其前有肿瘤扑落音。瘤体常致二尖瓣关闭不全。其他临床表现有发热、关节痛、贫血，以及血沉增快和体循环栓塞。

2. **二尖瓣关闭不全** 心尖区收缩期吹风样杂音尚见于以下情况，应注意鉴别：

（1）三尖瓣关闭不全 为全收缩期杂音，在胸骨左缘第 4、5 肋间最清楚，右心室显著扩大时可传导至心尖区，但不向左腋下传导。杂音在吸气时增强，常伴颈静脉收缩期搏动和肝收缩期搏动。

（2）室间隔缺损 为全收缩期杂音，在胸骨左缘第 4 肋间最清楚，不向腋下传导，常伴胸骨旁收缩期震颤。

（3）胸骨左缘收缩期喷射性杂音 血流通过左心室或右心室流出道时产生。多见于左或右心室流出道梗阻（如主动脉瓣狭窄、肺动脉瓣狭窄）：主动脉瓣狭窄的杂音位于胸骨右缘第 2 肋间；肺动脉瓣狭窄的杂音位于胸骨左缘第 2 肋间；梗阻性肥厚型心肌病的杂音位于胸骨左缘第 3、4 肋间。以上情况均有赖超声心动图确诊。

3. **主动脉瓣狭窄**

（1）梗阻性肥厚型心肌病 产生收缩中或晚期喷射样杂音，胸骨左缘最响，不向颈部传导；有快速上升的重搏脉；A_2 正常。超声心动图检查显示左室壁不对称性肥厚，室间隔明显肥厚，左室流出道狭窄。

（2）主动脉扩张 可因高血压、梅毒等所致。在胸骨右缘第 2 肋间可闻及短促的 SM，A_2 正常或亢进，无 S2 分裂。超声心动图可明确诊断。

（3）肺动脉瓣狭窄 在胸骨左缘第 2 肋间可闻及粗糙响亮的 SM，常伴收缩期喷射音；P_2 减弱并分裂，A_2 正常；右心室肥厚增大，肺动脉主干呈狭窄后扩张。

4. 主动脉瓣关闭不全 主动脉瓣 DM 于胸骨左缘明显时，应与 Graham-Steell 杂音鉴别。后者见于严重肺动脉高压伴肺动脉扩张所致的相对性肺动脉瓣关闭不全，常有肺动脉高压体征，如胸骨左缘抬举样搏动、P_2 增强等。

六、西医治疗

（一）二尖瓣狭窄

1. **一般治疗**

（1）抗风湿治疗：有风湿活动者应给予抗风湿治疗；特别重要的是预防风湿热复发。

（2）预防感染性心内膜炎。

（3）无症状者避免剧烈体力活动，定期（6～12个月）复查。

（4）呼吸困难者应减少体力活动，限制钠盐摄入，口服利尿剂，避免和控制诱发急性肺水肿的因素，如急性感染、贫血等。

2.并发症的处理

（1）大量咯血 应取坐位，用镇静剂，静脉注射利尿剂，以降低肺静脉压。

（2）急性肺水肿 处理原则与急性左心衰竭所致的肺水肿相似。但应注意：①避免使用以扩张小动脉为主、减轻心脏后负荷的血管扩张药物／应选用以扩张静脉系统、减轻心脏前负荷为主的硝酸酯类药物。②正性肌力药物对二尖瓣狭窄的肺水肿无益，仅在心房颤动伴快速心室率时可静注毛花苷C（西地兰），以减慢心室率。

（3）心房颤动 治疗目的为满意控制心室率，争取恢复和保持窦律，预防血栓栓塞。

①急性发作伴快速心室率：①如血流动力学稳定，可先静注毛花苷C，以减慢心室率。该药起效较慢，且常不能满意控制心室率，此时应联合经静脉使用β受体阻滞剂、地尔硫䓬、维拉帕米。②如血流动力学不稳定，出现肺水肿、休克、心绞痛或晕厥时，应立即电复律，如复律失败，应尽快用药减慢心室率。

②慢性心房颤动：①如心房颤动病程＜1年，左心房直径＜60mm，无高度或完全性房室传导阻滞和病态窦房结综合征，可行电复律或药物转复，成功恢复窦性心律后需长期口服抗心律失常药物，预防或减少复发；复律之前3周和成功复律之后4周需服抗凝药物（华法林），预防栓塞。②如患者不宜复律，或复律失败，或复律后不能维持窦性心律且心室率快，则可口服受体阻滞剂，控制静息时的心室率在70次／分左右、日常活动时的心率在90次／分左右；如心室率控制不满意，可加用地高辛，每日0.125～0.25mg。③如无禁忌证，应长期服用华法林，预防血栓栓塞。

（4）预防栓塞 参考“第八单元”。

（5）右心衰竭 限制钠盐摄入，应用利尿剂等。

3.介入和手术治疗 为治疗本病的有效方法。当二尖瓣口有效面积＜1.5cm^2，伴有症状，尤其症状进行性加重时，应用介入或手术方法扩大瓣口面积，减轻狭窄；如肺动脉高压明显，即使症状轻，也应及早干预。

（1）经皮球囊二尖瓣成形术 为缓解单纯二尖瓣狭窄的首选方法。

适应证：①瓣叶（尤其是前叶）活动度好，无明显钙化，瓣下结构无明显增厚的患者。②高龄。③伴有严重冠心病。④因其他严重的肺、肾、肿瘤等疾病不宜手术或拒绝手术。⑤妊娠伴严重呼吸困难。⑥外科分离术后再狭窄的患者。

术前可用经食管超声探查有无左心房血栓，对于有血栓或慢性心房颤动的患者应在术前充分用华法林抗凝。

（2）闭式分离术 目前临床已很少使用。

（3）直视分离术 较闭式分离术解除瓣口狭窄的程度大，因而血流动力学改善更好。

适应证：瓣叶严重钙化、病变累及腱索和乳头肌、左房内有血栓的二尖瓣狭窄的患者。

（4）人工瓣膜置换术：

适应证：①严重瓣叶和瓣下结构钙化、畸形，不宜做分离术者。②二尖瓣狭窄合并明显二尖瓣关闭不全者。人工瓣膜置换术手术死亡率和术后并发症均高于分离术。术后存活者，心功能恢复较好。

（二）二尖瓣关闭不全

1.内科治疗 ①伴风湿活动者需抗风湿治疗，并预防风湿热复发。②预防感染性心内膜炎。③无症状、心功能正常者无需特殊治疗，但应定期随访。④心房颤动的处理同二尖瓣狭窄，但维持窦性心律不如在二尖瓣狭窄时重要（除因房颤导致心功能显著恶化的少数情况需恢复窦性心律外，多数只需满意控制心室率），慢性心房颤动有体循环栓塞史、超声检查见左心房血栓者，应长期抗凝治疗。

⑤心力衰竭者，应限制钠盐摄入，使用利尿剂、血管紧张素转换酶抑制剂、β 受体阻滞剂和洋地黄。

2. 外科治疗 为恢复瓣膜关闭完整性的根本措施，应在发生不可逆的左心室功能不全之前施行，否则术后预后不佳。

适应证：①重度二尖瓣关闭不全伴心功能 NYHA Ⅲ或Ⅳ级。②心功能 NYHA Ⅱ级伴心脏大，左室收缩末期容量指数（LVESVI）＞ $30mL/m^2$。③重度二尖瓣关闭不全，左室射血分数（LVEF）减低，左室收缩及舒张末期内径增大，LVESVI 高达 $60mL/m^2$，虽无症状也应考虑手术治疗。

手术方法：①瓣膜修补术：如瓣膜损坏较轻，瓣叶无钙化，瓣环有扩大，但瓣下腱索无严重增厚者可行瓣膜修复成形术；但 LVEF ≤ 0.15 ～ 0.20 时为禁忌。②人工瓣膜置换术：瓣叶钙化，瓣下结构病变严重，感染性心内膜炎或合并二尖瓣狭窄者必须置换人工瓣；严重左心室功能不全（LVEF ≤ 0.30 ～ 0.35）或左心室重度扩张（左心室舒张末内径 LVEDD ≥ 80mm，左心室舒张末容量指数 LVEDVI ≥ $300mL/m^2$），已不宜换瓣。

（三）主动脉瓣狭窄

1. 内科治疗

（1）目的 确定狭窄程度，观察狭窄进展情况，为有手术指征的患者选择合理手术时间。

（2）治疗措施 ①预防感染性心内膜炎和风湿热。②无症状的轻度狭窄患者每两年复查 1 次；中和重度狭窄的患者应避免剧烈体力活动，每 6 ～ 12 个月复查 1 次。③如有频发房性期前收缩，应予抗心律失常药物，预防心房颤动；主动脉瓣狭窄患者不能耐受心房颤动，一旦出现，应及时转复为窦性心律（其他可导致症状或血流动力学后果的心律失常也应积极治疗）。④心绞痛可试用硝酸酯类药物。⑤心力衰竭者应限制钠盐摄入，可用洋地黄类药物和小心应用利尿剂（过度利尿可因低血容量致左心室舒张末压降低和心排血量减少，发生直立性低血压）。⑥不可使用作用于小动脉的血管扩张剂，以防血压过低。

2. 外科治疗 人工瓣膜置换术：为治疗成人主动脉瓣狭窄的主要方法。无症状的轻、中度狭窄患者无手术指征。

适应证：①重度狭窄（瓣口面积＜ $0.75cm^2$ 或平均跨瓣压差＞ 50mmHg）伴心绞痛、晕厥或心力衰竭症状为手术的主要指征。②无症状的重度狭窄患者，如伴有进行性心脏增大和 / 或明显左心室功能不全，也应考虑手术。

严重左心室功能不全、高龄、合并主动脉瓣关闭不全或冠心病，增加手术和术后晚期死亡风险，但不是手术禁忌证。

3. 经皮球囊主动脉瓣成形术 中期结果令人失望；临床应用范围局限。

适应证：①由于严重主动脉瓣狭窄的心源性休克者。②严重主动脉瓣狭窄需急诊非心脏手术治疗，因有心力衰竭而具极高手术危险者，作为以后人工瓣膜置换的过渡。③严重主动脉瓣狭窄的妊娠妇女。④严重主动脉瓣狭窄，拒绝手术治疗的患者。

（四）主动脉瓣关闭不全

1. 内科治疗 ①预防感染性心内膜炎，如为风心病有风湿活动应预防风湿热。②梅毒性主动脉炎应予 1 疗程青霉素治疗。③舒张压＞ 90mmHg 者应用降压药。④无症状的轻或中度反流者，应限制重体力活动，并每 1 ～ 2 年随访 1 次；有严重主动脉瓣关闭不全和左心室扩张，即使无症状，亦应使用血管紧张素转换酶抑制剂，以延长无症状和心功能正常时期，推迟手术时间。⑤左室收缩功能不全出现心力衰竭时应用血管紧张素转换酶抑制剂和利尿剂，必要时可加用洋地黄类药物。⑥心绞痛可用硝酸酯类药物。⑦积极纠正心房颤动和治疗心律失常，主动脉瓣关闭不全患者耐受这些心律失常的能力极差。⑧如有感染应及早积极控制。

2. 外科治疗 人工瓣膜置换术为严重主动脉瓣关闭不全的主要治疗方法，应在不可逆的左心室功能不全发生之前进行。

无症状（呼吸困难或心绞痛）和左心室功能正常的严重反流不需手术，但需密切随访。

这几种情况的严重关闭不全应手术治疗：①有症状和左心室功能不全者。②无症状伴左心室功能不全者，经系列无创检查（超声心动图、放射性核素心室造影等）显示持续或进行性左心室收缩末容量增加或静息射血分数降低者应手术；如左心室功能测定为临界值或不恒定的异常，应密切随访。③有症状而左心室功能正常者，先试用内科治疗，如无改善，不宜拖延手术时间。

手术禁忌证：LVEF ≤ 0.15 ～ 0.20，LVEDD ≥ 80mm 或 LVEDVI ≥ 300mL/m^2。

七、中医辨证论治

1. 气阴两虚证

【临床表现】心悸气短，倦怠乏力，头晕目眩，面色无华，动则汗出，自汗或盗汗，夜寐不宁，口干，舌质红或淡红，苔薄白，脉细数无力或促、结、代。

【治法】益气养阴，宁心复脉。

【代表方】炙甘草汤加味。

2. 气虚血瘀证

【临床表现】心悸气短，面色晦暗，口唇青紫，颈静脉怒张，胸胁满闷，胁下痞块，或痰中带血，舌有紫斑、瘀点，脉细涩或结、代。

【治法】益气养心，活血通脉。

【代表方】独参汤合桃仁红花煎加减。

3. 心肾阳虚证

【临床表现】心悸，喘息不能平卧，颜面及肢体浮肿，或伴胸水、腹水，脘痞腹胀，形寒肢冷，大便溏泻，小便短少，舌体胖大，质淡，苔薄白，脉沉细无力或结、代。

【治法】温补心肾，化气行水。

【代表方】参附汤合五苓散加减。

4. 阳虚水泛证

【临床表现】喘促气急，痰涎上涌，咳嗽，咳粉红色泡沫痰，颜面灰白，口唇青紫，汗出肢冷，烦躁不安，舌质暗红，苔白腻，脉细促。

【治法】温肾助阳，泻肺行水。

【代表方】真武汤合葶苈大枣泻肺汤加减。

5. 心阳虚脱证

【临床表现】心悸烦躁，呼吸短促，不能平卧，喘促不宁，额汗不止，精神萎靡，唇甲青紫，四肢厥冷，舌质淡，苔白，脉细微欲绝。

【治法】补虚固脱。

【代表方】参附汤加减。

第七节　病毒性心肌炎（助理医师不考）

病毒性心肌炎（viral myocarditis）是指病毒感染引起的以心肌非特异性炎症为主要病变的心肌疾病，有时可累及心包、心内膜等。病情轻重不一，轻者临床表现较少，重者可发生严重心律失常、心力衰竭、心源性休克，甚至猝死。初期临床表现有发热、咽痛、腹泻、全身酸痛等，以后则感心悸心慌、胸闷胸痛、倦怠乏力等。

本病可归属于中医学“心悸”“胸痹”等范畴。

一、西医病因病理

1. 病因　很多病毒都可能引起心肌炎，其中以肠道病毒包括柯萨奇A、B组病毒，孤儿（ECHO）病毒，脊髓灰质炎病毒等为常见，尤其是柯萨奇B组病毒（coxsackie virus B，CVB）占30% ～ 50%。此外，人类腺病毒、流感病毒、风疹病毒、单纯疱疹病毒、脑炎病毒、肝炎（A、B、C型）病毒及HIV等都能引起心肌炎。

2. 发病机制　目前认为，病毒对心肌的直接损伤和继发性免疫损伤是主要的发病机制。第一阶段为病毒复制期，以病毒直接对心肌的损伤为主；第二阶段为免疫变态反应期，以免疫反应对心肌的损伤为主。

二、中医病因病机

中医学认为，本病的发生是由于体质虚弱、正气不足，复感温热病邪，湿毒之邪侵入，内舍于心，损伤心脏所致。

1. **热毒侵心** 素体虚弱，肺卫不固，外感时邪热毒，内舍于心，损伤心脏，使主血脉、主神明功能受损。

2. **湿毒犯心** 湿毒之邪循经注入心中，心脏体用俱损而发为心痹，胸闷如窒，心悸不安。

3. **心阴虚损** 素体虚弱，或久病体虚，或邪热耗伤心阴，心阴受损，虚火内扰发为本病。

4. **气阴两虚** 外感时邪热毒耗气伤阴，或湿毒伤脾，运化无权，生化乏源，心脏失荣而发本病。

5. **阴阳两虚** 禀赋不足、素体虚弱或久病体虚，感受时邪热毒，损伤气阴，继伤心阳，而成阴阳两虚，心失所养而心悸。

总之，本病病位在心，与肺、脾关系密切；正气不足、邪毒侵心是发病的关键。心、肺、脾虚为本，热毒、湿毒、饮、瘀为标；邪毒先伤肺、脾，继损心、肾，而成本虚标实、虚实夹杂之证。

三、临床表现

（一）主要症状

1. **病毒感染** 多数患者发病前 1～3 周内有呼吸道或消化道感染的病史。表现为发热、咽痛、咳嗽、全身不适、乏力等“感冒”样症状，或恶心、呕吐、腹泻等胃肠道症状。

2. **心脏受累** 病毒感染 1～3 周后，患者出现心悸、气短、心前区不适或隐痛，重者呼吸困难、浮肿等。大部分患者以心律失常为主诉或首发症状；少数患者无明显症状；还有极少数患者发生阿－斯综合征、心力衰竭、心源性休克或猝死。

（二）体　征

1. **心率增快** 心率增快与发热不平衡，休息及睡眠时亦快；或心率异常缓慢，均为心肌炎的可疑征象。

2. **心脏扩大** 轻者可无扩大，一般为暂时性扩大。

3. **心音改变** 听诊心尖区可有第一心音减弱，和／或闻及病理性第三心音，或呈钟摆联律或胎心律。

4. **心脏杂音和心包摩擦音** 心室扩大引起相对性二尖瓣关闭不全，在心尖区可闻及收缩期杂音；心包受累时可闻及心包摩擦音。

（三）并发症

1. **心律失常** 各种心律失常极常见，以早搏和房室传导阻滞最多见；恶性室性心律失常或严重心脏传导阻滞是导致本病患者猝死的主要原因。

2. **心力衰竭** 可有颈静脉怒张、肺部啰音、肝大、舒张期奔马律，重者可出现心源性休克。

四、实验室及其他检查

1. 血液检查

（1）病程早期白细胞计数可升高；常有血沉增快。

（2）心肌酶学和肌钙蛋白：①急性期或慢性心肌炎活动期可有肌酸磷酸激酶（CK）、肌酸激酶同工酶（CK-MB）等心肌酶学检查指标增高。②血清肌钙蛋白 I（TNI）和肌钙蛋白 T（TNT）对心肌损伤的诊断有较高的特异性和敏感性。

2. 病毒学检查

（1）可从咽拭子或粪便中分离出病毒。

（2）心内膜下心肌活检可检测出病毒、病毒基因片段或特异性病毒蛋白抗原。

（3）病理学检查可见心肌炎性细胞浸润伴心肌细胞变性或坏死，对本病的诊断和预后判断有决定意义。

3. 心电图

（1）心律失常 ①早搏最常见。②其次为房室传导阻滞，以 I 度房室传导阻滞多见；还可有束支传导阻滞、阵发性心动过速等。③窦性心动过速。

（2）ST-T 改变 ST 段压低、T 波低平或倒置，合并心包炎可有 ST 段抬高。

4. X 线

弥漫性心肌炎或合并心包炎者，心影增大，搏动减弱。

5. 超声心动图

可有左室收缩或舒张功能异常，节段性及区域性室壁运动异常，室壁厚度增加，心肌回声反射增强或不均匀；右室扩张及运动异常等。

五、诊　断

1999 年全国心肌炎心肌病专题研讨会提出的成人急性心肌炎诊断参考标准如下：

（1）病史与体征　在上呼吸道感染、腹泻等病毒感染后 3 周内出现与心脏相关的表现，如不能用一般原因解释的感染后严重乏力、胸闷头晕（心排血量降低）、心尖第一心音明显减弱、舒张期奔马律、心包摩擦音、心脏扩大、充血性心力衰竭或阿 - 斯综合征等。

（2）心律失常或心电图改变　上述感染后 3 周内出现下列心律失常或心电图改变：

①窦性心动过速、房室传导阻滞、窦房传导阻滞或束支传导阻滞。

②多源、成对室性期前收缩，自主性房性或交界性心动过速，阵发性或非阵发性室性心动过速，心房或心室扑动或颤动。

③两个以上导联 ST 段呈水平形或下斜形下移≥ 0.05mV 或 ST 段异常抬高或出现异常 Q 波。

（3）心肌损伤的参考指标：

①病程中血清 TNI 或肌 TNT（强调定量测定）、CK-MB 明显增高。

②超声心动图示心腔扩大或室壁活动异常和 / 或核素心功能检查证实左室收缩或舒张功能减弱。

（4）病原学依据：

①测出病毒、病毒基因片段或病毒蛋白抗原　在急性期从心内膜、心肌、心包或心包穿刺液中检测出病毒、病毒基因片段或病毒蛋白抗原。

②病毒抗体阳性　第二份血清中同型病毒抗体（如柯萨奇 B 组病毒中和抗体或流行性感冒病毒血凝抑制抗体等）滴度较第一份血清升高 4 倍（两份血清应相隔两周以上）或一次抗体效价≥ 640，320 者为可疑（可根据不同实验室标准决定，如以 1 ∶ 32 为基础者则宜以≥ 256 为阳性，128 为可疑阳性）。

③病毒特异性 IgM 阳性　以≥ 1 ∶ 320 者为阳性（严格质控条件下可按各实验室诊断标准）。如同时有血中肠道病毒核酸阳性者更支持有近期病毒感染。

注：同时具有上述 (1)、(2)（三项中任何一项）、（3）中任何两项。在排除其他原因导致的心肌疾病后，临床上可诊断急性病毒性心肌炎。如具有（4）中的第一项者可从病原学上确诊急性病毒性心肌炎；如仅具有（4）中第二、三项者，在病原学上只能拟诊为急性病毒性心肌炎。

如患者有阿 - 斯综合征发作、充血性心力衰竭伴或不伴心肌梗死样心电图改变、心源性休克、急性肾衰竭、持续性室性心动过速伴低血压发作或心肌心包炎等在内的一项或多项表现，可诊断为重症病毒性心肌炎；如仅在病毒感染后 3 周内出现少数期前收缩或轻度 T 波改变，不宜轻易诊断为急性病毒性心肌炎。

六、西医治疗

（一）治疗原则

病毒性心肌炎急性期应注意休息，酌情采用抗病毒治疗，必要时使用抗生素；改善心肌代谢，调节机体免疫功能，防治并发症；重症患者可考虑短期使用糖皮质激素。

（二）治疗措施

1. 一般治疗

休息　急性期卧床休息，直到症状消失、心电图正常：①有心肌坏死、心绞痛、心衰、心律失常，应卧床休息 3 ～ 6 个月。②心脏增大、严重心律失常、重症心衰，应卧床休息半年至 1 年，直至心脏缩小、心衰控制。

饮食 进食易消化、富含维生素和蛋白质的食物。保持大便通畅。

2. 抗感染治疗 抗病毒药物的疗效尚难以肯定。

（1）一般主张流感病毒致心肌炎可试用吗啉胍（ABOB）、金刚胺等。

（2）疱疹病毒性心肌炎可试用阿糖腺苷、三氮唑核苷等。

（3）病毒感染（尤其是流感病毒、柯萨奇病毒及腮腺炎病毒）常继发细菌感染，或以细菌感染为条件因子，一般多主张使用广谱抗生素及时处理。

3. 调节细胞免疫功能药物 α－干扰素，也可酌情选用胸腺素、转移因子等。

4. 肾上腺糖皮质激素 一般患者不必应用，特别是最初发病 10 天内。对合并难治性心力衰竭、严重心律失常（如高度房室传导阻滞）、严重毒血症状，重症患者或自身免疫反应强烈的患者可使用，一般疗程不宜超过两周。常用药物有泼尼松、氢化可的松、地塞米松等。

5. 改善心肌细胞营养与代谢药物 ①可选用三磷酸腺苷（ATP）或三磷酸胞苷（CTP）、辅酶 A、肌苷、牛磺酸等。②极化液疗法。③大剂量维生素 C；④ 1，6- 二磷酸果糖。

6. 并发症的治疗

（1）心律失常 原则上按一般心律失常处理。①如早搏频繁或快速性心律失常，可选用抗心律失常药物治疗，如胺碘酮、普罗帕酮（心律平）等。②室性心动过速、室扑或室颤，应尽早直流电复律，亦可用利多卡因静脉注射。③心动过缓者，可用阿托品或山莨菪碱（654-2），必要时加用肾上腺糖皮质激素治疗。④如并发高度房室传导阻滞、窦房结损害而引起晕厥或低血压者，则需要电起搏，安放临时人工心脏起搏器帮助患者渡过急性期。

（2）心力衰竭 应绝对卧床休息、吸氧、限制钠盐。应用洋地黄类药物必须谨慎，宜从小剂量开始，以避免毒性反应。根据病情可选用扩血管药、血管紧张素转换酶抑制剂和利尿剂。

（3）心源性休克 应及时进行抗休克治疗。

七、中医辨证论治

1. 热毒侵心证

【临床表现】发热微恶寒，头身疼痛，鼻塞流涕，咽痛口渴，口干口苦，大便黄赤，心悸气短，胸闷或隐痛，舌红苔薄黄，脉浮数或结、代。

【治法】清热解毒，宁心安神。

【代表方】银翘散加减。

2. 湿毒犯心证

【临床表现】发热微恶寒，恶心欲呕，腹胀腹痛，大便稀溏，困倦乏力，口渴，心悸，胸闷或隐痛，舌红苔黄腻，脉儒数或促、结、代。

【治法】解毒化湿，宁心安神。

【代表方】葛根芩连汤合甘露消毒丹加减。

3. 心阴虚损证

【临床表现】心悸胸闷，口干心烦，失眠多梦，或有低热盗汗，手足心热，舌红，无苔或少苔，脉细数或促、结、代。

【治法】滋阴清热，养心安神。

【代表方】天王补心丹加减。

4. 气阴两虚证

【临床表现】心悸怔忡，胸闷或痛，气短乏力，失眠多梦，自汗盗汗，舌质红，苔薄或少苔，脉细数无力或促、结、代。

【治法】益气养阴，宁心安神。

【代表方】炙甘草汤合生脉散加减。

5. 阴阳两虚证

【临床表现】心悸气短，胸闷或痛，面色晦暗，口唇发绀，肢冷畏寒，甚则喘促不能平卧，咳嗽，咳吐痰涎，夜难入寐，浮肿，大便稀溏，舌淡红，苔白，脉沉细无力或促、结、代。

【治法】益气温阳，滋阴通脉。

【代表方】参附养荣汤加味。

第三单元 消化系统疾病

第一节 胃 炎

·急性胃炎·

急性胃炎是指由不同病因引起的急性胃黏膜炎症。主要表现为腹胀、腹痛等上腹部症状。

本病与中医学的“胃瘅”相类似，可归属于“胃痛”“血证”“呕吐”等范畴。

一、西医病因病理

1. 病因

（1）急性应激是最主要病因，包括严重创伤、大手术、严重感染、大面积烧伤、脑血管意外、休克和过度紧张等。

（2）化学性损伤 最常见的药物主要是非留体类抗炎药，可通过抑制环氧合酶导致前列腺素的产生减少而削弱其对胃黏膜的保护作用。

（3）细菌感染 包括幽门螺杆菌、沙门菌、大肠杆菌等，因进食细菌或毒素污染的食物所致。

2. 病理

急性胃炎的病理变化为胃黏膜固有层炎症，以中性粒细胞浸润为主。

二、中医病因病机

本病中医病因主要为饮食伤胃、七情内伤以及寒邪犯胃等，这些病因均能引起胃受纳腐熟之功能失常，中焦气机不利，脾胃升降失职。若胃热过盛，热迫血行，或瘀血阻滞，或脾胃虚寒，脾虚不能统血，而见便血之症。

1. 寒邪客胃 寒凝胃脘，阳气被遏，气机阻滞，不通则痛。

2. 脾胃湿热 肝气郁结，日久化热，邪热犯胃，熏蒸湿土，故胃脘灼热胀痛，肝热可夹胆火上乘而见口苦口干。

3. 食积气滞 饮食不节，损伤脾胃，胃气壅滞，致胃失和降，不通则痛。

4. 肝气犯胃 情志不舒，肝气郁结不得疏泄，横逆犯胃而作痛。

5. 胃络瘀阻 气滞日久，导致血瘀内停，脉络壅滞，不通而痛。

6. 脾胃虚寒 饥饱失常，或劳倦过度，或久病脾胃受伤等，引起脾阳不足，中焦虚寒而发生胃脘疼痛。

7. 胃阴不足 胃痛日久，郁热伤阴，胃失濡养，故见胃痛隐隐。阴虚液耗津少，无以上承下溉，则口燥咽干、大便干结。

本病病位在胃，与肝、脾关系密切。病机是胃失和降，胃络受损。病理性质多属实证。

三、临床表现

1. 临床特点 多数急性起病，症状轻重不一。

2. 症状 上腹饱胀、隐痛、食欲减退、恶心、呕吐、嗳气，重者可有呕血和黑便，细菌感染者常伴有腹泻。

3. 体征 上腹压痛。

四、实验室检查（助理医师不考）

内镜检查可见胃黏膜弥漫性充血、水肿、渗出、出血和糜烂（腐蚀性胃炎急性期禁行内镜检查）。

五、诊断与鉴别诊断

（一）诊 断

确诊有赖于内镜检查（内镜检查宜在出血发生后 24 ～ 48 小时内进行）。有近期服用 NSAID 史、严重疾病状态或大量饮酒患者，如发生呕血或黑便，应考虑急性糜烂出血性胃炎的可能。

（二）鉴别诊断

1. 胆囊炎 突发右上腹阵发性绞痛，常在饱餐、进油腻食物后或夜间发作，右上腹压痛、反跳痛及肌紧张、Murphy（墨菲）征阳性，轻度白细胞升高，血清转氨酶、胆红素等升高。

2. 胰腺炎 剧烈而持续的上腹痛、恶心、呕吐，腹部压痛，肌紧张，肠鸣音减弱或消失，血清淀粉酶活性增高。

六、西医治疗

1. 治疗原则是祛除病因，保护胃黏膜和对症处理。

2. 对严重疾病有可能引起胃黏膜损伤者，在积极治疗原发病的同时，可预防性使用 H_2 受体拮抗剂或质子泵抑制剂或胃黏膜保护剂。

3. 以呕吐、恶心或腹痛为主者可对症使用胃复安甲氧氯普安、东莨菪碱。

4. 脱水者补充水和纠正电解质紊乱。

5. 细菌感染引起者可根据病情选用敏感的抗生素。

七、中医辨证论治

1. 寒邪客胃证

【临床表现】胃脘暴痛，遇冷痛剧，得热痛减，喜热饮食，脘腹胀满，舌淡苔白，脉弦紧迟。

【治法】温中散寒，和胃止痛。

【代表方】香苏散合良附丸加减。

2. 脾胃湿热证

【临床表现】胃痛灼热，胸腹痞满，头身重着，口苦口黏，纳呆，肛门灼热，大便不爽，舌苔厚腻，脉弦滑。

【治法】清化湿热，理气止痛。

【代表方】清中汤加减。

3. 食积气滞证

【临床表现】伤食胃痛，饱胀拒按，嗳腐酸臭，厌恶饮食，恶心欲吐，吐后症轻，舌苔厚腻，脉弦滑。

【治法】消食导滞，调理气机。

【代表方】保和丸加减。

4. 肝气犯胃证

【临床表现】胃脘痞闷，胃部胀痛，痛窜胁背，气怒痛重，嗳气呕吐，嘈杂吐酸，舌苔薄白，脉弦。

【治法】疏肝和胃，理气止痛。

【代表方】柴胡疏肝散加减。

5. 胃络瘀阻证

【临床表现】胃脘疼痛如针刺，痛有定处，拒按，入夜尤甚，舌暗红或有瘀斑，脉弦涩。

【治法】活血通络，理气止痛。

【代表方】失笑散合丹参饮加减。

6. 脾胃虚寒证

【临床表现】胃脘隐痛，喜按喜暖，纳少便溏，倦怠乏力，遇冷痛重，得暖痛减，口淡流涎，舌淡苔白，脉细弦紧。

【治法】温补脾胃，散寒止痛。

【代表方】黄芪建中汤。

7. 胃阴不足证

【临床表现】胃热隐痛，口舌干燥，五心烦热，渴欲含漱，嘈杂干呕，大便干燥，舌红无苔，舌裂纹少津，脉细数。

【治法】养阴益胃，和中止痛。

【代表方】一贯煎合芍药甘草汤加减。

·慢性胃炎·

慢性胃炎是指由各种病因引起的胃黏膜慢性炎症，主要表现为上腹痛或不适、上腹胀、早饱、嗳气、恶心等消化不良症状。

本病可归属于中医学“胃痛”“痞满”“嘈杂”等范畴。

一、西医病因病理

（一）病因与发病机制

1. **幽门螺杆菌（HP）感染** 最主要病因。

2. **自身免疫** 以富含壁细胞的胃体黏膜萎缩为主，可伴有其他自身免疫病。

3. **其他** 幽门括约肌功能不全、酗酒、非甾体抗炎药、高盐、刺激性食物等。

（二）病 理

慢性胃炎病理变化是胃黏膜损伤与修复的慢性过程，主要病理学特征是炎症、萎缩和肠化生。

1. **炎症** 是一种慢性非特异性炎症，表现以黏膜固有层淋巴细胞和浆细胞浸润为主，可有少数嗜酸性粒细胞存在。较多的中性粒细胞浸润在表层上皮和小凹皮细胞之间，提示活动性炎症存在。

2. **萎缩** 固有腺体数目减少，黏膜层变薄，胃镜下黏膜血管网显露，常伴有化生和纤维组织、淋巴滤泡等的增生。A型萎缩性胃炎胃体黏膜萎缩，与自身免疫有关；B型萎缩性胃炎胃窦黏膜萎缩，而胃体无明显萎缩。

3. **化生** 胃黏膜产生了不完全性再生，包括肠化生和假幽门腺化生。

4. **细胞异型性和腺体结构的紊乱** 为异常增生，是胃癌的癌前病变。

二、中医病因病机

本病的中医病因主要为寒邪客胃、饮食伤胃、肝气犯胃以及脾胃虚弱等。这些病因均能引起胃受纳腐熟之功能失常，中焦气机不利，脾胃升降失职。

1. **肝胃不和** 情志不舒，肝气郁结不得疏泄，横逆犯胃而作痛。

2. **脾胃虚弱** 饥饱失常，或劳倦过度，或久病脾胃受伤等，引起脾阳不足，中焦虚寒而发生胃脘疼痛。

3. **脾胃湿热** 肝气郁结，日久化热，邪热犯胃，熏蒸湿土，故胃脘灼热胀痛。肝热可夹胆火上乘而见口苦口干。

4. **胃阴不足** 胃痛日久，郁热伤阴，胃失濡养，故见胃痛隐隐。阴虚液耗津少，无以上承下溉，则口燥咽干，大便干结。

5. **胃络瘀阻** 气滞日久，导致血瘀内停，脉络壅滞，不通而痛。

本病病位在胃，与肝、脾关系密切。病机有“不通则痛”和“不荣则痛”之分。初起多实，久病以虚为主，或虚实相兼，寒热错杂。

三、临床表现

1. **临床特点** 起病隐匿，病程迁延，慢性病程；大多没有明显症状，无特异性；症状与病理改变分级无明显相关。

2. **症状** 幽门螺杆菌引起的慢性胃炎多数病人常无任何症状，部分病人表现为上腹胀满不适、隐痛，嗳气，反酸，食欲不佳等消化不良症状；自身免疫性胃炎患者可伴有贫血和维生素 B_{12} 缺乏。

3. **体征** 多不明显，有时上腹部可出现轻度压痛。

四、实验室及其他检查

1. **胃镜及组织学检查** 胃镜及组织学检查是慢性胃炎诊断的最可靠方法。

浅表性胃炎（非萎缩性胃炎）胃镜下可见黏膜充血、色泽较红、边缘模糊，多为局限性，水肿与充血区共存，形成红白相间征象，黏膜粗糙不平，有出血点，可有小的糜烂。

萎缩性胃炎则见黏膜失去正常颜色，呈淡红、灰色，呈弥散性，黏膜变薄，皱襞变细、平坦，黏膜血管暴露，有上皮细胞增生或明显的肠化生。

组织学检查非萎缩性胃炎以慢性炎症改变为主，萎缩性胃炎则在此基础上有不同程度的萎缩与化生，常用取材部位为胃窦小弯、大弯、胃角及胃体下部小弯。

2. **幽门螺杆菌检测** 见消化性溃疡。

3. **自身免疫性胃炎的相关检查** 血 PCA 和 IFA，血清维生素 B_{12} 浓度及吸收试验，A 型萎缩性胃炎 PCA 和 IFA 阳性，维生素 B_{12} 水平低下。

4. **胃液分析和血清胃泌素测定** 判断萎缩是否存在及分布部位和程度。A 型萎缩性胃炎胃酸降低，胃泌素明显升高；B 型萎缩性胃炎胃酸正常或降低，胃泌素水平下降。

五、诊断与鉴别诊断

（一）诊　断

确诊必须依靠胃镜检查及胃黏膜活组织病理学检查。幽门螺杆菌检测有助于病因诊断。怀疑自身免疫性胃炎应检测相关自身抗体及血清胃泌素。

（二）鉴别诊断

1. **消化性溃疡** 一般表现为发作性上腹疼痛，有周期性和节律性，好发于秋冬和冬春之交。钡餐造影可发现龛影或间接征象。胃镜检查可见黏膜溃疡。

2. **慢性胆囊炎** 表现为反复发作右上腹隐痛，进食油脂食物常加重。B 超可见胆囊炎性改变，静脉胆道造影时胆囊显影淡薄或不显影，多合并胆囊结石。

3. **功能性消化不良** 表现多样，可有上腹胀满、疼痛，食欲不佳等。胃镜检查无明显胃黏膜病变或仅有轻度炎症，吞钡试验可见胃排空减慢。

胃神经症多见于年轻妇女，常伴有神经官能症的全身症状。上腹胀痛症状使用一般对症药物多不能缓解，予以心理治疗或服用镇静剂有时可获疗效。胃镜检查多无阳性发现。

六、西医治疗

1. **根除幽门螺杆菌** 可改善胃黏膜组织学、预防消化性溃疡及可能降低胃癌发生的危险性及消化不良症状。特别适用于：①伴有胃黏膜糜烂、萎缩及肠化生、异常增生。②有明显症状，常规治疗疗效差；有胃癌家族史。③伴有糜烂性十二指肠炎。方法见消化性溃疡。

2. **不良症状的治疗** ①饱胀为主要症状者予胃动力药，如胃复安、吗丁啉、西沙必利。②有恶性贫血时，给予维生素 B_{12} 肌注。③胃痛明显可用抑酸分泌药物（H_2 受体拮抗剂，H_2-RA；质子泵抑制剂，PPI）或碱性抗酸药（氢氧化铝等）。

3. **胃黏膜保护药** 适用于有胃黏膜糜烂、出血或症状明显者。药物有胶体次枸橼酸铋、硫糖铝等。

4. **异型增生的治疗** 定期随访，预防性手术（内镜下胃黏膜切除术）。

5. **手术适应证** ①并发大量出血，经内科紧急处理无效。②急性穿孔。③瘢痕性幽门梗阻。④内科治疗无效的难治性溃疡。⑤胃溃疡疑有癌变。

七、中医辨证论治

1. 肝胃不和证

【临床表现】胃脘胀痛或痛窜两胁，每因情志不舒而病情加重，得嗳气或矢气后稍缓，嗳气频频，嘈杂泛酸，舌质淡红，苔薄白，脉弦。

【治法】疏肝理气，和胃止痛。

【代表方】柴胡疏肝散加减。

2. 脾胃虚弱证

【临床表现】胃脘隐痛，喜温喜按，食后胀满痞闷纳呆，便溏，神疲乏力，舌质淡红，苔薄白，脉沉细。

【治法】健脾益气，温中和胃。

【代表方】四君子汤加减。

3. 脾胃湿热证

【临床表现】胃脘灼热胀痛，嘈杂，脘腹痞闷，口干口苦，渴不欲饮，身重肢倦，尿黄，舌质红，苔黄腻，脉滑。

【治法】清利湿热，醒脾化浊。

【代表方】三仁汤加减。

4. 胃阴不足证

【临床表现】胃脘隐隐作痛，嘈杂，口干咽燥，五心烦热，大便干结，舌红少津，脉细。

【治法】养阴益胃，和中止痛。

【代表方】益胃汤加减。

5. 胃络瘀阻证

【临床表现】胃脘疼痛如针刺，痛有定处，拒按，入夜尤甚，或有便血，舌暗红或紫暗，脉弦涩。

【治法】化瘀通络，和胃止痛。

【代表方】失笑散合丹参饮加减。

第二节　消化性溃疡

消化性溃疡是一种以胃酸增多及胃肠道黏膜被胃酸和胃蛋白酶消化为基本因素的慢性溃疡。溃疡的黏膜坏死缺损超过黏膜肌层而有别于糜烂，分为胃溃疡（GU）与十二指肠溃疡（DU）两大类。主要表现为节律性上腹痛，周期性发作，伴有中上腹饱胀、嗳气、反酸等。

本病可归属于中医学“胃脘痛”“反酸”等范畴。

一、西医病因病理

（一）病因与发病机制

幽门螺杆菌（HP）感染和服用非甾体抗炎药是最常见的病因。

1. 幽门螺杆菌　①消化性溃疡患者中 HP 感染率高。②根除 HP 可促进溃疡愈合和显著降低溃疡复发率。③ HP 感染改变黏膜侵袭因素与防御因素之间的平衡。

2. 非甾体抗炎药　削弱黏膜的防御和修复功能。

3. 胃酸和胃蛋白酶　胃酸 / 胃蛋白酶对黏膜自身消化，胃酸是溃疡形成的直接原因。

4. 其他因素　①吸烟影响溃疡愈合并促进溃疡复发。②遗传。③急性应激可引起急性应激性溃疡，使已有溃疡发作或加重。④胃、十二指肠运动异常可加重对黏膜的损害。

（二）病　理

DU 多发生于十二指肠球部，前壁较常见，偶有发于球部以下者，称为球后溃疡；GU 以胃角和胃窦小弯常见。溃疡一般为单发，也可多发，在胃或十二指肠发生两个或两个以上溃疡称为多发性溃疡。溃疡直径一般小于 10mm，GU 稍大于 DU，偶可见到＞ 20mm 的巨大溃疡。

溃疡典型形状呈圆形或椭圆形，边缘光整，底部洁净，覆有灰白色或灰黄色纤维渗出物。活动性溃疡周围黏膜常有炎症水肿。溃疡浅者累及黏膜肌层，深者达肌层甚至穿透浆膜层而引起穿孔，血管溃破时引起出血。愈合时炎症水肿消退，边缘上皮细胞增生，其下肉芽组织纤维化，形成瘢痕，收缩使周围黏膜皱襞向其集中而引起局部畸形。显微镜下慢性溃疡基底部可分急性炎性渗出物、嗜酸性坏死层、肉芽组织和瘢痕组织 4 层。

二、中医病因病机

本病中医病因为外邪犯胃、饮食伤胃、情志不畅以及脾胃素虚等，在这些病因的作用和影响下，发生胃受纳腐熟之功能失常，以致和降失司，胃气郁滞，不通则痛。

1. 肝胃不和　情志不舒，肝气郁结不得疏泄，横逆犯胃而作痛。

2. 脾胃虚寒　饥饱失常，或劳倦过度，或因久病脾胃受伤等引起脾阳不足，中焦虚寒，或胃阴受损，失其濡养而发生疼痛。

3. 胃阴不足　胃痛日久，郁热伤阴，胃失濡润而脘痛绵绵不已。

4. **肝胃郁热** 肝气郁结，日久化热，邪热犯胃而痛。肝热可夹胆火上乘，故口苦，口干。

5. **胃络瘀阻** 气滞日久，导致血瘀内停，脉络壅滞，不通则痛。

本病病位在胃，与肝、脾关系密切，是以脾胃虚弱为本，气滞、寒凝、热郁、湿阻、血瘀为标的虚实夹杂之证。基本病机为胃气阻滞，胃失和降，不通则痛。

三、临床表现

典型消化性溃疡的临床特点：慢性反复发作过程、周期性发作和节律性发作。

（一）症 状

周期性、节律性上腹痛为主要症状。

1. **性质** 多为灼痛，或钝痛、胀痛、剧痛和 / 或饥饿样不适感。

2. **部位** 多位于上腹，可偏左或偏右。

3. **典型节律性** DU 空腹痛和 / 或午夜痛，腹痛多于进食或服用抗酸药后缓解；GU 患者也可发生规律性疼痛，但多为餐后痛，偶有夜间痛。

（二）体 征

溃疡活动时上腹部可有局限性压痛，缓解期无明显体征。

（三）特殊类型的消化性溃疡

1. **复合性溃疡** 指胃和十二指肠同时发生的溃疡。

2. **幽门管溃疡** 常伴胃酸过多，缺乏典型溃疡的周期性和节律性疼痛，餐后即出现剧烈疼痛，制酸剂疗效差，易出现呕吐或幽门梗阻，易穿孔或出血。

3. **球后溃疡** 多发于十二指肠乳头的近端。夜间疼痛和背部放射痛更为多见，内科治疗效果差，易并发出血。

4. **巨大溃疡** 直径大于 2cm 的溃疡。对药物治疗反应较差、愈合时间较慢，易发生慢性穿孔。需要与恶性病变鉴别。

5. **老年人消化性溃疡** 多表现为无症状性溃疡，或症状不典型，如食欲不振、贫血、体重减轻较突出；GU 等于或多于 DU，溃疡多发生于胃体上部或小弯；以巨大溃疡多见，易并发大出血。

6. **无症状性溃疡** 15% ～ 30% 消化性溃疡患者无任何症状，一般因其他疾病做胃镜或 X 线钡餐造影或并发穿孔、出血时发现，多见于老年人。

（四）并发症

1. **出血** 出血是消化性溃疡最常见的并发症，DU 较 GU 更多并发出血，尤以十二指肠球部后壁和球后溃疡更多见；出血常因溃疡侵蚀周围血管所致，是上消化道大出血最常见的病因。临床表现取决于出血量的多少，轻者只表现为黑便，重者出现呕血和循环衰竭表现，如休克等。出血前常有上腹疼痛加重现象，出血后疼痛反减轻；少数病人（尤其是老年病人）并发出血前可无症状。

2. **穿孔** 溃疡病灶向深部发展穿透浆膜层即为穿孔。临床可分为急性、亚急性和慢性穿孔三类，以急性常见。

（1）游离壁穿孔 溃疡常位于十二指肠前壁或胃前壁，胃肠内容物漏入腹腔引起急性腹膜炎，可见突发剧烈腹痛，持续加剧，先出现于上腹，逐步延及全腹，查体见急腹症、气腹征。

（2）后壁穿孔 又称为穿透性溃疡，也称为慢性穿孔。腹痛规律改变，顽固而持续，疼痛常放射至背部，血清淀粉酶升高。

3. **幽门梗阻**

（1）原因 DU 或幽门管溃疡引起。炎症水肿和幽门平滑肌痉挛导致暂时性梗阻；瘢痕收缩导致持久性梗阻。

（2）症状 ①胃排空延迟，上腹胀满，餐后加重。②恶心、呕吐宿食，吐后缓解；③严重呕吐可导致失水和低氯低钾性碱中毒。④营养不良和体重减轻。

（3）查体 蠕动波，空腹检查胃内有震水声。

4. **癌变** 少数 GU 发生癌变（DU 一般不发生癌变），发生于溃疡边缘，癌变率在 1% 左右。长期慢性 GU 病史、年龄大于 45 岁，溃疡顽固不愈者应提高警惕。

四、实验室及其他检查

1. **胃镜检查** 内镜检查是消化性溃疡最直接的诊断方法。可观察溃疡部位、大小、数目与形态，还可取材做病理学和幽门螺杆菌检查，对良性与恶性溃疡的鉴别诊断有很高价值。

溃疡镜下所见通常呈圆形、椭圆形或线形，边缘光整，底部覆有灰黄色或灰白色渗出物，周围黏膜充血、水肿，可见皱襞向溃疡集中。根据镜下所见分为活动期、愈合期和瘢痕期。

2.**X 线钡餐检查** X 线发现龛影是消化性溃疡的直接征象，有确诊价值；局部压痛、十二指肠球部激惹和畸形、胃大弯侧痉挛性切迹是溃疡的间接征象，仅提示可能有溃疡。

3. **幽门螺杆菌检测** 常规检查项目，决定治疗方案的选择。方法分为侵入性和非侵入性。前者需通过胃镜取材，包括快速尿素酶试验、组织学检查和幽门螺杆菌培养；后者有 ^{13}C 或 ^{14}C 尿素呼气试验，粪便幽门螺杆菌抗原检测及血清检查。快速尿素酶试验操作简单，费用低，为首选方法。^{13}C 或 ^{14}C 尿素呼气试验敏感且特异性高，无需胃镜检查，可作为根除治疗后复查的首选。

4. **胃液分析和血清胃泌素测定** 有助于胃泌素瘤的鉴别诊断。

五、诊断与鉴别诊断

（一）诊 断

诊断要点

（1）长期反复发生的周期性、节律性、慢性上腹部疼痛，应用制酸药物可缓解。

（2）上腹部可有局限深压痛。

（3）X 线钡餐造影见溃疡龛影，有确诊价值。

（4）内镜检查可见到活动期溃疡，可确诊。

（二）鉴别诊断

1. **胃癌** 一般多为持续疼痛，制酸药效果不佳；大便隐血试验持续阳性。X 线、内镜和病理组织学检查对鉴别意义大。

2. **胃泌素瘤** 其特点为多发性溃疡、不典型部位溃疡、难治、易穿孔和 / 或出血。血清胃泌素常 ＞500pg/mL；超声、CT 等检查有助于病位诊断。

3. **功能性消化不良** 多发于年轻女性。X 线和胃镜检查正常或只有轻度胃炎；胃排空试验可见胃蠕动下降。

4. **慢性胆囊炎和胆石症** 疼痛位于右上腹，多在进食油腻后加重，并放射至背部，可伴发热、黄疸、墨菲征阳性。胆囊 B 超和逆行胆道造影有助于鉴别。

六、西医治疗

1. **一般治疗** 生活有规律，避免过度劳累；精神放松，定时定量进餐，忌辛辣食物；戒烟，避免服用对胃肠黏膜有损害药物。

2. **根除幽门螺杆菌** 多主张联合用药，目前推荐方案有三联疗法和四联疗法。四联疗法为质子泵抑制剂与铋剂合用，再加上任两种抗生素。根除幽门螺杆菌的常用三联疗法见下表。

根除幽门螺杆菌的常用三联疗法

PPI 或胶体铋剂（选择一种）	抗菌药物（选择两种）
奥美拉唑 40mg/d	克拉霉素 1000mg/d
兰索拉唑 60mg/d	阿莫西林 2000mg/d
枸橼酸铋钾（胶体次枸橼酸铋）480mg/d	甲硝唑 800mg/d
上述剂量分 2 次服，疗程 7 天	

（1）H_2 受体拮抗剂 西咪替丁、雷尼替丁、法莫替丁等。常用剂量分别为 400mg，日 2 次；150mg，日 2 次；20mg，日 2 次。

（2）质子泵抑制剂 奥美拉唑、兰索拉唑、潘托拉唑等，常用剂量为分别为 20mg、30mg、40mg，日 1 次。

3. **保护胃黏膜** 硫糖铝、胶体次枸橼酸铋和前列腺素类药物，其抗溃疡效能与 H_2 受体拮抗剂相当。

4. **非甾体类抗炎药相关溃疡** 暂停或减少非甾体类抗炎药的剂量，然后按上述方案治疗。若病情需要继续服用非甾体类抗炎药，尽可能选用对胃肠黏膜损害较少的药物，或合用质子泵抑制剂或米索前列醇，有较好的防治效果。

5. **难治性溃疡** 明确原因，对因治疗，严格用药。对非幽门螺杆菌感染、非甾体类抗炎药相关溃疡，多数应用质子泵抑制剂可治愈。

6. **外科手术指征** ①大出血经内科紧急处理无效。②急性穿孔。③器质性幽门梗阻。④ GU 癌变。⑤严格内科治疗无效的顽固性溃疡。

七、中医辨证论治

1. 肝胃不和证

【临床表现】胃脘胀痛，痛引两胁，情志不遂而诱发或加重，嗳气，泛酸，口苦，舌淡红，苔薄白，脉弦。

【治法】疏肝理气，健脾和胃。

【代表方】柴胡疏肝散合五磨饮子加减。

2. 脾胃虚寒证

【临床表现】胃痛隐隐，喜温喜按，畏寒肢冷，泛吐清水，腹胀便溏，舌淡胖边有齿痕，苔白，脉迟缓。

【治法】温中散寒，健脾和胃。

【代表方】黄芪建中汤加减。

3. 胃阴不足证

【临床表现】胃脘隐痛，似饥而不欲食，口干而不欲饮，纳差，干呕，手足心热，大便干，舌红少津少苔，脉细数。

【治法】健脾养阴，益胃止痛。

【代表方】一贯煎合芍药甘草汤加减。

4. 肝胃郁热证

【临床表现】胃脘灼热疼痛，胸胁胀满，泛酸，口苦口干，烦躁易怒，大便秘结，舌红，苔黄，脉弦数。

【治法】清胃泄热，疏肝理气。

【代表方】化肝煎合左金丸加减。

5. 胃络瘀阻证

【临床表现】胃痛如刺，痛处固定，肢冷，汗出，有呕血或黑便，舌质紫暗，或有瘀斑，脉涩。

【治法】活血化瘀，通络和胃。

【代表方】活络效灵丹合丹参饮加减。

第三节 胃 癌

胃癌或胃腺癌，是指发生于胃黏膜上皮的恶性肿瘤。早期无特异性症状，进展期胃癌最早出现的症状是上腹痛，可伴有早饱、胃纳差和体重减轻。

本病归属于中医学“胃痛”“反胃”“积聚”等范畴。

一、西医病因病理

（一）病因和发病机制

目前认为胃癌的病因是幽门螺杆菌感染、环境因素和遗传因素协同作用的结果。

1. **幽门螺杆菌感染** HP 感染是人类胃癌发病的重要因素。

2. **环境因素** 本病与环境因素有关，其中最主要的是饮食因素。

3. **遗传因素** 遗传素质使易感者更易受致癌物质的影响。

4. 癌前期变化 癌前病变是指易转变成癌组织的病理组织学变化，即异形增生。癌前状态是指发生胃癌相关的临床状况，包括：①慢性萎缩性胃炎。②慢性胃溃疡。③胃息肉。④残胃炎。⑤巨大黏膜皱襞症。

（二）病 理

1. 胃癌的发生部位 胃癌可发生于胃的任何部位，半数以上发生于胃窦部、胃小弯及前后壁，其次在贲门部，胃体区相对较少。

2. 大体形态分型 早期胃癌指病灶局限且深度不超过黏膜下层的胃癌，而不论有无淋巴结转移。进展期胃癌指胃癌深度超过黏膜下层，侵及肌层者称中期胃癌，侵及浆膜或浆膜外者称晚期胃癌。

3. 组织学分型 根据分化程度可分为高分化、中分化、低分化 3 种，根据腺体的形成及黏液分泌能力可分为管状腺癌、黏液腺癌、髓样癌和弥散型癌 4 种。胃癌以腺癌为主。

（三）转移途径

癌细胞主要有 4 种转移途径，其中以淋巴结转移最常见。

1. 直接蔓延 直接蔓延至食道、肝、脾、胰等相邻器官。

2. 淋巴结转移 是最早、最常见的转移方式，通过淋巴管转移到局部（胃旁）及远处淋巴结，如转移至左锁骨上时称为 Virchow 淋巴结。

3. 血行转移 最常转移到肝脏，其次是肺、腹膜及肾上腺，也可转移到肾、脑、骨髓等。

4. 腹腔内种植 侵及浆膜层脱落入腹腔，种植于肠壁和盆腔，如种植于卵巢，称为 Krukenberg 瘤；也可在直肠周围形成一明显的结节状板样肿块。

二、中医病因病机

中医学认为，本病的发生多因饮食不节、情志失调、素体亏虚而致痰凝、气阻、血瘀于胃。

1. 痰气交阻 忧思伤脾，脾伤气结，气结则津液不得输布，聚而为痰，痰气交阻于胸膈胃脘或食道而发病。

2. 肝胃不和 情志不舒，肝气郁结不得疏泄，横逆犯胃，胃失和降。

3. 脾胃虚寒 中焦虚寒，不能消化谷食，宿食停留不化。

4. 胃热伤阴 胃阴不足，热郁胃，胃失和降。

5. 瘀毒内阻 郁怒伤肝，肝郁而气滞血瘀，或久病气虚，运血无力而血脉瘀滞。

6. 痰湿阻胃 脾胃损伤，纳运无力，食滞内停，痰湿中阻，气机不利。

本病发病一般较缓，病位在胃，与肝、脾、肾等脏关系密切，病机总属本虚标实。本虚以胃阴亏虚、脾胃虚寒和脾肾阳虚为主，标实为痰瘀互结；初期为痰气瘀滞互结为患，以标实为主，久则本虚标实，或以本虚为主。

三、临床表现

（一）症 状

1. 早期胃癌 多无症状或有非特异性消化不良症状。1/3 患者可扪及上腹部肿块，质坚而不规则，可有压痛。能否发现腹块，与癌肿的部位、小大及患者腹壁厚度有关。胃窦部癌可扪及腹块者较多。

2. 进展期胃癌 最早出现的症状是上腹痛，可伴早饱、纳差、腹胀、体重下降等。

3. 发生并发症或转移时 可出现下咽困难、幽门梗阻、上消化道出血、转移受累器官症状（肝、肺）等。

（二）体 征

1. 早期胃癌 可无任何体征，中晚期胃癌的体征中以上腹压痛最为常见。

2. 胃癌晚期或转移 可有以下体征，如肝脏肿大、质坚、表面不规则，黄疸，腹水，左锁骨上淋巴结肿大。

3. 胃癌的伴癌综合征 包括血栓性静脉炎、黑棘病和皮肌炎等。

（三）并发症

1. 出血 约 5% 的患者可发生大出血，表现为呕血和 / 或黑便，偶为首发症状。

2. 梗阻 多见于起源于幽门和贲门的胃癌。

3. **穿孔** 比良性溃疡少见，多发生于幽门前区的溃疡型癌。

四、实验室及其他检查

1. **X线钡餐检查** 局部胃壁僵硬、皱襞中断，蠕动波消失，凸入胃腔内的充盈缺损，恶性溃疡直径多大于2.5cm，边缘不整齐，可示半月征、环堤征。

2. **内镜检查** 胃镜结合黏膜活检是诊断胃癌最可靠的手段。

（1）早期胃癌 内镜分类法包括：①Ⅰ型（息肉样型）。②Ⅱ型（浅表型）：本型最常见，又分三个亚型，包括Ⅱa型（浅表隆起型）、Ⅱb型（浅表平坦型）、Ⅱc型（浅表凹陷型）。③Ⅲ型（溃疡型）：黏膜糜烂比Ⅱc型深，但不超过黏膜下层。

（2）进展期胃癌 仍用Bomiann分型法：①隆起型（Ⅰ型）。②溃疡型（Ⅱ型）。③溃疡浸润型（Ⅲ型）：最常见。④弥漫浸润型（Ⅳ型）。如累及全胃，则胃变成一固定而不能扩张的小胃，称为皮革胃。

五、诊断与鉴别诊断

（一）诊　断

凡有下列情况者，应高度警惕，并及时进行胃肠钡餐X线检查、胃镜和活组织病理检查，以明确诊断。

1. 40岁以后开始出现中上腹不适或疼痛，无明显节律性并伴明显食欲不振和消瘦者。
2. 胃溃疡患者，经严格内科治疗而症状仍无好转者。
3. 慢性萎缩性胃炎伴有肠上皮化生及轻度不典型增生，经内科治疗无效者。
4. X线检查显示胃息肉＞2cm者。
5. 中年以上患者，出现不明原因贫血、消瘦和粪便隐血持续阳性者。
6. 胃大部切除术后10年以上者。

（二）鉴别诊断

1. **胃溃疡** 长期反复发生的周期性、节律性慢性上腹部疼痛，应用制酸药物可缓解。X线钡餐造影见溃疡龛影，胃镜和活组织病理检查可鉴别。

2. **慢性萎缩性胃炎** 患者有上腹饱胀不适、恶心、食欲不振等消化不良症状，但腹部无肿块，无淋巴结肿大，大便隐血试验阴性，依靠X线钡餐造影、胃镜和活组织病理检查可鉴别。

六、中医辨证论治

1. **痰气交阻证**

【临床表现】胸膈或胃脘满闷作胀或痛，胃纳减退，厌食肉食，或有吞咽哽噎不顺，呕吐痰涎，苔白腻，脉弦滑。

【治法】理气化痰，消食散结。

【代表方】海藻玉壶汤加减。

2. **肝胃不和证**

【临床表现】胃脘痞满，时时作痛，窜及两胁，嗳气频繁或进食发噎，舌质红，苔薄白或薄黄，脉弦。

【治法】疏肝和胃，降逆止痛。

【代表方】柴胡疏肝散加减。

3. **脾胃虚寒证**

【临床表现】胃脘隐痛，绵绵不断，喜按喜暖，食生冷痛剧，进热食则舒，时呕清水，大便溏薄，或朝食暮吐，暮食朝吐，面色无华，神疲肢冷，舌淡而胖，有齿痕，苔白滑润，脉沉细或沉缓。

【治法】温中散寒，健脾益气。

【代表方】理中汤合四君子汤加减。

4. **胃热伤阴证**

【临床表现】胃脘嘈杂灼热，痞满吞酸，食后痛胀，口干喜冷饮，五心烦热，便结尿赤，舌质红绛，舌苔黄糙或剥苔、无苔，脉细数。

【治法】清热和胃，养阴润燥。

【代表方】玉女煎加减。

5. 瘀毒内阻证

【临床表现】脘痛剧烈或向后背放射，痛处固定、拒按，上腹肿块，肌肤甲错，眼眶呈暗黑，舌质紫暗或瘀斑，舌下脉络紫胀，脉弦涩。

【治法】理气活血，软坚消积。

【代表方】膈下逐瘀汤加减。

6. 痰湿阻胃证

【临床表现】脘膈痞闷，呕吐痰涎，进食发噎不利，口淡纳呆，大便时结时溏，舌体胖大有齿痕，苔白厚腻，脉滑。

【治法】燥湿健脾，消痰和胃。

【代表方】开郁二陈汤加减。

7. 气血两虚证

【临床表现】神疲乏力，面色无华，少气懒言，动则气促，自汗，消瘦，舌苔薄白，舌质淡白，舌边有齿痕，脉沉细无力或虚大无力。

【治法】益气养血，健脾和营。

【代表方】八珍汤加减。

第四节　肝硬化

肝硬化是一种由多种病因引起的慢性肝病，以肝细胞广泛变性坏死，纤维组织弥漫性增生，再生结节形成导致肝小叶结构破坏和假小叶形成，使肝脏逐渐变形、变硬为特征的疾病。

本病与中医学中的“水臌”相类似，可归属于中医学“单腹胀”“鼓胀”等范畴。

一、西医病因病理

1. 病因　我国以病毒性肝炎所致的肝硬化为主，西方国家以慢性酒精中毒多见。

（1）病毒性肝炎　主要为乙型、丙型和丁型病毒重叠感染，通常经过慢性肝炎阶段演变为肝硬化，甲型和戊型病毒性肝炎除重症外，一般不发展为肝硬化。

（2）慢性酒精中毒　长期大量饮酒（一般为每日摄取酒精 80g 达 10 年以上），乙醇及其中间代谢产物乙醛的毒性作用，引起慢性酒精性肝炎，发展为酒精性肝硬化。

（3）非酒精性脂肪性肝炎　约 20% 的非酒精性脂肪性肝炎可发展为肝硬化。

（4）胆汁瘀积　慢性持续性肝内胆汁瘀滞或肝外胆管阻塞，高浓度、高压力的胆酸和胆红素刺激，可引起肝细胞变性、坏死和肝纤维组织增生，形成肝硬化。

（5）肝脏瘀血　慢性充血性心力衰竭、缩窄性心包炎、肝静脉阻塞综合征等，致肝脏长期瘀血缺氧，肝细胞坏死和结缔组织增生，形成瘀血性（心源性）肝硬化。

（6）其他　遗传代谢性疾病，工业毒物或药物中毒性、自身免疫性慢性肝炎致肝硬化，血吸虫病性肝硬化，隐源性肝硬化。

2. 发病机制　不论引起肝硬化的病因如何，其病理变化和演变过程基本相同，主要包括以下 4 个方面：

（1）肝细胞广泛变性、坏死，肝小叶纤维支架塌陷。

（2）残存肝细胞无序性排列再生，形成不规则结节状肝细胞团即再生结节。

（3）在炎症的刺激下，自汇管区和肝包膜有大量纤维结缔组织增生，形成纤维束，从汇管区向另一汇管区或向肝小叶中央静脉延伸扩展，形成纤维间隔，包绕再生结节或将残存肝小叶重新改建分割成假小叶。一旦假小叶形成，标志病变已进展至肝硬化。

（4）由于上述病理变化反复进行，假小叶越来越多，造成肝脏内血循环的紊乱，表现为血管床缩小、闭塞或扭曲，血管受再生结节的挤压；肝内门静脉小支、肝静脉小支和肝动脉小支三者之间失去正常关系，并相互之间出现交通吻合支等。这些严重的肝血循环障碍，不仅是造成门静脉高压的病理基础，而且更加重肝细胞的营养障碍，最终发展至晚期肝硬化。

二、中医病因病机

中医学认为，本病的形成多由酒食不节、情志失调、感染血吸虫、黄疸积聚等病迁延日久，引起肝、脾、肾亏损，气滞、血瘀、湿阻腹中所致。

1. **气滞湿阻** 由于情志不畅，肝气郁结，横逆乘脾，脾运不健，湿阻中焦，浊气充塞。

2. **寒湿困脾** 过食生冷，寒湿停滞中焦；或冒雨涉水，久居潮湿，寒湿内侵伤中，脾阳不振，寒湿停聚，水蓄不行。

3. **湿热蕴脾** 感受湿热之邪；或过食辛辣肥甘；或嗜酒无度，酿成湿热，内蕴脾胃，湿热互结，浊水停聚。

4. **肝脾血瘀** 肝气郁结，日久气滞血瘀，或湿热、寒湿停聚中焦，久则肝脾俱伤，气血凝滞。瘀血阻于肝脾脉络，血不利为水则致水气内聚。

5. **脾肾阳虚** 脾肾久病，耗气伤阳，阳气不运，水寒之气不行。

6. **肝肾阴虚** 久病失调，阴液亏虚；或情志内伤，阳亢耗阴；或房事不节，肾精耗损。肝肾阴虚，津液不能输布，水液停聚中焦，血瘀不行。

本病病变脏腑在肝，与脾、肾密切相关；初起在肝、脾，久则及肾。基本病机为肝、脾、肾三脏功能失调，气滞、血瘀、水停腹中；病机特点为本虚标实。本病晚期水湿郁而化热蒙闭心神，引动肝风，迫血妄行，出现神昏、痉厥、出血等危象。

三、临床表现

（一）代偿期

临床症状较轻，且缺乏特异性，体征多不明显，可有肝大及质地改变，部分有脾肿大、肝掌和蜘蛛痣。肝功能正常或有轻度异常。

（二）失代偿期

1. 肝功能减退的临床表现

（1）全身症状 一般情况有营养状况较差，消瘦乏力，精神不振，严重者卧床不起，皮肤粗糙，面色晦暗、黝黑呈肝病面容，部分有不规则低热和黄疸。

（2）消化道症状 常见食欲减退，厌食，勉强进食后上腹饱胀不适，恶心呕吐，腹泻等。上述症状的产生与胃肠道瘀血、水肿、炎症，消化吸收障碍和肠道菌群失调有关。

（3）出血倾向及贫血 出血是由于肝功能减退合成凝血因子减少，脾功能亢进和毛细血管脆性增加等原因造成。2/3 患者有轻到中度贫血，系营养缺乏、肠道吸收障碍、胃肠道出血和脾功能亢进等因素引起。

（4）内分泌紊乱 肝功能减退时，对内分泌激素灭活作用减弱，主要有雌激素、醛固酮及抗利尿激素增多。由于雄、雌激素平衡失调，男性患者常有性欲减退、睾丸萎缩、毛发脱落及乳房发育等；女性患者有月经不调、闭经、不孕等。蜘蛛痣及肝掌的出现一般认为与雌激素增多有关。醛固酮增多使远端肾小管对钠重吸收增加，抗利尿激素增多使集合管对水分吸收增加，钠、水潴留使尿量减少和浮肿，对腹水的形成和加重也起重要促进作用。

2. 门静脉高压症的临床表现

（1）脾肿大 主要由于门静脉压增高后脾脏慢性瘀血，脾索纤维组织增生所致。

（2）侧支循环的建立和开放 临床上三大重要的侧支开放为食管下段与胃底静脉曲张、腹壁静脉曲张、痔静脉曲张。

（3）腹水 是肝硬化代偿功能减退最突出的体征。提示已属失代偿期。其发生机制比较复杂，最基本因素是门静脉高压、肝功能障碍、血浆胶体渗透压降低等。

（三）并发症

1. **上消化道出血** 是肝硬化最常见的并发症。多由食管下端、胃底静脉曲张破裂所致，多为突发的大量呕血或黑便，常引起失血性休克或诱发肝性脑病。部分患者系并发急性胃黏膜病变或消化性溃疡所致。

2. 肝性脑病 是肝硬化最严重的并发症，亦是最常见的死亡原因。主要临床表现为性格行为失常、意识障碍、昏迷。

3. 感染 自发性腹膜炎是常见且严重的并发症。肝硬化失代偿期由于免疫功能低下，以及门体静脉间侧支循环的建立，增加了病原微生物进入人体的机会，故易并发细菌感染。典型患者腹壁有压痛和反跳痛。表现为发热、腹痛腹胀、腹围迅速增大、腹水混浊、蛋白含量高，含有大量中性粒细胞，培养可有细菌生长。

4. 原发性肝癌 肝硬化易并发肝癌，10% ～ 25% 的肝癌是在肝硬化基础上发生的。当患者出现肝区疼痛、肝大、血性腹水、无法解释的发热时要考虑此病。

5. 肝肾综合征 指发生在严重肝病基础上的肾衰竭，但肾脏本身并无器质性损害，又称功能性肾衰竭。主要见于合并顽固腹水的晚期肝硬化或急性肝功能衰竭的患者。其临床特征为自发性少尿或无尿、氮质血症、稀释性低钠血症和低尿钠。此时，肾脏无器质性病变，故亦称为功能性肾功能衰竭。

6. 电解质和酸碱平衡紊乱 常见的电解质紊乱有低钠血症、低钾低氯血症与代谢性碱中毒。

四、实验室及其他检查

1. 血常规 在代偿期多正常，失代偿期有不同程度的贫血。脾功能亢进时，白细胞及血小板计数均见减少，后者减少尤为明显。

2. 尿常规 代偿期一般无明显变化，失代偿期有时可有蛋白、管型和血尿。有黄疸时可出现胆红素，并有尿胆原增加。

3. 肝功能试验

（1）血清酶学 转氨酶升高与肝脏炎症、坏死相关。GGT 及 ALP 也可有轻至中度升高。

（2）蛋白质代谢 肝功能受损时，白蛋白与球蛋白比值（A/G）降低或倒置。

（3）凝血酶原时间 肝功能代偿期多正常，失代偿期则有不同程度延长。

（4）胆红素代谢 失代偿期血清胆红素半数以上增高，有活动性肝炎或胆管阻塞时，直接胆红素可以增高。

4. 腹水检查 腹水呈淡黄色漏出液，外观透明。如并发腹膜炎时，其透明度降低，比重增高，利凡他试验阳性，白细胞数增多，腹水培养可有细菌生长。腹水呈血性应高度怀疑癌变，应做细胞学检查。

5. 影像学检查

（1）X 线检查 食管静脉曲张时，呈现虫蚀状或蚯蚓状充盈缺损，以及纵行黏膜皱襞增宽。胃底静脉曲张时，可见菊花样缺损。

（2）CT 和 MRI 检查 早期肝大，晚期缩小，肝左、右叶比例失调，右叶萎缩，左叶代偿性增大，肝表面不规则，脾肿大，腹水等。

（3）超声检查 B 型超声检查可显示肝大小、外形改变和脾肿大，门静脉高压时门静脉主干内径增宽，有腹水时可在腹腔内见到液性暗区。彩色多普勒可显示肝内血流动力学改变。

6. 内镜检查 纤维胃镜可直接观察食管及胃底静脉曲张的程度与范围，其准确率较 X 线高。在并发上消化道出血时，急诊胃镜可查明出血部位，并进行治疗。

7. 腹腔镜检查 可直接观察肝脏表面、色泽、边缘及脾脏情况，并可在直视下进行有选择性的穿刺活检。

8. 肝活组织检查 有确诊价值，尤其适用于代偿期肝硬化的早期诊断、肝硬化结节与小肝癌鉴别及鉴别诊断有困难的其他情况者。

五、诊断与鉴别诊断

（一）诊　断

主要指征 ①内镜或食道吞钡 X 线检查发现食管静脉曲张。② B 超提示肝回声明显增强、不均、光点粗大；或肝表面欠光滑，凹凸不平或呈锯齿状；或门静脉内径＞ 13mm；或脾脏增大，脾静脉内径＞8mm。③腹水伴腹壁静脉怒张。④CT显示肝外缘结节状隆起，肝裂扩大，尾叶/右叶比例＞0.05，脾大。⑤腹腔镜或肝穿刺活组织检查诊为肝硬化。以上除⑤外，其他任何一项结合次要指征，均可以确诊。

次要指征 ①化验：一般肝功能异常（A/G倒置、蛋白电泳A降低、γ-G升高、血清胆红素升高、凝血酶原时间延长等），或HA、PIIIP、MAO、ADA、LN增高。②体征：肝病面容（脸色晦暗无华），可见多个蜘蛛痣，色暗，肝掌，黄疸，下肢水肿，肝脏质地偏硬，脾大，男性乳房发育。以上化验及本征所列，不必悉具。

（二）病因诊断

1.肝炎后肝硬化 需有HBV（任何一项）或HCV（任何一项）阳性，或有明确重症肝炎史。

2.酒精性肝硬化 需有长期大量饮酒史（每天80g，10年以上）。

3.血吸虫性肝纤维化 需有慢性血吸虫史。

4.其他病因引起的肝硬化 需有相应的病史及诊断，如长期右心衰或下腔静脉阻塞、长期使用损肝药物、自身免疫性疾病、代谢障碍性疾病等。

对代偿期患者的诊断常不容易，因临床表现不明显，对怀疑者应定期追踪观察，必要时进行肝穿刺活组织病理检测才能确诊。

（三）鉴别诊断

1.肝、脾肿大的鉴别 与血液病、代谢性疾病的肝、脾肿大相鉴别，必要时做肝活检。

2.腹腔积液的鉴别 如结核性腹膜炎、慢性肾小球肾炎、缩窄性心包炎、腹内肿瘤、卵巢癌等。肝硬化腹腔积液为漏出液，合并自发性腹膜炎为渗出液，以中性粒细胞增多为主；结核性腹膜炎为渗出液，腺苷脱氨酶（ADA）增高；肿瘤性腹腔积液比重介于渗出液和漏出液之间，腹腔积液LDH/血液LDH＞1，可找到肿瘤细胞。腹腔积液检查不能明确诊断时，可行腹腔镜检查，常有助于鉴别。

3.肝硬化并发症的鉴别诊断 如上消化道出血、肝性脑病、肝肾综合征等。

六、西医治疗

1.一般治疗

（1）休息：代偿期宜适当减少活动，可参加轻体力工作；失代偿期应卧床休息。

（2）饮食：食用高热量、高蛋白、富含维生素、易消化食物，禁酒，避免食用粗糙、坚硬食物；肝功严重损坏或有肝性脑病先兆者应限制或禁食蛋白；慎用巴比妥类镇静药，禁用损害肝脏药物；腹水者应少盐或无盐。

（3）支持治疗。

2.药物治疗

（1）保护肝细胞的药物：水飞蓟宾等。

（2）维生素类药物。

（3）抗纤维化药物：可酌情使用D-青霉胺、秋水仙碱。

3.腹水的治疗

（1）限制钠、水的摄入。

（2）利尿剂：临床常用醛固酮拮抗剂螺内酯与呋塞米联合应用。利尿剂使用以体重每天下降不超过0.5kg为宜。

（3）提高血浆胶体渗透压：每周定期、少量、多次静脉输注白蛋白、血浆或新鲜血液。

（4）放腹水同时补充白蛋白：对于难治性腹水患者，可采用放腹水加输注白蛋白疗法。

（5）腹水浓缩回输：适用于难治性腹水，特别适用于肝硬化腹水伴肾功能不全者。

（6）外科治疗：腹腔-颈静脉引流，经颈静脉肝内门体分流术、脾切除等。

4.并发症的治疗

（1）上消化道出血 参见上消化道出血的治疗。

（2）肝性脑病 主要是减少氨的来源，减少氨产生，增加排出如使用导泻、降氨药，调节水电解质平衡，应避免使用镇静剂等。

（3）肝肾综合征 ①早期预防和消除诱发肝肾衰竭的因素。②避免使用损害肾脏的药物。③静脉输入右旋糖酐、白蛋白或浓缩腹水回输，提高有效循环血容量，改善肾血流。④使用血管活性药物，能改善血流量，增加肾小球滤过率，降低肾小管阻力。

（4）自发性腹膜炎 一旦诊断成立，应早期、联合、足量的抗感染药物治疗：应优先选用针对革兰阴性杆菌并兼顾革兰阳性球菌的抗感染药物，并根据细菌培养结果调整药物。抗菌治疗要早期、联合、足量使用。

七、中医辨证论治

1. 气滞湿阻证

【临床表现】腹大胀满，按之软而不坚，胁下胀痛，饮食减少，食后胀甚，得嗳气或矢气稍减，小便短少，舌苔薄白腻，脉弦。

【治法】疏肝理气，健脾利湿。

【代表方】柴胡疏肝散合胃苓汤加减。

2. 寒湿困脾证

【临床表现】腹大胀满，按之如囊裹水，甚则颜面微浮，下肢浮肿，怯寒懒动，精神困倦，脘腹痞胀，得热则舒，食少便溏，小便短少，舌苔白滑或白腻，脉缓或沉迟。

【治法】温中散寒，行气利水。

【代表方】实脾饮加减。

3. 湿热蕴脾怔

【临床表现】腹大坚满，脘腹撑急，烦热口苦，渴不欲饮，或有面目肌肤发黄，小便短黄，大便秘结或溏滞不爽，舌红，苔黄腻或灰黑，脉弦滑数。

【治法】清热利湿，攻下逐水。

【代表方】中满分消丸合茵陈蒿汤加减。

4. 肝脾血瘀证

【临床表现】腹大胀满，脉络怒张，胁腹刺痛，面色晦暗黧黑，胁下癥块，面颈胸壁等处可见红点赤缕，手掌赤痕，口干不欲饮，或大便色黑，舌质紫暗，或有瘀斑，脉细涩。

【治法】活血化瘀，化气行水。

【代表方】调营饮加减。

5. 脾肾阳虚证

【临床表现】腹大胀满，形如蛙腹，朝宽暮急，神疲怯寒，面色苍黄或白，脘闷纳呆，下肢浮肿，小便短少不利，舌淡胖，苔白滑，脉沉迟无力。

【治法】温肾补脾，化气利水。

【代表方】附子理中汤合五苓散加减。

6. 肝肾阴虚证

【临床表现】腹大胀满，甚或青筋暴露，面色晦滞，口干舌燥，心烦失眠，牙龈出血，时或鼻衄，小便短少，舌红绛少津，少苔或无苔，脉弦细数。

【治法】滋养肝肾，化气利水。

【代表方】一贯煎合膈下逐瘀汤加减。

第五节 原发性肝癌

原发性肝癌指肝细胞或肝内胆管细胞发生的癌肿，是我国常见的恶性肿瘤之一，其死亡率在消化系统恶性肿瘤中列第三位，仅次于胃癌和食管癌。

本病归属于中医学“肝积”“肥气”“鼓胀”“癖黄”等范畴。

一、西医病因病理

（一）病因及发病机制

1. **病毒性肝炎** 在我国，慢性病毒性肝炎是原发性肝癌最主要的病因。原发性肝癌患者中约1/3有慢性肝炎史。

2. **肝硬化** 原发性肝癌合并肝硬化者占50%～90%。

3. **黄曲霉素** 粮油、食品受黄曲霉素B_1污染严重的地区，肝癌的发病率较高。

4. **饮用水污染** 蓝绿藻产生藻类毒素污染水源，与肝癌发病可能有关。

5. **遗传因素** 肝癌的家族聚集现象是否与遗传有关，还有待进一步研究。

6. **其他** 如接触化学致癌物、华支睾肝吸虫感染等。

（二）病　理

1. **大体形态分型** ①块状型：最多见。②结节型。③弥漫型：此型最少见。④小癌型。

2. **细胞分型** ①肝细胞型。②胆管细胞型。③混合型。

3. **转移途径**

（1）肝内转移 肝癌最早在肝内发生转移。

（2）肝外转移 ①血行转移：最常见的转移部位是肺。②淋巴转移：最常转移到肝门淋巴结。③种植转移少见。

二、中医病因病机

中医学认为，本病主要由于情志郁结、饮食所伤，病后体虚、黄疸等经久不愈，以致肝脾受损，脏腑失和，气机阻滞，瘀血内停，凝聚日久，积而成块。

1. **气滞血瘀** 情志不畅，肝气失于条达，阻于胁络，肝郁日久，气滞血瘀，脉络不和，积而成块。

2. **湿热瘀毒** 外感湿热疫毒，或酒食所伤，湿热内生，蕴结肝胆，阻滞气机，气滞血瘀，积块乃成。

3. **肝肾阴虚** 久病失调，阴液亏虚，或情志内伤，阳亢阴耗。肝肾阴虚，津液不能输布，水液停聚中焦，血瘀不行，积而成块。

本病病位主要在肝，易损及脾土。基本病机为正气亏虚，邪毒凝结于内。本病初起，气滞血瘀，邪气壅实，正气未虚，病理性质多属实；日久病势渐深，正气耗伤，可转为虚实夹杂之证；病至后期，气血衰少，体质羸弱，则往往转以正虚为主。

三、临床表现

1. **肝区疼痛** 是肝癌最常见的症状，多呈持续性胀痛或钝痛。

2. **肝大** 肝呈进行性增大，质地坚硬，表面凹凸不平，有大小不等的结节或巨块，边缘钝而不整齐，常有不同程度压痛。

3. **黄疸** 一般出现在晚期，可因肝细胞损害而引起，也可因癌块压迫或侵犯肝门附近的胆管，或癌组织和血块脱落引起胆道梗阻所致。

4. **肝硬化征象** 可有脾大、腹水、门静脉侧支循环形成等表现。

5. **全身表现** 有进行性消瘦、发热、食欲不振、乏力、营养不良和恶病质等。

6. **转移灶症状** 胸腔转移以右侧多见，可有胸水征；骨骼或脊柱转移，可有局部压痛或神经受压症状；颅内转移癌可有神经定位体征。

7. **并发症**

（1）肝性脑病 是最严重的并发症，见于肝癌终末期，约1/3的肝癌患者因此而死亡。

（2）上消化道出血 由肝癌并发肝硬化引起，有15%的肝癌患者因此而死亡。

（3）肝癌结节破裂出血 约有10%的肝癌患者因此而致死。

（4）继发性感染 因长期消耗或因放射、化学治疗而致白细胞减少，抵抗力下降，加之长期卧床等因素，易并发各种感染，如肺炎、败血症、肠道感染等。

四、实验室及其他检查

1. **肿瘤标记物检测** 甲胎蛋白（AFP）目前仍是原发性肝癌特异性的标记物和主要诊断指标，现已广泛用于肝细胞癌的普查、诊断、疗效判断和预测复发。

2. 超声显像 B型超声显像是目前肝癌筛查的首选检查方法。

3. 电子计算机X线体层显像（CT） 是肝癌诊断的重要手段。可显示直径2cm以上的肿瘤，如结合肝动脉造影（CTA）或造影时肝动脉内注射碘油对1cm以下肿瘤的检出率可达80%以上，因此是目前诊断小肝癌和微小肝癌的最佳方法。

4. 磁共振显像（MRI） 能清楚显示肝细胞癌内部结构特征，对显示子瘤和瘤栓有价值。

5. 肝动脉造影 常用于诊断小肝癌，有一定创伤性，不列为首选。

6. 肝穿刺活检 在超声或CT引导下用细针穿刺病变部位，吸取病变组织进行病理学检查，阳性者即可确诊。

五、诊断与鉴别诊断

（一）诊 断

1. 非侵入性诊断标准

（1）影像学标准 两种影像学检查均显示有＞2cm的肝癌特征性占位病变。

（2）影像学结合AFP标准 一种影像学检查显示有＞2cm的肝癌特征性占位病变，同时伴有AFP≥400μg/L（排除活动性肝炎、妊娠、生殖系胚胎源性肿瘤及转移性肝癌）。

2. 组织学诊断标准 肝组织学检查证实原发性肝癌。对影像学尚不能确定诊断的≤2cm的肝内结节，应通过肝穿刺活检证实原发性肝癌的组织学特征。

（二）鉴别诊断

1. 继发性肝癌 肝外癌灶转移至肝者，一般病情发展较缓慢，症状较轻，AFP检测除少数原发癌在消化道的病例可呈阳性外，一般为阴性。但确诊的关键仍在于病理检查和找到肝外原发癌的证据。

2. 肝硬化 若肝硬化病例有明显的肝大、质硬的大结节，或肝萎缩变形而影像学检查又发现占位性病变，肝癌的可能性很大。

3. 活动性肝病 肝病（急、慢性肝炎）活动时血清AFP往往呈短期升高，应定期多次测定血清AFP和ALT进行分析。

4. 肝脓肿 一般有明显的炎症表现，肿大的肝脏表面平滑无结节，触痛明显，白细胞计数升高，超声检查可探得肝内液性暗区。

5. 肝非癌性占位性病变 肝血管瘤、多囊肝、包虫病等可用CT、放射性核素血池扫描、MRI、超声等检查帮助诊断。

六、西医治疗

肝癌早期以手术切除为主，中晚期宜采用包括手术、化疗、介入、中医药、生物免疫调节等综合疗法。在确定治疗方案前，必须对疾病分期、个体差异、手术范围等进行综合评价。

1. 外科治疗 外科治疗手段主要是肝切除和肝移植手术。一般认为，对于局限性肝癌，如果患者不伴有肝硬化，则应首选肝切除术；如果合并肝硬化，肝功能失代偿（Child-Pugh C级），且符合移植条件，应该首选肝移植术。尽管外科手术是首选治疗方法，但由于确诊时大部分患者已达中晚期，多数失去手术机会。据统计，仅约20%的肝癌患者适合手术。

2. 介入治疗 介入治疗是肝癌的主要治疗方法，经导管动脉灌注化学治疗和栓塞治疗是应用最多的介入治疗方法。目前认为，早、中期肝癌患者应列为介入治疗的主要对象，待介入治疗后可酌情行外科手术切除。

3. 局部消融治疗 指在影像技术引导下局部直接杀灭肿瘤的一类治疗手段，目前以射频、微波消融和无水酒精注射最为常用。通常适用于单发肿瘤，最大直径＜5cm；或肿瘤数目＜3个，且最大直径＜3mm；无血管、胆管和邻近器官侵犯，以及远处转移；肝功能分级为Child-Pugh A或B级，或经内科保肝治疗达到该标准。

4. 靶向治疗 近年来，分子靶向药物的临床应用为肝癌的治疗带来了新突破。索拉非尼是一种口服的多靶点、多激酶抑制剂，既可通过抑制血管内皮生长因子受体（VEGFR）和血水板衍生生化因子受体（PDGFR）阻断肿瘤血管生成，又可通过阻断 Raf/MEK/ERK 信号传导通路，抑制肿瘤细胞增殖，发挥双重抑制、多靶点阻断的抗 HCC 作用。

七、中医辨证论治

1. 气滞血瘀证

【临床表现】两胁胀痛，腹部结块，推之不移，脘腹胀闷，纳呆乏力，嗳气泛酸，大便不实，舌质红或暗红，有瘀斑，苔薄白或薄黄，脉弦或涩。

【治法】疏肝理气，活血化瘀。

【代表方】逍遥散合桃红四物汤加减。脾气不足者，加黄芪、党参；纳呆者，加山楂、麦芽、鸡内金。

2. 湿热瘀毒证

【临床表现】胁下结块坚实，痛如锥刺，脘腹胀满，目肤黄染，日渐加深，面色晦暗，肌肤甲错，或高热烦渴，口苦咽干，小便黄赤，大便干黑，舌质红有瘀斑，苔黄腻，脉弦数或涩。

【治法】清利湿热，化瘀解毒。

【代表方】茵陈蒿汤合鳖甲煎丸加减。肝区剧痛者，加乳香、没药、元胡、郁金等；腹水明显者，加牵牛子、泽兰、大腹皮等。

3. 肝肾阴虚证

【临床表现】腹大胀满，积块膨隆，形体羸瘦，潮热盗汗，头晕耳鸣，腰膝酸软，两胁隐隐作痛，小便短赤，大便干结，舌红少苔或光剥有裂纹，脉弦细或细数。

【治法】养阴柔肝，软坚散结。

【代表方】滋水清肝饮合鳖甲煎丸加减。兼气虚者，加黄芪；低热者，加青蒿、银柴胡、地骨皮等。

第六节　溃疡性结肠炎

溃疡性结肠炎是一种直肠和结肠慢性非特异性炎症性疾病，病变主要累及大肠黏膜和黏膜下层。主要表现为腹泻、腹痛和黏液脓血便。

本病与中医学中的“大瘕泻”相似，归属于中医学“泄泻”“肠风”等范畴。

一、西医病因病理

（一）病因及发病机制

尚未完全明确，大多数学者认为本病的发病既有自身免疫机制的参与，又有遗传因素作为背景，感染和精神因素是诱发因素。

（二）病　理

病变主要累及大肠黏膜和黏膜下层。病变特点：弥漫性、连续性。镜检：可见黏膜及黏膜下层有淋巴细胞、浆细胞、嗜酸及中性粒细胞浸润。

二、中医病因病机

本病中医病因主要为先天禀赋不足、素体脾胃虚弱、饮食不节、情志失调以及感受外邪等，在这些病因的作用和影响下，发生脏腑功能失常，气机紊乱，湿热内蕴，肠络受损，久而由脾及肾，气滞血瘀，寒热错杂。

1. 湿热内蕴　饮食不节，湿热内生，壅滞肠中，气机不畅，传导失常；或湿热熏灼肠道，脂络受伤，气血瘀滞，化为脓血。

2. 脾胃虚弱　脾胃运化不健，乃至水反成湿，谷反成滞，湿滞不去，清浊不分，混杂而下，遂成泄泻。

3. 脾肾阳虚　先天禀赋不足，或年老体弱，命门火衰，或病久脾虚中寒，损及肾阳，致脾土失于温煦，运化失司，寒湿留滞。

4. 肝郁脾虚　七情内伤，肝失条达，横逆侮脾，失其健运。

5. 阴血亏虚　素体阴虚，感邪而病，病久伤阴，阴血不足，阴虚火旺。

6. 气滞血瘀　情志不畅，日久气机郁滞不通，肝气犯脾，气滞而致血瘀。

本病是以脾胃虚弱为本，以湿热蕴结、瘀血阻滞、痰湿停滞为标的本虚标实病证。病初与脾、胃、肠有关，后期涉及肾脏。

三、临床表现

（一）症　状

1. 消化系统表现

（1）腹泻和黏液脓血便　腹泻主要与炎症导致大肠黏膜对水、钠吸收障碍以及结肠运动功能失常有关；黏液脓血便是本病活动期的重要表现；大便次数及便血的程度反映病情轻重，粪质亦与病情轻重有关。

（2）腹痛　有“疼痛－便意－便后缓解”的规律，可伴腹胀、食欲不振、恶心及呕吐。若并发中毒性巨结肠或炎症波及腹膜，有持续性剧烈腹痛。

2. 全身症状　中、重型患者活动期常有低度至中度发热，高热多提示有并发症或为急性暴发型，重症或病情持续活动可出现衰弱、消瘦、贫血、低蛋白血症、水与电解质平衡紊乱等表现。

3. 肠外表现

（1）外周关节炎、结节性红斑、坏疽性脓皮病、巩膜外层炎、前葡萄膜炎、口腔复发性溃疡等，在结肠炎控制或结肠切除后可以缓解或恢复。

（2）强直性脊柱炎、原发性硬化性胆管炎及少见的淀粉样变性等，与溃疡性结肠炎共存，但与溃疡性结肠炎病情变化无关。

（二）体　征

1. 轻、中型　左下腹有轻压痛，部分病人可触及痉挛或肠壁增厚的乙状结肠或降结肠。

2. 重型和暴发型　可有明显鼓肠、腹肌紧张、腹部压痛及反跳痛。

3. 急性期或急性发作期　常有低度或中度发热，重者可有高热及心动过速。

4. 其他　可有关节、皮肤、眼、口及肝、胆等肠外表现。

（三）临床分型

按病程、程度、范围及病期进行综合分型。

1. 据病程经过分型

①初发型：指无既往史的首次发作。

②慢性复发型：最多见，发作期与缓解期交替。

③慢性持续型：症状持续，间以加重的急性发作。

④急性暴发型：起病急，病情重，毒血症明显，可伴中毒性结肠扩张、肠穿孔、败血症等。

2. 据病情程度分型

①轻型：腹泻每日 4 次以下，便血轻或无，无发热，脉快，贫血无或轻，血沉正常。

②中型：介于轻型与重型之间，腹泻每日 4 次或以上，仅有轻微全身表现。

③重型：腹泻每日 6 次以上，有明显黏液血便，体温＞37.7℃，持续 2 天以上，脉搏＞90 次／分；血红蛋白＜75g/L，血沉＞30mm/h，血清白蛋白＜30g/L；体重短期内明显减轻。

3. 据病变范围分型　分为直肠炎、直肠乙状结肠炎、左半结肠炎（结肠脾曲以远）、广泛性结肠炎或全结肠炎（扩展至结肠脾曲以近或全结肠）。

4. 据病期分型　分为活动期和缓解期。

四、实验室及其他检查

1. 血液检查　可有轻、中度贫血。重症患者白细胞计数增高，红细胞沉降率加速。严重者血清白蛋白及钠、钾、氯降低。缓解期如有血清 α_2 球蛋白增加、γ 球蛋白降低常是病情复发的先兆。

2. 粪便检查　活动期有黏液脓血便，反复检查包括常规、培养、孵化等均无特异病原体发现，如阿米巴包囊、血吸虫卵等。

3. 纤维结肠镜检查　是最有价值的诊断方法，通过结肠黏膜活检，可明确病变的性质。病变多从直肠开始，呈连续性、弥漫性分布，表现为：①黏膜血管纹理模糊、紊乱，黏膜充血、水肿、易脆、出血及有脓性分泌物附着，亦常见黏膜粗糙，呈细颗粒状。②病变明显处可见弥漫性多发糜烂或溃疡。③慢性病变者可见结肠袋囊变浅、变钝或消失，假息肉及桥形黏膜等。

4. 钡剂灌肠检查 为重要的诊断方法。主要改变为：①黏膜粗乱和（或）颗粒样改变。②肠管边缘呈锯齿状或毛刺样，肠壁有多发性小充盈缺损。③肠管短缩，袋囊消失呈铅管样。重型或暴发型病例一般不宜做本检查，以免加重病情或诱发中毒性巨结肠。

5. 黏膜组织学检查 有活动期和缓解期的不同表现。

（1）活动期 ①固有膜内有弥漫性、慢性炎症细胞及中性粒细胞、嗜酸性粒细胞浸润。②隐窝有急性炎症细胞浸润，尤其是上皮细胞间有中性粒细胞浸润，及隐窝炎，甚至形成隐窝脓肿，可有脓肿溃入固有膜。③隐窝上皮增生，杯状细胞减少。④可见黏膜表层糜烂、溃疡形成和肉芽组织增生。

（2）缓解期 ①中性粒细胞消失，慢性炎症细胞减少。②隐窝大小、形态不规则，排列紊乱。③腺上皮与黏膜肌层间隙增大。④潘氏细胞化生。

6. 免疫学检查 IgG、IgM 可稍有增加，抗结肠黏膜抗体阳性，T 淋巴细胞与 B 淋巴细胞比率降低，血清总补体活性增高。

五、诊断与鉴别诊断

（一）诊断要点

符合以下 3 条，可诊断为溃疡性结肠炎：

1. 具有持续或反复发作腹泻和黏液血便、腹痛，伴有（或不伴）不同程度全身症状。

2. 排除细菌性痢疾、阿米巴痢疾、慢性血吸虫病、肠结核等感染性肠炎及克罗恩病、缺血性肠炎、放射性肠炎等。

3. 具有结肠镜检查特征性改变中的至少 1 项，及黏膜活检或具有 X 线钡剂灌肠检查征象中的至少 1 项：

（1）结肠镜检查特征 ①黏膜血管纹理模糊、紊乱或消失，黏膜充血、水肿、易脆、出血和有脓性分泌物附着，亦常见黏膜粗糙，呈细颗粒状。②病变明显处可见弥漫性、多发性糜烂或溃疡。③缓解期患者可见结肠袋囊变浅、变钝或消失以及假息肉和桥形黏膜等。

（2）钡剂灌肠检查征象 ①黏膜粗乱和 / 或颗粒样改变。②肠管边缘呈锯齿状或毛刺样，肠壁有多发性小充盈缺损。③肠管短缩，袋囊消失呈铅管样。

（二）鉴别诊断

1. 慢性细菌性痢疾 有急性菌痢病史，粪便分离出痢疾杆菌，结肠镜检查取黏液脓性分泌物培养的阳性率较高，抗菌药物治疗有效。

2. 阿米巴肠炎 主要侵及右侧结肠，也可累及左侧。结肠溃疡较深，边缘潜行，溃疡间结肠黏膜正常。粪便或结肠镜溃疡处取活检，可发现阿米巴的包囊或滋养体。抗阿米巴治疗有效。

3. 大肠癌 多见于中年之后，肛门指检可触及包块，纤维结肠镜检、X 线钡剂灌肠检查对鉴别有价值。

4. 克罗恩病 与溃疡性结肠炎同属炎症性肠病，为一种慢性肉芽肿性炎症。病变可累及胃肠道各部位，而以末段回肠及其邻近结肠为主，多呈节段性、非对称性分布。临床主要表现为腹痛、腹泻、瘘管、肛门病变和不同程度的全身症状。

5. 血吸虫病 有疫水接触史，常有肝脾大，粪便检查可发现血吸虫卵，孵化毛蚴阳性。直肠镜检查在急性期可见黏膜黄褐色颗粒，活检黏膜压片或组织病理检查发现血吸虫卵。

6. 肠易激综合征 粪便可有大量黏液，但无脓血。X 线钡剂灌肠及结肠镜检查无器质性病变。常伴有神经官能症。

六、西医治疗

（一）一般治疗

1. 休息 以减轻肠蠕动和症状，减少体力消耗。

2. 饮食和营养 给予流质或半流饮食，待病情好转后改为富营养少渣饮食；病情严重应禁食，并予完全胃肠外营养治疗。避免食用可疑不耐受食物（如鱼、虾、牛奶、花生等）；忌食辣椒、冰冻或生冷食品；戒除烟酒嗜好。

3. **心理治疗** 对长期反复发作或持续不稳定的病人应给予心理治疗，使其保持心情舒畅安静，以减轻患者情绪变动对病情的影响。

（二）药物治疗

1. 活动期处理

（1）轻型 UC 可选用柳氮磺胺吡啶制剂（简称 SASP），或用相当剂量的 5- 氨基水杨酸制剂。

（2）中型 UC 可用上述剂量水杨酸类制剂治疗，反应不佳者适当加量或改服糖皮质激素，常用泼尼松。

（3）重型 UC ①激素：如患者尚未用过口服类固醇激素，可口服泼尼松；已使用类固醇激素者，应静脉滴注氢化可的松或甲泼尼龙；未用过类固醇激素者亦可使用促肾上腺皮质激素静脉滴注。②抗生素：肠外应用广谱抗生素控制肠道继发感染，如氨苄青霉素、硝基咪唑及喹诺酮类制剂。③静脉类固醇激素：使用 7 ～ 10 天后无效者，可考虑环孢素静脉滴注。④便血量大、Hb ＜ 90g/L 和持续出血不止者应考虑输血。⑤应使患者卧床休息，适当输液，补充电解质，以防水及电解质平衡紊乱。

2. **缓解期处理** 症状缓解后，应继续应用氨基水杨酸制剂维持治疗，一般至少 3 年。

（三）手术治疗

主要针对并发症，如完全性肠梗阻、瘘管与脓肿形成、急性穿孔或不能控制的大量出血等。

七、中医辨证论治

1. 湿热内蕴证

【临床表现】腹泻，脓血便，里急后重，腹痛灼热，发热，肛门灼热，溲赤，舌红苔黄腻，脉滑数或濡数。

【治法】清热利湿。

【代表方】白头翁汤加味。

2. 脾胃虚弱证

【临床表现】大便时溏时泻，迁延反复，粪便带有黏液或脓血，食少，腹胀，肢体倦怠，神疲懒言，舌质淡胖或边有齿痕，苔薄白，脉细弱或濡缓。

【治法】健脾渗湿。

【代表方】参苓白术散加减。

3. 脾肾阳虚证

【临床表现】腹泻迁延日久，腹痛喜温喜按，腹胀，腰酸膝软，食少，形寒肢冷，神疲懒言，舌质淡或有齿痕，苔白润，脉沉细或尺弱。

【治法】健脾温肾止泻。

【代表方】四神丸加味。

4. 肝郁脾虚证

【临床表现】腹泻前有情绪紧张或抑郁恼怒等诱因，腹痛即泻，泻后痛减，食少，胸胁胀痛，嗳气，神疲懒言，舌质淡，苔白，脉弦或弦细。

【治法】疏肝健脾。

【代表方】痛泻要方加味。

5. 阴血亏虚证

【临床表现】大便秘结或少量脓血便，腹痛隐隐，午后发热，盗汗，五心烦热，头晕眼花，舌红少苔，脉细数。

【治法】滋阴养血，清热化湿。

【代表方】驻车丸加减。

6. 气滞血瘀证

【临床表现】腹痛，腹泻，泻下不爽，便血色紫暗，胸胁胀满，腹内包块，面色晦暗，肌肤甲错，舌紫或有瘀点，脉弦涩。

【治法】化瘀通络。

【代表方】膈下逐瘀汤加减。

第七节　上消化道出血

上消化道出血是指屈氏韧带以上的食管、胃、十二指肠和胰胆等病变引起的出血，以及胃-肠吻合术和空肠病变引起的出血。在短时间内失血超过1000mL或循环血容量的20%称为大出血，主要表现为急性大量出血，呕血、黑粪、血便等并伴有血容量减少引起的急性周围循环障碍。

本病可归属于中医学“呕血”“黑便”“便血”等范畴。

一、西医病因

1. 上消化道疾病，如食管疾病、胃及十二指肠疾病等。消化性溃疡是上消化道出血主要原因。

2. 门脉高压引起食管胃底静脉曲张破裂或门脉高压性胃病。

3. 上消化道邻近器官或组织的疾病：①胆道出血。②胰腺疾病累及十二指肠。③主动脉瘤破入食管、胃、十二指肠。④纵隔肿瘤或脓肿破入食管。

4. 全身性疾病：①血管性疾病。②血液病。③尿毒症。④结缔组织病。

5. 应激相关胃黏膜损伤：各种严重疾病引起的应激状态下产生的急性糜烂出血性胃炎乃至溃疡形成。

二、中医病因病机

本病病因主要为饮食不节、情志内伤、素体脾虚等，在这些病因的作用和影响下，发生热伤胃络或气不统血而血溢胃肠。

1. **胃中积热**　平素嗜食辛辣之品，燥热蕴结，胃热内盛，热伤胃络，迫血妄行而吐血。

2. **肝火犯胃**　情志内伤，肝气郁而化火，肝火横逆犯胃，胃络损伤则吐血。

3. **脾不统血**　脾气亏虚，统摄无能，血液外溢而吐血。

4. **气随血脱**　大量失血，气随血去，中气亏虚，气不摄血，血溢胃肠而吐血。

本病病位在胃，与大肠、肝、脾关系密切。本病是以瘀热互结为标，以脾胃虚弱、气血两虚为本的本虚标实病证。初起多由火热之邪作祟，以标实为主。若呕血、便血不止，气随血脱可致亡阴、亡阳之“脱证”。

三、临床表现

上消化道出血的临床表现取决于出血量与速度。

1. **呕血与黑便**　呕血与黑便是上消化道出血的特征性表现。

2. **失血性周围循环衰竭**　表现为头昏、心悸、乏力，突然起立时发生晕厥，肢体冷感，心率加快，血压偏低等，严重者呈休克状态。

3. **贫血和血象变化**　贫血程度除取决于失血量外，还与出血前有无贫血基础、出血后液体平衡状况等因素有关。急性出血患者为正细胞正色素性贫血，可暂时出现大细胞性贫血；慢性失血则呈小细胞低色素性贫血。骨髓象有明显代偿性增生。

4. **发热**　出血24小时内出现低热，多在38.5℃以下，持续3～5天后恢复正常。

5. **氮质血症**　大量血液蛋白质的消化产物在肠道被吸收，血中尿素氮浓度可暂时升高，称为肠源性氮质血症。

四、实验室及其他检查

1. **血常规**　出血早期血象无明显改变，3～4小时后可出现不同程度的正细胞正色素性贫血，白细胞计数轻至中度升高。

2. **肾功能**　氮质血症，一次性出血后可引起BUN开始上升，24小时左右达高峰，4天左右恢复正常。

3. **胃镜检查**　为目前诊断上消化道出血病因的首选方法。一般主张在出血后24～48小时内检查，称为急诊胃镜检查。

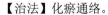

4. 其他检查 选择性腹腔动脉造影、放射性核素检查、胶囊内镜及小肠镜检查适用于不明原因的小肠出血和不适宜胃镜检查的大出血。

五、诊 断

1. 上消化道出血诊断的确立 根据呕血、黑便和失血性周围循环衰竭的典型临床表现，呕吐物或黑粪隐血试验呈强阳性，血红蛋白浓度、红细胞计数及血细胞比容下降的实验室证据，排除消化道以外的出血因素，即可确立诊断。单纯便血者要判断是上消化道还是下消化道出血。

2. 出血严重程度的估计和周围循环状态的判断 成人每日消化道出血＞5mL 即可出现粪便隐血试验阳性，每日出血量 50 ～ 100mL 可出现黑便，胃内蓄积血量在 250 ～ 300mL 可引起呕血。一次出血量＜ 400mL 时，一般不出现全身症状；出血量达 400 ～ 500mL，可出现乏力、心慌等全身症状；短时间内出血量超过 1000mL，可出现周围循环衰竭表现。

3. 出血是否停止的判断 临床上出现下列情况应考虑继续出血或再出血：①反复呕血，或黑便次数增多，粪质稀薄，伴肠鸣音亢进。②周围循环衰竭表现经充分补液输血而未见明显改善，或暂时好转而又恶化。③血红蛋白浓度、红细胞计数与血细胞比容持续下降，网织红细胞计数持续升高。④补液与尿量足够的情况下，血尿素氮持续或再次升高。

4. 出血病因鉴别诊断 ①慢性、周期性、节律性上腹痛多提示消化性溃疡，特别是出血前疼痛加重，出血后减轻或缓解。②服用非甾体抗炎药等损伤胃黏膜的药物或应激状态，可能为急性糜烂出血性胃炎。③有病毒性肝炎、血吸虫病或酗酒病史，并有肝病与门静脉高压的临床表现者，可能是食管胃底静脉曲张破裂出血。④中年以上患者近期出现上腹痛，伴有厌食、消瘦者，警惕胃癌。⑤肝功能试验结果异常、血常规白细胞及血小板减少等有助于肝硬化的诊断。

六、西医治疗

1. 一般急救措施 卧床休息，保持呼吸道通畅，必要时给氧。活动性出血期间禁食。

2. 积极补充血容量 改善急性失血性周围循环衰竭的关键是输血，一般输浓缩红细胞，严重活动性大出血考虑输全血。

紧急输血指征：①当改变体位时出现晕厥、血压下降和心率加快，或心率大于 120 次 / 分或收缩压低于 90mmHg，或较基础血压下降 25%。②失血性休克。③血红蛋白低于 70g/L 或血细胞比容低于 25%。

3. 止血措施

（1）食管胃底静脉曲张破裂出血 出血量大，再出血率高，死亡率高。①药物止血：血管加压素静脉注射，奥曲肽对本病具有肯定止血疗效，且副作用少。②气囊压迫止血：三腔二囊管。③内镜治疗：可止血且有效防止早期再出血，是目前治疗食管胃底静脉曲张破裂出血的重要手段。④外科手术或经颈静脉肝内门体静脉分流术。

（2）非曲张静脉上消化道大出血 ①抑制胃酸分泌：常静脉用 H_2 受体拮抗剂和质子泵抑制剂，以质子泵抑制剂效果好。②内镜治疗。③手术治疗。④介入治疗。

七、中医辨证论治

1. 胃中积热证

【临床表现】吐血紫暗或咖啡色，甚则鲜红，常混有食物残渣，大便黑如漆，口干喜冷饮，胃脘胀闷灼痛，舌红苔黄，脉滑数。

【治法】清胃泻火，化瘀止血。

【代表方】泻心汤合十灰散加减。

2. 肝火犯胃证

【临床表现】吐血鲜红或紫暗，口苦目赤，胸胁胀痛，心烦易怒，或有黄疸，舌红苔黄，脉弦数。

【治法】泻肝清胃，降逆止血。

【代表方】龙胆泻肝汤加减。

3. 脾不统血证

【临床表现】吐血暗淡，大便漆黑稀溏，面色苍白，头晕心悸，神疲乏力，纳少，舌淡红，苔薄白，脉细弱。

【治法】益气健脾，养血止血。

【代表方】归脾汤加减。

4. 气随血脱证

【临床表现】吐血倾盆盈碗，大便溏黑甚则紫暗，面色苍白，大汗淋漓，四肢厥冷，眩晕心悸，烦躁口干，神志恍惚，昏迷，舌淡红，脉细数无力或脉微细。

【治法】益气摄血，回阳固脱。

【代表方】独参汤或四味回阳饮加减。

第四单元　泌尿系统疾病

第一节　慢性肾小球肾炎

慢性肾小球肾炎是由多种原因引起的、不同病理类型组成的原发于肾小球的一组疾病。该组疾病起病方式各异、病情迁延、病变进展缓慢、病程绵长，并以蛋白尿、血尿、水肿及高血压为其基本临床表现，常伴有不同程度的肾功能损害。本病可发生于不同年龄、性别，但以青壮年男性居多。

本病与中医学的“石水”相似，可归属于“水肿”“虚劳”“腰痛”“尿血”等范畴。

一、西医病因病理

1. 病因　急性链球菌感染后肾炎迁延不愈，病程超过 1 年以上者可转为慢性肾炎，但仅占 15% ～ 20%。大部分慢性肾炎并非由急性肾炎迁延所致。其他细菌及病毒（如乙型肝炎病毒等）感染亦可引起慢性肾炎。

2. 病理　慢性肾炎病理改变是双肾一致性的肾小球改变。常见的病理类型有系膜增生性肾小球肾炎（包括 IgA 和非 IgA 系膜增生性肾小球肾炎）、膜增生性肾小球肾炎、膜性肾病及局灶性节段性肾小球硬化。

二、中医病因病机

慢性肾炎主因先天禀赋不足或劳倦过度、饮食不节、情志不遂等引起肺、脾、肾虚损，气血阴阳不足所致，又常因外感风、寒、湿、热之邪而发病。

1. 脾肾亏虚　水湿内侵，脾气受困或肾虚封藏失职，精微下泄，日久成劳。脾肾阳虚，命门不固，开合失司，水液内停，泛溢肌肤而发病。

2. 肺肾气虚　肺气虚不能通调水道，上源失调，肾气虚不能气化，下源失和，水液内聚为患。

3. 肝肾阴虚　肝肾阴亏则风阳上亢，阴虚内热则灼伤络脉而发病。

4. 气阴两虚　久病气阴两伤，气虚则津液不布，清气不升，气化失司，水液内停；阴亏则虚热内生，灼伤络脉。

5. 湿邪内蕴　脾气虚，不能运化水湿，湿浊内停，或肺不布津，泛于肌肤，水湿、瘀血日久化浊，或阻于脾胃，或上犯清窍，或下迫二窍，湿从热化，变生多证。

6. 瘀血内阻　肝失疏泄，气机失畅，日久引起血瘀水停，或久病入络，络脉瘀阻，脉络不通而发病。

本病病位在肾，与肺、脾相关，其病理基础在于脏腑的虚损。为本虚标实之证，本虚常见肺肾脾气虚、脾肾阳虚、肝肾阴虚和气阴两虚；标实则以湿、瘀、浊为多。正气亏虚为内因，常因外感风、寒、湿、热之邪而诱发。由此内外互因，以致气血运行失常，三焦水道受阻，继而形成瘀血、湿热、水湿、湿浊等内生之邪，其内生之邪（尤其是湿热和瘀血）又成为重要的致病因素，损及脏腑，使病情缠绵难愈。

三、临床表现

慢性肾炎多数起病隐匿，进展缓慢，病程较长。其临床表现呈多样性，但以蛋白尿、血尿、高血压、水肿为基本临床表现，可有不同程度的肾功能减退。病情时轻时重、迁延难愈，渐进性发展为慢性肾衰竭。

（一）症 状

早期患者可有疲倦乏力、腰部酸痛、食欲不振等，多数患者有水肿，一般不严重，有的患者无明显临床症状。

（二）体 征

1. **水肿** 轻者仅有面部、眼睑等组织松弛部位水肿，晨起比较明显，进而可发展至足踝、下肢，重者则全身水肿，甚至有胸（腹）水。尿量变化与水肿和肾功能情况有关，水肿期间尿量减少，部分肾功能明显减退，浓缩功能障碍者常有夜尿增多或多尿。

2. **高血压** 血压可正常或轻度升高，大多数慢性肾炎患者迟早会发生高血压。患者可有眼底出血、渗出，甚至视神经乳头水肿。持续高血压的程度与预后密切相关，易导致心、肾功能不全。

3. **贫血** 水肿明显时，有轻度贫血。若肾功能损害，可呈中度以上贫血。

四、实验室及其他检查

1. **尿液检查** 尿蛋白一般在1～3g/d，尿沉渣可见颗粒管型和透明管型。血尿一般较轻或完全没有，但在急性发作期，可出现镜下血尿甚至肉眼血尿。

2. **肾功能检查** 肾功能不全时，主要表现为肾小球滤过率（GFR）下降，肌酐清除率（Ccr）降低。

五、诊断与鉴别诊断

（一）诊 断

1. 起病缓慢，病情迁延，临床表现可轻可重，或时轻时重。随着病情发展，可有肾功能减退、贫血、电解质紊乱等情况出现。

2. 有水肿、高血压、蛋白尿、血尿及管型尿等表现中的一种（如血尿或蛋白尿）或数种。临床表现多种多样，有时可伴有肾病综合征或童度高血压。

3. 病程中可有肾炎急性发作，常因感染（如呼吸道感染）诱发，发作时有类似急性肾炎的表现。可自动缓解或病情加重。

（二）鉴别诊断

1. **原发性高血压肾损害** 多见于中老年患者，高血压病在先，继而出现蛋白尿，且为微量至轻度蛋白尿，镜下可见少量红细胞及管型，肾小管功能损害（尿浓缩功能减退，夜尿增多）早于肾小球功能损害，常伴有高血压的心脑并发症。肾穿刺有助于鉴别。

2. **慢性肾盂肾炎** 多见于女性患者，有反复尿路感染病史，多次尿沉渣或尿细菌培养阳性，肾功能损害以肾小管为主，影像学检查可见双肾非对称性损害，呈肾间质性损害影像学征象。

3. **Alport综合征（遗传性肾炎）** 常起病于青少年（多在10岁以前），患者有肾（血尿、轻至中度蛋白尿及进行性肾功能损害）、眼（球形晶状体等）、耳（神经性耳聋）异常，并有阳性家族史（多为性连锁显性遗传）。

4. **急性肾小球肾炎** 有前驱感染并以急性发作起病的慢性肾炎需与此病相鉴别。慢性肾炎急性发作病情多在短期内（数日）急骤恶化，血清 C_3 一般无动态变化。

5. **继发性肾病** 狼疮性肾炎、紫癜性肾炎、糖尿病肾病等继发性肾病均可表现为水肿、蛋白尿等症状，与慢性肾炎表现类似。但继发性肾病通常均存在原发性疾病的临床特征及实验室检查结果，如狼疮性肾炎多见于女性，常有发热、关节痛、皮疹、抗核抗体阳性等；紫癜性肾炎常有皮肤紫癜、关节痛、腹痛等症状；糖尿病肾病则有长期糖尿病病史、血糖升高，肾脏组织病理检查有助于鉴别。

六、西医治疗

1. 积极控制高血压和减少尿蛋白

（1）治疗原则 ①力争把血压控制在理想水平，即蛋白尿＞1g/d，血压控制在125/75mmHg以下；蛋白尿＜1g/d，血压控制可放宽到130/80mmHg以下。②选择具有延缓肾功能恶化、保护肾功能作用的降血压药物。

（2）降压药物选择 ①有水、钠潴留容量依赖性高血压患者可选用噻嗪类利尿药，如氢氯噻嗪口服。②对肾素依赖性高血压应首选血管紧张素转换酶抑制剂（ACEI），如贝那普利或用血管紧张素Ⅱ受体拮抗剂（ARB），如氯沙坦或缬沙坦。③心率较快的中、青年患者或合并心绞痛患者，可选用 β 受体阻滞剂，如阿替洛尔或美托洛尔。④老年患者，以及合并糖尿病、冠心病患者，选用钙离子拮抗剂，如氨氯地平或硝苯地平控释片。⑤若高血压难以控制可以选用不同类型降压药联合应用。

近年来研究证实，ACEI 在降低全身性高血压的同时，可降低肾小球内压，减少尿蛋白，减轻肾小球硬化，延缓肾功能衰竭，因此 ACEI 可作为慢性肾炎患者控制高血压的首选药物。近年来的临床研究显示，ARB/CCB 单片复方制剂对慢性肾病微量蛋白尿亦有较好的效果。但肾功能不全的患者在应用 ACEI 及 ARB 时应注意防止高血钾症，血肌酐＞350μmol/L 的非透析治疗患者不宜使用。少数患者应用此类药物有持续性干咳的不良反应。ARB 具有与 ACEI 相似的作用，但不引起持续干咳。

2. 限制蛋白及磷的摄入量 低蛋白及低磷饮食可减轻肾小球内高压、高灌注及高滤过状态，延缓肾小球硬化。对无肾功能减退者蛋白质的摄入量以 0.8g/（kg•d）为宜。肾功能不全氮质血症时蛋白质摄入量应限制在 0.5～0.8g/（kg•d），其中高生物效价的动物蛋白应占 1/3 或更多，如鸡蛋、牛奶、瘦肉等。在低蛋白饮食时，可适当增加糖类含量，同时适当辅以必需氨基酸，以补充体内必需氨基酸的不足，防止负氮平衡。另外，对于高血压患者应限制盐的摄入量（＜3g/d）。

3. 血小板解聚药 对系膜毛细血管性肾小球肾炎有一定的降尿蛋白作用。如大剂量双嘧达莫（300～400mg/d）或小剂量阿司匹林（40～80mg/d）。

4. 避免对肾有害的因素 劳累、感染、妊娠和应用肾毒性药物（如氨基糖苷类抗生素等）均可能引起肾损伤，导致肾功能下降或进一步恶化，应尽量予以避免。

七、中医辨证论治

（一）本 证

1. 脾肾气虚证

【临床表现】腰脊酸痛，神疲乏力，或浮肿，纳呆或脘胀，大便溏薄，尿频或夜尿多，舌质淡，有齿痕，苔薄白，脉细。

【治法】补气健脾益肾。

【代表方】异功散加味。

2. 肺肾气虚证

【临床表现】颜面浮肿或肢体肿胀，疲倦乏力，少语懒言，自汗出，易感冒，腰脊酸痛，面色萎黄，舌淡，苔白，脉细弱。

【治法】补益肺肾。

【代表方】玉屏风散合金匮肾气丸加减。

3. 脾肾阳虚证

【临床表现】全身浮肿，面色苍白，畏寒肢冷，腰脊冷痛，神疲，纳少，便溏，遗精，阳痿，早泄，或月经失调，舌质嫩淡胖，边有齿痕，脉沉细或沉迟无力。

【治法】温补脾肾。

【代表方】附子理中丸或济生肾气丸加减。

4. 肝肾阴虚证

【临床表现】目睛干涩或视物模糊，头晕耳鸣，五心烦热或手足心热，口干咽燥，腰膝酸痛，遗精，或月经失调，舌红少苔，脉弦细或细数。

【治法】滋养肝肾。

【代表方】杞菊地黄丸加减。

5. 气阴两虚证

【临床表现】面色无华，少气乏力，或易感冒，午后低热，或手足心热，腰酸痛，或见浮肿，口干咽燥或咽部暗红，咽痛，舌质红，少苔，脉细或弱。

【治法】益气养阴。

【代表方】参芪地黄汤加减。

（二）标 证

1. 水湿证

【临床表现】颜面或肢体浮肿，舌苔白或白腻，脉缓或沉缓。

【治法】利水消肿。

【代表方】五苓散合五皮饮加减。

2. 湿热证

【临床表现】面浮肢肿，身热汗出，口干不欲饮，胸脘痞闷，腹部胀满，纳差，尿黄短少，便溏，舌红，苔黄腻，脉滑数。

【治法】清热利湿。

【代表方】三仁汤加减。

3. 血瘀证

【临床表现】面色黧黑或晦黯，腰痛固定或呈刺痛，肌肤甲错，肢体麻木，舌质紫暗或有瘀斑，脉细涩。

【治法】活血化瘀。

【代表方】血府逐瘀汤加减。

4. 湿浊证

【临床表现】纳呆，恶心或呕吐，口中黏腻，脘胀或腹胀，身重困倦，浮肿尿少，精神萎靡，舌苔腻，脉沉细或沉缓。

【治法】健脾化湿泄浊。

【代表方】胃苓汤加减。

第二节 肾病综合征

肾病综合征（nephrotic syndrome, NS）为一组常见于肾小球疾病的临床证候群。临床特征为：①大量蛋白尿（> 3.5g/24h）。②低白蛋白血症（< 30g/L）。③水肿。④高脂血症。其中“大量蛋白尿”和“低蛋白血症”为NS的最基本的特征。

本病与中医学中的“肾水”相似，可归属于“水肿”“腰痛”“虚劳”等范畴。

一、西医病因病理

（一）病 因

根据病因可分为原发性和继发性两大类。

1. 原发性 NS 以微小病变型肾病、系膜增生性肾炎、膜性肾病、系膜毛细血管性肾炎及肾小球局灶节段性硬化5种临床病理类型最为常见；原发性肾小球疾病中的急性肾炎、急进性肾炎、慢性肾炎等均可在疾病过程中出现NS。

2. 继发性 NS 病因很多，常见有糖尿病肾病、肾淀粉样变性、系统性红斑狼疮肾炎、新生物（实体瘤、白血病及淋巴瘤）、药物及感染等。

（二）病 理

1. 蛋白尿 NS时蛋白尿产生的基本原因包括电荷屏障和孔径屏障的变化，特别是电荷屏障受损时，肾小球滤过膜对血浆蛋白（多以白蛋白为主）的通透性增加，致使原尿中蛋白含量增多，当远超过近曲小管回吸收量时，则形成大量蛋白尿。

2. 低蛋白血症 NS时尿丢失大量蛋白，原尿中部分白蛋白在近曲小管上皮细胞中被分解（每日可达10g），胃肠道水肿时，蛋白质的摄入及吸收能力下降，同时肝脏合成白蛋白的增加程度常不足以代偿尿蛋白的丢失而导致低蛋白血症。

3. 水肿 NS 时血浆蛋白浓度及胶体渗透压降低，血管内的水分和电解质进入组织间隙，导致水肿的形成。

4. 高脂血症 NS 患者血浆胆固醇（TC）、甘油三酯（TG）、低和极低密度脂蛋白（LDL 和 VLDL）浓度增加，其发生与肝脏合成脂蛋白增加及脂蛋白分解和利用减少有关。

二、中医病因病机

本病以水肿为特征，是全身气化功能障碍的一种表现，由于外感风寒或风热之邪内舍于肺，或痈疡疮毒内犯，或久居湿地，或素体脾虚及烦劳过度等导致脏腑功能失调，特别是导致肺失通调，脾失转输，肾失开合，终致膀胱气化无权，三焦水道失畅，水液停聚而成本病。日久可致湿热、瘀血兼夹为病。

1. 风水相搏 肺失宣降，水液不能敷布，以致风遏水阻，风水相搏，泛溢肌肤而成本病。

2. 疮毒浸淫 疮毒内归脾肺，脾失运化，肺失宣降，三焦水道失畅，水液溢于肌肤而成本病。

3. 水湿浸渍 湿邪内侵，脾为湿困，运化失司，水湿不运，泛于肌肤而成本病。

4. 湿热内蕴 湿热内蕴，充斥内外，影响水液代谢而发病。

5. 脾虚湿困 脾失健运，不能运化水湿，泛溢于肌肤而发病。

6. 阳虚水泛 肾阳虚衰，不能化气行水，致水湿上泛而成本病。

本病的发病是由脏腑功能失调、水液代谢失常所致。主要表现为肺、脾、肾三脏功能失调，以阴阳气血不足特别是阳气不足为病变之本，以水湿、湿热、风邪、疮毒、瘀血等为病变之标，为虚实夹杂之证。病位在肺、脾、肾，以肾为本。因外邪而致水肿者，病变部位多责之于肺；因内伤而致水肿或感受外邪日久不愈者，病变多责之于脾、肾。阳水以标实为主，阴水以本虚为主；早期多为实证，日久则虚实夹杂。若病势迅猛或日久不愈可见浊毒内留，出现侮肝、犯肺、攻心、上脑等危重证候。

三、临床表现

原发性 NS 常无明显病史，部分病人有上呼吸道感染等病史；继发性 NS 常有明显的原发病史。临床常见“三高一低”（高度水肿、大量蛋白尿、高脂血症、低蛋白血症）典型的 NS 症状，但也有非典型的 NS 患者，仅有大量蛋白尿、低蛋白血症，而无明显水肿，常伴高血压。此类患者病情较重，预后较差。

（一）主要症状

水肿，纳差，乏力，肢节酸重，腰痛，甚至胸闷气喘、腹胀膨隆等。

（二）体　征

1. 水肿 患者水肿常渐起，最初多见于踝部，呈凹陷性，晨起时眼睑、面部可见水肿。随病情进展，水肿发展至全身，可出现胸腔、腹腔、阴囊甚至心包腔的大量积液。

2. 高血压 20% ～ 40% 成年 NS 病人有高血压，水肿明显者约半数有高血压。部分病人为容量依赖型，随水肿消退而血压恢复正常；肾素依赖型高血压主要与肾脏基础病变有关。

3. 低蛋白血症与营养不良 长期持续性大量蛋白尿导致血浆蛋白降低，白蛋白下降尤为明显。病人出现毛发稀疏干枯、皮肤苍白、肌肉萎缩等营养不良表现。

（三）并发症

1. 感染 与蛋白质营养不良、免疫功能紊乱及应用糖皮质激素治疗有关。常见感染好发部位的顺序为呼吸道—泌尿道—皮肤。

2. 血栓、栓塞性并发症 与血液浓缩（有效血容量减少）、高黏状态、抗凝和纤溶系统失衡，以及血小板功能亢进、应用利尿剂和糖皮质激素等有关。其中以肾静脉血栓最为常见。此外，肺血管血栓、栓塞，下肢静脉、下腔静脉、冠状血管血栓和脑血管血栓也不少见。

3. 急性肾衰竭 有效血容量不足而致肾血流量下降，诱发肾前性氮质血症，可呈少尿、尿钠减少伴血容量不足的临床表现，经扩容、利尿后可得到恢复。另有急性肾实质性肾衰竭，常见于 50 岁以上患者，表现为少尿甚或无尿，扩容、利尿无效。

4. 脂肪代谢紊乱 高脂血症可促进血栓、栓塞并发症的发生，还将增加心血管系统并发症，并可促进肾小球硬化和肾小管 - 间质病变的发生，促进肾脏病变的慢性进展。

5. **蛋白质营养不良** 长期低蛋白血症可以导致严重的负氮平衡和蛋白质－热量营养不良，主要表现为肌肉萎缩、儿童生长发育障碍；金属结合蛋白丢失可使微量元素缺乏、钙磷代谢障碍，内分泌素结合蛋白不足可诱发内分泌紊乱；药物结合蛋白减少可影响某些药物的药代动力学（使血浆游离药物浓度增加、排泄加速），影响药物疗效。

四、实验室及其他检查

1. **尿常规及 24 小时尿蛋白定量** 尿蛋白定性多为 +++ ～ ++++，定量＞ 3.5g/24h。

2. **血清蛋白测定** 呈现低蛋白血症（≤ 30g/L）。

3. **血脂测定** 血清胆固醇（TC）、甘油三酯（TG）、低和极低密度脂蛋白（LDL 和 VLDL）浓度增加，高密度脂蛋白（HDL）可以增加、正常或减少。

4. **肾功能测定** 肾功能多数正常（肾前性氮质血症者例外）或肾小球滤过功能减退。

5. **肾 B 超、双肾 ECT** 此项理化检查有助于本病的诊断。

6. **肾活检** 是确定肾组织病理类型的唯一手段。

五、诊断与鉴别诊断

（一）诊 断

原发性 NS 的诊断主要依靠排除继发性 NS。诊断要点包括：①大量蛋白尿（＞ 3.5g/24h）。②低蛋白血症（血浆白蛋白＜ 30g/L）。③明显水肿。④高脂血症。其中，“大量蛋白尿”和“低蛋白血症”为诊断 NS 的必备条件。

（二）鉴别诊断

1. **系统性红斑狼疮性肾炎** 好发于中青年女性，伴有发热、皮疹及关节痛，尤其是面部蝶形红斑最具诊断价值。免疫学检查可检测出多种自身抗体。

2. **过敏性紫癜性肾炎** 好发于青少年，有典型的皮肤紫癜，可伴有关节痛、腹痛及黑便，多在皮疹出现后 1 ～ 4 周出现血尿和 / 或蛋白尿。

3. **糖尿病肾病** 多发生于糖尿病 10 年以上的病人，早期可发现尿微量白蛋白排出增加，以后逐渐发展成大量蛋白尿、NS。眼底检查可见微动脉瘤。

4. **乙型肝炎病毒相关性肾炎** 应有乙型肝炎病毒抗原阳性，肾活检证实乙型肝炎病毒或其抗原沉积才能确诊。

六、西医治疗

（一）治疗原则

最好能根据病理类型施治。治疗时不应仅以减少或消除尿蛋白为目的，还应重视保护肾功能，减缓肾功能恶化的趋势与程度，预防并发症的发生。

（二）一般治疗

1. 休息。

2. 饮食治疗。应给予正常量 0.8 ～ 1.0g/（kg·d）的优质蛋白饮食；脂肪的摄入，宜少进富含饱和脂肪酸（动物油脂）的饮食，多食富含多聚不饱和脂肪酸（如植物油、鱼油）及富含可溶性纤维（如燕麦、米糠及豆类）的食物，减轻高脂血症；水肿时应低盐（＜ 3g/d）饮食。

（三）对症治疗

1. **利尿消肿** 对 NS 患者利尿治疗的原则是不宜过快、过猛，以免造成有效血容量不足，加重血液高黏倾向，诱发血栓、栓塞并发症。

常用药物有：

（1）噻嗪类尿剂 常用氢氯噻嗪。长期服用应防止低钾、低钠血症。

（2）潴钾利尿剂 可与噻嗪类利尿剂合用，常用氨苯蝶啶或醛固酮拮抗剂螺内酯。长期服用需防止高钾血症，肾功能不全者慎用。

（3）襻利尿剂 常用呋塞米（速尿），或布美他尼（丁尿胺），口服或静脉注射。在渗透性利尿剂治疗之后应用效果更好，谨防低钠血症及低钾、低氯血症性碱中毒的发生。

（4）渗透性利尿剂 常应用不含钠的右旋糖酐40（低分子右旋糖酐）或淀粉代血浆（706代血浆）。对少尿患者（尿量＜400mL/d）慎用，可引起管型，形成阻塞肾小管，并可诱发“渗透性肾病”，导致急性肾衰。

（5）提高血浆胶体渗透压 采用血浆或血浆白蛋白等静脉输注，如接着用呋塞米加于葡萄糖溶液中缓慢静脉滴注，效果更佳。对严重低蛋白血症、高度浮肿而又少尿的患者和伴有心脏病的患者慎用。

2. 减少尿蛋白 血管紧张素转换酶抑制剂（如卡托普利）、血管紧张素Ⅱ受体拮抗剂（如氯沙坦）、长效二氢吡啶类钙拮抗药（如氨氯地平）等，均可通过其有效地控制高血压而显示出不同程度的减少尿蛋白的作用。此外，血管紧张素转换酶抑制剂、血管紧张素Ⅱ受体拮抗剂可有不依赖于降低全身血压的减少尿蛋白作用。

（四）免疫调节治疗

1. 糖皮质激素

（1）使用原则和方案：①起始足量：常用药物为泼尼松1mg/（kg·d），口服8周，必要时可延长至12周。②缓慢减药：足量治疗后每1～2周减原用量的10%，当减至20mg/d左右时症状易反复，应更加缓慢减量。③长期维持：最后以最小有效剂量（10mg/d）作为维持量，再服半年至1年或更长。激素可采取全日量顿服或在维持用药期间两日量隔日一次顿服，以减轻激素的副作用。

（2）根据患者对糖皮质激素的治疗反应，可将其分为“激素敏感型”（用药8～12周NS缓解）、“激素依赖型”（激素减药到一定程度即复发）和“激素抵抗型”（激素治疗无效）。

2. 细胞毒药物 这类药物可用于“激素依赖型”或“激素抵抗型”的患者，协同激素治疗。若无激素禁忌，一般不作为首选或单独治疗用药。

（1）环磷酰胺 国内外最常用的细胞毒药物。应用剂量为每日每千克体重2mg，分1～2次口服；或200mg加入生理盐水注射液20mL内，隔日静脉注射。累计量达6～8g后停药。主要副作用为骨髓抑制及中毒性肝损害，并可出现性腺抑制（尤其男性）、脱发、胃肠道反应及出血性膀胱炎。

（2）环孢素 能选择性抑制T辅助细胞及T细胞毒效应细胞，作为二线药物用于治疗激素及细胞毒药物无效的难治性NS。因有肝、肾毒性，并可致高血压、高尿酸血症、多毛、牙龈增生等不良反应和停药后易复发等，限制其临床广泛使用。

（3）麦考酚吗乙酯 选择性抑制T、B淋巴细胞增殖及抗体形成。其广泛用于肾移植后排异反应，不良反应相对较小。

七、中医辨证论治

1. 风水相搏证

【临床表现】起始眼睑浮肿，继则四肢、全身亦肿，皮肤光泽，按之凹陷易回复，伴发热、咽痛、咳嗽、小便不利等症，舌苔薄白，脉浮。

【治法】疏风解表，宣肺利水。

【代表方】越婢加术汤加减。

2. 湿毒浸淫证

【临床表现】眼睑浮肿，延及全身，身发痈疡，恶风发热，小便不利，舌质红，苔薄黄，脉浮数或滑数。

【治法】宣肺解毒，利湿消肿。

【代表方】麻黄连翘赤小豆汤合五味消毒饮。

3. 水湿浸渍证

【临床表现】全身水肿，按之没指，伴有胸闷腹胀，身重困倦，纳呆，泛恶，小便短少，舌苔白腻，脉濡缓。

【治法】健脾化湿，通阳利水。

【代表方】五皮饮合胃苓汤。

4. 湿热内蕴证

【临床表现】浮肿明显，肌肤绷急，腹大胀满，胸闷烦热，口苦，口干，大便干结，小便短赤，舌红苔黄腻，脉沉数或濡数。

【治法】清热利湿，利水消肿。

【代表方】疏凿饮子加减。

5. 脾虚湿困证

【临床表现】浮肿，按之凹陷不易恢复，腹胀纳少，面色萎黄，神疲乏力，尿少色清，大便或溏，舌质淡，苔白腻或白滑，脉沉缓或沉弱。

【治法】温运脾阳，利水消肿。

【代表方】实脾饮加减。

6. 肾阳衰微证

【临床表现】面浮身肿，按之凹陷不起，心悸，气促，腰部冷痛酸重，小便量少或增多，形寒神疲，面色灰滞，舌质淡胖，苔白，脉沉细或沉迟无力。

【治法】温肾助阳，化气行水。

【代表方】济生肾气丸合真武汤。

第三节　尿路感染

尿路感染是由各种病原体入侵泌尿系统引起的尿路炎症。细菌是尿路感染中最多见的病原体（多指大肠杆菌），其他如病毒、支原体、霉菌及寄生虫等也可以引起尿路感染。根据感染部位，可将本病分为上尿路感染（肾盂肾炎）和下尿路感染（膀胱炎）。上尿路感染又按肾小管功能受损害及组织解剖变化的情况分为急性和慢性。本病可发生于所有人群，女性患者约为男性的 10 倍，尤其以育龄期妇女最为常见。

本病归属于中医学“淋证”（热淋、劳淋等）“腰痛”“虚劳”等范畴。

一、西医病因病理

1. 病原体　革兰阴性菌属引起的泌尿系感染约占 75%，阳性菌属约占 25%。革兰阴性菌属中以大肠杆菌最为常见，约占 80%；革兰阳性菌属中以葡萄球菌最为常见。尿路感染可由一种也可由多种细菌引起，偶可由真菌、病毒引起。

2. 易感因素　①尿路梗阻。②尿路损伤。③尿路畸形。④女性尿路解剖生理特点：尿道口与肛门接近，尿道直而宽；女性在月经期或发生妇科疾病时，阴道、尿道黏膜改变而利于致病菌侵入。⑤机体抵抗力下降：全身性疾病使机体抵抗力下降，尿路感染的发病率较高。⑥遗传因素。

细菌进入膀胱后并非都引起尿路感染。当尿路通畅时，尿液可将绝大部分细菌冲走；男性在排尿终末时排泄于后尿道的前列腺液对细菌有杀灭作用；尿路黏膜可通过其分泌有机酸和 IgG、IgA 及吞噬细胞的作用，起到杀菌效果；尿液 pH 值低，含有高浓度尿素和有机酸，尿过于低张或高张，都不利于细菌生长。

3. 感染途径　①上行感染：为尿路感染的主要途径，约占尿路感染的 95%，常见的病原菌为大肠杆菌。②血行感染：体内局部感染灶的细菌入血而引发，较少见，不足 3%，常见的病原菌有金黄色葡萄球菌、沙门菌属等。③直接感染：细菌从邻近器官的病灶直接入侵肾脏导致的感染。④淋巴道感染：盆腔和下腹部的器官感染时，细菌从淋巴道感染泌尿系统，极为罕见。

二、中医病因病机

尿路感染主要与湿热毒邪蕴结膀胱及脏腑功能失调有关。外阴不洁，秽浊之邪入侵膀胱；饮食不节，损伤脾胃，蕴湿生热；情志不遂，气郁化火或气滞血瘀；年老体弱、禀赋不足、房事不节及久淋不愈引起脾肾亏虚等，均可导致本病的发生。

1. 膀胱湿热　湿热蕴结膀胱，邪气壅塞，气化失司，水道不利，故发为淋证。热伤血络则见尿血，发为血淋。

2. 肝胆郁热 肝失条达，气机郁结化火，疏泄不利，水道通调受阻，膀胱气化失司；或气郁化火，气火郁于下焦，均可引起小便滞涩，余沥不尽，发为淋证。

3. 脾肾亏虚，湿热屡犯 脾肾亏虚，复感微邪，即可发病，或遇劳即发，而成劳淋。

4. 肾阴不足，湿热留恋 湿热久稽，肾阴受损，膀胱气化不利，而呈虚实夹杂之肾虚膀胱湿热之候。

本病病位在肾与膀胱，与肝、脾密切相关。病机为湿热蕴结下焦，肾与膀胱气化不利。本病以肾虚为本，膀胱湿热为标，早期以实为主，表现为膀胱湿热或肝胆郁热，日久则虚实夹杂，湿热与脾肾亏虚并见，迁延日久可进展为癃闭、关格。

三、临床表现

（一）膀胱炎

占尿路感染的60%以上。主要表现为尿频、尿急、尿痛、排尿困难、下腹部疼痛等，部分患者迅速出现排尿困难。一般无全身症状，少数患者可有腰痛、发热，体温多在38℃以下。多见于中青年妇女。

（二）肾盂肾炎

1. 急性肾盂肾炎 本病可见于任何年龄，育龄期妇女最多见，起病急骤。

（1）全身症状 高热、寒战、头痛、周身酸痛、恶心、呕吐，体温多在38℃以上，热型多呈弛张热，亦可呈间歇热或稽留热。

（2）泌尿系统症状 尿频、尿急、尿痛、排尿困难、下腹疼痛、腰痛等患者多有腰酸痛或钝痛，少数还有剧烈的腹部阵发性绞痛，沿输尿管向膀胱方向放射。

（3）体格检查 体检时在肋腰点（腰大肌外缘与第12肋交叉点）有压痛，肾区叩击痛。

2. 慢性肾盂肾炎 泌尿系统及全身表现均不太典型，半数以上患者有急性肾盂肾炎病史，可间断出现尿频、排尿不适、腰酸痛等，部分患者有不同程度的低热以及肾小管功能受损表现（夜尿增多、低比重尿等）。病情持续可进展为慢性肾衰竭。感染严重时可呈急性肾盂肾炎表现。

（三）无症状性菌尿

患者无尿路感染的症状，尿常规可无明显异常，但尿培养有真性细菌。

（四）并发症

1. 肾乳头坏死 肾盂肾炎的严重并发症之一，多于严重的肾盂肾炎伴有糖尿病或尿路梗阻时发生，可并发革兰阴性杆菌败血症，或导致急性肾衰。其主要临床表现为高热、剧烈腰痛和血尿等，可有坏死组织脱落从尿中排出，发生肾绞痛。

2. 肾周围脓肿 多因严重肾盂肾炎直接扩展而来，其致病菌多为革兰阴性杆菌，患者多有糖尿病、尿路结石等易感因素。除原有肾盂肾炎症状加剧外，多有明显的单侧腰痛，向健侧弯腰时疼痛加重。

四、实验室及其他检查

1. 尿常规检查 可有白细胞尿、血尿、蛋白尿。尿沉渣镜检白细胞＞5个/HP称为白细胞尿。

2. 尿白细胞排泄率 准确留取3小时尿液，立即进行尿白细胞计数，所得白细胞数按每小时折算，正常人白细胞计数＜2×10^5/h，白细胞计数＞3×10^5/h为阳性，介于（2～3）$\times10^5$/h为可疑。

3. 尿涂片细菌检查 清洁中段尿沉渣涂片，用高倍镜检查，若每个视野下可见1个或更多细菌，提示尿路感染。检出率达80%～90%。

4. 尿细菌培养 可采用清洁中段尿、导尿及膀胱穿刺尿做细菌培养，其中膀胱穿刺尿培养结果最可靠。中段尿细菌定量培养≥10^5/mL，称为真性菌尿，可确诊尿路感染；尿细菌定量培养10^4～10^5/mL，为可疑阳性，需复查；如＜10^4/mL，可能为污染。耻骨上膀胱穿刺尿细菌定性培养有细菌生长，即为真性菌尿。

5. 亚硝酸盐还原试验 此法诊断尿路感染的敏感性在70%以上，特异性在90%以上。

6. 血常规 急性肾盂肾炎时血白细胞常升高，中性粒细胞增多，核左移。

7. 肾功能 慢性肾盂肾炎肾功能受损时可出现肾小球滤过率（GFR）下降，血肌酐（Cr）升高等。

8. 影像学检查 如B超、X线腹平片、静脉肾盂造影（IVP）、排尿期膀胱输尿管反流造影、逆行性肾盂造影等，目的是了解尿路情况，及时发现有无尿路结石、梗阻、反流、畸形等导致尿路感染反复发作的因素。尿路感染急性期不宜做静脉肾盂造影，可做 B 超检查。

五、诊断与鉴别诊断

（一）尿路感染的诊断

典型的尿路感染有尿路刺激征、感染中毒症状、腰部不适等，结合尿液改变和尿液细菌学检查，诊断不难。实验室诊断标准如下：

①正规清洁中段尿 （要求尿停留在膀胱中 4 ～ 6 小时以上）细菌定量培养，菌落数≥ 10^5/mL。

②清洁离心中段尿 沉渣白细胞数＞ 10 个 /HP，有尿路感染症状。

具备以上①、②两项可以确诊。如无②项，则应再做尿菌计数复查，如仍＞ 10^5/mL，且两次的细菌相同者，可以确诊。

③做膀胱穿刺尿培养，细菌阳性（不论菌数多少）。

④做尿菌培养计数有困难者，可用治疗前清晨清洁中段尿（尿停留于膀胱 4 ～ 6 小时以上）正规方法的离心尿沉渣革兰染色找细菌，细菌＞ 1/ 油镜视野，有尿路感染症状。具备③、④任一项均可确诊。

⑤尿细菌数在 10^4 ～ 10^5/mL 之间者应复查，如仍为 10^4 ～ 10^5/mL，需结合临床表现来诊断或做膀胱穿刺尿培养来确诊。

（二）尿路感染的定位诊断

1. 根据临床表现定位 上尿路感染（急性肾盂肾炎）常有发热、寒战，甚至出现毒血症症状，伴明显腰痛、输尿管点和 / 或肋脊点压痛、肾区叩击痛等；下尿路感染（膀胱炎）则常以膀胱刺激征为突出表现，一般少有发热、腰痛等。

2. 根据实验室检查定位 出现下列情况提示上尿路感染：

（1）膀胱冲洗后尿细菌培养阳性。

（2）尿沉渣镜检有白细胞管型，并排除间质性肾炎、狼疮性肾炎等疾病。

（3）尿 NAG 升高、尿 β_2-MG 升高。

（4）尿渗透压降低。

3. 慢性肾盂肾炎的诊断 反复发作的尿频、尿急、尿痛 1 年以上，多次尿细菌培养为阳性，影像学检查见肾外形不规则或肾盂肾盏变形，并有持续性肾小管功能损害。

（三）鉴别诊断

1. 急性发热性疾病 伤寒病、流感等均有寒战、高热等，容易与急性肾盂肾炎混淆。通过肾区压痛和叩击痛的症状以及尿常规和尿细菌学检查，多可鉴别。

2. 肾结核 鉴别要点在于尿细菌学检查。若尿路感染经积极合理的抗菌治疗后，其症状及小便变化不能消除，应考虑为结核。肾结核多并发生殖道结核或有其他器官结核病史，血尿多与尿路刺激征同时发生，而膀胱炎时，血尿常为终末血尿且抗菌药物治疗有效。尿结核菌阳性，或结核菌素试验和静脉肾盂造影等有助于诊断。

3. 肾小球肾炎 肾盂肾炎尿蛋白量＜ 2g/24h，若尿蛋白量＞ 3g/24h 多为肾小球病变。此外，仔细询问病史，若病人有尿路刺激症状及有间歇脓尿或菌尿史、小管功能受损先于小球功能受损等，也有助于肾盂肾炎的诊断。肾活体组织检查有助于确诊。

4. 尿道综合征 有明显的排尿困难、尿频，但无发热等全身症状，血常规检查白细胞不增高，亦无真性细菌尿。

六、西医治疗

（一）一般治疗

1. 休息，多饮水，勤排尿。

2. 碱化尿液：可减轻膀胱刺激征，同时增强某些抗菌药物的疗效。可用碳酸氢钠 1.0g，每日 3 次。

（二）抗感染治疗

1. 急性膀胱炎

（1）单剂量疗法 常用羟氨苄青霉素 3.0g，环丙沙星 0.75g，氧氟沙星 0.4g，复方新诺明 5 片（每片含 SMZ 0.4g，TMP 0.08g），阿莫西林 3.0g，一次顿服。

（2）3 日疗法 可选用磺胺类、喹诺酮类、半合成青霉素或头孢类等抗生素，任选一种药物，连用 3 天，约 90% 的患者可治愈。目前更推荐此法，与单剂量疗法相比，3 日疗法更有效；耐药性并无增高；可减少复发，增加治愈率。

2. 肾盂肾炎

（1）病情较轻者 可在门诊以口服药物治疗，疗程 10 ～ 14 天。常用药物有喹诺酮类如氧氟沙星、环丙沙星，半合成青霉素类如阿莫西林，头孢菌素类如头孢呋辛等。治疗 14 天后，通常 90% 可治愈。如尿菌仍阳性，应参考药敏试验选用有效抗生素继续治疗 4 ～ 6 周。

（2）严重感染全身中毒症状明显者 需住院治疗，应静脉给药。常用药物如氨苄西林、头孢噻肟钠、头孢曲松钠、左氧氟沙星等，必要时联合用药。氨基糖苷类抗生素肾毒性大，应慎用。

3. 无症状性菌尿 这种情况是否治疗目前有争议，一般认为有下述情况者应予治疗：①妊娠期无症状性菌尿。②学龄前儿童。③曾出现有症状感染者。④肾移植、尿路梗阻及其他尿路有复杂情况者。根据药敏结果选择有效抗生素，主张短疗程用药，如治疗后复发，可选长程低剂量抑菌疗法。

七、中医辨证论治

1. 膀胱湿热证

【临床表现】小便频数，灼热刺痛，色黄赤，小腹拘急胀痛，或腰痛拒按，或见恶寒发热，或见口苦，大便秘结，舌质红，苔薄黄腻，脉滑数。

【治法】清热利湿通淋。

【代表方】八正散加减。

2. 肝胆郁热证

【临床表现】小便不畅，少腹胀满疼痛，小便灼热刺痛，有时可见血尿，烦躁易怒，口苦口黏，或寒热往来，胸胁苦满，舌质暗红，可见瘀点，脉弦或弦细。

【治法】疏肝理气，清热通淋。

【代表方】丹栀子逍遥散合石韦散加减。

3. 脾肾亏虚，湿热屡犯证

【临床表现】小便淋沥不已，时作时止，每于劳累后发作或加重，尿热，或有尿痛，面色无华，神疲乏力，少气懒言，腰膝酸软，食欲不振，口干不欲饮水，舌质淡，苔薄白，脉沉细。

【治法】健脾补肾。

【代表方】无比山药丸加减。

4. 肾阴不足，湿热留恋证

【临床表现】小便频数，滞涩疼痛，尿黄赤混浊，腰膝酸软，手足心热，头晕耳鸣，四肢乏力，口干口渴，舌质红少苔，脉细数。

【治法】滋阴益肾，清热通淋。

【代表方】知柏地黄丸加减。

第四节 急性肾损伤

急性肾损伤（AKI）是由于各种原因使肾脏排泄功能在短期内（数小时或数天）迅速减退，氮质废物堆积，水、电解质、酸碱平衡失调，血肌酐和血尿素氮呈进行性升高的一种临床综合征。通常血肌酐每日上升 44.2 ～ 176.8μmol/L（0.5 ～ 2mg/dl），血尿素氮上升 3.6 ～ 10.7mmol/L（10 ～ 30mg/dl）或以上，常伴少尿（＜400mL/d）或无尿（＜100mL）。但也有尿量不减少者。广义的急性肾衰竭（ARF）可分为肾前性、肾性和肾后性三类。狭义的 ARF 是指急性肾小管坏死（ATN）。

本病归属于中医学“癃闭”“关格”等范畴。

一、西医病因病理

（一）病 因

1. 肾前性急性肾衰 血容量减少（如各种原因的液体丢失和出血）、有效动脉血容量减少和肾内血流动力学改变等。

2. 肾性急性肾衰 肾实质损伤，常见的是肾缺血或肾毒性物质（包括外源性毒素，如生物毒素、化学毒素、抗菌药物、造影剂等和内源性毒素，如血红蛋白、肌红蛋白等）损伤肾小管上皮细胞。

3. 肾后性急性肾衰 特征是急性尿路梗阻。

（二）发病机制

1. 肾小管损伤 当肾小管急性严重损伤时，以肾小管阻塞和肾小管基底膜断裂引起的肾小管内液反漏入间质，从而引起急性肾小管上皮细胞变性、坏死，肾间质水肿，肾小管阻塞，肾小球有效滤过压降低。

2. 肾小管上皮细胞代谢障碍 肾小管上皮细胞的损伤及代谢障碍，导致肾小管上皮细胞死亡。

3. 肾血流动力学变化 肾缺血和肾毒素的作用致使肾素－血管紧张素系统、前列腺素、内皮素等血管活性物质释放，导致肾血液灌注量减少，肾小球滤过率下降而致急性肾衰。

4. 缺血再灌注损伤 实验证实，肾缺血再灌注损伤主要为氧自由基及细胞内钙超负荷，使肾小管上皮细胞内膜脂质过氧化增强，导致细胞功能紊乱，以致细胞死亡。

5. 表皮生长因子 急性肾衰时由于肾脏受损，导致表皮生长因子降低。

6. 炎症因子的参与 炎症介质（IL-6、IL-18、TNFα、TGFβ、MCP-1、RANTES）等使内皮细胞受损，导致肾组织进一步损伤，GFR 下降。

二、中医病因病机

本病发生多与外感六淫疫毒、饮食不当、意外伤害、失血失液、中毒虫咬、药毒伤肾等因素有关。因形成火热、湿毒、瘀浊之邪，壅塞三焦，决渎失司，膀胱和三焦气化不利而致本病的发生。

1. 热毒炽盛 热毒入气入血，损伤肾络，气化失司，而见少尿、血尿或衄血。

2. 火毒瘀滞 热入营血，闭窍扰神，迫血妄行，热阻于肾，气化失司而少尿。

3. 湿热蕴结 湿毒中阻，气机升降失常，内犯于肾，经络气血瘀阻，气化不行，而见少尿或尿闭。

4. 气脱津伤 失血伤液，或热毒耗液，致精亏血少，肾府空虚，使肾元衰竭而发病。本病病位在肾，涉及肺、脾（胃）、三焦、膀胱。病机主要为肾失气化，水湿浊瘀不能排出体外。初期主要为火热、湿毒、瘀浊之邪壅滞三焦，水道不利，以实热居多，后期以脏腑虚损为主。

三、临床表现

临床病程典型，可分为 3 期。

（一）少尿期

在短时间内尿量明显减少，可出现恶心呕吐、腹胀腹泻、消化道出血、高血压、心力衰竭、意识障碍、抽搐昏迷、严重的酸中毒和电解质异常。此期一般持续 7～14 天，典型的为 7～14 天，但也可短至几天，长至 4～6 周。许多患者可出现少尿（＜400mL/d）。但也有些患者可没有少尿，尿量在 400mL/d 以上，称为非少尿型 ARF。其病情大多较轻，预后较好。

（二）多尿期

急性肾衰竭病人尿量超过 400mL/d 时，则由少尿期进入多尿期，此期通常持续 1～3 周。

（三）恢复期

肾小管细胞再生、修复，肾小管完整性恢复。肾小球滤过率逐渐恢复正常或接近正常范围。与肾小球滤过率相比，肾小管上皮细胞功能（溶质和水的重吸收）的恢复相对延迟，常需数月后才能恢复。少数患者可最终遗留不同程度的肾脏结构和功能缺陷。

四、实验室及其他检查

1. 肾功能 急骤发生并与日俱增的氮质血症。①血尿素氮：进行性升高，每日可上升 3.6～10.7mmol/L。血肌酐每日上升 44.2～176.8μmol/L。②电解质紊乱：少尿期可出现高钾血症，血钾可超过 6.5mmol/L，并可伴低钠血症和高磷血症。多尿期可出现低血钾、低血钠等电解质紊乱。

③酸碱平衡紊乱：可出现酸中毒、二氧化碳结合力下降。

2. 尿常规 尿呈等张（比重为1.010～1.016），蛋白尿（常为+～++），尿沉渣常有颗粒管型、上皮细胞碎片、红细胞和白细胞。

3. 尿渗透浓度 尿渗透浓度＜350mOSm/L。

4. 滤过钠排泄分数（FE_{Na}） 急性肾小管坏死及肾后性急性肾衰时多见FE_{Na}＞1%；肾前性急性肾衰、急性肾小球肾炎和血管炎时FE_{Na}＜1%。

5. 肾衰指数（RFI） 用于鉴别肾前性急性肾衰和急性肾小管坏死，一般认为肾前性急性肾衰时RFI＜1；急性肾小管坏死时多见RFI＞1。

6. 影像学检查 双肾超声显像可用于与慢性肾衰竭相鉴别。怀疑尿路梗阻时，尿路超声显像、腹部平片、必要时CT检查有助于诊断。判断肾血管堵塞等疾患时，X线、放射性核素检查、血管造影等对诊断有帮助，但需注意造影剂对肾脏的毒性作用。

7. 肾穿刺活检 为明确肾实质性急性肾衰的病因，可进行肾穿刺活检，并可判断治疗的有效性。但需严格掌握适应证，注意病情严重、有出血倾向时不宜做此检查。

五、诊断与鉴别诊断

（一）诊 断

1. 常继发于各种严重疾病所致的周围循环衰竭或肾中毒后，但亦有个别病例可无明显的原发病。

2. 急剧地发生少尿（＜400mL/d），个别严重病例（肾皮质坏死）可无尿（＜100mL/d），但在非少尿型者可无少尿表现。

3. 急骤发生和与日俱增的氮质血症，血肌酐每日上升88.4～176.8μmol/L，尿素氮上升3.6～10.7mmol/L。

4. 经数日至数周后，如处理恰当，会出现多尿期。

5. 尿常规检查：尿呈等张（比重为1.010～1.016），蛋白尿（常为+～++），尿沉渣常有颗粒管型、上皮细胞碎片、红细胞和白细胞。

（二）鉴别诊断

1. 慢性肾衰竭 慢性肾衰竭可从存在双侧肾缩小、贫血、尿毒症面容、肾性骨病和神经病变等得到提示。其次应除外肾前性和肾后性原因。

2. 肾前性少尿鉴别 发病前有容量不足、体液丢失等病史，体检发现皮肤和黏膜干燥、低血压、颈静脉充盈不明显者，应首先考虑肾前性少尿。

3. 肾后性尿路梗阻 有结石、肿瘤或前列腺肥大病史患者，突发完全无尿或间歇性无尿。肾绞痛，胁腹或下腹部疼痛；肾区叩击痛阳性；如膀胱出口处梗阻，则膀胱区因积尿而膨胀，叩诊呈浊音均提示存在尿路梗阻的可能。超声显像和X线检查等可帮助确诊。

4. 其他肾性ARF 肾性ARF可见于急进性肾小球肾炎、急性间质性肾炎等，以及全身性疾病的肾损害如狼疮肾炎、过敏性紫癜性肾炎等。肾病综合征有时亦可引起ARF。此外，系统性血管炎、血栓性微血管病如溶血尿毒症综合征、恶性高血压及产后ARF等也会引起。ARF通常根据各种疾病所具有的特殊病史、临床表现、化验异常及对药物治疗的反应可做出鉴别诊断。肾活检常可帮助鉴别。

六、西医治疗

1. 纠正可逆因素 对于引起急性肾衰的原发可逆因素，如严重外伤、心力衰竭、急性大出血等应积极治疗，处理好感染、休克、血容量不足等。避免使用或停用肾毒性药物。

2. 营养支持 保证每日足够的热量供给。一般需要量为每日105～126kJ（25～30kcal/kg）。

3. 积极控制感染 根据细菌培养和药敏试验，选择对肾无毒性或毒性小的药物。

4. 维持水、电解质和酸碱平衡 少尿期应严格记录体液24小时出入量，量出为入，纠正高血钾及酸中毒。多尿期则须防止脱水及低血钾。

5. 特殊药物 ①利尿剂：呋塞米（速尿），注意利尿药只应用于急性肾衰少尿期，进入多尿期后应停用。②钙拮抗药：对缺血性急性肾衰有防治作用，应用于缺血性急性肾衰的早期，可减少钙离子细胞内流，还能扩张肾血管，增加肾血流。硝苯地平口服。注意有降低血压作用，故禁用于低血压及休克期患者。

6. **透析疗法** 对保守治疗无效，出现下列指征的急性肾衰患者，应考虑进行急诊透析：①少尿或无尿 2 天。②尿毒症症状明显。③肌酐清除率较正常下降超过 50%，或血尿素氮升高达 21mmol/L，血肌酐升高 442μmol。④血钾超过 6.5mmol/L。⑤代谢性酸中毒，CO_2-CP ＜ 13mmol/L。⑥脑水肿、肺水肿或充血性心力衰竭。透析疗法包括血液透析、腹膜透析，以及肾替代疗法（CRRT）等。

第五节 慢性肾衰竭

慢性肾衰竭（CRF）是常见的临床综合征。它发生在各种原发或继发性慢性肾脏病的基础上，缓慢地出现肾功能减退而致衰竭。临床以代谢产物和毒素潴留，水、电解质和酸碱平衡紊乱以及某些内分泌功能异常等表现为特征。

本病归属于中医学“癃闭”“关格”“溺毒”“肾劳”等范畴。

一、西医病因病理

（一）病 因

慢性肾衰的病因主要有糖尿病肾病、高血压肾小动脉硬化、原发性与继发性肾小球肾炎、肾小管间质病变（慢性肾盂肾炎、慢性尿酸性肾病、梗阻性肾病、药物性肾病等）、肾血管病变、遗传性肾病（如多囊肾、遗传性肾炎）等。在发达国家，糖尿病肾病、高血压肾小动脉硬化、原发性肾小球肾炎是导致慢性肾衰的前三位病因；发展中国家的病因排序是原发性肾小球肾炎、糖尿病肾病、高血压肾小动脉硬化。

（二）发病机制

慢性肾衰进展的发病机制 ①肾单位高滤过。②肾单位高代谢。③肾组织上皮细胞表型转化。④血管紧张素Ⅱ（AngⅡ）促进血压升高并诱导细胞增生等。⑤细胞因子 - 生长因子促进细胞外基质增多。⑥蛋白尿可引起肾小管损害、间质炎症及纤维化。⑦细胞凋亡，肾脏固有细胞减少。

尿毒症症状的发生机制 ①尿毒症毒素的作用：小分子（MW＜500）毒性物质以尿素的量最多，占“非蛋白氮”的 80% 或更多，其他如胍类（甲基胍、琥珀胍酸等）、各种胺类、酚类等也占有其重要地位。中分子（MW = 500 ～ 5000）物质主要与尿毒症脑病、某些内分泌紊乱、细胞免疫低下等可能有关。甲状旁腺激素（PTH）属于中分子物质一类，可引起肾性骨营养不良、软组织钙化等。大分子（MW＞5000）物质如核糖核酸酶（RNase）、β_2- 微球蛋白（主要是糖基化 β_2-MG）、维生素 A 等也具有某些毒性。②体液因子如红细胞生成素（EPO）、骨化三醇的缺乏，可分别引起肾性贫血和肾性骨病。③营养素如蛋白质和某些氨基酸的缺乏等可引起营养不良、消化道症状、免疫功能降低等。

二、中医病因病机

由于感受外邪、饮食不当、劳倦过度、药毒伤肾、劳伤久病等导致肾元虚衰，湿浊内蕴而发病。脾肾亏虚为本，湿浊内蕴为标，脾虚则运化无权，肾虚则开合失司，日久气损及阳，阳损及阴，最后导致肾气衰败，不能分清泌浊，浊毒内停壅滞、瘀血阻滞。

1. **脾肾两虚** 脾虚运化无力，则水湿内聚或外溢；肾虚气化失司，或失于固摄，则小便量少或频数，或精微下泄。若素体阳虚，或久病脾肾俱损，或过用苦寒，导致脾肾阳虚，脾失制水，肾不主水，而水停饮溢，形寒肢冷，小便不利。

2. **气阴两虚** 气阴俱亏，则面色无华，神疲乏力；虚火内扰，潮热盗汗，烦热，或灼伤络脉而见尿血。

3. **肝肾阴虚** 肝肾阴亏，水不涵木，肝阳上亢，阳化风动，肝风内扰，则头晕目眩，耳鸣健忘；阴虚生内热，则五心烦热、盗汗。

4. **阴阳两虚** 阳虚则不能温养，不能运化水湿，水液内停，湿浊中阻，而成肾劳、关格之证。

5. **湿浊内蕴** 湿热内阻，升降失司，清阳不升，浊阴不降，则恶心呕吐或小便不利。

6. **水气泛溢** 肺脾肾亏虚，气化功能不足，开合升降失司，则水液内停，泛溢肌肤而为肿，行于胸腹之间，而成胸水、腹水。

7. **瘀血阻络** 久病入络，或气虚血瘀，或湿阻致瘀，而见水疲互结，或络脉瘀阻。

本病病位主要在肾，涉及肺、脾（胃）、肝等脏腑。其基本病机是肾元虚衰，湿浊内蕴，为本虚标实之证。本虚以肾元亏虚为主；标实见水气、湿浊、湿热、血瘀、肝风之证。发病初期脾肾亏虚及湿浊并见，日久累及多脏。如水湿、浊毒之邪凌心射肺，则见胸闷、心悸、气促，甚则不能平卧；如肾病及肝，肝肾阴虚，虚风内生，则见手足搐动，甚则抽搐；若肾病及心，邪陷心包，则见神志不清；若正不胜邪，则见阴盛阳衰，阴阳离决等危证。

三、临床表现

（一）临床表现

在慢性肾衰竭的不同阶段，其临床表现也各不相同。在 CRF 的代偿期和失代偿早期，患者可以无任何症状，或仅有乏力、腰酸、夜尿增多等轻度不适；少数患者可有食欲减退、代谢性酸中毒及轻度贫血。CRF 中期以后，上述症状更趋明显。在晚期尿毒症时，可出现急性心衰、严重高钾血症、消化道出血、中枢神经系统障碍等，甚至有生命危险。

1. **水、电解质代谢紊乱**

（1）代谢性酸中毒 食欲不振、呕吐、虚弱无力、呼吸深长等。

（2）水钠代谢紊乱 水、钠潴留可表现为不同程度的皮下水肿和 / 或体腔积液，易出现血压升高、左心功能不全和脑水肿。低血容量主要表现为低血压和脱水。

（3）钾代谢紊乱 高钾血症或低钾血症。严重高钾血症（血清钾＞ 6.5mmol/L）需及时治疗抢救。

（4）钙磷代谢紊乱 主要表现为钙缺乏和磷过多。

2. **蛋白质、糖类、脂肪和维生素的代谢紊乱** CRF 患者蛋白质代谢紊乱一般表现为蛋白质代谢产物蓄积（氮质血症），糖代谢异常主要表现为糖耐量减低和低血糖症两种情况。慢性肾衰患者中高脂血症相当常见，其中多数患者表现为轻到中度高甘油三酯血症。维生素代谢紊乱相当常见，如血清维生素 A 水平增高、维生素 B_6 及叶酸缺失等。

3. **心血管系统表现** 心血管病变是慢性肾衰竭患者的主要并发症之一，也是最常见的死因。尤其是进入终末期肾病阶段，则死亡率进一步增高（占尿毒症死因的 45% ～ 60%）。

（1）高血压和左心室肥厚。

（2）心力衰竭，是尿毒症患者最常见死亡原因。

（3）尿毒症性心肌病。

（4）心包病变。

（5）血管钙化和动脉粥样硬化。

4. **呼吸系统症状** 体液过多或酸中毒时均可出现气短、气促，严重酸中毒可致呼吸深长。体液过多、心功能不全可引起肺水肿或胸腔积液。由尿毒症毒素诱发的肺泡毛细血管渗透性增加、肺充血可引起“尿毒症肺水肿”，此时肺部 X 线检查可出现“蝴蝶翼”征，及时利尿或透析可迅速改善上述症状。

5. **胃肠道症状** 主要表现有食欲不振、恶心、呕吐、口腔有尿味。消化道出血也较常见，其发生率比正常人明显增高，多是由于胃黏膜糜烂或消化性溃疡，尤以前者为最常见。

6. **血液系统表现** CRF 患者血液系统异常主要表现为肾性贫血和出血倾向。大多数患者一般均有轻、中度贫血，其原因主要是红细胞生成素缺乏，故称为肾性贫血。

7. **神经肌肉系统症状** 早期症状可有疲乏、失眠、注意力不集中等。其后会出现性格改变、抑郁、记忆力减退、判断力降低。尿毒症时常有反应淡漠、谵妄、惊厥、幻觉、昏迷、精神异常等。

8. **内分泌功能紊乱** ①肾脏本身内分泌功能紊乱：如 1，25-（OH）$_2$ 维生素 D_3、红细胞生成素不足和肾内肾素 - 血管紧张素Ⅱ过多。②外周内分泌腺功能紊乱：大多数患者均有继发性甲旁亢（血 PTH 升高），部分患者（大约 1/4）有轻度甲状腺素水平降低；其他如胰岛素受体障碍、性腺功能减退等也相当常见。

9. **骨骼病变肾性骨营养不良（即肾性骨病）** 相当常见，包括纤维囊性骨炎（高转化性骨病）、骨生成不良、骨软化症（低转化性骨病）及骨质疏松症。

（二）肾功能分期

慢性肾衰竭的肾功能损害程度可分为以下几期：

1. **肾贮备功能下降期** 约相当于美国国家肾脏病基金会的“肾脏病生存质量指导”（K/DOQI）的第 2 期，肾小球滤过率（GFR）减少至正常的 50% ～ 80%，血肌酐正常，患者无症状。

2. **氮质血症** 期约相当于 K/DOQI 的第 3 期，是肾衰的早期，GFR 减少至正常的 20% ～ 50%，出现氮质血症，血肌酐高于正常，但小于 442μmol/L，可有轻度贫血、多尿和夜尿多。

3. **肾衰竭期** 约相当于 K/DOQI 的第 4 期，GFR 减少至正常的 10% ～ 20%，血肌酐显著升高（451 ～ 707μmol/L），贫血较明显，夜尿增多以及水、电解质失调，并可有轻度胃肠道、心血管和中枢神经系统症状。

4. **尿毒症期** 约相当于 K/DOQI 的第 5 期，是肾衰的晚期，GFR 减少至正常的 10% 以下，血肌酐大于 707μmol/L，肾衰的临床表现和血生化异常已十分显著。

四、实验室及其他检查

1. **肾功能检查** 血尿素氮（BUN）、血肌酐（Scr）上升，内生肌酐清除率（Ccr）＜ 80mL/min，二氧化碳结合力下降，血尿酸升高。

2. **尿常规检查** 蛋白尿、血尿、管型尿或低比重尿。

3. **血常规检查** 不同程度的贫血。

4. **电解质检查** 高钾、高磷、低钙等。

5. **B 超检查** 多数可见双肾明显缩小、结构模糊。

五、诊　断

慢性肾衰竭的诊断是 Ccr ＜ 80mL/min，Scr ＞ 133μmol/L，有慢性原发或继发性肾脏疾病病史。

六、西医治疗

（一）早、中期慢性肾衰竭的防治对策和措施

1. **及时、有效地控制高血压** 透析前 CRF （GFR ≤ 10mL/min）患者的血压，一般应当控制在 120 ～ 130mmHg/75 ～ 80mmHg 或以下。

2. **ACEI 和 ARB 的独特作用** 血管紧张素转换酶抑制剂（ACEI）和血管紧张素Ⅱ受体Ⅰ拮抗剂（ARB）具有良好降压作用，还有其独特的减低高滤过、减轻蛋白尿的作用。

3. **严格控制血糖** 严格控制血糖，使糖尿病患者空腹血糖控制在 5.0 ～ 7.2mmol/L（睡前 6.1 ～ 8.3mmol/L），糖化血红蛋白（HbA1c）＜ 7%，可延缓患者 CRF 进展。

4. **控制蛋白尿** 将患者蛋白尿控制在＜ 0.5g/24h，或明显减轻微量白蛋白尿。

5. **饮食治疗** 应用低蛋白、低磷饮食，单用或加用必需氨基酸或 α－酮酸（EAA/α-KA），可能具有减轻肾小球硬化和肾间质纤维化的作用。

6. **其他** 积极纠正贫血、减少尿毒症毒素蓄积、应用他汀类降脂药、戒烟等。

（二）CRF 的营养治疗

1. 饮食治疗

（1）限制蛋白饮食 蛋白质的摄入量宜根据 GFR 作适当调整。GFR 为 10 ～ 20mL/min 者，每日蛋白质限制在 0.6g/kg，GFR 大于 20mL/min 者，可加 5g。一般认为 GFR 降至 50mL/min 以下时，需进行蛋白质限制，其中 50% ～ 60% 必须是富含必需氨基酸的蛋白质（即高生物价优质蛋白），如鸡蛋、鱼、瘦肉、牛奶等。

（2）高热量摄入 热量每日至少需要 125.6kJ/kg（30kcal/kg），消瘦或肥胖者酌情加减。可多食入植物油和食糖，觉饥饿可食甜薯、芋头、马铃薯等。食物应富含 B 族维生素、维生素 C 和叶酸等。

（3）其他 给予低磷饮食，每日不超过 600mg。此外，除有水肿、高血压和少尿者要限制食盐，有尿少、水肿、心力衰竭者应严格控制进水量，尿量每日少于 1000mL 者要限制钾的摄入，其他一般不需特别限制。

2. 必需氨基酸（EAA）的应用 如果GFR≤10mL/min时，必须加用EAA或EAA及其α-酮酸混合制剂。α-酮酸在体内与氨结合成相应的EAA，EAA在合成蛋白质过程中可以结合一部分尿素，故可减少血中尿素氮的水平。

（三）CRF的药物治疗

1. 纠正酸中毒和水、电解质紊乱

（1）纠正代谢性中毒 代谢性酸中毒的处理，主要为口服碳酸氢钠（$NaHCO_3$），轻者1.5～3.0g/d即可，中、重度患者3～15g/d，必要时可静脉输入。

（2）水钠紊乱的防治 一般NaCl摄入应6～8g/d。有明显水肿、高血压者，钠摄入量一般为2～3g/d，个别严重病例可限制为1～2g/d。也可根据需要应用襻利尿剂（呋塞米、布美他尼等）。噻嗪类利尿剂及潴钾利尿剂对CRF患者（Scr＞22μmol/L）不宜应用，因此时疗效甚差。对严重肺水肿急性左心衰竭者，常需及时给予血液透析或持续性血液滤过，以免延误治疗时机。

（3）高钾血症的防治

①积极预防高钾血症的发生：a. 当GFR＜25mL/min（或Scr＞309.4～353.6μmol/L）时，即应适当限制钾的摄入。b. 当GFR＜10mL/min或血清钾水平＞5.5mmol/L时，应更严格地限制钾摄入。c. 对已有高钾血症的患者，还应采取更积极的措施：积极纠正酸中毒，除口服碳酸氢钠外，必要时（血钾＞6mmol/L）可静脉给予（静滴或静注）碳酸氢钠10～25g，根据病情需要4～6小时后还可重复给予。

②襻利尿剂：最好静脉或肌内注射呋塞米40～80mg，必要时将剂量增至100～200mg/次，静脉注射。

③葡萄糖-胰岛素溶液输入（葡萄糖4～6g中，加胰岛素1U）。

④降钾树脂：增加肠道钾排出，其中以聚苯乙烯磺酸钙更为适用。

⑤对严重高钾血症（血钾＞6.5mmol/L），且伴有少尿、利尿效果欠佳者，应及时给予血液透析治疗。

2. 高血压的治疗 血管紧张素转化酶抑制剂（ACEI）、血管紧张素Ⅱ受体拮抗剂（ARB）、Ca^{2+}通道拮抗剂、襻利尿剂、β受体阻滞剂、血管扩张剂等均可应用，以ACEI、ARB、Ca^{2+}拮抗剂的应用较为广泛。ACEI及ARB有使钾升高及一过性血肌酐升高的作用，在选用和应用过程中，应注意检测相关指标。透析前慢性肾衰患者的血压应＜130/80mmHg，但维持透析患者血压一般不超过140/90mmHg即可。

3. 贫血的治疗和rHuEPO的应用 Hb＜100～110g/L或Hct＜30%～33%，即可开始应用rHuEPO治疗。影响rHuEPO疗效的主要原因是功能性缺铁。因此，在应用rHuEPO时，应同时重视补充铁剂。

4. 低钙血症、高磷血症和肾性骨病的治疗 当GFR＜30mL/min时，除限制磷摄入外，可应用磷结合剂口服，以碳酸钙较好。对明显低钙血症患者，可口服骨化三醇。

5. 防治感染。

6. 高脂血症的治疗。

7. 口服吸附疗法和导泻疗法 口服氧化淀粉或活性炭制剂、口服大黄制剂或甘露醇（导泻疗法）等，均是应用胃肠道途径增加尿毒症毒素的排出。这些疗法主要应用于透析前慢性肾衰患者，对减轻患者氮质血症起到一定辅助作用，但不能依赖这些疗法作为治疗主要手段。

（四）尿毒症的替代治疗

当慢性肾衰患者GFR为6～10mL/min（Scr＞707μmol/L）并有明显尿毒症临床表现，经治疗不能缓解时，则应进行透析治疗。对糖尿病肾病，可适当提前（GFR＝10～15mL/min）安排透析。血液透析（简称血透）和腹膜透析（简称腹透）的疗效相近，但各有其优缺点，在临床应用上可互为补充。透析疗法仅可部分替代肾的排泄功能（对小分子溶质的清除仅相当于正常肾脏的10%～15%），而不能代替其内分泌和代谢功能。患者通常应先做一个时期透析，待病情稳定并符合有关条件后，可考虑进行肾移植术。

1. 血液透析 血透治疗一般每周做3次，每次4～6小时。

2. **腹膜透析** 持续性不卧床腹膜透析疗法（CAPD），每日将透析液输入腹腔，并交换4次（6小时一次），每次约2L。CAPD是持续地进行透析，使尿毒症毒素持续地被清除，血容量不会出现明显波动，故患者也感觉较舒服。CAPD在保存残存肾功能方面优于血透，费用也较血透低。CAPD尤其适用于老人、心血管功能不稳定者、糖尿病患者、小儿患者或做动静脉内瘘有困难者。

3. **肾移植** 成功的肾移植会恢复正常的肾功能（包括内分泌和代谢功能），可使患者几乎完全康复。要在ABO血型配型和HLA配型合适的基础上，选择供肾者。肾移植需长期使用免疫抑制剂，以防排斥反应，常用的药物为糖皮质激素、环孢素、麦考酚吗乙酯等。

七、中医辨证论治

（一）本虚证

1. 脾肾气虚证

【临床表现】倦怠乏力，气短懒言，纳呆腹胀，腰酸膝软，大便溏薄，口淡不渴，舌淡有齿痕，苔白或白腻，脉沉细。

【治法】补气健脾益肾。

【代表方】六君子汤加减。

2. 脾肾阳虚证

【临床表现】面色萎黄或黧黑晦暗，下肢浮肿，按之凹陷难复，神疲乏力，纳差便溏或五更泄泻，口黏淡不渴，腰膝酸痛或腰部冷痛，畏寒肢冷，夜尿频多清长，舌淡胖嫩，齿痕明显，脉沉弱。

【治法】温补脾肾。

【代表方】济生肾气丸加减。

3. 气阴两虚证

【临床表现】面色少华，神疲乏力，腰膝酸软，口干唇燥，饮水不多，或手足心热，大便干燥或稀，夜尿清长，舌淡有齿痕，脉沉细。

【治法】益气养阴，健脾补肾。

【代表方】参芪地黄汤加减。

4. 肝肾阴虚证

【临床表现】头晕头痛，耳鸣眼花，两目干涩或视物模糊，口干咽燥，渴而喜饮或饮水不多，腰膝酸软，大便易干，尿少色黄，舌淡红少津，苔薄白或少苔，脉弦或细弦，常伴血压升高。

【治法】滋肾平肝。

【代表方】杞菊地黄汤加减。

5. 阴阳两虚证

【临床表现】浑身乏力，畏寒肢冷，或手足心热，口干欲饮，腰膝酸软，或腰部酸痛，大便稀溏或五更泄泻，小便黄赤或清长，舌胖润有齿痕，舌苔白，脉沉细，全身虚弱症状明显。

【治法】温扶元阳，补益真阴。

【代表方】金匮肾气丸或全鹿丸加减。

（二）标实证

1. 湿浊证

【临床表现】恶心呕吐，胸闷纳呆，或口淡黏腻，口有尿味。

【治法】和中降逆，化湿泄浊。

【代表方】小半夏加茯苓汤加减。

2. 湿热证

【临床表现】中焦湿郁化热，常见口干口苦，甚则口臭，恶心频频，舌苔黄腻。下焦湿热可见小溲黄赤或溲解不畅，尿频、尿急、尿痛等。

【治法】中焦湿热宜清化和中；下焦湿热宜清利湿热。

【代表方】中焦湿热以黄连温胆汤加减；下焦湿热以四妙丸加减。

3. 水气证

【临床表现】面、肢浮肿或全身浮肿，甚则有胸水、腹水。

【治法】利水消肿。

【代表方】五皮饮或五苓散加减。

4. 血瘀证

【临床表现】面色晦暗或黧黑或口唇紫暗，腰痛固定或肢体麻木，舌紫暗或有瘀点瘀斑涩或细涩。

【治法】活血化瘀。

【代表方】桃红四物汤加减。

5. 肝风证

【临床表现】头痛头晕，手足蠕动，筋惕肉瞤，抽搐痉厥。

【治法】镇肝息风。

【代表方】天麻钩藤饮加减。

第五单元　血液系统疾病

第一节　缺铁性贫血

缺铁性贫血（IDA）是指体内贮存铁缺乏，影响血红蛋白合成所引起的一种小细胞低色素性贫血。其特点是骨髓、肝、脾等器官组织中缺乏可染色性铁，血清铁浓度、运铁蛋白饱和度和血清铁蛋白降低。本病为贫血中最常见的类型，也是最常见的营养素缺乏症。

本病可归属于中医学“血劳”“萎黄”“黄胖”“虚劳”等范畴。

一、西医病因和发病机制

（一）病　因

任何原因使铁的损耗超过体内所能供给的量时，即可引起缺铁性贫血。

1. 损失过多　慢性失血是引起缺铁性贫血的主要原因。如慢性胃肠道失血、食管裂孔疝、食管或胃底静脉曲张破裂、胃及十二指肠溃疡、消化道息肉、消化道肿瘤、寄生虫感染和痔疮等；咯血和肺泡出血，如肺结核、支气管扩张和肺癌等；月经过多，如宫内放置节育环、子宫肌瘤及月经失调等；血红蛋白尿，如阵发性睡眠性血红蛋白尿、冷抗体型自身免疫性溶血、人工心脏瓣膜、行军性血红蛋白尿等；其他如反复血液透析、多次献血等。

2. 摄入不足　生长期婴幼儿、青少年和月经期、妊娠期或哺乳期妇女需铁量增加，一般食物中铁含量不能满足机体需要而缺铁；饮食中缺乏足够的铁或食物结构不合理，导致铁吸收和利用减低，亦可发生缺铁。

3. 吸收不良　游离铁主要在十二指肠及小肠上段黏膜吸收，吸收不良可导致缺铁性贫血。如胃大部切除术及胃空肠吻合术后，由于食物不经过十二指肠，影响了正常铁的吸收；萎缩性胃炎因长期缺乏胃酸，导致铁的吸收不良；长期腹泻不但影响铁吸收，且随着大量肠上皮细胞脱落而失铁。

（二）发病机制

1. 缺铁对铁代谢的影响　当体内贮铁减少到不足以补偿功能状态铁时，铁蛋白、含铁血黄素、血清铁和转铁蛋白饱和度减低，总铁结合力和未结合铁的转铁蛋白升高，组织缺铁，红细胞内缺铁。转铁蛋白受体表达于红系造血细胞膜表面，当红细胞内铁缺乏时，转铁蛋白受体脱落进入血液，血清可溶性转铁蛋白受体升高。

2. 红细胞内缺铁对造血系统的影响　血红素合成障碍，大量原卟啉不能与铁结合成为血红素，以游离原卟啉（FEP）的形式积累在红细胞内或与锌原子结合成为锌原卟啉（ZPP），血红蛋白生成减少，红细胞胞浆少、体积小，发生小细胞低色素性贫血；严重时粒细胞、血小板的生成也受影响。

3. 组织缺铁对组织细胞代谢的影响　细胞中含铁酶和铁依赖酶的活性降低，进而影响患者的精神、行为、体力、免疫功能及患儿的生长发育和智力；缺铁可引起黏膜组织病变和外胚叶组织营养障碍。

二、中医病因病机

中医学认为，本病的形成多由先天禀赋不足、饮食失调、长期失血、劳倦过度、妊娠失养、病久虚损、虫积等引起脾胃虚弱、血少气衰所致。

1. **饮食失调** 饮食失调，脾胃功能减退，影响水谷精微吸收，使化血无源而见气血亏虚。

2. **心脾两虚** 长期失血，治不及时，或崩漏，或妊娠失养、产后失血，调护不当等慢性失血，均可导致血少气衰，心神失养。

3. **脾胃虚弱** 久病体虚或先天禀赋不足，脾胃虚弱而生化乏源。久劳损及肾脏，精血同源，肾虚精亏，无以化生血液而致血虚。

4. **虫积日久** 脾胃受损，同时又大量吸收人体精微，导致生化乏源，引起贫血。

缺铁性贫血病位在脾胃，与肝、肾相关。脾胃虚弱，运化失常，虫积及失血导致气血生化不足，是本病发生的基本病机。本病多属虚证，但也有虚实夹杂之证。

三、临床表现

多数起病缓慢，临床表现分为两类：一类为贫血本身的表现；另一类为组织中含铁酶类减少，引起细胞功能紊乱而产生的症状和体征。

1. **贫血本身的表现** 一般症状为皮肤和黏膜苍白，疲乏无力，头晕耳鸣，眼花，记忆力减退；严重者可出现眩晕或晕厥，活动后心悸、气短，甚至心绞痛、心力衰竭。尚有恶心呕吐、食欲减退、腹胀、腹泻等消化道症状。

2. **组织缺铁症状**

（1）精神和行为改变 如疲乏、烦躁和头痛在缺铁的妇女中较多见；缺铁可引起患儿发育迟缓和行为改变，如烦躁、易激惹、注意力不集中等。

（2）消化道黏膜病变 如口腔炎、舌炎、唇炎、胃酸分泌缺乏及萎缩性胃炎。常见食欲减退、腹胀、嗳气、便秘等。部分患者有异食癖。

（3）外胚叶组织病变 皮肤干燥，毛发干枯脱落，指甲缺乏光泽、脆薄易裂甚至反甲等。

四、实验室及其他检查

1. **血象** 呈小细胞低色素性贫血。平均红细胞体积（MCV）< 80fl，平均红细胞血红蛋白量（MCH）< 27pg，平均红细胞血红蛋白浓度（MCHC）< 32%。血片中可见红细胞体积小、中央淡染区扩大。网织红细胞计数正常或轻度增高。

2. **骨髓象** 增生活跃或明显活跃；以红系增生为主，粒系、巨核系无明显异常；红系中以中、晚幼红细胞为主，其体积小、核染色质致密、胞浆少偏蓝色、边缘不整齐，血红蛋白形成不良，呈“核老浆幼”现象。

3. **血清铁、总铁结合力及铁蛋白** 血清铁< 8.95μmol/L，总铁结合力升高（> 64.44μmol/L）；转铁蛋白饱和度降低（< 15%）。血清铁蛋白< 20μg/l 表示贮铁减少，< 12μg/L 为贮铁耗尽。

4. **红细胞内卟啉代谢** FEP > 0.9μmol/L（全血），ZPP > 0.96μmol/L（全血），FEP/Hb > 4.5μg/gHb。

五、诊断与鉴别诊断

（一）诊　断

IDA 诊断包括以下 3 方面：

1. **贫血为小细胞低色素性** 男性 Hb < 120g/L，女性 Hb < 110g/L，孕妇 Hb < 100g/L；MCV < 80fl，MCH < 27μg，MCHC < 32%。

2. **有缺铁的依据** 符合贮铁耗尽（ID）或缺铁性红细胞生成（IDE）的诊断。

ID：符合下列任一项即可诊断。①血清铁蛋白< 12μg/L。②骨髓铁染色显示骨髓小粒可染铁消失，铁粒幼红细胞< 15%。

IDE：①符合 ID 诊断标准。②血清铁< 8.95μmol/L，总铁结合力升高> 64.44μmol/L，转铁蛋白饱和度< 15%。③ FEP/Hb > 4.5μg/gHb。

3. 存在铁缺乏的病因，铁剂治疗有效。

（二）鉴别诊断

应与下列小细胞性贫血鉴别。

1. 铁粒幼细胞性贫血 遗传或不明原因导致的红细胞铁利用障碍性贫血。无缺铁的表现：血清铁蛋白浓度增高，骨髓小粒含铁血黄素颗粒增多，铁粒幼细胞增多，并出现环形铁粒幼细胞。血清铁和转铁蛋白饱和度增高，总铁结合力不低。

2. 地中海贫血 有家族史，有慢性溶血表现。血片中可见多量靶形红细胞，并有珠蛋白肽链合成数量异常的证据，如 HbF 和 HbA_2 增高，出现血红蛋白 H 包涵体等。血清铁蛋白、骨髓可染铁、血清铁和转铁蛋白饱和度不低且常增高。

3. 慢性病性贫血 慢性炎症、感染或肿瘤等引起的铁代谢异常性贫血。血清铁蛋白和骨髓铁增多。血清铁、血清转铁蛋白饱和度、总铁结合力减低。

4. 转铁蛋白缺乏症 系常染色体隐性遗传所致或严重肝病、肿瘤继发。血清铁、总铁结合力、血清铁蛋白及骨髓含铁血黄素均明显降低。先天性者幼儿时发病，伴发育不良和多脏器功能受累。获得性者有原发病的表现。

六、西医治疗

1. 病因治疗 IDA 的病因诊断是治疗 IDA 的前提，如婴幼儿、青少年和妊娠妇女营养不足引起的 IDA，应改善饮食；胃、十二指肠溃疡伴慢性失血或胃癌术后残胃癌所致的 IDA，应多次检查大便潜血，做胃肠道 X 线或内镜检查，必要时手术根治；月经过多引起的 IDA 应调理月经；寄生虫感染者应驱虫治疗等。

2. 铁剂治疗

（1）口服铁剂 是治疗 IDA 的首选。如琥珀酸亚铁 0.1g，每日 3 次。餐后服用胃肠道反应小且易耐受。应注意进食谷类、乳类和茶等会抑制铁剂的吸收；鱼、肉类、维生素 C 可加强铁剂的吸收。口服铁剂后，先是外周血网织红细胞增多，高峰在开始服药后 5～10 天，2 周后血红蛋白浓度上升，一般 2 个月左右恢复正常。铁剂治疗在血红蛋白恢复正常后至少持续 3～6 个月，待铁蛋白正常后停药。

（2）注射铁剂 适用于口服铁剂消化道反应严重，不能耐受者；口服铁剂不能奏效者；需要迅速纠正缺铁者等。常用的有右旋糖酐铁，首次 25～50mg。如观察 1 小时后无不良反应，可给足量治疗以后每日 100mg，深部肌内注射。但肌内注射铁剂毒性反应较多，局部注射处皮肤可有铁污染而发黑，5% 病人有全身反应，严重者可有过敏性休克。

注射用铁的总需量（mg）=（需达到的血红蛋白浓度－患者的血红蛋白浓度）×33× 患者体重（kg）。

3. 辅助治疗

（1）输血或输入红细胞仅适用于严重病例，血红蛋白在 30g/L 以下，症状明显者。

（2）加用维生素 E 可用于铁剂疗效不显著者。

（3）饮食调理适当补充高蛋白及含铁丰富的饮食，促进康复。

七、中医辨证论治

脾虚是本病的主要病机，故健脾益气生血是主要治法。

1. 脾胃虚弱证

【临床表现】面色萎黄，口唇色淡，爪甲无泽，神疲乏力，食少便溏，恶心呕吐，舌质淡，苔薄腻，脉细弱。

【治法】健脾和胃，益气养血。

【代表方】香砂六君子汤合当归补血汤加减。

2. 心脾两虚证

【临床表现】面色苍白，倦怠乏力，头晕目眩，心悸失眠，少气懒言，食欲不振，毛发干脱，爪甲裂脆，舌淡胖，苔薄，脉濡细。

【治法】益气补血，养心安神。

【代表方】归脾汤或八珍汤加减。

3. **脾肾阳虚证**

【临床表现】面色苍白，形寒肢冷，腰膝酸软，神倦耳鸣，唇甲淡白，或周身浮肿，甚则腹水，大便溏薄，小便清长，男子阳痿，女子经闭，舌质淡或有齿痕，脉沉细。

【治法】温补脾肾。

【代表方】八珍汤合无比山药丸加减。

4. **虫积证**

【临床表现】面色萎黄少华，腹胀，善食易饥，恶心呕吐，或有便溏，嗜食生米、泥土、茶叶等，神疲肢软，气短头晕，舌质淡，苔白，脉虚弱。

【治法】杀虫消积，补益气血。

【代表方】化虫丸合八珍汤加减。

第二节　再生障碍性贫血

再生障碍性贫血（AA），简称再障，是由多种病因引起的骨髓造血功能衰竭，而出现以全血细胞减少为主要表现的一组病证。根据患者的病情、血象、骨髓象及预后，可分为重型(SAA)和非重型(NSAA)。主要表现为骨髓造血功能低下、全血细胞减少、贫血、出血和感染等。

再障与中医的“髓劳”相似，可归属于“虚劳”“血虚”“血证”等范畴。

一、西医病因及发病机制

（一）病　因

再障有先天性和后天性两种。先天性再障是常染色体遗传性疾病，最常见的是范科尼贫血，伴有先天性畸形。后天性再障有半数以上原因不明，称为原发性再障；能查明原因者称为继发性再障，其发病与下列因素有关：

1. **药物因素**　是最常见的发病因素，占首位。药物性再障有两种类型：①与剂量有关，系药物毒性作用，达到一定剂量就会引起骨髓抑制，一般是可逆的，停药后骨髓造血功能可以恢复。这类药物有各种抗肿瘤药和抗甲状腺素药，如甲基硫脲嘧啶等。②与剂量关系不大，多系药物的过敏性反应，常导致持续性再障，难以逆转。其中，最常见的药物性再障是由氯霉素引起的，磺胺类药物也可引起。

2. **化学毒物**　苯及其衍生物最多见。杀虫剂、农药、染发剂等可引起再障。长期与苯接触比一次大剂量接触苯更具危险性。

3. **电离辐射**　长期超允许量放射线照射，如放射源事故、放疗等可致再障。

4. **病毒感染**　病毒性肝炎患者再障发病率显著高于一般人群。

5. **免疫因素**　胸腺瘤、系统性红斑狼疮和类风湿关节炎等与免疫有关的疾病可继发再障。

6. **其他因素**　阵发性睡眠性血红蛋白尿（PNH）与再障关系相当密切，称为再障-阵发性睡眠性血红蛋白尿综合征（AA-PNH 综合征）。此外，再障可发生在妊娠期，亦可继发于慢性肾功能衰竭等。

（二）发病机制

1. **造血干细胞缺陷包括量和质的异常**　AA 患者骨髓具有自我更新及分化的“类原始细胞”，细胞较正常人明显减少，减少程度与病情相关。

2. **骨髓造血微环境异常**　AA 患者骨髓活检除发现造血细胞减少外，还有骨髓“脂肪化”、静脉窦壁水肿、出血、毛细血管坏死。

3. **免疫机制**　AA 患者外周血及骨髓淋巴细胞比例增高，T 细胞亚群失衡，T 细胞分泌的造血负调控因子（IFN-γ、TNF）明显增多，髓系细胞凋亡亢进。

二、中医病因病机

中医学认为，再障的发生主要因先天不足，七情妄动，外感六淫，饮食不节，邪毒外侵，或大病久病之后伤及脏腑气血，元气亏损，精血虚少，气血生化不足而致。

1. **先天不足，肾精亏虚** 由于先天禀赋薄弱，肾精不足，精不化血，而见一系列“髓劳”证候。

2. **七情妄动，伤及五脏** 情志内伤，五脏受损，阴精气血亏虚，气血生化不足，而发为本病。

3. **饮食不节，伤及脾胃** 饥饱失常，饮食不节，脾胃受损，气血生化无乏源，遂成本病。

4. **外感六淫，伤及肝脾** 肾外邪侵袭机体，体虚之人则易直中三阴，损伤肝、脾、肾三脏，精血生化乏源，发为本病。

5. **邪毒外侵，入血伤髓** 邪毒入血伤髓，发为髓劳。

6. **病久不愈，瘀血阻滞** 大病久病失于调理，久虚不复，致气血不畅，瘀血阻滞，新血不生，则发为本病。

本病多为虚证，也可见虚中夹实。阴阳虚损为本病的基本病机，病变部位在骨髓，发病脏腑为心、肝、脾、肾，肾为根本，是由于精气内夺而引起。虚劳损及于肾，必影响多脏腑阴阳，涉及肝之阴血、脾肾之阳气，而致肝肾阴虚或脾肾阳虚。

三、临床表现

再障主要表现为贫血、感染和出血。贫血多呈进行性；出血以皮肤黏膜多见，严重者有内脏出血；容易感染，引起发热。体检时均有贫血面容，眼结膜、甲床及黏膜苍白，皮肤可见出血点及紫癜。贫血重者，可有心率加快，心尖部收缩期吹风样杂音，一般无肝脾肿大。

（一）重型再障（SAA）

起病急，进展快，病情重；少数可由非重型 AA 进展而来。

1. **贫血** 苍白、乏力、头昏、心悸和气短等症状进行性加重。

2. **感染** 多数患者有发热，体温在 39℃以上，个别患者自发病到死亡均处于难以控制的高热之中。以呼吸道感染最常见，其次有消化道、泌尿生殖道及皮肤、黏膜感染等。感染菌种以革兰阴性杆菌、金黄色葡萄球菌和真菌为主，常合并败血症。

3. **出血** 皮肤可有出血点或大片瘀斑，口腔黏膜有血泡，有鼻出血、牙龈出血、眼结膜出血等。深部脏器出血时可见呕血、咯血、便血、血尿、阴道出血、眼底出血和颅内出血，后者常危及患者的生命。

（二）非重型再障（NSAA）

起病和进展较缓慢，贫血、感染和出血的程度较重型轻，也较易控制。久治无效者可发生颅内出血。

四、实验室及其他检查

1. **血象** 多呈全血细胞减少，发病早期可仅有一系或二系减少。贫血呈正细胞正色素型。重型再障血象降低程度更为严重。

2. **骨髓象** 多部位骨髓增生减低，粒、红系及巨核细胞明显减少且形态大致正常，淋巴细胞、网状细胞及浆细胞等非造血细胞比例明显增高。骨髓小粒无造血细胞，呈空虚状，可见较多脂肪滴。骨髓活检显示造血组织均匀减少，脂肪组织增加。

3. **骨髓活检** 再障患者红骨髓显著减少，被脂肪组织所代替，并可见非造血细胞分布在间质中；三系细胞均减少，巨核细胞多有变性。

4. **发病机制相关检查** ① $CD4^+$ 细胞：$CD8^+$ 细胞比值减低，Th_1 细胞：Th_2 细胞比值增高，$CD8^+T$ 抑制细胞、$CD25^+T$ 细胞和 $7STCR^+T$ 细胞比例增高，血清 IFN-γ、TNF 水平增高。②骨髓细胞染色体核型正常，骨髓铁染色示贮铁增多，中性粒细胞碱性磷酸酶染色强阳性。③溶血检查均阴性。

五、诊断与鉴别诊断

（一）诊　断

1. 全血细胞减少，网织红细胞百分数＜0.01，淋巴细胞比例增高。

2. 一般无脾肿大。

3. 骨髓检查显示至少一部位增生减低或重度减低（如增生活跃，巨核细胞应明显减少），骨髓小粒成分中见非造血细胞增多。

4. 能除外其他引起全血细胞减少的疾病，如 PNH、骨髓增生异常综合征（MDS）中的难治性贫血、急性造血功能停滞、骨髓纤维化、急性白血病、恶性组织细胞病等。

5. 一般抗贫血药物治疗无效。

（二）再障分型标准

1. 重型再障（SAA）

（1）临床表现 发病急，贫血呈进行性加剧，常伴严重感染及内脏出血。

（2）血象 具备下述三项中两项：①网织红细胞绝对值 $< 15\times10^9/L$。②中性粒细胞 $< 0.5\times10^9/L$。③血小板 $< 20\times10^9/L$。

（3）骨髓象 骨髓增生广泛重度减低。

2. 非重型再障（NSAA） 指达不到 SAA 诊断标准的 AA。

（三）鉴别诊断

1. 阵发性睡眠性血红蛋白尿（PNH） 可伴有全血细胞减少，但出血和感染较少见，脾脏可能肿大；网织红细胞高于正常，酸溶血试验（Ham 试验）、糖水试验及尿含铁血黄素试验均为阳性。再障与本病有时可同时存在或互相转化。

2. 骨髓增生异常综合征（MDS） 常有慢性贫血，可有全血细胞减少，但本病骨髓增生活跃或明显活跃。血象和骨髓象三系中均可见到病态造血。

3. 低增生性白血病 多见于老年人，常有贫血、出血和发热，血象有全血细胞减少，骨髓增生减低，肝脾一般不肿大，血象中可有幼稚细胞，但骨髓象有原始或幼稚细胞增多，原始细胞的增多达到白血病诊断标准。

4. 其他 疾病如血小板减少性紫癜、粒细胞缺乏症、脾功能亢进等，经仔细检查及骨髓检查一般不难鉴别。

六、西医治疗

主要是促进骨髓造血功能的恢复，对重型再障应尽早使用免疫抑制剂及骨髓移植等，骨髓移植是根治再障的最佳方法。非重型再障以用雄激素治疗为主，辅以免疫抑制剂及改善骨髓造血微环境药物。

（一）一般治疗

防止与任何对骨髓造血有毒性的物质接触；禁用对骨髓有抑制作用的药物；休息，避免过劳；防止交叉感染，注意皮肤及口腔卫生。

（二）支持疗法

1. 控制感染 及早应用强有力的广谱抗生素治疗，并尽可能查明致病微生物。

2. 止血 可用酚磺乙胺、氨基己酸（泌尿生殖系统出血患者禁用）。女性子宫出血可肌注丙酸睾酮。输浓缩血小板对血小板减少引起的严重出血有效。肝脏疾病如有凝血因子缺乏时应予纠正。

3. 输血 严重贫血，血红蛋白 $< 60g/L$ 患者，可输注红细胞，尽量少用全血。

（三）针对发病机制的治疗

1. 免疫抑制治疗

（1）抗淋巴/胸腺细胞球蛋白（ALG/ATG） 可与环孢素（CsA）组成强化免疫抑制方案。

（2）环孢素 6mg/（kg·d）左右，疗程一般长于 1 年。应参照患者的血药浓度、造血功能、T 细胞免疫恢复情况、药物不良反应（如肝、肾功能损害，牙龈增生及消化道反应）等调整用药剂量和疗程。

（3）其他 使用 CD3 单克隆抗体、麦考酚吗乙酯（MMF，骁悉）、环磷酰胺、甲泼尼龙等治疗 SAA。

2. 促造血治疗

（1）雄激素 ①司坦唑醇（康力龙）。②十一酸睾酮（安雄）。③达那唑。④丙酸睾酮。

（2）造血生长因子 特别适用于 SAA。有重组人粒系集落刺激因子（G-CSF）和重组人红细胞生成素（EPO）。一般在免疫抑制治疗 SAA 后使用，剂量可酌减，维持 3 个月以上为宜。

3. 造血干细胞移植 对 40 岁以下、无感染及其他并发症、有合适供体的 SAA 患者，可考虑造血干细胞移植。

七、中医辨证论治

补肾法是治疗非重型再障的基本方法，以滋肾阴、温肾阳或阴阳双补为主，兼顾健脾、活血化瘀；治疗重型再障多以清热凉血解毒法施治。

1. 肾阴虚证

【临床表现】面色苍白，唇甲色淡，心悸乏力，颧红盗汗，手足心热，口渴思饮，腰膝酸软，出血明显，便结，舌质淡，舌苔薄，或舌红少苔，脉细数。

【治法】滋阴补肾，益气养血。

【代表方】左归丸合当归补血汤加减。

2. 肾阳亏虚证

【临床表现】形寒肢冷，气短懒言，面色苍白，唇甲色淡，大便稀溏，面浮肢肿，出血不明显，舌体胖嫩，舌质淡，苔薄白，脉细无力。

【治法】补肾助阳，益气养血。

【代表方】右归丸合当归补血汤加减。

3. 肾阴阳两虚证

【临床表现】面色苍白，倦怠乏力，头晕心悸，手足心热，腰膝酸软，畏寒肢冷，齿鼻衄血或紫斑，舌质淡，苔白，脉细无力。

【治法】滋阴助阳，益气补血。

【代表方】左归丸、右归丸合当归补血汤加减。

4. 肾虚血瘀证

【临床表现】心悸气短，周身乏力，面色晦暗，头晕耳鸣，腰膝酸软，皮肤紫斑，肌肤甲错，胁痛，出血不明显，舌质紫暗，有瘀点或瘀斑，脉细或涩。

【治法】补肾活血。

【代表方】六味地黄丸或金匮肾气丸合桃红四物汤加减。

5. 气血两虚证

【临床表现】面白无华，唇淡，头晕心悸，气短乏力，动则加剧，舌淡，苔薄白，脉细弱。

【治法】补益气血。

【代表方】八珍汤加减。

6. 热毒壅盛证

【临床表现】壮热，口渴，咽痛，鼻衄，齿衄，皮下紫癜、瘀斑，心悸，舌红而干，苔黄，脉洪数。

【治法】清热凉血，解毒养阴。

【代表方】清瘟败毒饮加减。

第三节 白细胞减少症和粒细胞缺乏症

外周血白细胞数持续低于正常值（成人 4.0×10^9/L）时称为白细胞减少。当中性粒细胞绝对数低于 2.0×10^9/L 时称为粒细胞减少症；低于 0.5×10^9/L 时称为粒细胞缺乏症。中性粒细胞数减少的程度常与感染的危险性明显相关：中性粒细胞在（1.0～2.0）$\times10^9$/L 时，容易感染；低于 0.5×10^9/L 时具有很大的感染危险性。

本病可归属中医“虚劳”“虚损”或“温病”等范畴。

一、西医病因病理

结合中性粒细胞的细胞动力学，根据病因和发病机制可大致分为三类：中性粒细胞生成缺陷、破坏或消耗过多、分布异常。

（一）中性粒细胞生成缺陷

1. 生成减少 ①细胞毒性药物、化学毒物、电离辐射是引起中性粒细胞减少的最常见原因，可直接作用于干细胞池和分裂池，破坏、损伤或抑制造血干/祖细胞及早期分裂细胞。②影响造血干细胞的疾病如再生障碍性贫血，骨髓造血组织被白血病、骨髓瘤及转移瘤细胞浸润等，由于中性粒细胞生成障碍而引起减少。③异常免疫和感染致中性粒细胞减少是通过综合性机制起作用，异常免疫因素（如抗造血前体细胞自身抗体）及感染时产生的负性造血调控因子的作用是其中重要的机制。

2. **成熟障碍** 维生素 B_{12} 或叶酸缺乏或代谢障碍，急性白血病、骨髓增生异常综合征等由于粒细胞分化成熟障碍，造血细胞阻滞于干细胞池或分裂池，且可以在骨髓原位或释放入血后不久被破坏，出现无效造血。

（二）中性粒细胞破坏或消耗过多

1. **免疫性因素** 中性粒细胞与抗粒细胞抗体或抗原抗体复合物结合而被免疫细胞或免疫器官破坏，见于自身免疫性粒细胞减少、各种自身免疫性疾病（如系统性红斑狼疮、类风湿关节炎、Felty 综合征）及免疫性新生儿中性粒细胞减少。

2. **非免疫性因素** 病毒感染或败血症时，中性粒细胞在血液或炎症部位消耗增多；脾肿大导致脾功能亢进，中性粒细胞在脾内滞留、破坏增多。

（三）中性粒细胞分布异常

1. 中性粒细胞转移至边缘池，导致循环池的粒细胞相对减少，但粒细胞总数并不减少，故多称为假性粒细胞减少。可见于异体蛋白反应、内毒素血症。

2. 粒细胞滞留循环池其他部位，如血液透析开始后 2～15 分钟滞留于肺血管内；脾肿大，滞留于脾脏。

二、中医病因病机

中医学认为，本病的发生与禀赋不足、劳伤过度、饮食不节、邪毒内侵（含药物毒邪）等相关，伤及脏腑，气血阴阳亏虚，则成诸虚不足之症。

1. **先天不足** 婴儿脏腑不健，肾精亏虚，生机不旺，损及五脏而罹患此病。

2. **烦劳或房劳过度** 伤及脾肾，脾肾不足，精血亏虚，气血生化之源匮乏。

3. **饮食不节** 脾胃功能失调，不能化生精微，气血生化乏源而气血不足。

4. **毒物损伤** 用药不当、物理或化学毒物内侵，损及气血或伤及脾肾，致使肾精亏虚，无以化血；或脾虚土亏，生化乏源。

5. **久病失治** 正气虚损，加之失于调理，遂影响气血生成。

总之，本病病机多以肝、脾、肾及气血亏虚为本。病位在脾、肾和骨髓，病性以虚损为主。急性者则可表现为正虚邪犯之虚实夹杂证。

三、临床表现

根据中性粒细胞减少的程度可分为轻度（$>1.0\times10^9/L$）、中度［（0.5～1.0）$\times10^9/L$］和重度（$<0.5\times10^9/L$），重度减少者即为粒细胞缺乏症。

1. **粒细胞缺乏症** 起病多急骤，可突然畏寒、高热、头痛、乏力、出汗、周身不适。2～3 天后临床上缓解，仅有极度疲乏感，易被忽视。6～7 天后粒细胞已极度低下，出现严重感染，再度骤然发热，可出现急性咽颊炎。此外，口腔、鼻腔、食管、肠道、肛门、阴道等处黏膜可出现坏死性溃疡。严重的肺部感染、败血症、脓毒血症等往往导致患者死亡。

2. **白细胞减少症** 起病较缓慢，少数患者可无症状，检查血象时才被发现。多数患者可有头晕、乏力疲困、食欲减退及低热等表现。

四、诊断与鉴别诊断

（一）诊　断

外周血白细胞计数 $<4.0\times10^9/L$ 为白细胞减少症，外周血中性粒细胞绝对值 $<0.5\times10^9/L$ 为粒细胞缺乏症。必须反复定期查血象方能确定有无白细胞减少症。应详细询问病史，特别是服药史、化学品或放射线接触史、感染史等。阳性体征的发现（如肿瘤、感染和肝脾大等）有助于寻找病因。骨髓检查可观察粒细胞增生程度，也可除外其他血液病。

（二）鉴别诊断

应与白细胞不增多型白血病、急性再生障碍性贫血相鉴别。后二者常伴有贫血及血小板减少，骨髓检查最具有鉴别价值。

1. 白细胞不增多型白血病 多伴有贫血、血小板减少及不同部位出血；浓缩外周血涂片可找到幼稚细胞，骨髓检查原始细胞和其他幼稚细胞增多，可资鉴别。

2. 急性再生障碍性贫血 急性起病，多有出血且贫血显著，白细胞减少，尤以中性粒细胞减少明显，同时伴有血小板及网织红细胞明显减少，骨髓象呈现三系细胞减少。

五、西医治疗

在及早查清引起白细胞减少或粒细胞缺乏的病因的基础上，及时停止与损伤因素的接触；应积极治疗原发病，控制感染，同时使用提高白细胞的药物。

1. 病因治疗 若病因已明确，如药物引起者立即停药，感染引起者积极控制感染。继发于其他疾病者，积极治疗原发病。

2. 粒细胞缺乏症

（1）防治感染 严密消毒隔离，以防交叉感染。发生感染时应进行胸部X线检查，反复做咽拭子，血、尿、大便等培养及药物敏感试验，以便明确感染的性质和部位。即使病因未明亦应以足量的广谱抗菌药物做经验性治疗，待病原体及药物敏感明确后再调整抗菌药物。

（2）升粒细胞 重组人粒系集落刺激因子（G-CSF）或粒－单系集落刺激因子（GM-CSF），治疗粒缺患者疗效明确，可缩短粒缺的病理过程，促进中性粒细胞增生和释放，并增强其吞噬杀菌及趋化功能。

（3）其他 浓缩白细胞输注，严重者可予大剂量静脉注射丙种球蛋白和输新鲜全血等支持治疗。

3. 白细胞减少症

（1）一般治疗 原因不明的白细胞减少症，有反复感染者应及时控制感染，并注意预防感染。定期随诊。

（2）升粒细胞 有碳酸锂、维生素 B_4、鲨肝醇、利血生等。

4. 免疫抑制剂 自身免疫性粒细胞减少和免疫介导机制所致的粒细胞缺乏可用糖皮质激素等免疫抑制剂治疗。其他原因引起的粒细胞减少，则不宜采用。

六、中医辨证论治

1. 气血两虚证

【临床表现】面色萎黄，头晕目眩，倦怠乏力，少寐多梦，心悸怔忡，纳呆食少，腹胀便溏，舌质淡，苔薄白，脉细弱。

【治法】益气养血。

【代表方】归脾汤加减。

2. 脾肾亏虚证

【临床表现】神疲乏力，腰膝酸软，纳少便溏，面色㿠白，畏寒肢冷，大便溏薄，小便清长，舌质淡，舌体胖大或有齿痕，苔白，脉沉细或沉迟。

【治法】温补脾肾。

【代表方】黄芪建中汤合右归丸加减。

3. 气阴两虚证

【临床表现】面色少华，疲倦乏力，头昏目眩，五心烦热，失眠盗汗或自汗，舌红，苔剥，脉细弱。

【治法】益气养阴。

【代表方】生脉散加减。

4. 肝肾阴虚证

【临床表现】腰膝酸软，头晕耳鸣，五心烦热，失眠多梦，遗精，低热，口干咽燥，舌红少苔，脉细数。

【治法】滋补肝肾。

【代表方】六味地黄丸加减。

5. 外感温热证

【临床表现】发热不退，口渴欲饮，面赤咽痛，头晕乏力，舌质红绛，苔黄，脉滑数或细数。

【治法】清热解毒，滋阴凉血。

【代表方】犀角地黄汤合玉女煎加减。

七、预防与调护

避免各种可能引起粒细胞减少的药物，如必须使用，应定期观察血象。若白细胞有下降的趋势，应停药并密切观察。对密切接触放射线或苯等有害理化因素者，应加强劳动保护，定期做预防性体格检查及血象检查。

第四节 白血病

一、西医病因病理

人类白血病的病因及发病机制尚未阐明。其发病可能与生物、物理、化学等因素有关。

1. **生物因素** 主要是病毒和免疫功能异常。成人T细胞白血病/淋巴瘤（ATL）是由人类T淋巴细胞病毒Ⅰ型（HTLV-Ⅰ）所致。

2. **物理因素** 包括X射线、γ射线等电离辐射。

3. **化学因素** 苯、抗肿瘤药中的烷化剂可致白血病。

4. **遗传因素** DowAs综合征（唐氏综合征）、先天性再生障碍性贫血（Fanconi贫血）、Bloom综合征及先天性免疫球蛋白缺乏症等白血病发病率均较高，表明白血病与遗传因素有关。

5. **其他血液病** 某些血液病最终可能发展为白血病，如骨髓增生异常综合征、淋巴瘤、多发性骨髓瘤、阵发性睡眠性血红蛋白尿等。

二、中医病因病机

中医学对白血病病因的认识包括热毒和正虚两方面，病因病机主要有：

1. **热毒久蕴，精髓被扰** 外来邪毒如湿毒、火毒等，及脏腑功能失调产生的内生热毒，导致气血阴阳失衡，精髓亏虚。

2. **正气虚衰** 人体正气衰弱，五脏虚损是白血病发病的内在因素。

3. **浊邪内结，瘀血内阻** 由于邪毒内蕴，与气血互结，导致气滞血瘀，或痰瘀互结，渐成癥积等症。

中医学认为，白血病的主要病因为热毒和正虚，病性为本虚标实。正气亏虚为本，温热毒邪为标，多以标实为主。病位在骨髓，表现在营血，与肾、肝、脾有关。白血病的成因与正气不足，邪毒内陷血脉，阻碍气血生化；或有害物质伤及营血、肾精，累及骨髓，气血生化失常等有关。以发热、出血、血亏、骨痛、肿块等为临床特征；病性多属虚实夹杂，病情危重，预后差。

·急性白血病·

急性白血病（AL）是造血干细胞的恶性克隆性疾病，发病时骨髓中异常的原始细胞（白血病细胞）大量增殖并浸润各种器官、组织，使正常造血受抑制。主要表现为肝脾和淋巴结肿大、贫血、出血及继发感染等。

国际上常用的法美英FAB分类法将急性白血病分为急性淋巴细胞白血病（ALL）和急性髓细胞白血病（AML）两大类。这两类还可分成多种亚型。

一、临床表现

起病急缓不一。发病急者可以是突然高热，类似“感冒”，也可以是严重的出血。缓慢者常因面色苍白、皮肤紫癜、月经过多或拔牙后出血难止而就医才发现。

1. 正常骨髓造血功能受抑制的表现

（1）贫血 是首发表现，呈进行性发展。半数患者就诊时已有重度贫血。

（2）发热 为早期表现。可低热，亦可高达39～40℃及以上，伴有畏寒、出汗等。

（3）出血 可发生在全身各部，以皮肤瘀点、瘀斑、鼻出血、牙龈出血、月经过多为多见。眼底出血可致视力障碍。有资料表明，急性白血病死于出血者占62.24%，其中87%为颅内出血。

2. 白血病细胞增殖浸润表现

（1）淋巴结和肝脾肿大。

（2）骨骼和关节疼痛：常有胸骨下端局部压痛。

（3）眼球突出，复视或失明。

（4）口腔和皮肤：可使牙龈增生、肿胀；可出现蓝灰色斑丘疹或皮肤粒细胞肉瘤，局部皮肤隆起、变硬，呈紫蓝色皮肤结节。

（5）中枢神经系统白血病（CNSL）：常发生在缓解期，以急淋白血病最常见，儿童患者尤甚。临床上轻者表现为头痛、头晕；重者有呕吐、颈项强直，甚至抽搐、昏迷。

（6）睾丸浸润：睾丸出现无痛性肿大。睾丸白血病多见于急淋白血病化疗缓解后的男性幼儿或青年，是仅次于CNSL的白血病髓外复发的根源。

此外，白血病可浸润其他组织器官，肺、心、消化道、泌尿生殖系统等均可受累。

二、实验室及其他检查

1. 血象 贫血程度轻重不等，但呈进行性加重，晚期一般有严重贫血，多为正常细胞性贫血。大多数患者白细胞增多，超过10×10^9/L以上者称为白细胞增多性白血病。低者可＜1.0×10^9/L，称为白细胞不增多性白血病。血涂片分类检查可见数量不等的原始和幼稚细胞，约50%的患者血小板低于60×10^9/L，晚期血小板往往极度减少。

2. 骨髓象 具有决定性诊断价值。WHO分型将骨髓原始细胞≥20%定为AL的诊断标准。多数病例骨髓象有核细胞显著增生，以原始细胞为主，而较成熟中间阶段细胞缺如，并残留少量成熟粒细胞，形成所谓“裂孔”现象。Auer小体仅见于AML，有独立诊断意义。

3. 细胞化学 主要用于协助形态学鉴别各类白血病。

4. 免疫学检查 根据白血病细胞表达的系列相关抗原，确定其系列来源。

5. 染色体和基因改变 白血病常伴有特异的染色体和基因改变。

6. 血液生化改变 特别是在化疗期间，血清尿酸浓度增高。尿中尿酸排泄量增加，甚至出现尿酸结晶。患者发生DIC时可出现凝血机制障碍。出现中枢神经系统白血病时，脑脊液压力增高，白细胞数增多，蛋白质增多，而糖定量减少。涂片中可找到白血病细胞。

三、诊断与鉴别诊断

（一）诊 断

根据临床表现、血象和骨髓象特点，诊断一般不难。由于白血病类型不同，治疗方案及预后亦不尽相同，因此诊断成立后，应进一步分型。

（二）鉴别诊断

1. 骨髓增生异常综合征（MDS） 该病除病态造血外，外周血中有原始和幼稚细胞，全血细胞减少和染色体异常，易与白血病相混淆。但骨髓中原始细胞少于20%。

2. 某些感染引起的白细胞异常 如传染性单核细胞增多症，血象中出现异形淋巴细胞，但形态与原始细胞不同，血清中嗜异性抗体效价逐步上升，病程短，可自愈。百日咳、传染性淋巴细胞增多症、风疹等病毒感染时，血象中淋巴细胞增多，但淋巴细胞形态正常，预后较好，多可自愈。

3. 巨幼细胞贫血 巨幼细胞贫血有时可与红白血病混淆。但前者骨髓中原始细胞不增多，幼红细胞PAS反应常为阴性，予以叶酸、维生素B_{12}治疗有效。

4. 急性粒细胞缺乏症 恢复期在药物或某些感染引起的粒细胞缺乏症的恢复期，骨髓中原、幼粒细胞明显增加。但该症多有明确病因，血小板正常，原、幼粒细胞中无Auer小体及染色体异常。短期内骨髓成熟粒细胞恢复正常。

四、西医治疗

（一）一般治疗

1. 高白细胞血症紧急处理 当循环血液中白细胞＞200×10^9/L时，患者可产生白细胞游滞症，表现为呼吸困难，甚至呼吸窘迫、低氧血症、反应迟钝、颅内出血等，可增加死亡率和髓外白血病的复发率。因此，当白细胞＞100×10^9/L时，应立即使用血细胞分离机清除过高白细胞；同时予以化疗和水化，预防并发症。

2. 防治感染。

3. 纠正贫血 严重贫血可输浓集红细胞或全血。

4. 控制出血 如果因血小板计数过低而引起出血，输注浓集血小板悬液是较有效措施。如果出血系DIC所引起（如M_3），应立即给予适当的抗凝治疗。

5. 防治高尿酸血症肾病。

6. 维持营养。

（二）抗白血病治疗

第一阶段为诱导缓解治疗，化学治疗是此阶段白血病治疗的主要方法。目的是达到完全缓解（CR）并延长生存期。

第二阶段是达到CR后进入缓解后治疗。主要方法是化疗和造血干细胞移植（HSCT）。

五、中医辨证论治

在诱导缓解期，中医药治疗可减少化疗的毒副作用，增强机体对化疗的耐受性，促进造血功能的恢复和减轻胃肠道反应；完全缓解或在骨髓移植后应以中药扶正培本为主，注意益气养阴，扶正减毒，使化疗对机体的损伤得到恢复，增强机体的免疫功能，清除体内残留白血病细胞，提高白血病缓解率和无病生存率。

1. 热毒炽盛证

【临床表现】壮热，口渴多汗，烦躁，头痛面赤，身痛，口舌生疮，咽喉肿痛，面颊肿胀疼痛，或咳嗽，咳黄痰，皮肤、肛门疖肿，便秘尿赤，或见吐血、衄血、便血、尿血、斑疹，或神昏谵语，舌质红绛，苔黄，脉大。

【治法】清热解毒，凉血止血。

【代表方】黄连解毒汤合清营汤加减。

2. 痰热瘀阻证

【临床表现】腹部积块，颌下、腋下、颈部有痰核单个或成串，痰多，胸闷，头重，纳呆，发热，肢体困倦，心烦口苦，目眩，骨痛，胸部刺痛，口渴而不欲饮，舌质紫暗，或有瘀点、瘀斑，舌苔黄腻，脉滑数或沉细而涩。

【治法】清热化痰，活血散结。

【代表方】温胆汤合桃红四物汤加减。

3. 阴虚火旺证

【临床表现】皮肤瘀斑，鼻衄，齿龈出血，发热或五心烦热，口苦口干，盗汗，乏力，体倦，面色晦滞，舌质红，苔黄，脉细数。

【治法】滋阴降火，凉血解毒。

【代表方】知柏地黄丸合二至丸加减。

4. 气阴两虚证

【临床表现】低热，自汗，盗汗，气短，乏力，面色不华，头晕，腰膝酸软，手足心热，皮肤瘀点、瘀斑，鼻衄、齿衄，舌淡有齿痕，脉沉细。

【治法】益气养阴，清热解毒。

【代表方】五阴煎加味。

5. 湿热内蕴证

【临床表现】发热，有汗而热不解，头身困重，腹胀纳呆，关节酸痛，大便不爽或下利不止，肛门灼热，小便黄赤而不利，舌红，苔黄腻，脉滑数。

【治法】清热解毒，利湿化浊。

【代表方】葛根芩连汤加味。

·慢性粒细胞性白血病·

慢性粒细胞白血病（CML）是一种发生在多能造血干细胞上的恶性骨髓增生性疾病（获得性造血干细胞恶性克隆性疾病），主要涉及髓系。其临床特点是外周血粒细胞显著增多并有不成熟性，在受累的细胞系中可找到Ph染色体和BCR-ABL融合基因。病程较缓慢，脾脏肿大。由慢性期、加速期，最终发展为急变期。

一、临床表现

慢性粒细胞白血病国内比较多见，可发生于任何年龄，但以中年居多，男性多于女性。起病缓慢，早期可无自觉症状，往往在偶然情况下发现血象异常或脾肿大而被确诊。

（一）慢性期（CP）

CP一般持续1～4年。患者有乏力、低热、多汗或盗汗、体重减轻等代谢亢进表现。由于脾大而自觉左上腹坠胀感，常以脾脏肿大为最显著体征。往往就医时脾脏已达脐平面上下。质地坚实，表面光滑，无压痛，脾梗死时可有明显压痛，并有摩擦音。肝脏明显肿大较少见。部分患者胸骨中下段压痛。当白细胞显著增高时，可有眼底充血及出血。白细胞极度增高时，可发生“白细胞游滞症”。

（二）加速期（AP）

常有发热、虚弱、进行性体重下降、骨骼疼痛，逐渐出现贫血和出血。脾持续或进行性肿大。对原来治疗有效的药物无效。AP可持续几个月到数年。

（三）急变期（BP/BC）

为CML的终末期，临床与AL类似。多数急粒变，少数为急淋变或急单变，偶有巨核细胞及红细胞等类型的急性变。急性变预后极差，往往在数月内死亡。

二、实验室检查

（一）慢性期（CP）

1. 血象 白细胞数明显增高，常超过20×10^9/L，可达100×10^9/L以上。血片中粒细胞显著增多，可见各阶段粒细胞，以中性中幼、晚幼和杆状核粒细胞居多，原始（Ⅰ+Ⅱ）细胞＜10%；嗜酸性及嗜碱性粒细胞增多，后者有助于诊断。血小板多在正常水平，部分患者增多；晚期血小板渐减少，并出现贫血。

2. 中性粒细胞碱性磷酸酶（NAP）测定 活性减低或呈阴性反应。治疗有效时NAP活性可以恢复，疾病复发时又下降，合并细菌性感染时可略升高。

3. 骨髓 骨髓增生明显至极度活跃，以粒细胞为主，粒：红比例明显增高，其中中性中幼、晚幼及杆状核粒细胞明显增多，原始细胞少于10%。嗜酸性和嗜碱性粒细胞增多。红细胞相对减少。巨核细胞增多或正常，后期减少。

4. 细胞遗传学及分子生物学改变 95%以上CML细胞出现Ph染色体（小的22号染色体），显带分析为t（9；23）（q34；q11）。9号染色体长臂上的C-ABL原癌基因易位到22号染色体长臂的断裂点簇集区（BCR）形成BCR-ABL融合基因。其编码的蛋白主要为P210。P210具有酪氨酸激酶活性，导致CML发生。Ph染色体可见于粒、红、单核、巨核及淋巴细胞中。

5. 血液生化 血清及尿中尿酸浓度增高，血清乳酸脱氢酶增高。

（二）加速期（AP）

外周血或骨髓原始细胞＞10%，外周血嗜碱性粒细胞＞20%，不明原因的血小板进行性减少或增加。

（三）急变期（BP/BC）

外周血中原粒+早幼粒细胞＞30%。骨髓中原始细胞或原淋+幼淋或原单+幼单＞20%，原粒+早幼粒细胞＞50%，出现髓外原始细胞浸润。

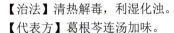

三、诊断与鉴别诊断

（一）诊　断

凡有不明原因的持续性白细胞数增高，根据典型的血象、骨髓象改变，脾肿大，Ph 染色体阳性，BCR-ABL 融合基因阳性即可做出诊断。Ph 染色体尚可见于 2%AML、5% 儿童 ALL 及 25% 成人 ALL，应注意鉴别。

（二）鉴别诊断

1. 其他原因引起的脾大 血吸虫病、慢性疟疾、黑热病、肝硬化、脾功能亢进等均有脾大。但各病均有各自原发病的临床特点，并且血象及骨髓象无 CML 的典型改变。Ph 染色体及 BCR-ABL 融合基因均阴性。

2. 骨髓纤维化 原发性骨髓纤维化脾大显著，血象中白细胞增多，并出现幼粒细胞等，易与 CML 混淆。但骨髓纤维化外周血白细胞数一般比 CML 少，多不超过 30×10^9/L，且波动不大。NAP 阳性。此外幼红细胞持续出现于外周血中，红细胞形态异常，特别是泪滴状红细胞易见。Ph 染色体及 BCR-ABL 融合基因阴性。多次多部位骨髓穿刺干抽。骨髓活检网状纤维染色阳性。

3. 类白血病反应 常并发于严重感染、恶性肿瘤等基础疾病，并有相应原发病的临床表现。白细胞数可达 50×10^9/L，粒细胞胞浆中常有中毒颗粒和空泡。嗜酸性粒细胞和嗜碱性粒细胞不增多。NAP 反应强阳性，Ph 染色体及 BCR-ABL 融合基因阴性。血小板和血红蛋白大多正常。原发病控制后，白细胞恢复正常。

四、西医治疗

CML 治疗应着重于慢性期早期，避免疾病转化，力争细胞遗传学和分子生物学水平的缓解，一旦进入加速期或急变期则预后很差。

（一）细胞淤滞症紧急处理

见“急性白血病”，需并用羟基脲和别嘌呤醇。

（二）化学治疗

化疗虽可使大多数 CML 患者血象和异常体征得到控制，但中位生存期（40 个月左右）并未延长。化疗时宜保持每日尿量在 2500mL 以上和尿液碱化，加用别嘌呤醇 100mg，每 6 小时一次，防止高尿酸血症肾病，至白细胞数正常后停药。

1. 羟基脲（hydroxyurea，HU） 为细胞周期特异性抑制 DNA 合成的药物，起效快，但持续时间短，为当前首选化疗药物。

2. 白消安（busulfan，BU，马利兰） 是一种烷化剂，作用于早期祖细胞，起效慢且后作用长，剂量不易掌握。用药过量往往造成严重骨髓抑制，且恢复较慢。个别患者即使剂量不大也可出现骨髓抑制，应提高警惕。长期用药可出现皮肤色素沉着、精液缺乏及停经、肺纤维化等，现已较少使用。

3. 其他药物 Ara-C、高三尖杉酯碱（homoharringtonine，HHT）、靛玉红（indiru-bin）、异靛甲、二溴卫茅醇、6-MP、美法仑、6TG、环磷酰胺，砷剂及其他联合化疗亦有效，但多在上述药物无效时才考虑使用。

（三）其他治疗

1. 干扰素 -α（interferon-α，IFN-α） 300 万～500 万 U/（m^2•d）皮下或肌内注射，每周 3～7 次，持续用数月至数年不等。IFN-α 起效较慢，对白细胞显著增多者，宜在第 1～2 周并用羟基脲或小剂量 Ara-C。

2. 甲磺酸伊马替尼（imatinib mesylate，IM） 为 2- 苯胺嘧啶衍生物，能特异性阻断 ATP 在 abl 激酶上的结合位置，使酪氨酸残基不能磷酸化，从而抑制 BCR-ABL 阳性细胞的增殖。

3. 异基因造血干细胞移植（Allo-SCT） 是目前认为根治 CML 的标准治疗。骨髓移植应在 CML 慢性期待血象及体征控制后尽早进行。常规移植患者年龄以 45 岁以下为宜。

（四）CML 晚期的治疗

晚期患者对药物耐受性差，缓解率低，且缓解期很短。

五、中医辨证论治

1. 阴虚内热证

【临床表现】低热，多汗或盗汗，头晕目眩，虚烦，面部潮红，口干口苦，消瘦，手足心热，皮肤瘀斑或鼻衄、齿衄，舌质光红，苔少，脉细数。

【治法】滋阴清热，解毒祛瘀。

【代表方】青蒿鳖甲汤加减。

2. 瘀血内阻证

【临床表现】形体消瘦，面色晦暗，胸骨按痛，胁下积块按之坚硬、刺痛，皮肤瘀斑，鼻衄、齿衄、尿血或便血，舌质紫暗，脉细涩。

【治法】活血化瘀。

【代表方】膈下逐瘀汤加减。

3. 气血两虚证

【临床表现】面色萎黄或苍白，头晕眼花，心悸，疲乏无力，气短懒言，自汗，食欲减退，舌质淡，苔薄白，脉细弱。

【治法】补益气血。

【代表方】八珍汤加减。

4. 热毒壅盛证

【临床表现】发热甚或壮热，汗出，口渴喜冷饮，衄血发斑或便血、尿血，身疼骨痛，左胁下积块进行性增大、硬痛不移，倦怠神疲，消瘦，舌红，苔黄，脉数。

【治法】清热解毒为主，佐以扶正祛邪。

【代表方】清营汤合犀角地黄汤加减。

第五节　原发免疫性血小板减少症

原发免疫性血小板减少症（ITP），既往称特发性血小板减少性紫癜，是一组免疫介导的血小板过度破坏所致的出血性疾病。以广泛皮肤黏膜及内脏出血、血小板减少、骨髓巨核细胞发育成熟障碍、血小板生存时间缩短及血小板膜糖蛋白特异性自身抗体出现等为特征。临床可分为急性型和慢性型。

本病属中医“血证”“阴阳毒”“发斑”“肌衄”“葡萄疫”“紫癜”“紫斑”等范畴，部分严重病例并发脑出血者可归属“中风”范畴。

一、西医病因病理

1. 感染　细菌或病毒感染与ITP发病有密切关系。急性ITP患者，在发病前两周左右有上呼吸道感染史；慢性ITP患者，常因感染而致病情加重。

2. 免疫因素　将ITP患者血浆输给健康受试者可造成后者一过性血小板减少。50%～70%的ITP患者血浆和血小板表面可检测到血小板膜糖蛋白特异性自身抗体。目前认为，自身抗体致敏的血小板被单核-巨噬细胞系统过度吞噬破坏是ITP发病的主要机制。

3. 脾的作用　脾是自身抗体产生的主要部位，也是血小板破坏的重要场所。

4. 其他因素　鉴于ITP在女性多见，推测本病发病可能与雌激素有关，雌激素可能有抑制血小板生成和/或增强单核-巨噬细胞系统对与抗体结合之血小板的吞噬作用。

二、中医病因病机

本病病因多为外感热毒之邪内伤脏腑、气血阴阳失调，导致血不循经，溢于脉外。

1. 热盛迫血　火热内盛，致血脉受火热熏灼，血热妄行而溢于脉外。

2. 阴虚火旺　虚火内炽，灼伤血脉，迫血妄行而发为紫癜病。

3. 气不摄血　气虚不能统摄血液，血溢肌肤而为紫癜。

4. 瘀血阻滞　瘀血阻滞，血行不畅，致血不循经，溢于脉外而为紫斑或便血、尿血等。

本病的病因病机有血热伤络、阴虚火旺、气不摄血及瘀血阻滞之不同。病位在血脉，与心、肝、脾、肾关系密切。病理性质有虚实之分，热盛迫血为实；阴虚火旺，气不摄血为虚。若病久不愈，导致瘀血阻滞者，则表现为虚实夹杂。

三、临床表现

1. **急性型** 常见于儿童。有上呼吸道感染史，特别是病毒感染史。起病急骤，部分患者可有畏寒、寒战、发热。全身皮肤出现瘀点、瘀斑，可有血疱及血肿形成。鼻出血、牙龈出血、口腔黏膜及舌出血常见。当血小板低于 $20\times10^9/L$ 时，可有内脏出血；颅内出血（含蛛网膜下腔出血）可致剧烈头痛、意识障碍、瘫痪及抽搐，是致死的主要原因。出血量过大或范围过于广泛者，可出现程度不等的贫血、血压降低甚至失血性休克。

2. **慢性型** 主要见于青年和中年女性。起病隐匿，一般无前驱症状，多为皮肤、黏膜出血，如瘀点、瘀斑，外伤后出血不止等，鼻出血、牙龈出血亦常见。严重至内脏出血较少见，月经过多常见，在部分患者可为唯一临床症状。患者病情可因感染等而骤然加重，出现广泛、严重的皮肤黏膜及内脏出血。病程在半年以上者，部分可出现轻度脾肿大。

四、实验室及其他检查

1. **血小板** ①急性型血小板多在 $20\times10^9/L$ 以下，慢性型常在 $50\times10^9/L$ 左右。②血小板平均体积偏大，易见大型血小板。③出血时间延长，血块收缩不良。④血小板功能一般正常。

2. **骨髓象** ①急性型骨髓巨核细胞数量轻度增加或正常，慢性型骨髓巨核细胞数量显著增加。②巨核细胞发育成熟障碍，急性型者尤甚，表现为巨核细胞体积变小，胞浆内颗粒减少，幼稚巨核细胞增加。③有血小板形成的巨核细胞显著减少（$<30\%$）。④红系及粒、单核系正常。

3. **血小板生存时间** 90% 以上的患者血小板生存时间明显缩短。

4. **其他** 可有程度不等的正常细胞或小细胞低色素性贫血，少数可发现自身免疫性溶血证据（Evans 综合征）。

五、诊断与鉴别诊断

（一）诊　断

本病的诊断要点如下：

1. 广泛出血累及皮肤、黏膜及内脏。
2. 多次检查血小板计数减少。
3. 脾不大。
4. 骨髓巨核细胞增多或正常，有成熟障碍。
5. 泼尼松或脾切除治疗有效。
6. 排除其他继发性血小板减少症。

（二）鉴别诊断

本病确诊需排除继发性血小板减少症，如再生障碍性贫血、脾功能亢进、MDS、白血病、系统性红斑狼疮、药物性免疫性血小板减少等。本病与过敏性紫癜不难鉴别。

六、西医治疗

本病的治疗应考虑急性与慢性的区别，急性 ITP 有自愈倾向，主要是休息及防止出血。慢性 ITP 则可采用糖皮质激素等抑制免疫功能治疗为主，可减轻临床症状，多较难治愈。

1. **一般治疗** 出血严重者应注意休息。血小板低于 $20\times10^9/L$ 者，应严格卧床，避免外伤。注意止血药的应用及局部止血。

2. **糖皮质激素** 是治疗本病的首选药物。近期有效率约为 80%。常用泼尼松口服，病情严重者用等效量地塞米松或甲泼尼龙静脉滴注，好转后改口服。

3. **脾切除** 是治疗本病的有效方法之一。

适应证：①正规糖皮质激素治疗 3 ～ 6 个月无效。②泼尼松维持量每日需大于 30mg。③有糖皮质激素使用禁忌证。④ 51Cr 扫描脾区放射指数增高。以脾动脉栓塞替代脾切除，亦有良效。

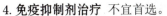

4. 免疫抑制剂治疗 不宜首选。

适应证：①糖皮质激素或切脾疗效不佳者。②有使用糖皮质激素或切脾禁忌证者。③与糖皮质激素合用以提高疗效及减少糖皮质激素的用量。

常用药物：长春新碱、环磷酰胺、硫唑嘌呤、环孢素、霉酚酸酯（MMF）、利妥昔单克隆抗体（rituximab）。

5. 其他治疗 有达那唑（为合成雄性激素）、氨肽素等。

6. 急症处理

常用方法：①血小板悬液输注。②静脉注射丙种球蛋白。③血浆置换。④大剂量甲泼尼龙。

适用于：①血小板低于 20×10^9/L 者。②出血严重、广泛者。③疑有或已发生颅内出血者。④近期将实施手术或分娩者。

七、中医辨证论治

1. 血热妄行证

【临床表现】皮肤紫癜，色泽新鲜，起病急骤，紫斑以下肢最为多见，形状不一，大小不等，有的甚至互相融合成片，发热，口渴，便秘，尿黄，常伴有鼻衄、齿衄，或有腹痛，甚则尿血、便血，舌质红，苔薄黄，脉弦数或滑数。

【治法】清热凉血。

【代表方】犀角地黄汤加减。

2. 阴虚火旺证

【临床表现】紫斑较多、颜色紫红、下肢尤甚，时发时止，头晕目眩，耳鸣，低热颧红，心烦盗汗，齿衄鼻衄，月经量多，舌红少津，脉细数。

【治法】滋阴降火，清热止血。

【代表方】茜根散或玉女煎加减。

3. 气不摄血证

【临床表现】斑色暗淡，多散在出现，时起时消，反复发作，过劳则加重，可伴神情倦怠，心悸，气短，头晕目眩，食欲不振，面色苍白或萎黄，舌质淡，苔白，脉弱。

【治法】益气摄血，健脾养血。

【代表方】归脾汤加减。

4. 瘀血内阻证

【临床表现】肌衄、斑色青紫，鼻衄，吐血，便血，血色紫暗，月经有血块，毛发枯黄无泽，面色黧黑，下睑色青，舌质紫暗或有瘀斑、瘀点，脉细涩或弦。

【治法】活血化瘀止血。

【代表方】桃红四物汤加减。

第六单元　内分泌与代谢疾病

第一节　甲状腺功能亢进症

甲状腺功能亢进症（简称甲亢）是指各种原因导致甲状腺激素分泌过多，引起甲状腺毒症，以 Graves 病（GD）最为常见。Graves 病是一种自身免疫性疾病，主要临床表现有高代谢证候群、弥漫性甲状腺肿、眼征和胫前黏液性水肿。

本病与中医学的“瘿气”相似，可归属于“瘿病”“心悸”“瘿瘤”等范畴。

【病因病理】

一、西医病因病理

Graves 病的病因和发病机制尚未完全阐明。

一般认为，本病主要是在遗传的基础上，因精神刺激、感染等应激因素而诱发的器官特异性自身免疫疾病。由于遗传基因的缺陷，受某些因素的诱发，特异性抑制性 T 淋巴细胞功能降低，导致辅助性 T 淋巴细胞和 B 淋巴细胞功能增强，产生针对甲状腺的自身抗体。

二、中医病因病机

本病中医病因主要为情志失调和体质因素。体质因素是内因，情志失调是发病的主要诱因。二者相合引起肝郁气滞，疏泄失常，气滞痰凝，壅于颈前，气郁化火，耗气伤阴。

1. **气滞痰凝** 情志内伤，肝郁气滞，脾虚酿生痰湿，痰浊壅阻，凝结颈前。

2. **肝火旺盛** 肝郁气滞，脾虚生痰，痰气交阻，郁而化火，壅结颈前。

3. **阴虚火旺** 痰气郁滞，易于化火，病久火热内盛，耗伤阴津，虚火上炎。

4. **气阴两虚** 痰气交阻，郁而化火，久之耗气伤阴，终致气阴两虚。

本病基本病机为气滞痰凝，气郁化火，耗气伤阴。本病初起多属实，以气滞痰凝、肝火旺盛为主；病久阴损气耗，多以虚为主，表现为气阴两虚之证；亦可致气血运行不畅、血脉瘀滞之实证。病位在颈前，与肝、肾、心、胃等脏腑关系密切。

三、临床表现

（一）临床特点

女性的患病率显著高于男性，以 20 ～ 40 岁的中青年多见，起病缓慢，仅少数急性起病。

（二）症 状

1. **高代谢综合征** 怕热多汗，皮肤温暖湿润，体重锐减，疲乏无力。

2. **精神神经系统** 神经过敏，时有幻觉，甚而发生亚躁狂症。也有部分患者表现为寡言、抑郁。舌、手伸出时可有细震颤，腱反射亢进。

3. **心血管系统** 心悸，胸闷，气促，稍活动后更加剧，严重者可导致甲亢性心脏病。

4. **消化系统** 食欲亢进，易饥多食，大便次数增多，甚至可出现慢性腹泻。

5. **肌肉骨骼系统** 肌肉软弱无力，可伴有周期性麻痹。

6. **生殖系统** 常见月经减少，甚至闭经；男性患者则常出现阳痿，偶见乳房发育。

（三）体 征

1. **甲状腺肿** 甲状腺一般呈弥漫性肿大，双侧对称，质地不等，可随吞咽运动上下移动。甲状腺左右叶上下极可有震颤并伴有血管杂音。

2. **眼征** 非浸润性突眼和浸润性突眼。

3. **皮肤及肢端表现** 胫前黏液性水肿。

4. **心脏** 心律失常以早搏最为常见，阵发性或持续性心房纤颤或心房扑动、房室传导阻滞等也可发生。收缩压上升，舒张压降低，脉压差增大。

（四）特殊的临床表现及类型

1. **甲状腺危象** 常见诱因有感染、手术、创伤、精神刺激等。临床表现为高热、大汗、心动过速（140 次 / 分以上）、烦躁、焦虑不安、谵妄、恶心、呕吐、腹痛，严重者可有心衰、休克即昏迷等。

2. **甲状腺毒症性心脏病** 表现为心脏扩大、心律失常或心力衰竭。甲亢控制后心脏可恢复正常。

3. **淡漠型甲亢** 主要表现为明显消瘦、心悸、乏力、震颤、头晕、昏厥、神经质或神志淡漠、腹泻、厌食，可伴有心房颤动和肌病等。

4. **亚临床甲亢** 其特点是血 T_3、T_4 正常，TSH 降低。本症可能是本病早期或经药物、手术或放射碘治疗控制后的暂时性临床表现，但也可持续存在。

5. **其他** ①甲状腺毒症。②妊娠期甲状腺功能亢进症。③胫前黏液性水肿。④ Graves 眼病。

四、实验室及其他检查

1. **血清甲状腺激素的测定** 血清游离甲状腺素（FT_4）和游离三碘甲状腺原氨酸（FT_3）直接且准确地反映甲状腺功能状态，敏感性和特异性明显优于 TT_4、TT_3。

2. **血清 TSH 测定** 较 T_3、T_4 灵敏度高，是反映甲状腺功能最有价值的指标，对亚临床型甲亢和亚临床型甲减的诊断及治疗监测均有重要意义。

3. 甲状腺摄 ^{131}I 率测定 正常值：3 小时为 5% ～ 25%，24 小时为 20% ～ 45%，高峰在 24 小时出现。甲亢时甲状腺摄 ^{131}I 率增高，3 小时大于 25%，24 小时大于 45%，且高峰前移。

4. 甲状腺抗体检查 具有早期诊断意义，对 I 随访疗效、判断能否停药及治疗后复发的可能性等有一定的指导意义。GD 患者甲状腺球蛋白抗体（TgAb）、甲状腺过氧化酶抗体（TPOAb）等测定均可呈阳性，但滴度不如桥本甲状腺炎高，如长期持续阳性且滴度较高提示有进展为自身免疫性甲减的可能。

5. 血液和造血系统 周围血循环中白细胞总数可偏低，而淋巴细胞及单核细胞均相对增加，血小板寿命较短。

6. 影像学检查 超声、CT、放射性核素检查有一定的诊断价值。

五、诊断与鉴别诊断

（一）诊　断

临床表现为怕热、多汗、易激动、易饥多食、消瘦、手颤、腹泻、心动过速及眼征、甲状腺肿大等，在甲状腺部位听到血管杂音和触到震颤具有诊断意义。对一些轻症或临床表现不典型的病例，常需借助实验室检查，才能明确诊断。在确诊甲亢的基础上，排除其他原因所致的甲亢，结合患者眼征、弥漫性甲状腺肿、TSAb 阳性，即可诊断为 GD。

（二）鉴别诊断

1. 单纯性甲状腺肿 除甲状腺肿大外，无甲亢的症状和体征，虽然测甲状腺摄 ^{131}I 率有时可增高，但高峰不前移，且 T_3 抑制试验可被抑制。TRH 兴奋试验正常，血清 T_3、T_4 水平正常。

2. 神经官能症 神经官能症的患者由于植物神经调节紊乱，也可出现心悸、气短、易激动、手颤、乏力、多汗等症状，与甲亢患者临床表现相似，但无突眼，甲状腺不肿大，血清 T_3 水平及甲状腺摄 ^{131}I 率等检查结果正常。

3. 其他部分不典型患者 常以心脏症状为主，如早搏、心房纤颤或充血性心力衰竭等，易被误诊为心脏疾病；以低热、多汗为主要表现者，需与结核病鉴别；老年甲亢的临床表现多不典型，常有淡漠、厌食等症，且消瘦明显，应与癌症相鉴别；甲亢伴有肌病时，应与家族性周期性麻痹和重症肌无力鉴别。

六、西医治疗

1. 一般治疗 休息，解除精神压力，避免精神刺激和劳累过度。加强支持疗法，忌食辛辣及含碘丰富的食物，少喝浓茶、咖啡。

2. 抗甲状腺药物治疗 分为硫脲类和咪唑类，药物有丙基硫氧嘧啶（PTU）、甲基硫氧嘧啶（MTU）、甲巯咪唑（他巴唑）、卡比马唑（甲亢平）。其作用机理主要为抑制甲状腺激素的合成，其中丙基硫氧嘧啶还有抑制 T_4 在周围组织中转化为 T_3 的作用。

3. 辅助药物治疗 β 受体阻滞剂能改善交感神经兴奋性增高的表现，常用制剂为普萘洛尔（心得安）；碘化物可抑制甲状腺激素的合成、释放，并能抑制分泌及转换。

4. ^{131}I 放射性治疗。

5. 手术治疗 外科手术是治疗甲状腺功能亢进症的有效手段之一，手术的方式主要是甲状腺次全切除术。经手术治疗后，70% 以上的患者可获得痊愈，但手术也可引起一些并发症，且属不可逆性的破坏性治疗，应慎重选择。

6. 甲状腺危象的治疗 首先针对诱因治疗，如控制感染等；抑制甲状腺素的合成与释放，常首选丙基硫氧嘧啶 600mg 口服，以后每 6 小时给予 200mg，待症状缓解后逐步减至一般治疗量；还可联合使用碘剂。使用普萘洛尔以减轻交感神经兴奋症状和抑制 T_4 转化为 T_3；氢化可的松 50 ～ 100mg，加入 5% ～ 10% 葡萄糖中静滴，6 ～ 8 小时 1 次；予以物理降温。

七、中医辨证论治

1. 气滞痰凝证

【临床表现】颈前肿胀，烦躁易怒，胸闷，两胁胀满，善太息，失眠，月经不调，腹胀便溏，舌质淡红，舌苔白腻，脉弦或弦滑。

【治法】疏肝理气，化痰散结。

【代表方】逍遥散合二陈汤加减。

2. 肝火旺盛证

【临床表现】颈前肿胀，眼突，烦躁易怒，易饥多食，手指颤抖，恶热多汗，面红烘热，心悸失眠，头晕目眩，口苦咽干，大便秘结，月经不调，舌质红，舌苔黄，脉弦数。

【治法】清肝泻火，消散结。

【代表方】龙胆泻肝汤加减。

3. 阴虚火旺证

【临床表现】颈前肿大，眼突，心悸汗多，手颤，易饥多食，消瘦，口干咽燥，五心烦热，急躁易怒，失眠多梦，月经不调，舌质红，舌苔少，脉细数。

【治法】滋阴降火，消瘿散结。

【代表方】天王补心丹加减。

4. 气阴两虚证

【临床表现】颈前肿大，眼突，心悸失眠，手颤，消瘦，神疲乏力，气短汗多，口干咽燥，手足心热，纳差，大便溏薄，舌质红或淡红，舌苔少，脉细或细数无力。

【治法】益气养阴，消瘿散结。

【代表方】生脉散加味。

第二节　亚急性甲状腺炎（助理医师不考）

亚急性甲状腺炎是指由病毒感染引起的自限性甲状腺炎症，结节、疼痛，常伴有全身症状。

本病与中医学的“瘿痈”相似，可归属于“瘿病”“瘿肿”等范畴。

一、西医病因病理

1. 病毒感染　起病前 1～3 周常有上呼吸道感染或病毒性腮腺炎。最常见的为柯萨奇病毒，其次是腮腺炎病毒、流感病毒及腺病毒等。

2. 与 HLA-B_{35} 相关　HLA-B_{35} 是人类白细胞相容性抗原。

二、中医病因病机

本病中医病因为内伤七情或外感六淫邪毒，均可引起气血不畅，痰凝血瘀，壅结于颈前。

1. 肝胆郁热　情志内伤，肝郁气滞，肝胆失于疏泄，久而化火。

2. 阴虚火旺　情志内伤，肝郁气滞，脾虚酿生痰湿，痰气郁滞，易于化火，耗伤阴津，以致虚火上炎。

3. 痰瘀互结　肝郁气滞，脾虚酿生痰湿，痰浊壅阻，血行不畅，而成痰结血瘀之候。

4. 脾阳不振　素体脾虚，阳气不足，运化无权，痰浊内生，阻滞气机。

本病病位在颈前，与肝、胆、肺、脾关系密切。病机是痰、热、气、瘀壅结。早期病性多属实，久病则为虚实夹杂。

三、临床表现

1. 临床特点　多发于 20～50 岁的成人，男女之比为 1∶(3～4)。起病急骤，初起常有发热、畏寒、全身不适等症状。

2. 症状　特征性的甲状腺部位疼痛，常向下颌、耳部及枕骨放射，少数可无疼痛；一过性甲状腺毒症表现。

3. 体征　甲状腺轻度结节性肿大，质地中等，压痛明显，常位于一侧，或一侧消失后又在另一侧出现。

四、实验室及其他检查

1. 血沉　早期明显增快，可达 100mm/h 以上。

2. 甲状腺功能检查　甲状腺腺泡破坏阶段，血清 T_3、T_4 水平一过性增高，甲状腺摄 ^{131}I 率显著降低，

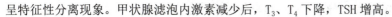

呈特征性分离现象。甲状腺滤泡内激素减少后，T_3、T_4 下降，TSH 增高。

五、诊断与鉴别诊断

甲状腺肿大、结节、疼痛、压痛，伴有全身症状，甲状腺摄 ^{131}I 率和血清 T_3、T_4 呈分离现象，诊断即可成立。

六、西医治疗

1. 轻症患者，可予非甾体抗炎药，如阿司匹林或吲哚美辛，疗程两周左右。

2. 症状较重者，给予泼尼松 10～15mg，每日 3～4 次，症状及血沉改善后可逐渐减量，维持 4～6 周。停药后如有复发，再予泼尼松治疗仍有效。

3. 若伴一过性甲状腺毒症，可给予普萘洛尔。

4. 伴一过性甲减可适当补充甲状腺制剂。

七、中医辨证论治

1. 肝胆郁热证

【临床表现】颈前肿胀疼痛，发热，口苦咽干，或心悸易怒，多汗口渴，颜面潮红，小便短赤，大便秘结，舌质红，苔薄黄，脉浮数或弦数。

【治法】清肝泻胆，消肿止痛。

【代表方】龙胆泻肝汤加减。

2. 阴虚火旺证

【临床表现】颈前肿块或大或小，质韧，疼痛，口燥咽干，潮热盗汗，心悸，失眠多梦，舌质红，苔少或无苔，脉细数。

【治法】滋阴清热，软坚散结。

【代表方】清骨散加减。

3. 痰瘀互结证

【临床表现】颈前肿块坚硬，疼痛不移，入夜尤甚，情绪不畅，口干不欲饮，舌质紫暗，或有瘀点瘀斑，脉细涩。

【治法】理气活血，化痰消瘿。

【代表方】海藻玉壶汤加减。

4. 脾阳不振证

【临床表现】颈前肿块，疼痛不甚，面色无华，疲乏无力，头晕多梦，畏寒肢冷，纳呆，腹胀便溏，舌质淡，苔白腻，脉沉细。

【治法】温阳健脾，化气行水。

【代表方】实脾饮加减。

第三节 糖尿病

糖尿病是由于胰岛素缺乏和（或）胰岛素生物作用障碍导致的一组以长期高血糖为主要特征的代谢性疾病。临床特征为多尿、多饮、多食及消瘦，同时伴有脂肪、蛋白质、水和电解质等代谢障碍，且可以并发眼、肾、神经、心脑血管等多脏器和组织的慢性损害，引起其功能障碍及衰竭。病情严重或应激时可发生急性代谢紊乱，如糖尿病酮症酸中毒、高渗性昏迷和乳酸性酸中毒等而危及生命。

本病可归属于中医学“消渴病”，并发症可归于“虚劳”“胸痹”“中风”“雀目”“疮痈”“脱疽”等范畴。

一、西医病因病理

（一）病 因

1. 1 型糖尿病（type 1 diabetesmellitus，T1DM） 绝大多数 T1DM 是自身免疫性疾病，遗传因素和环境因素（病毒感染、化学毒性物质和饮食因素等）共同参与其发病过程。某些外界因素作用于有遗传易感性的个体，激活 T 淋巴细胞介导的一系列自身免疫反应，引起选择性胰岛 β 细胞破坏和功能衰竭，体内胰岛素分泌不足进行性加重，导致糖尿病。

2. **2 型糖尿病**（type 2 diabetesmellitus，T2DM） T2DM 也是复杂的遗传因素和环境因素（增龄、现代生活方式、营养过剩、体力活动不足、子宫内环境以及应激、化学毒物等）共同作用的结果。在遗传因素和上述环境因素共同作用下所引起的肥胖，特别是中心性肥胖，与胰岛素抵抗和 T2DM 的发生有密切关系。

3. **特殊类型糖尿病** 不同的单基因缺陷导致胰岛 β 细胞功能缺陷等。

4. **妊娠期糖尿病**（gestational diabetes mellitus，GDM） 个体素质及内外环境因素的影响。

（二）发病机制

1. **1 型糖尿病** 是以胰岛 β 细胞破坏、胰岛素分泌缺乏为特征的自身免疫性疾病。目前认为，其发生发展可分为 6 个阶段：①遗传学易感性。②启动自身免疫反应。③免疫学异常。④进行性胰岛 β 细胞功能丧失。⑤临床糖尿病。⑥发病后数年，胰岛 β 细胞完全破坏。

2. **2 型糖尿病** 其发病与胰岛素抵抗和胰岛素分泌的相对性缺乏有关，两者皆呈不均一性。其发生发展可分为 4 个阶段：①遗传易感性。②高胰岛素血症和 / 或胰岛素抵抗。③糖耐量减低（impaired glucose tolerance，IGT）。④临床糖尿病。

二、中医病因病机

病因主要包括禀赋不足、饮食失节、情志失调、劳欲过度或外感热邪等。

1. **阴虚燥热** 肺阴不足，肺热炽盛，耗液伤津而口干舌燥，烦渴多饮；治节失职，津液失布则尿频量多。胃热炽盛，则多食易饥，大便干燥；耗伤津血，肌肉失养，则形体消瘦。禀赋不足，阴精亏虚，或肝郁化火，下竭肾精，肾失开合固摄，水谷精微直趋下泄，尿多味甜。

2. **气阴两虚** 燥热伤津耗气，而致气阴两虚。

3. **阴阳两虚** 肾阴日损，肾阳亦衰，肾失固摄，肾气独沉，故小便频数，浑浊如膏；下元衰惫，约束无权，而饮一溲一；水谷之精微随尿下注，无以充养周身肌肤，则身体羸瘦；肾失气化，津不上承，故口渴饮少；肾中精气亏虚，耳轮焦干，腰膝酸软，面色黧黑；命门火衰，宗筋弛缓，则形寒肢冷，阳痿不举。

4. **痰瘀互结** 肝郁脾虚，失于健运，痰湿内生。痰湿内阻，阻滞气机，血行瘀滞，痰疲互结。痰瘀阻滞气机，则胸闷、脘痞、腹胀；痰瘀痹阻形体肌肉、四肢筋脉，则肢体酸胀、沉重或刺痛。

5. **脉络瘀阻** 久病入络，致脉络瘀阻，血行郁滞，则面色晦暗，唇紫，舌有瘀斑，舌下青筋紫暗；血瘀胸中，不通则痛，则胸中闷痛；瘀阻形体四肢，则肢体麻木或刺痛，甚则趾节枯干焦黑而成脱疽。

消渴病的主要病位在肺、胃、肾，而以肾为关键。如肺燥阴虚，津液失于输布，则胃失濡润；胃热偏盛，则上灼肺津，下耗肾阴；肾阴不足，阴虚火旺，上炎肺胃，终致肺燥、胃热、肾虚三焦同病，多饮、多食、多尿三者并见。

本病基本病机为阴津亏损、燥热偏胜；以阴虚为本，燥热为标，两者互为因果，阴虚燥热，可变证百出。如因肺失滋养并发肺痨；肝肾精血不能上承于耳目，则并发白内障、雀目、耳聋；燥热内结，营阴被灼，脉络瘀阻，蕴毒成脓，则发为疮疖痈疽；阴虚燥热，炼液成痰，痰瘀阻络，或血溢脉外，发为中风偏瘫；阴损及阳，脾肾衰败，水湿潴留，饮溢肌肤，则发为水肿等。病情迁延日久可致气阴两虚，阴阳俱虚；亦可因阴虚津亏，血液黏滞或气虚无力运血而致脉络瘀阻。

三、临床表现

（一）代谢紊乱症状群

1. 典型表现为“三多一少”，即多尿、多饮、多食和体重减轻。可有皮肤瘙痒，尤其外阴瘙痒。血糖升高较快时可致视力模糊。

2. 反应性低血糖及昏迷：因进食后胰岛素分泌高峰延迟，餐后 3 ～ 5 小时血浆胰岛素水平不适当地升高而引起低血糖。

3. 急、慢性并发症或伴发病。

（二）分 类

1. 1 型糖尿病

（1）自身免疫性 T1DM （1A 型）可以是轻度非特异性症状、典型“三多一少”症状或昏迷，取决于病情发展阶段。

①起病：多数青少年患者起病较急，症状较明显；可出现糖尿病酮症酸中毒（diabetic ketoacidosis，DKA），危及生命；某些成年患者，起病缓慢，早期临床表现不明显，可经历一段或长或短的糖尿病不需胰岛素治疗的阶段（有称“成人隐匿性自身免疫性糖尿病”）。一般很快进展到糖尿病需用胰岛素控制血糖或维持生命。

②特点：这类患者很少肥胖，但肥胖不排除本病可能性；血浆基础胰岛素水平低于正常，葡萄糖刺激后胰岛素分泌曲线低平；胰岛 B 细胞自身抗体检查可以阳性。

（2）特发性 T1DM （1B 型）

①起病：通常急性起病。

②特点：临床上表现为糖尿病酮症甚至酸中毒；胰岛 β 细胞功能明显减退甚至衰竭；胰岛 β 细胞自身抗体检查阴性；病因和发病机制有异质性，诊断时需排除单基因突变糖尿病和其他类型糖尿病。

2. 2 型糖尿病 本病为一组异质性疾病，包含许多不同病因者常有家族史。

①起病：可发生在任何年龄，但多见于成人，常在 40 岁以后起病；多数发病缓慢，症状相对较轻。

②特点：很少自发性发生 DKA，但在感染等应激情况下也可发生 DKA；T2DM 的葡萄糖调节受损（impaired glucose regulation，IGR）和糖尿病早期不需胰岛素治疗的阶段一般较长；临床上大都有“代谢综合征”（肥胖症、血脂异常、脂肪肝、高血压、冠心病、IGT 或 T2DM 等疾病常同时或先后发生，并伴有高胰岛素血症）；有的早期患者以“反应性低血糖”为首发临床表现。

3. 某些特殊类型糖尿病

（1）青年人中的成年发病型糖尿病（maturity-onset diabetes of the young，MODY）是一组高度异质性的单基因遗传病。主要临床特征：①有三代或以上家族发病史，且符合常染色体显性遗传规律。②发病年龄小于 25 岁。③无酮症倾向，至少 5 年内不需用胰岛素治疗。

（2）线粒体基因突变糖尿病 最早发现的是线粒体 tRNA 亮氨酸基因 3243 位点发生 A—G 点突变，引起胰岛 B 细胞氧化磷酸化障碍，抑制胰岛素分泌。其临床特点为：①母系遗传。②发病早，B 细胞功能逐渐减退，自身抗体阴性。③身材多消瘦（BMI ＜ 24）。④常伴神经性耳聋或其他神经肌肉表现。

4. 妊娠期糖尿病（GDM） 妊娠过程中初次发现的任何程度的糖耐量异常，均可认为是 GDM。GDM 不包括妊娠前已知的糖尿病患者，后者称为“糖尿病合并妊娠”。GDM 妇女分娩后血糖可恢复正常，但有若干年后发生 T2DM 的高度危险性。此外，GDM 患者中可能存在各种类型糖尿病，因此，应在产后 6 周复查，确认其归属及分型，并长期追踪观察。

（三）并发症

1. 急性并发症

（1）糖尿病酮症酸中毒（DKA） 是因各种诱因使体内胰岛素缺乏引起糖、脂肪、蛋白质代谢紊乱，出现以高血糖、高酮血症、代谢性酸中毒为主要表现的临床综合征。表现为烦渴、尿多、乏力、恶心呕吐、精神萎靡或烦躁、神志恍惚、嗜睡、昏迷，严重酸中毒时出现深大呼吸，呼吸有烂苹果味。

（2）高渗性非酮症糖尿病昏迷 是因高血糖引起的血浆渗透压增高，以严重脱水和进行性意识障碍为特征的临床综合征。表现为烦渴、多尿，严重者出现脱水症状，如皮肤干燥、口干、脉速、血压下降、休克、神志障碍、昏迷等。实验室检查血酮、尿酮正常。

2. 感染性并发症

（1）皮肤化脓性感染 糖尿病患者常发生疖、痈等皮肤化脓性感染，可反复发生，有时可引起败血症或脓毒血症。

（2）真菌感染 皮肤真菌感染，如股癣、体癣常见；真菌性阴道炎和巴氏腺炎是女性患者常见并发症，多为白色念珠菌感染所致。

（3）肺结核 糖尿病合并肺结核的发生率较非糖尿病高。

（4）泌尿道感染 肾盂肾炎和膀胱炎多见于女性患者，反复发作可转为慢性。

3. 慢性并发症

（1）大血管病变 主要侵犯主动脉、冠状动脉、脑动脉、肾动脉、肢体外周动脉等。

①糖尿病性心脏病：发病率是非糖尿病人的 2 ～ 3 倍。

②糖尿病性脑血管病：其中脑出血少见，脑梗死居多，以多发性病灶和中、小脑梗死为特点，少数呈现短暂性脑缺血发作。

③糖尿病下肢动脉硬化闭塞症：早期仅感下肢困倦、无力、感觉异常、麻木、膝以下发凉，继之出现间歇性跛行、静息痛，严重时发生下肢溃疡、坏疽。

（2）微血管病变：

①糖尿病肾病：肾脏血流动力学异常是本病早期的重要特点，表现为高灌注（肾血浆流量过高）状态，可促进病情进展；美国糖尿病协会（ADA）推荐筛查和诊断微量白蛋白尿采用测定即时尿标本的白蛋白 / 肌酐比率（2007 年），＜ 30μg/mg、30 ～ 299μg/mg 和 300μg/mg 分别为正常、微量白蛋白尿和大量白蛋白尿。糖尿病肾损害的发生、发展可分为 5 期：Ⅰ期为糖尿病初期，肾体积增大，肾小球入球小动脉扩张，肾血浆流量增加，肾小球内压增加，肾小球滤过率（GFR）明显升高。Ⅱ期肾小球毛细血管基底膜增厚，尿白蛋白排泄率（UAER）多数正常，可间歇性增高（如运动后、应激状态），GFR 轻度增高。Ⅲ期为早期肾病，出现微量白蛋白尿，即 UAER 持续在 20 ～ 200μg/min（正常＜ 10μg/min），GFR 仍高于正常或正常。Ⅳ期为临床肾病，尿蛋白逐渐增多，UAER ＞ 200μg/min，即尿白蛋白排出量＞300mg/24h，相当于尿蛋白总量＞ 0.5g/24h，GFR 下降，可伴有水肿和高血压，肾功能逐渐减退。Ⅴ期为尿毒症，多数肾单位闭锁，UAER 降低，血肌酐升高，血压升高。

②糖尿病性视网膜病变：视网膜改变可分为 6 期，分属两大类：①背景性视网膜病变：Ⅰ期见微血管瘤、小出血点；Ⅱ期出现硬性渗出；Ⅲ期出现棉絮状软性渗出。②增殖性视网膜病变：Ⅳ期见新生血管形成、玻璃体积血；Ⅴ期出现纤维血管增殖、玻璃体机化；Ⅵ期出现牵拉性视网膜脱离、失明。当出现增殖性视网膜病变时，常伴有糖尿病肾病及神经病变。

③糖尿病心肌病：心脏微血管病变和心肌代谢紊乱可引起心肌广泛灶性坏死，诱发心力衰竭、心律失常、心源性休克和猝死。

（3）神经系统并发症：

①周围神经病变：通常为对称性，下肢较上肢严重，病情缓慢。临床表现为肢端感觉异常，分布如袜子或手套状，伴麻木、针刺、热灼、疼痛，后期可出现运动神经受累，肌力减弱甚至肌肉萎缩和瘫痪。

②自主神经病变：临床表现为瞳孔改变（缩小且不规则、光反射消失、调节反射存在），排汗异常（无汗、少汗或多汗），胃排空延迟（胃轻瘫）、腹泻（饭后或午夜）、便秘，直立性低血压、持续心动过速、心搏间距延长，以及残尿量增加、尿失禁、尿潴留、阳痿等。

③中枢神经系统并发症：神志改变；缺血性脑卒中；脑老化加速及老年性痴呆危险性增高等。

（4）糖尿病足 又称糖尿病性肢端坏疽。表现为下肢疼痛、感觉异常和间歇性跛行，皮肤溃疡、肢端坏疽。

（5）其他 糖尿病还可引起视网膜黄斑病、白内障、青光眼等其他眼部并发症；皮肤病也很常见。

四、实验室及其他检查

（一）糖代谢异常严重程度或控制程度的检查

1. 尿糖 尿糖阳性只是提示血糖值超过肾糖阈（大约 10mmol/L），因而尿糖阴性不能排除糖尿病可能；并发肾脏病变时，肾糖阈升高，虽然血糖升高，但尿糖阴性；妊娠期肾糖阈降低时，虽然血糖正常，尿糖可阳性。

2. 血糖 血糖值反映的是瞬间血糖状态。

3. 葡萄糖耐量（OGTT） 当血糖高于正常范围而又未达到诊断糖尿病标准时，须进行 OGTT。OGTT 应在清晨空腹进行，成人口服 75g 无水葡萄糖或 82.5g 含一分子水的葡萄糖，溶于 250 ～ 300mL 水中，

5～10分钟内饮完，空腹及开始饮葡萄糖水后2小时测静脉血浆葡萄糖。儿童服糖量按每千克体重1.75g计算，总量不超过75g。

4. 糖化血红蛋白（GHbA1）和糖化血浆白蛋白 GHbA1是葡萄糖或其他糖与血红蛋白的氨基发生非酶催化反应（一种不可逆的蛋白糖化反应）的产物，其量与血糖浓度呈正相关。GHbA1有a、b、c三种，以GHbA1c（Ale）最为主要。由于红细胞在血循环中的寿命约为120天，因此Ale反映患者近8～12周总的血糖水平，为糖尿病控制情况的主要监测指标之一。血浆蛋白（主要为白蛋白）同样也可与葡萄糖发生非酶催化的糖化反应而形成果糖胺，其形成的量与血糖浓度相关，正常值为1.7～2.8mmol/L。由于白蛋白在血中浓度稳定，其半衰期为19天，故果糖胺反映患者近2～3周内总的血糖水平，为糖尿病患者近期病情监测的指标。

（二）胰岛β细胞功能检查

1. 血浆胰岛素和C-肽测定

（1）血浆胰岛素 正常参考值：早晨空腹基础水平为35～145Pmol/L（5～20mU/L），餐后30～60分钟胰岛素水平上升至高峰，为基础值的5～10倍，3～4小时恢复到基础水平。T1DM病人胰岛素分泌绝对减少，空腹及餐后胰岛素值均低于正常，进餐后胰岛素分泌无增加；T2DM病人胰岛素测定可以正常或呈高胰岛素血症结果。

（2）C-肽水平与血浆胰岛素测定 意义相同，且不受外源胰岛素影响，故能较准确反映胰岛β细胞功能，特别是糖尿病病人接受胰岛素治疗时更能够精确判断细胞分泌胰岛素的能力。

2. 其他检测β细胞功能的方法

（1）葡萄糖-胰岛素释放试验 可了解胰岛素释放第一时相。

（2）胰升糖素-C肽刺激试验 反映β细胞储备功能等，可根据患者的具体情况和检查目的而选用。

（三）并发症检查

根据病情需要选用血脂、肝肾功能等常规检查，急性严重代谢紊乱时的酮体、电解质、酸碱平衡检查，心、肝、肾、脑、眼科以及神经系统的各项辅助检查等。

（四）有关病因和发病机制的检查

GAD65抗体、IAA及IA-2抗体的联合检测；胰岛素敏感性检查；基因分析等。

五、诊断与鉴别诊断

（一）诊 断

1. 糖化血红蛋白HbAlc≥6.5%。试验应该用美国糖化血红蛋白标准化计划组织（National Glycohemoglobin Standardization Program，NGSP）认证的方法进行。

2. 空腹血糖（FPG）≥7.0mmol/L，空腹的定义是至少8小时未摄入热量。

3. OGTT2小时血糖≥11.1mmol/L。试验应按照世界卫生组织（WHO）的标准进行，用75g无水葡萄糖溶于水作为糖负荷。

4. 有高血糖的典型症状或高血糖危象，随机血糖≥11.1mmol/L。

5. 如无明确的高血糖症状，结果应重复检测确认。

（二）鉴别诊断

1. 与其他原因所致的尿糖阳性鉴别

（1）肾性糖尿 因肾糖阈降低所致，尿糖阳性，但血糖及OGTT正常。

（2）甲状腺功能亢进症、胃空肠吻合术后 因糖类在肠道吸收快，可引起进食后1/2～1小时血糖过高，出现糖尿，但FPG和2小时：PG正常。

（3）弥漫性肝病 葡萄糖转化为肝糖原功能减弱，肝糖原贮存减少，进食后1/2～1小时血糖过高，出现糖尿，但FPG偏低，餐后2～3小时血糖正常或低于正常。

（4）急性应激状态 急性应激状态下胰岛素拮抗激素（如肾上腺素、促肾上腺皮质激素、肾上腺皮质激素和生长激素）分泌增加，可使糖耐量减低，出现一过性血糖升高、尿糖阳性，应激过后可恢复正常。

（5）药物对糖耐量的影响 有服用噻嗪类利尿药、呋塞米、糖皮质激素、口服避孕药、阿司匹林、吲哚美辛、三环类抗抑郁药等药物史。停药后可恢复。

2. 继发性糖尿病

（1）胰腺炎、胰腺癌、肢端肥大症（或巨人症）、皮质醇增多症、嗜铬细胞瘤 可分别引起继发性糖尿病或糖耐量异常，但均有相应疾病的症状和体征。

（2）长期服用大量肾上腺皮质激素 可引起类固醇糖尿病，服药史可资鉴别。

六、西医治疗

（一）糖尿病教育

①清醒的低血糖患者，虽可选用任何形式的含有葡萄糖的碳水化合物，但葡萄糖（15 ～ 20g）是治疗首选。如果 15 分钟后依然为低血糖，应该重复上述治疗。血糖正常后，患者应进餐或小吃，以预防低血糖复发。②所有具有明显严重低血糖风险的患者应处方胰高血糖素，指导照护者或家人如何使用胰高血糖素。胰高血糖素给药不限于医护专业人员。③对于无症状低血糖或出现过一次或一次以上严重低血糖的糖尿病患者，应该重新评估其治疗方案。④使用胰岛素治疗的患者，如有无感知低血糖或严重低血糖发作，建议放宽血糖控制目标。⑤如发现认知功能较低和 / 或认知功能下降，建议持续评估其认知功能，临床医生、患者和看护者应高度警惕低血糖。

（二）饮食治疗

1. 总热量的控制

（1）计算标准体重 标准体重（kg）＝身高（cm）-105。

（2）计算每日所需总热量 ①成人休息状态下每千克标准体重 105 ～ 125kJ（25 ～ 30kcal）。②轻体力劳动 125.5 ～ 146kJ（30 ～ 35kcal）。③中度体力劳动 146 ～ 167kJ（35 ～ 40kcal）。④重体力劳动 167kJ（40kcal）。儿童、孕妇、乳母、营养不良和消瘦，以及伴有消耗性疾病者酌情增加；肥胖者酌减，使病人恢复至标准体重的 ±5% 左右。

2. 合理分配三大营养物质 糖尿病病人每日饮食中三大营养物质占全日总热量的比例：糖类含量占 50% ～ 60%，蛋白质占 15%，脂肪约占 30%。糖尿病肾病患者蛋白量酌减；儿童、孕妇、营养不良或伴有消耗性疾病者蛋白量酌增。三餐分配：1/5、2/5、2/5 或 1/3、1/3、1/3；也可分四餐：1/7、2/7、2/7、2/7。

根据 2014 年《糖尿病诊疗标准执行纲要》（美国糖尿病协会），有证据提示，所有糖尿病患者并没有一个理想的碳水化合物、蛋白质和脂肪的热量来源比例，所以宏量营养素的分配应根据目前饮食方式、喜好和代谢控制目标进行个体化评估。其中碳水化合物是血糖控制达标的关键。脂肪的质量比脂肪的数量更重要。糖尿病患者饮食中饱和脂肪、胆固醇、反式脂肪的建议摄入量与普通人群相同。

3. 补充治疗 没有明确的证据显示糖尿病人群维生素或矿物质的补充是有益的。不建议常规补充抗氧化剂，如维生素 E、维生素 C 和胡萝卜素，因为有缺乏有效性和安全性的证据。

4. 酒精 成年糖尿病患者，如果想饮酒，每日饮酒量应适度。

（三）体育锻炼

应进行有规律的合适运动。T1DM 病人餐后运动量不宜过大，时间不宜过长。

①应鼓励糖尿病或糖尿病前期的所有儿童每天至少 60 分钟的体力活动。②成年糖尿病患者应该每周至少进行 150 分钟中等强度有氧运动（最大心率的 50% ～ 70%），每周至少 3 天，不能连续超过两天不运动。③鼓励无禁忌证的 2 型糖尿病患者每周进行至少两次耐力锻炼。

（四）自我监测血糖

成人的血糖目标：①已有证据显示，AIC 降低到 7% 左右或以下可减少糖尿病微血管并发症。如果在诊断糖尿病后立即良好控制血糖，可以减少远期大血管疾病。多数非妊娠成人合理的 AIC 控制目标是＜ 7%。②部分无明显低血糖或其他治疗副作用的患者，建议更严格的 AIC 目标（如＜ 6.5%）或许也是合理的。这些患者或许包括那些糖尿病病程较短、预期寿命较长和无明显心血管疾病的患者。③对于有严重低血糖病史、预期寿命有限、有晚期微血管或大血管病并发症、有较多的伴发病以及尽管实施了糖尿病自我管理教育（DSME）、适当的血糖监测，应用了包括胰岛素在内的多种有效剂量的降糖药物，而血糖仍难达标的病程较长的糖尿病患者，较宽松的AIC目标（如＜8%）或许是合理的。

每2～3个月定期查糖化血红蛋白，了解血糖总体控制情况，调整治疗。每年1～2次全面复查，了解血脂以及心、肾、神经和眼底情况。

（五）口服药治疗

1.磺脲类 主要作用机理为促进胰岛素释放，增强靶组织细胞对胰岛素的敏感性，抑制血小板凝集，减轻血液黏稠度。

（1）适应证 T2DM经饮食及运动治疗后不能使病情获得良好控制的病人。

（2）禁忌证 T1DM、T2DM合并严重感染、DKA、高渗性昏迷、进行大手术、肝肾功能不全，以及合并妊娠的病人。

（3）使用方法 极小剂量开始，于餐前30分钟口服，老年人尽量用短、中效药物，以免发生低血糖。

（4）不良反应 低血糖，恶心、呕吐、消化不良，胆汁瘀积性黄疸，肝功能损害，贫血，皮肤过敏，体重增加，心血管系统疾患等。

2.双胍类 主要作用机理为增加周围组织对葡萄糖的利用，抑制葡萄糖从肠道吸收，增加肌肉内葡萄糖的无氧酵解，抑制糖原的异生，增加靶组织对胰岛素的敏感性。

（1）适应证 如果没有禁忌证，且能够耐受，二甲双胍是2型糖尿病起始治疗的首选药物。尤其是无明显消瘦的患者以及伴血脂异常、高血压或高胰岛素血症的患者，作为一线用药，可单用或联合其他药物。T1DM与胰岛素联合应用可能减少胰岛素用量和血糖波动。

（2）禁忌证 肝、肾、心、肺功能减低以及高热患者；慢性胃肠病、慢性营养不良、消瘦者不宜使用；T1DM不宜单独使用；T2DM合并急性代谢紊乱、严重感染、外伤、大手术者，及孕妇、哺乳期妇女等；对药物过敏或严重不良反应者；酗酒者；肌酐清除率＜60mL/min时，不宜使用。

（3）使用方法 极小剂量开始，于餐前30分钟口服，老年人尽量用短、中效药物，以免发生低血糖。

（4）不良反应 胃肠道反应、皮肤过敏反应、乳酸性酸中毒。

3.α-糖苷酶抑制剂 主要作用机理为延缓小肠葡萄糖吸收，降低餐后血糖。

（1）适应证 空腹血糖正常而餐后血糖高者。

（2）禁忌证 胃肠道功能障碍，严重肝肾功能不全，儿童，孕妇，哺乳期妇女。

（3）使用方法 小剂量开始，于餐中第一口服。

（4）不良反应 胃肠道反应。

4.噻唑烷二酮 主要作用机理为增强靶组织对胰岛素的敏感性，减少胰岛素抵抗。

（1）适应证 使用其他降糖药物效果不佳的T2DM患者，特别是胰岛素抵抗患者。

（2）禁忌证 T1DM，儿童，孕妇，哺乳期妇女，有心脏病、心力衰竭倾向或肝脏病。

（3）使用方法 小剂量开始，每日1次或2次。

（4）不良反应 水肿、体重增加。

5.非磺脲类胰岛素促泌剂 主要作用机理为改善早相胰岛素分泌。

（1）适应证 T2DM早期餐后高血糖阶段，或以餐后高血糖为主的老年患者。

（2）禁忌证 同磺脲类。

（3）使用方法 小剂量开始，于餐前或进餐时口服。

（4）不良反应 同磺脲类。

6.胰岛素治疗

（1）适应证 ①T1DM替代治疗。②DKA、高渗性昏迷和乳酸性酸中毒伴高血糖。③新诊断的2型糖尿病患者，如有明显的高血糖症状和/或血糖或AIC水平明显升高，一开始即考虑胰岛素治疗加或不加其他药物。T2DM口服降糖药物治疗无效。由于2型糖尿病是一种进行性疾病，大多数2型糖尿病患者最终都需要用胰岛素治疗。④GDM。⑤糖尿病合并严重并发症。⑥全胰腺切除引起的继发性糖尿病。⑦因伴发病需要外科手术的围术期。

（2）常用类型 ①根据来源不同：动物胰岛素、人胰岛素、人胰岛素类似物。②根据作用时间：短效胰岛素、中效胰岛素、长效胰岛素和预混胰岛素。

（3）使用原则及方法 ①胰岛素治疗应在综合治疗基础上进行。②胰岛素剂量取决于血糖水平、β 细胞的功能缺陷程度、胰岛素抵抗程度、饮食和运动状况等，一般从小剂量开始，根据血糖情况逐渐调整。③力求模拟生理性胰岛素分泌模式（持续性基础分泌和进餐后胰岛素分泌迅速增加）。

（4）抗药性和不良反应 ①每日胰岛素需要量超过 100U 或 200U 时，应改用人胰岛素注射剂或加大胰岛素剂量，并可考虑应用糖皮质激素及口服降糖药物联合治疗。②主要不良反应是低血糖反应，其他包括过敏反应、胰岛素性水肿、屈光不正、注射部位脂肪营养不良等。

7. 其他 胰升糖素样多肽类似物和 DPPIV 抑制剂；胰岛移植和胰岛细胞移植（多用于 T1DM 患者）。

8. 并发症的治疗

（1）急性并发症：

①糖尿病酮症酸中毒补液：应用胰岛素；纠酸；补钾；处理诱发病和防治并发症。

②高渗性非酮症糖尿病昏迷：补液；应用胰岛素；补钾；积极治疗诱发病和防治并发症。

③低血糖反应及昏迷：采血样检测血糖明确诊断；迅速提高血糖水平；低血糖昏迷长达 6 小时以上，需给予脱水治疗。

（2）糖尿病慢性并发症：

① 2014 年《糖尿病诊疗标准执行纲要》（美国糖尿病协会）建议，糖尿病患者血压应控制在 130/80mmHg 以下；如尿蛋白排泄量达到 1g/24h，血压应控制低于 125/75mmHg，但要避免出现低血压或血压急速下降。

建议血压＞ 120/80mmHg 的患者改变生活方式以降低血压。

血压明确≥ 140/80mmHg，除接受生活方式治疗外，还应立即接受药物治疗，并及时调整药物剂量，使血压达标。

血压升高的生活方式治疗包括超重者减轻体重；阻断高血压膳食疗法（DASH）的膳食方案（包括减少钠摄入和增加钾摄入）；限酒；以及增加体力活动。

糖尿病并高血压患者的药物治疗方案应包括一种血管紧张素转化酶（ACE）抑制剂或血管紧张素受体拮抗剂（ARB）。如果一类药物不能耐受，应该用另一类药物代替。

为使血压控制达标，常需联用多种药物（最大剂量的两种或多种药物）。

一种或多种降压药应在睡前服用。

如果已经应用 ACE 抑制剂、ARB 类或利尿剂，应监测血肌酐、估计肾小球滤过率（eGFR）和血钾水平。

糖尿病并慢性高血压的孕妇，为了母亲长期健康和减少胎儿发育损害，建议血压目标值为 110 ～ 129mmHg/65 ～ 79mmHg。妊娠期间，ACE 抑制剂和 ARB 类均属禁忌。

②冠心病：糖尿病作为冠心病等危症，LDL-C 治疗的目标值为＜ 2.6mmol/L（100mg/dl）或更低。

③糖尿病微血管并发症和周围神经病变：严格代谢控制可显著推迟糖尿病微血管并发症和周围神经病变的发生与发展。

④糖尿病肾病：早期肾病应用血管紧张素转换酶抑制剂（ACEI）或血管紧张素Ⅱ受体阻滞剂（ARB）除可降低血压外，还可减轻微量白蛋白尿；减少蛋白质摄入量对早期肾病及肾功能不全的防治均有利，临床肾病（Ⅳ期）即要开始低蛋白饮食，肾功能正常的患者，饮食蛋白量为每天每千克体重 0.8g，GFR 下降后进一步减至 0.6g 并加用复方 α - 酮酸；PKC-β 抑制剂治疗糖尿病肾病可能有一定益处；尽早给予促红细胞生成素（EPO）纠正贫血，尽早进行透析治疗，注意残余肾功能的保存等。

⑤视网膜病变：应由专科医生对糖尿病视网膜病变定期进行检查，必要时尽早应用激光光凝治疗，争取保存视力；RAS 抑制剂、PKC-β 抑制剂和 VEGF 抗体治疗视网膜病变可能有一定前景。

⑥周围神经病变：通常在综合治疗的基础上，采用多种维生素、醛糖还原酶抑制剂、肌醇以及对症治疗等可改善症状。

⑦糖尿病足：注意预防，防止外伤、感染，积极治疗血管病变和末梢神经病变。

对所有糖尿病患者每年进行全面的足部检查，以确定溃疡和截肢的危险因素。足部检查应该包括视诊、评估足动脉搏动、保护性感觉丢失（LOPS）的检查（10g 单尼龙丝 + 以下任何一项检查：128-Hz 音叉检查振动觉、针刺感、踝反射或振动觉阈值）。

对所有糖尿病患者都应给予糖尿病足自我保护的教育。对所有糖尿病患者提供一般的足部自我管理的教育。对于足溃疡及高危足患者，尤其有足溃疹或截肢病史者，推荐多学科管理。吸烟、有 LOPS、畸形，或既往有下肢并发症者，应该转诊给足病专家进行持续性预防治疗和终生监护。

首次筛查外周动脉病变（PAD）时，应该包括跛行的病史，并评估足动脉搏动。考虑踝肱指数（ABI）检查，因为许多 PAD 患者并无症状。

明显跛行或踝肱指数异常者，应该进行进一步的血管评估，考虑运动、药物和手术方式。

七、中医辨证论治

1. 阴虚燥热证

（1）上消（肺热伤津证）

【临床表现】烦渴多饮，口干舌燥，尿频量多，多汗，舌边尖红，苔薄黄，脉洪数。

【治法】清热润肺，生津止渴。

【代表方】消渴方加减。

（2）中消（胃热炽盛证）

【临床表现】多食易饥，口渴多尿，形体消瘦，大便干燥，苔黄，脉滑实有力。

【治法】清胃泻火，养阴增液。

【代表方】玉女煎加减。

（3）下消（肾阴亏虚证）

【临床表现】尿频量多，浑浊如脂膏，或尿有甜味，腰膝酸软，乏力，头晕耳鸣，口干唇燥，皮肤干燥，瘙痒，舌红少苔，脉细数。

【治法】滋阴固肾。

【代表方】六味地黄丸加减。

2. 气阴两虚证

【临床表现】口渴引饮，能食与便溏并见，或饮食减少，精神不振，四肢乏力，体瘦，舌质淡红，苔白而干，脉弱。

【治法】益气健脾，生津止渴。

【代表方】七味白术散加减。

3. 阴阳两虚证

【临床表现】小便频数，浑浊如膏，甚则饮一溲一，面色黧黑，耳轮焦干，腰膝酸软，形寒畏冷，阳痿不举，舌淡苔白，脉沉细无力。

【治法】滋阴温阳，补肾固涩。

【代表方】金匮肾气丸加减。

4. 痰瘀互结证

【临床表现】“三多”症状不明显，形体肥胖，胸脘腹胀，肌肉酸胀，四肢沉重或刺痛，舌暗或有瘀斑，苔厚腻，脉滑。

【治法】活血化瘀祛痰。

【代表方】平胃散合桃红四物汤加减。

5. 脉络瘀阻证

【临床表现】面色晦暗，消瘦乏力，胸中闷痛，肢体麻木或刺痛，夜间加重，唇紫，舌暗或有瘀斑，或舌下青筋紫暗怒张，苔薄白或少苔，脉弦或沉涩。

【治法】活血通络。

【代表方】血府逐瘀汤加减。

6. **并发症**

（1）疮痈

【临床表现】消渴易并发疮疡痈疽，反复发作或日久难愈，甚则高热神昏，舌红，苔黄，脉数。

【治法】清热解毒。

【代表方】五味消毒饮合黄芪六一散加减。

（2）白内障、雀目、耳聋

【临床表现】初期视物模糊，渐至昏蒙，直至失明；或夜间不能视物，白昼基本正常；也可出现暴盲。或见耳鸣、耳聋，逐渐加重。

【治法】滋补肝肾，益精养血。

【代表方】杞菊地黄丸、羊肝丸、磁朱丸加减。

八、预防与调护

预防工作分为三级：一级预防是避免糖尿病发病；二级预防是及早检出并有效治疗糖尿病；三级预防是延缓和/或防治糖尿病的发病。提倡合理饮食，经常运动，防治肥胖。

2014 年《糖尿病诊疗标准执行纲要》（美国糖尿病协会）称，2 型糖尿病的一级预防是在 2 型糖尿病风险的个体结构性预防计划，重点强调生活方式的改变，包括适度减轻体重（7% 的体重）和规律体力活动（150 分钟 / 周）；饮食控制，包括减少热量摄入，低脂饮食，以减少发生 2 型糖尿病的风险。

第四节　水、电解质代谢和酸碱平衡失调

·水、钠代谢失常·

失 水

失水是指体液丢失所造成的体液容量不足。根据水和电解质（主要是钠离子）丢失的比例和性质，临床上将失水分为高渗性失水、等渗性失水和低渗性失水三种。

一、病因病理

1. **高渗性失水**　水的丢失大于电解质的丢失，细胞外液容量减少而渗透压增高，抗利尿激素、醛固酮分泌增加。主要见于：

（1）水摄入不足：①昏迷、创伤、拒食、饮水减少等水供应不足。②脑外伤、脑卒中等致渴感中枢迟钝或渗透压感受器不敏感。

（2）水丢失过多：①经肾丢失：中枢性或肾性尿崩症，非溶质性利尿剂应用；各种脱水剂治疗，或因未控制好的糖尿病、糖尿病酮症酸中毒等致大量水分从尿中排出；或长期鼻饲高蛋白饮食，致渗透性利尿引起失水。②肾外丢失：高温、高热、剧烈运动等大量出汗；哮喘、过度换气、气管切开等使肺中水分呼出较多；烧伤开放性治疗丢失大量低渗液。③水向细胞内转移。

2. **等渗性失水**　水和电解质以血浆正常比例丢失，有效循环容量减少。

（1）胃肠道丢失：呕吐、腹泻、胃肠梗阻等。

（2）经皮肤丢失：如大面积烧伤的早期等渗出性皮肤病变。

（3）组织间液贮积：胸腹腔炎性渗出液的引流，大量放胸、腹水等。

3. **低渗性失水**　电解质的丢失大于水的丢失，细胞外液渗透压降低至 280mmol/L 以下，水向细胞内转移，导致细胞内液低渗，细胞水肿。

（1）补充水分过多：高渗或等渗性失水时，补充过多的水分。

（2）肾丢失：①过量使用噻嗪类、呋塞米等排钠性利尿剂。②肾小管内存在大量不被吸收的溶质，抑制水和钠的重吸收。③急性肾衰竭、肾小管性酸中毒、糖尿病酮症酸中毒等。④肾上腺皮质功能减退。

二、临床表现

1. **高渗性失水** 失水多于失钠，细胞外液容量不足，渗透压升高。

①轻度失水：当失水量相当于体重的 2% ～ 3% 时，出现口渴、尿量减少、尿比重增高。

②中度失水：当失水量相当于体重的 4% ～ 6% 时，出现口渴严重、声音嘶哑、咽下困难，有效血容量不足，代偿性心率增快，血压下降，出汗减少，皮肤干燥、弹性下降，烦躁等。

③重度失水：当失水量相当于体重的 7% ～ 14% 时，出现神经系统异常症状如躁狂、谵妄、幻觉、晕厥；体温中枢神经细胞脱水，出现脱水热；当失水量超过 15% 时，可出现高渗性昏迷、低血容量性休克，严重者可出现急性肾衰竭。

2. **等渗性失水** 有效血容量和肾血流量减少而出现口渴、尿少、乏力、恶心、厌食，严重者血压下降，但渗透压基本正常。

3. **低渗性失水** 无口渴感是低渗性失水的特征。早期即发生有效血容量不足和尿量减少，严重者可致细胞内低渗和细胞水肿。临床上，依据缺钠的程度可分为：

①轻度失水：每千克体重缺钠 8.5mmol 时（血浆钠在 130mmol/L 左右），血压可在 100mmHg 以上，患者出现疲乏无力、尿少、口渴、头晕等。尿钠极低或测不出。

②中度失水：每千克体重缺钠8.5～12.0mmol时（血浆钠在120mmol/L左右），血压可在100mmHg以下，患者出现恶心、呕吐、肌肉挛痛（以腓肠肌明显）、四肢麻木及体位性低血压。尿钠测不出。

③重度失水：每千克体重缺钠12.8～21.0mmol时（血浆钠在110mmol/L左右），血压可在80mmHg以上，以神经精神症状如神志淡漠、昏厥、木僵以及昏迷为突出，伴有四肢发凉、体温低、脉细弱等。

三、诊断要点

①有引起失水的病史。

②有失水的临床表现，如口渴、尿少、皮肤黏膜干燥、血压下降等。

③实验室检查结果可辨别失水的性质。

四、治 疗

应注意每日出入水量，监测电解质指标变化。积极治疗原发病，避免不适当的脱水、利尿、鼻饲高蛋白饮食等。已发生失水时，应根据失水的类型、程度和机体的情况，决定补液量、种类、途径和速度。

①补液总量：应包括已丢失的液体量和目前继续丢失的液体量（如呕吐物、肠道引流液等）两部分。

已丢失的液体量可按以下 4 种方法计算：

a. 依据失水程度计算：以轻、中、重度失水的程度计算。如体重为 60kg 的成人，轻度失水（失水量占体重的 2%）需补液 1200mL；中度失水（3% ～ 6%）需补液 1800 ～ 3600mL；重度失水需补 3600mL 以上。

b. 依据体重及血钠度计算：适用于高渗性失水状态。

依据患者现有体重和血清钠浓度计算：所需补液量（mL）＝ K× 现有体重（kg）×[实测血清钠值－正常血清钠值（mmol/L）]，其中公式中的系数，男性 K ＝ 4，女性 K ＝ 3。

依据病人原有体重和血清钠浓度计算：适用于高渗性失水状态。所丢失的液体量＝病人原有体重（kg）×0.6×[1 －（142 －实测血清钠值）]。

c. 依据体重减少量计算：与原体重比较，如体重下降 2.5kg，则所需补液量为 2500mL。

d. 依据红细胞压积计算：适用于低渗性失水状态。所缺失的液体量＝（所测红细胞压积－正常红细胞压积）+ 正常红细胞压积 × 体重（kg）×200。其中正常红细胞压积男性 48%，女性 42%。

继续丢失量：就诊后发生的继续丢失量。包括生理需求量（约 1500mL/d）和继续发生的病理丢失量（如大量出汗、肺呼出、呕吐等）。

②补液种类：轻度失水一般补充生理盐水或复方生理盐水，中度以上失水则应按失水类型补液。高渗性失水补液中含钠液体约占 1/3，等渗性失水补液中含钠液体约占 1/2，低渗性失水补液中含钠液体约占 2/3。

a. 高渗性失水：以补水为主，补钠为辅。经口、鼻饲者，可直接补充水分。经静脉者，初期给予 5% 葡萄糖溶液，待血钠回降，尿比重降低，可给予 5% 葡萄糖生理盐水。渗透压升高明显或血钠 > 150mmol/L 者，初时可使用 0.45% 氯化钠低渗溶液，以血钠每小时下降 0.50mmol/L 为宜，血钠降至 140mmol/L 为目的。有酸中毒者酌加 5% 碳酸氢钠溶液。但需注意监测病情，避免发生溶血。

b. 等渗性失水：以补充等渗溶液为主。首选 0.9% 氯化钠溶液，但长期使用可引起高氯性酸中毒。可选用 0.9% 氯化钠溶液 1000mL + 5% 葡萄糖溶液 500mL + 5% 碳酸氢钠溶液 100mL 配成溶液使用。

c. 低渗性失水：以补充高渗性溶液为主。可在上述等渗性失水所配的溶液中，用 10% 葡萄糖溶液 250mL 替换 5% 葡萄糖溶液 500mL。如缺钠明显（Na^+ < 120mmol/L），为避免水分过多使心脏负担过重，在心肾功能允许的条件下，可小心静脉缓慢滴注 3% ～ 5% 氯化钠溶液。

补钠量可参照以下公式计算：

补钠量（mmol）= [142 －所测血清钠值（mmol/L）]× 体重（kg）×0.2。

或补钠量（mmol）= [125 －所测血清钠值（mmol/L）]× 体重（kg）×0.6。根据所需补钠量，按 1g 氯化钠含 Na^+17mmol 计算，即得所需氯化钠量，再换算为含 Na^+ 溶液，如生理盐水、高渗盐水等。

③补液的途径和速度：轻度失水一般可口服或鼻饲，中、重度失水或伴明显呕吐、腹泻以及急需扩容者可静脉补给。补液速度，原则是先快后慢。中、重度失水，一般在开始 4 ～ 8 小时内输入补液总量的 1/2 ～ 1/3，其余 1/2 ～ 2/3 在 24 ～ 48 小时内补足，具体患者补液速度要考虑年龄，并根据病情及心肺肾功能予以调整。补液过程中，密切监测血压、脉搏、呼吸、皮肤弹性、尿量、血及尿的实验室检查结果作为衡量疗效的指标。补液过快可引起短暂的水中毒和抽搐，在重度失水时更应注意。急需大量快速补液时，需鼻饲补液，若经静脉补液时宜监测中心静脉压（< 120mmH_2O 为宜）。尿量增多至 30 ～ 40mL/h 以上，要注意预防低钾血症的发生，补钾一般浓度为 6g/L，日补钾量可达 10 ～ 12g。

水过多和水中毒

水过多是水在体内过多潴留的一种病理状态，若过多的水进入细胞内，导致细胞内水过多则称为水中毒。水过多和水中毒是稀释性低钠血症的病理表现。

一、病因病理

临床上多因水调节机制障碍，而又未限制饮水或不恰当补液引起。

（1）抗利尿激素（ADH）代偿性分泌增多 其特征是毛细血管静水压升高和 / 或胶体渗透压下降，总容量过多，有效循环容量减少，体液积聚在组织间隙。常见于右心衰竭、缩窄性心包炎、下腔静脉阻塞、门静脉阻塞、肾病综合征、低蛋白血症、肝硬化等。

（2）抗利尿激素分泌失调综合征 内源性抗利尿激素（即精氨酸加压素，简称 AVP）持续性分泌，使水排泄发生障碍，当水摄入过多时，可引起低钠血症和有关临床表现。

（3）肾排水功能障碍 肾血流量及肾小球滤过率降低，而摄入水分未加限制。水、钠滤过率低而肾脏近曲小管重吸收增加，水、钠进入肾脏远曲小管减少。其特征是有效循环血量大致正常。

（4）肾上腺皮质功能减退症 盐皮质激素和糖皮质激素分泌不足使肾小球滤过率降低。

（5）渗透阈重建 肾排泄水的功能正常，但能兴奋 ADH 分泌的渗透阈降低（如孕妇）。

（6）抗利尿激素用量过多 治疗中枢性尿崩症时，应用过量。

二、临床表现

（1）急性水过多及水中毒 起病急骤，病人有头痛、视力模糊、嗜睡、凝视失语、定向失常、共济失调、肌肉抽搐、意识障碍或精神失常等神经精神症状，重者惊厥、昏迷。

（2）慢性水过多及水中毒 当血浆渗透压低于 260mOsm/L（血 125mmol/L）时，有疲倦、表情淡漠、恶心、食欲减退等表现和皮下组织肿胀。当血浆渗透压下降至 240 ～ 250mOsm/L（血钠 115 ～ 120mmol/L）时，出现头痛、嗜睡、神志错乱、谵妄等神经精神症状。当血浆渗透压下降至 230mOsm/L（血钠 110mmol/L）时，可发生抽搐、昏迷。血钠在 48 小时内迅速降低至 108mmol/L 以下，可致神经系统永久性损伤或死亡。

三、诊 断

1. 有引起水过多和水中毒的病因和程度（体重变化、出入水量、血钠浓度等）。

2. 水过多和水中毒的临床表现。

3. 辅助检查：血浆渗透压降低、血钠降低、MCV 增大。

四、治 疗

1. 轻症水过多和水中毒：限制进水量，使进水量少于尿量，形成水的负平衡状态，每日可失水约 1500mL，多可自行恢复水平衡；如有心、肝、肾慢性病者应适当限制钠盐，并适量给予襻利尿剂。

2. 急重症水过多和水中毒

①高容量综合征：以脱水为主，减轻心脏负荷。严禁摄入水分；首选呋塞米、依他尼酸等襻利尿剂。如出现有效血容量不足者要补充有效血容量。

②低渗血症：除利水、利尿外，应慎用高渗溶液。严密观察心肺功能的变化，调节剂量和低速。脑水肿时应配合地塞米松。此外，应注意补钾、纠酸及抗惊厥。

③肾功能衰竭者或难以处理的急性水中毒：可采用腹膜透析或血液透析治疗。

低钠血症

低钠血症指血清钠＜135mmol/L，仅反映在血浆中的浓度降低，并不一定表示体内总钠量的丢失，总体钠可正常或者稍有增加。

一、病因病理

（1）缺钠性低钠血症 即低渗性失水，主要由于体液丢失时失钠多于失水，体内的总钠量和细胞内的钠减少。

（2）稀释性低钠血症 即水过多，主要指因水过多使血清钠被稀释所致，可由于慢性心力衰竭、肝硬化腹水、肾病综合征等引起。

（3）转移性低钠血症 少见，机体缺钠时，钠从细胞外转移至细胞内。总体钠正常，细胞内液钠增多，血清钠减少。

（4）特发性低钠血症 多见于恶性肿瘤、肝硬化晚期、营养不良、年老体衰及其他慢性消耗性疾病晚期，故又称消耗性低钠血症。

二、临床表现

取决于血钠降低的程度和速度。缺钠性低钠血症和稀释性低钠血症的临床表现可参见低渗性失水，出现多系统表现，神经系统的表现如精神疲乏、表情淡漠，甚则精神错乱、谵语、昏迷；泌尿系统的表现如尿少，甚则发生急性肾功能衰竭；心血管系统的表现如心动过速、体位性低血压，甚则血压下降、休克；皮肤弹性消失，重则口舌干燥、眼眶下陷等。特发性低钠血症低钠程度较轻，病人可有原发病的表现，一般无因血钠降低引起的症状。

三、诊 断

1. 缺钠性低钠血症：临床表现为无力、恶心、呕吐、眩晕，血容量不足，循环衰竭综合征，血压低脉压小。辅助检查血钠低于正常，血钾增高，血浆白蛋白、血红细胞压积、血尿素氮及尿比重增高，尿钠、尿量、尿氯化物减少。

2. 稀释性低钠血症：临床表现为无力、恶心、呕吐、肌痉挛，精神神经症，脑水肿，颅内高压综合征；血压正常或升高。辅助检查血钠明显低于正常，血钾正常或减低，血浆白蛋白、血红细胞压积、血尿素氮一般正常，尿比重低，尿钠及尿氯化物增高。

3. 消耗性低钠血症：多表现为原发病的症状及体征。

四、治 疗

缺钠性低钠血症和稀释性低钠血症的治疗参见“低渗性失水”和“水过多”节。治疗消耗性低钠血症的关键是治疗原发病，但临床上低钠血症常是复合性的，很少单一存在，应统筹考虑。

高钠血症

高钠血症是指血清钠＞150mmol/L,可因机体钠的增加或水分减少而引起。此时机体总钠量可增加、正常或减少。

一、病因病理

（1）浓缩性高钠血症 见于各种原因引起的高渗性失水。

（2）潴钠性高钠血症 比较少见，主要因肾排钠减少和 / 或摄入钠过多所致。

（3）特发性高钠血症 本症是由于释放抗利尿激素的“渗透压阈值”升高所致。

二、临床表现

浓缩性高钠血症的临床表现参阅高渗性失水。潴钠性高钠血症以神经精神症状为主要临床表现，症状轻重与血钠升高的速度和程度有关。急性高钠血症的临床表现比缓慢发展的高钠血症明显，初期症状不明显，病情发展则表现为神志恍惚，易激动，烦躁不安，或表情淡漠，嗜睡，肌张力增高，腱反射亢进，抽搐，癫痫样发作，昏迷以致死亡。特发性高钠血症临床表现一般较轻，甚至可无症状。

三、诊断与鉴别诊断

（一）诊 断

血清钠浓度＞ 150mmol/L 即可诊断。

（二）鉴别诊断

①浓缩性高钠血症：即高渗性失水，失水多于失钠，细胞外液容量不足，渗透压升高。出现口渴严重、声音嘶哑、咽下困难，有效血容量不足，代偿性心率增快，血压下降，出汗减少，皮肤干燥、弹性下降，烦躁等。严重者出现神经系统异常症状。

②游钠性高钠血症：多因某些原发病如右心衰竭、肾病综合征、肝硬化腹水、急慢性肾衰竭、颅脑外伤、原发性醛固酮增多症等引起肾排泄钠减少所致。

四、治 疗

浓缩性高钠血症的治疗主要为补充水分，但在纠正高渗状态时不宜过急，以免引起脑水肿（参阅高渗性失水的治疗）。潴钠性高

钠血症主要是治疗原发疾病，限制钠盐摄入，使用排钠利尿剂。特发性高钠血症给予氢氯噻嗪可使症状改善。

·钾代谢失常·

钾缺乏和低钾血症

低钾血症是指血清钾＜ 3.5mmol/L 的一种病理生理状态。造成低钾血症的主要原因是体内总钾量的丢失，称为钾缺乏症。临床上体内总钾量不缺乏，也可因稀释或转移到细胞内而导致血清钾降低。

一、病因病理

（1）缺钾性低钾血症 机体总钾量，细胞内、血清钾浓度均减少。

①钾的摄入不足：常见于禁食、偏食、厌食、长期不能进食的病人，每日钾的摄入小于 3g，并持续两周以上。

②钾的排出量增加：常见于胃肠或肾丢失过多的钾。①胃肠失钾：因消化液丢失而失钾，见于长期大量的呕吐、腹泻、胃肠引流等。②肾脏失钾：肾脏疾病如急性肾衰竭、肾小管性酸中毒、梗阻后利尿等；内分泌疾病如原发性或继发性醛固酮增多症；应用某些药物如排钾利尿剂、渗透性利尿剂或某些抗生素；补钠过多致肾小管钠 - 钾交换增加，钾排除增多。

③其他原因：如大面积烧伤、放腹水、腹腔引流、腹膜透析等。

（2）转移性低钾血症 机体总钾量正常，细胞内钾增多，血清钾浓度降低。常见于代谢性或呼吸

性碱中毒或酸中毒的恢复期；注射大量葡萄糖（特别是同时给予胰岛素时）；使用叶酸和维生素 B_{12} 治疗贫血；急性应激状态和周期性瘫痪；反复输入冷藏的红细胞等。

稀释性低钾血症血清或细胞外液水潴留时，血钾浓度相对降低，但机体总钾量正常，细胞内钾正常，只是血清钾降低。

二、临床表现

（1）缺钾性低钾血症 取决于低钾的程度，但又不呈平行关系。一般血清钾＜3.0mmol/L时出现症状。

①骨骼肌表现：一般血清钾＜3.0mmol/L时，表现为活动困难、疲乏、软弱。严重者血清钾＜2.5mmol/L时，可发生软瘫、全身肌无力、腱反射迟钝或消失，甚至膈肌、呼吸肌麻痹，呼吸困难、吞咽困难。病程长者伴有肌纤维溶解、坏死、萎缩和神经退变等。

②中枢神经系统表现：症状轻者表现为萎靡不振，重者反应迟钝，定向力障碍，嗜睡，以致意识障碍、昏迷。

③消化系统表现：口苦、恶心、呕吐、厌食、腹胀、便秘、肠蠕动减弱或消失、肠麻痹等，严重者肠黏膜下组织水肿。

④循环系统表现：早期由于心肌应激性增强，心动过速，可发生各种心律失常，严重者呈低钾性心肌病，肌纤维横纹消失，心肌坏死、纤维化。血管平滑肌麻痹可引起血压下降、休克。更严重者因心室扑动、心室颤动、心脏骤停或休克而死亡。

⑤泌尿系统表现：长期失钾可导致肾小管上皮细胞变性坏死，尿浓缩功能下降而出现大量低比重尿，口渴多饮、夜尿多，蛋白尿、管型尿等。

⑥代谢紊乱表现：代谢性碱中毒、细胞内酸中毒、反常酸性尿。

（2）转移性低钾血症 亦称为周期性瘫痪。常在半夜或凌晨突然起病，主要表现为发作性软瘫或肢体软弱乏力，多数以双下肢为主，少数累及上肢；严重者累及颈部以上部位和膈肌；1～2小时达到高峰，一般持续数小时，个别达数日。

（3）稀释性低钾血症主要见于水过多或水中毒时。

三、诊　断

一般需详细询问病史，了解有无丢失钾的病因，结合血清钾测定才可做出诊断，特异性的心电图有助于诊断。反复发作性的周期性瘫痪是转移性低钾血症的重要特点，但其他类型的低钾血症均缺乏特异性的症状和体征。

四、治　疗

1. 积极治疗原发病

2. 给予富含钾的食物

3. 补钾

①补钾量临床上主要参照血清钾水平。

轻度缺钾：血清钾在3.0～3.5mmol/L水平，需补充钾盐100mmol（相当于氯化钾8.0g）。

中度缺钾：血清钾在2.5～3.0mmol/L水平，需补充钾盐300mmol（相当于氯化钾24g）。

重度缺钾：血清钾在2.0～2.5mmol/L水平，需补充钾盐500mmol（相当于氯化钾40g）。

②药物补钾及方法：轻度缺钾可鼓励进食含钾食物或口服补钾，以氯化钾为首选。

重度缺钾需静脉补钾：10%氯化钾15～30mL加入5%～10%葡萄糖溶液1000mL（钾浓度相当于20～40mmol/L）内，静脉滴注。a. 静脉补钾时，钾浓度不宜超过40mmol/L（即＜0.3%）。b. 如因缺钾发生严重心律失常、呼吸肌麻痹危及生命时，补钾量可增大，速度可加快，但禁用10%氯化钾直接静脉注射（因可引起心律严重紊乱而猝死）。c. 钾缺乏且合并酸中毒或不伴低氯血症者，可用31.5%谷氨酸钾溶液20mL加入5%葡萄糖溶液500mL中静脉滴注。d. 对需要限制补液量及不能口服补钾的患者，可采用精确的静脉微量输注泵以匀速输注。

4. 注意事项

①在静脉补钾过程中，为预防高血钾，可将氯化钾加入5%～10%葡萄糖溶液中。②补钾时必须

检查肾功能和尿量，每日尿量＞700mL 或每小时尿量在 30mL 以上补钾较为安全。③钾进入细胞内较为缓慢，完全纠正缺钾最少也要 4 日，故静脉滴注 1 ～ 2 日后能口服者宜改为口服。④对难治性低钾血症应注意是否合并碱中毒或低镁血症。⑤低钾血症与低钙血症并存时，应补充钙剂。⑥对输注较高浓度的钾溶液患者，应进行持续心电监护和每小时测定血钾，避免高钾血症和心脏停搏。

高钾血症

高钾血症是指血清钾浓度＞5.5mmol/L 的一种病理生理状态，此时体内钾总量可增多、正常或减少。

一、病因病理

（1）钾过多性高钾血症 主要由于摄入钾过多，和 / 或肾排钾减少所致。肾排钾减少主要见于肾小球滤过率下降、肾小管排钾减少所致。

（2）转移性高钾血症 主要是细胞内钾释放或转移到细胞外。

①组织破坏：如溶血、烧伤、组织创伤、炎症坏死、肿瘤化疗时肿瘤细胞破坏、横纹肌溶解等。

②细胞膜转运功能障碍：代谢性酸中毒时钾离子转移到细胞外，氢离子转移到细胞内；严重失水、休克致组织缺氧等；剧烈运动、癫痫持续等，均可使钾从细胞内释放或转移到细胞外致高钾血症。

（3）浓缩性高钾血症 严重失水、失血、休克等。但多同时伴有肾前性少尿，排钾减少。

二、临床表现

（1）病史 有原发病的病人可见引起高钾血症原发病的表现。

（2）症状体征 神经肌肉系统疲乏无力，四肢松弛性瘫痪，手足、口唇麻木，腱反射消失，也可出现中枢神经症状。心血管系统主要表现为对心肌的抑制作用，心肌收缩功能低下，心音低钝，可使心脏停搏于舒张期；各种心律失常。血压早期升高，晚期降低，出现血管收缩的类缺血症：皮肤苍白、湿冷、麻木、酸痛等。消化系统有恶心、呕吐、腹胀与肠麻痹表现。

三、诊 断

有导致血钾增高，特别是肾排钾减少的基础病，血清钾＞5.5mmol/L 可确诊。心电图所见可作为诊断、判定程度和观察疗效的重要指标。血钾水平与体内总钾含量不一定呈平行关系。钾过多时可因细胞外液水过多或碱中毒使血钾不高；反之，钾缺乏时，可因血液浓缩或酸中毒使血钾升高。

四、治 疗

1. 积极治疗原发病。

2. 紧急处理：血钾＞6.0mmol/L 或心电图有典型高钾表现者，需紧急处理。治疗原则是保护心脏，降低血钾。

①对抗钾的心脏抑制作用：a. 促进钾进入细胞内，碱化细胞外液。b. 利用钙对钾的拮抗作用。

②促进排钾：a. 肠道排钾：降钾树脂（环钠树脂）口服。b. 肾排钾：高钠饮食，应用排钾利尿剂、盐皮质激素等。c. 透析疗法。

·酸碱平衡失常·（助理医师不考）

代谢性酸中毒

代谢性酸中毒是指细胞外液的 H^+ 相对过多，或者是 HCO_3^- 丧失过多而引起的一种酸碱平衡紊乱。

一、病因病理

可分为阴离子间隙（AG）增大和阴离子间隙正常两类。

（1）阴离子间隙增大的代谢性酸中毒 体内酸性物质产生过多、排泄障碍，摄入酸性物质过多等。

（2）阴离子间隙正常的代谢性酸中毒 碱性物质丢失过多，如因剧烈腹泻、呕吐及胆、胰、肠道引流，肾小管性酸中毒、排 H^+ 障碍。

二、临床表现

代偿阶段可无症状，只有化验值改变。失代偿后，除原发病表现外，轻者可仅感头痛、乏力、心率增快、呼吸加深、胃纳不佳。呼吸增强是代谢性酸中毒的重要临床表现。重者可出现呼吸深而快（Kussmaul 呼吸）、心律失常、烦躁、嗜睡、感觉迟钝，甚则引起呼吸衰竭、血压下降、昏迷，以至心力衰竭、呼吸停止。

三、诊　断

1. 存在有饥饿性酮症酸中毒、乙醇中毒性酮症酸中毒、乳酸中毒、肾功能衰竭、腹泻常见病因者。

2. 血气分析：血 pH 及 HCO_3^-、AB、SB 下降，BE 负值增加是代谢性酸中毒的典型表现。CO_2CP 降低，AG ＞ 16mmol/L，在排除呼吸因素后，可诊断代谢性酸中毒。

四、治　疗

矫正水与电解质紊乱及纠正酸碱失衡，同时治疗原发病。具体用药如下：

（1）碳酸氢钠：用量计算方法有以下几种：

所需补碱量（mmol）＝［欲达目标的 CO_2CP －实测 CO_2CP（mmol/L）］×0.3 体重（kg）。

所需补碱量（mmol）＝碱丢失（mmol/L）×0.3 体重（kg）。因不受呼吸因素影响，较上法准确。

说明：①“欲达目标的 CO_2CP”一般认为达到 20mmol/L 即可。② 0.3 即 20% 细胞外液加上 10% 细胞内液，因部分钠要进入细胞内。

估算法：欲提高血浆 CO_2CP 1mmol/L，可给 5% 碳酸氢钠约 0.5mL/kg。

（2）乳酸钠：需在有氧条件下经肝转化为 HCO_3^- 起作用。已不作为一线补碱药，主要用于伴高钾血症、心脏骤停及药物性心律失常的酸中毒患者；严重缺氧、肝肾功能不全及乳酸性酸中毒时不宜使用。

（3）氨丁三醇（THAM，三羟甲基氨基甲烷）：可用于代谢性和呼吸性酸中毒特别是需限钠的患者，因迅速透过细胞膜，故更有利于纠正细胞内酸中毒。使用时勿过量、过快，否则易导致呼吸抑制、低血糖、低血压、低血钙伴高血钾并注意勿漏至血管外，否则可致组织坏死。

注意事项：轻症病人可口服碳酸氢钠 1.2g，每日 3 次。纠正酸中毒后，钾离子则进入细胞内，故要注意发生低血钾的可能。

代谢性碱中毒

代谢性碱中毒是指体内酸性物质经胃肠、肾脏丢失过多，或从体外进入体内的碱过多而导致的原发性血 HCO_3^- 升高和 pH 值升高的一种酸碱平衡紊乱。

一、病因病理

（1）对氯化物反应性代谢性碱中毒　丢失过多，如严重呕吐、胃肠减压、先天性高氯性腹泻、原发性及继发性醛固酮增多症。不吸收性阴离子进入体内过多主要见于大量口服及输入碱性药物如碳酸氢钠。

（2）对氯化物耐受性代谢性碱中毒　各种原因所致的盐皮质激素过多，促进 H^+ 和 K^+ 的分泌，HCO_3^- 产生过多。

二、临床表现

代谢性碱中毒可以抑制呼吸中枢，表现为呼吸浅慢；组织中的乳酸生成明显增多，游离钙下降，常出现神经肌肉兴奋性增高，如面部及手足搐搦，口周及手足麻木；伴低血钾时，可有软瘫、腹胀；脑缺氧可导致烦躁不安、头昏、嗜睡，严重者可引起昏迷；有时伴室上性及室性心律失常或低血压。

三、诊　断

HCO_3^-、AB、SB、BB、BE 增加即可考虑；如能除外呼吸因素的影响，CO_2CP 升高有助于诊断。失代偿期血 pH 值＞ 7.45，H^+ 浓度＜ 35mmol/L；缺钾性碱中毒者血清钾降低，尿呈酸性；低氯性者血清氯降低，尿 Cl^- ＞ 10mmol/L。

四、治 疗

代谢性碱中毒：对氯有反应的碱中毒，只需补给足够的生理盐水即可使肾排出 HCO_3^- 而得以纠正；血钾低者，则需补充氯化钾，补钾量参阅“低钾血症”节。

呼吸性酸中毒

呼吸功能障碍，使 CO_2 产生过多。

一、病因病理

常因呼吸中枢受抑制或呼吸肌麻痹、周围性肺通气或换气障碍而引起。

二、临床表现

呼吸性酸中毒除原发病特点外，多伴有低氧血症（发绀）及意识障碍。按起病缓急，可分为急性呼吸性酸中毒和慢性呼吸性酸中毒两种。

（1）急性呼吸性酸中毒 病人因急性缺氧和 CO_2 潴留，表现为发绀、气促、躁动不安，呼吸常不规则或呈潮式呼吸，可因脑水肿而呼吸骤停。酸中毒和高钾血症可引起心律失常，甚则心室纤颤或心脏骤停。

（2）慢性呼吸性酸中毒 临床表现每为原发性疾病所掩盖。病人感到倦怠、头痛、兴奋、失眠。若 $PaCO_2 > 75mmHg$ 时，出现 CO_2 麻醉，病人嗜睡、半昏迷或昏迷；可伴视神经乳头水肿、震颤、抽搐、瘫痪。

三、诊 断

急性呼吸性酸中毒常伴有明确的原发病，呼吸加深加快，心率增快；慢性呼吸性酸中毒多存在慢性阻塞性肺疾病。结合辅助检查：血 pH 值＜7.35，急性呼吸性酸中毒时，pH 值可在数分钟内降低至 7.0；慢性呼吸性酸中毒时，血 pH 值可接近正常。$PaCO_2 > 48mmHg$，SB 及 AB 升高，AB＞SB，血清钾升高，血清氯降低。

四、治 疗

（1）急性呼吸性酸中毒：去除病因，清理呼吸道，保持其通畅，必要时气管插管或切开，建立人工气道，面罩加压给氧，神经肌肉病变可选用非侵入性机械通气。

（2）慢性呼吸性酸中毒 可采用吸氧（氧浓度 30%～40%，使 $PaO_2 > 60mmHg$）、排出 CO_2（抗感染、祛痰、扩张支气管、补充有效血容量、改善循环）等治疗。必要时可使用呼吸兴奋剂，机械辅助呼吸。一般不主张使用碱性药物。

呼吸性碱中毒

呼吸性碱中毒是因 CO_2 从肺部排除过多所致。

一、病因病理

（1）呼吸中枢兴奋，换气过度。

（2）肺功能异常。

二、临床表现

呼吸性碱中毒主要表现为呼吸加快和换气过度。急性呼吸性碱中毒时，血钙总量虽属正常，但血浆中游离钙含量减少，神经肌肉兴奋性亢进，可出现低钙血症表现。严重者往往伴有呼吸困难、眩晕、视力模糊及意识改变，但发绀可不明显。慢性呼吸性碱中毒时，常见持续性低氧血症。

三、诊 断

特点是换气过度。确诊依赖于实验室检查：血 pH 值＞7.45；血 $PaCO_2 < 35mmHg$；SB 降低，AB＞SB；CO_2 结合力＜22mmol/L，除外代谢因素。

四、治 疗

对器质性心脏病、神经系统疾病、热病等所致者，除治疗原发疾病外，可试用吸入含 5% 二氧化碳的氧气。严重者可用药物阻断自主呼吸，然后气管插管进行辅助呼吸，但须对血 pH 值及血 $PaCO_2$ 进行严密监测。

混合性酸碱平衡紊乱

一、分　类

1. 互相加重型混合性酸碱平衡紊乱

代谢性酸中毒并发呼吸性酸中毒

病因：存在如糖尿病或肾病患者合并肺部广泛性感染或伴发阻塞性肺气肿等病史。

辅助检查：血 pH 值明显降低，表示重症酸中毒；缓冲碱降低，碱剩余负值增大，表示代谢性酸中毒；血 HCO_3^- 高于正常，表示呼吸性酸中毒。

2. 呼吸性碱中毒并发代谢性碱中毒

病因：肾病患者长期使用噻嗪类利尿剂，发生低血钾、低氯性代谢性碱中毒，同时可并发癔病性过度换气，或者因心力衰竭、低盐饮食，又并发过度换气而合并呼吸性碱中毒。

辅助检查：血 pH 值极度升高，表示重症碱中毒；PCO_3^- 缓冲碱增加，碱剩余正值增大，表示代谢性碱中毒；血 $PaCO_2$ 偏低，表示呼吸性碱中毒。

3. 互相抵消型混合性酸碱平衡紊乱

①代谢性酸中毒并发呼吸性碱中毒

病因：糖尿病酮症酸中毒或肾功能不全患者，原有代谢性酸中毒合并感染、高热、换气过度。

辅助检查：血液 PH 值可正常，缓冲碱降低，碱剩余负值增大，$PaCO_2$ 明显降低。

②代谢性碱中毒合并呼吸性酸中毒

病因：肺源性心脏病患者原发呼吸性酸中毒，其血液 pH 值下降，但因频繁应用利尿剂而发生代谢性碱中毒，以致 pH 值又升高。

辅助检查：血 pH 值基本正常，缓冲碱偏高，碱剩余正值增大，$PaCO_2$ 明显升高，CO_2 结合力增高，SB 增高，血钾、血氯降低。

③代谢性酸中毒合并代谢性碱中毒

病因：肾功能衰竭或糖尿病患者严重呕吐或补碱过多可引起。

辅助检查：血 pH 值可在正常范围、偏低、偏高，缓冲碱、CO_2 结合力、$PaCO_2$ 可互相抵消。

二、治　疗

紊乱混合性酸碱平衡紊乱的治疗，必须抓住其主要矛盾先行处理，即先处理其中一种较严重而主要的酸碱平衡紊乱，同时还要注意及时处理原发病。此外，要注意处理伴发的水、电解质失调。

第七单元　风湿性疾病

第一节　类风湿关节炎

类风湿关节炎是一种以侵蚀性关节炎为主要表现的全身性自身免疫性疾病。

本病与中医学的“痹症”相似，属于“痛痹”“痛风”“历节”“历节病”“白虎历节病”等范畴。

一、西医病因病理

（一）病因及发病机制

类风湿关节炎是一种抗原驱动、T 细胞介导及遗传相关的自身免疫病。感染和自身免疫反应是类风湿关节炎的中心环节，而遗传、神经内分泌和环境因素增加了患者的易感性。

1. 感染因素　已经证明，一些病毒和细菌微生物可通过其体内的抗原性蛋白或多肽片段介导患者的自身免疫反应。

2. **遗传因素** 本病有一定遗传倾向，分子生物学检测发现，RA 病人中的 HLA-DR4 阳性率明显高于正常人群，且其表达量与病情严重程度呈正比。

3. **其他因素** 内分泌、寒冷、潮湿、疲劳、外伤、吸烟及精神刺激均可能诱导易感个体发生类风湿关节炎。

（二）病 理

类风湿关节炎的基本病理改变为滑膜炎。滑膜与软骨连接处，滑膜细胞增生显著，新生血管尤为丰富，形成许多绒毛突入关节腔内，覆于软骨表面，称为血管炎。它可阻断软骨从关节腔滑液中吸取营养，并释放金属蛋白酶类，是造成关节骨质破坏的病理学基础。血管炎可以发生在关节外的任何组织，类风湿结节是血管炎的一种表现，常见于关节伸侧受压部位的皮下组织，但也可见于肺。

二、中医病因病机

正气虚弱是本病发病的内在因素，凡禀赋不足、劳逸失度、情志失调、饮食所伤等均易受外邪侵袭；感受风寒湿热之邪，是本病发病的外在因素，疾病日久不愈，邪气内陷脏腑，可导致肝肾不足、气血亏损等正虚邪恋之候。

1. **禀赋不足，肾精亏虚** 先天不足，骨失所养，外邪乘虚而入；或房劳过度，肾精不足；或病久阴血暗耗，阴虚血少，成为发病的内在基础。

2. **湿热痹阻** 湿热内蕴，痰瘀阻滞，湿热痰瘀相互蕴结，阻于经脉，气血瘀滞，阻遏气机，终致湿热痰瘀痹阻经络，流注骨节，出现骨节强直，身体屈曲，甚至畸形等表现。

3. **阴虚内热** 湿热伤阴，阴虚血热湿热内生，蕴结为毒，攻注骨节，热与血结，或邪热灼伤血脉，或热伤阴津，血脉干涩，均可导致血瘀。

4. **寒热错杂** 由于居住环境潮湿、涉水冒雨、冷热交错等原因，风寒湿邪乘虚侵入，痹阻经络，流于关节。风寒湿邪，留恋不去，郁闭阳气日久，可郁而化热化火，变生热毒，阻滞血脉，流注关节而发病。

5. **痰瘀互结，经脉痹阻** 邪痹经脉，络道阻滞，影响气血津液运行输布，血滞为瘀，津停为痰，致痰瘀互结，流注关节，经脉痹阻。

6. **肝肾亏损，邪痹筋骨** 痹病日久，耗伤气血，损及肝肾，肝主筋，肾主骨，肝肾亏虚，筋骨失荣。

本病多因禀赋不足、感受外邪引起关节、经络的痹阻，不通而痛。病位在关节、经络，与肝、肾有关。急性期以标实为主，多为寒湿、湿热、痰浊、瘀血内阻，缓解期以肝肾不足为主，或虚实夹杂。

三、临床表现

临床特点：多以缓慢、隐袭方式发病。受累关节以腕关节、掌指关节和近端指间关节最常见，其次为足、膝、踝、肘、肩、颈、颞颌及髋关节。80% 于 35 ～ 50 岁发病，60 岁以上的发病率明显高于 30 岁以下者，女性患者约三倍于男性。

（一）关节表现

1. **晨僵** 经夜间休息后，晨起时受累关节出现较长时间的僵硬、胶黏着样感觉，一般持续 1 小时以上。其持续时间长短反映滑膜炎症的严重程度。

2. **疼痛与压痛** 疼痛及压痛往往是出现最早的表现。最常出现的部位为腕、掌指关节、近端指间关节，其次是趾、膝、踝、肘、肩等关节。多呈对称性、持续性，但时轻时重。疼痛的关节往往伴有压痛。

3. **肿胀** 呈对称性，以腕、掌指关节、近端指间关节、膝关节最常受累。

关节肿胀是 RA 活动期的主要临床体征。关节畸形、关节功能障碍多见于较晚期患者。

4. **关节畸形** 多见于较晚期患者，可为关节骨质破坏造成的纤维性强直或骨性强直，也可为关节周围肌腱、韧带受损，肌肉痉挛或萎缩，致使关节不能保持正常位置，而出现关节脱位或半脱位。常见的有手指关节的尺侧偏斜、鹅颈样畸形、纽扣花畸形等。

5. **关节功能障碍** 美国风湿病学会将其分为 4 级：①Ⅰ级：能照常进行日常生活和工作。②Ⅱ级：能生活自理，并参加一定工作，但活动受限。③Ⅲ级：仅能生活自理，不能参加工作和其他活动。

④Ⅳ级：生活不能自理。

（二）关节外表现

1. 类风湿结节 是本病较特异的皮肤表现，多在关节的隆突部位及皮肤的受压部位，常提示疾病处于活动阶段。

2. 类风湿血管炎 重症患者可见出血性皮疹，或指（趾）端坏疽、皮肤溃疡、巩膜炎等。但本病的血管炎很少累及肾脏。

3. 肺 多伴有咳嗽、气短症状，少数患者继发间质性肺炎。

4. 心脏 可伴发心包炎、心肌炎和心内膜炎。通过超声心动图检查可发现约30%患者有心包积液，但多无临床症状。极少数患者出现心包填塞。

5. 神经系统 除因类风湿血管炎和类风湿结节造成脑脊髓实质及周围神经病变外，还可因颈椎脱位造成脊髓、脊神经根以及椎动脉受压，引发相应的临床症状、体征，故神经系统表现复杂多样。

6. 其他 30%～40%的患者可出现干燥综合征；小细胞低色素性贫血；Felly综合征是类风湿关节炎者伴脾大、中性粒细胞减少，有的甚至贫血和血小板减少。

四、实验室及其他检查

辅助检查

1. 血象 有轻度至中度贫血。活动期血小板可增高，白细胞总数及分类大多正常。

2. 炎性标志物 血沉和C反应蛋白（CRP）常升高，并且与疾病的活动度相关。

3. 自身抗体 检测自身抗体有利于RA与其他炎性关节炎如银屑病关节炎、反应性关节炎和退行性关节炎的鉴别。

（1）类风湿因子（RF） 70%患者IgM型RF阳性，其滴度一般与本病的活动性和严重性呈比例。

（2）抗角蛋白抗体谱 抗核周因子（APF）、抗角蛋白抗体（AKA）、抗聚角蛋白微丝蛋白抗体（AFA）、抗环瓜氨酸肽抗体（抗CCP）等，对早期诊断有一定意义，尤其是血清RF阴性、临床症状不典型的患者。

4. 关节滑液 正常人关节腔内滑液不超过3.5mL，类风湿关节炎时滑液增多，微混浊，黏稠度降低，呈炎性特点，滑液中白细胞升高。

5. 关节影像学检查

（1）X线平片 对RA诊断、关节病变分期、病变演变的监测均很重要。初诊至少应摄手指及腕关节的X线片，早期可见关节周围软组织肿胀影、关节端骨质疏松（Ⅲ期）；进而关节间隙变窄（Ⅱ期）；关节面出现虫蚀样改变（Ⅵ期）。晚期可见关节半脱位和关节破坏后的纤维性和骨性强直（Ⅳ期）。

（2）CT及MRI 它们对诊断早期RA有帮助。

五、诊断与鉴别诊断

（一）诊　断

典型病例 按美国风湿病学会1987年修订的分类标准，共7项：①晨僵持续至少1小时（＞6周）。②3个或3个以上关节肿胀（＞6周）。③腕关节或掌指关节或近端指间关节肿胀（＞6周）。④对称性关节肿胀（＞6周）。⑤类风湿结节。⑥手和腕关节的X线片有关节端骨质疏松和关节间隙狭窄。⑦类风湿因子阳性（该滴度在正常的阳性率＜5%）。

上述7项中，符合4项即可诊断为类风湿关节炎。

（二）鉴别诊断

1. 骨关节炎 本病特点：①发病年龄多在50岁以上。②主要累及膝、髋等负重关节和手指远端指间关节。③关节活动后疼痛加重，经休息后明显减轻。④血沉轻度增快，RF阴性。⑤X线显示关节边缘呈唇样骨质增生或骨赘形成。

2. 痛风性关节炎 本病特点：①患者多为中年男性。②关节炎的好发部位为第一跖趾关节。③高尿酸血症。④关节附近或皮下可见痛风结节。⑤血清自身抗体阴性。

3. 强直性脊柱炎 本病特点：①青年男性多见，起病缓慢。②主要侵犯骶髂关节及脊柱，或伴有下肢大关节的非对称性肿胀和疼痛。③X线片可见低髂关节侵蚀、破坏或融合。④90%～95%患者

$HLA\text{-}B_{27}$ 阳性而 RF 为阴性。⑤有家族发病倾向。

4. 系统性红斑狼疮 早期出现手部关节炎时，须与 RA 相鉴别。本病的特点：① X 线检查无关节骨质改变。②多为女性。③常伴有面部红斑等皮肤损害。④多数有肾损害或多脏器损害。⑤ SLE 活动期血清抗核抗体和抗双链 DNA 抗体显著增高。

六、西医治疗

（一）一般治疗

强调患者教育及整体和规范治疗的理念，包括营养支持、适度休息、急性期关节制动、恢复期关节功能锻炼、配合适当物理治疗等。

（二）药物治疗

主要包括非甾体抗炎药（NSAIDs）、改善病情的抗风湿药（DMARDs）、糖皮质激素、植物药制剂和生物制剂。

1. 非甾体抗炎药（NSAIDs） 此类药物主要是抑制环氧化酶（COX）活性，减少前列腺素合成而具抗炎、止痛、退热及减轻关节肿胀的作用，是临床最常用的 HA 治疗药物，能有效缓解症状，但不能控制病情进展，不应单独使用。常用 NSAIDs 类药物有：

①双氯酚酸：50mg，3 次 / 日。②洛索洛芬：60mg，3 次 / 日。

近年的研究发现，环氧化酶有两种异构体，即 COX-1 和 COX-2。选择性 COX-2 抑制剂与传统 NSAIDs 类药物相比，胃肠道不良反应明显减少，但可能增加心血管事件的发生率。常用药物：①塞来昔布：100mg，2 次 / 日。②依托考昔：120mg，1 次 / 日。

用药应遵循个体化原则，一种药物服用两周以上，疗效仍不明显者，可改用另外一种 NSAIDs 类药物，不宜联合应用。由于同时抑制胃黏膜合成生理性前列腺素，所以常有胃肠道不良反应如腹痛，严重者可致出血、穿孔，故临床使用时宜合用保护胃黏膜药物。活动性溃疡禁用，心血管病、肝病、肾病慎用。经治疗关节肿痛及晨僵消失后，可停用非甾体抗炎药物。

2. 改善病情的抗风湿药（DMARDs）及免疫抑制剂改善病情的抗风湿药（DMARDs）及免疫抑制剂一般起效缓慢，对疼痛的缓解无效，但能延缓或阻止关节的侵蚀及破坏。

（1）甲氨蝶呤（MTX） 常用剂量 7.5 ～ 20mg，每周 1 次，一次口服、静脉滴注。疗程至少半年。因为该药疗效肯定，费用低，所以是目前治疗 RA 的首选药之一。主要不良反应为骨髓抑制，用药期间应定期做血常规检查，并统计叶酸每周 1 次，每次 10mg。

（2）柳氮磺吡啶（SSZ） 常用剂量每日 1.5 ～ 3.0g，分两次服用。宜从每日 500mg 的小剂量开始。不良反应有恶心、食欲下降、皮疹。对磺胺过敏者禁用。

（3）来氟米特（LEF） 常用剂量 10 ～ 20mg，1 次 / 日。不良反应有腹泻、肝酶增高、皮疹、白细胞下降等。服药期间应定期查血常规和肝功能。

（4）抗疟药（antimalarials） 羟氯喹 200mg，1 ～ 2 次 / 日。长期服用可引起视网膜病变，严重者可致失明，服药 1 个月左右应查眼底。

（5）青霉胺（DP） 开始剂量 125mg，2 ～ 3 次 / 日，如无不良反应，每 2 ～ 4 周剂量加倍，每日剂量可达 250 ～ 500mg。用药过程中如症状有改善，可改用小量维持，疗程约 1 年。该药毒副作用较多，大剂量时尤需密切观察。目前临床已少用。

（6）金制剂（gold salt） 口服制剂为金诺芬，每日剂量 6mg，分两次服，3 个月后起效，常见的不良反应有腹泻、瘙痒等。适于早期或轻型患者。目前临床已少用。

（7）环孢素 A（cyclosporin A，CysA） CysA 的主要优点为很少有骨髓抑制，可用于病情较重或病程长及有预后不良因素的 RA 患者。常用剂量 1 ～ 3mg/（kg•d）。主要不良反应有高血压、肝肾毒性、胃肠道反应、齿龈增生及多毛等。不良反应的严重程度、持续时间与剂量和血药浓度有关。服药期间应查血常规、血肌酐和血压等。

3. 糖皮质激素 糖皮质激素（简称激素）能迅速改善关节肿痛和全身症状。对重症 RA 伴有心、肺或神经系统等受累的患者，可给予短效激素，其剂量依病情严重程度而定。针对关节病变，如需使用，通常为小剂量激素（泼尼松≤7.5mg/d），仅适用于少数RA患者。激素可用于这几种情况：①伴有血管炎等关节外表现的重症RA。②不能耐受NSAIDs的RA患者作为“桥梁”治疗。③其他治疗方法效果不佳的RA患者。④伴局部激素治疗指征（如关节腔内注射）。激素治疗RA的原则是小剂量、短疗程。使用激素必须同时应用DMARDs在激素治疗过程中，应补充钙剂和维生素D。

关节腔注射激素有利于减轻关节炎，但过频的关节腔穿刺可能增加感染风险，并可发生类固醇晶体性关节炎。

4. 植物药制剂

（1）雷公藤总苷 对缓解关节肿痛有效，是否减缓关节破坏尚乏研究。每日剂量30～60mg，分3次服。病情缓解后逐步减量。本药长期使用对性腺有一定毒性。对未婚未育患者慎用。

（2）白芍总苷 常用剂量为600mg，每日2～3次。对减轻关节肿痛有效。其不良反应较少，主要有腹痛、腹泻、纳差等。

（3）青藤碱 常用剂量20～60mg，每日3次。可减轻关节肿痛，常见不良反应有皮肤瘙痒、皮疹和白细胞减少等。

5. 生物制剂 可治疗RA的生物制剂主要包括肿瘤坏死因子（TNF）-α拮抗剂、白细胞介素（IL）1和IL-6拮抗剂、抗CD20单抗以及T细胞共刺激信号抑制剂等。

（三）外科治疗

急性期采用滑膜切除术，可使病情得到一定缓解，但容易复发，必须同时应用DMARDs药物治疗。晚期患者关节畸形、失去功能者，可采用关节成形术或关节置换术，改善关节功能，有利于提高患者生活质量。

七、中医辨证论治

（一）活动期

1. 湿热痹阻证

【临床表现】发热，口苦，饮食无味，纳呆或有恶心，泛泛欲吐，关节肿痛以下肢为重，全身困乏无力，下肢沉重酸胀，浮肿或有关节积液，舌苔黄腻，脉滑数。

【治法】清热利湿，祛风通络。

【代表方】四妙丸加减。

2. 阴虚内热证

【临床表现】午后或夜间发热，盗汗或兼自汗，口干咽燥，手足心热，关节肿胀疼痛，小便赤涩，大便秘结，舌质干红，少苔，脉细数。

【治法】养阴清热，祛风通络。

【代表方】丁氏清络饮加减。若兼湿热者，当合以三妙散清热祛湿。

3. 寒热错杂证

【临床表现】低热，关节灼热疼痛，或有红肿，形寒肢凉，阴雨天疼痛加重，得温则舒，舌质红，苔白，脉弦细或数。

【治法】祛风散寒，清热化湿。

【代表方】桂枝芍药知母汤加减。

（二）缓解期

1. 痰瘀互结，经脉痹阻证

【临床表现】关节肿痛且变形，屈伸受限，或肌肉刺痛，痛处不移，皮肤失去弹性，按之稍硬，肌肤紫暗，面色黧黑，或有皮下结节，肢体顽麻，舌质暗红或有瘀点、瘀斑，苔薄白，脉弦涩。

【治法】活血化瘀，祛痰通络。

【代表方】身痛逐瘀汤合指迷茯苓丸加减。

2. 肝肾亏损，邪痹筋骨证

【临床表现】形体消瘦，关节变形，肌肉萎缩，骨节烦疼、僵硬，活动受限，筋脉拘急，或筋惕肉瞤，腰膝酸软无力，眩晕，心悸气短，指甲淡白，舌淡苔薄，脉细弱。

【治法】益肝肾，补气血，祛风湿，通经络。

【代表方】独活寄生汤加减。

第二节　系统性红斑狼疮（助理医师不考）

系统性红斑狼疮（SLE）是自身免疫介导的、以免疫性炎症为突出表现的弥漫性结缔组织病，是一种累及多系统、多器官，临床表现复杂，病程迁延反复的自身免疫性疾病。

本病与中医学的“蝶疮流注”相似，可归属于“阴阳毒”“虚劳”等范畴。

一、西医病因病理

（一）病　因

1. 遗传素质 SLE存在遗传的易感性。

2. 环境因素

①阳光：紫外线使皮肤上皮细胞出现凋亡，新抗原暴露而成为自身抗原。②药物、化学试剂、微生物病原体等：某些化学药品（如肼苯哒嗪、青霉胺、磺胺类等）、某些食物成分（如苜蓿芽）等都可能诱发SLE。

3. 雌激素 SLE以女性占绝对多数，男女之比为1∶（8～10）；育龄期、妊娠期发病率明显增加。

（二）发病机制

免疫系统紊乱贯穿SLE的整个发病过程，自身抗体可以与循环中的自身抗原形成免疫复合物而致病。免疫复合物的形成和沉积是SLE发病的主要机制。

（三）病　理

坏死性血管炎是造成多系统损害的病理学基础。

1. 受损器官的特征性改变是：

（1）苏木紫小体（细胞核受抗体作用变性为嗜酸性团块）。

（2）洋葱皮样病变，即小动脉周围有显著向心性纤维增生，明显表现于脾中央动脉，以及心瓣膜的结缔组织反复发生纤维蛋白样变性，而形成赘生物。

2. 本病患者几乎都有肾组织病变 WHO将狼疮肾炎分型如下：①正常或轻微病变型。②系膜病变型。③局灶增殖型。④弥漫增殖型。⑤膜性病变型。⑥肾小球硬化型。

二、中医病因病机

本病因先天禀赋不足，肝肾阴亏，精血不足，加之情志内伤，劳倦过度，六淫侵袭，阳光曝晒，瘀血阻络，血脉不通，皮肤受损，渐及关节、筋骨、脏腑而致。

1. 先天不足 肾阴亏耗，外邪乘虚而入，“邪入于阴则痹”，血脉闭阻不通。病久阴血暗耗，阴损及阳，阴阳两虚致病情加重。

2. 六淫外伤 六淫之中，风、寒、暑、湿、燥、火，外能伤肤损络，内及营血、脏腑。

3. 瘀血阻络 真阴不足，水亏火旺，复受外感，郁而化热，血热则瘀，阻塞脉络。

本病病位在经络、血脉，与心、脾、肾密切相关，可累及肝、肺、脑、皮肤、肌肉、关节等。其性质是本虚标实，心脾肾阳虚、血虚为本，郁热、火旺、瘀滞、积饮为标。基本病机是素体虚弱，真阴不足，热毒内盛，痹阻脉络，内侵脏腑。

三、临床表现

1. 全身症状 活动期患者常伴有发热，以长期低、中度热多见。合并感染时可见持续高热。同时多伴有疲乏、不适等症状。

2. 皮肤与黏膜 鼻梁和双颧颊部呈蝶形分布的红斑是SLE特征性改变；SLE口或鼻黏膜溃疡常见。

3. 关节和肌肉 患者常有对称性多关节疼痛、肿胀，通常不引起骨质破坏。激素治疗中的SLE病人出现髋关节区域或膝关节隐痛不适，需考虑激素引发的缺血性股骨头坏死。SLE可出现肌痛和肌无力，少数可有肌酶谱的增高。

4. 肾 狼疮肾炎是SLE最常见和严重的临床表现，可为无症状性蛋白尿和/或血尿、高血压，甚至肾病综合征、急进性肾炎综合征等，病情可逐渐进展，晚期发生尿毒症，个别患者首诊即为慢性肾衰竭。肾衰竭是SLE死亡的常见原因。

5. 心血管 常出现心包炎、心肌炎、心律失常，重症SLE可伴有心功能不全，提示预后不良。

6. 肺 约35%的患者有胸腔积液，多为中小量、双侧性。患者可发生狼疮肺炎、肺间质性病变。

7. 神经系统 轻者仅有偏头痛、性格改变、记忆力减退或轻度认知障碍；重者可表现为脑血管意外、昏迷、癫痫持续状态等。

8. 消化系统 患者有不同程度的食欲减退、恶心、呕吐、腹痛腹泻、便血等症状。活动期SLE可出现肠系膜血管炎，其表现类似急腹症，易被误诊。血清转氨酶常升高，仅少数出现严重肝损害和黄疸。

9. 血液系统 活动期约半数患者有贫血，以及白细胞减少和（或）血小板减少，短期内出现重度贫血常是自身免疫性溶血所致。血小板减少常引起女性患者月经过多，低于20×10^9/L时，易出现皮肤黏膜及内脏出血。

10. 其他 眼部受累包括结膜炎、葡萄膜炎、眼底改变、视神经病变等。SLE患者妊娠会使病情加重或复发。抗磷脂抗体阳性者可出现异常妊娠，如流产、早产等。

四、实验室及其他检查

1. 一般检查 血沉增高；活动期SLE的血细胞一系或多系减少；尿中可见蛋白、红细胞、白细胞、管型等。

2. 自身抗体 ①抗核抗体（ANA）敏感性为95%，但特异性差。②抗双链DNA（ds-DNA）抗体特异性高达95%，敏感性仅70%，对确诊SLE和判断狼疮的活动性参考价值大，本抗体滴度高者常有肾损害。③抗Sm抗体特异性高，但敏感性较低。

3. 补体 CH_{50}、C_3、C_4降低，有助于SLE的诊断，提示疾病处于进展期，常伴有严重的系统损害。

4. 免疫病理检查 ①狼疮带试验（LBT）：皮肤狼疮带试验对SLE的特异性较高。②肾活检：主要对狼疮肾炎的诊断、治疗和预后判断有价值。

5. 影像学检查 头颅MRI、CT对发现患者脑部的梗死性或出血性病灶可提供帮助；高分辨率CT有助于早期肺间质性病变的发现。超声心动图对心包积液，心肌、心瓣膜病变，肺动脉高压等有较高敏感性。

五、诊断与鉴别诊断

（一）诊　断

普遍采用美国风湿病学会（ACR）1997年推荐的SLE分类标准。①蝶形红斑。②盘状红斑。③光过敏。④口腔溃疡。⑤关节炎。⑥浆膜炎。⑦肾脏病变。⑧神经系统病变，癫痫发作或精神症状。⑨血液系统异常：溶血性贫血或血白细胞减少或淋巴细胞绝对值减少或血小板减少。⑩免疫学异常：狼疮细胞阳性，或抗dsDNA或抗Sm抗体阳性，或梅毒血清试验假阳性。⑪抗核抗体阳性。

上述11项中，符合4项或4项以上者，在除外感染、肿瘤和其他结缔组织病后，即可诊断为SLE。其敏感性和特异性分别为95%和85%。上述标准中，免疫学异常和高滴度抗核抗体更具有诊断意义。

（二）鉴别诊断

1. 类风湿关节炎 SLE合并关节病变的关节疼痛、肿胀、晨僵等均较类风湿关节炎轻且持续时间短，少有骨质侵蚀，不遗留关节畸形，且多伴有特征性的皮疹，以及肾脏、血液、中枢神经等多系统的损害，脏器受累多且重，一般无类风湿结节。

2. 肾小球肾炎与肾病综合征 SLE除肾脏损害外，往往具有多系统和多脏器受累的表现，且抗核抗体、抗双链DNA抗体、抗Sm抗体、LE细胞和LBT试验等均呈阳性。必要时可进行肾活检鉴别。

3. 原发性血小板减少性紫癜 多有骨髓巨核细胞增多或正常，血小板生存时间缩短，PAIg、PAC_3阳性，对脾切除治疗有效，而抗核抗体、抗双链DNA抗体、抗Sm抗体等均为阴性，与SLE不难鉴别。

4. 药物性狼疮 由于长期应用某些药物所致，可引起类似SLE表现，其特点为：①发病年龄较大。

②肺、胸膜、心包受累较多，皮肤、肾、神经系统受累少。③抗 dsDNA 或抗 Sm 抗体多为阴性，血清补体大多正常。④相关药物停用后病情可自行缓解。

六、西医治疗

（一）一般治疗

急性活动期卧床休息，缓解期病情稳定患者可适当工作，但要避免过劳；避免日晒或其他紫外线照射；预防感染，及时发现和治疗感染；注意避免可能诱发狼疮的药物或食物；正确认识疾病，调节不良情绪。

（二）药物治疗

1. 轻型 SLE 的治疗 轻型 SLE 患者是指轻度活动性，但症状轻微，如疲倦、关节痛、肌肉痛、皮疹等，而无重要脏器损伤者。对症治疗无效时，及早服用小剂量糖皮质激素治疗。

2. 重型 SLE 的治疗 重型 SLE 活动程度较高，病情较严重，患者每有发热、乏力；多汗等全身症状，实验室检查有明显异常。

（1）糖皮质激素 对病情不甚严重者，可用强的松或甲泼尼龙每日 1mg/kg，晨起顿服。继续服至 6 ～ 8 周，病情改善和稳定后，逐渐减量，每 1 ～ 2 周减原用量 10%，要求是足量缓减。如未见效，宜及早加用细胞毒药物。

激素冲击疗法：用于急性暴发性危重 SLE，如急进性肾衰竭、NP-SLE 的癫痫发作或明显精神症状、严重溶血性贫血等。

（2）免疫抑制剂 活动程度较严重的 SLE，应同时给予大剂量激素和免疫抑制剂，后者常用的是环磷酰胺（CTX）或硫唑嘌呤。加用免疫抑制剂有利于更好地控制 SLE 活动，减少 SLE 复发，以及减少激素的需要量。目前普遍采用标准环磷酰胺冲击疗法。不良反应为白细胞减少、胃肠反应、脱发、肝损害及出血性膀胱炎等。

3. 狼疮危象 通常需要大剂量甲泼尼龙冲击治疗，针对受累脏器的对症治疗和支持治疗，以帮助患者渡过危象。后续的治疗可按照重型 SLE 的原则，继续诱导缓解和维持巩固治疗。

4. 妊娠生育 患者无重要脏器损害、病情稳定 1 年以上，细胞毒免疫抑制剂（环磷酰胺、甲氨蝶呤等）停用半年以上，泼尼松维持量＜ 10mg/d，可以妊娠。有习惯性流产史或抗磷脂抗体阳性者，应加服低剂量阿司匹林 50 ～ 100mg/d。

七、中医辨证论治

1. 气营热盛证

【临床表现】高热，满面红赤，皮肤红斑，咽干，口渴喜冷饮，尿赤而少，关节疼痛，舌红绛，苔黄，脉滑数或洪数。

【治法】清热解毒，凉血化斑。

【代表方】清瘟败毒饮加减。

2. 阴虚内热证

【临床表现】长期低热，手足心热，面色潮红而有暗紫斑片，口干咽痛，渴喜冷饮，目赤齿衄，关节肿痛，烦躁不寐，舌质红少苔或苔薄黄，脉细数。

【治法】养阴清热。

【代表方】玉女煎合增液汤加减。

3. 热郁积饮证

【临床表现】胸闷胸痛，心悸怔忡，时有微热，咽干口渴，烦热不安，红斑皮疹，舌红苔厚腻，脉滑数，濡数，偶有结代。

【治法】清热益蜀饮。

【代表方】葶苈大枣泻肺汤合泻白散加减。

4. 瘀热痹阻证

【临床表现】手足瘀点累累，斑疹斑块暗红，两手白紫相继，两腿青斑如网，脱发，口糜，口疮，鼻衄，肌衄，关节肿痛疼痛，小便短赤，有蛋白尿、血尿，低热，烦躁多怒，苔薄舌红，舌光红刺或边有瘀斑，脉细弦或涩数。

【治法】清热凉血，活血散瘀。

【代表方】犀角地黄汤加减。

5. 脾肾两虚证

【临床表现】神疲乏力，畏寒肢冷，时而午后烘热，口干，小便短少，两腿浮肿，进而腰股俱肿，腹大如鼓，舌胖、舌偏红或偏淡均有，苔薄白或薄腻，脉弦细或细弱。

【治法】滋肾填精，健脾利水。

【代表方】济生肾气丸加减。

6. 气血两亏证

【临床表现】心悸怔忡，健忘失眠，多梦，面色不华，肢体麻木，舌质淡，苔薄白，脉细缓。

【治法】益气养血。

【代表方】八珍汤加减。

7. 脑虚瘀热证

【临床表现】身灼热，肢厥，神昏谵语，或昏愦不语，或痰壅气粗，舌謇，舌鲜绛，脉细数。

【治法】清心开窍。

【代表方】清宫汤送服或鼻饲安宫牛黄丸或至宝丹。

8. 瘀热伤肝证

【临床表现】低热绵绵，口苦纳呆，两胁胀痛，月经提前，经血暗紫带块，烦躁易怒，或黄疸、肝脾肿大，皮肤红斑、瘀斑，舌质紫暗或有瘀斑，脉弦。

【治法】疏肝清热，凉血活血。

【代表方】茵陈蒿汤合柴胡疏肝散加减。

八、预防与调护

1. 及时有效地控制感染，阻断引起不正常的免疫反应。
2. 慎用某些诱发药物，以避免本病的发作。
3. 疾病未得到控制时，不宜妊娠。妊娠期患者症状一般较平时有所减轻，激素只需减至最低有效剂量，但需密切注意让分娩后病情突然恶化。
4. 避免日光暴晒及紫外线照射。
5. 内热重的患者，宜食凉性食物。忌吃温性食物，以免诱发或加重病情。

第三节 痛 风（助理医师不考）

痛风（gout）是由多种原因引起的嘌呤代谢紊乱和（或）尿酸排泄障碍所导致的一种晶体性关节炎。临床表现为高尿酸血症，特征性急、慢性关节炎反复发作，痛风石，间质性肾炎，尿酸性尿路结石等，严重者可出肾功能不全。本病以中年人为最多见，40～50岁是发病的高峰，男性发病率多于女性。

本病可归属于中医学“痹证”范畴。

一、西医病因病理

（一）病 因

痛风有原发性和继发性之分。

1. 原发性痛风 有一定的家族遗传性。与肥胖、糖尿病、胰岛素抵抗、血脂异常、动脉硬化和冠心病等关系密切。

2. 继发性痛风 发生于其他疾病过程中，如肾脏病、血液病，或由于服用某些药物、肿瘤放化疗等多种原因引起尿酸生成增多，或排出减少所致。

（二）发病机制

高尿酸血症及痛风的发生主要是尿酸排泄减少或生成增多，有时两种机制同时存在。体液中的尿酸处于过饱和状态，可导致尿酸盐结晶、沉积，而引起反应性关节炎等痛风的组织学改变，并可形成痛风石疾病。

二、中医病因病机

内因为先天不足，正气亏虚，腠理不密，卫外失固；外因为风、寒、湿、热之邪，乘虚侵袭人体经络、肌肉、筋脉，致气血运行不畅，不通则痛。此外还有诱因，常为受寒劳累，或饮食不节、酗酒厚味，或遭受外伤等。

1. **风寒湿阻** 风寒湿热，侵袭人体，以致风、寒、湿邪侵袭人体，留注肌肉、筋骨、关节、经络，气血运行不畅，不通则痛而发为本病。

2. **风湿热郁** 风热之邪与湿相并，郁而化热，均可导致风、寒、湿、热之邪痹阻肌肉、筋骨、关节、经络而发病。

3. **痰瘀搏阻** 病久耗伤气血，损伤阴液，气虚血瘀，津聚痰凝，痰瘀互结，经络痹阻，出现关节肿大，强直畸形，屈伸不利。

4. **肝肾亏虚** 正气亏虚，卫外失固，风、寒、湿、热之邪内侵肌肉、筋骨、关节，邪气留恋，气血凝滞，脉络痹阻而成。

本病病位在四肢关节，与肝、脾、肾相关。基本病机为正气不足，外邪侵袭机体，经脉痹阻，不通则痛。早期病性多属实，常见湿热蕴结；久病不愈则脉络瘀阻，津液凝聚，痰浊瘀血闭阻经络；邪留日久则脏腑受损，出现虚实夹杂之证。本病的急性期多为湿热蕴结，恢复期则多为寒湿阻络。后期可内损脏腑，并发有关脏腑病证，尤以肾气受损多见。肾元受损，气化失司，则水湿内停，外溢肌肤，而成水肿。湿浊内停，郁久化热，湿热煎熬，可成石淋。若肾气衰竭，水毒潴留，可为肾劳之证。

三、临床表现

痛风患者中 95% 为男性，初次发作年龄一般为 40 岁以后，但近年来有年轻化趋势；女性患者大多出现在绝经期后。部分有痛风家族史，多有漫长的高尿酸血症史。按照痛风的自然病程可分为无症状期、急性期、间歇期、慢性期。

1. **无症状期** 仅有持续性或波动性高尿酸血症而无临床症状。

2. **急性关节炎期** 通常是首发症状。多于春秋季节发病，典型发作起病急骤，凌晨关节疼痛惊醒、进行性加重、剧痛如刀割样或咬噬样，疼痛于 24 ～ 48 小时达到高峰。拇趾及第一跖趾关节最易受累，其次依次为踝、足跟、膝、腕、指、肘等关节。首次发作多为单关节炎，偶有双侧同时或先后受累；60% ～ 70% 首发于第一跖趾关节。局部红、肿、热、痛，功能受限，触痛明显。可伴有发热、头痛、恶心、心悸、寒战、不适及白细胞升高、血沉增快等全身表现。

3. **痛风石及慢性关节炎期** 痛风石（tophi）是痛风的特征性临床表现，常见于耳轮、跖趾、指间和掌指关节，常为多关节受累，且多见于关节远端，表现为关节肿胀、僵硬、畸形及周围组织的纤维化和变性。

4. **肾脏病变**

（1）痛风性肾病 是由尿酸盐结晶沉积于肾组织引起的慢性间质性炎症。早期可出现间歇性蛋白尿，随着病程进展，出现持续性蛋白尿，夜尿增多、等渗尿，晚期可出现高血压、氮质血症等肾功能不全表现；大量尿酸结晶沉积于肾小管、集合管、肾盂、输尿管，造成广泛严重的尿路阻塞，表现为少尿、无尿、急性肾功能衰竭，尿中可见大量尿酸结晶和红细胞。

（2）尿酸性尿路结石较小者呈沙砾状随尿排出，可无感觉。较大者梗阻尿路，引起肾绞痛、血尿、肾盂肾炎、肾盂积水等。纯尿酸结石，X 线常不显影，少部分与草酸钙、磷酸钙等混合可显示结石阴影。

四、实验室及其他检查

1. **血尿酸测定** 血液中血尿酸≥ 416μmol/L（7.0mg/dl）为高尿酸血症。

2. **尿尿酸测定** 低嘌呤饮食 5 天后，24 小时尿尿酸＞ 3.6mmol（600mg），为尿酸生成过多；如尿尿酸＜ 3.6mmol 而血尿酸≥ 416μmol/L，为尿酸排泄减少。

3. **滑囊液检查** 急性关节炎期，行关节穿刺抽取滑液，在偏振光显微镜下，滑液中或白细胞内有负性双折光针状尿酸盐结晶，阳性率约为90%。穿刺或活检痛风石内容物，可发现同样形态的尿酸盐结晶。本项检查具有确诊意义，为痛风诊断的“金标准”。

4. **X线检查** 急性期可见软组织肿胀；慢性期可见关节间隙狭窄、关节面不规则、痛风石沉积，典型者骨质呈类圆形穿凿样或虫噬样缺损、边缘呈尖锐的增生钙化，为尿酸盐侵蚀骨质所致。严重者出现脱位、骨折。

5. **超声检查** X线检查对尿酸性结石不能显影，但超声检查对尿酸性结石及混合性结石均能显影。

五、诊断与鉴别诊断

（一）诊　断

1. **诊断标准** 男性和绝经后女性血尿酸＞420μmol/L（7.0mg/dl）、绝经前女性血尿酸＞350μmol/L（5.8mg/dl）可诊断为高尿酸血症。中老年男性如出现特征性关节炎表现、尿路结石或肾绞痛发作，伴有高尿酸血症应考虑痛风。关节液穿刺或痛风石活检证实为尿酸盐结晶可做出诊断。X线检查、CT或MRI扫描对明确诊断具有一定的价值。急性关节炎期诊断有困难者，秋水仙碱试验性治疗有诊断意义。

2. **1985年Holmes标准**

（1）滑液中的白细胞有吞噬尿酸盐结晶的现象。

（2）关节腔积液穿刺或结节活检有大量尿酸盐结晶。

（3）有反复发作的急性单关节炎和无症状间歇期、高尿酸血症，秋水仙碱治疗有特效者。

具备上述1条者即可诊断。

诊断的金标准是抽取受累关节的滑液进行革兰染色、细菌培养、偏振光显微镜检查等，偏振光显微镜观察到双折光阳性的针状晶体即可确诊。

（二）鉴别诊断

1. **继发性高尿酸血症或痛风具有以下特点**

（1）儿童、青少年、女性和老年人更多见。

（2）高尿酸血症程度较重。

（3）40%的患者24小时尿尿酸排出增多。

（4）肾脏受累多见，痛风肾、尿酸结石发生率较高，甚至发生急性肾衰竭。

（5）痛风性关节炎症状往往较轻或不典型。

（6）有明确的相关用药史。

2. **关节炎**

（1）类风湿关节炎　青、中年女性多见，四肢近端小关节常呈对概性梭形肿胀畸形，晨僵明显。血尿酸不高，类风湿因子阳性，X线片出现凿孔样缺损少见。

（2）化脓性关节炎与创伤性关节炎　前者关节囊液可培养出细菌；后者有外伤史。两者血尿酸水平不高，关节囊液无尿酸盐结晶。

（3）假性痛风　系关节软骨钙化所致，多见于老年人，膝关节最常受累。血尿酸正常，关节滑囊液检查可发现有焦磷酸钙结晶或磷灰石，X线可见软骨呈线状钙化或关节旁钙化。

3. **肾结石** 高尿酸血症或不典型痛风可以肾结石为最先表现，继发性高尿酸血症者尿路结石的发生率更高。纯尿酸结石能被X线透过而不显影，所以对尿路平片阴性而B超阳性的肾结石患者应常规检查血尿酸并分析结石的性质。

六、西医治疗

（一）一般治疗

1. **控制饮食** 应避免高嘌呤食物。严格戒饮各种酒，每日饮水应在2000mL以上。

2. **避免诱因** 避免暴食酗酒、受凉受潮、过度疲劳、精神紧张，穿鞋要舒适，防止关节损伤，慎用影响尿酸排泄的药物等。

3. **防治伴发疾病** 同时治疗伴发的高脂血症、糖尿病、高血压病、冠心病、脑血管病等。

（二）急性期的治疗

急性发作时应卧床休息，抬高患肢，避免关节负重，并立即给予抗炎药物治疗。

1. **秋水仙碱** 为治疗痛风急性发作的特效药，可抑制炎性细胞趋化，对制止炎症、止痛有特效。静脉给药可产生严重的不良反应，如骨髓抑制、肾衰竭、弥散性血管内溶血、肝坏死、癫痫样发作甚至死亡，国内极少静脉给药。肾功能不全者应慎用。

2. **非甾体抗炎药（NSAID）** 包括吲哚美辛、萘普生、布洛芬、保泰松等。最常见的副作用是胃肠道症状，可能加重肾功能不全，影响血小板功能等。活动性消化性溃疡者禁用。

3. **糖皮质激素** 主要用于秋水仙碱和非甾体抗炎药无效或不能耐受者。

（三）发作间歇期和慢性期的治疗

应从小剂量开始，逐渐加至治疗量，起效后改为维持量。

1. **促进尿酸排泄** 药本类药主要抑制肾小管对尿酸盐的重吸收，从而促进尿酸排泄。常用的药物有丙磺舒、磺吡酮及苯溴马隆等。服药期间宜大量饮水，保持尿量在2000mL以上，并服用碳酸氢钠每日3～6g，碱化尿液。

2. **抑制尿酸合成药** 主要有别嘌醇。副作用主要是：胃肠道反应、皮疹、药物热、骨髓抑制、肝肾功能损害等。肾功能不全者，应减量使用。

3. **其他治疗** 关节活动障碍者，可进行理疗或体疗。

（四）肾脏病变的治疗

在积极控制血尿酸水平的基础上，碱化尿液，多饮多尿。对于痛风性肾病，在使用利尿剂时，应避免运用影响尿酸排泄的噻嗪类利尿剂如速尿、利尿酸等，可选择螺内酯（安体舒通）等。或选用碳酸酐酶抑制剂乙酰唑胺，既利尿又可碱化尿液。降压可用血管紧张素转化酶抑制剂，避免使用减少肾脏血流量的β受体阻滞剂和钙拮抗剂。

七、中医辨证论治

1. 风寒湿阻证

【临床表现】肢体关节疼痛，屈伸不利，或呈游走性疼痛，或疼痛剧烈，痛处不移，或肢体关节重着，肿胀疼痛，肌肤麻木，阴雨天加重，舌苔薄白，脉弦紧或濡缓。

【治法】祛风散寒，除湿通络。

【代表方】蠲痹汤加减。

2. 风湿热郁证

【临床表现】关节红肿热痛，痛不可触，遇热痛甚，得冷则舒，病势较急，兼发热，口渴，心烦，汗出不解，舌质红，苔黄或黄腻，脉滑数。

【治法】清热除湿，祛风通络。

【代表方】白虎加桂枝汤加减。

3. 痰瘀痹阻证

【临床表现】关节肿痛，反复发作，时轻时重，甚至关节肿大，僵直畸形，屈伸不利，或皮下结节，破溃流浊，舌质紫暗或有瘀点、瘀斑，苔白腻或厚腻，脉细涩。

【治法】化痰祛瘀，通络止痛。

【代表方】桃红饮加减。

4. 肝肾亏虚证

【临床表现】关节肿痛，反复发作，缠绵不愈，或关节呈游走性疼痛，或酸楚重着，麻木不仁，甚则僵直畸形，屈伸不利，腰膝酸痛，神疲乏力，舌质淡，苔白，脉细或细弱。

【治法】补益肝肾，祛风通络。

【代表方】独活寄生汤加减。

八、预防与调护

1. 体育锻炼，减轻体重，增强体质，增加抗病能力。

2. 避免过度劳累、紧张，穿鞋要舒适，勿使关节损伤。

3. 改善居住环境，避免湿冷。

4. 患者应多饮水，使每日尿量不小于2000mL，以有利于体内尿酸的排泄。

5. 控制饮食，避免暴饮暴食及辛辣的食物。米、面、水果、多数蔬菜、奶、蛋均属低嘌呤食物，可作为主要食品，而动物内脏、鱼子、鱼、海米、蟹黄、肉类、花生米、扁豆、豌豆、菠菜、芹菜、菜花等食品含嘌呤及嘌呤前体较多，应加以限制。严格禁止饮酒。

第八单元　神经系统疾病

第一节　癫　痫

癫痫（epilepsy）是慢性反复发作性短暂脑功能失调综合征，以脑神经元异常过度放电引起突发的短暂的中枢神经系统功能失常、反复痫性发作为特征，是发作性意识丧失的常见原因。由于异常放电神经元的位置不同，放电和扩散的范围不等，患者发作可表现为感觉、运动、意识、精神、行为、自主神经功能障碍或兼而有之。

本病属中医学“痫证”“羊痫风”等范畴。

一、西医病因病理

（一）病因及发病机制

1. **遗传**　家系调查结果显示，特发性癫痫近亲中患病率为2%～6%，明显高于一般人群的0.5%～1%。特发性癫痫具有不同的遗传方式，如儿童期失神癫痫为常染色体显性遗传，婴儿痉挛症为常染色体隐性遗传。

2. **先天性疾病**　①皮质发育障碍如灰质异位、巨脑畸形等。②脑穿通畸形。③脑积水。④脑性瘫痪。⑤脑面部血管瘤病等均可引起癫痫。⑥结节性硬化症常以癫痫为主要临床症状。

3. **遗传代谢性疾病**　如苯丙酮尿酸症、神经节苷脂沉积症、线粒体脑病等。

4. **中枢神经系统感染**　包括细菌性、病毒性、寄生虫性颅内感染。

5. **脑血管疾病**　如出血性脑卒中、脑栓塞等。

6. **其他颅脑疾病**　颅脑外伤、脑脱髓鞘疾病、脑肿瘤及围生期损伤。

7. **全身性疾病**　心血管疾病（高血压脑病等）、急性肾功能衰竭、慢性肾功能衰竭、肺性脑病、代谢及内分泌障碍（胰岛细胞瘤致低血糖等）、电解质紊乱（低血钙等）、缺氧（一氧化碳中毒等）及中毒等。

（二）影响发作的因素

1. **年龄**　60%～80%的癫痫首次发做出现在20岁之前。各年龄组癫痫常见病因不同。多种特发性癫痫外显率与年龄有密切关系，如婴儿痉挛症多在1岁内起病，儿童失神癫痫多在6～7岁起病，肌阵挛癫痫多在青少年期起病。

2. **内分泌内环境**　变化、电解质失调及代谢改变可影响癫痫阈值，如妊娠早期发作（妊娠性癫痫）。

3. **睡眠**　癫痫发作与睡眠－觉醒周期有密切关系，如GTCS常在晨醒时发作，婴儿痉挛症多在醒后和睡前发作。

4. **脑功能状态**　正常大脑在不同功能状态下致痫敏感性不同，如提高警觉性和注意力可防止惊吓性癫痫发作。

5. **其他**　疲劳、缺觉、饥饿、便秘、饮酒、闪光和感情冲动等都可诱发。

（三）发病机制

癫痫发作的可能机制包括：

1. 神经元细胞膜电位异常（膜离子通道改变所致）：目前认为，脑内病灶中有一部分病态神经元膜电位异常，在每次放电后，不是恢复静息，而是持续维持在去极化状态，称为长的去极化漂移，是不稳定状态，历时数十或数百毫秒后方转入超极化状态。将近发作时，去极化漂移接着就出现高频率的动作电位，并引起外周和远处的神经元同步放电。这种异常的、过度的同步性放电与细胞膜离子通道改变有一定的联系。

2. 中枢神经系统递质异常：谷氨酸是兴奋性神经递质，它的合成-释放增多、重摄取减少或反运转以及受体反应性增强，是导致癫痫发作的一个重要机制。γ-丁氨基丁酸（GABA）是中枢神经系统最重要的抑制性神经递质。GABA去抑制不仅会引起癫痫发作，还可导致癫痫放电的持续发生。

3. 神经胶质细胞功能异常：神经胶质细胞除了起支持作用外，还能摄取神经递质谷氨酸和GABA，维持细胞外液兴奋性神经递质与抑制性神经递质的平衡。若星形胶质细胞过量摄取GABA，导致神经元摄取减少，可引起癫痫发作。

4. 免疫机制。

痫性发作传播的范围取决于其他部位的抑制能力。

二、中医病因病机

痫病的发生，大多由于七情失调，先天因素，脑部外伤，饮食不节，劳累过度，或患他病之后，造成脏腑失调，痰浊阻滞，气机逆乱，风阳内动所致，而尤以痰邪作祟最为重要。

1. 风痰闭阻 惊恐伤肾，气机逆乱，脏腑受损；易致阴不敛阳而化热生风；脾气受损，运化失常，则痰浊内聚，痰浊随气逆或风动上窜，蒙闭清窍，则可突然昏仆。

2. 痰火扰神 肝火偏旺，火动生风，风动痰升，闭阻脑窍，则猝倒叫吼，不省人事。

3. 瘀阻脑络 产伤、跌仆撞击、中风等因素损伤脑络，瘀血内停，气血不畅，脑神失养，则神明遂失，突然昏仆，神识昏蒙。

4. 心脾两虚 饮食不节，思虑、劳倦过度，或患他病之后，造成脏腑失调，气血两亏，脑失所养；脾虚不能运化，聚湿生痰，痰浊蒙闭脑窍，则可突然昏仆，神不守舍。

5. 心肾亏虚 先天不足，肾精亏虚，后天失养，脾失运化，脏腑功能失调，精血亏耗，心脑失养，聚湿生痰，蒙闭清窍，则可发为痫证。痫之发病与五脏均有关联，但主要责之于心肝，顽痰闭阻心窍、肝经风火内动是痫病的主要病机特点。病理因素总以痰为主，每由风、火触动，痰瘀内阻，蒙闭清窍而发病。以心脑神机失用为本，风、火、痰、瘀致病为标。其中痰浊内阻，脏气不平，阴阳偏盛，神机受累，元神失控是病机的关键所在。痫病的病机转化取决于正气的盛衰及痰邪深浅。而痫病之痰，具有随风气而聚散和胶固难化两大特点，因而痫病之所以久发难愈，反复不止，正是由于胶固于心胸的"顽痰"所致。

三、临床表现

（一）部分性发作

临床和脑电图的起始改变提示神经元激活限于一侧大脑半球某一部分。

1. 单纯部分性发作 意识不丧失。以下运动性和感觉性单纯部分性发作相当于通常所称的局限性癫痫。

（1）有运动症状的发作：

①局限性运动性发作：身体任何一个部位，如一侧口角、面部或肢体远端的局限性抽搐，较严重的发作后可使发作部位遗留暂时性瘫痪，称为Todd麻痹，病灶在运动区。

②Jackson癫痫：局限性运动性发作沿皮质代表运动区扩展，病灶在运动区。

③旋转性发作：头眼向一侧偏斜，可连及头与躯干，偶可致全身旋转，病灶在对侧额叶，偶有枕叶，少数在同侧皮质。

④姿势性发作：一侧上肢外展，肘部半屈，伴有向该侧手部的注视动作，病灶多在附加运动区。

（2）有躯体感觉或特殊性感觉症状的发作：

①体觉性发作：多为针刺感、麻木感、触电感和肢体动作感等，多发生在口角、舌、手指和足趾，也可缓慢扩展成为Jackson感觉性癫痫，病灶位于中央后回体感觉区。

②视觉性发作：多为简单视幻觉如闪光，也可有结构性幻视如人物、景色等，病灶在枕叶。

③听觉性发作：简单的听幻觉如噪音，或复杂的音响如音乐，病灶在颞叶外侧面或岛回。

④嗅觉性发作：多为焦臭或其他难闻的气味，病灶在颞叶眶区、沟回、杏仁核或岛回。

⑤味觉性发作：甜、酸、苦、咸或金属味，病灶在杏仁核或岛回。

⑥眩晕性发作：为旋转感、漂浮感或下沉感，病灶在岛回或顶叶。

（3）自主神经症状的发作　如烦渴、欲排尿、出汗、面部及全身皮肤发红、呕吐、腹痛等，病灶在杏仁核、岛回或扣带回。

精神症状的发作表现为各种类型遗忘症、情感异常、错觉。

2. **复杂部分性发作**　以往称精神运动性发作或颞叶发作，以意识障碍与精神症状为突出表现。患者在发作时突然与外界失去接触，进行一些无意识的动作，称发作期自动症。每次发作持续达数分钟或更长时间后，神志逐渐清醒；清醒后对发作经过无记忆。部分患者发作开始时可能先出现简单部分性发作的嗅幻觉或精神症状，使患者意识到自己又将发作。EEG 示一侧或两侧颞区慢波，杂有棘波或尖波。

3. **部分性发作**　扩展至全面性发作可表现强直 - 阵挛发作，强直性发作或阵挛性发作，脑电图迅速扩展为全面性异常。

（二）全面性发作

意识障碍常为最早表现，临床症状及脑电图均显示大脑半球开始即为双侧受累，抽搐为双侧性的，脑电图变化双侧同步。

1. **全面性强直 - 阵挛发作**（GTCS）　即大发作，为最常见的发作类型之一，以意识丧失和全身对称性抽搐为特征。

（1）强直期　病人突然意识丧失，跌倒在地，全身肌肉强直性收缩；喉部痉挛，发出叫声；强直期持续 10 ～ 20 秒后，在肢端出现细微的震颤。

（2）阵挛期　震颤幅度增大并延及全身成为间歇性痉挛，即进入阵挛期。本期持续 30 秒钟至 1 分钟，最后一次强烈阵挛后，抽搐突然终止，所有肌肉松弛。在以上两期中，可见心率加快，血压增高，汗液、唾液和支气管分泌物增多，瞳孔散大、对光反射消失等自主神经征象；呼吸暂时中断，深、浅反射消失，病理反射征阳性。

（3）惊厥后期　呼吸首先恢复，心率、血压、瞳孔等恢复正常，肌张力松弛，意识恢复。自发作开始到意识恢复历时 5 ～ 10 分钟；清醒后常感到头昏、头痛、全身乏力和无力，对抽搐全无记忆；不少患者发作后进入昏睡。

2. **失神发作**　以意识障碍为主。单纯型仅有意识丧失，复合型则伴有简短的强直、阵挛或自动症、自主神经症状。

（1）典型失神发作　通常称小发作，见于 5 ～ 14 岁的儿童。表现为意识短暂丧失，失去对周围的知觉，但无惊厥。病人突然终止原来的活动或中断谈话，面色变白，双目凝视，手中所持物件可能失握跌落，有时眼睑、口角或上肢出现不易觉察的颤动，无先兆和局部症状；一般持续 3 ～ 15 秒，事后对发作全无记忆。发作终止立即清醒。发作 EEG 呈双侧对称 3Hz 棘 - 慢综合波。

（2）不典型失神发作　意识障碍发生及休止缓慢，但肌张力改变较明显；EEG 示较慢而不规则的棘 - 慢波或尖 - 慢波。

3. **强直性发作**　表现为突发全身或躯干、肢体肌肉强烈持续收缩，其后无阵挛期（故头、眼、肢体固定在某一位置），同时伴有意识障碍和自主神经症状，发作时间较 GTCS 短，仅持续数秒或数十秒。EEG 示连续多棘波。

4. **肌阵挛发作**　突然、短暂和快速的某一肌肉或肌肉群收缩，表现为身体一部分或全身肌肉突然、短暂的单次或重复跳动。EEG 为多棘 - 慢波。

5. **阵挛性发作**　仅有重复的全身阵挛，频率逐渐变慢而强度不变。EEG 见快活动、慢波、棘 - 慢波和多棘 - 慢波。

6. **失张力发作**　表现为部分或全身肌肉张力的突然丧失而跌倒在地上，但不发生肌肉的强直性收缩，持续1～3秒钟，并很快恢复正常，可有短暂意识丧失。EEG示多棘-慢波或低电位快活动。

（三）癫痫持续状态

癫痫持续发作或癫痫状态是指1次癫痫发作持续30分钟以上，或连续多次发作，发作期间意识或神经功能未恢复至正常水平，病人始终处于昏迷状态，随反复发作而间歇期越来越短，体温升高，昏迷加深。如不及时采取紧急措施终止发作，病人将因衰竭而死亡。突然停用抗癫痫药物和全身感染是引起持续状态的重要原因，继发性癫痫的持续状态较原发性者为多。

四、实验室及其他检查

1. 脑电图（EEG）检查 脑电图上出现棘波、尖波、棘-慢复合波等痫性发作波形对癫痫的诊断具有重要参考价值。然而其更重要的意义是区分发作的类型：局限性发作为局限部位的痫性波形；GTCS强直期呈低电压快活动，10Hz以上，逐渐转为较慢、较高的尖波；阵挛期为与节律性肌收缩相应的爆发尖波和与停止肌收缩相应的慢波；失神发作可见各导程同步发生短暂3Hz的棘-慢波放电，背景电活动正常。

由于病人做脑电图检查时一般已无发作，上述典型波形已不显示，仅部分呈现短促、零落的痫性电活动，此时可采用诱发方法，如过度换气、闪光刺激、剥脱睡眠、使用药物等，则痫性电活动发生率可提高80%左右。此外，24小时动态脑电图连续描记能更进一步获得脑电图异常放电的资料。

2. 影像学检查 磁共振波谱检查能较好地诊断癫痫。脑磁图利用超导量子干涉仪进行测定，能检查颅内三维正常和病理的电流，且比EEG更敏感，可提供癫痫灶中电流的位置、深度和方向等精确的空间信息，且能分辨原发灶和继发灶。

3. 其他检查 SPECT、PFT通过测定脑组织内放射性核素的聚集或摄取量来显示病灶，有较好的敏感性。

五、诊断与鉴别诊断

（一）诊　断

1. 癫痫的临床诊断 主要根据癫痫患者的发作病史，特别是可靠目击者所提供的详细的发作过程和表现，辅以脑电图痫性放电即可诊断。

2. 脑电图 脑电图是诊断癫痫最常用的一种辅助检查方法，40%～50%癫痫病人在发作间歇期的首次EEG检查可见棘波、尖波或棘-慢波、尖-慢波等痫性放电波形。癫痫发作患者出现局限性痫样放电提示局限性癫痫，普遍性痫样放电提示全身性癫痫，但是少数病人可多次检查EEG始终正常。

3. 神经影像学检查 可确定脑结构性异常或损害，脑磁图、SPECT、PET等可帮助确定癫痫灶的定位。

（二）鉴别诊断

1. 晕厥 多有见血、直立、疼痛刺激等诱因，起病和恢复都较缓慢，发病前常先有头晕、胸闷、心慌、黑蒙等症状，清醒后常有肢体发冷、乏力等，平卧后可逐渐恢复。

2. 偏头痛 出现视觉异常的先兆表现或伴有运动、感觉功能的短暂缺失，易与局限性癫痫相混淆，但其先兆症状持续时间较长，头痛发作时常伴有恶心呕吐，EEG正常。

3. 假性癫痫发作 又称癔病性发作，多在情绪波动后发作，症状有戏剧性，表现为双眼上翻、手足抽搐和过度换气，一般不会发生自伤或尿失禁。强烈的自我表现，精神刺激后发作，发作中哭叫、出汗和闭眼等为其特点，暗示治疗可终止发作。脑电图系统监测对其鉴别很有意义。

4. 低血糖症 血糖水平＜2mmol/L可产生局部癫痫样抽动或四肢强直发作，伴意识丧失，常见于胰岛β细胞瘤或长期服降糖药的2型糖尿病患者，病史有助于诊断。

六、西医治疗

（一）药物治疗

在没有诱因的情况下半年内出现2次癫痫发作的病人，必须给予正规抗痫药物治疗。单次发作的病人是否应开始长期药物治疗，要根据病人的具体情况如发作类型、年龄、诱因、既往病史、家族史、有否阳性体征、EEG、有否脑结构性改变、突然意识丧失可能招致的危险等资料进行全面考虑后做出决定。

1. 药物的选择 主要取决于发作类型。GTCS首选药物为苯妥英钠、卡马西平，其次为丙戊酸钠、拉莫三嗪、奥卡西平；失神发作首选乙琥胺或丙戊酸钠，其次为氯硝西泮（氯硝安定）；单纯部分性发作首选卡马西平，其次为苯妥英钠、奥卡西平、苯巴比妥；儿童肌阵挛发作首选丙戊酸钠，其次为乙琥胺或氯硝西泮。

2. 常用药物的用法 ①苯妥英钠：起始剂量200mg/d，维持剂量300～500mg/d。②苯巴比妥：起始剂量为30mg/d，维持剂量60～90mg/d。③卡马西平：起始剂量200mg/d，维持剂量600～1200mg/d。④乙琥胺：起始剂量500mg/d，维持剂量750～1500mg/d。⑤丙戊酸钠：起始剂量200mg/d，维持剂量600～1800mg/d，儿童10～40mg/(kg·d)。⑥拉莫三嗪：起始剂量25mg/d，维持剂量100～300mg/d。⑦奥卡西平：起始剂量300mg/d，维持剂量600～1200mg/d。⑧氯硝西泮：1mg/d，逐渐加量；儿童0.5mg/d。

3. 用药原则 ①根据发作类型选择有效、安全、易购和价廉的药物。②口服药量均自常量低限开始，逐渐调整至能控制发作而又不出现严重毒、副作用为宜。③单药治疗是癫痫的重要原则，单个药物治疗数周，血清药浓度已达到该药“治疗范围”浓度而无效或发生病人不能耐受的副作用，应考虑更换药物或与他药合并治疗。但需注意更换新药时不可骤停原药。④癫痫是一种需长期治疗的疾病，患者应树立信心。特发性癫痫在控制发作1～2年后，非特发性癫痫在控制发作3～5年后才减量或停药，部分患者终身服药。停药应根据癫痫类型、发作控制情况综合考虑，通常在1～2年逐渐减量，直至停用。

（二）神经外科治疗

手术治疗的适应证包括：①难治性癫痫：患病时间较长，并经正规抗痫药治疗2年以上无效或痫性发作严重而频繁。②癫痫灶不在脑的主要功能区，且手术易于到达，术后不会造成严重残废者。③脑器质性病变所致的癫痫，可经手术切除病变者。常用方法有：前颞叶切除术，选择性杏仁核、海马切除术，癫痫病灶切除术，大脑半球切除术等。脑立体定向毁损术等方法对难治性癫痫有一定的疗效。

（三）痫持续状态的处理

痫持续状态为威胁生命的紧急情况，多数是由于癫痫病人突然停用或减少原来长期服用的抗痫药物，少数病人是因颅内感染、颅脑外伤或代谢性脑病等引起。除病因治疗外，应在最短时间内终止发作，并保持连续24小时无发作。

1. 地西泮 为首选药物。常用10mg缓慢静脉注射，每分钟不超过2mg，但作用持续时间短，需5～10分钟重复应用。或用地西泮静脉点滴维持，将50～100mg地西泮加入5%葡萄糖氯化钠注射液500mL中静脉滴注，以每小时50～100mL速度为宜。因安定对呼吸有抑制作用，甚至引起呼吸停顿，故使用时应密切观察呼吸和血压，做好抢救准备。

2. 苯妥英钠 为长作用抗痫药，在应用地西泮控制发作后，通常需要防止其复发。成人剂量15～18mg/kg。该药不影响对病人意识恢复的观察，不抑制呼吸，但可阻断心脏房室传导，注射速度过快可使血压急剧下降，应监测血压和ECG。

3. 苯巴比妥钠 肌注对大部分病人有效。一般用量为8～9mg/kg，肌注。该药一般不静注，因其对呼吸中枢抑制作用较强。该药作用慢，持续时间长，与地西泮并用效果较好。

4. 异戊巴比妥钠 0.5g溶于注射用本10～20mL中缓慢静注。该药比苯巴比妥钠对呼吸中枢抑制作用轻，对有明显肝肾功能不全者两药均应慎用。

发作难以控制者，必要时在ECG监护下行全身麻醉，达到惊厥和痫性电活动都消失的程度。

反复GCTS会引起脑水肿而使发作不易控制，可快速静滴甘露醇等。高热时给予物理降温，并注意及时纠正血液酸碱失衡和电解质的异常。昏迷病人注意保持呼吸道通畅，必要时行气管插管或切开。

癫痫持续状态完全控制后，应定时定量维持用药。一般肌注苯巴比妥钠0.1～0.2g，根据用药情况可6～8小时1次，连续3～4天。病人清醒后改口服抗痫药。

5. 对症处理 保持呼吸道畅通，必要时气管切开，密切观察生命体征，预防脑水肿和维发感染，降温，维持水、电解质平衡等。

七、中医辨证论治

1. 风痰闭阻证

【临床表现】发病前常有眩晕，头昏，胸闷，乏力，痰多，心情不悦。发作呈多样性，或见突然跌倒，神志不清，抽搐吐涎，或伴尖叫与二便失禁，或短暂神志不清，双目发呆，茫然所失，谈话中断，持物落地，或精神恍惚而无抽搐，舌质红，苔白腻，脉多弦滑有力。

【治法】涤痰息风，开窍定痫。

【代表方】定痫丸加减。

2. 痰火扰神证

【临床表现】发作时昏仆抽搐，吐涎，或有吼叫，平时急躁易怒，心烦失眠，咳痰不爽，口苦咽干，便秘溲黄，病发后，症情加重，彻夜难眠，目赤，舌红，苔黄腻，脉弦滑而数。

【治法】清热泻火，化痰开窍。

【代表方】龙胆泻肝汤合涤痰汤加减。

3. 瘀阻脑络证

【临床表现】平素头晕头痛，痛有定处，常伴单侧肢体抽搐，或一侧面部抽动，颜面口唇青紫，舌质暗红或有瘀斑，舌苔薄白，脉涩或弦。

【治法】活血化瘀，息风通络。

【代表方】通窍活血汤加减。

4. 心脾两虚证

【临床表现】反复发病，神疲乏力，心悸气短，失眠多梦，面色苍白，体瘦纳呆，大便溏薄，舌质淡，苔白腻，脉沉细而弱。

【治法】补益气血，健脾宁心。

【代表方】六君子汤合归脾汤加减。

5. 心肾亏虚证

【临床表现】痫病频发，神思恍惚，心悸，健忘失眠，头晕目眩，两目干涩，面色晦暗，耳轮焦枯不泽，腰膝酸软，大便干燥，舌质淡红，脉沉细而数。

【治法】补益心肾，潜阳安神。

【代表方】左归丸合天王补心丹加减。

第二节　脑血管疾病

脑血管疾病（cerebral vascular disease，CVD）是由于各种病因使脑血管发生病变，引起脑部疾病的总称。临床上可分为急性脑血管病和慢性脑血管病两种。急性脑血管病又称脑卒中（stroke），是指急性起病，迅速出现局限性或弥漫性脑功能缺失征象的脑血管性临床事件。急性脑血管病按其病理性质可分为缺血性和出血性两大类，前者常见的疾病包括脑梗死、短暂性脑缺血发作等；后者多见的有脑出血、蛛网膜下腔出血等。慢性脑血管疾病发病隐匿，逐渐进展，如脑动脉硬化症、血管性疾病。本节只讨论急性脑血管病。

急性脑血管病主要归属于中医学“中风病”的范畴，另有少数可归属于中医学“头痛”“眩晕”“厥证”等范畴。

一、脑血管病的常见病因

引起脑血管病的病因可以是单一的，但常为多种病因联合致病。

1. 血管壁病变　最常见的是动脉硬化，包括动脉粥样硬化和高血压动脉硬化两种。此外，还有动脉炎、先天血管异常、血管损伤、恶性肿瘤、药物等所致的血管病损。

2. 心脏病及血流动力学改变　如高血压、低血压或血压的急骤波动、各种心脏疾患所致心功能障碍、心房纤颤、传导阻滞等。

3. 血液成分改变及血液流变学异常　①血液黏稠度增高（如高黏血症、脱水、红细胞增多症、高纤维蛋白原血症等）。②凝血机制异常（如血小板减少性紫癜、血友病、弥漫性血管内凝血、妊娠、产后、手术后、恶性肿瘤、应用抗凝剂及避孕药等均可造成高凝状态）。

4. 其他血管外因素 ①主要是大血管附近的病变（如颈椎病、肿瘤等压迫致脑供血不足）。②颅外形成的各种栓子（如脂肪栓子、空气栓子等）。

二、脑血管病的危险因素

许多因素与脑卒中的发生及发展有密切关系，但又无直接因果关系，故不能确定为病因，可归为危险因素，包括：高血压和低血压、心脏病、糖尿病、短暂性脑缺血发作（TIA）、脑卒中史、吸烟、高脂血症。其他相关因素如体力活动减少、超重、饮食习惯（高摄盐量及肉类、动物油的高摄入等）、感染等都与脑卒中的发生呈正相关，控制和有效干预这些因素，即可降低脑卒中的发病率和死亡率。无法干预的危险因素有高龄、性别、种族、气候、脑卒中家族史等。

1. 高血压 高血压是脑出血和脑梗死最重要的危险因素。脑卒中发病率、死亡率的上升与血压升高有着十分密切的关系。控制高血压可明显减少脑卒中，同时也有助于预防或减少其他靶器官损害，包括心力衰竭。

2. 心脏病 心房纤颤是脑卒中的一个非常重要的危险因素。非瓣膜病性房颤患者每年发生脑卒中的危险性为3%～5%，大约占血栓栓塞性卒中的50%。其他类型心脏病包括扩张型心肌病、瓣膜性心脏病（如二尖瓣脱垂、心内膜炎和人工瓣膜）、先天性心脏病（如卵圆孔未闭、房间隔缺损、房间隔动脉瘤）等也对血栓栓塞性卒中增加一定危险。

3. 糖尿病 糖尿病是脑血管病重要的危险因素。脑血管病的病情轻重和预后与糖尿病患者的血糖水平以及病情控制程度有关，因此，应重视对糖尿病的预防和控制。

4. 血脂异常 大量研究已经证实，血清总胆固醇（TC）、低密度脂蛋白（LDL）升高，高密度脂蛋白（HDL）降低与心血管病有密切关系。应用他汀类等降脂药物可降低脑卒中的发病率和死亡率。

5. 吸烟 经常吸烟是公认的缺血性脑卒中的危险因素。其对机体产生的病理生理作用是多方面的，主要影响全身血管和血液系统，如加速动脉硬化、升高纤维蛋白原水平、促使血小板聚集、降低高密度脂蛋白水平等。

6. 饮酒 酒精可能通过多种机制导致卒中增加，包括升高血压，导致高凝状态、心律失常，减少脑血流量等。

7. 肥胖 肥胖人群易患心脑血管病已有不少研究证据。这与肥胖导致高血压、高血脂、高血糖是分不开的。

8. 其他危险因素

（1）高同型半胱氨酸血症 根据美国第三次全国营养调查和Framingham病例－对照研究的数据分析结果，高同型半胱氨酸血症与脑卒中发病有相关关系。

（2）代谢综合征（WHO，1999） 其特征性因素包括腹型肥胖、血脂异常、血压升高、胰岛素抵抗（伴或不伴糖耐量异常）等。胰岛素抵抗是其主要的病理基础，故又被称为胰岛素抵抗综合征。由于该综合征聚集了多种心脑血管病的危险因素，并与新近发现的一些危险因素相互关联，因此，对其诊断、评估以及适当的干预有重要的临床价值。

（3）缺乏体育活动 规律的体育锻炼对减少心脑血管病大有益处。研究证明，适当的体育活动可以改善心脏功能，增加脑血流量，改善微循环；也可通过降低升高的血压、控制血糖水平和降低体重等控制卒中主要危险因素的作用来起到保护性效应。

（4）饮食营养不合理 脂肪和胆固醇的过多摄入可加速动脉硬化的形成，继而影响心脑血管的正常功能，易导致脑卒中。另外，食盐量过多可使血压升高，并促进动脉硬化形成。

三、中医对脑血管病的认识

（一）病因病机

中风的发生，病因复杂，多相兼致病。主要是在平素气血亏虚，心、肝、肾三脏功能失调的基础上，加上情志不遂，或饱食恣酒，或房事劳累，或外邪侵袭等诱因，以致阴亏于下，肝阳暴张，阳化风动，气血逆乱，夹痰夹火，横窜经脉，上冲于脑，蒙闭心窍而发生猝然昏仆、半身不遂诸症。

1. 积损正衰 年老体弱，肝肾阴虚，肝阳偏亢；或形体肥胖，气虚于中，或久病、思虑过度，气血亏损，以致元气耗伤，运血无力，而致脑脉瘀滞不通，脑失所养。阴血亏虚则阴不制阳，虚内风动，夹痰浊、瘀血上扰清窍，突发本病。

2. 劳倦内伤 烦劳过度，耗气伤阴，多使阳气暴张，引动风阳上旋，气血上逆，壅阻清窍。

3. 饮食不节 饥饱失宜或嗜食肥甘厚味、辛辣之物，或饮酒无度，皆可致脾失健运，聚湿生痰，痰湿生热，热极生风。

4. 情志所伤 五志过极，心肝火盛，皆可动风而发卒中，以郁怒伤肝为多。平素忧郁恼怒，情志不畅，肝郁气滞，气郁化火，则肝病阳暴，引动心火，气血上逆于脑，神窍闭阻，遂生中风。或长期精神紧张，阴精暗耗，肝肾阴虚，阳亢风动。

5. 正虚邪中 年老体衰，或饮食不节，或劳役过度，或禀赋不足，或久病体虚，皆可致正虚衰弱，气血不足，营卫失调，腠理空疏。尤其在气候突变之时，风邪乘虚而入，使气血痹阻，肌肤筋脉失于濡养。

综上所述，本病的病位在脑，与心、肾、肝、脾密切相关。其病机归纳起来不外虚（阴虚、气虚）、火（肝火、心火）、风（肝风、外风）、痰（风痰、湿痰）、气（气逆）、血（血瘀）六端，其中以肝肾阴虚、气血衰少为致病之本，风、火：痰、气、瘀为发病之标，且两者常互为因果而临证兼见。本病基本病机为阴阳失调，气血逆乱，上犯于脑。

（二）辨证要点

1. 辨中经络与中脏腑 中经络仅见半身不遂、口眼㖞斜、语言不利，无神志障碍；中脏腑则指突然昏不知人，或神志昏糊、迷蒙，伴见肢体不遂、口眼㖞斜等。

2. 辨闭证与脱证 中脏腑应辨闭、脱。闭证是邪气内闭清窍，症见神志不清，牙关紧闭，口噤不开，肢体强痉，两手握固，大小便闭，属实证。脱证是五脏真阳散脱，阴阳即将离决之候，症见神志昏聩无知，目合口开，四肢软瘫，手撒肢冷汗多，二便自遗，鼻息低微，属虚证。

3. 辨阴闭与阳闭 根据有无热象，闭证又有阳闭与阴闭之分。阳闭为瘀热痰火闭郁清窍，可见身热面赤，气粗鼻鼾，痰声如拽锯，便秘溲黄，舌苔黄腻，舌绛干，甚则舌体卷缩，脉弦滑而数。阴闭为寒湿痰浊内闭清窍，可见面白唇紫，痰涎壅盛，四肢不温，舌苔腻，脉沉滑等。

4. 辨病势顺逆 在中风病诊疗过程中，根据病人“神”的表现，尤其是神志和瞳神的变化，可判断病势的顺逆。先中脏腑，如神志逐渐转清，半身不遂未再加重或有恢复者，是病由中脏腑转向中经络，病势顺，预后多好；反之先中经络，病人渐至神昏，瞳神变化，甚则呕吐、头痛项强者，病变发展至中脏腑，是正气渐衰、邪气日盛之征，病重。

四、治疗原则

中风病急性期以标实为重者，治当祛邪为先。中经络者以平肝息风，化痰祛瘀，通络为主。中脏腑闭证，以祛邪开窍醒神为主，治有息风清火、豁痰开窍、通腑泄热之不同。脱证急宜扶正固脱，治有救阴回阳。中风病恢复期及后遗症期，多虚实兼夹，邪实未清而正虚已现，当扶正祛邪，标本兼顾，治宜平肝息风、化痰祛瘀与滋养肝肾、益气养血并用。

五、预防与调护

1. 预防 重视中风先兆症状的观察，并积极治疗是预防中风病发生的关键。宜慎起居、节饮食、调情志。中风平时宜饮食清淡，忌肥甘厚味和辛辣刺激之品，禁烟酒，应心情平和，起居有常，劳逸结合，预防性使用药物，调整血压，以防卒中和复中。

2. 调护 既病之后，加强护理，须密切观察病情变化，注意瞳神、面色、呼吸、汗出等变化；加强口腔护理，及时清除痰涎；恢复期要进行肢体、语言、智能等各种功能训练；长期卧床者，注意保护局部皮肤，防止褥疮等。

·短暂性脑缺血发作·

短暂性脑缺血发作（transient ischemic attack，TIA）是指历时短暂且经常反复发作的脑局部供血障碍，以相应供血区局限性和短暂性神经功能缺失为特点的一种脑血管病。每次发作历时短暂，持续数分钟至1小时，在24小时内即完全恢复，约占同期缺血性脑血管病的7%～45%。

本病属于中医学的“中风”“眩晕”“厥证”等范畴。

一、西医病因病理

TIA的病因目前尚不十分确定，其发病机制有多种学说，主要与高血压动脉粥样硬化、动脉狭窄、心脏病、血液成分改变及血流动力学变化等病因有关。

1. **微栓子** 主要来源于颈内动脉系统动脉硬化性狭窄处的附壁血栓和动脉粥样硬化斑块的脱落、血小板聚集物、胆固醇结晶等，微栓子随血流阻塞小动脉后出现缺血症状，当栓子破碎或溶解移向远端时，血流恢复，症状消失。

2. **脑血管痉挛** 脑动脉硬化后使血管腔狭窄可形成血流漩涡，刺激血管壁发生血管痉挛，而出现TIA的症状，当漩涡减弱时症状就消失。在持续高血压、局部损伤和微栓子的刺激下，也可引起脑动脉痉挛而致TIA发作。

3. **血液成分、血流动力学改变** 某些血液系统疾病（如真性红细胞增多症、血小板增多症等）所致的高凝状态，以及低血压和心律失常等变化，造成脑灌注代偿失调，也可引起TIA。

4. **颈部动脉受压学说** 多属椎-基底动脉系统缺血。因动脉硬化或先天性迂曲等，当头颈过伸或向一侧转动时，椎动脉可在颈椎横突孔处受压，这种情况在伴有颈椎骨质增生时更易发生。

5. **其他** 脑实质内的血管炎、血管壁发育异常或小灶出血、脑外盗血综合征及系统性红斑狼疮(SLE)等也可引起TIA。

二、中医病因病机

多因素体禀赋不足，年老正衰，或劳倦内伤致气血内虚，血脉不畅；或因饮食不节，损伤脾胃，内生湿浊，阻滞经脉，复加情志不遂，气候剧烈变化等诱因，以致脏腑功能失调，气血逆乱，风夹痰瘀，扰于脑窍，窜犯经络发病。

1. **肝肾阴虚，风阳上扰** 素体阴虚，水不涵木，虚风内动，夹肝阳上扰清窍，则头晕目眩，甚则欲仆；窜阻经络则肢体麻木。

2. **气虚血瘀，脉络瘀阻** 素体气虚，血行不畅，以致瘀阻脉络；或气虚而脉络空虚，风邪乘虚人中，痹阻气血，清窍失养发为本病。

3. **痰瘀互结，阻滞脉络** 嗜酒肥甘、饱饥劳倦损伤脾胃，以致水谷不化为精微，反而聚湿生痰，致使清阳不升，浊阴不降，而见头晕目眩，肢体麻木，移时恢复如常。

本病位于经络，其主要病机是气虚血瘀，气虚为本，血瘀为标。血瘀是TIA发生发展的核心，更有痰浊与瘀血互结而致病者，肝阳亦有夹痰、夹瘀而上扰者。

三、临床表现

TIA好发于50～70岁人群，男性多于女性。发病突然，迅速出现局限性神经功能或视网膜功能障碍，多于5分钟左右达到高峰，症状和体征大多在24小时内完全消失；可反复发作；根据受累血管不同，临床上可分为颈内动脉系统TIA和椎-基底动脉系统TIA。

1. **颈内动脉系统TIA** 较多见，持续时间较短，易进展为完全性卒中。常见症状为发作性单肢无力或轻偏瘫及对侧面部轻瘫，当主侧半球受累时可见失语症，也可有失读、失写症等。本病的特征性改变是伴有病变侧单眼一过性黑蒙或失明或病变侧Homer征；部分视野缺损常见，偏盲则较少见。

2. **椎-基底动脉系统TIA** 较少见。由于椎-基底动脉复杂的结构，故缺血所致的症状复杂多样，脑干前庭系缺血表现为眩晕、平衡失调，多不伴有耳鸣；内听动脉缺血致内耳受累可伴耳鸣。

本病的特征性临床表现 ①跌倒发作：患者转头或仰头时，下肢突然失去张力而跌倒，无意识丧失，常可很快自行站起，系下部脑干网状结构缺血，肌张力降低所致。②短暂性全面性遗忘症：发作时出现短时间记忆丧失，病人对此有自知力，持续数分钟至数十分钟，发作时对时间、地点定向障碍，但谈话、书写和计算能力保持，是大脑后动脉颞支缺血，累及边缘系统的颞叶海马、海马旁回和穹隆所致。③双眼视力障碍发作：可有复视、偏盲或双目失明。另外临床可能出现的症状还有吞咽障碍，构音不清，共济失调，意识障碍伴或不伴瞳孔缩小；一侧或双侧面、口周麻木或交叉性感觉障碍；交叉性瘫痪是一侧脑干缺血的典型表现，可因脑干缺血的部位不同而出现不同的综合征，表现为一侧动眼神经、外展神经和/或面神经麻痹，对侧肢体瘫痪。

四、实验室及其他检查

TIA 无特定的实验室阳性指标，临床为明确其病因，常结合以下检查：

1. EEG、头颅 CT 或 MRI 检查 大多正常，部分病例可见脑内有小梗死灶或缺血灶。CT（10% ～ 20% 患者）、MRI（约 20% 患者）可见腔隙性梗死灶。

2. 彩色经颅多普勒（TCD） 可见血管狭窄、动脉粥样硬化斑。

3. 心脏 B 超、心电图及超声心动图 可以发现心脏瓣膜病变及心肌病变。

4. 血常规、血脂及血液流变学检查 可以确定 TIA 的发生与血液成分及流变学的关系。

5. 颈椎 X 线、CT 或 MRI 检查 可以明确是否存在颈椎病变对椎动脉的影响。

五、诊 断

绝大多数 TIA 病人就诊时症状已消失，其诊断主要依靠病史。有典型临床表现而又能排除其他疾病时，诊断即可确立。其诊断要点包括：①多数在 50 岁以上发病。②有高血压、高脂血症、糖尿病、脑动脉粥样硬化症、较严重的心脏病病史及吸烟等不良嗜好者。③突然局灶性神经功能缺失发作，持续数分钟，或可达数小时，但在 24 小时内完全恢复。④不同病人的局灶性神经功能缺失症状常按一定的血管支配区刻板地反复出现。⑤发作间歇期无神经系统定位体征。诊断确立后需要进一步明确病因。

美国国立神经疾病与卒中研究所《脑血管病分类》（第 3 版）中提出：TIA 的临床表现最常见的是运动障碍，对只出现肢体一部分或一侧面部感觉障碍、视觉丧失或失语发作病例，诊断 TIA 必须慎重。有些症状如麻木、头晕很常见，但不一定表明是 TIA。并明确提出不属 TIA 特征的症状有：①不伴后循环（椎 - 基底动脉系）障碍其他体征的意识丧失。②强直性和/或阵挛性痉挛。③躯体多处持续、进展性症状。④闪光暗点。

不考虑为 TIA 的症状有：①进展性感觉障碍。②单纯性眩晕。③单纯性头晕眼花。④单纯性吞咽障碍。⑤单纯的构音障碍，或单纯的复视。⑥大小便失禁。⑦伴有意识障碍的视觉丧失。⑧伴有头痛的局灶症状。⑨单纯的精神错乱或单纯的遗忘症。⑩单纯的猝倒发作。

六、西医治疗

1. 病因治疗 针对 TIA 的病因和诱发因素进行治疗，消除微栓子来源和血流动力学障碍。如高血压病人应控制血压，有效地控制糖尿病、高脂血症、血液系统疾病、心律失常等。对颈动脉有明显动脉粥样硬化斑、狭窄＞ 70% 或血栓形成，影响脑内供血并有反复 TIA 者，可行颈动脉内膜剥离术、血栓内膜切除术、颅内外动脉吻合术或血管内介入治疗等。

2. 药物治疗

（1）抗血小板聚集剂 减少微栓子发生，减少 TIA 复发。阿司匹林每日 50 ～ 300mg，晚餐后服用；氯吡格雷每日 75mg。

（2）抗凝药物 对频繁发作的 TIA，特别是颈内动脉系统 TIA 较抗血小板药物效果好；对渐进性、反复发作、持续时间较长和一过性黑蒙的 TIA 可起预防卒中的作用。可用肝素、低分子肝素，也可选择华法林；抗凝疗法的确切疗效还待进一步评估，应注意抗凝治疗禁忌证。

（3）血管扩张药和扩容药物 早期用血管扩张药物，可使微栓子向远端移动，从而缩小缺血范围，同时血管扩张药物可促进侧支循环的建立。

（4）脑保护治疗 频繁发作的 TIA，神经影像学检查显示有缺血或脑梗死病灶者，可给予钙拮抗剂，保护脑组织。目前临床常用的有尼莫通、尼达尔、西比灵和奥力保克等。

七、中医辨证论治

1. 肝肾阴虚、风阳上扰证

【临床表现】头晕目眩，甚则欲仆，目胀耳鸣，心中烦热，多梦健忘，肢体麻木，或猝然半身不遂，语言謇涩，但瞬时即过，舌质红，苔薄白或少苔，脉弦或细数。

【治法】平肝息风，育阴潜阳。

【代表方】镇肝息风汤加减。

2. 气虚血瘀、脉络瘀阻证

【临床表现】头晕目眩，动则加剧，语言謇涩，或一侧肢体软弱无力，渐觉不遂，偶有肢体掣动，口角流涎，舌质暗淡，或有瘀点，苔白，脉沉细无力或涩。

【治法】补气养血，活血通络。

【代表方】补阳还五汤加减。

3. 痰瘀互结、阻滞脉络证

【临床表现】头晕目眩，头重如蒙，肢体麻木，胸脘痞闷，或猝然半身不遂，移时恢复如常，舌质暗，苔白腻或黄厚腻，脉滑数或涩。

【治法】豁痰化瘀，通经活络。

【代表方】黄连温胆汤合桃红四物汤加减。

· 脑梗死 ·

脑血栓的形成

脑血栓（cerebral thrombosis，CT）是脑梗死中最常见的类型，通常指脑动脉的主干或其皮层支因动脉粥样硬化及各类动脉炎等血管病变，导致血管的管腔狭窄或闭塞，并进而发生血栓形成，造成脑局部供血区血流中断，脑组织缺血、缺氧，软化坏死，出现相应的神经系统症状和体征。

本病属于中医学的“中风”“眩晕”“头痛”“厥证”等范畴。

一、西医病因病理

（一）病因及发病机制

1. 动脉管腔狭窄和血栓形成 最常见的是动脉粥样硬化斑导致管腔狭窄和血栓形成。主要发生在管径＞500μm的供血动脉，以脑部的大动脉、中动脉的分叉处以及弯曲处多见，管腔狭窄达80%以上才能影响脑血流量。

2. 血管痉挛 常见于蛛网膜下腔出血、偏头痛、子痫和颅外伤等病人。尚有一些病因不明的脑梗死，部分病例有高水平的抗磷脂抗体等伴发的高凝状态。

（二）病　理

闭塞血管内可见血栓形成或栓子、动脉粥样硬化或血管炎等改变。病理分期为：

1. 超早期（1～6小时） 病变区脑组织常无明显改变，可见部分血管内皮细胞、神经细胞和星形胶质细胞肿胀，线粒体肿胀空化，属可逆性。

2. 急性期（6～24小时） 缺血区脑组织苍白，轻度肿胀，神经细胞、星形胶质细胞和血管内皮细胞呈明显缺血性改变。

3. 坏死期（24～48小时） 可见大量神经细胞消失，胶质细胞坏死，中性粒细胞、单核细胞、巨噬细胞浸润，脑组织明显水肿；如病变范围大可向对侧移位，甚至形成脑疝。

4. 软化期（3天～3周） 病变区液化变软。

5. 恢复期（3～4周后） 液化坏死的脑组织被吞噬、清除，胶质细胞增生，毛细血管增多，小病灶形成胶质瘢痕，大病灶形成中风囊，此期可持续数月至两年。

二、中医病因病机

多因年老正衰，劳倦内伤，或饮食不节，损伤脾胃，或情志不遂，以致脏腑功能失调，气血逆乱，风夹痰瘀，扰于脑窍，窜犯经络发为中风。

1. 肝阳暴亢，风火上扰 平素肝旺易怒，或肝肾阴虚，肝阳偏亢，复因情志相激，肝失条达，气机不畅，气郁化火，风火相扇，冲逆犯脑。

2. 风痰瘀血，痹阻脉络 年老体衰或劳倦内伤，脏腑功能失调，内生痰浊瘀血，适逢肝风上窜之势，或外风引动内风，皆使风夹痰瘀，窜犯经络。

3. 痰热腑实，风痰上扰 饮食不节，嗜好膏粱厚味及烟酒之类，脾胃受伤，运化失司，痰热互结，腑气壅结，痰热夹风阳之邪，上扰清窍，神机失灵。

4. 气虚血瘀，脉络不畅 平素体弱，或久病伤正，正气亏虚，无力行血，血行不畅，瘀滞脑络。

5. 脉络空虚，风邪入中 素体虚弱，或久病年迈，正气亏虚，易中风邪；或素体肝肾阴虚，虚风内动而入中脉络。

6. 元气败脱，心神涣散 年老精竭，或久病体衰，元阳欲离，则突然昏仆，不省人事，目合口开，手撒肢冷，汗多不止，肢体软瘫。

本病的病位在脑，与心、肾、肝密切相关。其病机归纳起来不外虚（阴虚、气虚）、火（肝火、心火）、风（肝风、外风）、痰（风痰、湿痰）、气（气逆）、血（血瘀）六端，其中以肝肾阴虚、气血衰少为致病之本，风、火、痰、气、瘀为发病之标，且两者常互为因果，或兼见同病。本病系本虚标实、上盛下虚之证，其基本病机为阴阳失调，气血逆乱，上犯于脑。

三、临床表现

（一）一般特点

动脉粥样硬化所致者以中、老年人多见；动脉炎所致者以中青年多见。常在安静或休息状态下发病。神经系统局灶性症状及体征多在发病后10余小时或1～2天内达到高峰。神经系统定位体征因脑血管闭塞部位及梗死范围不同而表现各异。

（二）临床类型

1. 根据症状和体征的演进过程分类

（1）完全性卒中 发病后神经功能缺失症状较重较完全，常于数小时内（＜6小时）达到高峰。病情一般较严重。多为颈内动脉或大脑中动脉主干等较大动脉闭塞所致，约占30%。

（2）进展性卒中 指发病后神经功能缺失症状在48小时内逐渐进展或呈阶梯式加重，直至病人完全偏瘫或意识障碍。

（3）缓慢进展性卒中 起病后1～2周症状仍逐渐加重，常与全身或局部因素所致的脑灌流减少、侧支循环代偿不良、血栓向近心端逐渐扩展等有关。

（4）可逆性缺血性神经功能缺失 指发病后神经缺失症状较轻，持续24小时以上，但可于3周内恢复，不留后遗症。多数发生于大脑半球卵圆中心。

2. 根据梗死的特点分类

（1）大面积脑梗死 通常是颈内动脉主干、大脑中动脉主干或皮层支的完全性卒中，患者表现为病灶对侧完全性偏瘫、偏身感觉障碍及向病灶对侧的凝视麻痹，可有头痛和意识障碍，并呈进行性加重。

（2）分水岭脑梗死 是指相邻血管供血区之间分水岭区或边缘带（border zone）的局部缺血。一般认为，分水岭梗死多由于血流动力学障碍所致；典型者发生于颈内动脉严重狭窄或闭塞伴全身血压降低时。临床常呈卒中样发病，多无意识障碍，症状较轻，恢复较快。

（3）出血性脑梗死 是由于脑梗死供血区内动脉坏死后血液漏出继发出血，常发生于大面积脑梗死之后。

（4）多发性脑梗死 是指两个或两个以上不同的供血系统脑血管闭塞引起的梗死，多为反复发作脑梗死的后果。

（三）不同动脉闭塞的症状和体征

1. 颈内动脉闭塞 可出现病灶侧单眼一过性黑蒙，偶可为永久性视力障碍（因眼动脉缺血），或病灶侧Homer征这一特征性病变；常见症状有对侧偏瘫、偏身感觉障碍和偏盲等（大脑中动脉或大脑中、前动脉缺血）；主侧半球受累可有失语症。

2. 大脑中动脉闭塞 是血栓性梗死的主要血管，发病率最高，占脑血栓性梗死的70%～80%。

（1）主干闭塞 “三偏征”为特征，即病灶对侧中枢性面舌瘫及偏瘫，偏身感觉障碍和同向偏盲或象限盲。上下肢瘫痪程度基本相等；可有不同程度的意识障碍；主侧半球受累可出现失语症，非主侧半球受累可见体象障碍。

（2）皮层支闭塞 上分支闭塞时可出现病灶对侧偏瘫和感觉缺失，面部及上肢重于下肢，Broca失语（主侧半球）和体象障碍（非主侧半球）；下分支闭塞时常出现Wernicke失语、命名性失语和行为障碍等，而无偏瘫。

（3）深穿支闭塞 对侧中枢性上下肢均等性偏瘫，可伴有面舌瘫；对侧偏身感觉障碍，有时可伴有对侧同向性偏盲；主侧半球病变可出现皮质下失语。

3. 大脑前动脉闭塞

（1）主干闭塞 发生于前交通动脉之前可无任何症状；发生于前交通动脉之后可有对侧中枢性面舌瘫及偏瘫，以面舌瘫及下肢瘫为重，伴轻度感觉障碍；旁中央小叶受损有尿潴留或尿急；额极与胼胝体受累有精神障碍如淡漠、反应迟钝、欣快、始动障碍和缄默等，额叶病变常有强握与吮吸反射；主侧半球病变可见上肢失用，Bmca失语少见。

（2）皮层支闭塞 以对侧下肢远端为主的中枢性瘫，可伴感觉障碍；对侧肢体短暂性共济失调、强握反射及精神症状。

（3）深穿支闭塞 对侧中枢性面舌瘫及上肢近端轻瘫。

4. 大脑后动脉闭塞 此型在临床上比较少见。闭塞部位在发出交通动脉以前不出现症状。丘脑膝状动脉闭塞见丘脑综合征，表现为对侧感觉障碍，以深感觉为主，有自发性疼痛、感觉过度、轻偏瘫，共济失调和不自主运动，可有舞蹈、手足徐动症和震颤等锥体外系症状；大脑后动脉阻塞引起枕叶梗死可出现对侧同向偏盲，瞳孔反应保持，视神经无萎缩；优势半球胼胝体部的损害可引起失读症。

5. 椎－基底动脉闭塞 基底动脉主干闭塞常引起广泛的脑桥梗死，可突发眩晕、呕吐、共济失调，迅速出现昏迷、面部与四肢瘫痪、去脑强直、眼球固定、瞳孔缩小、高热、肺水肿、消化道出血，甚至呼吸及循环衰竭而死亡。椎－基底动脉的分支闭塞，可导致脑干或小脑不同水平的梗死，表现为各种病名的综合征。体征的共同特点是下列之一：①交叉性瘫痪。②双侧运动和／或感觉功能缺失。③眼的协同运动障碍。④小脑功能的缺失不伴同侧长束征。⑤孤立的偏盲或同侧盲。另可伴失语、失认、构音障碍等。常见的综合征有：

（1）基底动脉尖综合征 出现以中脑病损为主要表现的一组临床综合征，临床表现包括：①眼球运动及瞳孔异常，一侧或双侧动眼神经部分或完全麻痹，眼球上视不能（上丘受累）及一个半综合征，瞳孔光反应迟钝而调节反应存在，类似Argyll-Robertson瞳孔（顶盖前区病损）。②意识障碍，一过性或持续数天，或反复发作（中脑和／或丘脑网状激活系统受累）。③对侧偏盲或皮质盲。④严重记忆障碍（颞叶内侧受累）。

有卒中危险因素的中老年人，突然发生意识障碍又较快恢复，无明显运动、感觉障碍，但有瞳孔改变、动眼神经麻痹、垂直注视障碍，应想到该综合征；如有皮质盲或偏盲、严重记忆障碍则更支持；CT及MRI见中脑、双侧丘脑、枕叶、颞叶病灶即可确诊。

中脑支闭塞 出现Weber综合征、Benedit综合征；脑桥支闭塞出现Millard-Gubler综合征（外展、面神经麻痹，对侧肢体瘫痪）、Foville综合征（同侧凝视麻搏、周围性面瘫，对侧偏瘫）。

（2）小脑后下动脉或椎动脉闭塞综合征或称延髓背外侧综合征（Wallenberg综合征），是脑干梗死中最常见的类型。主要表现：①眩晕、呕吐、眼球震颤（前庭神经核）。②交叉性感觉障碍（三叉神经脊束核及对侧交叉的脊髓丘脑束受损）。③同侧Homer征（交感神经下行纤维受损）。④吞咽困难和声音嘶哑（舌咽、迷走神经受损）。⑤同侧小脑性共济失调（绳状体或小脑受损）。

（3）闭锁综合征 双侧脑桥基底部梗死，病人意识清楚，四肢瘫痪，不能讲话和吞咽，仅能以目示意。

6. 小脑梗死 常有眩晕、恶心、呕吐、眼球震颤、共济失调、站立不稳和肌张力降低等，可有脑干受压及颅内压增高症状。

四、实验室及其他检查

1. 颅脑CT 多数于发病后24小时内CT不显示密度变化，24～48小时后逐渐显示与闭塞血管供血区一致的低密度梗死灶，如梗死灶体积较大则可有占位效应。

2. 颅 MRI 与 CT 相比，MRI 具有显示病灶早的特点，能早期发现大面积脑梗死，清晰显示小病灶及后颅凹的梗死灶，病灶检出率 95%。功能性 MRI 如弥散加权 MRI 可于缺血早期发现病变，发病后半小时即可显示梗死灶。

3. 血管造影 DSA 或 MRA 可显示血管狭窄和闭塞的部位，可显示动脉炎、Moyamoya 病、动脉瘤和血管畸形等。

4. 脑脊液检查 通常 CSF 压力、常规及生化检查正常，大面积脑梗死压力可增高，出血性脑梗死 CSF 可见红细胞。

5. 其他检查

①彩色多普勒超声（TCD）：可发现颈动脉及颈内动脉的狭窄、动脉粥样硬化斑或血栓形成。

② SPECT：能早期显示脑梗死的部位、程度和局部脑血流改变，PET 能显示脑梗死灶局部脑血流、氧代谢及葡萄糖代谢，并监测缺血半暗带及对远隔部位代谢的影响。

五、诊断与鉴别诊断

（一）诊 断

1. 起病较急，多于安静状态下发病。

2. 多见于有动脉硬化、高血压病、糖尿病及心脏病病史的中老年人。

3. 有颈内动脉系统和/或椎-基底动脉系统体征和症状，如偏瘫、偏身感觉障碍、失语、共济失调等，部分可有头痛、呕吐、昏迷等全脑症状，并在发病后数小时至几天内逐渐加重。

4. 头颅 CT、MRI 发现梗死灶，或排除脑出血、瘤卒中和炎症性疾病等。

（二）临床分型（OCSP 分型）

牛津郡社区卒中研究分型（OCSP）不依赖影像学结果，常规 CT、MRI 尚未能发现病灶时就可根据临床表现迅速分型，并提示闭塞血管和梗死灶的大小和部位，临床简单易行，对指导治疗、评估预后有重要价值。OCSP 临床分型标准如下：

1. 完全前循环梗死（TACI） 多为 MCA 近段主干，少数为颈内动脉虹吸段闭塞引起的大片脑梗死，表现为三联征：

（1）完全大脑中动脉（MCA）综合征表现：大脑较高级神经活动障碍（意识障碍、失语、失算、空间定向力障碍等）。

（2）同向偏盲。

（3）对侧三个部位（面、上肢与下肢）较严重的运动和/或感觉障碍。

2. 部分前循环梗死（PACI） 是 MCA 远段主干、各级分支或 ACA 及分支闭塞引起的中、小梗死，有以上三联征中的两个，或只有高级神经活动障碍，或感觉运动缺损较 TACI 局限。

3. 后循环梗死（POCI） 为椎-基底动脉及分支闭塞引起的大小不等的脑干、小脑梗死，表现为各种不同程度的椎-基底动脉综合征：①同侧脑神经瘫痪及对侧感觉运动障碍。②双侧感觉运动障碍。③双眼协同活动及小脑功能障碍，无长束征或视野缺损等。、

4. 腔隙性梗死（LACI） 大多是基底节或脑桥小穿通支病变引起的小腔隙灶，表现为腔隙综合征，如纯运动性轻偏瘫、纯感觉性脑卒中、共济失调性轻偏瘫、手笨拙-构音不良综合征等。

（三）鉴别诊断

1. 脑出血 比较而言，脑出血起病更急，常有头痛、呕吐、打哈欠等颅内压增高症及不同程度的意识障碍，血压增高明显，典型者不难鉴别。但大面积梗死与脑出血、一般脑梗死与轻型脑出血临床症状相似，鉴别困难，往往需要做 CT 等检查才能鉴别。

2. 脑栓塞 起病急骤，一般临床症状常较重，常有心脏病史，特别是有心房纤颤、感染性心内膜炎、心肌梗死或有其他易产生栓子的疾病时应考虑脑栓塞。

3. 颅内占位病变 某些硬膜下血肿、颇内肿瘤、脑脓肿等发病也较快，出现偏瘫等症状，类似梗死的临床表现，应注意有无高颅内压的症状及体征，CT 及 MRI 检查则可鉴别。

六、西医治疗

（一）一般治疗

包括维持生命功能、处理并发症等基础治疗。

1. 卧床休息，监测生命体征，加强皮肤、口腔、呼吸道及排便的护理，起病 24 ～ 48 小时仍不能进食者，应予鼻饲饮食。

2. 吸氧与呼吸支持：合并低氧血症患者（血氧饱和度＜ 92% 或血气分析提示缺氧）应给予吸氧，气道功能严重障碍者应给予气道支持（气管插管或切开）及辅助呼吸。

3. 心脏监测与心脏病变处理：脑梗死后 24 小时内应常规进行心电图检查，必要时进行心电监护。

4. 体温控制：对体温升高的患者应明确发热原因，如存在感染应给予抗生素治疗。对体温＞ 38℃的患者应给予退热措施。

5. 血压控制：发病后 24 小时内血压持续升高，收缩压≥ 200mmHg 或舒张压≥ 110mmHg，或伴有严重心功能不全、主动脉夹层、高血压脑病，可予谨慎降压治疗，并严密观察血压变化，必要时可静脉使用短效药物（如拉贝洛尔、尼卡地平等），最好应用微量输液泵，避免血压降得过低。准备溶栓者，应使收缩压＜ 180mmHg、舒张压＜ 100mmHg。

6. 血糖控制：约 40% 的患者存在脑卒中后高血糖，对预后不利。目前公认应对脑卒中后高血糖进行控制。如超过 11.1mmol/L，宜给予胰岛素治疗。血糖低于 2.8mmol/L 时给予 10% ～ 20% 葡萄糖口服或注射治疗。

7. 脑水肿：高峰期为发病后 2 ～ 5 天，可根据临床表现或颅内压监测，给予 20% 甘露醇 250mL，6 ～ 8 小时 1 次，静脉滴注；亦可用速尿 40mg 或 10% 白蛋白 50mL，静脉注射。

（二）溶栓治疗

以迅速恢复梗死区血流灌注，减轻神经元损伤。溶栓应在起病 6 小时内的治疗时间窗内进行才有可能挽救缺血半暗带。

1. 常用溶栓药物及其使用 常用尿激酶（UK）、重组的组织型纤溶酶原激活剂（rt-PA）。①尿激酶常用量 100 万～ 150 万 U，加入 5% 葡萄糖或 0.9% 生理盐水中静脉滴注，30 分钟滴完，剂量应根据病人的具体情况来确定；也可采用 DSA 监视下超选择性介入动脉溶栓。② rt-PA 每次用量为 0.9mg/kg，总量＜ 90mg，先静脉推注 10%（1 分钟），其余剂量连续静滴，60 分钟滴完。

2. 适应证 ①年龄 18 ～ 80 岁。②发病 4.5 小时以内（rt-PA）或 6 小时内（尿激酶）。③脑功能损害的体征持续存在超过 1 小时，且比较严重。④CT 排除颅内出血，且无早期大面积脑梗死影像学改变。

3. 禁忌证 ①既往有颅内出血，包括可疑蛛网膜下腔出血；近 3 个月有头颅外伤史；近 3 周内有胃肠或泌尿系统出血。近两周内进行过大的外科手术；近 1 周内有不可压迫部位的动脉穿刺。②近 3 个月有脑梗死或心肌梗死史，但陈旧小腔隙未遗留神经功能体征者除外。③严重心、肾、肝功能不全或严重糖尿病者。④体检发现有活动性出血或外伤（如骨折）的证据。⑤已口服抗凝药，且 INR ＞ 1.5；48 小时内接受过肝素治疗（APTT 超出正常范围）。⑥血小板计数＜ 100×10^9/L，血糖＜ 2.7mmol/L（50mg）。⑦血压：收缩压＞ 180mmHg，或舒张压＞ 100mmHg。⑧妊娠。⑨不合作。

4. 溶栓治疗时的注意事项

（1）将患者收入 ICU 或者卒中单元进行监测。

（2）定期进行神经功能评估，第 1 小时内 30 分钟 1 次，以后每小时 1 次，直至 24 小时。

（3）患者出现严重的头痛、急性血压增高、恶心或呕吐，应立即停用溶栓药物，紧急进行头颅 CT 检查。

（4）血压的监测：溶栓的最初 2 小时内 15 分钟 1 次，随后 6 小时内为 30 分钟 1 次，以后每小时 1 次，直至 24 小时。如果收缩压＞ 180mmHg 或舒张压＞ 100mmHg，应增加血压监测次数，并给予降压药物。

（5）给予抗凝药、抗血小板药物前应复查颅脑 CT。

（6）鼻饲管、导尿管及动脉内测压管应延迟安置。

5. 溶栓并发症 ①脑梗死病灶继发出血：UK 有诱发出血的潜在危险，应监测凝血时间及凝血酶原时间。②致命的再灌注损伤及脑组织水肿。③再闭塞，可达 10% ～ 20%。

（三）抗凝治疗

1. 常用药物 ①肝素100mg，溶于5%葡萄糖溶液或生理盐水500mL中，静脉滴注，每分钟20滴，8～12小时1次，共3天。②低分子肝素4000IU，脐周或臂深部皮下注射，每日1次，不影响凝血机制，较安全，可用于进展性卒中的最初1～2天，溶栓治疗后短期应用防止再闭塞。

2. 抗凝治疗注意事项 抗凝治疗剂量宜个体化，治疗期间应监测凝血时间和凝血酶原时间，备有维生素K、鱼精蛋白等拮抗剂，以便处理可能的出血并发症。抗凝治疗应以脑出血、活动性内脏出血以及亚急性心内膜炎为绝对禁忌证，舒张压大于100mmHg的高血压患者应慎用。

（四）脑保护治疗

包括采用钙离子通道阻滞剂、镁离子、抗兴奋性氨基酸递质、自由基清除剂（过氧化物歧化酶、维生素E和C、甘露醇、激素如21-氨基类固醇、巴比妥盐类、谷胱甘肽等）、酶的抑制剂、抑制内源性毒性产物（金钠多、可拉瑞啶）、神经营养因子、神经节苷脂、腺苷与纳洛酮和亚低温治疗等。

（五）降纤治疗

药物有降纤酶（Defibmse）、巴曲酶、安克洛酶和蚓激酶等；发病后3小时内给予安克洛酶可改善病人预后。

（六）抗血小板聚集治疗

发病后48小时内给予阿司匹林每日100～300mg，可降低死亡率和复发率，进行溶栓及抗凝治疗时不要同时应用，以免增加出血的风险。

（七）其　他

1. 血管扩张剂 可导致脑内盗血及加重脑水肿，宜慎用或不用。

2. 神经细胞营养剂 选择适当的神经细胞营养剂，临床常用的神经细胞营养剂包括三类：影响能量代谢如ATP、细胞色素C、胞磷胆碱、辅酶A、辅酶Q_{10}等；影响氨基酸及多肽类如γ-氨基丁酸、脑活素、爱维治等；影响神经递质及受体如溴隐亭、麦角溴烟酯等。最新的临床及实验研究证明，脑卒中急性期不宜使用影响能量代谢的药物，这类药物可使本已缺血缺氧的脑细胞耗氧增加，加重脑缺氧及脑水肿，应在脑卒中亚急性期（病后2～4周）使用。

（八）手术治疗和介入治疗

如颈动脉内膜切除术、颅内外动脉吻合术、开颅减压术、脑室引流术等对急性脑梗死病人有一定疗效（大面积脑梗死和小脑梗死而有脑疝征象者，宜行开颅减压治疗）。

（九）高压氧治疗

可增加脑组织供氧，清除自由基水平，提高脑组织氧张力，并具有抗脑水肿、提高红细胞变形能力、控制血小板聚集率、降低血黏度和减弱脑血栓形成等作用。

（十）康复治疗

其原则是在一般和特殊疗法的基础上，对病人进行体能和技能训练，以降低致残率，增进神经功能恢复，提高生活质量，在病人生命体征平稳后即尽早进行。

（十一）预防性治疗

尽早干预。抗血小板聚集剂阿司匹林、氯吡格雷用于防治缺血性脑血管病已受到全球普遍关注，并在临床广泛应用，有肯定的预防作用。国内临床试验证实，阿司匹林的适宜剂量为每日70～150mg，氯吡格雷为每日75mg。注意适应证的选择，有胃病及出血倾向者慎用。

七、中医辨证论治

1. 肝阳暴亢，风火上扰证

【临床表现】平素头晕头痛，耳鸣目眩，突然发生口眼㖞斜，舌强语謇，或手足重滞，甚则半身不遂，或伴麻木等症，舌质红，苔黄，脉弦。

【治法】平肝潜阳，活血通络。

【代表方】天麻钩藤饮加减。

2. 风痰瘀血，痹阻脉络证

【临床表现】肌肤不仁，手足麻木，突然口眼㖞斜，语言不利，口角流涎，舌强语謇，甚则半身不遂；或兼见手足拘挛，关节酸痛，恶寒发热；舌苔薄白，脉浮数。

【治法】祛风化痰通络。

【代表方】真方白丸子加减。

3. 痰热腑实，风痰上扰证

【临床表现】半身不遂，舌强语謇或不语，口眼㖞斜，偏身麻木，口黏痰多，腹胀便秘，头晕目眩，舌红，苔黄腻或黄厚燥，脉弦滑。

【治法】通腑泄热，化痰理气。

【代表方】星蒌承气汤加减。

4. 气虚血瘀证

【临床表现】肢体不遂，软弱无力，形体肥胖，气短声低，面色萎黄，舌质淡暗或有瘀斑，苔薄厚，脉细弱或沉弱。

【治法】益气养血，化瘀通络。

【代表方】补阳还五汤加减。

5. 阴虚风动证

【临床表现】突然发生口眼㖞斜，舌强语謇，半身不遂；平素头晕头痛，耳鸣目眩，膝酸腿软，舌红，苔黄，脉弦细而数或弦滑。

【治法】滋阴潜阳，镇肝息风。

【代表方】镇肝息风汤加减。

6. 脉络空虚，风邪入中证

【临床表现】手足麻木，肌肤不仁或突然口眼㖞斜，语言不利，口角流涎，甚则半身不遂；或兼见恶寒发热，肌体拘急，关节酸痛，舌苔薄白，脉浮弦或弦细。

【治法】祛风通络，养血和营。

【代表方】大秦艽汤加减。

7. 痰热内闭清窍证

【临床表现】突然昏仆，口噤目张，气粗息高，或两手握固，或躁扰不宁，口眼㖞斜，半身不遂，昏不知人，颜面潮红，大便干结，舌红，苔黄腻，脉弦滑数。

【治法】清热化痰，醒神开窍。

【代表方】首先灌服（或鼻饲）至宝丹或安宫牛黄丸以辛凉开窍，继以羚羊角汤加减。

8. 痰湿壅闭心神证

【临床表现】突然昏仆，不省人事，牙关紧闭，口噤不开，痰涎壅盛，静而不烦，四肢欠温，舌淡，苔白滑而腻，脉沉。

【治法】辛温开窍，豁痰息风。

【代表方】急用苏合香丸灌服，继用涤痰汤加减。

9. 元气败脱，心神涣散证

【临床表现】突然昏仆，不省人事，目合口开，鼻鼾息微，手撒肢冷，汗多不止，二便自遗，肢体软瘫，舌痿，脉微欲绝。

【治法】益气回阳，救阴固脱。

【代表方】立即用大剂参附汤合生脉散加减。

脑栓塞

脑栓塞（cerebral embolism）是指各种栓子随血流进入颅内动脉系统，使血管腔急性闭塞引起相应供血区脑组织缺血、坏死及脑功能障碍。由栓塞造成的脑梗死也称为栓塞性脑梗死（embolic infarction），约占脑梗死的 15%，在青年人脑梗死中高达 30%。

本病属于中医学的“中风”“眩晕”“头痛”“厥证”等范畴。

一、病因及发病机制

脑栓塞依据栓子的来源可分为三类。

1. **心源性** 最常见，占脑栓塞的 60% ～ 75%，最多见的直接原因是慢性心房纤颤，造成心房附壁血栓脱落，约占心源性栓子的半数以上。在青年人中，风湿性心脏病仍是并发脑栓塞的重要原因；感染性心内膜炎时瓣膜上的炎性赘生物脱落，心肌梗死或心肌病的附壁血栓等亦常引起。

2. **非心源性** 主动脉弓及其发出的大血管的动脉粥样硬化斑块和附着物脱落是较常见的原因。其他较少见的有：肺静脉血栓或血凝块、肺部感染、败血症可引起脑栓塞，长骨骨折或手术时脂肪栓和气栓、血管内诊断治疗时的血凝块或血栓脱落、癌性栓子、寄生虫虫卵栓子、异物栓子、肾病综合征高凝状态亦可引起脑栓塞。

3. **来源不明** 约 30% 脑栓塞不能确定原因。

二、临床表现

取决于栓子的性质和数量、栓塞的部位、侧支循环的状况、栓子的变化过程、心脏功能与其他并发症等因素。

（一）病 史

任何年龄均可发病，但以青壮年多见。多在活动中突然发病（也可于安静时发病，约 1/3 发生于睡眠中），常无前驱表现，症状多在数秒至数分钟内发展到高峰，是发病最急的脑卒中，且多表现为完全性卒中。

（二）症状和体征

1. **意识障碍** 50% ～ 60% 患者起病时有意识障碍，但持续时间短，颈内动脉或大脑中动脉主干的大面积脑栓塞可发生严重脑水肿、颅内压增高、昏迷及抽搐发作；椎 - 基底动脉系统栓塞也可迅速发生昏迷。

2. **局限性神经缺失症状** 与栓塞动脉供血区的功能相对应。约 4/5 脑栓塞累及大脑中动脉主干及其分支，出现失语、偏瘫、单瘫、偏身感觉障碍和局限性癫痫发作等，偏瘫多以面部和上肢为重，下肢较轻；约 1/5 发生在椎 - 基底动脉系统，表现为眩晕、复视、共济失调、交叉瘫、四肢瘫、发音及吞咽困难等；较大栓子偶可栓塞在基底动脉主干，造成突然昏迷、四肢瘫或基底动脉尖综合征。

3. **原发疾病表现** 如风湿性心脏病、冠心病和严重心律失常、心内膜炎等；部分病例有心脏手术史、长骨骨折、血管内治疗史等。

4. **脑外多处栓塞** 证据，如皮肤、球结膜、肺、肾、脾、肠系膜等栓塞和相应的临床症状和体征。

三、实验室及其他检查

1. **头颅 CT 及 MRI** 可显示梗死灶呈多发，见于两侧，或病灶大，呈以皮质为底的楔形，绝大多数位于大脑中动脉支配区，且同一大脑中动脉支配区常见多个、同一时期梗死灶，可有缺血性梗死和出血性梗死的改变，出现出血性梗死更支持脑栓塞的诊断。一般于 24 ～ 48 小时后可见低密度梗死区，故应定期复查。MRI 可发现颈动脉及主动脉狭窄、判断程度，显示栓塞血管的部位。

2. **脑脊液** 压力正常，大面积栓塞时可增高；出血性梗死者脑脊液可呈血性或镜下可见红细胞；亚急性细菌性心内膜炎等感染性脑栓塞脑脊液白细胞增高，一般可达 200×10^6/L，早期以中性粒细胞为主，晚期以淋巴细胞为主；脂肪栓塞者脑脊液可见脂肪球。

3. **其他检查** ①应常规作心电图检查，可发现心肌梗死、风心病、心律失常病变的证据。②超声心动图检查可证实心源性栓子的存在。③颈动脉超声检查可评价颈动脉管腔狭窄、血流及颈动脉斑块，对颈动脉源性脑栓塞有提示意义。④血管造影时能见到栓塞性动脉闭塞有自发性消失趋势。

四、诊断与鉴别诊断

1. 无前驱症状，突然发病，病情进展迅速且多在几分钟内达到高峰。

2. 局灶性脑缺血症状明显，伴有周围皮肤、黏膜和/或内脏和肢体栓塞症状。

3. 明显的原发疾病和栓子来源。

4. 脑CT和MRI能明确脑栓塞的部位、范围、数目及性质（出血性与缺血性）。

五、西医治疗

1. 大面积脑栓塞，以及小脑梗死可发生严重的脑水肿，或继发脑疝，应积极进行脱水、降颅压治疗，若颅内高压难以控制或有脑疝形成，需进行大颅瓣切除减压。

2. 大脑中动脉主干栓塞者，若在发病的3～6小时时间窗内，可争取溶栓治疗(参见“脑血栓形成”)，也可立即施行栓子摘除术。气栓应采取头低位、左侧卧位。如系减压病应立即行高压氧治疗，可使气栓减少，脑含氧量增加，气栓常引起癫痫发作，应严密观察，及时进行抗癫痫治疗。脂肪栓可用扩容剂、血管扩张剂、5%碳酸氢钠注射液250mL静脉滴注，每日2次。感染性栓塞需选用有效足量的抗生素抗感染治疗。

3. 防止栓塞复发，房颤病人尽可能恢复正常心律，如不能则应采取预防性抗凝治疗以预防形成新的血栓再栓塞，防止栓塞的部位继发性血栓扩散，促使血栓溶解。可选用华法林或抗血小板聚集药物阿司匹林、氯吡格雷等，治疗中要定期监测凝血功能，并随时调整剂量，防止并发颅内或身体其他部位的出血。

4. 部分心源性脑栓塞患者 发病后2～3小时内，用较强的血管扩张剂如罂粟碱静滴可收到意想不到的满意疗效；亦有用烟胺羟丙茶碱（脉栓通、烟酸占替诺）治疗发病1周内的轻、中度脑梗死病例收到较满意疗效者。

六、中医辨证论治

参照“脑血栓形成”的中医治疗。

七、预 防

1. 饮食调节 低盐（日食不超过5g）、低动物脂肪饮食，节制食量，忌食辛辣，多食蔬菜、水果及其制品等。

2. 饮水充足 每日正常饮水量应达2000～2500mL，对老年人来说更要多饮水。

3. 戒烟酒 做到不吸烟、少饮酒，劳逸结合，生活规律，忌饭后即睡，控制体重。

腔隙性梗死

腔隙性梗死（lacunar infarct）是指因脑深穿动脉暂时或永久性闭塞导致大脑半球深部白质及脑干的缺血性微梗死，因脑组织缺血、坏死、液化并由吞噬细胞移除而形成腔隙，故称为腔隙性梗死。约占急性缺血性脑卒中的20%，是脑梗死的一种常见类型。

本病属于中医学的“中风”“眩晕”“头痛”等范畴。

一、病因及发病机制

1. 高血压 高血压可导致小动脉及微小动脉壁脂质透明变性，引起管腔闭塞而产生腔隙性病变。

2. 动脉粥样硬化 使小动脉管腔狭窄，血栓形成或栓子脱落后阻塞了深穿支动脉的起始部，引起其供血区的梗死，尤其是颈动脉系统颈外段、大脑中动脉及基底动脉的粥样硬化。

3. 血流动力学异常与血液成分异常 如各种原因使血压突然下降或血液黏稠度增高，均可使已严重狭窄的动脉远端血流明显减少而发病。

4. 各种类型小栓子 小栓子的可能来源有红细胞、纤维蛋白、胆固醇、空气、心脏病及霉菌性动脉瘤等，随血流直接阻塞小动脉则引起发病。

二、临床表现

1. 本病多发生于40～60岁及以上中老年人群中，男性多于女性，患者常有多年高血压史。

2. 发病常较突然，多为急性发病，部分为渐进性或亚急性起病，多在白天活动中发病；20%以下表现为TIA样起病。

3. 临床表现多样，其特点是症状较轻、体征单一，多可完全恢复，预后较好，但可反复发作，无头痛和意识障碍等全脑症状。各例的临床表现主要取决于腔隙的独特位置，由此可归纳为21种临床综合征，临床较为典型的有以下6种腔隙综合征：

（1）纯运动性轻偏瘫（PMH）是临床中最典型、最常见的腔隙综合征，约占60%。有一侧面部和上下肢无力，无感觉障碍、视野缺损及皮层功能缺失如失语；脑干病变的PMH无眩晕、耳鸣、眼震、复视及小脑性共济失调。PMH有7种少见的变异型：①合并运动性失语。②无面瘫的PMH。③合并水平凝视麻痹。④合并动眼神经交叉瘫（Weber综合征）。⑤合并外展神经交叉瘫。⑥伴有急性发作的精神错乱，注意力、记忆力障碍。⑦闭锁综合征。

（2）纯感觉性卒中（PSS） 较常见。对侧偏身或局部感觉障碍，多为主观感觉体验，但亦有感觉缺失者。感觉障碍严格沿人体中轴分隔，是丘脑性感觉障碍的特点。感觉异常仅位于面口部和手部者称口手综合征。

（3）共济失调性轻偏瘫（AH） 病变对侧PMH伴小脑型共济失调，下肢重，足、踝尤为明显；上肢轻，面部最轻。指鼻试验、跟膝胫试验、轮替动作、Romberg征均为阳性。幕上病变引起者有肢体麻痛；幕下病变引起者有眼球震颤、构音障碍等症。

（4）构音障碍-手笨拙综合征（DCHS） 起病突然，发病后症状即达高峰，有严重构音障碍、吞咽困难，病变对侧中枢性面舌瘫，同侧手轻度无力及精细动作笨拙，指鼻试验不准，轻度平衡障碍，但无感觉障碍。

（5）感觉运动性卒中（SMS） 以偏身感觉障碍起病，再出现轻偏瘫，可为PSS合并PMH。

（6）腔隙状态 多发性腔隙累及双侧锥体束，出现严重精神障碍、痴呆、假性球麻痹、双侧锥体束征、类帕金森综合征和尿便失禁等；但并非所有多发性腔隙性梗死都是腔隙状态。

三、实验室及其他检查

1. CT 可见深穿支供血区单个或多个直径2～15mm病灶，呈圆形、卵圆形、长方形或楔形腔隙性阴影，边界清晰，无占位效应，增强时可见轻度斑片状强化，阳性率为60%～96%。

2. MRI 可清晰显示脑干病灶、对病灶进行准确定位，并能区分陈旧性腔隙系由于腔隙性梗死抑或颅内小出血所致，是最有效的检查手段。

3. 其他检查 脑电图、脑脊液及脑血管造影无肯定的阳性发现。PET和SPECT通常在早期即可发现脑组织缺血变化。颈动脉Doppler可发现颈动脉粥样硬化斑块。

四、诊断与鉴别诊断

目前，国内外尚无统一的诊断标准，以下标准可资参考：①中年以后发病，有长期高血压病史。②临床表现符合腔隙综合征之一。③CT或MRI影像学检查可证实存在与神经功能缺失一致的病灶。④EEG、腰椎穿刺或DSA等均无肯定的阳性发现。⑤预后良好，多数患者可在短期内恢复。

五、西医治疗

由于腔隙性梗死大都为终末支阻塞，没有侧支循环，故治疗主要是预防疾病的复发，可针对病因及症状作相应处理。

1. 有效控制高血压病及防治各种类型脑动脉硬化是预防本病的关键。腔隙性梗死急性期将血压逐渐降至接近病人年龄的正常水平，不宜使血压大幅度下降，否则会加重病情。

2. 应用抑制血小板聚集药物（阿司匹林等），预防血栓形成，减少复发。

3. 急性期可适当应用扩血管药物，促进神经功能恢复。

4. 钙离子拮抗剂（尼莫地平、氟桂利嗪等）可减少血管痉挛，改善脑血液循环，降低腔隙性梗死复发率。

5. 控制其他可干预危险因素如吸烟、糖尿病、高脂血症等。

六、中医辨证论治

参照“脑血栓形成”的中医治疗。

·脑出血·

脑出血（intracerebral hemorrhage，ICH）是指原发性非外伤性脑实质内出血，又称原发性或自发性脑出血。常形成大小不等的脑内血肿，有时穿破脑实质形成继发性脑室内出血和/或蛛网膜下腔出血。起病急骤，主要临床表现为头痛、呕吐、意识障碍、偏瘫、偏身感觉障碍和偏盲等。

本病属于中医学的“中风”“眩晕”“头痛”“厥证”等范畴。

一、西医的病因及发病机制

（1）高血压合并小动脉硬化，是脑出血最常见病因。

（2）脑动脉粥样硬化。

（3）继发于脑梗死的出血。

（4）先天性脑血管畸形或动脉瘤。

（5）血液病（如白血病、再生障碍性贫血、血小板减少性紫癜和血友病等）。

（6）抗凝或溶血栓治疗。

（7）其他：如脑动脉炎、淀粉样血管病或肿瘤侵袭血管壁破裂出血、原因不明的特发性出血等。

二、中医病因病机

可参考“脑血栓形成”的中医病因病机。

三、临床表现

1. 病史 发病年龄常在 50 ～ 70 岁，患者多数有高血压史。起病常突然而无预兆。多在活动或情绪激动时发病，症状常在数小时内发展至高峰。

2. 症状体征 急性期常见的主要表现有头痛、头晕、呕吐、意识障碍、肢体瘫痪、失语、大小便失禁等。发病时常有显著的血压升高，一般在 180/110mmHg 以上，体温升高（发病后即刻高热为丘脑体温调节中枢受损所致，体温逐渐升高并呈弛张型者，多为合并感染，低热则为吸收热），尤其是脑桥出血常引起高热。可因出血部位及出血量不同而临床症状不一，常见的有以下几类：

（1）基底节区（内囊区）出血　占全部脑出血的 70%，其中以壳核出血最为常见，约占全部的 50% ～ 60%，丘脑出血占全部的 20%。临床常见的有以下几类：

①壳核出血：表现为突发病灶对侧偏瘫、偏身感觉障碍和同向偏盲，双眼球向病灶对侧同向凝视不能，主侧半球可有失语、失用。

②丘脑出血：突发对侧偏瘫、偏身感觉障碍和同向偏盲（表现为上视障碍，或凝视鼻尖），但其上下肢瘫痪为均等，深浅感觉障碍以深感觉障碍明显；意识障碍多见且较重，出血波及下丘脑或破入第三脑室可出现昏迷加深，瞳孔缩小，去皮质强直等；累及丘脑中间腹侧核可出现运动性震颤、帕金森综合征；累及优势侧丘脑可有丘脑性失语；可伴有情感改变（欣快、淡漠或无欲状），视听幻觉及定向、记忆障碍。

③尾状核头出血：较少见，与蛛网膜下腔出血相似，仅有脑膜刺激征而无明显瘫痪，可有对侧中枢性面舌瘫。

（2）脑叶出血占 5% ～ 10%：

①额叶出血：前额痛、呕吐、痫性发作较多见；对侧偏瘫、共同偏视、精神障碍；优势半球出血时可出现运动性失语。

②顶叶出血：偏瘫较轻，而偏侧感觉障碍显著；对侧下象限盲；优势半球出血时可出现混合性失语。

③颞叶出血：表现为对侧中枢性面舌瘫及以上肢为主的瘫痪；对侧上象限盲；优势半球出血时可出现感觉性失语或混合性失语；可有颞叶癫痫、幻听、幻视。

④枕叶出血：对侧同向性偏盲，并有黄斑回避现象，可有一过性黑蒙和视物变形；多无肢体瘫痪。

（3）脑桥出血　占脑出血的 8% ～ 10%。轻症或早期检查时可发现单侧脑桥损害的体征，如出血侧的面神经和外展神经麻痹及对侧肢体弛缓性偏瘫（交叉性瘫痪），头和双眼凝视瘫痪侧。重症脑桥出血多很快波及对侧，患者迅速出现昏迷、四肢瘫痪，大多呈弛缓性，少数呈去大脑强直，双侧病理征阳性，双侧瞳孔极度缩小呈针尖样，但对光反应存在；持续高热，明显呼吸障碍，眼球浮动，呕吐咖啡样胃内容物等。病情迅速恶化，多数在 24 ～ 48 小时内死亡。

（4）小脑出血 约占脑出血的 10%。多数表现为突发眩晕，频繁呕吐，枕部头痛，一侧肢体共济失调而无明显瘫痪，可有眼球震颤，一侧周围性面瘫，但无肢体瘫痪为其常见的临床特点。重症大量出血者呈进行性颅内压迅速增高，发病时或发病后 12 ～ 24 小时内出现昏迷及脑干受压症状，多在 48 小时内因急性枕骨大孔疝而死亡。

（5）脑室出血 分原发性与继发性。继发性系指脑实质出血破入脑室者，如壳核出血常侵入内囊和破入侧脑室，丘脑出血常破入第三脑室或侧脑室，脑桥或小脑出血则可直接破入蛛网膜下腔或第四脑室。原发性者少见，占脑出血的 3% ～ 5% 小量出血者表现为头痛、呕吐、脑膜刺激征；大量出血者表现为突然昏迷，出现脑膜刺激征、四肢弛缓性瘫痪，可见阵发性强直性痉挛或去大脑强直状态，自主神经功能紊乱较突出，面部充血多汗，预后极差。

四、实验室及其他检查

1. CT 检查 是诊断脑出血安全有效的方法，为临床上脑出血疑诊病例的首选检查；可显示血肿的部位、大小，是否有占位效应，是否破入脑室、蛛网膜下腔，周围脑组织受损情况，及有无梗阻性脑积水等，故对脑出血确诊和指导治疗均有肯定意义。

2. MRI 检查 急性期对幕上及小脑出血的诊断价值不如 CT，但对脑干出血优于 CT。

3. 数字减影脑血管造影（DSA） 脑血管造影只在考虑手术清除血肿或需排除其他疾病时方才进行。

4. 脑脊液检查 压力一般均增高，多呈洗肉水样均匀血性。有明显颅内压增高者，腰穿因有诱发脑疝的危险，仅在不能进行头颅 CT 检查且临床无明显颅内压增高表现时进行；怀疑小脑出血禁行腰穿。

5. 出血量的估算 临床可采用简便易行的多田公式，根据 CT 影像估算出血量。方法如下：出血量＝ 0.5× 最大面积长轴（cm）× 最大面积短轴（cm）× 层面数。

五、诊 断

典型脑出血的诊断要点：

1. 50 岁以上，多有高血压病史，在体力活动或情绪激动时突然起病，发病迅速。

2. 早期有意识障碍及头痛、呕吐等颅内压增高症状，并有脑膜刺激征及偏瘫、失语等局灶症状。

3. 头颅 CT 示高密度阴影。

六、西医治疗

急性期的治疗原则：保持安静，防止继续出血；积极抗脑水肿，降低颅压；调整血压，改善循环；加强护理，防治并发症。

（一）内科治疗

1. 一般治疗

（1）卧床休息 一般应卧床休息 2 ～ 4 周，避免情绪激动及血压升高。

（2）保持呼吸道通畅 昏迷患者应将头歪向一侧，以利于口腔分泌物及呕吐物流出，并可防止舌根后坠阻塞呼吸道，随时吸出口腔内的分泌物和呕吐物，必要时行气管切开。

（3）吸氧 有意识障碍、血氧饱和度下降或有缺氧现象（PO_2 ＜ 60mmHg 或 PCO_2 ＞ 50mmHg）的患者应给予吸氧。

（4）鼻饲 昏迷或有吞咽困难者在发病第 2 ～ 3 天即应鼻饲。

（5）对症治疗 过度烦躁不安的患者可适量用镇静药；便秘者可选用缓泻剂。于头部和颈部大血管处放置冰帽、冰袋或冰毯以降低脑部温度和新陈代谢，有利于减轻脑水肿和降低颅内压等。

2. 维持水电解质平衡和加强营养 维持中心静脉压 5 ～ 12mmHg（或肺楔压在 10 ～ 14mmHg）水平。注意防止低钠血症，以免加重脑水肿。每日补钠 50 ～ 70mmol/L，补钾 40 ～ 50mmol/L，糖类 13.5 ～ 18g。

3. **控制脑水肿** 降低颅内压，应立即使用脱水剂，可快速静脉滴注20%甘露醇125～250mL，每6～8小时1次，疗程7～10天。利尿剂常用呋塞米每次40mg，每日2～4次，静脉注射，常与甘露醇合用。亦可使用甘油、10%血清白蛋白等。

4. **控制高血压** 根据患者年龄、病前血压水平、病后血压情况及颅内压高低，确定最适当的血压水平。血压≥200/110mmHg时，在降颅压的同时可慎重平稳降血压治疗，使血压维持在略高于发病前水平或180/105mmHg左右；收缩压在170～200mmHg或舒张压在100～110mmHg，暂时尚可不必使用降压药，先脱水降颅压，并严密观察血压情况，必要时再用降压药。血压降低幅度不宜过大，一般主张维持在150～160mmHg/90～100mmHg为宜，否则可能造成脑低灌注。收缩压＜165mmHg或舒张压＜95mmHg，不需降血压治疗。

5. **止血药和凝血药** 对脑出血并无效果，但如合并消化道出血或有凝血障碍时，仍可使用。常用的有6-氨基己酸、抗血纤溶芳酸、凝血酶、仙鹤草素等。

6. **并发症的防治**

（1）感染 合并意识障碍的老年患者易并发肺部感染，或因尿潴留或导尿等易合并尿路感染，可给予预防性抗生素治疗。

（2）应激性溃疡 预防可用 β_2 受体阻滞剂或质子泵抑制剂，并可用氢氧化铝凝胶；一旦出血应按上消化道出血的常规进行治疗。

（3）抗利尿激素分泌异常综合征（又称稀释性低钠血症）可发生于约10%的脑出血病人。每日水摄入量应限制在800～1000mL，每日补钠9～12g；低钠血症宜缓慢纠正，否则可导致脑桥中央髓鞘溶解症。

（4）痫性发作 以全面性发作为主，频繁发作者可静脉缓慢推注安定10～20mg，或苯妥英钠15～20mg/kg控制发作。

（5）中枢性高热 宜先行物理降温，效果不佳者可用多巴胺能受体激动剂如溴隐亭，也可用硝苯呋海因。

（6）下肢深静脉血栓形成 勤翻身、被动活动或抬高瘫痪肢体可预防，一旦发生，应进行肢体静脉血流图检查，并给予普通肝素。

（二）手术治疗

手术治疗的目的在于清除血肿，解除脑疝，挽救生命和争取神经功能的恢复。符合以下情况者，可做手术治疗：

1. 昏迷不深，瞳孔等大，偏瘫，经内科治疗后病情进一步恶化，颅内压继续增高伴脑干受压的体征，如心率徐缓、血压升高、呼吸节律变慢、意识水平下降或出现出血侧瞳孔扩大者。
2. 脑叶出血血肿超过40mL，有中线移位或明显颅内压增高者。
3. 小脑出血血肿超过15mL或直径超过3cm，蚓部血肿＞6mL，有脑干或第四脑室受压，第三脑室及侧脑室扩大，或出血破入第四脑室者。
4. 脑室出血致梗阻性脑积水，应尽早手术治疗（发病后6～24小时内）。

对已出现双侧瞳孔散大、去大脑强直或有明显生命体征改变者或脑桥出血者不宜手术。

七、中医辨证论治

参照“脑血栓形成”的中医治疗。

·蛛网膜下腔出血·

原发性蛛网膜下腔出血（subarachnoid hemorrhage，SAH）是指脑表面血管破裂后，血液流入蛛网膜下腔而言。常见病因为颅内动脉瘤，其次为脑血管畸形，还有高血压性动脉硬化，也可见于动脉炎、抗凝治疗并发症等。

本病属于中医学的“头痛”“中风”“眩晕”“厥证”等范畴。

一、西医病因病理

（一）病　因

先天性动脉瘤常见，约占 50% 以上，其次是脑血管畸形和高血压动脉硬化性动脉瘤。还可见于颅底异常血管网（Moyamoya）、各种感染引起的动脉炎、肿瘤破坏血管、血液病、抗凝治疗的并发症。

（二）发病机制

1. 先天性动脉瘤　好发于脑底动脉环的前部，由于 Willis 环动脉壁发育异常，随年龄增长，在血流涡流冲击下，动脉壁弹性减弱，管壁薄弱处向外膨出形成动脉瘤。动脉瘤仅由内膜和外膜组成，易突破出血。

2. 脑血管畸形　畸形的血管壁常先天性发育不全，极为薄弱，当激动时或由于其他原因可导致破裂出血。

3. 其他　如动脉炎、颅内炎症、转移癌均可直接损伤血管壁而造成出血。

二、中医病因病机

可参考“脑血栓形成”的中医病因病机。

三、临床表现

1. 病史与发病　脑血管畸形破裂多发生在青少年，先天性颅内动脉瘤破裂则多发于青年以后，老年以动脉硬化而致出血者为多。绝大多数病例为突然起病，可有用力、情绪激动等诱因。

2. 症状体征　起病时最常见的症状是突然剧烈头痛、恶心、呕吐。可有局限性或全身性抽搐、短暂意识不清甚至昏迷。体征方面最主要的是脑膜刺激征，颅神经中以一侧动眼神经麻痹最常见。少数患者早期有某一肢体轻瘫或感觉障碍等局灶性神经体征。数日后出现的偏瘫等体征则往往是继发的脑动脉痉挛所致。眼底检查可见视网膜片状出血、视乳头水肿。

60 岁以上的老年患者临床表现常不典型，头痛、呕吐、脑膜刺激征均可不明显，而其意识障碍则较重。个别极重型的出血患者可很快进入深昏迷，出现去大脑强直，因脑疝形成而迅速死亡。

3. 临床分级　一般采用 Hunt 和 Hess 分级法（见下表）对动脉瘤性 SAH 的临床状态进行分级，以选择手术时机和判断预后。

Hunt 和 Hess 分级法

分级	标准
0 级	未破裂动脉瘤
Ⅰ级	无症状或轻微头痛
Ⅱ级	中至重度头痛、脑膜刺激征、颅神经麻痹
Ⅳ级	昏迷、中或重度偏瘫、有早期去大脑强直或自主神经功能紊乱
Ⅴ级	深昏迷、去大脑强直、濒死状态

4. 常见并发症　包括再出血、脑血管痉挛、急性非交通性脑积水和正常颅压脑积水等。

（1）再出血　以 5～11 天为高峰，81% 发生在 1 个月内。内动脉瘤初次出血后 24 小时内再出血率最高，约为 4.1%，至第 14 天时累计为 19%。临床表现：在经治疗病情稳定好转的情况下，突然发生剧烈头痛、恶心呕吐、意识障碍加重、原有局灶症状和体征重新出现等。

（2）脑血管痉挛　通常发生在出血后第 1～2 周，表现为病情稳定后再出现神经系统定位体征和意识障碍，因脑血管痉挛所致缺血性脑梗死引起，腰穿或头颅 CT 检查无再出血表现。

（3）急性非交通性脑积水　指 SAH 后 1 周内发生的急性或亚急性脑室扩大所致的脑积水，机制主要为脑室内积血，临床表现主要为剧烈的头痛、呕吐、脑膜刺激征、意识障碍等，复查头颉 CT 可以诊断。

（4）正常颅压脑积水　出现于 SAH 的晚期，表现为精神障碍、步态异常和尿失禁。

四、实验室及其他检查

1. 颅脑 CT　是确诊蛛网膜下腔出血的首选诊断方法。根据 CT 结果可以初步判断或提示颅内动脉瘤的位置：如位于颈内动脉段常是鞍上池不对称积血；大脑中动脉段多见外侧裂积血；前交通动脉段则是前间裂基底部积血；而出血在脚间池和环池，一般无动脉瘤。

2. 腰脊穿刺脑脊液检查　是诊断 SAH 的重要依据。腰脊穿刺有诱发重症病例形成脑疝的危险，只有在无条件做 CT 检查而病情允许的情况下，或 CT 检查无阳性发现而临床又高度怀疑 SAH 时才考虑进行。

3. 其他检查

（1）脑血管造影或数字减影血管造影（DSA） 是诊断颅内动脉瘤最有价值的方法，阳性率达95%。因血管造影可加重神经功能损害，如脑缺血、动脉瘤再次破裂出血等，造影时宜避开脑血管痉挛和再出血的高峰期（即出血3天内或3周后进行为宜），最好过了绝对卧床期（4～6周）。

（2）CT血管成像（CTA）和MR血管成像（MRA）是无创性的脑血管显影方法，主要用于有动脉瘤家族史或破裂先兆者的筛查、动脉瘤患者的随访以及急性期不能耐受DSA检查的患者。

五、诊断与鉴别诊断

（一）诊　断

突然剧烈头痛、呕吐、脑膜刺激征阳性即高度提示本病，如眼底检查发现玻璃体膜下出血，脑脊液检查呈均匀血性，压力增高，则可临床确诊。CT检查证实临床诊断，进一步明确SAH的原因。

（二）鉴别诊断

1. 颅内感染 各种类型的脑膜炎虽有头痛、恶心呕吐，脑膜刺激征阳性，但常先有发热，腰脊穿刺不是血性脑脊液，而是呈炎性改变。

2. 脑出血 高血压脑出血病人腰脊穿刺脑脊液检查也可呈血性，但病人长期以来有高血压病史，发病后有内囊等脑实质出血的定位体征，头颅CT扫描为脑实质出血。

3. 偏头痛 本病也是突然起病的剧烈头痛、恶心呕吐，但偏头痛病人过去常有类似发作史，无脑膜刺激征，脑脊液检查正常可资鉴别。

六、西医治疗

本病的治疗原则是制止继续出血，防治继发性血管痉挛，去除引起出血的病因和预防复发。

（一）内科治疗

1. 一般处理及对症治疗

（1）保持生命体征稳定 SAH确诊后有条件者应争取监护治疗，密切监测生命体征和神经系统体征的变化；保持气道通畅，维持稳定的呼吸、循环系统功能。

（2）降低颅内压 临床上主要是用脱水剂，常用的有甘露醇、速尿、甘油果糖、白蛋白等。若伴发的脑内血肿体积较大时，应尽早手术清除血肿，降低颅内压以抢救生命。

（3）纠正水、电解质平衡紊乱 注意液体出入量平衡。适当补液补钠、调整饮食和静脉补液中晶体胶体的比例可以有效预防低钠血症。低钾血症也较常见，及时纠正可以避免引起或加重心律失常。

（4）对症治疗 烦躁者予镇静药，头痛予镇痛药，痫性发作时可以短期采用抗癫痫药物如安定、卡马西平或者丙戊酸钠。

（5）加强护理 就地诊治，卧床休息，避免声光刺激，保持尿便通畅。意识障碍者可予鼻胃管，小心鼻饲慎防窒息和吸入性肺炎。尿潴留者留置导尿，注意预防尿路感染。采取勤翻身、肢体被动活动、气垫床等措施预防褥疮、肺不张和深静脉血栓形成等并发症。

2. 防治再出血

（1）安静休息 绝对卧床4～6周，镇静、镇痛，避免用力和情绪刺激。

（2）调控血压 去除疼痛等诱因后，如果平均动脉压＞125mmHg或收缩压＞180mmHg，可在血压监测下使用短效降压药物使血压下降，保持血压稳定在正常或者起病前水平。可选用钙离子通道阻滞剂、β受体阻滞剂或ACEI类等。

（3）抗纤溶药物 为了防止动脉瘤周围的血块溶解引起再度出血，可用抗纤维蛋白溶解剂，以抑制纤维蛋白溶解原的形成。常用6-氨基己酸（EACA），也可用止血芳酸（PAMBA）或止血环酸（氨甲环酸）。抗纤溶治疗可以降低再出血的发生率，但同时也可增加脑血管痉挛（cerebnmiscular spasm，CVS）和脑梗死的发生率，建议与钙离子通道阻滞剂同时使用。

（4）外科手术 动脉瘤性SAH，Hunt和Hess分级在≤Ⅲ级时，多早期行手术夹闭动脉瘤或者介入栓塞。

3. 防治脑动脉痉挛及脑缺血

（1）维持正常血压和血容量 血压偏高给予降压治疗；在动脉瘤处理后，血压偏低者，首先应去除诱因，如减或停脱水和降压药物；予胶体溶液（白蛋白、血浆等）扩容升压；必要时使用升压药物，如多巴胺静滴。

（2）早期使用尼莫地平 常用剂量 10 ～ 20mg/d，静脉滴注 1mg/h，共 10 ～ 14 天，注意其低血压的副作用。

4. 病变血管的处理

（1）血管内介入治疗 介入治疗无需开颅和全身麻醉，对循环影响小，近年来已经被广泛应用于颅内动脉瘤治疗。术前须控制血压，使用尼莫地平预防血管痉挛，行 DSA 检查确定动脉瘤部位及大小形态，选择栓塞材料行瘤体栓塞或者载瘤动脉的闭塞术。颅内动静脉畸形（arterial-venous malformation，AVM）有适应证者也可以采用介入治疗闭塞病变动脉。

（2）外科手术 需要综合考虑动脉瘤的复杂性、手术难易程度、患者临床情况的分级等以决定手术时机。动脉瘤性 SAH 倾向于早期手术（3 天内）夹闭动脉瘤；一般 Hunt 和 Hess 分级≤Ⅲ级时多主张早期手术。Ⅳ、Ⅴ级患者经药物保守治疗情况好转后可行延迟性手术（10 ～ 14 天）。对 AVM 反复出血者、年轻患者、病变范围局限和曾有出血史的患者首选显微手术切除。

（3）立体定向放射治疗（γ 刀治疗） 主要用于小型 AVM 以及栓塞或手术治疗后残余病灶的治疗。

七、中医辨证论治

参照“脑血栓形成”的中医治疗。

第三节 痴 呆（助理医师不考）

· Alzheimer 病 ·

Alzheimer 病（Alzheimer disease，AD）是老年人最常见的一种渐进性神经变性疾病。临床表现为进行性近记忆力障碍，认知功能障碍，行为异常和社交障碍，病情呈进行性加重，逐渐丧失独立生活能力。AD 发病率随年龄增高而增加；经年龄校正后男性与女性患病率相近。

本病属于中医学“痴呆”“善忘”“呆病”“癫病”等范畴。

一、西医病因病理

AD 的病因尚未明确，一般认为可能包括遗传和环境等因素。

1. **遗传因素** 分子遗传学和分子生物学研究表明，至少有 4 个基因与老年性痴呆有关。

2. **环境因素** AD 的主要危险因素有：①年龄：每增大 10 岁，患病率增加 5%。②性别：老年性痴呆患者女性多于男性。③文化程度：文化程度越低发生老年性痴呆的危险性越高。④孤独：离异独居老人患病率高。⑤性格：性格内向型老人发病率高。

二、中医病因病机

病因以内因为主，先天不足，或年迈体虚，肝肾虚损，精亏髓减；或久病迁延，心脾受损，气虚血少，导致髓海空虚，神志失养，渐成痴呆；或因痰瘀阻络，脑络壅塞，脑气与脏气不相连接，神机失用而成痴呆。

1. **髓海不足** 先天禀赋不足（往往有明显家族史），元气匮乏，及至年老而肾气日衰，髓海失充，神志失养，渐成痴呆之病。

2. **脾肾亏虚** 年老或久病，致脾肾亏损，气血生化不足，神志失养，而成痴呆。本病起病缓慢，以虚多见，虚在肝肾者以脑髓不足为主，虚在脾胃者以气血不足为主。

3. **痰瘀痹阻** 七情所伤，肝郁气滞，血涩不行，神志失养而成痴呆。

4. **心肝火旺** 七情所伤，肝郁化火，心神受扰，神志失养而成痴呆。

本病病位在脑，与心、肝、脾、肾功能失调有关。肾主髓，通于脑，肾亏则脑空，与肾关系尤为密切。其基本病机为髓减脑消，神机失调，以肾精亏虚为本，痰浊、瘀血内阻或肝火扰心为标，虚实夹杂。

三、临床表现

1. **病史与症状** AD 起病隐匿，表现为逐渐进行性恶化的病程，主要症状如下：

（1）记忆力障碍 呈隐匿起病，逐渐发生记忆障碍，以近记忆力受损为主，随后累及远记忆力受损。

（2）认知障碍 为AD特征性表现，表现为掌握新知识能力、社交能力下降，逐渐出现计算能力、定向能力和语言能力障碍。

（3）人格改变 伴随思维、心境、行为等改变，出现抑郁或欣快感，注意力涣散，妄想、幻觉等。

（4）失语 表现为自发言语时出现找词困难、理解力受损和失语性失写。

（5）视空间功能障碍 如不能准确判断物品的位置，在熟悉的环境中迷路。

（6）失认和失用 失认表现为不能从镜中辨认自己的面容；失用可表现为观念性失用、意想运动型失用、步行失用及失用性失写。

2. **体格检查** 患者表现为注意力不集中，坐立不安，无锥体束征和感觉障碍，视力、视野基本正常。

四、实验室及其他检查

1. **脑脊液中生物学标志检查** 脑脊液中的总Tau蛋白（t-Tau）、Tau蛋白过度磷酸化可导致神经元纤维缠结，是其主要病理特点之一。

2. **脑电图** 主要有广泛性慢波，无特异性改变。

3. **CT和MRI检查** 可见侧脑室扩大和脑沟增加，以额颞叶明显。

4. **神经心理学检查** 神经心理学量表对痴呆的诊断与鉴别具有重要作用，常用的有：

（1）床旁认知功能评价量表 ①简易精神状态检查量表（MMSE）。②长谷川痴呆评定量表（HDS-R）。

（2）综合认知功能评价量表 ①Mattis痴呆评定量表（DRS）。②Alzheimer病评估量表。③Hachinski缺血量表（HIS）等。

五、诊断与鉴别诊断

（一）诊断

目前尚缺乏特异性强的诊断指标，根据患者的病史、临床资料，结合量表及有关辅助检查可初步诊断，确诊有赖于病理诊断。依据美国NINCDS-ADRDA标准，很可能是AD的标准为：

1. 临床检查确认痴呆，神经心理测试支持。
2. 有两个或两个以上认识功能障碍。
3. 进行性加重的记忆和其他智能障碍。
4. 无意识障碍，可伴有精神和行为改变。
5. 发病多在60岁以上。
6. 排除其他导致进行性记忆和认识功能障碍的疾病。

（二）鉴别诊断

1. **血管性痴呆** 两者均存在认知功能障碍，以下几方面有助于鉴别：

（1）AD呈持续性、进行性智能减退，VD则呈阶梯性加重。

（2）AD以神经心理障碍为主，神经功能缺失轻；VD有明显的神经功能缺失症状和体征。

（3）影像学检查AD有脑萎缩，无局灶性病变；VD有局灶性病变。

（4）Hachinski 评分AD＜4分，VD＞7分。

2. **抑郁症** 表现为抑郁心境，精神、运动迟缓，对各种事情缺乏兴趣，睡眠障碍，易疲劳或无力，记忆障碍及认知功能减退；突出特点是抑郁心境，自罪、自愧和自我否定。无失语、失认和失用，抗抑郁药治疗有效。

3. **皮克病** 早期以人格改变为主；自知力差、社会行为衰退、遗忘出现较晚，空间定向及认知障碍也出现较晚，CT示额叶和（或）颞叶萎缩。

六、西医治疗

目前尚无特效治疗方法，主要是对症治疗。

1. **改善认识功能** 主要用乙酰胆碱前体及其酶抑制剂来增加乙酰胆碱水平，疗效目前尚不肯定，如他克林。

2. **促代谢药物** 能够促进细胞对葡萄糖的利用，增加神经元代谢，起到增加神经信息传导、改善智能的治疗作用，如脑复康、脑复新。

3. **保护神经元** 主要有：①抗氧化剂，如维生素 E。②雌激素：能降低更年期妇女患病的可能性，改善认识功能。③神经生长因子：具有促进胆碱能神经元的存活和分化作用，可挽救 AD 变性的神经元，保护残存的胆碱能神经元。④非甾体类抗炎药物：可延缓 AD 组织破坏的进程或预防疾病的发生。

4. **康复治疗** 对 AD 患者相当重要，鼓励参加各种社会日常活动，维持生活能力。

七、中医辨证论治

（一）治疗原则

凡禀赋不足，或见脾肾两虚之证，治宜补肾填精，健脾益气，重在培补先、后天之本，以使脑髓得充，化源充足。气滞宜行，痰滞当消，故此病治疗中又应注意开郁逐痰，或健脾化痰，或清心涤痰，或泻火祛痰，或痰瘀同治。

（二）辨证论治

心肝火旺证

【临床表现】心烦躁动，语言颠倒，歌笑不休，甚至反喜污秽，或喜食炭灰等，大便秘结，口干咽燥，舌红苔黄。

【治法】清心平肝，醒神开窍。

【代表方】天麻钩藤饮合安宫牛黄丸。

· 血管性痴呆 ·

血管性痴呆（vascular dementia, VD）是指由于脑血管和心血管疾病引发的缺血性、低灌注性和出血性脑损害而导致的智力及认知功能障碍的临床综合征，以记忆、认知功能缺损为主，可伴有语言、运动、视空间能力障碍以及人格、行为、情感等异常。发病年龄 50 ～ 70 岁，男女发病率接近。按病因可分为多发梗死性痴呆、特殊部位单发性梗死、动脉硬化性皮层下白质脑病等，其中多发梗死性痴呆是主要类型。

根据血管性痴呆的临床症状，该病属于中医学的“痴呆”“善忘”“呆病”“癫病”范畴。

一、西医病因病理

一般认为，卒中是 VD 发生的直接原因。目前认为 VD 发生与卒中的部位、数目和大小相关，尤以部位明显；脑血流下降也是引起 VD 的重要因素。多发梗死性痴呆是 VD 的最常见类型，是在多次脑缺血基础上变化而来，年龄、文化层次、高血压、高血脂、动脉硬化、心脏病、糖尿病等是其危险因素，目前认为 VD 也与基因有关。

二、中医病因病机

本病多因年老体虚、精气不足，久病耗损，七情内伤致气、血、痰、瘀诸邪为患。或邪阻脑络，或髓海失充，致神机失用而发为痴呆。

1. **髓海不足** 年迈体衰，肾精亏虚，无以充养脑髓，髓海渐空，脑髓缩小，神明失用而发病。

2. **脾肾两虚** 久病或年迈，脾肾两亏，气血化生无源，脑髓失养，神机失用而发病。

3. **肝肾阴虚** 年迈久病，肝肾阴虚，清窍失养，神机失用而发病。

4. **痰浊阻窍** 年老脾衰，若饮食不节或情志不遂，均可致脾失健运，不能运化水谷之精微，水液不归正化，聚而成痰，上蒙清窍，神机失用而发病。

5. **瘀血内阻** 七情内伤，气血不畅，或气虚则无以帅血，或久病瘀阻脑窍，元神被扰，神机失用而发病。脑为元神之府，灵机出于此，故痴呆病位在脑，与心、肝、脾、肾功能失调有关。肾主髓，通于脑，肾亏则脑空，与肾关系尤为密切。其基本病机为髓减脑消，神机失调，以肾精亏虚为本，痰浊瘀血内阻为标，虚实夹杂。

三、临床表现

1. **起病** 多数起病突然，亲属一般能说出病人患病具体时间，病情加重常常与反复患脑血管病有关。

2. 认知功能下降 多为局限性皮质性认知功能障碍，如失语、失用、失认和空间定位障碍，记忆力、计算力减退。

3. 性格改变和情感障碍 患者主动性减少，可有表情淡漠、焦虑、穿错衣裤等。常呈阶段性进展。

4. 行为障碍 生活懒散，不讲个人卫生等。

5. 具有神经功能缺损症状和体征 如偏瘫、偏盲、偏身感觉障碍，肌张力增高，锥体束征。

6. 病史 患者多有缺血性脑血管病史，多发梗死性痴呆患者多有两次或两次以上的脑卒中病史。

四、实验室及其他检查

1. 神经影像学 CT 可见脑白质内低密度灶；MRI 可显示脑内多发大小不等或单发的长 T_1、长 T_2 信号，病灶周围脑组织可见萎缩。

2. 神经电生理检查 VD 患者可有脑电图（EGG）局灶性异常，视觉和听觉诱发电位可有异常。

3. 脑功能和代谢检查 PET 观察 VD 患者，大脑深部灰质、小脑、颞中回、扣带回前部等部位代谢降低。

4. 神经生理学量表检查

（1）床旁认知功能评价量表 简易精神状态检查量表（MMSE）、长谷川痴呆评定量表（HDS-R）。

（2）综合认知功能评价量表 Mattis 痴呆评定量表（DRS）、Alzheimer 病评估量表和 Hachinski 缺血量表（HIS）等。

五、诊断与鉴别诊断

（一）诊断要点

诊断分很可能为 VD 和可能为 VD 两种，确诊有赖于病理组织学检查。

1. 临床很可能为 VD

（1）痴呆符合 DSM-I-R 的诊断标准，主要表现为认识功能明显下降以及两个以上认识功能障碍，其严重程度已干扰日常生活，并经神经心理学测试证实。

（2）临床检查有局灶性神经系统症状和体征，符合 CT、MRI 相应病灶，可有或无卒中史。

（3）痴呆与脑血管病密切相关，痴呆发生于卒中后 3 个月，并持续 6 个月以上；或认识功能障碍突然加重，或波动，或呈阶梯样逐渐发展。

2. 支持 VD 诊断

（1）认知功能损害不均匀性。

（2）人格相对完善。

（3）病程波动，多次脑卒中史。

（4）可呈现步态障碍、假性球麻痹等体征。

（5）存在脑血管病的危险因素。

（二）鉴别诊断

1. Alzheimer 病（AD） 两者均存在认识功能障碍，以下几方面有助于鉴别。

（1）AD 呈持续性进行性智能减退，VD 则呈阶梯性加重。

（2）AD 以神经心理障碍为主，神经功能缺失轻；VD 有明显的神经功能缺失症状和体征。

（3）影像学检查 AD 有脑萎缩，无局灶性病变；VD 有局灶性病变。

（4）Hachinski 评分 AD ＜ 4 分，VD ＞ 7 分。

2. Binswanger 病（BD） 又称皮质下动脉硬化性脑病（SAE）。BD 为一种脑血管性老年人大脑半球白质脱髓鞘性疾病。

（1）BD 表现为进展性痴呆，步态不稳和小便失禁，无失用和失认；VD 则呈阶梯性加重，有明显的神经功能缺失症状和体征。

（2）BD 的 CT 显示较对称的脑室周围白质广泛融合的大片状低密度影，且边界欠清；脑室周围白质明显萎缩及双侧脑室不同程度扩大。VD 的 CT 可见脑白质内低密度灶。

（3）BD 的 MRI 侧脑室前角、后角及体部周围均显示对称性月晕状大片长 T_1、长 T_2 异常信号，较

CT 显示更清楚，白质异常面积更大，脑室周围白质明显萎缩及双侧脑室不同程度扩大；VD 的 MRI 可显示脑内多发大小不等或单发的长长乙信号，病灶周围脑组织可见萎缩。

六、西医治疗

1. **一般治疗** 积极调整血压使之维持适当水平，伴发高血压者，收缩压以 135 ～ 150mmHg 为宜。去除危险因素，如戒烟、控制血糖等。

2. **改善脑循环** 增加脑血流量，提高脑细胞的氧供给量，改善脑功能。常用的有钙离子拮抗剂，如氟桂利嗪、尼莫地平；抗血小板聚集药物，如噻氯匹定。

3. **营养和保护脑细胞** ①脑代谢活化剂，能促进脑细胞对氨基酸、葡萄糖的利用，增强记忆，常用的有吡拉西坦、双氢麦角碱（喜得镇），对记忆、智能恢复有一定疗效，同时具有稳定情绪，治疗头痛、头晕等作用，亦可增强适应能力及生活能力。②维生素 E。

4. **康复治疗** 康复治疗对 VD 有较好疗效，包括日常生活能力和语言能力的训练，鼓励病人多与外界接触，参加社交活动。

七、中医辨证论治

1. 髓海不足证

【临床表现】智力下降，神情呆滞，记忆力和计算力下降，懈怠思卧，齿枯发焦，腰酸腿软，头晕耳鸣，舌瘦质淡红，脉沉细弱。

【治法】补精填髓养神。

【代表方】七福饮加减。

2. 脾肾两虚证

【临床表现】表情呆滞，行动迟缓，记忆力减退，失认失算，口齿不清，腰膝酸软，食少纳呆，少气懒言，流涎，舌淡体胖，苔白，脉沉弱。

【治法】温补脾肾。

【代表方】还少丹加减。

3. 肝肾阴虚证

【临床表现】平素沉默寡言，呆钝愚痴，头晕目眩，耳鸣，腰膝酸软，五心烦热，口干，舌红少苔，脉细数。

【治法】补益肝肾。

【代表方】知柏地黄丸加减。

4. 痰浊阻窍证

【临床表现】表情呆痴，智力减退，或哭笑无常，或默默不语，不思饮食，头晕重，脘腹胀满，口多痰涎，气短乏力，舌质淡，苔腻，脉滑或濡。

【治法】健脾益气，豁痰开窍。

【代表方】洗心汤加减。

5. 瘀血内阻证

【临床表现】表情迟钝，言语不利，或思维异常，行为古怪，善忘，易惊恐，肌肤甲错，口干不欲饮，舌质暗或有瘀斑，脉细涩。

【治法】活血化瘀，开窍醒神。

【代表方】通窍活血汤加减。

第四节　帕金森病（助理医师不考）

帕金森病（Parkinson disease，PD）又称震颤麻痹（paralysis agitans），由英国医生 James Parkinson（1817）首先描述。PD 是发生在中老年人锥体外系的进行性变性疾病，主要病变是中脑黑质，特别是致密部多巴胺（DA）能神经元变性。

本病属中医学“颤证”“颤病”“震颤”“振掉”“痉病”“肝风”等范畴。

一、西医病因病理

（一）病 因

本病的病因迄今未明，故称原发性帕金森病，发病机制十分复杂，可能与下列因素有关：

1. 遗传因素 10% PD 患者有家族史，呈不完全外显率的常染色体显性遗传或隐性遗传。迄今已有 13 个位点（PARK1-13）的基因突变被证实与常染色体显性和隐性遗传性帕金森病有关。

2. 年龄因素 流行病学调查显示，PD 的发病与年龄有明显的关系。PD 主要见于中老年人，40 岁前发病少见。

3. 环境因素 流行病学调查显示，长期接触杀虫剂除草剂或某些工业化学品等可能是 PD 发病的危险因素。

（二）发病机制

含色素的神经元变性、缺失，尤以黑质致密部 DA 能神经元为著。类似改变也可见于蓝斑、中缝核、迷走神经背核等部位，但程度较轻。

二、中医病因病机

主要由于年老体弱、先天禀赋不足，肾精亏虚，髓海失养，筋脉失主；或五志过极，饮食不节，痰浊内生，痰阻经脉，或辛辣化热伤阴，阴虚阳亢，虚风内动而发本病。

1. 气血两虚 年老久病，脾胃虚弱，气血生化乏源，日久气血亏虚，血虚生风，虚风内动而发病。

2. 肝肾阴虚 先天禀赋不足，肾精亏虚，或久病及肾，损伤肾阴，肾阴不足，水不涵木，肝肾阴亏，髓海失养，筋脉失主而发病。

3. 风痰阻络 年老脾胃不足或饮食劳倦，损伤脾胃，不能运化水湿，水湿内停，痰由内生，兼加素体肝肾阴虚，肝风内动，风痰相夹阻滞经络，气血不通，筋脉失养而发病。

4. 血瘀动风 肝失疏泄，气机不畅，而致血瘀，阻滞经络，气血不通，筋脉失养，肝失条达，肝阳化风，虚风内动而发病。

5. 阴阳两虚 年老久病，阴阳俱虚，阴津不足，筋脉失养而发病。

本病病位在脑，与肝、肾关系密切，肝肾阴虚为本，痰浊、瘀血、风火为标，形成本虚标实之证。痰浊、瘀血、风火是相互影响的病理因素，其相互影响的共同通路是经脉，最终的病理结局是筋脉失养。

三、临床表现

大部分 PD 患者在 60 岁以后发病，起病隐袭，缓慢发展，逐渐加剧。初发症状以震颤最多，其次为步行障碍、肌强直和运动迟缓。症状常自一侧上肢开始，逐渐波及同侧下肢、对侧上肢及下肢，常成“N”字形进展，亦有自一侧下肢开始者。症状出现先后因人而异。

1. 临床特征

（1）震颤 典型表现是静止性震颤，常为首发症状，多由一侧上肢远端开始，拇指与屈曲的食指间呈“搓丸样”（pill-rolling）动作，安静或休息时出现或明显，随意运动时减轻或停止，紧张时加剧，入睡后消失。

（2）肌强直 表现为屈肌和伸肌张力同时增高，被动运动时关节始终保持增高的阻力，类似弯曲软铅管的感觉，故称“铅管样强直”；部分患者因伴有震颤，检查时可感到在均匀的阻力中出现断续停顿，如同转动齿轮感，称为“齿轮样强直”。

（3）运动迟缓 主要表现为随意动作减少，如起床、翻身、步行、方向变换等运动迟缓；面部表情肌活动减少，常常双眼凝视，瞬目减少，呈现“面具脸”；手指做精细动作如扣纽扣、系鞋带等困难；书写时字越写越小，呈现“小写征”。

（4）姿势步态异常 四肢、躯干、颈部肌强直可使患者出现特殊的屈曲体姿，表现为头部前倾，躯干俯屈，上肢肘关节屈曲，腕关节伸直，前臂内收，下肢之髋及膝关节均略为弯曲。早期走路时下肢拖曳，随病情进展呈小步态，步伐逐渐变小变慢，启动困难，行走时上肢的前后摆动减少或完全消失；站立时呈屈曲体姿，步态障碍甚为突出。转弯时，平衡障碍特别明显。晚期患者自坐位、卧位起立困难，慌张步态。

2. 其他症状

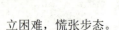

（1）Myerson 征：反复叩击眉弓上缘产生持续眨眼反应。

（2）眼睑阵挛（闭合眼睑轻度颤动）或眼睑痉挛（眼睑不自主闭合）。

（3）口、咽和腭肌运动障碍致讲话缓慢、发音弱、流涎，严重时吞咽困难。

（4）脂颜和多汗。

（5）消化道蠕动障碍致顽固性便秘。

（6）部分患者晚期出现轻度认知功能减退和视幻觉，通常不严重。抑郁症常见。

四、实验室及其他检查

1. 血常规、脑脊液检查、尿常规及血液生化等检查均无异常。

2. CT、MRI 检查无特征性所见。

3. 脑电图的基础波形稍呈慢波化。

4. 尿中多巴胺的代谢产物高香草酸（HVA）减少。

5. 基因检测 DNA 印迹技术、PCR、DNA 序列分析等在少数家族性 PD 患者可能会发现基因突变。

6. 正电子发射断层扫描（PET）或单光子发射计算机断层（SPECT）可发现 PD 患者脑内多巴胺转运载体（DAT）功能显著降低，且疾病早期即可发现，故对 PD 的早期诊断、鉴别诊断及病情进展监测均有一定的价值。

五、诊断与鉴别诊断

（一）诊　断

1. 中老年发病，缓慢进行性病程。

2. 四项主症（静止性震颤、肌强直、运动迟缓、姿势步态异常）中至少具备两项，前两项至少具备其中之一；症状不对称。

3. 左旋多巴治疗有效。

4. 患者无眼外肌麻痹、小脑体征、直立性低血压、锥体系损害和肌萎缩等。

PD 临床诊断与死后病理证实符合率为 75% ～ 80%。

（二）鉴别诊断

1. 继发性 PD 有明确病因可寻，如感染、药物、中毒、动脉硬化和外伤等。如脑炎后帕金森综合征、药物或中毒性帕金森综合征、动脉硬化性帕金森综合征。

2. 抑郁症 不具有 PD 的肌强直和震颤，抗抑郁剂治疗有效，可资鉴别。

3. 特发性震颤 震颤以姿势性或运动性为特征，发病年龄早，饮酒或用心得安后震颤可显著减轻，无肌强直和运动迟缓，1/3 患者有家族史。

4. 肝豆状核变性 发病年龄小，有肝损害和角膜 K-F 环，血清铜、铜蓝蛋白、铜氧化酶活性降低，尿铜增加。

六、西医治疗

疾病早期无需特殊治疗，可鼓励患者进行适度活动和体育锻炼，若疾病影响患者日常生活和工作能力则需要治疗。本病以药物治疗为主，恢复纹状体 DA 与 Ach 递质的平衡。但只能改善症状，不能阻止病情发展，需终生服药。

（一）药物治疗

1. 治疗原则 治疗方案个体化；从小剂量开始，缓慢递增；尽量以较小剂量取得较满意疗效。

2. 常用药物

（1）抗胆碱能药物　对震颤和强直有效，但对运动迟缓疗效较差，适用于年龄较轻震颤突出的患者。常用药物有苯海索（安坦）、丙环定（开马君）、苯托品及环戊丙醇等。前列腺肥大、青光眼患者禁用；老年人慎用，可影响记忆功能。

（2）金刚烷胺　可促进神经末梢释放 DA 和减少 DA 再摄取，轻度改善 PD 症状，如运动减少、强直和震颤等，早期轻症患者可单独或与苯海索（安坦）合用。肾功能不全、癫痫、严重胃溃疡和肝病患者慎用，哺乳期妇女禁用。

（3）左旋多巴及复方左旋多巴 是治疗 PD 最基本、最有效的药物。作为 DA 合成前体可透过血脑屏障，被脑 DA 能神经元摄取，脱羧转变成 DA，改善 PD 的临床症状，对运动减少有特殊疗效。临床上使用的复方 L-Dopa 有标准剂、控释剂和水溶剂等不同剂型。

L-Dopa 类禁忌证：闭角型青光眼，精神病，活动性消化道溃疡应慎用。

（4）DA 受体激动剂

①非麦角类 DA 受体激动剂：无麦角副作用，用于早期或进展期帕金森病，症状波动和运动障碍发生率低，但意识模糊、幻觉及直立性低血压发生率较高，年轻患者早期可单用，中晚期患者与复方 L-Dopa 合用。常用药物为普拉克索、罗匹尼罗等。

②麦角类 DA 受体激动剂：副作用与左旋多巴类似，常见错觉和幻觉，可出现胸膜肺纤维化、多瓣膜心脏病及缩窄性心包炎等严重副作用，应定期监测心肺功能。禁忌证：精神病史患者。近期心肌梗死、严重周围血管病和活动性消化性溃疡慎用。常用的麦角类 DA 受体激动剂有溴隐亭、培高利特（培高利特已被 FDA 禁用）。

（5）单胺氧化酶 B 抑制剂抑制 神经元内 DA 分解代谢，增加脑内 DA 含量，与复方 L-Dopa 合用有协同作用，减少约 1/4 的 L-Dopa 用量，延缓开关现象出现。常用药物为思吉宁，宜在早、中午服用，不宜傍晚后应用，以免引起失眠。有胃溃疡者慎用。

（6）儿茶酚 - 邻位 - 甲基转移酶抑制剂抑制 L-Dopa 在外周代谢，维持 L-Dopa 血浆浓度稳定，加速通过血脑屏障，阻止神经胶质内 DA 降解，增加脑内 DA 含量。与美多巴合用可增强疗效，减少症状波动反应，单独使用无效。应注意肝脏毒副作用。常用药物为恩托可朋、答是美等。

（二）外科治疗

近年来利用微电极记录和分析细胞放电的特征，可以精确定位引致震颤和肌强直的神经元，达到细胞功能定位的水平，使手术治疗的疗效和安全性大为提高。目前常用的手术方法如下：

1. 苍白球、丘脑底核毁损或切除术 丘脑手术对震颤有效，苍白球手术对运动迟缓有效。弥漫性脑血管病为手术禁忌证。

2. 脑深部电刺激（DBS） 刺激靶点主要是苍白球和丘脑底核，原理是纠正基底节过高的抑制性输出以改善症状。适应证是药物治疗失效、不能耐受或出现运动障碍（异动症）的患者，对年龄较轻，症状以震颤、强直为主且偏于一侧者效果较好，但术后仍需应用药物治疗。

（三）细胞移植及基因治疗

这是有较好前景的治疗方法，但存在一些问题。技术还不成熟，不能应用于临床。

（四）康复治疗

康复治疗作为辅助手段对改善症状也可起到一定作用。

七、中医辨证论治

（一）治疗原则

本病病位在脑，与肝、肾关系密切，肝肾阴虚为本，痰浊、瘀血、风火为标，形成本虚标实之证。痰浊、瘀血、风火是相互影响的病理因素，其相互影响的共同通路是经脉，

最终的病理结局是筋脉失养。故中医治疗宜分标本虚实，以息风通络为治疗要点。中药治疗起效慢，能缓解部分症状，并能提高西药疗效，减轻西药副作用，两者合用有协同作用。

（二）辨证论治

1. 气血两虚证

【临床表现】肢体震颤日久，震颤程度严重，颈项僵直，或肢体拘痉，活动减少，步态不稳，气短乏力，头晕眼花，自汗，口角流涎，舌胖，有齿痕，舌质暗淡，苔薄白或白腻，脉细无力。

【治法】益气养血，息风通络。

【代表方】八珍汤合天麻钩藤饮加减。

2. 肝肾阴虚证

【临床表现】表情呆滞，肢体震颤幅度很大，动作迟缓，肢体拘痉，活动笨拙，头晕目眩，耳鸣健忘，急躁易怒，多梦，腰膝酸软，舌体瘦小，舌质红，苔少，脉弦细数。

【治法】补肾养阴，柔肝息风。

【代表方】大定风珠加减。

3. 风痰阻络证

【临床表现】肢体震颤，四肢拘痉，动作不利，胸胁满闷，痰涎增多，舌体胖，舌质淡，苔白腻，脉弦滑。

【治法】行气化痰，息风通络。

【代表方】导痰汤加减。

4. 血瘀动风证

【临床表现】表情呆滞，面色灰暗，肢体僵直，屈伸不利，震颤幅度较大，可有肩背疼痛，舌謇语涩，舌紫暗或夹有瘀斑，脉弦涩。

【治法】活血化瘀，息风通络。

【代表方】补阳还五汤加减。

5. 阴阳两虚证

【临床表现】震颤日久，表情呆滞，肢体僵直，行动迟缓，语言困难，日常生活能力严重下降，面色无华，神疲乏力，自汗畏寒，纳呆，失眠、舌淡、脉沉细弱。

【治法】阴阳双补，兼以息风。

【代表方】地黄饮子加减。

第九单元　理化因素所致疾病

第一节　急性中毒总论

有毒化学物质进入人体，在效应部位积累到一定量而产生损害的全身疾病称为中毒（poisoning）。中毒可分为急性和慢性两大类，主要由接触毒物的毒性、剂量和时间决定。短时间内接触大量毒物可引起急性中毒（acute poisoning）。急性中毒发病急骤，症状严重，变化迅速，如不积极治疗，可能危及生命，因此，诊断要准确而及时，治疗要迅速而恰当。长时间接触较小量毒物可引起慢性中毒（chronic poisoning）。慢性中毒起病较缓，病程较长，很多中毒都缺乏特异性诊断指标，容易误诊、漏诊。

本病在中医学中亦称“中毒”。

一、病因病理

（一）病　因

引起中毒的化学物质称毒物（poison）。根据毒物来源和用途分为工业性毒物、药物、农药，以及有毒动、植物。

1. 职业性中毒　在生产过程中，接触有毒的原料、中间产物或成品，如果不注意劳动保护，即可发生中毒。在保管、使用和运输方面，如不遵守安全防护制度，也会发生中毒。

2. 生活性中毒　在误食、意外接触毒物、用药过量、自杀或谋害等情况下，过量毒物进入人体都可引起中毒。

（二）发病机制

1. 局部刺激、腐蚀作用。
2. 缺氧。
3. 麻醉作用。

4. 抑制酶的活力。

5. 干扰细胞或细胞器的生理功能。

6. 竞争相关受体。

二、临床表现

不同化学物质急性中毒表现不完全相同，严重中毒时共同表现有发绀、昏迷、惊厥、呼吸困难、休克和少尿等。

1. **皮肤黏膜表现** 皮肤及口腔黏膜灼伤；发绀；黄疸。

2. **眼部表现** 瞳孔扩大；瞳孔缩小；视神经炎。

3. **神经系统表现** 昏迷；谵妄；肌纤维颤动；惊厥；瘫痪；精神失常。

4. **呼吸系统表现** 呼出特殊气味（如蒜臭味：有机磷农药；苦杏仁味：氰化物）；呼吸加快；呼吸减慢；肺水肿。

5. **循环系统表现** 心律失常；心脏骤停：①心肌毒性作用。②缺氧。③严重低钾血症；休克。

6. **泌尿系统表现** 肾小管堵塞；肾缺血；肾小管坏死。最终导致急性肾衰竭，出现少尿或无尿。

7. **血液系统表现** 溶血性贫血；出血；白细胞减少和再生障碍性贫血；血液凝固障碍。

8. **发热**。

三、诊　断

急性中毒诊断主要依据毒物接触史和中毒临床表现。可通过环境调查了解毒物存在，并检测剩余毒物或含毒标本进行毒物鉴定，通过体检及实验室检查了解毒物对机体的影响，最后通过鉴别诊断做出病因诊断。同时应尽早掌握中毒的时间、毒物的种类、中毒的途径，初步估计毒物的剂量以及病人中毒前后的情况。

（一）毒物接触史

毒物接触史是诊断中毒的重要依据。

（二）临床表现

熟悉中毒的临床表现、系统细致的体检，均有助于中毒的诊断及断毒物种类。

有如下情况应考虑中毒的可能：①不明原因的昏迷。②难以解释的精神改变。③年轻患者不明原因的心律失常。④不明原因的心脏骤停。⑤不明原因的无尿、少尿。⑥不明原因的发绀。⑦难以解释的外伤。⑧不明原因的出血、溶血、贫血。⑨不明原因的多系统损害。

（三）实验室检查

急性中毒时，应常规留取剩余的毒物或可能含毒的标本，如呕吐物、胃内容物、尿、粪和血标本等。必要时进行毒物分析或细菌培养。不能以一项检查，尤其是一次的测定结果作为诊断的唯一依据，否则易导致误诊。

（四）毒物对机体的影响

重要脏器的功能、酶学及某些特异检查，如碳氧血红蛋白、胆碱酯酶活力等。

（注意：毒物分析虽然重要，但为尽早救治，常无需等待检验结果；而且目前许多毒物的分析手段仍然有限）。

（五）现场调查

有明确的中毒史、特征性中毒表现或有家属在中毒现场者无需现场调查；中毒史不明确、临床表现不典型者，或集体中毒原因不明者，或有谋杀嫌疑者要进行现场调查，一般要立即报告公安、卫生防疫、环保等部门协同进行现场调查。

四、治　疗

根据毒物的种类、进入途径和临床表现进行治疗。可分除毒、解毒和对症三步急救：①立即脱离中毒现场，清除进入人体内已被吸收或尚未吸收的毒物。②如有可能，选用特效解毒药。③对症治疗。对不明原因中毒，除暂不能选用特效解毒药，亦应按上述原则急救处理；中毒情况危重时，应首先采取措施，稳定呼吸、循环和生命体征。

1. 立即停止毒物接触 ①清除皮肤毒物。②清除眼内毒物。③吸入毒物的急救：应立即将病人脱离中毒现场，搬至空气新鲜的地方，同时可吸入氧气。

2. 清除体内尚未吸收的毒物 清除胃肠道毒物常用催吐、洗胃、导泻和灌肠，进行越早效果越明显。①催吐。②洗胃：原则为先出后进、快出快进、出入相当。③导泻及灌肠。

3. 促进已吸收毒物的排出 ①利尿。②吸氧。③血液净化：血液透析，血液灌流，血浆置换。

4. 特殊解毒药物的应用。

5. 对症处理 许多中毒无特效解毒药，需要依靠强有力的对症治疗渡过难关，包括保护重要脏器的功能、维持生命体征稳定、预防并控制感染、营养支持、维持水和电解质平衡等，以及呼吸、循环、消化道、肾脏等功能的维护等。注意防治肺水肿或脑水肿。

加强危重病人的护理、注意保温、防止压疮。当中毒原因不明时普查和监测重要脏器功能，注意中毒的 3 个临床阶段，即急性全身反应阶段、临床缓解阶段、靶器官损害阶段，特别是在临床缓解阶段不要掉以轻心。

第二节　急性一氧化碳中毒

急性一氧化碳中毒是机体在短时间内吸入过量一氧化碳（CO），导致脑组织缺氧，临床上主要表现为意识障碍，严重者可引起死亡。本病在冬季是急诊常见的危重病之一。

一、病因病机

（一）病　因

CO 是一种无色、无臭、无味的剧毒气体，在生产过程中接触 CO（如炼铁、炼焦、矿井放炮、煤矿瓦斯爆炸及内燃机排出的废气等），如防护不周或通风不良时，可发生 CO 中毒；家庭用煤炉排烟不畅、煤气泄漏，在通风不良的浴室内用燃气加热淋浴等，则是生活性 CO 中毒最常见的原因。

（二）发病机制

CO 中毒主要引起组织缺氧。CO 经呼吸道吸入后，由肺泡迅速弥散人血，进入血液的 CO 约 85% 与血液中红细胞的血红蛋白结合，形成稳定的碳氧血红蛋白（COHb）。吸入较低浓度 CO 即可产生大量 COHb。COHb 不能携带氧，且不易解离；COHb 存在还能使血红蛋白氧解离曲线左移，血氧不易释放给组织而造成细胞缺氧。

吸入高浓度 CO 时，CO 与肌球蛋白结合，影响细胞内氧弥散，而损害线粒体功能。CO 与还原型细胞色素氧化酶二价铁结合，抑制细胞色素氧化酶活性，并抑制细胞呼吸，导致细胞内缺氧而影响氧化过程，阻碍氧的利用。

二、临床表现

（一）急性中毒

急性 CO 中毒的症状与血液中 COHb 百分比有密切关系，而血液中 COHb 百分比又与空气中 CO 浓度和接触时间有关，按中毒程度可分为 3 级。

1. 轻度中毒 血 COHb 浓度达 20%～30%。有不同程度的头痛、头晕、恶心、呕吐、心悸、四肢无力、嗜睡等。原有冠心病的患者可出现心绞痛。及时脱离中毒现场，吸入新鲜空气或氧疗，症状很快消失。

2. 中度中毒 血 COHb 浓度高于 30%～40%。表现为昏睡或浅昏迷状态，面色潮红，口唇可呈樱桃红色，呼吸、血压和脉搏可有改变。及时脱离中毒现场，经治疗可恢复，一般无并发症发生。

3. 重度中毒 血 COHb 浓度高于 50%。呈深昏迷状态，各种反射消失。部分患者表现为去大脑皮质状态（睁眼昏迷）。体温升高，呼吸频数，严重时呼吸衰竭，脉搏快而弱，血压下降。如空气中 CO 浓度很高，患者可在几次深呼吸后立即突然发生昏迷、惊厥、呼吸困难以致呼吸麻痹，称为“闪电样中毒”。重度中毒常出现吸入性肺炎、肺水肿、心律失常、心肌梗死、皮肤水疱、急性肾衰竭、脑局灶损害、上消化道出血等并发症。

（二）急性 CO 中毒迟发性脑病

部分急性 CO 中毒患者抢救苏醒后，经过 2 ～ 60 天的“假愈期”，可出现迟发性脑病的临床表现：

1. 精神意识障碍 呈现痴呆状态、谵妄状态或去大脑皮层状态。

2. 锥体外系神经障碍 出现震颤麻痹综合征（面具面容、四肢肌张力增强、静止性震颤、慌张步态等）。

3. 锥体系神经损害 如偏瘫、病理反射阳性或小便失禁等。

4. 大脑皮质局灶性功能障 碍如失语、失明等，或出现继发性癫痫。

5. 脑神经及周围神经损害 如视神经萎缩、听神经损害及周围神经病变等。

三、实验室及其他检查

1. 血液 COHb 测定 ①加碱法：加碱后血液仍保持淡红色不变（正常血液加碱后则呈绿色），提示 COHb 浓度高达 50% 以上。②分光镜检查法：监测血中 COHb 浓度，不仅能明确诊断，而且有助于分型和估计预后（应在脱离中毒现场 8 小时以内尽早抽取静脉血标本）。

2. 脑电图检查 可见弥漫性低波幅慢波，与缺氧性脑病进展相平行。

3. 头部 CT 检查脑水肿时可见脑部有病理性密度减低区。

4. 血气分析 血氧分压降低。

5. 心电图检查 可见 ST 段和 T 波改变、传导阻滞等。

四、诊断与鉴别诊断

（一）诊 断

1. 病史：有 CO 接触史。

2. 皮肤黏膜呈樱桃红色为其特征性体征，但仅见于 20% 的患者。

3. 血中 COHb 测定有确定诊断价值，停止接触 CO 超过 8 小时多已降至正常。

4. 除外其他引起昏迷的疾病。

5. 迟发脑病：根据急性 CO 中毒病史、意识障碍恢复后的假愈期和临床表现，迟发脑病诊断一般不难。

（二）鉴别诊断

既往史、体检、实验室检查有助于鉴别诊断。血液 COHb 测定是有价值的诊断指标。

1. 急性脑血管疾病 临床也可见头痛、呕吐、意识障碍等表现，但以突然发生的剧烈头痛、意识障碍和“三偏”症状（病变对侧偏瘫、偏身感觉障碍和同向偏盲）为特征性临床表现，中老年人多见，可与急性 CO 中毒鉴别。

2. 流行性脑脊髓膜炎 冬春季节发病，儿童多见。以突起高热、头痛呕吐、皮肤瘀点、脑膜刺激征阳性为临床特点。

3. 糖尿病酮症酸中毒 可有恶心呕吐、意识障碍等，其特点为：既往糖尿病史，因感染、停用或减用胰岛素、饮食失调、应激状态等诱发，临床常见食欲减退、恶心呕吐、尿量增多、呼吸深快、呼气有烂苹果味、意识障碍，尿糖及尿酮呈强阳性。

五、治 疗

治疗原则：迅速将病人搬离中毒现场，积极纠正缺氧，防治脑水肿，促进脑细胞恢复，对症治疗。

1. 纠正缺氧 吸入氧气可促使 COHb 解离，纠正机体缺氧；高压氧下，可加速 COHb 解离，既可迅速纠正组织缺氧，又可加速 CO 的清除。高压氧治疗 CO 中毒可缩短病程，降低病死率；且可减少迟发性脑病的发生。因此，对中、重度 CO 中毒，如有条件应尽早采取高压氧治疗；对危重病人可考虑换血疗法。

2. 防治脑水肿 严重中毒后 2 ～ 4 小时即可发生脑水肿，24 ～ 48 小时达高峰，因而脱水疗法非常重要。目前常采取以下方法：① 20% 甘露醇 250mL 快速静脉滴注，6 ～ 8 小时 1 次。②呋塞米 20 ～ 40mg，稀释后静脉注射。③地塞米松 10 ～ 30mg 或氢化可的松 200 ～ 300mg，静脉滴注，可与甘露醇合用。④对昏迷时间长、伴有高热的患者给予头部物理降温或冬眠药物。⑤对于频繁抽搐者，可用地西泮 10 ～ 20mg 静脉注射，也可用水合氯醛灌肠。

3. 促进脑细胞恢复 可选用 ATP、辅酶 A、细胞色素 C、大剂量维生素 C、胞磷胆碱等。

4. **对症治疗** 昏迷期间加强护理，保持呼吸道通畅，必要时进行气管切开，防治肺部感染、压疮等并发症发生。

5. **迟发脑病治疗** 可给予高压氧、糖皮质激素、血管扩张剂、神经细胞营养药、抗帕金森病药物以及其他对症和支持治疗。

第三节 有机磷杀虫药中毒

有机磷杀虫药（OPI）主要通过抑制体内胆碱酯酶（chdinestemse，ChE）活性，失去分解乙酰胆碱（acetylcholine，ACh）能力，使体内生理效应部位ACh大量蓄积，使胆碱能神经持续过度兴奋，引起毒蕈碱样、烟碱样和中枢神经系统等中毒症状和体征。严重者，常死于呼吸衰竭。

一、病因病机

（一）病 因

OPI中毒的常见原因为生产和使用中违反操作规程造成毒物泄露、滥用或防护不当而发生急、慢性中毒；或者由于误服、自服而发生中毒。

（二）发病机制

OPI可迅速从消化道、呼吸道或皮肤黏膜进入人体。OPI中毒机制，主要是在人体内迅速与ChE结合，形成磷酰化胆碱醋酶，磷酰化胆碱酯酶不能水解ACh，引起ACh蓄积，出现相应的临床表现。由于OPI与ChE是稳定的结合，早期尚可部分水解恢复ChE活性，但随着中毒时间的延长，最终形成老化的磷酰化胆碱醋酶，结构更加稳定，需要新的ChE再生后，ChE活性才会恢复，故其毒性作用较重，症状恢复较慢。

二、临床表现

可有接触部位的局部损害，如皮肤黏膜的炎症、水疱、剥脱等。典型症状按发生先后分别有胆碱能兴奋或危象、中间型综合征、迟发性多发性神经病。

（一）胆碱能兴奋或危象

发生的时间与毒物种类、剂量、吸收途径和患者的状态（如空腹、饭后、酒后等）等有关。口服中毒多在10分钟至2小时发病；呼吸道吸入约30分钟内发病；皮肤吸收中毒，一般在接触2～6小时后出现症状。表现为：

1. **毒蕈碱样症状** 又称M样症状。主要由于堆积的乙酰胆碱使副交感神经末梢过度兴奋，引起平滑肌舒缩失常和腺体分泌亢进等。

临床表现可有：①腺体分泌增加表现为大汗、多泪和流涎。②平滑肌痉挛表现为瞳孔缩小，胸闷、气短、呼吸困难，恶心、呕吐、腹痛、腹泻。③括约肌松弛表现为大小便失禁。④气道分泌物明显增多表现为咳嗽、气促，双肺有干性或湿性啰音，严重者发生肺水肿。

2. **烟碱样症状** 又称N样症状。

（1）由于乙酰胆碱堆积在横纹肌神经-肌肉接头处，可出现肌纤维颤动，全身紧缩或压迫感，甚至全身骨骼肌强直性痉挛；骨骼肌过度兴奋后就会出现抑制，发生肌力减退甚至呼吸肌麻痹引起呼吸停止。

（2）乙酰胆碱还可刺激交感神经节和肾上腺髓质，出现血压升高和心律失常。

3. **中枢神经系统症状** 由于乙酰胆碱在脑内蓄积，可出现头晕、头痛、倦怠、烦躁不安、语言不清、不同程度的意识障碍。重者可发生脑水肿，甚至呼吸中枢麻痹。

有些急性OPI中毒者，经积极抢救临床症状明显好转，稳定数天或至1周后，病情突然急剧恶化，再次出现胆碱能危象，甚至肺水肿、昏迷，或死亡，此称为反跳。这种现象多发生在乐果和马拉硫磷口服中毒者。

（二）迟发性多发性神经病（delayed polyneuropathy）

为急性重度、中度中毒后2～3周，胆碱能症状消失后出现的感觉、运动型多发性神经病。先出现腓肠肌酸痛及压痛，数日后出现下肢无力，远端最明显，逐渐影响下肢近端和上肢，多伴有肢体远端手、袜套式感觉减退。神经－肌电图检查提示神经源性损害。胆碱酯酶活力可正常。

（三）中间型综合征（intermediate syndrome）

为急性中毒后24～96小时，胆碱能危象基本消失且意识清晰，以屈颈肌和四肢近端肌肉，第Ⅲ、Ⅶ、Ⅸ、Ⅹ对脑神经支配的肌肉、呼吸肌无力为主要临床表现。可见抬头困难、肩外展及髋屈曲困难；眼外展及眼球活动受限，眼睑下垂，睁眼困难，可有复视；颜面肌或咀嚼肌无力、声音嘶哑和吞咽困难；呼吸肌麻痹则有呼吸困难、频率减慢、胸廓运动幅度逐渐变浅，进行性缺氧致意识障碍、昏迷以致死亡。因其发生时间介于中毒急性期之后和迟发性多发性神经病之前，故称为中间综合征。胆碱酯酶活力多在30%以下。多见于含二甲氧基的化合物中毒，如倍硫磷、乐果、氧乐果等。

三、实验室及其他检查

ChE活力是诊断OPI中毒的特异性实验指标，对判断中毒程度、疗效和预后极为重要，但并不呈完全平行关系。以正常人血ChE活力均值作为100%，急性OPI中毒时，ChE活力值在70%～50%为轻度中毒，50%～30%为中度中毒，30%以下为重度中毒。对长期OPI接触者，血ChE活力值测定可作为生化监测指标。

呕吐物、清洗液、尿液或血液中测到相应毒物或其代谢产物可以明确有机磷农药的具体名称甚至浓度，有助于诊断和治疗。

四、诊断与鉴别诊断

（一）诊　断

根据患者OPI接触史、呼出气体或呕吐物或皮肤等部位有特异性的大蒜味，有胆碱能兴奋或危象的临床表现，特别是流涎、多汗、瞳孔缩小、肌纤维颤动和意识障碍等，结合及时测定的实验室检查结果，一般不难诊断。毒物接触史不明确的，实验室检查对诊断就更加重要。

急性中毒分级：以临床表现为主要依据，血液胆碱酯酶活性可作参考指标。

①轻度中毒：以M样症状为主，没有肌纤维颤动等N样症状，ChE活力为50%～70%。

②中度中毒：M样症状加重，出现肌纤维颤动等N样症状，ChE活力为30%～50%。

③重度中毒：除有M、N样症状外，具有肺水肿、呼吸衰竭、脑水肿、昏迷四项中任一表现，全血或红细胞ChE活力＜30%。

（二）鉴别诊断

需要进行鉴别诊断的疾病主要有中暑、食物中毒、急性胃肠炎、脑炎、脑干出血或梗死以及其他农药中毒等。根据有无OPI接触史、临床特征性表现和实验室检查、头CT或MRI，一般不难做出鉴别。

需要特别提出的是与氨基甲酸酯类农药中毒的鉴别，二者临床表现相似，血胆碱酯酶活力均降低，但后者无大蒜味、血胆碱酯酶活力在数小时内可自行恢复。

五、治　疗

（一）急性中毒

1.清除毒物

（1）迅速离开有毒现场，脱去污染衣物，用肥皂和微温清水清洗污染的皮肤、毛发和指甲，再用流动微温清水冲洗。

（2）口服中毒者，用2%碳酸氢钠溶液（美曲膦酯忌用）或1∶5000高锰酸钾溶液（对硫磷、乐果忌用）洗胃，毒物品种不清的也可用温清水洗胃，直到洗出液清亮无大蒜味为止，最好保留胃管，间隔2小时左右可多次重复洗胃，当然洗胃液量要比第一次少得多。洗胃后用硫酸镁或甘露醇导泻；静脉输液增加尿量，促进毒物排出。中毒严重者可在彻底洗胃的前提下进行血液净化，以进一步清除血中毒物。

2.解毒药 在清除毒物过程中，应该同时应用胆碱受体阻断药和胆碱酯酶复能药。用药原则为早期、足量、联合和重复应用解毒药。

（1）胆碱受体阻断药　阿托品为代表药物，主要作用于外周M胆碱能受体，缓解M样症状，根据中毒轻重、用药后M样症状缓解程度，决定剂量、用药途径和间隔时间，尽早使患者达到并维持“阿托品化”（表现为用阿托品后，瞳孔较前扩大、口干、皮肤干燥、心率增快和肺湿啰音消失）。其他胆碱受体阻断药还有山莨菪碱（作用与阿托品类似）、东莨菪碱（对中枢M和N受体阻断作用强于对外周M受体作用）和长托宁（即盐酸戊乙奎醚，对中枢M、N受体和外周M受体均有阻断作用，但选择性作用于M_1、M_3受体亚型，对M_2受体作用极弱，对心率无明显影响）。切忌盲目大量用药，尤其是轻度中毒患者，谨防阿托品中毒（出现瞳孔明显扩大、神志模糊、烦躁不安、谵妄、惊厥、昏迷及尿潴留等情况）。

（2）胆碱酯酶复能药　为肟类化合物，含季胺基和肟基。季胺基带正电荷，能被磷酰化胆碱酯酶的阴离子部位吸引；肟基与磷酰化胆碱酯酶中的磷有较强亲和力，可使其与ChE酯解部位分离，恢复ChE活性。ChE复能药尚能对抗外周N_2受体，控制肌纤维颤动等N样症状。ChE复能药不良反应有头晕、视力模糊、复视、血压升高等。

临床应用的胆碱酯酶复能药有氯解磷定、碘解磷定、双复磷等。氯磷定是目前临床上首选的ChE复能药，其复能作用强，毒副作用小，静脉注射或肌内注射均可，起效快。由于ChE复能药不能活化老化的胆碱醋酶，故要早期用药，并且用量要足。以上两类解毒药对有机磷中毒患者来说是双刃剑，既有治疗作用又有毒副作用。阿托品本身就是毒性很强的药物；过量应用ChE复能药反而抑制胆碱酯酶活力甚至引起癫痫样发作。因此，既要坚持用早、用足、用全（两类解毒药合用）、重复应用的用药原则，又要密切观察病情变化，防止解毒药过量，尤其要避免阿托品中毒。

3. **对症治疗**

（1）监护生命体征，保持呼吸道通畅。

（2）防治上消化道出血。

（3）营养、保护心肌。

（4）其他：有脑水肿时，可用甘露醇、呋塞米等脱水；维持水、电解质及酸碱平衡；注意预防肺炎、压疮等并发症并及时处理；合理营养支持。中度和重度中毒患者避免过早活动，防止病情突变。

4. **中间型综合征治疗**　在治疗急性中毒的基础上，再加用氯解磷定肌内注射；主要给予对症和支持治疗。重度呼吸困难者，及时建立人工气道，进行机械通气。

5. **迟发性多发性神经病治疗**　可给予维生素B_1、维生素B_{12}等营养神经药物治疗，以及运动功能的康复锻炼。

第四节　急性镇静催眠药中毒（助理医师不考）

镇静催眠药是中枢神经系统抑制药，具有镇静、催眠和抗惊厥等作用。一般来说，服用小剂量时可产生镇静作用，使患者安静，减轻或消除激动、焦虑不安等；中等细量时，引起近似生理性催眠；大剂量时则产生抗惊厥等作用。过多剂量可麻醉全身，包括延髓中枢，一次服用大剂量可导致急性镇静催眠药中毒（acute sedative-hypnotic poisoning），长期滥用可引起耐药性和依赖性而导致慢性中毒，突然停药或减量则可引起戒断综合征。

一、病因病机

（一）病　因

导致急性镇静催眠药中毒的主要原因是误服、自杀以及临床上一次应用剂量过大，慢性中毒则主要因长期滥用所致。镇静催眠药包括苯二氮草类、巴比妥类、非巴比妥非苯二氮草类和吩噻嗪类。急性中毒最常见的类型为苯二氮草类中毒。

（二）中毒机制

镇静催眠药均具有不同程度的脂溶性，脂溶性强的药物易通过血脑屏障，快速作用于中枢神经系统而对其产生不同程度的抑制作用。

1. **巴比妥类药物**　对中枢神经系统的作用范围较为广泛，主要通过抑制丙酮酸氧化酶系统，阻断

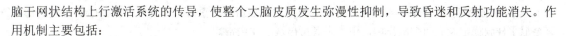

脑干网状结构上行激活系统的传导，使整个大脑皮质发生弥漫性抑制，导致昏迷和反射功能消失。作用机制主要包括：

（1）促进γ-氨基丁酸（gamma-aminobutyric acid，GABA）与其受体在突触后膜的结合，延长氯离子通道开放时间，增加氯离子内流，引起神经细胞超极化而抑制神经传导。

（2）影响α-氨基轻甲基H恶睡丙酸（alpha-amino-3-hydroxy-5-methyl-4-isox-azolepro-pionic acid，AMPA）的功能，使钠离子及电压依赖的钾离子的神经兴奋作用受抑制。

（3）巴比妥类药物还可通过抑制周围神经的烟碱受体而影响神经-肌肉传递以及血压水平。

（4）大剂量摄入后可直接抑制延脑呼吸中枢导致呼吸衰竭，抑制血管运动中枢引起休克及肾衰竭，抑制体温调节中枢导致低体温。

（5）长期应用巴比妥类药物可影响细胞色素P450氧化还原酶而导致肝损害。一般摄入催眠量的5倍即可中毒。

致死量：苯巴比妥5～10g；异戊巴比妥、戊巴比妥和司可巴比妥2～3g。

2.苯二氮䓬类药物 是一种特异性苯二氮䓬类受体激动药，其抑制中枢神经系统的机制与巴比妥类相似，但前者主要通过增加GABA介导的氯离子通道开放频率而增加氧离子内流，且作用范围较小，主要选择性作用于边缘系统。大剂量使用后除可抑制中枢神经系统外，还可抑制心血管系统。一次误服大量或长期内服较大剂量可引起毒性反应。同时摄入乙醇、中枢抑制药或其他类镇静催眠药等可使其毒性增强。

3.酚噻嗪类药物 具有多种受体阻滞作用，除了阻滞与情绪思维有关的边缘系统、基底神经节及下丘脑多巴胺受体产生抗精神病作用外，还可阻滞M-胆碱能受体、α-肾上腺素受体、组胺受体及5-羟色胺受体，抑制突触部位交感神经介质再摄取，从而对皮质、皮质下中枢产生广泛的抑制作用。此外本组药物能降低癫痫阈值，对心肌细胞具有奎尼丁样膜抑制作用。

二、临床表现

1.急性巴比妥类中毒 一次服用大剂量巴比妥类药物引起中枢神经系统抑制的症状与剂量有关。

（1）轻度中毒 发生于2～5倍催眠剂量，表现为嗜睡、情绪不稳定、入睡后推动可以叫醒、反应迟钝、语言不清、有判断及定向力障碍、眼球有震颤。

（2）中度中毒 发生于5～10倍催眠剂量，沉睡或昏迷，呼吸抑制。

（3）重度中毒 发生于误服10～20倍催眠剂量，表现为进行性中枢神经系统抑制，由嗜睡到深昏迷，呼吸抑制，可出现腱反射亢进、强直、阵挛及Babinski征阳性。

2.急性苯二氮䓬类中毒

（1）轻度中毒 主要表现为中枢神经系统受抑制，症状常较轻，主要有嗜睡、头晕、语言含糊不清、眼球震颤、意识模糊、共济失调，偶有中枢兴奋、锥体外系障碍及一时性精神错乱；呼吸及循环系统症状常不明显，偶见肝功能异常、粒细胞减少及剥脱性皮炎，年老体弱者易发生晕厥。

（2）重度中毒 可出现昏迷、血压下降及呼吸抑制等。

单一的苯二氮䓬类药物中毒很少出现严重症状，而同服乙醇或其他镇静催眠药物则易出现长时间深度昏迷和呼吸抑制等。

3.急性非巴比妥、非苯二氮䓬类中毒 症状与巴比妥类中毒相似，但各有特点。

（1）水合氯醛中毒 常可出现心律失常和肝肾功能损害等。

（2）格鲁米特中毒 可出现抗胆碱能神经症状，且意识障碍呈周期性波动。

（3）甲喹鍢中毒 可有明显的呼吸抑制，出现锥体束体征，如肌张力增强、腱反射亢进等。

（4）甲丙氨酯中毒 常有血压下降。

4.急性吩噻嗪类中毒 误服后轻者仅有头晕、困倦、注意力不集中、表情淡漠等症状，重者可出现神经、心血管及抗胆碱毒性症状。

（1）神经系统症状 最常见的为锥体外系反应。临床表现为震颤麻痹综合征、静坐不能和急性肌张力障碍反应。此外还可出现意识障碍、嗜睡、昏迷、体温调节紊乱及癫痫发作等。

（2）心血管症状 主要表现为四肢发冷、直立性低血压，严重者甚至发生休克。由于此类药物具有奎尼丁样膜稳定及心肌抑制作用，中毒患者可出现心律失常。

（3）抗胆碱能毒性症状 主要表现为心动过速、视物模糊、口干、便秘及尿潴留等。此外有些患者中毒后表现为一些消化道症状如恶心、呕吐、腹痛等，而对此类药物过敏者有致剥脱性皮炎、粒细胞缺乏症及胆汁性肝炎等危险。

三、诊 断

1. **毒物接触史** 有误服或自服大量镇静催眠药物史，或现场查出有残留的该类药物。

2. **临床表现特点** 急性中毒可出现意识障碍和呼吸抑制及血压下降等。

3. **辅助检查** 血液、呕吐物、洗胃液及尿液中的药物测定有助于确立诊断。

四、治 疗

（一）清除毒物

1. **洗胃** 对服药后 12 小时内或更长时间者均应进行洗胃。可用大量温生理盐水或 1 ∶ 5000 高锰酸钾溶液作为洗胃液。同时可给予 10 ～ 15g 硫酸钠导泻（忌用硫酸镁，因镁离子有可能被部分吸收而加重中枢神经系统的抑制），也可给予活性炭混悬液促进毒物的吸附。对于单一的 γ-羟基丁酸盐或小剂量苯二氮䓬类则不推荐活性炭吸附。

对深昏迷者在洗胃前应行气管插管保护气道。水合氯醛对胃黏膜具有腐蚀作用，故洗胃时要特别注意防止消化道穿孔。

2. **加速毒物排泄**

（1）利尿剂的应用及补液 可加速药物排出。成年人一般每天可补液约 3000mL（生理盐水及葡萄糖液各 50%），呋塞米 40 ～ 80mg，静脉注射，尿量在 250mL/h 以上时，注意补钾、补钙。休克病人、肾功能不全者禁用。

（2）碱化尿液 4% ～ 5% 碳酸氢钠液 100 ～ 125mL，静脉滴注，有利于一些镇静催眠药物由周围组织释放并经肾脏排泄，可使长效类的肾排泄量提高 5 ～ 10 倍，但对中、短效类及吩噻嗪类中毒无效。

（3）血液净化疗法 对原有肝肾功能损害或血药浓度达到致死水平或上述治疗无效者，应尽早采用体外方法加速毒物清除。血液透析能有效地增加长效巴比妥类药物的清除，但对中短效类、苯二氮䓬类及吩噻嗪类中毒效果欠佳，而以血液灌流为宜。

（二）特效解毒药

镇静催眠药物中毒普遍无特效解毒药。氟马西尼是苯二氮䓬类拮抗药，能通过竞争抑制苯二氮䓬受体而阻断苯二氮䓬类药物的中枢神经系统作用。

剂量：0.2 ～ 0.3mg 缓慢静脉注射，必要时可给予 0.2mg/min 重复静脉注射直至有反应，总量可达 2mg。因本药半衰期短（0.7 ～ 1.3 小时），故对有效者每小时应重复给药 0.1 ～ 0.4mg，以防症状复发。禁用于已合用可致癫痫发作的药物，特别是三环类抗抑郁药，此外有癫痫病史的患者给予氟马西尼后可诱发出难以控制的癫痫发作，对长期服用苯二氮䓬类的患者给予氟马西尼后可能出现戒断综合征。

（三）一般治疗

1. 昏迷患者应注意保温，定时翻身、拍背，防止压疮及坠积性肺炎。

2. 吸氧，保持呼吸道通畅，及时清除口腔及咽部分泌物，深昏迷且呼吸受抑制患者给予气管插管及人工辅助呼吸。

3. 密切监护生命体征。

4. 维持水、电解质及酸碱平衡。

（四）对症治疗

1. 如出现心律失常，给予抗心律失常药物。

2. 急性中毒出现低血压多由于血管扩张所致，应输液补充血容量，如血压仍低则应加用升压药，主张用去甲肾上腺素、重酒石酸间羟胺及盐酸去氧肾上腺素等 α 受体激动药，具有 β 受体激动药作用的肾上腺素、异丙肾上腺素及多巴胺等即便使用小剂量也应慎重，有可能加重低血压（对周围 β

受体激动药有血管扩张作用）。

3. 其他 如中枢神经系统抑制较重时可用苯丙胺、安钠咖等；如进入昏迷状态，可用盐酸哌甲酯 40～100mg 肌内注射，必要时可重复给药直至苏醒。此外，纳洛酮在很多临床报道中显示了较好的促进患者呼吸及意识恢复的疗效，士的宁、印防己毒素等中枢兴奋药易引起全身性惊厥因而应禁用；如有震颤麻痹综合征，可选用盐酸苯海索、氢溴酸东莨菪碱等；若有肌肉痉挛及张力障碍，可用苯海拉明口服或肌内注射。

（五）并发症的治疗

肺部感染 针对病原菌给予抗生素治疗，如长期使用抗生素需注意并发真菌感染的可能。

急性肾衰竭 多因休克所致，应注意及时抗休克，并保持水、电解质平衡，避免使用损害肾脏的药物，必要时给予利尿及血液透析治疗。

第十单元 内科常见危重症（助理医师不考）

第一节 休 克

休克（shock）是由于各种致病因素引起有效循环血容量突然下降使全身各组织和重要器官灌注不足，从而导致一系列代谢紊乱、细胞受损及脏器功能障碍。如果不及时纠正可引起多脏器功能不全综合征（MODS），最终导致死亡。

本病属中医学“厥脱”范畴。

一、西医病因和发病机制

（一）病 因

①失血与失液。②烧伤。③创伤。④感染。⑤过敏。⑥急性心力衰竭。⑦强烈的神经刺激。

（二）病理和发病机制

1. 氧和能量代谢 在血红蛋白经过肺毛细血管时，与氧分子结合，动脉血氧饱和度（SaO_2）为 100%。然后通过心脏的泵功能，将氧供给全身组织（氧供）。如果氧供不足，机体首先通过增加心排血量来改善氧供，若增加心排血量仍不能满足组织氧耗，就增加氧摄取（从血红蛋白摄取氧），$SmvO_2$（混合静脉血氧饱和度）下降。因此与 SaO_2 比较，$SmvO_2$ 能更好地反映组织供氧与氧耗的平衡。

在以上代偿机制不能纠正组织供氧与氧耗的平衡时，组织开始无氧代谢，代谢产物乳酸生成增加，乳酸可迅速被缓冲，形成可测定的乳酸盐，因此血中乳酸盐水平的升高可作为急诊科危重病近期预后指标。

较长时间的氧供不足导致细胞内三磷腺苷（ATP）耗竭，细胞膜离子泵功能障碍，钾离子外流，细胞膜静息电位降低，同时钠离子内流导致细胞内钠离子浓度升高引起细胞水肿。随着休克的进展，溶酶体酶释放到细胞中，使细胞膜水解，细胞完整性丧失，细胞内环境稳态崩解，细胞凋亡。这些病理过程导致机体代谢异常，在临床上表现为血液浓缩、高钾血症、低钠血症、肾前性氮质血症、血糖水平异常（升高或降低）和乳酸酸中毒。

2. 机体代偿机制 休克的血流动力学异常一旦出现，机体即启动一系列代偿机制以期望维持有效的组织灌注。机体在接受压力感受器和化学感受器传出的异常冲动后，通过自主神经兴奋和应激激素释放来调动代偿反应以维持内环境稳态。这些代偿反应包括维持平均循环压力、维持心功能、保证重要脏器的灌注和氧供。机体代偿机制的幅度取决于血流动力学和组织代谢失衡的严重程度。机体的代偿机制包括以下几种：

（1）小动脉血管收缩导致皮肤、骨骼肌和脏器血流再分布。

（2）增加心率和心肌收缩力，增加心排血量。

（3）静脉容量血管收缩，增加静脉回流。

（4）血管活性激素释放，以增加小动脉和静脉的张力。

（5）抗利尿激素释放，同时激活肾素 - 血管紧张素轴，增加水钠潴留，维持血容量。

二、中医病因病机

厥脱是多种疾病的危重并发症，可见于外感热病过程中，亦可见于多种内科杂病的危重阶段。

1. **气阴耗伤** 温热邪毒或久病耗损，致气阴两伤，阴液大耗血行不畅，正气不足，无力鼓脉，而致厥脱。

2. **真阴衰竭** 过汗过下，或暴吐暴泄，或各种原因所致的失血过多，致真阴耗竭，无以恋阳，而致厥脱。

3. **阳气暴脱** 气阴耗伤加剧，或寒邪直中入里，致脏器内伤，阳气虚极，无以温煦，而致厥脱。

4. **热毒炽盛** 热毒内炽，闭阻气机，阻碍升降，气机逆乱，发为厥脱。

5. **气滞血瘀** 气阴耗伤，气虚无力行血，津亏则血脉不充，气滞血瘀，五脏失养，发为厥脱。

6. **心气不足** 或由内科疾患，或因外科创伤，引起剧痛不止，则心气大耗，脏腑失主，五脏气乱，而致厥脱。

厥脱，不外邪气闭阻和正气耗脱两方面。正气耗脱则必致气血不畅；邪气闭阻，亦可耗损气阴，所以本证实为虚实兼夹、以虚为主之候。

三、休克的分类

休克可根据血流动力学状态改变的特点分为 4 种，即低血容量性休克、心源性休克、分布性休克和梗阻性休克。

1. **低血容量性休克** 由于血液、体液或两者同时丢失，导致有效循环血容量减少，心室舒张末期充盈压下降，其结果是心排血量不足、低血压。

2. **心源性休克** 因为心肌损伤或心脏结构异常导致心功能严重下降，心排血量和血压均下降。

3. **分布性休克** 是心排血量的分配异常。周围血管扩张是该型休克的特点，血管阻力下降，心排血量正常或轻度升高，但血压降低。

4. **梗阻性休克** 因为心外血管回路的血流受阻和 / 或心排血通路梗阻，导致心室舒张末期充盈不足或因为后负荷增加导致收缩功能下降，进一步引起心排血量和血压下降，如缩窄性心包炎、心脏压塞、肺栓塞等。

其他分类方法还包括病因学分类，可分为低血容量性休克、创伤性休克、感染性休克、心源性休克、过敏性休克及神经源性休克等。但在休克的治疗过程中，了解导致休克的血流动力学改变是非常重要的。

四、临床表现

休克程度不同，其临床表现不同，主要取决于导致休克的起始病因和机体的代偿应答。

1. **MODS** MODS 是休克的主要死因之一。

2. **中枢神经系统** 轻者可表现为意识模糊，严重者昏迷。

3. **心血管系统** 心率增快是休克最敏感的指标。

4. **肺部** 休克是导致急性肺损伤（ALI）或急性呼吸窘迫综合征（ARDS）的高危因素之一。常表现为喘憋、呼吸窘迫，病情进展往往需要机械通气治疗。

5. **肾** 急性肾衰竭是休克的主要并发症，当出现不易纠正的肾功能损害后，死亡率明显升高。

6. **消化系统** 休克可引起急性胃黏膜损害、麻痹性肠梗阻，以及肠道黏膜屏障完整性受损，导致肠道细菌移位，细菌和毒素进入血液。肝功能损伤主要表现为转氨酶和乳酸脱氢酶轻度增加，如果低灌注加重则肝广泛受损，转氨酶明显升高，同时还可出现凝血因子和血清白蛋白下降。休克时胆红素明显升高。此外，休克还可引起急性胰腺炎和胆囊炎等。

7. **血液系统** 失血性休克可见血红蛋白和血细胞比容明显降低，尤其是在液体复苏治疗后。许多休克患者血小板也减少，除了扩容后稀释性血小板减少外，脓毒血症休克还可出现免疫性血小板破坏，出现弥散性血管内凝血（DIC）时血小板也因消耗而减少。在各种休克的晚期，都会出现 DIC，死亡率增加。

8. **免疫系统** 在休克过程中存在广泛的免疫功能不全，尤其是在低血容量性休克时。免疫功能不全可表现为吞噬细胞、T 淋巴细胞、B 淋巴细胞和中性粒细胞功能不全，这些细胞功能异常在短期内并不对机体造成相应影响，但常常会引起并加重感染，导致休克晚期死亡率明显增高。

9. **代谢** 在休克早期，因为机体代偿性反应使交感 - 肾上腺素系统兴奋，糖皮质激素、胰升糖素和儿茶酚胺分泌增加，胰岛素分泌下降，导致糖原分解和糖异生增加，引起血糖水平升高（应激性高血糖），也可伴有高三酰甘油血症。在休克晚期，因为肝糖原耗竭或葡萄糖合成障碍可出现低血糖，随后因蛋白分解增加导致负氮平衡。这种蛋白质分解增加引起的负氮平衡是晚期死亡率增高的重要因素，加强营养支持治疗可改善休克患者的预后。

五、诊断与鉴别诊断

休克是一种危及生命的急症，必须及时诊断，及时正确处理，才能改善患者的预后。

（一）诊 断

1. 有诱发休克的病因。
2. 意识异常。
3. 脉搏细速，超过 100 次 / 分或者不能触及。
4. 四肢湿冷，胸骨部位皮肤指压痕阳性（指压后再充盈时间＞ 2 秒），皮肤花纹、黏膜苍白或发绀，尿量＜ 30mL/h 或无尿。
5. 收缩压＜ 80mmHg。
6. 脉压＜ 20mmHg。
7. 原有高血压者收缩压较原收缩压下降 30% 以上。

符合 1、2、3、4 中的 2 项，或者 5、6、7 中的 1 项者，可以诊断为休克。

心率和血压通常是临床上观察是否存在休克的首选指标。心率增快常为休克的第一体征，但受到患者年龄、平时基础心率和药物等因素影响，也可能在失血过量、低氧血症或低血糖等情况下出现心率下降的情况。在休克早期，有的患者因为血管阻力升高，血压可能有所升高，但重要脏器在这个时候其实已经发生低灌注了。有人认为利用休克指数（心率 / 收缩压）更有利于判断是否存在休克态，如果休克指数持续超过 1.0，往往提示预后不良。

尿量是代表内脏灌注的敏感指标，如果尿量在 1.0mL/（kg・h）以上，提示内脏灌注正常；如果尿量在 0.5 ～ 1.0mL/（kg•h），提示内脏灌注减少；如果尿量＜ 0.5mL/（kg•h），则提示内脏灌注明显减少。对尿量的观察必须有一个时间段，至少 30 分钟，是临床上一个简单可行的办法。

由于组织低灌注常常发生于血压下降之前，所以血气分析可以发现血清乳酸浓度升高(＞ 4mmol/L)和碱剩余降低（＜ -4mmol/L）。

休克按严重程度可分为轻、中、重三度。

轻度休克表现为非生命器官血流减少，如皮肤、骨骼肌等，这些组织对缺氧耐受性高，在短期内不至于造成不可逆改变；患者意识状态常正常，尿量正常或稍下降，不伴有或仅有轻度代谢性酸中毒。

中度休克时心脑以外的器官均存在不同程度的血流下降，如肝、肠或肾等器官，这些组织对缺氧的耐受性较低，临床表现为少尿，即＜ 0.5mL/（kg•h），酸中毒，但无明显意识障碍。

重度休克患者出现心脑灌注不足，表现为意识障碍、严重少尿或者无尿、酸中毒和心肌损伤（表现为心电图异常、心排血量减少）。

（二）鉴别诊断

低血压与休克的鉴别 低血压是休克的重要临床表现之一，但低血压的患者并非都是休克。一般认为，正常人肱动脉血压＜ 90/60mmHg 为低血压。低血压是一种没有休克病理变化的良性生理状态，与休克有着本质的区别。

六、西医治疗

从休克的临床表现可以看出，休克可导致全身各个器官系统的缺血缺氧性损害，所以对休克的治疗要采取综合性措施，即在纠正休克状态的同时要针对病因进行有效的治疗。主要包括支持生命器官的微循环灌注、改善代谢和保护器官功能等。

（一）一般处理

1. 监测血压、心率、呼吸、血氧饱和度、神志和尿量等。

2. 开放静脉通路，通常需要开放两条静脉通路，以利于补液和药物治疗。

3. 休克患者均需要吸氧，以改善组织缺氧，可以使用鼻导管或面罩吸氧，必要时可以使用呼吸机辅助呼吸。

（二）针对病因的治疗

积极处理导致休克的病因是整个治疗的关键，与纠正休克状态的治疗应该是同步的。纠治病因可以避免休克进一步加重，纠正休克状态可以减少生命器官的损害，两者缺一不可。

（三）液体复苏治疗

液体复苏是各类休克的基本治疗（心源性休克要慎重）。休克液体复苏的基本原则如下：

1. **液体种类和性质** 复苏所用的液体分为晶体液和胶体液。需要注意的是，休克时慎用葡萄糖溶液，因为输入后不能扩容，并且进入机体后葡萄糖转化为水，大量水分进入细胞内，可引起细胞水肿。同时在急性应激状态时血糖常常升高，葡萄糖耐量下降，如果大量输入外源性葡萄糖，可使高血糖不易控制，并加重代谢紊乱。

2. **晶体液和胶体液的选择** 目前认为，选择胶体液或晶体液扩容同样有效，尚无优劣之分。重要的是，液体量要达到足够的充盈压以改善组织的灌注程度。

3. **输液推荐意见** 最初 1 小时的补液量按 10 ～ 20mL/kg 输入，补液总量应视患者的具体情况及其心肾功能状况而定，在补液初期因补液量大、速度快，应严密观察患者血压、心率情况以避免发生心力衰竭。有条件时应行中心静脉压（CVP）或肺毛细血管楔压（PCWP）的监测，以避免在大量补液时发生肺水肿。

（四）纠正酸碱平衡和电解质紊乱

在休克时，由于组织低灌注导致无氧代谢引起乳酸生成增加，酸中毒时可使血管平滑肌对儿茶酚胺等血管活性药物敏感性降低。应该通过定期监测血气分析了解患者酸中毒情况，并适当补充碱性液体，以改善酸中毒。

（五）血管活性药物的使用

使用血管活性药物目的是收缩血管，增加血管阻力，以升高血压，保证重要器官的血液灌注；扩张微血管，以解除休克时的微循环痉挛。

使用血管活性药物前，应该充分补充血容量，尤其是使用升压药物时，需要通过扩容将血管腔隙“灌满”。

进行液体复苏时，如果血压很低，应该尽早给予升压药物，以防止长时间低血压引起致命性的并发症。使用升压药物在提高大血管灌注压的同时，也常使某些组织的毛细血管血流下降，尤其是肠道血管，所以升压药不要长时间使用，应尽早撤掉。

血管活性药物均应从小剂量开始，根据患者血压水平逐渐调整药物剂量，使平均血压保持在 70mmHg 以上，并注意要在扩容的同时纠正酸碱平衡紊乱和电解质紊乱。

1. **多巴胺** 多巴胺是肾上腺素的前体物质，其作用具有剂量依赖性。①小剂量即＜ 5μg/（kg·h）时激活多巴胺能（DA1）受体，具有扩张肾、肠系膜和冠状动脉的作用，增加肾小球滤过率和肾血流，增加尿钠排出量。②中剂量即 5 ～ 10μg /（kg·h）时以激活受体为主，增加心肌收缩力和心率。③大剂量即＞ 10μg/（kg·h）时以激活 α 受体为主，使动脉收缩，血压升高。

2. **去甲肾上腺素** 是一种强 α 受体激动药，并对 β 受体也有一定作用。主要作用是收缩血管，增加全身血管阻力，升高血压，但几乎不影响心率和心排血量。在经过积极补液和多巴胺治疗后效果不佳的低血压患者使用去甲肾上腺素具有较好的升压效果。使用去甲肾上腺素时，可以将起始剂量调整为 10 ～ 20μg/min，监测患者血压，在患者平均动脉压维持在 70mmHg 左右时逐渐减量。

3. **肾上腺素** 为 α 和 β 肾上腺素能受体激动药，可以使心率增快，血压升高，心指数和每搏量增大。

但肾上腺素可使内脏血流进一步减少，全身和局部乳酸浓度升高。因此，目前肾上腺素主要用于过敏性休克，但对其他类型的休克，如果患者对其他升压药物无反应时可试用肾上腺素。

4. 抗胆碱能药物 包括山莨菪碱、阿托品和戊乙奎醚（长托宁），具有周围抗胆碱能作用，能解除由乙酰胆碱分泌引起的平滑肌痉挛，尤其是能解除微循环痉挛，改善微循环；同时还具有兴奋呼吸中枢、解除支气管痉挛、抑制血小板和中性粒细胞聚集等作用。山莨菪碱和戊乙奎醚还有明显的保护细胞膜的功效，且因副作用较阿托品小，尤其是戊乙奎醚半衰期长、不影响心率且使用方便，两者均为临床首选药物。

（六）糖皮质激素的使用

糖皮质激素具有减轻炎症反应和在一定程度上稳定细胞膜及溶酶体膜的作用。目前还认为大剂量使用糖皮质激素具有更广泛的功能。

1. 增加心排血量，降低周围阻力，扩张微血管，改善组织血液灌注。
2. 维护细胞膜和溶酶体膜的完整性，降低毛细血管通透性，抑制炎症渗出反应。
3. 稳定补体系统，从而抑制毒素反应、白细胞趋化黏附和溶酶体酶的释放。
4. 抑制花生四烯酸代谢，控制脂氧化酶和环氧化酶产物的形成。
5. 抑制垂体 β 内啡肽的分泌。
6. 维持肝线粒体正常氧化磷酸化过程。

（七）防治 MODS

上面所述的主要是针对纠正休克状态的治疗方案。但是休克是一种累及多器官的病理生理性改变，所以在积极纠正休克的同时，应该通过一系列指标的监测判断患者各个脏器功能状态。尤其应该注意的是，在临床工作中对 MODS 的预防意义远大于治疗。

七、中医辨证论治

1. 气阴耗伤

【临床表现】精神萎靡，面色苍白，气短息促，心烦口渴，汗出热黏或汗出肢冷，甚则大汗淋漓，喘喝，神昏，舌红或淡红，脉细数无力，或见脉散大。

【治法】益气固脱，敛阴生脉。

【代表方】生脉散。

2. 真阴衰竭

【临床表现】神志恍惚，心悸或慌乱，面色潮红，汗出如油，口渴欲饮，饮不解渴，或见身热心烦，四肢温暖，舌光干枯无苔，脉虚数或结、代。

【治法】育阴潜阳，复脉救逆。

【代表方】三甲复脉汤加减。

3. 阳气暴脱

【临床表现】神志淡漠或神志不清，面色苍白或青灰，冷汗淋漓，四肢厥冷，息促气微，体温不升，舌淡，脉微欲绝或不能触及。

【治法】回阳救逆。

【代表方】四逆汤加味。

4. 热毒炽盛

【临床表现】兼见壮热，口渴，烦躁，舌红苔黄燥，脉沉细而数或沉数。

【治法】清里泄热解毒。

【代表方】黄连解毒汤。

5. 气滞血瘀

【临床表现】兼见口唇青紫，皮肤瘀斑，腹胀，胸闷，气促，舌暗紫，脉沉细涩或结、代。

【治法】理气开闭，活血通脉。

【代表方】四逆散合血府逐瘀汤加减。

6. **心气不足**

【临床表现】兼见怔忡不安，气短而促，舌淡，脉细而促或结、代。

【治法】补养心气。

【代表方】炙甘草汤加减。

第二节 中 暑

中暑（heat illness）是指在暑热天气、湿度大和无风的高温环境下，由于体温调节中枢功能障碍、汗腺功能衰竭和水、电解质丧失过多而引起的以中枢神经和/或心血管功能障碍为主要表现的急性疾病。一般所指的中暑主要是热痉挛、热衰竭和热射病3种类型。

热射病 是因高温引起体温调节中枢功能障碍，热平衡失调使体内热蓄积，临床上以高热（体温通常高于41℃）、无汗、昏迷为主要症状。热射病可分为劳力性热射病和非劳力性热射病。

热痉挛 是由于失水、失盐引起肌肉痉挛。

热衰竭 主要因周围循环不足，引起虚脱或短暂晕厥。

一、病 因

在高温（室温＞35℃）或在强热辐射下从事长时间劳动，如无足够防暑降温措施，可发生中暑；在气温不太高而湿度较高和通风不良的环境下从事重体力劳动也可中暑。

年老、体弱、营养不良、疲劳、肥胖、饮酒、饥饿、失水失盐、最近有过发热、穿紧身不透风衣裤、水土不服，以及甲亢、糖尿病、心血管病、广泛皮肤损害、先天性汗腺缺乏症、震颤麻痹、智能低下、应用阿托品等常为中暑诱因。此外，长期大剂量服用氯丙嗪的精神病患者在高温季节易中暑。

二、发病机制

由于种种原因产热大于散热或散热受阻，所以体内有过量热蓄积，引起器官功能紊乱和组织损害。

1. **热射病** 由于人体受外界环境中热原作用和体内热量不能通过正常生理性散热达到热平衡，导致体内热蓄积，引起体温升高。起初，可通过下丘脑体温调节中枢以增加心排血量和呼吸频率、扩张皮肤血管等加快散热；如果体内热进一步蓄积，则导致体温调节中枢失控，心功能减退，心排血量减少，中心静脉压升高，汗腺衰竭，体温骤升，则引起以高热、无汗、意识障碍为临床特征的热射病。

2. **热痉挛** 在高温环境中，由于大量出汗，使水和盐丢失过多，如仅补充大量水而补盐不足造成低钠、低氯血症，则可导致肌肉痉挛，并可引起疼痛。

3. **热衰竭** 可因过多出汗，导致失盐失水均较严重；也可由于人体对热环境不适应，从而引起周围血管过度扩张，循环血量不足，发生虚脱、休克症状。

三、临床表现

（一）热痉挛

常发生在高温强体力劳动后。患者常先大量出汗后突然出现阵发性四肢及腹壁肌肉，甚至肠平滑肌痉挛和疼痛。有低钠、低氯血症和肌酸尿症。

（二）热衰竭

常发生在未适应高温作业的新工人和体弱者。常无高热。患者先有头痛、头晕、恶心，继有口渴、胸闷、脸色苍白、冷汗淋漓、脉搏细弱、血压偏低。可有晕厥、抽搐。重者出现循环衰竭。可有低钠、低钾血症。

（三）热射病

分为劳力性热射病和非劳力性热射病。

1. **非劳力性热射病** 常发生在小孩、老年人和有基础疾病的人群中，由于机体体温调节机制衰竭导致。

2. **劳力性热射病** 主要发生在年轻人中，由于机体产热过多，多于散热的能力而引起。

热射病的典型表现为高热、无汗、昏迷。严重患者可出现休克、心力衰竭、肺水肿、脑水肿、肝肾衰竭、弥散性血管内凝血。白细胞总数和中性粒细胞比例增多，出现蛋白尿和管型尿，血尿素氮、丙氨酸转氨酶、天冬氨酸转氨酶、乳酸脱氢酶、磷酸肌酸激酶增高，血 pH 值降低。可有各种心律失常，ST 段压低及 T 波改变。太阳辐射引起的热射病称日射病。

四、诊断与鉴别诊断

（一）诊　断

《职业性中暑诊断标准》中将中暑分为以下 3 级。

1. **先兆中暑** 患者在高温环境中劳动一定时间后，出现头晕、头痛、口渴、多汗、全身疲乏、心悸、注意力不集中、动作不协调等症状，体温正常或略有升高。

2. **轻症中暑** 除有先兆中暑症状外，出现面色潮红、大量出汗、脉搏快速等表现，体温升高至 38.5℃以上。

3. **重症中暑** 包括热射病、热痉挛和热衰竭 3 种类型。

（二）鉴别诊断

1. **老年性肺炎** 常与中暑并存，其临床表现多种多样，甚至缺乏呼吸道症状，如无咳嗽、咳痰等，更缺乏典型的肺炎体征。发热，体温多在 39℃以下，个别可无发热，仅表现为多汗。也可表现为食欲缺乏、意识障碍或精神异常，有些表现为心悸、胸闷、心动过速、心律失常（房性期前收缩、室性期前收缩）等。易合并水、电解质紊乱和酸碱平衡失调、休克、心律失常及呼吸衰竭、心力衰竭。X 线检查可明确诊断。

2. **脑出血** 常与中暑并存，本病起病急骤，表现有头痛、呕吐、进行性言语不清和昏迷、鼾声大作、小便失禁，可有抽搐。丘脑出血累及丘脑下部、脑桥出血者表现为高热、昏迷。头颅 CT 可明确诊断。

3. **糖尿病酮症酸中毒及高渗性昏迷** 本病的诱发因素中以感染占首位，发热即成为主要症状之一，感染以肺部感染为多见。中暑亦是诱发因素之一。常因昏迷、失水、休克而就诊。非酮症高渗性昏迷多数见于老年人，50% 无糖尿病史。实验室检查能明确诊断。

此外，热射病需要与甲状腺危象、脑炎、有机磷农药中毒、中毒性肺炎、菌痢、疟疾相鉴别；热衰竭应与消化道出血或宫外孕、低血糖等相鉴别；热痉挛伴腹痛者应与各种急腹症相鉴别。

五、治　疗

（一）先兆中暑与轻症中暑

立即将病人转移到阴凉通风处或电扇下，最好移至空调室，以增加辐射散热。给予清凉含盐饮料。体温高者给予冷敷。必要时可静脉滴注 5% 葡萄糖氯化钠注射液 1000 ～ 2000mL。

（二）重症中暑

生命支持，包括呼吸、循环支持，必要时给予机械通气。及时采取降温措施。通风、应用电风扇以及冰敷，可选择颈部和腋窝以及腹股沟。

1. **热痉挛** 应及时补充液体，在补足体液情况下，仍有四肢肌肉抽搐和痉挛性疼痛，可缓慢静脉注射 10% 葡萄糖酸钙 10mL 加维生素 C0.5g。

2. **热衰竭** 应该脱离热环境，纠正脱水和电解质紊乱，监测生命体征，计出入量。可物理降温。轻症者口服 0.1% 等渗氯化钠溶液即可。严重病例则需快速静脉滴注含 5% 葡萄糖氯化钠注射液 2000 ～ 3000mL。如血压仍未回升，可适当加用多巴胺等升压药。液体丢失应该缓慢纠正，3 ～ 6 小时内输注 1/2，剩余的 1/2 在接下来的 6 ～ 9 小时内输完。热衰竭应该尽量在 2 ～ 3 小时内纠正。

3. **热射病** 预后严重，病死率高。现场可采取以下急救措施：去除衣物，保证气道通畅，给氧，静脉补充晶体液，维持呼吸和循环稳定。积极降温，从而减少器官损伤。

（1）物理降温 理想降温为 0.2℃ /min，每隔 15 分钟测肛温 1 次，目标肛温降至 38℃时停止降温，转移到空调室观察。

（2）药物降温 氯丙嗪 25 ～ 50mg 加入 500mL 溶液，静脉滴注 1 ～ 2 小时，观察血压。

（3）纳洛酮治疗 纳洛酮 0.8mg 加 25% 葡萄糖液 20mL 静脉注射，30 ～ 90 分钟重复。

（4）对症及支持治疗 ①控制惊厥和癫痫，可应用苯二氮䓬类、苯妥英钠。②不主张过度液体复苏。③休克者应监测血压、心率和尿量，有条件者可测量中心静脉压、肺动脉楔压、心排血量以及体循环阻力指数等。④横纹肌溶解，需充分补液、利尿、碱化尿液，甚至透析治疗。⑤对于肝衰竭、肺水肿以及肾衰竭的患者给予相应的支持治疗。

第十一单元 肺系疾病

第一节 感 冒

感冒是感受触冒风邪，邪犯卫表而导致的常见外感疾病，临床表现以鼻塞、流涕、喷嚏、咳嗽、头痛、恶寒、发热、全身不适、脉浮为特征。

本病四季均可发生，尤以春、冬两季为多。病情轻者多为感受当令之气，称为伤风、冒风、冒寒。病情重者多为感受非时之邪，称为重伤风。在一个时期内广泛流行、病情类似者，称为时行感冒。

感冒病名出自北宋《仁斋直指方·诸风》篇，及至明清，提出扶正达邪的治疗原则。

一、病因病机

（一）病 因

1. 外感六淫（以风邪为主）、时行病毒。

2. 时行疫毒。

（二）病 机

1. 肺卫不固，外邪乘袭致病（病因）。外邪侵袭人体是否发病，关键在于卫气之强弱（内因），同时与感邪的轻重有关（外因）。

2. 病邪侵犯肺卫，而以卫表不和为主（病位）。外邪侵犯肺卫的途径有二：从口鼻而入和从皮毛内侵。

3. 病理属性有寒、热两大类。

4. 病理变化：感受风寒湿邪——风寒束表，皮毛闭塞，邪郁于肺，肺气失宣；感受风热暑燥——风热犯表，皮毛疏泄不畅，邪热犯肺，肺失清肃；如挟有时行疫毒——传变迅速，病情多重，或变生它病。

总体来说，感冒是因六淫、时行之邪，侵袭肺卫，以致卫表不和，肺失宣肃而为病。

二、诊断与病证鉴别

（一）诊 断

1. 临证以卫表及鼻咽症状为主，可见鼻塞、流涕、多嚏、咽痒、咽痛、周身酸楚不适、恶风或恶寒，或有发热等。若风邪夹暑、夹湿、夹燥，还可见相关症状。

2. 时行感冒多呈流行性，在同一时期发病人数剧增，且病证相似，多突然起病，恶寒、发热（多为高热）、周身酸痛、疲乏无力，病情一般较普通感冒为重。

3. 病程一般 3 ～ 7 日，普通感冒一般不传变，时行感冒少数可传变入里，变生他病。

4. 四季皆可发病，而以冬、春两季为多。

（二）病证鉴别

1. 感冒与风温 本病与诸多温病早期症状相类似，尤其是风热感冒与风温初起颇为相似，但风温病势急骤，寒战发热甚至高热，汗出后热虽暂降，但脉数不静，身热旋即复起，咳嗽胸痛，头痛较剧，甚至出现神志不清、昏迷、惊厥、谵妄等传变入里的证候。而感冒发热一般不高或不发热，病势轻，不传变，服解表药后，多能汗出热退，脉静身凉，病程短，预后良好。

2. 感冒与时行感冒 普通感冒病情较轻，全身症状不重，少有传变。在气候变化时发病率可以升高，但无明显流行特点。若感冒 1 周以上不愈，发热不退或反见加重，应考虑感冒继发他病，传变入里。时行感冒病情较重，发病急，全身症状显著，可以发生传变，化热入里，继发或合并他病，具有广泛的传染性、流行性。

三、辨证论治

感冒的治疗应因势利导，从表而解，遵《素问·阴阳应象大论》“其在皮者，汗而发之”之义，采用解表达邪的治疗原则。风寒证治以辛温发汗；风热证治以辛凉清解；暑湿杂感者，又当清暑祛湿解表。

1. 风寒束表证

【临床表现】恶寒重，发热轻，无汗，头痛，肢节酸疼，鼻塞声重，或鼻痒喷嚏，时流清涕，咽痒，咳嗽，咳痰稀薄色白，口不渴或渴喜热饮，舌苔薄白而润，脉浮或浮紧。

【治法】辛温解表。

【代表方】荆防达表汤或荆防败毒散加减。

2. 风热犯表证

【临床表现】身热较著，微恶风，汗泄不畅，头胀痛，面赤，咳嗽，痰黏或黄，咽燥，或咽喉乳蛾红肿疼痛，鼻塞，流黄浊涕，口干欲饮，舌苔薄白微黄，舌边尖红，脉浮数。

【治法】辛凉解表。

【代表方】银翘散或葱豉桔梗汤加减。

3. 暑湿伤表证

【临床表现】身热，微恶风，汗少，肢体酸重或疼痛，头昏重胀痛，咳嗽痰黏，鼻流浊涕，心烦口渴，或口中黏腻，渴不多饮，胸闷脘痞，泛恶，腹胀，大便或溏，小便短赤，舌苔薄黄而腻，脉濡数。

【治法】清暑祛湿解表。

【代表方】新加香薷饮加减。

4. 气虚感冒

【临床表现】恶寒较甚，发热，无汗，头痛身楚，咳嗽，痰白，咳痰无力，平素神疲体弱，气短懒言，反复易感，舌淡苔白，脉浮而无力。

【治法】益气解表。

【代表方】参苏饮加减。

5. 阴虚感冒

【临床表现】身热，微恶风寒，少汗，头昏，心烦，口干，干咳少痰，舌红少苔，脉细数。

【治法】滋阴解表。

【代表方】加减葳蕤汤加减。

虚体感冒：体虚之人，卫外不固，感受外邪，常缠绵难愈，或反复不已。其病邪属性仍不外四时六淫。但阳气虚者，感邪多从寒化，且易感受风寒之邪；阴血虚者，感邪多从热化、燥化，且易感受燥热之邪。临床表现肺卫不和与正虚症状并见。治疗不可过于辛散，单纯祛邪，强发其汗，重伤正气，当扶正达邪，在疏散药中酌加补正之品。

第二节 喘 证

喘即气喘、喘息。喘证是以呼吸困难、甚至张口抬肩、鼻翼扇动、不能平卧为临床特征的病证。

喘证的症状轻重不一，轻者仅表现为呼吸困难，不能平卧；重者稍动则喘息不已，甚则张口抬肩，鼻翼扇动；严重者，喘促持续不解，烦躁不安，面青唇紫，肢冷，汗出如珠，脉浮大无根，甚则发为喘脱。

一、病因病机

（一）病 因

常因外邪侵袭于肺，过食生冷、肥甘，或因嗜酒伤中，情志不遂，忧思气结，慢性咳嗽、肺痨等肺系病证迁延未愈所致。（外邪侵袭、饮食不当、情志所伤、劳欲久病）

（二）病 机

1. 外邪侵袭 外邪外闭皮毛，内遏肺气，肺卫为邪所伤，上逆作喘。若表邪未解，内已化热，或肺热素盛，寒邪外束，热不得泄，亦气逆作喘。或因风热外袭，内犯于肺，肺气壅实，清肃失司；或热蒸液聚成痰，痰热壅阻肺气，升降失常，发为喘逆。

2. **饮食不当** 脾运失健，水谷不归正化，反而聚湿生痰，壅阻肺气，升降不利，发为喘促。如复加外感诱发，可见痰浊与风寒、邪热等内外合邪的错杂证候。若痰湿久郁化热，或肺火素盛，痰受热蒸，则痰火交阻于肺，痰壅火迫，肺气不降，上逆为喘。若湿痰转从寒化，可见寒饮伏肺，常因外邪袭表犯肺，引动伏饮，壅阻气道，发为喘促。

3. **情志所伤** 肝气上逆于肺，肺气不得肃降，升多降少，气逆而喘。

4. **劳欲久病** 久病肺虚，气失所主，气阴亏耗，不能下荫于肾，肾元亏虚，肾不纳气而短气喘促。或劳欲伤肾，精气内夺，肾之真元伤损，根本不固，不能助肺纳气，气失摄纳，上出于肺，出多入少，逆气上奔为喘。若肾阳衰弱，肾不主水，水邪泛滥，凌心犯肺，肺气上逆，心阳不振，亦可致喘，表现为虚中夹实之候。此外，如中气虚弱，肺气失于充养，亦可因气虚而喘。

总结：喘证的基本病机是肺气上逆，宣降失职，或气无所主，肾失摄纳。喘证的病位主要在肺和肾，涉及肝脾。

喘证的病理性质有虚实之分。实喘在肺，为外邪、痰浊、肝郁气逆，邪壅肺气，宣降不利所致；虚喘责之肺、肾两脏，因阳气不足，阴精亏耗，而致肺肾出纳失常，且尤以气虚为主。实喘病久伤正，由肺及肾；或虚喘复感外邪，或夹痰浊，则病情虚实错杂，每多表现为邪气壅阻于上、肾气亏虚于下的上盛下虚证候。

喘证的严重阶段，不但肺肾俱虚，在孤阳欲脱之时，每多影响到心，可导致心气、心阳衰惫，鼓动血脉无力，血行瘀滞，面色、唇舌、指甲青紫，甚至出现喘汗致脱，亡阴、亡阳的危重局面。

二、诊断与病证鉴别

（一）诊 断

以喘促短气、呼吸困难、甚至张口抬肩、鼻翼扇动、不能平卧、口唇发绀为特征。多有慢性咳嗽、哮病、肺痨、心悸等病史，每遇外感及劳累而诱发。

（二）病证鉴别

1. **喘证与气短** 两者同为呼吸异常。喘证呼吸困难，张口抬肩，摇身撷肚，实证气粗声高，虚证气弱声低；短气亦即少气，主要表现呼吸浅促，或短气不足以息，似喘而无声，亦不抬肩撷肚。如《证治汇补・喘病》说：“若夫少气不足以息，呼吸不相接续，出多入少，名曰气短。气短者，气微力弱，非若喘证之气粗奔迫也。”可见气短不若喘证呼吸困难之甚。但气短进一步加重，亦可呈虚喘表现。

2. **喘证与哮病** 喘指气息而言，为呼吸气促困难，甚则张口抬肩，摇身撷肚。哮指声响而言，必见喉中哮鸣有声，亦伴呼吸困难。喘未必兼哮，而哮必兼喘。

三、辨证论治

喘证的治疗应分清虚实邪正。实喘治肺，以祛邪利气为主，区别寒、热、痰、气的不同，分别采用温化宣肺、清化肃肺、化痰理气的方法。虚喘以培补摄纳为主，或补肺，或健脾，或补肾，阳虚则温补，阴虚则滋养。至于虚实夹杂、寒热互见者，又当根据具体情况分清主次，权衡标本，辨证选方用药。此外，由于喘证多继发于各种急慢性疾病中，所以还应当注意积极地治疗原发病，不能见喘治喘。

（一）实 喘

1. 风寒壅肺证

【临床表现】喘息咳逆，呼吸急促，胸部胀闷，痰多稀薄而带泡沫，色白质黏，常有头痛，恶寒，或有发热，口不渴，无汗，苔薄白而滑，脉浮紧。

【治法】宣肺散寒。

【代表方】麻黄汤合华盖散加减。

2. 表寒肺热证

【临床表现】喘逆上气，胸胀或痛，息粗，鼻煽，咳而不爽，吐痰稠黏，伴形寒，身热，烦闷，身痛，有汗或无汗，口渴，苔薄白或罩黄，舌边红，脉浮数或滑。

【治法】解表清里，化痰平喘。

【代表方】麻杏石甘汤加减。

3. 痰热郁肺证

【临床表现】喘咳气涌，胸部胀痛，痰多质黏色黄，或夹有血色，伴胸中烦闷，身热，有汗，口渴而喜冷饮，面赤，咽干，小便赤涩，大便或秘，舌质红，舌苔薄黄或腻，脉滑数。

【治法】清热化痰，宣肺平喘。

【代表方】桑白皮汤加减。

4. 痰浊阻肺证

【临床表现】喘而胸满窒闷，甚则胸盈仰息，咳嗽，痰多黏腻色白，咳吐不利，兼有呕恶，食少，口黏不渴，舌苔白腻，脉滑或濡。

【治法】祛痰降逆，宣肺平喘。

【代表方】二陈汤合三子养亲汤加减。

5. 肺气郁痹证

【临床表现】每遇情志刺激而诱发，发时突然呼吸短促，息粗气憋，胸闷胸痛，咽中如窒，但喉中痰鸣不著，或无痰声。平素常多忧思抑郁，失眠，心悸，苔薄，脉弦。

【治法】开郁降气平喘。

【代表方】五磨饮子加减。

（二）虚喘

1. 肺气虚耗证

【临床表现】喘促短气，气怯声低，喉有鼾声，咳声低弱，痰吐稀薄，自汗畏风，或见咳呛，痰少质黏，烦热而渴，咽喉不利，面颧潮红，舌质淡红或有剥苔，脉软弱或细数。

【治法】补肺益气养阴。

【代表方】生脉散合补肺汤加减。

2. 肾虚不纳证

【临床表现】喘促日久，动则喘甚，呼多吸少，气不得续，形瘦神惫，跗肿，汗出肢冷，面青唇紫，舌淡苔白或黑而润滑，脉微细或沉弱；或见喘咳，面红烦躁，口咽干燥，足冷，汗出如油，舌红少津，脉细数。

【治法】补肾纳气。

【代表方】金匮肾气丸合参蛤散加减。

3. 正虚喘脱证

【临床表现】喘逆剧甚，张口抬肩，鼻扇气促，端坐不能平卧，稍动则咳喘欲绝，或有痰鸣，心慌动悸，烦躁不安，面青唇紫，汗出如珠，肢冷，脉浮大无根，或见歇止，或模糊不清。

【治法】扶阳固脱，镇摄肾气。

【代表方】参附汤送服黑锡丹。

第十二单元 心系病证

不 寐

不寐是以经常不能获得正常睡眠为特征的一类病证，主要表现为睡眠时间、深度的不足，轻者入睡困难，或寐而不酣，时寐时醒，或醒后不能再寐，重则彻夜不寐，常影响人们的正常工作、生活、学习和健康。

一、病因病机

（一）病　因

每因饮食不节，情志失常，劳倦、思虑过度及病后、年迈体虚等因素，导致心神不安，神不守舍，不能由动转静而致不寐。

（二）病　机

1. 饮食不节　暴饮暴食，宿食停滞，脾胃受损，酿生痰热，壅遏于中，痰热上扰，胃气失和，而不得安寐。此外，浓茶、咖啡、酒之类饮料也是造成不寐的因素。

2. 情志失常　喜怒哀乐等情志过极均可导致脏腑功能的失调，而发生不寐病证。或由情志不遂，暴怒伤肝，肝气郁结，肝郁化火，邪火扰动心神，神不安而不寐；或由五志过极，心火内炽，扰动心神而不寐；或由喜笑无度，心神激动，神魂不安而不寐；或由突受惊恐，导致心虚胆怯，神魂不安，夜不能寐。

3. 劳逸失调　劳倦太过则伤脾，过逸少动亦致脾虚气弱，运化不健，气血生化乏源，不能上奉于心，以致心神失养而失眠。或因思虑过度，伤及心脾，心伤则阴血暗耗，神不守舍；脾伤则食少，纳呆，生化之源不足，营血亏虚，不能上奉于心，而致心神不安。

4. 病后体虚　久病血虚，年迈血少，引起心血不足，心失所养，心神不安而不寐。亦可因年迈体虚，阴阳亏虚而致不寐。若素体阴虚，兼因房劳过度，肾阴耗伤，阴衰于下，不能上奉于心，水火不济，心火独亢，火盛神动，心肾失交而神志不宁。

总结：不寐的病因虽多，但其病理变化总属阳盛阴衰，阴阳失交。一为阴虚不能纳阳，一为阳盛不得入于阴。其病位主要在心，与肝、脾、肾密切相关。

二、诊断与病证鉴别

（一）诊　断

1. 轻者入寐困难或寐而易醒，醒后不寐，连续三周以上，重者彻夜难眠。

2. 常伴有头痛、头昏、心悸、健忘、神疲乏力、心神不宁、多梦等症。

3. 本病证常有饮食不节，情志失常，劳倦、思虑过度，病后，体虚等病史。

（二）病证鉴别

不寐应与一时性失眠、生理性少寐、他病痛苦引起的失眠相区别。

不寐是指单纯以失眠为主症，表现为持续的、严重的睡眠困难。若因一时性情志影响或生活环境改变引起暂时性失眠不属病态。至于老年人少寐早醒，亦多属生理状态。若因其他疾病痛苦引起失眠者，则应以祛除有关病因为首要。

三、辨证论治

本病辨证首分虚实。虚证，多属阴血不足，心失所养。实证为邪热扰心。次辨病位，病位主要在心。由于心神失养而不安，神不守舍而不寐，且与肝、胆、脾、胃、肾相关。

治疗当以补虚泻实，调整脏腑阴阳为原则。实证泻其有余，如疏肝泻火，清化痰热，消导和中。虚证补其不足，如益气养血，健脾补肝益肾。在此基础上安神定志，如养血安神，镇惊安神，清心安神。

1. 肝火扰心证

【临床表现】不寐多梦，甚则彻夜不眠，急躁易怒，伴头晕头胀，目赤耳鸣，口干而苦，不思饮食，便秘溲赤，舌红苔黄，脉弦而数。

【治法】疏肝泻火，镇心安神。

【代表方】龙胆泻肝汤加减。

2. 痰热扰心证

【临床表现】心烦不寐，胸闷脘痞，泛恶嗳气，伴口苦，头重，目眩，舌偏红，苔黄腻，脉滑数。

【治法】清化痰热，和中安神。

【代表方】黄连温胆汤加减。

3. 心脾两虚证

【临床表现】不易入睡，多梦易醒，心悸健忘，神疲食少，伴头晕目眩，四肢倦怠，腹胀便溏，面色少华，舌淡苔薄，脉细无力。

【治法】补益心脾，养血安神。

【代表方】归脾汤加减。

4. 心肾不交证

【临床表现】心烦不寐，入睡困难，心悸多梦，伴头晕耳鸣，腰膝酸软，潮热盗汗，五心烦热，咽干少津，男子遗精，女子月经不调，舌红少苔，脉细数。

【治法】滋阴降火，交通心肾。

【代表方】六味地黄丸合交泰丸加减。

5. 心胆气虚证

【临床表现】虚烦不寐，触事易惊，终日惕惕，胆怯心悸，伴气短自汗，倦怠乏力，舌淡，脉弦细。

【治法】益气镇惊，安神定志。

【代表方】安神定志丸合酸枣仁汤加减。

第十三单元　脑系病证

眩　晕（助理医师不考）

眩是指眼花或眼前发黑，晕是指头晕甚或感觉自身或外界景物旋转。二者常同时并见，故统称为“眩晕”。轻者闭目即止；重者如坐车船，旋转不定，不能站立，或伴有恶心、呕吐、汗出，甚则昏倒等症状。

一、病因病机

（一）病　因

眩晕的病因主要有情志、饮食、体虚年高、跌仆外伤等方面。其病性有虚实两端，属虚者居多，如阴虚易肝风内动，血虚则脑失所养，精亏则髓海不足，均可导致眩晕。属实者多由于痰浊壅遏，或化火上蒙，而形成眩晕。

（二）病　机

1. 情志不遂　忧郁恼怒太过，肝失条达，肝气郁结，气郁化火，肝阴耗伤，风阳易动，上扰头自，发为眩晕。

2. 年高肾亏　或体虚多病，损伤肾精肾气；或房劳过度，阴精亏虚，导致髓海空虚，发为眩晕。如肾阴素亏，水不涵木，肝阳上亢，肝风内动，亦可发为眩晕。

3. 病后体虚　脾胃为后天之本，气血生化之源。若久病体虚，脾胃虚弱，或失血之后，耗伤气血，或饮食不节，忧思劳倦，均可导致气血两虚。气虚则清阳不升，血虚则清窍失养，故而发为眩晕。

4. 饮食不节　嗜酒无度，过食肥甘，损伤脾胃，以致健运失司，水湿内停，积聚生痰，痰阻中焦，清阳不升，头窍失养，故发为眩晕。

5. 跌仆损伤，瘀血内阻　跌仆坠损，头脑外伤，瘀血停留，阻滞经脉，而致气血不能上荣于头目，故眩晕时作。

本病的病位在于头窍，其病变脏腑与肝、脾、肾三脏相关。眩晕之病因虽有上述多种，但其基本病理变化不外虚实两端，以虚者居多。气虚血亏、髓海空虚、肝肾不足所导致的眩晕多属虚证；因痰浊中阻、瘀血阻络、肝阳上亢所导致的眩晕属实证或本虚标实证。风、火、痰、瘀是眩晕的常见病理因素。

二、诊断与病证鉴别

（一）诊　断

1. 头晕目眩，视物旋转，轻者闭目即止，重者如坐车船，甚则仆倒。

2. 严重者可伴有头痛、项强、恶心呕吐、眼球震颤、耳鸣耳聋、汗出、面色苍白等表现。

3. 多有情志不遂、年高体虚、饮食不节、跌仆损伤等病史。

（二）病证鉴别

1. 眩晕与中风 中风以猝然昏仆，不省人事，口舌㖞斜，半身不遂，失语，或不经昏仆，仅以㖞僻不遂为特征。中风昏仆与眩晕之甚者相似，眩晕之甚者亦可仆倒，但无半身不遂、不省人事、口舌㖞斜诸症。也有部分中风病人，以眩晕、头痛为其先兆表现，故临证当注意中风与眩晕的区别与联系。

2. 眩晕与厥证 厥证以突然昏仆、不省人事、四肢厥冷为特征，发作后可在短时间内苏醒。严重者可一厥不复而死亡。眩晕严重者也有欲仆或晕旋仆倒的表现，但眩晕病人无昏迷、不省人事的表现。

三、辨证论治

眩晕病在清窍，但与肝、脾、肾三脏功能失调密切相关。其治疗原则是补虚泻实，调整阴阳。虚者当滋养肝肾，补益气血，填精生髓。实证当平肝潜阳，清肝泻火，化痰行瘀。

1. 肝阳上亢证

【临床表现】眩晕，耳鸣，头目胀痛，口苦，失眠多梦，遇烦劳郁怒而加重，甚则仆倒，颜面潮红，急躁易怒，肢麻震颤，舌红苔黄，脉弦或数。

【治法】平肝潜阳，清火息风。

【代表方】天麻钩藤饮加减。

2. 气血亏虚证

【临床表现】眩晕动则加剧，劳累即发，面色㿠白，神疲乏力，倦怠懒言，唇甲不华，发色不泽，心悸少寐，纳少腹胀，舌淡苔薄白，脉细弱。

【治法】补益气血，调养心脾。

【代表方】归脾汤加减。

3. 肾精不足证

【临床表现】眩晕日久不愈，精神萎靡，腰酸膝软，少寐多梦，健忘，两目干涩，视力减退；或遗精滑泄，耳鸣齿摇；或颧红咽干，五心烦热，舌红少苔，脉细数；或面色㿠白，形寒肢冷，舌淡嫩，苔白，脉弱尺甚。

【治法】滋养肝肾，益精填髓。

【代表方】左归丸加减。

4. 痰湿中阻证

【临床表现】眩晕，头重昏蒙，或伴视物旋转，胸闷恶心，呕吐痰涎，食少多寐，舌苔白腻，脉濡滑。

【治法】化痰祛湿，健脾和胃。

【代表方】半夏白术天麻汤加减。

5. 瘀血阻窍证

【临床表现】眩晕，头痛，兼见健忘，失眠，心悸，精神不振，耳鸣耳聋，面唇紫暗，舌暗有瘀斑，脉涩或细涩。

【治法】祛瘀生新，活血通窍。

【代表方】通窍活血汤加减。

第十四单元 脾系病证

第一节 痞 满

痞满是指以自觉心下痞塞、胸膈胀满、触之无形、按之柔软、压之无痛为主要症状的病证。按部位痞满可分为胸痞、心下痞等。

一、病因病机

（一）病 因

脾胃同居中焦，脾主运化，胃主受纳，共司饮食水谷的消化、吸收与输布。脾主升清，胃主降浊，清升浊降则气机调畅。肝主疏泄，调节脾胃气机。肝气条达，则脾升胃降，气机顺畅。上述病因均可影响到胃，并涉及脾、肝，使中焦气机不利，脾胃升降失职，而发痞满。（感受外邪、内伤饮食、情志失调、药物损伤等）

（二）病 机

1. **感受外邪** 外感六淫，表邪入里，或误下伤中，邪气乘虚内陷，结于胃脘，阻塞中焦气机，升降失司，遂成痞满。

2. **内伤饮食** 暴饮暴食，或恣食生冷，或过食肥甘，或嗜酒无度，损伤脾胃，纳运无力，食滞内停，痰湿阻中，气机被阻，而生痞满。

3. **情志失调** 抑郁恼怒，情志不遂，肝气郁滞，失于疏泄，横逆乘脾犯胃，脾胃升降失常，或忧思伤脾，脾气受损，运化不力，胃腑失和，气机不畅，发为痞满。

4. **药物所伤** 误用、滥用药物，或因他病长期大量应用大寒大热或有毒药物，损伤脾胃，中焦气机升降失司，遂成痞满。

痞满的基本病位在胃，与肝、脾的关系密切。中焦气机不利，脾胃升降失职为导致本病发生的病机关键。病理性质不外虚实两端，实即实邪内阻（食积、痰湿、外邪、气滞等），虚为脾胃虚弱（气虚或阴虚），虚实夹杂则两者兼而有之。邪实多与中虚不运、升降无力有关，中焦转运无力最易招致病邪的内阻。

二、诊断与病证鉴别

（一）诊 断

临床以胃脘痞塞、满闷不舒为主症，并有按之柔软、压之不痛、望无胀形的特点。发病缓慢，时轻时重，反复发作，病程漫长。多由饮食、情志、起居、寒温等因素诱发。

（二）病证鉴别

1. **痞满与胃痛** 两者病位同在胃脘部，且常相兼出现。然胃痛以疼痛为主，胃痞以满闷不适为患，可累及胸膈。胃痛病势多急，压之可痛；胃痞起病较缓，压无痛感，两者差别显著。

2. **痞满与鼓胀** 两者均为自觉腹部胀满的病证，但鼓胀以腹部胀大如鼓、皮色苍黄、脉络暴露为主症；胃痞以自觉满闷不舒、外无胀形为特征。鼓胀发于大腹，胃痞则在胃脘。鼓胀按之腹皮绷急，胃痞按之柔软。

3. **痞满与胸痹** 胸痹是胸中痞塞不通，而致胸膺内外疼痛之证，以胸闷、胸痛、短气为主症，偶兼脘腹不舒。胃痞以脘腹满闷不舒为主症，多兼饮食纳运无力，偶有胸膈不适，并无胸痛等表现。

4. **痞满与结胸** 两者病位皆在脘部，然结胸以心下至小腹硬满而痛、拒按为特征；痞满在心下胃脘，以满而不痛、手可按压、触之无形为特点。

三、辨证论治

痞满的基本病机是中焦气机不利，脾胃升降失宜。治疗总以调理脾胃升降、行气除痞消满为基本法则。根据其虚、实分治，实者泻之，虚者补之，虚实夹杂者补消并用。扶正重在健脾益胃，补中益气，或养阴益胃。祛邪则视具体证候，分别施以消食导滞、除湿化痰、理气解郁、清热祛湿等法。

（一）实 痞

1. 饮食内停证

【临床表现】脘腹痞闷而胀，进食尤甚，拒按，嗳腐吞酸，恶食呕吐，或大便不调，矢气频作，味臭如败卵，舌苔厚腻，脉滑。

【治法】消食和胃，行气消痞。

【代表方】保和丸加减。

2. 痰湿中阻证

【临床表现】脘腹痞塞不舒，胸膈满闷，头晕目眩，身重困倦，呕恶纳呆，口淡不渴，小便不利，舌苔白厚腻，脉沉滑。

【治法】除湿化痰，理气和中。

【代表方】二陈平胃汤加减。

3. 湿热阻胃证

【临床表现】脘腹痞闷，或嘈杂不舒，恶心呕吐，口干不欲饮，口苦，纳少，舌红苔黄腻，脉滑数。

【治法】清热化湿，和胃消痞。

【代表方】泻心汤合连朴饮加减。

4. 肝胃不和证

【临床表现】脘腹痞闷，胸胁胀满，心烦易怒，善太息，呕恶嗳气，或吐苦水，大便不爽，舌质淡红，苔薄白，脉弦。

【治法】疏肝解郁，和胃消痞。

【代表方】越鞠丸合枳术丸加减。

（二）虚痞

1. 脾胃虚弱证

【临床表现】脘腹满闷，时轻时重，喜温喜按，纳呆便溏，神疲乏力，少气懒言，语声低微，舌质淡，苔薄白，脉细弱。

【治法】补气健脾，升清降浊。

【代表方】补中益气汤加减。

2. 胃阴不足证

【临床表现】脘腹痞闷，嘈杂，饥不欲食，恶心嗳气，口燥咽干，大便秘结，舌红少苔，脉细数。

【治法】养阴益胃，调中消痞。

【代表方】益胃汤加减。

第二节 腹痛

腹痛是指以胃脘以下、耻骨毛际以上部位发生疼痛为主症的病证。

一、病因病机

（一）病因

感受外邪、饮食所伤、情志失调及素体阳虚等，均可导致气机阻滞、脉络痹阻或经脉失养而发生腹痛。

（二）病机

1. 外感时邪 外感风、寒、暑、热、湿邪，侵入腹中，均可引起腹痛。风寒之邪直中经脉则寒凝气滞，经脉受阻，不通则痛。若伤于暑热，或寒邪不解，郁而化热，或湿热壅滞，可致气机阻滞，腑气不通而见腹痛。

2. 饮食不节 暴饮暴食，饮食停滞，纳运无力；过食肥甘厚腻或辛辣，酿生湿热，蕴蓄胃肠；或恣食生冷，寒湿内停，中阳受损，均可损伤脾胃，腑气通降不利而发生腹痛。其他如饮食不洁，肠虫滋生，攻动窜扰，腑气不通则痛。

3. 情志失调 情志不遂，则肝失条达，气机不畅，气机阻滞而痛作。

4. 阳气素虚 素体脾阳亏虚，虚寒中生，渐致气血生成不足，脾阳虚弱而不能温养，出现腹痛，甚至病久肾阳不足，相火失于温煦，脏腑虚寒，腹痛日久不愈。

此外，跌仆损伤，络脉瘀阻；或腹部术后，血络受损，亦可形成腹中血瘀，中焦气机升降不利，不通则痛。

总之，本病的基本病机为脏腑气机阻滞，气血运行不畅，经脉痹阻，“不通则痛”，或脏腑经脉

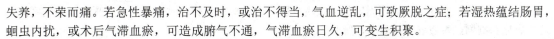

失养，不荣而痛。若急性暴痛，治不及时，或治不得当，气血逆乱，可致厥脱之症；若湿热蕴结肠胃，蛔虫内扰，或术后气滞血瘀，可造成腑气不通，气滞血瘀日久，可变生积聚。

二、诊断与病证鉴别

（一）诊 断

1. 凡是以胃脘以下、耻骨毛际以上部位的疼痛为主要表现者，即为腹痛。其疼痛性质各异，若病因外感，突然剧痛，伴发症状明显者，属于急性腹痛；病因内伤，起病缓慢，痛势缠绵者，则为慢性腹痛。

2. 有与腹痛相关的病因，与脏腑经络相关的症状。如涉及肠腑，可伴有腹泻或便秘；寒凝肝脉痛在少腹，常牵引睾丸疼痛；膀胱湿热可见腹痛牵引前阴，小便淋沥，尿道灼痛；蛔虫作痛多伴嘈杂吐涎，时作时止；瘀血腹痛常有外伤或手术史；少阳表里同病腹痛可见痛连腰背，伴恶寒发热，恶心呕吐。

3. 注意鉴别受病脏腑。根据性别、年龄、婚况，与饮食、情志、受凉等关系，起病经过，其他伴发症状，以资鉴别何脏何腑受病，明确病理性质。

（二）病证鉴别

1. 腹痛与胃痛 胃处腹中，与肠相连，腹痛常伴有胃痛的症状，胃痛亦时有腹痛的表现，常需鉴别。胃痛部位在心下胃脘之处，常伴有恶心、嗳气等胃病见症，腹痛部位在胃脘以下，上述症状在腹痛中较少见。

2. 腹痛与其他内科疾病中的腹痛症状 许多内科疾病常见腹痛的表现，此时的腹痛只是该病的症状。如痢疾之腹痛，伴有里急后重，下利赤白脓血；积聚之腹痛，以腹中包块为特征等。腹痛病证，当以腹部疼痛为主要表现。

3. 腹痛与外科、妇科腹痛 内科腹痛常先发热后腹痛，疼痛一般不剧烈，痛无定处， 压痛不显。外科腹痛多后发热，疼痛剧烈，痛有定处，压痛明显，见腹痛拒按、腹肌紧张等。妇科腹痛多在小腹，与经、带、胎、产有关，如痛经、先兆流产、宫外孕、输卵管破裂等，应及时进行妇科检查，以明确诊断。

三、辨证论治

腹痛的辨证应辨明腹痛性质和部位。治疗腹痛多以“通”字立法，应根据辨证的虚实寒热、在气在血，确立相应治法。在通法的基础上，结合审证求因，标本兼治。属实证者，重在祛邪疏导；对虚痛，应温中补虚，益气养血，不可滥施攻下。对于久痛入络、绵绵不愈之腹痛，可采取辛润活血通络之法。

1. 寒邪内阻证

【临床表现】腹痛拘急，遇寒痛甚，得温痛减，口淡不渴，形寒肢冷，小便清长，大便清稀或秘结，舌质淡，苔白腻，脉沉紧。

【治法】散寒温里，理气止痛。

【代表方】良附丸合正气天香散加减。

2. 湿热壅滞证

【临床表现】腹痛拒按，烦渴引饮，大便秘结，或溏泄不爽，潮热汗出，小便短黄，舌质红，苔黄燥或黄腻，脉滑数。

【治法】泄热通腑，行气导滞。

【代表方】大承气汤加减。

3. 饮食积滞证

【临床表现】脘腹胀满，疼痛拒按，嗳腐吞酸，厌食呕恶，痛而欲泻，泻后痛减，或大便秘结，舌苔厚腻，脉滑。

【治法】消食导滞，理气止痛。

【代表方】枳实导滞丸加减。

4. 肝郁气滞证

【临床表现】腹痛胀闷，痛无定处，痛引少腹，或兼痛窜两胁，时作时止，得嗳气或矢气则舒，遇忧思恼怒则剧，舌质红，苔薄白，脉弦。

【治法】疏肝解郁，理气止痛。

【代表方】柴胡疏肝散加减。

5. **瘀血内停证**

【临床表现】腹痛较剧，痛如针刺，痛处固定，经久不愈，舌质紫暗，脉细涩。

【治法】活血化瘀，和络止痛。

【代表方】少腹逐瘀汤加减。

6. **中虚脏寒证**

【临床表现】腹痛绵绵，时作时止，喜温喜按，形寒肢冷，神疲乏力，气短懒言，胃纳不佳，面色无华，大便溏薄，舌质淡，苔薄白，脉沉细。

【治法】温中补虚，缓急止痛。

【代表方】小建中汤加减。

第三节 泄 泻

泄泻是以排便次数增多、粪质稀溏或完谷不化，甚至泻出如水样为主症的病证。古有将大便溏薄而势缓者称为泄，大便清稀如水而势急者称为泻，现临床一般统称泄泻。

泄泻可见于多种疾病，凡属消化器官发生功能或器质性病变导致的腹泻，如急性肠炎、炎症性肠病、肠易激综合征、吸收不良综合征、肠道肿瘤、肠结核等，或其他脏器病变影响消化吸收功能以泄泻为主症者，均可参照本节进行辨证论治。

一、病因病机

（一）病 因

泄泻的病因有感受外邪、饮食所伤、情志失调、禀赋不足和病后体虚等，主要病机是脾病湿盛，脾胃运化功能失调，肠道分清泌浊、传导功能失司。

（二）病 机

1. **感受外邪** 外感寒湿暑热之邪均可引起泄泻，其中以湿邪最为多见。湿邪易困脾土，寒邪和暑热之邪，既可侵袭皮毛肺卫，从表入里，使脾胃升降失司，亦能夹湿邪为患，直接损伤脾胃，导致运化失常，清浊不分，引起泄泻。

2. **饮食所伤** 误食馊腐不洁之物，使脾胃受伤，或饮食过量，停滞不化，或恣食肥甘辛辣，致湿热内蕴，或恣食生冷，寒气伤中，均能化生寒、湿、热、食滞之邪，使脾运失职，升降失调，清浊不分，发生泄泻。

3. **情志失调** 忧郁恼怒，精神紧张，易致肝气郁结，木郁不达，横逆犯脾；忧思伤脾，土虚木乘，均可使脾失健运，气机升降失常，遂致本病。

4. **病后体虚** 久病失治，脾胃受损，日久伤肾，脾失温煦，运化失职，水谷不化，积谷为滞，湿滞内生，遂成泄泻。

5. **禀赋不足** 由于先天不足，禀赋虚弱，或素体脾胃虚弱，不能受纳运化某些食物，易致泄泻。

泄泻基本病机为脾病与湿盛，致肠道功能失司而发生泄泻。病位在肠，主病之脏属脾，同时与肝、肾密切相关。病理因素主要是湿，湿为阴邪，易困脾阳。但可夹寒、夹热、夹滞。脾主运化，喜燥恶湿，大小肠司泌浊、传导。若脾运失职，小肠无以分清泌浊，则发生泄泻。

病理性质有虚实之分。一般来说，暴泻以湿盛为主，多因湿盛伤脾，或食滞生湿，壅滞中焦，脾为湿困所致，病属实证。久泻多偏于虚证，由脾虚不运而生湿，或他脏及脾，如肝木克脾，或肾虚火不暖脾，水谷不化所致。而湿邪与脾病，往往相互影响，互为因果，湿盛可困遏脾运，脾虚又可生湿。虚实之间又可相互转化夹杂。

急性泄泻经及时治疗，绝大多数可短期内痊愈，有少数病人暴泄不止，损气伤津耗液，可成痉、厥、闭、脱等危证，特别是伴有高热、呕吐、热毒甚者尤然。急性泄泻因失治或误治，可迁延日久，由实转虚，转为慢性泄泻。日久脾病及肾，肾阳亏虚，脾失温煦，不能腐熟水谷，可成命门火衰之五更泄泻。

二、诊断与病证鉴别

（一）诊　断

1. 以大便粪质稀溏为诊断的主要依据，或完谷不化，或粪如水样，大便次数增多，每日三五次以至十数次。

2. 常兼有腹胀、腹痛、肠鸣、纳呆。

3. 起病或急或缓。暴愕者多有暴饮暴食或误食不洁之物的病史。迁延日久，时发时止者，常由外邪、饮食或情志等因素诱发。

（二）病证鉴别

1. 泄泻与痢疾　两者均为大便次数增多、粪质稀薄的病证。泄泻以大便次数增加、粪质稀溏、甚则如水样、或完谷不化为主症，大便不带脓血，也无里急后重，或无腹痛。痢疾以腹痛、里急后重、便下赤白脓血为特征。

2. 泄泻与霍乱　霍乱是一种上吐下泻并作的病证，发病特点是来势急骤，变化迅速，病情凶险，起病时先突然腹痛，继则吐泻交作，所吐之物均为未消化之食物，气味酸腐热臭，所泻之物多为黄色粪水，或吐下如米泔水，常伴恶寒、发热，部分病人在吐泻之后津液耗伤，迅速消瘦，或发生转筋，腹中绞痛。若吐泻剧烈，可致面色苍白，目眶凹陷，汗出肢冷等津竭阳衰之危候。泄泻则以大便稀溏、次数增多为特征，一般预后良好。

三、辨证论治

泄泻的治疗大法为运脾化湿。急性泄泻多以湿盛为主，重在化湿，佐以分利，再根据寒湿和湿热的不同，分别采用温化寒湿与清化湿热之法。夹有表邪者，佐以疏解；夹有暑邪者，佐以清暑；兼有伤食者，佐以消导。久泻以脾虚为主，当以健脾。因肝气乘脾者，宜抑肝扶脾。因肾阳虚衰者，宜温肾健脾。中气下陷者，宜升提。久泄不止者，宜固涩。暴泻不可骤用补涩，以免关门留寇；久泻不可分利太过，以防劫其阴液。若病情处于虚寒 热兼夹或互相转化时，当随证而施治。

1. 寒湿内盛证

【临床表现】泄泻清稀，甚则如水样，脘闷食少，腹痛肠鸣，或兼外感风寒，则恶寒，发热，头痛，肢体酸痛，舌苔白或白腻，脉濡缓。

【治法】芳香化湿，解表散寒。

【代表方】藿香正气散加减。

2. 湿热伤中证

【临床表现】泄泻腹痛，泻下急迫，或泻而不爽，粪色黄褐，气味臭秽，肛门灼热，烦热口渴，小便短黄，舌质红，苔黄腻，脉滑数或濡数。

【治法】清热燥湿，分利止泻。

【代表方】葛根芩连汤加减。

3. 食滞肠胃证

【临床表现】腹痛肠鸣，泻下粪便臭如败卵，泻后痛减，脘腹胀满，嗳腐酸臭，不思饮食，舌苔垢浊或厚腻，脉滑。

【治法】消食导滞，和中止泻。

【代表方】保和丸加减。

4. 脾胃虚弱证

【临床表现】大便时溏时泻，迁延反复，食少，食后脘闷不舒，稍进油腻食物，则大便次数增加，面色萎黄，神疲倦怠，舌质淡，苔白，脉细弱。

【治法】健脾益气，化湿止泻。

【代表方】参苓白术散加减。

5. 肾阳虚衰证

【临床表现】黎明前脐腹作痛，肠鸣即泻，完谷不化，腹部喜暖，泻后则安，形寒肢冷，腰膝酸软，舌淡苔白，脉沉细。

【治法】温肾健脾，固涩止泻。

【代表方】四神丸加减。

6. 肝气乘脾证

【临床表现】泄泻肠鸣，腹痛攻窜，矢气频作，伴有胸胁胀闷，嗳气食少，每因抑郁恼怒，或情绪紧张而发，舌淡红，脉弦。

【治法】抑肝扶脾。

【代表方】痛泻要方加减。

第四节 便 秘（助理医师不考）

便秘是指粪便在肠内滞留过久，秘结不通，排便周期延长；或周期不长，但粪质干结，排出艰难；或粪质不硬，虽有便意，但便而不畅的病证。

本节所论是以便秘为主要症状的辨证论治，类似于西医学的功能性便秘，同时肠道易激综合征、肠炎恢复期肠蠕动减弱所致便秘，直肠及肛门疾患引起的便秘，药物性便秘，内分泌及代谢性疾病所致便秘，以及肌力减退所致的排便困难等，可参照本节内容，并结合辨病处理。

一、病因病机

（一）病 因

便秘发病的原因归纳起来有饮食不节、情志失调、感受外邪、年老体虚等。病机主要是热结、气滞、寒凝、气血阴阳亏虚引起肠道传导失司所致。

（二）病 机

1. 饮食不节 素体阳盛，或饮酒过多，或过食辛辣厚味，或误服温燥之药而致热毒内盛；或热病之后，余热留恋；或肺燥肺热下移于大肠，导致肠胃积热，耗伤津液，以致肠道干涩燥结，形成热结。

2. 情志失调 忧愁思虑过度，或久坐少动，每致气机郁滞，不能宣达，于是通降失常，传导失职，糟粕内停，不得下行，而致大便秘结。

3. 年老体虚 病后、产后及年老体弱之人，气血亏虚；或过用汗、利、燥热之剂，损伤阴液，或劳役过度，出汗多多；或房事劳倦损伤气血津液；或素患消渴，阴精亏耗，气虚则大肠传导无力，阴虚血亏则肠道干涩，导致大便干结，排出困难。

4. 感受外邪 外感寒邪可导致阴寒内盛，温煦无权，不能蒸化津液，使阴寒内结，糟粕不行，凝结肠道而成冷秘。

便秘的病性可概括为寒、热、虚、实四个方面。四者之中，又以虚实为纲，热秘、气秘、冷秘属实，阴阳气血不足的便秘属虚。寒、热、虚、实之间，常又相互兼夹或相互转化。如热秘久延不愈，津液渐耗，可致阴津亏虚，肠失濡润，病情由实转虚。气机郁滞，久而化火，则气滞与热结并存。气血不足者，如受饮食所伤或情志刺激，则虚实相兼。阳气虚衰与阴寒凝结可以互为因果，而见阴阳俱虚之证。

关于本病的预后，单纯性便秘只需用心调治，其愈较易，预后较佳。若属他病兼便秘者，需察病情的新久轻重。若热病之后，余热未清，伤津耗液而大便秘结者，调治得法，热去津复，预后易佳。噎膈重症，常兼便秘，甚则粪质坚硬如羊屎，预后甚差。此外，老年性便秘和产后便秘多属虚证。因气血不复，阳气不通，阴寒不散，则便秘难出，因而治疗难求速效。

二、诊断与病证鉴别

（一）诊 断

1. 排便间隔时间超过自己的习惯 1 天以上，或两次排便时间间隔 3 天以上。

2. 大便粪质干结，排出艰难，或欲大便而艰涩不畅。

3. 常伴腹胀、腹痛、口臭、纳差及神疲乏力、头眩心悸等症。

4. 本病常有饮食不节、情志内伤、劳倦过度等病史。

（二）病证鉴别

便秘与肠结：两者皆为大便秘结不通。肠结多为急病，因大肠通降受阻所致，表现为腹部疼痛拒按，大便完全不通，且无矢气和肠鸣音，严重者可吐出粪便。便秘多为慢性久病，因大肠传导失常所致，表现为腹部胀满，大便干结艰行，可有矢气和肠鸣音，或有恶心欲吐，食纳减少。

三、辨证论治

便秘的治疗应以通下为主，但绝不可单纯用泻下药，应针对不同的病因采取相应的治法。实秘为邪滞肠胃、壅塞不通所致，以祛邪为主，给予泻热、温散、通导之法，使邪去便通。虚秘为肠失润养、推动无力而致，以扶正为先，给予益气温阳、滋阴养血之法，使正盛便通。

（一）实　秘

1. 热秘

【临床表现】大便干结，腹胀腹痛，口干口臭，面红心烦，或有身热，小便短赤，舌红，苔黄燥，脉滑数。

【治法】泻热导滞，润肠通便。

【代表方】麻子仁丸加减。

2. 气秘

【临床表现】大便干结，或不甚干结，欲便不得出，或便而不爽，肠鸣矢气，腹中胀痛，嗳气频作，纳食减少，胸胁痞满，舌苔薄腻，脉弦。

【治法】顺气导滞。

【代表方】六磨汤加减。

3. 冷秘

【临床表现】大便艰涩，腹痛拘急，胀满拒按，胁下偏痛，手足不温，呃逆呕吐，舌苔白腻，脉弦紧。

【治法】温里散寒，通便止痛。

【代表方】温脾汤合半硫丸加减。

（二）虚　秘

1. 气虚秘

【临床表现】大便并不干硬，虽有便意，但排便困难，用力努挣则汗出短气，便后乏力，面白神疲，肢倦懒言，舌淡苔白，脉弱。

【治法】益气润肠。

【代表方】黄芪汤加减。

2. 血虚秘

【临床表现】大便干结，面色无华，头晕目眩，心悸气短，健忘，口唇色淡，舌淡苔白，脉细。

【治法】养血润燥。

【代表方】润肠丸加减。

3. 阴虚秘

【临床表现】大便干结，如羊屎状，形体消瘦，头晕耳鸣，两颧红赤，心烦少眠，潮热盗汗，腰膝酸软，舌红少苔，脉细数。

【治法】滋阴通便。

【代表方】增液汤加减。

4. 阳虚秘

【临床表现】大便干或不干，排出困难，小便清长，面色㿠白，四肢不温，腹中冷痛，或腰膝酸冷，舌淡苔白，脉沉迟。

【治法】温阳通便。

【代表方】济川煎加减。

第十五单元 肝系病证

第一节 胁 痛

胁痛是指以一侧或两侧胁肋部疼痛为主要表现的病证，是临床上比较多见的一种自觉症状。胁，指侧胸部，为腋以下至第十二肋骨部的总称。

一、病因病机

（一）病 因

胁痛的病因以情志所伤、饮食不节、久病体虚、跌仆损伤为多见。不论肝气郁结、瘀血阻络、湿热蕴结所致的脉络不通，抑或肝阴不足所致络脉失养，均可引发“不通则痛”“不荣则痛”的病理变化。

（二）病 机

1. **肝气郁结** 肝属木，主疏泄，性喜条达恶抑郁。若悲哀恼怒，情志不舒，以致肝气抑郁，疏泄失司，气阻络痹，胁痛由作。

2. **瘀血阻络** 凡邪气外袭，阻遏气血运行；或负重劳力，闪挫跌仆，损伤脉络；或气滞日久，血行不畅，皆可使瘀血停滞，阻塞脉络，脉络不通，以致胁痛。

3. **肝经湿热** 湿邪有内外之分。久卧湿地，湿邪乘虚搏结于胁；或饮食不节，损伤脾胃，脾虚失其健运之能而致水湿内蕴，日久郁而生热，湿热相搏，壅塞肝经，肝失疏泄条达，以致胁痛。

4. **胆腑郁热** 外邪入侵，犯及胆腑，足少阳经脉不利，郁而化火；或嗜食肥甘，积湿生热，火热熏蒸，煎熬胆汁，聚而为石，阻塞胆腑气机，引发胁痛。

5. **肝阴不足** 肝郁日久化火，灼伤肝之阴血，或劳欲过度，肾经亏损，精不化血，水不涵木而致肝阴不足，令肝脉失养，不荣则痛。

胁痛病位在肝胆，肝胆郁滞，疏泄失调，枢机不利，脉络痹阻或失养是胁痛病机关键，任何原因引发的胁痛均难以逾越于此。胁痛的病机有虚实两端，实者以气滞、血瘀、湿热为主，虚者以肝阴不足或肝肾精血亏损为主，在胁痛病机演变过程中，常见由气及血，即由气滞发展为血瘀，致气血同病，或由实转虚而致虚实夹杂。

二、诊断与病证鉴别

（一）诊 断

1. 以一侧或两侧胁肋部疼痛为主要表现者，可以诊断为胁痛。胁痛的性质可以表现为刺痛、胀痛、灼痛、隐痛、钝痛等不同特点。

2. 部分病人可伴见胸闷、腹胀、嗳气呃逆、急躁易怒、口苦纳呆、厌食恶心等症。

3. 常有饮食不节、情志内伤、感受湿邪、跌仆闪挫或劳欲久病等病史。

（二）病证鉴别

胁痛与悬饮：悬饮亦可见胁肋疼痛，但其表现为饮留胁下，胸胁胀痛，持续不已，伴见咳嗽、咳痰，咳嗽、呼吸时疼痛加重，常喜向病侧睡卧，患侧肋间饱满，叩呈浊音，或兼见发热，一般不难鉴别。

三、辨证论治

胁痛之治疗原则当根据“通则不痛”的理论，以疏肝和络止痛为基本治则，结合肝胆的生理特点，灵活运用。实证之胁痛，宜用理气、活血、清利湿热之法；虚证之胁痛，宜补中寓通，采用滋阴、养血、柔肝之法。

1. 肝郁气滞证

【临床表现】胁肋胀痛，走窜不定，甚则引及胸背肩臂，疼痛每因情志变化而增减，胸闷腹胀，嗳气频作，得嗳气而胀痛稍舒，纳呆口苦，舌苔薄白，脉弦。

【治法】疏肝理气。

【代表方】柴胡疏肝散加减。

2. 肝胆湿热证

【临床表现】胁肋胀痛或灼热疼痛，口苦口黏，胸闷纳呆，恶心呕吐，小便黄赤，大便不爽，或兼有身热恶寒，身目发黄，舌红苔黄腻，脉弦滑数。

【治法】清热利湿。

【代表方】龙胆泻肝汤加减。

3. 瘀血阻络证

【临床表现】胁肋刺痛，痛有定处，痛处拒按，入夜痛甚，胁肋下或见有癥块，舌质紫暗，脉沉涩。

【治法】祛瘀通络。

【代表方】血府逐瘀汤或复元活血汤加减。

4. 肝络失养证

【临床表现】胁肋隐痛不休，遇劳加重，口干咽燥，心中烦热，头晕目眩，舌红少苔，脉细弦而数。

【治法】养阴柔肝。

【代表方】一贯煎加减。

第二节 积 聚

积聚是腹内结块，或痛或胀的病证。分别言之，积属有形，结块固定不移，痛有定处，病在血分，是为脏病；聚属无形，包块聚散无常，痛无定处，病在气分，是为腑病。因积与聚关系密切，故两者往往一并论述。

积聚亦称为“癥瘕”。此外，《诸病源候论》记载的“癖块”、《外台秘要》记载的“痃癖”、《丹溪心法》记载的“痞块”等，按其性质和临床表现均可归入“积聚”的范围。

一、病因病机

（一）病 因

积聚的发生乃多种致病因素协同作用的结果，凡外感邪毒，日久不去，或情志抑郁而不解，或饮食伤脾，酿生痰浊，以及虚劳、黄疸等病缠绵不愈，均可导致气滞血瘀，而成结聚于腹。聚证以气机阻滞为先，积证以瘀血凝结为要。

（二）病 机

1. 情志抑郁，气滞血瘀 情志抑郁，所愿不遂，令气机阻滞，聚而不散，而成聚证；气滞日久，血运不畅，使瘀血内停，脉络受阻，结而成块，以成积证。

2. 饮食内伤，酿生痰浊 酒食不节，饥饱失宜，损伤脾胃。脾胃失其健运腐熟之职，饮食不能化生水谷精微，反成湿浊痰饮内聚，阻滞气机而为聚证；气滞日久，影响血运，形成气滞血瘀，脉络阻滞，而为积证。

3. 邪毒稽留，胶结阻滞 寒、湿、热诸邪，侵袭人体，留着不去，以致脏腑失和，痰浊内聚，痰湿交阻，气机阻滞以成聚证；病久入络，脉涩血凝，结为积块，而为积证。

4. 他病转归，日久成积 黄疸日久不退或黄疸虽消而余邪留恋，使络脉不畅，瘀血内阻；或久疟不愈，气血凝滞，结为疟母；或感染血吸虫，虫阻血络，气血运行不畅，血络阻滞，或虚劳日久，气滞血瘀。综上所述，积聚的病机关键总不离气滞血瘀，其病变脏腑亦多属肝脾胃肠，积聚的形成每与正气亏虚密切相关。凡正气充盛，则血脉流畅，纵有外邪入侵，鲜见成积为聚；若正气不充，气血运行迟缓，复受外邪侵袭，则易气滞、血瘀、痰凝而形成积聚。

（三）积与聚主症特点与病机异同

积证：望之有形，但触之必见结块，且固定不移，痛有定处；病多在血分，多属于脏。以痰凝血结为主。

聚病：望之有形，但按之无块，聚散无常，痛无定处；病多在气分，多属于腑。以气机逆乱为主。

二、诊断与病证鉴别

（一）诊　断

1. 腹腔内有可扪及的包块。

2. 常有腹部胀闷或疼痛不适等症状。

3. 常有情志失调、饮食不节、感受寒邪或黄疸、胁痛、虫毒、久疟、久泻、久痢等病史。

（二）病证鉴别

1. **积聚与痞满** 痞满是指脘腹部痞塞胀满，系自觉症状，而无块状物可扪及。积聚是腹内结块，或痛或胀，不仅有自觉症状，而且有结块可扪及。

2. **癥积与瘕聚** 癥就是积，癥积指腹内结块有形可征，固定不移，痛有定处，病属血分，多为脏病，形成的时间较长，病情一般较重；瘕即是聚，瘕聚是指腹内结块聚散无常，痛无定处，病在气分，多为腑病，病史较短，病情一般较轻。《难经·五十五难》说："故积者，五脏所生；聚者，六腑所成也。积者，阴气也，其始发有常处，其痛不离其部，上下有所终始，左右有所穷处。聚者，阳气也，其始发无根本，上下无所留止，其痛无常处，谓之聚。故以是别知积聚也。"

三、辨证论治

积聚的辨证必须根据病史长短、邪正盛衰以及伴随症状，辨其虚实之主次。积证治疗宜分初、中、末三个阶段：积证初期属邪实，应予消散；中期邪实正虚，予消补兼施；后期以正虚为主，应予养正除积。聚证多实，治疗以行气散结为主。

（一）聚　证

1. 肝气郁结证

【临床表现】腹中结块柔软，时聚时散，攻窜胀痛，脘胁胀闷不适，苔薄，脉弦等。

【治法】疏肝解郁，行气散结。

【代表方】逍遥散、木香顺气散加减。

2. 食滞痰阻证

【临床表现】腹胀或痛，腹部时有条索状物聚起，按之胀痛更甚，便秘，纳呆，舌苔腻，脉弦滑等。

【治法】理气化痰，导滞散结。

【代表方】六磨汤加减。

（二）积　证

1. 气滞血阻证

【临床表现】腹部积块质软不坚，固定不移，胀痛不适，舌苔薄，脉弦。

【治法】理气消积，活血散瘀。

【代表方】柴胡疏肝散合失笑散加减。

2. 瘀血内结证

【临床表现】腹部积块明显，质地较硬，固定不移，隐痛或刺痛，形体消瘦，纳谷减少，面色晦暗黧黑，面颈胸臂或有血痣赤缕，女子可见月事不下，舌质紫或有瘀斑瘀点，脉细涩等。

【治法】祛瘀软坚，佐以扶正健脾。

【代表方】膈下逐瘀汤合六君子汤加减。

3. 正虚瘀结证

【临床表现】久病体弱，积块坚硬，隐痛或剧痛，饮食大减，肌肉瘦削，神倦乏力，面色萎黄或黧黑，甚则面肢浮肿，舌质淡紫，或光剥无苔，脉细数或弦细。

【治法】补益气血，活血化瘀。

【代表方】八珍汤合化积丸加减。

第三节 鼓胀

鼓胀是指腹部胀大如鼓的一类病证，临床以腹大胀满、绷急如鼓、皮色苍黄、脉络显露为特征，故名鼓胀。

一、病因病机

（一）病因

鼓胀的发生来势缓慢，病因虽与酒食不节、情志所伤、血吸虫感染等有关，但它的直接原因当责之于黄疸、胁痛、积聚等病迁延日久，使肝、脾、肾三脏功能失调，气、血、水瘀积于腹内，以致腹部日渐胀大，而成鼓胀。

（二）病机

1. 黄疸、胁痛、积聚迁延不愈 黄疸总由湿热或寒湿阻滞中焦，气机升降失常，湿浊阻滞不化，土壅木郁，肝气亦不能条达，致肝脾受损。迁延日久，使肝、脾、肾三脏功能失调，气、血、水瘀积于腹内，以致腹部日渐胀大，而成鼓胀。

2. 情志不遂 肝为藏血之脏，性喜条达。若忧思恼怒，肝失条达，气机不利，则血液运行不畅，气阻络痹而致胁痛；肝伤气滞日久，则致血脉瘀阻，日积月累，气血凝滞，肝脾俱损，而成积聚。胁痛、积聚迁延日久而成鼓胀。

3. 酒食不节 饮酒太过，或嗜食肥甘厚味，使脾胃受损，运化失职，湿浊内生，湿邪阻滞中焦，土壅木郁，影响肝胆疏泄，病由脾及肝，或胆汁被阻不循常道，浸淫肌肤而发黄疸。此外，湿浊内生，凝结成痰，痰阻气机，气血失和，气、血、痰互相搏结，阻于腹中，结成积聚。黄疸、积聚迁延日久可成鼓胀。

4. 血吸虫感染 在血吸虫流行区接触疫水，遭受血吸虫感染，未能及时治疗，虫阻络道，内伤肝脾，肝脾气血失和，脉络瘀阻，脾伤运化失健而致痰浊内生，日久气滞、血瘀、痰凝相互影响、胶结不化、搏结腹部而成积聚，积聚日久可诱发鼓胀。

鼓胀形成，肝、脾、肾功能失调是关键。肝气郁结、气滞血瘀是形成鼓胀的基本条件；其次是脾脏功能受损，运化失职，遂致水湿停聚；肾脏的气化功能障碍，不能蒸化水液而加重水湿停滞，也是形成鼓胀的重要因素。其中，气滞、血瘀、水停互为因果，是邪实的主要内容。正虚是气滞、血瘀、水停发展的必然趋势，所涉及的脏腑主要是肝、脾、肾。其病变的性质是本虚标实，或实中夹虚，或虚中有实，或虚实夹杂。

二、诊断与病证鉴别

（一）诊断

1. 初起脘腹作胀，食后尤甚，继而腹部胀大如鼓，重者腹壁青筋显露，脐孔凸起。

2. 常伴乏力、纳差、尿少及齿衄、鼻衄、皮肤紫斑等出血现象，可见面色萎黄、黄疸、手掌殷红、面颈及胸部红丝赤缕、血痣及蟹爪纹。

3. 本病常有酒食不节、情志内伤、虫毒感染或黄疸、胁痛、癥积等病史。

（二）病证鉴别

1. 鼓胀与水肿 鼓胀主要为肝、脾、肾受损，气、血、水互结于腹中，以腹部胀大为主，四肢肿不甚明显。晚期方伴肢体浮肿，每兼见面色青晦，面、颈及胸部有血痣赤缕，胁下癥积坚硬，腹皮青筋显露等。水肿主要为肺、脾、肾功能失调，水湿泛溢肌肤。其浮肿多从眼睑开始，继则延及头面及肢体，或下肢先肿，后及全身，每见面色㿠白，腰酸倦怠等，水肿较甚者亦可伴见腹水。

2. 气臌、水臌与血臌 腹部膨隆，嗳气或矢气则舒，腹部按之空空然，叩之如鼓，是为“气臌”，多属肝郁气滞。腹部胀满膨大，或状如蛙腹，按之如囊裹水，常伴下肢浮肿，是为“水臌”，多属阳气不振，水湿内停。脘腹坚满，青筋显露，腹内积块痛如针刺，面、颈部赤丝血缕，是为“血臌”，多属肝脾血瘀水停。临床上气、血、水三者常相兼为患，但各有侧重，掌握上述特点，有助于辨证。

三、辨证论治

本病多属本虚标实之证。临床首先应辨其虚实标本的主次，标实者当辨气滞、血瘀、水湿的偏盛，本虚者当辨阴虚与阳虚的不同。

标实为主者，当根据气、血、水的偏盛，分别采用行气、活血、祛湿利水或暂用攻逐之法，同时配以疏肝健脾。本虚为主者，当根据阴阳的不同，分别采取温补脾肾或滋养肝肾法，同时配合行气活血利水。由于本病总属本虚标实错杂，故治当攻补兼施，补虚不忘实，泻实不忘虚。

1. 气滞湿阻证

【临床表现】腹胀按之不坚，胁下胀满或疼痛，饮食减少，食后胀甚，得嗳气、矢气稍减，小便短少，舌苔薄白腻，脉弦。

【治法】疏肝理气，运脾利湿。

【代表方】柴胡疏肝散合胃苓汤加减。

2. 水湿困脾证

【临床表现】腹大胀满，按之如囊裹水，甚则颜面微浮，下肢浮肿，脘腹痞胀，得热则舒，精神困倦，怯寒懒动，小便少，大便溏，舌苔白腻，脉缓。

【治法】温中健脾，行气利水。

【代表方】实脾饮加减。

3. 水热蕴结证

【临床表现】腹大坚满，脘腹胀急，烦热口苦，渴不欲饮，或有面、目、皮肤发黄，小便赤涩，大便秘结或溏泄，舌边尖红，苔黄腻或兼灰黑，脉弦数。

【治法】清热利湿，攻下逐水。

【代表方】中满分消丸合茵陈蒿汤加减。

4. 瘀结水留证

【临床表现】脘腹坚满，青筋显露，胁下癥结痛如针刺，面色晦暗黧黑，或见赤丝血缕，面、颈、胸、臂出现血痣或蟹爪纹，口干不欲饮水，或见大便色黑，舌质紫暗或有紫斑，脉细涩。

【治法】活血化瘀，行气利水。

【代表方】调营饮加减。

5. 阳虚水盛证

【临床表现】腹大胀满，形似蛙腹，朝宽暮急，面色苍黄，或呈㿠白，脘闷纳呆，神倦怯寒，肢冷浮肿，小便短少不利，舌体胖，质紫，苔淡白，脉沉细无力。

【治法】温补脾肾，化气利水。

【代表方】附子理苓汤或济生肾气丸加减。

6. 阴虚水停证

【临床表现】腹大胀满，或见青筋暴露，面色晦滞，唇紫，口干而燥，心烦失眠，时或鼻衄，牙龈出血，小便短少，舌质红绛少津，苔少或光剥，脉弦细数。

【治法】滋肾柔肝，养阴利水。

【代表方】六味地黄丸合一贯煎加减。

7. 变证（了解即可）

鼓胀病后期，肝、脾、肾受损，水湿瘀热互结，正虚邪盛，危机四伏。若药食不当，或复感外邪，病情可迅速恶化，导致大量出血、昏迷、虚脱等多种危重证候。

（1）鼓胀出血：骤然大量呕血，血色鲜红；大便下血，暗红或油黑。多属瘀热互结，热迫血溢，治宜清热凉血，活血止血，方用犀角地黄汤加参三七、仙鹤草、地榆炭、血余炭、大黄炭等。若大出血之后，气随血脱，阳气衰微，汗出如油，四肢厥冷，呼吸低弱，脉细微欲绝，治宜扶正固脱，益气摄血，方用大剂独参汤加山茱萸，并可与“血证”节互参。

（2）鼓胀神昏：痰热内扰，蒙闭心窍，症见神识昏迷，烦躁不安，甚则怒目狂叫，四肢抽搐颤动，口臭便秘，溲赤尿少，舌红苔黄，脉弦滑数，治当清热豁痰，开窍息风，方用安宫牛黄丸合龙胆泻肝汤加减，亦可用醒脑静注射液静脉滴注。若痰浊壅盛，蒙闭心窍，症见静卧嗜睡，语无伦次，神情淡漠，舌苔厚腻，治当化痰泄浊开窍，方用苏合香丸合菖蒲郁金汤。煎剂中酌选石菖蒲、郁金、远志、茯神、天竺黄、陈胆星、竹沥、半夏等豁痰开闭。热甚加黄芩、黄连、龙胆草、山栀；动风抽搐加石决明、钩藤；腑实便闭加大黄、芒硝；津伤，舌质干红，加麦冬、石斛、生地。病情继续恶化，昏迷加深，汗出肤冷，气促，撮空，两手抖动，脉细微弱者，为气阴耗竭，正气衰败，急予生脉散、参附龙牡汤以敛阴回阳固脱。

第十六单元 肾系病证

水 肿

水肿是指由外邪、饮食、劳倦等病因，引起肺失通调、脾失转输、肾失开合、膀胱气化不利，导致津液输布失常，水液潴留，泛溢肌肤，以眼睑、头面、四肢、腹背，甚至全身浮肿为主要临床表现的一类病证。严重者还可伴有胸水、腹水。

一、病因病机

（一）病 因

水液的正常运行依赖肺气的通调、脾气的转输、肾气的开合，三焦气化畅行，小便通利。若外邪侵袭、饮食不节、禀赋不足、久病劳倦，导致肺、脾、肾三脏功能失调，气化不利，水液停聚，泛溢肌肤，而成水肿。

（二）病 机

1. **风邪外袭** 风为六淫之首，每夹寒夹热，风寒或风热之邪侵袭肺卫，肺失通调，风水相搏，发为水肿。

2. **疮毒内犯** 肌肤疮毒，或咽喉肿烂，火热内攻，损伤肺、脾、肾，致津液气化失常，发为水肿。

3. **外感水湿** 久居湿地，冒雨涉水，湿衣裹身时间过久，水湿内侵，困遏脾阳，脾胃失其升清降浊之能，水无所制，发为水肿。

4. **饮食不节** 过食肥甘，嗜食辛辣，久则湿热中阻，损伤脾胃；或因生活饥饿，荣养不足，脾气失养，以致脾运不健，脾失转输，水湿停滞，发为水肿。

5. **禀赋不足，久病不愈** 先天禀赋薄弱，肾气亏虚，膀胱开合不利，气化失常，水泛肌肤，发为水肿。或因劳倦久病，脾肾亏虚，津液转输及气化失常，发为水肿。

水肿发病的机理主要在于肺失通调，脾失转输，肾失开合，三焦气化不利。其病位在肺、脾、肾，而关键在肾。在发病过程中三脏又是相互联系，相互影响的。肺、脾、肾三脏与水肿之发病是以肾为本、以肺为标，而以脾为制水之脏，实为水肿发病的关键所在。

二、诊断与病证鉴别

（一）诊 断

1. 水肿的特点：水肿先从眼睑或下肢开始，继及四肢、全身。轻者仅眼睑或足胫浮肿，重者全身皆肿；甚则腹大胀满，气喘不能平卧。

2. 其他症状：尿闭或尿少，恶心呕吐，口有秽味，鼻衄牙宣，头痛，或有抽搐、神昏谵语等危象。

3. 病史：可有乳蛾、心悸、疮毒、紫癜以及久病体虚病史。

（二）病证鉴别

水肿与鼓胀：鼓胀是以腹部胀大、皮色苍黄、脉络暴露为主要临床表现的一类病证，四肢多不肿，反见瘦削，后期可伴见轻度肢体浮肿。水肿则以头面或下肢先肿，继及全身，一般皮色不变，肿甚者可见腹大胀满，腹壁无青筋暴露。鼓胀是由于肝、脾、肾功能失调，导致气滞、血瘀、水聚腹中。水肿乃肺、脾、肾三脏功能失调，气化不利，而导致水液泛溢肌肤。

三、辨证论治

水肿的辨证以阴阳为纲，首辨阳水、阴水，区分其病理属性。阳水多因风邪、疮毒、水湿所致。发病较急，每成于数日之间，肿多由面目开始，自上而下，继及全身，肿处皮肤绷急光亮，按之凹陷即起，兼有发热恶寒等表证；或烦热口渴，小便赤涩，大便秘结，皮肤疮疡等毒热证，属表证、实证，一般病程较短。阴水病因多为饮食劳倦、先天或后天因素所致脾肾亏损，发病缓慢，或反复发作，或由阳水转化而来。肿多由足踝开始，自下而上，继及全身，肿处皮肤松弛，按之凹陷不易恢复，甚则按之如泥，兼见神疲乏力，纳呆便溏，腰酸冷痛，恶寒肢冷等脾肾两虚之证。属里、属虚或虚实夹杂，病程较长。

水肿的治疗，《素问·汤液醪醴论》提出"开鬼门""洁净府""去菀陈莝"三条基本原则。阳水以祛邪为主，应予发汗、利水或攻逐，同时配合清热解毒、理气化湿等法。阴水当以扶正为主，健脾、温肾，同时配以利水、养阴、活血、祛瘀等法。对于虚实夹杂者，则当兼顾，或先攻后补，或攻补兼施。

（一）阳　水

1. 风水泛溢证

【临床表现】眼睑浮肿，继则四肢全身皆肿，来势迅速，多有恶风发热、肢节酸楚、小便不利等症。偏于风热者，伴咽喉红肿疼痛，舌质红，脉浮滑数。偏于风寒者，兼恶寒，咳喘，舌苔薄白，脉浮滑或浮紧。如水肿较甚，亦可见沉脉。

【治法】散风清热，宣肺行水。

【代表方】越婢加术汤加减。

2. 湿毒浸淫证

【临床表现】眼睑头面浮肿，延及全身，皮肤光亮，尿少色赤，身发疮痍，甚者溃烂，恶风发热，舌质红，苔薄黄，脉浮数或滑数。

【治法】宣肺解毒，利湿消肿。

【代表方】麻黄连翘赤小豆汤合五味消毒饮加减。

3. 水湿浸渍证

【临床表现】全身水肿，按之没指，小便短少，身体困重，胸闷，纳呆，泛恶，腹胀，苔白腻，脉沉缓，起病缓慢，病程较长。

【治法】健脾化湿，通阳利水。

【代表方】五皮饮合胃苓汤加减。若肿甚而喘，可加麻黄、杏仁、苏子、葶苈子宣肺泻水而平喘；若湿困中焦，脘腹胀满者，可加椒目、大腹皮、干姜温脾化湿。

4. 湿热壅盛证

【临床表现】遍体浮肿，皮肤绷急光亮，胸脘痞闷，烦热口渴，小便短赤，或大便干结，舌红，苔黄腻，脉沉数或濡数。

【治法】分利湿热。

【代表方】疏凿饮子加减。

（二）阴　水

1. 脾阳虚衰证

【临床表现】水肿日久，腰以下为甚，按之凹陷不易恢复，脘腹胀闷，纳呆便溏，面色萎黄，神疲乏力，四肢倦怠，小便短少，舌质淡，苔白腻或白滑，脉沉缓或沉弱。

【治法】温运脾阳，以利水湿。

【代表方】实脾饮加减。

2. 肾阳衰微证

【临床表现】水肿反复消长不已，面浮身肿，腰以下肿甚，按之凹陷不起，腰部冷痛酸重，尿量减少，四肢厥冷，怯寒神疲，面色灰滞或㿠白，甚者心悸胸闷，喘促难卧，腹大胀满，舌质淡胖，苔白，脉沉细或沉迟无力。

【治法】温肾助阳，化气行水。

【代表方】济生肾气丸合真武汤加减。

3. 瘀水互结证

【临床表现】水肿延久不退，肿势轻重不一，四肢或全身浮肿，以下肢为主，皮肤瘀斑，腰部刺痛，或伴血尿，舌质紫暗或有瘀斑，苔白，脉沉细涩。

【治法】活血祛瘀，化气行水。

【代表方】桃红四物汤合五苓散加减。

第十七单元　气血津液病证

第一节　郁　证

郁证是由于情志不舒、气机郁滞所致，以心情抑郁、情绪不宁、胸部满闷、胁肋胀痛，或易怒喜哭，或咽中如有异物梗塞等症为主要临床表现的一类病证。

郁有广义、狭义之分。广义的郁包括外邪、情志等因素所致的郁在内。狭义的郁即单指情志不舒为病因的郁。明代以后的医籍中记载的郁证多单指情志之郁而言。

一、病因病机

（一）病　因

郁证的病因总属情志所伤，肝失疏泄，脾失健运，心失所养，脏腑阴阳气血失调所致。

（二）病　机

1. 情志失调　恼怒伤肝，肝失条达，气失疏泄，而致肝气郁结。气郁日久化火，则为火郁；气滞血瘀则为血郁；谋虑不遂或忧思过度，久郁伤脾，脾失健运，食滞不消而蕴湿、生痰、化热等，则又可成为食郁、湿郁、痰郁、热郁。

2. 体质因素　原本肝旺，或体质素弱，复加情志刺激，肝郁抑脾，饮食渐减，生化乏源，日久必气血不足，心脾失养，或郁火暗耗营血，阴虚火旺，心病及肾，而致心肾阴虚。

郁证病位主要在肝，但可涉及心、脾、肾。肝喜条达而主疏泄，长期肝郁不解，情怀不畅，肝失疏泄，可引起五脏气血失调。由于本病始于肝失条达，疏泄失常，故以气机郁滞不畅为先。气郁则湿不化，湿郁则生痰，而致痰气郁结；气郁日久，由气及血而致血郁，又可进而化火等，但均以气机郁滞为病理基础。

二、诊断与病证鉴别

（一）诊　断

1. 以忧郁不畅、情绪不宁、胸胁胀满疼痛为主要临床表现，或有易怒易哭，或有咽中如有炙脔，吞之不下、咯之不出的特殊症状。

2. 患者大多数有忧愁、焦虑、悲哀、恐惧等情志内伤的病史，并且郁证病情的反复常与情志因素密切相关。

3. 多发于青中年女性。无其他病证的症状及体征。

（二）病证鉴别

1. 郁证之梅核气与虚火喉痹　梅核气多见于青中年女性，因情志抑郁而起病，自觉咽中有物梗塞，但无咽痛及吞咽困难，咽中梗塞的感觉与情绪波动有关，在心情愉快、工作繁忙时，症状可减轻或消失，而当心情抑郁或注意力集中于咽部时，则梗塞感觉加重。虚火喉痹则以青中年男性发病较多，多因感冒，长期吸烟、饮酒及嗜食辛辣食物而引发，咽部除有异物感外，尚觉咽干、灼热、咽痒，咽部症状与情绪无关，但过度辛劳或感受外邪则易加剧。

2. 郁证之梅核气与噎膈　梅核气的诊断要点如上所述。噎膈多见于中老年人，男性居多，梗塞的感觉主要在胸骨后部位，吞咽困难的程度日渐加重。

三、辨证论治

郁证以气郁为主要病变，但在治疗时应辨清六郁。一般说来，气郁、血郁、火郁主要关系于肝；食郁、湿郁、痰郁主要关系于脾；而虚证则与心的关系最为密切。

理气开郁、调畅气机、怡情易性是治疗郁病的基本原则。对于实证，首当理气开郁，并应根据是否兼有血瘀、火郁、痰结、湿滞、食积等而分别采用活血、降火、祛痰、化湿、消食等法。虚证则应根据损及的脏腑及气血阴精亏虚的不同情况而补之，或养心安神，或补益心脾，或滋养肝肾。对于虚实夹杂者，则又当视虚实的偏重而虚实兼顾。

1. 肝气郁结证

【临床表现】精神抑郁，情绪不宁，胸部满闷，胁肋胀痛，痛无定处，脘闷嗳气，不思饮食，大便不调，苔薄腻，脉弦。

【治法】疏肝解郁，理气畅中。

【代表方】柴胡疏肝散加减。

2. 气郁化火证

【临床表现】性情急躁易怒，胸胁胀满，口苦而干，或头痛，目赤，耳鸣，或嘈杂吞酸，大便秘结，舌质红，苔黄，脉弦数。

【治法】疏肝解郁，清肝泻火。

【代表方】丹栀逍遥散加减。

3. 痰气郁结证

【临床表现】精神抑郁，胸部窒闷，胁肋胀满，咽中如有物梗塞，吞之不下，咯之不出，苔白腻，脉弦滑。

【治法】行气开郁，化痰散结。

【代表方】半夏厚朴汤加减。

4. 心神失养证

【临床表现】精神恍惚，心神不宁，多疑易惊，悲忧善哭，喜怒无常，或时时欠伸，舌质淡，脉弦。

【治法】甘润缓急，养心安神。

【代表方】甘麦大枣汤加减。

5. 心脾两虚证

【临床表现】多思善疑，头晕神疲，心悸胆怯，失眠健忘，纳差，面色不华，舌质淡，苔薄白，脉细。

【治法】健脾养心，补益气血。

【代表方】归脾汤加减。

6. 心肾阴虚证

【临床表现】情绪不宁，心悸，健忘，失眠，多梦，五心烦热，盗汗，口咽干燥，舌红少苔，脉细数。

【治法】滋养心肾。

【代表方】天王补心丹合六味地黄丸加减。

第二节　血　证

凡血液不循常道，或上溢于口鼻诸窍，或下泄于前后二阴，或渗出于肌肤所形成的一类出血性疾患，统称为血证。在古代医籍中，亦称为血病或失血。

血证的范围相当广泛，凡以出血为主要临床表现的内科病证均属本证的范围。本节涉及内科常见的鼻衄、齿衄、咯血、吐血、便血、尿血、紫斑等血证。

一、病因病机

（一）病　因

血证可由感受外邪、情志过极、饮食不节、劳倦过度、久病或热病等多种原因所导致。

（二）病　机

1. **感受外邪**　外邪侵袭，或因热病损伤脉络而引起出血，其中以热邪及湿热所致者为多。如风、热、燥邪损伤上部脉络，则引起衄血、咯血、吐血；热邪或湿热损伤下部脉络，则引起尿血、便血。

2. **情志过极**　情志不遂，恼怒过度，肝气郁结化火，肝火上逆犯肺则引起衄血、咯血，肝火横逆犯胃则引起吐血。

3. **饮食不节**　饮酒过多，过食辛辣厚味，滋生湿热，热伤脉络，引起衄血、吐血、便血；或损伤脾胃，脾胃虚衰，血失统摄，而引起吐血、便血。

4. **劳欲体虚**　神劳伤心，体劳伤脾，房劳伤肾，劳欲过度，或久病体虚，导致心、脾、肾气阴的损伤。若损伤于气，则气虚不能摄血，以致血液外溢而形成衄血、吐血、便血、紫斑；若损伤于阴，则阴虚火旺，迫血妄行而致衄血、尿血、紫斑。

5. **久病之后**　久病导致血证的机理主要有三个方面：久病使阴精耗伤，以致阴虚火旺，迫血妄行而致出血；久病使正气亏损，气虚不摄，血溢脉外而致出血；久病入络，使血脉瘀阻，血行不畅，血不循经而致出血。

各种原因导致出血，其共同的病机可以归结为火热熏灼、迫血妄行和气虚不摄、血溢脉外两类。在火热之中，又有实火和虚火之分，外感风热燥火、湿热内蕴、肝郁化火等，均属实火，阴虚火旺之火则属虚火。气虚之中又有仅见气虚和气损及阳、阳气亦虚之别。

此外，出血之后，已离经脉而未排出体外的血液，留积体内，蓄结而为瘀血，瘀血又会妨碍新血的生长及气血的正常运行，使出血反复难止。

血证的预后，主要与下述三个因素有关：一是引起血证的原因。一般来说，外感易治，内伤难愈；新病易治，久病难疗。二是与出血量的多少有关。出血量少者病轻，出血量多者病重，甚至形成气随血脱的危急重症。三是与兼见症状有关。出血而伴有发热、咳喘、脉数等症者，一般病情较重。

二、诊断与病证鉴别

（一）诊　断

1. **鼻衄**　凡血自鼻道外溢而非因外伤、倒经所致者，均可诊断为衄。

2. **齿衄**　血自齿龈或齿缝外溢，且排除外伤所致者，即可诊断为齿衄。

3. **咯血**　血由肺、气道而来，经咳嗽而出，或觉喉痒胸闷，一咯即出，血色鲜红，或夹泡沫，或痰血相兼，痰中带血。

4. **吐血**　发病急骤，吐血前多有恶心、胃脘不适、头晕等症。血随呕吐而出，常伴有食物残渣等胃内容物，血色多为咖啡色或紫暗色，也可为鲜红色，大便色黑如漆，或呈暗红色。

5. **便血**　大便色鲜红、暗红或紫暗，甚至黑如柏油样，次数增多。

6. **尿血**　小便中混有血液或夹有血丝，排尿时无疼痛。

7. **紫斑**　肌肤出现青紫斑点，小如针尖，大者融合成片，压之不退色。紫斑好发于四肢，尤以下肢为甚，常反复发作。

（二）病证鉴别

1. **咯血与吐血**　咯血与吐血血液均经口出，但两者截然不同。咯血是血由肺来，经气道随咳嗽而出，血色多为鲜红，常混有痰液，咯血之前多有咳嗽、胸闷、喉痒等症状，大量咯血后，可见痰中带血数天，大便一般不呈黑色。吐血是血自胃而来，经呕吐而出，血色紫暗，常夹有食物残渣，吐血之前多有胃脘不适或胃痛、恶心等症状，吐血之后无痰中带血，但大便多呈黑色。

2. **便血与痢疾**　痢疾初起有发热、恶寒等症，其便血为脓血相兼，且有腹痛、里急后重、肛门灼热等症。便血无里急后重，无脓血相兼，与痢疾不同。

3. **远血与近血**　便血之远近是指出血部位距肛门的远近而言。远血其病位在胃、小肠（上消化道），血与粪便相混，血色如黑漆色或暗紫色。近血来自乙状结肠、直肠、肛门（下消化道），血便分开，或是便外裹血，血色多鲜红或暗红。

4. **尿血与血淋**　血淋与尿血均表现为血由尿道而出，两者以小便时痛与不痛为其鉴别要点，不痛者为尿血，痛（滴沥刺痛）者为血淋。

5. **紫斑与出疹** 紫斑与出疹均有局部肤色的改变，紫斑呈点状者需与出疹的疹点区别。紫斑隐于皮内，压之不退色，触之不碍手；疹高出于皮肤，压之退色，摸之碍手。且二者成因、病位均有不同。

三、辨证论治

血证具有明确而突出的临床表现——出血，一般不易混淆。但由于引起出血的原因以及出血部位不同，应注意辨清不同的病证。如从口中吐出的血液，有吐血与咯血之分；小便出血有尿血与血淋之别；大便下血则有便血、痔疮之异。

治疗血证，应针对各种血证的病因病机及损伤脏腑的不同，结合证候虚实及病情轻重而辨证论治。概而言之，对血证的治疗可归纳为治火、治气、治血三个原则。

（一）鼻衄

1. 热邪犯肺证

【临床表现】鼻燥衄血，口干咽燥，身热，恶风，头痛，或兼有咳嗽，痰少等，舌质红，苔薄，脉数。

【治法】清泄肺热，凉血止血。

【代表方】桑菊饮加减。

2. 胃热炽盛证

【临床表现】鼻衄，或兼齿衄，血色鲜红，口渴欲饮，鼻干，口干臭秽，烦躁，便秘，舌红，苔黄，脉数。

【治法】清胃泻火，凉血止血。

【代表方】玉女煎加减。

3. 肝火上炎证

【临床表现】鼻衄，头痛，目眩，耳鸣，烦躁易怒，两目红赤，口苦，舌红，脉弦数。

【治法】清肝泻火，凉血止血。

【代表方】龙胆泻肝汤加减。

4. 气血亏虚证

【临床表现】鼻衄，或兼齿衄、肌衄，神疲乏力，面色无华，头晕，耳鸣，心悸，夜寐不宁，舌质淡，脉细无力。

【治法】补气摄血。

【代表方】归脾汤加减。

（二）齿衄

1. 胃火炽盛证

【临床表现】齿衄，血色鲜红，齿龈红肿疼痛，头痛，口臭，舌红，苔黄，脉洪数。

【治法】清胃泻火，凉血止血。

【代表方】加味清胃散合泻心汤加减。

2. 阴虚火旺证

【临床表现】齿衄，血色淡红，起病较缓，常因受热及烦劳而诱发，齿摇不坚，舌质红，苔少，脉细数。

【治法】滋阴降火，凉血止血。

【代表方】六味地黄丸合茜根散加减。

（三）咯血

1. 燥热伤肺证

【临床表现】喉痒咳嗽，痰中带血，口干鼻燥，或有身热，舌质红，少津，苔薄黄，脉数。

【治法】清热润肺，宁络止血。

【代表方】桑杏汤加减。

2. 肝火犯肺证

【临床表现】咳嗽阵作，痰中带血或纯血鲜红，胸胁胀痛，烦躁易怒，口苦，舌质红，苔薄黄，脉弦数。

【治法】清肝泻火，凉血止血。

【代表方】泻白散合黛蛤散加减。

3. 阴虚肺热证

【临床表现】咳嗽痰少，痰中带血，或反复咯血，血色鲜红，口干咽燥，颧红，潮热盗汗，舌质红，脉细数。

【治法】滋阴润肺，宁络止血。

【代表方】百合固金汤加减。

（四）吐　血

1. 胃热壅盛证

【临床表现】脘腹胀闷，嘈杂不适，甚则作痛，吐血色红或紫暗，常夹有食物残渣，口臭，便秘，大便色黑，舌质红，苔黄腻，脉滑数。

【治法】清胃泻火，化瘀止血。

【代表方】泻心汤合十灰散加减。

2. 肝火犯胃证

【临床表现】吐血色红或紫暗，口苦胁痛，心烦易怒，寐少梦多，舌质红绛，脉弦数。

【治法】泻肝清胃，凉血止血。

【代表方】龙胆泻肝汤加减。

3. 气虚血溢证

【临床表现】吐血缠绵不止，时轻时重，血色暗淡，神疲乏力，心悸气短，面色苍白，舌质淡，脉细弱。

【治法】健脾益气摄血。

【代表方】归脾汤加减。

（五）便　血

1. 肠道湿热证

【临床表现】便血色红黏稠，大便不畅或稀溏，或有腹痛，口苦，舌质红，苔黄腻，脉濡数。

【治法】清化湿热，凉血止血。

【代表方】地榆散合槐角丸加减。

2. 气虚不摄证

【临床表现】便血色红或紫黯，食少，体倦，面色萎黄，心悸，少寐，舌质淡，脉细。

【治法】益气摄血

【代表方】归脾汤加减。

3. 脾胃虚寒证

【临床表现】便血紫黯，甚则黑色，腹部隐痛，喜热饮，面色不华，神倦懒言，便溏，舌质淡，脉细。

【治法】健脾温中，养血止血。

【代表方】黄土汤加减。

（六）尿　血

1. 下焦湿热证

【临床表现】小便黄赤灼热，尿血鲜红，心烦口渴，面赤，夜寐不安，舌质红，苔黄腻，脉数。

【治法】清热利湿，凉血止血。

【代表方】小蓟饮子加减。

2. 肾虚火旺证

【临床表现】小便短赤带血，头晕耳鸣，神疲，颧红潮热，腰膝酸软，舌质红，脉细数。

【治法】滋阴降火，凉血止血。

【代表方】知柏地黄丸加减。

3. **脾不统血证**

【临床表现】久病尿血，甚或兼见齿衄、肌衄，食少，体倦乏力，气短声低，面色不华，舌质淡，脉细弱。

【治法】补中健脾，益气摄血。

【代表方】归脾汤加减。

4. **肾气不固证**

【临床表现】久病尿血，血色淡红，头晕耳鸣，精神困惫，腰膝酸软，舌质淡，脉沉弱。

【治法】补益肾气，固摄止血。

【代表方】无比山药丸加减。

（七）紫 斑

1. **血热妄行证**

【临床表现】皮肤出现青紫斑点或斑块，或伴有鼻衄、齿衄、便血、尿血，或有发热，口渴，便秘，舌质红，苔黄，脉弦数。

【治法】清热解毒，凉血止血。

【代表方】十灰散加减。

2. **阴虚火旺证**

【临床表现】皮肤出现青紫斑点或斑块，时发时止，常伴鼻衄、齿衄或月经过多，颧红，心烦，口渴，手足心热，或有潮热，盗汗，舌质红，苔少，脉细数。

【治法】滋阴降火，宁络止血。

【代表方】茜根散加减。

3. **气不摄血证**

【临床表现】反复发生肌衄，久病不愈，神疲乏力，头晕目眩，面色苍白或萎黄，食欲不振，舌质淡，脉细弱。

【治法】补气摄血

【代表方】归脾汤加减

第三节 痰 饮

痰饮是指体内水液输布、运化失常、停积于某些部位的一类病证。痰，古通“淡”，是指水一类的可以“淡荡流动”的物质。饮也是指水液，作为致病因素，则是指病理性质的液体。为此，古代所称的“淡饮”“流饮”，实均指痰饮而言。

广义痰饮包括痰饮、悬饮、溢饮、支饮四类，是诸饮的总称。其中狭义的痰饮，则是指饮停胃肠之证。

痰饮包括痰饮、悬饮、溢饮、支饮四类。饮停胃肠之证，为痰饮；饮水后水流在胁下，咳唾引痛，谓之悬饮；水饮流行，归于四肢，当汗出而不汗出，身体疼痛，谓之溢饮；咳逆倚息，短气不得卧，其形如肿，谓之支饮。

一、病因病机

（一）病 因

痰饮的成因为外感寒湿、饮食不当或劳欲所伤，以致肺、脾、肾三脏功能失调，水谷不得化为精微输布全身，津液停积为患。

（二）病 机

1. **外感寒湿** 因气候湿冷，或冒雨涉水，坐卧湿地，寒湿之邪侵袭肌表，困遏卫阳，致使肺不能宣布水津，脾无以运化水湿，水津停滞，积而成饮。

2. 饮食不当 凡暴饮过量，恣饮冷水，进食生冷；或炎夏受热以及饮酒后，因热伤冷，冷热交结，中阳被遏，脾失健运，湿从内生，水液停积而为痰饮。

3. 劳欲体虚 劳倦、纵欲太过，或久病体虚，伤及脾肾之阳，水液失于输化，亦可停而成饮。若体虚气弱，或劳倦太过之人，一旦伤于水湿，更易停蓄为病。

痰饮之生成则与肺、脾、肾功能失调有关。肺居上焦，主气，肺气有宣发肃降，通调水道的作用。若因肺气失宣，通调失司，津液失于布散，则聚为痰饮。脾居中州，而脾主运化，有运输水谷精微之功能。若因湿邪困脾，或脾虚不运，均可使水谷精微不归正化，聚为痰湿。肾为水脏，处下焦，主水液的气化，有蒸化水液、分清泌浊的职责。若肾气肾阳不足，蒸化失司，水湿泛滥，亦可导致痰饮内生。三脏之中，脾运失司，首当其冲。因脾阳虚，则上不能输精以养肺，水谷不归正化，反为痰饮而干肺；下不能助肾以制水，水寒之气反伤肾阳，由此必致水液内停中焦，流溢各处，波及五脏。本病的病理性质，则总属阳虚阴盛，输化失调，因虚致实，水饮停积为患。

二、诊断与病证鉴别

（一）诊　断

应根据四饮的不同临床特征确定诊断。

1. 痰饮：心下满闷，呕吐清水痰涎，胃肠辘辘有声，体形昔肥今瘦，属饮停胃肠。
2. 悬饮：胸胁胀满，咳唾引痛，喘促不能平卧，属饮流胁下。
3. 溢饮：身体疼痛而沉重，甚则肢体浮肿，当汗出而不汗出，属饮溢肢体。
4. 支饮：咳逆倚息，短气不得平卧，其形如肿，属饮邪支撑胸肺。

（二）病证鉴别

1. 悬饮与胸痹 两者均有胸痛。但胸痹为胸膺部或心前区闷痛，且可引及左侧肩背或左臂内侧，常于劳累、饱餐、受寒、情绪激动后突然发作，历时较短，休息或用药后得以缓解；悬饮为胸胁胀痛，持续不解，多伴咳唾，转侧、呼吸时疼痛加重，肋间胀满，并有咳嗽、咳痰等肺系证候。

2. 溢饮与风水证 水肿之风水相搏证，可分为表实、表虚两个类型。表实者，水肿而无汗，身体疼重，与水泛肌表之溢饮基本相同。如见肢体浮肿而汗出恶风，则属表虚，与溢饮有异。

三、辨证论治

应掌握阳虚阴盛、本虚标实的特点。本虚为阳气不足，标实指水饮留聚。无论病之新久，都要根据症状辨别二者主次。痰饮虽为阴邪，寒证居多，但亦有郁久化热者；初起若有寒热见症，为夹表邪；饮积不化，气机升降受阻，常兼气滞。

痰饮的治疗以温化为原则。同时还当根据表里虚实的不同，采取相应的处理。水饮壅盛者，应祛饮以治标；阳微气虚者，宜温阳以治本；在表者，当温散发汗；在里者，应温化利水；正虚者补之；邪实者攻之；如属邪实正虚，则当消补兼施；饮热相杂者，又当温清并用。

（一）痰　饮

1. 脾阳虚弱证

【临床表现】胸胁支满，心下痞闷，胃中有振水音，脘腹喜温畏冷，泛吐清水痰涎，饮入易吐，口渴不欲饮水，头晕目眩，心悸气短，食少，大便或溏，舌苔白滑，脉弦细而滑。

【治法】温脾化饮。

【代表方】苓桂术甘汤合小半夏加茯苓汤加减。

2. 饮留胃肠证

【临床表现】心下坚满或痛，自利，利后反快，虽利，心下续坚满，或水走肠间，辘辘有声，腹满，便秘，口舌干燥，舌苔腻，色白或黄，脉沉弦或伏。

【治法】攻下逐饮。

【代表方】甘遂半夏汤或己椒苈黄丸加减。

（二）悬　饮

1. 邪犯胸肺证

【临床表现】寒热往来，身热起伏，汗少，或发热不恶寒，有汗而热不解，咳嗽，痰少，气急，胸胁刺痛，呼吸、转侧疼痛加重，心下痞硬，干呕，口苦，咽干，舌苔薄白或黄，脉弦数。

【治法】和解宣利。

【代表方】柴枳半夏汤加减。

2. 饮停胸胁证

【临床表现】胸胁疼痛，咳唾引痛，痛势较前减轻，而呼吸困难加重，咳逆气喘，息促不能平卧，或仅能偏卧于停饮的一侧，病侧肋间胀满，甚则可见病侧胸廓隆起，舌苔白，脉沉弦或弦滑。

【治法】泻肺祛饮。

【代表方】椒目瓜蒌汤合十枣汤加减。

3. 络气不和证

【临床表现】胸胁疼痛，如灼如刺，胸闷不舒，呼吸不畅，或有闷咳，甚则迁延，经久不已，阴雨更甚，可见病侧胸廓变形，舌苔薄，质暗，脉弦。

【治法】理气和络。

【代表方】香附旋覆花汤加减。

4. 阴虚内热证

【临床表现】咳呛时作，咳吐少量黏痰，口干咽燥，或午后潮热，颧红，心烦，手足心热，盗汗，或伴胸胁闷痛，病久不复，形体消瘦，舌质偏红，少苔，脉细数。

【治法】滋阴清热。

【代表方】沙参麦冬汤合泻白散加减。

（三）溢　饮

表寒里饮证

【临床表现】身体沉重而疼痛，甚则肢体浮肿，恶寒，无汗，或有咳喘，痰多白沫，胸闷，干呕，口不渴，苔白，脉弦紧。

【治法】发表化饮。

【代表方】小青龙汤加减。

（四）支　饮

1. 寒饮伏肺证

【临床表现】咳逆喘满不得卧，痰吐白沫量多，经久不愈，天冷受寒加重，甚至引起面浮跗肿。或平素伏而不作，遇寒即发，发则寒热，背痛，腰痛，目泣自出，身体振振瞤动。舌苔白滑或白腻，脉弦紧。

【治法】宣肺化饮。

【代表方】小青龙汤加减。

2. 脾肾阳虚证

【临床表现】喘促动则为甚，心悸，气短，或咳而气怯，痰多，食少，胸闷，怯寒肢冷，神疲，少腹拘急不仁，脐下动悸，小便不利，足跗浮肿，或吐涎沫而头目昏眩，舌体胖大，质淡，苔白润或腻，脉沉细而滑。

【治法】温脾补肾，以化水饮。

【代表方】金匮肾气丸合苓桂术甘汤加减。

第四节　自汗、盗汗

自汗、盗汗是指由于阴阳失调，腠理不固，而致汗液外泄失常的病证。其中，不因外界环境因素的影响，而白昼时时汗出、动辄益甚者，称为自汗；寐中汗出、醒来自止者，称为盗汗，亦称为寝汗。

自汗、盗汗作为症状，既可单独出现，也常伴见于其他疾病过程中。

一、病因病机

（一）病　因

本病大多由邪客表虚、营卫不和，肺气亏虚、卫表不固，阳气虚衰、津液失摄，阴虚火旺、虚火扰津，热邪郁蒸、迫津外泄等所致。

（二）病　机

1. **营卫不和**　体质虚弱之人，阴阳偏盛、偏衰，或表虚之人，猝感风邪，致营卫不和，卫强营弱，卫外失司，营阴不能内守而汗出。

2. **肺气亏虚**　素体虚弱，病后体虚，或久患咳喘，耗伤肺气，肺气不足，肌表疏松，腠理不固而汗自出。

3. **阳气虚衰**　久病重病，脏气不足，阳气过耗，不能敛阴，卫外不固而汗液外泄，甚则发生大汗亡阳之变。

4. **虚火扰津**　烦劳过度，精神过用，伤血失精，致血虚精亏，或邪热伤阴，阴液不足，虚火内生，心液被扰，不能自藏而外泄作汗。

5. **心血不足**　劳心过度，久病血虚、血少，心失所养，心神不宁，神不守舍，心液不藏而外泄则盗汗。

6. **热邪郁蒸**　风寒入里化热或感受风热、暑热。邪客于肺，肺热内炽，蒸发津液则大汗出。亦有因饮食不节，湿浊困阻，湿热蕴结，熏蒸肝胆，见汗出色黄等。

综上所述，汗证的病位在卫表肌腠，其发生与肺、心、肾密切相关。病理性质有虚、实两端。由热邪郁蒸，迫津液外泄属实；由营卫不和、肺气亏虚、阳气虚衰、阴虚火旺、心血不足所致者属虚。因气属阳，血属阴，自汗多阳气虚，盗汗多阴血虚。

二、诊断与病证鉴别

（一）诊　断

1. 不受外界环境影响，在头面、颈胸，或四肢、全身出汗者，白昼汗出溱溱，动则益甚为自汗；睡眠中汗出津津，醒后汗止为盗汗。

2. 除外其他疾病引起的自汗、盗汗。作为其他疾病过程中出现的自汗、盗汗，因疾病不同，各具有该疾病的症状及体征，且出汗大多不居于突出地位。

3. 有病后体虚、表虚受风、思虑烦劳过度、情志不舒、嗜食辛辣等易于引起自汗、盗汗的病因存在。

（二）病证鉴别

1. **自汗、盗汗与脱汗**　脱汗表现为大汗淋漓，汗出如珠，常同时出现声低息微，精神疲惫，四肢厥冷，脉微欲绝或散大无力，多在疾病危重时出现，为病势危急的征象，故脱汗又称为绝汗。其汗出的情况及病情的程度均较自汗、盗汗为重。

2. **自汗、盗汗与战汗**　战汗主要出现于急性热病过程中，表现为突然恶寒战栗，全身汗出，发热，口渴，烦躁不安，为邪正交争的征象。若汗出之后，热退脉静，气息调畅，为正气拒邪，病趋好转。与阴阳失调、营卫不和之自汗、盗汗迥然有别。

3. **自汗、盗汗与黄汗**　黄汗汗出色黄，染衣着色，常伴见口中黏苦、渴不欲饮、小便不利、苔黄腻、脉弦滑等湿热内郁之证。可以为自汗、盗汗中的邪热郁蒸型，但汗出色黄的程度较重。

三、辨证论治

应着重辨明阴阳虚实。虚证当根据证候的不同而治以益气，养阴，补血，调和营卫；实证当清肝泄热，化湿和营；虚实夹杂者，则根据虚实的主次而适当兼顾。此外，由于自汗、盗汗均以腠理不固、津液外泄为共同病变，故可酌加麻黄根、浮小麦、糯稻根、五味子、瘪桃干、牡蛎等固涩敛汗之品，以增强止汗的功能。

1. 肺卫不固证

【临床表现】汗出恶风，稍劳汗出尤甚，或表现半身、某一局部出汗，易于感冒，体倦乏力，周身酸楚，面色㿠白少华，苔薄白，脉细弱。

【治法】益气固表。

【代表方】桂枝加黄芪汤或玉屏风散加减。

2. **心血不足证**

【临床表现】自汗或盗汗，心悸少寐，神疲气短，面色不华，舌质淡，脉细。

【治法】养血补心。

【代表方】归脾汤加减。

3. **阴虚火旺证**

【临床表现】夜寐盗汗，或有自汗，五心烦热，或兼午后潮热，两颧色红，口渴，舌红少苔，脉细数。

【治法】滋阴降火。

【代表方】当归六黄汤加减。

4. **邪热郁蒸证**

【临床表现】蒸蒸汗出，汗黏，汗液易使衣服黄染，面赤烘热，烦躁，口苦，小便色黄，舌苔薄黄，脉弦数。

【治法】清肝泄热，化湿和营。

【代表方】龙胆泻肝汤加减。

第五节　内伤发热

内伤发热是指以内伤为病因，脏腑功能失调，气、血、阴、阳失衡为基本病机，以发热为主要临床表现的病证。一般起病较缓，病程较长，热势轻重不一，但以低热为多，或自觉发热而体温并不升高。

一、病因病机

（一）病　因

引起内伤发热的病因主要是久病体虚、饮食劳倦、情志失调及外伤出血。其病机主要为气、血、阴、阳亏虚和气、血、痰、湿郁结壅遏而致发热两类。

（二）病　机

1. **久病体虚**　由于久病或素体虚弱失于调养，以致机体的气、血、阴、阳亏虚，阴阳失衡而引起发热。若中气不足，阴火内生，可引起气虚发热；久病心肝血虚，或脾虚不能生血，或长期慢性失血，以致血虚阴伤，无以敛阳，导致血虚发热；素体阴虚，或热病日久，耗伤阴液，或治病过程中误用、过用温燥药物，致阴精亏虚，阴衰则阳盛，水不制火，而导致阴虚发热；寒证日久，或久病气虚，气损及阳，脾肾阳气亏虚，虚阳外浮，导致阳虚发热。

2. **饮食劳倦**　由于饮食失调，劳倦过度，使脾胃受损，水谷精气不充，以致中气不足，阴火内生，或脾虚不能化生阴血，而引起发热；若脾胃受损，运化失职，以致痰湿内生，郁而化热，进而引起湿郁发热。

3. **情志失调**　情志抑郁，肝气不能条达，气郁化火，或恼怒过度，肝火内盛，导致气郁发热。情志失调亦是导致瘀血发热的原因之一。每在气机郁滞的基础上，日久不愈，则使血行瘀滞而致血瘀发热。

4. **外伤出血**　外伤以及出血等原因导致发热主要有两个方面：一是外伤以及出血使血循不畅，瘀血阻滞经络，气血壅遏不通，因而引起瘀血发热。二是外伤以及血证时出血过多，或长期慢性失血，以致阴血不足，无以敛阳而引起血虚发热。

引起内伤发热的病机，大体可归纳为虚、实两类。由气郁化火、瘀血阻滞及痰湿停聚 所致者属实，其基本病机为气、血、痰、湿等郁结，壅遏化热而引起发热。由中气不足、血虚失养、阴精亏虚及阳气虚衰所致者属虚，其基本病机是气、血、阴、阳亏虚，或因阴血不足，阴不配阳，水不济火，阳气亢盛而发热，或因阳气虚衰，阴火内生，阳气外浮而发热。总属脏腑功能失调、阴阳失衡所导致。本病病机比较复杂，可由一种也可由多种病因同时引起发热，如气郁血瘀、气阴两虚、气血两虚等。久病往往由实转虚，由轻转重，其中以瘀血病久，损及气、血、阴、阳，分别兼见气虚、血虚、阴虚或阳虚，而成为虚实兼夹之证的情况较为多见。其他如气郁发热日久伤阴，则转化为气郁阴虚之发热；气虚发热日久，病损及阳，阳气虚衰，则发展为阳虚发热。

二、诊断与病证鉴别

（一）诊 断

1. 内伤发热起病缓慢，病程较长，多为低热，或自觉发热，而体温并不升高，表现为高热者较少。不恶寒，或虽有怯冷，但得衣被则温。常兼见头晕、神疲、自汗、盗汗、脉弱等症。

2. 一般有气、血、阴、阳亏虚或气郁、血瘀、湿阻的病史，或有反复发热史。

3. 无感受外邪所致的头身疼痛、鼻塞、流涕、脉浮等症。

（二）病证鉴别

内伤发热应与外感发热：内伤发热起病缓慢，病程较长，或有反复发作的病史。多为低热，或自觉发热，而体温并不升高，表现为高热的较少。不恶寒，或虽有怯冷，但得衣被则减。常兼见手足心热、头晕、神疲、自汗、盗汗、脉弱等症。外感发热则因感受外邪而起，起病较急，病程较短，发热的热度大多较高，发热的类型随病种的不同而有所差异，一般外邪不除则发热不退。发热初期大多伴有恶寒，其恶寒得衣被而不减，常兼有头身疼痛、鼻塞、流涕、咳嗽、脉浮等表证。外感发热由感受外邪、正邪相争所致，属实证者居多。

三、辨证论治

内伤发热的辨证最重要的是要辨清证候的虚实，由气郁、血瘀、痰湿所致的内伤发热属实，由气虚、血虚、阴虚、阳虚所致的内伤发热属虚。若邪实伤正或阴虚致实，表现为虚实夹杂的证候，应分析其主次。属实者，治宜解郁、活血、除湿为主，适当配伍清热。属虚者，则应益气、养血、滋阴、温阳，除阴虚发热可适当配伍清退虚热的药物外，其余均应以补为主。对虚实夹杂者，则宜兼顾之。

1. 阴虚发热证

【临床表现】午后潮热，或夜间发热，不欲近衣，手足心热，烦躁，少寐多梦，盗汗，口干咽燥，舌质红，或有裂纹，苔少甚至无苔，脉细数。

【治法】滋阴清热。

【代表方】清骨散加减。

2. 血虚发热证

【临床表现】发热，热势多为低热，头晕眼花，体倦乏力，心悸不宁，面白少华，唇甲色淡，舌质淡，脉细弱。

【治法】益气养血。

【代表方】归脾汤加减。

3. 气虚发热证

【临床表现】发热，热势或低或高，常在劳累后发作或加剧，倦怠乏力，气短懒言，自汗，易于感冒，食少便溏，舌质淡，苔薄白，脉细弱。

【治法】益气健脾，甘温除热。

【代表方】补中益气汤加减。

4. 阳虚发热证

【临床表现】发热而欲近衣，形寒怯冷，四肢不温，少气懒言，头晕嗜卧，腰膝酸软，纳少便溏，面色㿠白，舌质淡胖，或有齿痕，苔白润，脉沉细无力。

【治法】温补阳气，引火归原。

【代表方】金匮肾气丸加减。

5. 气郁发热证

【临床表现】发热多为低热或潮热，热势常随情绪波动而起伏，精神抑郁，胁肋胀满，烦躁易怒，口干而苦，纳食减少，舌红，苔黄，脉弦数。

【治法】疏肝理气，解郁泄热。

【代表方】丹栀子逍遥散加减。

6. 痰湿郁热证

【临床表现】低热，午后热甚，心内烦热，胸闷脘痞，不思饮食，渴不欲饮，呕恶，大便稀薄或黏滞不爽，舌苔白腻或黄腻，脉濡数。

【治法】燥湿化痰，清热和中。

【代表方】黄连温胆汤合中和汤加减。

7. 血瘀发热证

【临床表现】午后或夜晚发热，或自觉身体某些部位发热，口燥咽干，但不多饮，肢体或躯干有固定痛处或肿块，面色萎黄或晦暗，舌质青紫或有瘀点、瘀斑，脉弦或涩。

【治法】活血化瘀。

【代表方】血府逐瘀汤加减。

第六节　虚　劳（助理医师不考）

虚劳又称虚损，是以脏腑亏虚、气血阴阳虚衰、久虚不复成劳为主要病机，以五脏虚证为主要临床表现的多种慢性虚弱证候的总称。

一、病因病机

（一）病　因

虚劳的病因主要有先天、后天两大因素，具体包括体质、生活与疾病因素引起脏腑气血阴阳的亏虚，日久不复，均可成为虚劳。

（二）病　机

其基本病机变化不外乎气、血、阴、阳亏虚。

1. 禀赋薄弱，因虚致病　先天不足，体质薄弱，或胎中失养、临产受损，致使形气不充、脏腑不荣、生机不旺之人易因虚致病而成虚劳；罹患疾病，因病致虚，久虚不复，致使脏腑气血阴阳亏虚日甚，亦可成为虚劳。

2. 饮食不节，损伤脾胃　饥饱不调、嗜食偏食、营养不良、饮酒过度等均会导致脾胃损伤，不能化生水谷精微，气血来源不充，脏腑经络失于濡养，日久形成虚劳。

3. 烦劳过度，损伤五脏　忧郁思虑，积思不解，所欲未遂等劳伤心神，易使心失所养，脾失健运，心脾损伤，气血亏虚成劳；恣情纵欲，房劳过度，耗损真元，致肾精亏虚，肾气不足，亦可形成虚劳。

4. 大病久病，失于调理　大病耗伤气血阴阳，正气短时难以恢复，加之病后失于调养，每易发展成劳；久病迁延失治，日久不愈，损耗人体的气血阴阳，或产后失于调理，正虚难复，均可演变为虚劳；误治失治，以致精气损伤，从而导致虚劳。

虚劳虽有因虚致病、因病成劳，或因病致虚、久虚不复成劳的不同，但其病理性质主要为气、血、阴、阳的亏虚，病损主要在五脏，尤以脾肾两脏更为重要。由于虚损的病因不一，往往首先导致某一脏气、血、阴、阳的亏损，但由于五脏相关，气血同源，阴阳互根，所以在病变过程中常互相影响。一脏受病，累及他脏，气虚不能生血，血虚无以生气；气虚者，日久阳也渐衰；血虚者，日久阴也不足；阳损日久，累及于阴；阴虚日久，累及于阳，以致病势日渐发展，而病情趋于复杂。虚劳病变涉及五脏，由于五脏在生理、病理方面有各自的特殊性，因此，五脏阴阳气血的损伤也各有不同的重点。一般来说，气虚以肺、脾为主，但病重者每可影响心、肾；血虚以心、肝为主，并与脾之化源不足有关；阴虚以肾、肝、肺为主，涉及心、胃；阳虚以脾、肾为主，重者每易影响到心。

虚劳一般病程较长，多为久病痼疾，症状逐渐加重，短期不易康复。其转归及预后与体质的强弱，脾肾的盛衰，能否解除致病原因，以及是否得到及时、正确的治疗、护理等因素有密切关系。脾肾未衰，元气未败，形气未脱，饮食尚可，无大热，或虽有热而治之能解，无喘息不续，能受补益等为虚劳的顺证表现，其预后较好。反之，形神衰惫，肉脱骨痿，不思饮食，泄泻不止，喘急气促，发热难解，声哑息微，或内有实邪而不任攻，或诸虚并集而不受补，舌质淡胖无华或光红如镜，脉急促细弦或浮大无根为虚劳的逆证表现，其预后不良。

二、诊断与病证鉴别

（一）诊　断

1. 多见形神衰败，身体羸瘦，大肉尽脱，食少厌食，心悸气短，自汗盗汗，面容憔悴，或五心烦热，或畏寒肢冷，脉虚无力等症。若病程较长，久虚不复，症状可呈进行性加重。

2. 具有引起虚劳的致病因素及较长的病史。

3. 排除类似病证。应着重排除其他病证中的虚证。

（二）病证鉴别

虚劳应与肺痨相鉴别：肺痨系正气不足而被痨虫侵袭所致，其主要病位在肺，具有传染性，以阴虚火旺为病理特点，以咳嗽、咳痰、咯血、潮热、盗汗、消瘦为主要临床症状。虚劳则由多种原因所导致，久虚不复，病程较长，无传染性，以脏腑气、血、阴、阳亏虚为基本病机，可分别出现五脏气、血、阴、阳亏虚的多种症状。

三、辨证论治

虚劳的证候虽多，但总不离乎五脏，而五脏之伤又不外乎气、血、阴、阳，故对虚劳的辨证应以气、血、阴、阳为纲，五脏虚候为目。根据“虚则补之”的理论，虚劳的治疗当以补益为基本原则。

（一）气　虚

1. 肺气虚证

【临床表现】咳嗽无力，痰液清稀，短气自汗，声音低怯，时寒时热，平素易于感冒，面白，舌淡，脉细软弱。

【治法】补益肺气。

【代表方】补肺汤加减。

2. 心气虚证

【临床表现】心悸，气短，劳则尤甚，神疲体倦，自汗，舌质淡，脉弱

【治法】益气养心。

【代表方】七福饮加减。

3. 脾气虚证

【临床表现】饮食减少，食后胃脘不舒，倦怠乏力，大便溏薄，面色萎黄，舌淡苔薄，脉弱。

【治法】健脾益气。

【代表方】加味四君子汤加减。

4. 肾气虚证

【临床表现】神疲乏力，腰膝酸软，小便频数而清，或白带清稀，舌质淡，脉弱。

【治法】益气补肾。

【代表方】大补元煎加减。

在气、血、阴、阳的亏虚中，气虚是临床最常见的一类，其中尤以肺、脾气虚为多见，而心、肾气虚亦不少。肝病而出现神疲乏力、食少便溏、舌质淡、脉弱等气虚症状时多在治肝的基础上结合脾气亏虚论治。

（二）血　虚

1. 心血虚证

【临床表现】心悸怔忡，健忘，失眠，多梦，面色不华，舌淡，脉细或结、代。

【治法】养血宁心。

【代表方】养心汤加减。

2. 肝血虚证

【临床表现】头晕，目眩，胁痛，肢体麻木，筋脉拘急，或惊惕肉瞤，妇女月经不调甚则闭经，

面色不华，舌质淡，脉弦细或细涩。

【治法】补血养肝。

【代表方】四物汤加减。

（三）阴 虚

1. 肺阴虚证

【临床表现】干咳，咽燥，甚或失音，咯血，潮热，盗汗，面色潮红，舌红少津，脉细数。

【治法】养阴润肺。

【代表方】沙参麦冬汤加减。

2. 心阴虚证

【临床表现】心悸，失眠，烦躁，潮热，盗汗，或口舌生疮，面色潮红，舌红少津，脉细数。

【治法】滋阴养心。

【代表方】天王补心丹加减。

3. 胃阴虚证

【临床表现】口干唇燥，不思饮食，大便燥结，甚则干呕，呃逆，面色潮红，舌干，苔少或无苔，脉细数。

【治法】养阴和胃。

【代表方】益胃汤加减。

4. 肝阴虚证

【临床表现】头痛，眩晕，耳鸣，目干畏光，视物不明，急躁易怒，或肢体麻木，筋惕肉瞤，面潮红，舌红少津，脉弦细数。

【治法】滋养肝阴。

【代表方】补肝汤加减。

5. 肾阴虚证

【临床表现】腰酸，遗精，两足软弱，眩晕，耳鸣，甚则耳聋，口干，咽痛，颧红，舌红少津，脉沉细。

【治法】滋补肾阴。

【代表方】左归丸加减。

五脏的阴虚在临床上均较常见，而以肾、肝、肺为主，且以肝肾为根本。

（四）阳 虚

1. 心阳虚证

【临床表现】心悸，自汗，神倦嗜卧，心胸憋闷疼痛，形寒肢冷，面色苍白，舌质淡，脉细弱或沉迟。

【治法】益气温阳。

【代表方】保元汤加减。

2. 脾阳虚证

【临床表现】面色萎黄，食少，形寒，神倦乏力，少气懒言，大便溏薄，肠鸣腹痛，每因受寒或饮食不慎而加剧，舌淡苔薄，脉弱。

【治法】温中健脾。

【代表方】附子理中汤加减。

3. 肾阳虚证

【临床表现】腰背酸痛，遗精，阳痿，多尿或不禁，面色苍白，畏寒肢冷，下利清谷或五更泄泻，舌质淡胖，有齿痕，脉沉迟。

【治法】温补肾阳。

【代表方】右归丸加减。

阳虚常由气虚进一步发展而成，阳虚则阴盛，症状比气虚重，并出现寒证。阳虚之中，以心、脾、肾的阳虚为多见。由于肾阳为人身之元阳，所以心脾之阳虚日久亦必病及于肾，而出现心肾阳虚或脾肾阳虚的病变。

第七节 厥 证（助理医师不考）

厥证是以突然昏倒、不省人事、四肢逆冷为主要临床表现的一种病证。病情轻者，一般在短时间内苏醒，但病情重者，则昏厥时间较长，严重者甚至一厥不复而导致死亡。

一、病因病机

（一）病 因

情志内伤、体虚劳倦、亡血失津、饮食不节等。

（二）病 机

1. **情志内伤** 七情刺激，气逆为患，以恼怒致厥为多。若所愿不遂，肝气郁结，郁久化火，肝火上炎，或因大怒而气血并走于上等，以致阴阳不相顺接而发为厥证。

2. **体虚劳倦** 元气素虚，复加空腹劳累，以致中气不足，脑海失养，或睡眠长期不足，阴阳气血亏耗，亦会成为厥证的发病原因。

3. **亡血失津** 如因大汗吐下，气随液耗，或因创伤出血，或血证失血过多，以致气随血脱，阳随阴消，神明失主而致厥。

4. **饮食不节** 嗜食酒酪肥甘，脾胃受伤，运化失常，以致聚湿生痰，痰浊阻滞，气机不畅，日积月累，痰愈多则气愈阻，气愈滞则痰更盛，如痰浊一时上壅，清阳被阻，则可发为昏厥。

总结：厥证的病机主要是气机突然逆乱，升降乖戾，气血阴阳不相顺接。病变所属脏腑主要在于心、肝而涉及脾、肾。心为精神活动之主，肝主疏泄条达，心病则神明失用，肝病则气郁气逆，乃至昏厥。脾为气机升降之枢，肾为元气之根，脾病清阳不升，肾虚精气不能上注，亦可与心肝同病而致厥。

二、诊断与病证鉴别

（一）诊 断

1. 临床表现为突然昏仆，不省人事，或伴四肢逆冷。

2. 患者在发病之前常有先兆症状，如头晕、视物模糊、面色苍白、出汗等，而后突然发生昏仆，不知人事，“移时苏醒”，发病时常伴有恶心、汗出，或伴有四肢逆冷，醒后感头晕、疲乏、口干，但无失语、瘫痪等后遗症。

3. 应了解既往有无类似病证发生，查明发病原因。发病前有无明显的精神刺激、情绪波动的因素，或有大失血病史，或有暴饮暴食史，或有痰盛宿疾。

（二）病证鉴别

1. **厥证与中风** 中风以中老年人为多见，常有素体肝阳亢盛。其中脏腑者，突然昏仆，并伴有口眼㖞斜、偏瘫等症，神昏时间较长，苏醒后有偏瘫、口眼㖞斜及失语等后遗症。厥证可发生于任何年龄，昏倒时间较短，醒后无后遗症。但血厥之实证重者可发展为中风。

2. **厥证与痫病** 痫病常有先天因素，以青少年为多见。病情重者，虽亦为突然昏仆，不省人事，但发作时间短暂，且发作时常伴有号叫、抽搐、口吐涎沫、两目上视、小便失禁等。常反复发作，每次症状均相类似，苏醒缓解后可如常人。厥证之昏倒，仅表现为四肢厥冷，无叫吼、吐沫、抽搐等症。

三、辨证论治

厥证见症虽多，但概括而言，不外虚实二证，这是厥证辨证之关键所在。实证者表现为突然昏仆，面红气粗，声高息促，口噤握拳，或夹痰涎壅盛，舌红苔黄腻，脉洪大有力。虚证者表现为眩晕昏厥，面色苍白，声低息微，口开手撒，或汗出肢冷，舌胖或淡，脉细弱无力。

厥证乃危急之候，当及时救治为要，醒神回厥是主要的治疗原则，但具体治法又当辨其虚实。实证，开窍、化痰、辟秽而醒神。虚证，益气、回阳、救逆而醒神。

（一）气　厥

1. 实证

【临床表现】由情志异常、精神刺激而发作，突然昏倒，不知人事，或四肢厥冷，呼吸气粗，口噤握拳，舌苔薄白，脉伏或沉弦。

【治法】开窍，顺气，解郁。

【代表方】通关散合五磨饮子加减。

2. 虚证

【临床表现】发病前有明显的情绪紧张、恐惧、疼痛或站立过久等诱发因素，发作时眩晕昏仆，面色苍白，呼吸微弱，汗出肢冷，舌淡，脉沉细微。

【治法】补气，回阳，醒神。

【代表方】四味回阳饮加减。

（二）血　厥

1. 实证

【临床表现】多因急躁恼怒而发，突然昏倒，不知人事，牙关紧闭，面赤唇紫，舌暗红，脉弦有力。

【治法】平肝潜阳，理气通瘀。

【代表方】羚角钩藤汤或通瘀煎加减。

2. 虚证

【临床表现】常因失血过多，突然昏厥，面色苍白，口唇无华，四肢震颤，自汗肢冷，目陷口张，呼吸微弱，舌质淡，脉芤或细数无力。

【治法】补养气血。

【代表方】急用独参汤灌服，继服人参养营汤。

（三）痰　厥

【临床表现】素有咳喘宿痰，多湿多痰，恼怒或剧烈咳嗽后突然昏厥，喉有痰声，或呕吐涎沫，呼吸气粗，舌苔白腻，脉沉滑。

【治法】行气豁痰。

【代表方】导痰汤加减。

第十八单元　肢体经络病证

第一节　痿　证

痿证是指肢体筋脉弛缓、软弱无力、日久不能随意运动而致肌肉萎缩的一种病证。

一、病因病机

（一）病　因

痿证是以肢体痿软不能随意运动为主要症状的一种疾病。导致肢体痿软的原因十分繁杂，不论内伤情志、外感湿热、劳倦色欲都能损伤内脏精气，导致筋脉失养，产生痿证。

（二）病　机

1. 脏腑内热，外感邪毒　素体阴虚阳盛，或脏腑内有蕴热，热毒之邪侵扰肌肤，内舍脾肺，肺热叶焦，中焦郁热，燔灼津液，阴亏血燥，筋脉肌肤失于濡养，发为痿证。

2. 肺热伤津，津伤不布　感受温热毒邪，高热不退，或病后余热燔灼，伤津耗气，皆令“肺热叶焦”不能布送津液以润泽五脏，遂致四肢筋脉失养，痿弱不用。

3. 湿热浸淫，气血不运　久处湿地，或冒雨露，浸淫经脉，使营卫运行受阻，郁遏生热，久则气血运行不利，筋脉肌肉失却濡养而弛纵不收，成为痿证；也有因饮食不节，如过食肥甘辛辣，或嗜酒无度，损伤脾胃，内生湿热，阻碍运化，导致脾运不输，筋脉肌肉失养，而产生痿证。同时阳明湿热不清，易灼肺金，加重痿证。

4. **脾胃亏虚，精微不输** 脾胃为后天之本，素体脾胃虚弱，或久病成虚，中气受损，则受纳、运化、输布的功能失常，气血津液生化乏源，无以濡养五脏，运行气血，以致筋骨失养，关节不利，肌肉瘦削，而导致肢体痿弱不用。

5. **肝肾亏损，髓枯筋痿** 素体肾虚，或因房事太过，乘醉入房，精损难复，或因劳役太过，罢极本伤，阴精亏损，导致肾水亏虚，筋脉失其荣养，而产生痿证；或因五志失调，火起于内，肾水虚不能制火，以致火烁肺金，肺失治节，不能通调津液以溉五脏，脏气伤则肢体失养，导致痿证。

此外，脾虚湿热不化，流注于下，久则亦能损伤肝肾，导致筋骨失养。

本病的病机要点为热毒炽盛、肺热津伤、湿热浸淫、脾胃虚弱、肝肾髓枯等五种，亦有夹痰、夹瘀、夹积等。病位在筋脉肌肉，与肝、肾、肺、胃关系最为密切，病久可涉及五脏。

二、诊断与病证鉴别

（一）诊 断

1. 肢体筋脉弛缓不收，下肢或上肢、一侧或双侧软弱无力，甚则瘫痪，部分病人伴有肌肉萎缩。
2. 由于肌肉痿软无力，可有睑废、视歧、声嘶低喑、抬头无力等症状，甚则影响呼吸、吞咽。
3. 部分病人发病前有感冒、腹泻病史，有的病人有神经毒性药物接触史或家族遗传史。

（二）病证鉴别

1. **痿证与偏枯** 偏枯亦称半身不遂，是中风症状，病见一侧上下肢偏废不用，常伴有语言謇涩、口眼㖞斜，久则患肢肌肉枯瘦，其瘫痪是由于中风而致，二者临床不难鉴别。

2. **痿证与痹证** 痹证后期，由于肢体关节疼痛，不能运动，肢体长期废用，亦有类似痿证之瘦削枯萎者。但痿证肢体关节一般不痛，痹证则均有疼痛，其病因病机、治法也不相同，应予鉴别。

三、辨证论治

痿证辨证，重在辨脏腑病位，审标本虚实。痿证初起症见发热，咳嗽，咽痛，或在热病之后出现肢体软弱不用者，病位多在肺；凡见四肢痿软，食少便溏，面浮，下肢微肿，纳呆腹胀，病位多在脾胃；凡以下肢痿软无力明显，甚则不能站立，腰脊酸软，头晕耳鸣，遗精阳痿，月经不调，咽干目眩，病位多在肝肾。

痿证以虚为本，或本虚标实。因感受温热毒邪或湿热浸淫者，多急性发病，病程发展较快，属实证。热邪最易耗津伤正，故疾病早期就常见虚实错杂。内伤积损，久病不愈，主要为肝肾阴虚或脾胃虚弱，多属虚证，但又常兼夹郁热、湿热、痰浊、瘀血，而虚中有实。

治疗上，《素问·痿论篇》所言“治痿者独取阳明”，是指补脾胃、清胃火、去湿热。另一方面朱丹溪用“泻南方、补北方”，是从清内热、滋肾阴方面，达到金水相生、滋润五脏的另一种方法。总的治法正如《医学心悟·痿》所云：“不外补中祛湿、养阴清热而已。”

1. 热毒炽盛，气血两燔证

【临床表现】四肢痿软无力，伴颜面红斑赤肿，或者皮肤瘙痒，伴壮热，烦躁不宁，口渴，四肢痿软无力，咽痛，饮食呛咳，尿黄或赤，大便干，舌质红绛，苔黄燥，脉洪数。

【治法】清热解毒，凉血活血。

【代表方】清瘟败毒饮加减。

2. 肺热津伤，筋失濡润证

【临床表现】病起发热，或热病后突然出现肢体软弱无力，皮肤枯燥，心烦口渴，咳呛少痰，咽干不利，小便黄少，大便干燥，舌质红，苔黄，脉细数。

【治法】清热润燥，养肺生津。

【代表方】清燥救肺汤加减。

3. 湿热浸淫，气血不运证

【临床表现】四肢痿软，身体困重，或麻木、微肿，尤以下肢多见，或足胫热气上腾，或有发热，胸痞脘闷，小便短赤涩痛，苔黄腻，脉细数。

【治法】清热利湿，通利筋脉。

【代表方】加味二妙散加减。

4. 脾胃亏虚，精微不运证

【临床表现】肢体痿软无力，逐渐加重，食少，便溏，腹胀，面浮不华，气短，神疲乏力，苔薄白，脉细。

【治法】补脾益气，健运升清。

【代表方】参苓白术散加减。

5. 肝肾亏损，髓枯筋痿证

【临床表现】起病缓慢，下肢痿软无力，腰脊酸软，不能久立，或伴目眩发落，咽干耳鸣，遗精或遗尿，或妇女月经不调，甚至步履全废，腿胫大肉消脱，舌红少苔，脉细数。

【治法】补益肝肾，滋阴清热。

【代表方】大补阴煎加减。

第二节 腰 痛

腰痛是因感受外邪，或跌仆闪挫，或肾虚引起的腰部气血运行不畅，或失于濡养，以腰部一侧或两侧疼痛为主要症状的一类病证。

一、病因病机

（一）病 因

腰痛的致病原因可概括为外感、内伤两个方面。外感以感受风寒湿邪或湿热之邪为主；内伤多属肾虚。另外，由于外伤，损伤经脉，气滞血瘀亦能发生腰痛。

（二）病 机

1. 感受寒湿 多由居处潮湿，或冒雨涉水，或劳汗当风，衣着湿冷，腰府失护，寒湿之邪乘虚而入，寒为阴邪，其性凝滞收引，既伤卫阳，又损营阴，以致腰府经脉阻遏，络脉绌急；湿邪黏腻、重着，留着筋骨肌肉，闭阻气血，寒与湿相合，致腰府经脉受阻，气血运行不畅而发腰痛。

2. 感受湿热 岁气湿热当令，或长夏之际，湿热交蒸，或湿蕴生热，湿与热合，滞于腰府，壅遏经脉引起腰痛。

3. 气滞血瘀 跌仆外伤，暴力扭转，或体位不正，腰部用力不当，或因久病导致腰部经络气血运行不畅，气血阻滞不通，瘀血留着而发生疼痛。

4. 肾亏体虚 先天禀赋不足，加之劳累太过，或久病体虚，或年老体衰，或房事不节，以致肾精亏损，腰府失养而发生腰痛。

腰为肾之府，为肾之精气所濡养。肾与膀胱相表里，足太阳经夹脊入腰中。此外，任、督、冲、带诸脉亦布其间，故内伤则不外乎肾虚。而外感风寒湿热诸邪，以湿性黏滞，最易痹着腰部，所以外感总离不开湿邪为患。内外二因，相互影响，肾虚是发病关键所在，风寒湿热之搏阻不行，常因肾虚而客，否则虽感外邪，亦不会出现腰痛。至于劳力扭伤，与血瘀有关，临床上亦不少见。

二、诊断与病证鉴别

（一）诊 断

1. 急性腰痛，病程较短，轻微活动即可引起一侧或两侧腰部疼痛加重，脊柱两旁常有明显的按压痛。

2. 慢性腰痛，病程较长，缠绵难愈，腰部多隐痛或酸痛。常因体位不当、劳累过度、天气变化等因素而加重。

3. 本病常有居处潮湿阴冷、涉水冒雨、跌仆闪挫或劳损等相关病史。

（二）病证鉴别

与腰软、肾痹鉴别：腰软是指腰部软弱无力，一般无腰部酸痛的感觉，多见于青少年，兼见发育迟缓，表现为头项软弱，手足痿痿，甚则鸡胸龟背等。肾痹是指腰背强直弯曲，不能屈伸，行动困难而言，多由骨痹日久发展而成。腰痛则以腰部疼痛为主。

三、辨证论治

腰痛的辨证首先要辨别外感与内伤，以明确表里虚实的不同属性。若因感受外邪所致者，多起病较急，腰痛明显，伴有外感症状，其证属表属实，治疗以祛邪通络为主，并应根据寒湿、湿热的不同分别予以温散或清利；若由肾虚内伤所致者，起病较慢，腰部酸痛，多反复发作，伴有脏腑虚损的症状，其证属里属虚，治疗以补肾壮腰为主，兼以调养气血；虚实兼见者，宜辨主次轻重，标本兼顾；外伤所致者，起病急，疼痛部位固定，瘀血症状明显，其证属实，治宜活血化瘀，通络止痛。

1. 寒湿腰痛证

【临床表现】腰部冷痛重着，转侧不利，逐渐加重，虽静卧而痛不减，遇阴雨天或腰部感寒后加重，舌质淡，苔白腻，脉沉而迟缓。

【治法】散寒行湿，温经通络。

【代表方】甘姜苓术汤加味。

2. 湿热腰痛证

【临床表现】腰部重着疼痛，痛处伴有热感，暑湿阴雨天加重，活动后或可减轻，小便短赤，苔黄腻，脉濡数或弦数。

【治法】清热利湿，舒筋止痛。

【代表方】四妙丸加减。

3. 瘀血腰痛证

【临床表现】腰痛如刺，痛有定处，痛处拒按，昼轻夜重，轻者俯仰不便，重者不能转侧，舌质暗紫，或有瘀斑，脉涩。部分病人有外伤、劳损史。

【治法】活血化瘀，理气止痛。

【代表方】身痛逐瘀汤加减。

4. 肾虚腰痛证

【临床表现】腰痛隐隐，酸软为主，喜揉喜按，腿膝无力，遇劳更甚，卧则减轻，常反复发作。偏阳虚者，则少腹拘急，面色㿠白，肢寒畏冷，少气乏力，舌淡，脉沉细；偏阴虚者，则心烦失眠，口燥咽干，面色潮红，手足心热，舌红少苔，脉弦细数。

【治法】偏阳虚者，宜温补肾阳；偏阴虚者，宜滋补肾阴。

【代表方】偏阳虚者，以右归丸为主方；偏阴虚者，以左归丸为主方。如腰痛日久不愈，无明显的阴阳偏虚者，可服用青娥丸补肾治腰痛。

中西医结合外科学

第一单元 中医外科证治概要

第一节 中医外科疾病的命名与专业术语

一、疾病的命名原则

中医外科学多是以疾病的某一特征对外科疾病加以命名。一般是依据其发病部位、穴位、脏腑、病因、形态、颜色、特征、范围、病程、传染性等来进行。

二、专业术语（助理医师不考）

1. **疡** 又名外疡，是一切外科疾病的总称。古代称外科为疡科，外科医生为疡医。

2. **疮疡** 有广义和狭义之分。广义者指一切体表外科疾患；狭义者是指发于体表的化脓性疾病。

3. **肿疡** 指体表外科疾病尚未溃破的肿块。

4. **溃疡** 指一切外科疾病已溃破的疮面。

5. **胬肉** 指疮疡溃破后过度生长，高突于疮面或暴翻于疮口之外的肉芽组织。

6. **痈** 指气血被邪毒壅聚而发生的化脓性疾病。分为外痈和内痈两大类。外痈是指生于体表皮肉之间的化脓性疾患；内痈是生于脏腑的化脓性疾患。

7. **疽** 指气血被毒邪阻滞而发于皮肉筋骨的疾病。常见的有有头疽和无头疽两类。有头疽是发生在肌肤间的急性化脓性疾病；无头疽是指多发于骨骼或关节间等深部组织的化脓性疾病。

8. **根盘** 指肿疡基底部周围之坚硬区，边缘清楚。

9. **根脚** 指肿疡之基底根部。

10. **应指** 患处已化脓，或有其他液体，用手按压时有波动感。

11. **护场** 指在疮疡的正邪交争过程中，正气能够约束邪气，使之不至于深陷或扩散所形成的局部肿胀范围。有护场提示正气充足，疾病易愈；无护场提示正气不足，预后较差。

12. **袋脓** 溃疡溃后疮口缩小或切口不当，致空腔较大如袋，脓液不易排出而蓄积于内，即为袋脓。

13. **痔** 有峙突之意，古代将生于肛门、耳道、鼻孔等人之九窍中的突起小肉称为痔。由于痔的发病以肛门部最多见，故归属于肛门疾病类。

14. **漏** 指溃疡疮口处脓水淋漓不止，久不收口，犹如滴漏。包括瘘管和窦道两种不同性质的病理改变。瘘管是指体表与脏腔之间有内、外口的病理性管道，或指溃口与溃口相通的病理性管道；窦道是指深部组织通向体表的病理性盲管，一般只具有外口而无内口。

15. **痰** 是指发于皮里膜外、筋肉骨节之间的或软或硬、按之有囊性感的包块，属有形之征，多为阴证。

16. **结核** 即结聚成核之意，既是症状，又是病名，泛指一切皮里膜外浅表部位的病理性肿块。

17. **岩** 指病变部肿块坚硬如石，高低不平，固定不移，形似岩石，破溃后疮面中间凹陷较深，状如岩穴。

18. **瘤** 凡瘀血、痰滞、浊气停留于人体组织之中，聚而成形所结成的块状物，称为瘤。

19. **五善** “善”是好的征象。在病程中出现善的症状表示预后较好。“五善”包括心善、肝善、脾善、肺善、肾善。

20. **七恶** “恶”是坏的征象。在病程中出现恶的症状表示预后较差。“七恶”包括心恶、肝恶、脾恶、肺恶、肾恶、脏腑败坏、气血衰竭（脱证）。

21. **顺证** 外科疾病在其发展过程中，按其顺序出现应有的症状者，称为“顺证”。

22. **逆证** 外科疾病在其发展过程中，不以其顺序而出现不良的症状者，称为“逆证”。

第二节 病因病机

一、致病因素

（一）外感六淫

1. **风** 风为阳邪，善行而数变，故发病迅速，多为阳证；风性燥烈，风性上行，多侵犯人体上部。致病特点是：其肿宣浮，患部皮色或红或不变，痛无定处，走注甚速。

2. **寒** 寒为阴邪，常侵袭人体的筋骨关节。患部特点是：多为色紫青暗，不红不热，肿势散漫，痛有定处，得暖则减，化脓迟缓。

3. **暑** 暑为阳邪，具有热微则痒、热甚则痛、热胜肉腐等特征。致病特点是：多为阳证，患部焮红、肿胀、灼热，糜烂流脓或伴滋水，或痒或痛，其痛遇冷则减。

4. **湿** 湿性趋下，重浊黏腻。冒雨涉水或居地潮湿等均可感受湿邪。

5. **燥** 燥有凉燥与温燥之分。在外科疾病的发病过程中以温燥者居多。燥邪易伤人体阴液，侵犯皮肤，致患部干燥、枯槁、皲裂、脱屑等。

6. **火** 火为阳邪，其病一般多为阳证。患部特点是：多发病迅速，来势猛急，焮红灼热，肿处皮薄光亮，疼痛剧烈，容易化脓腐烂，或有皮下瘀斑。

外科疾病的发生以“热毒”“火毒”最为常见。

（二）感受特殊之毒

特殊之毒包括虫毒、蛇毒、疯犬毒、药毒、食物、疫毒。

（三）外来伤害

凡跌仆损伤、沸水、火焰、寒冷及金刃竹木创伤等理化因素都可直接伤害人体，引起局部气血凝滞，郁久化热，热盛肉腐。

（四）情志内伤

喜、怒、忧、思、悲、恐、惊等情志活动超过人体生理活动所能调节的范围时，可使人体内的气血、经络、脏腑功能失调而发生外科疾病。

（五）饮食不节

恣食膏粱厚味、醇酒炙煿或辛辣刺激之品可使脾胃功能失调，湿热火毒内生，同时感受外邪则易发生痈、有头疽、疔疮等疾病。

（六）劳伤虚损

主要是指过度劳力、劳神、房事过度等因素导致脏腑气血受损，阴阳失和，使正气亏损而发生疾病。

（七）痰饮、瘀血

痰饮、瘀血都是脏腑功能失调的病理产物，在一定的条件下，又能作用于某些器官导致新的病理变化，产生继发病症。

二、发病机理

局部的气血凝滞，营气不从，经络阻塞，以致脏腑功能失和等，是外科疾病总的发病机理。

（一）气血凝滞

气血凝滞是指气血生化不及或运行障碍而致其功能失常的病理变化。当致病因素造成了局部气血凝滞之后，可出现疼痛、肿胀、结节、肿块、出血、皮肤增厚、瘀斑等。

（二）经络阻塞

局部经络阻塞是外科疾病总的发病机理之一；同时，身体经络的局部虚弱也能成为外科疾病发病的条件。

（三）脏腑失和

人体是一个完整统一的有机体，外科疾病虽然绝大多数发于体表的皮、肉、脉、筋、骨的某一部位，但与脏腑均有着一定的联系。

第三节　诊法与辨证

一、诊　法

外科疾病的诊法同其他各科疾病的诊法一样，通过运用望、闻、问、切四诊来取得临床第一手资料，再对这些资料综合分析，进行辨病和辨证。

二、辨　证

（一）阴阳辨证

阴阳辨证的要点见下表。

辨证内容	阳	阴
发病缓急	急性发作	慢性发作
病位深浅	病发于皮肉	病发于筋骨
皮肤颜色	红活焮赤	紫暗或皮色不变
皮肤温度	灼热	不热或微热
肿形高度	肿胀形势高起	平塌下陷
肿胀范围	肿胀局限，根脚收束	肿胀范围不局限，根脚散漫
肿块硬度	肿块软硬适度，溃后渐消	坚硬如石或柔软如棉
疼痛感觉	疼痛比较剧烈	不痛、隐痛或抽搐
脓液稀稠	溃后脓液稠厚	稀薄或纯血水
病程长短	病程比较短	病程比较长
全身症状	初起常伴有形寒发热、口渴、纳呆、大便秘结、小便短赤，溃后症状渐次消失	初起一般无明显症状，酿脓期常有骨蒸潮热、颧红，或面白、神疲，出现自汗、盗汗等症状，溃后尤甚
预后顺逆	易消、易溃、易敛，预后多顺（良好）	难消、难溃、难敛，预后多逆（不良）
总结	阴阳辨证既是八纲辨证的总纲，又是外科疾病辨证的总纲	

（二）局部辨证

1. 辨肿　肿是由各种致病因素导致的经络阻塞、气血凝滞而形成的体表症状。肿势的缓急、集散程度常为判断病情虚实、轻重的依据。

肿的性质

热肿：肿而色红，皮薄光泽，焮热疼痛，肿势急剧。常见于阳证疮疡，如疖疔初期、丹毒等。

寒肿：肿而不硬，皮色不泽，苍白或紫暗，皮肤清冷，常伴有酸痛，得暖则舒。常见于冻疮、脱疽等。

风肿：发病急骤，漫肿宣浮，或游走不定，不红微热，或轻微疼痛。常见于痄腮、大头瘟等。

湿肿：皮肉重垂胀急，深按凹陷，如烂棉不起，浅则光亮如水疱，破流黄水，浸淫皮肤。常见于股肿、湿疮等。

痰肿：肿势软如棉，或硬如馒，大小不一，形态各异，无处不生，不红不热，皮色不变。常见于瘰疬、脂瘤等。

气肿：皮紧内软，按之凹陷，放手复原，不红不热，或随喜怒消长。常见于气瘿、乳癖等。

瘀血肿：肿而胀急，病程较快，色初暗褐，后转青紫，逐渐变黄至消退。常见于皮下血肿等。

郁结肿：肿势坚硬如石，表面不平，状如岩突，推之不动，界限不清，不红不热。常见于乳岩、失荣、肾岩等。

实肿：肿势高突，根盘收束，常见于正盛邪实之疮疡。

虚肿：肿势平坦，根盘散漫，常见于正虚不能托毒之疮疡。

2. 辨肿块、结节

（1）辨肿块　肿块是指体内比较大的或体表显而易见的肿物。

①大小：以厘米为单位测量肿块大小，观察肿势变化及治疗效果。

②形态：常见的肿块形态特征有扁平、扁圆、圆球、卵圆、索条状、分叶状及不规则形态等。

③质地：从肿块质地的软硬可判断其不同性质。

④活动度：根据肿块活动度一般可确定肿块的位置。

⑤位置：有些肿块特别需要确定其生长的位置，以决定其性质和选择不同的治疗方法。

⑥界限：指肿块与周围组织间的关系。

⑦疼痛：一般肿块多无疼痛，恶性肿块初期也很少疼痛。

⑧内容物：由于肿块来源及形成或组织结构的区别，肿块内有着不同的内容物。

（2）辨结节　结节是相对肿块而言的，大者为肿块，小者为结节。

3. 辨痛　痛是气血凝滞、阻塞不通的反应。通则不痛，不通则痛。

（1）疼痛原因

热痛：皮色焮红，灼热疼痛，遇冷则痛减。见于阳证疮疡。

寒痛：皮色不红、不热，酸痛，得温则痛缓。见于脱疽、寒痹等。

风痛：痛无定处，忽彼忽此，走注甚速，遇风则剧。见于行痹等。

气痛：攻痛无常，时感抽掣，喜缓怒甚。见于乳癖等。

湿痛：痛而酸胀，肢体沉重，按之可出现凹性水肿或见糜烂流滋。见于臁疮、股肿等。

痰痛：疼痛轻微，或隐隐作痛，皮色不变，压之酸痛。见于脂瘤、肉瘤等。

化脓痛：痛势急胀，痛无止时，如同鸡啄，按之中软应指。多见于疮疡成脓期。

瘀血痛：初起隐痛、胀痛，皮色不变或皮色暗褐，或见皮色青紫瘀斑。见于创伤或创伤性皮下出血。

（2）疼痛类别

卒痛：突然发作，病势急剧，多见于急性疾患。

阵发痛：时重时轻，发作无常，忽痛忽止。多见于胃肠道寄生虫病、石淋等疾患。

持续痛：痛无休止，持续不减，连续不断。常见于疮疡初起与成脓时或脱疽等。

（3）疼痛性质

刺痛：痛如针刺，病变多在皮肤，如蛇串疮等。

灼痛：痛如烧灼，病变多在肌肤，如疖、颜面疔、烧伤等。

裂痛：痛如撕裂，病变多在皮肉，如肛裂、手足皲裂较深者。

钝痛：疼痛滞缓，病变多在骨与关节间，如流痰等。

酸痛：痛而酸楚，病变多在关节间，如鹤膝痰等。

胀痛：痛而紧张，胀满不适，如血肿、癃闭等。

绞痛：痛如刀割，发病急骤，病变多在脏腑，如胆石病、石淋等。

啄痛：痛如鸡啄，并伴有节律性痛，病变多在肌肉，常见于阳证疮疡化脓阶段。

抽掣痛：痛时扩散，除抽掣外，并伴有放射痛，如乳岩、石瘿之晚期。

（4）辨痛与肿的关系

先肿而后痛者，其病浅在肌肤，如颈痈；先痛而后肿者，其病深在筋骨，如附骨疽；痛发数处，同时肿胀并起，或先后相继者，如流注；肿势蔓延而痛在一处者，是毒已渐聚；肿势散漫而无处不痛者，是毒邪四散，其势鸱张。

4. 辨痒　痒是皮肤出现的一种不适感，是皮肤病主要的自觉症状，且多有不同程度的局部表现，如皮肤脱屑、潮红、丘疹、水疱、风团块等。

（1）痒的原因

风胜：走窜无定，遍体作痒，抓破血溢，随破随收，不致化腐，多为干性，如牛皮癣、白疕、瘾疹等。

湿胜：浸淫四窜，黄水淋漓，最易沿表皮蚀烂，越腐越痒，多为湿性，如急性湿疮、脓疱疮。

热胜：皮肤隐疹，焮红灼热作痒，或只发于裸露部位，或遍布全身。如接触性皮炎。

虫淫：浸淫蔓延，黄水频流，状如虫行皮中，其痒尤甚，最易传染，如手足癣、疥疮等。

血虚：皮肤变厚、干燥、脱屑，很少糜烂流滋水，如牛皮癣、慢性湿疮。

（2）痒的类别

①肿疡作痒：见于毒势炽盛，病变发展，或毒势已衰，气血通畅，病变消散之际。

②溃疡作痒：一是脓区不洁，脓液浸渍皮肤，护理不善所致；二是应用汞剂、砒剂或敷贴膏药等引起皮肤过敏；三是毒邪渐化，气血渐充，助养新肉，将要收口之象。

5. **辨脓** 脓是外科疾病中常见的病理产物，因皮肉之间热盛肉腐蒸酿而成。疮疡早期不能消散，中期必化腐成脓。

（1）成脓的特点

①疼痛：阳证脓疡因正邪交争剧烈，脓液积聚，脓腔张力不断增高，压迫周围组织而疼痛剧烈。阴证脓疡则痛热不甚而肿胀明显。

②肿胀：皮肤肿胀，皮薄光亮为有脓。深部脓肿皮肤变化不明显，但胀感较甚。

③温度：阳证脓疡，局部温度增高。

④硬度：肿块已软，为脓已成。

（2）确认成脓的方法

①按触法：用两手食指指腹轻放于脓肿患部，相隔适当距离，后以一手指稍用力按一下，则另一手指端即有一种波动感觉，称为应指。经反复多次及左右相互交替试验，若应指明显者为有脓。在检查时注意两手指腹应放于相对应位置，并且在上下左右四处互相垂直方向检查。若脓肿范围较小，则用左手拇、食两指固定于脓肿两侧，以右手食指按触脓肿中央，如有应指为有脓。

②透光法：适用于指、趾部甲下辨脓，即以患指（趾）遮挡住手电筒光线，然后观察患指（趾）部表面，若见其局部有深黑色阴影即为有脓，不同部位脓液积聚，其阴影可在其相应部位显现。如蛇眼疔、甲根后的脓液积聚，可在指甲根部见到轻度的遮暗；蛇头疔脓液在骨膜部，沿指骨的行程有增强的阴影，而周围清晰；在骨部的，沿着骨有黑色遮暗，并在感染区有明显的轮廓；在关节部的，则关节处有很少的遮暗；在腱鞘内的，其行程沿整个手指的掌面有轻度遮暗；全手指尖部的，整个手指的脓肿则呈一片显著暗区。

③点压法：适用于指、趾部脓液很少。用大头针尾或火柴头等小的圆钝物，轻轻点压患部，如有局限性的剧痛点，即为可疑脓肿。

④穿刺法：适用于脓液不多且位于组织深部时，用按触法辨脓有困难者。穿刺法不仅可辨别脓的有无，确定脓肿深度，而且可以采集脓液标本，进行培养和药物敏感实验。

⑤B超：可比较准确地确定脓肿部位，并判断脓肿大小，引导穿刺或切开排脓。

（3）辨脓的部位深浅

①浅部脓疡：如阳证脓疡，其临床表现为高突坚硬，中有软陷，皮薄红灼热，轻按即痛且应指。

②深部脓疡：肿块散漫坚硬，按之隐隐软陷，皮厚不热或微热，不红或微红，重按方痛。

（4）辨脓的形质、色泽和气味

①脓的形质：如脓稠厚者为元气充盛；如脓淡薄者为元气较弱。

②脓的色泽：如黄白质稠，色泽鲜明，为气血充足；如黄浊质稠，色泽不净，为气火有余，尚属顺证；如黄白质稀，色泽洁净，气血虽虚，未为败象；如脓色绿黑稀薄，为蓄毒日久，有损筋伤骨之可能；如脓中夹有成块瘀血者，为血络损伤；如脓色如姜汁，则每多兼患黄疸，乃病势较重。

③脓的气味：如脓液略带腥味，其质必稠，大多是顺证现象；如脓液腥秽恶臭，其质必薄，大多是逆证现象。

第四节　治　法

一、内治法的三大法则

1. **消法** 是运用不同的治疗方法和方药，使初起的肿疡邪毒不致结聚成脓而得到消散的治法，是一切肿疡初起的治法总则。

2. **托法** 是用补益气血和透脓的药物，扶助正气，托毒外出，以免毒邪扩散和内陷的治疗法则。托法适用于外疡中期，即成脓期。托法分为补托和透托两种方法。补托法用于正虚毒盛，正气不能托毒外达；透托法用于毒气虽盛而正气未衰者。

3. **补法** 是用补养的药物恢复其正气，助养其新生，使疮口早日愈合的治疗法则。此法则适用于溃疡后期。

二、外治法

（一）药物疗法

1. **膏药** 适应证：一切外科疾病初起、成脓、溃后各个阶段。

用法：太乙膏、千捶膏均可用于红肿热痛明显之阳证疮疡，为肿疡、溃疡的通用方。

2. **油膏** 适应证：适用于肿疡、溃疡、皮肤病糜烂结痂渗液不多，以及肛门病等。

用法：肿疡期用金黄膏、玉露膏清热解毒、消肿止痛、散瘀化痰，适用于疮疡阳证。回阳玉龙膏有温经散寒、活血化瘀的作用，适用于阴证。溃疡期可选用生肌玉红膏、红油膏、生肌白玉膏。

3. **箍围药** 适应证：凡外疡不论初起、成脓及溃后，肿势散漫不聚而无集中之硬块者。

用法：金黄散、玉露散可用于红肿热痛明显的阳证疮疡；疮形肿而不高，痛而不甚，微红微热，属半阴半阳证者，可用冲和膏；疮形不红不热、漫肿无头，属阴证者，可用回阳玉龙膏。

4. **草药** 适应证：一切外科疾病之阳证，具有红肿热痛者；创伤浅表出血；皮肤病的止痒；毒蛇咬伤等。

用法：蒲公英、紫花地丁、马齿苋、芙蓉花叶、七叶一枝花、丝瓜叶等，有清热解毒消肿之功，适用于阳证肿疡。

5. **掺药**

（1）消散药：适用于肿疡初起而肿势局限尚未成脓者。阳证用阳毒内消散、红灵丹；阴证用阴毒内消散、桂麝散。

（2）提脓祛腐药：适用于溃疡初期，脓栓未溶，腐肉未脱，或脓水不净，新肉未生的阶段。常用的有九一丹、八二丹、七三丹、五五丹、九黄丹等。

（3）腐蚀药与平胬药：适用于肿疡脓未溃时、痒疮、瘰疬、赘疣、息肉等病。常用药物如白降丹，适用于溃疡疮口太小、脓腐难去者；枯痔散一般用于痔疮。腐蚀药一般含有汞、砒成分，腐蚀力较大，在应用时必须谨慎。

（4）祛腐生肌药：适用于溃疡日久，腐肉难脱，新肉不生；或腐肉已脱，新肉不长，久不收口者。回阳玉龙散用于溃疡阴证；月白珍珠散、拔毒生肌散用于溃疡阳证；黄芪六一散、回阳生肌散用于溃疡虚证。

（5）生肌收口药：用于疮疡溃后，脓水将尽，或腐肉已脱、新肉生，收口较慢时。常用药有生肌散、八宝丹等。

（6）止血药：适用于溃疡或创伤小而出血者。溃疡出血用桃花散，创伤性出血如用圣金刀散，云南白药既可用于溃疡出血，也可用于创伤性出血。

（7）清热收涩药：适用于一切皮肤病急性或亚急性皮炎而渗液不多者。常用的有青黛散、三石散等。

6. **酊剂** 适用于疮疡未溃及皮肤病等。红灵酒有活血、消肿、止痛之功，用于冻疮、脱疽未溃之时；10%土槿皮酊、复方土槿皮酊有杀虫、止痒之功，适用于鹅掌风、灰指甲、脚湿气等；白屑风酊有祛风、杀虫、止痒之功，适用于面游风。

7. **洗剂** 三黄洗剂有清热止痒之功，适用于一切急性皮肤病，如湿疮、接触性皮炎等；颠倒散洗剂有清热散瘀之功，适用于酒齄鼻、粉刺。

（二）手术疗法

常用的方法有切开法、火针烙法、砭镰法、挑治法、挂线法、结扎法等。

（三）其他疗法

1. 引流法：①药线引流；②导管引流；③扩创引流。

2. 垫棉法。
3. 药筒拔法。
4. 针灸法。
5. 熏法。
6. 熨法。
7. 热烘疗法。
8. 溻渍法。
9. 冷冻疗法。
10. 激光疗法

第二单元　无菌术

第一节　概　述

无菌术是为了预防伤口的感染，针对感染源所采取的一种预防措施，由灭菌法、抗菌法和一定的操作规则及管理制度所组成。

灭菌系指杀灭一切活的微生物。

消毒系指杀灭病原微生物和其他有害微生物，并不要求清除或杀灭所有微生物（如芽孢等）。

第二节　手术器械、物品、敷料的消毒与灭菌

一、化学消毒法

药物浸泡消毒法：适用于刀、剪、缝针等锐利器械及内窥镜、塑胶制品等不宜用热力灭菌的器械。

常用化学消毒剂：① 2% 中性戊二醛水溶液；② 70% ～ 75% 酒精；③ 10% 甲醛溶液；④ 1 ∶ 1000 苯扎溴铵（新洁尔灭）溶液；⑤ 1 ∶ 1000 氯己定（洗必泰）溶液。

二、物理灭菌法

（一）高压蒸汽灭菌法

高压蒸汽灭菌法是目前应用最普遍且效果可靠的灭菌方法。一般当蒸汽压力达到 102.97 ～ 137.2kPa（1.05 ～ 1.40kg/cm^2）时，温度能提高到 121℃～ 126℃，持续 30 分钟，即可杀死包括细菌芽孢在内的一切细菌，达到灭菌目的。

此法适用于能耐受高温的物品，如金属器械、玻璃、搪瓷器皿、敷料、橡胶、药液等的灭菌。

（二）煮沸灭菌法

煮沸灭菌法是一种较简便、可靠的常用灭菌方法。采用煮沸灭菌器，或铝锅洗净去脂污后，可作煮沸灭菌用。此法适用于金属器械、玻璃、橡胶类等物品。在正常压力下，在水中煮沸至 100℃，持续 15 ～ 20 分钟能杀灭一般细菌，持续煮沸 1 小时以上，可杀灭带芽孢细菌。

（三）干热灭菌法

干热灭菌法是一种利用酒精火焰或使用干热灭菌器的热力灭菌方法。此法可用于金属器械的灭菌。

第三节　手术人员和病人手术区域的准备

一、手术人员的准备

（一）一般准备

进手术室前，在更衣室更换手术室准备的清洁鞋、衣、裤。戴好口罩和帽子，帽子要遮住全部头

发，口罩要遮盖住口、鼻，剪短指甲，脱去袜子，穿无袖内衣或衣袖卷至上臂中、上1/3交界以上。手臂皮肤有破损或化脓性感染者，不能参加手术。

（二）手臂消毒法

肥皂水刷手法为经典的手臂消毒方法，其主要步骤是先用肥皂水刷洗，然后使用化学消毒溶液浸泡手臂，保持双手位于胸前并高于肘部，双前臂保持拱手姿势，手臂不应下垂，也不可触摸未经消毒灭菌的物品。

（三）穿无菌手术衣和戴无菌手套的方法

1.**穿无菌手术衣** 提起手术衣两肩袖口处，轻轻将手术衣抖开，稍掷起手术衣，顺势将两手插进衣袖内并向前伸，将两手自袖腕口伸出，巡回护士在身后帮助系好领带和背带，腰带由本人在腹部系结。

2.**戴无菌手套** 戴手套的手只能接触手套套口的向外翻折部分，不应碰到手套的外面。用手捏住手套的翻折部，右手先伸入手套中，再用带好手套的右手指插入左手手套的翻折内，帮助左手伸入手套内，最后将手套翻折回盖住手术衣的袖腕。

二、病人在手术区域的准备

（一）手术前皮肤准备

目的是尽可能消灭或减少切口处及其周围皮肤上的细菌。择期手术者应于术前1日洗澡或床上擦澡，更换干净的衣裤；手术区皮肤的毛发应剃除；皮肤上若有较多油脂或胶布粘贴的残迹，可先用汽油或甲醚拭去。

（二）手术区皮肤消毒

1.**消毒** 先用2.5%碘酊棉球或小纱布团以切口为中心向周围皮肤顺序涂擦2遍，待干后再用70%酒精涂擦2～3遍，以充分脱碘。消毒范围应包括手术切口周围15cm的区域，如为腹部手术可先滴少许碘酊于脐孔，以延长消毒时间。消毒步骤应该自上而下，自切口中心向外周，涂擦时应稍用力，方向应一致，不可遗漏空白或自外周返回中心部位。对感染伤口或肛门等处的手术，则应自手术区外周逐渐涂向感染伤口或会阴肛门处。对婴儿、口腔、肛门、外生殖器、面部皮肤等处，不能使用碘酊消毒者，可选用1%新洁尔灭、0.1%洗必泰、0.1%硫柳汞酊、0.75%PVP-1等涂擦2～3遍，以免刺激皮肤或黏膜。

2.**手术区铺无菌巾** 皮肤消毒后，为隔离其他部位，会仅显露手术切口必需的皮肤区，为减少切口污染机会，应铺置无菌巾单。小手术只覆盖一块两层的洞巾即可。对较大的手术，应根据手术部位及性质而异。原则上除手术野外，至少要有2层无菌布单遮盖。如腹部手术，用4块无菌巾，每块在长方形巾的长边双折1/4～1/3宽，铺时靠切口侧。通常应先铺操作者对侧，或先铺相对不洁区，如靠近会阴部的下侧，这两块铺巾顺序有时允许颠倒，然后铺切口上侧，最后铺靠近操作者的一侧，再用中钳夹住无菌巾的各交角处，以防止移动。无菌巾铺置时，操作者的手切勿触碰患者皮肤，不得任意移动无菌巾，如位置不准确，只允许由手术区向外移，而不得向内移。然后根据手术需要，再铺中单、大孔单，大孔单的头端应盖过麻醉架，两侧和足端部位下垂过手术床边缘30cm以上。第一助手消毒、铺单后，重新泡手，然后穿无菌手术衣和戴无菌手套参加手术。

第四节　手术进行中的无菌原则（助理医师不考）

1.手术人员洗手后，手臂部不准再接触未经消毒的物品。穿无菌手术衣和戴无菌手套后，手术人员肩以上、腰以下、背部及手术台平面以下的无菌单，均应视为有菌地带。

2.不准在手术人员的肩以上、腰以下和背后传递手术器械、敷料和用品；坠落手术台边或无菌巾单以外的器械物品等，不准拾回。

3.术中如发现手套破损或接触到非无菌区，应及时更换；衣袖如碰触有菌物品，应加套无菌袖套或更换手术衣。

4.术中如无菌巾单等覆盖物已湿透或碰触有菌物品时，应加盖无菌巾单。

5. 同侧手术人员如需调换位置时，应先退一步，侧过身，背对背地转身到另一位置。

6. 做皮肤切口前及缝合皮肤的前后，均需再次消毒皮肤。

7. 皮肤切口边缘应以大纱布垫或无菌巾遮盖；切开空腔脏器前，先用盐水纱布垫保护好周围组织，以防止或减少内容物溢出污染。

8. 手术进行过程中，禁止谈笑；避免向手术区咳嗽或打喷嚏；应随时警惕有异物落入手术区内。

9. 参观手术的人员不可贴近手术人员或站在高于手术台的平面，不得随意在室内来回走动；对患有上呼吸道感染或急性化脓性感染者，禁止进入手术室；进入手术室前应先更换手术室的参观衣、鞋，并戴好口罩、帽子，进入手术室人员尽量少，并予限制。

10. 手术室内工作人员必须严格执行并认真监督无菌原则的实施。

第五节　手术室的设置、消毒和管理（中西医执业及助理医师均不考）

一、一般手术室的设置和要求

二、手术室的消毒法

（一）紫外线的照射灭菌

（二）乳酸熏蒸消毒

（三）甲醛、高锰酸钾消毒

（四）过氧乙酸熏蒸法

三、手术室的管理

第三单元　麻　醉

第一节　概　述

一、麻醉方法的分类

麻醉是人类在不断地与外伤和手术引起的疼痛进行斗争的实践中发展起来的学科，目前成为临床镇痛的理论基础和重症救治的重要学科。

目前临床将麻醉方法大致分为以下几类。

1. 全身麻醉

（1）吸入麻醉　麻醉药经口鼻进入，通过呼吸道达到肺泡内，再进入血液循环，最终使中枢神经系统受到抑制而产生麻醉状态。

（2）非吸入性麻醉　麻醉药由静脉、肌肉注射或直肠灌注等方法进入体内，从而使中枢神经系统受到抑制。

2. 局部麻醉　利用阻滞神经传导的药物使麻醉作用局限于躯体某一局部，使局部的痛觉消失，同时运动神经被阻滞，产生肌肉运动减弱或完全松弛。局部麻醉可分为表面麻醉、局部浸润麻醉、局部区域阻滞、神经及神经节阻滞。

3. 椎管内麻醉　将局部麻醉药注入椎管内使部分脊神经被阻滞，使脊神经所支配的相应区域产生麻醉。根据注射间隙不同可分为蛛网膜下腔阻滞麻醉（包括鞍区麻醉）和硬脊膜外腔阻滞麻醉（包括骶管阻滞麻醉）。

4. 针刺镇痛与辅助麻醉　是根据中医针刺腧穴止痛的经验发展起来的一种特殊麻醉方法。按针刺部位可分为体针麻醉、耳针麻醉、唇针麻醉、面针麻醉、鼻针麻醉、头针麻醉和手针麻醉等，目前最常用的是体针麻醉和耳针麻醉。

5. 复合麻醉　同时使用多种麻醉药物和麻醉方法使其互相配合而取得较单一麻醉方法更好的效果的方法称为复合麻醉。

二、麻醉方法的选择（助理医师不考）

麻醉方法的选择原则有以下四点。

1. 充分估计患者的病情和一般情况

（1）对病情重、一般情况差的患者，应选择对全身影响小、并发症少的麻醉方法，如针刺麻醉、局部麻醉等。

（2）对精神紧张、不能自控的患者，最好采用全身麻醉或做好基础麻醉下行局部麻醉。

（3）对老年、小儿、孕产妇，麻醉方法的选择应与一般患者有所不同。

（4）对合并慢性疾病者，选择麻醉方法时，应根据具体情况酌情选定。

2. 根据手术需要

（1）根据手术部位进行选择麻醉。

（2）根据手术是否需要肌肉松弛进行选择。

（3）根据手术创伤或刺激大小以及出血的多少进行选择。

（4）根据手术时间的长短合理选择。

（5）根据患者的体位是否影响呼吸和循环进行具体选择。

（6）根据手术可能发生的意外进行对应选择。

3. 按麻醉药和麻醉方法本身的特点进行选择 各种麻醉药和麻醉方法都有各自的特点和适应证、禁忌证。

4. 根据麻醉者的技术和经验 原则上应先采用安全性较大的和比较容易操作的麻醉方法。

第二节 麻醉前的准备与用药

一、麻醉前的准备

1. 麻醉前 1 ～ 2 天应访视患者，获得患者有关病史、体检和精神状态资料；让患者了解有关麻醉的问题，解除患者的焦虑心理。

2. 对患者耐受麻醉手术的程度做出客观判断，并运用国际通用 ASA 分级，确定麻醉前的病情分级（见下表）。

麻醉前的 ASA 病情分级标准

ASA 分级	分级标准
Ⅰ	全身情况良好，无脏器疾病，估计耐受麻醉手术良好
Ⅱ	轻微查体和 / 或化验有改变，但全身情况尚好，估计耐受麻醉手术仍好
Ⅲ	生命体征、重要脏器功能有改变，但处于代偿范围，需重视术前准备工作
Ⅳ	生命体征、重要脏器功能明显改变，处于代偿不全状态，麻醉手术有相当的危险
Ⅴ	生命体征、重要脏器功能处于衰竭程度，不论麻醉手术与否都有严重的生命危险

注：如系急症手术病例，在相应的级数前加“E”字样。

二、麻醉前的用药

（一）麻醉前的用药目的

1. 解除精神紧张和恐惧心理，达到术前安睡或嗜睡状态。

2. 控制不良反应，降低基础代谢，减少氧耗量，减少呼吸道腺体分泌，利于麻醉顺利诱导。

3. 提高痛阈，增强麻醉效果，减少麻醉药用量，利于麻醉维持。

4. 对抗麻醉药的不良反应，降低麻醉药的毒性。

（二）麻醉前的常用药

1. 镇静催眠药 主要抑制大脑皮层，起镇静催眠、对抗局麻药毒性反应和降低局麻药过量惊厥发生率等作用。常用的药物为巴比妥类药。

2. 麻醉性镇痛药 具有提高痛阈，增强麻醉镇痛效果，缓解术前各种疼痛的作用。常用药有吗啡、哌替啶、芬太尼等。

3. **抗胆碱类药** 具有抑制呼吸道腺体分泌，保持呼吸道通畅，削弱迷走神经不良反应和维持呼吸、循环正常功能等功效。此外还有对抗吗啡类药抑制呼吸和恶心、呕吐副效应的作用。常用药有阿托品和东莨菪碱等。

4. **特殊药物** 根据术前不同的病情需要使用相应的药物。如合并支气管哮喘者，或有过敏史者，可加用抗组胺药；合并糖尿病者，应用胰岛素；高热者用解热药等。

第三节 局部麻醉

一、常用局麻药

1. 常用的酯类局麻药有普鲁卡因、丁卡因等，酰胺类局麻药有利多卡因、布比卡因、罗哌卡因等。

2. 临床上常依据局麻药的作用时间长短分为短效、中效和长效局麻药。短效局麻药有普鲁卡因等，中效局麻药有利多卡因等，长效局麻药有丁卡因、罗哌卡因和布比卡因等。

常用局麻药的药理作用及用量见下表。

常用局麻药的药理作用及用量

常用局麻药	普鲁卡因	丁卡因	利多卡因	布比卡因	罗哌卡因
效能	弱	强	中等	强	强
起效时间	1～3分钟	5～10分钟	1～3分钟	5～10分钟	3～7分钟
维持时间	0.75～1小时	3～4小时	1.5～2小时	3～6小时	3～4小时
一次限量	1000mg	80mg	400mg	150mg	150mg

二、局部麻醉的方法和临床应用

（一）黏膜表面麻醉

用渗透性强的局麻药与黏膜接触，产生黏膜痛觉消失的方法称为黏膜表面麻醉，亦称为黏膜麻醉。常用于眼、鼻腔、咽喉、气管及尿道等部位的表浅手术或内镜检查术。常用的表面麻醉药有0.5%～2%丁卡因、2%～4%利多卡因。

（二）局部浸润麻醉

沿手术切口线分层注射局麻药，以阻滞组织中的神经末梢，称局部浸润麻醉。局部浸润麻醉适用于各类中小型手术，亦适用于各种封闭治疗和特殊穿刺的局部止痛。

常用于浸润麻醉的局麻药有普鲁卡因、利多卡因，一般用0.5%～2%的溶液。

（三）区域阻滞麻醉

在手术部位的周围和基底部浸润局麻药，以阻滞进入手术区域的神经支和神经末梢，称区域阻滞麻醉。本法最适用于皮下小囊肿摘除，浅表小肿块活检，舌、阴茎或带蒂肿块等手术和乳腺手术。此类麻醉常用的局麻药与浸润麻醉相同。

（四）神经阻滞麻醉

将局麻药注射于神经干的周围，使该神经干所支配的区域产生麻醉，称神经阻滞麻醉。

1. **颈丛神经阻** 滞颈丛阻滞适合于颈部甲状腺次全切除术、甲状腺腺瘤摘除和气管、喉等手术。

2. **臂丛神经阻滞** 臂丛神经阻滞的方法有3种。

（1）肌间沟径路穿刺法。

（2）锁骨上径路穿刺法。

（3）腋窝径路穿刺法。

三、局麻药的不良反应与防治

（一）全身毒性反应

1. **临床表现** 主要表现在中枢神经系统和心血管系统。局麻药对中枢神经系统呈下行性抑制，临床上常首先出现过度兴奋状态，如恐惧不安、躁狂、恶心呕吐、寒战及惊厥等；而后则迅速进入严重抑制阶段，出现昏迷甚至呼吸停止。局麻药对心血管的抑制表现为心肌收缩无力，心排血量减少，动脉血压下降，房室传导阻滞，甚至出现心房颤动或心搏停止。

2. 预防

（1）麻醉前给巴比妥类药，有减轻局麻药中毒的功效。

（2）严格控制局麻药剂量，不得超过一次使用最大量。

（3）用最低有效浓度的局麻药。

（4）局麻药中加用 1 ∶ 200000 的肾上腺素，目的是延缓局麻药的吸收，延长麻醉时间。采取边注射边回吸的用药方法，严防注入血管。

（5）全身情况不良或在血运丰富区注药时，应酌情减量。

3. 治疗

（1）出现中枢兴奋或惊厥时，用苯巴比妥钠 0.1g 肌肉注射，或安定 10mg 静注，或用 5% 硫喷妥钠 3 ～ 5mL 缓慢注射，可重复注射直到惊厥解除。必要时考虑用肌松剂以控制惊厥，同时施行气管内插管。

（2）呼吸抑制者，用面罩吸高浓度氧或气管内插管行人工呼吸供氧。

（3）心血管功能抑制者，应用血管活性药和静脉补液维持有效循环，加强血压、脉搏、心电图监测，做好心、肺、脑复苏的准备工作，一旦呼吸心跳骤停，需及时抢救。

（二）过敏反应

1. 临床表现 皮肤黏膜出现皮疹或荨麻疹，并有结膜充血和睑面浮肿等；血管神经性水肿，表现在喉头、支气管则出现黏膜水肿和痉挛，可出现支气管哮喘和呼吸困难；严重时可出现过敏性休克。

2. 预防

（1）术前明确患者有无局麻药应用史和过敏史。

（2）采用酯类局麻药时，术前应常规做普鲁卡因试验。

3. 治疗

（1）病情急剧时，先用肾上腺皮质激素，以改善血管通透性。

（2）支气管哮喘发作时，应用氨茶碱 250 ～ 300mg 静脉缓注。

（3）喉头水肿时应及时吸氧，呼吸困难时应及时做气管切开。

（4）过敏性休克时，应紧急行休克综合治疗。

（三）特异质反应

当用小剂量局麻药而出现严重中毒征象时称特异质反应，亦称高敏反应，一旦出现应按中毒反应处理。

第四节　椎管内麻醉

一、蛛网膜下腔麻醉的实施

（一）适应证和禁忌证

1. 适应证

（1）中位蛛网膜下腔麻醉 麻醉最高平面为胸 6 ～ 8，可行子宫及其附件手术，膀胱、前列腺手术，疝修补术，低位肠道手术等。

（2）低位蛛网膜下腔麻醉 麻醉最高平面在胸 10，可行剖宫产、前列腺电切术、下肢手术等。

（3）鞍区阻滞 可行肛门会阴部手术、尿道手术等。

2. 禁忌证

（1）中枢神经系统进行性疾病，如多发性脊髓硬化症、脑膜炎、进行性脊髓前角灰白质炎、脊髓转移癌等。

（2）全身严重性感染或穿刺部位有炎症感染，为防止将炎症导入蛛网膜下腔引起急性脑脊髓膜炎而应禁用。

（3）老年人，小儿不合作者，体格较弱、严重贫血者。

（4）有严重心脏代偿功能不全或严重高血压动脉硬化的患者。

（5）低血容量休克，在血容量未补足的情况下。

（6）妊娠、腹部巨大肿瘤、严重腹水者等。

（7）脊柱畸形或严重腰背痛者。

（二）并发症及处理

1. 术后头痛 为最常见的术后并发症，因脑脊液外渗致颅内压降低所致。一旦发生头痛，要绝对平卧，以降低脑脊液压力，减少脑脊液外渗；头痛者可采用针刺治疗，并服用止痛药。

2. 腰背痛 一旦出现腰背痛，可行红外线照射物理治疗，再配以推拿和药物治疗。

3. 尿潴留 解除患者顾虑，消除紧张情绪，鼓励自行排尿；针刺中极、关元、气海、三阴交等穴；1% 普鲁卡因长强穴封闭，最后可行导尿术。

4. 下肢瘫痪 一旦发生，要积极治疗，如使用维生素 B 族药物；针灸、推拿等。

二、硬膜外麻醉的实施

（一）适应证与禁忌证

1. 适应证 适于颈、胸壁、上肢、下肢、腹部和肛门会阴区各部位的手术，亦适用于颈椎病、腰背痛及腿痛等急、慢性疼痛的治疗。

2. 禁忌证

（1）严重休克或出血未能纠正者。

（2）穿刺部位有感染或全身严重感染者。

（3）中枢神经系统疾病。

（4）凝血机制障碍性疾病。

（5）低血压或严重高血压。

（6）慢性腰背痛或术前有头痛史。

（7）脊柱畸形或脊柱类风湿关节炎。

（8）因患精神病而不能合作者。

（二）并发症及处理

1. 术中并发症 全脊髓麻醉、局麻药的毒性反应、血压下降、呼吸抑制、恶心呕吐等。其中，全脊髓麻醉为硬膜外腔阻滞剂量的局麻药误入蛛网膜下腔所致，可引起呼吸、心跳骤停，应全力避免。

2. 术后并发症 神经损伤、硬膜外血肿、硬膜外脓肿、脊髓前动脉综合征等。

第五节 全身麻醉

根据全麻药进入人体的途径不同，全麻可分为吸入麻醉和静脉麻醉两大类。

并发症及处理：

1. 喉痉挛 用面罩加压吸氧，必要时行环甲膜穿刺吸氧，严重时可静注琥珀酰胆碱 50 ～ 100mg 后施行气管内插管。

2. 呼吸停止 用麻醉机面罩给氧人工呼吸，若呼吸仍不恢复，应施行紧急气管内插管。一旦继发心跳停止，立即施行心肺复苏。

3. 血压下降 吸氧，保持呼吸道通畅，在此基础上用麻黄素 15 ～ 30mg 静注或肌注升压，或 50% 葡萄糖 80 ～ 100mL 静注，并适当加快输液。

第六节 气管内插管与拔管术

一、经口明视插管法

1. 气管内插管的适应证

（1）颌面、颈部、五官等需全麻的大手术。

（2）开胸手术，需要肌肉松弛而使用肌肉松弛剂的上腹部或其他部位的手术。

（3）急性消化道梗阻或急症饱食患者的手术。

（4）颅脑外科全麻手术。

（5）异常体位的全麻手术。

（6）颈部巨大包块，纵隔肿瘤或极度肥胖患者的手术。

（7）手术区位于或接近上呼吸道的全麻手术。

（8）低温或控制性低血压手术。

（9）急救与复苏。

2. 常用的气管内插管方法（助理医师不考）

（1）按插管途径可分为口腔插管、鼻腔插管与气管造口插管。

（2）按插管前麻醉方法可分为诱导插管、半清醒插管及清醒插管。

（3）按是否需完全显露声门可分为明视插管和盲探插管。

二、拔管术

拔管指征：

（1）患者完全清醒，呼之有明确反应。

（2）呼吸道通气量正常，肌张力完全恢复。

（3）吞咽反射、咳嗽反射恢复。

（4）循环功能良好，血氧饱和度正常。

第四单元　体液与营养平衡

第一节　体液代谢失调

一、水和钠的代谢紊乱

正常人的血清钠浓度为 135 ～ 150mmol/L。

（一）等渗性缺水

又称急性缺水或混合性缺水，指血钠浓度正常而细胞外液容量减少的一种缺水。

1. 病　因

（1）消化液的急性丢失，如大量呕吐、腹泻、肠瘘等。

（2）体液在所谓“第三间隙”中积聚，如肠梗阻、急性弥漫性腹膜炎、腹膜后感染等病变时，大量体液聚积于肠腔、腹腔或软组织间隙。

（3）大面积烧伤。

2. 临床表现　根据缺水缺钠程度，将等渗性缺水分为三度。

（1）轻度　缺水症状为口渴、少尿；缺钠症状为厌食、恶心、肢体软弱无力。体液丧失占体重的 2% ～ 4%。

（2）中度　当体液大量迅速丧失达体重的 4% ～ 6%（相当于细胞外液的 25%）时，可呈现血容量不足征象，表现为脉搏细快，肢端湿冷，“三陷一低”，即眼窝下陷、浅表静脉瘪陷、皮肤干陷（弹性差），血压降低或不稳。

（3）重度　当体液继续丢失达体重的 6% 以上（相当于细胞外液的 30% ～ 35%）时，即可出现休克。常伴有代谢性酸中毒。

3. 治　疗

（1）尽可能同时处理引起等渗性缺水的原因：针对细胞外液量的减少，用平衡盐液或等渗盐水尽快补充血容量。

（2）补液量有两种计算方法。

①根据缺水程度估计：患者的脉搏细速和血压下降等症状常表示细胞外液的丧失量已达体重的5%，实际上相当于中度缺水。例如：体重60kg的男患者，其丧失量为60（kg）×5%=3000(mL)。

②按红细胞压积计算，公式如下：

补等渗盐水量（L）=（红细胞压积上升值/红细胞压积正常值）× 体重（kg）×0.25

必须注意，上述补液量当天先补给一半量，余量在次日酌情补给。此外，应补给日需量，一般为水2000mL和钠4.5g。在等渗盐水中Cl^-含量比血清中多1/3，故大量输给等渗盐水时，要注意血Cl^-过高的危险，临床上常用平衡液来代替等渗盐水。

（二）高渗性缺水

高渗性缺水又称原发性缺水，是指细胞外液减少并呈现高钠血症的一种缺水。

1. 病　因

（1）水摄入不足　如食管癌的吞咽困难、重危患者的给水不足。

（2）水丧失过多　如高热、大量出汗，烧伤暴露疗法等。

（3）摄入大量高渗液体　如鼻饲高浓度的要素饮食或静脉高能营养。

2. 临床表现　根据失水程度，临床上将高渗性缺水分为三度。

（1）轻度缺水　失水量占体重的2%～4%。除口渴外，无其他症状。

（2）中度缺水　失水量占体重的4%～6%。极度口渴，乏力，眼窝明显凹陷，唇舌干燥，皮肤弹性差，心率加速，尿少，尿比重增高。

（3）重度缺水　失水量占体重的6%以上。除有上述症状外，可出现烦躁、谵妄、昏迷等脑功能障碍症状，血压下降乃至休克及氮质血症等。

3. 治　疗

（1）尽早去除病因，使患者不再失液，以利机体发挥自身调节功能。

（2）不能口服的患者，应静脉滴注5%葡萄糖溶液或0.45% NaCl溶液，以补充已丧失的液体。必须注意，血清Na^+测定虽有增高，但因同时存在缺水，血液浓缩，体内总钠量实际上仍有减少，故在补水的同时应适当补钠，以纠正缺钠。估计需要补充已丧失的液体量有两种方法：

①根据临床表现的严重程度，按体重百分比的丧失来估计：例如轻度缺水的缺水量为体重的2%～4%；中度缺水为4%～6%。如果患者体重为50kg，则轻度缺水的缺水量为1000～2000mL；中度缺水为2000～3000mL。

②根据血Na^+浓度计算：

补水量（mL）=［血钠测得值（mmol/L）－血钠正常值（mmol/L）］× 体重（kg）×4（女性为3，婴儿为5）。

例如体重50kg的男性患者血Na^+浓度为160mmol/L，则补水量（mL）=（160－140）×50×4=4000（mL）。

补液量（mL）=［血钠测定值（mmol/L）－142］× 体重（kg）×4（女性为3，儿童为5）。

（三）低渗性缺水

低渗性缺水又称慢性缺水或继发性缺水，是指细胞外液减少并呈现低钠血症的一种缺水。

1. 病　因

（1）消化液长期丧失，如反复呕吐，腹泻，胃肠道长期吸引或慢性肠梗阻，胃肠道瘘等，以致钠随着大量消化液而丧失。

（2）大创面慢性渗液。

（3）大量应用排钠性利尿剂（如噻嗪类、利尿酸等）时未注意适量补充钠盐。

（4）急性肾衰竭多尿期、失盐性肾炎、肾小管性酸中毒。

2. 临床表现　根据缺钠程度，临床上可把低渗性缺水分为三度。

（1）轻度缺钠　血清钠＜135mmol/L，患者感乏力、头昏、手足麻木，但无口渴感，尿量正常或稍多，尿钠、氯减少，尿比重低。

（2）中度缺钠　血钠< 130mmol/L，患者除上述症状外，尚有厌食、恶心、呕吐，脉搏细速，血压不稳定或下降，脉压变小，浅静脉萎陷，视力模糊，站立性晕倒。尿少，尿中几乎不含钠和氯。

（3）重度缺钠　血钠< 120mmol/L。除有上述中度缺钠症状外，还有肌痉挛性抽痛、腱反射减弱或消失，患者神志不清、木僵乃至昏迷。常伴有严重休克、少尿或无尿。尿素氮升高。

3. 治　疗

（1）积极处理致病原因：针对细胞外液低渗和血容量不足的情况，静脉输入含盐溶液或高渗盐水，以纠正体液有低渗状态和补充血容量。

（2）补钠量的估计有两种方法：

①按临床缺钠程度来估计，轻度缺钠每公斤体重丧失 NaCl 0.5g，中度为 0.5 ～ 0.75g，重度为 0.75 ～ 1.25g。例如体重 60kg 的患者，轻度缺钠丧失 NaCl 30g，中度缺钠丧失 NaCl 30 ～ 45g，重度缺铁丧失 NaCl 45 ～ 75g。

②根据患者血 Na+ 浓度计算，一般可按下列公式计算需要补充的钠盐量：

需补充的钠盐量 (mmol/L)=[血钠的正常值（mmol/L）－血钠测得值（mmol/L）]× 体重（kg）×0.60（女性为 0.50）。

按 17mmolNa^+=1g 钠盐计算补给氯化钠的量。当天补给一半和日需量 4.5g，其中 2/3 的量以 5% 氯化钠溶液输给，其余量以等渗盐水补给。以后可测定血清 Na^+、K^+、Cl^- 和作血气分析，作为进一步治疗时的参考。

二、钾的异常

血清钾正常值为3.5～5.5mmol/L。钾是细胞内液中的主要阳离子，体内总钾量的98%存在于细胞内。

（一）低钾血症

血清钾< 3.5mmol/L 为低钾血症。

1. 病因

（1）钾摄入不足　见于长期禁食而未予以补钾或补钾不够。

（2）钾丢失过多　呕吐、腹泻、长期胃肠引流或消化道外瘘等造成钾的大量丢失；使用排钾性利尿剂，失钾性肾病（急性肾衰多尿期、肾小管酸中毒等）；原发性或继发性醛固酮增多症和皮质醇增多症等。

（3）钾在体内分布异常　体内总钾量并未减少，而是血清钾向细胞内转移，见于家族性低钾性周期性麻痹、应用大剂量胰岛素及葡萄糖静脉滴注、急性碱中毒、棉酚中毒等。

2. 临床表现　轻度低钾可无明显症状；当血清钾< 3mmol/L 时，即可出现症状。

（1）神经肌肉系统症状　表情淡漠、倦怠嗜睡或烦躁不安；肌肉无力为最早表现，表现为肌肉软弱无力，腱反射迟钝或消失，眼睑下垂，后延及躯干四肢；当血清钾< 2.5mmol/L 时，可出现软瘫、呼吸无力、吞咽困难。

（2）消化系统症状 表现为食欲不振、纳差、口苦、恶心、呕吐、腹胀等，重者可出现肠麻痹。

（3）循环系统症状 低钾可引起心肌兴奋性、自律性增高，传导性降低。表现为心悸、心动过速，心律失常、传导阻滞，严重时出现室颤，心跳停止于收缩状态。

（4）泌尿系统症状　慢性失钾可影响肾小管功能，使之对抗利尿激素不敏感，导致肾脏浓缩功能障碍，出现多饮、多尿、夜尿增多，严重时出现蛋白尿和颗粒管型。

（5）对酸碱平衡的影响　低钾时，细胞内 K^+ 移至细胞外，细胞外 H^+ 移入细胞内，细胞内液 H^+ 浓度增加，而细胞外 H^+ 浓度降低，出现细胞内酸中毒和细胞外碱中毒并存。此外，因肾小管上皮细胞内缺钾，故排 K^+ 减少而排 H^+ 增多，出现代谢性碱中毒，同时排出反常性酸性尿。

（6）心电图 早期T波低平、双相倒置，继之S-T段下降、Q-T间期延长和U波出现，或T、U波融合。

3. 治疗

（1）积极治疗原发疾病，以终止和减轻钾的继续丢失。

（2）注重外科患者缺钾的预防。对长期禁食、慢性消耗和体液丧失较多者应注意补钾，每日预防性补钾40～50mmol(氯化钾3～4g)。

(3) 补钾原则与方法：尿多补钾，尿量< 40mL/h，或24小时尿量少于500mL，暂不补钾；尽量口服；低浓度、慢速度，静脉输给的液体中氯化钾浓度不能高于3‰（即< 40mmol/L），以每分钟应少于80滴（即< 20mmol/h）的速度补给，严禁以10%氯化钾溶液直接静推、静滴。

（二）高钾血症

血清钾浓度> 5.5mmol/L称高钾血症。

1. 病因

（1）钾摄入过多 见于补钾过量、输大量库血、应用大量含钾药物等。

（2）肾脏排钾减少 急、慢性肾衰竭；长期应用保钾利尿剂及血管紧张素转换酶抑制剂；盐皮质激素减少而使钾潴留于血清内的疾病，如肾上腺皮质机能减退症、双侧肾上腺切除等。

（3）细胞内钾释出或外移 见于重症溶血、大面积烧伤、创伤、中毒性感染、缺氧、休克、急性酸中毒、高钾性周期性麻痹、输注精氨酸等。

2. 临床表现

（1）神经肌肉传导障碍 血钾轻度增高时仅有四肢乏力、手足感觉异常（麻木）、肌肉酸痛。当血清钾> 7.0mmol/L时，可出现软瘫，先累及躯干，后波及四肢，最后累及呼吸肌，出现呼吸困难。

（2）心血管症状 有心肌应激性降低的表现，如血压波动（早期增高、后期下降），心率缓慢，心音遥远而弱，重者心跳骤停于舒张期。

(3)心电图检查 早期改变为T波高尖，基底变窄；当血清钾> 8.0mmol/L时，P波消失，QRS波增宽，Q-T间期延长。严重时出现房室传导阻滞，心室颤动。

3. 治疗

（1）尽快处理原发疾病和改善肾脏功能。

（2）停用含钾药物及食物。

（3）降低血清钾浓度，使K^+暂时转入细胞内。可用5% $NaHCO_3$ 60～100mL静注后，继续用100～200mL静脉滴注，使血容量增加，K^+得到稀释，又使K^+移入细胞内或由尿排出，也有助于酸中毒的治疗，注入的Na^+也能起到对抗K^+的作用。或用25%葡萄糖溶液100～200mL，每3～4g糖加入1U胰岛素静滴，必要时每3～4小时重复给药一次，使K^+转入细胞内。

(4)促进排钾，可应用阳离子交换树脂，每次服15g，每日4次或加10%葡萄糖液200mL作保留灌肠，从消化道带走钾离子。如上述治疗不能降低血K^+浓度时，应采用透析疗法。

（5）防治心律失常。应用钙剂对抗K^+和缓解K^+对心肌的毒性作用。常用10%葡萄糖酸钙20mL静脉注射，每4小时可重复使用一次，或用30～40mL静脉滴注。

第二节 酸碱平衡失调

一、代谢性酸中毒

代谢性酸中毒是临床上酸碱平衡失调中最常见的一种类型，是由于体内非挥发性酸积聚或生成过多，或因失碱过多，使血浆HCO_3^-原发性减少所引起。

（一）诊断

（1）有严重腹泻、肠瘘等病史。

（2）呼吸深而快，呼吸频率有时可达40～50次/分，呼出气带有酮味。

(3)血气分析pH值、HCO_3^-明显下降、PCO_2在正常范围或有所降低，AB、SB、BB均降低，BE负值增大。

（4）酸中毒程度的估计可比照CO_2CP：轻度酸中毒CO_2CP为15～22mmol/L；中度酸中毒CO_2CP为8～15mmol/L；重度酸中毒CO_2CP < 8mmol/L。

（二）治疗原则

去除病因，纠正缺水，复肾、肺功能，输入碱性药。

1. 轻度 病因治疗应放在首位，机体可通过加大肺部通气量以排出更多 CO_2，纠正脱水和电解质（Na^+）紊乱，恢复肾功能，排出 H^+，保留 Na^+ 和 HCO_3^- 等自行矫正，一般不需用碱剂治疗，尿量增多即可恢复。

2. 重度 应立即静脉给予碱性溶液，常用碱性药如下：

（1）碳酸氢钠（$NaHCO_3$）：其效果迅速、直接、确切，临床上最为常用。

（2）乳酸钠：在肝功能不全、婴幼儿酸中毒、休克等情形下，尤其是乳酸性酸中毒时不可采用。

（3）三羟甲基氨基甲烷（THAM）。

二、代谢性碱中毒

代谢性碱中毒是由于酸丢失过多或碱摄入过多，使血浆 HCO_3^- 相对或绝对增高所致。

（一）诊　断

（1）有胃液丢失过多、缺钾、碱性物质摄入过多的病史。

（2）某些利尿剂的作用，如速尿和利尿酸。

（3）某些疾病，如甲状腺机能减退、原发性醛固酮增多症、肾素瘤等。

（4）有呼吸浅慢，口周、手足麻木，面部及四肢肌肉小抽动，出现嗜睡、烦躁、精神错乱和谵妄等精神症状。

（5）血气分析 pH 值及 HCO_3^- 明显增高；$PaCO_2$ 正常；SB、BB 增大，BE 值增大，CO_2CP 增高。

（6）血 Na^+ 增高，K^+、Cl^- 减少；尿 Cl^- 减少，呈碱性，但低钾性碱中毒时可出现反常酸性尿。

（二）治疗原则

1. 积极治疗原发病。

2. 代谢性碱中毒几乎都有低钾血症，需同时补充氯化钾。

3. 重症可以补充酸溶液。

需补酸量（mmol/L）＝［测得 HCO_3^-（mmol/L）－希望达到的 HCO_3^-（mmol/L）］× 体重（kg）×0.4。

4. 碱中毒合并低钙血症而出现手足抽搐者可予钙剂。

5. 纠正碱中毒不宜过速，一般也不要求完全纠正。

三、呼吸性酸中毒

呼吸性酸中毒系指肺泡通气功能减弱，不能充分排出体内生成的 CO_2，以致血液的 $PaCO_2$ 增高引起的高碳酸血症。

（一）诊　断

1. 有呼吸功能受损的病史。

2. 有呼吸困难、躁动不安、发绀等临床表现。

3. 动脉血气分析：

急性呼吸性酸中毒 pH 值明显降低，可低于 7.0，PCO_2 增高，大于 6.0kPa。血浆 HCO_3^- 正常。

慢性呼吸性酸中毒 pH 值下降不明显，PCO_2 增高，常大于 6.0kPa。血浆 HCO_3^- 有所增加，AB ＞ SB。

（二）治疗原则

1. 急性呼吸性酸中毒 尽快去除病因，保持呼吸道通畅，改善通气功能，必要时行气管插管或气管切开，或使用呼吸机。

2. 慢性呼吸性酸中毒 积极治疗原发病，包括控制感染、扩张小支气管、促进咯痰等措施，改善肺泡的通气功能。

第三节　肠外营养和肠内营养

一、肠外营养

（一）适应证

（1）胃肠道疾病，短肠综合征、胃肠道瘘、结肠手术和肠道准备及其他胃肠道需要休息的疾病者。

（2）高代谢状态，有重大应激的高分解代谢的严重创伤、大面积烧伤、严重感染和复杂大手术后等者。

（3）营养不良，中、重度营养不良经口摄食不能满足需要者，持续 7 ～ 10 天经口摄食小于 50% 的日需要量者。

（4）肝、肾衰竭伴胃肠功能不佳者。

（5）肿瘤患者接受化疗和大面积放疗者。

（6）大手术围手术期营养者。

（二）并发症及处理

因肠外营养液经外周静脉输入可诱发静脉炎，故多需行中心静脉插管，经中心静脉插管输入肠外营养液。可出现相应并发症。

1. 技术性并发症

（1）插管导致的并发症　①肺与胸膜的损伤：插管后常规行胸部 X 线检查，可及时发现并处理。②动脉与静脉损伤：锁骨下动脉损伤及锁骨下静脉撕裂伤可致穿刺局部出血，应立即拔出导针或导管，局部加压 5 ～ 15 分钟。③神经损伤、胸导管损伤、纵隔损伤均应立即退出导针或导管。④栓塞导管栓子一般需在透视定位下由带金属圈的专用器械取出。⑤导管位置异常应在透视下重新调整，如不能纠正，应予拔出。⑥心脏并发症应避免导管插入过深。

（2）导管留置期导致的并发症　①静脉血栓形成和空气栓塞一旦出现，应立即拔出导管并行溶栓治疗。②导管堵塞后常常需要换管，应在营养液输注后用肝素稀释液冲洗导管。

2. 感染性并发症　感染是长期胃肠外营养最严重的并发症之一。

3. 与代谢有关的并发症

（1）糖代谢紊乱

①高血糖与低血糖：预防的关键在于调节好输注速度，控制葡萄糖总量（日摄入量小于 400g）、进行临床及实验室检查（血糖、尿糖的监测等）。②高渗性非酮性昏迷：一旦发生应立即停用葡萄糖液，用 0.45% 低渗盐水以 250mL/h 的速度输入，以降低血渗透压，并输入胰岛素 10 ～ 12U/h，以降低血糖水平；伴有低钾血症者应同时纠正。③肝脂肪变性：易发生于长期输入葡萄糖而又缺乏脂肪酸的患者。

（2）氨基酸性并发症

①高血氨、高氯性代谢性酸中毒：目前采用氨基酸的醋酸盐和含游离氨低的氨基酸溶液，这种并发症已较少发生。②肝酶谱升高：有的患者在胃肠外营养（PN）治疗后不久（2 周左右）出现转氨酶、碱性磷酸酶和血清胆红素升高。③脑病：肝功能异常的患者若输入芳香族氨基酸含量高的溶液，对这种患者应输含支链氨基酸高的溶液。

（3）其他营养物质缺乏　①血清电解质紊乱。②微量元素缺乏。③必需脂肪酸缺乏。④维生素缺乏。

（4）其他并发症　①胆汁瘀积。②肠屏障功能受损。③充血性心力衰竭，可通过控制输入速度来预防。④重新给养综合征。

二、肠内营养

1. 肠内营养（EN）　是将营养物质经胃肠道途径供给患者的营养支持方式。当肠功能存在（完好或部分功能）且能安全使用时，就应尽量选用经胃肠营养支持。

2. 注意事项

（1）年龄小于 3 个月的婴儿不能耐受高张力膳的喂养，宜采用等张的婴儿膳。

（2）小肠广泛切除后宜采用肠外营养（PN）4 ～ 6 周，以后才能采取逐步增量的 EN。

（3）胃部分切除后不能耐受高渗糖的膳食，易发生倾倒综合征，有些患者仅能耐受缓慢的滴注。

（4）空肠瘘的患者不论在瘘的上端或下端喂养均有困难，因为缺少足够的小肠吸收面积，所以不能贸然进行管饲，以免加重病情。

（5）处于严重应激状态，如麻痹性肠梗阻、上消化道出血、顽固性呕吐、腹膜炎或腹泻的急性期，均不宜予 EN。

（6）严重吸收不良综合征和衰弱的患者在EN以前应予一段时间PN，以改善小肠酶的活力及黏膜细胞的状态。

（7）症状明显的糖尿病、接受大剂量类固醇药物治疗及糖代谢异常的患者都不耐受膳食的高糖负荷。

（8）先天性氨基酸代谢缺陷病的儿童不能采用一般的EN膳。

第五单元　输　血

第一节　输血的适应证、方法及注意事项

一、适应证

（1）急性出血，当失血量达总血容量的10%～20%（500～1000mL）。

（2）贫血或低蛋白血症，慢性贫血患者合并以下之一者为输血适应证：①心率＞100次/分。②精神状态改变。③具有心肌缺血包括心绞痛的证据点。④轻微活动即感气短或眩晕。⑤直立位低血压。

（3）凝血机制异常和出血性疾病，输入新鲜全血或新鲜冰冻血浆以预防和治疗因凝血功能障碍所致的出血。应根据引起凝血异常的原因补充相关的血液成分，如血友病者输注凝血因子Ⅷ，纤维蛋白原缺乏症者输注纤维蛋白原制剂，血小板减少症或血小板功能障碍者输注血小板。

（4）重症感染，输血可提供各种血浆蛋白，包括抗体、补体等，可以提高血浆蛋白水平，增强患者的抗感染和修复能力。输注浓缩粒细胞配合抗生素的应用对严重感染者有较好的疗效。

二、禁忌证

严格地讲，输血并无绝对禁忌证，患者需要输血时则可输血。但如有以下情况出现，则输血应慎重：脑出血、恶性高血压、充血性心力衰竭、急性肾衰伴明显氮质血症者、急性肺水肿、肺栓塞、肝功能衰竭及各种黄疸。

第二节　输血的不良反应及并发症

一、发热反应

非溶血性发热反应是最常见的一种输血反应，引起发热的多见原因是存在致热原。致热原多为细菌的代谢产物。另一个原因是多次输血或生产后在患者血清中逐渐产生白细胞抗体或血小板抗体，再输血时对输入的白细胞或血小板即可发生抗原抗体反应而引起发热。

1. 症状　多发生在输血后1～2小时内（快者可在15分钟左右）。患者先出现发冷或寒战，继而出现高热，体温可达39℃～41℃，常伴有恶心、呕吐、头痛、皮肤潮红及周身不适，但血压无明显变化，症状可于1～2小时内完全消退，伴随大汗，体温逐渐降至正常。

2. 治疗　停止输血；保持静脉通路畅通；对症处理，保暖，给予退热剂、镇静剂；伴寒战者可肌注异丙嗪25mg或哌替啶25～50mg。高热者予以物理降温或针刺等。

二、过敏反应

过敏反应也是比较常见的输血反应。主要原因是抗原抗体反应、活化补体和血管活性物质释放所致，或者患者缺乏IgA亚类。前者因过去输血或妊娠发生同种免疫作用，或无明显免疫史而产生了特异性抗IgA抗体，过敏反应较重；后者产生有限特异性IgA抗体，过敏反应较轻。

1. 症状　过敏反应多在输入几毫升全血或血液制品后立刻发生，症状出现越早反应越严重。主要表现为面色潮红、局部红斑、皮肤瘙痒，出现局限性或广泛性的荨麻疹，严重者可出现哮喘、喉头水肿、呼吸困难、神志不清、血压降低，甚至过敏性休克而危及生命。

2. 治疗　轻者可用抗组胺药或糖皮质激素；重者立即停止输血，立即皮下或肌注1∶1000肾上腺素0.5～1mL/氢化可的松100mg；如喉头水肿严重，应行气管插管或气管切开，以防窒息。

三、溶血反应

输血后，输入的红细胞或受血者自身的红细胞被大量破坏引起的一系列临床溶血表现，称为溶血反应（HTR），可分为急性溶血反应和延迟性溶血反应。它是输血过程中最严重的并发症。绝大多数是免疫性的，即输入 ABO 血型不合的红细胞而造成的。少数是非免疫性的，如输入低渗液体，冰冻或过热破坏红细胞等。

1. **症状** 典型的急性溶血反应多在输血 10 ～ 20mL 后，患者突感头痛、呼吸急促、心前区压迫感、全身麻木或剧烈腰背部疼痛（有时可反射到小腿）。严重时可出现寒战高热，呼吸困难，脉搏细弱，血压下降，休克，继而出现黄疸、血红蛋白尿，并相继出现少尿、无尿等肾衰竭的症状。麻醉中的手术患者最早且唯一的征象是心动过速、手术区内出血突然增加和低血压。延迟性溶血反应发生在输血后 7 ～ 14 天，主要是由于输入未被发现的抗体所引起。症状是不明原因的发热和贫血，也可见黄疸、血红蛋白尿等。一般并不严重，经适当处理后可治愈。

2. **治疗** （1）抗休克。（2）保护肾功能。（3）若 DIC 明显，则使用肝素。（4）必要时行血浆交换治疗。（5）若血压低，则使用多巴胺、间羟胺升压。

四、循环超负荷

对于心脏代偿功能减退的患者，输血过多、过快，可出现循环超负荷，导致充血性心力衰竭和急性肺水肿。

1. **症状** 突发心率加快、咳嗽甚至呼吸困难、肺部大量湿性啰音、咳大量血性泡沫样痰、皮肤发绀。X 线摄片显示肺水肿影像。

2. **治疗** 立即停止输液、输血，取半卧位，吸氧，使用速效洋地黄制剂及利尿剂，四肢轮流上止血带，减少回心血量。

五、细菌污染反应

是由于血液或输血用具被细菌污染而引起的输血反应，相对较少见，可出现感染性休克。

1. **症状** 轻者常被误认为发热反应。在输入少量血液后即可突然出现寒战、高热、头痛、烦躁不安、大汗、呼吸困难、发绀、恶心、呕吐、腹痛、腹泻、脉搏细数、血压下降等类似感染性休克的表现，白细胞计数明显升高。

2. **治疗** 采取有效的抗休克、抗感染治疗。

六、疾病传播

1. **艾滋病** 严格地对献血者和血液制品进行抗 HIV 抗体检测。

2. **病毒性肝炎**

①严格掌握输血的适应证。

②对献血人员要做有关肝炎的全面检查。

③尽量采用成分输血。

④输血后内服溶菌酶，预防输血后肝炎。

七、其他

如枸橼酸盐中毒，出血倾向，微血栓栓塞，梅毒、艾滋病、病毒性肝炎等经血液传播疾病感染等。

枸橼酸盐中毒的治疗：发现肌肉震颤，或输血速率超过 500mL/10min，或成人输血 5L 以上时，由另一静脉给予 10% 葡萄糖酸钙 10mL，观察血浆钙离子水平和心电图。

第三节　自体输血

一、优点（助理医师不考）

（1）不用做血型鉴定和交叉配血试验。

（2）避免了输血反应和传染性疾病的发生。

（3）节约血源。

二、适应证

（1）有大出血的手术和创伤，如胸部创伤、脾破裂、异位妊娠破裂及神经外科、骨科、心血管外科、胸腹部手术等。

（2）估计出血量在1000mL以上的择期手术，如主动脉瘤切除、肝叶切除等。

（3）血型特殊者（无相应供血者，输血困难）。

（4）体外循环或低温下的心内直视手术以及其他较大的择期手术与急诊手术，可考虑采用血液稀释法。

三、禁忌证

（1）血液受胃肠道内容物或尿液等污染。

（2）血液可能有癌细胞的污染，如恶性肿瘤患者。

（3）心、肺、肝、肾功能不全者。

（4）贫血或凝血因子缺乏者。

（5）血液内可能有感染者。

（6）胸腹开放性损伤超过4小时以上者。

第六单元　围手术期处理

第一节　术前准备

一、一般准备

（一）心理准备

（二）生理准备

1. 适应性训练　学习适应手术后的体位，如甲状腺手术的头部后仰的适应体位锻炼、手术后床上大小便的适应；学会正确地咳嗽、咳痰。术前2周应停止吸烟。

2. 输血补液　改善全身营养及体液状态。

3. 预防感染　涉及感染病灶或切口接近感染区域的手术；肠道手术；操作时间长、创伤大的手术；开放性创伤，创面已污染或有广泛软组织损伤、创伤，实施清创的间隔时间较长，或清创所需时间较长以及难以彻底清创者；癌肿手术；涉及大的血管的手术；需要植入人工制品的手术；脏器移植手术等需要在术前应用抗生素。

4. 肠道准备　一般手术，术前12小时禁食，术前4小时禁饮；对于胃肠道手术患者，则在术前3天开始做肠道准备，包括进半流质、服用肠道吸收抗生素及服用轻泻剂、术前晚及手术当日晨做清洁灌肠或结肠灌洗。

5. 皮肤准备　对于手术的部位，要在术前进行备皮，先行洗浴，对于手术区域内有感染的开放创面者，事先予以敷料封闭。

二、特殊准备

（一）高血压

高血压患者血压应维持在160/100mmHg以下。

（二）心脏病

不同的心脏病类型，患者的手术耐受力不同。①耐受力好的心脏病有非发绀型先天性心脏病、风湿性和高血压心脏病。②耐受力较差的心脏病有冠状动脉硬化性心脏病、房室传导阻滞。③耐受力很差的心脏病有急性心肌炎、急性心肌梗死和心力衰竭，除急症抢救性手术外，均应推迟手术。

（三）呼吸功能障碍

呼吸功能不全主要指稍微活动就发生呼吸困难者。哮喘和肺气肿最常见。呼吸功能不足者，应做血气分析和肺功能检查，对严重肺功能不全者，尤其是伴有感染者，必须得到控制方可手术。

（四）肝脏疾病

肝炎和肝硬化是最常见的肝脏疾病。肝功能轻度损害者，不影响手术耐受力；肝功能损害较严重或濒于失代偿者，必须经过较长时间严格准备，方可施行择期手术；肝功能有严重损害，表现有重度营养不良、腹水、黄疸者，或急性肝炎患者，多不宜施行手术。

（五）肾脏疾病

对轻中度肾功能损害的患者，经过内科治疗，都能较好地耐受手术；重度损害者经透析处理后，可施行手术。

（六）肾上腺皮质功能不全

除慢性肾上腺皮质功能不足患者外，凡是正在应用或在 6 ～ 12 个月内曾应用激素治疗超过 1 ～ 2 周者，肾上腺皮质功能可能会受到抑制，因此，可在手术前 2 日开始给予适量的糖皮质激素，手术应激过去后可停用。

（七）糖尿病

大手术前，糖尿病患者血糖以控制在轻度升高状态（5.6 ～ 11.2mmol/L）较为适宜。禁食患者应用静脉胰岛素。

第二节　术后处理

一、术后监护与处理（助理医师不考）

（一）病情交代与监护

1. 心电监测。
2. 动、静脉压监测。
3. 呼吸功能监测。
4. 肾功能监测。
5. 体温监测。

（二）常规处理

常用导管及引流物的处理：术后常用的导管及引流物种类繁多，包括鼻胃管、导尿管及各种引流片、引流管等。术后要经常检查导管及引流物有无阻塞、扭曲和脱出等情况，及时换药并检查、记录引流量和颜色的变化。置于皮下等较表浅部位的乳胶片，一般在术后 1 ～ 2 天拔出。如引流需 1 周以上者，应使用乳胶管引流。胃肠减压管一般在胃肠道功能恢复、肛门排气后，即可拔除。

二、术后不适的处理

（一）切口疼痛。

（二）发热。

（三）尿潴留。

（四）恶心、呕吐、腹胀、呃逆的处理：

（1）予以持续胃肠减压，并可辅以止吐药。

（2）放置肛管，高渗液低压灌肠等。

（3）术后早期发生呃逆可采用压迫眶上缘，针刺内关、足三里、天突、鸠尾等穴位。对顽固性呃逆可采用颈部膈神经封闭。

第三节　术后常见并发症的防治与切口处理

一、术后常见并发症的防治

（一）术后出血

（二）肺不张和肺部感染（助理医师不考）

成人呼吸窘迫综合征的诊断与处理：

1. 诊断 临床表现进行性呼吸困难、低氧血症、肺顺应性降低，X 线片显示弥漫性间质性肺水肿。

2. 处理 ①积极治疗和控制感染性疾病。②积极纠正缺氧，必要时用机械通气，并做血气监测。③维持循环稳定，密切监测血压和中心静脉压。④尽快消除肺间质水肿，输液量应控制在 2000mL/d 左右。

（三）尿路感染（助理医师不考）

急性肾功能障碍的诊断与处理：

1. 诊断 每小时尿量低于 17mL 或 24 小时内尿量低于 400mL。

2. 处理 ①应严格限制摄入液体量。②高钾血症及氮质血症，根据具体情况可选择血液和腹膜透析治疗。

（四）切口感染

1. 诊断 ①术后伤口疼痛。②体温升高。③伤口局部红、肿、热，局部压痛。

2. 处理 ①抗感染。②伤口扩创引流。

（五）切口裂开

1. 诊断 ①术后 5 ～ 7 天。②伤口渗液。③肠袢与大网膜等脱出。

2. 处理 ①部分裂开者可以采用加压包扎。②全层裂开者要立即手术。

二、切口处理

（一）手术切口的分类

一般可分为三类。第一类，清洁切口（Ⅰ类切口）：指缝合的无菌切口，如甲状腺大部分切除术、大隐静脉剥脱术等。第二类，可能污染切口（Ⅱ类切口）：指手术时可能带有污染的缝合切口，如胃大部分切除术、肠道手术等。第三类，污染切口（Ⅲ类切口）：指邻近感染区或组织直接暴露于感染处的切口，如阑尾穿孔切除术、开放骨折手术、肠梗阻坏死的手术等。

（二）缝线拆除

可根据切口部位、局部血液供应情况、患者年龄来决定。一般头、面、颈部 4 ～ 5 日拆线，下腹部、会阴部 6 ～ 7 日拆线，胸部、上腹部、背部、臀部 7 ～ 9 日拆线，四肢 10 ～ 12 日拆线，减张缝线 14 日拆线。青少年患者可缩短拆线时间，年老、营养不良患者可延迟拆线时间，有时可采用间隔拆线。拆线时应记录切口愈合情况，例如患者切口愈合良好，并且是清洁切口，记录的格式为“Ⅰ/甲”，如果是二类切口，切口化脓，记录为“Ⅱ/丙”。

（三）切口愈合分级

一般分为三级。第一级为甲级愈合，用“甲”字代表，指愈合优良，无不良反应。第二级为乙级愈合，用“乙”字代表，指愈合处有炎症反应，如红肿、硬结、血肿、积液等，但未化脓。第三级为丙级愈合，用“丙”字代表，指切口化脓，需要做切开引流等处理。

第七单元 疼痛与治疗

第一节 概 述

一、疼痛的分类

（一）按疼痛的程度分

1. 轻度疼痛。
2. 中度疼痛。
3. 剧烈疼痛。

（二）按疼痛的病程长短分

1. 急性疼痛。
2. 慢性疼痛。

（三）按疼痛的深浅部位分

1. 浅表痛。
2. 深部痛。

（四）按疼痛在躯体的解剖部位分

可分为头痛、颌面痛、颈项痛、肩周痛、上肢痛、胸痛、腹痛、腰背痛、盆腔痛、下肢痛、肛门痛、会阴痛等。

二、疼痛的测定和评估

1. 视觉模拟评分法。
2. 主诉分级法。
3. 数字分级法。
4. 程度积分法。

第二节　慢性疼痛的治疗

慢性疼痛包括（**助理医师不考**）：①头痛，偏头痛、紧张型头痛、丛集型头痛。②颈肩痛和腰腿痛。③神经痛，三叉神经痛、肋间神经痛、患肢痛、带状疱疹。④周围血管疾病，血栓闭塞性脉管炎、雷诺综合征。⑤四肢慢性损伤性疾病，滑囊炎、腱鞘囊肿、肱骨外上髁炎（网球肘）。⑥癌症疼痛。⑦心理性疼痛。

一、药物治疗

多数癌痛可以使用口服止痛药。世界卫生组织（WHO）推荐三阶梯治疗方案：

1. 非阿片类止痛药，如阿司匹林、对乙酰氨基酚或非甾体抗炎药，用于轻度疼痛。
2. “弱”的口服阿片类药物，如布桂嗪、可待因和羟考酮等，用于中度疼痛。
3. 强阿片类药物如吗啡、芬太尼和哌替啶等，用于重度疼痛。对于顽固性疼痛和当患者无法经口服药或者肠内吸收不良时，可选用非肠道给药。

二、神经阻滞

1. 星状神经节阻滞。
2. 腰交感神经节阻滞。

三、椎管内注药

（1）蛛网膜下腔注药。
（2）硬脊膜外腔注药。

四、痛点注射

五、针灸疗法

六、按摩疗法

七、物理疗法

八、心理疗法

第三节　手术后的镇痛

1. 口服给药。

2. 椎管内镇痛。

（1）蛛网膜下腔镇痛。
（2）硬膜外腔镇痛。

3. 胃肠外给药。
4. 肌肉注射。
5. 静脉注射。
6. 其他途径。

第八单元　内镜与腔镜技术

第一节　内镜外科技术（助理医师不考）

一、纤维胃镜

（一）适应证

1. 上腹部不适，疑有食管、胃、十二指肠疾病者，需胃镜明确诊断。
2. X线检查发现食管、胃、十二指肠病变，但性质未明者，需病理诊断。
3. 食管、胃、十二指肠疾病治疗或手术后的随访。
4. 治疗某些食管、胃、十二指肠疾病，如上消化道出血的止血、异物取出、息肉切除、狭窄的扩张等。
5. 晚期胃肠道肿瘤的治疗。

（二）并发症

1. 穿孔。
2. 出血。
3. 心血管意外。
4. 药物反应和感染。

二、纤维胆道镜

（一）适应证

1. 术中发现胆总管内多发结石及疑有胆总管内占位性病变。
2. 术后胆道内有残余结石。

（二）并发症

1. 出血。
2. 胰腺炎。
3. 胆管炎。
4. 十二指肠穿孔。

第二节　腔镜外科技术

一、手术适应证

（1）胃肠道手术。
（2）肝胆系手术。
（3）脾切除。
（4）泌尿系手术。

二、手术并发症

（1）CO_2 气腹相关的并发症与不良反应。
（2）血管损伤。
（3）内脏损伤。
（4）腹壁并发症。

第九单元　外科感染

第一节　浅部组织的化脓性感染

一、疖和疖病

疖是单个毛囊及其周围组织的急性化脓性感染。多数疖同时出现或反复发作，不易治疗者称为疖病。

（一）病因病理（中西医执业医师、助理医师均不考）

常发生于毛囊和皮脂腺丰富的部位，如颈、头、面部、背、腹、腹股沟、会阴部及小腿。疖病多发生于免疫力较低的小儿、营养不良或糖尿病的患者。致病菌大多数为金黄色葡萄球菌及表皮葡萄球菌，因金黄色葡萄球菌的毒素含有凝固酶，所以脓栓形成是其感染的一个特征。

（二）临床表现

1. **局部症状**　初起毛囊处有红、肿、热、痛的小结节，逐渐肿大并隆起，数天后中央部组织坏死，出现脓栓。

2. **全身症状**　一般无全身症状；可出现全身不适、畏寒、发热、头痛、厌食等。面部“危险三角区”的疖，沿眼内眦静脉和眼静脉感染到颅内，出现眼部周围的红肿、硬块、疼痛，并有全身寒战高热、头痛、昏迷，甚至死亡。

（三）治　疗

1. **西医治疗**　以局部治疗为主。初起可热敷、理疗、药物外敷，促其吸收消散。如成脓有波动感变软时，可切开引流。有全身症状的疖和疖病应给予抗生素治疗，并增加营养。患有糖尿病者应同时治疗糖尿病。

2. **中医辨证论治**

（1）暑　疖

【临床表现】初起局部皮肤潮红，次日发生肿痛，根脚很浅，范围局限，直径多在3cm左右。舌苔黄，脉数。

【治法】清热利湿解毒。

【代表方】清暑汤加减。

（2）蝼蛄疖

【临床表现】疮形肿势虽小，但根脚坚硬，未破如蟮拱头。

【治法】补益气血，托毒生肌。

【代表方】托里消毒散加减。

（3）疖　病

【临床表现】好发于项后、背部、臀部等处，疖数个到数十个，反复发作，缠绵经年不愈。阴虚者兼有口渴唇燥，舌红，苔薄，脉细数；脾虚者兼有面色萎黄，纳少便溏，舌淡或有齿痕，苔薄，脉濡。

【治法】祛风清热利湿。

【代表方】防风通圣散加减。

二、痈

痈是指邻近的多个毛囊及其周围组织的急性化脓性感染。

（一）病因病理（中西医执业医师、助理医师均不考）

可由多个疖融合而成，好发于韧厚的颈项、背部，偶见于上唇。致病菌以金黄色葡萄球菌为主。感染常先从毛囊底部开始，沿阻力较小的皮下组织蔓延，直达深筋膜，再向四周扩散，侵入附近的许多脂肪柱，再向上穿毛囊群而形成具有多个脓头、形似蜂窝的痈。

（二）临床表现

1. **局部症状**　早期在局部呈片状稍隆起的紫红色浸润区，质地坚韧，界限不清。随后中央形成多个脓栓，破溃后呈蜂窝眼状。常有局部淋巴结肿大、疼痛。

2. **全身症状** 大多数患者有畏寒发热、食欲不振、白细胞计数增高等全身表现。

（三）治 疗

1. 西医治疗

（1）全身治疗 应注意休息，加强营养支持，镇静止痛，静脉使用抗生素。糖尿病患者应控制血糖。

（2）局部治疗 初起可用热敷、理疗、药物外敷。成脓后切开引流。

2. 中医辨证论治

（1）热毒蕴结证

【临床表现】初起局部起一肿块，上有粟粒状脓头，肿块渐向周围扩大，脓头增多，色红灼热疼痛；舌红，苔黄，脉滑数。

【治法】和营托毒，清热利湿。

【代表方】仙方活命饮加减。

（2）阴虚火盛证

【临床表现】局部疮形平塌、根盘散漫，疮色紫滞，不易化脓腐脱，溃出脓水稀少或带血水，疼痛剧烈；伴有高热，唇燥咽干，纳呆，大便秘结，小便短赤；舌红，苔黄，脉细数。

【治法】滋阴生津，清热托毒。

【代表方】竹叶黄芪汤加减。

（3）气血两虚证

【临床表现】局部疮形平塌散漫，疮色晦暗，化脓迟缓，腐肉难脱，脓水清稀，闷肿胀痛，疮口易成空壳；兼有发热，精神不振，面色苍白；舌淡，苔白腻，脉数无力。

【治法】调补气血。

【代表方】十全大补汤加减。

三、急性蜂窝组织炎

急性蜂窝组织炎是皮下、筋膜下、肌间隙或深部疏松结缔组织的一种急性弥漫性化脓性感染。

（一）病因病理（中西医执业医师、助理医师均不考）

致病菌主要是溶血性链球菌，其次是金黄色葡萄球菌以及大肠杆菌或其他型链球菌等。炎症可由皮肤或软组织损伤后感染引起，亦可由局部化脓感染灶直接扩散或经淋巴、血液传播而发生。

（二）临床表现

由溶血性链球菌引起的急性蜂窝组织炎因链激酶和透明质酸酶的作用，病变扩展迅速，不易局限，有时可引起脓毒血症；由金黄色葡萄球菌感染引起的急性蜂窝组织炎则易局限形成脓肿；由厌氧菌感染引起的急性蜂窝组织炎可出现捻发音。

发生部位浅者红、肿、热、痛等局部症状明显，范围扩大迅速，进而中心坏死、化脓，出现波动感。发生部位深者局部红肿不明显，但局部水肿、压痛明显，并伴有全身症状。发生于口底、颌下、颈部的急性蜂窝组织炎可因炎症水肿扩展引起喉头水肿，出现呼吸困难，有发生窒息的危险。

（三）治 疗

1. 西医治疗

（1）局部治疗 初起应休息，局部理疗，药物外敷。一旦脓肿形成，应及时切开引流。位于口底、颌下的急性蜂窝组织炎，应早期切开减压引流。

（2）全身治疗 应加强营养支持、止痛，应用抗生素治疗。

2. 中医辨证论治

（1）锁喉痈

【临床表现】初起喉结处红肿绕喉，根脚散漫，坚硬灼热疼痛；经 2 ～ 3 天后，肿势可延及腮颊，下至前胸；伴有壮热口渴，头痛项强，大便燥结，小便短赤；苔黄腻，舌红绛，脉弦滑数或洪数。

【治法】散风清热，化痰解毒。

【代表方】普济消毒饮加减。

（2）腓 发

【临床表现】见于下肢，患部初起胀痛不舒，活动受限，继而皮肤焮红，边界不清，中间略紫，高肿疼痛；伴有恶寒发热，纳呆，便干，溲赤；舌红，苔黄腻，脉滑数。

【治法】清热解毒，和营利湿。

【代表方】五神汤合萆薢渗湿汤加减。

（3）手发背

【临床表现】初起手背漫肿，边界不清，胀痛不舒；或有怕冷、发热；舌红，苔黄，脉数。

【治法】清热解毒和营。

【代表方】仙方活命饮加减。

（4）足发背

【临床表现】初起足背红肿灼热疼痛，肿势弥漫，边界不清，影响活动。舌红，苔黄腻，脉弦数。

【治法】清热解毒，和营利湿。

【代表方】仙方活命饮合萆薢渗湿汤加减。

四、丹 毒

丹毒是指皮肤或黏膜的淋巴管网的急性感染，又称网状淋巴管炎。

（一）病因病理（中西医执业医师、助理医师均不考）

致病菌为乙型溶血性链球菌，毒力很强。患者常先有皮肤或黏膜的某种病损，如皮肤损伤、足癣、口腔溃疡等，致病菌入侵皮内的网状淋巴管，并累及皮下组织，感染蔓延迅速。如无其他感染并存，一般不化脓，也很少有组织坏死。

（二）临床表现

好发部位为下肢和头面部。起病急，患者常有头痛、畏寒、发热等全身症状。局部表现呈片状红疹，颜色鲜红，中间较淡，边缘清楚，略为隆起。手指轻压可使红色消退，松压后很快又恢复鲜红色。红肿向四周扩展时，中央红色逐渐消退、脱屑，转为棕黄色。红肿区有时有水疱形成，局部有烧灼样疼痛。常伴有附近淋巴结肿大、疼痛。患者常有头痛、畏寒、发热等全身症状。

（三）治 疗

1. 西医治疗

注意休息，抬高患肢；局部湿热敷；全身应用抗生素。

2. 中医辨证论治

（1）风热化火证

【临床表现】从鼻部开始波及头部者，症见壮热气急，口干舌燥，咽喉不利；凡从耳项两侧延及头面者，症见寒热往来，口苦咽干，舌红苔黄腻；抱头火丹症见头面红肿，发热恶寒，舌红，苔薄黄，脉滑数。

【治法】散风清火解毒。

【代表方】普济消毒饮。

（2）肝胆湿热证

【临床表现】发于腰胯胁下，大片鲜红，红肿蔓延，摸之灼手，肿胀触痛；舌红，苔黄腻，脉弦滑数。

【治法】清肝泄热利湿。

【代表方】龙胆泻肝汤或柴胡清肝汤加减。

（3）湿热化火证

【临床表现】下肢小腿处红热肿胀，痛如火燎，表面光亮；舌红，苔黄腻，脉滑数。

【治法】利湿清热解毒。

【代表方】五神汤合萆薢渗湿汤加减。

（4）胎火胎毒证

【临床表现】脐腹部开始皮肤鲜红，向外游走遍体，压之减退，放手又显，表面紧张光亮，摸之灼手，肿胀触痛；兼有发热；舌红，苔黄，脉数。

【治法】凉营清热解毒。

【代表方】犀角地黄汤加减。

（5）毒邪内攻证

【临床表现】红肿迅速蔓延；伴壮热神昏，谵语烦躁，头痛，恶心呕吐，便秘溲赤；舌红绛，苔黄，脉洪数。

【治法】凉营泻火解毒。

【代表方】清瘟败毒饮合犀角地黄汤加减。

五、浅部急性淋巴管炎和淋巴结炎

急性淋巴管炎是指致病菌从破损的皮肤、黏膜侵入，或从其他感染病灶经组织淋巴间隙进入淋巴管内，引起淋巴管炎及其周围的炎症。

（一）病因病理（中西医执业医师、助理医师均不考）

急性淋巴结炎是急性淋巴管炎继续扩散到局部淋巴结或化脓性病灶经淋巴管蔓延到所属区域淋巴结的急性化脓性感染。常见致病菌是金黄色葡萄球菌和溶血性链球菌。

（二）临床表现

急性淋巴管炎分为网状淋巴管炎和管状淋巴管炎。丹毒即为网状淋巴管炎。管状淋巴管炎常见于四肢，尤以下肢多见，常合并有手足癣感染。

管状淋巴管炎又分为深、浅两种。浅部淋巴管受累常在伤口或感染灶肢体近侧出现一条或数条“红线”，硬且明显压痛。深部淋巴管炎看不到红线，但肢体明显肿胀和压痛，伴有全身不适、畏寒发热、头痛、乏力、食欲不振等。

急性淋巴结炎早期有局部淋巴结肿大和压痛，炎症继续向淋巴结周围蔓延，几个淋巴结可粘连成团，也可发展形成脓肿。

（三）治　疗

1. 西医治疗　首先要及时处理原发病灶，如损伤、手足癣、感染灶等。同时抬高患肢，局部休息。急性淋巴结炎形成脓肿应切开引流。早期全身使用抗生素。

2. 中医辨证论治

（1）红丝疔

【临床表现】多发于下肢小腿部，先有足部疔或足癣感染，上延红丝，常伴有发热，头痛，行动不便；局部肿胀、压痛；重者畏寒，纳呆；舌红，苔黄腻，脉数。

【治法】清热解毒。

【代表方】五味消毒饮合黄连解毒汤加减。

（2）颈痈

【临床表现】多发于颈部两侧的颌下。初起结块形如鸡卵，皮色不变，肿胀、灼热、疼痛。逐渐漫肿坚实；伴有寒热、头痛、项强；舌红，苔黄腻，脉滑数。

【治法】散风清热，化痰消肿。

【代表方】牛蒡解肌汤加减。

（3）腋　痈

【临床表现】初起腋下可触及肿块，皮色不变，灼热疼痛，同时上肢活动不利；伴有恶寒发热，纳呆；舌红，苔薄白，脉滑数

【治法】清肝解郁，消肿化毒。

【代表方】柴胡清肝汤加减。

（4）胯腹痈

【临床表现】初起腹股沟部结块，形如鸡卵，肿胀发热，皮色不变，疼痛明显；伴有畏寒发热；舌红，苔黄腻，脉滑数。

【治法】清热利湿解毒。

【代表方】五神汤合萆薢渗湿汤加减。

（5）委中毒

【临床表现】初起委中穴处木硬疼痛，皮色如常或微红，形成肿块则患肢小腿屈伸困难，行动不便；伴有寒热，纳呆。舌红，苔黄腻，脉滑数。

【治法】和营祛瘀，清热利湿。

【代表方】活血散瘀汤加减。

掌握疖和疖病的概念、常见致病菌、临床表现及西医疗法。

六、脓　肿

脓肿是急性感染后，组织、器官或体腔内病变组织坏死、液化，形成的局限性脓液积聚，并有完整脓壁。

（一）病因病理（中西医执业医师、助理医师均不考）

急性感染的致病菌多为金黄色葡萄球菌。常继发于各种化脓性感染，如急性蜂窝组织炎、急性淋巴结炎、疖等，也可发生在局部损伤的血肿或异物存留处，还可从远处感染病灶经血液转移而形成。

（二）临床表现

浅表脓肿可见局部隆起，红肿热痛明显，压之剧痛，有波动感。深部脓肿则红肿和波动感不明显，但局部疼痛、水肿、有压痛，患处可发生功能障碍。

（三）治　疗

1. 西医治疗　有全身症状者应用敏感抗生素治疗并对症处理。脓肿已经形成，一经诊断即应切开引流。

2. 中医辨证论治

（1）余毒流注证

【临床表现】起病急，初起一处或数处肌肉疼痛，漫肿色白，逐渐肿胀、疼痛，可触及肿物；兼有恶寒发热，口渴，大便秘结，小便短赤；舌红，苔黄腻，脉滑数。

【治法】清热解毒，凉血通络。

【代表方】黄连解毒汤合犀角地黄汤加减。

（2）火毒结聚证

【临床表现】多见于体表感染，患部肿势高突，红热灼痛，有波动感；舌红，苔黄，脉数。

【治法】清火解毒透脓。

【代表方】五味消毒饮合透脓散加减。

（3）瘀血流注证

【临床表现】患部肿痛，皮色微红或呈青紫，皮温略高，溃后脓液中夹有瘀血块；舌红或边有瘀点，苔薄黄或黄腻，脉数或涩。

【治法】和营祛瘀通滞，清热化湿。

【代表方】活血散瘀汤加减。

（4）暑湿流注证

【临床表现】局部症状同“余毒流注”；兼有恶寒发热，头痛，纳呆，胸闷呕恶；舌红，苔白腻，脉滑数。

【治法】清热解毒化湿。

【代表方】清暑汤加减。

（5）正虚邪恋证

【临床表现】一处肿块渐退，他处肿块又起；兼有壮热不退，身体消瘦，面色无华；舌红，苔薄腻，脉虚数。

【治法】益气补血，清热托毒。

【代表方】托里透毒散加减。

第二节　全身性感染

全身性感染是指病原菌侵入人体血液循环，并在其内生长繁殖和产生毒素，引起严重的全身感染症状和中毒症状。随着对感染病理生理学的进一步认识，感染的用词已有变化，当前国际上通用的是脓毒症和菌血症，不再使用“败血症”一词。

全身炎症反应综合征（SIRS）：指任何致病因素作用于机体所引起的全身炎症反应，并且具备以下2项或2项以上体征：体温＞38℃或＜36℃；心率＞90次/分；呼吸频率＞20次/分或动脉血二氧化碳分压（$PaCO_2$）＜32mmHg（4.3kPa）；外周血白细胞计数＞12×10^9/L或＜4×10^9/L，或未成熟粒细胞＞10%。

脓毒症：感染合并全身炎症反应综合征（SIRS）时，称为脓毒症。其病原体包括细菌、真菌、寄生虫及病毒等。

菌血症：是脓毒症中的一种，即血培养检出病原菌者。但其不限于以往多偏向于一过性菌血症的概念，如拔牙、内镜检查时血液在短时间出现细菌，目前多指临床有明显感染症状。

一、诊　断

根据在原发感染灶的基础上出现寒战、发热、脉搏细速、低血压、腹胀、黏膜皮肤瘀斑或神志改变等临床表现，一般不难做出脓毒症的初步诊断。并可根据原发感染灶的性质 及其脓液性状，结合一些特征性的临床表现和实验室检查结果综合分析，可大致区分致病菌为革兰染色阳性或阴性杆菌。

二、治　疗

1. 西医治疗

（1）原发感染灶的处理。

（2）抗菌药物的应用：对真菌性脓毒症应尽量停用广谱抗生素，改用对原来感染有效的窄谱抗生素，并全身应用抗真菌药物。

（3）支持疗法。

（4）对症治疗。

（5）减轻中毒症状和防止休克：联合使用抗生素和肾上腺皮质激素，减轻全身炎性反应和中毒症状，防止休克及重要器官功能衰竭。

2. 中医辨证论治

（1）疔疮走黄证

【临床表现】在原发病灶的基础上突然疮顶陷黑无脓，肿势软漫，并迅速向周围扩散，皮色暗红；伴有寒战高热，头痛，烦躁不安；舌质红绛，苔黄燥，脉洪数。

【治法】凉血清热解毒。

【代表方】五味消毒饮合黄连解毒汤加减。

（2）火陷证

【临床表现】局部疮顶不高，根盘散漫，疮色紫滞，疮口干枯无脓，灼热疼痛；伴有壮热口渴，便秘溲赤，烦躁不安，甚者神昏谵语、发痉；舌质红绛，苔黄燥或黄腻，脉洪数或滑数。

【治法】凉血解毒，泄热养阴，清心开窍。

【代表方】清营汤加减。

（3）干陷证

【临床表现】局部脓腐不透，疮口中央糜烂，脓少而薄，疮色灰暗，肿势平塌，散漫不聚，胀闷或微痛不甚；全身发热或恶寒，神疲纳少，自汗，胁痛，神昏谵语，气息短促；舌质淡红，脉虚数；或体温反而不高，肢冷，大便溏薄，小便频数；舌质淡，苔灰腻，脉沉细。

【治法】补养气血，托毒透邪，佐以清心安神。

【代表方】托里消毒散加减。

（4）虚陷证

【临床表现】局部肿势已退，疮口腐肉已尽，而脓水稀薄色灰，或偶带绿色，新肉不生，状如镜面，光白板亮，不知疼痛；全身热不退，形神萎顿，纳食日减，或有腹痛便泻，自汗肢冷，气息短促；舌淡，苔薄白或无苔，脉沉细或虚大无力。

【治法】温补脾肾。

【代表方】附子理中汤加减。

第三节　特异性感染

气性坏疽

气性坏疽是由厌氧性梭状芽孢杆菌侵入伤口后引起的以组织坏死、产气、毒血症为特征的严重的特异性感染，又称芽孢菌性肌坏死。

（一）临床表现

1. 全身表现　创伤后并发此症的时间通常在伤后 1 ～ 4 日。临床特点是病情突然恶化，烦躁不安，有恐惧或欣快感；皮肤、口唇变白，大量出汗，脉搏快速，体温逐步上升。随着病情的发展，可发生溶血性贫血、黄疸、血红蛋白尿、酸中毒，全身情况可在 12 ～ 24 小时内全面迅速恶化。

2. 局部表现　伤肢沉重或疼痛，持续加重，犹如胀裂，止痛剂不能奏效；局部肿胀与创伤所能引起的程度不成比例，并迅速向上、下蔓延。伤口中有大量浆液性或浆液血性渗出物，有时可见气泡从伤口中冒出。皮下可触及捻发音。伤口可有恶臭。

（二）治　疗

1. 西医治疗

（1）急症清创。

（2）应用抗生素，首选青霉素。

（3）高压氧治疗。

（4）全身支持疗法。

2. 中医辨证论治

（1）湿热火盛，燔灼营血证

【临床表现】起病急骤，患肢沉重、灼热、肿胀、剧痛，皮色暗红，按之凹陷，良久不起；皮肤可见水疱，中央皮肉腐烂，四周紫黑色，迅速腐烂，疮形略带凹陷，溃后流出脓液稀薄如水、恶臭，并混以气泡，轻压周围组织有捻发音；全身伴有高热、烦渴、纳差、呕恶、神昏、溲赤；舌红绛，苔黄燥，脉洪数。

【治法】清火利湿，凉血解毒。

【代表方】黄连解毒汤、犀角地黄汤合三妙丸。

（2）气血不足，心脾两虚证

【临床表现】腐肉大片脱落，疮口日见扩大，疮面色淡，收口缓慢；伴神疲乏力，纳差；舌淡、脉细。

【治法】益气补血，养心健脾。

【代表方】八珍汤合归脾汤。

第十单元　损　伤

损伤是指外界各类致伤因素作用于人体，造成组织器官解剖结构的破坏和生理功能紊乱，并引起机体局部与全身的反应。

一、分类原则

（一）按致伤因素分

机械性损伤有刺伤、切伤、挤压伤、火器伤等；物理性损伤有烧伤、放射伤；化学性和生物性损伤。两种以上不同致伤因素作用于同一机体所致的损伤称为复合性损伤。

（二）按损伤部位与组织器官分

如面部、手部、胸部、颅脑损伤，骨折、脱位，脾破裂等。多个部位或器官同时发生的损伤称为多发性损伤。

（三）按损伤部位的皮肤黏膜是否完整分

1. 闭合性损伤

（1）挫伤　表现为伤部肿胀、疼痛、皮肤青紫、皮下瘀血或血肿、压痛以及功能障碍。

（2）扭伤　又称捩伤，是指关节在外力作用下超过了正常的活动范围而造成的损伤。表现为局部疼痛、肿胀、皮肤青紫和关节活动障碍等。

（3）挤压伤　有较广泛的组织破坏、出血或坏死。表现为受伤肢体迅速发生肿胀变硬，皮肤出现张力性水泡、皮下瘀斑、肢体麻木、运动障碍等。严重者可出现休克、急性肾衰竭。临床上称为挤压综合征。

（4）冲击伤　又称爆震伤，其特点是体表无明显损伤，而体腔内脏器却遭受严重而广泛的损伤。

2. 开放性损伤

（1）擦伤　皮肤被粗糙物擦过所导致的表层损伤。

（2）刺伤　伤口一般较细小，并且较深，可合并深部血管、神经或内脏器官的损伤。易发生感染，特别是厌氧菌感染。

（3）切伤　或称割伤，创缘整齐，多呈直线状，可深可浅，出血较多，周围组织损伤较轻，深者可使神经、血管、肌腱、脏器断裂。

（4）裂伤　创缘不整齐，周围组织破坏严重，并且较为广泛，受损组织容易出现坏死或感染。

（5）撕脱伤　多为头发、肢体被卷入高速转动的机器或皮带内，将大片头皮或大面积皮肤撕脱下来，造成大片皮肤剥脱，重者合并肌肉、神经、血管撕裂。

（6）火器伤常伴有深部组织、器官的损伤。有入口和出口者称为贯通伤；有入口无出口者称为盲管伤，致伤物必留于体内。常表现为复合伤或多发伤。

二、损伤修复（助理医师不考）

（一）损伤修复的过程

1. 渗出期，又称炎性反应期。
2. 纤维组织形成期，即增生期。
3. 伤口收缩期。
4. 瘢痕形成期，即组织塑形期。

（二）伤口愈合的类型

1. 一期愈合　仅限于无菌手术切口和经过清创缝合的伤口。创缘整齐，组织有活力，缝合后创缘对合好且无张力，伤口内腔隙很小，少量结缔组织即可充满。愈合后局部仅留有一线形瘢痕，功能良好。

2. 二期愈合　创口较大或不规则，创缘分离远而难以对合，或污染严重不能进行缝合的创口，需待大量肉芽组织生长和大片上皮覆盖才能愈合。愈合后瘢痕组织多，并可能影响功能。

（三）影响伤口愈合的因素

1. 年龄　老年人因长期受紫外线照射，皮肤萎缩，血液灌注减少，组织内巨噬细胞系统功能减退，蛋白合成代谢减弱，影响愈合。

2. 全身因素

（1）贫血、糖尿病、结核病、肝硬化、艾滋病、恶性肿瘤等慢性消耗性疾病引起的低蛋白血症、免疫力低下可影响伤口愈合。

（2）维生素有促进伤口愈合的作用。

（3）铁、锌等元素缺乏可使愈合延迟。

(4) 肥胖患者伤口愈合较慢而且强度低。

(5) 皮质激素妨碍伤口愈合。

3. 局部因素

(1) 感染，是不利于创伤修复最常见的原因。

(2) 伤口内留存血肿、异物、失活组织过多和死腔过大都可阻碍新生的细胞和基质连接，从而影响伤口愈合。

(3) 伤处血液循环不良、组织缺氧也不利于伤口愈合。

(四) 损伤并发症

重度创伤并发感染、休克后，可诱发多系统器官功能不全综合征，如急性肾衰竭、成人呼吸窘迫综合征、应激性溃疡等严重并发症等。

第一节　颅脑损伤

一、脑震荡

(一) 临床表现

1. 一过性昏迷，伤后立即出现短暂的昏迷，常为数分钟，一般不超过半小时。

2. 近事遗忘症。

3. 较重者在昏迷期间可有皮肤苍白、出汗、血压下降、心动徐缓、呼吸浅慢等表现，但随着意识的恢复很快趋于正常。清醒后可有头痛、头晕、恶心、呕吐等症状。

4. 神经系统检查无阳性体征。

(二) 西医治疗

对症治疗，输液、吸氧，适量给予镇静止痛剂和调节血管药物。静脉应用脱水药。

(三) 中医辨证论治

1. 昏迷期

【临床表现】脑部受外力震击后昏迷不醒，持续时间一般不超过 30 分钟。

【治法】开窍通闭。

【代表方】苏合香丸或至宝丹急灌服。

2. 苏醒期

【临床表现】清醒后见头痛、头晕、恶心、时有呕吐、夜寐不宁等症状。

【治法】疏肝活血安神。

【代表方】柴胡细辛汤加减。

3. 恢复期

【临床表现】7～10 天以后仍感头微晕，肢倦乏力，精神不振；舌质淡，苔薄白，脉细弱。

【治法】益气补肾，养血健脑。

【代表方】可保立苏汤、归脾丸等。

二、脑挫裂伤

(一) 临床表现

1. 昏迷。

2. 局灶症状和体征：随脑受损的部位、范围和程度不同而异，对诊断和判定脑伤的部位很有意义。若大脑功能区受损可立即呈现相应的神经功能障碍或体征，如运动区损伤会出现锥体束征、肢体抽搐或偏瘫；语言中枢损伤会出现失语等。

3. 颅内压增高与脑疝：为继发脑水肿或颅内血肿所致，使昏迷或瘫痪程度加重，或意识好转，清醒后又变为模糊，同时有血压升高、心率减慢、呼吸加深、瞳孔不等大及锥体束征等表现。

4. 其他表现：常合并蛛网膜下腔出血，因而出现脑膜刺激征；若合并颅底骨折则引起脑脊液漏。

（二）西医治疗

1. 脱水疗法，一般用渗透性脱水剂或利尿脱水剂。
2. 肾上腺皮质激素。
3. 神经营养剂和促醒药物。
4. 高压氧疗法。
5. 低温疗法。
6. 防治并发症，积极防治消化道出血、肺炎、癫痫等并发症。

（三）中医辨证论治

1. 昏愦期

【临床表现】昏愦深着，两手握固，牙关紧闭；脉沉迟。

【治法】辛香开窍，通闭醒神。

【代表方】苏合香丸或黎洞丸 1 粒（研末），胃管灌服。若伴高热、神昏窍闭、抽搐等症者，改用安宫牛黄丸研末灌服，以清心开窍；若痰热阻窍所致昏迷，用至宝丹清热豁痰开窍。

2. 苏醒期

【临床表现】神志恍惚不清，头痛头晕，呕吐恶心，夜寐不宁，或醒后不省人事，昏沉嗜卧；脉细无力。

【治法】镇心安神，升清降浊。

【代表方】琥珀安神汤加减。若眩晕不止，或夜寐烦躁不宁甚者，用天麻钩藤饮加减以平肝息风、升清降浊；若痰气上逆，神志迷蒙，不能自主者，改用癫狂梦醒汤加减以祛瘀开窍、化痰醒神。

3. 恢复期

【临床表现】神情痴呆，或失语，或语言謇涩，或错语健忘，或半身不遂，四肢麻木；舌干红无苔，脉弦细数。

【治法】益气养阴，祛瘀开窍。

【代表方】补阳还五汤合收呆至神汤加减。

三、颅内血肿

根据血肿部位，可分为硬膜外血肿、硬膜下血肿和脑内血肿。

（一）临床表现

1. 意识障碍的变化 意识障碍有嗜睡、朦胧、浅昏迷、深昏迷几个级别。颅内血肿可有“中间清醒期”，表现为受伤当时昏迷，数分钟或数小时后意识障碍好转，甚至完全清醒。继而因为硬膜外血肿的形成，脑受压引起再度昏迷。

2. 瞳孔改变 瞳孔改变多发生在患侧，可先缩小，对光反应迟钝，继之瞳孔进行性扩大，对光反应消失，提示已发生小脑幕切迹疝。

3. 锥体束征 早期出现的一侧肢体肌力减退，如无进行性加重表现，可能是脑挫裂伤的局灶体征；如果是稍晚出现或早期出现而有进行性加重，则应考虑为血肿引起脑疝或血肿压迫运动区所致；去大脑强直为脑疝晚期表现。

4. 生命体征 常为进行性的血压升高、心率减慢和呼吸深慢（“两慢一高”）。严重的呼吸循环障碍常在经过一段时间的意识障碍和瞳孔改变后才发生；额区或枕区的血肿则可不经历小脑幕切迹疝而直接发生枕骨大孔疝，可表现为一旦有了意识障碍，瞳孔变化和呼吸骤停几乎同时发生。

（二）西医治疗

颅内血肿诊断一经确立，即应争分夺秒立即进行手术抢救。

1. 颅内血肿的手术指征 意识障碍程度逐渐加深；颅内压的监测压力在 2.7kPa（270mmH_2O）以上，并呈进行性升高表现；有局灶性脑损害体征；CT 检查血肿较大（幕上者＞ 40mL；幕下者＞ 10mL），或血肿虽不大但中线结构移位明显（移位＞ 1cm）、脑室或脑池受压明显；在非手术治疗过程中病情恶化。

2. 术前准备 快速为伤员剃光头，备血和留置导尿。已发生脑疝者快速静滴脱水剂。

3. **常用的手术方式** 开颅血肿清除术；钻孔探查术；脑室引流术；钻孔引流术；去骨瓣减压术。

第二节 胸部损伤

一、肋骨骨折

（一）临床表现

1. **局部疼痛** 在深呼吸、咳嗽或转动体位时加剧。第 1 ～ 3 肋骨粗短，且有锁骨、肩胛骨保护，不易发生骨折。第 4 ～ 7 肋骨长而薄，最易折断。第 8 ～ 10 肋前端肋软骨形成肋弓与胸骨相连，第 11 ～ 12 肋骨前端游离，弹性都较大，均不易骨折。

2. **体格检查** 受伤的局部胸壁有时肿胀，压痛，甚至可有骨摩擦感。多根多处肋骨骨折使局部胸壁失去完整肋骨支撑而软化，出现反常呼吸运动，即当吸气时，软化部分胸壁不随全胸廓向外扩展，反而向内塌陷，使伤侧肺受压不能膨胀，伤侧胸膜腔内压增高，纵隔向对侧移位，使对侧肺也受压，在吸气时，该部分胸壁反而向外膨出。受伤的胸壁部分脱离胸廓整体，失去支持形成浮（动）胸壁，也称连枷胸。

（二）西医治疗

1. **闭合性单处肋骨骨折** 重点是止痛、固定胸廓和防治并发症。

2. **闭合性多根多处肋骨骨折** 大块胸壁软化或两侧胸壁有多根多处肋骨骨折时，需采取紧急措施，清除呼吸道分泌物，以保证呼吸道通畅；对咳嗽无力、不能有效排痰或呼吸衰竭者，要做气管插管或气管切开。

3. **胸壁反常呼吸运动的局部处理** 有包扎固定法、牵引固定法、内固定法。

4. **开放性肋骨骨折** 需彻底清创。如胸膜已穿破，尚需做胸膜腔引流术。多根多处肋骨骨折者于清创后用不锈钢丝做内固定术。手术后应用抗生素。

（三）中医辨证论治

1. **气滞血瘀证**

【临床表现】伤后胁肋刺痛，痛处固定，局部可见瘀斑、瘀点，呼吸及咳嗽时疼痛加重；舌质紫暗，脉象沉涩。

【治法】活血化瘀，理气止痛。

【代表方】复元活血汤加减。痛甚加三七；兼气逆喘咳加瓜蒌皮、杏仁、枳壳；咯血者可加白及、仙鹤草、血余炭、藕节。

2. **肺络损伤证**

【临床表现】伤后胁肋刺痛，痛处固定，伴见咳嗽、咯血或痰中带血，甚则呼吸短促，胸部胀闷；舌质紫，脉沉涩。

【治法】宁络止血，止咳平喘。

【代表方】十灰散合止嗽散加减。若胁肋疼痛明显，可加旋覆花、郁金、桃仁以理气活血止痛；咯血较多时可加三七粉冲服。

3. **筋骨不续证**

【临床表现】伤处肿痛减轻，骨折处尚未愈合；舌质暗红，脉弦。

【治法】续筋接骨，理气活血。

【代表方】接骨紫金丹加减。胁肋疼痛加郁金、桃仁、柴胡；咳嗽痰多者加紫菀、款冬花。

4. **肝肾不足证**

【临床表现】损伤后期症见胁肋隐痛，悠悠不休，口干咽燥，心中烦热，头晕目眩，腰膝酸软，遗精；舌红少苔，脉弦细。

【治法】调补肝肾，强筋壮骨。

【代表方】六味地黄丸加减。心中烦热加炒栀子、酸枣仁以清热安神；头晕目眩加黄精、女贞子、

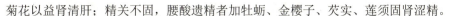

菊花以益肾清肝；精关不固，腰酸遗精者加牡蛎、金樱子、芡实、莲须固肾涩精。

5. **气血亏虚证**

【临床表现】伤后症见少气乏力，失眠多梦，心悸怔忡，纳食减少；舌质淡，苔薄白，脉沉细。

【治法】益气养血。

【代表方】八珍汤加减。心悸怔忡、失眠多梦可加柏子仁、酸枣仁、远志养血安神；兼食积停滞者加神曲、麦芽、山楂、鸡内金消食健胃。

二、气胸与血胸

（一）临床表现

胸部损伤有 60% ～ 70% 发生气胸，而且常伴有血胸。临床上一般将损伤性气胸分为闭合性气胸、开放性气胸和张力性气胸三类。

1. **闭合性气胸** 闭合性气胸多见于一般闭合性胸部损伤。小量气胸可无明显症状。大量气胸时有胸痛、胸闷、呼吸短促、气管向健侧移位，伤侧胸部叩诊呈鼓音，呼吸音降低。胸部 X 线检查可显示肺萎陷和胸腔积气。

2. **开放性气胸** 胸壁穿透性损伤导致胸膜腔与外界大气交通称之开放性气胸。空气随呼吸运动而经伤口自由出入胸膜腔，破坏了胸膜腔与外界大气间的正常压力差。胸膜腔内压与大气压力相等，使伤侧胸膜腔负压消失，伤侧肺完全萎陷，丧失呼吸功能。纵隔向健侧移位，使健侧肺也扩张不全。呼气、吸气时，两侧胸膜腔压力不均衡，使纵隔在吸气时移向健侧，呼气时移向伤侧，称为纵隔扑动。患者出现明显的呼吸困难，鼻翼扇动，口唇发绀，颈静脉怒张，伤侧胸壁创口可伴有气体进出胸腔发出的吸吮样声音。气管向健侧移位，伤侧胸部叩诊鼓音，呼吸音消失，严重者伴有休克。胸部 X 线检查可见伤侧胸腔大量积气，肺萎陷，纵隔移向健侧。

3. **张力性气胸** 张力性气胸为较严重的闭合性胸部损伤。气胸来源于较大的肺裂伤或支气管裂伤，破口与胸膜腔相通，且呈活瓣状，吸气时裂口张开，空气进入胸膜腔，呼气时裂口闭合，气体不能排出，使胸膜腔内气体愈积愈多，压力不断增高并超出大气压，又称高压性气胸。伤侧肺完全萎陷，纵隔明显向健侧移位，健侧肺也明显受压，造成严重的呼吸循环障碍。张力性气胸患者表现为严重或极度呼吸困难，烦躁，意识障碍，大汗淋漓，发绀。气管明显移位，颈静脉怒张，多有皮下气肿。伤侧胸部饱满，叩诊鼓音，呼吸音消失，胸部 X 线检查显示胸腔严重积气，肺完全萎陷，纵隔移位，并可能有纵隔和皮下气肿。胸腔穿刺有高压的气体向外冲出。患者可有脉细速，血压降低等循环障碍表现。

4. **血胸** 胸部损伤后引起胸膜腔积血者，称为损伤性血胸。血胸的临床表现与出血量、速度和个人体质有关。一般而言，成人＜ 0.5L，为小量血胸，0.5 ～ 1.0L 为中等量血胸，＞ 1.0L 为大量血胸。小量血胸可无明显症状。中等量以上血胸可出现面色苍白，脉搏细速，血压下降等低血容量性休克表现和胸腔积液的体征，如呼吸急促，伤侧肋间隙饱满，气管向健侧移位，伤侧叩诊浊音，呼吸音减弱。X 线检查伤侧肺野被液体阴影所遮盖，纵隔向健侧移位，血胸同时伴有气胸时可见气液平面。胸腔穿刺抽出血液可明确诊断。

根据胸部受伤史、症状、体征及 X 线检查和胸膜腔穿刺结果，气胸及血胸的诊断并不困难。下列征象提示进行性出血：①脉搏逐渐增快，血压持续下降。②经输血补液后血压不回升或升高后又迅速下降。③血红蛋白、红细胞计数和红细胞比容等重复测定持续降低。④胸膜腔穿刺因血液凝固抽不出血液，但连续胸部 X 线检查显示胸膜腔阴影继续增大。⑤闭式胸膜腔引流后，引流血量连续 3 小时超 200mL/h。

（二）西医治疗

1. **闭合性气胸** 小量气胸（肺萎陷在 30% 以下）无需治疗。大量气胸需进行胸膜腔穿刺，或行胸膜腔引流术，应用抗生素。

2. **开放性气胸** 急救处理是用无菌敷料封盖伤口使开放性气胸转变为闭合性气胸，然后穿刺胸膜腔，抽气减压。进一步的处理是：给氧和输血补液，纠正休克，清创、缝合胸壁伤口，并做闭式胸膜腔引流术。如疑有胸腔内脏器损伤或活动性出血，则需剖胸探查。术后应用抗生素；鼓励患者咳嗽排痰和早期活动。

闭式胸膜腔引流术的适应证：气胸、血胸或脓胸需要持续排气、排血或排脓者；切开胸膜腔者。

闭式胸膜腔引流的穿刺部位：液体一般选在腋中线和腋后线之间的第 6 ～ 8 肋间插管引流。气体常选锁骨中线第 2 肋。

闭式胸膜腔引流管的拔管指征：引流后肺膨胀良好，连续观察 24 小时无气体和液体流出，可在患者深吸气后屏气时拔除引流管。

3. 张力性气胸 急救处理是立即排气，降低胸腔内压力。同时应用抗生素。肺、支气管的裂伤较大或断裂，应及早剖胸探查，修补裂口，或做肺段、肺叶切除术。

4. 血胸 小量血胸无需穿刺抽吸。若积血量较多，应早期进行胸膜腔穿刺。进行性血胸，首先输入足量血液，以防治低血容量性休克。须及时剖胸探查，寻找出血部位。凝固性血胸，最好在出血停止后数日内剖胸，清除积血和血块，以防感染或机化。

（三）中医辨证论治

1. 气滞证

【临床表现】呼吸急促，甚则不能平卧，胸部胀闷；舌质淡红，脉弦。

【治法】开胸顺气。

【代表方】理气止痛汤加减。若瘀血症状明显，见胸胁疼痛、舌紫暗，可加桃仁、红花以活血祛瘀。

2. 气脱证

【临床表现】呼吸困难，呼吸音低微，紫绀，大汗淋漓，四肢厥冷；舌淡苔白，脉微弱。

【治法】益气固脱。

【代表方】参附汤加减。若兼气滞者，加枳壳、制香附以理气；兼瘀血内停加制乳香、制没药、丹参以活血祛瘀；若汗出不止可加龙骨、牡蛎以固涩止汗。

3. 血瘀气滞证

【临床表现】呼吸气短，胸胁胀痛或刺痛，固定不移，面青；舌紫暗，脉沉涩。

【治法】理气活血，逐瘀通络。

【代表方】复元活血汤加减。气滞为主可加厚朴、香附等理气之品；血瘀较重者可加三棱、莪术，以增强破瘀消坚之力；兼见大便秘结者可加芒硝、厚朴以通利大便。

4. 血虚气脱证

【临床表现】呼吸表浅，面色苍白，甚则大汗淋漓，四肢厥冷；脉微欲绝。

【治法】益气养血固脱。

【代表方】四君子汤合生脉散加减。若喘促转剧可加苏子、杏仁肃肺平喘；若汗出不止可加龙骨、牡蛎固涩止汗；若心悸不宁者可加远志、酸枣仁等以养心安神。

第三节　腹部损伤

一、脾破裂

脾脏是腹腔内较大的实质性脏器，血运丰富，组织脆弱，易损伤破裂。在腹部闭合性损伤中，脾破裂居首位。脾破裂有 3 种类型，即中央型破裂（破损在脾实质深部）、被膜下破裂（破损在脾实质周边部分）和真性破裂（破损累及被膜）。

（一）临床表现

表现为急性失血性休克和血性腹膜炎的症状。中央型和包膜下脾破裂临床表现不明显，早期诊断不易。如果血肿继续增大，可发生“延迟性脾破裂”。

（二）西医治疗

一般均需积极手术治疗。脾裂伤、创面较整齐者可行脾脏修补术。不可修补的损伤，可行脾切除术。对于 5 岁以下儿童不宜行全脾切除术，应保留副脾或脾组织自体移植。

（三）中医辨证论治

分型论治可参见肝破裂内容。

二、肝破裂

肝脏遭受强大暴力损伤而破裂，称为肝破裂。其病理类型和临床表现与脾破裂相似，不过肝破裂后可有胆汁与血同时进入腹腔，故其腹痛及腹膜刺激征较脾破裂时明显。

（一）临床表现

主要表现为腹腔内出血和腹膜刺激征，常引起出血性休克，右肩部放射性疼痛。有腹膜刺激征，出现移动性浊音；指检在直肠膀胱陷凹内有饱满隆起的感觉。胆囊及胆总管损伤者可出现陶土样便、黄疸、胆红素尿、皮肤发痒。胆管创伤后胆汁外溢，可造成胆瘘及胆汁性腹膜炎。

（二）西医治疗

迅速建立2条以上静脉输液通道，快速静脉输注平衡液，积极配血，尽快输入全血，以纠正休克。应注意防止肺水肿、输血反应、低血浆蛋白血症及凝血机制障碍的发生，并做好急诊手术的各项准备。

原则上均应手术治疗，确切止血、防止胆瘘、彻底清创、清除失活的肝组织、充分引流和处理其他合并伤。

（三）中医辨证论治

1. 气滞血瘀证

【临床表现】跌打损伤，血积胁下，右胁肋部肿痛剧烈，压痛明显；脉弦。

【治法】疏肝理气，活血逐瘀。

【代表方】复元活血汤加减。

2. 血脱证

【临床表现】伤后出血过多，突然出现面色爪甲苍白，大汗淋漓，四肢厥冷，口渴，气急烦躁，或倦卧气微，二便失禁；舌淡，唇干或青紫，脉芤或细数。

【治法】益气生血，回阳固脱。

【代表方】当归补血汤合参附汤。

3. 气血两虚证

【临床表现】损伤后期，面色白，头晕目眩，视物不清，短气无力，纳少；舌淡，脉细无力。

【治法】补气养血。

【代表方】四物汤加减。

4. 肝郁气滞证

【临床表现】损伤后期，胁肋隐痛不适，咳吐、大便等屏气时疼痛加剧；胸闷，喜太息，情志抑郁易怒，纳少；舌苔薄白，脉弦。

【治法】疏肝解郁，理气止痛。

【代表方】柴胡疏肝散加减。

三、胰腺损伤

（一）临床表现

轻症临床症状常不典型。较重的胰腺损伤表现为上腹部剧烈疼痛及弥漫性腹膜炎征象；刺激膈肌而出现肩背部疼痛，伴恶心、呕吐、腹胀；可因疼痛与大量体液丢失而出现休克。脐周皮肤可呈青紫色。血清淀粉酶和腹腔液淀粉酶可升高。

（二）西医治疗

1. 治疗原则 减少一切可能的胰腺刺激，抑制胰酶分泌，防止胰酶对机体的损伤，抗感染，防治多器官功能不全综合征。

2. 治疗措施 控制饮食和胃肠减压；支持治疗；抗感染；抗休克；抗胰酶疗法；对症治疗。

3. 手术治疗 彻底清创，完全止血，制止胰液外漏及处理合并伤。如发生胰瘘，除加强引流外，应禁食并给予全肠外营养支持。应用生长抑素可明显减少胰液分泌量，有利于胰瘘的愈合。

（三）中医辨证论治

1. 气郁血瘀证

【临床表现】上腹部疼痛，向腰背部放射，腹胀，恶心呕吐，上腹部压痛较剧；舌质红，苔黄，脉弦紧。

【治法】行气止痛，活血祛瘀。

【代表方】越鞠丸合复元活血汤加减。

2. 热毒内蕴证

【临床表现】持续性腹部剧痛，腹胀拒按，局部或全腹压痛、反跳痛，腹肌紧张，肠鸣音减弱或消失；伴发热，恶心呕吐，大便秘结，小便短赤；舌质红，苔黄腻或黄糙，脉洪数。

【治法】清热解毒，顺气通腑。

【代表方】黄连解毒汤合大承气汤加减。

3. 气血瘀结证

【临床表现】伤后数周或数年上腹部出现包块，隐痛不适，或出现肩背部放射痛，俯仰转侧则疼痛加重；纳呆便秘，低热；舌偏红，苔黄干，脉细数或弦涩。

【治法】行气活血，化瘀散结。

【代表方】膈下逐瘀汤加味。

4. 热厥证

【临床表现】腹部膨胀，全腹压痛、反跳痛，腹肌紧张明显；精神萎靡或烦躁不安，神昏谵语，口干唇燥，手足不温，甚则四肢厥冷，呼吸浅促，或斑疹衄血，呕血便血，少尿或无尿；舌质红绛，苔黄干而厚，脉沉细而数或微细欲绝。

【治法】清营泄热，解毒养阴。

【代表方】清营汤加减。

四、十二指肠及小肠损伤（助理医师不考十二指肠损伤部分）

（一）临床表现

主要表现为腹痛、腹胀、恶心呕吐、腹部压痛及反跳痛、腹肌紧张、肠鸣音减弱或消失、移动性浊音、肝浊音界缩小或消失等腹膜刺激症状与体征。如损害严重或出血过多，可出现休克。

（二）西医治疗

1. 术前注射破伤风抗毒素。
2. 输血补液，纠正水、电解质及酸碱平衡紊乱。
3. 禁食，持续胃肠减压，禁食期间给予全静脉营养。
4. 使用广谱抗生素防治腹腔内感染。
5. 手术治疗：对十二指肠损伤可做单纯缝合修补加高位空肠造瘘术；如修补困难或不可靠，应考虑做改道术。小肠单纯穿孔者行修补术；小肠部分断裂或完全离断者行清创缝合术；对于不宜单纯缝合、小肠某段广泛性挫伤、血液循环不良、大范围肠系膜横向断裂、沿肠管纵轴方向较长的纵裂伤者，宜行小肠部分切除吻合术。

五、结肠与直肠损伤

（一）临床表现

主要表现为细菌性腹膜炎。开放性损伤引起的结肠损伤一般在探查时可以确诊。闭合性结肠损伤由于肠内容物呈半流体甚至呈固体形态，流动性小，化学刺激性也小，因而症状体征发展缓慢，给早期诊断带来一定的困难。

（二）西医治疗

均应立即手术治疗，对诊断尚未明确而高度怀疑的病例亦应施行手术探查。

手术方法：结肠损伤宜行拉出式结肠造口术；盲肠、升结肠及横结肠的单纯性损伤，如裂口小且其他条件好，可考虑做一期修补。直肠损伤视损伤部位高低，可分别经腹剪开腹膜返折或经尾骨旁进入直肠后间隙修补，乙状结肠转流造口及直肠旁充分引流是创伤修复的必要条件。

第四节 泌尿系损伤

一、肾损伤

（一）临床表现

根据损伤的程度可分为以下病理类型：①肾挫伤。②肾部分裂伤。③肾全层裂伤。④ 肾蒂损伤。

1. 主要症状

（1）休克：呈创伤出血性休克表现，多见于粉碎肾或肾蒂伤患者。

（2）血尿：可出现血尿，轻者为镜下血尿，重者出现肉眼血尿，可伴有条状血凝块和肾绞痛，血尿与损伤程度不一定成比例。

（3）疼痛。

（4）发热：血肿和尿外渗可继发感染，甚至出现全身中毒症状。

2. 主要体征 腰腹部肿块和触痛。肾周围血肿和尿外渗使局部形成肿块，腰部可有压痛和叩击痛，严重时腰肌紧张和强直。合并腹腔脏器损伤时可出现腹膜刺激征。

（二）西医治疗

1. 急救治疗 对大出血而休克的患者应采取抗休克、复苏等急救措施，严密观察生命体征变化，同时明确有无合并伤，并积极做好手术探查准备。

2. 非手术治疗 绝对卧床休息 2 ～ 4 周；镇静、止痛及止血药的应用；应用抗生素防治感染；加强支持疗法，保持足够的尿量；动态检测血红蛋白和血细胞比容；定时监测生命指征及局部体征的变化。

3. 手术治疗 一旦确定为严重肾裂伤、粉碎肾或肾蒂伤应立即手术探查，如保守治疗发现下列情况时应施行手术：经积极抗休克治疗后症状不见改善，提示有内出血者；血尿加重，血红蛋白和血细胞比容继续下降；腰腹部肿块明显增大并怀疑有腹腔脏器损伤。根据肾损伤的程度和范围，选择肾周围引流、肾修补或肾部分切除、肾切除、肾血管修复等术式。

（三）中医辨证论治

1. 肾络损伤证

【临床表现】多属肾挫伤和肾挫裂伤的初期。外伤后腰痛，活动时加重，肾区叩痛，镜下血尿或肉眼血尿，面色苍白；舌质淡紫或有瘀斑，苔薄白，脉弦细数。

【治法】止血益肾，通络止痛。

【代表方】小蓟饮子加川断、杜仲、元胡、车前子。

2. 瘀血内阻证

【临床表现】多属肾挫伤或肾挫裂伤的中期。腰痛，活动不利，或可触到腰部或腹部肿块，血尿或夹有血块，小便涩痛不爽，面色无华；舌紫或有瘀斑，脉弦涩。

【治法】活血祛瘀止痛。

【代表方】活血散瘀汤加减。

3. 气阴两虚证

【临床表现】多属肾挫伤或肾挫裂伤后期或严重肾损伤术后。肿痛减轻，仍有尿血，神疲乏力，腰酸软，食少纳呆，或自汗、盗汗；舌淡苔薄，脉细弱。

【治法】益气养阴。

【代表方】补中益气汤合知柏地黄丸加减。如为严重肾损伤术后，可合八珍汤加减。

二、膀胱损伤（助理医师不考）

（一）临床表现

轻微挫伤仅有下腹部的疼痛和少量终末血尿或镜下血尿。膀胱破裂，分为腹膜外型与腹膜内型两类。膀胱破裂可产生休克、腹痛、排尿困难和血尿等。膀胱损伤时，可行导尿试验。导尿管可顺利插入膀胱，仅流出少量血尿或无尿流出。经导尿管注入灭菌生理盐水200mL，片刻后吸出。液体外漏时吸出量会减少，腹腔液体回流时吸出量会增多。若液体进出量差异很大，提示膀胱破裂。

（二）西医治疗

1. 非手术治疗 膀胱挫伤一般不需要特殊的处理，只需卧床休息、多饮水。必要时予以止血、预防感染等治疗。

2. 手术治疗 膀胱破裂出现休克时应行抗休克治疗，尽早使用广谱抗生素，同时手术探查膀胱，直视下止血。

（三）中医辨证论治

1. 络伤血瘀证

【临床表现】下腹部疼痛，或剧痛难忍，或放射至会阴及下肢，膀胱区压痛明显，小便窘迫，或有血尿；舌淡或紫，苔薄白，脉弦细。

【治法】活血祛瘀。

【代表方】小蓟饮子加减。

2. 气阴两虚证

【临床表现】损伤后期腹痛明显减轻，但神疲乏力，少气懒言，或潮热盗汗，面赤咽干，心烦少寐，小便无力，或尿频，面色无华；舌淡苔薄或少苔，脉细数无力。

【治法】补气养阴。

【代表方】补中益气汤合知柏地黄汤加减。

三、尿道损伤

（一）临床表现

尿道损伤在泌尿系损伤中最为常见，多发于男性。

1. 主要症状 严重损伤时常合并大出血，引起损伤失血性休克；可见肉眼血尿。尿道完全断离时可无血液流出。前尿道损伤有会阴部疼痛症状，并可放射至尿道外口。后尿道损伤可出现下腹部疼痛；常因疼痛而出现排尿困难，尿道完全断裂时可出现尿潴留。

2. 主要体征 尿道骑跨伤常发生会阴部、阴囊处瘀斑、肿胀。尿道球部损伤时，尿外渗使会阴、阴囊、阴茎肿胀，有时可向上蔓延至腹壁。后尿道损伤尿外渗在尿生殖膈以上，直肠指诊可发现前方有波动感及压痛，有时还可能触到浮动的前列腺尖端。

（二）西医治疗

1. 紧急处理 应尽早采取抗休克措施。尿潴留未能立即手术者，可进行耻骨上膀胱穿刺造瘘引流尿液。尿道损伤或轻度裂伤者排尿有困难时，予以保留导尿1周，并用抗生素。

2. 手术治疗 前尿道横断或严重撕裂：经会阴切口，有血肿时应予清除，再做尿道断端吻合术，留置导尿2～3周，同时做引流和耻骨上膀胱造瘘术。后尿道损伤：早期做耻骨上高位膀胱造瘘。早期部分患者可行尿道会师复位术。

3. 并发症处理 尿外渗：应切开引流，防止感染。合并直肠损伤时应早期立即修补，并行暂时性结肠造瘘。尿道狭窄：定期行尿道扩张术，严重者可行腔内经尿道狭窄部瘢痕组织切开术，或行延期尿道瘢痕切除端吻合术；也可先做会阴部造口术、二期尿道成形术。

（三）中医辨证论治

1. 络伤溢血证

【临床表现】尿道疼痛，尿道滴血，颜色鲜红，为损伤早期表现，或小便困难，排出不畅；舌淡苔白，脉弦。

【治法】止血镇痛。

【代表方】活血止痛散加减。

2. 瘀血阻窍证

【临床表现】尿道疼痛，尿道出血，带有血块，损伤部位皮肤青紫、肿胀，排尿不畅；舌淡紫或有瘀斑，脉弦涩。

【治法】活血化瘀。

【代表方】活血散瘀汤加减。

第五节 烧 伤

一、临床表现

（一）全身表现

1. 生命体征变化 脉搏和心率加快，呼吸动度加深、频率加快等。最初血压可稍有升高，而严重烧伤常因渗出增多而出现血压下降，甚至发生休克。

2. 发热 体温多在38℃左右，若体温过高，应考虑有并发感染的可能。

3. 其他 口渴、尿少、纳差、便秘等，后期可出现营养不良表现。

（二）局部表现

疼痛，红斑，水疱，渗出，焦痂。

（三）并发症

1. 休克：主要表现为心率增快，脉搏细弱，心音低弱；早期脉压差变小，随后血压下降；呼吸浅、快；尿量减少。

2. 全身性感染：并发全身性感染时，临床常有一些骤然变化的迹象，如患者性格的改变，初始有些兴奋、多语、定向力障碍，继而出现幻觉、迫害妄想，甚至大喊大叫，或对周围反应淡漠；体温骤升或骤降；体温骤升者起病时常伴有寒战，体温不升者常提示为革兰阴性杆菌感染；心率加快（成人常在140次/分以上）；呼吸急促；创面表现骤变，如一夜之间出现创面生长停滞、创缘变钝、浸渍糟烂、干枯、出血、坏死斑等。

3. 应激性溃疡：临床上多有腹痛、饱胀、嗳气、呕血、黑便等，大出血者常发生出血性休克。

4. 肝功能衰竭：主要诱因为重度休克、创面脓毒症、全身侵袭性感染或败血症。

5. 心力衰竭：主要病因为休克期补液过量、内毒素对心肌的直接损害；严重吸入性损伤，或诱发了ARDS，进一步促使心肌缺血缺氧；并发严重脓毒症或感染性休克等。

6. 急性肾功能不全。

7. 成人呼吸窘迫综合征。

8. 多系统器官功能障碍综合征，烧伤伤情越重并发MODS的机会越多。

二、诊断

（一）烧伤面积的估计

1. 中国新九分法 按体表面积划分为11个9%的等份，另加1%，构成100%的体表面积，即头颈部：1×9%；躯干：3×9%：两上肢：2×9%：双下肢：5×9%+1%，共为11×9%+1%。

2. 手掌法 患者并指的掌面约占体表面积的1%。

（二）烧伤深度的鉴别

三度四分法：Ⅰ°烧伤：仅伤及表皮浅层。表面呈红斑状，干燥无渗出，有烧灼感，3～7天痊愈，短期内可有色素沉着。浅Ⅱ°烧伤：伤及表皮的生发层、真皮乳头层。局部红肿明显，有薄壁大水疱形成，内含淡黄色澄清液体，水疱皮如被剥脱，创面红润、潮湿，疼痛明显。如不发生感染，1～2周内愈合，一般不留瘢痕，多数有色素沉着。深Ⅱ°烧伤：伤及皮肤的真皮层，介于浅Ⅱ°和Ⅲ°之间，也可有水疱，但去疱皮后创面微湿，红白相间，痛觉较迟钝。Ⅲ°烧伤：为全层皮肤烧伤，甚至达到皮下、肌肉或骨骼。创面无水疱，呈蜡白或焦黄色，甚至炭化，痛觉消失，局部温度低，皮层凝固性坏死后形成焦痂，触之如皮革，痂下可见树枝状栓塞的血管。

（三）烧伤严重程度的判断

1. 轻度烧伤 Ⅱ°烧伤面积在9%以下。

2. **中度烧伤** Ⅱ° 烧伤面积在 10% ～ 29%，或Ⅲ° 烧伤面积不足 10%。

3. **重度烧伤** 烧伤总面积在 30% ～ 49%；或Ⅲ° 烧伤面积在 10% ～ 19%；或Ⅱ°、Ⅲ° 烧伤面积虽不到上述百分比，但已发生休克等并发症、呼吸道烧伤或有较重的复合伤。

4. **特重烧伤** 烧伤总面积在 50% 以上；或Ⅲ° 烧伤面积在 20% 以上；或已有严重并发症。

三、西医治疗

（一）治疗原则

1. 保护烧伤创面，防止和清除外源性污染。
2. 强心、护肾、防治低血容量性休克。
3. 预防局部和全身性感染。
4. 选用非手术和手术方法，减少瘢痕增生所造成的功能障碍和畸形。

（二）现场急救

消除致伤因素，脱离现场，积极实施危及生命损伤的救治，保护受伤部位。

（三）休克的防治

严重烧伤多在烧伤后 6 ～ 12 小时发生休克，特重度烧伤在伤后 2 小时即可发生。因烧伤早期发生的休克基本上是低血容量性休克，故处理原则是尽快恢复血容量。

（四）全身性感染的防治

1. 及时而积极地纠正休克，维持机体的防御功能，保护肠黏膜的组织屏障。
2. 正确处理创面，深度烧伤的处理多沿用早期切痂植皮方法，规范地采用烧伤湿性医疗技术。
3. 合理地选择抗生素。
4. 营养支持、水与电解质紊乱的纠正、脏器功能的维护等综合措施。

四、中医辨证论治

1. **热伤营卫证** 轻度烧伤，无全身症状，无需内治。

2. **火毒伤津证**

【临床表现】壮热烦躁，口干喜饮，便秘尿赤；舌红绛而干，苔黄或黄糙，或舌光无苔，脉洪数或弦细数。

【治法】清热解毒，益气养阴。

【代表方】黄连解毒汤、银花甘草汤、犀角地黄汤或清营汤加减。口干甚者加鲜石斛、天花粉；便秘加生大黄；尿赤加白茅根、淡竹叶等。

3. **阴伤阳脱证**

【临床表现】神疲倦卧，面色苍白，呼吸气微，表情淡漠，嗜睡，自汗肢冷，体温不升反低，尿少；全身或局部水肿，创面大量液体渗出；舌淡暗苔灰黑，或舌淡嫩无苔，脉微欲绝或虚大无力等。

【治法】回阳救逆，益气护阴。

【代表方】四逆汤、参附汤合生脉散加味。冷汗淋漓加煅龙骨、煅牡蛎、黄芪、白芍、炙甘草。

4. **火毒炽盛证**

【临床表现】壮热不退，口干唇燥，大便秘结，小便短赤；舌红而干，苔黄干或黄腻，脉洪数。

【治法】清热解毒。

【代表方】黄连解毒汤。湿热重者加清热利湿之品。

5. **火毒内陷证**

【临床表现】壮热不退，口干唇燥，躁动不安，大便秘结，小便短赤；舌红绛而干，苔黄或黄糙或焦干起刺，脉弦数等；若火毒传心，可见烦躁不安，神昏谵语；火毒传肺，可见呼吸气粗，鼻翼扇动，咳嗽痰鸣，痰中带血；火毒传肝，可见黄疸，双目上视，痉挛抽搐；若火毒传脾，可见腹胀便结，便溏黏臭，恶心呕吐，不思饮食，或有呕血、便血；火毒传肾，可见浮肿，尿血或尿闭。

【治法】清营凉血解毒。

【代表方】清营汤或黄连解毒汤合犀角地黄汤加减。神昏谵语者加服安宫牛黄丸或紫雪丹；气粗咳喘加生石膏、知母、贝母、桔梗、鱼腥草、桑白皮、鲜芦根；抽搐加羚羊角粉（冲）、钩藤、石决明；腹胀便秘、恶心呕吐加大黄、玄明粉、枳实、厚朴、大腹皮、木香；呕血、便血加地榆炭、侧柏炭、槐花炭、白及、三七、藕节炭；尿少或尿闭加白茅根、车前子、淡竹叶、泽泻；血尿加生地、大小蓟、黄柏炭、琥珀等。

6. 气血两虚证

【临床表现】疾病后期，火毒渐退，低热或不发热，精神疲倦，气短懒言，形体消瘦，面色无华，食欲不振，自汗，盗汗；创面肉芽色淡，愈合迟缓；舌淡，苔薄白或薄黄，脉细弱。

【治法】补气养血，兼清余毒。

【代表方】托里消毒散或八珍汤加金银花、黄芪。食欲不振加神曲、麦芽、鸡内金、薏苡仁、砂仁。

7. 脾虚阴伤证

【临床表现】疾病后期，火毒已退，脾胃虚弱，阴津耗损；面色萎黄，纳呆食少，腹胀便溏，口干少津，或口舌生糜；舌暗红而干，苔花剥或光滑无苔，脉细数。

【治法】补气健脾，益胃养阴。

【代表方】益胃汤合参苓白术散加减。

第六节 冻 伤

一、临床表现

冻疮的发生往往不自觉，直至手、耳、足等部位出现症状才察觉。局部冻伤可分为4度。

1. Ⅰ° **冻伤** 伤及表皮层。局部红肿，有发热、痒、刺痛的感觉，数日后表皮干脱而愈，不留瘢痕。

2. Ⅱ° **冻伤** 损伤达真皮层。局部红肿较明显且有水疱形成，疱内为血清状液或稍带血栓，自觉疼痛，知觉迟钝。如无感染，局部可成痂，经2～3周痂脱而愈，很少有瘢痕。若并发感染，则创面形成溃疡，愈合后有瘢痕。

3. Ⅲ° **冻伤** 损伤皮肤全层或深至皮下组织。创面由白色变为黑褐色，试验知觉消失，其周围红肿疼痛，可出现血疱。若无感染，坏死组织干燥成痂，然后逐渐脱痂和形成肉芽创面，愈合甚慢而留有瘢痕。

4. Ⅳ° **冻伤** 损伤深达肌肉、骨骼等组织。局部表现类似Ⅲ°冻伤，即伤处发生坏死，其周围有炎症反应，常需在处理中确定其深度。容易并发感染而成湿性坏疽，治愈后可有功能障碍或致残。

全身性冻伤开始时有寒战、肤色苍白、发绀、疲乏无力、打呵欠等表现，继而出现肢体僵硬，幻觉或意识模糊甚至昏迷，心律失常，呼吸抑制，最终发生心跳、呼吸骤停。

二、西医治疗

（一）急救和复温

迅速使患者脱离低温环境和冰冻物体，立即施行局部或全身的快速复温。

（二）Ⅲ° 以上局部冻伤的治疗

1. 注射破伤风抗毒素。
2. 选用改善血循环的药物，常用的有小分子右旋糖酐、托拉苏林、罂粟碱等。
3. 使用抗生素。
4. Ⅲ°、Ⅳ°冻伤患者需要高价营养，包括高热量、高蛋白和多种维生素等。

（三）全身性冻伤的治疗

复温后首先要防治休克和维护呼吸功能。全身性冻伤常合并局部冻伤，故不可忽视创面处理。

（四）手术治疗

局部冻伤严重者，待其坏死组织边界清楚时予以切除；若损伤面积大者，待坏死组织脱落干净，肉芽组织红润时予以植皮；若出现感染，则应充分扩创引流；若出现肢体远端湿性或干性坏疽，与健康组织分界线已形成者，待其分界线清楚固定后可行截肢术。

三、中医辨证论治

1. 阳盛阳衰证

【临床表现】四肢厥逆，恶寒蜷卧，极度疲乏，昏昏欲睡，呼吸微弱；苔白，脉沉微细。

【治法】回阳救逆，温通血脉。

【代表方】四逆加人参汤加减。

2. 血虚寒凝证

【临床表现】形寒肢冷，局部疼痛喜暖；舌淡而黯，苔白，脉沉细。

【治法】补养气血，温经通脉。

【代表方】人参养荣汤加减。以黄酒调服，重者佐阳和汤内服。

3. 气血两虚证

【临床表现】头晕目眩，少气懒言，四肢倦怠，面色苍白或萎黄，疮口不收；舌淡，苔白，脉沉细弱或虚大无力。

【治法】益气养血，祛瘀通脉。

【代表方】人参养荣汤或八珍汤合桂枝汤加减。

4. 瘀滞化热证

【临床表现】发热口干，患处暗红微肿，局部疼痛喜冷；或患处红肿灼热，溃烂腐臭，脓水淋漓，筋骨暴露；舌黯红，苔黄，脉数。

【治法】清热解毒，活血止痛。

【代表方】四妙勇安汤加黄芪、紫花地丁、蒲公英等。痛甚者加延胡索、制乳香、制没药等。

第七节 咬螫伤

一、毒蛇咬伤

（一）病因病理

1. 神经毒 主要是阻断神经肌肉的接头引起弛缓型麻痹，产生肌肉运动障碍。终致周围性呼吸衰竭，引起缺氧性脑病、肺部感染及循环衰竭，若抢救不及时可导致死亡。

2. 血液毒 具有强烈的溶组织、溶血和抗凝作用，对心血管和血液系统产生多方面的毒性作用。

3. 酶的作用 蛋白质水解酶：由于溶解肌肉组织和损害血管壁，从而增加管壁的通透性，因而可导致蛇咬伤局部肌肉坏死、出血、水肿，甚至深部组织溃烂；磷脂酶A：其毒性作用是间接溶血作用，可引起极为严重的溶血症，还可使毛细血管通透性增加而引起出血，间接干扰心血管系统及神经系统的功能；透明质酸酶：能溶解细胞与纤维间质，破坏结缔组织的完整性，促使蛇毒从咬伤局部向其周围迅速扩散、吸收；三磷酸腺苷酶：可以破坏三磷酸腺苷而减少体内能量供给，影响体内神经介质、蛋白质的合成，导致各系统的生理功能障碍。

（二）临床表现

1. 局部症状 被毒蛇咬伤后，患部一般都有较粗大而深的毒牙痕，而无毒蛇咬伤的牙痕则小而排列整齐。神经毒毒蛇咬伤后局部症状不显著，疼痛较轻或没有疼痛，仅感局部麻木或蚁行感，伤口出血很少或不出血，周围不红肿。血液毒毒蛇咬伤后局部疼痛剧烈，肿胀明显，且迅速向肢体近心端发展，伤口有血性液体渗出，或出血不止，伤口周围皮肤青紫、瘀斑或血疱，有的伤口组织坏死形成溃疡，所属淋巴结、淋巴管红肿疼痛。混合毒毒蛇咬伤后伤口疼痛逐渐加重，并有麻木感，伤口周围皮肤迅速红肿，并有水疱、血疱，重者伤口坏死溃烂，区域淋巴结肿大压痛。

2. 全身症状 神经毒毒蛇咬伤者潜伏期较长，多在伤后1～6小时出现症状，表现为头昏头痛、胸闷恶心、四肢乏力麻木、眼睑下垂，重者声音嘶哑、语言不利、呼吸困难、瞳孔散大、全身瘫痪、惊厥抽搐，终致呼吸麻痹而死亡。血液毒毒蛇咬伤者在短期内即出现全身中毒症状，恶寒发热、烦躁、口干、全身关节肌肉酸痛、腹痛、腹泻或大便秘结，重者可有广泛的皮下出血或瘀斑，以及内脏出血，最终因循环衰竭、休克而死亡。混合毒毒蛇咬伤者兼见上述两种表现，混合毒造成死亡的主要原因仍为神经毒。

（三）西医治疗

1. 一般治疗 补充足够的营养物质和维生素，维持水、电解质平衡，防治脑水肿和心功能衰竭。常规进行破伤风抗毒素的治疗。咬伤数日内病情较重者按危重病症抢救处理。

2. 抗蛇毒血清的应用 一般多用蝮蛇抗毒血清，使用前必须先做过敏试验，过敏试验阳性者可按脱敏疗法注射。同时可配合使用糖皮质激素。

3. 危重病症的抢救 呼吸衰竭的处理：应立即给氧，并可使用呼吸中枢兴奋药；如因缺氧引起脑水肿，可选用速尿、甘露醇或山梨醇脱水降颅内压，或肾上腺皮质激素；必要时可行气管切开术。中毒性休克的处理：休克的早期应适当予以补液，维持水、电解质平衡，采取给氧、保暖及镇静等支持疗法；必要时可将血管收缩药物与扩血管药物联合应用。急性肾衰竭的处理：早期肾衰竭可选用甘露醇或速尿，严重时可应用利尿合剂和肾上腺皮质激素；人工透析疗法是治疗急性肾衰竭的有效措施之一，一般常用血液透析法。

（四）中医辨证论治

1. 风毒（神经毒）证

【临床表现】局部伤口无红肿，疼痛轻微，感觉麻木；全身症状有头昏、眼花、嗜睡、气急，严重者呼吸困难，四肢麻痹，张口困难，口角流涎，双目直视，眼睑下垂，复视，表情肌麻痹，神志模糊甚至昏迷；舌质红，苔薄白，脉弦数或迟弱。

【治法】活血通络，驱风解毒。

【代表方】活血驱风解毒汤（经验方）加减。药物有：当归、川芎、红花、威灵仙、白芷、防风、僵蚕、七叶一枝花、半边莲、地丁等。

2. 火毒（血液毒）证

【临床表现】局部肿痛严重，常有水疱、血疱或瘀斑，严重者出现局部组织坏死；全身症状可见恶寒发热，烦躁，咽干口渴，胸闷心悸，胁胀胁痛，大便干结，小便短赤或尿血；或五官、内脏出血，斑疹隐隐；舌质红，苔黄，脉滑数或结代。

【治法】泻火解毒，凉血活血。

【代表方】龙胆泻肝汤合五味消毒饮加减。或用鲜生地 30g，水牛角屑 15g，丹皮 12g，赤芍 9g，半枝莲 30g，七叶一枝花 30g，焦山栀 12g，生甘草 6g。

3. 风火毒证

【临床表现】局部红肿较重，一般多有创口剧痛，或有水疱、血疱、瘀斑或伤处溃烂；全身症状有头晕头痛，眼花，寒战发热，胸闷心悸，大便秘结，小便短赤，严重者烦躁抽搐，甚至神志昏聩；舌质红，苔白黄相兼，脉弦数。

【治法】清热解毒，凉血息风。

【代表方】黄连解毒汤合五虎追风散加减。或用蒲公英 30g，野菊花 12g，七叶一枝花 30g，白芷 9g，蝉衣 6g，丹皮 12g，全蝎 15g（研末分冲）。

4. 蛇毒内陷证

【临床表现】毒蛇咬伤后失治、误治，出现高热、躁狂不安、痉厥抽搐或神昏谵语；局部伤口由红肿突然变为紫暗或紫黑，肿势反而消减；舌质红绛，脉细数。

【治法】清营凉血解毒。

【代表方】清营汤加减。

二、兽咬伤

（一）临床表现

有伤口感染后相应的局部或全身症状，或狂犬病毒引起的恐水症等症状，如微热，头痛，乏力，畏光，恐惧不安，喉间梗塞，伤口痛痒麻木；甚则急躁骚动，恐惧不安，发热口渴而不敢饮水，对光、色、声很敏感，可引起抽搐，或作犬吠声，常有吞咽和呼吸困难。

（二）西医治疗

1. 咬伤后应立即处理伤口，先用等渗盐水反复冲洗，较深的伤口需用3%过氧化氢冲洗，必要时稍扩大伤口，不予缝合，以利引流。

2. 免疫治疗：注射抗狂犬病免疫血清，于伤后3日内进行，预防剂量为40IU/kg，一般成人用量为10～20mL。可于伤口周围注射5～10mL，其余作肌肉注射。用前常规做过敏试验。亦可采用人狂犬病免疫蛋白20IU/kg，半量注射于伤口，余下肌肉注射。

3. 应用破伤风抗毒素、镇静剂、抗生素。

4. 患者应予隔离，安置于清静的单人病房内，由专人重点护理，避免各种外界刺激。

5. 全身支持疗法，包括呼吸支持、心脑功能维护、营养支持等。

（三）中医辨证论治

1. **前驱期** 治宜祛风解毒，方用人参败毒散加减。

2. **毒发期** 治宜益气回阳、解毒固脱，方用生脉饮合人参四逆汤加减。

第十一单元 肿 瘤

第一节 概 述

肿瘤是指人体器官组织细胞在某些内在因素影响的基础上，加上外来致病因素的长期作用，所产生的一种以细胞异常增殖为主要特点的新生物。生物行为特点有：

①肿瘤细胞的增殖和分化处于失控状态，即持续性增殖和分化不良现象。

②肿瘤组织呈浸润性生长和远处转移。

③肿瘤细胞将上述特点传给它的子细胞。

（一）分 类

良性肿瘤细胞分化程度较高，和正常组织相近似，肿瘤呈膨胀性生长，与周围正常组织之间有明显界限。少数良性肿瘤亦可恶变。

恶性肿瘤细胞分化程度较低，生长快，呈浸润性生长。其特点是具有进行性生长和侵犯周围组织的能力，故无包膜，分界不清，瘤细胞侵入淋巴及血管向远处转移扩散。恶性肿瘤在组织上分为两大类：源于上皮组织者称为癌；源于间叶组织者称为肉瘤。同时有上皮及间叶组织的恶性肿瘤称为癌肉瘤。

临界性肿瘤其肿瘤组织属良性，但其发展有恶变倾向，处于良性与恶性之间的过渡类型。

（二）恶性肿瘤的扩散方式

直接蔓延 肿瘤由原发部位从组织间隙侵入邻近的组织及器官，也称浸润生长。

淋巴道转移 癌多由淋巴道转移。肿瘤细胞侵入淋巴管，随淋巴液流到区域淋巴结，最后经胸导管或大淋巴管进入静脉和血循环，随血道转移。

血道转移 肉瘤多由血道转移。肿瘤细胞进入静脉血流，随血循环转移至远处器官，常见的是肺、肝、脑等继发恶性肿瘤。

接种转移 内脏器官肿瘤侵犯浆膜面时，肿瘤细胞脱落，黏附于他处浆膜上发展为种植性癌。

（三）肿瘤的病理形态和组织学特点

肿瘤的外形特点 肿瘤的外形因受部位及周围组织的影响而多种多样。实体瘤可有球形、结节形、蕈伞形、息肉状、树枝状等。膨胀性生长的多为良性肿瘤，界限清楚或有包膜；恶性肿瘤多浸润性生长，其边缘不规则，基底部常呈树根状或盘状。

肿瘤的组织学特点 肿瘤的构成分为实质和间质两部分。实质部分为瘤细胞，间质部分则为含有血管、淋巴管的结缔组织，起着支持和营养瘤细胞的作用。肿瘤的组织学类型与它的细胞分化程度和一些功能活性等多因素有关。

良性肿瘤与恶性肿瘤的临床表现和区别见下表。

良性肿瘤与恶性肿瘤的临床表现和区别

分类	良性肿瘤	恶性肿瘤
分化程度	分化好，异型性小	分化不好，异型性大
核分裂像	无或少，不见病理性核分裂像	多，可见病理性核分裂像
生长速度	缓慢	较快
生长方式	膨胀性或外生性生长	浸润性或外生性生长
继发改变	少见	常见，如出血、坏死，溃疡形成等
转移	不转移	可转移
复发	不复发或很少复发	易复发
机体影响	较小，主要为局部压迫或阻塞	较大，破坏原发部位和转移部位的组织；坏死、出血，合并感染；恶病质

第二节　常见体表肿物

一、脂肪瘤

（一）临床表现

单发或多发。好发于肩、背、臀部。大小不等，呈圆形、扁圆形或分叶状，边界清楚，基部较广泛，质软，有假性波动感，与周围组织无粘连，基底部可移动，但活动度不大。一般无自觉症状，发展缓慢，极少恶变。

（二）西医治疗

一般无需处理，较大者可手术切除。

二、纤维瘤

（一）临床表现

纤维瘤可分为软、硬两种。软者又称皮赘，有蒂，大小不等，柔软无弹性，多见于面、颈及胸背部。硬者具有包膜，切除后不易复发，不发生转移。其生长缓慢，大小不定，实性，圆形，质硬，光滑，界清，无粘连，活动度大，无压痛，很少引起压迫和功能障碍。

（二）西医治疗

宜早期切除。由于临床上与早期低恶性的纤维肉瘤不易鉴别，术后须做病理检查。腹壁硬性纤维瘤有浸润性且易恶性变，应早期进行广泛切除。

三、神经纤维瘤

（一）临床表现

可单发或多发，以单发者常见，多发者临床上又称为神经纤维瘤病。

神经纤维瘤病有如下特点：①呈多发性，数目不定，几个甚至上千个不等。肿物大小不一，米粒至拳头大小，多凸出于皮肤表面，质地或软或硬，有的可下垂或有蒂，大者可达十数千克。②肿瘤沿神经干走向生长，多呈念珠状，或呈蚯蚓结节状。③皮肤出现咖啡斑，大小不定，可为雀斑小点状，或为大片状，其分布与神经瘤分布无关，是诊断本病的重要依据。

（二）西医治疗

可行手术切除。手术仅限于引起疼痛，影响功能与外貌，或疑有恶变者。

四、皮脂腺囊肿

（一）临床表现

囊肿可单发或多发。多呈圆形，直径多在1～3cm，略隆起。质软，界清，表面与皮肤粘连，稍可移动，肿物中央皮肤表面可见一小孔，有时可见有一黑色粉样小栓。一般无自觉症状，合并感染时，局部可出现红肿、疼痛、触痛、化脓甚至破溃。

（二）西医治疗

可手术摘除。并发感染时应先控制感染，波动感明显者可切开引流，待炎症消退伤口愈合后再行手术摘除。

五、血管瘤

（一）临床表现

1. **毛细血管瘤** 好发于婴幼儿头、面、颈部或成人的胸腹部，单发或多发，色鲜红或暗红，呈边缘不规则、不高出皮肤的斑片状，或高出皮肤，分叶，似草莓样。大小不一，界限清楚，柔软可压缩，压之可退色。

2. **海绵状血管瘤** 常见于头部、颈部，也可发生于其他部位及内脏。瘤体呈紫红或暗红色，柔软如海绵，大小不等，边界清楚，位于皮下或黏膜下组织内者可境界不清。指压柔软，有波动感，偶有少数呈柔韧或坚实感，无波动和杂音。

3. **蔓状血管瘤** 多发于头皮，瘤体外观常见蚯蚓状蜿蜒迂曲的血管，有压缩性和膨胀性，紫红色，有搏动、震颤及血管杂音，局部温度稍高。肿瘤周围有交通的小动脉，如将其压迫，则搏动消失。血管瘤有时会突然破溃，可引起危及生命的大出血。

（二）西医治疗

1. **手术治疗** 适用于各种类型的血管瘤。对较大或无法确定范围的血管瘤，术前应行X线血管造影。

2. **放射疗法** 婴儿和儿童的毛细血管瘤对放射线很敏感，但有一定的副作用，应慎用。

3. **硬化剂注射** 适用于中小型海绵状血管瘤。也可作为术前治疗的一种措施。

4. **冷冻、激光、电烙等** 可用于表浅的面积小的血管瘤。如婴幼儿肢体有巨大血管瘤无法进行其他治疗时，可用弹力绷带加压包扎。

第三节 原发性支气管肺癌

肺癌起源于支气管黏膜上皮。肿瘤可向支气管腔内和（或）邻近的肺组织生长，并可通过淋巴、血行或经支气管转移扩散。

根据肿瘤发生的部位，分为中央型肺癌和周围型肺癌。根据组织学分类，分为非小细胞肺癌（鳞状细胞癌、腺癌和大细胞癌）和小细胞肺癌。其中，小细胞肺癌恶性程度高，生长快，较早出或淋巴和血行转移，对放射和化学疗法虽比较敏感，但在各型肺癌中预后最差。

一、临床表现及检查

（一）主要症状

1. **咳嗽** 咳嗽为肺癌最常见的症状，早期多为刺激性干咳。

2. **血痰** 痰中带血也是肺癌的首发症状之一，癌细胞检出率高。

3. **胸痛** 如果出现难以控制的持续性剧痛，提示有广泛的胸膜或局部胸壁侵犯。

4. **发热**。

5. **气短及胸闷**。

（二）主要体征

1. **肿瘤引起的肺部体征** 肿瘤位于胸膜附近时易产生不规则的钝痛，肋骨、脊柱受侵时可有持续性胸痛及定点压痛。

2. **纵隔受累的体征** 压迫喉返神经时，喉镜检查可见患侧声带麻痹。压迫膈神经可引起同侧横膈麻痹和上升，X线透视可见病侧横膈运动迟缓。压迫上腔静脉、奇静脉可致上腔静脉综合征。心肌和心包受到侵犯时可出现心包填塞症状及体征。癌侵犯下颈交感神经链则产生Horners综合征。

3. **肿瘤转移引起的体征** 最常见的为锁骨上淋巴结，也可见腋下淋巴结肿大。肺癌转移到中枢神经系统可引起相应的病理体征。肺癌可引起异位激素综合征。

（三）实验室及其他检查

1. **实验室检查** 痰液细胞学检查是肺癌确诊的重要手段之一。

2. **其他检查** X线摄片、CT、MRI、纤维支气管镜、经皮肺针吸、纵隔镜、淋巴结活检等检查都能提高肺癌的诊断率。

二、西医治疗

（一）手术治疗

手术方式有全肺切除术、肺叶切除术、袖状肺叶切除术、胸腔镜下段或肺叶切除术。下列情况为手术禁忌证：①远处有转移。②广泛肺门和纵隔淋巴结转移。③胸膜受到侵犯引起血性胸腔积液。④患者一般情况差，难以耐受手术者。

（二）放射治疗

未分化癌对放射治疗最为敏感，鳞癌次之，腺癌不敏感。

（三）化学治疗

化学疗法常用的药物有环磷酰胺、长春新碱、5-氟尿嘧啶、阿霉素、甲氨蝶呤、卡铂、顺铂、平阳霉素等。

（四）免疫疗法

免疫疗法可分为特异性免疫和非特异性免疫疗法。

三、中医辨证论治

1. **气滞血瘀证**

【临床表现】咳嗽，血痰，气促，胸胁胀痛或刺痛，大便干结；舌质紫暗或有瘀斑，苔薄黄，脉弦或涩。

【治法】行气化瘀，软坚散结。

【代表方】血府逐瘀汤加减。咳血加白茅根、侧柏炭、仙鹤草等；气阴不足者加天冬、麦冬、太子参、黄芪等。

2. **脾虚痰湿证**

【临床表现】咳嗽痰多，胸闷纳呆，神疲乏力，面色苍白，大便溏薄；舌质淡胖，苔白腻，脉濡缓或濡滑。

【治法】健脾除湿，化痰散结。

【代表方】六君子汤合海藻玉壶丸加减。气短乏力者加黄芪；胸痛、舌质紫暗者加红花、桃仁、川芎。

3. **阴虚内热证**

【临床表现】咳嗽，无痰或少痰或有泡沫痰，或痰黄难咯，痰中带血，胸痛气短，心烦失眠，口干便秘，发热；舌质红，苔花剥或光剥无苔，脉细数。

【治法】养阴清热，软坚散结。

【代表方】百合固金汤加减。痰湿者加半夏、贝母；痰热者加鱼腥草、黄芩。

4. **热毒炽盛证**

【临床表现】高热，气促，咳嗽，痰黄稠或有血痰，胸痛口苦，口渴欲饮，便秘，尿短赤；舌质红，苔黄而干，脉大而数。

【治法】清热泻火，解毒散肿。

【代表方】白虎承气汤加减。

5. **气阴两虚证**

【临床表现】胸背部隐隐作痛，咳声低弱，神疲乏力，五心烦热，自汗盗汗；舌质红，苔少，脉沉细数。

【治法】益气养阴，清肺解毒。

【代表方】沙参麦门冬汤加减，或四君子汤合清燥救肺汤化裁。放疗时加养阴及活血药天冬、黄精、丹参、赤芍；化疗时加健脾和胃降逆药法半夏、扁豆。

第四节 胃 癌

一、病因病理（助理医师不考）

（一）西医病因

1. **饮食习惯** 饮食习惯与胃癌发病的关系较为密切，是胃癌发生的最主要原因。

2. **幽门螺杆菌** 使胃癌危险性增高。

3. **某些胃部慢性疾患** 如慢性萎缩性胃炎、胃黏膜肠上皮化生和异型性增生。

4. **遗传** 胃癌的发病在少数家庭中显示有聚集性。

5. **其他因素** 某些职业如煤矿、石棉、橡胶行业工人中胃癌相对高发，吸烟为胃癌的危险因素。

（二）大体形态

胃癌可发生在胃的任何部位，但以胃窦部最为多见。分为早期胃癌和进展期胃癌。

1. **早期胃癌** 指癌组织浸润深度仅限于黏膜层或黏膜下层，而不论有无淋巴结转移，也不论癌灶面积大小。原位癌系指癌灶仅限于腺管内，未突破腺管基底膜者。

内镜可将早期胃癌分为三型。Ⅰ型为隆起型；Ⅱ型为浅表型，又分为三个亚型，即Ⅱ a——浅表隆起型、Ⅱ b——浅表平坦型、Ⅱ c——浅表凹陷型；Ⅲ型为凹陷型。

2. **进展期胃癌** 块状型癌：小的如息肉样，大者可呈蕈状巨块，突入胃腔内，表面常破溃出血、坏死或继发感染。溃疡型癌：癌中心部因坏死呈溃疡状，溃疡基底较浅，四周边缘呈不规则隆起，质硬，溃疡直径一般大于 2.5cm，周围有不同程度的浸润。此型发生穿孔及出血者较多见。弥漫型癌：癌细胞弥漫浸润于胃壁各层内，病变可累及胃的一部分或全部，病变部位胃壁增厚、僵硬、管腔狭窄，呈革袋状胃。恶性程度高，淋巴结转移发生较早。

国际上按 Borrmann 分型，将浸润至固有肌层以下的进展期胃癌划分为四型。Ⅰ型：息肉样型或称结节型；Ⅱ型：局限溃疡型；Ⅲ型：浸润溃疡型；Ⅳ型：弥漫浸润型。

（三）组织学分类

1. 腺癌 包括乳头状、管状、高分化管状、中分化管状、低分化腺癌、黏液腺癌、印戒细胞癌。

2. 腺鳞癌。

3. 鳞癌。

4. 未分化癌。

5. 未分化类癌。

（四）扩散转移

1. **直接浸润蔓延**。

2. **淋巴转移** 是胃癌转移的主要途径。

3. **血行转移** 多发生在癌的晚期，最常见的受累器官为肝脏，其次是肺。

4. **腹腔种植转移** 癌组织浸出胃浆膜后，癌细胞可由浆膜脱落到腹腔，或癌转移的淋巴结破裂在整个腹腔里广泛播散，常伴有大量的血性腹水。

5. **卵巢转移** 胃癌易发生卵巢转移，即所谓的 Krukenberg 瘤。

二、诊断与鉴别诊断（助理医师不考）

（一）诊 断

晚期胃癌可根据胃部疼痛、上腹部肿块、进行性贫血、消瘦等典型症状予以诊断。

（二）鉴别诊断

胃癌需与胃良性肿瘤、肉瘤、慢性胃炎等相鉴别。在胃癌患者上腹部发现肿块时，应与胰腺肿块或横结肠肿块区别；胃癌肝转移时应与原发性肝癌相鉴别；胃癌晚期出现腹水时，还必须与结核性腹膜炎及门静脉高压症的腹水区别；尤其要注意胃癌与胃溃疡相鉴别。

三、西医治疗

1. **手术** 是治疗胃癌的主要手段，胃癌根治术应遵循以下三点要求：①充分切除原发癌灶。②彻底廓清胃周围淋巴结。③完全消灭腹腔游离癌细胞和微小转移灶。

2. **化学治疗**。

3. **放射治疗**。

四、中医辨证论治

1. **肝胃不和证**

【临床表现】多见于早、中期胃癌及胃癌术后患者。胃脘胀满疼痛，痛引两胁，情志不舒，易怒，喜太息；嗳腐吞酸，呃逆呕吐，吞咽不畅；脉弦。

【治法】疏肝和胃，降逆止痛。

【代表方】逍遥散合旋覆代赭汤加减。

2. **脾胃虚寒证**

【临床表现】见于中、晚期胃癌。胃脘隐痛，喜温喜按，大便溏薄，呕吐清稀；神疲乏力，食少腹胀，朝食暮吐；舌淡胖边有齿痕，脉沉缓无力。

【治法】温中散寒，健脾和胃。

【代表方】附子理中汤加减。

3. **胃热伤阴证**

【临床表现】多见于早、中期胃癌及放疗的患者。胃脘灼热、疼痛，食后痛剧，尿黄便秘；饥不欲食，胃中嘈杂，心烦口渴；舌干红绛，少苔或无苔，脉细数。

【治法】养阴清热，和胃止痛。

【代表方】竹叶石膏汤合玉女煎加减。

4. **气血双亏证**

【临床表现】晚期胃癌多见。心悸头晕，形瘦无华，身乏气短；自汗盗汗，纳呆食少，虚烦不眠，胃脘隐痛；舌淡有齿痕或有瘀斑，脉虚细无力。

【治法】补气养血，健脾补肾。

【代表方】十全大补汤加减。

5. **脾虚痰湿证**

【临床表现】多见于中、晚期胃癌合并贲门或幽门梗阻者。头晕身重，呕吐痰涎，胃脘痞满疼痛；口淡少食，腹胀便溏，痰核累累；舌淡胖苔浊，脉濡滑。

【治法】健脾化湿，软坚散结。

【代表方】参苓白术散合二陈汤加减。

6. **瘀毒内阻证**

【临床表现】多见于进展期胃癌。胃脘刺痛拒按，呕血腥秽，或心下痞块坚硬，呕吐食少，大便黑干；舌紫或有瘀斑，苔浊腻，脉沉涩。

【治法】活血祛瘀，解毒养阴。

【代表方】失笑散合膈下逐瘀汤加减。

第五节　原发性肝癌

一、临床表现与检查

（一）症　状

早期无明显症状。常见症状为肝区疼痛、腹胀、消瘦乏力、纳差、上腹肿块。

（二）体　征

1. 肝肿大。

2. 黄疸。

3. 腹水。

（三）临床分型

1. **单纯型** 临床和化验无明显肝硬化表现者。

2. **硬化型** 有明显肝硬化的临床表现和血液学改变者。

3. **炎症型** 病情发展快，伴有持续性高热或谷丙转氨酶持续增高在 1 倍以上者。

（四）并发症

1. 上消化道出血。

2. 肝昏迷。

3. 肝癌结节破裂。

（五）实验室及其他检查

1. **甲胎蛋白（AFP）检测** 对原发性肝癌的诊断价值很大，特异性较高。

2. **肝功能及酶学检查** 晚期肝癌或合并肝硬化者可有肝功能损害，大多有血清碱性磷酸酶、γ - GT 增高。

3. **超声检查** 是肝癌诊断中最常用而又有效的方法。

4. **X 线检查** 肝右叶的癌肿可发现右膈肌抬高，运动受限或局部隆起；肝左叶或巨大肝癌在行胃肠钡餐造影时可见胃及结肠肝曲被推压现象。

5. GT 可以明确病灶的数目、位置、大小及与重要血管的关系。

6. MRI。

7. 肝血管造影。

8. 肝穿刺活组织检查。

二、西医治疗

1. **手术治疗** 主要有肝区段切除术，左、右半肝切除术，肝中叶切除术，左、右肝三叶切除术等。

2. **介入治疗** 包括肝动脉灌注化疗（TAI）、肝动脉栓塞术（TAE）、经皮肝穿瘤内无水酒精注射（PEI）和经皮射频治疗。

3. **生物治疗**。

4. **放射治疗**。

三、中医辨证论治

1. 气滞血瘀证

【临床表现】相当于Ⅱ期的单纯型。症见两胁胀痛，腹部结块，推之不移，胸闷腹胀，纳呆乏力；舌淡红，苔薄白或薄黄，脉弦。

【治法】疏肝理气，活血化瘀。

【代表方】小柴胡汤合大黄䗪虫丸加减。

2. 脾虚湿困证

【临床表现】相当于单纯型Ⅱ期或硬化型Ⅱ期伴有腹水。症见脘腹胀满，胁痛肢楚，神疲乏力，纳呆便溏，四肢肿胀；舌淡胖，苔白或腻，脉弦而滑。

【治法】益气健脾，化湿祛痰。

【代表方】四君子汤合逍遥散加减。

3. 肝胆湿热证

【临床表现】相当于炎症型Ⅰ期。症见胁下积块，腹大如鼓，黄疸日深，纳呆乏力，小便短赤，腹水肢肿；舌红或绛，苔黄或糙，脉弦滑数。

【治法】清利湿热，活血化瘀。

【代表方】茵陈蒿汤合鳖甲煎丸加减。

4. 肝肾阴虚证

【临床表现】相当于硬化型Ⅲ期。症见口干，低热盗汗，形体消瘦，腰痛酸软，小便短赤；舌红少苔，脉细数。

【治法】滋阴柔肝，养血软坚。

【代表方】滋水清肝饮合兰豆枫楮汤加减。

第六节 大肠癌

一、结肠癌

（一）临床表现与检查

早期无特异性表现，中期以后的主要症状有排便习惯或粪便形状改变，腹痛，腹部肿块，肠梗阻及全身慢性中毒症状。

1. **右半结肠癌** 主要表现为贫血，腹部肿块，腹痛。

2. **左半结肠癌** 主要表现为便血，黏液便，肠梗阻。

3. **检查** 钡灌肠、纤维结肠镜检查。

（二）西医治疗

1. **早期** 采用以彻底手术切除为主的中西医综合疗法。

2. **术后** 有计划地进行化疗及配合中医治疗，最大限度地杀灭体内残留癌细胞。

3. **晚期** 失去手术时机，采用综合非手术疗法。

（三）中医辨证论治

1. 气滞血瘀证

【临床表现】触及腹部肿块、结节；腹痛，腹胀，嗳气，恶心，呕吐，便血；舌紫暗或有瘀斑，脉弦涩或弦滑。

【治法】祛瘀散结，理气降逆。

【代表方】桃红四物汤加减。

2. 湿热下注证

【临床表现】便下脓血，里急后重，腹部灼痛，大便黏滞恶臭；舌质红，苔黄腻，津少，脉洪大或滑数。

【治法】清热，解毒，利湿。

【代表方】槐角地榆汤加味。

3. 正虚邪实证

【临床表现】腹痛胀满，大便秘结不畅，时流臭水；消瘦，乏力，自汗，脓血便，扪及腹块；舌质淡，苔黄燥，脉细。

【治法】补益气血，理气通腑。

【代表方】八珍汤合麻仁滋脾丸加减。

4. 脾肾两虚证

【临床表现】腹胀，腹泻，腰膝酸软，不思饮食，四肢无力，失眠倦怠，尿少；舌淡，脉细无力。

【治法】健脾益肾，扶正固本。

【代表方】益气固本解毒汤加减。

二、直肠癌

（一）临床表现与检查

1. **排便习惯改变** 是常见早期症状。

2. **出血**。

3. **脓血便**。

4. **大便变细或变形** 当出现肠管部分内容物通过障碍时，则有不全性肠梗阻表现。

5. **转移征象** 当肿瘤侵犯膀胱、前列腺时，可有尿频、尿痛、血尿等表现。骶前神经受侵犯可出现骶尾部持续性剧烈疼痛。直肠癌晚期或有肝转移时可出现肝大、黄疸、腹水、贫血、消瘦、浮肿及恶病质等。

6. **检查** 直肠指诊、直肠镜检查。

（二）西医治疗

手术切除、化疗、放疗。

（三）中医辨证论治

1. 脾虚湿热证

【临床表现】腹胀，气短，乏力，食欲不振，腹痛拒按，面黄，便稀溏，或便下脓血，里急后重；舌胖嫩，苔黄腻，脉细数或滑数。

【治法】清热利湿，理气健脾。

【代表方】四妙散合白头翁汤加减。

2. 湿热瘀毒证

【临床表现】腹胀，腹痛或窜痛，拒按，矢气胀减，腹内包块，便下黏液脓血或里急后重，排便困难；舌质红有瘀斑，苔黄，脉弦数。

【治法】清热解毒，通腑化瘀，攻积祛湿。

【代表方】木香分气丸加减。

3. 脾肾寒湿证

【临床表现】黏液血便，形体消瘦，面色白，肠鸣腹泻，泻后痛减，腹痛喜热，形寒肢冷；舌淡、苔白，脉细冷。

【治法】祛寒胜湿，健肺温肾。

【代表方】参苓白术散合吴茱萸汤。

4. 肾阳不固、痰湿凝聚证

【临床表现】腹痛，腹胀，腹部包块，纳呆，气短乏力，痰多，形体消瘦，腰膝酸软，四肢沉重，脓血黏液便，甚至脱肛；舌淡胖，苔白滑腻，脉细濡。

【治法】益肺补肾，祛湿化痰。

【代表方】导痰汤加减。

第十二单元　急腹症

第一节　概　述

一、西医病理

急腹症是一类以急性腹痛为主要表现的临床急症。外科急腹症泛指常需要手术治疗的腹腔内非创伤性急性病变，包括急性阑尾炎、急性胆囊炎、急性胰腺炎、急性肠梗阻、溃疡病急性穿孔等。导致急腹症的疾病多数是常见病，由于引起急性腹痛的病种繁多，腹腔内各脏器多层次紧密比邻，临床表现复杂，情况多变，加之患者对疾病反应和耐受的差异，有时难以迅速做出诊断。多数急腹症发病急剧，病变为进行性，如果患者就诊过晚，或接诊医师诊治不及时甚至失误，可造成一定的死亡率。

二、中医病因病机

（一）初　期

正盛邪轻。致病因素所造成的病理损伤较轻，机体的机能没有受到明显损伤，见于某些机能障碍、炎症性急腹症的早期或无并发症的单纯性肠梗阻等。中医多属气滞血瘀或兼有实（湿）热之象。

（二）中　期

正盛邪实。病理损害较初期加重，人体也充分调动抗病机制与病邪抗争，其势剧烈，因而局部病变和全身反应都很明显。中医病机多属实热或湿热。

（三）后　期

邪去正复，正虚邪恋，正虚邪陷。后期急腹症的转归一是经治疗后正复邪退，疾病趋向好转，有的患者表现为邪去正衰，留下一派病后虚弱的征象；二是有的患者残留病变未能完全恢复，正虚邪恋而转为慢性病。

第二节　急性阑尾炎

一、病因病理

急性阑尾炎常见的病因有阑尾管腔梗阻、细菌感染、饮食习惯、胃肠道功能障碍等。急性阑尾炎主要病理变化可呈现出以下四种临床类型。

1. **急性单纯性阑尾炎**　炎症局限于阑尾黏膜及黏膜下层，逐渐扩展至肌层、浆膜层。阑尾轻度肿胀，浆膜充血，有少量纤维素性渗出物。

2. **化脓性阑尾炎**　炎症发展到阑尾壁全层，阑尾显著肿胀，浆膜充血严重，附着纤维素渗出物，并与周围组织或大网膜粘连，腹腔内有脓性渗出物。

3. **坏疽或穿孔性阑尾炎**　阑尾壁出现全层坏死，局部呈暗紫色或黑色，极易破溃穿孔。穿孔后感染扩散可引起弥漫性腹膜炎或门静脉炎、败血症等。

4. **阑尾周围脓肿**　化脓或坏疽的阑尾被大网膜或周围肠管粘连包裹，脓液局限于右下腹而形成阑尾周围脓肿或炎性肿块。

二、临床表现

（一）主要症状

1. 转移性右下腹疼痛。

2. 胃肠道症状。

3. 全身症状　可有头晕、头痛、乏力、汗出、口干、尿黄、脉数等症状。少数坏疽性阑尾炎或导致门静脉炎时，可有寒战高热。

（二）主要体征

1. **压痛**　右下腹局限性显著压痛是阑尾炎最重要的特征。

2. **反跳痛**。

3. **腹肌紧张**。

4. **右下腹包块**　若阑尾周围脓肿形成，右下腹可扪及痛性包块。

（三）检　查

下列检查方法可协助阑尾炎的定性、定位诊断。

1. **结肠充气试验（Rovsing 征）**。

2. **腰大肌试验（Psoas 征）**　阳性提示炎性阑尾贴近腰大肌，多见于盲肠后位阑尾炎。

3. **闭孔内肌试验（Obturator 征）**　阳性提示炎性阑尾位置较低，为盆腔位阑尾炎。

4. **直肠指诊**　直肠右侧前上方有触痛，提示炎性阑尾位置较低。

5. **经穴触诊**　阑尾穴可有压痛，尤以右侧明显而多见。

三、诊断与鉴别诊断

（一）诊　断

根据转移性右下腹疼痛的病史和右下腹局限性压痛的特点，一般即可做出诊断。

（二）鉴别诊断

1. **胃十二指肠溃疡穿孔**　多有上消化道溃疡病史，突然出现上腹部剧烈疼痛并迅速波及全腹。腹膜刺激征明显，多有肝浊音界消失，可出现休克，X 线检查常可发现膈下游离气体。

2. **急性胃肠炎**　多有饮食不洁史，肠鸣音亢进，一般无腹膜刺激征，大便有脓细胞及未消化食物。

3. **急性肠系膜淋巴结炎**　腹痛常与上呼吸道感染并发，早期即可有高热、白细胞数增高，但腹痛、压痛相对较轻且较广泛，在肠系膜区域内有时可触及肿大淋巴结。

4. **右肺下叶大叶性肺炎或右侧胸膜炎** 常有右侧胸痛及呼吸道症状，腹部无固定性显著压痛点。胸部 X 线检查有鉴别意义。

5. **急性胆囊炎、胆石病** 右上腹持续性疼痛，阵发性加剧，可伴有右肩部放射痛，腹膜刺激征以右上腹为甚，墨菲（Murphy）征阳性。

6. **右侧输尿管结石** 常突然出现剧烈绞痛，向会阴部及大腿内侧放射，但腹部体征不明显，有肾区叩击痛，可伴有尿频、尿急、尿痛或肉眼血尿等症状，一般无发热。X 线摄片常可发现阳性结石。

7. **宫外孕破裂** 常有急性失血症状和下腹疼痛症状，有停经史，妇科检查阴道内有血液，阴道后穹隆穿刺有血等。

四、西医治疗

尽早手术，尤其是老年人、小儿、妊娠期急性阑尾炎者。

五、中医辨证论治

1. **瘀滞证**

【临床表现】转移性右下腹痛，呈持续性、进行性加剧，右下腹局限性压痛或拒按；伴恶心纳差，可有轻度发热；苔白腻，脉弦滑或弦紧。

【治法】行气活血，通腑泄热。

【代表方】大黄牡丹汤合红藤煎剂加减。气滞重者加青皮、枳实、厚朴；瘀血重者加丹参、赤芍；恶心加法半夏、竹茹。

2. **湿热证**

【临床表现】腹痛加剧，右下腹或全腹压痛、反跳痛，腹皮挛急，右下腹可扪及包块；壮热，恶心纳差，便秘或腹泻；舌红苔黄腻，脉弦数或滑数。

【治法】通腑泄热，利湿解毒。

【代表方】大黄牡丹汤合红藤煎剂加败酱草、白花蛇舌草、蒲公英。湿重者加藿香、佩兰、薏苡仁；热甚者加黄连、黄芩、生石膏；右下腹有包块者加炮山甲、皂刺。

3. **热毒证**

【临床表现】腹痛剧烈，全腹压痛、反跳痛，腹皮挛急；高热不退或恶寒发热，恶心纳差，便秘或腹泻；舌红绛苔黄厚，脉洪数或细数。

【治法】通腑排毒，养阴清热。

【代表方】大黄牡丹汤合透脓散加减。若持续性高热或寒热往来，热在气分者加白虎汤，热在血分者加犀角地黄汤；腹胀加青皮、厚朴；腹痛剧烈加元胡、广木香；口干舌燥加生地、玄参、天花粉；大便秘结加甘遂末 1g，冲服。

第三节 肠梗阻

肠内容物不能正常顺利通过肠道运行，称为肠梗阻。

一、分 类

（一）按发病的基本原因分

1. **机械性肠梗阻**。

2. **动力性肠梗阻** 即麻痹性肠梗阻、痉挛性肠梗阻、血运性肠梗阻。

（二）按肠壁有无血运障碍分

1. 单纯性肠梗阻。

2. 绞窄性肠梗阻。

（三）按梗阻部位分

高位小肠梗阻、低位小肠梗阻或结肠梗阻。

（四）按梗阻程度分

完全性肠梗阻和不完全性肠梗阻。

（五）按梗阻进展速度分

急性肠梗阻和慢性肠梗阻。

二、西医病因病理

（一）局部病理生理改变

1. 肠蠕动变化 机械性肠梗阻表现为梗阻上段肠管的蠕动增强，麻痹性肠梗阻则表现为肠蠕动减弱或消失。

2. 肠腔膨胀、积气积液。

3. 肠壁充血水肿、通透性增加。

4. 肠壁坏死穿孔。

（二）全身病理生理改变

1. 体液丧失，可迅速导致严重缺水、血容量减少和血液浓缩，甚至出现休克。

2. 电解质紊乱和酸碱平衡失调。

3. 感染和中毒。

三、临床表现与检查

（一）症 状

1. 腹痛 单纯性机械性肠梗阻一般呈阵发性剧烈腹痛；绞窄性肠梗阻往往出现剧烈的持续性腹痛并伴有阵发性加重；麻痹性肠梗阻多呈持续性胀痛。

2. 呕吐。

3. 腹胀。

4. 停止排气排便。

（二）体 征

1. 全身情况 单纯性肠梗阻早期一般无明显变化。梗阻晚期有脱水表现，绞窄性肠梗阻可出现休克表现。

2. 腹部体征 腹部膨胀，压痛、反跳痛、肌紧张等腹膜刺激征。肠胀气时一般呈鼓音，当绞窄性肠梗阻时腹腔有渗液，可出现移动性浊音。肠鸣音亢进，呈高调金属音或气过水声；麻痹性肠梗阻时，则肠鸣音减弱或消失。

3. 直肠指检 直肠肿瘤引起肠梗阻时，可触及直肠内肿物；肠套叠、绞窄性肠梗阻时，指套可染有血迹。

（三）实验室及其他检查

1. 实验室检查 严重失水，血液浓缩时，血红蛋白及红细胞压积升高；肠绞窄伴腹膜炎时，白细胞总数及中性粒细胞比例升高。血钾、钠、氯离子及二氧化碳结合力、血气分析等测定能判断电解质、酸碱平衡紊乱情况。

2.X 线检查 肠管气液平面。

四、诊断与鉴别诊断

（一）诊 断

典型的肠梗阻具有痛、呕、胀、闭四大症状，腹部可见肠型及肠蠕动波，肠鸣音亢进，可出现全身脱水等体征；结合腹部 X 线检查，明确诊断并不困难。

（二）机械性肠梗阻与动力性肠梗阻的鉴别

机械性肠梗阻早期腹胀不明显。麻痹性肠梗阻则腹胀显著，多无阵发性腹部绞痛，肠鸣音减弱或消失，X 线检查可显示大、小肠全部均匀胀气。

（三）单纯性肠梗阻与绞窄性肠梗阻的鉴别

当肠梗阻有下列临床表现时，应考虑到绞窄性肠梗阻的可能。

1. 腹痛发作急骤，剧烈，呈持续性并有阵发性加重。

2. 呕吐出现早而频繁，呕吐物为血性或肛门排出血性液体，或腹穿抽出血性液体。

3. 早期出现脉率加快，体温升高，白细胞增高，甚至出现休克。

4. 腹膜刺激征明显且固定，肠鸣音由亢进变为减弱，甚至消失。

5. 腹胀不对称，有局部隆起或可触及孤立胀大的肠袢。

6. X 线检查可见孤立胀大的肠袢，位置固定。

7. 经积极非手术治疗后症状体征无明显改善。

（四）高位肠梗阻与低位肠梗阻的鉴别

高位肠梗阻呕吐发生早而频繁，腹胀不明显；低位肠梗阻腹胀明显，呕吐出现晚而次数少，并可吐出粪样物。

（五）完全性肠梗阻与不完全性肠梗阻的鉴别

完全性肠梗阻呕吐频繁，不完全性肠梗阻呕吐与腹胀都较轻或无呕吐，尚有少量排气排便。

（六）肠梗阻病因的鉴别

新生婴儿以肠道先天性畸形最多见，2 岁以下小儿则以肠套叠为多见，3 岁以上儿童以蛔虫团堵塞所致的肠梗阻居多，老年人则以肿瘤及粪块堵塞常见。临床上最为常见的是粘连性肠梗阻。

五、西医治疗

（一）非手术治疗

1. 适应证 ①单纯性粘连性肠梗阻。②动力性肠梗阻。③蛔虫团、粪便或食物团堵塞所致的肠梗阻。④肠结核等炎症引起的不完全性肠梗阻、肠套叠早期。

2. 方法 ①禁食与胃肠减压。②纠正水、电解质和酸碱平衡紊乱。③防治感染和毒血症。灌肠疗法。④颠簸疗法。⑤其他：如穴位注射阿托品，嵌顿疝的手法复位回纳，腹部推拿按摩等。

（二）手术治疗

1. 适应证 ①绞窄性肠梗阻。②有腹膜刺激征或弥漫性腹膜炎征象的各型肠梗阻。③应用非手术疗法后经 6 ～ 8 小时观察，病情不见好转者。④肿瘤及先天性肠道畸形等不可逆转的器质性病变引起的肠梗阻。

2. 方法 ①解除梗阻病因。②切除病变肠管行肠吻合术。③短路手术。④肠造口术或肠外置术。

六、中医辨证论治

1. 气滞血瘀证

【临床表现】腹痛阵作，胀满拒按，恶心呕吐，无排气排便；舌质淡红，苔薄白，脉弦或涩。

【治法】行气活血，通腑攻下。

【代表方】桃仁承气汤加减。若气滞较甚者加炒莱菔子、乌药、川楝子行气止痛；血瘀重者加赤芍、牛膝、当归活血祛瘀；如口渴，去桂枝，加山栀清热泻火。

2. 肠腑热结证

【临床表现】腹痛腹胀，痞满拒按，恶心呕吐，无排气排便；发热，口渴，小便黄赤，甚者神昏谵语；舌质红，苔黄燥，脉洪数。

【治法】活血清热，通里攻下。

【代表方】复方大承气汤加减。

3. 肠腑寒凝证

【临床表现】起病急骤，腹痛剧烈，遇冷加重，得热稍减，腹部胀满，恶心呕吐，无排气排便；脘腹怕冷，四肢畏寒；舌质淡红，苔薄白，脉弦紧。

【治法】温中散寒，通里攻下。

【代表方】温脾汤加减。

4. 水结湿阻证

【临床表现】腹痛阵阵加剧，肠鸣辘辘有声，腹胀拒按，恶心呕吐，口渴不欲饮，无排气排便，尿少；舌质淡红，苔白腻，脉弦缓。

【治法】理气通下，攻逐水饮。

【代表方】甘遂通结汤加减。

5. **虫积阻滞证**

【临床表现】腹痛绕脐阵作，腹胀不甚，腹部有条索状团块，恶心呕吐，呕吐蛔虫，或有便秘；舌质淡红，苔薄白，脉弦。

【治法】消导积滞，驱蛔杀虫。

【代表方】驱蛔承气汤加减。

第四节　胆道感染及胆石症

一、急性胆道感染

（一）西医病理

1. **急性胆囊炎**　急性单纯性胆囊炎、急性化脓性胆囊炎、急性坏疽性胆囊炎。

2. **急性胆管炎**　急性单纯性胆管炎、急性化脓性胆管炎、急性重型胆管炎。

（二）临床表现与检查

1. **急性胆囊炎**　突发右上腹阵发性绞痛，常在饱餐、进油腻食物后或在夜间发作。疼痛常放射至右肩部、肩胛部和背部。伴恶心呕吐、厌食等。右上腹可有不同程度、不同范围的压痛、反跳痛及肌紧张，Murphy 征阳性。

2. **急性梗阻性化脓性胆管炎**　发病急骤，病情进展快，除具有一般胆道感染的Char - cot三联征（腹痛、寒战高热、黄疸）外，还可出现休克、中枢神经系统受抑制表现，即 Reynolds 五联征。

（三）西医治疗

1. **一般治疗**　禁食，输液，纠正水、电解质及酸碱代谢失衡，全身支持疗法；选用广谱抗生素或联合用药；使用维生素 K、解痉止痛药等对症处理。

2. **手术治疗**　急诊手术适用于：①发病在 48 ～ 72 小时以内者。②经非手术治疗无效且病情恶化者。③怀疑有胆囊穿孔、弥漫性腹膜炎、急性化脓性胆管炎、急性坏死性胰腺炎等并发症者。手术方法包括：胆囊造口术、胆囊切除术、胆总管探查、T 型管引流术。

3. **非手术方法置管引流**　包括胆囊穿刺置管术、经皮肝穿刺胆道置管引流术和经内镜鼻胆管引流术。

（四）中医辨证论治

1. **蕴热证（肝胆蕴热）**

【临床表现】胁腹隐痛，胸闷不适，肩背窜痛，口苦咽干，腹胀纳呆，大便干结，有时低热；舌红苔腻，脉平或弦。

【治法】疏肝清热，通下利胆。

【代表方】金铃子散合大柴胡汤加减。

2. **湿热证（肝胆湿热）**

【临床表现】发热恶寒，口苦咽干，胁腹疼痛难忍，皮肤黄染，不思饮食，便秘尿赤；舌红苔黄，脉弦数滑。

【治法】清胆利湿，通气通腑。

【代表方】茵陈蒿汤合大柴胡汤加减。

3. **热毒证（肝胆脓毒）**

【临床表现】胁腹剧痛，痛引肩背，腹拘强直，压痛拒按，高热寒战，上腹饱满，口干舌燥，不能进食，大便干燥，小便黄赤，甚者谵语，肤黄有瘀斑，四肢厥冷，鼻衄齿衄；舌绛有瘀斑，苔黄开裂，脉微欲绝。

【治法】泻火解毒，通腑救逆。

【代表方】黄连解毒汤合茵陈蒿汤加减。

二、胆石症

（一）临床表现与检查

1. 胆囊结石 阵发性绞痛，可向右肩胛部放射，常伴有恶心呕吐。高脂肪餐、暴饮暴食、过度疲劳可诱发胆绞痛。右上腹部有程度不同的压痛。

2. 肝外胆管结石 发作期间可表现 Charcot 三联征，即腹痛、寒战高热和黄疸。

3. 肝内胆管结石 急性发作时肝区疼痛，寒战发热，可有轻度黄疸，肝脏可有不对称增大，肝区有叩击痛。在不发作期间症状不典型，上腹隐痛、恶心、嗳气反酸、食欲不振，也可无任何症状。

（二）西医治疗

1. 胆囊结石

（1）手术治疗 胆囊切除术适用于有症状和（或）有并发症的胆囊结石。腹腔镜胆囊切除术（LC）为其首选。没有腹腔镜条件的也可行小切口胆囊切除或常规胆囊切除术。对于静止性结石，一般不需手术治疗，可观察和随诊。但对于胆囊结石较大（≥ 3cm）、伴有胆囊息肉（＞ 1cm）、胆囊壁增厚明显、钙化或瓷性胆囊和胆囊结石、时间较长（＞ 10 年）胆囊结石等，因其易引起恶变或失去胆囊功能，都可考虑手术治疗。

（2）非手术治疗 主要适用于结石较小、病史较短的无症状胆囊结石，胆囊结石伴有急性期炎症，或全身基础病不能耐受手术等。主要措施包括：解痉、止痛、消炎利胆、应用抗生素，纠正水、电解质紊乱及酸碱平衡失调等。口服溶石药物有鹅去氧胆酸（CDCA）和熊去氧胆酸，长期服用有一定的效果，但停药后复发率高。排石疗法效果不肯定，且有将结石排入胆总管引起急性胆管炎的危险。

2. 肝外胆管结石 手术治疗是肝外胆管结石的主要方法，手术尽量取尽结石，解除梗阻，术后保持胆汁引流通畅。

（1）胆总管切开取石、T 管引流术 方法有开腹或腹腔镜手术。适用于单纯胆总管结石、胆道上下端通畅无狭窄或其他病变者。若伴有胆囊结石和胆囊炎，可同时行胆囊切除术。

（2）胆肠吻合术 适用于胆总管远端炎症狭窄造成的梗阻无法解除、胆总管扩张、胆胰汇合部异常，胰液直接流入胆管或胆管病变切除后无法再吻合时，常用 Roux - en - Y 吻合术式。

（3）其他治疗 对于手术后残留的结石，可经 T 管窦道胆道镜取石，也可经皮经肝穿刺胆道（PTCS）以及经十二指肠镜 oddi 括约肌切开取石（EST）等。对于较大结石也可经上述途径导入激光、超声波、电力液压碎石探头直接接触胆石进行粉碎。

3. 肝内胆管结石 手术为主要治疗方法，治疗原则同肝外胆管结石的治疗方法。

手术治疗包括胆管切开取石、胆肠吻合术和肝脏切除术。肝内胆管结石术后最常见的为残留结石，可有 20% ～ 40%，因此对残留结石的后续治疗极为重要。治疗措施包括：术后经引流管窦道胆道镜取石，激光、超声、微爆破碎石，经引流管溶石，体外震波碎石和中药排石等方法。

（三）中医辨证论治

1. 湿热证（肝胆湿热）

【临床表现】发热恶寒，口苦咽干，胁腹疼痛难忍，皮肤黄染，不思饮食，便秘尿赤；舌红苔黄，脉弦数滑。

【治法】清胆利湿，通气通腑。

【代表方】茵陈蒿汤合大柴胡汤加减。

2. 热毒证（肝胆脓毒）

【临床表现】胁腹剧痛，痛引肩背，腹拘强直，压痛拒按，高热寒战，上腹饱满，口干舌燥，不能进食，大便干燥，小便黄赤，甚者谵语，肤黄有瘀斑，四肢厥冷，鼻衄齿衄；舌绛有瘀斑，苔黄开裂，脉微欲绝。

【治法】泻火解毒，通腑救逆。

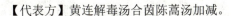

【代表方】黄连解毒汤合茵陈蒿汤加减。

第五节 急性胰腺炎

一、西医病理

（一）急性水肿性胰腺炎

病变多局限于胰体尾部。胰腺肿大变硬，被膜紧张。镜下见间质充血水肿并有中性粒细胞及单核细胞浸润。有时可发生局限性脂肪坏死，但无出血。

（二）急性出血坏死性胰腺炎

病变以广泛的胰腺坏死、出血为特征，伴轻微炎症反应。病变胰腺肿大，质软，出血呈暗红色，严重者整个胰腺变黑，分叶结构模糊。腹腔内有血性腹水或血性混浊渗液。胰腺周围组织可见散在的黄白色皂化斑或小块状的脂肪坏死灶。镜下胰腺组织呈大片凝固坏死，间质小血管壁也有坏死。坏死胰腺以局部纤维化而痊愈或转变为慢性胰腺炎。晚期坏死胰腺组织合并感染，形成胰腺脓肿。过度的炎症反应所引起的循环、代谢、免疫等方面的改变导致多器官功能不全综合征（MODS），并进而发展成 MSOF。

二、临床表现与检查

（一）主要症状

腹痛剧烈，起始于中上腹，也可偏重于右上腹或左上腹，放射至背部；累及全胰则呈腰带状向腰背部放射痛。恶心、呕吐。腹胀。

（二）主要体征

1. **发热** 初期常呈中度发热，胰腺坏死伴感染时，高热为主要症状之一。

2. **黄疸** 仅见于少数病例。

3. **腹膜炎体征** 坏死性胰腺炎压痛明显，并有肌紧张和反跳痛。

4. **休克**。

5. **皮肤瘀斑** 脐周、腰部可出现青紫色的不规则斑块。Grey - Turner 征、Cullen 征。

6. **手足搐搦**。

7. **呼吸窘迫综合征和多器官功能衰竭**。

（三）实验室及其他检查

1. **胰酶测定** 血、尿淀粉酶测定是最常用的诊断方法。血清淀粉酶在发病 2 小时后开始升高，24 小时达高峰，4～5 天后可恢复正常。尿淀粉酶在 24 小时后开始升高，48 小时后达到高峰，下降缓慢，1～2 周后恢复正常。

2. **腹部 B 超** 可发现胰腺肿大和胰周液体积聚，对病变具有初步诊断作用。还可检查胆道有无结石及扩张。有助于部分胆源性胰腺炎的诊断。

3. **增强 CT 扫描** 胰腺弥漫性或局灶性胰腺增大、水肿、坏死液化，胰腺周围组织变模糊，增厚，并可见积液。还可发现急性胰腺炎的并发症，如胰腺脓肿、假囊肿或坏死等。

三、临床分型

1. **轻型** 急性胰腺炎。

2. **重症** 急性胰腺炎。

四、诊断与鉴别诊断

（一）诊 断

1. **急性胰腺炎诊断标准** 临床上表现为急性、持续性腹痛（偶无腹痛），血清淀粉酶活性增高≥正常值上限 3 倍，影像学提示胰腺有或无形态改变，排除其他疾病者。可有或无其他器官功能障碍。少数病例血清淀粉酶活性正常或轻度增高。

2. **重症急性胰腺炎诊断标准** 急性胰腺炎伴有脏器功能障碍，或出现坏死、脓肿或假性囊肿等局部并发症者，或两者兼有。常见腹部体征有上腹部明显的压痛、反跳痛、肌紧张，腹胀、肠鸣音减弱或消失等。可以有腹部包块，偶见腰肋部皮下瘀斑征（Grey - Tumer 征）和脐周皮下瘀斑征（Cullen 征）。可以并发一个或多个脏器功能障碍，也可伴有严重的代谢功能紊乱，包括低钙血症（血钙＜1.87mmoL/L）。增强 CT 为诊断胰腺坏死的最有效方法，B 超及腹腔穿刺对诊断有一定的帮助。APACHE Ⅱ评分≥8 分。Balthazar CT 分级系统≥Ⅱ级。

在重症急性胰腺炎患者中，起病 72 小时内经正规非手术治疗（包括充分液体复苏）仍出现脏器功能障碍者，可诊断为暴发性急性胰腺炎。暴发性急性胰腺炎病情凶险，非手术治疗常不能奏效，常继发腹腔间隔室综合征。

（二）鉴别诊断

1. **消化道溃疡穿孔** 有溃疡病史，初起即为持续性剧痛，腹肌紧张呈板状腹，肝浊音界缩小或消失，腹部 X 线片示有膈下游离气体。

2. **急性胆囊炎** 疼痛多在右上腹，呈绞痛样发作，向右肩背部放射，呕吐后腹痛稍有减轻，伴寒战发热，右上腹压痛、肌紧张。

3. **急性肠梗阻** 多有手术或腹膜炎病史，伴有呕吐、不排便、不排气。可闻及气过水声或金属音，腹部透视有肠内气液平面、闭袢影像等。

4. **急性肾绞痛** 阵发性绞痛，血尿。

五、西医治疗

（一）非手术治疗

1. 禁食。
2. 胃肠减压。
3. 补充血容量。
4. 抑制胰腺分泌和抑制胰酶活性。
5. 支持治疗。
6. 防治感染。
7. 腹腔灌洗。
8. 脏器支持治疗。

（二）手术治疗

1. 适应证

（1）胰腺坏死并发感染形成脓肿或出现败血症。

（2）并发腹腔出血或出现假性囊肿破裂并发症。

（3）系明确外科原因引起的胰腺炎。

（4）非手术治疗临床无效的病例。

2. **手术方式** 引流术、坏死组织清除术和规则性胰腺切除术。

六、中医辨证论治

1. 肝郁气滞证

【临床表现】腹中阵痛或窜痛，恶心呕吐，无腹胀，上腹仅有压痛，无明显腹肌紧张；舌质淡红，苔薄白或黄白，脉细或紧。

【治法】疏肝理气，兼以清热燥湿通便。

【代表方】柴胡清肝饮、大柴胡汤、清胰汤Ⅰ号。

2. 脾胃实热证

【临床表现】上腹满痛拒按，痞塞腹坚，呕吐频繁，吐后腹痛无减，大便干结，小便不通，小便短赤，身热口渴；舌质红，苔黄腻或燥，脉弦滑或滑数，重者厥脱。

【治法】清热泻火，通里逐积，活血化瘀。

【代表方】大陷胸汤、大柴胡汤、清胰合剂。

3. 脾胃湿热证

【临床表现】脘胁疼痛，胸脘痞满拒按，气痛阵作，口苦咽干，泛恶不止，或有身目俱黄，便干溲赤；舌红绛，苔黄腻，脉弦滑数。

【治法】清热利湿，行气通下。

【代表方】龙胆泻肝汤、清胰汤Ⅰ号。

4. 蛔虫上扰证

【临床表现】持续性上腹疼痛，剑突下阵发性钻顶样剧痛，或伴吐蛔；苔白或微黄而腻，脉弦紧或弦细。

【治法】清热通里，制蛔驱虫。

【代表方】清胰汤Ⅱ号、乌梅汤等。

第十三单元　甲状腺疾病

一、分　类

甲状腺疾病是一类常见的内分泌疾病，临床大致分为五类：①单纯性甲状腺肿。②甲状腺激素分泌功能障碍。③甲状腺炎。④甲状腺肿瘤。⑤先天性甲状腺疾病。

二、中医病因病机

甲状腺疾病（thyroid disease）属中医“瘿病”的范畴。瘿作为病名首见于《山海经》，在《神农本草经》则已有“海藻主瘿气”的记载。晋代《小品方》中对本病的认识已论述到与饥饿、气结及所饮用之水有密切关系，地方性及散发性瘿病在症状表现上有所不同，以海藻、昆布、海蛤等含碘药物为主组方治疗。关于本病的分类，以宋代《三因极一病证方论》的分类法更切实际，将本病分为气瘿、血瘿、肉瘿、筋瘿、石瘿 5 种。

第一节　单纯性甲状腺肿

单纯性甲状腺肿是因缺碘、致甲状腺肿因子或酶缺陷等原因造成的甲状腺代偿性增大。

一、临床表现与检查

（一）临床表现

1. 甲状腺肿大。

2. 压迫症状　单纯性甲状腺肿体积较大时可压迫气管、食管和喉返神经。

3. 结节性甲状腺肿。

（二）实验室及其他检查

1. 基础代谢率（BMR）。

2. 血清中蛋白结合碘（PBI）。

3. 放射性核素检查。

4. 影像学检查　①B 超检查。②X 线检查。

5. 喉镜检查　了解声带运动状态以确定喉返神经有无受压。

二、诊断与鉴别诊断

1. 诊断　根据病史及临床表现一般可做出诊断。对于居住于高原、山区缺碘地带的甲状腺肿患者或家属中有类似病情者常能及时做出地方性甲状腺肿的诊断。必要时可用细针穿刺细胞学检查以确诊。

2. 鉴别诊断

（1）甲状腺腺瘤。

（2）亚急性甲状腺炎。

（3）慢性淋巴细胞性甲状腺炎。

三、西医治疗

药物治疗常用制剂有干甲状腺制剂、左旋甲状腺素。

手术治疗有下列情况之一者，可考虑手术切除治疗：①巨大甲状腺肿影响生活和工作者。②甲状腺肿大引起压迫症状者。③胸骨后甲状腺肿。④结节性甲状腺肿继发功能亢进者。⑤结节性甲状腺肿疑有恶变者。为防止术后残留甲状腺组织再形成腺肿及甲状腺功能低下，宜长期服用甲状腺激素制剂。

四、中医辨证论治

1. 肝郁脾虚证

【临床表现】颈部弥漫性肿大，伴四肢困乏，气短，纳呆体瘦；苔薄，脉弱无力。

【治法】疏肝解郁，健脾益气。

【代表方】四海舒郁丸加减。

2. 肝郁肾虚证

【临床表现】颈部肿块皮宽质软，伴有神情呆滞，倦怠畏寒，行动迟缓，肢冷，性欲下降；舌淡，脉沉细。

【治法】疏肝补肾，调摄冲任。

【代表方】四海舒郁丸合右归丸加减。

第二节 甲状腺炎

甲状腺炎属中医“瘿痈”的范畴。甲状腺炎分为急性化脓性甲状腺炎、亚急性甲状腺炎和慢性淋巴细胞性甲状腺炎三类，其中急性化脓性甲状腺炎临床少见，所以本节只讨论慢性淋巴细胞性甲状腺炎。

慢性淋巴性甲状腺炎又称桥本甲状腺肿，是一种自身免疫性疾病，也是甲状腺肿合并甲状腺功能减退最常见的原因。

一、临床表现

本病起病缓慢，呈无痛性弥漫性甲状腺肿，初期甲状腺多呈轻中度弥漫性肿大，以峡部为显著；肿大两侧多对称，一侧肿大明显者少见；肿块质硬，表面光滑，病程较长者可扪及结节；多伴甲状腺功能减退，早期可有甲亢表现，但不久便会减轻或消失；较大的甲状腺肿可有压迫症状。

二、西医治疗

1. 常用甲状腺激素替代疗法和免疫抑制治疗。

2. 甲状腺激素替代疗法。

3. 免疫抑制治疗。

4. 手术治疗，甲状腺肿大有明显压迫症状者及合并恶性病变者应手术治疗。行甲状腺峡部切除、甲状腺大部切除及根治性切除。手术后大多继发甲低，需长期服用甲状腺制剂。

三、中医辨证论治

1. 气滞痰凝证

【临床表现】肿块坚实，轻度作胀，痰多，一般无全身症状；苔黄腻，脉弦滑。

【治法】疏肝理气，化痰散结。

【代表方】海藻玉壶汤加减。

2. 肝郁胃热证

【临床表现】颈前肿痛，胸闷不适，口苦咽干，急躁易怒，心悸多汗；苔薄黄，脉弦数。

【治法】清肝泄胃，解毒消肿。

【代表方】普济消毒饮与丹栀逍遥散加减。

3. 火毒炽盛

【临床表现】局部结块疼痛明显，伴恶寒发热、头痛、口渴、咽干；苔薄黄，脉浮数或滑数。

【治法】清热解毒，消肿排脓。

【代表方】透脓散与仙方活命饮合方加减。

第三节 甲状腺功能亢进症的外科治疗

一、临床表现与检查

（一）临床表现

1. 甲状腺肿大。

2. 神经系统症状。

3. 60% ～ 70% 的患者有突眼征，女性多见。

4. 心率加速，脉率每分钟常达 100 次以上；脉压差增大。

5. 内分泌紊乱，如月经失调、受孕几率降低等。

6. 消化系统症状，患者食欲亢进反而消瘦，体重减轻，易感疲乏。大便次数增多，每日数次至数十次不等，便稀。肝脏功能可能有损害，转氨酶升高、肝脾肿大。

7. 其他：肌无力，肌萎缩；部分患者可发生周期性麻痹；约 5% 的患者小腿胫前下 1/3 到足背处出现局限性黏液性水肿。

（二）实验室及其他检查

1. 基础代谢率。

2. 血清 T_3 和 T_4 含量的测定。

3. 甲状腺摄 ^{131}I 率的测定。

二、手术治疗指征

1. 中度以上的原发性甲亢。

2. 继发性甲亢，或高功能甲状腺腺瘤。

3. 胸骨后甲状腺肿并发甲亢；腺体较大伴有压迫症状的甲亢。

4. 抗甲状腺药物或 ^{131}I 治疗后复发，或不适宜药物及 ^{131}I 治疗的甲亢。

5. 妊娠早、中期的甲亢患者又符合上述适应证者。

三、手术禁忌证

1. 青少年患者。

2. 症状较轻者。

3. 老年患者或有严重器质性疾病不能耐受手术者。

四、术后并发症及治疗

1. 术后呼吸困难和窒息 多发生在术后 48 小时内，是术后最危急的并发症。常见原因有血肿压迫气管、喉头水肿、气管塌陷、双侧喉返神经损伤。因此，术后应常规地在患者床旁放置无菌的气管切开包和手套，以备急用。若系喉头水肿，则快速滴注 20% 甘露醇 250mL、氢化可的松 100 ～ 200mg，以减轻水肿。气管软化者应在术中做气管悬吊或气管切开。

2. 喉返神经损伤 发生率约 0.5%。大多数是因手术处理甲状腺下极时不慎将喉返神经切断、缝扎或挫夹、牵拉造成永久性或暂时性损伤所致。少数也可由血肿或瘢痕组织压迫或牵拉而发生。由挫夹、牵拉、血肿压迫所致则多为暂时性，经理疗等及时处理后，一般可在 3 ～ 6 个月内逐渐恢复。

3. 喉上神经损伤 多发生于处理甲状腺上极时离腺体太远，分离不仔细，将神经与周围组织一同大束结扎所引起。若损伤外支会使环甲肌瘫痪，引起声带松弛，音调降低，说话费力。内支损伤则喉部黏膜感觉丧失，进食特别是饮水时容易误咽发生呛咳。若非双侧切断，一般经理疗、针灸治疗多可自行恢复。故结扎、切断甲状腺上动、静脉应紧贴甲状腺上极，以避免损伤喉上神经。

4. 手足抽搐 抽搐发作时立即静脉注射葡萄糖酸钙或氯化钙。

5. **甲状腺危象** 是甲亢的严重并发症，若不及时处理，可迅速发展至昏迷、虚脱、休克甚至死亡，死亡率为20%～30%。治疗包括：①肾上腺素能阻滞剂。②碘剂。③氢化可的松。④镇静剂。⑤降温。⑥静脉输注大量葡萄糖溶液补充能量。⑦有心力衰竭者加用洋地黄制剂。⑧吸氧。

6. **甲状腺功能减退** 发生甲状腺功能减退时应给予甲状腺素制剂。

五、中医辨证论治

1. 肝郁痰结证

【临床表现】颈部瘿肿，质软不硬，喉感堵塞，胸闷不舒，性急易怒，忧郁怔忡，心悸失眠，眼突舌颤，倦怠乏力，大便溏薄，月经不调；舌红，苔薄腻，脉弦滑等。

【治法】疏肝理气，软坚散结。

【代表方】柴胡疏肝散合海藻玉壶汤加减。

2. 肝火旺盛证

【临床表现】颈部肿大，眼突肢颤，心烦心悸，急躁易怒，面红目赤，口干口苦，坐卧不宁，怕热多汗，消谷善饥，形渐消瘦；舌红苔黄，脉弦数有力。

【治法】清肝泻火，解郁散结。

【代表方】龙胆泻肝汤合藻药散加减。

3. 胃火炽盛证

【临床表现】多食善饥，形体消瘦，口干而渴，喜喝冷饮，好动怕热，汗出心悸，急躁易怒，眼突颈粗，小便黄赤，大便干燥；舌暗红，苔薄黄或黄燥，脉数。

【治法】清胃泻火，生津止渴。

【代表方】白虎加人参汤合养血泻火汤加减。

4. 阴虚火旺证

【临床表现】头晕眼花，目赤干涩，羞明刺痛，心悸烦躁，少寐失眠，咽干口燥，眼突肢颤，手足心热，食多消瘦，月经不调，颈大有结；舌红少苔或苔剥，脉细而数。

【治法】滋阴清热，化痰软坚。

【代表方】知柏地黄汤合当归六黄汤加减。

5. 气阴两虚证

【临床表现】神疲乏力，气促汗多，口咽干燥，五心烦热，面白唇淡，眼突手颤，颈肿胸闷，抑郁善忧，夜寐不安，心悸喜忘，食多便溏，腹胀泄泻，形体消瘦；舌红少苔，脉细数无力。

【治法】益气养阴，泻火化痰。

【代表方】生脉散合补中益气汤加减。

第四节 甲状腺肿瘤

一、甲状腺腺瘤

（一）临床表现

多以颈前无痛性肿块为首发症状，常偶然发现。颈部出现圆形或椭圆形结节，质韧有弹性，表面光滑，边界清楚，无压痛，多为单发，随吞咽上下移动。有时可压迫气管移位，但很少造成呼吸困难，罕见喉返神经受压表现。可引起甲亢及发生恶性变。

（二）中医辨证论治

1. 肝郁气滞证

【临床表现】颈部肿块不红、不热、不痛；伴烦躁易怒，胸胁胀满；舌苔白脉弦。

【治法】疏肝解郁，软坚化痰。

【代表方】逍遥散合海藻玉壶汤加减。

2. 痰凝血瘀证

【临床表现】颈部肿物疼痛，坚硬；气急气短，吞咽不利；舌质暗红有瘀斑，脉细涩。

【治法】活血化瘀，软坚化痰。

【代表方】海藻玉壶汤合神效瓜蒌散加减。

3. 肝肾亏虚证

【临床表现】颈部肿块柔韧；常伴性情急躁，易怒，口苦，心悸，失眠，多梦，手颤，月经不调；舌红，苔薄，脉弦。

【治法】养阴清火，软坚散结。

【代表方】知柏地黄丸合海藻玉壶汤加减。

二、甲状腺癌

（一）西医病理

甲状腺癌的病因尚未明了，其发生与多种因素有关，如放射性损害（X 线外照射）、致甲状腺肿物质、TSH 的刺激、遗传等。甲状腺癌的病理类型可分为乳头状癌、滤泡状腺癌、未分化癌、髓样癌。除髓样癌外，绝大部分甲状腺癌起源于滤泡上皮细胞。

（二）临床表现与检查

1. 临床表现 甲状腺肿块；压迫症状；转移及扩散；髓样癌常有家族史，癌肿可产生 5- 羟色胺和降钙素，临床上可出现腹泻、心悸、脸面潮红和血钙降低等症状。

2. 实验室及其他检查

（1）放射免疫测定血浆降钙素。

（2）放射性同位素检查。

（3）影像学检查 ①X 线检查：检查对诊断颈部有无转移及气管、血管有无受累有帮助。②B 型超声波检查：可检测甲状腺肿块的形态、大小、数目，可确定其为囊性还是实性。

（4）穿刺细胞学检查与病理切片。

（三）西医治疗

1. 手术治疗，可根据肿瘤临床特点来选择手术切除范围。
2. 内分泌治疗。
3. 放射治疗。
4. 放射性核素治疗。
5. 化学治疗。

（四）中医辨证论治

1. 气郁痰凝证

【临床表现】颈前肿块无痛，坚硬如石，生长较快，表面高低不平，肤色不变；伴性情急躁或郁闷不舒，胸胁胀满，口苦咽干，纳呆食少；舌质淡暗，苔白或腻，脉弦滑。

【治法】理气开郁，化痰消坚。

【代表方】海藻玉壶汤合逍遥散加减。

2. 气血瘀滞证

【临床表现】肿块增长快，坚硬如石，表面不光滑，活动度差或消失，疼痛，或有皮肤青筋暴露；伴形体渐瘦，神疲乏力，或有音哑；舌质红，有瘀斑，苔黄，脉弦数。

【治法】理气化痰，活血散结。

【代表方】桃红四物汤合海藻玉壶汤加减。

3. 瘀热伤阴证

【临床表现】肿块坚硬如石，推之不移，局部僵硬；形体消瘦，皮肤枯槁，声音嘶哑，腰酸无力；舌质红，少苔，脉细沉数。

【治法】养阴和营，化痰散结。

【代表方】通窍活血汤合养阴清肺汤加减。

第十四单元　乳房疾病

第一节　急性乳腺炎

一、西医病理

本病的发病原因主要为乳汁瘀积和细菌入侵两个方面。致病菌以金黄色葡萄球菌为主，少数可为链球菌感染。常发生于产后哺乳的妇女。

二、中医病因病机

本病多因妇女产后乳头损伤、外邪入侵、乳汁过多、情志内伤、饮食不节等导致乳汁蓄积，乳络阻塞，气血凝滞，热毒蕴结而成。毒盛时久则可化腐成脓。

（一）临床表现

1. **症状**　乳房肿胀疼痛；发热。其他症状：初起时可出现骨节酸痛、胸闷、呕吐、恶心等症状；化脓时可有口渴、纳差、小便黄、大便干结等症状。

2. **体征**　初起时患部压痛，结块或有或无，皮色微红或不红。化脓时患部肿块逐渐增大，结块明显，皮肤红热水肿，触痛显著，拒按。脓已成时肿块变软，按之有波动感。

（二）实验室及其他检查

1. 血常规检查。
2. 患部穿刺抽脓。
3. B 型超声波检查。

三、西医治疗

1. 本病早期宜用含有 100 万 U 青霉素的等渗盐水 20mL 注射在炎性结块四周，必要时每 4 ～ 6 小时重复 1 次，能促使早期炎症灶消散。
2. 应用足量广谱抗菌药物，可选用青霉素、红霉素、头孢类抗生素等。
3. 脓肿形成后宜及时切开排脓。
4. 感染非常严重或脓肿切开引流损伤乳管者，可终止乳汁分泌。

四、中医辨证论治

1. 肝胃郁热证

【临床表现】乳房肿胀疼痛，皮肤微红或不红，结块或有或无，乳汁排泄不畅，患部微热触痛；可伴有畏寒发热，头痛，胸闷不舒，骨节酸痛，口渴等；舌质淡红或红，苔薄黄，脉弦或浮数。

【治法】疏肝清胃，通乳散结。

【代表方】瓜蒌牛蒡汤加减。若乳汁壅滞太甚，加路路通、漏芦、鹿角霜活络通乳；若炎性肿块较大者，加夏枯草、浙贝母软坚散结；产后恶露未尽者，加益母草、川芎、丹参活血祛瘀；若为断乳时乳汁壅滞或产妇不哺乳者，加炒山楂、生麦芽等消胀退乳。

2. 热毒炽盛证

【临床表现】肿块逐渐增大，皮肤焮红灼热，疼痛剧烈，呈持续性搏动性疼痛，壮热不退，口渴喜饮，患部拒按，若肿块中央变软，按之应指，为脓已成；或见局部漫肿痛甚，发热，穿刺抽得脓液；或溃后脓出不畅，红肿疼痛不消，发热不退，有袋脓现象或传囊之变；同侧腋窝淋巴结肿痛。舌质红，苔黄腻，脉弦数或滑数。

【治法】清热解毒，托里透脓。

【代表方】瓜蒌牛蒡汤合透脓散。若高热不退，加石膏、知母清热泻火；大便秘结者加生大黄、枳实泄热通腑。

3. 正虚毒恋证

【临床表现】溃后乳房肿痛逐渐减轻，但疮口脓水不断，收口迟缓，或乳汁从疮口流出，形成乳漏；伴有面色少华、易疲劳、饮食欠佳、低热不退等；舌质淡，苔薄，脉细。

【治法】益气活血养营，清热托毒。

【代表方】托里消毒散加减。若脓腐难脱者，加路路通、王不留行、薏苡仁化瘀祛腐；若口渴、便秘者，加胖大海、沙参、肉苁蓉生津通便。

第二节 乳腺增生

一、临床表现与检查

（一）临床表现

1. **症状** 乳房内肿块；乳房胀痛；乳头溢液。其他症状：常可伴有胸闷不舒，心烦易怒，失眠多梦，疲乏无力，腰膝酸软，经期紊乱，经量偏少等表现。

2. **体征** 乳房内可扪及多个形态不规则的肿块，多呈片块状、条索状或颗粒状结节，也可各种形态混合存在。各种形态的肿块边界都不甚清楚，与皮肤及深部组织无粘连，推之能活动，多有压痛。

（二）实验室及其他检查

1. X线钼钯摄片为边缘模糊不清的阴影或有条索状组织穿越其间。

2. B超为不均匀的低回声区以及无回声囊肿。

3. 切除（或切取）活检是最确切的诊断方法。

二、西医治疗

（一）药物治疗

1. **维生素类药物** 可口服维生素 B_6 与维生素 E，或口服维生素 A。

2. **激素类药物** 常可选用黄体酮、达那唑、丙酸睾酮等。

（二）手术治疗

对可疑患者应及时进行活体组织切片检查，如发现有癌变，应及时行乳癌根治手术。若患者有乳癌家族史，或切片检查发现上皮细胞增生活跃，宜及时施行单纯乳房切除手术。

三、中医辨证论治

1. 肝郁气滞证

【临床表现】乳房胀痛或有肿块，一般月经来潮前乳痛加重和肿块稍肿大，行经后好转；常伴有情绪抑郁，心烦易怒，失眠多梦，胸胁胀满等；舌质淡红，苔薄白，脉细涩。

【治法】疏肝理气，散结止痛。

【代表方】逍遥散加减。

2. 痰瘀凝结证

【临床表现】乳中结块，多为片块状，边界不清，质地较韧，乳房刺痛或胀痛。舌边有瘀斑，苔薄白或薄而微黄，脉弦或细涩。

【治法】活血化瘀，软坚祛痰。

【代表方】失笑散合开郁散加减。

3. 气滞血瘀证

【临床表现】乳房疼痛及肿块没有随月经周期变化的规律性，乳房疼痛以刺痛为主，痛处固定，肿块坚韧；伴有经行不畅，经血量少，色暗红，夹有血块，少腹疼痛；舌质淡红，边有瘀点或瘀斑，脉涩。

【治法】行气活血，散瘀止痛。

【代表方】桃红四物汤合失笑散加减。

4. 冲任失调证

【临床表现】乳房肿块表现突出，结节感明显，经期前稍有增大变硬，经后可稍有缩小变软，乳房胀痛较轻微，或有乳头溢液；常可伴有月经紊乱，量少色淡，腰酸乏力等症。舌质淡红，苔薄白，脉弦细或沉细。

【治法】调理冲任，温阳化痰，活血散结。

【代表方】二仙汤加减。

第三节 乳腺纤维腺瘤

一、临床表现与检查

（一）临床表现

1. **症状** 乳房肿块；乳房轻微疼痛。其他症状：部分患者可有情志抑郁、心烦易怒、失眠多梦等症状。

2. **体征** 乳房内可扪及单个或多个圆形或卵圆形肿块，质地坚韧，表面光滑，边缘清楚，无粘连，极易推动。患乳外观无异常，腋窝淋巴结不肿大。

（二）实验室及其他检查

1. 钼靶X线乳房摄片。

2. B型超声波检查。

3. 活体组织病理切片检查。

二、中医辨证论治

1. 肝气郁结证

【临床表现】肿块较小，发展缓慢，不红不热，不觉疼痛，推之可移，伴胸闷叹息；舌质正常，苔薄白，脉弦。

【治法】疏肝解郁，化痰散结。

【代表方】逍遥散加减。

2. 血瘀痰凝证

【临床表现】肿块较大，坚硬木实，重坠不适，伴胸闷牵痛，烦闷急躁，或月经不调、痛经等；舌质暗红，苔薄腻，脉弦滑或弦细。

【治法】疏肝活血，化痰散结。

【代表方】逍遥散合桃红四物汤加山慈姑、海藻。月经不调兼以调摄冲任。

第四节 乳腺癌

一、西医病理

乳腺癌的真正病因和其他恶性肿瘤一样，尚不完全明确，但已被证明雌性激素的活性与乳腺癌的发生有密切的关系。目前乳腺癌的病理分期多采用世界卫生组织FOOTE - STEWART分类法，即根据肿瘤的始发部位，结合其生物特性分为浸润和非浸润型（原发癌）。临床上比较常用的分型方法是根据肿瘤分化程度分为两大类，即低分化乳腺癌和高分化乳腺癌。同时，根据乳腺癌的发展进程有原发性和转移性之分。

二、临床表现与检查

（一）临床表现

1. 症状

（1）乳房内包块。

（2）局部皮肤改变，包块表面皮肤出现明显的凹陷性酒窝征，是乳癌早期的常见局部体征。癌块继续增大，如皮下淋巴管被癌细胞堵塞，引起淋巴回流障碍，出现真皮水肿，皮肤呈橘皮样改变。

（4）乳头部抬高或内陷。

（5）特殊类型乳腺癌的症状：炎性乳癌多半发生于年轻女性，特别是妊娠期和哺乳期女性。这种乳癌发展非常快，状如急性炎症表现，整个乳房高度肿胀，质地坚硬，无明显的局限性包块。

2. 体征

（1）视诊 要注意乳房体积的变化，乳头有无内陷及抬高。

（2）触诊 乳房的触诊一般应在月经期后进行，乳房触诊检查的顺序是内上、外上、外下、内下四个象限及乳晕区域。在触诊过程中一定要注意手法的轻重，并注意乳头是否有溢液，最后检查腋窝、锁骨上及锁骨下是否有淋巴结的肿大。

（二）实验室及其他检查

目前乳腺癌的诊断运用X线钼靶检查、B超、热像、针刺活检、细胞学等检查方法，提高了术前诊断率。

三、西医治疗

1. **手术治疗** 自1894年Halsted倡导乳癌根治术以来，至今仍是治疗Ⅰ、Ⅱ期乳癌的常规手段。

2. **放射治疗** 是综合治疗乳癌的一种方法，可以提高5年生存率，降低切口与局部的复发率。

3. **化学药物治疗** 不少外科医师主张术前、术中、术后都要采用化疗，以达到对微小扩散转移灶的根治性治疗。

4. **内分泌疗法** 是一种辅助治疗措施。近年来，根据雌激素受体的检查结果，多选择内分泌治疗方案。ER阳性又有腋下淋巴结转移者，应选用内分泌疗法。

5. **生物治疗** 近年来临床上逐渐推广使用的曲妥珠单抗注射液，系通过转基因技术制备，对Cerb-2（HER-2）过度表达的乳腺癌患者有一定的效果，尤其是经其他化疗药治疗无效的乳腺癌患者也有部分疗效。

四、中医辨证论治

1. 肝郁气滞证

【临床表现】两胁胀痛，易怒易躁，乳房结块如石；舌苔薄黄或薄白，舌红有瘀点，脉弦有力。

【治法】疏肝解郁，理气化痰。

【代表方】逍遥散加减。

2. 冲任失调证

【临床表现】乳中结块，皮核相连，坚硬如石，推之不移；伴有腰膝酸软，女子月经不调，男子遗精阳痿，五心烦热；舌淡无苔，少有龟裂，脉沉无力。

【治法】调摄冲任，理气散结。

【代表方】二仙汤加味。

3. 毒热蕴结证

【临床表现】身微热，乳房结块增大快，已破溃，状如山岩，形似莲蓬，乳头内陷；舌红绛，苔中剥，脉濡数。

【治法】清热解毒，活血化疲。

【代表方】清痕败毒饮合桃红四物汤加减。

4. 气血两虚证

【临床表现】乳房结块溃烂，色紫暗，时流污水，臭气难闻；头晕耳鸣，肢体消瘦，五心烦热，面色苍白，夜寐不安；舌绛无苔，或苔黄白，脉滑数。

【治法】调理肝脾，益气养血。

【代表方】人参养荣汤加减。

第十五单元 胃与十二指肠疾病

一、手术适应证

1. 有多年溃疡病史，且发作频繁，症状逐渐加重，经内科治疗无效，影响工作和生活者。
2. 慢性穿透性溃疡，症状明显者。
3. 溃疡伴反复消化道出血，经保守治疗出血不止者。
4. 溃疡伴急性穿孔，保守治疗无效者。

5. 溃疡伴机械性幽门梗阻者。

6. 临床上怀疑溃疡恶变者。

7. 其他特殊的溃疡，如应激性溃疡、胰源性溃疡、胃肠吻合口溃疡等。

二、外科治疗方法

公认的外科治疗方法主要归纳为胃大部切除术和迷走神经切断术两大类。

三、主要并发症及处理

1. **吻合口出血** 一旦发生吻合口出血，处理原则是先予保守治疗，只有极个别患者经严格保守治疗无效后，方考虑再次手术止血。

2. **腹腔内出血** 一旦发生腹腔内出血，可从引流管中流出鲜血，并发生严重的腹膜炎症状，严重者可发生失血性休克，此时应做腹腔穿刺或腹部CT。当证实发生腹腔内出血即刻剖腹探查。

3. **十二指肠残端瘘** 一旦怀疑或证实发生了十二指肠残端瘘，应立即手术行腹腔引流，做十二指肠造瘘及空肠营养性造瘘等。

4. **阻塞综合征** 引起吻合口的梗阻、空肠输入袢梗阻、空肠输出袢梗阻，经保守治疗无效者应手术治疗。

5. **胃瘫** 治疗胃瘫主要是保守治疗，包括胃肠道减压，加强营养支持，防止水、电解质及酸碱平衡紊乱，促进胃肠动力药物的应用等。

6. **倾倒综合征** 为避免倾倒综合征的发生或减轻其发作的症状，应注意在手术时作吻合口宜适中，不要过大，在术后2～3个月提倡少量多餐，食物避免过甜，进食后平卧15～20分钟。

7. **低血糖综合征** 表现为无力、出汗、饥饿感，并伴有头晕、面色苍白等，进食或输注葡萄糖可以缓解低血糖。

8. **贫血及营养不良** 术后少食多餐，注意饮食及营养搭配，可以减少或避免营养不良的发生。

9. **吻合口溃疡** 预防吻合口溃疡的关键是要根据溃疡的具体情况和胃酸分泌程度，以选择适当的手术方法使胃酸分泌降到尽可能低的程度。

10. **残胃癌** 由于残胃癌的诊断较难，且发生症状时多属晚期，因此残胃癌的预后很差，仅少数患者能长期存活。

第一节 胃十二指肠溃疡急性穿孔

一、临床表现与检查

（一）临床表现

1. **症状** 剧烈腹痛；休克症状；恶心呕吐。全身情况：穿孔早期体温多正常，患者蜷曲静卧而不敢动，面色苍白，脉搏细速。6～12小时后体温开始明显上升，常伴有脱水、感染、麻痹性肠梗阻、休克症状。

2. **体征** 腹部压痛及腹肌强直；腹腔内积气积液。

（二）实验室及其他检查

1. **实验室检查** 白细胞总数及中性粒细胞比例增高。

2.**X线检查** 在立位腹部透视或摄片时可见半月形的膈下游离气体影，对诊断有重要意义。

3. **超声波检查** 可帮助判断腹腔渗液量的多少，有无局限性积液及脓肿形成，作为穿刺引流的定位等。

4. **腹腔穿刺** 可疑病例可行腹腔穿刺，阳性者有助于诊断，并可推断腹腔渗液的多少及腹腔污染的轻重，对选择治疗方法也有参考价值。

二、诊断与鉴别诊断

（一）诊 断

1. 多数患者有溃疡病史，且近期有溃疡病活动症状。

2. 突然发生的持续性上腹部剧烈疼痛，迅速发展到全腹，并常伴有轻度休克症状。

3. 检查时有明显的腹膜刺激征，并多有肝浊音界缩小或消失。

（二）鉴别诊断

1. 急性胰腺炎 本病也可出现上腹部突然剧烈疼痛，伴有呕吐及早期腹膜刺激征，但其发病不如溃疡病穿孔急骤，腹痛开始时有由轻而重的过程，疼痛位于上腹部偏左，常向腰背部放射，早期腹膜刺激征不如溃疡病穿孔明显，无气腹征，血、尿淀粉酶升高，腹腔穿刺液可为血性。

2. 急性阑尾炎 穿孔胃、十二指肠溃肠穿孔时，漏出物可沿升结肠外侧沟流至右下腹，引起右下腹疼痛和压痛，易与急性阑尾炎的“转移性右下腹痛”相混淆。但急性阑尾炎起病不是很突然，腹痛是逐渐加重的，疼痛程度也不如溃疡病穿孔剧烈，体征以右下腹为甚，无气腹征。

3. 急性胆囊炎 重症胆囊炎伴腹膜炎者体征与溃疡病穿孔相似。但急性胆囊炎一般炎症反应较重，体征主要集中在右上腹，有时可触及肿大的胆囊，墨菲征阳性。X 线腹部透视膈下无游离气体，B 超检查即可做出鉴别。

4. 胃癌穿孔 其急性穿孔引起的腹内病理变化与溃疡穿孔相同，因而症状和体征也相似，术前难以鉴别，有的甚至术中也难以确认溃疡是否已有癌变，或根本就是胃癌穿孔。

三、非手术疗法适应证

1. 穿孔小或空腹穿孔，就诊比较早，腹腔积液少，无腹胀，一般情况好，感染中毒症状不明显，不伴有休克及重要脏器严重病变者。

2. 单纯性溃疡穿孔，无合并出血、梗阻、癌变或再穿孔等溃疡病的严重并发症。

3. 年龄较轻，溃疡病史不长，非顽固性溃疡。

4. 就诊时腹腔炎症已有局限趋势者。

四、手术疗法适应证

1. 不适合非手术治疗的患者。

2. 经过非手术治疗 6 ～ 12 小时，症状体征不见缓解者。

第二节 胃十二指肠溃疡大出血

一、临床表现与检查

（一）临床表现

1. 症状 最常见的表现是呕血和黑便。

2. 体征 腹部体检一般仅有上腹部压痛，部分患者有胃脘部胀满感。肠鸣音活跃，通常并不亢进，约半数患者体温轻度增高。

（二）实验室及其他检查

1. 实验室检查 住院或观察患者应定期做红细胞计数、血红蛋白及血球压积的测定，进行性的下降提示出血随之增多。

2. 纤维胃镜检查 上消化道出血时可行急诊胃镜检查，可直接观察溃疡的部位、大小、深度，并可发现明显的出血部位，并可在镜下行电凝止血或局部用止血药止血。

二、诊断与鉴别诊断

（一）诊 断

有典型溃疡病发作史或过去检查曾证明有溃疡病的患者如果发生胃肠道出血，最大的可能为溃疡出血，绝大多数诊断可确立，结合纤维胃镜检查及实验室检查，可以明确诊断。

（二）鉴别诊断

1. 胃癌出血 近年来，胃癌的发生率上升较快，胃癌伴出血者逐年增加，当发生上消化道大出血时应予警惕。纤维胃镜检查可见典型的恶性溃疡表现，活检可明确诊断，癌肿标记物检查明显升高提示癌肿存在。

2. 食管与胃底静脉破裂出血 有慢性肝炎、肝硬化病史的患者突然发生出血且伴有腹痛，提示出血来势凶猛，常以呕血为主，并很快出现失血性休克。

3. **干呕或呕吐后突然发生出血** 须警惕食道贲门部黏膜撕裂征（Mallory-Weiss tear），食道裂孔疝亦可引起大出血。

4. **急性胃黏膜出血** 出血前有烧伤、损伤或严重感染等病史，或者长期服用激素者，应高度怀疑急性胃黏膜出血。

5. **胆道出血** 有胆道疾病史者可出现周期性反复出血，呕血、便血均可发生，但以便血为主，大多发生在胆绞痛缓解后，间歇期为1周左右。

三、西医治疗

（一）内科紧急处理

1. 建立输液通道。
2. 应用止血药物。
3. 抗酸抗溃疡治疗。
4. 经胃管注入冰的生理盐水。
5. 经选择性动脉造影栓塞止血。
6. 纤维胃镜下应用激光、电凝止血。

（二）外科治疗

1. 急诊手术的适应证

（1）急性大出血，短期内出现休克征象者。

（2）反复多次出血，尤其是近期反复大出血者。

（3）出血后经6～8小时内输血600～1000mL，休克症状无明显好转或虽一度好转，但很快又重新出现休克症状者。

（4）在内科严格治疗期间出现大出血者。

（5）大出血合并有梗阻、穿孔，或者曾有梗阻、穿孔病史者。

（6）患者年龄偏大（50岁以上），有高血压、动脉硬化及肝肾疾病，估计出血难以自愈者。

（7）近期胃镜或钡餐检查证实溃疡位于胃小弯侧及十二指肠球部后壁，或检查发现溃疡基底部出血呈喷射状者。

2. 手术方式的选择

若患者耐受力良好，则可考虑行根治性手术，即胃大部切除术，除了切除出血部位外，连同溃疡病灶一并切除，可达到根治目的。

若患者情况很差，估计较难忍受长时间手术者，则尽量采用简单有效的方法，如切开胃前壁，对出血部位的血管做“8”字缝合，确定不再出血后再将前壁缝合。

若患者耐受力尚可，但估计难以承受胃大部切除术者可以选择溃疡局部切除术，也可施行迷走神经切断加幽门成形或胃空肠吻合及溃疡出血点缝扎术。

第三节 胃十二指肠溃疡瘢痕性幽门梗阻

一、临床表现与检查

（一）临床表现

1. **症状** 梗阻早期可以是不完全性的，逐渐出现食欲减退、恶心、上腹部饱胀及沉重感。当出现完全性梗阻时，呕吐频繁，呕吐量大且多含积存的宿食，有酸臭味，呕吐物中不含胆汁，呕吐后上腹饱胀感减轻，腹痛消失，过一段时间又可出现类似呕吐，且全身情况逐渐恶化，消瘦及脱水明显。

2. **体征** 由于患者长期不能进食，明显消瘦，伴有严重脱水，故会严重营养不良。

（二）实验室及其他检查

1. 实验室检查：呈血液浓缩状，血清钾、氯化物和血浆蛋白均低于正常，二氧化碳结合力和非蛋白氮增高，尿比重升高，偶可见尿酮。

2. X 线钡餐检查。

3. 纤维胃镜检查。

二、诊断与鉴别诊断

（一）诊　断

根据长时期溃疡病史及典型的胃潴留症状，配合实验室检查和 X 线、钡餐检查等辅助检查，一般诊断溃疡所致瘢痕性幽门梗阻并无困难。

（二）鉴别诊断

1. 痉挛性和水肿性幽门梗阻 这种梗阻常为间歇性，有溃疡病的疼痛发作，虽有呕吐但不剧烈，亦无胃扩张，呕吐物中很少有宿食，常为当日所摄食物。

2. 胃癌所致幽门梗阻 胃幽门部肿瘤可以引起幽门梗阻，若为癌肿晚期所引起的幽门梗阻，可有恶性肿瘤的全身症状及癌胚抗原等标记物的异常，通过钡餐和胃镜检查、活组织检查等，往往都能获得确诊。

3. 十二指肠球部以下梗阻性病变 如胰头壶腹部肿瘤压迫十二指肠所致梗阻往往有阻塞性黄疸出现，CT 等检查可见该部位的占位及浸润；十二指肠肿瘤所致梗阻常有血便表现；肠系膜上动脉压迫综合征者可有呕吐表现，但一般不为宿食，呕吐物中有胆汁。钡餐检查可确定梗阻的部位。这类患者在餐后俯卧 15 ～ 30 分钟可使食物通过而使症状缓解。

三、西医治疗

1. 手术治疗。

2. 手术前处理　处理的初期包括胃肠减压，洗胃，纠正血容量及水、电解质和代谢紊乱，降低胃酸分泌，并开始肠外营养支持。

3. 手术方式　国内目前仍以胃大部切除术为主，也可采用迷走神经干切断加胃窦部切除。

4. 对全身情况极差的患者和老年患者，可以做胃空肠吻合术以解除梗阻，也可加做迷走神经干切断术以减少胃酸的分泌。

四、中医辨证论治

1. 脾胃虚寒证

【临床表现】上腹饱胀，食后较甚，朝食暮吐，暮食朝吐，吐出物为宿食残渣及清稀黏液，吐后则舒服，畏寒喜热，神疲乏力，大便溏少；舌质淡红，苔白或白滑，脉沉弱。

【治法】温中健脾，和胃降逆。

【代表方】丁香散加减。

2. 痰湿阻胃证

【临床表现】脘腹胀满，进食后加重，胸膈痞闷，呕吐频繁，吐出物为食物残渣及痰涎白沫；伴有眩晕、心悸；舌质淡红，苔白厚腻或白滑，脉弦滑。

【治法】涤痰化浊，和胃降逆。

【代表方】导痰汤加减。

3. 胃中积热证

【临床表现】脘腹胀满，餐后加重，朝食暮吐，暮食朝吐，吐出物为食物残渣及秽浊酸臭之黏液；心烦口渴，欲进冷饮，小便黄少，大便干结；舌质红少津，苔黄燥或黄腻，脉滑数。

【治法】清泻胃热，和中降逆。

【代表方】大黄黄连泻心汤加减。

4. 气阴两虚证

【临床表现】病程日久，反复呕吐，形体消瘦，神疲乏力，唇干口燥，小便短少，大便干结；舌红少津，脉细数。

【治法】益气生津，降逆止呕。

【代表方】麦门冬汤加减。

第十六单元　门静脉高压症

一、解剖概要

1. 门静脉与其他部位静脉相比有以下三个特点：

2. 门静脉主干的两端均为毛细血管。

3. 门静脉主干中少有静脉瓣存在。

4. 门静脉与腔静脉系统之间存在多处交通支，主要有：①胃底、食管下段交通支；②直肠下端肛管交通支；③脐周交通支；④腹膜后交通支。

二、临床表现与检查

（一）临床表现

主要表现为脾肿大、脾功能亢进、呕血或柏油样黑便、腹水及非特异性全身症状（如乏力、嗜睡、厌食、腹胀等）。

（二）实验室及其他检查

1. 血象 脾功能充进时，白细胞记数减少至3×10^9/L以下；血小板计数减少至(70～80)×10^9/ L以下。

2. 肝功能 肝功能储备可用Child肝功能分级方法评价。

3.X 线检查 上消化道造影显示食管及胃底静脉曲张，表现为食管、胃底黏膜紊乱，呈蚯蚓状或蚕食样。

4. 内镜检查 最好在出血24小时内进行，阳性率高。

5. B 超检查 多普勒测定是目前最方便的测定方法。

6. 特殊检查

7. 肝活检。

8. 免疫学检查。

9. 脾静脉造影。

10. 门静脉压力的测定 术前及术中测定门静脉压力对诊断、选择手术方法及其预后判断均有帮助。

11. 手术前后的测定方法 ①经皮脾穿刺脾髓测压(SP)。②经皮肝穿刺肝内门静脉分支测压(PVP)。③肝静脉插管测压。

12. 术中的测压方法 ①门脉压：直接穿刺门静脉主干（FPP）或门静脉分支，如大网膜静脉。②术中暂时钳夹门静脉，测得压力为肝侧门静脉闭锁压（HOPP），正常值为0.49～0.98kPa（50～100mmH_2O）；在阻断肝侧门静脉测得的压力为肝侧门静脉闭锁压（SOPP），正常值为3.92～5.58kPa(400～600mmH_2O)。SOPP与HOPP的压力差相当于门静脉入肝血流的最大灌注压(MPP)，反映门静脉入肝的血流量。

三、诊断与鉴别诊断

（一）出血的鉴别

凡有急性大量消化道出血者，首先要考虑到胃十二指肠溃疡、食管胃底曲张静脉破裂出血和胃癌这三个最常见的原因，其次为胃黏膜的急性炎症病变等。

1. 溃疡病大出血 有典型的溃疡病史，出血前原来的疼痛规律往往会突然加重或失去；胃溃疡以呕血为主，最终会出现柏油样便。而十二指肠溃疡以柏油样便为主，往往有大量呕血表现，呕吐的血多为咖啡色，出血量大时便血呈紫红色，出血后上腹部的疼痛可以缓解或减轻。患者的肝功能应为正常，很少有腹水；钡餐造影和胃镜检查可以明确诊断。

2. 胃癌出血 一般病史较长，有类似溃疡病史，食欲减退、消瘦、贫血、上腹部隐痛可逐渐加重。早期持续小量出血，粪便潜血试验持续阳性，侵犯大血管时可发生呕血、便血及休克。胃镜下可见到典型的恶性溃疡和肿瘤表现，活检可以明确诊断。胃癌患者出血后原来的症状持续存在或进一步加重。

3. 胆道出血 有肝胆疾病或外伤病史并有典型的胆绞痛发作史，可有黄疸，但一般很少有肝硬化。胆道造影可以明确病变的部位及出血的原因。B超与CT检查对诊断有很大的帮助。

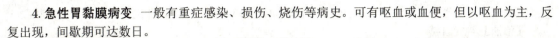

4. 急性胃黏膜病变 一般有重症感染、损伤、烧伤等病史。可有呕血或血便，但以呕血为主，反复出现，间歇期可达数日。

5. Mallory-Weiss 综合征 Mallory-Weiss 综合征简称为 M-W 综合征，在消化道出血中所占的比例有上升的趋势。其在临床上典型的表现为酗酒呕吐后随之而来的呕血。多为食道内压力急剧上升，食管与胃连接部的黏膜撕裂伤所致。所有遇到胃内有积血而又无原发病灶时，就应考虑到本病的可能。

（二）脾肿大和脾功能亢进的鉴别

可分为原发性和继发性两大类。原发性有原发性血小板减少性紫癜、先天性溶血性贫血、原发性白细胞减少症和全血性血细胞减少症，一般先有某些血细胞减少，继而脾肿大，但骨髓涂片则有相应的血细胞增生过盛现象。继发性脾功能亢进一般均有某些前驱疾病，如血吸虫病、疟疾、黑热病、白血病等引起脾肿大后，因脾功能亢进而有不同的血细胞减少现象，无肝病，肝功能正常。如果不能确诊为肝硬化的早期表现或肝后型门脉高压症，有时则需要做肝活检和门脉压力测定。

（三）腹水的鉴别

1. 心源性腹水 如风湿性心脏病所致的二尖瓣狭窄、缩窄性心包炎等心脏病，在发生心力衰竭时往往会出现腹水，此时易与肝硬化腹水相混淆；但若详细地询问病史，细致地进行心脏听诊，再结合心电图及 X 线检查，一般进行鉴别并不太困难。

2. 肾源性腹水（慢性肾炎） 慢性肾炎很容易发生腹水而被误诊为肝硬化。但慢性肾炎合并有全身浮肿、血尿、高血压、尿中有大量蛋白、管型，结合病史，诊断并不困难。

3. 腹腔内肿瘤 腹腔内肿瘤可以压迫门静脉或癌栓在门静脉内形成栓塞而使血液回流受阻，致使门静脉出现高压及腹水。要详细询问病史及查体，钡餐造影、B 超、CT 检查有鉴别价值。同时进行腹水内查找癌细胞更有助于诊断。

四、西医治疗

（一）非手术治疗

1. 食管胃底曲张静脉破裂出血，尤其是肝功能储备 Child C 级患者，尽可能采用非手术治疗。
2. 补充血容量。
3. 应用血管活性药物：①血管加压素。②生长抑素。
4. 内镜治疗：①经纤维内镜注射硬化剂。②经内镜食管曲张静脉套扎术。
5. 三腔管压迫止血。
6. 经颈静脉门体分流术。

（二）手术疗法

1. 分流术。
2. 断流术。
3. 转流术。

五、中医辨证论治（助理医师不考）

1. 瘀血内结证

【临床表现】腹部积块明显，硬痛不移，面黯消瘦，纳减乏力，时有寒热，女子或见月事不下；舌边暗紫或见瘀点，苔薄，脉弦涩。

【治法】祛瘀软坚，兼调脾胃。

【代表方】膈下逐瘀汤加减。

2. 寒湿困脾证

【临床表现】腹大胀满，按之如囊裹水，甚则颜面浮肿，脘腹痞满，得热稍舒，精神困倦，怯寒懒动，小便少，大便溏，或身目发黄，面色晦暗；舌苔白腻，脉缓。

【治法】温中健脾，行气利水。

【代表方】实脾饮加茵陈。

3. 气随血脱证

【临床表现】患者突然大量吐血及便血后出现面色苍白，四肢厥冷，汗出；舌淡，苔白，脉微。

【治法】益气固脱。

【代表方】独参汤。

第十七单元 腹外疝

一、腹股沟区的解剖

腹股沟区是指前外下腹壁的一个三角形区域，其上界是髂前上棘至腹直肌外缘水平线，内界是腹直肌外缘，下界是腹股沟韧带。临床上常以腹股沟韧带作为判断腹股沟疝和股疝的界线。

二、西医病因病理

（一）病 因

腹外疝的发病原因有腹壁强度降低和腹内压增高两大因素。

腹壁强度降低 潜在的腹壁强度降低最常见于某些组织穿过腹壁的部位，如精索或子宫圆韧带穿过腹股沟管、股动脉穿过的股管、脐血管穿过的脐环等处，其他像腹白线因发育不良也可成为腹壁的薄弱点。此外，手术切口愈合不良、外伤、感染、腹壁神经损伤、老年、久病、肥胖所致肌肉萎缩等也是腹壁强度降低的原因。

腹内压力增高 常见的原因有慢性咳嗽、慢性便秘、排尿困难（如包茎、膀胱结石、前列腺增生）、腹水、妊娠、举重、婴儿经常啼哭等。正常人虽时有腹内压增高的情况，但如腹壁完整而维持一定的强度，则不会发生疝。

（二）病理解剖

典型的腹外疝由疝环、疝囊、疝内容物和疝外被盖组成。

1. **疝环** 也称疝门，它是疝突向体表的门户，亦即腹壁薄弱点或缺损所在。各种疝通常以疝环所在部位作为命名依据，如腹股沟疝、股疝、脐疝、切口疝等。

2. **疝囊** 是壁腹膜经疝环向外突出形成的囊袋。疝囊可分为疝囊颈、疝囊体和疝囊底三部分。疝囊颈是疝囊体与腹腔之间通道的狭窄部分，其位置相当于疝环。疝囊体是疝囊的扩大部分，疝囊底为其最低部分。

3. **疝内容物** 是进入疝囊的腹腔内脏器或组织，以小肠最为多见，大网膜次之。此外，如盲肠、阑尾、乙状结肠、横结肠、膀胱等均可进入疝囊，但较少见。

4. **疝外被盖** 是指疝囊以外的各层组织。

三、临床类型

腹外疝有易复性、难复性、嵌顿性、绞窄性等类型。

1. **易复性疝** 一般腹外疝患者在站立、行走、劳动或腹内压骤增时突出，在平卧、休息或用手向腹腔推送时又可回纳腹腔内，此种称为易复性疝。

2. **难复性疝** 有些腹外疝的内容物反复突出，致疝囊颈受摩擦而损伤，并产生粘连，使内容物不能完全回纳，此种称为难复性疝。

少数病程较长的疝因内容物不断进入疝囊时产生的下坠力量将疝囊颈上方的腹膜逐渐推向疝囊，尤其是髂窝区后腹膜与后腹壁结合得极为松弛，更易被推移，以致盲肠（包括阑尾）、乙状结肠或膀胱随之下移而形成疝囊壁的一部分，这种疝称为滑动性疝。因其内容物不能完全还纳，也属难复性疝。

3. **嵌顿性疝** 疝环较小而腹内压突然增高时，疝内容物可强行扩张囊颈而进入疝囊，随后因囊颈的弹性收缩，又将内容物卡住，使其不能回纳，这种疝称为嵌顿性疝或箝闭性疝。肠管嵌顿后，疝囊内的肠壁及其系膜渐增厚，颜色由正常的淡红逐渐转为深红，囊内可有淡黄色积液，此时肠系膜内动脉搏动尚能扪到。嵌顿如能及时解除，上述病变可恢复正常。

4. **绞窄性疝** 嵌顿疝如不及时解除，肠管及其系膜受压情况不断加重可使动脉血流减少以至完全阻断。此时肠系膜动脉搏动消失，肠壁逐渐失去光泽、弹性和蠕动能力，最终变黑坏死。疝囊内积液转为紫红色血水，甚至成脓性。

其他：肠管受压或绞窄时，临床上还可同时伴有急性机械性肠梗阻。有时嵌顿的内容物仅为部分肠壁，系膜侧肠壁及其系膜并未进入疝囊，肠腔并无完全梗阻，这种疝称为肠管壁疝或 Richter 疝。如嵌顿的是小肠憩室（常为 Meckel 憩室）则称 Litter 疝。

第一节 腹股沟斜疝

一、临床表现

1. 易复性斜疝 此型斜疝用手轻按疝囊，嘱患者咳嗽，可扪及膨胀性冲击感。患者平卧或用手法将包块向腹环处推挤，包块可回纳消失。再以手指尖经阴囊皮肤伸入外环，可发现外环扩大，局部腹壁软弱；此时需嘱患者咳嗽，指尖会有冲击感。包块消失后用手指紧压腹股沟管腹环处，让患者咳嗽、站立或鼓腹，包块则不再出现。若疝内容物为小肠，则包块柔软、光滑、有弹性，叩诊呈鼓音，听诊可闻及肠鸣音，当包块回纳进入腹腔时，可听到“咕噜”声；若内容物为大网膜，则包块坚韧、无弹性，叩诊呈浊音，所诊无肠鸣音，回纳不伴“咕噜”声。

2. 难复性斜疝 此型斜疝除坠胀感、牵引痛稍重外，其主要表现为包块不能完全回纳，尚有消化不良和便秘等症状。

滑动性斜疝也属难复性疝，多见于青壮年男性，右多于左，其比例约为 6 ∶ 1。虽不多见，但滑入疝囊内的盲肠或乙状结肠在疝手术时容易被误当疝囊切开，应予注意。

3. 嵌顿性和绞窄性斜疝 此型斜疝常发生在高强度劳动或剧烈咳嗽及严重便秘等腹内压骤增时，主要表现为包块突然增大，伴有明显疼痛，包块变硬无弹性，触痛明显，不能回纳；如疝内容物为肠管，可出现急性肠梗阻或绞窄性肠梗阻症状，如腹部绞痛、恶心、呕吐、便秘、腹胀等；若疝内容物为大网膜，局部触痛通常较轻。疝一旦嵌顿则自行回纳的机会很少，在临床上嵌顿和绞窄是不能完全分开的两个发展阶段。一般认为，嵌顿疝超过 24 ～ 48 小时，出现毒血症及严重水、电解质紊乱与酸碱失衡表现，有包块皮肤水肿、发红等症状者，应考虑为绞窄性疝。当然，临床上也有绞窄性疝在肠袢坏死穿孔时，疼痛可因疝囊内压力骤降而暂时缓解的，所以疼痛减轻而包块仍存在者，不应认为是病情好转。绞窄时间越长者，其疝内容物越易发生感染。感染侵及周围组织，可引起疝外被盖组织的急性炎症，严重者可发生脓毒血症。

二、西医治疗

（一）非手术疗法

1 岁以内的婴儿因其腹肌可随身体发育逐渐强壮，疝有消失的可能，故暂不手术，可用棉线束带或绷带压住腹股沟管内环，这样可防止疝块突出，以给发育中的腹肌以加强腹壁的机会。

老年体弱或因故不适于手术者可用疝带治疗。但长期使用可以刺激致疝颈肥厚、硬韧；疝内容物与疝壁粘连，容易造成嵌顿或绞窄。发生嵌顿如时间较短（不超过 2 ～ 4 小时），且局部压痛不明显，腹部无压痛及腹肌紧张等腹膜刺激症状，估计不是肠管绞窄坏死时，可以试行手法复位，手法切忌粗暴；复位后观察 24 ～ 48 小时，注意有无腹膜炎出现以及肠梗阻是否解除。

（二）手术疗法

手术疗法效果确切，但对合并慢性咳嗽、便秘、排尿困难、腹水、妊娠等有腹内压增高者，务必先行处理，以免术后复发。手术方法可归纳为传统的疝修补术、无张力疝修补术和经腹腔镜疝修补术等。

腹股沟斜疝的手术方法很多，其手术目的是切除疝囊和加强腹股沟管薄弱部分，通常有三类。

1. 疝高位结扎 指在疝颈部结扎疝囊。可视疝囊大小，对其远端疝囊给予切除或留于原位，这样就堵住了腹内脏器或组织进入疝囊内的通道。结扎应尽量在高的水平进行，如结扎偏低，那只是把一个较大的庙囊转化成一个较小的庙囊，给痛复发造成了条件。单纯的疝囊高位结扎术只有在腹股沟管薄弱部于发育过程中能够逐渐加强时，疗效才确切，所以该术式多用于婴幼儿。对其他年龄段及绞窄性斜疝患者，如因局部有严重感染，修补易失败时亦可应用。

2. 疝修补术 适用于腹股沟管缺损不大，附近肌腱比较完整的成年患者。其方法是在疝高位结扎的基础上视薄弱或缺损部位而决定内环修补和腹股沟管壁修补。

（1）内环修补 适用于内环扩大的病例。如内环仅轻度扩大，可将内环的下缘间断缝合数针，能容小指尖通过即可。

（2）腹股沟管壁修补 其方法很多，通常可分为加强腹股沟管前壁或后壁两类。

①弗格森法：是加强腹股沟管前壁最常用的方法。高位结扎疝颈后，不游离精索；将腹内斜肌下缘和联合腱在精索浅面缝于腹股沟韧带上，以消灭弓状下缘与腹股沟韧带之间的空隙。此方法适用于腹股沟管后壁发育尚健全的儿童和青年人较小的斜疝。

②巴西尼法：是修补腹股沟管后壁的方法。在高位疝囊颈结扎后，可将精索游离提起，在精索深面将腹内斜肌下缘和联合腱缝于腹股沟韧带上，精索位于腹内斜肌与腹外斜肌腱膜之间。适用于成人斜疝和腹壁一般性薄弱者。

③麦可威法：是修补腹股沟管后壁的方法。在巴西尼法的基础上，在精索深面将腹内斜肌下缘和联合腱缝于耻骨梳韧带上，可同时加强腹股沟三角和间接封闭股环。多用于腹壁重度薄弱的较大斜疝和复发性疝。

（3）无张力疝修补术 分离出疝囊后，如疝囊较小，无需高位结扎或切除，将其内翻送入腹腔。然后将用人工材料制成的一个圆形花瓣形的充填物填充在疝的内环处以填补缺损，再将一个合成纤维网片缝合于腹股沟管后壁而替代传统的张力缝合。

3. 疝成形术 巨型疝或复发性疝、腹股沟管后壁严重缺损等无法利用局部组织进行修补者，应施行疝成形术。基本术式按巴西尼法进行。传统上是将同侧腹直肌前鞘瓣向外下翻转，在精索深面缝至腹股沟韧带上，或用自体阔筋膜移到腹股沟管后壁。近年来人工材料涤纶网、四氟乙烯网、尼龙网等的出现为在无张力状态下进行疝修补创造了条件，主要用于修复腹股沟区的腹横筋膜缺损。手术要点是切除软弱损坏的腹横筋膜及腹膜外组织，将合成纤维网固定于缺损的腹横筋膜边缘深面及腹股沟韧带上。这种方法克服了传统术式张力大、术后局部牵扯感、疼痛较重和组织间愈合差等缺点。

除以上方法外，还可利用腹腔镜等设备进行手术。

第二节 腹股沟直疝

一、临床表现

多见于老年男性体弱者，其基本表现与斜疝相似，但其包块位于腹股沟内侧和耻骨结节的外上方，多呈半球状，从不进入阴囊，不伴有疼痛及其他症状。起立时出现，平卧时消失。因其基底部较宽，容易还纳，极少发生嵌顿。还纳后指压内环不能阻止其出现。如以食指经外环插入腹股沟管内，可触及后壁明显缺损。疝内容物常为小肠或大网膜，膀胱有时可进入疝囊，成为滑动性直疝；如发生粘连，膀胱即成为疝囊的一部分，手术时应注意。

二、西医治疗

早期可试用疝带治疗，但手术加强腹股沟三角仍是最有效的治疗手段。常用手术方法是在精索深面将腹内斜肌下缘和联合腱缝合至腹股沟韧带上。如疝囊颈偏小者，也可采取高位结扎；巨大的疝囊则需连续缝合，以关闭腹腔，然后决定是否应用人工材料进行修补。

第三节 股 疝

一、临床表现

常在腹股沟韧带下方卵圆窝处出现一半球形肿块，一般约核桃大小，除部分患者在久站或咳嗽时感到患处胀痛外，无其他明显症状，尤其肥胖患者易被忽视。由于股环狭小，同时疝内容物进入股管呈垂直而下，突出卵圆窝后向前转折，构成锐角，因此极容易发生嵌顿和绞窄，这时可出现剧烈疼痛和急性肠梗阻症状。由于局部表现不明显，易被误诊为腹内原因所致的急腹症。但在肠壁性绞窄性股疝时可无肠梗阻表现，待肠壁坏死、穿孔，局部形成脓肿或蜂窝组织炎时，常被切开引流而形成肠瘘。

二、西医治疗

股疝不能自愈，容易嵌顿，一旦嵌顿可迅速发展为绞窄性，因此股疝确诊后应及时给予手术治疗。对嵌顿或绞窄性股疝更应施行急诊手术。常用的方法有两类，即腹股沟上修补法和腹股沟下修补法。

1. 腹股沟上修补法 基本手术是 Mcvay 修补法，在切开腹股沟管后壁腹横筋膜后，用纱布推开腹膜外脂肪，找出股静脉，并在其内侧分离疝囊颈部，边分离边向上提出疝囊，必要时在卵圆窝处向上推压，有助于疝囊的完全游离。将疝囊高位结扎切断，将耻骨韧带、陷窝韧带及腹股沟韧带缝合在一起，借以关闭股环；也可采用人工合成材料及腹腔镜修补术。本法适用于较大股疝或嵌顿性股疝。

2. 腹股沟下修补法 在卵圆窝处做 6 ～ 7cm 直切口或斜切口。切开皮下层及筛状板后，在股静脉内侧显露出疝囊；其外常有一层脂肪，有时不容易分离，易损伤外侧的股静脉和大隐静脉。切开疝囊、回纳内容物后，疝囊颈部行高位结扎；然后将腹股沟韧带与耻骨梳韧带间断缝合，封闭股环。缝合内侧时应包括陷窝韧带，缝合外侧时勿损伤压迫股静脉。此法适用于较小股疝或老年体弱者。

第十八单元 泌尿与男性生殖系统疾病

第一节 泌尿系结石

一、西医病因病理

一般认为尿中晶体过多（超饱和状态、草酸盐、尿酸盐、磷酸盐等）或晶体聚合抑制物质（焦磷酸盐、黏多糖、多肽、尿素等）减少，以及成核基质的存在，是形成结石的三个主要因素。

（一）全身性因素

1. 代谢紊乱 高血钙、高尿钙（甲状旁腺机能亢进者）可使尿酸钙增加；痛风者尿酸增高，这种高浓度化学成分损害肾小管，使尿中基质增多，盐类析出，皆易形成结石。

2. 饮食结构 儿童因动物蛋白质、维生素 A 摄入不足而易形成膀胱结石。饮食中动物蛋白、精制糖摄入过多，纤维素摄入减少可促成上尿路结石。

3. 药物因素 磺胺类药物易在酸性尿中析出结晶引起尿结石；维生素 D 摄入过多可引起上尿路结石；大量摄入维生素 C 会使尿中草酸含量明显增加而引起草酸钙结石。

4. 遗传因素 与遗传有关的如先天性胱氨酸代谢紊乱所致的胱氨酸结石。

5. 生活环境 气候，水源，长期进食含钙量高的饮食或药物，与结石的发生有一定关系。

（二）尿液因素

1. 尿中形成结石物质排出过多 如钙、草酸、尿酸排出量增加。长期卧床，骨质脱钙，尿钙升高，尿流不畅，并发感染，易成结石。

2. 尿 pH 值改变 尿液过酸易产生尿酸结石、胱氨酸结石；磷酸镁铵及磷酸钙结石易在碱性尿中形成。

3. 尿中抑制晶体形成的物质减少 枸橼酸、焦磷酸盐、酸性黏多糖、镁减少易产生结石。

4. 尿量减少 尿液浓缩使尿内成石物质浓度增高。

（三）局部因素

1. 尿液瘀滞 泌尿道解剖结构异常致尿路梗阻、尿流障碍，易使尿中晶体沉淀，形成结石。

2. 尿路感染 脓球、坏死组织、菌落可成为结石核心，有的细菌（葡萄球菌、链球菌、变形杆菌）能分解尿素产生氨，使尿 pH 值升高（碱性），易形成磷酸钙和碳酸钙结石。

3. 尿路异物 尿中结晶易附于异物形成结石。

（四）结石的成分与性质

1. 草酸盐（钙）结石 含钙多，棕褐色，坚硬，粗糙不规则，呈桑葚状，X 线片上显影佳，多在上尿路发生。

2. 磷酸盐结石（钙、镁、铵） 灰白色、黄色或棕色，质脆，表面粗糙，多形成鹿角状，X线片上显分层影。

3. 尿酸盐结石 黄色或红棕色，质硬，表面光滑，X线片上不显影，多在肾、输尿管发生。

4. 胱氨酸结石 淡黄或黄棕色，X线片上不易显影。

5. 尿酸盐结石和胱氨酸结石 B超下可见强光团。

（五）结石所在的部位

1. 肾结石 原发，位于肾盏或肾盂，单个或多个，可呈鹿角状（铸状）。

2. 输尿管结石 多来源于肾脏，可滞留于输尿管任何一段，以三个生理狭窄部为多见。

3. 膀胱结石 小儿及老人多为原发，其余多来自上尿路，逐渐增大，可形成尿路中最大的结石。

4. 尿道结石 多来源于膀胱。

（六）结石引起的损害

1. 直接损害 结石较大而表面粗糙，易使黏膜损伤，形成溃疡，黏膜受到结石的长期刺激可生成息肉，甚至癌变。

2. 梗阻 结石以上的输尿管、肾积水，被动地代偿性扩张、变性，乃至肾功能损害。

3. 感染 尿路被结石梗阻，尿液滞留，易继发感染，如肾盂肾炎、脓肾、肾周围炎、膀胱炎等。

二、临床表现与检查

（一）临床表现

1. 上尿路结石 包括肾脏结石和输尿管结石。

（1）疼痛 ①肾绞痛：多突然发作，剧痛难忍，面色苍白，伴恶心呕吐，呈阵发性发作，多见于肾盂内小结石。②腰腹部钝痛：疼痛可呈间歇性发作，多见于肾盂、肾盏内较大结石，有时只要不伴感染，到患肾无功能时亦无明显症状。③放射痛：疼痛由腰腹部放射至同侧睾丸或阴唇和大腿内侧，提示肾盂输尿管连接处或上段输尿管结石；若伴有膀胱刺激症状和尿路与阴茎头部放射痛，提示结石位于输尿管膀胱壁段或开口处。

（2）血尿 有镜下血尿和肉眼血尿，以镜下血尿最为多见。

（3）梗阻 根据梗阻的时间和程度，有急、慢性和完全性与不完全性之分。独肾和双肾结石易发生急性、完全性梗阻，引起急性肾功能不全。慢性梗阻常为不完全梗阻，最终可发生严重肾积水和继发感染，此时可在肋下扪及肿大的肾脏，并有肾区叩击痛表现。

2. 下尿路结石

（1）膀胱结石 典型症状为排尿突然中断，并感疼痛，可放射至阴茎头部和远端尿道，改变体位后可缓解症状。

（2）尿道结石 表现为突发性尿线变细、排尿费力、呈点滴状、尿流中断，甚至出现排尿障碍而发生急性尿潴留。有时伴排尿痛，并放射至阴茎头部。部分尿道结石可在体表扪及。

（二）实验室及其他检查

1. 实验室检查

（1）尿常规 可见红细胞；pH值对判断结石成分有积极意义。

（2）尿培养 在合并感染时，可确定致病菌，并通过药敏试验指导用药。

（3）血、尿生化 测定血与尿中的钙、磷、尿素氮及肌酐清除率等，如有异常时，有助于分析结石形成的原因，并了解结石对肾功能的影响。

（4）结石成分分析 将已排出或取出的结石进行成分分析，确定其类型，可为以后的防治提供参考。

2. 影像学检查

（1）腹部平片（KUB） 显示结石大小、个数、外形及透光程度，必要时可摄侧位片或断层片，以助确诊。

（2）静脉尿路造影（IVP） 观察肾功能，确定有无梗阻及结石与尿路的关系。

(3)B型超声波检查(BUS) 有助于阴性结石的诊断,同时可了解结石的个数、大小及肾脏积水程度。

(4) 放射性核素检查 可显示有无梗阻，梗阻的部位、程度及肾功能的受损情况。

(5) 逆行性肾盂造影 对于IVP不显影或显影不佳时，可选择此检查。有助于了解尿路是否通畅、是否有阴性结石存在，同时也有助于肿瘤的鉴别。

(6) CT检查。

三、西医治疗

（一）一般治疗

1. **大量饮水** 保持每天尿量在2000mL以上，有利于减少晶体形成和促进结石的排出。是预防结石形成和增大的最有效方法。

2. **调节饮食与尿pH值** 含钙结石应限制含钙、草酸成分丰富的食物。牛奶、奶制品、豆制品、巧克力、坚果含钙量高，浓茶、番茄、菠菜、芦笋等含草酸量高。尿酸结石不宜服用动物内脏等高嘌呤食物，避免高动物蛋白、高动物脂肪和高糖食物，宜食用含纤维素丰富的食物。对尿酸和胱氨酸结石者可口服枸橼酸钾、碳酸氢钠，以碱化尿液。感染性结石者可口服氯化铵酸化尿液，有预防作用。

3. **控制感染** 结石梗阻时易继发感染，应进行尿液细菌学检查，并选择敏感抗生素抗感染治疗。

（二）肾绞痛的治疗

结石性肾绞痛疼痛剧烈，应及时处理。可选择下列方法：①消炎痛栓1粒，塞肛。②阿托品0.5mg，肌注。③哌替啶50mg，肌注。④黄体酮20mg，肌注。⑤针刺肾俞、足三里、三阴交、京门等。

（三）体外冲击波碎石（ESWL）

适用于直径大于0.6cm、小于2.5cm的上尿路结石。远端尿路梗阻、妊娠、出血性疾病、严重心脑血管病、安置心脏起搏器、血肌酐≥265μmol/L、急性尿路感染、育龄妇女下段输尿管结石等不宜使用。

（四）手术治疗

1. **腔镜手术** 有输尿管镜取石或碎石术、经皮肾镜取石或碎石术。前者适用于中、下段输尿管结石，平片不显影结石，因肥胖、结石硬、停留时间长不宜采用ESWL治疗者；后者适用于直径＞2.5cm的肾盂结石或肾下盏结石，对远端有梗阻而质硬的结石、残余结石、有活跃性代谢疾病及需要再次手术者尤为适宜。

较小的膀胱结石可经膀胱镜碎石钳机械碎石，经膀胱镜液电效应、超声、弹道气压碎石也可选择。尿道结石原则上将结石推入膀胱，然后按膀胱结石处理。

2. **开放手术** 常用的方法有肾盂、肾窦、肾实质切开取石术以及肾部分切除术、肾切除术、输尿管切开取石术、膀胱切开取石术。

另外，双侧输尿管结石应先处理梗阻严重侧；一侧输尿管结石、另一侧肾结石时应先处理输尿管结石；双侧肾结石应先处理易于取出而安全的一侧；鹿角形结石应采取综合性治疗措施。

四、中医辨证论治

1. **湿热蕴结证**

【临床表现】腰痛，少腹急满，小便频数短赤，溺时涩痛难忍，淋沥不爽，口干欲饮；舌红，苔黄腻，脉弦细。

【治法】清热利湿，通淋排石。

【代表方】八正散加减。

2. **气滞血瘀证**

【临床表现】腰腹酸胀或隐痛，时而绞痛，局部有压痛或叩击痛；舌暗或有瘀斑，苔薄白或微黄，脉弦紧。

【治法】行气活血，通淋排石。

【代表方】金铃子散合石韦散加减。

3. **肾气不足证**

【临床表现】腰酸坠胀，疲乏无力，病程日久，时作时止，尿频或小便不利，夜尿多，面色无华或面部轻度浮肿；舌淡，苔薄白，脉细无力。

【治法】补肾益气，通淋排石。

【代表方】济生肾气丸加减。

第二节　睾丸炎与附睾炎

一、西医病因病理

（一）病　因

1. **逆行感染**　致病菌经输精管逆行入附睾引发炎症，继发于上尿路感染、后尿道炎、前列腺炎及精囊炎。长期留置导尿管或尿道器械操作也可引起细菌逆行感染至附睾。

2. **尿液逆流**　开放性前列腺切除术或经尿道前列腺电切术后，射精管向前列腺窝开口，排尿时压力增高使得尿液经输精管逆流至附睾，引发炎症。

3. **淋巴感染**　致病菌经淋巴管进入输精管的壁层和外鞘而感染附睾。

4. **血行感染**　致病菌可通过全身各部位的感染进入血液导致附睾炎。

5. **急性非特异性睾丸炎**　多由附睾炎累及形成，而腮腺炎则是导致单纯睾丸炎最常见的病因。

（二）病　理

1. **睾丸炎**　急性非特异性睾丸炎时，睾丸可呈不同程度增大、充血，阴囊壁水肿。镜下见多个局灶性坏死，多核白细胞浸润。曲细精管有炎症、出血、坏死，甚至形成睾丸脓肿。腮腺炎性睾丸炎时，肉眼见睾丸明显肿大，呈蓝色，间质水肿，血管扩张；大量分叶核粒细胞、淋巴细胞、巨噬细胞浸润，曲细精管扩张，腔内有炎性细胞。

2. **附睾炎**　急性附睾炎早期为蜂窝织炎，常首发于附睾尾部，小管上皮水肿，管腔内充满脓性分泌物，炎症进而蔓延体部及头部，导致整个附睾肿胀。肉眼见附睾绷紧、肿胀，表面布满充血的血管。血管周围有炎性细胞浸润，血管渗出增加，管腔内充满大量分泌物。后期可继发纤维化，瘢痕组织可使管腔狭窄，甚至闭合形成硬结。慢性附睾炎时，病变常局限在附睾尾部，纤维组织增生，呈结节性改变。镜下见附睾小管阻塞，白细胞与浆细胞浸润。

二、诊断与鉴别诊断

（一）诊　断

结合典型临床表现及实验室检查可做出诊断。急性附睾炎全身症状以起病急、发热、寒战为主；局部症状以附睾肿大、疼痛、灼热，疼痛放射至下腹部及腹股沟为特征。血常规检查示白细胞总数明显增高。慢性附睾炎一般症状较轻，需结合病史、体征做出诊断。睾丸炎的诊断应结合病史及临床表现，腮腺炎与附睾炎病史对其诊断有参考价值。

（二）鉴别诊断

1. **睾丸扭转**　常发生于青少年，局部症状明显，睾丸精索疼痛，放射至下腹部及腹股沟，阴囊皮肤可红肿发热。全身症状较轻，体温及白细胞偶有升高，尿常规检查正常。体检可见睾丸上移，有明显压痛，附睾不在正常位置，阴囊抬高试验阳性。

2. **结核性睾丸炎**　多为慢性，附睾逐渐增大，疼痛不明显。寒性脓肿破溃后形成的窦道可长期不愈。

3. **睾丸肿瘤**　多为无痛性肿块。肿瘤内出血时可引起睾丸及附睾疼痛。触诊可区分肿瘤与正常附睾，尿及前列腺液常规检查可正常。

4. **嵌顿性疝**　腹股沟斜疝坠入阴囊引起嵌顿时，需与睾丸炎相鉴别。疝块常在剧烈活动后嵌顿不能回纳，睾丸无触痛。

三、西医治疗

（一）一般治疗

急性期应卧床休息，托起阴囊，口服止痛退热药物，避免性生活与体力活动；慢性期合并前列腺炎的患者，可配合采用热水坐浴等疗法。注意保持会阴部清洁，避免睾丸损伤。

（二）药物治疗

根据细菌培养及药敏试验选择有效抗生素，足量应用，以控制感染。常用抗生素有青霉素、氨苄青霉素、复方新诺明等。高热伴中毒症状明显者应加用激素治疗。腮腺炎性睾丸炎抗生素治疗无效，以对症治疗为主，必要时用退热止痛药。

（三）外治法

早期可用冰袋敷于阴囊，以防止肿胀；后期用热敷，可加速炎症消退。附睾疼痛严重的患者可用0.5%利多卡因行精索封闭。

四、中医辨证论治

1. 湿热下注证

【临床表现】一侧或双侧睾丸、附睾肿胀疼痛，阴囊皮肤红肿疼痛，痛引小腹；伴恶寒发热，头痛，口渴；舌红苔黄腻，脉滑数。

【治法】清热利湿，解毒消肿。

【代表方】龙胆泻肝汤加减。

2. 火毒炽盛证

【临床表现】睾丸肿痛剧烈，阴囊红肿灼热，若脓成则按之应指；高热，口渴，小便黄赤短少；舌红苔黄腻，脉洪数。

【治法】清火解毒，活血透脓。

【代表方】仙方活命饮加减。

3. 脓出毒泄证

【临床表现】脓液溃出，色黄质稠，睾丸肿痛减轻，热退或仍微热；或脓液清稀，创口不收，身困乏力；舌红苔白，脉细或细数。

【治法】益气养阴，清热除湿。

【代表方】滋阴除湿汤加减。

4. 寒湿凝滞证

【临床表现】睾丸坠胀隐痛，遇寒加重，自觉阴部发凉；可伴腰酸、遗精；舌淡苔白润，脉弦紧或沉弦。

【治法】温经散寒止痛。

【代表方】暖肝煎加减。

第三节　前列腺炎

一、临床表现与检查

（一）临床表现

1. 急性细菌性前列腺炎

（1）全身炎性症状　起病突然，发热，寒战，乏力，虚弱，厌食，恶心呕吐。血液中白细胞计数明显增高。

（2）局部症状　腰骶部、会阴或耻骨上、腹股沟处坠胀、疼痛，排便或久坐后加重，可向腰背、下腹部、大腿放射。

（3）尿路症状　尿频、尿急、尿痛、尿滴沥、排尿不净及尿道脓性分泌物，排尿时尿道灼热感，尿线变细或中断，甚至出现尿潴留。可出现初血尿、终末血尿或全程血尿，多为镜下血尿。

（4）直肠症状　直肠胀满，里急后重，用力排便时肛门疼痛，尿道口溢出白色黏液。

（5）性功能障碍　性欲减退，阳痿，血精，性交痛。

（6）前列腺触诊　可触及肿大前列腺，触痛明显，整个或部分腺体坚韧。按摩前列腺可自尿道口引出前列腺液，其中有大量白细胞或脓细胞以及含脂肪的巨噬细胞，培养可有细菌生长。为避免败血症和泌尿系上行感染，急性期不宜做前列腺按摩。

2. 慢性前列腺炎

（1）疼痛 程度较轻，多为胀痛、抽痛，主要在会阴及腹股沟部，可放射至阴茎、睾丸、耻骨上和腰骶部，有时射精后疼痛和不适是突出特征。

（2）尿路症状 轻度尿频、尿急、尿痛，夜尿多，排尿时尿道内有异常感觉，如发痒、灼热、排尿不净。

（3）尿道口滴白 多在尿末或大便时尿道口溢出白色黏液。还可于早起及运动后发生。

（4）性功能障碍 阳痿，早泄，血精，性欲减退，性交痛，不育。

（5）神经衰弱症状 头晕耳鸣，失眠多梦，神疲乏力，健忘，精神抑郁，自信心减弱。

（6）其他症状 虹膜炎，关节炎，神经炎等。

（7）前列腺触诊 腺体大小多正常或稍大，两侧叶不对称，表面软硬不均，中央沟存在。严重时前列腺压痛阳性，腺体硬度增加或腺体缩小。

（二）实验室及其他检查

1. 一般检查。

2. 尿三杯试验 将一次排出的尿液分成 3 份，最初 10 ～ 15mL 尿为第一杯，中间为第二杯，最后 10mL 为第三杯。离心，取各自沉淀做显微镜检查。前列腺炎患者第一杯尿有碎屑和脓尿；第二杯较清晰；第三杯混浊，其中细菌和白细胞增多。

3. 前列腺液检查 直肠指检按摩前列腺取得前列腺液，于显微镜下检查，每高倍视野白细胞 10 个以上或少于 10 个，伴有成堆脓球，卵磷脂小体减少。

4. 前列腺液培养 可以鉴别细菌性和非细菌性前列腺炎。

5. 前列腺液 pH 值测定 慢性前列腺炎时 pH 值明显升高。

6. 特殊检查。

7. 免疫学检查 急性前列腺炎患者前列腺液 IgA 和 IgG 水平增高，慢性患者的前列腺液 IgA 增加最明显，其次为 IgG。

8. 细菌学检查 细菌性前列腺炎患者 ESP 和 VB3 的细菌计数高于 VB1 和 VB2；非细菌性前列腺炎患者的四种标本均无细菌。

二、西医治疗

（一）一般治疗

合理安排生活起居，加强身体锻炼，增强体质，性生活有规律。注意饮食，不吃刺激性食物，禁酒戒烟，适量多饮水，保持大便通畅。避免久坐、久骑，注意休息。

（二）抗生素治疗

急性细菌性前列腺炎患者对抗生素反应较好。首选复方新诺明（TMP - SMZ）。该药能在前列腺液中保持较高浓度，抗菌效果显著。喹诺酮类抗生素治疗慢性前列腺炎效果较好，此类药物抗菌谱广，前列腺内浓度比血清高。

（三）心理治疗

解释病情，增强患者信心，消除其顾虑，必要时应用镇静剂。

（四）外治法

1. 前列腺按摩。

2. 急性前列腺炎禁忌采用。

3. 慢性前列腺炎时按摩可改善局部血运，排出腺体内炎性分泌物。

4. 熏洗坐浴疗法 对充血性前列腺炎疗效肯定。温水坐浴和药物可促进盆腔的血运，改善局部微循环，促使炎症吸收。

5. 药物离子透入疗法 选择高敏、广谱抗生素或中药制剂，经直肠内或耻骨联合上直流电药物导入治疗慢性前列腺炎，疗效满意。

6. 其他疗法 如针灸、敷贴疗法、直肠内给药法和物理疗法等。

三、中医辨证论治

1. 湿热下注证

【临床表现】尿频、尿急、尿痛，尿道灼热感，排尿不利，尿末或大便时滴白，会阴、少腹、睾丸、腰骶坠胀疼痛；伴发热、恶寒、头身痛楚等；舌红，苔黄腻，脉弦滑或数。

【治法】清热利湿。

【代表方】八正散或龙胆泻肝汤加减。

2. 气滞血瘀证

【临床表现】病程长，少腹、会阴、睾丸坠胀疼痛，感觉排尿不净；指诊前列腺压痛明显，质地不均匀，可触及结节；舌质暗或有瘀斑，苔薄白，脉弦滑。

【治法】活血化瘀，行气止痛。

【代表方】前列腺汤加减。

3. 阴虚火旺证

【临床表现】腰膝酸软，头晕目眩，失眠多梦，五心烦热，遗精或血精，排尿或大便时有白浊，尿道不适；舌红少苔，脉细数。

【治法】滋阴降火。

【代表方】知柏地黄汤加减。

4. 肾阳虚衰证

【临床表现】腰膝酸软，手足不温，小便频数，淋沥不尽，阳痿早泄；舌淡胖，苔白，脉沉细。

【治法】温补肾阳。

【代表方】济生肾气丸加减。

第四节　良性前列腺增生

一、临床表现与检查

（一）临床表现

1. 症状

（1）尿频 患者早期表现为尿频，尤其夜尿次数明显增多（每夜 2 次以上）。

（2）排尿困难 进行性排尿困难是前列腺增生最重要的症状。增生的腺体压迫尿道，使尿道延长、变窄、弯曲，尿道阻力增加。当后尿道阻力超过逼尿肌的张力时，逼尿肌不能长时间维持收缩，无法排空膀胱，出现残余尿。轻度梗阻表现为排尿等待、中断、尿后滴沥不尽；梗阻加重则出现排尿费力、尿流变细、射程缩短，最终呈滴沥状排尿。

（3）血尿 前列腺增大使腺体黏膜表面小血管和毛细血管充血、张力增大，当膀胱收缩或扩张时，血管张力改变，可发生镜下血尿或肉眼血尿，如黏膜血管扩张破裂，可出现大出血，血块阻塞尿道或充满膀胱；膀胱颈部充血或并发炎症、结石时，也可出现血尿。

（4）尿潴留 常由气候变化、饮酒或劳累等诱因使前列腺和膀胱颈部充血、水肿，导致排尿困难加重，尿液突然完全不能排出，发生急性尿潴留，表现为下腹部疼痛、膀胱区膨胀。如残余尿随梗阻加重而增多，过多的残余尿使膀胱失去收缩能力，逐渐发生尿潴留，为慢性尿潴留。此时可并发充溢性尿失禁，即膀胱过度充盈使少量尿液从尿道口溢出。尿潴留常损害肾功能，严重者可导致肾衰竭。

（5）其他症状 膀胱出口梗阻可导致膀胱结石、膀胱炎。排尿不畅，长期靠增加腹压排尿可引发痔疮、便血、脱肛等，还可形成腹外疝。

2. 体征

（1）直肠指检 可于直肠前壁触及增生的前列腺。正常前列腺表面光滑、柔软、界限清楚，中央可触及纵向浅沟，横径 4cm，纵径 3cm，前后径 2cm，重约 20g。临床按前列腺增生情况分为三度：①Ⅰ度：

前列腺大小为正常的1.5～2倍，约鸡蛋大，质地中等，中央沟变浅，重量为20～25g。②Ⅱ度：前列腺大小为正常的2～3倍，约鸭蛋大，质地中等，中央沟极浅，重量为25～50g。③Ⅲ度：前列腺大小为正常的3～4倍，约鹅蛋大，质地硬韧，中央沟消失，重量为50～70g。

（2）触诊 严重尿潴留时，耻骨上可触及肿大包块。梗阻引起严重肾积水时，上腹部两侧可触及肿大肾脏。

（二）实验室及其他检查

1. 尿流率检查 可检查下尿路有无梗阻和梗阻的程度。尿流动力学检查可鉴别逼尿肌、尿道括约肌失调和不稳定膀胱逼尿肌引起的排尿困难，还有助于确定手术适应证及判断手术后的疗效。

2. 血清前列腺特异抗原（PSA）测定 当前列腺体积较大，质地较硬，或有结节时，应测定血清PSA，以排除前列腺肿瘤。正常PSA＜4ng/mL，如异常增高，应考虑癌肿。

3. B超检查 经腹B超可观察前列腺形态、结构、大小、突入腔内的情况，测定膀胱内残余尿量，有助于了解有无肾积水以及积水程度。经直肠B超可显示前列腺的断面像、前列腺病变发展程度及形态变化。

4. 膀胱镜检查 可直接观察后尿道、膀胱颈形态、腔内前列腺增生情况，有助于了解后尿路梗阻程度，发现膀胱内有无占位性病变及结石，对临床出现无痛性血尿的患者尤为必要。

5. 泌尿系X线检查。

6. 静脉尿路造影 可了解下尿路梗阻以及肾盂、输尿管扩张的程度，造影剂充满膀胱时显示充盈缺损说明前列腺中叶或侧叶明显突出于膀胱内。排尿后摄片可观察残余尿是否存在及程度。

7. 前列腺造影 经会阴或直肠黏膜穿刺，分别将造影剂注入腺体的左右叶，注射后拍摄正侧位片，可清楚观察前列腺包膜轮廓，进而了解前列腺的形态、大小、密度及病变性质。

8.CT及MRI检查 二者均以形态、密度来判断前列腺的大小、性质以及前列腺周围的关系，有助于了解腺体与周围组织之间的关系，对外科手术治疗的选择有重要意义。

二、诊断与鉴别诊断

（一）诊　断

男性50岁后出现进行性尿频、排尿困难，应当考虑前列腺增生的可能。有的患者可出现充溢性尿失禁、急性尿潴留、血尿。老年患者虽无明显排尿困难，但有膀胱结石、膀胱炎、肾功能不全时，也应注意有无前列腺增生。结合直肠指检及其他体征、各项实验室检查可得出诊断。

（二）鉴别诊断

前列腺增生应与尿路狭窄、神经源性膀胱、膀胱颈痉挛、膀胱结石、前列腺癌及膀胱癌相鉴别。

三、西医治疗

1. 一般治疗 注意气候变化，防止受凉，预防感染，戒烟禁酒，不吃辛辣刺激性食物，保持平和心态，适当多饮水，不憋尿。

2. 药物治疗 治疗前列腺增生的药物包括激素类药物、α受体阻滞剂、降胆固醇药及植物药等。

3. 手术治疗 前列腺增生患者出现严重梗阻时应考虑手术治疗。开放性手术包括经耻骨上前列腺摘除术、耻骨后前列腺摘除术、经会阴前列腺摘除术，特点是疗效好，治疗彻底，但创伤较大。经尿道前列腺电切术（TURP）、等离子双极切除术等是非开放性腔内手术，其特点是创伤小、痛苦少、恢复快，对年老体弱、增生不太大的患者尤为适用。两类手术各自适应证不同，临床应根据患者的病情选择最适合的方法。

4. 其他疗法

（1）激光治疗 激光导光束经膀胱镜置入，接触式或非接触式直接作用于前列腺，通过切割、气化、消融等手段达到治疗增生的目的。

（2）经尿道气囊高压扩张术 经尿道插入带气囊的导管，利用气囊压力撑开前列腺，达到扩张尿道的目的。

（3）前列腺尿道支架置入术 利用记忆合金制成的网状支架撑起前列腺尿道部，改善梗阻症状。

（4）电磁波疗法 包括微波和射频治疗，原理都是局部热疗。治疗时应注意调节温度，避免灼伤尿道。

（5）高强度聚集超声治疗 通过超声传递能量，以“热消融”治疗前列腺增生。

四、中医辨证论治

1. 湿热下注证

【临床表现】小便频数，排尿不畅，甚或点滴而下，尿黄而热，尿道灼热或涩痛；小腹拘急胀痛，口苦而黏，或渴不欲饮；舌红，苔黄腻，脉弦数或滑数。

【治法】清热利湿，通闭利尿。

【代表方】八正散加减。

2. 气滞血瘀证

【临床表现】小便不畅，尿线变细或尿液点滴而下，或尿道闭塞不通，小腹拘急胀痛；舌质紫黯或有瘀斑，脉弦或涩。

【治法】行气活血，通窍利尿。

【代表方】沉香散加减。

3. 脾肾气虚证

【临床表现】尿频不爽，排尿无力，尿线变细，滴沥不畅，甚者夜间遗尿；倦怠乏力，气短懒言，食欲不振，面色无华，或气坠脱肛；舌淡，苔白，脉细弱无力。

【治法】健脾温肾，益气利尿。

【代表方】补中益气汤加减。

4. 肾阳衰微证

【临床表现】小便频数，夜间尤甚，排尿无力，滴沥不爽或闭塞不通；神疲倦怠，畏寒肢冷，面色白；舌淡，苔薄白，脉沉细。

【治法】温补肾阳，行气化水。

【代表方】济生肾气丸加减。

5. 肾阴亏虚证

【临床表现】小便频数不爽，淋沥不尽，尿少热赤；神疲乏力，头晕耳鸣，五心烦热，腰膝酸软，咽干口燥；舌红，苔少或薄黄，脉细数。

【治法】滋补肾阴，清利小便。

【代表方】知柏地黄丸加减。

第十九单元 肛门直肠疾病

第一节 痔

一、痔的分类与病理

临床上根据痔发生部位的不同，主要分为内痔、外痔和混合痔三种。

（一）内 痔

内痔（internal hemorrhoid）是发生于齿线上，由直肠上静脉丛瘀血、扩张、屈曲所形成的柔软静脉团。内痔是肛门直肠疾病中最常见的一种疾病，以便血、坠胀、肿块脱出为主要临床表现。常见并发症有下血、嵌顿、贫血。内痔表面为直肠黏膜所覆盖，好发于肛门右前、右后和左侧正中部位（即膀胱截石位 3.7.11 点处）。内痔分期如下：

1. Ⅰ期内痔 无明显自觉症状，痔核小，便时粪便带血，或滴血，量少，无痔核脱出，镜检痔核小，质软，色红。

2. Ⅱ期内痔 周期性、无痛性便血，呈滴血或射血状，量较多，痔核较大，便时痔核脱出肛外，便后能自行还纳。

3. **Ⅲ期内痔** 便血少或无便血，痔核大，呈灰白色，便时痔核经常脱出肛外，甚至行走、咳嗽、喷嚏、站立时也会脱出肛门，不能自行还纳，须用手托、平卧休息或热敷后方能复位。

4. **Ⅳ期内痔（嵌顿性内痔）** 平时或腹压稍大时痔核即脱出肛外，手托亦常不能复位，痔核经常位于肛外，易感染，形成水肿、糜烂和坏死，疼痛剧烈。指诊肛门括约肌松弛，肛内可触及较大、质硬的痔核。镜检见痔核表面纤维组织增生变厚呈灰白色。长期便血者可引起贫血。

（二）外　痔

外痔（external hemorrhoid）是发生于齿线下，由痔外静脉丛扩大、曲张，或痔外静脉丛破裂，或反复发炎纤维增生所形成的疾病。以自觉坠胀、疼痛和有异物感为主要临床表现。外痔表面为肛管皮肤所覆盖，不能送入肛门，不易出血。常见外痔有结缔组织性外痔、静脉曲张性外痔、血栓性外痔等。

1. **结缔组织性外痔（皮痔）** 因肛门裂伤、内痔反复脱出，或产育、便难努责，导致邪毒外侵、湿热下注和局部气血运行不畅，筋脉阻滞，瘀结不散，或慢性炎症刺激，反复发炎、肿胀、肥大、增生，致使肛门周围结缔组织增生所形成的赘皮。当肛门皱襞受损、感染，以致皱襞皮肤充血、肿胀而成为炎性外痔。

2. **静脉曲张性外痔（血痔）** 下蹲排便时，腹内压增高，致使齿线下肛门缘周围皮下静脉曲张而形成的静脉团瘀血。多呈圆形或不规则突起，恢复正常体位后则又可消失。

3. **血栓性外痔（葡萄痔）** 因便秘或排便时用力努挣，致使肛门静脉丛破裂，血液漏出血管外所形成的静脉血栓。

（三）混合痔

混合痔（combined　hemorrhoids）是直肠上、下静脉丛瘀血、扩张、屈曲、相互沟通吻合而形成的静脉团。其位于齿线上下，表面同时为直肠黏膜和肛管皮肤所覆盖。内痔发展到Ⅱ期以上时多形成混合痔，故又被称为“带有外痔成分的内痔”。混合痔逐步发展，周围组织被破坏和发生萎缩，肥大的肛垫逐渐增大、下移、脱出至肛门外。当脱出痔块在肛周呈梅花状时，称为“环形痔”（annulus hemorrhoids）。脱出痔若被痉挛的括约肌嵌顿，可发生水肿、瘀血，甚至坏死，临床上称为嵌顿性痔或绞窄性痔。

二、临床表现与检查

（一）临床表现

1. **症状** 痔的临床表现主要有便血、脱出、疼痛、肿胀、异物感、黏液外溢、瘙痒、便秘等。

（1）便血　无痛性间歇性便血是内痔最常见的早期症状。多表现为便后肛门出血，血色鲜红，不与粪便相混或便上带血，或血染手纸，或滴血，或呈喷射状出血，便后出血自行停止。内痔出血多为间歇性，粪便干燥、疲劳、饮酒、过食刺激性食物常为出血诱因。少数患者因长期反复出血，导致严重贫血。

（2）脱出　内痔痔核增大，排便时受粪便挤压，与肌层分离而脱出肛外。早期表现为便时脱出，便后能自行还纳；后期经常脱出而不能自行还纳，须用手托复位，或长时间卧床休息方能复位；甚者于用力、行走、咳嗽、喷嚏、下蹲时均可脱出。脱出的痔核易感染而发炎、水肿、嵌顿、剧烈疼痛，以致复位困难。

（3）疼痛　单纯性内痔无疼痛，少数患者仅感肛门坠胀或排便困难。当痔核发炎肿胀或痔内血栓形成时，则可出现疼痛，且疼痛常伴随大便不尽感。当痔核脱出嵌顿、感染而出现水肿、坏死时，局部疼痛剧烈，且在排便、坐立、行走、咳嗽等情况时疼痛加剧。

（4）肿胀　多见于炎性外痔和血栓性外痔。肛门缘赘皮呈椭圆形或不规则肿胀，表面色稍暗，并感肛门坠胀。

（5）异物感　多见于结缔组织性外痔。肛门边缘赘生皮瓣，便后肛门不易擦净，平素自觉肛门有异物感。

（6）黏液外溢　直肠黏膜长期受痔核刺激，产生炎症性渗出，使分泌物增多。肛门括约肌松弛时可随时流出，使肛门皮肤经常受刺激而发生湿疹、瘙痒。轻者在排便时流出，重者在不排便时也自然流出，污染内裤，患者极不方便。痔核脱出时分泌物更多。

（7）瘙痒 因分泌物或脱出痔核刺激，致使肛门周围潮湿不洁而发生湿疹和瘙痒，患者极为难受。

（8）便秘 痔患者常因便时恐惧出血而人为地控制大便，造成习惯性便秘，再因便秘而大便干燥，极易擦破痔核黏膜引起出血，从而形成恶性循环。

2. **体征** 血栓性外痔可见肛门缘周围有暗紫色椭圆形肿块突起，表面水肿。结缔组织性外痔可见肛门缘有不规则赘皮突起。内痔或混合痔一般不能见之于外，当痔核发生脱出时，可见脱出痔块呈暗紫色，时有活动性出血点。

（二）检　查

1. **指诊** 内痔可触及颗粒状、柔软肿块。血栓性外痔触之质硬，剧痛，不能活动。

2. **肛门镜检查** 无痔核脱出者，可用肛门镜检查。内痔可见直肠下端齿线上黏膜呈大小不等的圆形或椭圆形肿块，质软，色红；或黏膜变厚，肿块表面糜烂、渗出或粗糙，呈紫红色或暗红色，并有少量分泌物；有时肿块表面可见活动性出血点。

三、西医治疗

（一）一般治疗

在初期或无症状静止期，只需注意多摄入纤维性食物，养成良好的排便习惯，保持大便通畅即可，无需特殊治疗。热水坐浴可改善局部血液循环而减轻症状，血栓性外痔有时经局部坐浴、热敷、外敷消炎止痛药，疼痛可缓解而不需手术；嵌顿性痔初期可用手法复位使脱出的痔块还纳肛门内，并阻止其再脱出。

（二）外　治

1. **熏洗法** 适用于各期内痔及内痔脱出或外痔肿胀明显或脱肛者。常用花椒盐水，或苦参汤、五倍子汤、祛毒汤煎水，或 1 ∶ 5000 高锰酸钾液、洁尔阴、日舒安药液等熏洗热敷，以活血消肿止痛、收敛止痒。

2. **外敷法** 用于各期内痔、外痔感染发炎及手术后换药。常用消痔散、五倍子散等药物外敷患处，以清热消肿止痛、收敛止血。

3. **塞药法** 适用于Ⅰ、Ⅱ期内痔。常用痔疮锭、九华栓等塞入肛门内，以清热消肿、止痛止血。

4. **枯痔法** 适用于Ⅱ、Ⅲ期内痔。常用枯痔散、灰皂散等外敷于痔核表面，以腐蚀痔核，促使痔核干枯、坏死、脱落。

（三）其他疗法

1. **冷冻疗法** 冷冻疗法通过冷冻而使痔核坏死、脱落，达到痊愈的目的。适用于各期内痔、混合痔的内痔部分。

2. **激光治疗** 激光具有热、光、机械压力和电磁场四种效应，利用激光的效应可使痔核组织发生凝结、烧灼而碳化或气化，达到切割痔核组织和凝固血管而治愈痔的目的。适用于各期内痔、混合痔及外痔。

3. **胶圈套扎疗法** 胶圈套扎疗法是通过器械将小乳胶圈套在痔核根部，利用胶圈的弹性阻断血液循环，使痔核缺血、坏死、脱落而达到痊愈的目的。适用于Ⅱ、Ⅲ期内痔和混合痔的内痔部分。

（四）手术治疗

1. **痔切除术** 适用于结缔组织性外痔和静脉曲张性外痔。

2. **血栓性外痔剥离术** 适用于血栓性外痔痔核较大，血栓不易吸收，炎症局限者。

3. **外痔剥离内痔结扎术** 适用于混合痔。

4. **外切内注结扎术** 适用于混合痔。

5. **吻合器痔上黏膜环切术** 适用于Ⅱ～Ⅲ期内痔、环状痔和部分Ⅳ期内痔。

四、中医辨证论治

1. **风伤肠络证**

【临床表现】大便带血，滴血或呈喷射状出血，血色鲜红，或有肛门瘙痒；舌红，苔薄白或薄黄，脉浮数。

【治法】清热凉血祛风。

【代表方】凉血地黄汤或槐花散加减。

2. 湿热下注证

【临床表现】便血鲜红，量多，肛内肿物脱出，可自行还纳，肛门灼热；舌红，苔薄黄腻，脉弦数。

【治法】清热渗湿止血。

【代表方】脏连丸加减。

3. 气滞血瘀证

【临床表现】肛内肿物脱出，甚或嵌顿，肛门紧缩，坠胀疼痛，甚则肛门缘有血栓，形成水肿，触之疼痛明显；舌暗红，苔白或黄，脉弦或涩。

【治法】清热利湿，祛风活血。

【代表方】止痛如神汤加减。

4. 脾虚气陷证

【临床表现】肛门坠胀，痔核脱出，须用手托方能复位，便血鲜红或淡红；面色无华，神疲乏力，少气懒言，纳呆便溏；舌淡胖，边有齿痕，苔薄白，脉弱。

【治法】补气升提。

【代表方】补中益气汤加减。

第二节　肛周脓肿

一、西医病因病理

直肠肛管周围脓肿的常见致病菌有大肠杆菌、金黄色葡萄球菌、链球菌和绿脓杆菌，偶有厌氧菌和结核杆菌，常是多种病菌混合感染。直肠肛管周围脓肿的成因主要与肛窦感染有关。

因肛窦开口向上，腹泻、便秘时粪便易损伤或嵌入肛窦；或分泌物阻塞肛窦，引起水肿、感染而延及肛腺，形成肛腺脓肿，然后再向上下蔓延或穿过肠壁、肛管括约肌而至直肠肛管周围间隙，形成直肠肛管周围脓肿。

常因外伤、炎性病变或注射药物时消毒不严，注射剂量、药物浓度、注射深浅、部位等不恰当，引起局部坏死、感染而形成脓肿，或经淋巴引流扩散到直肠肛管周围间隙而引起直肠肛管周围脓肿。

直肠肛管周围脓肿的病理改变大致可分为四期。

1. 感染物进入肛窦，形成炎症反应，导致肛窦炎。

2. 感染沿肛腺继续扩散，肛腺管水肿、阻塞，致使肛腺发炎，炎症扩散至直肠肛管周围形成肛周炎，为脓肿的前驱期。

3. 炎症继续发展，由腺组织经血管、淋巴管侵入周围组织，沿括约肌肌间隔蔓延，形成脓肿。

4. 脓肿自行向皮肤或黏膜穿破，脓腔逐渐机化缩小，形成瘘道。

二、临床表现与检查

（一）临床表现

1. 症状　直肠肛管周围脓肿主要表现为肛门周围突发肿块，继则剧烈疼痛，局部红肿灼热，坠胀不适，伴有不同程度的全身症状，易肿，易脓，易溃，但不易敛，溃后易形成肛瘘。因脓肿部位不同而症状各异。一般而言，位于肛提肌以上的脓肿位置深隐，局部症状轻，全身症状重；位于肛提肌以下的脓肿部位浅而局部红肿热痛明显，全身症状较轻。

（1）肛门周围皮下脓肿　肛门周围皮下脓肿是最常见的一种脓肿，多由肛腺感染向下蔓延，在肛管内、外括约肌之间突出至皮下，一般不大。主要症状是初起时局部发硬，继之红肿灼热或有压痛，或呈持续性跳痛，排便、受压及咳嗽时加重，行动不便，坐卧不安，全身感染症状不明显。

（2）坐骨直肠窝脓肿（坐骨直肠间隙脓肿）　肛腺脓肿突破肛门外括约肌而进入坐骨直肠间隙，

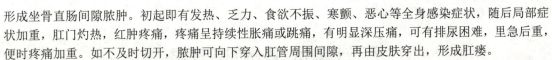

形成坐骨直肠间隙脓肿。初起即有发热、乏力、食欲不振、寒颤、恶心等全身感染症状，随后局部症状加重，肛门灼热，红肿疼痛，疼痛呈持续性胀痛或跳痛，有明显深压痛，可有排尿困难，里急后重，便时疼痛加重。如不及时切开，脓肿可向下穿入肛管周围间隙，再由皮肤穿出，形成肛瘘。

（3）骨盆直肠间窝脓肿（骨盆直肠间隙脓肿） 肛腺脓肿向上突破直肠纵肌进入肛提肌上骨盆直肠间隙形成脓肿，与肛门周围皮下脓肿相比，坐骨直肠间隙脓肿少见。发病缓慢，有持续性高热、头痛、恶心等全身症状，初起仅感会阴、直肠坠胀，便时尤为不适，便意不尽，时有排尿困难，常无定位症状，肛周无异常表现。

（4）直肠后间隙脓肿 坐骨直肠窝脓肿或肛门后脓肿引流不及时，脓液向上穿透肛提肌形成脓肿。肛门外观正常，但直肠内有明显的坠胀感，骶尾部可产生钝痛，向臀部及下肢放射，在尾骨与肛门之间有明显的深部压痛，并可出现发热、周身不适等全身中毒症状。

（5）直肠黏膜下脓肿

①直肠骨盆部直肠黏膜下脓肿：局部肿痛等症状不明显，全身发热等症状显著。

②直肠肛管部肛管黏膜下脓肿：局部疼痛、肿胀、压痛等症状显著，全身症状不明显。

2. 体征 浅部脓肿肛门周围可见肿块，局部皮肤发红，有压痛，成脓后可触及波动感；深部脓肿则局部无明显体征，红肿不明显，有压痛，不易触及波动感，穿刺可抽出脓液。

概言之，脓肿位置浅在者局部症状重，全身症状轻；脓肿位置深隐者局部症状轻，全身症状重。

（二）检　查

1. 直肠镜检查 直肠黏膜下脓肿可见直肠黏膜有明显的局限性肿胀、发红。

2.B 超、CT 检查 深部脓肿穿刺未发现脓腔时，做 B 超或 CT 检查可发现脓腔。

三、西医治疗

（一）非手术治疗

1. 抗感染，可联合选用 2 ～ 3 种对革兰染色阴性杆菌有效的抗生素。

2. 温水坐浴或局部理疗，改善局部微循环，促进炎症吸收和消散，且减轻疼痛。

3. 口服泻剂或石蜡油以减轻排便疼痛。

（二）手术治疗

1. 切开引流术 适用于肛门周围皮下脓肿、肛管后脓肿和直肠黏膜下脓肿。

2. 切开挂线疗法 适用于坐骨直肠窝脓肿、肌间脓肿、骨盆直肠间隙脓肿和脓腔通过肛管直肠环者。

3. 分次手术 适用于体弱者之深部脓肿或脓肿无切开挂线条件的患者。

四、中医辨证论治

1. 热毒蕴结证

【临床表现】肛门周围突然肿痛，持续加剧；伴有恶寒发热，大便秘结，小便短赤等；局部红、肿、热、痛明显，皮肤焮热；舌红，苔薄黄，脉数。

【治法】清热解毒，消肿止痛。

【代表方】仙方活命饮或黄连解毒汤加减。若有舌苔黄腻、脉滑数等湿热之象，可合用萆薢渗湿汤。

2. 火毒炽盛证

【临床表现】肛周疼痛剧烈，持续数日，痛如鸡啄，眠寐不能；伴恶寒发热，口干便秘，溲赤而难；肛周红肿，按之有波动感或穿刺有脓，或脓出黄稠而带粪臭味；舌红，苔黄，脉弦滑数。

【治法】清热解毒透脓。

【代表方】透脓散加减。

3. 阴虚毒恋证

【临床表现】肛周肿痛，皮肤暗红，成脓时间长，溃后脓出色白稀薄，疮口难敛；伴有全身倦怠无力，心烦，潮热，盗汗；舌红，苔少，脉细数。

【治法】养阴清热，祛湿解毒。

【代表方】青蒿鳖甲汤合三妙丸加减。肺虚者加麦冬、沙参、马兜铃；脾虚者加白术、山药、白扁豆；肾虚者生地改熟地，加龟板、玄参。

第二十单元 周围血管疾病

第一节 血栓闭塞性脉管炎

一、西医病理

1. 早期多侵犯中小动、静脉，病情进展可波及胴、股、髂动脉和肱动脉，侵犯腹主动脉及内脏血管者罕见。

2. 病变呈节段性分布，两段之间血管比较正常。

3. 可分为急性期和慢性期，在急性期为急性动、静脉炎和其周围炎，并可波及伴随神经。血管全层有广泛的内皮细胞和成纤维细胞增生，并有淋巴细胞浸润，中性粒细胞浸润较少，还可见巨细胞、血管内皮增生和血栓形成。慢性期管腔内血栓机化，内有新生细小血管再通，含有大量成纤维细胞，并与增生的血管内膜融合粘连。动脉内弹力层显著增厚，动脉各层有广泛的成纤维细胞增生。动脉周围显著纤维化，呈炎症性粘连，使动脉、静脉、神经包裹在一起，形成坚硬的索条。呈周期性发作，故具有急、慢性变化。

4. 当血管闭塞时都会有侧支循环建立，如果代偿不足，或侧支血管痉挛，即可引起肢体循环障碍而出现发凉、麻木、疼痛、溃疡和坏疽。

二、临床表现与检查

（一）临床表现

1. 症状

（1）疼痛　疼痛是血栓闭塞性脉管炎患者最突出的症状，大约有1/10的患者在开始患病时就有疼痛，其原因为初期血管痉挛，血管壁和周围组织神经末梢感受刺激而产生。当病情进一步发展为动脉闭塞时，则产生更为严重的缺血性疼痛。早期患肢伴随发凉、麻木和足底弓疼痛，患者行走一段路程后，小腿部及足弓部肌肉发生胀痛或抽痛，如继续行走时疼痛加重，最后被迫止步，休息后症状缓解，再行走后症状又出现，即所谓“间歇性跛行”；中医认为这是由于下肢经脉闭塞不通、瘀滞的表现。如病情继续加重，则动脉缺血更为严重，甚至肢体处于休息状态时疼痛仍不缓解，且以夜间尤甚。患者常抱膝而坐，彻夜不眠；或将肢体下垂，此即所谓血栓闭塞性脉管炎患者的静息痛，其疼痛常会因为情绪刺激及局部受冷而加重。

（2）发凉　患肢发凉、肢冷，自觉凉感，往往在夏季也要加穿袜、鞋，即使这样亦感发凉。中医认为这是阳气不足或寒凝血瘀的表现，发凉是血栓闭塞性脉管炎早期的常见症状。

（3）感觉异常　此为末端神经因缺血而致。患肢（趾、指）可出现发痒、胼胝感、针刺、麻木、灼热、酸胀感等，甚或在足部或小腿有部分感觉丧失区，这是气血虚少或气血瘀滞之表现。

2. 体征

（1）皮肤颜色改变　初发病时患肢因缺血皮肤苍白，当抬高患肢时此苍白变得更为明显，进一步可呈紫绀色，接近坏疽或坏疽时呈暗紫色。

（2）游走性血栓性浅静脉炎　约有半数患者早期或整个病程中反复出现此症。具体表现为浅静脉区皮肤沿静脉走行处可见发硬、红肿的硬结或索条，伴有压痛及灼热感，以足部及小腿处多见，大腿偶可出现。病变呈迁移性发作，可单处亦可数处同时发病。每次发作时局部病变长度为数毫米至数十毫米，发病时间为1～3周，消退后往往残留色素沉着痕迹。

（3）营养障碍　病变部位由于缺血、营养不良而致皮肤干燥、皲裂、脱屑、少汗或无汗，趾背、足背及小腿汗毛脱落，趾（指）甲变厚、变形、生长缓慢，小腿肌肉萎缩等。这是由于气血不足、肢体失养所致。

（4）动脉搏动减弱或消失　足背动脉及胫后动脉搏动通常触不到或减弱，胭动脉及股动脉搏动常

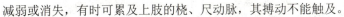

减弱或消失，有时可累及上肢的桡、尺动脉，其搏动不能触及。

(5)雷诺现象(Raynaud现象) 血栓闭塞性脉管炎患者早期受情绪或寒冷刺激呈现指(趾)由苍白、潮红继而紫绀的颜色变化，原因为末梢小动脉痉挛所致。

(6) 坏疽和溃疡 当肢体脉管阻塞依靠其侧支循环亦难以维持局部营养，或因加温、药物刺激或损伤等，均可诱发局部坏疽或溃疡。溃疡部位可位于甲旁、趾间或足的侧面，或趾（指）关节，并可波及整个趾（指）甚或整个足（手）部。大多发生干性坏疽，待部分组织坏死后脱落即形成溃疡，此时如继发感染即变为湿性坏疽。根据坏疽或溃疡的范围，可将其分为三级：

Ⅰ级——坏疽、溃疡只限于趾部。

Ⅱ级——坏疽、溃疡延及跖趾（掌指）关节或跖（掌）部。

Ⅲ级——坏疽、溃疡延及全足背（掌背）或侵及跟踝（腕）关节或腿部。

（二）实验室及其他检查

1. 多普勒（Doppler）肢体血流超声检查 可显示动脉缺血样改变或闭塞样改变，往往描记足背及胫后动脉时可出现直线波形，显示动脉搏动波形降低，往往只有主峰，缺乏次峰和第三峰，监听器中搏动声消失或减弱，并有踝压指数等灵敏数据的改变。新型超声可直接显示血管的闭塞程度和管径大小及血流速度等相关指标。

2. 皮肤温度 测定在室温下（15℃～25℃）患者的皮肤温度低于正常体温2℃时，则表示血液供应不足，血栓闭塞性脉管炎患者患肢皮温降低。

3. 肢体光电容积描记（PPG） 可出现缺血样波形改变。

4. 阻抗血流图（IPG） 可反映血管功能状态及血流状况，血栓闭塞性脉管炎患者血流量减少，并有趾（指）动脉压力等数据的改变。显示峰值幅度降低，提示血流速度减慢，降支下降速度减慢提示血液流出阻力增加。

5. 红外热像仪测定 可明确肢体缺血的“冷区”，提示缺血范围。

6. 血液流变学检查 可有全血黏度增高、红细胞压积增高等改变。

7. 甲皱微循环测定 可有甲皱毛细血管袢轮廓不清，排列紊乱，管袢变短、变细、扩张瘀血及畸形表现。

8. 血液凝固学检测 可有血小板黏附和聚集、纤维蛋白原增高等血液高凝表现。另外，还可测定凝血酶原Ⅲ（AT-Ⅲ），纤维蛋白原（Fibrinogen）、α_2-巨球蛋白（α_2-Macroglobulin）等，可更好地了解血液是否存在高凝状态。

9. 免疫球蛋白检测 免疫球蛋白及其复合物，以及T细胞亚群检测均可出现增高或阳性表现。

10. 动脉造影 可进一步判定阻塞部位及情况，侧支循环情况等，为手术提供资料。现在有条件的医院可在数字减影血管造影（DSA）下进行。

11. 足背动脉血氧饱和度测定 肢体末梢动脉血多因缺氧而致足背动脉血氧饱和度降低。

三、西医治疗

（一）药物治疗

1. 扩血管药物 妥拉苏林；罂粟碱；烟酸。

2. 抗血小板聚集药 阿司匹林；潘生丁。

3. 改善微循环药物 前列腺素E_1；己酮可可碱。

4. 止痛剂 可选用非甾体类的抗炎止痛作用药物和新型麻醉剂、止痛剂等。

5. 抗生素 合并坏疽、溃疡时可适当选用。

（二）手术治疗

1. 腰交感神经节切除术。

2. 血管重建。

3. 大网膜移植术。

4. 截肢（趾、指）术。

5. 神经压榨术。

（三）高压氧疗法

目前有条件的医院可采取此疗法，取得了一定的疗效。

四、中医辨证论治

1. 寒湿证

【临床表现】面色暗淡无华，喜暖怕冷，患肢沉重、酸痛、麻木感，小腿抽痛感。常伴有间歇性跛行，趺阳脉搏动减弱或消失，局部皮色苍白，触之冰凉、干燥；舌淡，苔白腻，脉沉细而迟。其他症状并不显著，或伴有迁移性静脉炎。

【治法】温阳通脉，祛寒化湿。

【代表方】阳和汤加减。疼痛甚者加元胡、忍冬藤；湿重者加萆薢、云苓。

2. 血瘀证

【临床表现】患肢暗红、紫红或青紫，下垂时更甚，抬高则见苍白，足趾毳毛脱落，皮肤、肌肉萎缩，趾甲变厚，并可有粟粒样黄褐色瘀点反复出现，趺阳脉搏动消失，患肢持久性静息痛，尤以夜间痛甚，患者往往抱膝而坐，或患肢悬垂在床边，不能入睡；舌质红或紫暗，苔薄白，脉沉细而涩。

【治法】活血化瘀，通络止痛。

【代表方】桃红四物汤加减。夹有寒湿者加肉桂、白芥子。睡眠不佳者加远志、酸枣仁。

3. 热毒证

【临床表现】患肢皮肤黯红而肿，趺阳脉搏动消失，患肢如煮熟之红枣，皮肤上起黄疱，渐变为紫黑色，呈浸润性蔓延，甚则五趾相传，波及足背，肉枯筋萎，色黑而干枯、溃破腐烂，疮面肉色不鲜，疼痛异常，如汤泼火烧样，彻夜不得安眠，常须弯膝抱足按摩而坐。并伴有发热、口干、食欲减退、便秘、尿黄赤、舌质红、苔黄腻、脉洪数或细数等症状。

【治法】清热解毒，化瘀止痛。

【代表方】四妙勇安汤加减。本证多兼有血瘀，可加川芎、桃仁、红花等。若发热重可加犀角、生地、公英等。

4. 气血两虚证

【临床表现】面容憔悴，萎黄消瘦，神情倦怠，心悸气短，畏寒自汗；患肢肌肉萎缩，皮肤干燥脱屑，趾甲干燥肥厚；坏死组织脱落后疮面生长缓慢，经久不愈，肉芽黯红或淡而不鲜；舌质淡，脉沉细而弱。

【治法】补气养血，益气通络。

【代表方】十全大补丸加减。可适当加赤芍、王不留行等活血药；同时加玄参、双花等清热解毒药。

5. 肾虚证

【临床表现】大多见于寒湿证、血瘀证和热毒证之久病后，兼见精神萎靡不振，面色晦暗无华，上半身热而下半身寒，口淡不渴，头晕腰痛，筋骨痿软，大便不爽，脉沉细无力等。

【治法】肾阳虚者温补肾阳；肾阴虚者滋补肾阴。

【代表方】肾阳虚者附桂八味丸加减；肾阴虚者附六味地黄丸加减。

第二节　动脉硬化性闭塞症

一、西医病理

目前本病的病因和发病机制尚未完全清楚。但是高血压、高脂血症、吸烟、糖尿病、肥胖等是其高危因素。其发病机制目前有如下三种学说：

1. 血管内膜损伤及平滑肌细胞增殖学说。
2. 脂质浸润学说。
3. 血流动力学说。

二、临床表现与检查

（一）临床表现

1.症状 早期的症状主要为肢体发凉、间歇性跛行，可有肢体麻木、沉重无力、酸痛、刺痛及烧灼感，继而出现静息痛。

如病变在髂动脉者，其闭塞位置较高，可引起双下肢、双臀、髂、大腿后侧或小腿腓肠肌部位症状，有时伴阳痿；如病变在股－腘段动脉时，可有小腿肌群的症状；如果病变闭塞部位在胫前、胫后则可表现以足部或小腿为主的症状。

2. 体征

（1）皮肤温度下降 根据病变闭塞部位的不同，其皮肤温度由大腿股部至足部均可降低，但通常在远端足趾处其皮温明显下降。

（2）皮肤颜色变化 有闭塞的动脉血供不足时，根据其病程的长短，侧支循环情况，可有皮肤苍白、潮红、青紫、发绀等改变。初期一般呈苍白，如时间久者可出现潮红、青紫等。

（3）肢体失养 主要表现为肌萎缩、皮肤萎缩变薄、骨质疏松、发脱落、趾甲增厚变形、坏疽或溃疡。坏疽以足趾远端为最常见。溃疡多发生于缺血局部压迫后或外伤后，如踝关节突出处等。

（4）动脉搏动减弱或消失 根据闭塞部位，可扪及胫后动脉、足背动脉及腘动脉、股动脉搏动减弱或消失。

（二）实验室及其他检查

1. 一般检查 包括心电图、心功能及眼底检查、血脂、血糖检查。通过一般检查可判定患者的动脉硬化和高脂血症的情况以及是否患有糖尿病等。

2. 无创伤性血管检查 包括超声多普勒（Doppler）肢体血流检查及电阻抗或光电容积血流描记（PPG）的检查。在临床往往通过上述检查就能够对本病做出诊断，特别是双功彩色超声多普勒，可以清晰地显示血管腔形态及血流状态。还可测定节段动脉压，以了解病变部位和缺血严重程度。踝压／肱压值称为踝肱压指数，即踝压（踝部胫前或胫后动脉收缩压）与同侧肱压相比，正常值＞1.0，如0.5＜踝肱压指数＜1则为缺血，如踝肱压指数＜0.5则为严重缺血。

3. 血液流变学检查 可以反映患者血液黏度等数项指标，提示血液流变性改变。

4. 影像学检查 数字减影（DSA）动脉造影、核磁共振血管造影（MRA）检查能提供周围血管的解剖形态，动态观察侧支情况、腔内斑块等相关情况，因而可更加直接地帮助做出病情判断。

三、西医治疗

（一）非手术治疗

1. 降血脂。
2. 扩血管。
3. 抗凝祛聚。
4. 去纤溶栓。
5. 其他，如抗生素应用、体液补充等。

（二）手术疗法

1. 经皮腔内血管成形术。
2. 动脉旁路转流术。
3. 动脉内膜剥脱术。
4. 截肢术。

四、中医辨证论治

1. 寒凝血脉证

【临床表现】肢体肢端发凉、冰冷，肤色苍白，肢体疼痛；舌质淡苔白，脉沉迟或弦细。

【治法】温经散寒，活血化瘀。

【代表方】阳和汤加减。若有血瘀之象可加桃仁、红花；若疼痛可加元胡、白芷；发于上肢加桂枝，发于下肢加牛膝。

2. 血瘀脉络证

【临床表现】肢体发凉麻木、刺痛，夜间静息疼痛，病位有瘀点或瘀斑，皮色潮红或紫红色；舌有瘀点、瘀斑，或舌质红绛、紫暗，脉弦涩或沉细。

【治法】活血化瘀，通络止痛。

【代表方】桃红四物汤加减。若兼有气虚者加黄芪、党参；若疼痛明显者加元胡、白芷。

3. 热毒蕴结证

【临床表现】肢体坏疽或呈干性或伴脓出，局部红肿疼痛，或伴瘀点、瘀斑，可有发热，恶寒，严重者神志失常；舌质红绛，舌苔初白腻、黄腻，久之黄燥或黑苔，脉滑数、弦数或洪数。

【治法】清热解毒，利湿通络。

【代表方】四妙勇安汤加减。湿热盛者加茯苓、泽泻；血瘀者加鸡血藤、炒地龙；发热者加公英、地丁、板蓝根。

4. 脾肾阳虚证

【临床表现】年老体弱，全身怕冷，肢体发凉，肌肉枯萎，神疲乏力，足跟及腰疼痛，阳痿，性欲减退，食少纳呆，膀胱胀满；舌质淡，苔白，脉沉细。

【治法】补肾健脾，益气活血。

【代表方】八珍汤合左归丸或右归丸加减。

第三节 下肢深静脉血栓形成

一、西医病因病理

静脉血栓形成的三大因素，即静脉损伤、血流缓慢和血液高凝状态。

（一）病 因

1. 血管损伤 手术、外伤、骨折、化学药物等一些因素可以直接导致血管壁损伤，当静脉损伤时内膜下层及胶原裸露，使静脉壁电荷改变，易致血小板黏附；创伤时内皮细胞功能损害，可释放生物活性物质，启动内源性凝血系统，易于形成血栓。血小板由于静脉壁电荷改变或由于内皮细胞损害时凝血系统启动而黏附、聚集形成血栓。

2. 血流缓慢 久病卧床，手术中生理性反应，术后肢体制动，久坐状态或血管受压狭窄等情况均可引起肢体血流缓慢。由于血流缓慢导致瓣膜窦内形成涡流；瓣膜局部缺氧引起白细胞黏附因子表达，白细胞黏附促使血栓形成。另外，血液正常的轴流受破坏，使血小板和白细胞向血管壁边流动，增加了血小板和白细胞的聚集及黏附机会而形成血栓。

3. 血液高凝状态 妊娠、产后、长期服用避孕药、肿瘤组织裂解产物、大面积烧伤等因素均可使血液呈高凝状态。此时血小板数增高，凝血因子含量增加，抗凝血因子活性降低而形成血栓。

（二）血栓形态

典型的血栓包括头、颈、尾三部分。头为白血栓（包括纤维素、成层的血小板和白细胞、极少的红细胞）；颈为混合血栓（白血栓和红血栓混合体）；尾为红血栓（血小板和白细胞散在分布于红细胞和纤维素的网状块内）。

（三）血栓转归

血栓可向远、近端滋长和蔓延。其后在纤维蛋白原溶解酶的作用下，血栓可溶解消散，有时裂解的小栓子会随血入肺，引发肺栓塞。当血栓形成后不能完全溶解和消散时，在静脉内可形成裂隙，称不完全再通；同时静脉瓣膜可受到破坏，引发倒流性疾病，继发下肢深静脉瓣膜功能不全。

二、临床表现与检查

（一）临床表现

1. 中央型 发生于髂 - 股静脉部位的血栓形成。

（1）症状 患肢沉重、胀痛或酸痛，可有股三角区疼痛。往往在初期时由于病情轻、症状不明显而未加注意，所以往往被忽略或发现晚。

（2）体征　起病急，全下肢肿胀明显，患侧髂窝股三角区有疼痛和压痛；胫前可有压陷痕，患侧浅静脉怒张，可伴发热，肢体皮肤温度可升高。左侧多于右侧。

2. 周围型　股－腘静脉以及小腿端深静脉处血栓形成。

（1）症状　大腿或小腿肿痛、沉重、酸胀，发生在小腿深静脉者疼痛明显，不能踏平行走。

（2）体征　股静脉为主的大腿肿胀，但程度不是很重，皮温一般升高不明显，皮肤颜色正常或稍红。局限于小腿深静脉者小腿剧痛，不能行走，行走则疼痛加重，往往呈跛行，腓肠肌压痛明显，Homans征阳性（即仰卧时双下肢伸直，将踝关节过度背屈，会引发腓肠肌紧张性疼痛）。

3. 混合型　全下肢深静脉血栓形成。

（1）症状　全下肢沉重、酸胀、疼痛，股三角及腘窝和小腿肌肉疼痛。

（2）体征　下肢肿胀，股三角、腘窝、腓肠肌处压痛明显。如果体温升高和脉率加速不明显、皮肤颜色变化不显著者称股白肿。如果病情严重，肢体肿胀明显，影响了动脉供血时，则足背及胫后动脉搏动减弱或消失，肢体皮肤青紫，皮温升高，称股青肿。后者可发生肢体坏疽。

4. 并发症及后遗症

（1）并发症　下肢深静脉血栓形成可向其远、近端蔓延，进一步加重回流障碍。如血栓波及下腔静脉则可引发双侧下肢回流障碍。血栓脱落，随血流回流至肺动脉处，可引发肺栓塞，肺栓塞可致死。

（2）后遗症　下肢静脉血栓形成后，可破坏静脉瓣膜，遗留下深静脉瓣膜功能不全综合征。本病早期管腔闭塞；而中期可出现部分再通；后期可全部再通，也可再次形成血栓。

（二）实验室及其他检查

1. 超声多普勒（Doppler）检查　双功彩色多普勒超声可从影像、声音来对下肢深静脉血栓形成进行诊断，可看到管腔内血栓回声、管径大小、形态、血流情况、静脉最大流出率等，是无创检查中较理想的方法。

2. 放射性核素检查　其原理是放射性物质被新鲜血栓所大量摄取，比较正常血流即可判断有无血栓形成。

3. 数字减影血管造影（DSA）检查　这是一种有创检查的方法，可分为逆行和顺行静脉造影。本法可直接看到静脉的中断、充盈缺损和侧支循环或再通的情况。临床多采用顺行造影。

4. 凝血系列指标检查　包括出凝血时间、凝血酶原时间及纤维蛋白原等测定。在溶栓治疗期间，应注意凝血指标的测定。

三、西医治疗

（一）非手术疗法

1. 一般处理　卧床，抬高患肢，适当活动，离床活动时应用弹力袜或弹力绷带保护患肢。

2. 溶栓疗法　病程不超过72小时的患者，可给予尿激酶（UK）静脉滴注。此外，还可用链激酶（SK）等溶栓药物。

3. 抗凝疗法　是治疗本病的一种重要方法，常用药物有肝素和华法令。

4. 祛聚疗法　常用的药物有阿司匹林、双嘧达莫（潘生丁）等。

5. 祛纤疗法　目的在于祛纤、降低血黏度。

（二）手术疗法

主要采取Fogarty导管取栓术。髂－股静脉血栓形成，病程不超过48小时者，或出现股青肿时，应选择手术疗法。其方法为将Fogarty导管由一侧大隐静脉分支插入至下腔静脉后，充气囊阻断静脉回流，由患肢股静脉再插入另一Fogarty导管达血栓近侧后充盈第二导管气囊，缓缓回拉带出血栓，再拉出第一根导管，使血流恢复。术后要辅用抗凝、祛聚疗法。

四、中医辨证论治

1. 湿热蕴阻，气滞血瘀证

【临床表现】患肢肿胀，皮色苍白或紫绀，扪之灼热，腿胯部或小腿部疼痛，固定不移，发热；

舌质紫暗或略红，舌有瘀斑，苔腻，脉数。

【治法】理气活血兼清热利湿。

【代表方】桃红四物汤合萆薢渗湿汤加减。血瘀重者可加入水蛭、地龙；湿重者加土茯苓。

2. 气虚血瘀，寒湿凝滞证

【临床表现】患肢肿胀久不消退，沉重麻木，皮色发紫，或皮色苍白，青筋露出，按之不硬，无明显凹陷；舌淡有齿痕，苔薄白，脉沉涩。

【治法】益气活血，通阳利水。

【代表方】补阳还五汤合阳和汤加减。伴肢冷麻木者加桂枝；腰酸腿软者加菟丝子、川断；疼痛者加元胡。

第四节　单纯性下肢静脉曲张

一、临床表现与检查

（一）临床表现

1. 症　状

（1）患肢浅静脉隆起、扩张、迂曲，状如蚯蚓，甚者呈大团块，站立时明显，少数人在卧位时由于静脉倒流不明显，曲张静脉空虚亦不明显；严重者可于静脉迂曲处触及“静脉结石”。

（2）患肢有沉重感和酸胀感，时有疼痛。尤其当患者行走久时由于血液倒流而致静脉瘀积加重，回流受影响而出现诸症状。

2. 体　征

（1）患肢小腿下段、足踝部或足背部肿胀，并可有压陷痕。

（2）皮肤营养变化：可出现皮肤变薄、色素沉着（多在足靴区），湿疹样皮炎和溃疡形成。

（3）血栓性浅静脉炎：由于血液瘀积，血流缓慢，在曲张静脉处形成血栓而出现局部索条状红肿处，并有压痛。

（4）出血：由于外伤或小静脉自发破裂而继发出血。

（5）下肢静脉功能试验：①深静脉通畅试验。②大隐静脉瓣膜功能试验。③交通静脉瓣膜功能试验。

（二）实验室及其他检查

1. 静脉造影　是目前最直观、最可靠的诊断下肢静脉曲张的方法。

2. 多普勒（Doppler）肢体血流图　可以反映曲张静脉的回流迂曲程度，同时可针对深静脉瓣膜进行测定。

二、西医治疗

1. 一般措施　防止腹内压增加，加穿弹力袜外部加压，以减轻对浅静脉血管的压力，同时保护浅静脉以免过度伸张。

2. 手术治疗　术式选择大隐静脉高位结扎加剥脱术。

3. 硬化剂注射和压迫疗法　本方法适用于少量、局限的病变以及手术的辅助治疗，处理残留的曲张静脉。

4. 并发症处理。

5. 血栓性浅静脉炎　可给予局部外用肝素钠乳膏或局部热敷治疗，抗生素对感染性静脉炎有效。

6. 溃疡形成　局部湿敷利凡诺等外用药物，如面积大也可考虑清创后植皮。

7. 曲张静脉破裂出血　抬高患肢和加压包扎后即可止血，无须特殊用药。

三、中医辨证论治

1. 气血瘀滞证

【临床表现】患肢小腿沉重，遇寒湿加重，酸痛或胀痛，久立久坐后加重；患肢显见脉道迂曲或扭曲成团，或局部硬结；小腿下部皮肤颜色紫褐灰暗；可伴烦躁易怒或神情抑郁，叹息脘闷；舌质淡紫或有瘀斑瘀点，苔白，脉弦细或沉涩。

【治法】行气活血，祛疲除滞。

【代表方】柴胡疏肝散加减。疼痛加忍冬藤、地龙；扭曲块明显加三棱、莪术；患肢畏寒、麻木加附子、桂枝。

2. 湿热瘀阻证

【临床表现】患肢瘀肿，色灰紫暗，漫及小腿全部，青筋隐现，有紫红色索条或肿硬区；小腿溢出污液或附有糜苔，小腿前或侧方瘀肿溃烂，疮口色暗，肉腐失新；伴烦躁不安，发热口渴，尿赤，便干；舌质暗红或紫，伴瘀斑瘀点，苔黄或白，脉滑数或弦数。

【治法】清热利湿，活血祛瘀。

【代表方】萆薢渗湿汤合大黄䗪虫丸加减。伴疼痛者加元胡、白芷；气血虚者加黄芪、白术。

第二十一单元　皮肤及性传播疾病

第一节　带状疱疹

一、临床表现

本病好发于春秋季节，多见于青壮年人，小儿少见。

发病前患部皮肤常有感觉过敏，皮肤灼热刺痛，伴全身不适、疲乏无力、食欲不振、轻度发热等前驱症状，2～5天后局部出现皮损，但亦有无前驱症状即发疹者。皮损先为在一定神经分布区域发生不规则红斑，继而出现簇集性丘疱疹，粟粒至绿豆大小，迅速变为水疱，疱壁紧张光亮，水疱内容物透明澄清，或呈黄色、浅黄色半透明，数日后疱液混浊或呈出血性。疱壁较厚不易破溃，5～10天疱疹干瘪结痂而自愈。

皮疹多沿某一周围神经分布，排列呈带状，发于身体一侧，不超过正中线，好发部位为肋间神经、颈部神经、三叉神经及腰骶神经支配区。神经痛为本病的特征之一，一般在有神经痛的同时或稍后即出现皮损，但亦有在神经痛4～5天后才发生皮损者，神经疼痛程度不一，约有50%的50岁以上患者在皮损消失后仍有神经疼痛，可持续数月甚至更长时间。

临床可有多种类型，如局部仅出现潮红、淡红斑或丘疹，无典型水疱者，称不完全型或顿挫型带状疱疹；若皮损为大疱，直径超过1cm者称大疱型带状疱疹；若疱内容物为血性者，称出血性带状疱疹；老年或营养不良者水疱基底部组织坏死，结黑褐色痂皮，愈后遗留瘢痕，称坏疽性带状疱疹；若局部发疹后数日内全身发生类似于水痘样皮疹，常伴高热，可并发肺、脑等脏器损害者，称为泛发性带状疱疹；若病毒侵犯三叉神经眼支，疼痛剧烈，可累及眼角膜，形成角膜溃疡，愈后形成瘢痕而失明；严重者发生全眼球炎、脑炎，甚至死亡，称为眼带状疱疹；若病毒侵犯面神经及听神经，可出现外耳道或鼓膜疱疹，或出现患侧面瘫及轻重不等的耳鸣、耳聋等听觉症状。当膝状神经节受累，影响面神经的运动和感觉纤维时，可产生面瘫及轻重不等的耳鸣、耳痛及外耳道疱疹，称之为Ram-say-Hunt综合征；若病毒侵犯脊神经后根神经节引起交感和副交感神经受累使其支配的内脏区域发疹，引起胃肠炎及泌尿系症状等，称之为内脏带状疱疹。

二、诊　断

春秋季节常见，以皮疹为簇集性、呈带状排列、单侧分布及神经痛为特点。病程2～3周，愈后极少复发。

三、西医治疗

1. 全身治疗　抗病毒药物；止痛药物；维生素药物；免疫调节剂；皮质类固醇激素。

2. 局部治疗　2%龙胆紫溶液，或阿昔洛韦软膏、3%～5%无环鸟苷霜、3%阿糖胞苷霜等外涂。眼带状疱疹可用0.5%阿昔洛韦溶液、0.5%～1%疱疹净溶液点眼，3%无环鸟苷软膏涂眼。有感染者可用0.5%雷佛奴尔溶液、0.1%新霉素溶液湿敷。神经痛明显者可用1%达可罗宁紫草地榆油膏、5%苯唑卡因代马妥油膏或泥膏外涂。

四、中医辨证论治

1. 肝经郁热证

【临床表现】皮疹潮红，疱壁紧张，灼热刺痛；伴口苦咽干，心烦易怒，大便干，小便黄；舌质红，苔黄腻，脉滑数。

【治法】清泻肝火，解毒止痛。

【代表方】龙胆泻肝汤加减。发于头面部加牛蒡子、野菊花；发于眼部加石决明、谷精草；发于胸胁加郁金、川楝子；发于下肢者加黄柏、苍术；疼痛明显加制乳香、制没药。

2. 脾虚湿蕴证

【临床表现】皮损色淡，疱壁松弛，破后糜烂、渗出，疼痛轻；口不渴，食少腹胀，大便时溏；舌质淡，苔白或白腻，脉沉缓或滑。

【治法】健脾利湿，清热解毒。

【代表方】除湿胃苓汤加减。发于下肢者加怀牛膝、黄柏；水疱大而多者加土茯苓、萆薢、车前草；热毒重者加银花、白花蛇舌草。

3. 气滞血瘀证

【临床表现】皮疹大部分消退，但疼痛不止或隐痛绵绵；坐卧不安，夜寐不宁；舌质紫暗，苔白，脉弦细或涩。

【治法】理气活血，通络止痛。

【代表方】柴胡疏肝散合桃红四物汤加减。心烦眠差者加珍珠母、牡蛎、山栀子、酸枣仁；疼痛剧烈者加延胡索、制乳香、制没药等。

第二节 癣

一、临床表现

（一）黄 癣

好发于儿童，初起毛发根部出现红色丘疹或脓疱，干后形成黄痂，逐渐增厚扩大，形成碟形黄癣痂，边缘翘起，中心微凹，上有毛发贯穿。剥去痂皮，其下为鲜红湿润的糜烂面或浅表溃疡，有特殊的鼠尿臭味。病发失去光泽，易于脱落，但不折断，若不及时治疗，毛囊受到破坏而形成萎缩性瘢痕，遗留永久性脱发，严重时只在头皮的边缘保留残余的头发。患者自觉瘙痒剧烈，有继发感染时可伴发热，局部淋巴结肿大。黄癣菌也可侵犯头皮外的光滑皮肤及甲部，偶见侵犯内脏器官。

（二）白 癣

多发于学龄前儿童，好发于头顶中间，也可在额顶部或枕部。开始时为大小不一的灰白色鳞屑性斑片，呈圆形或椭圆形，时有瘙痒，其上头发失去光泽，白色斑片日久蔓延扩大，形成大片。患部头发一般距头皮 2 ～ 4mm 处折断，根部有一白色菌鞘围绕，为真菌孢子寄生于发外形成，断发极易拔除。患部皮肤无炎症反应。病程缠绵，迁延数年不愈，但至青春期大多自愈，新发再生，不留瘢痕。若患处发生感染化脓时，则该处头发永不再生而留有瘢痕。

（三）黑点癣

多见于学龄儿童，成人亦可被侵及。发病初起为散在性、局限性点状红斑，以后发展为大小不等的圆形或不规则形灰白色鳞屑斑，边缘清楚。病发长出头皮后即折断，远望形如黑点，自觉瘙痒。本病进展缓慢，可经年累月不愈，因毛囊被破坏而形成瘢痕。黑点癣除发生于头皮外，亦可侵犯光滑的皮肤及指（趾）甲。

二、诊 断

（一）黄 癣

皮损为以毛发为中心的黄癣痂，伴鼠尿臭味，发展缓慢，毛发脱落，形成永久性脱发。直接镜检为发内菌丝孢子，滤过紫外线检查显示暗绿色荧光，培养为许兰毛癣菌。

（二）白　癣

皮损为白色鳞屑斑，断发有白色菌鞘，愈后不留瘢痕，青春期可自愈。镜检发外密集小孢子，滤过紫外线检查显示亮绿色荧光，培养为大小孢子菌或铁锈色小孢子菌或羊毛状小孢子菌。

（三）黑点癣

皮损为小片白色鳞屑斑，低位断发，形如黑点，进展缓慢，有的至青春期可自愈，病久可形成瘢痕。镜检可见发内呈链状排列稍大的小孢子，可培养为黑色毛菌和断发毛癣菌。

三、西医治疗

1. **抗菌疗法**　常用药物有灰黄霉素和酮康唑。

2. **局部治疗**　常用药物有 2.5% ～ 5% 碘酊、10% 硫黄软膏、复方苯甲酸软膏、硝酸咪康唑霜剂及洗剂等。

四、中医辨证论治

虫毒湿聚证

【临床表现】皮损泛发，蔓延浸淫，或大部分头皮毛发受累，患处皮肤红肿，痂厚；舌质红，苔黄腻，脉滑数。

【治法】祛风除湿，杀虫止痒。

【代表方】苦参汤加减。加百部、贯众以杀虫；局部红肿者加土茯苓、萹蓄、苍耳子。

第三节　湿　疹

一、临床表现

（一）急性湿疹

急性发病，皮损多为密集的粟粒大小的丘疹、丘疱疹，基底潮红，由于搔抓，丘疹、丘疱疹或水疱顶端抓破后流滋、糜烂及结痂，皮损中心较重，外周有散在丘疹、红斑、丘疱疹。病变常为片状或弥漫性，无明显边界。皮损呈多形性，常有红斑、潮红、丘疹、丘疱疹、水疱、脓疱、流滋、结痂等数种皮损共存。可发生在身体的任何部位，亦可泛发全身，但常发于头面、耳后、手足、阴囊、外阴、肛门等，多呈对称分布。急性湿疹如不转化为慢性，1 ～ 2 个月后可脱去痂皮而愈。因搔抓继发感染可形成糜烂、渗液、化脓，可并发毛囊炎、局部淋巴结炎等。

（二）亚急性湿疹

常由于急性湿疹未能及时治疗，或处理不当，致病程迁延所致。皮损较急性湿疹轻，以丘疹、结痂、鳞屑为主，仅有少量水疱及轻度糜烂。

（三）慢性湿疹

由急性和亚急性湿疹处理不当、长期不愈或反复发作而成。部分患者一开始即表现为慢性湿疹的症状。皮损表现为皮肤肥厚粗糙、浸润，色暗红或紫褐色，有不同程度的苔藓样变。皮损表面常附有鳞屑伴抓痕、血痂、色素沉着，部分皮损可出现新的丘疹或水疱，抓破后有少量流滋。皮损多局限于某一部位，如小腿、手足、肘窝、腋窝、外阴、肛门等处。发生于手足及关节部位者常易出现皲裂，自觉疼痛，影响活动。患者自觉瘙痒，呈阵发性，夜间或精神紧张、饮酒、食辛辣发物时瘙痒加剧。病程较长，反复发作，时轻时重。

二、诊　断

（一）急性湿疹

本病起病较快。皮损呈多形性，对称分布，以头、面、四肢远端、阴囊等处多见，可泛发全身。自觉灼热、剧烈瘙痒。可发展成亚急性或慢性湿疹。

（二）亚急性湿疹

常由急性湿疹病程迁延所致。皮损渗出较少，以丘疹、丘疱疹、结痂、鳞屑为主。有轻度糜烂，颜色较暗红。自觉瘙痒剧烈。

（三）慢性湿疹

常由急性湿疹或亚急性湿疹长期不愈转化而来。皮损多局限于某一部位，境界清楚，有明显的肥厚浸润，表面粗糙，或呈苔藓样变，颜色褐红或褐色，常伴有丘疱疹、痂皮、抓痕。常反复发作，时轻时重，有阵发性瘙痒。

三、西医治疗

1. **全身治疗** 抗组胺类药物；镇静剂；非特异性脱敏疗法；普鲁卡因静脉注射；皮质类固醇激素；抗生素应用。

2. **局部治疗** ①急性湿疹：急性红肿，有大量浆液或脓液、或多或少痂皮的糜烂面和溃破面，宜用药湿敷；急性红肿，有丘疹、水疱，甚至脓疱疹，但无糜烂面或溢液，则采用干燥疗法。②亚急性湿疹：炎症不显著或稍有溢液，宜用糊剂。③慢性湿疹：以止痒、抑制表皮细胞增生、促进真皮炎症浸润吸收为原则。

四、中医辨证论治

1. 湿热浸淫证

【临床表现】发病急，皮损潮红灼热，瘙痒无休，抓破渗液流脂水；伴身热，心烦，口渴，大便干，尿短赤；舌质红，苔黄或黄腻，脉滑或数。

【治法】清热利湿。

【代表方】萆薢渗湿汤合三妙丸加减。发于上部者去黄柏，加菊花、蝉衣、防风等；发于中部者加龙胆草、山栀、黄芩；发于下部者加车前子、泽泻；瘙痒甚加地肤子、白鲜皮；皮疹鲜红灼热者加赤芍、地骨皮。

2. 脾虚湿蕴证

【临床表现】发病缓慢，皮损潮红，瘙痒，抓后糜烂渗出，可见鳞屑；伴有纳少，腹胀便溏；舌淡胖，苔白或腻，脉弦缓。

【治法】健脾利湿。

【代表方】除湿胃苓汤加减。若滋水过多，加滑石、苦参；瘙痒剧烈加地肤子、白鲜皮蝉衣；大便溏薄者加马齿苋、黄连。

3. 血虚风燥证

【临床表现】病程久，皮损色暗或色素沉着，剧痒，或皮损粗糙肥厚；伴口干不欲饮、纳差、腹胀；舌质淡，苔白，脉弦细。

【治法】养血润肤，祛风止痒。

【代表方】当归饮子加减。若瘙痒失眠者，加珍珠母、牡蛎、夜交藤、酸枣仁；皮肤粗糙、肥厚严重者，加丹参、鸡血藤、干地龙或乌梢蛇。

第四节　皮肤瘙痒症（助理医师不考）

一、临床表现

（一）全身性瘙痒症

最初瘙痒仅局限于一处，进而逐渐扩展至身体之大部或全身。瘙痒常为阵发性，尤以夜间为重。饮酒之后、情绪变化、被褥温暖及搔抓摩擦，甚至某些暗示都可促使瘙痒发作或加重，瘙痒的程度因人而异，有的轻微，时间也较短暂；有的剧烈，难以忍受，常不断搔抓，直至皮破血流有疼痛感觉时为止。

（二）局限性瘙痒症

1. **肛门瘙痒症** 一般瘙痒仅局限于肛门及其周围的皮肤，但有时亦可蔓延至会阴、女阴或阴囊的皮肤，因经常搔抓，肛门皱襞肥厚，亦可有辐射状皲裂、浸渍、苔藓样变或湿疹样变等继发性损害。

2. **阴囊瘙痒症** 瘙痒大都局限于阴囊，亦可波及阴茎、会阴及肛门。由于经常搔抓，亦会出现苔藓样变、湿疹样变或感染等继发性损害。

3. **女阴瘙痒症** 部位主要在大阴唇和小阴唇，但阴阜、阴蒂及阴道黏膜亦常有瘙痒感。因不断搔抓，阴唇部常有皮肤肥厚及浸渍，阴蒂及阴道黏膜可有红肿及糜烂。

二、诊　断

全身性或局限性皮肤瘙痒，仅有继发改变而无原发性皮肤损害。

三、西医治疗

1. **全身治疗** 抗组胺类药；普鲁卡因静脉封闭、钙剂或硫代硫酸钠静脉注射、组织胺蛋白皮下注射对全身性瘙痒可能有效；老年患者可用性激素治疗。

2. **局部治疗** 外用药物治疗根据病情选用含止痒剂的炉甘石洗剂、达克罗宁洗剂或乳剂、薄荷脑软膏、苯唑卡因软膏、糠馏油、黑豆馏油霜、皮质类固醇激素软膏或霜剂等进行治疗。

3. **物理疗法** 可选用紫外线照射、皮下输氧、淀粉浴、糠浴或矿泉浴等。

四、中医辨证论治

1. 风热血热证

【临床表现】皮肤瘙痒剧烈，遇热更甚，皮肤抓破后有血痂；伴心烦，口渴，尿黄，便秘；舌质红，苔薄黄，脉浮数。

【治法】疏风清热，凉血止痒。

【代表方】消风散合四物汤加减。风盛者加全蝎、防风；夜间痒甚者加蝉衣、牡蛎、珍珠母。

2. 湿热蕴结证

【临床表现】瘙痒不止，抓破后脂水淋漓；伴口干口苦，胸胁闷胀，小便黄赤，大便秘结；舌红，苔黄腻，脉滑数。

【治法】清热利湿止痒。

【代表方】龙胆泻肝汤加减。

3. 血虚肝旺证

【临床表现】老年人为多见，病程较长，皮肤干燥，抓破后血痕累累；伴头晕眼花，失眠多梦；舌红苔薄，脉细数或弦数。

【治法】养血润燥，祛风止痒。

【代表方】当归饮子加减。年老体弱者重用黄芪、党参；瘙痒甚者加全蝎、地骨皮；皮肤肥厚脱屑者加阿胶、丹参。

第五节　银屑病

一、临床表现

1. 寻常型银屑病 白色鳞屑、发亮薄膜和点状出血是本病的临床特征。
2. 脓疱型银屑病 ①泛发性脓疱型银屑病。②掌跖脓疱型银屑病。
3. 关节病型银屑病。
4. 红皮病型银屑病。

二、诊　断

1. **寻常型银屑病** 根据好发部位、层层银白色鳞屑、薄膜现象、点状出血等易诊断。

2. **脓疱型银屑病** 主要是在寻常型银屑病基础上出现多数小脓疱，且反复发生。

3. **关节病型银屑病** 与寻常型银屑病或脓疱型银屑病同时发生，大、小关节可以同时发病，特别是指关节易发病。关节症状的轻重随皮损的轻重而变化。具有上述临床症状和血清类风湿因子检查阴性，而在皮肤上伴有银屑病皮损为诊断本病的主要依据。

4. **红皮病型银屑病** 皮肤弥漫性发红、干燥，覆以薄鳞屑，有正常皮岛，有银屑病史，易诊断。

三、西医治疗

1. 全身治疗 维生素类药；抗肿瘤药。
2. 免疫疗法。
3. 皮质激素。
4. 封闭疗法。
5. 抗生素。

四、中医辨证论治

1. 风热血燥证

【临床表现】皮损鲜红，皮疹不断出现，红斑增多，刮去鳞屑可见发亮薄膜、点状出血，有同形反应，伴瘙痒；心烦，口渴，大便干，尿黄；舌红，苔黄或腻，脉弦滑或数。

【治法】清热凉血，祛风润燥。

【代表方】凉血地黄汤加减。

2. 血虚风燥证

【临床表现】皮损色淡，部分消退，鳞屑较多，皮肤干燥；伴头晕眼花，面色白，口干，便干；舌淡红，苔薄白，脉细缓。

【治法】养血和血，祛风润燥。

【代表方】当归饮子加减。

3. 瘀滞肌肤证

【临床表现】一般病程较长，反复发作，多年不愈，皮损肥厚浸润，颜色暗红，鳞屑较厚，有的呈蛎壳状；或伴关节活动不利；舌紫黯或有瘀斑、瘀点，脉涩或细缓。

【治法】活血化瘀，祛风润燥。

【代表方】桃红四物汤加减。

4. 湿热蕴阻证

【临床表现】多发生于腋窝、腹股沟等屈侧部位，红斑糜烂，瘙痒，或掌跖部有脓疱，或阴雨季节加重；伴有胸闷纳呆，神疲乏力；苔薄黄腻，脉濡滑。

【治法】清热利湿，和营通络。

【代表方】萆薢渗湿汤加减。

5. 火毒炽盛证

【临床表现】多属红皮病型或脓疱病型。全身皮肤发红，或呈暗红色，甚则稍有肿胀，鳞屑不多，皮肤灼热，或弥布散在小脓疱；常伴壮热口渴，便干溲赤；舌质红绛，苔薄，脉弦滑数。

【治法】凉血清热解毒。

【代表方】清营汤加减。

第六节 白癜风（助理医师不考）

一、临床表现

皮损为局部色素脱失斑，呈乳白色斑点或斑片，境界清楚，边缘褐色，皮损区内毛发可变白，但无皮肤萎缩、硬化及脱屑等变化，无自觉症状。患处经日光曝晒后，特别是浅色肤种患者易产生潮红、疼痛，甚至起水疱。在进行期，皮损可逐渐扩大，境界欠清，有时机械性的刺激如压力、摩擦或过紧的腰带亦可促使白斑出现（同形反应）。在稳定期，皮损停止发展，边缘色素增加，或中央出现岛状褐色斑点。皮损可发于任何部位，但多见于面、颈、手背、躯干、外生殖器等部位。

二、诊 断

根据脱色斑为后天性，呈乳白色，周边有色素沉着带，无自觉症状，可诊断本病。

三、西医治疗

1. 补骨脂素及其衍生物。

2. 皮质类固醇激素。

3. 自体表皮移植。

四、中医辨证论治

1. 气血不和证

【临床表现】发病时期长短不一，多在半年至 3 年左右，皮损白斑光亮，好发于头面、颈及四肢或泛发全身，起病快，发展亦快，常扩散为一片，皮损无自觉症状或微痒；舌质淡红，苔薄白，脉细滑。

【治法】调和气血，消风通络。

【代表方】柴胡疏肝散加减。

2. 肝肾不足证

【临床表现】发病时间长，或有家族史，皮损呈乳白色，局限或泛发；舌质淡或有齿痕，苔白，脉细无力。

【治法】滋补肝肾，养血祛风。

【代表方】六味地黄汤加减。

第七节 淋 病

一、临床表现

有不洁性交或间接接触传染史。潜伏期一般为 2 ～ 10 天，平均 3 ～ 5 天。

（一）男性淋病

1. 急性淋病 尿道口红肿发痒及轻度刺痛，继而有稀薄黏液流出，引起排尿不适，24 小时后症状加剧。排尿开始时有尿道外口刺痛或灼热痛，排尿后疼痛减轻。尿道口溢脓，开始为浆液性分泌物，以后逐渐出现黄色黏稠的脓性分泌物。

2. 慢性淋病 表现为尿痛轻微，排尿时仅感尿道灼热或轻度刺痛，常可见终末血尿。尿道外口不见排脓，挤压阴茎根部或用手指压迫会阴部，尿道外口仅见少量稀薄浆液性分泌物。

（二）女性淋病

1. 急性淋病 主要类型如下：淋菌性宫颈炎，淋菌性尿道炎，淋菌性前庭大腺炎。

2. 慢性淋病 常见下列情况：幼女淋菌性外阴阴道炎；女性淋病若炎症波及盆腔则易并发盆腔炎，可继发盆腔脓肿；播散性淋病；其他部位的淋病。

二、诊 断

1. 感染史 有与淋病患者性交或不洁性交或共同生活史，慢性期患者曾有淋病病史。

2. 典型症状 主要表现为尿道炎、阴道炎等，出现急性、慢性尿道炎症及局部红、肿、热、痛，有分泌物或呈脓性。

3. 实验室检查 以尿道、阴道等处分泌物及局部刮片、挤压液和抽取液涂片或培养，淋球菌呈阳性，血清学检查可作诊断参考。

三、西医治疗

1. 青霉素类。

2. 壮观霉素（淋必治）。

3. 喹诺酮类。

四、中医辨证论治

1. 湿热毒蕴证（急性淋病）

【临床表现】尿道口红肿，尿液混浊如脂，尿道口溢脓，尿急，尿频，尿痛，淋沥不止，严重者尿道黏膜水肿，附近淋巴结肿痛，女性宫颈充血、触痛，并有脓性分泌物，可有前庭大腺红肿热痛等；可伴有发热等全身症状；舌红，苔黄腻，脉滑数。

【治法】清热利湿，解毒化浊。

【代表方】龙胆泻肝汤酌加土茯苓、红藤、萆薢等。热毒入络者合清营汤加减。

2. **阴虚毒恋证（慢性淋病）**

【临床表现】小便不畅、短涩，淋沥不尽，女性带下多，或尿道口见少许黏液，酒后或疲劳易复发；腰酸腿软，五心烦热，食少纳差；舌红，苔少，脉细数。

【治法】滋阴降火，利湿祛浊。

【代表方】知柏地黄丸酌加土茯苓、萆薢等。

第八节 梅 毒

一、临床表现

1. **一期梅毒** 主要表现为疳疮（硬下疳），发生于不洁性交后 2～4 周，常发生在外生殖器部位，少数发生在唇、咽、宫颈等处，男性多发生在阴茎的包皮、冠状沟、系带或龟头上。

2. **二期梅毒** 主要表现为杨梅疮，一般发生在感染后 7～10 周或硬下疳出现后 6～8 周。早期症状有流感样综合征，表现为头痛、恶寒、低热、食欲差、乏力、肌肉及骨关节疼痛，全身淋巴结肿大，继而出现皮肤黏膜损害、骨损害、眼梅毒、神经梅毒等。

3. **三期梅毒** 亦称晚期梅毒。此期特点为病程长，易复发，除皮肤黏膜损害外，常侵犯多个脏器。

4. **潜伏梅毒（隐性梅毒）** 梅毒未经治疗或用药剂量不足，无临床症状，血清反应阳性，排除其他可引起血清反应阳性的疾病存在，脑脊液正常，称为潜伏梅毒。

5. **胎传梅毒** 是母体内的梅毒螺旋体由血液通过胎盘传到胎儿血液中，导致胎儿感染的梅毒。

二、诊 断

1. **病史** 多有冶游史或不洁性交史，或有与梅毒患者密切接触史，或有与梅毒患者共用物品史。或曾有性病史，或有硬下疳、二期或三期梅毒表现的病史。

2. **症状体征** 皮肤、黏膜、阴部、肛门、口腔等处有梅毒性表现，感染期较长者有内脏受损的症状、体征。

3. **实验室检查** 梅毒螺旋体检查和梅毒血清试验阳性。

4. **治疗性诊断** 驱梅疗法多有显效。

三、西医治疗

抗生素治疗首选青霉素。

四、中医辨证论治

1. **肝经湿热证**

【临床表现】多见于一期梅毒。外生殖器疳疮质硬而润，或伴有横痃，杨梅疮多在下肢、腹部、阴部；兼见口苦口干，小便黄赤，大便秘结；舌质红，苔黄腻，脉弦滑。

【治法】清热利湿，解毒驱梅。

【代表方】龙胆泻肝汤酌加土茯苓、虎杖。

2. **血热蕴毒证**

【临床表现】多见于二期梅毒。周身起杨梅疮，色如玫瑰，不痛不痒，或见丘疹、脓疱、鳞屑；兼见口干咽燥，口舌生疮，大便秘结；舌质红绛，苔薄黄或少苔，脉细滑或细数。

【治法】凉血解毒，泄热散瘀。

【代表方】清营汤合桃红四物汤加减。

3. **毒结筋骨证**

【临床表现】见于杨梅结毒。患病日久，在四肢、头面、鼻咽部出现树胶肿，伴关节、骨骼作痛，行走不便，肌肉消瘦，疼痛夜甚；舌质暗，苔薄白或灰或黄，脉沉细涩。

【治法】活血解毒，通络止痛。

【代表方】五虎汤加减。

4. 肝肾亏损证

【临床表现】见于三期梅毒脊髓痨者。患病可达数十年之久，逐渐两足瘫痪或痿弱不行，肌肤麻木或虫行作痒，筋骨窜痛；腰膝酸软，小便困难；舌质淡，苔薄白，脉沉细弱。

【治法】滋补肝肾，填髓息风。

【代表方】地黄饮子加减。

5. 心肾亏虚证

【临床表现】见于心血管梅毒患者。症见心慌气短，神疲乏力，下肢浮肿，唇甲青紫，腰膝酸软，动则气喘；舌质淡有齿痕，苔薄白而润，脉沉弱或结代。

【治法】养心补肾，祛瘀通阳。

【代表方】苓桂术甘汤加减。

第九节　尖锐湿疣

一、临床表现

有与尖锐湿疣患者不洁性交或生活接触史。潜伏期 1 ～ 12 个月，平均 3 个月。

基本损害为淡红色或暗红褐色、柔软的表皮赘生物。赘生物大小不一，单个或群集分布，表面分叶或呈棘刺状，湿润，基底较窄或有蒂，但在阴茎体部可出现基底较宽的“无蒂疣”。由于皮损排列分布不同，外观上常表现为点状、线状、重叠状、乳头瘤状、鸡冠状、菜花状、草状等不同形态。

二、诊　断

1. 性接触史　患者多有不洁性接触史或夫妇同病。

2. 好发部位　男性好发于阴茎龟头、冠状沟、系带；同性恋者发生于肛门、直肠；女性好发于外阴、阴蒂、宫颈、阴道和肛门。

3. 皮损特点　初起为淡红色丘疹，逐渐增大，融合成乳头状、菜花状或鸡冠状增生突起，表面湿润，根部有蒂，易出血。

4. 醋酸白试验　用 3% ～ 5% 的醋酸液涂擦或湿敷 3 ～ 10 分钟，阳性者局部变白，病灶稍隆起，在放大镜下观察更明显。

三、西医治疗

1. 口服或注射可选用无环鸟苷、病毒唑、聚肌胞、干扰素等抗病毒药物和免疫增强剂。

2. 外涂可根据病情选用足叶草脂素（疣脱欣）、1% ～ 5% 5 - 氟尿嘧啶、30% ～ 50% 三氯醋酸或 3% ～ 5% 酞丁胺等涂敷于疣体表面。

3. 使用激光、冷冻、电灼疗法时注意不要过度治疗，避免损害正常皮肤黏膜和导致瘢痕形成，预防感染。

4. 疣体较大者可手术切除。

四、中医辨证论治

1. 湿毒下注证

【临床表现】外生殖器或肛门等处出现疣状赘生物，色灰或褐或淡红，质软，表面秽浊潮湿，触之易出血，恶臭伴小便黄或不畅；苔黄腻，脉滑或弦数。

【治法】利湿化浊，清热解毒。

【代表方】萆薢化毒汤加黄柏、土茯苓、大青叶。

2. 湿热毒蕴证

【临床表现】外生殖器或肛门等处出现疣状赘生物，色淡红，易出血，表面有大量秽浊分泌物，色淡黄，恶臭，瘙痒，疼痛；伴小便色黄量少，口渴欲饮，大便干燥；舌红，苔黄腻，脉滑数。

【治法】清热解毒，化浊利湿。

【代表方】黄连解毒汤加苦参、萆薢、土茯苓、大青叶、马齿苋等。

中西医结合妇产科学

第一单元　女性生殖系统解剖

第一节　骨　盆

一、骨盆的组成

1. **骨盆的骨骼**　包括骶骨、尾骨及左右两块髋骨。骶骨由 5 ～ 6 块骶椎合成；尾骨由 4 ～ 5 块尾椎合成；每块髋骨又包括髂骨、坐骨及耻骨。

2. **骨盆的关节**　包括耻骨联合、骶髂关节和骶尾关节。

3. **骨盆的韧带**　有骶结节韧带，骶棘韧带。骶棘韧带宽度即坐骨切迹宽度，是判断中骨盆是否狭窄的重要标志。

二、骨盆分界

以耻骨联合上缘、髂耻缘和骶岬上缘的连线为界，将骨盆分为假骨盆和真骨盆。

1. **假骨盆**　位于骨盆分界线之上，又称大骨盆。与产道无直接关系，但其某些径线的长短可作为了解真骨盆大小的参考。

2. **真骨盆**　真骨盆又称小骨盆，包括骨盆入口、骨盆腔和骨盆出口。骨盆腔前壁为耻骨联合、耻骨支，后壁为骶骨与尾骨，两侧壁为坐骨、坐骨棘、骶棘韧带。

三、骨盆的类型

1. **女型**　骨盆入口呈横椭圆形，最多见。

2. **男型**　亦称为漏斗型骨盆。最少见。

3. **类人猿型**　骨盆前部较窄而后部较宽。

4. **扁平型**　骨盆浅。

第二节　内、外生殖器

一、外生殖器

外阴是指生殖器官的外露部分，为两股内侧从耻骨联合至会阴之间的区域。

中医古籍中将外阴称之为阴户，又名四边、产户；将阴毛称为毛际；将阴道口和处女膜称为玉门（未嫁）、龙门（未产）、胞门（已产）。中医认为，阴户、玉门是生育胎儿，排出月经、带下、恶露的关口，也是合阴阳的出入口。

（一）阴　阜

为耻骨联合前面隆起的脂肪垫。青春期该部皮肤开始生长阴毛，分布呈倒置的三角形。

（二）大阴唇

为两股内侧隆起的一对皮肤皱襞，前接阴阜，后连会阴。大阴唇外侧面为皮肤，有阴毛及色素沉着，内含皮脂腺和汗腺；内侧面湿润似黏膜。皮下为疏松结缔组织和脂肪组织，含丰富的血管、淋巴管和神经，外伤后易形成血肿。未产妇女两侧大阴唇自然合拢，经产妇向两侧分开，绝经后大阴唇萎缩，阴毛稀少。

（三）小阴唇

位于大阴唇内侧的一对薄皮肤皱襞。表面湿润，色褐，无毛，富含神经末梢。两侧小阴唇前端融合，并分为前后两叶包绕阴蒂，前叶形成阴蒂包皮，后叶形成阴唇系带。

（四）阴　蒂

位于两侧小阴唇顶端下方，可勃起。阴蒂的前端为阴蒂头，富含神经末梢，是性反应器官；中为阴蒂体；后为附着于耻骨支上的两个阴蒂脚。

（五）阴道前庭

指两侧小阴唇之间的菱形区，前为阴蒂，后为阴唇系带。此区前方有尿道外口，后方有阴道口，阴道口与阴唇系带之间有一浅窝，称舟状窝，又称阴道前庭窝。

菱形区内尚有以下结构：

1. 前庭球　又称球海绵体，位于前庭两侧，前部与阴蒂相连，后部与前庭大腺相邻，表面被球海绵体肌覆盖。

2. 前庭大腺　又称巴多林腺，位于阴道口的两侧，大阴唇后部，被球海绵体肌覆盖。如黄豆大，左右各一。腺管细长，1～2cm，开口于前庭后方小阴唇与处女膜之间的沟内，性兴奋时分泌黏液，起润滑作用。正常情况下不能触及此腺，若腺管口闭塞，易形成脓肿或囊肿。

3. 尿道口　位于阴蒂头后下方，其后壁有一对并列的腺体，称尿道旁腺。尿道旁腺开口小，容易有细菌潜伏。

4. 阴道口和处女膜　阴道口位于尿道口后方的前庭后部，其周缘覆有一层较薄的黏膜皱襞称处女膜。膜中央有孔，孔的形状和大小因人而异，处女膜可因性交或剧烈运动而破裂，并受分娩影响，产后仅残留处女膜痕。

二、内生殖器

女性内生殖器位于真骨盆内，包括阴道、子宫、输卵管及卵巢，后两者常被称为子宫附件。

（一）阴　道

阴道又称子肠、产道，宫颈外口被称为子门、子户。中医认为，阴道是娩出胎儿，排出月经、带下、恶露的通道，是合阴阳禁闭子精、防御外邪的处所。子门是排出月经和娩出胎儿的关口。

阴道为性交器官，也是月经血排出及胎儿娩出的通道。位于真骨盆下部中央，呈上宽下窄的管道。上端包绕宫颈，下端开口于阴道前庭后部。前壁长7～9cm，与膀胱和尿道邻接，后壁长10～12cm，与直肠贴近。环绕宫颈周围的部分称阴道穹隆，分为前、后、左、右四部分，其中后穹隆最深，与盆腔最低部分的直肠子宫陷凹紧密相邻，临床上可经此处穿刺或引流。

阴道壁由黏膜、肌层和纤维组织膜构成。阴道壁有很多横纹皱襞及弹力纤维，有较大的伸展性；又富有静脉丛，局部受伤易出血或形成血肿。阴道黏膜由复层鳞状上皮覆盖，无腺体，受性激素的影响有周期性变化。肌层由内环、外纵两层平滑肌构成。

（二）子　宫

子宫又称为女子胞、胞宫、胞脏、子脏、子处、血室。中医认为，子宫具有主行月经、孕育胎儿的功能。子宫形态中空及在月经期、分娩期“泻而不藏”似腑，在两次月经之间及妊娠期“藏而不泻”似脏，即子宫亦藏亦泻，藏泻有时，行经、蓄经、育胎、分娩，藏泻分明，又无表里相配，故称为“奇恒之府”。

1. 位置形态　子宫位于骨盆腔中央，前方为膀胱，后方为直肠，呈倒置的梨形，为空腔器官，约重50g，长7～8cm，宽4～5cm，厚2～3cm，容量约有5mL。子宫上部较宽，称宫体，其顶部称宫底，宫底两侧为宫角，与输卵管相通。子宫下部较窄呈圆柱状，称宫颈。宫体与宫颈的比例，儿童期为1∶2，成人期为2∶1，老年期为1∶1。

宫腔为上宽下窄的三角形。在宫体与宫颈之间形成最狭窄的部分称为子宫峡部，在非孕时约长1cm，其上端为解剖学内口，下端为组织学内口。妊娠期子宫峡部逐渐伸展变长，于妊娠末期可达7～10cm，形成子宫下段，成为软产道的一部分。宫颈内腔呈梭形，称宫颈管，成年妇女约长3cm，其下端为宫颈外口，连接阴道。宫颈以阴道为界，分为宫颈阴道上部和宫颈阴道部。未产妇的宫颈外口呈圆形；已产妇因分娩影响形成横裂而分为上下两唇。

2. **组织结构** 宫体和宫颈的组织结构不同。

（1）宫体 宫体壁由外向内分为浆膜层（即脏层腹膜）、肌层和子宫内膜层。

①子宫内膜层 从青春期开始，子宫内膜受卵巢激素的影响，其表面2/3发生周期性变化，称为功能层，余下1/3即靠近肌层的内膜无变化称为基底层。

②子宫肌层 由平滑肌及弹力纤维组成，非孕时约厚0.8 cm。可分为三层：外层纵形，内层环形，中层交叉排列。子宫收缩时压迫血管可止血。

③子宫浆膜层 为覆盖于宫体底部及前后面的脏层腹膜。在子宫前面近峡部处，形成膀胱子宫陷凹。在子宫后方形成直肠子宫陷凹，又称道格拉斯陷凹。

（2）宫颈 主要由结缔组织构成，亦含有平滑肌纤维、血管及弹力纤维。宫颈管黏膜上皮细胞为高柱状，内有腺体分泌碱性黏液，形成黏液栓，将其与外界隔开，黏液栓成分及性状受性激素的影响有周期性变化。宫颈阴道部为鳞状上皮覆盖，表面光滑。宫颈外口柱状上皮与鳞状上皮交界处是宫颈癌的好发部位。

（3）子宫韧带 有圆韧带、阔韧带、主韧带和宫骶韧带4对韧带，其作用是与骨盆底肌及筋膜共同维持子宫的正常位置。

（三）输卵管

输卵管为一对细长而弯曲的管状器官，内侧与宫角相连，外端游离，长8～14 cm。可分为间质部、峡部、壶腹部、伞部4部分。为卵子与精子相遇的场所，受精卵由输卵管向宫腔运行。输卵管伞部有“拾卵”作用。

输卵管壁由浆膜层、平滑肌层和黏膜层组成。平滑肌收缩时，能引起输卵管由远端向近端的蠕动，以协助受精卵向宫腔运行。黏膜层上皮细胞分为纤毛细胞、无纤毛细胞、楔状细胞及未分化细胞四种。纤毛细胞的纤毛自外端向子宫方向摆动，有利于卵子的运送；无纤毛细胞有分泌作用；楔状细胞可能为无纤毛细胞的前身，二者随月经周期变化；未分化细胞为上皮的储备细胞。

（四）卵　巢

1. **位置和形态** 卵巢为一对性腺，呈扁椭圆形，外侧以骨盆漏斗韧带与盆壁相连，内侧以卵巢固有韧带与子宫相连。卵巢前缘中部有卵巢门，卵巢血管与神经由此出入。成年妇女卵巢大小约为4 cm ×3 cm ×1 cm，重5～6g，呈灰白色，绝经后萎缩变硬。

2. **组织结构** 卵巢表面无腹膜，由单层立方上皮覆盖称生发上皮，其内有一层纤维组织，称卵巢白膜。再向内为卵巢实质，可分为皮质和髓质两部分。外层为皮质，是卵巢的主体，由各级发育卵泡、黄体和它们退化形成的残余结构及间质组织组成。髓质由疏松结缔组织、丰富的血管、神经、淋巴管及少量与卵巢悬韧带相连续的平滑肌纤维组成。

第三节　血管、淋巴及神经（中西医结合助理医师不考）

一、血　管

1. **动脉** 女性内、外生殖器官的血液供应主要来自卵巢动脉、子宫动脉、阴道动脉和阴部内动脉。

2. **静脉** 盆腔静脉在相应器官及其周围形成静脉丛，互相吻合，故盆腔静脉感染易于蔓延。卵巢静脉与同名动脉伴行，右侧汇入下腔静脉，左侧汇入左肾静脉，故左侧盆腔静脉曲张较多见。

二、淋　巴

主要包括外生殖器淋巴与盆腔淋巴两组。

1. **盆腔淋巴** ①髂淋巴组：收集来自阴道上部、宫颈、子宫及膀胱的淋巴。②腰淋巴组：收集宫体、宫底、输卵管及卵巢的淋巴。③骶前淋巴组：收集来自直肠、阴道后壁及子宫等的淋巴。

2. **外生殖器淋巴** 分深、浅两部分，均汇入髂淋巴组。①腹股沟浅淋巴结：分上、下两组。上组收集外生殖器、阴道下段、会阴及肛门等部的淋巴液；下组收纳会阴及下肢的淋巴液，其输出管大部分注入腹股沟深淋巴结，少部分注入髂外淋巴结。②腹股沟深淋巴结：主要收纳阴蒂、腹股沟浅淋巴，汇入闭孔及髂内等淋巴结。

三、神　经

女性内、外生殖器官由躯体神经和自主神经共同支配。外生殖器官主要由阴部神经支配，内生殖器官主要由交感神经与副交感神经支配。子宫平滑肌有自律活动，完全切断其神经仍能有节律地收缩，还能完成分娩活动。临床上可见下半身截瘫的产妇仍能自然分娩。

第四节　骨盆底（中西医结合助理医师不考）

骨盆底的解剖结构：骨盆底由多层肌肉和筋膜组成，封闭骨盆出口，盆腔脏器赖以承载并保持其正常位置。若骨盆底的结构与功能异常，可影响盆腔脏器的位置和功能，甚至引起分娩障碍；而分娩处理不当，亦可损伤骨盆底。

一、骨盆底分层

（一）外　层

在外生殖器、会阴皮肤及皮下组织的下面，包括会阴浅筋膜及其深面的球海绵体肌、坐骨海绵体肌、会阴浅横肌三对肌肉和肛门外括约肌，此层肌肉的肌腱会合于阴道外口和肛门之间，形成中心腱。

（二）中　层

为泌尿生殖膈。由上下两层坚韧的筋膜及一薄层肌肉组成，覆盖于骨盆出口平面的前三角形平面上，故亦称三角韧带。其上有尿道及阴道从中穿过。两层筋膜间有一对由两侧坐骨结节到中心腱的会阴深横肌和尿道周围的尿道括约肌。

（三）内　层

为盆膈，是骨盆底最里面、最坚韧的一层，由肛提肌及其筋膜组成，有尿道、阴道和直肠穿过。肛提肌是位于骨盆底的成对扁阔肌，向下、向内合成漏斗形，每侧肛提肌从前内向后外由耻尾肌、髂尾肌、坐尾肌三部分组成。肛提肌有上提和增强盆底托力的作用，又因部分肌纤维在阴道及直肠周围密切交织，还有加强肛门和阴道括约肌的作用。

二、会　阴

会阴有广义和狭义之分。广义的会阴是指封闭骨盆出口的所有软组织。狭义的会阴是指阴道口与肛门之间的软组织，厚 3 ～ 5 ㎝，又称会阴体。会阴的伸展性大，妊娠后组织变松软，有利于分娩。但亦可对胎先露形成阻碍，故在分娩时应注意保护会阴并视情况适时切开。

第五节　邻近器官

女性生殖器的邻近器官主要有：尿道、膀胱、输尿管、直肠、阑尾。

第二单元　女性特殊生理

第一节　女性生殖系统生理

一、妇女一生各时期的生理特点（中西医结合助理医师不考）

女性一生分为胎儿期、新生儿期（出生后 4 周内）、儿童期（出生 4 周到 12 岁左右）、青春期（自乳房发育等第二性征至生殖器官发育成熟，获得性生殖能力）、性成熟期（一般自 18 岁左右开始，历时 30 年左右）、绝经过渡期（指从开始出现绝经趋势直至最后一次月经的时期）、绝经后期（指绝经后的生命时期）。

二、月经及月经期的临床表现

1. **月经**　是伴随卵巢周期性变化而出现的子宫内膜周期性脱落及出血。规律月经的出现是生殖功能成熟的标志之一。月经第一次来潮称月经初潮。初潮年龄多在 13 ～ 14 岁之间，可提前或延迟 2 岁。

2. 月经血的特征 一般呈暗红色，不凝，出血多时可有血凝块。

3. 正常月经的临床表现（见下表）。

正常月经的临床表现

典型特征	经量	症状
典型特征是周期性。出血的第 1 日为月经周期的开始，相邻两次月经第 1 日的间隔时间为一个月经周期，一般是 21 ～ 35 日，平均 28 日。每次月经持续天数称经期，一般为 2 ～ 7 日，多为 3 ～ 5 日	经量是指一次月经的总失血量，正常为 30 ～ 50mL，若超过 80mL 为月经过多	一般月经期无特殊症状，有些妇女出现下腹及腰骶部下坠不适或子宫收缩痛等症状，少数有头痛及轻度神经系统不稳定症状

三、卵巢功能及周期性变化

（一）卵巢的功能

卵巢具有产生卵子并排卵的生殖功能和产生女性激素的内分泌功能。

（二）卵巢的周期性变化

从青春期开始至绝经前，卵巢在形态和功能上发生周期性变化，称为卵巢周期。

卵泡的发育及成熟卵巢的基本生殖单位是始基卵泡。性成熟期每月发育一批卵泡，一般只有一个优势卵泡可达完全成熟并排出卵子，其余的卵泡在发育不同阶段闭锁。妇女一生中一般只有 400 ～ 500 个卵泡发育成熟并排卵。根据卵泡的形态、大小、生长速度和组织学特征，其生长主要经历始基卵泡、窦前卵泡、窦状卵泡、排卵前卵泡（即成熟卵泡）四个阶段。成熟卵泡直径可达 15 ～ 20mm，其结构自外向内依次是卵泡外膜、卵泡内膜、颗粒细胞、卵泡腔、卵丘、放射冠。

排卵卵细胞被排出的过程称排卵。排卵时随卵细胞同时排出的有透明带、放射冠及少量卵丘内的颗粒细胞。排卵多发生在下次月经来潮前 14 日左右。

黄体形成及退化排卵后形成黄体。卵泡颗粒细胞和卵泡内膜细胞在黄体生成素（LH）排卵峰作用下进一步黄素化，分别形成颗粒黄体细胞及卵泡膜黄体细胞。排卵后 7 ～ 8 日黄体体积和功能达到高峰，直径 1 ～ 2 cm，外观呈黄色。若卵子未受精，黄体在排卵后 9 ～ 10 日开始退化，黄体功能限于 14 日。黄体退化后形成白体。黄体衰退后月经来潮，卵巢中又有新的卵泡发育，开始新的周期。

（三）卵巢性激素的合成及分泌

卵巢合成及分泌的性激素主要有雌激素、孕激素和少量雄激素，均为甾体激素。

1. 卵巢激素的周期性变化

（1）雌激素　卵泡开始发育时，雌激素分泌量很少，月经第 7 日卵泡分泌雌激素量迅速增加，排卵前达高峰。排卵后 1 ～ 2 日，黄体开始分泌雌激素使循环中的雌激素又逐渐上升，在排卵后 7 ～ 8 日黄体成熟时循环中雌激素形成第二个高峰，峰值低于排卵前高峰。其后黄体萎缩，雌激素水平急剧下降，月经期达最低水平。

（2）孕激素　卵泡早期不合成孕酮，排卵前成熟卵泡的颗粒细胞在 LH 排卵峰的作用下黄素化，开始分泌少量孕酮。排卵后黄体分泌孕酮逐渐增加，至排卵后 7 ～ 8 日黄体成熟时分泌量达最高峰，以后逐渐下降，到月经来潮时降到卵泡期水平。

（3）雄激素　主要来自肾上腺，卵巢也能分泌部分雄激素，卵巢内泡膜主要合成雄烯二酮，间质细胞和门细胞主要合成睾酮。排卵前循环中雄激素升高，可促进非优势卵泡闭锁并提高性欲。

2. 卵巢性激素的生理作用

（1）雌激素的生理作用　①促进子宫肌细胞增生和肥大；增进血运，促使和维持子宫发育；增加子宫平滑肌对缩宫素的敏感性。②使子宫内膜腺体及间质增生、修复。③使宫颈口松弛、扩张，宫颈黏液分泌增加，性状变稀薄，富有弹性易拉成丝状。④促进输卵管肌层发育及上皮分泌活动，并可加强输卵管平滑肌节律性收缩振幅。⑤使阴道上皮细胞增生和角化，黏膜变厚，增加细胞内糖原含量，使阴道维持酸性环境。⑥使阴唇发育丰满，色素加深。⑦促使乳腺管增生，乳头、乳晕着色，促进其他第二性征的发育。⑧协同FSH促进卵泡发育。⑨通过对下丘脑和垂体的正负反馈调节，控制Gn的分泌。⑩促进水钠潴留；促进肝脏高密度脂蛋白合成，抑制低密度脂蛋白合成，降低循环中胆固醇水平、维持和促进骨基质代谢。

（2）孕激素的生理作用　孕激素通常在雌激素作用的基础上产生效应：①降低子宫平滑肌兴奋性及其对缩宫素的敏感性，抑制子宫收缩，有利于胚胎及胎儿宫内生长发育。②使增生期子宫内膜转化为分泌期内膜，为受精卵着床做准备。③使宫颈口闭合，黏液分泌减少，性状变黏稠。④抑制输卵管平滑肌节律性收缩频率和振幅。⑤加快阴道上皮细胞脱落。⑥促进乳腺小叶及腺泡发育。⑦孕激素在月经中期具有增强雌激素对垂体LH排卵峰释放的正反馈作用；在黄体期对下丘脑、垂体有负反馈作用，抑制促性腺激素分泌。⑧兴奋下丘脑体温调节中枢，使基础体温在排卵后升高0.3℃～0.5℃。临床上据此作为判定排卵日期的标志之一。⑨促进水钠排泄。

（3）孕激素与雌激素的协同和拮抗作用　孕激素在雌激素作用的基础上，进一步促使女性生殖器和乳房的发育，为妊娠准备条件，二者有协同作用；雌激素和孕激素又有拮抗作用，雌激素促进子宫内膜增生及修复，孕激素则限制子宫内膜增生，并使增生期内膜转化为分泌期。其他拮抗作用表现在子宫收缩、输卵管蠕动、宫颈黏液变化、阴道上皮细胞角化和脱落以及水钠代谢等方面。

（4）雄激素的生理作用　①对女性生殖系统的影响：从青春期开始，雄激素分泌增加，促使阴蒂、阴唇和阴阜发育，促进阴毛、腋毛生长。但雄激素过多容易对雌激素产生拮抗，可减缓子宫及其内膜的生长、增殖，抑制阴道上皮的增生和角化。②对机体代谢功能的影响：雄激素能促进蛋白合成，促进肌肉生长，刺激骨髓中红细胞的增生。在性成熟期前，促使长骨骨基质生长和钙的保留；性成熟后可导致骨骺关闭，使生长停止。此外还与性欲有关。

四、子宫内膜及生殖器其他部位的周期性变化

（一）子宫内膜周期性变化

子宫内膜分为基底层和功能层。

基底层不受卵巢激素周期性变化的影响，在月经期不发生脱落。功能层由基底层再生而来，受卵巢性激素的影响呈现周期性变化，若未受孕功能层则坏死脱落形成月经。正常一个月经周期以28日为例，其组织形态的周期性变化分为增生期、分泌期和月经期3期。

（二）生殖器其他部位的周期性变化（中西医结合助理医师不考）

1. 阴道黏膜　阴道黏膜分为底层、中层和表层。

排卵前，在雌激素作用下，阴道黏膜底层细胞增生，逐渐演变为中层细胞与表层细胞，使阴道上皮增厚，表层细胞角化，其程度在排卵期最明显，细胞内富含糖原，经乳杆菌分解为乳酸，使阴道内保持一定酸度，可防止致病菌的繁殖。

排卵后，在孕激素的作用下，表层细胞脱落。阴道上段黏膜对性激素最敏感，临床上常借助阴道上1/3段脱落细胞的变化，了解体内雌激素水平和有无排卵。

2. 宫颈黏液　在卵巢性激素影响下，宫颈黏液的理化性质及其分泌量均有明显的周期性改变。

卵泡期随着雌激素水平不断提高，宫颈黏液分泌量不断增加，至排卵期黏液变稀薄、透明，拉丝度可达10㎝以上。黏液涂片检查，可见羊齿植物叶状结晶，一般月经周期第6～7日开始出现，到排卵期最典型。

排卵后受孕激素影响，黏液分泌量逐渐减少，质地变黏稠而浑浊，拉丝度差，易断裂。涂片检查时结晶逐渐模糊，至月经周期第22日左右完全消失，出现排列成行的椭圆体。临床上可检查宫颈黏液，以了解卵巢功能。

3. 输卵管　输卵管黏膜由非纤毛和纤毛细胞组成。在雌激素作用下，输卵管黏膜纤毛细胞生长，体积增大；非纤毛细胞分泌增加，为卵子提供运输和种植前的营养物质。

雌激素还促进输卵管发育及输卵管肌层的节律性收缩。

孕激素可增加输卵管收缩速度，减少输卵管收缩频率，抑制输卵管黏膜纤毛细胞的生长，减低分泌细胞分泌黏液的功能。雌、孕激素的协同作用，保证受精卵在输卵管内正常运行。

五、月经周期的调节

（一）下丘脑促性腺激素释放激素

下丘脑弓状核神经细胞分泌的促性腺激素释放激素（GnRH），直接通过垂体门脉系统输送到腺垂体，调节垂体促性腺激素（Gn）的合成和分泌。GnRH 分泌呈脉冲式，脉冲间隔为 60 ～ 90 分钟。

下丘脑是 HPOA 的启动中心，GnRH 的分泌受垂体 Gn 和卵巢性激素的反馈调节，包括起促进作用的正反馈调节和起抑制作用的负反馈调节。反馈调节包括长反馈、短反馈和超短反馈。

长反馈是指卵巢分泌到循环中的性激素对下丘脑垂体的反馈作用。短反馈是指垂体激素对下丘脑 GnRH 分泌的负反馈。超短反馈是指 GnRH 对其本身合成、分泌的抑制。

（二）腺垂体生殖激素

腺垂体的促性腺激素细胞分泌 Gn，包括卵泡刺激素（FSH）和黄体生成素（LH），对 GnRH 的脉冲式刺激起反应，亦呈脉冲式分泌。

FSH 是卵泡发育必需的激素，其主要生理作用是直接促进窦前卵泡及窦状卵泡的生长发育；激活颗粒细胞芳香化酶，促进雌二醇的合成与分泌；调节优势卵泡的选择和非优势卵泡的闭锁；在卵泡期晚期与雌激素协同，诱导颗粒细胞生成 LH 受体，为排卵及黄素化作准备。

LH 的主要生理作用是在卵泡期刺激卵泡膜细胞合成雄激素，为雌二醇的合成提供底物；排卵前促使卵母细胞进一步成熟及排卵；在黄体期维持黄体功能，促进孕激素、雌激素合成与分泌。

（三）卵巢性激素的反馈作用

卵巢性激素对下丘脑 GnRH 和垂体 Gn 的合成和分泌具有反馈作用。在卵泡期，循环中低水平雌激素抑制 GnRH 和 FSH、LH 分泌（负反馈）。随着卵泡发育，雌激素水平逐渐升高，负反馈作用加强，垂体释放 FSH 受到抑制，循环中 FSH 水平下降。当卵泡发育接近成熟时，雌激素达高峰，刺激下丘脑 GnRH 和垂体 LH、FSH 大量释放（正反馈），形成排卵前 LH、FSH 峰；排卵后卵巢形成黄体，分泌雌激素和孕激素，两者联合作用使 FSH、LH 合成和分泌又受到抑制（负反馈），进而抑制卵泡发育；黄体萎缩时，循环中雌、孕激素下降，两者联合对 LH 和 FSH 的抑制作用逐渐解除，LH、FSH 回升，卵泡又开始发育，新的卵巢周期开始。上述过程周而复始。

若未受孕，卵巢黄体萎缩，子宫内膜失去雌、孕激素的支持而坏死、脱落、出血。可见月经来潮是一个性周期的结束，又是下一个性周期的开始。

六、中医女性生殖生理基础

中医有关月经的概念和认识

月经是指女性在一定年龄阶段内有规律、周期性的子宫出血。又称为“月事”“月信”“月汛”“月水”“经水”。

月经的生理现象：健康女子一般到 14 岁左右月经第一次来潮，称为初潮。月经的规律性和周期性表现为月经有正常周期、经期、经量、经色和经质。妇女一般到 49 岁左右绝经。在绝经前后的一段时间称为“经断前后”或“绝经前后”，部分妇女可出现面红潮热、烘热汗出、心悸、失眠和情绪不稳等症状，轻者通过心理调适可自愈，重者称为绝经前后诸证，需治疗。生育年龄的妇女妊娠期间月经停闭，多数哺乳期妇女亦无月经来潮，属生理性停经。

特殊的月经现象：个别妇女身体无特殊不适而定期两个月来潮一次者，称为“并月”；三个月一潮者称为“居经”，亦名“季经”；一年一行者称为“避年”；终生不潮而能受孕者称为“暗经”。妊娠早期仍按月有少量阴道流血，但无损于胎儿者，称为“激经”，亦称“盛胎”或“垢胎”。这些特殊月经生理现象，临床应以生育能力是否正常判断其属于生理或病理。

七、中医学对月经及带下生理的认识

（一）月经生理

1. 月经的生理现象 月经是肾气、天癸、冲任、气血协调作用于胞宫，并在其他脏腑、经络的协同作用下，使胞宫定期藏泻而产生的生理现象，是女性生殖功能正常的反映。

2. 月经周期不同阶段的生理变化 在月经周期中，肾阴阳消长、气血盈亏具有周期性的消长变化，形成胞宫定期藏泻的节律，并以每月一次的月经来潮为标志。通常将一个月经周期划分为 4 个阶段，即月经期、经后期、经间期和经前期。如此循环往复，目的是种子育胎。

（二）带下产生的机理及生理意义

1. 带下的生理现象 生理性带下是润泽于阴户和阴道的无色透明、黏而不稠、无特殊气味的液体。有时略呈白色，也称白带。健康女子在月经初潮后开始有较明显的带下分泌，其量不多，不致外渗，每逢月经前、经间期和妊娠期其量稍有增加，绝经后明显减少。生理性带下对阴道和阴户起濡润和充养的作用，并能抵御病邪的入侵。

2. 带下产生及调节的机理 肾气旺盛，并化生天癸，在天癸作用下，任脉广聚脏腑所化水谷之精津，使任脉所司的阴精、津液旺盛充沛，下注于胞中，流于阴股，生成生理性带下，此过程又得到督脉的温化和带脉的约束。

第二节 妊娠生理与诊断

妊娠是胚胎和胎儿在母体内发育成长的过程。成熟卵子受精是妊娠的开始，胎儿及其附属物自母体排出是妊娠的终止。

一、受精及受精卵发育、输送及着床

（一）受精卵发育、输送及着床的相关概念

受精：男女成熟生殖细胞（精子和卵子）相结合的过程称为受精。受精后的卵子称为受精卵或孕卵。

1. 精子获能 精液进入阴道后，精子离开精液，经宫颈管进入宫腔及输卵管腔，精子表面的糖蛋白被生殖道分泌物中的 α 与 β 淀粉酶降解，同时顶体膜结构中的胆固醇与磷脂比率和膜电位发生变化，降低顶体膜的稳定性，此过程称为精子获能。

2. 顶体反应 当精子与卵子相遇，精子头部顶体外膜与精细胞膜顶端破裂，形成小孔释放出顶体酶，可溶解卵子外围的放射冠和透明带，这一过程称为顶体反应。

3. 桑椹胚 约在受精后 72 小时受精卵分裂成由 16 个细胞组成的实心细胞团，称为桑椹胚。

4. 受精卵植入 在受精后第 6 ～ 7 日，晚期胚泡透明带消失，逐渐侵入子宫内膜，称为受精卵着床，也称受精卵植入。

（二）受精与受精卵发育、输送及着床的机理

1. 受精的机理 精液进入阴道后，精子离开精液经宫颈管进入宫腔及输卵管腔，发生精子获能。卵子从卵巢排出后进入腹腔，经输卵管伞端的“拾卵”作用，进入输卵管壶腹部与峡部连接处等待受精。受精发生在排卵后 12 小时内，整个受精过程约需 24 小时。当精子与卵子相遇发生顶体反应，借助顶体酶的作用，精子穿过放射冠及透明带与卵子融合。当精子头部与卵子表面接触，便开始了受精过程，其他精子不再能进入。获能的精子穿过次级卵母细胞透明带为受精的开始，卵原核与精原核融合为受精的完成，形成二倍体的受精卵。

2. 受精卵发育 受精后 30 小时，受精卵借助输卵管蠕动和输卵管上皮纤毛推动向宫腔方向移动，并开始进行有丝分裂，称为卵裂。约在受精后 72 小时形成桑椹胚，随后早期胚泡形成，约在受精后第 4 日，早期胚泡进入宫腔，在子宫腔内继续分裂发育成晚期胚泡。在受精后第 6 ～ 7 日受精卵着床。

3. 着床的机理 着床需经过定位、黏附和穿透 3 个阶段。着床必须具备：①透明带消失。②胚泡细胞滋养细胞分化出合体滋养细胞。③胚泡和子宫内膜同步发育且功能协调。④孕妇体内有足够数量的孕酮，子宫有一极短的敏感期允许受精卵着床。

受精卵着床后，子宫内膜迅速发生蜕膜变，此时的子宫内膜称蜕膜。按蜕膜与囊胚的部位关系，将蜕膜分为底蜕膜、包蜕膜和真蜕膜。

二、胎儿附属物的形成及功能

（一）胎 盘

胎盘是胎儿与母体间进行物质交换的器官，由羊膜、叶状绒毛膜和底蜕膜组成。

1. 妊娠足月胎盘的结构 妊娠足月胎盘呈圆形或椭圆形，重 450 ～ 650g，直径 16 ～ 20 ㎝，厚 1 ～ 3 ㎝，中央厚，边缘薄，分为胎儿面和母体面。胎儿面表面覆盖着一层灰蓝色、光滑半透明的羊膜。母体面表面呈暗红色，蜕膜间隔形成若干浅沟分成母体叶。

2. 胎盘的功能 胎盘内进行物质交换的部位主要是血管合体膜。物质交换及转运的方式有简单扩散、易化扩散、主动运输及其他方式等。胎盘具有气体交换、营养物质供应、排除胎儿代谢产物、防御和合成功能。

合成功能主要合成激素和酶，激素包括蛋白激素和甾体激素两类。蛋白激素有人绒毛膜促性腺激素（HCG）、人胎盘生乳素（HPL）等，甾体激素有雌激素、孕激素等。酶包括缩宫素酶、耐热性碱性磷酸酶等。

人绒毛膜促性腺激素（HCG） 是由合体滋养细胞产生的糖蛋白激素，受精后第 6 日开始分泌，妊娠 8 ～ 10 周血清中 HCG 浓度达高峰，持续 10 日迅速下降，妊娠中晚期血清浓度仅为峰值的 10%，持续至分娩，产后 2 周内消失。在受精后 10 日可用放免法（RIA）自母体血清中测出，为诊断早孕的最敏感方法。

HCG 的功能：维持月经黄体寿命，使黄体增大成为妊娠黄体，增加甾体激素的分泌，以维持妊娠；刺激孕酮形成，促进雄激素转化为雌激素；抑制植物血凝素对淋巴细胞的刺激作用，以免胚胎滋养层被母体淋巴细胞攻击；刺激胎儿睾丸分泌睾酮，促进男性性分化；与母体甲状腺细胞 TSH 受体结合，刺激甲状腺活性；与 LH 有相似的生物活性，与尿促性激素（HMG）合用可诱发排卵。

（二）胎 膜

胎膜由绒毛膜和羊膜组成。胎膜外层是平滑绒毛膜，内层为羊膜。妊娠 14 周末，羊膜与绒毛膜的胚外中胚层连接封闭胚外体腔，羊膜腔占据整个子宫腔并随妊娠进展逐渐增大。

胎膜的功能：胎膜含有的多种酶活性与甾体激素代谢有关。胎膜在分娩发动上有一定作用。

（三）脐 带

脐带是连接胎儿与胎盘的条索状组织，一端连于胎儿腹壁脐轮，另一端附着于胎盘胎儿面。妊娠足月的脐带长 30 ～ 70 ㎝，平均 55 ㎝，表面覆盖羊膜，呈灰白色。脐带断面中央有一条管壁较薄、管腔较大的脐静脉，两侧有两条管壁较厚、管腔较小的脐动脉。血管周围为胚胎结缔组织，可保护脐血管。

脐带的功能：脐带是胎儿和母体之间进行物质交换的重要通道，脐带受压使血流受阻造成缺氧，可导致胎儿窘迫，甚至危及胎儿生命。

（四）羊 水

羊膜腔内的液体称为羊水，胚胎在羊水中生长发育。

1. 羊水的来源 妊娠早期的羊水主要是母体血清经胎膜进入羊膜腔的透析液。妊娠中期的羊水主要来自胎儿尿液。妊娠晚期胎肺参与羊水的生成。

2. 羊水的吸收 ① 50% 靠胎膜完成。②胎儿吞咽羊水。③脐带每小时可吸收羊水 40 ～ 50mL。④胎儿角化前皮肤也有吸收羊水的功能，但量很少。

3. 羊水量、性状及成分 羊水量：妊娠 8 周 5 ～ 10mL，妊娠 10 周约为 30mL，妊娠 20 周约 400mL，妊娠 38 周约为 1000mL，以后逐渐减少，足月妊娠时羊水量约为 800mL，过期妊娠羊水量明显减少，可减少至 300mL 以下。若妊娠期间羊水量超过 2000mL 则称为羊水过多，妊娠晚期羊水量少于 300mL 则称羊水过少。

羊水的成分随妊娠时间不同而有所差别。妊娠早期羊水为无色透明液体。妊娠足月时羊水略混浊，不透明，可见悬浮的小片状物，包括胎脂、胎儿脱落的上皮细胞、毳毛、毛发、少量白细胞、白蛋白、尿酸盐及多种激素和酶。

羊水的功能：①保护胎儿。羊水为胎儿提供了适宜的生长环境、温度及一定限度的活动空间；防止胎儿及胎体与羊膜粘连而发生畸形；缓冲外界打击和震动对胎儿造成的损伤；胎儿体内水分过多时以排尿方式排入羊水中；避免子宫肌壁或胎儿对脐带的直接压迫所致的胎儿窘迫；在子宫收缩时，尤其第一产程初期，羊水可使压力均匀分布，避免直接作用于胎儿。②保护母体。羊水可减轻胎动给母体所带来的不适感；临产前后羊水囊扩张子宫颈口及阴道；破膜后羊水润滑及冲洗阴道，减少感染机会。

三、妊娠期母体的变化（中西医结合助理医师不考）

（一）生殖系统的变化

1. 子宫 宫体逐渐增大变软。妊娠早期，子宫略呈球形且不对称，受精卵着床部位的子宫壁突出明显。孕12周后增大子宫渐匀称并超出盆腔，于耻骨联合上方可触及。妊娠晚期子宫右旋，与乙状结肠占据盆腔左侧有关。子宫增大主要是肌细胞肥大，细胞质内的肌动蛋白和肌球蛋白含量大增，为临产后子宫阵缩提供物质基础。子宫肌壁厚度非孕时期约有1.0cm，孕中期逐渐增厚达2.0～2.5cm，于孕末期又变薄为1.0～5cm或更薄。

子宫峡部非孕时约长1cm，孕12周以后，峡部逐渐伸展、拉长、变薄，扩展成为宫腔一部分，形成子宫下段。临产后伸展至7～10cm，成为软产道的一部分。

宫颈妊娠早期宫颈肥大、变软，呈紫蓝色。宫颈管内腺体肥大、宫颈黏液增多，形成黏稠的黏液栓，有防止病原体入侵宫腔的作用。接近临产时，宫颈管变短并出现轻度扩张。

2. 卵巢 妊娠期略增大，排卵和新卵泡发育期均停止生长。一般于一侧卵巢中可见妊娠黄体，妊娠6～7周前分泌雌、孕激素维持妊娠。黄体功能于妊娠10周后被胎盘取代，黄体开始萎缩。

3. 输卵管 妊娠期输卵管伸长，但肌层并不增厚。黏膜上皮细胞变扁平，基质中可出现蜕膜细胞。有时黏膜呈蜕膜样改变。

4. 阴道 妊娠期黏膜变软并呈紫蓝色，皱襞增多，伸展性增加。阴道上皮细胞糖原积聚，乳酸含量增多，阴道pH值降低，有利于防止感染。

5. 外阴 妊娠期外阴部充血，皮肤增厚，大小阴唇色素沉着，大阴唇内血管增多，结缔组织变软，伸展性增加。小阴唇皮脂腺分泌增多。

（二）乳房的变化

妊娠早期开始增大，孕妇常感乳房发胀或触痛及刺痛。乳头增大变黑，更易勃起。乳晕变黑，其外围的皮脂腺肥大形成散在的结节状小隆起，称为蒙氏结节。

胎盘分泌大量雌激素和孕激素，刺激乳腺腺管及腺泡发育。乳腺发育完善还需垂体催乳激素、人胎盘生乳素以及胰岛素、皮质醇、甲状腺激素的共同作用。妊娠期间虽有多种大量的激素参与乳腺发育，做好泌乳准备，但妊娠期间并无乳汁分泌，与大量雌、孕激素抑制乳汁生成有关。于妊娠末期挤压乳头时，可有少许淡黄色稀薄液体流出，称为初乳。

（三）血液循环系统的变化

1. 血　液

（1）血容量　妊娠6～8周血容量开始增加，孕32～34周达高峰，增加40%～45%。血浆约增加1000mL，红细胞约增加450mL，故血液呈稀释状态。

（2）血液成分　①红细胞：妊娠期网织红细胞轻度增多。由于血液稀释，足月妊娠时红细胞计数由非孕时的4.2×10^{12}/L下降为3.6×10^{12}/L左右，血红蛋白由非孕时的130g/L下降为110g/L左右，血细胞比容由0.38～0.47下降到0.31～0.34。孕妇约储备铁0.5g，妊娠中晚期应注意补充铁剂。②白细胞：妊娠7～8周开始轻度增加，30周达高峰，为（5～12）$\times10^{9}$/L，主要为中性粒白细胞增加。③凝血因子：妊娠期间凝血因子Ⅱ、Ⅴ、Ⅶ、Ⅷ、Ⅸ、Ⅹ增加，血液处于高凝状态。妊娠晚期，凝血酶原时间及活化部分凝血活酶时间轻度缩短。血浆纤维蛋白原含量比非孕妇女增加50%，红细胞沉降率加快。纤溶酶原显著增加，优球蛋白溶解时间延长，表明纤溶活性降低。④血浆蛋白：由于血液稀释，血浆蛋白从孕早期开始降低，至妊娠中期后为60～65g/L，主要是白蛋白减少。

2. 心血管的变化

（1）心脏　妊娠后期心脏向左、上、前移位，心尖搏动左移1.0～2.0cm，心浊音界稍扩大。多数孕妇心尖区可听到Ⅰ～Ⅱ级柔和吹风样收缩期杂音。至妊娠末期心脏容量增加10%，心率每分钟增加10～15次。心电图因心脏左移出现电轴左偏15°左右。

（2）心排出量 自妊娠 10 周开始增加，妊娠 32 ～ 34 周达高峰，左侧卧位测量心排出量比非孕时增加 30%，持续到分娩。临产后在第二产程心排出量显著增加。

（3）血压 妊娠早、中期血压偏低，晚期轻度升高。收缩压一般不受影响，脉压增大。孕妇体位影响血压，坐位稍高于仰卧位。

（4）静脉压 下肢静脉压于孕晚期升高，孕妇易发生下肢、外阴静脉曲张和痔。孕妇若长时间处于仰卧位姿势，可引起仰卧位低血压综合征。

（四）泌尿系统的变化

妊娠期间肾脏略增大。孕早期肾小球滤过率（GFR）及肾血浆流量（RPF）开始增加，孕中期分别约增加 50%、35%。由于 GFR 增加，而肾小管对葡萄糖再吸收能力不能相应增加，约有 15% 的孕妇餐后可出现生理性糖尿。GFR 和 RPF 均受体位影响，仰卧位时尿量及钠的排泄与侧卧位相比减少一半，GFR 及 RPF 也相应减少。因此孕妇做肾功能试验时应注明左侧卧位。妊娠期间孕激素使泌尿系统平滑肌张力减弱。孕中期易患急性肾盂肾炎，以右侧多见。

（五）消化系统的变化

受大量雌激素影响，妊娠期间牙龈充血、水肿，牙龈易出血。受孕激素影响，孕妇易出现“烧心感”、上腹部饱胀、便秘，常引起痔疮或使原有痔疮加重。妊娠期易诱发胆囊炎及胆石病。

（六）呼吸系统的变化

妊娠期胸廓改变包括肋骨展平，肋膈角增宽。胸廓横径、前后径及周径增大。妊娠晚期以胸式呼吸为主，呼吸次数变化不大，但呼吸较深。妊娠中期耗氧量增加 10% ～ 20%，肺通气量约增加 40%，有过度通气现象，使动脉血 PO_2 增高达 92mmHg，PCO_2 降至 32mmHg，有利于给孕妇及胎儿供氧，并通过胎盘排出胎儿血中的二氧化碳。妊娠期肺功能的变化有：肺活量无明显改变。通气量每分钟约增加 40%，潮气量约增加 39%。残气量约减少 20%。肺泡换气量约增加 65%。上呼吸道（鼻、咽、气管）黏膜增厚，轻度充血、水肿，易发生上呼吸道感染。

（七）内分泌系统的变化

1. 垂体 妊娠期垂体稍增大，妊娠末期腺垂体增大明显。嗜酸细胞肥大增多，形成“妊娠细胞”。

（1）促性腺激素 妊娠早期大量雌、孕激素对下丘脑及腺垂体的负反馈作用使 Gn 分泌减少，卵巢内的卵泡不再发育成熟，即无排卵。

（2）催乳激素（PRL） 妊娠 7 周开始增多，分娩前达峰值约 150μg/L，为非孕妇女的 10 倍。PRL 可促进乳房发育，为产后泌乳做准备。不哺乳者，于产后 3 周内降到非孕时水平，哺乳者约在产后 80 日以后降至孕前水平。

2. 肾上腺皮质

（1）皮质醇 妊娠期间皮质醇增加 3 倍，但仅有 10% 的游离皮质醇起作用，故孕妇并无肾上腺皮质功能亢进表现。

（2）醛固酮 妊娠期间醛固酮水平增多 4 倍。但仅有 30% ～ 40% 为有活性作用的游离醛固酮，不致引起过多的水钠潴留。

（3）睾酮 内层网状带分泌睾酮略有增加，孕妇阴毛及腋毛增多、增粗。

3. 甲状腺

妊娠期间甲状腺呈中度增大。甲状腺素结合球蛋白（TBG）增加 2 ～ 3 倍，血中甲状腺激素虽增多，但游离甲状腺激素并无增多，故孕妇无甲亢表现。孕妇及胎儿体内的促甲状腺激素均不能通过胎盘，各自负责自身甲状腺功能的调节。

4. 甲状旁腺 妊娠早期孕妇血清中甲状旁腺素水平降低，随着妊娠的进展，孕妇钙浓度缓慢降低，致使甲状旁腺素在妊娠中晚期逐渐升高。

（八）新陈代谢的变化

1. 体重 自孕 13 周起平均每周体重增加不超过 350g，直至孕足月时体重增加约 12.5kg。

2. 糖类代谢 妊娠期间血中胰岛素增加，致使孕妇空腹血糖稍低于非孕妇，糖耐量试验血糖增高幅度大且恢复延迟。妊娠期间注射胰岛素后，降血糖效果不如非孕妇女，故妊娠期间胰岛素需要量增多。

3. **脂肪代谢** 妊娠期间血脂增高，脂肪储备较多。孕期遇能量消耗过多时，体内动用大量脂肪，使血中酮体增加，易发生酮血症。孕妇尿中出现酮体多见于妊娠剧吐，或产妇因产程过长、能量过度消耗而糖原储备量相对减少时。

4. **蛋白质代谢** 妊娠期孕妇处于正氮平衡状态，对蛋白质的需要量增加。母体储备的蛋白质，除供给胎儿生长发育及子宫、乳房增大的需要外，还为分娩期消耗做准备。

5. **水代谢** 妊娠期间母体水分增加平均约为7L，水钠潴留和排泄形成适当比例故不引起水肿。但至妊娠末期因组织间液可增加1～2L而致水肿。

6. **矿物质代谢** 胎儿生长发育需要大量的钙、磷、铁。至少应在妊娠最后3个月补钙及维生素D。需补充铁剂，以防止发生缺铁性贫血。

7. **基础代谢率** 妊娠早期稍下降，妊娠中晚期逐渐增高，至妊娠晚期可增高15%～20%。

（九）皮肤及其他

1. **色素沉着** 孕妇皮肤色素沉着，如面颊、乳头、乳晕、腹白线及外阴等处。在面颊可见黄褐斑，分娩后可渐减退。

2. **妊娠纹** 妊娠期孕妇腹部皮肤可出现不规则平行裂纹，呈淡红色或紫褐色，称为妊娠纹，见于初产妇。产后逐渐退变呈银白色，持久不消退。

3. **骨骼、关节及韧带的变化** 骨质一般无改变，仅在妊娠次数过多、过密又不注意补充钙质及维生素D时引起骨质疏松。妊娠后期部分孕妇自觉腰骶部及肢体疼痛不适。妊娠晚期孕妇重心前移，为保持身体平衡，孕妇头部与肩部向后仰，形成典型的孕妇姿势。

四、妊娠诊断

（一）早期妊娠的诊断

1. **临床表现** 停经生育年龄妇女，平素月经周期规律，一旦月经过期10天或以上，应考虑早期妊娠。哺乳期妇女的月经虽未恢复，但仍有再次妊娠的可能。

早孕反应 约半数左右的妇女，在停经6周左右出现晨起恶心、呕吐、食欲减退、喜食酸物或偏食，称早孕反应。一般于妊娠12周左右消失。

尿频 妊娠早期因增大的子宫压迫膀胱所致。

2. **检查与体征** 乳房自妊娠8周起，乳房逐渐增大。孕妇自觉乳房轻度胀痛、头刺痛，乳头及周围乳晕着色，可见深褐色蒙氏结节。

生殖器官 妊娠6～8周时，阴道黏膜及子宫颈充血，呈紫蓝色。子宫增大变软，子宫峡部极软，子宫体与子宫颈似不相连，称黑加征。孕后最初是子宫前后径变宽略饱满，妊娠5～6周宫体呈球形，至妊娠8周宫体约为非妊娠子宫的2倍，妊娠12周时子宫约为非妊娠子宫的3倍。当宫底超出骨盆腔时在耻骨联合上方可触及。

3. **辅助检查**

（1）妊娠试验 用免疫学方法（多用试纸法）检测，若为阳性，表明受检者尿中含HCG，也可抽血查HCG协助诊断早期妊娠。

（2）B型超声检查 是检查早期妊娠快速而准确的方法。可见子宫增大，其中有圆形妊娠环。妊娠5周时见到胚芽和原始心管搏动，可确诊为早期妊娠、活胎。

（3）超声多普勒法 在增大的子宫区内，听到有节律的单一高调的胎心音。

（4）宫颈黏液检查 连续检查显示，宫颈黏液量少、黏稠，拉丝度差，涂片干燥后光镜下仅见排列成行的椭圆体，则早期妊娠的可能性较大。若黄体期镜下出现羊齿植物叶状结晶基本能排除早孕。

（5）黄体酮试验 对疑为早孕的妇女，肌注黄体酮20mg，连用3～5日。如停药后7日仍未出现阴道流血，则早孕可能性大。但也可见于闭经。

（6）基础体温测定 双相型体温的妇女停经后高温相持续18日不见下降者，早孕可能性大；如高温相持续3周以上则早孕可能性更大。

（二）中、晚期妊娠的诊断

1. 临床表现

（1）子宫增大　随着妊娠进展，子宫逐渐增大。手测子宫底高度或尺测耻上子宫长度，可以判断子宫大小与妊娠周数是否相符。增长过速或过缓均可能为异常。一般来讲，妊娠满12周，手测子宫底高度在耻骨联合上2～3横指，满16周在脐耻之间，满20周在脐下1横指，满24周在脐上1横指，满28周在脐上3横指，满32周在脐与剑突之间，满36周在剑突下2横指，满40周在脐与剑突之间或略高。

（2）胎动　胎儿在子宫内冲击子宫壁的活动称胎动。一般妊娠18～20周开始自觉有胎动，胎动每小时3～5次。妊娠周数越多，胎动越活跃，但至妊娠末期胎动逐渐减少。

（3）胎心音　妊娠18～20周，用听诊器即可在孕妇腹壁上听到胎心音，呈双音，如钟表的"滴答"声，120～160次/分，超声多普勒听诊效果更好。妊娠24周以前，胎心音多在脐下正中或稍偏左或右听到；妊娠24周以后，胎心音多在胎儿背侧听得最清楚。

（4）胎体　妊娠20周以后，经腹壁可以触及子宫内的胎体，妊娠24周以后，运用四步触诊法可以区分胎头、胎臀、胎背及胎儿四肢，从而判断胎产式、胎先露和胎方位。

2. 辅助检查

（1）超声检查　B型超声显像法不仅能显示胎儿数目、胎儿方位、胎心搏动和胎盘位置，且能测定胎头双顶径，观察胎儿有无畸形。超声多普勒法可探测胎心音、胎动音、脐带血流音及胎盘血流音。

（2）胎儿心电图　常用间接法检测胎儿心电图，通常于妊娠12周以后显示较规律的图形。

（三）胎产式、胎先露、胎方位

胎儿在子宫内的姿势，称为胎姿势。

1. 胎产式　胎体纵轴与母体纵轴的关系称胎产式。两纵轴平行者称纵产式，占妊娠足月分娩总数的99.75%。两纵轴垂直者称横产式，仅占妊娠足月分娩总数的0.25%。两纵轴交叉成角度者称斜产式，在分娩过程中多转为纵产式，偶尔转为横产式。

2. 胎先露　最先进入骨盆入口的胎儿部分称为胎先露。纵产式有头先露、臀先露，横产式有肩先露。头先露又可因胎头屈伸程度不同分为枕先露、前囟先露、额先露、面先露。臀先露又可因入盆先露部位不同分为混合臀先露、单臀先露和足先露。偶见头先露或臀先露与胎手或胎臂同时入盆，称之为复合先露。

3. 胎方位　胎儿先露部的指示点与母体骨盆的关系称胎方位，简称胎位。枕先露以枕骨，面先露以颏骨，臀先露以骶骨，肩先露以肩胛骨为指示点。根据指示点与母体骨盆前、后、左、右、横的关系而有不同的胎位。如：枕先露时，胎头枕骨位于母体骨盆的左前方，应为枕左前位，余类推。

五、产前保健（即"围生医学"，中西医结合助理医师不考）

围生医学又称围产医学，是研究在围生期内加强对围生儿及孕产妇的卫生保健的一门科学。

围生期是指产前、产时和产后的一段时期。

根据世界卫生组织的推荐，围生期的规定有4种：

围生期Ⅰ：从妊娠满28周（即胎儿体重为≥1000g或身长≥35㎝）至产后1周。我国采用围生期Ⅰ计算围生期死亡率。围生期Ⅱ：从妊娠满20周（即胎儿体重≥500g或身长≥25㎝）至产后4周。围生期Ⅲ：从妊娠满28周至产后4周。围生期Ⅳ：从胚胎形成至产后1周。此期间的胎儿及新生儿称为围生儿。

（一）产前检查

1. 产前检查时间　首次产前检查的时间从确诊为早孕时开始。首次产前检查无异常者，应于妊娠20～36周期间每4周检查一次，妊娠36周起每周检查一次，即于妊娠20、24、28、32、36、37、38、39、40周共进行产前检查9次。高危孕妇应酌情增加产前检查次数。

2. 预产期推算　从末次月经第一日算起，月份减3或加9，日数加7（农历日数加14h），但实际分娩日期与推算的预产期可能相差1～2周。若孕妇记不清末次月经时间，也可根据早孕反应、胎动开始时间、B 型超声测定胎头双顶径、测量子宫底高度等进行推算。

3. 产前检查的步骤及方法

（1）腹部检查

①望诊 注意腹形及大小，有无妊娠纹、手术瘢痕及水肿等。腹部过大、宫底过高者，可能为多胎、巨大胎儿、羊水过多；腹部过小、宫底过低者，可能为胎儿生长受限、孕周推算错误等；腹部两侧向外膨出、宫底位置较低者，可能为肩先露；腹部向前突出（尖腹，初产妇多见）或腹部向下悬垂者（悬垂腹，经产妇多见），可能伴有骨盆狭窄。

②触诊 首先手测宫底高度，用软尺测耻上子宫长度及腹围值。然后用四步触诊法检查子宫大小、胎产式、胎先露、胎方位及先露部是否衔接。在做前三步手法时，检查者面向孕妇，做第四步手法时，检查者面向孕妇足端。

第一步手法：检查者两手置于子宫底部，触摸宫底高度，判断宫底部的胎儿部分，若为胎头则硬而圆且有浮球感，若为胎臀则软而宽且形状略不规则。

第二步手法：检查者两手分别置于腹部两侧，一手固定，另手轻轻深按，两手交替，仔细分辨胎背及胎儿四肢的位置，以间接判断胎方位。触到宽阔平坦饱满部分为胎背，可变形的高低不平部分是胎儿肢体。

第三步手法：检查者右手拇指与其余四指分开，置于耻骨联合上方握住胎先露部，进一步查清是胎头或胎臀，左右推动确定是否衔接。

第四步手法：检查者左右手分别置于胎先露部的两侧，向骨盆入口方向深按，进一步确诊胎先露部及其入盆程度。

③听诊 在靠近胎背上方的腹壁听胎心音最清楚。枕先露时，胎心音在脐右（左）下方；臀先露时，胎心音在脐右（左）上方；肩先露时，胎心音在靠近脐部下方听得最清楚。

（2）产道检查

①骨产道检查：首次产检应做骨盆外测量。

②骨盆外测量：a. 髂棘间径：孕妇取伸腿仰卧位，测量两髂前上棘外缘的距离。正常值为 23 ～ 26 ㎝。b. 髂嵴间径：孕妇取伸腿仰卧位，测量两髂嵴外缘最宽的距离。正常值为 25 ～ 28 ㎝。c. 骶耻外径：孕妇取左侧卧位，右腿伸直，左腿屈曲，测量第 5 腰椎棘突下至耻骨联合上缘中点的距离。正常值为 18 ～ 20 ㎝。d. 坐骨结节间径或称出口横径：孕妇取仰卧位，两腿弯曲，双手抱膝，测量两坐骨结节内侧缘的距离。正常值为 8.5 ～ 9.5 ㎝。若此径＜ 8 ㎝，应加测出口后矢状径。e. 出口后矢状径：坐骨结节间径中点至骶骨尖端的长度。正常值为 8 ～ 9 ㎝。出口后矢状径与坐骨结节间径之和大于 15 ㎝时，表示骨盆出口无明显狭窄。f. 耻骨弓角度：用左右手拇指指尖斜着对拢，放置在耻骨联合下缘，左右两拇指平放在耻骨降支的上面，测量两拇指间的角度，为耻骨弓角度。正常值为 90°，若＜ 80° 为异常。此角度可反映骨盆出口横径的宽度。

③骨盆内测量：妊娠 24 ～ 36 周时测量。a. 对角径：为耻骨联合下缘至骶岬上缘中点的距离，正常值为 12.5 ～ 13 ㎝。此值减去 1.5 ～ 2 ㎝为骨盆入口前后径长度，称真结合径，正常值约为 11 ㎝。b. 坐骨棘间径：即两坐骨棘间的距离，正常值为 10 ㎝。c. 坐骨切迹宽度：指坐骨棘与骶骨下部间的距离，即骶棘韧带宽度。将阴道内的食指置于韧带上移动。正常情况能容纳三横指（5.5 ～ 6 ㎝），否则为中骨盆狭窄。

④软产道检查：即阴道检查。软产道包括子宫下段、宫颈、阴道、盆底软组织。妊娠早期初诊时检查，以了解软产道有无阴道隔膜、囊肿、赘生物等异常。

⑤肛门指诊检查：可了解胎先露部、骶骨前面弯曲度、坐骨棘间径、坐骨切迹宽度及骶尾关节活动度，并测量出口后矢状径。

（二）胎儿健康状况评估

1. 胎儿宫内情况监护 确定是否为高危儿。**（中西医结合助理医师不考）**

高危儿包括：①孕龄＜ 37 周或≥ 42 周。②出生体重＜ 2500g。③大于孕龄儿。④出生后 1 分钟内 Apgar 评分≤ 3 分。⑤产时感染。⑥高危产妇的新生儿。⑦手术产儿。⑧新生儿的兄姐有新生儿期死亡。

（1）妊娠早期 妇科检查确定子宫大小及是否与妊娠周数相符；B 型超声检查在妊娠第 5 周即可见到妊娠囊；超声多普勒法最早在妊娠第 7 周能探测到胎心音。

（2）妊娠中期 手测宫底高度或尺测子宫长度及腹围，判断胎儿大小及是否与妊娠周数相符；B 型超声从妊娠 22 周起测量胎头双顶径值，每周约增加 0.22 cm；妊娠 20 周起进行胎心率监测。

（3）妊娠晚期 定期产前检查：①手测宫底高度或尺测子宫长度及腹围，胎心监测，判定胎位。B 型超声检查测胎头双顶径值，判定胎位、胎盘成熟度、胎盘位置及羊水量。②胎动计数：通过自测或 B 型超声检查监测。胎动计数＞ 30 次 /12 小时为正常，＜ 10 次 /12 小时提示胎儿缺氧。③羊膜镜检查：正常羊水呈透明淡青色或乳白色，可见胎发、漂浮胎脂片。若混有胎粪时，呈黄色、黄绿色甚至深绿色，则为胎儿宫内缺氧。

2. 胎儿影像学监测及血流动力学监测

（1）胎儿影像学监测 B 型超声观察胎儿大小、胎动及羊水情况，可行胎儿畸形筛查。

（2）血流动力学监测 主要运用彩色多普勒超声检查。

（3）胎儿电子监护 胎儿电子监护仪可连续观察并记录胎心率的动态变化，反映胎心、胎动与子宫收缩之间的关系，评估胎儿宫内安危情况。

①胎心率（FHR）的监测

a. 胎心率基线：是指在无胎动、无宫缩或宫缩间歇期记录的 FHR。正常 FHR 为 120 ～ 160bpm；FHR ＞ 160bpm 或＜ 120bpm，历时 10 分钟，称为心动过速或心动过缓。FHR 变异是指 FHR 有小的周期性波动，胎心率基线摆动包括 FHR 的摆动幅度和摆动频率。基线摆动表示胎儿有一定的储备能力。FHR 基线平直提示胎儿储备能力丧失。

b. 胎心率一过性变化是判断胎儿安危的重要指标。指与胎动、宫缩、触诊及声响有关的 FHR 变化，可发生暂时性加速或减速，随后恢复到基线水平。

加速：指宫缩时胎心率基线暂时增加 15bpm 以上，持续时间＞ 15 秒，提示胎儿良好。

减速：指随宫缩出现的暂时性胎心率减慢，包括早期减速、变异减速和晚期减速。

②预测胎儿宫内储备能力

a. 无应激试验（NST）：指在无宫缩、无外界负荷刺激情况下，对胎儿进行胎心率宫缩图的观察和记录。一般认为正常者 20 分钟至少有 3 次以上胎动并伴有胎心率加速＞ 15bpm，持续时间＞ 15 秒，称为反应型；异常者指胎动数与胎心率加速数少于前述情况或胎动时无胎心率加速，称为无反应型，应寻找原因。

b. 缩宫素激惹试验（OCT）：又称宫缩应激试验（CST）。可静滴缩宫素和乳头刺激法产生宫缩。若无晚期减速和明显的变异减速为阴性，提示胎盘功能良好，1 周内无胎儿死亡的危险；若＞ 50% 宫缩有晚期减速，即使宫缩频率＜ 3 次 /10 分钟为阳性，仍提示胎盘功能减退；有间隙的晚期减速或有明显的变异减速为可疑阳性；若宫缩频率＞ 1 次 /2 分钟，或每次宫缩持续时间＞ 90 秒，且每次宫缩胎心均减速，为可疑的过度刺激；若宫缩 10 分钟＜ 3 次，或产生不能解释的结果，为试验不满意。

c. 胎儿生物物理监测：利用胎儿电子监护仪和 B 型超声联合检测胎儿宫内缺氧和胎儿酸中毒情况。综合监测比任何单独监测更准确。

（三）胎盘功能检查（中西医结合助理医师不考）

1. 胎动 胎盘功能低下时，胎动＜ 10 次 /12 小时。

2. 孕妇尿雌三醇（E_3）值 正常值为＞ 15mg/24h 尿，10 ～ 15mg 为警戒值，＜ 10mg 为危险值。或测尿雌激素 / 肌酐（E/C）比值，正常值＞ 15，10 ～ 15 为警戒值，＜ 10 为危险值。必要时测定孕妇血清游离 E_3 值，妊娠足月若 E_3 ＜ 40nmol/L，提示胎盘功能低下。

3. 测定孕妇血清人胎盘生乳素（HPL）值 妊娠足月为 4 ～ 11mg/L，若＜ 4mg/L 或突然降低 50%，提示胎盘功能低下。

4. **缩宫素激惹试验无应激、试验无反应型需作 OCT** OCT 阳性提示胎盘功能减退。

5. **阴道脱落细胞检查** 舟状细胞成堆，无表层细胞，嗜伊红细胞指数（EI）< 10%，致密核少者，提示胎盘功能良好；舟状细胞极少或消失，有外底层细胞出现，EI > 10%、致密核多者，提示胎盘功能减退。

6. **胎儿生物物理监测** 也能提示胎盘功能是否正常。

六、孕期用药

（一）西医孕期用药原则

尽量单一用药，避免联合用药；尽可能用疗效肯定的老药，避免用对胎儿影响难以确定的新药；用药剂量宜小不宜大，避免大剂量用药；敏感期（指孕 12 周之前，特别是 4 ～ 8 周）尽量不用药。

（二）中医孕期用药原则

妊娠期间，凡峻下、滑利、祛瘀、破血、耗气、散气以及一切有毒药品，都应慎用或禁用。但在病情需要的情况下，也可适当选用，所谓"有故无殒，亦无殒也"。但须严格掌握剂量，并"衰其大半而止"，以免动胎、伤胎。

七、中医对妊娠生理的认识

中医称妊娠为"重身"、"怀子"或"怀孕"。

（一）妊娠机制

中医学认为，受孕机理在于肾气充盛，天癸成熟，冲任二脉以及胞宫功能正常，男女两精相合，即可构成胎孕。另外，受孕须有一定的时机，即"氤氲之时""的候"，相当于排卵期。

（二）妊娠生理现象

1. **生理特点** 妊娠期间胞宫行使藏而不泻功能，月经停闭。脏腑、经络之血下注冲任胞宫以养胎元，因此，孕妇机体出现"血感不足，气易偏盛"的生理特点。

2. **临床表现** 妊娠初期，由于血聚于下，冲脉气盛，易夹胃气及肝气上逆，出现饮食偏嗜，恶心作呕，晨起头晕等现象。孕妇可自觉乳房胀大，乳头、乳晕颜色加深，妊娠中期白带稍增多。妊娠 4 ～ 5 个月后，孕妇可自觉胎动，小腹逐渐膨隆。妊娠 6 个月后，胎儿增大，易阻滞气机，水道不利，孕妇出现轻度肿胀。妊娠末期，由于胎儿先露部压迫膀胱与直肠，可见小便频数、大便秘结等现象。

3. **脉象** 妊娠 2 ～ 3 个月后，六脉平和滑利，按之不绝，尺脉尤甚。

第三节 正常分娩

一、决定分娩的四因素

1. **产力** 是指将胎儿及其附属物从子宫内逼出的力量。包括子宫收缩力（简称宫缩）、腹肌和膈肌收缩力（统称腹压）以及肛提肌收缩力。

2. **子宫收缩力** 是临产后的主要产力，贯穿于分娩全过程。临产后的子宫收缩力能使子宫颈管缩短消失、宫口扩张、先露下降、胎儿和胎盘娩出。其特点有节律性、对称性和极性及缩复作用。

3. **腹肌及膈肌收缩力** 是第二产程娩出胎儿的重要辅助力量。腹压在第三产程还可促使胎盘娩出。

4. **肛提肌收缩力** 肛提肌收缩力有协助胎先露部在盆腔进行内旋转的作用。当胎头枕部露于耻骨弓下时，能协助胎头仰伸及娩出；当胎盘降至阴道时有助于胎盘娩出。

（一）产　道

产道是指胎儿娩出的通道，分为骨产道和软产道两部分。

1. **骨产道** 指真骨盆，是产道的重要部分，其大小、形状与分娩关系密切。

2. **骨盆平面及径线**

（1）骨盆入口平面 呈横椭圆形，前方为耻骨联合上缘，两侧为髂耻缘，后方为骶岬前缘，有 4 条径线。①入口前后径：又称真结合径，指耻骨联合上缘中点至骶岬前缘正中间的距离，平均值为 11 ㎝。②入口横径：左右髂耻缘之间的最大距离，平均值为 13 ㎝。③入口斜径：左右各一。左骶髂关节至右髂耻隆突间的距离为左斜径，右骶髂关节至左髂耻隆突间的距离为右斜径，平均值为12.75 cm。

（2）中骨盆平面 呈前后径长的椭圆形，是骨盆最小平面，最狭窄。前方为耻骨联合下缘，两侧为坐骨棘，后方为骶骨下端，有两条径线。①中骨盆前后径：耻骨联合下缘中点通过两侧坐骨棘连线中点至骶骨下端间的距离，平均值为11.5 cm。②中骨盆横径：即坐骨棘间径。

（3）骨盆出口平面 由两个不同平面的三角形组成，其共同的底边是坐骨结节间径。前三角的顶端为耻骨联合下缘，两侧为耻骨降支；后三角的顶端为骶尾关节，两侧为骶结节韧带。有四条径线。①出口前后径：耻骨联合下缘至骶尾关节的距离，平均值为11.5 cm。②出口横径：又称坐骨结节间径，平均值为9 cm。③出口前矢状径：耻骨联合下缘中点至坐骨结节间径中点间的距离，平均值为6 cm。④出口后矢状径：骶尾关节至坐骨结节间经中间点的距离，平均值为8.5 cm。若出口横径稍短，而出口后矢状径略长，两径之和≥ 15 cm时，正常大小的胎头可通过后三角区经阴道娩出。

3. 骨盆轴与骨盆倾斜度

（1）骨盆轴 连接骨盆各平面中点的假想曲线称为骨盆轴。此轴上段向下向后，中段向下，下段向下向前。分娩时胎儿沿此轴完成分娩机制。

（2）骨盆倾斜度 指妇女站立时骨盆入口平面与地平面所形成的角度，一般为60°。如骨盆倾斜度过大，影响胎头衔接和娩出。

4. 软产道 是由子宫下段、子宫颈、阴道及骨盆底软组织构成的弯曲通道。

（1）子宫下段的形成 由非孕时约1 cm的子宫峡部伸展形成。妊娠12周后峡部已扩展成宫腔的一部分，妊娠末期被渐拉长形成子宫下段。临产后拉长达7 ～ 10 cm。由于子宫肌纤维的缩复作用，子宫上下段的肌壁厚薄不同，在两者之间子宫内面形成一环状隆起，称生理性缩复环。

（2）宫颈的变化及宫颈管的消失 临产前的子宫颈管长2 ～ 3 cm。临产后的规律宫缩及胎先露部支撑前羊水囊呈楔状，致使宫颈内口向上向外扩张，形成漏斗状宫颈管，随后宫颈管逐渐变短消失。初产妇多是宫颈管先消失，宫口后扩张。经产妇多是宫颈管短缩消失与宫口扩张同时进行。

（3）骨盆底、阴道及会阴的变化 软产道下端形成一个向前弯的长筒，阴道黏膜皱襞展开，阴道扩张，使腔道加宽。会阴体由5 cm变薄为2 ～ 4 mm。

（二）胎 儿

1. 胎儿大小 胎儿大小是决定分娩难易的重要因素之一。胎头是胎体的最大部分，胎儿过大致胎头径线过大，尽管骨盆大小正常，也可引起相对性骨盆狭窄造成难产。

2. 胎头颅骨 由两块顶骨、额骨、颞骨及一块枕骨组成。颅骨间的缝隙称颅缝。两颅缝交汇处空隙较大者称为囟门，位于胎头前方的菱形称大囟门（前囟），位于胎头后方的三角形称小囟门（后囟）。在分娩过程中，颅骨轻度移位重叠使头颅变形缩小，有利于胎儿娩出。

3. 胎头径线 ①双顶径（BPD）：两顶骨隆突间的距离，为胎头最大横径，足月胎儿的平均值为9.3 cm。②枕额径：由鼻根上方至枕骨隆突间的距离，足月胎儿平均值约11.3 cm，胎头以此径衔接。③枕下前囟径：又称小斜径，前囟门中央至枕骨隆突下方的距离，是胎头的最小径线，足月胎儿平均值约9.5 cm，胎头俯屈后以此径线通过产道。④枕颏径：又称大斜径，颏骨下方中央至后囟顶部之间的距离，是胎头最大径线，足月胎儿平均值约13.3 cm。

（三）胎 位

产道为一纵行管道，如为纵产式（头位或臀位），胎体纵轴与骨盆轴相一致，胎儿容易通过产道。枕先露时，胎头先通过产道，较臀位易娩出。臀先露时，因胎臀较胎头周径小且软，阴道不能充分扩张，胎头无变形机会，使胎头娩出困难。肩先露时，胎体纵轴与骨盆轴垂直，足月活胎不能通过产道，对母儿威胁较大。

1. 胎儿畸形 如脑积水、连体胎儿等，由于胎头或胎体过大，难以通过产道。

2. 精神心理因素 分娩对产妇是一种持久而强烈的应激源。相当数量的初产妇恐惧分娩，怕疼痛、怕出血、怕难产、担心胎儿畸形、怕有生命危险等，致使情绪紧张，处于焦虑、不安和恐惧的精神心

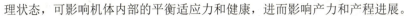

理状态，可影响机体内部的平衡适应力和健康，进而影响产力和产程进展。

二、枕先露的分娩机制

分娩机制是指胎儿先露部随骨盆各平面的不同形态，被动进行一系列适应性转动，以其最小径线通过产道的全过程。以枕左前位为例说明。

1. 衔接 胎头双顶径进入骨盆入口平面，胎头颅骨最低点接近或达到坐骨棘水平，称为衔接。部分初产妇在预产期前 1 ～ 2 周内胎头衔接，经产妇多在分娩开始后胎头衔接。

2. 下降 胎头沿骨盆轴前进的动作称下降。下降动作贯穿于分娩全过程。临床上以胎头下降的程度作为判断产程进展的重要标志。

3. 俯屈 当胎头下降至骨盆底时，处于半俯屈状态的胎头枕部遇肛提肌阻力进一步俯屈，使胎头衔接时的枕额径变为最小的枕下前囟径，有利于胎头进一步下降。

4. 内旋转 胎头围绕骨盆纵轴旋转，使其矢状缝与中骨盆及出口前后径相一致的动作称为内旋转。胎头在第一产程末完成内旋转动作。

5. 仰伸 胎头下降达阴道外口时，宫缩和腹压继续迫使胎头下降，肛提肌收缩力又将胎头向前推进，两者共同作用使胎头向下向前，枕骨下部达耻骨联合下缘时，以耻骨弓为支点使胎头逐渐仰伸，胎头娩出。

6. 复位及外旋转 胎头娩出后，为使胎头与胎肩恢复正常关系，胎头枕部向左旋转 45° 称复位。胎肩在盆腔内继续下降，前（右）肩向前向中线旋转 45° 时，胎儿双肩径转成与骨盆出口前后径相一致的方向，胎头枕部需在外继续向左旋转 45° 以保持胎头与胎肩的垂直关系，称为外旋转。

7. 胎肩及胎儿娩出 胎头完成外旋转后，前（右）肩在耻骨弓下先娩出，继之后 （左）肩在会阴前缘娩出，随后胎体及其下肢娩出。

三、先兆临产、临产与产程

（一）先兆临产

出现预示不久将临产的症状，称为先兆临产。

（二）临　产

1. 假临产 分娩发动之前，孕妇常出现不规则子宫收缩，称为“假临产”。其特点是宫缩持续时间短而不恒定，宫缩强度并不逐渐增强，间歇时间长而不规律；宫颈管不缩短，宫口不扩张；常在夜间出现清晨消失；镇静剂能抑制假临产。

2. 胎儿下降感 胎先露下降进入骨盆入口后，子宫底下降，产妇多有轻松感，呼吸较前轻快，进食量增多。

3. 见红 在临产前 24 ～ 48 小时，因宫颈内口附近的胎膜与该处的子宫壁分离，毛细血管破裂经阴道排出少许血液，与宫颈黏液相混排出，称见红，是分娩即将开始比较可靠的征象。

4. 临产的诊断 临产开始的主要标志是有规律而逐渐增强的子宫收缩，持续 30 秒及以上，间歇 5 ～ 6 分钟，并伴有进行性宫颈管消失、宫口扩张和胎先露部下降。

（三）产　程

1. 总产程 即分娩全过程，是从开始出现规律宫缩至胎儿胎盘娩出，分为 3 个产程。

（1）第一产程（宫颈扩张期） 从规律宫缩到宫口开全。初产妇需 11 ～ 12 小时，经产妇需 6 ～ 8 小时。

（2）第二产程（胎儿娩出期） 从宫口开全到胎儿娩出。初产妇需 1 ～ 2 小时，经产妇约需数分钟至 1 小时。

（3）第三产程（胎盘娩出期） 从胎儿娩出后到胎盘胎膜娩出。需 5 ～ 15 分钟，不超过 30 分钟。

2. 各产程的临床经过及处理

（1）第一产程临床表现

规律宫缩 产程开始时，宫缩持续时间短（约 30 秒）且弱，间歇时间长（5 ～ 6 分钟），随着产程进展，持续时间渐长且增强，间歇期缩短。当宫口近开全时，宫缩持续时间可达 1 分钟及以上，间歇期仅 1 ～ 2

分钟。

宫口扩张 随宫缩渐频且增强时，子宫颈管逐渐缩短，直至消失，宫口逐渐扩张至开全（10 ㎝）。胎头下降程度是决定能否经阴道分娩的重要观察指标。胎膜破裂简称破膜，多发生在宫口近开全时。

观察产程及处理 ①子宫收缩：助产士以手掌置于产妇的腹壁上观察。宫缩时宫体部隆起变硬，间歇期松弛变软。还可用胎儿监护仪描记宫缩曲线，有外监护和内监护两种。②胎心：用听诊器于宫缩间歇时每隔 1 ～ 2 小时听胎心一次，进入活跃期后，应每 15 ～ 30 分钟听胎心一次，每次听诊 1 分钟。亦可用胎儿监护仪（多用外监护）描记胎心曲线。③宫口扩张及先露部下降：常用产程图描记宫口扩张程度及胎头下降程度和速度。

宫口扩张曲线 第一产程分为潜伏期和活跃期，潜伏期是指从规律宫缩至宫口扩张 3 ㎝，约需 8 小时，超过 16 小时称潜伏期延长。活跃期是指宫口扩张 3 ～ 10 ㎝，约需 4 小时，超过 8 小时称活跃期延长。活跃期又分为加速期、最大加速期和减速期。

胎头下降曲线 坐骨棘平面是判断胎头高低的标志。胎头颅骨最低点平坐骨棘平面时以“0”表达；在坐骨棘平面上 1 ㎝时以“-1”表达；在坐骨棘平面下 1 ㎝时以“+1”表达，以此类推。

胎膜破裂：胎膜多在宫口近开全时破裂。一旦胎膜破裂，应立即听胎心，并观察羊水性状、颜色和流出量，记录破膜时间。

血压：宫缩时血压升高 5 ～ 10mmHg，间歇期恢复，应每隔 4 ～ 6 小时测量一次。如血压升高，应增加测量次数并予以相应处理。

饮食：鼓励少量多次饮食，摄入足够水分。

排尿与排便：鼓励产妇每 2 ～ 4 小时排尿一次。因胎头压迫造成排尿困难者，必要时导尿。初产妇宫口扩张＜ 4 ㎝、经产妇＜ 2 ㎝可行温肥皂水灌肠。但胎膜早破、阴道流血、胎头未衔接、胎位异常、有剖宫产史、宫缩很强估计 1 小时内分娩以及患严重心脏病等均不宜灌肠。

（2）第二产程临床表现 若未破膜者给予人工破膜。宫缩较第一产程增强，持续 1 分钟及以上，间歇 1 ～ 2 分钟。当胎头降至骨盆出口压迫骨盆底组织时，产妇有排便感，不自主向下屏气。随产程进展，会阴渐膨隆并变薄，肛门括约肌松弛。宫缩时胎头露出于阴道口，露出部分不断增大，在宫缩间歇期胎头又缩回阴道内，称胎头拨露。胎头双顶径越过骨盆出口，宫缩间歇时胎头不再回缩，称胎头着冠。此时会阴极度扩展，胎头娩出、复位和外旋转，随之胎肩、胎体很快娩出。

观察产程及处理：①密切监测胎心：每 5 ～ 10 分钟一次，必要时用胎心监护仪监测。发现胎心异常应立即进行阴道检查，迅速结束分娩。②指导产妇屏气：宫口开全后应指导产妇运用腹压。让产妇宫缩时屏气增加腹压，宫缩间歇期呼气并使全身肌肉放松安静休息。③接生准备：初产妇宫口开全、经产妇宫口扩张 4 ㎝且宫缩规律有力时，应将产妇送至产房做好接生准备工作。消毒后铺巾准备接生。④接产：当胎头拨露使会阴后联合紧张时开始保护会阴。当胎头枕部在耻骨弓下露出时，左手应按分娩机制协助胎头仰伸。此时如宫缩强应嘱产妇张口哈气，让产妇在宫缩间歇时稍向下屏气，使胎头缓慢娩出。胎头娩出后，右手仍保护会阴，左手自鼻根向下颏挤压，挤出口鼻内的黏液和羊水，然后协助胎头复位和外旋转。左手将胎儿颈部向下轻压，使前肩自耻骨弓下先娩出，继之再托胎颈向上，使后肩娩出。双肩娩出后，右手方可放松，双手握住胎儿的腋部向外牵引，胎体及下肢即可顺利娩出。在距脐轮 10 ～ 15 ㎝处，用两把止血钳钳夹，在两钳间剪断脐带。

（3）第三产程临床表现 胎儿娩出后子宫迅速收缩，宫底降至脐平，宫缩暂停几分钟后又重出现，胎盘与子宫壁发生错位而剥离，形成胎盘后血肿，剥离面不断增加，最终胎盘完全从子宫壁剥离而娩出。胎盘剥离征象有：①子宫体变硬呈球形，宫底上升达脐上。②阴道口外露的一段脐带自行延长。③阴道少量流血。④经耻骨联合上方轻压子宫下段时，宫体上升而外露的脐带不再回缩。胎盘排出方式包括胎儿面娩出式（多见）和母体面娩出式（少见，胎盘娩出前先有较多量阴道流血）。

新生儿处理：①清理呼吸道。②脐带处理。③新生儿阿普加评分：用于判断有无新生儿窒息及窒息严重程度，以出生后 1 分钟内的心率、呼吸、肌张力、喉反射及皮肤颜色五项体征为依据，每项 0 ～ 2 分，满分 10 分。8 ～ 10 分为正常新生儿；4 ～ 7 分为轻度窒息，需清理呼吸道、人工呼吸、吸氧及用药等措施方能恢复；0～3分属重度窒息，需紧急抢救，行气管内插管并给氧。缺氧严重的新生儿，应在出生后5分钟、10分钟时再次评分，直至连续两次评分均≥8分。

协助胎盘娩出：检查胎盘胎膜，检查软产道，若有裂伤应立即缝合。

预防产后出血：对既往有产后出血史或有子宫收缩乏力可能的产妇，可在胎头或胎肩娩出时静脉注射缩宫素10～20U，也可在胎儿娩出后立即经脐静脉快速注入含缩宫素10U的生理盐水20mL。如胎盘未完全剥离而出血多时，应行手取胎盘术。若胎盘娩出后出血较多，可经下腹部直接在子宫体肌壁内或肌注麦角新碱0.2～0.4mg，同时静脉滴加缩宫素20U的5%葡萄糖液500mL。

产后观察：产后应在产房观察2小时，协助产妇首次哺乳，严密观察血压、脉搏、子宫收缩、宫底高度、膀胱充盈、阴道流血量、会阴阴道有无血肿等情况。

四、中医关于分娩的认识

1. 预产期的计算方法 中医学有明确的记载。《妇婴新说》指出："分娩之期，或早或迟……大约自受胎之日计算，应以二百八十日为准，每与第十次经期暗合也。"与西医学计算为280天基本一致。

2. 分娩先兆 孕妇分娩，又称临产，分娩前多有征兆，如胎位下移，小腹坠胀，有便意感，或阴道有少量血水排出，又称"见红"等。古人还观察到有些孕妇在妊娠末期会出现一些无规律的腹痛等假临产现象，如试胎（试月）、弄胎。《医宗金鉴·妇科心法要诀》说："妊娠八九个月时，或腹中痛，痛定仍然如常者，此名试胎……若月数已足，腹痛或作或止，腰不痛者，此名弄胎。"二者均不是真正临产，应予区别。

3. 正产现象 在临产时出现腹部阵阵作痛，小腹重坠，逐渐加重至产门开全，阴户窘迫，胎儿、胞衣依次娩出，分娩结束。

4. 临产调护 《达生编》提出了"睡、忍痛、慢临盆"的临产调护六字要诀，对分娩的调护具有重要的指导意义。

第四节 正常产褥与哺乳

一、正常产褥

产褥期的概念 产妇全身器官除乳腺外，从胎盘娩出至恢复或接近正常未孕状态所需的一段时期称为产褥期，一般为6周。

（一）产褥期母体的变化及临床表现

1. 生殖系统变化

（1）子宫复旧 妊娠子宫从胎盘娩出逐渐恢复至未孕状态的过程称为子宫复旧。子宫体的复旧主要是宫体肌纤维缩复和子宫内膜再生。子宫复旧不是肌细胞数目的减少，而是肌细胞的缩小。产后1周子宫体缩小至妊娠12周大小，产后10天在腹部扪不到子宫底，产后6周恢复到孕前大小。子宫重量分娩后约为1000g，产后1周约为500g，直至产后6周时为50～60g。胎盘排出后子宫胎盘附着面立即缩小一半，开放的螺旋小动脉和静脉窦压缩变窄和血栓形成，出血逐渐减少和停止。子宫内膜基底层逐渐再生新的功能层，约需3周。

（2）子宫颈 产后1周，子宫颈管及子宫颈内口恢复至未孕状态。产后4周，子宫颈完全恢复至未孕状态。由于分娩时子宫颈外口3点、9点处易形成轻度裂伤，使初产妇的子宫颈外口由产前的圆形（未产型）变为产后的"一"字形横裂（已产型）。

（3）阴道与外阴 产褥期阴道腔逐渐缩小，阴道壁肌张力逐渐恢复，黏膜皱襞约于产后3周重新出现，但阴道于产褥期结束时尚不能完全恢复至未孕时的紧张度。外阴水肿2～3日自行消退，轻度撕裂或会阴伤口缝合术后的伤口均在3～5日内愈合。处女膜因在分娩时撕裂形成痕迹，称处女膜痕。

（4）盆底组织 盆底肌及其筋膜在分娩时过度扩张致弹性减弱，且常伴有肌纤维部分断裂而致盆底松弛。如产妇能坚持康复运动，盆底肌有可能恢复至接近未孕状态。如盆底肌及其筋膜发生严重撕裂，加上产褥期过早参加体力劳动可导致阴道壁膨出，甚至子宫脱垂。

（5）乳房 产褥期乳房的变化主要是泌乳。随着胎盘的排出，体内呈低雌激素、高胎盘生乳素水平，乳汁开始分泌。以后的乳汁分泌则依赖于哺乳时的吸吮刺激。吸吮动作还反射性引起神经垂体释放缩宫素，发生射乳。不断的排空乳房也是维持乳汁分泌的重要条件。乳汁分泌还与产妇的营养、睡眠、情绪和健康状况密切相关。

2. 循环系统及血液系统

（1）心血管系统 循环血容量于产后 2 ～ 3 周恢复至未孕状态。在产后 72 小时内，体循环血容量增加 15% ～ 25%，特别是产后 24 小时，使心脏的负担加重，有心脏病的产妇易发生心力衰竭。

（2）血液系统 产褥早期，产妇血液仍处于高凝状态。纤维蛋白原、凝血酶、凝血酶原于产后 2 ～ 4 周内降至正常。产后红细胞计数和血红蛋白值增高。白细胞总数于产褥早期仍较高，可达（15 ～ 30）$\times 10^9/L$，其中中性粒细胞增多。血小板数也增多。血沉于产后 3 ～ 4 周降至正常。

3. 产褥期临床表现

（1）生命体征 产后体温多在正常范围内，若产程延长致过度疲劳时，体温可在产后 24 小时内略升高，一般不超过 38℃。产后 3 ～ 4 天可有泌乳热，体温达 37.8℃～ 39℃，持续 4 ～ 16 小时下降，不属病态。产后脉搏略缓慢，每分钟约 60 ～ 70 次，产后 1 周恢复正常。产后由妊娠期的胸式呼吸变为深慢的胸腹式呼吸，14 ～ 16 次 / 分。血压于产褥期平稳，妊娠期高血压产妇的血压于产后明显降低。

（2）子宫复旧 胎盘娩出后，子宫底在脐下一指。产后第 1 日宫底稍上升至脐平，以后每日下降 1 ～ 2 ㎝，在产后 10 日子宫下降入骨盆腔内。

（3）产后宫缩痛 产褥期由于子宫阵发性收缩引起下腹部剧烈痛称产后宫缩痛。产后 1 ～ 2 日出现，持续 2 ～ 3 天疼痛自然消失。

（4）恶露 产后随子宫蜕膜的脱落，含有血液、坏死蜕膜等组织经阴道排出，称恶露。分为：①血性恶露：持续 3 ～ 4 日。②浆液恶露：持续 10 日左右。③白色恶露：持续 3 周干净。正常恶露有血腥味，但无臭味，持续 4 ～ 6 周。总量 250 ～ 500mL。

（5）褥汗 产后一周内皮肤排泄功能旺盛，排出大量汗液，以夜间睡眠和初醒时更明显，不属病态。

（二）产褥期的处理及保健（中西医结合助理医师不考）

1. 产褥期处理

（1）产后 2 小时的处理 产后 2 小时内极易发生产后出血、子痫、产后心力衰竭等严重并发症，故应严密观察产妇血压、脉搏、子宫收缩情况、阴道流血量及膀胱充盈等。若发现子宫收缩乏力，应按摩子宫并肌注子宫收缩剂。若阴道流血量不多，但宫底上升者，提示宫腔积血，应挤压宫底排出积血，并给予子宫收缩剂。

（2）饮食 产后 1 小时可让产妇进流食或清淡半流食，食物应富有营养、足够热量和水分。若哺乳应多进蛋白质和汤汁食物，适当补充维生素和铁剂。

（3）排尿与排便 产后 4 小时应让产妇排尿，若排尿困难，可用热水熏洗外阴，用温开水冲洗尿道口诱导排尿，按摩膀胱，或针刺关元、气海、三阴交、阴陵泉等，或用穴位封闭新斯的明 0.5mg。采用上述方法无效时应予以导尿，并预防感染。产妇应多吃蔬菜及早日下床活动，以防止便秘。若发生便秘，口服缓泻剂，或用开塞露塞肛或温肥皂水灌肠。

（4）脉搏、呼吸、血压 产后应每日测量体温、脉搏、呼吸、血压。若体温持续升高提示体内有感染灶，应仔细检查确定病因。

（5）子宫复旧与恶露 每日应在同一时间手测宫高以了解子宫复旧过程，观察恶露量、颜色、气味，若子宫复旧不全，恶露量多、色红，持续时间延长，应给予缩宫剂；若合并感染，恶露有腐臭味且有子宫压痛，应给予抗生素控制感染。

（6）褥汗 产褥早期，皮肤排泄功能旺盛，排出大量汗液，以夜间睡眠和初醒时更明显，不属病态，产后一周内自行好转。

（7）乳房护理 产后半小时内开始哺乳，提倡按需哺乳。乳胀者于哺乳前调节饮食，保持心情舒畅，或用中药治疗。乳头皲裂者，除哺乳前湿热敷外，还可挤少许乳汁涂在乳头和乳晕上，也可用麻油或蛋黄油涂之，或用 10% 复方安息香酸酊。皲裂严重者应停止哺乳，用吸乳器吸出乳汁喂养新生儿。哺乳期以 10 个月至 1 年为宜。需退奶者，可用炒麦芽 60g，煎汤频服，或用中药免怀散（《济阴纲目》：红花、赤芍药、当归尾、川牛膝）水煎服，连服 3 剂。目前不推荐用雌激素或溴隐亭退奶。

（8）会阴处理 每日用 0.05% 聚维酮碘液擦洗会阴 2 ～ 3 次。保持会阴清洁和干燥。会阴部有伤口者，应每日检查伤口周围有无红肿、硬结、分泌物及愈合情况，产后 24 小时可用红外线照射外阴。有缝线者产后 3 ～ 4 日拆线，若伤口感染时，应提前拆线引流或扩创处理，50% 硫酸镁湿热敷可减轻会阴缝合肿胀疼痛，若疼痛严重或伴有大便坠胀要怀疑有血肿的可能。

2. 产褥期保健

产褥期保健的目的是防止产后出血、感染等并发症的发生，促使产后生理功能恢复。

（1）产后活动 尽早适当活动及做产后健身操。经阴道分娩的产后 6 ～ 12 小时可起床轻微活动，第 2 天可在室内随意走动，按时做产后健身操。行会阴侧切或剖宫产手术的产妇适当推迟活动时间。拆线后伤口不再疼痛时也应做产后健身操，其运动量应循序渐进。

（2）避孕 产褥期原则上应禁止性生活。产后 42 日起应采取避孕措施，首选工具避孕，如男用避孕套。若不哺乳者则可选用药物避孕。

（3）产后检查 包括产后访视和产后健康检查。访视内容包括产妇饮食、睡眠、大小便、恶露、哺乳及心理状况等，检查两侧乳房、会阴切口、剖宫产腹部切口等。产后 6 周到医院常规随诊，包括一般检查，如测血压、查血尿常规等；妇科检查了解子宫复旧情况，给予计划生育及性生活指导。同时给婴儿做一次全面检查。

二、哺乳（中西医结合助理医师不考）

母乳喂养简便、经济、富含营养且温度适宜。初乳是指产后 7 日内分泌的乳汁，有提高免疫功能、抵御疾病的作用。通过哺乳，对母婴心身健康均有重要作用。婴儿吸吮乳头能刺激垂体催乳激素的分泌而促进泌乳和子宫收缩，可使月经停闭，有利于母体内蛋白质、铁和其他营养物质储存，促进产后恢复，并能预防产后出血。进行母乳喂养的妇女其乳腺癌和卵巢癌的发病率低。

第三单元 妇产科疾病的病因与发病机制

第一节 病 因

一、西医病因

1. 生物因素 各种病原体感染人体后可引起妇产科内、外生殖器炎症性疾病。

2. 精神因素 长期的精神紧张、焦虑，过度的忧郁、悲伤、恐惧，强烈的精神刺激，均可导致神经－内分泌功能失调、紊乱而发生妇产科疾病。

3. 营养因素 严重的营养不良可引发闭经；脂肪缺乏影响脂溶性维生素 A、D、E、K 的吸收和利用，引起月经量增加；维生素 E 缺乏，可引起子宫发育不良、不孕、流产等；营养过剩常引起内分泌功能紊乱导致月经失调、闭经。

4. 理化因素 妇产科手术创伤、化学药物、放射线对子宫、卵巢等器官的破坏及生殖内分泌调节系统的影响可引起月经量减少、继发性闭经。

5. 免疫因素 免疫功能主要表现在生理防御、自身稳定和免疫监视三个方面，具有抵御外邪入侵、促进疾病自愈和促使机体恢复健康的作用，免疫功能异常可引起妇产科疾病。

6. 先天及遗传因素 各种先天或遗传因素常导致生殖器官发育异常、原发性闭经；染色体异常或基因异常可直接引起遗传性疾病；基因突变及其相关的遗传因素是多种妇科恶性肿瘤发生的相关因素。

二、中医常见病因

（一）淫邪致病

淫邪因素主要指风、寒、暑、湿、燥、火六种致病邪气，六淫皆能导致妇产科疾病，但妇女“以血为本”，寒、热、湿邪更易与血相搏结而引发妇产科疾病。

1. **寒邪** 寒为阴邪，易伤阳气；寒主收引、凝滞，易使气血运行不畅。寒邪从来源上有内寒、外寒之分；从性质上有虚寒、实寒之别。外寒者，如外感寒邪、冒雨涉水；内寒者，如素体阳气不足，寒自内生，或过食生冷、过服寒凉泻火之品，损伤阳气，阴寒内生。阳气受损，失其温煦、推动与气化的功能，可致脏腑、经络、气血的功能减退；血为寒凝，血行不畅，可致冲任、胞宫、胞脉阻滞而发生多种妇产科疾病。

2. **热邪** 热为阳邪，其性亢奋炎上，易耗气伤津，迫血妄行。热邪有外热、内热之分，实热、虚热之别。实热者，如素体阳盛、感受热邪、过食辛辣、过服辛热药品、六淫遏而化火、五志过极化火；虚热者，如素体阴虚，或失血伤阴，或吐泻伤阴，或温燥伤阴，或利湿伤阴，阴虚生内热。热邪可扰动冲任，使血海不宁，迫血妄行；可煎熬津血，使血行不畅；热盛可化火成毒；热极可化燥生风，均可引起多种妇产科疾病。

3. **湿邪** 湿为阴邪，其性黏滞重着，易困阻气机，滞碍阳气，滞涩血行。湿有外湿、内湿之分。外湿者，多因久居湿地，或经期冒雨涉水，外感湿邪；内湿者，多因脾失健运，水湿不化，湿浊内盛，或肾阳不足，蒸腾气化功能失常，水湿内停。湿聚成痰，则为痰湿，湿邪可从阳化而为湿热，也可从寒化而为寒湿。水湿、湿热、痰湿壅塞胞宫，阻滞冲任，或浸淫任带，或湿溢肌肤，均可引起多种妇产科疾病。湿邪常与热邪、毒邪、寒邪合并致病。

（二）情志因素

情志因素是指喜、怒、忧、思、悲、恐、惊七种情志变化，正常情况下是人的心理对外界环境和情感刺激的不同反应，情志过激则成为致病因素，主要引起气分病变，继而累及血分，导致妇女气血、脏腑、冲任功能失调而发生妇产科病证。妇科常见情志致病因素为怒、思、恐。怒使气郁、气逆，进而引起血分病变，可致月经后期、闭经、痛经、经行吐衄、不孕、癥瘕等；忧思气结、伤脾，可致月经失调、闭经、胎动不安等；惊恐伤肾，每使气下、气乱，可致月经过多、崩漏、胎动不安、小产等，甚或闭经。

（三）生活失调

1. **房劳多产** 房劳指房事不节，即淫欲过度、早婚及经期产后阴阳交合；多产指产育过众（包括多次分娩、引产和流产）。淫欲过度、早婚易耗精伤肾；经期产后阴阳交合则易致瘀血停滞，或外邪乘虚而入，与胞宫之血相结；产育过众则耗气伤血，均可成为经、带、胎、产诸疾病因。

2. **饮食不节** 包括饥饱失常、饮食偏嗜、寒温失宜等。饮食不足，气血生化乏源，易致月经过少、闭经、胎动不安、胎萎不长等；暴饮暴食，过食肥甘厚味，痰湿内生，阻滞冲任，可引起月经后期、月经过少、闭经、不孕症、癥瘕等；过食辛热、饮酒无度，常致冲任蕴热，出现月经先期、月经过多、崩漏等；过食寒凉，内伤阳气，气血凝滞，可引起痛经、闭经、带下过多、不孕。

3. **劳逸失度** 妇女在月经期、妊娠期、产褥期应特别注意劳逸结合。劳则气耗，易致月经过多、经期延长、崩漏、胎漏、胎动不安、小产、早产、恶露不绝、阴挺等；逸则气滞，常可引起痛经、胎位不正、难产等。

4. **跌扑损伤** 经期、孕期跌扑闪挫，可致气血不和，冲任不固，发生月经不调、崩漏、小产、早产等；妇产科手术不当，损伤胞宫胞脉，或致邪气入侵，可引起月经过少、闭经、盆腔炎性疾病等。

5. **药误虫蚀** 日常生活中摄生不慎，局部感染病虫，虫蚀外阴、阴中，可引起阴痒、带下过多。孕期用药不当，可直接损伤冲任、胎元，使胎元不固，导致小产、胎死腹中。

（四）体质因素

体质因素直接决定着机体的抗病能力，是疾病产生的内在因素，而且决定着导致疾病的种类、程度、转归和预后。在妇产科疾病的发生中，往往素体阴虚者易出现月经先期、经期延长、漏下、胎漏等病；素体阳虚者易出现月经后期、痛经、不孕症诸疾；偏脾虚者易见月经过多、经行泄泻、妊娠恶阻、子肿；偏肝郁者常见月经先后无定期、经行情志异常、缺乳、癥瘕。同样感受湿邪，由于体质的不同，有从热化，形成湿热，从寒化，形成寒湿之别。体质强健者，往往病轻、易愈，体质虚弱者常常病重、难愈。

第二节 发病机制

一、妇产科疾病的病理生理特点

包括自稳调节功能紊乱、损伤与抗损伤反应、疾病过程中的因果转化、疾病过程中局部与全身的关系。

二、中医对妇产科疾病发病机理的认识

（一）脏腑功能失常

脏腑生理功能的紊乱和脏腑气血阴阳的失调，均可导致妇产科疾病，其中关系最密切的是肾、肝、脾。

1. 肾的功能失常

（1）肾气虚 肾气的盛衰直接影响天癸的至与竭，从而影响月经与胎孕，故肾气虚常致闭经、不孕。肾气不足，封藏失职，冲任不固，可致月经先期、月经过多、崩漏；胎失所系，胎元不固，可致胎漏、胎动不安、滑胎、子宫脱垂。

（2）肾阴虚 肾阴亏虚，精亏血少，冲任不足，血海不能按时满盈，出现月经后期、月经过少、闭经；冲任亏虚，不能摄精成孕，出现不孕；虚热内生，热扰冲任，血海不宁，迫血妄行，可致月经先期、经间期出血、崩漏等。

（3）肾阳虚 肾阳虚弱，不能温煦胞宫，可致妊娠腹痛、胎萎不长、不孕等；肾阳不足，封藏失职，冲任不固，可致崩漏；肾阳亏虚，蒸腾气化失职，不能温化水湿，可致带下过多、经行浮肿、子肿、经行泄泻。

（4）肾阴阳俱虚 肾为水火之宅，肾阴肾阳相互依存，相互制约，阴损可以及阳，阳损可以及阴，病久可致肾阴阳俱虚，常见于绝经前后诸证。

2. 肝的功能失常

（1）肝气郁结 若情志内伤，肝气郁结，冲任不畅，可致痛经、月经后期、闭经、经行乳房胀痛、妊娠腹痛、不孕；冲任血海蓄溢失常，可致月经先后无定期。

（2）肝郁化火 肝气郁结，郁而化热，热伤冲任，血海不宁，迫血妄行，可致月经先期、月经过多、崩漏、经行吐衄、胎漏、产后恶露不绝等。

（3）肝血不足 肝血损耗，肝阴不足，血海不盈，可致月经过少、闭经、不孕；肝阴不足，经期、孕期阴血下注血海，肝阴益虚，血虚生风化燥，发生经行风疹块、妊娠身痒。

（4）肝阳上亢 肝阴不足，肝阳偏亢，经前或孕后阴血下聚冲任，肝阳上亢，引起经行眩晕、经行头痛、子晕；阴虚阳亢，肝风内动，发为子痫。

（5）肝经湿热 肝气犯脾，肝郁化热，脾虚生湿，肝经湿热蕴结，下注冲任，浸淫任带，可致带下过多、阴痒等；湿热蕴结胞中，阻滞冲任，发生不孕、带下病、癥瘕。

3. 脾的功能失常

（1）脾气虚弱 脾为中土主运化，司中气而统血，与胃同为后天之本，气血生化之源。脾气虚弱，血失统摄，冲任不固，可致月经先期、月经过多、崩漏；胎失气载，可致胎漏、胎动不安、小产；脾虚气陷，升举无力，可致子宫脱垂。

（2）脾虚血少 脾失健运，化源不足，冲任血虚，血海不能按时满溢，可致月经后期、月经过少、闭经；胎失血养，可致胎动不安、胎漏、小产、胎萎不长等。

（3）脾阳虚损 脾阳不足，运化失职，水湿内停，水湿泛溢肌肤，可致妊娠水肿；湿浊下注，浸淫任带，使任脉不固、带脉失约，可致带下病；湿浊内停，夹痰饮上逆，可致妊娠呕吐。

（二）气血失调

气血失调是妇产科疾病的重要机理。妇女经、孕、产、乳均以血为本，又常耗血，故使机体处于血常不足，气相对有余的生理状态。气为血帅，血为气母，气以行血，血以载气。气血之间相互依存、相互资生。气病可以及血，血病可以及气。

1. 气分病机

（1）气虚素体虚弱，或劳倦过度，或大病久病，均可引起气虚为患。气虚冲任不固，可致月经先期、

月经过多、崩漏、产后恶露不绝等；气虚摄纳无权，乳汁自出；气虚卫外不固，可出现经行感冒、产后自汗。

（2）气陷气虚升举无力而下陷，无力载胎系胞，可致胎漏、胎动不安、子宫脱垂、妊娠及产后小便不通。

（3）气滞肝气郁结，气机阻滞，冲任胞脉不畅，可致月经后期、痛经、闭经、经行乳房胀痛；气行不畅，津液停滞，水湿不布，可见经行浮肿、子肿；气滞引起血瘀，冲任胞脉不通，可致癥瘕、不孕。

（4）气逆怒则气上，经行冲气旺盛，夹肝气上逆，损伤阳络可致经行吐衄；孕后冲气偏盛，冲气夹胃气肺气上逆，胃失和降，引起恶阻，肺失肃降，可致子嗽。

2. 血分病机

（1）血虚大病、久病之后，或经、产耗血失血过多；劳神思虑太过伤脾，或素体脾胃虚弱，化源不足。血虚血海不盈，冲任亏虚，可致月经后期、月经过少、痛经、闭经、妊娠腹痛、胎萎不长、产后身痛、缺乳、不孕等。

（2）血瘀气滞、寒凝、热灼、气虚、外伤等均可引起瘀血，瘀血阻滞胞脉、胞络、冲任，使经隧不通，可致月经后期、月经过少、痛经、闭经、产后腹痛、不孕等；瘀血阻滞，旧血不去，新血难安，血不归经，可致月经过多、崩漏、恶露不绝等；瘀血与痰饮、湿浊相互胶结于下腹部胞中，可形成癥瘕包块。

（3）血热外感热邪，或过服辛辣温燥之品导致阳盛血热；或素体阴虚内热。热邪与血相互搏结，热扰冲任，血海不宁，迫血妄行，可致月经先期、月经过多、崩漏、胎漏、胎动不安、产后恶露不绝等。

（4）血寒外感寒邪，或过服寒凉药物、食物，损伤人体阳气；或素体阳虚阴胜，寒邪与血相互搏结，血为寒凝，冲任、胞脉阻滞，可致月经后期、月经过少、痛经、闭经、妊娠腹痛、产后腹痛、产后身痛、不孕等。

（三）冲、任、督、带损伤

各种病因及脏腑功能失常、气血失调，均可引起机体发生病变，但只有引起冲、任、督、带损伤，进而导致胞宫、胞脉、胞络受损，才会导致妇产科病证的发生。冲、任、督、带损伤和胞宫、胞脉、胞络受损，是妇产科疾病的基本病机和最终病位，是妇产科疾病与其他科疾病相区别的重要病机。

1. 冲任损伤 冲任二脉皆起于胞中，“冲为血海”“为十二经脉之海”，能调节十二经的气血；“任主胞胎”，为阴脉之海，与足三阴经均有交汇，对人体的阴经有调节作用；任通冲盛才能使天癸发挥对人体生长发育和生殖的影响，维持正常的生殖功能。因此，冲任损伤，必然会导致妇产科各种疾病的发生。冲任损伤的主要病机有冲任不足、冲任不固、冲任失调、冲任阻滞、寒凝冲任、热蕴冲任等。

2. 督脉虚损 督脉亦起于胞中，“贯脊属肾”，与足太阳相通，为“阳脉之海”，总督诸阳。任督二脉，同起于胞中，交会于龈交穴，其经气循环往复，调节人体阴阳平衡，维持胞宫的生理功能，督脉虚损，可致阴阳失调，出现闭经、崩漏、绝经前后诸证、不孕等。

3. 带脉失约 带脉束腰一周，与冲、任、督脉间接相通，起着约束诸经、提摄子宫的作用。带脉失约可致带下过多、胎动不安、滑胎、子宫脱垂等。

（四）胞宫、胞脉、胞络受损

胞宫借经络与脏腑相连，与胞脉、胞络协调完成其主月经、主胎孕的生理功能。除脏腑功能失常、气血失调、冲任督带损伤可间接影响胞宫的功能外，也可由跌仆闪挫、外伤、经期不节房事等直接损伤胞宫，使冲任失调，引起胎漏、胎动不安、小产、带下病等。或由于子宫发育异常影响其生理功能，引发妇产科疾病。

第四单元　妇产科疾病的诊断与辨证要点

一、月经病的辨证要点

主要是以月经周期、经期和经量的情况，以及伴随行经或绝经前后出现的症状为依据。但应注意月经后期、闭经等与妊娠停经相鉴别；痛经、经期延长、月经过少、月经过多、崩漏等与胎、产病症及妇科肿瘤等相鉴别。

主要以月经的期、量、色、质、气味及伴随月经周期性出现突出症状的特点，结合全身证候与舌脉征象进行辨证。

（1）以期而论 一般周期提前，多为血热或气虚；周期推后，多为血虚、肾虚或血寒、气滞、痰湿；周期先后无定期，多为肝郁或肾虚；经期延长，多为气虚、血热和血瘀。

（2）以量而论 量多者，以血热、气虚和血瘀为常见；量少者，以血虚、肾虚血寒、血瘀为常见；量或多或少者，以肝郁、肾虚为多见。

（3）以色而论 色鲜红或紫红者属热，黯红者属寒，淡红者为虚，黯淡者为虚寒。

（4）以质地和气味而论 黏稠者多属热属实，清稀者多属寒属虚，有血块者属血瘀。若兼气味臭秽者多属热（毒），气味血腥者多属寒，恶臭难闻者多属瘀血败浊成毒为患。

（5）以经期伴随症状而论 在经前或行经之初出现者，多属实证；在经后或行经末期出现者，多属虚证；平时持续存在，经期加重者，多属湿热蕴结或气滞血瘀。

二、带下病的辨证要点

主要以带下的量、色、质、气味异常，或伴全身或局部症状为依据，临床应借助妇科检查和实验室及辅助检查进一步明确引起带下异常的原发疾病的病因和病位。

根据带下的量、色、质、气味异常的特点，结合全身与局部症状的临床特点来分析。一般正常带下无色、无臭，其量不多。若带下量多，色白者多属虚属寒，病变涉及脾、肾；色白质稠，如唾如涕，绵绵不断，多属脾虚；量多质薄，清稀如水，兼腰膝酸软，多属肾虚；量多质稠，色黄或黄白相兼有臭味，多属湿热；兼阴中瘙痒，属湿热蕴结酿虫生风；若带下黄绿如脓，为湿热成毒；带下量多，色黄如脓，臭秽难闻，多属湿毒重证，为热毒内炽之象。带下色赤为肝火炽盛；赤白相兼者，多属湿热或虚热为患。湿热者，多有少腹坠胀，阴户瘙痒；虚热者，多伴五心烦热，或兼潮热盗汗等。若带下腥味多属寒证；若酸秽腐臭，则为热证。

三、妊娠病的辨证要点

诊断妊娠病首先要确定妊娠，古称“候胎”。诊断时要注意分清是母病动胎还是胎元本身有缺陷，是病理性妊娠本身的疾病还是妊娠期合并发生的内、外科病证，除根据孕妇出现的与妊娠有关的临床主证诊断妊娠病外，还需借助实验室及辅助检查；同时还要分辨妊娠疾病与孕期的关系。

主要根据妊娠病不同临床主症的特点，结合全身兼证和舌脉征象，运用脏腑、气血、八纲辨证的方法进行综合分析和证候归纳。辨明是胎病或为母病。辨清胎可安或不可安。如妊娠恶阻应根据主症呕吐的特点，即呕吐物的颜色、气味、性状进行分析，一般呕吐清涎，色浅，味淡，多属脾虚；呕吐物夹有痰涎，伴中脘痞满，舌苔厚腻，为脾虚夹痰；呕吐物酸苦，伴口干、舌苔黄腻，多属肝胃郁热。又如妊娠肿胀应根据肿胀发生的部位、范围、程度等特点辨其性质与证型，首先分清属于水肿还是气肿。一般肿胀延及大腿、外阴和胸腹部，程度较重，皮薄而光亮，按之凹陷，即时难起，为水肿，属脾虚、肾虚或脾肾阳虚；肿胀部位不定，程度不重，皮厚而色不变，按之无明显凹陷，随按随起，为气肿，属气滞湿阻。

四、产后病的辨证要点

产后病是分娩结束后至产褥期中发生的与分娩和产褥有关的疾病。产后病的诊断主要依据近期有分娩史，全面了解患者产前有无妊娠合并症及其治疗效果，产时有无异常，是否顺产、滞产、手法或器械助产、剖宫产，出血多少、有无创伤等，并把握好时限以及与分娩和产褥有关等要点。东汉《伤寒杂病论·妇人产后病脉证并治》中根据产后阴血亏虚、元气虚弱的特点提出了“新产三病”，即“痉”“郁冒”“大便难”。《张氏医通》又提出产后败血上冲有“冲心”“冲肺”“冲胃”三种危重症；产后发生呕吐、盗汗、泄泻三种伤津耗液的病证称为“产后三急”，告诫人们应引起高度重视。而现代产科所强调的产科急重病症，则主要指产后出血、羊水栓塞、子宫破裂、产后感染等危及孕产妇生命的并发症。

产后病的辨证应注重“产后三审”，即一审小腹痛与不痛，以辨恶露有无停滞；二审大便通与不通，以验津液之盛衰；三审乳汁与饮食多少，以察胃气的强弱。除此之外，亦应抓住产后病不同临床主症的特点，结合全身兼证和舌脉征象，运用脏腑、气血、八纲辨证的方法进行综合分析和证候归纳。即主要以恶露的量、色、质和气味，乳汁多少，饮食、二便、腹痛状况等为辨证的依据。如恶露量多或少，色紫黯，有血块，腹痛拒按，多属血瘀；恶露量多，色红，有臭气，多属血热；恶露量多，色淡质稀，神疲乏力，多属气虚。大便干涩难下，多属津血不足。产后小便不通，多为气虚或肾虚。乳汁甚少、稀薄，乳房柔软，多属气血虚弱；乳汁少、质稠，乳房胀硬，多属肝郁气滞。

五、杂病的辨证要点

凡不属经、带、胎、产疾病范畴，而又与女性生殖器官解剖和生理病理特点有密切关系的一类疾病，称为妇科杂病。如癥瘕（包括女性生殖器肿瘤、子宫内膜异位症、盆腔炎性肿块等）、不孕症、脏躁、子宫脱垂、阴痒、阴疮、外阴色素减退疾病、盆腔瘀血综合征等，诊断主要依据各具体疾病特有的临床表现结合辅助检查进行，但应注意与内、外科疾病相鉴别。

主要是根据各病症不同临床主证的证候特点，结合全身兼证和舌脉征象，运用脏腑、气血、八纲辨证的方法进行综合分析和证候归纳。

第五单元　治法概要

第一节　内治法

一、内分泌治疗

目的是为了调整、恢复女性的生殖内分泌节律及功能，改善女性的精神、心理、内分泌、代谢和机体功能状态。包括：促性腺激素释放激素类药物、促性腺激素类药物、性激素类药物（雌激素类药物、孕激素类药物、雄激素类药物）、抗催乳素类药物、抗雌激素类药物、抗孕激素类药物、抗雄激素类药物、前列腺素。

二、中医内治法

（一）滋肾补肾

1. 补肾益气　适用于肾气不足引起的月经失调、崩漏、闭经、先兆流产、滑胎、子宫脱垂等。代表方如寿胎丸、补肾固冲丸。

2. 滋肾益阴　适用于肾阴不足或肾精亏损所致的月经失调、绝经综合征、先兆流产、不孕症。代表方剂如六味地黄丸、左归丸、养精种玉汤等。

若阴不敛阳，阳失潜藏，阴虚阳亢，可致妊娠期高血压疾病等，治宜滋阴潜阳。若肾水不能上济，心肾不交，心火偏亢可致经行口糜、经行失眠、妊娠心烦、绝经前后诸证等，治宜滋阴降火，交通心肾。若肾水不足，虚火上炎，肺失宣润可致经行吐衄、妊娠咳嗽、妊娠失音等，治宜滋肾润肺。代表方如顺经汤、百合固金汤等。

若肾水不能涵养肝木，使肝肾不足，冲任损伤，可致崩漏、闭经、痛经、月经不调、滑胎、胎萎不长、不孕、阴痒等，治宜滋肾养肝。可于滋肾药中加养肝之品。代表方有调肝汤、一贯煎等。

3. 温肾助阳　若肾阳不足，命门火衰可致月经后期、月经过少、痛经、闭经、崩漏、经行浮肿、经行泄泻、绝经前后诸证、带下病、妊娠腹痛、胎漏、胎动不安、堕胎、小产、妊娠肿胀、妊娠小便不通、不孕症等，治宜温肾扶阳。代表方如肾气丸、右归丸、内补丸等。

若肾阳不足，脾阳失煦可致月经后期、闭经、胎萎不长、带下病、妊娠肿胀、不孕症等，治宜温肾培脾。可于温肾药中加温脾之药，代表方如健固汤、真武汤。

若肾阴阳俱虚可致崩漏、闭经、绝经前后诸证、滑胎、不孕症等，治宜阴阳双补。代表方如归肾丸、二仙汤等。

（二）疏肝养肝

1. 疏肝解郁　适用于肝郁气滞，疏泄失常导致的月经不调、痛经、闭经、经行乳房胀痛、妊娠腹痛、妊娠肿胀、妊娠期高血压疾病、缺乳、不孕症等。代表方如逍遥散、柴胡疏肝散、下乳涌泉散。

若肝郁化火，热扰冲任可致月经不调、崩漏、胎漏等。治宜疏肝清热。代表方剂如丹栀逍遥散。若肝经湿热，肝胆火盛，还可致经期延长、经间期出血、痛经、带下病、产后发热、产后恶露不绝、阴痒、阴疮等，治宜清肝热。代表方剂如龙胆泻肝汤、清肝止淋汤。

若肝郁脾虚可致月经不调、崩漏、经行泄泻、妊娠肿胀等，治宜舒肝实脾。代表方剂如逍遥丸、痛泻要方。

2. 养血柔肝 适用于肝阴不足，肝血衰少引起的月经不调、闭经、绝经前后诸证等。代表方剂如杞菊地黄丸、一贯煎、二至丸。

凡肝血不足，肝阳上亢，甚至肝风内动而致妊娠眩晕、妊娠痫证、经行头痛、绝经前后诸证等，治宜平肝潜阳，或镇肝息风。代表方剂如天麻钩藤饮、镇肝息风汤。

（三）健脾和胃

1. 健脾益气 适用于脾胃虚弱、化源不足、血海不盈所致的月经后期、月经过少、闭经、胎漏、胎动不安、胎萎不长、胎死腹中、缺乳等。代表方剂如四君子汤等。

若脾虚中气下陷，甚或统摄无可致月经过多、崩漏、经期延长、胎动不安、产后乳汁自出、子宫脱垂等，治宜补中益气，升阳举陷。代表方剂如补中益气汤、举元煎、固冲汤。若中阳不振，脾失健运，水湿泛溢，可致经行浮肿、经行泄泻、带下病、妊娠水肿、胎水肿满等，宜温补脾胃，升阳除湿。代表方剂如理中丸、白术散、完带汤。

2. 健脾和胃 适用于脾胃素弱，胃失和降，或肝旺伐胃，冲气上逆引起的妊娠恶阻。代表方剂如香砂六君子汤、苏叶黄连汤。因热而上逆者，宜清热降逆。代表方剂如加味温胆汤。因寒而上逆者，宜温中降逆。代表方剂如小半夏加茯苓汤、干姜人参半夏汤。

（四）调理气血

1. 理气 适用于气虚、气陷导致的月经先期、月经过多、经期延长、崩漏、痛经、胎漏、胎动不安、滑胎、胎死不下、难产、胞衣不下、产后排尿异常、恶露不绝、子宫脱垂等，治宜健脾益气，或补脾升陷。代表方剂如四君子汤、补中益气汤、举元煎。因气郁、气逆可致月经后期、月经先后无定期、月经过少、闭经、痛经、月经前后诸证、妊娠腹痛、胎气上逆、妊娠恶阻、妊娠肿胀、缺乳、癥瘕、不孕症等，治宜理气行滞或顺气降逆。代表方剂如加味乌药汤、天仙藤散、柴胡疏肝散；常用顺气降逆之品同前治胃失和降药。

2. 调血 适用于血虚引起的月经过少、闭经、妊娠腹痛、胎漏、胎动不安、胎萎不长、产后腹痛、产后痉证、产后发热、产后身痛等，治宜补血养血。代表方剂如当归补血汤、四物汤、人参养营汤、人参滋血汤、胶艾汤。因血瘀冲任，可致月经不调、闭经、崩漏、痛经、异位妊娠、妊娠腹痛、胎死不下、胞衣不下、产后血晕、产后腹痛、产后恶露不绝、癥瘕等。治宜活血化瘀。因虚而瘀滞者补气养血佐以活血调气，代表方剂如桃红四物汤、生化汤、少腹逐瘀汤、血府逐瘀汤，宫外孕Ⅰ、Ⅱ号方。

实寒或虚寒使经脉凝滞，冲任受阻可致月经后期、月经过少、闭经、痛经、妊娠腹痛、产后腹痛、恶露不下等，治宜温经活血。代表方剂如温经汤、艾附暖宫丸。

实热或虚热伏于冲任，血海不宁可致月经先期、月经过多、经期延长、崩漏、经间期出血、胎漏、妊娠心烦、妊娠小便淋痛、产后发热、产后恶露不绝等，治宜清热凉血或养阴清热。代表方剂如清经散以清实热为主；两地汤、知柏地黄汤、加减一阴煎以滋阴清热为主；清热固经汤、保阴煎，以清实热为主，亦可清虚热。

气血两虚所致的闭经、痛经、胎漏、胎动不安、小产、胎萎不长、胎死不下、难产、产后血晕、缺乳、乳汁自出，治宜气血双补。常用药物见前补气、补血类，代表方剂如八珍汤、十全大补丸、人参养荣汤、当归补血汤、通乳丹。若气阴两虚所致的崩漏、妊娠恶阻等，治宜益气养阴。常用药物见前补气、养阴类，代表方剂如生脉散。若气滞血瘀所致的痛经、闭经、崩漏、癥瘕等，治宜行气活血或破瘀散结。常用药物见前所述，代表方剂如血府逐瘀汤、少腹逐瘀汤、催生饮等。

（五）清热解毒

适用于热毒内盛所指的崩漏、经期延长、带下病、阴痒、阴疮、盆腔炎性疾病、阴道炎、性病、不孕症等。代表方如五味消毒饮、银翘红酱解毒汤。

（六）利湿除痰

湿有内外之分。内湿多责之脾、肾二脏。若脾虚失运，水湿停滞，阻遏阳气，可致经行泄泻、经行浮肿、妊娠肿胀、带下病、胎水肿满等，治宜健脾益气，升阳除湿。代表方如完带汤、参苓白术散、健固汤、茯苓导水汤、全生白术散等。若肾阳衰微，不能温化水湿，上述症状进一步加重，治宜温肾化湿或温阳行水。代表方剂如四神丸、真武汤。若湿蕴化热者，治宜清热利湿。代表方剂如龙胆泻肝汤、萆薢渗湿汤、止带方。若脾失健运，痰湿停聚，可致经闭、癥瘕、不孕症、带下病等，治宜祛痰化湿。代表方剂如苍附导痰丸、涤痰汤。若脾肾同病而致痰湿停聚，或痰浊阻碍气血，形成痰瘀互结之重证，治疗宜温肾健脾、温阳行水，或理气化痰、破瘀消癥中兼顾扶理脾肾。

（七）调理奇经

目前多以入肝脾肾经药物或调理气血药物来调治奇经。若冲任不足，胞脉失养可致月经后期、月经过少、闭经、胎漏、胎动不安、缺乳、不孕等，治宜调补冲任。代表方剂如寿胎丸、内补丸、毓麟珠。若气虚冲任不固，不能制约，可致月经量多、经期延长、崩漏、带下过多、胎漏、胎动不安、滑胎、小产、子宫脱垂等。治宜固冲任。代表方剂如补肾固冲丸、安冲汤、固冲汤。凡冲任气血失调所致的月经失调，或冲气上逆所致的妊娠恶阻、经行吐衄、经行头痛等，治宜调理冲任。代表方剂如加味乌药汤、苏叶黄连汤。若寒侵冲任，血行不畅，胞脉受阻，可致月经后期、月经过少、闭经、痛经、妊娠腹痛、产后腹痛、恶露不下、不孕症、癥瘕等，治宜温冲任。代表方剂如温经汤、艾附暖宫丸。若热伏冲任，血海不宁，迫血妄行所致的月经先期、月经过多、崩漏、经间期出血、胎漏、胎动不安、妊娠心烦、妊娠小便淋痛、产后发热、产后恶露不绝等，或湿热扰于冲任所致的带下病，治宜清冲任。代表方剂如清经散、两地汤、保阴煎、止带方。

第二节　外治法

一、药物治疗

1. **熏洗法**　将药物煮沸 20 ～ 30 分钟，煎汤至 1000 ～ 2000mL，趁热熏蒸或熏洗患部，先熏后洗，待药水温度适中后改为坐浴，达到患部清热、消肿、止痛、止痒，改善局部循环等目的。

2. **坐浴法**　将阴部直接坐泡在温度适中的药液中 20 分钟左右，起到消炎杀菌，清洁外阴、阴道的作用。

3. **冲洗法**　用药液直接冲洗外阴、阴道，起到迅速清除菌虫的作用。

4. **纳药法**　将药物置于阴道穹隆内或子宫颈表面，达到止痒、清热、除湿、杀虫、拔毒、化腐生肌等目的。

5. **敷贴法**　将药物制成膏剂、散剂、糊剂等，直接敷贴于患处，起到解毒、消肿、止痛或拔脓生肌等作用。

6. **热敷法**　将药物加热后，趁热外敷患处，达到温通经络，改善血液循环的目的。

7. **导肠法**　将栓剂或油剂注入直肠内，以达到润肠通腑、清热除湿、活血解毒的目的。

8. **保留灌肠**　将药物浓煎至 100 ～ 150mL，通过肛管注入直肠内（深 10 ～ 15 ㎝），药物经过直肠黏膜吸收达到治疗目的。药温 37℃左右，在排空大便后进行，灌肠后药液须保留 30 分钟以上。

9. **腐蚀法**　用药物腐蚀患部，使之腐去新生。可用于外阴赘生物、子宫颈糜烂、肥大等。注意勿将腐蚀药物接触正常组织，以免发生溃疡、出血、疼痛等。

10. **宫腔注药法**　将药液经导管注入宫腔及输卵管腔内。适用于子宫内膜炎、输卵管炎、输卵管阻塞等。可根据病情选用抗生素类、透明质酸酶、地塞米松或中药注射剂等，达到消炎、促使组织粘连松解和改善局部血液循环等目的。在月经干净 3 ～ 7 天内进行，有阴道流血或急性炎症者禁用。

二、物理疗法

物理疗法是一种利用自然界以及人工的物理能作用于机体以防治疾病的方法。常用的物理疗法有：电疗法、光线疗法、热疗法、冷冻疗法、激光疗法。

第六单元　月经病

月经病是以月经的周期、经期、经量等发生异常，或伴随月经周期或围绕经断前后出现明显症状为特征的疾病。

一、病因病机

月经病发生的主要机理是脏腑功能失常、气血失调，导致冲任二脉的损伤。其病因除外感邪气、内伤七情、房劳多产、饮食不节之外，还须注意体质因素月经病发生的影响。

二、治疗原则

治疗原则是重在治本调经。治本大法有补肾、健脾、疏肝、调理气血等，常以补肾健脾为要。

三、治疗中应注意的问题

月经病的治疗中应注意：①辨经病、他病：如因他病致经不调者，当治他病，病去则经自调；若因经不调而生他病者，当予调经，经调则他病自愈。②辨标本缓急：急则治其标，缓则治其本，如痛经剧烈，应以止痛为先；若经崩暴下，当以止血为主，缓则审证求因治其本。③辨月经周期：经期血室正开，宜慎用大寒大热之剂；经前血海充盈，宜疏导而勿滥补；经后血海空虚，宜调补而勿强攻。此外，不同年龄的妇女有不同的生理特点，治疗的侧重点也不同，应予考虑。

第一节　异常子宫出血

一、中医对功能失调性子宫出血的认识

排卵性功血与中医学“月经先期”“月经过多”“经期延长”“经间期出血”等病证相类似；无排卵性功血与中医学“崩漏”相类似。

月经先期是指月经周期提前1～2周，经期正常，连续出现2个月经周期以上者；月经过多是指月经周期、经期正常，经量明显多于既往者；经期延长是指月经周期正常，经期超过7天以上，甚至淋沥2周方净者；经间期出血指月经周期基本正常，在两次月经之间，即氤氲之时，发生周期性阴道流血者。崩漏系指妇女在非行经期间阴道大量流血或持续淋沥不断，前者称“崩中”或“经崩”，后者称“漏下”或“经漏”。

二、西医病因病理

（一）病　因

各种因素如精神紧张、情绪变化、营养不良、饮食不节、过度运动、代谢紊乱、环境及气候骤变、酗酒以及某些药物等，引起下丘脑－垂体－卵巢轴的功能调节异常导致月经失调。

（二）子宫内膜病理改变

1. 无排卵性功血　子宫内膜增生症包括单纯型增生、复杂型增生和不典型增生。后者不属于功血范畴。增殖期子宫内膜在月经周期后半期甚至月经期仍表现为正常月经周期中的增生期形态。萎缩型子宫内膜子宫内膜萎缩菲薄，腺体少而小，腺上皮细胞为单层立方形或低柱状，腺腔狭小而直，间质少而致密，胶原纤维相对增多。

2. 排卵性月经失调　排卵性月经过多子宫内膜于经前呈分泌反应，少数有高度分泌反应。黄体功能不足分泌期内膜腺体分泌不良，内膜活检显示分泌反应落后2日。子宫内膜不规则脱落黄体发育良好但萎缩过程延长。月经期第5～6天，仍能见呈分泌反应的子宫内膜，常表现为混合型子宫内膜。排即期出血子宫内膜呈早期分泌反应，部分可能有晚期增生期变化。

三、中医病因病机

主要病机是冲任损伤，不能制约经血，胞宫蓄溢失常，而引起月经先期、经期延长、月经过多、

崩漏等，若在氤氲期因肾阴虚、脾虚、湿热、血瘀等引起阴阳转化失调，损及冲任胞络，则引起经间期出血。常见病因病机有肾虚、脾虚、血热、血瘀和湿热。

四、临床类型及表现

1. **症状** 本病以子宫出血为主要表现。

（1）无排卵性功血 主要是不规则子宫出血。常表现为月经周期紊乱，经期长短不一，经量时多时少，甚至大量出血。可继发贫血，伴有乏力、头晕等症状，甚至出现失血性休克。

（2）排卵性月经失调 ①黄体功能不足：黄体期缩短，常伴不孕或孕早期流产；②子宫内膜不规则脱落：月经周期正常，但经期延长，可长达9～10日，或伴经量增多；③排卵性月经过多：月经量多，周期正常；④排卵期出血：月经中期或在基础体温开始上升时出现少量阴道流血。

2. **体征** 有程度不等的贫血貌，妇科检查无明显异常。

五、诊断与鉴别诊断

1. **诊断** 根据病史、临床表现和以下实验室及其他检查以明确诊断。

（1）诊断性刮宫 其作用是止血和明确子宫内膜病理诊断。为确定卵和黄体功能，应在经前期或月经来潮6小时内诊刮；若怀疑子宫内膜不规则脱落，应在月经第5天诊刮；不规则阴道流血或大出血者可随时诊刮。

（2）B型超声检查 可了解子宫大小、形态、宫腔内有无赘生物，子宫内膜厚度等。

（3）宫腔镜检查 可直视宫腔内情况，选择病变区域进行活检以诊断宫腔病变。

（4）基础体温测定 单相型提示无排卵；黄体功能不足时虽呈双相型，但升高时间缩短9～11天；子宫内膜不规则脱落呈双相型，但下降缓慢。

（5）激素测定 黄体中期测血孕酮值呈卵泡期水平，为无排卵。

（6）血常规及凝血功能测定 了解贫血程度和排除血液系统病变。

2. **鉴别诊断** 应与异常妊娠或妊娠并发症、生殖器官肿瘤、生殖器官感染及全身性疾病如血液病、内分泌失调等引起的阴道流血相鉴别，并注意有无放置宫内节育器、口服避孕药及服用性激素药物等。

六、西医治疗原则

无排卵性功血青春期及生育期以止血、调整周期，促排卵为主；绝经过渡期患者以止血，调整周期，减少经量，防止子宫内膜病变为原则。排卵性功血主要是促进黄体功能恢复。对已婚育龄期或绝经过渡期患者，应常规使用诊断性刮宫，止血迅速，并可行内膜病理检查以除外恶性病变。药物治疗是功血的一线治疗。常采用性激素止血和调整月经周期。出血期可辅用止血药物。

七、中医治疗原则

崩漏的治疗，应根据病情的缓急轻重、出血的久暂，采用“急则治其标，缓则治其本”的原则，灵活运用“塞流”“澄源”“复旧”三法。

塞流：即止血。暴崩之际，急当止血防脱。澄源：即辨证求因以治本。血止或病缓时应针对病因施治，使崩漏得到根本上的治疗。塞流、澄源两法常同步进行。复旧：即调理善后。是巩固崩漏治疗的重要阶段。临床多采用补肾、扶脾或疏肝之法。治崩三法既有区别，又有内在联系，临床应用不能截然分开，须结合具体病情灵活运用。塞流需澄源，澄源当固本，复旧要求因。

八、辨证论治

（一）无排卵性功血（崩漏）

1. 肾虚证

（1）肾阳虚证

【临床表现】经来无期，出血量多，或淋沥不尽，色淡质清，腰痛如折，畏寒肢冷，面色晦黯或有黯斑，小便清长；舌淡黯，苔白润，脉沉迟无力。

【治法】温肾固冲，止血调经。

【代表方】右归丸去肉桂，加艾叶炭、补骨脂、黄芪。

（2）肾阴虚证

【临床表现】经乱无期，出血量少或多，淋沥不净，色鲜红，质稠，头晕耳鸣，腰膝酸软，手足心热；舌质红，苔少，脉细数。

【治法】滋肾养阴，调经止血。

【代表方】左归丸去牛膝合二至丸。

2. 脾虚证

【临床表现】经血非时暴下不止，或淋沥不断，色淡质稀，神倦懒言，面色㿠白，不思饮食，或面浮肢肿；舌淡胖，边有齿痕，苔薄白，脉缓无力。

【治法】补气摄血，固冲调经。

【代表方】固本止崩汤合举元煎。

3. 血热证

（1）虚热证

【临床表现】经乱无期，量少淋沥不净或量多势急，血色鲜红而质稠，口燥咽干，心烦潮热，大便干结；舌红，少苔，脉细数。

【治法】滋阴清热，止血调经。

【代表方】保阴煎合生脉散加阿胶。

（2）实热证

【临床表现】经血非时暴下不止，或淋沥日久不断，色深红，质稠，口渴烦热，溲黄便结；舌红，苔黄，脉滑数。

【治法】清热凉血，止血调经。

【代表方】清热固经汤加沙参、麦冬。

4. 血瘀证

【临床表现】经乱无期，量时多时少，时出时止，或淋沥不断，或经闭数月又忽然暴下继而淋沥，色紫黯有块，小腹疼痛拒按，块下痛减；舌紫黯或有瘀斑，苔薄白，脉涩。

【治法】活血化瘀，止血调经。

【代表方】逐瘀止血汤。

（二）排卵性月经失调

1. 排卵性月经过多（月经过多）

（1）气虚证

【临床表现】经行量多，色淡红，质稀，肢倦神疲，气短懒言，面色㿠白，小腹空坠；舌淡，苔薄，脉缓弱。

【治法】补气升提，固冲止血。

【代表方】安冲汤加升麻。

（2）血热证

【临床表现】经行量多，色深红或鲜红，质黏稠，口渴心烦，溲黄便结；舌红，苔黄，脉滑数。

【治法】清热凉血，固冲止血。

【代表方】保阴煎加炒地榆、槐花。

（3）血瘀证

【临床表现】经行量多，色紫黯，质稠，有血块，经行腹痛，块下痛减，或平时小腹胀痛；舌紫黯或有瘀点，脉涩有力。

【治法】活血化瘀，固冲止血。

【代表方】桃红四物汤加三七、茜草、蒲黄。

2. 黄体功能不足（月经先期）

（1）脾气虚弱证

【临床表现】月经提前，或兼量多，色淡质稀，神疲肢倦，面色萎黄，气短懒言，小腹空坠，食少纳差；舌淡，脉缓弱。

【治法】健脾益气，固冲调经。

【代表方】补中益气汤。

（2）肾气不固证

【临床表现】月经周期提前，量少，色淡黯，质稀薄，腰膝酸软，头晕耳鸣，夜尿频多；舌淡黯，苔薄白，脉沉细。

【治法】补肾益气，固冲调经。

【代表方】固阴煎。

（3）阳盛血热证

【临床表现】月经提前，量多，经色深红或紫红，质稠，面红颧赤，心烦口渴，溲黄便结；舌红苔黄，脉滑数。

【治法】清热降火，凉血调经。

【代表方】清经散。

（4）肝郁血热证

【临床表现】月经提前，量或多或少，色深红或紫红，质稠有块，经行不畅，乳房或少腹胀痛，胸胁胀满，口苦咽干；舌红，苔薄黄，脉弦数。

【治法】疏肝解郁，清热调经。

【代表方】丹栀逍遥散。

（5）阴虚血热证

【临床表现】月经先期，量少，色鲜红，手足心热，咽干口燥，潮热盗汗，心烦失眠；舌红，少苔，脉细数。

【治法】养阴清热，固冲调经。

【代表方】两地汤。

3. 子宫内膜不规则脱落（经期延长）

（1）气虚证

【临床表现】行经时间延长，量多，色淡质稀，神倦嗜卧，气短懒言，肢软无力，小腹空坠，面色㿠白；舌质淡，苔薄白，脉缓弱。

【治法】补气摄血，固冲调经。

【代表方】举元煎。

（2）虚热证

【临床表现】行经时间延长，量少，色鲜红，质稍稠，口燥咽干，手足心热，两颧潮红，大便燥结；舌红，少苔，脉细数。

【治法】养阴清热，凉血调经。

【代表方】两地汤合二至丸。

（3）湿热蕴结证

【临床表现】行经时间延长，量少，色深红，混杂黏液，质稠，平时带下量多、色黄臭秽，腰腹胀痛，小便短赤，大便黏滞；舌红，苔黄腻，脉滑数。

【治法】清热利湿，止血调经。

【代表方】固经丸。

（4）血瘀证

【临床表现】经来淋沥延期不净，经量时多时少，经行不畅，色黯有块，小腹疼痛拒按，面色晦黯或有黯斑；舌质紫黯，或有瘀斑，脉弦涩。

【治法】活血化瘀，固冲调经。

【代表方】桃红四物汤合失笑散。

4. 排卵期出血（经间期出血）

（1）肾阴虚证

【临床表现】经间期少量出血，色鲜红，质稠，腰膝酸软，头晕耳鸣，手足心热；舌红，少苔，脉细数。

【治法】滋肾养阴，固冲止血。

【代表方】加减一阴煎。

（2）湿热证

【临床表现】经间期少量阴道流血，色深红，质稠，平时带下量多，色黄，或赤白带下，质黏腻，或有臭气，小腹时痛，小便短赤；舌红，苔黄腻，脉滑数。

【治法】清热除湿，凉血止血。

【代表方】清肝止淋汤去阿胶、红枣，加茯苓、炒地榆。

（3）脾气虚证

【临床表现】经间期少量出血，色淡，质稀，神疲肢倦，气短懒言，食少腹胀；舌淡，苔薄，脉缓弱。

【治法】健脾益气，固冲摄血。

【代表方】归脾汤。

（4）血瘀证

【临床表现】经间期少量出血，血色紫黯，有块，小腹疼痛拒按；舌紫黯或有瘀点，脉涩有力。

【治法】活血化瘀，理血归经。

【代表方】逐瘀止血汤。

第二节 闭 经

闭经有原发性闭经和继发性闭经两类。前者系指年逾16岁第二性征已发育、月经尚未来潮，或年龄超过14岁，第二性征未发育者。后者则指已建立月经周期后，停经时间超过6个月，或按自身原有月经周期计算停止3个周期以上者。

一、病因及分类

1. 子宫性闭经 因先天性子宫缺陷、子宫内膜损伤、产后或流产后过度刮宫引起子宫内膜基底层损伤和粘连、子宫内膜炎、子宫切除后或子宫腔内放射治疗后等。

2. 卵巢性闭经 先天性卵巢发育不全或缺如、卵巢早衰、卵巢切除或组织被破坏、卵巢功能性肿瘤、多囊卵巢综合征等。

3. 垂体性闭经 垂体肿瘤、空蝶鞍综合征、希恩综合征等，垂体促性腺激素分泌减少或垂体功能低下。

4. 下丘脑性闭经 以功能性原因为主。多由精神应激、营养不良或全身消耗性疾病、过量运动、节食、长期应用留体激素避孕药、颅咽管瘤等。

5. 其他 如先天性下生殖道发育异常、肾上腺、甲状腺、胰腺等内分泌功能异常。

二、病因病机

闭经的病因病机有虚实两端。虚者多因精亏血少，冲任不充，血海空虚，胞宫无血可下所致；实者多因邪气阻隔，冲任阻滞，脉道不通，经血不得下行所致。主要包括肝肾不足、气血虚弱、阴虚血燥、痰湿阻滞、气滞血瘀和寒凝血瘀。

三、诊 断

1. 病史 有月经初潮较迟及月经稀发病史；或有产后出血史等；或接受过激素或放射治疗；营养不良或精神创伤；急慢性疾病史如贫血、结核病等；或有人工流产、刮宫或手术切除子宫、卵巢史；滥用避孕药或长期哺乳史等。

2. 临床表现 原发或继发闭经。

3. 体格检查 检查全身及第二性征发育是否正常，有无乳汁分泌及甲状腺肿大等。

4. 妇科检查 注意内外生殖器发育状况，有无先天性缺陷、畸形，盆腔有无肿物等。

5. **实验室及其他检查**

（1）实验室检查 ①药物撤退试验：孕激素试验阳性者，提示子宫内膜有一定雌激素水平影响，为Ⅰ度闭经。雌孕激素序贯试验，结果阳性者，提示闭经是由于体内缺乏雌激素所致，为Ⅱ度闭经。阴性者应重复试验，若仍无出血，可诊断为子宫性闭经。②垂体兴奋试验：通过静脉注射 GnRH 测定注入前与注入后血 FSH 和 LH，以了解垂体 FSH 和 LH 对 GnRH 的反应性。正常反应提示垂体功能正常，病变在下丘脑；若经多次重复试验 LH 值无升高或升高不显著，说明垂体功能减退，如希恩综合征。③血甾体激素测定：血孕酮水平升高，提示排卵；雌激素水平低，提示卵巢功能不正常或衰竭；睾酮值高，提示可能有多囊卵巢综合征或卵巢男性化肿瘤或睾丸女性化。④催乳激素及垂体促性腺激素测定：PRL ＞ 25μg/L 时称为高催乳激素血症。PRL 升高者测定 TSH，TSH 升高为甲状腺功能减退；TSH 正常，而 PRL ＜ 100μg/L，应行头颅 MRI 或 CT 检查，除外垂体肿瘤；QPRL 正常应测定垂体促性腺激素。若两次测定 FSH ＞ 40U/L，提示卵巢功能衰竭；若 LH ＞ 25U/L 或 LH/FSH ＞ 3，应高度怀疑多囊卵巢综合征；若 FSH、LH 均＜ 5U/L，提示垂体功能减退，病变可能在垂体或下丘脑。

（2）辅助检查 ①超声检查：观察盆腔有无子宫，子宫形态、大小及内膜厚度，卵巢大小、形态、卵泡数目等。②输卵管造影：了解宫腔病变及宫腔粘连等。③ CT 或 MRI：用于盆腔及头部蝶鞍区检查，了解盆腔肿块和中枢神经系统病变性质，诊断卵巢肿瘤、下丘脑病变、垂体微腺瘤、空蝶鞍等。④宫腔镜检查：用以诊断宫腔粘连。⑤腹腔镜检查：直视下观察卵巢形态、子宫大小，对诊断多囊卵巢综合征等有价值。⑥染色体检查：对诊断原发性闭经的病因及指导临床处理有重要意义。

四、西医治疗

（一）全身治疗

治疗全身性疾病，合理饮食，保持标准体重，消除精神紧张和焦虑。

（二）病因治疗

1. **子宫性闭经** 子宫内膜结核应抗结核治疗。宫腔粘连者应分离粘连后放置节育器，并给予一定时间的雌、孕激素序贯治疗，预防再粘连。

2. **卵巢性闭经** 有肿瘤者应切除肿瘤。

3. **垂体性闭经** 垂体泌乳素肿瘤以溴隐亭治疗为首选，瘤体较大者可考虑手术治疗减压，术后服用溴隐亭。希恩综合征补充雌、孕激素、甲状腺素、肾上腺皮质激素。

4. **下丘脑性闭经** 下丘脑肿瘤应手术治疗。调整心理，注意劳逸结合，加强营养，增加体重。因避孕药引起者应停药观察。

（三）性激素替代治疗

1. **雌激素替代疗法** 适用于无子宫者。口服结合雌激素 21 日，停药 1 周后重复给药。

2. **人工周期疗法** 适用于有子宫者。雌激素连服 21 日，最后 10 日加服醋酸甲羟孕酮，连续 3 ～ 6 个周期。

3. **孕激素替代疗法** 适用于体内有一定内源性雌激素水平的Ⅰ度闭经。常用黄体酮或醋酸甲羟孕酮。

（四）诱发排卵（适用于有生育要求的患者）

1. **氯米芬** 适用于有一定内源性雌激素水平的无排卵者。月经第 5 日开始，每日 50 ～ 100mg，连用 5 日。

2. **促性腺激素** 适用于低促性腺激素闭经及氯米芬促排卵失败者。常用 HMG 或 FSH 和 HCG 联合用药促排卵法。

3. **促性腺激素释放激素（GnRH）** 适用于下丘脑性闭经，用脉冲皮下注射或静脉给药。

4. **其他药物** ①溴隐亭：适用于单纯高 PRL 血症。②肾上腺皮质激素：适用于先天性肾上腺皮质增生引起的闭经。③甲状腺素：适用于甲状腺功能减退所致的闭经。

（五）手术治疗

1. **生殖器畸形** 处女膜闭锁、阴道横隔或阴道闭锁，可手术切开或成形，使经血流畅。

2. **Asherman 综合征** 在宫腔镜直视下分离粘连，随后加用大剂量雌激素并放置宫腔内支撑 7 ～ 10 日。

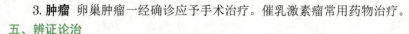

3. **肿瘤** 卵巢肿瘤一经确诊应予手术治疗。催乳激素瘤常用药物治疗。

五、辨证论治

1. 肝肾不足证

【临床表现】年满十六周岁尚未行经，或初潮较晚，月经量少，周期延后，渐致经闭不行，头晕耳鸣，腰腿酸软，两目干涩，或夜尿频多，阴部干涩，带下量少；舌质淡，苔少，脉沉细弱。

【治法】滋补肝肾，养血调经。

【代表方】归肾丸加何首乌、女贞子。

2. 气血虚弱证

【临床表现】月经周期延后，量少，色淡、质稀，渐致闭经，神疲肢倦，头晕眼花，心悸气短，面色萎黄，唇色淡红；苔少或薄白，脉沉缓或细弱。

【治法】益气健脾，养血调经。

【代表方】人参养营汤。

3. 阴虚血燥证

【临床表现】月经由后期、量少渐至闭经，两颧潮红，五心烦热，盗汗，甚或骨蒸劳热，或干咳、咳血，口干咽燥；舌红，苔少，脉细数。

【治法】养阴清热，养血调经。

【代表方】加减一阴煎加丹参、女贞子、香附。

4. 痰湿阻滞证

【临床表现】月经周期延后、量少、色淡、质黏稠，渐至停闭，形体肥胖，胸闷呕恶，倦怠嗜睡，面浮肢肿，带下量多，色白质稠；舌苔白腻，脉沉缓或滑。

【治法】燥湿化痰，活血通经。

【代表方】苍附导痰丸加当归、川芎。

5. 气滞血瘀证

【临床表现】月经停闭，胸胁、乳房胀痛，少腹胀痛拒按，精神抑郁，烦躁易怒，嗳气叹息；舌紫黯，或有瘀点，脉沉弦或沉涩。

【治法】行气活血，祛瘀通经。

【代表方】血府逐瘀汤。

6. 寒凝血瘀证

【临床表现】月经停闭，小腹冷痛拒按，得热痛减，形寒肢冷，面色青白；舌紫黯，苔白，脉沉紧。

【治法】温经散寒，活血通经。

【代表方】温经汤。

第三节　多囊卵巢综合征

一、内分泌特征与病理生理

（一）内分泌特征

多囊卵巢综合征以卵巢呈多囊性变化、排卵障碍、高雄激素血症和胰岛素抵抗为主要特征。内分泌代谢功能紊乱主要表现为雄激素及雌酮过多、LH/FSH 比值增大、胰岛素过多等特征。

（二）病　理

1. **卵巢变化** 双侧卵巢较正常增大 2～5 倍，呈灰白色，包膜增厚、坚韧。

2. **子宫内膜变化** 因持续无排卵，子宫内膜长期受雌激素刺激，呈现不同程度增殖性改变，如单纯型增生、复杂型增生、不典型增生，甚至有可能导致子宫内膜癌。

二、病因病机

常见病因病机有肾虚、痰湿阻滞、肝经湿热和气滞血瘀。

三、临床表现

（一）症　状

1. 月经不调多为月经稀发、经量过少、闭经，也可表现为功血等。

2. 不孕由于持续性无排卵而导致不孕。

3. 肥胖约占 50%，多为中心型肥胖。

（二）体　征

1. 体格检查 ①多毛、痤疮，毛发呈现男性分布。②黑棘皮症，在阴唇、颈背部、腋下、乳房下和腹股沟等处的皮肤出现灰褐色色素沉着，呈对称性，皮肤增厚。

2. 妇科检查 阴毛粗浓黑呈男性分布，阴蒂肥大，可扪及增大的卵巢。

四、诊断及鉴别诊断

（一）诊　断

1. 临床表现 月经失调，闭经，不孕，多毛，痤疮，黑棘皮症，腹部肥胖。

2. 实验室及其他检查 ①激素测定：血清 FSH 偏低，LH 升高，LH/FSHS ≥ 2.5 ～ 3。②基础体温测定：多呈现单相型。③诊断性刮宫：经前或经潮 6h 内诊刮，子宫内膜呈增生期或增生过长，无分泌期变化。④ B 型超声检查：一侧或双侧卵巢体积增大，每侧卵巢内每个切面可见≥ 12 个直径为 2 ～ 9mm 小卵泡，呈车轮状排列。

3. 诊断标准 ①稀发排卵或无排卵。②雄激素水平升高的临床表现和（或）高雄激素血症。③卵巢多囊性改变。④上述 3 条中符合 2 条，并排除其他致雄激素水平升高的病因。

（二）鉴别诊断

需与卵巢分泌雄激素肿瘤、肾上腺皮质增生或肿瘤、甲状腺功能亢进或低下、高泌乳素血症伴发 PCOS 相鉴别。

五、西医治疗

（一）药物治疗

1. 调整月经周期

（1）短效避孕药 首选有抗雄激素作用的避孕药，即复方醋酸环丙孕酮（达英 -35），也可用妈富隆。可重复使用 3 ～ 6 个月。能有效治疗多毛和痤疮。

（2）孕激素 在月经周期后半期口服醋酸甲羟孕酮 10 ～ 12 天，或肌注黄体酮 3 ～ 7 天。

2. 高雄激素血症的治疗 除上述短效避孕药及孕激素外，还可口服螺内酯（安体舒通），治疗多毛需 6 ～ 9 个月。

3. 胰岛素抵抗的治疗 二甲双胍适用于治疗肥胖或胰岛素抵抗，可改善胰岛素抵抗及月经、排卵功能。连用 3 ～ 6 个月。

4. 促排卵治疗 一线促排卵药是氯米芬，二线促排卵药是 HMG/FSH，卵泡发育成熟时应用 HCG。

（二）手术治疗

1. 腹腔镜下卵巢打孔术 适用于 LH 和游离睾酮升高、对促排卵药物治疗无效者。

2. 卵巢楔形切除术 将双侧卵巢楔形切除 1/3，以降低雄激素水平，提高妊娠率。

六、辨证论治

1. 肾虚证

（1）肾阴虚证

【临床表现】月经初潮迟至，后期，量少，渐至停闭，或月经周期紊乱，经血淋沥不净，婚后日久不孕，形体瘦小，头晕耳鸣，腰膝酸软，手足心热，便秘溲黄；舌红，少苔或无苔，脉细数。

【治法】滋阴补肾，调补冲任。

【代表方】左归丸。

（2）肾阳虚证

【临床表现】月经后期，量少，色淡，质稀，渐至经闭，或月经周期紊乱，经量多或淋沥不净，婚久不孕，头晕耳鸣，腰膝酸软，形寒肢冷，小便清长，大便不实，性欲淡漠，形体肥胖，多毛；舌淡，苔白，脉沉无力。

【治法】温肾助阳，调补冲任。

【代表方】右归丸。

2. 痰湿阻滞证

【临床表现】月经量少，经行延后，甚至停闭，婚久不孕，带下量多，头晕头重，胸闷泛恶，四肢倦怠，形体肥胖，多毛；舌体胖大，色淡，苔白腻，脉滑。

【治法】燥湿除痰，通络调经。

【代表方】苍附导痰丸合佛手散。

3. 肝经湿热证

【临床表现】月经紊乱，量多或淋沥不断，或月经延后，量少，婚久不孕，带下量多色黄，毛发浓密，面部痤疮，经前胸胁乳房胀痛，或有溢乳，大便秘结；苔黄腻，脉弦数。

【治法】清肝解郁，除湿调经。

【代表方】龙胆泻肝汤。

4. 气滞血瘀证

【临床表现】月经延后，量少不畅，经行腹痛拒按，甚或经闭，婚后不孕，精神抑郁，胸胁胀满，面额痤疮，性毛较浓，或颈项、腋下、腹股沟等处色素沉着；舌紫黯，或边尖有瘀点，脉沉弦或沉涩。

【治法】行气活血，祛瘀通经。

【代表方】膈下逐瘀汤。

第四节 痛 经

痛经是指妇女正值经期或经行前后出现周期性下腹部疼痛，或伴腰骶酸痛，影响正常工作及生活。

一、病因病理

痛经的发生与冲任胞宫的周期性气血变化密切相关。主要病机在于邪气内伏或精血素虚，更值经行前后冲任气血变化急骤，导致冲任气血运行不畅，胞宫经血运行受阻，以致“不通则痛”；或冲任胞宫失于濡养，“不荣则痛”，从而引起痛经。常见病因病机有气滞血瘀、寒凝血瘀、湿热瘀阻、气血虚弱及肝肾亏损。

二、辨证论治

1. 气滞血瘀证

【临床表现】经前或经期小腹胀痛，拒按，经血量少，经行不畅，色紫黯有块，块下痛减，经前胸胁乳房胀满或胀痛；舌紫黯或边有瘀点，脉弦或弦滑。

【治法】理气活血，逐瘀止痛。

【代表方】膈下逐瘀汤加蒲黄。

2. 寒湿凝滞证

【临床表现】经前或经期小腹冷痛，拒按，得热痛减，经量少，色黯有块，畏寒肢冷，恶心呕吐；舌黯，苔白腻，脉沉紧。

【治法】温经散寒祛湿，化瘀止痛。

【代表方】少腹逐瘀汤加苍术、茯苓、乌药。

3. 湿热瘀阻证

【临床表现】证候：经前或经期小腹疼痛或胀痛，灼热感，或痛连腰骶，或平时小腹疼痛，经前加剧；经血量多或经期延长，色黯红，质稠或夹较多黏液，带下量多，色黄质黏有臭味，或低热起伏，小便黄赤；舌红，苔黄腻，脉滑数。

【治法】清热除湿，化瘀止痛。

【代表方】清热调血汤加蒲公英、薏苡仁。

4. 气血虚弱证

【临床表现】经期或经后小腹隐痛，喜揉喜按，月经量少，色淡，质稀，神疲乏力，面色无华；舌淡，苔薄，脉细弱。

【治法】补气养血，调经止痛。

【代表方】黄芪建中汤加党参、当归。

5. 肝肾亏损证

【临床表现】经期或经后小腹绵绵作痛，经色淡，量少，腰膝酸软，头晕耳鸣；舌质淡，脉沉细弱。

【治法】滋肾养肝，调经止痛。

【代表方】调肝汤加桑寄生、肉苁蓉。

第五节　子宫内膜异位症及子宫腺肌病

一、子宫内膜异位症

具有活性的子宫内膜组织（腺体和间质）出现在子宫内膜以外部位时称为子宫内膜异位症。属于中医“痛经”“癥瘕”“月经不调”“不孕症”等范畴。

（一）西医病因病理

1. 病因　至今不明，主要有子宫内膜种植学说、淋巴及静脉播散学说、体腔上皮化生学说、诱导学说、免疫学说、遗传学说等。

2. 病理　基本病理变化为异位内膜随卵巢激素的变化而发生周期性出血，使周围纤维组织增生和粘连，出现紫褐色斑点或小泡，最后发展为大小不等的紫蓝色结节或包块。病变可因发生部位和程度不同而有所差异。

（1）巨检

①卵巢子宫内膜异位症　最多见。卵巢常与其邻近的组织器官紧密粘连，使其固定在盆腔内。病灶分为微小病灶型和典型病灶型（又称卵巢巧克力囊肿）。

②腹膜子宫内膜异位症　分为色素沉着型（紫蓝色或黑色病灶）和无色素沉着型（红色病变、白色病变等）。

③深部浸润型子宫内膜异位症　是指病灶浸润深度≥ 5mm，常见于宫骶韧带、直肠子宫陷凹、阴道穹隆、直肠阴道膈等。

④其他部位的子宫内膜异位症　可累及消化、泌尿、呼吸系统，形成瘢痕内异症，以及其他少见的远处内异症等。

（2）镜下检查　典型的异位内膜组织可见到子宫内膜上皮、腺体、内膜间质、纤维素及出血等。异位内膜极少发生恶变。

（二）中医病因病机

本病以瘀血阻滞冲任胞宫为基本病机。常见病因病机有气滞血瘀、寒凝血瘀、瘀热互结、痰瘀互结、气虚血瘀、肾虚血瘀。

（三）临床表现

1. 症状　因人而异，且可因病变部位不同而出现不同症状，约有 25% 患者无明显不适。

（1）痛经和下腹痛主要症状是继发性痛经进行性加剧，呈周期性。但也有表现为非周期性的慢性盆腔痛。疼痛程度与病灶大小不一定成正比。有 27% ～ 40% 患者无疼痛症状。

（2）月经失调 15% ～ 30% 患者表现为经量增多、经期延长或经前点滴出血。

（3）不孕发生率为 40%。

（4）性交痛病变累及直肠子宫陷凹、宫骶韧带或因局部粘连导致子宫后倾固定，性交时宫颈受到碰撞及子宫的收缩和向上提升可引起疼痛。

（5）其他肠道子宫内膜异位症可出现腹痛、腹泻、便秘，甚至周期性少量便血，严重者可压迫肠腔引起肠梗阻；异位内膜侵犯泌尿系，可在经期出现尿痛、尿频，但常被痛经症状所掩盖；病灶压迫或侵犯输尿管可引起输尿管阻塞、肾盂积水。剖宫产术后的腹壁瘢痕内异症，术后有周期性腹壁瘢痕疼痛，瘢痕深处可扪及包块，且包块日渐增大，疼痛加剧。

此外，当卵巢子宫内膜异位囊肿破裂时，囊内液流入盆腹腔刺激腹膜，可引起突发性剧烈腹痛，伴恶心、呕吐和肛门坠胀。

2. 体征 较大的卵巢异位囊肿可在腹部或妇检时扪及囊性包块。囊肿破裂时可出现腹膜刺激征。典型盆腔内异症在妇检时发现子宫多后倾固定，直肠子宫陷凹、宫骶韧带或子宫后壁下段扪及触痛性结节，一侧或双侧附件区扪及囊性不活动包块。若病变累及腹壁切口及脐部等其他部位，在相应部位可触及硬韧、不活动、边界不甚清楚的触痛性结节。病变累及直肠阴道膈时可在阴道后穹隆部扪及或看到隆起的紫蓝色斑点、小结节或包块。

（四）诊　断

1. 病史 重点询问月经、妊娠、流产、分娩、家族及手术等病史。

2. 临床表现 育龄妇女有继发性、进行性加剧的痛经和不孕、性交痛，盆腔检查扪及与子宫相连的囊性包块或盆腔内有触痛性结节，即可初步诊断为子宫内膜异位症。

3. 实验室及其他检查 ①影像学检查：B 型超声检查、盆腔 CT、MRI。② CA125 值测定：血清 CA125 值可升高，但一般不超过 200U/mL。③腹腔镜检查：是目前诊断内膜异位症的最佳方法，在腹腔镜下活检即可确诊，并确定临床分期。

（五）西医治疗

1. 期待疗法

2. 对早期轻症的患者可进行定期随访

3. 药物治疗 包括对症治疗和激素抑制疗法，前者多采用前列腺素合成酶抑制剂缓解痛经及盆腔痛。激素抑制疗法是使患者形成假孕或假绝经或药物性卵巢切除状态，导致异位内膜萎缩、坏死而达到治疗的目的。

避孕药常用低剂量高效孕激素和炔雌醇复合制剂。长期连续服用，造成类似妊娠的人工闭经，称为假孕疗法。连续服用 6 ～ 9 个月。适用于轻度内异症患者。

高效孕激素通过抑制垂体促性腺激素分泌，并直接作用于子宫内膜和异位内膜，导致内膜萎缩和闭经。连续应用 6 个月。

假绝经疗法主要应用达那唑、孕三烯酮、促性腺激素释放激素激动剂（GnRH-a）、孕激素受体拮抗剂米非司酮。

4. 手术治疗 目的是去除病灶，恢复正常解剖。适用于药物治疗后症状无缓解、病情加剧或生育功能未恢复者，以及较大的卵巢异位囊肿且迫切希望生育者。

（1）保留生育功能手术　适用于年轻、有生育要求的患者。手术范围为切净或破坏所见的异位内膜灶，分离粘连，保留子宫和附件。

（2）保留卵巢功能手术　切除盆腔内病灶及子宫，保留至少一侧或部分卵巢，又称半根治手术。适用于Ⅲ、Ⅳ期、症状明显且无生育要求的 45 岁以下患者。

（3）根治性手术　将子宫、双侧附件及盆腔内所有异位内膜病灶予以切除和清除。卵巢切除后，体内残留异位内膜灶可逐渐自行萎缩退化直至消失。适用于 45 岁以上重症患者。

（4）手术与药物联合治疗　术前先用药物治疗 3 ～ 6 个月使异位内膜灶缩小、软化，有利于手术操作和缩小手术范围。术后也可给予药物治疗 3 ～ 6 个月以降低复发率。

（六）辨证论治

1. 气滞血瘀证

【临床表现】经前、经行小腹胀痛、拒按，甚或前后阴坠胀欲便；经血紫黯有块，块下痛减，经量或多或少，腹中积块，固定不移，胸闷乳胀，或不孕；舌紫黯或有瘀点、瘀斑，脉弦或涩。

【治法】理气活血，化瘀止痛。

【代表方】膈下逐瘀汤。

2. 寒凝血瘀证

【临床表现】经前或经行小腹冷痛、绞痛，拒按，得热痛减，经行量少，色紫黯，或经血淋沥不净，或月经延期，不孕，下腹结块，固定不移，形寒肢冷，面色青白；舌紫黯，苔薄白，脉沉弦或紧。

【治法】温经散寒，化瘀止痛。

【代表方】少腹逐瘀汤。

3. 瘀热互结证

【临床表现】经前或经期小腹疼痛，有灼热感，拒按，遇热痛增，月经先期、量多、经色深红、质黏稠夹血块，心烦口渴，溲黄便结，或不孕，性交疼痛，盆腔结节包块触痛明显；舌红有瘀点或舌黯红，答黄，脉弦数。

【治法】清热凉血，活血祛瘀。

【代表方】清热调血汤加红藤、薏苡仁、败酱草。

4. 痰瘀互结证

【临床表现】下腹结块，经前、经期小腹掣痛，拒按，婚久不孕，平时形体肥胖，头晕沉重，胸闷纳呆，呕恶痰多，带下量多，色白质黏，无味；舌淡胖而紫黯，或舌边尖有瘀斑、瘀点，苔白滑或白腻，脉细。

【治法】化痰散结，活血逐瘀。

【代表方】苍附导痰汤合桃红四物汤。

5. 气虚血瘀证

【临床表现】经行腹痛，喜按喜温，经量或多或少，色淡质稀，婚久不孕，面色少华，神疲乏力，纳差便溏，盆腔结节包块；舌淡黯，边有齿痕，苔薄白或白腻，脉细无力或细涩。

【治法】滋阴降火，益气活血，化瘀散结。

【代表方】知柏地黄理冲汤。

6. 肾虚血瘀证

【临床表现】经行腹痛，痛引腰骶，月经先后不定期，经量或多或少，色淡黯质稀，或有血块，不孕或易流产，头晕耳鸣，腰膝酸软，性欲减退，盆腔可及结节或包块；舌淡黯或有瘀点，苔薄白，脉沉细而涩。

【治法】补肾益气，活血化瘀。

【代表方】归肾丸合桃红四物汤。

二、子宫腺肌病

当子宫内膜腺体及间质侵入子宫肌层时，称为子宫腺肌病。属中医“痛经”“癥瘕”“月经不调”等范畴。

（一）西医病因病理

1. 病因

多认为由于子宫内膜基底层缺乏黏膜下层，基底层内膜细胞侵入子宫肌层所致。可能由于遗传因素及多次妊娠和分娩时子宫壁的创伤、慢性子宫内膜炎或高水平雌孕激素使基底层子宫内膜侵入肌层为患。

2. 病理

（1）巨检　病灶有弥漫型及局限型两种。多为弥漫性生长，子宫呈均匀增大，剖面见肌层明显增厚且硬，无漩涡状结构，在肌壁中见到粗厚的肌纤维带和微囊腔，腔中偶见陈旧血液。少数病灶呈局限性生长形成结节或团块，似肌壁间肌瘤，称子宫腺肌瘤。腺肌瘤不同于肌瘤之处在于其周围无包膜存在。

（2）镜检　特征为肌层内有呈岛状分布的异位内膜腺体与间质。因异位内膜细胞属基底层内膜，对卵巢激素特别是孕激素不敏感，故异位腺体常处于增生期，偶见分泌期改变。

（二）中医病因病机

参见子宫内膜异位症。

（三）临床表现

主要表现为经量增多、经期延长以及进行性加剧的痛经。妇科检查时子宫呈均匀性增大或有局限性结节隆起，质硬有压痛，经期压痛尤著。

（四）诊　断

根据临床症状与体征可做出初步诊断，B型超声和MRI检查有一定帮助，确诊需行组织病理学检查。

（五）西医治疗

1. **药物治疗**　症状较轻可用非留体类抗炎药等对症治疗；对年轻、有生育要求及近绝经期患者可用GnRH-a制剂，可导致人工绝经，使子宫缩小和缓解症状，但停药后易复发。

2. **手术治疗**　若症状严重，无生育要求，或药物治疗无效者应行全子宫切除术，卵巢是否保留取决于患者年龄和卵巢有无病变。对年轻或希望生育者可试行病灶剜除术。

（六）中医辨证论治

参考子宫内膜异位症。

第六节　经前期综合征

一、中医对经前期综合征的认识

中医学无此专门病名，散在记载于“经行头痛”“经行乳房胀痛”“经行发热”“经行身痛”“经行泄泻”“经行浮肿”等范畴。《中医妇科学》将本病称为“月经前后诸证”。

妇女行经之前，阴血下注冲任，血海充盈，冲气旺盛而全身阴血相对不足，脏腑功能失调，气血失和，易出现一系列证候。常见的病因病机有肝郁气滞、肝肾阴虚、脾肾阳虚、心脾气虚、瘀血阻滞等。

二、临床表现

1. **病史**　该病常因家庭不和，或工作紧张而诱发，与精神心理因素密切相关。

2. **症状**　①躯体症状：表现为头痛、乳房胀痛、腹部胀满、肢体浮肿、体重增加、运动协调功能减退。②精神症状：易怒、焦虑、抑郁、情绪不稳定、疲乏以及饮食、睡眠、性欲改变。③行为改变：思想不集中、工作效率低、意外事故倾向，易有犯罪行为或自杀意图。

3. **体征**　每随月经周期见颜面及下肢凹陷性水肿，体重增加，或乳房胀痛，且有触痛性结节，或口腔黏膜溃疡，或见荨麻疹、痤疮。

三、辨证论治

1. 肝郁气滞证

【临床表现】经前乳房、乳头胀痛，胸闷胁胀，精神抑郁，头晕目眩，烦躁易怒，或少腹胀痛；舌质红或紫黯，脉弦。

【治法】疏肝解郁，理气止痛。

【代表方】柴胡疏肝散。

2. 肝肾阴虚证

【临床表现】经前、经期头晕头痛，烦躁失眠，口干不欲饮，烘热汗出，腰酸腿软，肢体麻木，口舌糜烂；舌红少苔，脉细数。

【治法】滋肾养肝，清热降火。

【代表方】知柏地黄丸。

3. 脾肾阳虚证

【临床表现】经前、经期面目、四肢浮肿，经行泄泻，腰腿酸软，身倦无力，形寒肢冷；舌淡，苔白滑，脉沉缓。

【治法】健脾温肾。

【代表方】健固汤合四神丸。

4. 心脾气虚证

【临床表现】经行或经后发热，形寒，自汗，神疲肢软，少气懒言，心悸怔忡，失眠多梦，经行感冒，或发风疹；舌淡苔薄，脉弱无力。

【治法】健脾升阳，益气固表。

【代表方】归脾汤。

5. 瘀血阻滞证

【临床表现】经前、经期身痛，腰膝关节酸痛，得热痛减，经行量少，色黯，或有血块，巅顶胀痛；舌红苔白，脉沉紧或沉涩。

【治法】温经通络，活血散瘀。

【代表方】趁痛散。

第七节 绝经综合征

绝经综合征是指妇女绝经前后出现性激素波动或减少所致的一系列躯体及精神心理症状。临床以月经改变、血管舒缩症状、精神神经症状、泌尿生殖道症状、心血管疾病、骨质疏松为特征。属于中医“绝经前后诸证”“经期前后诸证”范畴。

一、内分泌变化

1. 雌激素 整个绝经过渡期雌激素不呈逐渐下降趋势，而是在卵泡发育停止时，雌激素水平才下降。

2. 孕酮 在绝经过渡期卵泡期发育时间长，黄体功能不全，孕酮量减少。绝经后卵巢不再分泌孕酮，极少量孕酮可能来自肾上腺。

3. 雄激素 绝经后产生的雄激素是睾酮和雄烯二酮。

4. 促性腺激素 绝经后 FSH、LH 明显升高，FSH 升高更为显著，FSH/LH ＞ 1。

5. 促性腺激素释放激素 绝经后 GnRH 分泌增加，并与 LH 相平衡。

6. 抑制素 绝经后妇女血抑制素浓度下降，较雌二醇下降早且明显。

二、中医病因病机

主要为绝经前，天癸将绝，肾气渐虚，肾阴阳失调，易波及其他脏腑，而其他脏腑病变，久必及肾，故本病之本在肾，常累及心、肝、肾等多脏、多经，致使本病证候复杂。常见病因病机是肝肾阴虚、肾虚肝郁、心肾不交和肾阴阳两虚。

三、临床表现

1. 症状

（1）近期症状 ①月经紊乱：表现为月经周期不规则、经期持续时间长及经量增多或减少。②血管舒缩症状：主要是潮热、汗出，为雌激素减低的特征性症状。③自主神经失调症状：常出现心悸、眩晕、头痛、失眠、耳鸣等。④精神神经症状：表现为激动易怒、焦虑不安或情绪低落等。

（2）远期症状 ①泌尿生殖道症状：出现阴道干燥、性交困难及反复阴道感染等泌尿生殖道萎缩症状，排尿困难、尿痛、尿急等反复发生的尿路感染。②骨质疏松：50 岁以上妇女半数以上会发生骨质疏松，多在绝经后 5 ～ 10 年内，最常发生在椎体。③阿尔茨海默症：是老年性痴呆的主要类型。绝经后期妇女比老年男性罹患率高，可能与雌激素水平降低有关。④心血管病变：绝经后妇女动脉硬化、冠心病较绝经前明显增加。

2. 体征 随着绝经年限的增长，妇科检查可见内外生殖器官不同程度萎缩。

四、西医治疗

（一）性激素补充疗法（HRT）

1. 适应证 ①有血管舒缩功能不稳定及泌尿生殖道萎缩症状。②低骨量及绝经后骨质疏松症。③有精神神经症状者。

2. 禁忌证 ①原因不明的阴道流血或子宫内膜增生。②已知或怀疑妊娠、乳腺癌及与性激素相关的恶性肿瘤。③6个月内有活动性血栓病。④严重肝肾功能障碍、血卟啉症、耳硬化症、系统性红斑狼疮。⑤与孕激素相关的脑膜瘤。

3. 方法 在卵巢功能开始减退及出现相关症状后即可应用。停止HRT治疗时，一般应缓慢减量或间歇用药，逐步停药。以雌激素为主，辅以孕激素。常用雌激素有口服戊酸雌二醇、结合雌激素、尼尔雌醇。

①连续序贯法：以28日为一个治疗周期，雌激素不间断应用，孕激素于周期第15～28天应用。周期之间不间断。本方案适用于绝经3～5年内妇女。②周期序贯法：以28日为一个治疗周期，第1～10日每天给予雌激素，第11～21天内给予孕激素，第22～28天停药。孕激素用药结束后，可发生撤退性出血。本方案适用于围绝经期及卵巢早衰的妇女。③连续联合治疗：每日给予雌激素和孕激素，发生撤退性出血的概率低。适用于绝经多年的妇女。④单一雌激素治疗：适用于子宫切除术后或先天性无子宫的卵巢功能低下妇女。⑤单一孕激素治疗：适用于绝经过渡期或绝经后症状严重且有雌激素禁忌证的妇女。

（二）非激素类药物

对有血管舒缩症状及精神神经症状者，可口服盐酸帕罗西汀；防治骨质疏松可选用钙剂和维生素D、降钙素、双磷酸盐类等制剂。

五、辨证论治

1. 肝肾阴虚证

【临床表现】经断前后，阵发性烘热汗出，头晕目眩，腰膝酸软，口燥咽干，月经紊乱，月经先期，月经量时多时少，色鲜红，质稠，失眠多梦，健忘，阴部干涩，或皮肤干燥、瘙痒感觉异常，溲黄便秘；舌红，少苔，脉细数。

【治法】滋养肝肾，育阴潜阳。

【代表方】杞菊地黄丸去泽泻。

2. 肾虚肝郁证

【临床表现】经断前后，阵发性烘热汗出，腰膝酸软，烦躁易怒，情绪异常，头晕耳鸣，乳房胀痛，月经紊乱，或胸闷善叹息；舌淡红或偏黯，苔薄白，脉弦细。

【治法】滋肾养阴，疏肝解郁。

【代表方】一贯煎。

3. 心肾不交证

【临床表现】经断前后，心悸怔忡，心烦不宁，腰膝酸软，多梦易惊，烘热汗出，眩晕耳鸣，失眠健忘，月经紊乱，量少，色鲜红；舌质偏红，少苔，脉细数。

【治法】滋阴降火，交通心肾。

【代表方】天王补心丹去人参、朱砂，加太子参、桑椹。

4. 肾阴阳两虚证

【临床表现】经断前后，时而烘热汗出，时而畏寒肢冷，腰酸乏力，头晕耳鸣，浮肿便溏，月经紊乱，月经过多或过少，淋沥不断，或突然暴下如注，色淡或黯，舌淡，苔薄，脉沉弱。

【治法】健脾升阳，益气固表。

【代表方】二仙汤合二至丸。

第七单元　带下病与女性生殖系统炎症

第一节　带下病

一、带下过多

（一）中医病因病机

本病多由湿邪伤及任、带二脉，使任脉不固、带脉失约所致。湿邪是导致本病的主要原因，有内湿、外湿之别。脾、肾、肝三脏功能失调是产生内湿之因。脾虚失运，水湿内生；肾阳虚衰，气化失常，水湿内停；肝郁侮脾，肝火夹脾湿下注，皆可导致带下过多。外湿多由久居湿地、涉水淋雨、摄生不慎及不洁性交等导致。

（二）临床表现

1. **症状** 带下增多，伴有带下的色、质、气味异常，或伴有外阴瘙痒、灼热、疼痛，或兼有尿频尿痛等症状。

2. **体征** 各类阴道炎、宫颈炎、盆腔炎性疾病的体征。

（三）辨证论治

1. 脾虚证

【临床表现】带下量多，色白或淡黄，质稀薄，或如涕如唾，绵绵不断，无臭，面色㿠白或萎黄，四肢倦怠，脘胁不舒，纳少便溏，或四肢浮肿。舌淡胖苔白或腻，脉细缓。

【治法】健脾益气，升阳除湿。

【代表方】完带汤（《傅青主女科》）。

若有腰酸等肾虚症状，加杜仲、续断、菟丝子以补肾；带多日久、滑脱不止者，加金樱子、芡实、海螵蛸、白果固涩止带；湿蕴化热者，用易黄汤健脾祛湿、清热止带。

2. 肾阳虚证

【临床表现】带下量多，绵绵不断，质清稀如水，腰酸如折，畏寒肢冷，小腹冷感，面色晦暗，小便清长，或夜尿多，大便溏薄。舌质淡苔白润，脉沉迟。

【治法】温肾培元，固涩止带。

【代表方】内补丸（《女科切要》）。

便溏者，去肉苁蓉，加补骨脂、肉豆蔻固肾涩肠；带下如崩者，加鹿角霜、莲子、白芷金樱子固涩止带。

3. 阴虚夹湿证

【临床表现】带下量多，色黄或赤白相兼，质稠，有气味，阴部有灼热感，或阴部瘙痒，腰腿软，头晕耳鸣，五心烦热，咽干口燥，或烘热汗出，失眠多梦。舌质红苔少或黄腻，脉细数。

【治法】滋阴益肾，清热利湿。

【代表方】知柏地黄丸（《医方考》）。

失眠多梦者，加柏子仁、酸枣仁养心安神；咽干口燥者，加沙参、麦冬滋阴润燥；五心烦热者，加地骨皮、银柴胡清虚热；头晕目眩者，加菊花、钩藤平肝明目；舌苔厚腻者，加薏仁、扁豆、车前子以利湿。

4. 湿热下注证

【临床表现】带下量多，色黄或呈脓性，质黏稠，有臭气，或带下色白质黏，呈豆渣样，外阴瘙痒，小腹作痛，口苦口腻，胸闷纳呆，小便短赤。舌红苔黄腻，脉滑数。

【治法】清热利湿，解毒杀虫。

【代表方】止带方（《世补斋·不谢方》）。

肝经湿热明显者，用龙胆泻肝汤；湿浊偏盛者，用萆薢渗湿汤。

5. 湿毒蕴结证

【临床表现】带下量多，黄绿如脓，或赤白相兼，或五色杂下，质黏腻，臭秽难闻；小腹疼痛，腰骶酸痛，烦热头晕，口苦咽干，小便短赤，大便干结。舌红苔黄或黄腻，脉滑数。

【治法】清热解毒，杀虫祛湿。

【代表方】五味消毒饮（《医宗金鉴》。

若湿毒重症，加土茯苓、败酱草、鱼腥草、薏仁、连翘以加强清热祛湿解毒之力。

二、带下过少

（一）中医病因病机

本病的主要病机是阴液不足，不能渗润阴道。

（二）临床表现

1. **症状** 带下过少，甚至全无，阴道干涩、痒痛，甚至阴道萎缩，或伴有头昏腰酸，胸闷心烦，性功能减退，月经后期、量少等。

2. **体征** 妇科检查可见阴道黏膜皱褶明显减少或消失，或阴道壁黏膜菲薄充血，分泌物极少，宫颈、宫体或有萎缩。

（三）辨证论治

1. 肝肾亏损证

【临床表现】带下过少，甚至全无，阴部干涩灼痛，或伴阴痒，阴部萎缩，性交疼痛；头晕耳鸣，腰膝酸软，烘热汗出，烦热胸闷，夜寐不安，小便黄，大便干结。舌红少苔，脉细数或沉弦细。

【治法】滋补肝肾，养精益血。

【代表方】左归丸（《景岳全书》）加知母、肉苁蓉紫河车、麦冬。

若为阴虚阳亢而见头痛甚者，加天麻、钩藤、石决明滋阴潜阳；心火偏盛者，加黄连、炒酸枣仁、青龙齿清心降火；皮肤瘙痒者，加蝉蜕、防风、白蒺藜；大便干结者，加生地黄、玄参、何首乌。

2. 血枯瘀阻证

【临床表现】带下过少，甚至全无，阴中干涩，阴痒，面色无华，头晕眼花，心悸失眠，神疲乏力，或经行腹痛，经色紫暗，有血块，肌肤甲错，或下腹有包块。舌质暗、边有瘀点瘀斑，脉细涩。

【治法】补血益精，活血化瘀。

【代表方】小营煎（《景岳全书·新方八阵》）加丹参、桃仁、牛膝。

小腹疼痛明显者，加五灵脂、延胡索化瘀止痛；下腹有包块者，加鸡血藤、三棱、莪术活血消癥；大便干结者，加胡麻仁、何首乌润燥通便。

第二节 前庭大腺炎症

一、中医病因病机

常见病因病机包括湿热下注、湿毒浸渍和肝肾阴虚。

二、临床表现

1. **症状** 外阴瘙痒，或灼热，或痒痛，排尿时疼痛加剧，或阴部干涩，灼热瘙痒。

2. **体征** 外阴皮肤黏膜红肿、溃疡、糜烂、脓水淋沥，严重者可有腹股沟淋巴结肿大，压痛，体温升高等一系列急性炎症反应。

三、辨证论治

1. 湿热下注证

【临床表现】外阴肿痛，灼热或瘙痒，充血或有糜烂、溃疡，带下增多，色黄质稠，气味秽臭，伴烦躁易怒，口干口苦；舌苔黄腻，脉弦数。

【治法】清热利湿，杀虫止痒。

【代表方】龙胆泻肝汤去木通，加苦参、虎杖。

2. 湿毒浸渍证

【临床表现】外阴灼痛，肿胀，充血，溃疡，渗流脓水，带下增多，色黄秽臭，尿黄便秘；舌红，苔黄糙，脉滑数。

【治法】清热解毒，除湿止痒。

【代表方】五味消毒饮加土茯苓、蚤休、薏仁、萆薢。

3. 肝肾阴虚证

【临床表现】阴部干涩、瘙痒，五心烦热，头晕目眩，烘热汗出，腰酸耳鸣；舌红少苔，脉细数。

【治法】滋肾降火，调补肝肾。

【代表方】知柏地黄汤加当归、白鲜皮、制首乌。

四、阴痒的中医外治法

1. 塌痒汤水煎熏洗，适用于湿虫滋生证。
2. 蛇床子散水煎，趁热先熏后坐浴。
3. 苦参汤水煎熏洗。
4. 珍珠散研细末外用。

第三节 阴道炎症

一、西医病因

1. **滴虫阴道炎** 病原体为阴道毛滴虫引起。有直接传播、间接传播、医源性传播。
2. **外阴阴道假丝酵母菌病** 假丝酵母菌为致病菌。感染途径为内源性传染、性交、衣物传染。
3. **细菌性阴道病** 加德纳菌、厌氧菌及人型支原体，与频繁性交或阴道灌洗有关。
4. **萎缩性阴道炎** 卵巢功能减退，阴道上皮糖原减少，抵抗力下降，致病菌过度繁殖。

二、中医病因病机

常见病因病机：肝经湿热、滋生湿虫。

三、临床表现

（一）滴虫阴道炎

1. **症状** 白带多，呈灰黄色稀薄泡沫状。阴道口及外阴瘙痒，或有灼热，疼痛，性交痛等。
2. **体征** 阴道黏膜点状充血，后穹隆有多量灰黄色稀薄脓性分泌物，多呈泡沫状。

（二）外阴阴道假丝酵母菌病

1. **症状** 白带增多，呈白色凝乳状或豆渣样。外阴及阴道奇痒灼痛、性交痛。
2. **体征** 阴道黏膜附有白色膜状物，擦去后见黏膜充血红肿。

（三）细菌性阴道病

1. **症状** 分泌物增多，灰白色稀薄，有鱼腥臭味。性交后加重可伴有轻度外阴瘙痒或烧灼感。坠胀，有灼痛感、瘙痒。尿痛及性交痛。
2. **体征** 检查可见阴道黏膜无红肿、充血等炎症反应，分泌物易从阴道壁拭去。

（四）萎缩性阴道炎

1. **症状** 阴道分泌物增多，多呈水状，外阴瘙痒，灼热，干涩感。
2. **体征** 外阴、阴道潮红、充血、萎缩，呈老年性改变，黏膜皱襞消失，上皮平滑、菲薄。

四、诊　断

（一）滴虫阴道炎

1. **病史** 不洁性交史或滴虫污染源接触史。
2. **症状** 特点白带多，呈灰黄色稀薄泡沫状。
3. **实验室检查及其他检查** 阴道分泌物中找到滴虫即可确诊。

（二）外阴阴道假丝酵母菌病

1. **病史** 长期服用避孕药物及抗生素、妊娠期妇女、有糖尿病史及不洁性接触史等。
2. **症状特点** 白带多，呈凝乳状或豆渣样。
3. **实验室检查及其他检查** 阴道分泌物镜检找到芽孢或假菌丝即可诊断。

（三）细菌性阴道病

灰白色、均质、稀薄、腥臭味白带；阴道 pH ＞ 4.5（pH 多为 5.0 ～ 5.5）；胺臭味试验阳性；或分泌物加生理盐水见到线索细胞。上述 4 项中 3 项阳性即可诊断。

（四）萎缩性阴道炎

1. **病史** 自然绝经、人工绝经的妇女，其他原因引起的雌激素水平不足。
2. **症状特点** 阴道分泌物增多及外阴瘙痒、灼热感。
3. **实验室检查及其他检查** 阴道分泌物 pH 值增高，血雌激素水平明显低下。

五、西医治疗

（一）滴虫阴道炎

1. **全身用药** 口服甲硝唑。

2. **局部治疗** 1%乳酸或0.5%醋酸液冲洗阴道；甲硝唑栓每晚塞入阴道，10日为一疗程。

（二）外阴阴道假丝酵母菌病

1. **一般治疗** 2%～3%苏打液冲洗外阴及阴道或坐浴。

2. **局部用药** 制霉菌素、酮康唑、克霉唑、咪康唑栓等局部外用。

3. **全身用药** 口服伊曲康唑、氟康唑。

（三）萎缩性阴道炎

1. **阴道冲洗** 1%乳酸或0.5%醋酸液冲洗阴道。

2. **局部用药** 己烯雌酚片或甲硝唑放入阴道。

3. **全身用药** 口服己烯雌酚或尼尔雌醇。

（四）细菌性阴道病

1. **全身用药** 口服甲硝唑，7日为1疗程，连续应用3个疗程。

2. **局部用药** 甲硝唑栓或2%克林霉素软膏。

（五）辨证论治

1. 肝经湿热证

【临床表现】带下多，色白或黄，呈泡沫状或黄绿如脓，甚或杂有赤带，有臭味，外阴瘙痒，头晕目胀，心烦口苦，胸胁、少腹胀痛，尿黄便结；舌质红，苔黄腻，脉弦数。

【治法】清热利湿，杀虫止痒。

【代表方】龙胆泻肝汤加苦参、百部、蛇床子。

2. 滋生湿虫证

【临床表现】阴部瘙痒，如虫行状，甚则奇痒难忍，灼热疼痛，带下量多，色黄呈泡沫状，或色白如豆渣状，臭秽，心烦少寐，胸闷呃逆，口苦咽干，小便黄赤；舌红，苔黄腻，脉滑数。

【治法】清热利湿，解毒杀虫。

【代表方】萆薢渗湿汤加苦参、防风。

第四节　子宫颈炎症

一、西医病因病理

1. **病因** 包括病原体感染如淋病奈瑟菌、沙眼衣原体、生殖支原体、葡萄球菌、链球菌、大肠埃希菌、厌氧菌等。也可由机械性刺激或损伤并发感染而发病。

2. **病理** 包括急性宫颈炎和慢性宫颈炎。后者有宫颈糜烂、宫颈息肉、宫颈黏膜炎、宫颈肥大、宫颈腺囊肿5种病理类型。

二、临床表现

1. **症状** 急性宫颈炎多无症状或阴道分泌物增多呈黏液脓性，伴有外阴瘙痒及灼热感。慢性宫颈炎表现阴道分泌物增多，呈乳白色黏液状，或呈淡黄色脓性，或有血性白带或性交后出血，伴腰腹坠痛。

2. **体征** 宫颈充血、水肿、黏膜外翻，黏液脓性分泌物从宫颈管流出。慢性宫颈炎可见宫颈有不同程度的糜烂、肥大、充血、水肿，或质硬，或见息肉、裂伤及宫颈腺囊肿。

3. 诊断

（1）病史 常有分娩、流产、手术感染史，不洁性生活、宫颈损伤或病原体感染等病史。

（2）临床表现 阴道分泌物增多，呈黏液脓性或乳白色黏液状，甚至有血性白带或性交后出血，或伴有外阴瘙痒或腰酸，下腹坠痛。

（3）妇科检查 可见宫颈充血、水肿、黏膜外翻，有脓性白带从宫颈口流出，量多；宫颈有不同程度的糜烂、肥大、息肉、裂伤或宫颈腺囊肿。

（4）实验室及其他检查 ①实验室检查阴道分泌物检查白细胞增多，宫颈刮片或做 TCT 宫颈细胞学检查。②辅助检查：B 型超声、彩色超声多普勒了解宫颈及盆腔情况。阴道镜检查或活检。

三、西医治疗

针对病原体选用抗生素。淋病奈瑟菌性宫颈炎常用药物如头孢曲松钠、头孢克肟或氨基糖苷类。治疗沙眼衣原体药物主要有四环素类如多西环素、红霉素类如阿奇霉素、喹诺酮类如氧氟沙星。临床常同时选用抗淋病奈瑟菌药物和抗衣原体药物。

（一）宫颈糜烂

1. 药物疗法可用中药局部治疗。
2. 物理疗法临床常用方法有激光、冷冻、电熨、微波及红外线凝结等。
3. 手术治疗 LEEP 刀技术（环形电切术）。适于糜烂面较深、较广或累及宫颈管者。

（二）宫颈息肉

行息肉摘除术，将切除组织送病理。

（三）宫颈黏膜炎

根据宫颈管分泌物培养及药敏试验结果选用相应抗感染药物。

（四）宫颈腺囊肿

若囊肿大，或合并感染，可用微波或激光治疗。

四、辨证论治

1. 热毒蕴结证

【临床表现】带下量多，色黄或黄绿如脓，质稠，或夹血色，或浑浊如米泔，臭秽，小腹胀痛，腰骶酸楚，小便黄赤，或有阴部灼痛、瘙痒；舌红，苔黄，脉滑数。

【治法】清热解毒，燥湿止带。

【代表方】止带方合五味消毒饮。

2. 湿热下注证

【临床表现】带下量多，色黄或黄白相兼，质稠有臭味，少腹胀痛，胸胁胀痛，心烦易怒，口干口苦但不欲饮；舌红，苔黄腻，脉滑数。

【治法】疏肝清热，利湿止带。

【代表方】龙胆泻肝汤去木通。

3. 脾虚湿盛证

【临床表现】带下量多，色白或淡黄，质稀或如涕如唾，无臭味，面色萎黄，精神倦怠，小腹坠胀，纳差便溏；舌淡胖有齿痕，苔薄白或腻，脉缓弱。

【治法】健脾益气，升阳除湿。

【代表方】完带汤。

4. 肾阳虚损证

【临床表现】带下量多，色白质稀，清冷如水，淋沥不止，面色晦暗，腰脊酸楚，形寒肢冷，大便稀薄或五更泄泻，尿频清长，或夜尿增多；舌质淡，苔薄白或润，脉沉迟。

【治法】温肾助阳，涩精止带。

【代表方】内补丸。

第五节　盆腔炎性疾病

一、西医病因病理

（一）病　因

1. 产后体虚，如产道损伤或出血过多或胎盘胎膜残留等，病原体易侵入宫腔而引起感染。

2. 宫腔操作如放置节育器、刮宫术或生殖道原有慢性炎症，手术干扰引起感染并扩散。

3. 经期及产褥期卫生不良，可使病原体侵入宫腔而引起炎症。

4. 下生殖道感染如淋病奈瑟菌性宫颈炎、衣原体性宫颈炎等，上行蔓延致盆腔炎性疾病。

5. 邻近器官炎症直接蔓延如阑尾炎、腹膜炎、膀胱炎等。

6. 盆腔炎性疾病再次感染，导致急性发作。

（二）病　理

1. 急性子宫内膜炎及子宫肌炎，内膜充血、水肿、渗出，严重者坏死、脱落形成溃疡。

2. 急性输卵管炎、输卵管积脓、输卵管卵巢脓肿，轻者输卵管轻度充血、肿胀、略增粗；重者输卵管明显增粗、弯曲，纤维素性脓性渗出物增多，造成与周围组织粘连。

3. 急性盆腔结缔组织炎及盆腔腹膜炎，结缔组织充血、水肿，可导致血栓静脉炎或形成阔韧带脓肿，蔓延至盆腔腹膜时，可致急性盆腔腹膜炎或盆腔脓肿，造成急性弥漫性腹膜炎。

4. 当病原体毒性强、数量多、患者抵抗力降低时，可发展为败血症、脓毒血症，甚至导致感染性休克而使患者死亡。

5. 淋病奈瑟菌及衣原体感染均可引起肝周围炎，肝包膜水肿，吸气时右上腹疼痛。

二、中医病因病机

常见病因病机为热毒炽盛、湿热瘀结。

三、临床表现

1. **症状**　下腹疼痛伴发热，甚至高热、寒战，阴道分泌物增多，呈脓性，秽臭。

2. **体征**　急性病容，体温升高，心率增快，下腹部有肌紧张、压痛及反跳痛，肠鸣音减弱或消失。妇科检查：阴道充血，有大量脓性分泌物，穹隆明显触痛。宫颈充血、水肿，举痛明显，宫体稍大，较软，压痛，活动受限。输卵管压痛明显，有时扪及包块。

四、诊　断

1. **病史**　有妇产科手术史、盆腔炎病史；或经期、产后不注意卫生、房事不洁等。

2. **临床表现**　高热、下腹痛、阴道分泌物增多，下腹部肌紧张、压痛、反跳痛。

3. **实验室及其他检查**　①实验室检查：白细胞升高，红细胞沉降率升高，血 C- 反应蛋白升高。阴道分泌物见大量白细胞，后穹隆穿刺可吸出脓液。分泌物、穿刺液、血液培养可检测病原体。②辅助检查：B 型超声检查提示盆腔内有炎性渗出液或肿块。

五、西医治疗

1. **抗生素治疗**　根据药敏试验选用抗生素。病原体多为需氧菌、厌氧菌及衣原体混合感染，故抗生素多采用广谱抗生素及联合用药。常用药有青霉素类、头孢菌素类、氨基糖苷类、大环内酯类、四环素类、喹诺酮类、硝咪唑类、克林霉素及林可霉素等。

2. **手术治疗**　如经药物治疗无效、输卵管积脓或输卵管卵巢脓肿持续存在或脓肿破裂，可考虑手术治疗。根据情况选择经腹手术或腹腔镜手术。手术范围应根据病变范围、患者年龄、一般状态等全面考虑。原则以切除病灶为主。

六、辨证论治

1. 热毒炽盛证

【临床表现】高热恶寒，甚或寒战，头痛，下腹疼痛拒按，口干口苦，精神不振，恶心纳少，大便秘结，小便黄赤，带下量多，色黄如脓，秽臭；舌质红，苔黄糙或黄腻，脉洪数或滑数。

【治法】清热解毒，化瘀止痛。

【代表方】五味消毒饮合大黄牡丹皮汤。

若病在阳明，身热面赤，恶热汗出，口渴脉洪数，可选白虎汤加清热解毒之品。若热毒已入营血，高热神昏，烦躁谵语，下腹痛不减，斑疹隐隐，舌红绛，苔黄燥，脉弦细数，宜选清营汤加减。

2. 湿热瘀结证

【临床表现】下腹部疼痛拒按或胀满，热势起伏，寒热往来，带下量多、色黄、质稠、味臭秽，或经量增多、淋沥不止，大便溏或燥结，小便短赤；舌红有瘀点，苔黄厚，脉滑数。

【治法】清热利湿，化瘀止痛。

【代表方】仙方活命饮加薏苡仁、冬瓜仁。

第八单元　外阴上皮内非瘤样病变

第一节　外阴慢性单纯性苔藓

一、中医病因病机

常见病因病机是肝郁气滞和湿热下注。

二、临床表现

1. **症状**　外阴瘙痒剧烈，甚则坐卧不安，影响睡眠，或伴灼热疼痛。

2. **体征**　病变早期皮肤黯红或粉红，角化过度则呈白色。病损范围主要累及大阴唇、阴唇间沟、阴蒂包皮、阴唇后联合等处，常呈对称性。局部皮肤增厚似皮革或苔藓样变。

三、辨证论治

1. 肝郁气滞证

【临床表现】外阴瘙痒、干燥、灼热疼痛，局部皮肤粗糙、增厚或皲裂、脱屑、溃疡，或色素减退，性情抑郁，经前乳房胀痛，胸闷嗳气，两胁胀痛；舌质黯，苔薄，脉细弦。

【治法】疏肝解郁，养血通络。

【代表方】黑逍遥散去生姜，加川芎。

2. 湿热下注证

【临床表现】外阴奇痒，灼热疼痛，带下量多，色黄气秽，局部皮肤黏膜粗糙肥厚或破损溃疡，渗流黄水，胸闷烦躁，口苦口干，溲赤便秘；舌红，苔黄腻，脉弦数。

【治法】清热利湿，通络止痒。

【代表方】龙胆泻肝汤去木通。

第二节　外阴硬化性苔藓

一、中医病因病机

外阴硬化性苔藓的常见病因病机有肝肾阴虚、血虚化燥和脾肾阳虚。

二、临床表现

1. **症状**　外阴瘙痒，或无不适，晚期出现性交困难。

2. **体征**　检查时见大小阴唇、阴蒂包皮、阴唇后联合及肛周皮肤色素减退呈粉红或白色，萎缩变薄，干燥皲裂。晚期皮肤菲薄，阴道口挛缩狭窄，甚至仅容指尖。

三、辨证论治

1. 肝肾阴虚证

【临床表现】外阴干燥瘙痒，夜间尤甚，局部皮肤萎缩，色素减退或消失，变白或粉红，干燥薄脆，阴道口缩小，伴头晕目眩，双目干涩，腰膝酸楚；舌红，苔少，脉细或细数。

【治法】补益肝肾，养荣润燥。

【代表方】归肾丸合二至丸。

2. 血虚化燥证

【临床表现】外阴干燥瘙痒，变薄，变白，脱屑，皲裂，阴唇、阴蒂萎缩或粘连，头晕眼花，心悸怔忡，气短乏力，面色萎黄；舌淡，苔薄，脉细。

【治法】益气养血，润燥止痒。

【代表方】人参养荣汤。

3. **脾肾阳虚证**

【临床表现】外阴瘙痒，局部皮肤黏膜薄脆，变白，弹性减弱，腰背酸楚，小便频数，四肢欠温，形寒畏冷，面浮肢肿，纳差便溏，性欲淡漠；舌淡胖，苔薄白或薄润，脉沉细无力。

【治法】温肾健脾，养血润燥。

【代表方】右归丸加黄芪、白术。

第九单元　妊娠病

妊娠期间，发生与妊娠有关的疾病，称妊娠病，亦称胎前病。妊娠病不但影响孕妇的健康，妨碍妊娠的继续和胎儿的正常发育，甚至威胁生命，因此必须重视妊娠病的预防和治疗。

一、发病机理

1. **阴血亏虚**　阴血素虚，孕后血聚胞宫以养胎元，阴血益虚，可致阴虚阳亢而发病。

2. **气机阻滞**　素多忧郁，气机不畅，胎体渐长，易致气机升降失常，气滞则血瘀、水停而致病。

3. **脾肾虚损**　肾虚则精亏血少，胎失所养；或肾气虚弱，胎失所系，胎元不固。脾虚则气血乏源，胎失所养；或脾虚湿聚，泛溢肌肤或水停胞中为患。

4. **冲气上逆**　孕后经血不泻，下聚冲任、胞宫以养胎元，冲脉气盛，冲气易夹胃气或肝气上逆而发病。

二、治疗原则

妊娠病的治疗原则，以胎元正常与否为前提。①胎元正常者，治病与安胎并举。②胎元不正，胎堕难留，或胎死不下，或孕妇有病不宜继续妊娠者，宜从速下胎以益母。

三、注意事项

诊治过程中需注意：①首先确定妊娠，并根据症状及检查所见，确定为何种妊娠病。②辨明母病胎病：如因母病而致胎不安者，当重在治疗母病，母病去则胎自安；若因胎不安而致母病者，应重在安胎，胎安则母病自愈。③选方用药须时刻顾护胎元。

第一节　自然流产

妊娠不足 28 周，胎儿体重少于 1000g 而终止者称流产。其中发生在妊娠 12 周前者称早期流产；发生于妊娠 12 ～ 28 周者称晚期流产。流产分为自然流产和人工流产。

一、中医有关流产的概念（胎漏、胎动不安、堕胎、小产、滑胎）

妊娠期阴道少量流血，时下时止，或淋沥不断，而无腰酸腹痛者，称为“胎漏”，或“胞漏”“漏胎”等。妊娠期出现腰酸腹痛，胎动下坠，或阴道少量流血者，称为“胎动不安”，或“胎气不安”。若腹痛加剧，阴道’流血增多或有流液，腰酸下坠，势有难留者，称“胎动欲堕”。妊娠 12 周内胚胎自然殒堕者，称“堕胎”妊娠 12 ～ 28 周内胎儿已成形而自然殒堕者，称为“小产”，或“半产”。凡堕胎或小产连续发生 3 次或 3 次以上者，称为“滑胎”，亦称“屡孕屡堕”或“数堕胎”。

二、西医病因

1. **胚胎因素**　早期流产染色体异常者占 50% ～ 60%，包括数目异常或结构异常。除遗传因素外，感染、药物等因素也可引起染色体异常。染色体异常的胚胎多数会发生流产，即使极少数妊娠至足月，出生后会发生某些功能缺陷或畸形。

2. **母体因素**　包括全身性疾病、内分泌失调、生殖器官疾病和创伤刺激。

3. **环境因素**　砷、铅、甲醛、苯、氯丁二烯、氧化乙烯等化学和放射性物质过多接触。

4. **免疫因素**　母儿双方免疫不适应而导致母体排斥胎儿可致流产。

三、类型及临床表现

1. **先兆流产**　指妊娠 28 周前出现少量阴道流血，下腹痛或腰背痛。妇科检查：子宫颈口未开，胎膜未破，子宫大小与停经周数相符。经治疗及休息后症状消失，可继续妊娠。中医称“胎漏”“胎动不安”。若阴道流血量增多或下腹痛加剧，可发展为难免流产。

2. **难免流产** 一般由先兆流产发展而来，阴道流血增多，阵发性腹痛加重，或胎膜破裂出现阴道流水。妇科检查：子宫颈口已扩张，有时宫颈口可见胚胎组织或羊膜囊堵塞，子宫与妊娠周数相符或略小。中医称“胎动欲堕”。

3. **不全流产** 由难免流产发展而来，部分妊娠物已排出体外，尚有部分残留在宫腔内或嵌顿于宫颈口处，影响子宫收缩，出血量多，甚至发生失血性休克。妇科检查：宫颈口已扩张，子宫颈口妊娠组织堵塞及持续性血液流出，一般子宫小于停经周数。中医称“堕胎”“小产”。

4. **完全流产** 妊娠物已全部排出宫腔，阴道流血逐渐停止，腹痛逐渐消失。妇科检查：子宫颈口关闭，子宫接近正常大小。属中医“堕胎”“小产”或“暗产”范畴。

5. **稽留流产** 指胚胎或胎儿已死亡，滞留在宫腔内未及时自然排出，又称过期流产。胚胎或胎儿死亡后子宫不再增大反而缩小，早孕反应消失，如至妊娠中期，孕妇腹部不见增大，胎动消失。妇科检查：子宫颈口闭，子宫明显小于停经周数，质地不软，未闻及胎心音。中医称“胎死不下”。

6. **习惯性流产** 连续3次或3次以上自然流产者称为习惯性流产。每次流产往往发生于同一妊娠月份，其流产过程与一般流产相同，中医称“滑胎”。近年国际上称为复发性流产。

7. **流产合并感染** 流产过程中，若阴道流血时间长，有组织残留于宫腔内或非法堕胎等，有可能引起宫腔感染，严重时感染可扩展到盆腔、腹腔甚至全身，并发盆腔炎、腹膜炎、败血症及感染性休克等。

四、诊断与鉴别诊断

（一）诊 断

1. **病史** 应询问患者有无停经史和反复流产史，有无早孕反应、阴道流血，以及阴道流血的量及持续时间，有无腹痛及腹痛部位、性质、程度，有无阴道排液及妊娠物排出。

2. **体格检查** 观察患者全身状况，有无贫血及感染征象，测量体温、血压、脉搏等。消毒后进行妇科检查，注意是否有宫颈口扩张、羊膜囊膨出、妊娠物堵塞于宫颈口及子宫大小是否与停经周数符合。

3. **辅助检查** B型超声检查了解宫内有无妊娠囊，观察有无胎动和胎心搏动等。

4. **妊娠试验** 激素测定早孕时测定血孕酮、β-HCG水平，协助判断先兆流产的预后。

（二）鉴别诊断

注意各种类型流产的鉴别诊断。早期流产应与异位妊娠、葡萄胎、功能失调性子宫出血及子宫肌瘤等相鉴别。

五、西医治疗

（一）先兆流产

卧床休息，禁性生活。黄体功能不足者可给予黄体酮和维生素E。甲状腺机能减退者给予甲状腺素片。经治疗2周，若阴道流血停止，B型超声提示胚胎存活，可继续妊娠。若临床症状加重，B型超声发现胚胎发育不良，血β-HCG持续不升或下降，表明流产不可避免，应终止妊娠。

（二）难免流产

一旦确诊，应尽早使胚胎、胎盘组织完全排出。早期流产应行刮宫术，妊娠物送病理检查。晚期流产时因子宫较大，可用缩宫素促使子宫收缩，当胎儿和胎盘组织排出后需检查是否完全，必要时清宫。

（三）不全流产

及时行刮宫术或钳刮术，以清除宫腔内残留组织，必要时补液、输血，给予抗生素预防感染。

（四）完全流产

症状消失，B型超声检查宫腔内无残留物，如无感染征象不需处理。

（五）稽留流产

确诊后应尽早清宫。术前应检查血常规、出凝血时间、血小板计数、血纤维蛋白原、凝血酶原时间、凝血块收缩试验及血浆鱼精蛋白副凝试验等，并做好输血准备。若凝血功能正常，则先给 5 天雌激素以提高子宫肌对缩宫素的敏感性。若子宫小于 10 孕周，则行负压吸引术；10 ～ 12 孕周，应采用钳刮术，术前备血，术时注射缩宫素 10U，加强子宫收缩，减少出血。一次不能刮净，可于 5 ～ 7 日后再次刮宫。如子宫大于 12 孕周者，可静滴缩宫素人工引产，待胎儿、胎盘自然排出，必要时再行清宫。若凝血功能检查异常，尽早使用肝素、纤维蛋白原，输新鲜血或新鲜冰冻血浆，待凝血功能改善后再行引产或刮宫。

（六）习惯性流产

孕前需查出引起习惯性流产的原因。若宫颈内口松弛者，应在未妊娠前作子宫颈内口松弛修补术；如已妊娠，宜在妊娠 14 ～ 18 周行子宫内口环扎术，术后定期随访，提前入院，分娩发动前拆除缝线；如缝合后有流产征象，应及时拆除缝线，以免造成宫颈撕裂。子宫畸形应在未孕前先行矫治手术，术后避孕一年。黄体功能不足者，尽早肌注黄体酮或 HCG，用药至妊娠 10 周或超过以往流产发生的周数，并嘱其卧床休息，禁止性生活，补充维生素 E 及给予心理治疗，解除精神紧张。有学者对不明原因的复发流产患者行主动免疫治疗，将丈夫的淋巴细胞在女方前臂内侧或臀部作多点皮内注射，以提高妊娠成功率。

（七）流产合并感染

治疗原则是在控制感染的同时尽快清除宫内残留物。

六、中医病因病机及辨证论治

（一）胎漏、胎动不安

1. 病因病机 主要发病机制是冲任损伤，胎元不固。引起胎漏、胎动不安的常见病因病机有肾虚、气血虚弱、血热和血瘀，若病势进一步发展，可引起堕胎、小产。导致滑胎的病因病机主要有肾虚和气血虚弱。

2. 辨证论治

胎漏、胎动不安应根据阴道流血的量、色、质，腰腹疼痛的性质、程度，以及兼证、舌脉，进行综合分析，辨其虚、热、瘀及转归。治疗以补肾安胎为大法，根据不同证型辅以益气养血、清热等。

（1）肾虚证

【临床表现】妊娠期阴道少量流血，色淡黯，腰酸，腹坠痛，头晕耳鸣，两膝酸软，小便频数，夜尿多，或曾屡次堕胎；舌淡，苔白，脉沉细滑尺弱。

【治法】补肾益气，固冲安胎。

【代表方】寿胎丸加党参、白术。

（2）气血虚弱证

【临床表现】妊娠期阴道少量流血，色淡红，质稀薄，或腰腹胀痛，小腹下坠，神疲肢倦，面色㿠白，头晕眼花，心慌气短；舌质淡，苔薄白，脉细滑。

【治法】补气养血，固肾安胎。

【代表方】胎元饮。

（3）血热证

【临床表现】妊娠期阴道下血，色深红或鲜红，质稠，或腰腹坠胀作痛，心烦少寐，口干口渴，溲赤便结；舌质红，苔黄，脉滑数。

【治法】清热凉血，固冲安胎。

【代表方】保阴煎。

（4）血瘀证

【临床表现】宿有癥疾，或孕后阴道下血，色黯红或红，甚则腰酸腹痛下坠；舌黯或边有瘀点，脉弦滑或沉弦。

【治法】活血消癥，补肾安胎。

【代表方】桂枝茯苓丸加菟丝子、桑寄生、续断。

（二）滑　胎

滑胎多为虚证，“虚则补之”为治疗原则。治疗时以预防为主，防治结合，即孕前培补其损，孕后保胎治疗。

1. 肾气亏损证

【临床表现】屡孕屡堕，甚或如期而堕，月经初潮迟，月经周期推后或时前时后，经量较少，色淡黯，头晕耳鸣，腰膝酸软，夜尿频多，眼眶黯黑，或面有黯斑；舌质淡或淡黯，脉沉弱。

【治法】补肾益气，调固冲任。

【代表方】补肾固冲丸。

2. 气血虚弱证

【临床表现】屡孕屡堕，月经量少，或月经周期延后，或闭经，面色白或萎黄，头晕心悸，神疲乏力；舌质淡，苔薄，脉细弱。

【治法】益气养血，调固冲任。

【代表方】泰山磐石散。

第二节　妊娠期高血压疾病

一、病理生理变化

全身小动脉痉挛是妊娠期高血压疾病的基本病理生理变化。由于小动脉广泛性痉挛，造成管腔狭窄，周围循环阻力增大，血管壁及内皮细胞损伤，通透性增加，体液和蛋白质渗漏，出现血压升高、蛋白尿、水肿、全身各脏器灌流减少，造成脑、肾、肝、心血管等重要器官功能受到损害，出现相应的临床症状，甚至导致母儿死亡。子宫胎盘灌注不足，出现胎儿生长受限、胎儿窘迫、胎盘早剥，对母儿造成危害。

二、中医病因病机

本病可由脾肾两虚，水湿内停，或气机阻滞，津液不布发为子肿；阴虚阳亢，上扰清窍，或痰浊上扰，引起子晕；若子肿、子晕进一步发展，肝阳上亢，肝风内动，或痰火上扰，蒙蔽清窍，出现抽搐昏迷者，即发为子痫。常见病因病机有脾肾两虚、气滞湿阻、阴虚肝旺、脾虚肝旺、肝风内动和痰火上扰。

三、分类及临床表现

（一）妊娠期高血压

妊娠期出现 BP ≥ 140/90mmHg，于产后 12 周内恢复正常；尿蛋白（-），少数患者可伴有上腹部不适或血小板减少，产后方可确诊。

（二）子痫前期

1. 轻度　妊娠 20 周后出现 BP ≥ 140/90mmHg；尿蛋白≥ 0.3g/24h 或随机尿蛋白（+）；可伴上腹不适、头痛等症状。

2. 重度　BP ≥ 160/110mmHg；尿蛋白≥ 5.0g/24h 或随机尿蛋白（+++）；血肌酐＞ 106μmol/L；血小板＜ 100×10^9/L；微血管病性溶血（血 LDH 升高）；血清 ALT 或 AST 升高；持续性头痛或其他脑神经症状或视觉障碍；持续性上腹部疼痛。

（三）子　痫

子痫前期孕妇抽搐而不能用其他原因解释。

慢性高血压并发子痫前期：高血压孕妇妊娠前无尿蛋白，妊娠后出现尿蛋白≥ 0.3g/24h；孕后突然尿蛋白增加，或血压进一步升高或血小板＜ 100×10^9/L。

妊娠合并慢性高血压：孕 20 周前收缩压≥ 140mmHg 和（或）舒张压≥ 90mmHg（除外滋养细胞病），但妊娠期无明显加重；或孕 20 周后首次诊断高血压并持续到产后 12 周后。

四、诊断与鉴别诊断

（一）诊　断

1. 病史　患者有本病的高危因素、临床表现，特别应注意有无头痛、视力改变、上腹不适等。

2. 症状

（1）高血压 收缩压≥ 140mmHg 或舒张压≥ 90mmHg，血压升高至少出现两次以上，间隔≥ 4 小时。慢性高血压并发子痫前期常在妊娠 20 周后血压持续上升。其中特别注意舒张压的变化。注意血压较基础血压升高 30/15mmHg，但低于 140/90mmHg 时，不作为诊断依据，须严密观察。

（2）尿蛋白 应取中段尿进行检查，每 24 小时内尿液中的蛋白含量≥ 0.3g 或在至少相隔 6 小时的两次随机尿液检查中尿蛋白浓度为 30mg/L（定性 +）。避免阴道分泌物污染尿液。

（3）水肿 孕妇出现水肿的特点是自踝部逐渐向上延伸的凹陷性水肿，休息后不缓解。水肿局限于膝以下为“+”，延至大腿为“++”，涉及腹壁及外阴为“+++”，全身水肿，或伴有腹水为“++++”。因正常妊娠、贫血及低蛋白血症均可发生水肿，故本病之水肿无特异性，不能作为妊娠期高血压疾病的诊断标准及分类依据。

3. 辅助检查

（1）尿液检查 应测尿比重、尿常规、24 小时蛋白定量等。重度子痫前期患者应每日检查 1 次尿蛋白。

（2）血液检查 可有血液浓缩（红细胞压积≥ 35%），血浆及全血黏度增加；凝血障碍时，主要为血小板减少，抗凝血酶Ⅲ下降。

（3）肝肾功能检查 肝细胞功能受损，可致 AST、ALT 升高；低蛋白血症，白 / 球蛋白比值倒置；总胆红素和碱性磷酸酶水平升高。肾功能受损时，血清尿素氮、肌酐、尿酸增加；尿酸增高可用于与慢性高血压的鉴别诊断；重度子痫前期与子痫应测定二氧化碳结合力及电解质，及时发现酸中毒。

（4）眼底检查 眼底视网膜小动脉可以反映全身小动脉痉挛的程度及本病严重程度，眼底检查可见视网膜小动脉痉挛，动静脉管径比例由正常的 2 ∶ 3 变为 1 ∶ 2 甚至 1 ∶ 4，亦可发展为视网膜水肿、渗出或出血，严重时发生视网膜剥离。

（5）其他 心电图、超声心动图、胎盘功能、胎儿成熟度检查、脑血流图检查等。

（二）鉴别诊断

子痫前期应与妊娠合并慢性肾炎相鉴别，子痫应与癫痫、脑炎、脑肿瘤、脑血管畸形破裂出血、糖尿病高渗性昏迷、低血糖昏迷等相鉴别。

五、西医治疗原则

（一）子痫前期

休息、镇静、解痉、降压、合理扩容，必要时利尿、密切监测母胎状态、适时终止妊娠。

（二）子 痫

一旦发生子痫，立即左侧卧位以减少误吸，开放呼吸道，建立静脉通道。治疗原则：控制抽搐，纠正缺氧和酸中毒，控制血压，抽搐控制后终止妊娠。

六、子肿、子晕、子痫的概念及辨证论治（中西医结合助理医师不考）

（一）概 念

1. 子肿 妊娠中晚期，孕妇出现肢体面目肿胀者称“子肿”。亦称“妊娠肿胀”。

2. 子晕 妊娠期出现以头晕目眩，状若眩冒为主证，甚或眩晕欲厥，称“子晕”，亦称“妊娠眩晕”。

3. 子痫 妊娠晚期或临产前及新产后，突然发生眩晕倒仆，昏不知人，两目上视，牙关紧闭，四肢抽搐，全身强直，须臾醒，醒复发，甚至昏迷不醒者，称为“子痫”，又称“子冒”“妊娠痫证”。

（二）辨证论治

1. 脾肾两虚证

【临床表现】妊娠中晚期，面目及下肢浮肿，甚或遍及全身，肤色淡黄或白，皮薄而光亮，按之凹陷，即时难起，倦怠无力，气短懒言，食欲不振，下肢逆冷，腰酸膝软，小便短少，或大便溏薄；舌淡胖边有齿痕，苔白滑或薄腻，脉沉滑无力。

【治法】健脾温肾，行水消肿。

【代表方】白术散合五苓散。

2. 气滞湿阻证

【临床表现】妊娠中晚期，先由脚肿，渐及于腿，皮色不变，随按随起，头晕胀痛，胸闷胁胀，或脘胀，纳少；苔薄腻，脉弦滑。

【治法】理气行滞，除湿消肿。

【代表方】天仙藤散。

3. 阴虚肝旺证

【临床表现】妊娠中晚期，头晕目眩，头痛耳鸣，视物模糊，颜面潮红，心烦失眠，口干咽燥；舌红或绛，少苔，脉弦细滑数。

【治法】滋阴养血，平肝潜阳。

【代表方】杞菊地黄丸加天麻、钩藤、石决明。

4. 脾虚肝旺证

【临床表现】妊娠中晚期，面浮肢肿逐渐加重，头昏头重如眩冒状，胸闷心烦，呕逆泛恶，神疲肢软，纳少嗜卧；舌淡胖有齿痕，苔腻，脉弦滑而缓。

【治法】健脾利湿，平肝潜阳。

【代表方】半夏白术天麻汤。

5. 肝风内动证

【临床表现】妊娠晚期、产时或新产后，头痛眩晕，视物不清，突发四肢抽搐，两目直视，牙关紧闭，角弓反张，甚至昏不知人，颜面潮红，心悸烦躁；舌红苔薄黄，脉细弦滑或弦滑数。

【治法】滋阴清热，平肝息风。

【代表方】羚角钩藤汤。

6. 痰火上扰证

【临床表现】妊娠晚期，或正值分娩时或新产后，头晕头重，胸闷烦躁泛恶，面浮肢肿，猝然昏不知人，面部口角及四肢抽搐，气粗痰鸣；舌红，苔黄腻，脉弦滑数。

【治法】清热豁痰，息风开窍。

【代表方】牛黄清心丸。

七、预　防

定期产前检查，早期发现，早期治疗；孕期注意休息和睡眠，避免过度劳累；保持心情舒畅，切勿情绪激动；应进食富含蛋白质、维生素及多种微量元素的食物及新鲜果蔬，减少动物脂肪及过量盐的摄入，但不限制盐和液体的摄入。每日补钙 1 ～ 2g 有预防妊娠期高血压疾病的作用。

第三节　妊娠剧吐

妊娠早期，少数孕妇早孕反应严重，恶心呕吐频繁，不能进食，以致出现体液失衡及新陈代谢障碍，甚至危及生命者，称妊娠剧吐。本病属中医“妊娠恶阻”范畴，亦称“恶阻”“阻病”“子病”“病儿”等。

一、发病机理

本病主要发病机理是冲气上逆，胃失和降。孕后血聚养胎，冲气偏盛而上逆，循经犯胃引起恶心呕吐。常见病因病机有脾胃虚弱、肝胃不和。

二、临床表现

1. 症状　多见于年轻初孕妇，于停经 6 周左右出现恶心呕吐频繁，食入即吐，呕吐物中可有胆汁或咖啡样物，晨起较重，或伴头晕、倦怠乏力等症状。

2. 体征　明显消瘦，精神萎靡，面色苍白，皮肤干燥，眼眶凹陷，脉搏加快，体温可轻度升高，严重者可见黄疸、昏迷等。妇科检查可见妊娠子宫大小与停经月份相符。

三、诊断及鉴别诊断

1. 诊断　根据有停经史，停经 6 周左右出现频繁呕吐不能进食的临床表现，结合以下实验室检查明确诊断。

①妊娠试验阳性。

②尿液检查：测定尿量、尿比重、尿酮体、尿蛋白及管型。尿酮体是诊断妊娠剧吐引起代谢性酸中毒的重要指标。

③血液检查：测定血常规及红细胞压积、血钾、钠、氯及二氧化碳结合力，检查血胆红素、转氨酶、尿素氮、肌酐等，以判断有无血液浓缩、水电解质紊乱及酸碱失衡，肝肾功能是否受损及受损程度。

④必要时进行心电图检查、眼底检查及神经系统检查。

2. 鉴别诊断 需与葡萄胎、妊娠合并病毒性肝炎、妊娠合并急性胆囊炎、妊娠合并急性胰腺炎、胃肠道疾患等相鉴别。

四、西医治疗

镇静止呕口服维生素 B_6、维生素 B_1、维生素 C；小剂量镇静剂如苯巴比妥对轻症有一定效果。

纠正脱水、电解质紊乱及酸碱失衡重症患者需住院治疗，禁食，每日补液量不少于 3000mL，尿量维持在 1000mL 以上。输液中加入氯化钾、维生素 C、维生素 B_6，同时肌注维生素 B_1。合并酸中毒者，应根据二氧化碳结合力水平，静脉补充碳酸氢钠溶液。一般经上述治疗 2 ～ 3 日后，病情多迅速好转。若经上述治疗无好转，体温持续高于 38℃，心率每分钟超过 120 次，出现持续黄疸或持续蛋白尿，或伴发 Wernicke 综合征时，则应终止妊娠。

五、辨证论治

以调气和中，降逆止呕为大法。用药时需照顾胎元，如有胎元不固，酌加安胎之品。

1. 脾胃虚弱证

【临床表现】妊娠早期，恶心呕吐，甚则食入即吐，口淡，吐出物为清水或食物，头晕，神疲倦怠，嗜睡；舌淡，苔白，脉缓滑无力。

【治法】健脾和胃，降逆止呕。

【代表方】香砂六君子汤加生姜。

2. 肝胃不和证

【临床表现】妊娠早期，恶心呕吐，甚则食入即吐，呕吐酸水或苦水，口苦咽干，头晕而胀，胸胁胀痛；舌质红，苔薄黄或黄，脉弦滑数。

【治法】清肝和胃，降逆止呕。

【代表方】橘皮竹茹汤加黄连。

上述二证都可因呕吐不止，不能进食，导致阴液亏损，精气耗散，出现精神萎靡，形体消瘦，眼眶下陷，双目无神，四肢无力，呕吐带血样物，发热口渴，尿少便秘，唇舌干燥，舌红少津，苔薄黄或光剥，脉细滑数无力等气阴两亏的严重证候。治宜益气养阴，和胃止呕。方用生脉散合增液汤。

第四节 异位妊娠

凡受精卵在子宫体腔以外着床发育均称为异位妊娠，习称宫外孕。

一、西医病因病理

（一）病 因

主要有输卵管炎症、输卵管手术史、输卵管发育不良或功能异常、辅助生殖技术、宫内节育器及盆腔内肿瘤压迫、子宫内膜异位症形成的粘连、受精卵游走等。其中输卵管炎症是输卵管妊娠最主要的病因。

（二）病 理

输卵管妊娠流产多见于输卵管壶腹部妊娠，一般发生在 8 ～ 12 周。输卵管妊娠完全流产，一般出血量较少；输卵管妊娠不全流产，因残存绒毛仍保持活力，继续侵蚀输卵管组织引起反复出血，又因管壁肌层薄弱收缩力差，血管开放，出血较多。

输卵管妊娠破裂多见于峡部妊娠，一般发生在6～8周。由于管腔狭窄，孕卵绒毛侵蚀并穿透管壁而破裂，发生大量出血，严重时可引起休克。

继发腹腔妊娠当输卵管妊娠流产或破裂后，胚胎排入腹腔，如果绒毛组织仍然附着于管壁或从破损处向外生长，胚胎继续生存，可形成继发性腹腔妊娠。

陈旧性宫外孕输卵管妊娠破裂或流产后，如反复少量出血形成血肿，被大网膜及肠管所包裹，日久血肿机化变硬并与周围组织粘连而形成盆腔包块，称为陈旧性宫外孕。

子宫的变化输卵管妊娠时，受妊娠期内分泌影响，子宫增大变软，但小于停经月份。子宫内膜呈蜕膜变化，但无绒毛，异位孕卵死亡后脱落蜕膜常呈整块片状或三角形，称蜕膜管型，有时呈细小碎片脱落。

二、中医病因病机

少腹血瘀实证。常见病因病机有瘀阻胞络、气虚血瘀、气滞血瘀、气陷血脱、瘀结成癥。

三、临床表现

1. 症状

（1）停经 多有6～8周的停经史。

（2）腹痛 输卵管妊娠未破裂时，患者下腹一侧隐痛或胀痛。输卵管妊娠破裂时，患者突感下腹一侧有撕裂样剧痛，常伴恶心呕吐。疼痛范围与内出血量有关，可波及下腹或全腹，甚至可引起肩胛部放射性疼痛。当血液积聚在子宫直肠窝时，可引起肛门坠胀和排便感。

（3）阴道流血 常为少量不规则流血，色黯红或深褐，一般不超过月经量。少数可见流血较多，可伴有子宫蜕膜管型或碎片排出。

（4）晕厥与休克 腹腔内大量出血及剧烈腹痛可导致晕厥与休克，其程度与内出血的速度及量有关，但与阴道流血量不成正比。

2. 体征

（1）一般情况 腹腔内出血较多时，患者呈贫血貌，可有面色苍白、脉快而细弱、血压下降等休克表现。

（2）腹部检查 下腹部明显压痛和反跳痛，尤以病侧为甚，但腹肌紧张常较轻。内出血多时，叩诊有移动性浊音。陈旧性宫外孕包块较大或位置较高者腹部可扪及。

3. 妇科检查 阴道内可见来自宫腔的少量血液，后穹隆常饱满，有触痛。子宫颈抬举痛。子宫稍大变软，但小于停经月份。内出血多时，子宫可有漂浮感。子宫一侧可触及肿块，有触痛。陈旧性宫外孕时，可在子宫直肠窝处触及半实质性压痛包块，边界清楚，不易与子宫分开，日久血肿包块机化变硬。

四、诊断与鉴别诊断

（一）诊　断

1. 病史 包括停经史及盆腔炎性疾病史、长期痛经史、盆腔或宫腔手术和人工流产史等。

2. 临床表现 下腹一侧疼痛、阴道不规则流血、晕厥和休克。患侧下腹压痛及反跳痛，叩诊有移动性浊音。后穹隆饱满，宫颈举痛或摇摆痛，子宫有漂浮感等。

3. 实验室及其他检查

（1）血β-HCG测定 是早期诊断异位妊娠的重要方法。血β-HCG的动态变化也是宫外孕保守治疗的重要评价指标。

（2）B型超声检查 主要了解宫腔内有无孕囊，附件部位有无包块及盆腹腔内有无积液，若能在宫旁低回声区内探及胚芽及原始心管搏动，即可确诊。

（3）阴道后穹隆穿刺 适用于疑有腹腔内出血或B型超声检查显示有盆腔积液的患者。如经后穹隆穿刺抽出暗红色不凝血，说明有血腹症存在，可协助诊断异位妊娠。

（4）诊断性刮宫 仅适用于阴道流血较多者，刮出物送病理检查，目的在于排除宫内妊娠流产。

（5）腹腔镜检查 适用于早期输卵管妊娠尚未破裂的患者，在腹腔镜检查的同时可进行治疗。但腹腔内大量出血或伴休克者，禁止做腹腔镜检查。

（二）鉴别诊断

输卵管妊娠应与宫内妊娠流产、急性输卵管炎、急性阑尾炎、黄体破裂及卵巢囊肿蒂扭转等相鉴别。

五、西医治疗

（一）药物治疗

1. 主要适用于早期输卵管妊娠、要求保留生育能力的年轻患者。可采用化学药物治疗或米非司酮治疗、中医中药治疗。必须符合下列条件：①输卵管妊娠未发生破裂或流产；②输卵管妊娠包块直径≤ 4 ㎝。③血 β-HCG ＜ 2000U/L。④无明显内出血。⑤肝肾功能及血常规检查正常。

2. 药物治疗期间应动态监测血 β-HCG、B 型超声、肝肾功能和血常规，并注意患者病情变化及药物的毒副作用。若用药后 14 日血 β-HCG 下降并连续 3 次阴性，腹痛缓解或消失，阴道流血减少或停止为显效。若药物治疗后病情无改善甚至加重，应改用手术治疗。

（二）手术治疗

适用于已破裂期（腹腔内大量出血、出现休克），或不稳定型，或药物治疗失败者。

六、辨证论治

中医治疗以活血化瘀、杀胚消癥为主，根据疾病发展阶段和临床类型不同辨证论治，已破损期配合西医方法。遣方用药应注意峻猛药不可过用，中病即止，或配以补气摄血药物，以免造成再次大出血。

（一）未破损期

胎瘀阻络证

【临床表现】短暂停经后下腹一侧隐痛，或伴呕恶，妊娠试验阳性或弱阳性，血 β-HCG 升高；B 型超声证实输卵管妊娠但未破损；舌黯红或正常，苔薄白，脉弦滑。

【治法】活血祛瘀，杀胚消癥。

【代表方】宫外孕Ⅱ号方加紫草、蜈蚣、水蛭、天花粉。

（二）已破损期

指输卵管妊娠流产或破裂者。

1. 不稳定型——瘀阻胞络、气虚血瘀证（多见于输卵管妊娠流产）

【临床表现】停经后下腹一侧腹痛拒按，阴道不规则少量流血，头晕神疲，血 β-HCG 动态监测呈升高趋势；舌淡黯，苔薄白，脉细滑。

【治法】益气化瘀，消癥杀胚。

【代表方】宫外孕Ⅰ号方加党参、黄苗、紫草、蜈松、天花粉。

因本型患者可反复内出血，应配合西医化学药物杀胚，动态监测血 β-HCG 和 B 型超声，作好抢救休克的准备。

2. 休克型——气陷血脱证（多见于输卵管妊娠破裂）

【临床表现】停经后突发下腹一侧撕裂样剧痛，阴道不规则少量流血，面色苍白，四肢厥冷，冷汗淋漓，烦躁不安，甚或昏厥；妊娠试验阳性或弱阳性；B 型超声或后穹隆穿刺提示腹腔内出血；舌淡，苔薄白，脉细数无力或芤。

【治法】回阳救逆，益气固脱。

【代表方】参附汤合生脉散加黄芪、柴胡、炒白术。

休克型患者应以中西医结合抢救为主，立即吸氧、输液、输血，补足血容量，维持血压和酸碱平衡。在纠正休克的同时应立即手术治疗。

3. 包块型——瘀结成癥证（指陈旧性宫外孕）

【临床表现】输卵管妊娠破损日久，腹痛减轻或消失，盆腔有局限性包块；血 β-HCG 持续下降或阴性；舌质黯，苔薄白，脉弦细或涩。

【治法】活血化瘀，消癥散结。

【代表方】理冲丸加土鳖虫、水蛭、炙鳖甲。

七、外治法

在内治法基础上可配合外敷中药及中药保留灌肠以内外同治。适用于未破损型或陈旧性宫外孕。

第五节 胎盘早剥

胎盘早剥是指妊娠20周后或分娩期正常位置的胎盘在胎儿娩出前部分或全部从子宫壁剥离。本病是妊娠晚期严重的并发症。具有起病急、发病快的特点，如处理不及时可危及母儿生命。

一、西医病因病理

（一）病 因

尚不清楚，可能与孕妇血管病变、机械因素、宫腔压力骤减及其他高危因素（如高龄产妇、吸烟、滥用可卡因、孕妇代谢异常、孕妇有血栓形成倾向、子宫肌瘤等）有关。

（二）病 理

主要病理变化是底蜕膜出血形成胎盘后血肿，使胎盘自附着处剥离。按照病理类型胎盘早剥分为显性剥离、隐性剥离及混合性剥离3种。胎盘早剥发生内出血时，血液积聚在胎盘与子宫壁之间，随着胎盘后血肿压力的增加，血液浸入子宫肌层，引起肌纤维分离、断裂甚至变性，当血液浸至子宫浆膜层时，子宫表面呈蓝紫色瘀斑，称为子宫胎盘卒中。

严重的胎盘早剥可引发弥散性血管内凝血（DIC）、脏器缺血和功能障碍、继发性纤溶亢进、凝血功能障碍等一系列病理生理改变。

二、临床表现及分类

1. **Ⅰ度** 胎盘剥离面积小，多见于分娩期。轻度腹痛或无腹痛，贫血不明显。腹部检查：子宫软，大小与妊娠周数相符，胎位清楚，胎心正常。产后检查胎盘母体面有陈旧凝血块及压迹。

2. **Ⅱ度** 胎盘剥离面占胎盘面积1/3左右。突然发生持续性腹痛、腰酸或腰背痛，疼痛程度与胎盘后积血量成正比。无或仅少量阴道流血，贫血程度与阴道流血量不符。腹部检查：子宫大于妊娠周数，宫底常因内出血而增高。胎盘附着处压痛明显（胎盘位于后壁则不明显），宫缩有间歇，胎位可扪清，胎儿存活。

3. **Ⅲ度** 胎盘剥离面超过胎盘面积的1/2。可出现恶心、呕吐、面色苍白、甚至出冷汗、脉搏细数、血压下降等休克征象。腹部检查：子宫板状硬，宫缩无间歇，胎位扪不清，胎儿死亡。

三、诊断及鉴别诊断

（一）诊 断

1. **病史** 有慢性高血压病、妊娠期高血压疾病，或腹部直接撞击史，或有羊水过多骤然流出等病史。

2. **临床表现** 妊娠20周后或者分娩期胎儿娩出前阴道流血，量或多或少。腹痛、贫血，或伴休克表现。腹部检查：子宫体压痛明显，硬如板状，或宫底高，胎位不清，胎心不规律或消失。

3. **辅助检查** ①全血细胞计数及凝血功能检查：Ⅱ、Ⅲ度患者应检测肾功能及二氧化碳结合力，若并发DIC，应行DIC筛选试验（血小板计数、凝血酶原时间、血纤维蛋白原测定）。结果可疑者，进一步做纤溶确诊试验。情况紧急时，可抽取肘静脉血2mL于一试管中，轻叩管壁，7～10分钟后观察是否有血块形成，若无血块或血块质量差，说明有凝血障碍。②B型超声检查：可显示胎盘与子宫壁之间有无剥离出血及其程度，还可了解胎儿宫内情况。

（二）鉴别诊断

胎盘早剥需与前置胎盘、先兆子宫破裂相鉴别。

四、并发症

主要有胎儿宫内死亡，弥散性血管内凝血（DIC），产后出血，急性肾衰竭，羊水栓塞。

五、西医治疗原则

Ⅰ度胎盘早剥经积极处理，临床症状缓解，体征消失，可继续妊娠。Ⅱ、Ⅲ度胎盘早剥，无论胎儿成熟与否，均应积极补充血容量、纠正休克、迅速终止妊娠。

第六节 前置胎盘

前置胎盘是指妊娠28周后，胎盘附着于子宫下段，甚至胎盘下缘达到或覆盖宫颈内口，其位置低于胎先露部。是妊娠期严重的并发症，是妊娠晚期阴道流血的主要原因。

一、西医病因

目前尚不清楚，可能与子宫内膜病变及损伤、胎盘异常及受精卵滋养层发育迟缓相关。

二、分 类

根据胎盘下缘与宫颈内口的关系，前置胎盘分为3类：①完全性前置胎盘：宫颈内口全被胎盘覆盖。又称为中央性前置胎盘。②部分性前置胎盘：宫颈内口部分被胎盘覆盖。③边缘性前置胎盘：胎盘下缘附着于子宫下段，胎盘边缘达宫颈内口，但未超越宫颈内口。

三、临床表现

1. **症状** 妊娠晚期或临产时，发生无诱因、无痛性反复阴道流血。阴道流血发生时间、发生次数、出血量多少与前置胎盘类型有关。

2. **体征** 患者一般情况与出血量有关，大量出血时面色苍白、脉搏增快微弱、血压下降甚至休克。腹部检查：子宫软，无压痛，子宫大小与停经月份相符；由于子宫下段有胎盘占据，故胎先露高浮，约有15%并发胎位异常；出血不多时胎心正常，出血多时胎儿因缺氧而导致窘迫，严重时胎死宫内。

四、诊 断

1. **病史** 以往有多次刮宫、产褥感染、剖宫产等病史；或高龄产妇或双胎妊娠史；孕妇不良生活习惯。

2. **临床表现** 有上述临床症状和体征，可对前置胎盘的类型做出初步判断。

3. **辅助检查** ①血常规可了解贫血情况。②B型超声可确定前置胎盘类型。③产后检查胎膜及胎盘，前置部分的胎盘有陈旧性血块附着，呈黑紫色，若胎膜破口距胎盘边缘小于7 cm则可诊断为前置胎盘。④磁共振（MRI）检查有利于对病变进行综合评价。

五、对母儿的影响

1. 产时、产后出血附着于子宫前壁的前置胎盘行剖宫产时，如子宫切口无法避开胎盘，则出血明显增多。胎儿分娩后，子宫下段肌肉收缩力较差，附着的胎盘不易剥离。即使剥离后因开放的血窦不易关闭而常发生产后出血。

2. 植入性胎盘偶可发生。由于子宫下段蜕膜发育不良，胎盘绒毛可植入子宫下段肌层，使胎盘剥离不全而发生大出血。有时需切除子宫而挽救产妇生命。

3. 产褥感染产妇出血，贫血而体弱，加上胎盘剥离面又靠近宫颈内口，容易发生感染。

4. 围生儿预后不良、出血量多可致胎儿缺氧或宫内窘迫。有时因大出血而需提前终止妊娠，新生儿死亡率高。

六、西医治疗原则

治疗原则是在保证孕妇安全的前提下达到或更接近足月妊娠，从而提高胎儿的成活率。具体措施有：卧床休息、抑制宫缩、止血、间断吸氧、纠正贫血和预防感染，适时终止妊娠。终止妊娠指征：反复大量流血甚至休克者，无论胎儿成熟与否，应及时终止妊娠；胎龄达36周以上；胎儿成熟度检查提示胎儿肺成熟；胎龄未达36周，出现胎儿窘迫征象，或胎儿电子监护发现胎心异常者；出血量多，危及胎儿；胎儿已死亡或出现难以存活的畸形。

第七节 母胎血型不合（中西医结合助理医师不考）

母儿血型不合系孕妇与胎儿之间因血型不合而发生的同族血型免疫疾病，可使胎儿红细胞凝集破坏，引起胎儿或新生儿溶血症。此病胎儿死亡率高，即使幸存也会影响患儿智力发育。在妊娠期亦可导致流产、胎死腹中。中医学无此病名，根据其疾病特征和临床表现多属“胎黄”“胎疸”“滑胎”“死胎”等病证范围。

一、西医病因

（一）ABO 血型不合

此病多发生于孕妇血型为O型而胎儿血型为A型或B型，孕妇对胎儿的A或B抗原致敏而产生抗体，抗体与抗原结合，发生胎儿、新生儿溶血。虽然母儿 ABO 血型不合发生率很高，但真正发生溶血病例不多，即使发生溶血，症状较轻，表现为轻、中度的贫血和黄疸，极少发生核黄疸和水肿。

（二）Rh 血型不合

发生于孕妇为Rh阴性，胎儿为Rh阳性者。胎儿的Rh血型抗原经胎盘到母体，刺激母体产生相应的抗Rh抗体，此抗体经过胎盘循环，再回到胎儿而发生溶血。

（三）危　害

母儿血型不合可出现胎儿或新生儿溶血，造成流产、死胎、胎儿水肿、新生儿黄疸，存活者也可能留下后遗症而智力低下、痴呆或运动障碍，甚至死亡。

二、中医病因病机

常见病因病机有湿热内蕴、热毒内结、瘀热互结、阴虚血热。

三、诊断及鉴别诊断

（一）诊　断

1. 病史　曾有分娩过黄疸或水肿新生儿史，母亲有流产、早产、胎死宫内史；母亲曾接受过输血。

2. 实验室及其他检查

（1）血型检查　孕妇血型为O型或Rh阴性，需要检查配偶血型。

（2）血型抗体的测定　在ABO血型不合中，如果免疫抗A抗体或免疫抗B抗体滴度达到1∶64，可疑胎儿溶血；如果达到1∶512高度怀疑胎儿溶血。但孕妇抗体滴度的高低并非都与胎儿溶血程度成正比，需要结合其他检测方法综合判断。Rh血型不合中，抗D抗体滴度自1∶2起即有意义。抗D滴度达到1∶16，胎儿溶血情况加重。其抗体滴度与胎儿溶血程度成正比。

（3）B型超声检查　通过观察胎儿、胎盘及羊水情况，可判断胎儿溶血严重程度。

（4）羊水检查　当胎儿溶血后羊水变黄，溶血程度愈重，羊水愈黄。

（5）电子胎心监护　孕32周起进行NST检查，出现正弦波形，提示胎儿贫血缺氧。

（6）脐带血管穿刺　有一定风险。一般在进行脐血管换血或输血的同时取样，检查胎儿血型、Rh因子、血红蛋白、胆红素，监测溶血度和检查治疗效果，以指导进一步治疗。

（二）鉴别诊断

ABO血型不合需与Rh血型不合相鉴别；新生儿黄疸者应与新生儿生理性黄疸相鉴别；母儿血型不合与先天性胆管闭锁鉴别；新生儿水肿者应与先天性心脏病，多囊肾或其他肾先天畸形等相鉴别。

四、辨证论治

1. 湿热内蕴证

【临床表现】有流产、死胎或新生儿溶血病史，化验提示ABO血型不合；孕后腹胀纳差，皮肤瘙痒，带下量多，色黄质稠，小便黄，大便不爽；舌质红，苔黄腻，脉弦滑。

【治法】清热利湿，固冲安胎。

【代表方】茵陈二黄汤。

2. 热毒内结证

【临床表现】有流产、死胎或新生儿溶血病史，化验提示ABO血型不合；孕后面红口干，渴喜冷饮，心烦易怒，腰酸腹痛，四肢肿胀不适，小便黄，大便秘结；舌红，苔黄燥，脉弦滑数。

【治法】清热解毒，利湿安胎。

【代表方】黄连解毒汤加茵陈、芒麻根、甘草。

3. 瘀热互结证

【临床表现】有流产、死胎或新生儿溶血病史，化验提示 ABO 血型不合；孕后腹部刺痛，或胀痛不适，口干喜饮，溲赤便结；舌黯红，苔黄，脉弦涩。

【治法】清热凉血，化瘀安胎。

【代表方】二丹茜草汤。

4. 阴虚血热证

【临床表现】有流产、死胎或新生儿溶血病史，化验提示 ABO 血型不合，伴有口燥咽干，面赤心烦，手足心热，腰酸腿软；舌红少苔，脉细滑数。

【治法】滋阴清热，养血安胎。

【代表方】知柏地黄汤加茵陈、桑寄生、菟丝子。

第八节 胎儿生长受限（中西医结合助理医师不考）

胎儿生长受限（FGR）是由于病理原因造成胎儿的生长未能达到其潜在应有的生长速率，出生体重低于同孕龄同性别胎儿平均体重的两个标准差或第 10 百分位数，或足月胎儿出生体重低于 2500g。中医称为“胎萎不长”，亦称“妊娠胎萎燥”“胎弱症”或“胎不长”。

一、西医病因

母体因素主要有营养因素（最常见）、妊娠合并症和并发症以及孕妇年龄、身高、体重、子宫发育畸形、宫内感染、接触放射线或有毒物质、不良的生活习惯如吸烟、酗酒和吸毒等。

胎儿因素主要有染色体异常和内分泌异常。

胎盘脐带因素胎盘病变或脐带因素如过长、过细、扭转、打结等。

二、中医病因病机

主要发病机制是父母禀赋虚弱，生殖之精不健，或孕后调养失宜，脏虚胞损，气血不足，胎失所养而生长受限。常见病因病机有肾气亏虚、气血虚弱、阴虚血热和胞宫虚寒。

三、诊　断

1. 病史　必须准确确定胎龄。有引起 FGR 的高危因素，有过出生缺陷儿、FGR、死胎的不良分娩史。吸烟、吸毒与酗酒等不良嗜好。有孕期子宫生长较慢史。

2. 临床表现　子宫底高度和孕期不符，明显小于妊娠月份，胎动、胎心较弱。宫高腹围值连续 3 周均在第 10 百分数以下者为筛选 FGR 指标，预测准确率达 85% 以上。

3. 辅助检查

（1）B 型超声　是判断 FGR 的关键步骤。①胎头双顶径测量（BPD）：妊娠晚期双顶径增长值每周增加＜1.7mm。②头围、腹围的比值（HC/AC）：＜正常同孕周平均值的第 10 百分位数。

（2）多普勒超声测定　子宫动脉、脐动脉及胎儿大脑中动脉 S/D 比值和阻力指数（RI），若妊娠晚期脐动脉 S/D 比值升高提示 FGR。

四、西医治疗

1. 一般治疗　均衡膳食，吸氧，卧床休息。左侧卧位可改善子宫胎盘血液循环，促进胎儿发育。

2. 治疗各种合并症及并发症

3. 宫内治疗

（1）改善子宫胎盘绒毛间隙的血供，可用低分子右旋糖酐和丹参注射液静脉滴注。

（2）补充锌、铁、钙、维生素 E 及叶酸，静脉点滴复方氨基酸，改善胎儿营养供应。

（3）口服小剂量阿司匹林可扩张血管、促进子宫胎盘循环，对轻度胎盘功能不良有益，服用不应超过 6 周。

产科处理胎儿状况良好，胎盘功能正常，未足月且无合并症及并发症者，可在密切监护下妊娠至足月，但不超过预产期。若治疗后无改善，胎儿停止生长＞3 周；或胎盘老化，伴羊水过少等胎盘功能低下；或妊娠合并症、并发症病情加重者，均应尽快终止妊娠。终止妊娠时间一般在孕 34 周左右。

如＜34 周者应促胎肺成熟后再终止妊娠。由于 FGR 胎儿对缺氧耐受力差，胎儿胎盘贮备不足，难以耐受分娩过程中宫缩时的缺氧状态，应适当放宽剖宫产指征。

五、中医辨证论治

1. 肾气亏虚证

【临床表现】妊娠中晚期腹形小于妊娠月份，胎儿存活，头晕耳鸣，腰膝酸软，或形寒肢冷，倦怠无力；舌淡，苔白，脉沉细。

【治法】补肾益气，填精养胎。

【代表方】寿胎丸。

2. 气血虚弱证

【临床表现】妊娠中晚期腹形明显小于妊娠月份，胎儿存活，面色㿠白或萎黄，神疲懒言，气短乏力，头晕心悸；舌淡，苔少，脉细弱。

【治法】益气养血，滋养胎元。

【代表方】胎元饮。

3. 阴虚内热证

【临床表现】妊娠中晚期腹形小于妊娠月份，胎儿存活，颧赤唇红，手足心热，烦躁不安，口干喜饮；舌质红，少苔，脉细数。

【治法】滋阴清热，养血育胎。

【代表方】保阴煎。

4. 胞宫虚寒证

【临床表现】妊娠腹形明显小于妊娠月份，胎儿存活，形寒怕冷，腰腹冷痛，四肢不温；舌淡苔白，脉沉迟。

【治法】温肾扶阳，养血育胎。

【代表方】长胎白术散。

第九节　妊娠期糖尿病（中西医结合助理医师不考）

一、妊娠与糖尿病的相互影响

（一）妊娠对糖尿病的影响

妊娠可使隐性糖尿病显性化，导致糖尿病病情加重。使既往无糖尿病的孕妇发生妊娠期糖尿病（GDM）。应用胰岛素治疗的孕妇在孕早期因空腹血糖低，易致低血糖，随妊娠进展和抗胰岛素样物质的增加，胰岛素用量将不断增加；分娩期体力消耗较大，进食量少，若不及时减少胰岛素用量易发生低血糖。产后因胎盘分泌的抗胰岛素物质迅速消失，应立即减少胰岛素用量。由于孕期糖代谢的复杂变化，治疗时应及时调整胰岛素用量，否则部分患者可出现血糖过低或过高，甚至导致低血糖昏迷及酮症酸中毒。

（二）糖尿病对妊娠的影响

1. 对孕妇的影响　①高血糖可使胚胎发育异常甚至死亡，流产发生率增高。②糖尿病孕妇妊娠期高血压疾病的发生率是非糖尿病孕妇的 2 ～ 4 倍。糖尿病合并肾脏病时，其发病率高达 50% 以上。③糖尿病孕妇易并发感染，如外阴阴道假丝酵母菌病、肾盂肾炎、无症状菌尿症、产褥感染及乳腺炎等，甚至出现败血症。④易并发羊水过多。⑤因巨大儿发生率明显增高，难产、产道损伤、手术率增高，产程延长易致产后出血。⑥易发生糖尿病酮症酸中毒，孕早期可致胎儿畸形，中晚期易致胎儿窘迫及胎死宫内。⑦ GDM 孕妇再次妊娠时，复发率高达 33% ～ 69%。17% ～ 63% 的患者可发展为 2 型糖尿病。

2. 对胎儿的影响　巨大儿增多，胎儿畸形率增高（常见心血管畸形和神经系统畸形），胎儿生长受限、流产和早产发生率增高。

3. 对新生儿的影响　使新生儿呼吸窘迫综合征发生率增高，并易发生低血糖。

二、诊 断

1. 病史 可有糖尿病家族史，年龄＞ 30 岁，肥胖，原因不明的流产、早产、死胎、死产、巨大儿、羊水过多、畸形儿、新生儿死亡等不良孕产史。

2. 临床表现 孕期出现多饮、多食、多尿或外阴阴道假丝酵母菌病反复发作。孕妇体重过高，或伴有羊水过多、巨大儿。

3. 实验室检查

①尿糖测定：尿糖阳性者在考虑妊娠期生理性糖尿同时，应进一步做空腹血糖检查及糖筛查试验。②空腹血糖测定：两次或两次以上空腹血糖≥ 5.8mmol/L 者，可诊断为糖尿病。③糖筛查试验：在妊娠 24 ～ 28 周进行。50g 葡萄糖粉溶于 200mL 水中，5 分钟内服完，其后 1 小时血糖值≥ 7.8mmol/L 为糖筛查阳性，应检查空腹血糖。空腹血糖异常可诊断为糖尿病，正常者再做葡萄糖耐量试验。④葡萄糖耐量试验：空腹 12 小时后，口服葡萄糖 75g，测空腹及服糖后 1 小时、2 小时、3 小时四个时点血糖，分别≥ 5.6、10.3、8.6、6.7mmol/L。其中达到两项或以上可诊断为妊娠期糖尿病。仅 1 项达到诊断为糖耐量异常。

三、西医治疗原则

（一）一般治疗

注意合理饮食控制和适当运动治疗，保证热量和营养的正常需求，孕中期以后，每周热量增加 3% ～ 8%，控制餐后 1 小时血糖值在 8mmol/L 以下，使胎儿正常生长发育。为避免孕妇饥饿性酮症及胎儿生长受限，不宜过分控制饮食。

（二）药物治疗

胰岛素妊娠不同时期机体对胰岛素需求不同，应加强监护。孕前应用胰岛素控制血糖的患者，孕早期因早孕反应进食量减少，需据血糖监测情况及时减少胰岛素用量，可每周检查一次直至妊娠第 10 周，妊娠中期应每两周检查一次。随妊娠进展，抗胰岛素激素分泌渐增，约妊娠 20 周时胰岛素需要量开始增加，故需及时调整用量，定期测定肾功能、糖化血红蛋白，并进行眼底检查，妊娠 32 周后每周检查一次。妊娠 32 ～ 36 周胰岛素用量达到高峰，以后稍有下降，可在加强胎儿成熟度、胎盘功能的监测下继续妊娠，必要时提早住院。

妊娠期糖尿病酮症酸中毒的治疗在严密观察血气、血糖、电解质的同时予小剂量常规胰岛素 0.1U/（kg·h）静滴。每 1 ～ 2 小时监测血糖一次。血糖＞ 13.9mmol/L 时，将胰岛素加入 0.9% 氯化钠注射液静滴；血糖≤ 13.9mmol/L，可将胰岛素加入 5% 葡萄糖氯化钠注射液中静滴，酮体转阴后可改为皮下注射。

（三）产科处理

1. 分娩期处理 分娩时机原则应尽量推迟终止妊娠的时间。血糖控制良好，孕晚期无合并症，胎儿宫内状况良好，应等待至妊娠 38 ～ 39 周终止妊娠。血糖控制不满意，有下列情况者立即终止妊娠：①血管病变。②合并重度子痫前期。③胎儿生长受限。④严重感染。⑤胎儿窘迫。终止妊娠前予地塞米松促进胎肺成熟。

2. 选择剖宫产或放宽剖宫产指征 ①胎盘功能不良。②巨大儿、胎位异常、胎儿窘迫等。③糖尿病病程＞ 10 年，伴有视网膜病变及肾功能损害、重度子痫前期。④有死胎、死产史的孕妇。

3. 产时处理 注意休息、镇静，给予适当饮食，严密监测血糖、尿糖、尿酮体变化，将血糖控制在接近正常水平，加强胎儿监护。

4. 新生儿处理 按高危新生儿处理，注意保温、吸氧，加强血糖、胰岛素、胆红素、血红蛋白、钙、磷等的监测，预防低血糖、低血钙、高胆红素血症的发生，出生 30 分钟开奶同时滴服 25% 葡萄糖液，必要时静脉滴注。

四、辨证论治

1. 肺热津伤证

【临床表现】妊娠期间，烦渴多饮，口干舌燥，尿频量多；舌边尖红，苔薄黄或少苔，脉滑数。

【治法】清热润肺，生津止渴。

【代表方】消渴方去天花粉，加葛根、麦冬、石斛、黄芩、菟丝子。

2. 胃热炽盛证

【临床表现】妊娠期间，多食易饥，形体消瘦，口干多饮，大便秘结，小便频数；苔黄燥，脉滑实有力。

【治法】清胃泻火，养阴生津。

【代表方】玉女煎去牛膝，加玄参、芦根、黄连、黄芩。

3. 肾阴亏虚证

【临床表现】妊娠期间，尿频量多，尿浊如膏脂，或尿甜，口干舌燥，头晕耳鸣，皮肤干燥，腰膝酸软；舌红，少苔，脉细数。

【治法】滋补肝肾，养阴清热。

【代表方】六味地黄丸合生地黄饮子去丹皮、茯苓，加冤丝子。

4. 阴阳两虚证

【临床表现】妊娠期间口渴思饮，小便频多，混浊如膏，甚则饮一溲二，面色黧黑，腰膝酸软，形寒肢冷；舌淡，苔少，脉沉细无力。

【治法】滋阴助阳。

【代表方】金匮肾气丸去泽泻、丹皮、附子，加仙灵脾、菟丝子、益智仁。

第十节　常见妊娠合并疾病（中西医结合助理医师不考）

一、妊娠合并心脏病

（一）妊娠与心脏病的相互影响

1. 妊娠对心脏病的影响

（1）妊娠期　为适应母儿的需要，妊娠期血容量增加、心排出量加大、心率加快，心脏负担加重，至妊娠 32 ～ 34 周达到高峰；妊娠晚期子宫增大，膈肌上升，心脏位置改变，大血管扭曲，也导致心脏负担加重。故妊娠易致心脏病加重，甚至发生心衰。

（2）分娩期　心脏负担最重的时期。子宫收缩时，子宫血液被挤入体循环，回心血量增加，外周阻力增加；第二产程时，除宫缩外，产妇屏气用力，腹壁肌和骨骼肌同时收缩，使周围循环、肺循环阻力加大，心脏负担进一步加重；第三产程时，因胎儿娩出腹压骤减，血液流向内脏，回心血量减少。均易使心脏功能不良者发生心衰。

（3）产褥期　产后 3 日内心脏负担仍较重，胎盘循环停止，子宫内血液大量涌入体循环，回心血量增加；孕期组织间潴留液体也开始回到体循环，血容量暂时性增加，心脏病者仍有可能发生心衰。

2. 妊娠合并心脏病对胎儿的影响　妊娠合并心脏病患者，流产、早产、死胎、胎儿生长受限、胎儿窘迫、新生儿窒息的发生率均明显增高。围生儿死亡率是正常妊娠的 2 ～ 3 倍。治疗心脏病的某些药物对胎儿也有潜在的毒性反应。

（二）诊　断

1. 病史　妊娠前有心悸、气急或心力衰竭史，或体检曾被诊断有器质性心脏病，或曾有风湿热病史。

2. 临床表现　有劳力性呼吸困难、经常性夜间端坐呼吸、咯血、经常性胸闷、胸痛等心功能异常的症状。

3. 体征　可有紫绀、杵状指、持续性颈静脉怒张。心脏听诊有 2 级以上舒张期杂音或粗糙的 3 级以上全收缩期杂音。

妊娠合并心脏病的孕妇，若出现下述症状与体征，应考虑早期心衰：①轻微活动后即出现胸闷、心悸、气短。②休息时心率大于 110 次 / 分，呼吸大于 20 次 / 分。③夜间常因胸闷而坐起，或到窗口呼吸新鲜空气。④肺底部出现少量持续性湿啰音，咳嗽后不消失。

4. 辅助检查

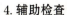

（1）心电图提示严重心律失常或心肌损害，如：心房颤动、心房扑动、Ⅲ度房室传导阻滞、ST段及T波异常改变。

（2）X线或超声心动检查提示心界显著扩大、心脏结构异常。

（三）常见并发症

包括心力衰竭（易发生在妊娠32～34周、分娩期及产褥早期）；亚急性感染性心内膜炎；缺氧和发绀；静脉栓塞及肺栓塞（是孕产妇重要死因之一）。

（四）西医治疗原则

1. 急性左心衰的处理 病人采取坐位，双腿下垂，减少肺循环血量及静脉回心血量；高流量面罩或加压供氧；利尿，扩血管，减轻心脏前后负荷；解除支气管痉挛，改善气体交换；应用强心药物，增加心肌收缩力；应用镇静药物，减少烦躁及呼吸困难；应用激素类药物，降低外周阻力，减少回心血量，解除支气管痉挛。

2. 妊娠期处理 终止妊娠凡不宜妊娠者，应于孕12周前行人工流产术，妊娠12周以上者在严密监护下行钳刮术或中期引产术。积极防治心衰，如已发生心衰，应先控制心衰，再终止妊娠。孕28周以上者，不宜施行引产术；顽固性心衰，为减轻心脏负担，在内科医生的严格监护下行剖宫产术。

预防心衰定期检查，孕20周前每2周检查1次，孕20后每周检查1次，及早发现心衰的早期征象，住院治疗；注意休息及饮食调控；纠正和预防并发症。

3. 分娩期处理 分娩方式的选择应提前决定分娩方式。妊娠合并心脏病应适当放宽剖宫产指征。产程处理严密观察第一产程，尽可能缩短第二产程，正确处理第三产程。产后出血过多时，及时输血、输液，注意输液速度不可过快。禁用麦角新碱，以防静脉压增高。

4. 产褥期处理 产后3日内，尤其产后24小时内，密切监测生命体征，充分休息，给予广谱抗生素预防感染。心功能在Ⅲ级以上者，不宜哺乳。不宜再妊娠者，可于产后1周行绝育术。

5. 心脏手术的指征 一般不主张在妊娠期手术，尽可能在幼年、孕前、分娩后行心脏手术。妊娠期必须手术且手术操作不复杂者，宜在孕12周前进行，手术前后注意保胎及预防感染。

（五）辨证论治

1. 心气虚证

【临床表现】妊娠期间，心悸怔忡，面色㿠白或青白，气短喘促自汗，动则加剧，肢倦乏力；舌质淡，苔薄白，脉沉弱或结代。

【治法】益气养血，宁心安胎。

【代表方】养心汤去肉桂、半夏，加麦冬。

2. 心血虚证

【临床表现】妊娠期间，心悸怔忡，面色少华，唇甲色淡，头晕目眩，眠差多梦；舌质淡，脉细弱。

【治法】养血益气，宁心安胎。

【代表方】归脾汤。

3. 阳虚水泛证

【临床表现】妊娠后心悸气短，喘不得卧，咯白色泡沫痰，畏寒肢冷，倦怠懒言，腰痛肢肿，尿少便溏；舌质淡，苔白润，脉沉滑弱或结代。

【治法】温阳化气，行水安胎。

【代表方】真武汤合五苓散去猪苓，加桑寄生、菟丝子。

4. 气虚血瘀证

【临床表现】妊娠期间，心悸怔忡，气短胸闷，胸胁作痛，咳嗽气喘，口唇发绀；舌质紫黯，脉弦涩或结代。

【治法】益气化瘀，通阳安胎。

【代表方】补阳还五汤合瓜蒌薤白半夏汤去红花、桃仁、半夏、地龙，加桑寄生、杜仲。

二、妊娠合并病毒性肝炎

（一）妊娠与急性病毒性肝炎的相互影响

1. 妊娠对病毒性肝炎的影响 妊娠后孕妇营养物质需要量增加，基础代谢增加，胎儿的代谢、解毒需母体肝脏完成，大量雌激素需肝脏灭活，致使肝脏负担加重；妊娠期高血压疾病时易使肝脏受损；分娩时消耗、缺氧等加重肝损害。因此，孕妇易被病毒感染而患急性病毒性肝炎，原有肝炎患者病情也会加重，重症肝炎及肝性脑病发生率较非孕期高 37 ～ 65 倍。

2. 病毒性肝炎对妊娠的影响 对母体的影响：妊娠早期，使早孕反应加重。妊娠晚期、妊娠期高血压疾病发生率增加，分娩时易发生产后出血，重症肝炎常并发 DIC。

对胎儿的影响：妊娠早期患病毒性肝炎，流产、早产、死胎、死产的发生率明显增高，新生儿患病率及死亡率也增高。由于染色体畸变，胎儿畸形率约高 2 倍，近年研究与唐氏综合征的发病密切相关。

（二）诊断与鉴别诊断

1. 诊断

（1）病史 与肝炎患者有密切接触史，半年内有输血、注射血液制品史。

（2）临床表现 妊娠期出现不能用早孕反应或其他原因解释的消化道症状，如食欲不振、恶心、呕吐、腹胀、肝区疼痛、乏力、畏寒、发热，部分患者皮肤巩膜黄染、尿黄。腹部检查肝区叩击痛、肝肿大，妊娠晚期因子宫增大极少被触及。

（3）实验室检查 血清 ALT 增高、持续时间长。黄疸型肝炎血清总胆红素升高，达 17μmol/L 以上，黄疸型肝炎尿胆红素阳性。病原学检查出相应肝炎病毒血清抗原、抗体阳性，聚合酶链反应（PCR）检测相应病毒 DNA 或 RNA 阳性，据此可确定分型。

（4）妊娠合并急性重症肝炎的诊断 发病急骤，病情发展迅速，需考虑急性重症肝炎：①消化道症状严重，无食欲，频繁呕吐，极度乏力，出现腹水、腹胀。②黄疸进行性加重，血清总胆红素＞171μmol/L。③迅速出现烦躁不安、嗜睡、昏迷等肝性脑病症状。④有肝臭气，肝进行性缩小，肝功明显异常，酶胆分离，白 / 球蛋白倒置。⑤凝血功能障碍，全身出血倾向。⑥肝肾综合征引起急性肾衰竭。

2. 鉴别诊断 需与妊娠剧吐及妊娠期高血压疾病引起的肝损害、妊娠期肝内胆汁淤积症、妊娠期急性脂肪肝、药物性肝损伤相鉴别。

（三）西医治疗原则及预防措施

1. 治疗原则 保护肝脏，预防治疗肝性脑病，预防及治疗 DIC，治疗肾衰竭。

2. 预防措施 注意休息，加强营养；积极保肝治疗，避免使用肝损害药物；常规检测并定期复查肝功能和肝炎病毒血清学抗原抗体；产时严格消毒预防感染。患病的育龄妇女应严格避孕，以避孕套为佳，治愈或症状消失 2 年后妊娠为宜。有甲型肝炎接触史的孕妇，接触后 7 日内注射丙种球蛋白，口服板蓝根等中药有一定预防作用。预防乙肝可注射乙型肝炎免疫球蛋白。预防丙肝主要是减少医源性感染。加强产前检查，孕期常规检查肝功能、肝炎抗原抗体，观察有无相关症状、体征，及早诊断、治疗，防止发展为急性重症肝炎。

（四）辨证论治

1. 湿热蕴结证

【临床表现】妊娠期间身目俱黄，色鲜明如橘子色，右胁胀痛，恶心厌食，口苦咽干，胸胁痞满，倦怠乏力，尿黄便坚；舌质红，苔黄腻，脉弦滑或濡数。

【治法】清热利湿，佐以安胎。

【代表方】茵陈蒿汤加金钱草、虎杖、寄生、续断。

2. 湿邪困脾证

【临床表现】妊娠期面目周身发黄，其色晦暗，呕恶纳少，脘腹胀满，体倦便溏；舌质淡，苔白腻，脉濡。

【治法】健脾化湿，养血安胎。

【代表方】胃苓汤去桂枝、泽泻，加寄生、菟丝子。

3. 肝郁脾虚证

【临床表现】孕妇两胁胀痛，胸闷腹胀，食欲不振，情绪抑郁，时时叹息，乏力便溏；舌淡红，苔薄白，脉弦滑。

【治法】疏肝理气，健脾安胎。

【代表方】逍遥散加寄生、菟丝子。

4. 热毒内陷证

【临床表现】妊娠期间突然出现身目发黄，极度乏力，口有肝臭味，或伴高热，神昏谵语，衄血，心烦口渴，脘腹胀满，溲赤便结；舌质红绛，苔黄干燥，脉弦数或弦大。

【治法】清热解毒，凉血救阴。

【代表方】犀角地黄汤合黄连解毒汤加茵陈、大青叶。

三、妊娠合并尿路感染

尿路感染又称泌尿系感染，是妊娠常见的合并症，可造成早产、败血症，甚至诱发急性肾功能衰竭。其中以急性肾盂肾炎最常见。本病属中医“子淋”范畴。

（一）中医病因病机

常见病因病机为阴虚火旺，心火偏亢，湿热下注膀胱，致膀胱气化失司，水道不利，而出现小便异常改变。

（二）诊　断

1. 病史　孕前或有尿频、尿急、尿痛病史。

2. 临床表现

（1）症状　无症状菌尿症仅出现菌尿。急性膀胱炎表现为膀胱刺激征（尿频、尿急、尿痛），下腹部不适，偶有血尿。急性肾盂肾炎起病急骤，常突然出现寒战、发热（39℃～40℃）、头痛、周身酸痛、恶心、呕吐及腰痛和膀胱刺激征，排尿时伴有下腹疼痛。慢性肾盂肾炎表现为反复发作的泌尿道刺激症状或仅有菌尿症，可有慢性肾功能不全的表现。

（2）体征　急性肾盂肾炎肋腰点（腰大肌外缘与第12肋骨交叉处）有压痛，右肾区或双肾区叩击痛。

3. 实验室检查　主要进行中段清洁尿常规、中段尿细菌培养及12小时尿沉渣计数检查。急性肾盂肾炎外周血白细胞增高。

（三）辨证论治

治疗以清润为主，勿过用苦寒通利药物，以免重耗阴液，伤动胎元。

1. 阴虚火旺证

【临床表现】妊娠期间，小便频数，淋沥涩痛，量少深黄，腰膝酸软，五心烦热，午后潮热，心烦不寐，大便干结；舌红，苔少或薄黄，脉细滑数。

【治法】养阴泻火通淋。

【代表方】知柏地黄丸去丹皮，加麦冬、五味子、车前草。

2. 心火偏亢证

【临床表现】妊娠期间，小便频数，尿道口灼热疼痛，尿短赤，小腹拘急，发热面赤，心烦易怒，口干苦或口舌生疮；舌尖红，苔黄而干，脉细滑数。

【治法】清心泻火通淋。

【代表方】导赤散去木通，加黄连、玄参、车前草。

3. 湿热下注证

【临床表现】妊娠期间，小便频而急，尿短黄赤，面色垢黄，腰痛，口苦咽干，渴不欲饮或喜热饮，胸闷食少；舌红，苔黄腻，脉滑数。

【治法】清热利湿通淋。

【代表方】五淋散加车前子。

第十单元 产时病

第一节 异常分娩（中西医结合助理医师不考）

一、产力异常

产力是分娩的动力，包括子宫收缩力、腹肌与膈肌收缩力及肛提肌收缩力。产力以子宫收缩力为主，贯穿于分娩全过程，通常将子宫收缩节律性、对称性及极性不正常，或强度、频率的改变称子宫收缩力异常，简称产力异常。临床上分为子宫收缩乏力和子宫收缩过强两类，每类又分为协调性和不协调性。

（一）西医病因

常见病因有头盆不称或胎位异常、子宫因素、精神因素、内分泌失调和药物影响。

（二）临床表现与诊断

1. 子宫收缩乏力

（1）协调性宫缩乏力 子宫收缩节律性、对称性、极性正常，但收缩功能低下，收缩强度弱，宫腔内压力低（＜15mmHg），宫缩持续时间短、间歇时间长且无规律（＜2次/10分）。

（2）不协调性宫缩乏力 子宫收缩极性倒置，宫缩兴奋点不始自两侧子宫角部，而来自子宫下段一处或多处，子宫收缩波由下向上扩散，失去正常对称性、节律性和极性，宫缩时宫底部收缩不强，而是子宫下段强，间歇时子宫不能完全放松，宫口扩张及胎先露下降缓慢或停滞，呈无效宫缩。

2. 产程图曲线异常

（1）潜伏期延长 从临产规律宫缩开始至宫口扩张3cm称潜伏期。正常初产妇约需8小时，最大时限16小时，超过16小时称潜伏期延长。

（2）活跃期延长 从宫口扩张3cm始至宫口开全称活跃期。正常初产妇约需4小时，最大时限8小时。超过8小时，而宫口扩张速度初产妇＜1.2cm/h，经产妇＜1.5cm/h，称活跃期延长。

（3）活跃期停滞 进入活跃期后，宫口不再扩张达2小时以上，称活跃期停滞。

（4）第二产程延长或停滞 进入第二产程初产妇超过2小时，经产妇超过1小时，胎儿仍未娩出，称第二产程延长。第二产程达1小时胎头无明显下降，称第二产程停滞。

（5）滞产 总产程越过24小时，称为滞产。

3. 子宫收缩过强

（1）协调性子宫收缩过强 产道无阻力时，宫口开全迅速，短时间分娩结束。若总产程＜3h结束分娩，称急产。若伴头盆不称，胎位异常，可见病理性缩复环，或发生子宫破裂。

（2）不协调性子宫收缩过强 强直性子宫收缩主要指外界因素等致子宫颈内口以上子宫肌层强烈的痉挛性收缩，宫缩间歇期短或无间歇。产妇持续性腹痛，烦躁不安，拒按，胎位、胎心不清，有时有肉眼血尿、病理缩复环等先兆子宫破裂征象。

子宫痉挛性狭窄环指子宫壁局部肌肉呈痉挛性不协调性收缩形成的环状狭窄，持续不放松。狭窄环可出现在子宫颈、子宫体的任何部位，多在子宫上下段交界处，也可在胎体某一狭窄部，以胎颈、胎腰处常见。产妇持续性腹痛，烦躁不安，宫颈扩张缓慢，胎先露下降停滞，胎心时快时慢。

（三）对母儿的影响

1. 子宫收缩乏力对产妇的影响

（1）水、电解质紊乱、酸中毒 产程延长，使产妇休息不好，进食少，体力消耗大，疲乏，排尿困难，严重时脱水，甚至出现酸中毒、低钾血症。

（2）泌尿生殖道瘘 因产程延长，膀胱被压迫于耻骨联合与胎先露之间，引起组织缺血、坏死，而发生膀胱阴道瘘或尿道阴道瘘。

（3）产后出血 子宫收缩乏力影响胎盘剥离、娩出及子宫血窦关闭，从而引起产后出血。

（4）产褥感染 胎膜早破，或产程延长，多次肛查或阴道检查，增加感染的机会。

2. 子宫收缩乏力对胎儿的影响 产程延长，影响胎盘血液循环，致胎儿宫内缺氧，易发生胎儿宫内窘迫。

3. 子宫收缩过强对产妇的影响 急产可致软产道撕裂伤，因接产时来不及消毒可致产褥感染。胎儿娩出后子宫肌纤维缩复不良导致胎盘滞留或产后出血。

4. 子宫收缩过强对胎儿及新生儿的影响 宫缩过强、过频，易发生胎儿窘迫、新生儿窒息甚至死亡。胎儿娩出过快，可致新生儿颅内出血。急产易致新生儿感染及坠地骨折等。

（四）西医处理原则

1. 协调性宫缩乏力 寻找原因，检查有无头盆不称及胎位异常，了解宫颈扩张及先露部下降情况。估计不能经阴道分娩者，应及时行剖宫产术；若无头盆不称或胎位异常，估计能从阴道分娩，则采取中西医结合疗法加强宫缩。

2. 不协调性宫缩乏力 治疗原则是调节子宫收缩，恢复正常节律性和极性。可用哌替啶、吗啡或地西泮使产妇充分休息，不协调性多能恢复为协调性宫缩。若经上述处理，宫缩仍不能给予纠正，产程无进展，宜行剖宫产术。不协调性宫缩乏力在宫缩未恢复为协调性之前，严禁使用宫缩剂。

3. 子宫收缩过强 停止粗暴的宫腔操作及阴道检查，及时给予宫缩抑制剂，如哌替啶、硫酸沙丁胺醇、硫酸镁。子宫痉挛性狭窄环经处理后不缓解，见胎儿窘迫，则实施剖宫产术结束分娩。如为梗阻性原因，立即行剖宫产术。做好接产及抢救新生儿窒息的准备，对急产来不及消毒，或新生儿直接坠地者，给予抗生素预防感染，肌注维生素 K1 预防颅内出血。产后仔细检查宫颈、阴道、外阴等，若有撕裂，应及时缝合。如胎死宫内，宫口开全，可用乙醚麻醉经阴道分娩。

二、产道异常

（一）分　类

产道异常包括骨产道异常及软产道（子宫下段、宫颈、阴道、外阴）异常。

（二）诊　断

1. 骨产道异常的临床表现

骨盆入口平面狭窄：①胎头衔接受阻：初产妇在预产期前 1 ～ 2 周胎头已衔接，临产后胎头仍迟迟不入盆，腹部检查胎头跨耻征阳性。胎位异常如臀先露、面先露或肩先露发生率显著增高。②骨盆入口临界狭窄：临产后如胎位、胎儿大小、产力均正常，胎头常以矢状缝在骨盆入口横径衔接，即后顶骨入盆。临床表现为潜伏期及活跃早期延长，活跃后期产程进展顺利。③骨盆入口绝对性狭窄：胎位、胎儿大小、产力均正常，胎头仍不能入盆，常导致分娩梗阻性难产。

中骨盆及出口平面狭窄：①胎头衔接正常：胎头顺利入盆，表现为潜伏期及活跃早期产程进展顺利。胎头到达中骨盆因狭窄导致内旋转受阻，出现持续性枕横位或枕后位。产程进展受阻出现继发性宫缩乏力，第二产程延长或停滞。②胎头受阻于中骨盆：在宫缩的压力下胎头变形，颅骨重叠，软组织水肿，脑组织损伤，颅内出血及胎儿宫内窘迫，可发生先兆子宫破裂及子宫破裂。

单纯骨盆出口平面狭窄：第一产程进展顺利，胎头到达盆底受阻，不能通过出口横径，出现第二产程停滞，继发性宫缩乏力。

2. 体格检查 一般检查注意观察孕妇身高、体型、步态。身高＜ 145 ㎝应注意均小骨盆。注意脊柱有无畸形、侧弯，米氏菱形窝是否对称等。

腹部检查观察是否有尖腹、悬垂腹等，初产妇在孕 36 ～ 38 周时，胎头应入盆衔接，如尚未入盆，则需充分估计头盆关系。具体方法如下：嘱产妇排空膀胱，仰卧位，两腿伸直。检查者手指轻轻向骨盆腔方向推压胎头，若胎头低于耻骨联合平面，表示胎头可以入盆，头盆相称，称胎头跨耻征阴性；若胎头与耻骨联合在同一平面，提示可疑头盆不称，跨耻征可疑阳性；若胎头高于耻骨联合，提示头盆不称，称胎头跨耻征阳性。对跨耻征阳性的孕妇，应取两腿屈曲半卧位，再次检查跨耻征，如转为阴性，考虑为骨盆倾斜度异常，而非头盆不称。

3. 骨盆测量 骨盆外测量：①骨盆外测量各径线均较正常值小 2 ㎝或更多者，提示均小骨盆。②骶耻外径＜ 18 ㎝，常为扁平骨盆。③坐骨结节间径＜ 8 ㎝，耻骨弓角度＜ 90°，为漏斗骨盆。④米氏菱形窝不对称，各边不等长者，可能为偏斜骨盆。

骨盆内测量骨盆外测量异常，应进行骨盆内测量。①对角径＜ 11.5 ㎝，属扁平骨盆。②坐骨棘明显突出，棘间径估计＜ 10 cm，坐骨切迹底部≤ 2 横指，考虑为中骨盆平面狭窄。坐骨结节间径加后矢状径＜ 15 cm，提示骨盆出口平面狭窄。

4. **软产道异常** 软产道包括盆底软组织、阴道、宫颈、子宫。

（1）外阴异常 包括会阴坚韧、外阴水肿和外阴瘢痕。

（2）阴道异常 包括阴道横隔、阴道纵隔和阴道囊肿或肿瘤。

（3）宫颈异常 包括宫颈瘢痕、宫颈水肿、宫颈坚韧、宫颈肿瘤。

（4）子宫异常 包括子宫畸形、瘢痕子宫。

（三）对母儿的影响

1. **对产妇的影响** 骨盆入口平面狭窄胎先露不能衔接于骨盆入口平面，引起继发性宫缩乏力，产程延长，甚至停滞。中骨盆、出口平面狭窄胎先露内旋转受阻，形成持续性枕横位或枕后位。长时间压迫局部软组织，引起组织缺血、缺氧、坏死，导致生殖道瘘；产程延长易致宫内感染。

2. **对胎儿、新生儿的影响** 易发生脐带脱垂、胎儿宫内窘迫、胎膜早破、胎儿宫内感染；胎头受压致胎儿颅内出血；因难产增加手术助产，易发生新生儿产伤及感染。

（四）西医处理原则

1. **一般处理** 分娩过程中，安慰产妇，使其精神舒畅，并保证充足的休息及丰富的营养。同时监测宫缩、胎心、胎先露部下降及宫口扩张情况。

2. **骨盆入口平面狭窄处理**

（1）绝对性骨盆狭窄，足月活胎不能入盆，临产后剖宫产结束分娩。

（2）相对性骨盆狭窄，足月活胎体重＜ 3000g，胎心率及产力正常，应在严密监护下试产。试产过程中宫缩乏力，静脉滴注缩宫素加强宫缩，试产 2 ～ 4 小时，胎头仍不入盆，宫口扩张缓慢，或伴见胎儿窘迫，应及时行剖宫产术。

3. **中骨盆及骨盆出口平面狭窄处理** 中骨盆狭窄使胎头俯屈及内旋转受阻，形成持续性枕横位或枕后位。如宫口开全胎头双顶径达坐骨棘水平或以下，可经阴道徒手旋转胎头为枕前位，待其自然分娩，或行产钳或胎头吸引术助产。胎头双顶径未达坐骨棘水平，出现胎儿宫内窘迫，需行剖宫产。骨盆出口狭窄，不能试产。出口横径加后矢状径＜ 15 cm，足月胎儿不能经阴道分娩，需行剖宫产。

4. **骨盆三个平面狭窄处理** 主要指均小骨盆。如胎儿较小，宫缩好，胎位正常，可以试产。如胎儿较大，头盆不称，应尽早行剖宫产术。

5. **畸形骨盆** 根据畸形种类、程度、胎儿大小、产力等具体分析。若畸形严重，及时行剖宫产术。

三、胎位异常

（一）分　类

胎位异常包括：胎头位置异常，臀先露，肩先露，复合先露。

（二）诊　断

1. **持续性枕后位、枕横位**

（1）临床表现 胎头枕骨持续位于骨盆后方，直接压迫直肠，在宫口未开全时过早出现排便感及肛门坠胀，产妇不自主向下屏气，过早使用腹压，常致继发性宫缩乏力及宫颈水肿。导致第二产程延长、宫颈扩张延缓或停滞。

（2）腹部检查 宫底部触及胎儿臀部，胎背偏向母体侧方或后方，对侧可触及胎儿肢体，胎心音在脐下一侧偏外方听及最响亮。

（3）肛门检查或阴道检查 在宫口开全或近开全时肛查感到直肠后部较空虚，则为枕后位。矢状缝在骨盆横径上形成枕左横位或枕右横位。囟门触不清时，做阴道检查，通过触摸耳郭位置及方向确定胎方位。

（4）B 型超声检查 根据胎头面部眼眶、口、鼻、枕部等的位置，确定胎方位。

2. **胎头高直位**

（1）临床表现 临产后胎头入盆困难，下降缓慢或停滞，宫口扩张缓慢甚至停滞，并感到耻骨联合部位疼痛。处理不及时易发生滞产、先兆子宫破裂或子宫破裂。

（2）腹部检查 高直前位时胎背占据产妇腹前壁，触不到胎儿肢体，胎心在腹中线稍高处听诊最清楚。高直后位产妇腹部被胎儿肢体占据，下腹部左右两侧均可听到胎心音，有时在耻骨上方触及胎儿下颏。

（3）阴道检查 胎头矢状缝与骨盆入口前后径相一致，前囟在骶岬前，后囟在耻骨联合后，为胎头高直前位，反之为胎头高直后位。

3. 面先露

（1）临床表现 潜伏期延长，可合并活跃期延长，胎头迟迟不易入盆。

（2）腹部检查 颏前位时，在腹前壁下可触及胎儿肢体，胎心在胎儿肢体侧的下腹部听得清楚。额后位时胎儿枕部与胎背接触，于耻骨联合上方可触及枕骨隆突与胎背之间有明显的凹沟，胎心较遥远且弱。

（3）肛查及阴道检查 肛查可触及高低不平、软硬不均的面部，宫口开大 3 ㎝以上阴道内诊可扪及胎儿口、鼻、眼等。

（4）B 型超声检查 可以确诊面先露并能确定胎方位。

4. 臀先露

（1）临床表现 孕妇常感肋下有圆而硬的胎头，先露胎臀不能紧贴子宫下段，常致宫缩乏力，宫口扩张延缓，产程延长。

（2）腹部检查 子宫轮廓呈纵椭圆形，子宫底部可触及圆而硬的胎头，按时有浮球感，耻骨联合上可触及宽而软形状不规则的胎臀，胎心听诊在脐上最清楚。

（3）肛门检查及阴道检查 肛查可触到软而不规则的胎臀或胎足，肛查先露位置较高。

（4）B 型超声检查 能确诊臀位的类型。

5. 肩先露

（1）临床表现 肩先露不能紧贴子宫颈，缺乏直接刺激，易发生宫缩乏力。胎肩对宫颈压力不均，易致胎膜早破。破膜后胎儿上肢、脐带顺着羊水一起。

（2）脱出，导致胎儿窘迫，甚至胎死宫内。

（3）腹部检查 子宫呈横椭圆形，腹部一侧触及胎头，另一侧触及胎臀，宫底低于相应孕周，耻骨联合上方空虚，胎心在脐周听诊最清楚。

（4）阴道检查 若宫口扩张，胎膜已破可触及胎儿肩胛骨、肩峰、腋窝及肋骨。

（5）B 型超声检查 能准确探清肩先露并能确定胎方位。

6. 复合先露

阴道检查 触及胎先露旁有小肢体可确诊。

（三）西医处理原则

1. 持续性枕横位、枕后位 骨盆正常，胎儿不大，具有有效宫缩时，可试产经阴道分娩。

2. 胎头高直前位 骨盆正常，胎儿不大，产力正常，可试从阴道分娩。若经阴道分娩难度大，需剖宫产分娩。

3. 面先露 如无头盆不称，宫缩好，胎儿不大，可经阴道自然娩出。有头盆不称或胎儿窘迫，应行剖宫产分娩。

4. 臀先露 妊娠期妊娠 30 周前，臀先露多可自然回转成头位。妊娠 30 周后仍为臀位，用膝胸卧位或艾灸、激光照射至阴穴纠正胎位。分娩期若骨盆正常，胎儿不大，产力正常，可从阴道分娩。但臀先露应适当放宽剖宫产手术指征。

5. 肩先露 妊娠期妊娠后期发现肩先露，可采用膝胸卧位，或艾灸、激光照射至阴穴及时纠正。分娩期宫口开大 5 ㎝以上，破膜不久，在乙醚深麻下行内转胎位术，转成臀先露。出现先兆子宫破裂或已有子宫破裂征象，无论胎儿是否存活，均应立即行剖宫产术。胎儿死亡，宫口已开全，无先兆子宫破裂，应全麻下行断头术或碎胎术。

6. 复合先露 无头盆不称，胎头与脱出肢体已入盆，在宫口开全后上推肢体，压胎头下降，产钳助产。

若头盆不称，应行剖宫产。

第二节　胎儿窘迫与胎膜早破

一、胎儿窘迫（中西医结合助理医师不考）

胎儿窘迫指胎儿在子宫内因急性或慢性缺氧危及其健康和生命的综合症状。

（一）西医病因

1. 胎儿急性缺氧 因母胎间血氧运输及交换障碍或脐带血循环障碍所致。常见因素有：①前置胎盘、胎盘早剥。②脐带异常，如脐带绕颈、脐带扭转、脐带真结、脐带脱垂、脐带过长或过短等。③各种原因导致休克。④缩宫素使用不当，造成过强及不协调宫缩。⑤孕妇应用麻醉药及镇静剂过量，呼吸抑制。

2. 胎儿慢性缺氧 ①母体血液氧含量不足。②子宫胎盘血管硬化、狭窄、梗死，使绒毛间隙血液灌注不足。③胎儿自身因素，如胎儿严重的心血管疾病、胎儿畸形、颅内出血及颅脑损伤等。

（二）临床表现

1. 急性胎儿窘迫 主要发生在分娩期，多因脐带异常、胎盘早剥、宫缩过强、产程延长及休克等引起。

产时胎心率异常产时胎心率变化是急性胎儿窘迫的重要征象。缺氧早期，胎儿电子监护可出现胎心基线代偿性加快、晚期减速或重度变异减速：随产程进展，尤其在较强宫缩刺激下胎心基线可下降到＜ 110bpm，当治心基线＜ 100bpm，基线变异≤ 5bpm，伴频繁晚期减速或重度变异减速时提示胎儿缺氧严重，胎儿常结局不良，可随时胎死宫内。

羊水胎粪污染治儿可在宫内排出胎粪，影响胎粪排出量主要的是孕周。10% ～ 20% 的分娩中会出现羊水胎粪污染，羊水中胎粪污染不是胎儿窘迫的征象。出现羊水胎粪污染时，如果胎心监护正常，不需要特殊处理；如果胎心监护异常，存在宫内缺氧情况，会引起胎粪吸入综合征（MAS），造成胎儿不良结局。

胎动异常初期胎动频繁，继而减弱及次数减少，甚至消失。

酸中毒采集胎儿头皮血进行血气分析，血 pH ＜ 7.20，PO_2 ＜ 10mmHg，PCO_2 ＞ 60mmHg 可诊断为胎儿酸中毒。

2. 慢性胎儿窘迫 胎动减少或消失胎动＜ 10 次 /12h 为胎动减少，是胎儿缺氧的重要表现。胎动消失 24 小时后胎心消失。

胎儿电子监护缺氧时胎心率可出现以下异常：① NST 无反应型。②在无胎动与宫缩时，胎心率＞ 180bpm 或＜ 120bpm 持续 10 分钟以上。③基线变异频率＜ 5bpm。④ OCT 可见频繁重度变异减速或晚期减速。

胎盘功能低下尿雌三醇（E3）＜ 10mg/24h，或连续测定下降＞ 30%、尿中雌激素 / 肌酐比值＜ 10、血清胎盘生乳素＜ 4mg/L、妊娠特异 β1 糖蛋白（SP1）＜ 100mg/L，均提示胎盘功能不良。

B 型超声监测根据 B 型超声监测脐动脉血流信号、胎动、胎儿呼吸运动、胎儿肌张力、羊水量，加之胎儿电子监护 NST 结果综合评分≤ 4 分提示胎儿窘迫，6 分胎儿可疑缺氧。

（三）诊　断

根据病史、临床表现、辅助检查做出诊断。

（四）西医处理

1. 急性胎儿窘迫 左侧卧位，吸氧，纠正脱水、酸中毒及电解质紊乱。宫口开全或近开全，尽快经阴道助产分娩。宫口未开全，短时间不能经阴道分娩者，剖宫产分娩。胎儿娩出后，应做好新生儿窒息抢救准备。

2. 慢性胎儿窘迫 卧床休息，左侧卧位。定时间断吸氧。积极治疗妊娠合并症及并发症。孕周小，估计胎儿娩出后存活可能性小，应尽量延长孕周，同时促胎肺成熟。妊娠近足月，行剖宫产术终止妊娠。

二、胎膜早破

胎膜早破是指在临产前胎膜破裂。胎膜早破易导致早产、脐带脱垂及母儿感染等。中医称为“胎衣先破”。

（一）西医病因

常见病因有生殖道感染、羊膜腔压力增高、胎膜受力不均、营养因素等。

（二）诊 断

1. 临床表现 孕妇突感阴道大量排液。肛诊将胎先露部上推时阴道流液量多。窥阴器检查有羊水自宫口流出，或后穹隆有羊水积聚。

2. 阴道酸碱度检查 PH ≥ 6.5，提示胎膜早破。

3. 阴道液涂片检查 阴道液置于载玻片上，干燥后镜检可见羊齿植物叶状结晶，0.5% 硫酸尼罗蓝染色，镜下见橘黄色胎儿上皮细胞，用苏丹Ⅲ染色见黄色脂肪小粒，均可确定为羊水。

4. 羊膜镜检查 看不到前羊膜囊，可直视胎儿先露部。

5. 超声检查 羊水量减少可协助诊断。

（三）对母儿的影响

1. 对母体影响 宫内感染机会增加，破膜超过 24 小时，感染率增加 5 ～ 10 倍；羊膜腔感染易发生产后出血；若突然破膜，有时可引起胎盘早剥。

2. 对胎儿影响 常诱发早产、脐带脱垂、胎儿窘迫及新生儿感染性疾病。

（四）西医处理

1. 期待疗法 适用于妊娠 28 ～ 35 周、胎膜早破不伴感染，羊水平段≥ 3 ㎝者。

（1）一般处理 绝对卧床，保持外阴部清洁，避免不必要的肛诊及阴道检查，密切观察产妇体温、心率、宫缩、阴道流液性状及血白细胞计数。

（2）预防感染 破膜超过 12h 者，应给予抗生素预防感染。

（3）抑制子宫收缩 有宫缩者，静脉滴注硫酸镁等。

（4）促胎肺成熟 妊娠 35 周前给予地塞米松。

2. 终止妊娠 经阴道分娩妊娠 35 周后，胎肺成熟，宫颈成熟，无禁忌证可引产。剖宫产胎头高浮，胎位异常，宫颈不成熟，胎肺成熟，明显羊膜腔感染，伴有胎儿窘迫，在抗感染的同时行剖宫产术终止妊娠，做好新生儿复苏准备。

第三节 分娩期并发症

一、产后出血

产后出血指胎儿娩出后 24 小时内失血量超过 500mL。居我国孕产妇死亡原因的首位。属于中医“产后血崩”“产后血晕”“胞衣不下”范畴。

（一）西医病因

常见病因有子宫收缩乏力、胎盘因素、软产道裂伤和凝血功能障碍。其中子宫收缩乏力是最常见的原因。

（二）中医病因病机

本病的主要发病机理是气虚失摄，冲任不固；或瘀阻冲任，血不循经而妄行。常见病因病机为气虚和血瘀。

（三）诊 断

病史可有多胎妊娠、巨大胎儿、羊水过多、产程延长、急产、前置胎盘、胎盘早剥、妊娠期高血压疾病、宫腔感染史等。

临床表现主要为胎儿娩出后阴道大量出血，24 小时出血量＞ 500mL，继发休克。检查可见宫底升高、轮廓不清，胎盘、胎膜缺损，阴道、会阴、宫颈裂伤等。

实验室检查血常规及血小板计数、纤维蛋白原、凝血酶原时间等凝血功能检测可协助诊断。

（四）西医治疗

子宫收缩乏力导尿排空膀胱后可采用以下方法加强宫缩：①按摩子宫：经腹壁按摩子宫或腹部阴道，双手按摩子宫，直至宫缩恢复正常。②应用宫缩剂：可采用缩宫素、麦角新碱、米索前列醇等。③可采用宫腔纱条填塞法压迫止血、结扎盆腔血管或行髂内动脉或子宫动脉栓塞，必要时行子宫次全切除或子宫全切除术。

胎盘因素如有胎盘滞留时应立即取出或徒手剥离胎盘后取出。胎盘和胎膜残留可行钳刮术或刮宫术。

软产道损伤宫颈裂伤＞1 cm且有活动性出血应缝合。若裂伤累及子宫下段可经腹行裂伤修补术。

凝血功能障碍尽快输新鲜全血，补充血小板、纤维蛋白原或凝血酶原复合物、凝血因子等。

（五）中医辨证论治

1. 气虚证

【临床表现】新产后，突然阴道大量出血，血色鲜红，头晕目花，心悸怔忡，气短懒言，肢冷汗出，面色苍白；舌淡，脉虚数。

【治法】补气固冲，摄血止崩。

【代表方】升举大补汤去黄连，加地榆炭、乌贼骨。

2. 血瘀证

【临床表现】新产后，突然阴道大量下血，色黯红，夹有血块，小腹疼痛拒按，血块下后腹痛减轻；舌紫黯，或有瘀点瘀斑，脉沉涩。

【治法】活血化瘀，理血归经。

【代表方】化瘀止崩汤。

（六）预　防

做好孕前及孕期保健，对不宜继续妊娠者，应在早孕时及时终止。积极治疗各种妊娠合并症，防止产后出血的发生。

正确处理各产程，防止产程延长，避免手术创伤，胎盘娩出后仔细检查胎盘、胎膜及软产道，产程中发现异常出血，及时检查和处理。

产后产妇留在产房继续观察 2 小时，严密观察生命体征、子宫收缩及阴道流血情况，鼓励产妇排空膀胱和及早哺乳。

二、子宫破裂

（一）西医病因

梗阻性难产、瘢痕子宫、宫缩剂使用不当和产科手术损伤。

（二）分　类

按发生原因分为自然破裂和损伤性破裂，按破裂程度分为完全性破裂和不完全性破裂，按发生部位分为子宫体部破裂和子宫下段破裂。

（三）诊断及鉴别诊断

1. 诊断

（1）先兆子宫破裂

①病史 多见于阻塞性难产，如骨盆狭窄、胎位不正、胎儿过大等，临产后常有产程停滞或延长，或不适当使用宫缩剂。

②临床表现 病理缩复环、下腹部压痛、胎心率的变化及血尿是先子宫破裂的四个重要症状。由于产程停滞延长，孕妇可有水、电解质紊乱。

（2）子宫破裂

①病史 可有瘢痕子宫等。

②临床表现 在先兆子宫破裂的基础上突然发生剧烈腹痛，有休克及明显的腹部体征。

③B 型超声检查 能确定破口部位及胎儿与子宫的关系。

2. 鉴别诊断 子宫破裂需与胎盘早剥、难产并发腹腔感染相鉴别。

（四）西医治疗

1. **先兆子宫破裂** 立即抑制子宫收缩：肌注哌替啶 100mg，或静脉全身麻醉。立即行剖宫产术。

2. **子宫破裂** 在输液、输血、吸氧、抗休克的同时，无论胎儿是否存活，均应迅速手术。

（五）预防（中西医结合助理医师不考）

做好产前检查，及时发现胎位、骨盆、胎儿的异常。密切观察产程进展，严格掌握试产的适应证，特别对有剖宫产史准备试产者。严格掌握宫缩剂使用的适应证、禁忌证。应用缩宫素催产时需专人监护。规范手术操作，手法应轻柔，忌粗暴。

三、羊水栓塞（中西医结合助理医师不考）

羊水栓塞是指在分娩过程中羊水突然进入母体血循环引起急性肺栓塞、过敏性休克、弥漫性血管内凝血（DIC）、肾衰竭或猝死的严重分娩并发症。本病属中医“产后血晕”范畴。

（一）西医病因

一般认为由污染羊水中的有形物质（胎儿毳毛、角化上皮、胎脂、胎粪）进入母体血循环引起。羊膜腔内压力增高、胎膜破裂和宫颈或宫体损伤处有开放的静脉或血窦是导致羊水栓塞发生的基本条件。诱发因素为高龄初产妇和多产妇、自发或人为的过强宫缩、急产、胎膜早破、前置胎盘、胎盘早剥、子宫不完全破裂、剖宫产术、羊膜腔穿刺、大月份钳刮术等。

（二）诊 断

1. **病史** 分娩过程中宫缩过强、胎膜早破、宫颈裂伤、急产等，或存在某些病理性妊娠因素如胎盘早剥、前置胎盘等。

2. **临床表现** 胎膜破裂后、胎儿娩出后或手术中产妇突然出现寒战、呛咳、气急、烦躁不安、尖叫、发绀、呼吸困难、抽搐、出血、不明原因休克等临床表现。

3. **实验室及其他检查**

（1）实验室检查 血涂片查找羊水有形物质：采集下腔静脉血，镜检见到羊水成分可以确诊。血小板计数、纤维蛋白原定量、凝血酶原时间测定等可协助诊断 DIC。

（2）辅助检查 胸部 X 线摄片见双肺弥漫性点片状浸润阴影，沿肺门周围分布，伴右心扩大。心电图或心脏彩色多普勒超声检查可见右心房、右心室扩大，ST 段下降。

（三）西医治疗原则

一旦发生羊水栓塞，应立即抢救。早期阶段以抗过敏，纠正呼吸循环功能衰竭和改善低氧血症、抗休克为主；DIC 阶段早期抗凝治疗，晚期抗纤溶治疗；少尿无尿阶段，应及时使用利尿剂，预防肾衰竭发生。

（四）预 防

阴道检查时，动作应轻柔，避免产道损伤；人工破膜应在宫缩间歇时进行。严格掌握剖宫产指征，手术操作规范、轻柔。中期妊娠钳刮时，应先破膜，羊水流尽再钳刮。规范羊膜腔穿刺手术操作。合理使用宫缩剂，防止宫缩过强，避免急产、子宫破裂、子宫颈裂伤等诱发因素。

四、脐带异常（中西医结合助理医师不考）

（一）类 型

脐带异常的类型有脐带先露与脐带脱垂、脐带缠绕、脐带长度异常、脐带打结、胳带扭转及胳带附着异常等。

脐带先露与脐带脱垂的西医处理：

1. **脐带先露** 经产妇、胎膜未破、宫缩良好者，取头低臀高位，密切观察胎心率，等待胎头衔接，宫口渐扩张，胎心持续良好者，可经阴道分娩。初产妇、足先露或肩先露者，应行剖宫产术。

2. **脐带脱垂** 胎心尚好，胎儿存活者，应争取尽快娩出胎儿。

（二）预 防

加强妊娠晚期及临产后监护，尽早发现脐带先露。对临产后胎先露部未入盆者，尽量不做或少做肛查或阴道检查。行人工破膜应采取高位破膜，使羊水缓慢流出，以免脐带脱出。

第十一单元　产后病

产妇在产褥期内发生与分娩或产褥有关的疾病，称为“产后病”。

产后“三病”“三冲”“三急”为古代医家对产后常见病和危重症的概括。产后三冲是指产后败血上冲，冲心、冲胃、冲肺。产后三急指产后呕吐、盗汗、泄泻，三者并见必危。产后三病指产后病痉、病郁冒、大便难。

中医学认为，产后病的病因病机主要有亡血伤津、元气受损、瘀血内阻、外感六淫或饮食房劳所伤。

产后病的诊断除以四诊八纲为基本方法外，尤其要注意“三审”：先审小腹痛与不痛，以辨有无恶露停滞；次审大便通与不通，以验津液之盛衰；再审乳汁的行与不行及饮食多少，以察胃气之强弱。

对产后病的治疗，应根据亡血伤津、元气受损、瘀血内阻、多虚多瘀的病机特点，本着“勿拘于产后，亦勿忘于产后”的原则，结合病情进行辨证论治。产后用药“三禁”，即禁大汗，以防亡阳；禁峻下，以防亡阴；禁通利小便，以防亡津液。

产后病应注重调护。居室宜温度适宜，空气流通；衣着宜适寒温以防感受风寒或暑热之邪；饮食宜清淡富含营养易消化；劳逸结合，勿过劳伤气；保持情志舒畅；产后百日内禁房事；保持外阴清洁，以防病邪乘虚入侵。

第一节　产褥感染

产褥感染是指分娩及产褥期生殖道受病原体侵袭而引起局部或全身的感染。是导致孕产妇死亡的四大原因（产褥感染、产科出血、妊娠合并心脏病、子痫）之一。产褥感染属中医“产后发热”范畴。

一、西医病因病理

（一）病　因

1. 诱因　产妇体质虚弱、孕期贫血、营养不良、妊娠晚期性交、慢性疾病、胎膜早破、羊膜腔感染、产科手术操作、产程延长、产前产后出血过多等。

2. 病原体种类　①外源性如衣原体、支原体以及淋病奈瑟菌等。②内源性为孕期及产褥期生殖道寄生大量需氧菌、厌氧菌、假丝酵母菌及支原体等，以厌氧菌为主。

3. 感染途径　①外源性感染多由被污染的衣物、用具、各种手术器械及临产前性生活等途径侵入机体。②内源性感染为正常孕妇生殖道寄生的病原体，当抵抗力降低等感染诱因出现时致病。

（二）病　理

1. 急性外阴、阴道、宫颈炎，甚至阴道旁结缔组织炎或盆腔结缔组织炎。
2. 急性子宫内膜炎、子宫肌炎、子宫内膜充血、坏死，严重者形成肌壁间脓肿。
3. 急性盆腔结缔组织炎、急性输卵管炎、局部充血、水肿致盆腔脓肿，甚至“冰冻骨盆”。
4. 急性盆腔腹膜炎及弥漫性腹膜炎，引起肠粘连或形成直肠子宫陷凹局限性脓肿。
5. 血栓静脉炎，病变单侧居多，病变多在股静脉、胴静脉及大隐静脉。
6. 脓毒血症及败血症，可发生感染性休克和迁徙性肺脓肿、左肾脓肿或败血症。

二、中医病因病机

主要为产后体虚，感染邪毒，正邪交争所致。如热毒不解，极易传入营血或内陷心包。常见病因病机有感染邪毒、热入营血和热陷心包。

三、临床表现

1. 症状

（1）发热　一般出现在产后 3 ～ 7 天。

（2）腹痛　多从下腹部开始，逐渐波及全腹。

（3）恶露异常　恶露明显增多，混浊，或呈脓性，有臭味。

（4）下肢血栓静脉炎　可见下肢持续性疼痛、肿胀，站立时加重，行走困难。如形成脓毒血症、败血症，则可出现持续高热、寒战、谵妄、昏迷、休克，甚至死亡。

2. 体征

（1）一般体格检查 体温升高，脉搏增快，下腹部可有压痛，炎症波及腹膜时，可出现腹肌紧张及反跳痛。下肢血栓静脉炎患者局部静脉压痛，或触及硬索状，下肢水肿，皮肤发白，习称“股白肿”。

（2）妇科检查 外阴感染时，会阴切口或裂伤处可见红肿、触痛，或切口化脓、裂开。阴道与宫颈感染时黏膜充血、溃疡，脓性分泌物增多。如为宫体或盆腔感染，双合诊检查子宫有明显触痛，大而软，宫旁组织明显触痛、增厚或触及包块，有脓肿形成时，肿块可有波动感。

四、诊断及鉴别诊断

（一）诊 断

1. **病史** 多有难产、产程过长、手术产、急产、不洁分娩、胎膜早破、产后出血或产褥期性交等病史。

2. **临床表现** 发热、下腹疼痛、恶露异常。体温升高，脉搏增快，下腹有压痛，或有反跳痛、肌紧张。妇科检查子宫大而软，有压痛，双侧附件区压痛或触及包块。

3. **实验室及其他检查** 白细胞总数明显升高，中性粒细胞增高。B 型超声可了解子宫大小、有无残留物及复旧情况。

（二）鉴别诊断

需与产褥病的其他疾病（如急性乳腺炎、呼吸道感染、泌尿系统感染）及产褥中暑相鉴别。

五、西医治疗

1. **一般治疗** 适当物理降温，取半卧位；纠正水及电解质紊乱；病情严重可少量输血。

2. **抗生素** 根据临床表现及临床经验选用广谱抗生素，首选青霉素类和头孢类药物，同时加用甲硝唑，青霉素过敏可选用林可霉素或红霉素。

3. **引流通畅** 会阴伤口、腹部伤口感染、盆腔脓肿者，应行切开引流。

4. **血栓静脉炎的治疗** 在应用抗生素的同时加服中药，也可加用肝素治疗。

5. **手术治疗** 抗感染并清除宫腔残留。若出现脓毒血症时，及时行子宫切除术。

六、辨证论治

1. **感染邪毒证**

【临床表现】产后高热寒战，小腹疼痛拒按，恶露量多或少，色紫黯如败酱，气臭秽，烦躁，口渴引饮，尿少色黄，大便燥结；舌红，苔黄而干，脉数有力。

【治法】清热解毒，凉血化瘀。

【代表方】五味消毒饮合失笑散加丹皮、赤芍、鱼腥草、益母草。

2. **热入营血证**

【临床表现】产后高热汗出，烦躁不安，皮肤斑疹隐隐；舌红绛，苔黄燥，脉弦细而数。

【治法】清营解毒，散瘀泄热。

【代表方】清营汤加紫花地丁、蒲公英、栀子、丹皮。

3. **热陷心包证**

【临床表现】产后高热不退，神昏谵语，甚至昏迷，面色苍白，四肢厥冷；舌红绛，脉微而数。

【治法】清心开窍。

【代表方】清营汤送服安宫牛黄丸或紫雪丹。

第二节 晚期产后出血

晚期产后出血是指分娩 24 小时后，在产褥期内发生的子宫大量出血。以产后 1 ～ 2 周发病最常见，亦有产后 6 周发病者。本病属中医“产后恶露不绝”“产后血崩”范畴。

一、西医病因

晚期产后出血常见病因有胎盘胎膜残留、蜕膜残留、子宫胎盘附着面感染或复旧不全、剖宫产术后子宫伤口裂开或产后子宫滋养细胞肿瘤、子宫黏膜下肌瘤等。

二、中医病因病机

本病的主要发病机制为冲任不固，气血运行失常。常见病因病机有气虚、血热和血瘀。

三、临床表现

1. 症状

（1）阴道流血 以阴道反复流血或突然大量出血为特征。

（2）腹痛和发热 反复出血并发感染者，可出现腹痛和发热。

（3）全身症状 出血多时有头晕、心悸，甚至休克表现。

2. 体征

（1）一般体格检查 贫血貌，同时有不同程度的心率加快，血压降低，脉压缩小，呼吸增快。

（2）妇科检查 子宫复旧不佳可扪及子宫增大、变软，宫口松弛，有时可触及残留组织和血块；伴有感染者，子宫有压痛；剖宫产切口裂开，宫颈内有血块，宫颈外口松，有时可触及子宫下段明显变软，切口部位有凹陷或突起；滋养细胞肿瘤患者，有时可于产道内发现转移结节。

四、西医治疗

1. 一般治疗 如有休克立即纠正休克，并给予支持疗法。

2. 止血、抗感染 应给予广谱抗生素、子宫收缩剂。

3. 清除宫内残留物 在输液、备血及准备开腹手术的条件下刮宫，刮出物送病理检查。

4. 剖宫产术后出血 超声除外胎盘残留者，绝对卧床，大量广谱抗生素和缩宫素静滴。若反复多量阴道流血，可行剖腹探查，行清创缝合及髂内动脉、子宫动脉结扎止血或行髂内动脉栓塞术；必要时采用低位子宫次全切除术或子宫全切除术。如疑有胎盘残留，应在手术室输血、输液并做好手术准备的条件下刮宫；肿瘤引起的阴道流血应做相应处置。

五、辨证论治

1. 气虚证

【临床表现】产后恶露量多，或血性恶露持续10日不止，色淡红，质稀，无臭气，面色皖白，神疲懒言，四肢无力，小腹空坠；舌淡，苔薄白，脉细弱。

【治法】补脾益气，固冲摄血。

【代表方】补中益气汤加艾叶炭、鹿角胶。

2. 血热证

【临床表现】产后恶露过期不止，量较多，色鲜红或紫红，质黏稠，有臭气，面色潮红，口燥咽干；舌红，苔少，脉细数。

【治法】养阴清热，安冲止血。

【代表方】保阴煎加七叶一枝花、贯众、炒地榆、煅牡蛎。

3. 血瘀证

【临床表现】产后血性恶露持续10日不止，量时多时少，色紫黯，有血块，小腹疼痛拒按，块下痛减；舌紫黯或边尖有瘀斑、瘀点，脉沉涩。

【治法】活血化瘀，调冲止血。

【代表方】生化汤合失笑散加益母草、茜草。

第三节 产褥期抑郁症（中西医结合助理医师不考）

产妇在产褥期间出现抑郁症状，称为产褥期抑郁症。是产褥期精神综合征最常见的一种类型。多在产后2周内发病，4～6周症状明显。

一、中医病因病机

常见病因病机有心脾两虚、瘀阻气逆和肝郁气滞。

二、辨证论治

1. 心脾两虚证

【临床表现】产后精神不振，心神不宁，悲伤欲哭，失眠多梦，健忘，伴神疲乏力，面色萎黄；舌淡，苔薄白，脉细弱。

【治法】补益心脾，养血安神。

【代表方】甘麦大枣汤合归脾汤。

2. 瘀阻气逆证

【临床表现】产后抑郁寡欢，或神志错乱如见鬼状，喜怒无常，少寐多梦，恶露不下或不畅，色紫黯有块，小腹硬痛拒按；舌黯有瘀斑，脉弦或涩。

【治法】活血化瘀，镇逆安神。

【代表方】癫狂梦醒汤加酸枣仁。

3. 肝郁气结证

【临床表现】产后精神郁闷，心烦易怒，失眠多梦，伴善太息，胸胁乳房胀痛；舌淡，苔薄白，脉弦细。

【治法】疏肝解郁，镇静安神。

【代表方】逍遥散加夜交藤、合欢皮、磁石、柏子仁。

第四节　产褥中暑（中西医结合助理医师不考）

一、西医治疗原则

立即改变高温和不通风环境，采取中西医方法，迅速降温，纠正水、电解质紊乱及酸中毒。迅速降低体温是抢救成功的关键。

二、辨证论治

1. 暑入阳明证

【临床表现】产后壮热，面赤气粗，烦渴引饮，头晕，头痛；舌质红，脉洪大或滑数。

【治法】清暑泄热，透邪外达。

【代表方】白虎汤加西瓜翠衣、竹叶、芦根。

2. 暑伤津气证

【临床表现】产后身热多汗，口渴心烦，体倦少气，小便短赤；舌红，少津，脉虚数。

【治法】清热解暑，益气生津。

【代表方】清暑益气汤。

3. 暑入心营证

【临床表现】产后神昏谵语，灼热烦躁，甚或猝然晕倒，不省人事，身热肢厥，牙关紧闭；舌绛，脉洪大或滑数。

【治法】清营泻热，清心开窍。

【代表方】清营汤送服安宫牛黄丸或紫雪丹或至宝丹。

第五节　产后缺乳

哺乳期乳腺无乳汁分泌，或泌乳量少，不能满足喂养婴儿者，称产后缺乳。中医称之为“产后缺乳”或“产后乳汁足”“产后乳汁不行”等。

一、中医病因病机

主要发病机制为气血化源不足，或乳汁运行受阻。常见病因病机是气血虚弱和肝郁气滞。

二、辨证论治

1. 气血虚弱证

【临床表现】产后乳少或全无，乳汁清稀，乳房柔软，无胀感，面色少华，神疲乏力，食欲不振，或心悸头晕；舌淡白，脉虚细。

【治法】补气养血，佐以通乳。

【代表方】通乳丹去木通，加通草。

2. **肝郁气滞证**

【临床表现】产后抑郁寡欢，或神志错乱如见鬼状，喜怒无常，少寐多梦，恶露不下或不畅，色紫黯有块，小腹硬痛拒按；舌黯有瘀斑，脉弦或涩。

【治法】活血化瘀，镇逆安神。

【代表方】癫狂梦醒汤加酸枣仁。

3. **肝郁气结证**

【临床表现】产后乳汁甚少或全无，乳汁浓稠，乳房胀硬或疼痛，情志抑郁，或有微热，食欲不振；舌质正常或黯红，苔微黄，脉弦或弦数。

【治法】疏肝解郁，通络下乳。

【代表方】下乳涌泉散。

第六节　产后常见并发症

一、产后排尿异常

产后排尿异常包括产后尿潴留及小便频数与失禁。产后膀胱充盈而不能自行排尿或排尿困难者称为产后尿潴留；产后排尿失去控制，不能自主排出者称为尿失禁。中医称本病分别为“产后小便不通”“产后小便频数与失禁”。

（一）中医病因病机

产后尿潴留的主要病机膀胱气化不利。常见病因病机有气虚、肾虚、血瘀、气滞。产后小便频数与失禁的主要病因病机气虚、肾虚。

（二）辨证论治

1. **产后尿潴留**

（1）气虚证

【临床表现】产后小便不通，小腹胀急疼痛或坠胀，倦怠乏力，气短懒言，面色皖白；舌淡，苔薄白，脉缓弱。

【治法】益气生津，宣肺利水。

【代表方】补气通脉饮。

（2）肾虚证

【临床表现】产后小便不通，小腹胀急疼痛，腰膝酸软，面色晦黯；舌淡，脉沉细迟弱。

【治法】补肾温阳，化气利水。

【代表方】济生肾气丸。

（3）血瘀证

【临床表现】产后小便不通，小腹胀满刺痛，乍寒乍热；舌紫暗，苔薄白，脉沉涩。

【治法】养血活血，祛疲利尿。

【代表方】加味四物汤。

（4）气滞证

【临床表现】产后小便不通，小腹胀满或痛，情志抑郁，胸胁胀痛，烦闷不安；舌淡红，脉弦。

【治法】理气行滞，行水利尿。

【代表方】木通散。

2. **产后小便频数与失禁**

（1）气虚证

【临床表现】产后小便频数，或失禁，气短懒言，倦怠乏力，小腹下坠，面色不华；舌淡，苔薄白，脉缓弱。

【治法】益气固摄。

【代表方】黄芪当归散加山茱萸、益智仁。

（2）肾虚证

【临床表现】产后小便频数，或失禁，夜尿频多，头晕耳鸣，腰膝酸软，面色晦暗；舌淡，苔白滑，脉沉细无力，两尺尤弱。

【治法】温阳化气，补肾固脬。

【代表方】肾气丸加益智仁、桑螵蛸。

二、产后关节痛

产褥期内，出现关节或肢体酸楚、疼痛、麻木、重着者，称产后关节痛。中医称本病为“产后身痛”“产后痹证”“产后遍身痛”。

（一）中医病因病机

本病多因产后气血虚弱，风、寒、湿等邪乘虚而入，使气血凝滞，“不通则痛”，或经脉失养，“不荣则痛”，导致肢体关节疼痛。常见病因病机有血虚、血瘀和外感。

（二）辨证论治

1. 血虚证

【临床表现】产后遍身酸痛，肢体麻木，关节酸楚，面色萎黄，头晕心悸；舌淡，苔少，脉细弱。

【治法】养血益气，温经通络。

【代表方】黄芪桂枝五物汤加当归、鸡血藤。

2. 血瘀证

【临床表现】产后遍身疼痛，或关节刺痛，按之痛甚，恶露量少色黯，小腹疼痛拒按；舌紫黯，脉涩。

【治法】养血活络，行瘀止痛。

【代表方】生化汤加桂枝、牛膝。

3. 外感证

【临床表现】产后肢体、关节疼痛，屈伸不利，或痛处游走不定，或冷痛剧烈，畏寒恶风，或关节肿胀，麻木重着，恶寒，发热，头痛；舌淡，苔薄白，脉浮紧。

【治法】养血祛风，散寒除湿。

【代表方】独活寄生汤。

第十二单元　女性生殖器官肿瘤与妊娠滋养细胞病

第一节　子宫颈癌

一、病因、组织发生和病理

（一）病　因

1. 病毒感染 高危型 HPV 的持续感染是主要危险因素。16、18 型所致的宫颈癌约占全部宫颈癌的 70%。

2. 性行为及分娩次数 性活跃、初次性生活＜ 16 岁、早年分娩、多产等与宫颈癌发生密切相关。

3. 其他 吸烟可增加感染 HPV 效应。

（二）病　理

1. 鳞状细胞浸润癌 占宫颈癌的 80% ～ 85%。

2. 腺癌 占宫颈癌的 15% ～ 20%。

3. **腺鳞癌** 占宫颈癌 3% ～ 5%。癌组织中含有腺癌及鳞癌两种成分。

二、转移途径、临床分期及临床表现

（一）转移途径

直接蔓延最常见，可有淋巴转移，血行转移极少见。晚期可转移至肺、肝或骨骼等。

（二）临床分期

采用国际妇产科联盟（FIGO）临床分期标准（2014 年）

Ⅰ期：癌灶局限于宫颈（扩展至宫体可以不予考虑）。

Ⅱ期：癌灶已超出宫颈，但未达盆壁，或未达阴道下 1/3。

Ⅲ期：癌灶侵及盆壁，在进行直肠指检时，在癌灶和盆壁之间无间隙；和（或）癌灶侵及阴道下 1/3；和（或）由癌灶引起肾积水或无功能肾。

Ⅳ期：癌灶超出真骨盆或（活检证实）侵犯膀胱或直肠黏膜。

（三）临床表现

1. 症状

（1）阴道流血 早期多为接触性出血或血水样阴道分泌物；晚期为不规则阴道流血。

（2）阴道排液 多数患者阴道有白色或血性、稀薄如水样或米泔状、腥臭的排液。晚期因癌组织坏死伴感染，可有大量米汤样或脓性恶臭白带。

（3）晚期症状 根据癌灶累及范围出现不同的继发性症状。如尿频、尿急、便秘、下肢水肿和腰痛等；癌肿压迫或累及输尿管时，出现输尿管梗阻、肾盂积水及尿毒症；晚期可有贫血、恶病质等全身衰竭症状。

2. **体征** 原位癌及微小浸润癌可无明显病灶。外生型宫颈可见息肉状、菜花状赘生物，质脆易出血；内生型宫颈肥大、质硬、宫颈管膨大；晚期癌组织坏死脱落，形成溃疡或空洞伴恶臭。阴道壁受累时，可见赘生物生长或阴道壁变硬；宫旁组织受累时，双合诊、三合诊检查可扪及宫颈旁组织增厚、结节状、质硬或形成冰冻盆腔。

三、诊断与鉴别诊断

1. **诊断** 根据病史、症状和检查并进行宫颈活组织检查可以确诊。辅助检查有：

（1）宫颈刮片细胞学检查 是宫颈癌筛查的主要方法。

（2）高危型 HPV-DNA 检测与宫颈细胞学检查相结合 可提高宫颈癌及癌前病变的敏感性。

（3）阴道镜检查 宫颈刮片细胞学检查巴氏Ⅲ级及其以上、TBS 分类为鳞状上皮内病变，均应在阴道镜观察下选择可疑癌变区行宫颈活组织检查。

（4）宫颈和宫颈管活组织检查 为确诊宫颈癌及宫颈癌前病变的最可靠依据。

（5）宫颈椎切术 当宫颈细胞学检查多次阳性而宫颈活检阴性，或宫颈活检为原位癌需确诊者。

2. **鉴别诊断** 主要依据宫颈活组织病理检查。与有临床类似症状或体征的各种宫颈病变鉴别。

四、西医治疗（中西医结合助理医师不考）

1. **手术治疗** 主要用于早期宫颈癌（Ⅰ A ～Ⅱ A）。

2. **放射治疗** 包括腔内照射及体外照射。适用证：①部分Ⅰ B2 期和Ⅱ A2 期及Ⅱ B ～Ⅳ A 期患者。②全身状况不适合手术的早期患者。③宫颈大块病灶的术前放疗。④手术治疗后病理检查发现有高危因素的辅助治疗。

3. **化疗** 适用于较晚期局部大病灶及复发患者的手术前和放疗前增敏治疗。

五、预后及随访（中西医结合助理医师不考）

1. **预后** 5 年生存率：Ⅰ期＞ 85%，Ⅱ期 50%，Ⅲ期 25%，Ⅳ期 5%。

2. **随访** 出院后第 1 年内，第 1 个月行第 1 次随访，以后每隔 2 ～ 3 个月复查 1 次。第 2 年内每 3 ～ 6 个月复查 1 次。第 3 ～ 5 年，每半年复查 1 次。第 6 年开始每年复查 1 次。随访内容除临床检查外，应定期进行胸部 X 线和血常规检查。

六、预防（中西医结合助理医师不考）

加强性知识教育，提倡晚婚，杜绝性紊乱。重视高危因素及高危人群，积极治疗性传播疾病，早期发现及诊治 CIN，并密切随访。开展宫颈癌的筛查，有性生活的妇女每年应接受普查一次，做到早发现、早诊断、早治疗。宫颈癌的筛查应在 21 岁开始。对于年龄大于 70 岁的女性，如果宫颈结构完整，10 年内至少连续 3 次正规细胞学检查结果无异常，可考虑终止筛查。

第二节　子宫肿瘤

一、子宫肌瘤

（一）分　类

1. **按肌瘤生长部位**　分为宫体肌瘤（90%）、宫颈肌瘤（10%）。

2. **按肌瘤与子宫肌壁的关系**　分为肌壁间肌瘤（60% ～ 70%）、浆膜下肌瘤（20%）和黏膜下肌瘤（10% ～ 15%）。

各种类型的肌瘤可并存同一子宫，称为多发性子宫肌瘤。

（二）病理、变性

1. **病理**

（1）巨检　实质性球形包块，表面光滑，质地较子宫肌硬，压迫周围肌壁纤维形成假包膜；切面呈灰白色，可见漩涡状或编织状结构。

（2）镜检　主要由梭形平滑肌细胞和不等量纤维结缔组织构成。肌细胞大小一致，排列成漩涡状或栅状、杆状核。

2. **变性**　指肌瘤失去原有的典型结构。常见变性有：玻璃样变（最常见）、囊性变、红色样变（多见于妊娠期或产褥期）、肉瘤样变（仅 0.4% ～ 0.8%）、钙化。

（三）中医病因病机

本病多因脏腑失和，气血失调，痰、郁、瘀等聚结胞宫，日久成癥。常见病因病机有：气滞血瘀、寒湿凝滞、痰湿瘀阻、肾虚血瘀、气虚血瘀和湿热瘀阻。

（四）临床表现

1. **症状**　症状与肌瘤大小、数目关系不大，而与肌瘤部位、有无变性相关。

（1）月经异常多表现为经量增多、经期延长。

（2）下腹包块当肌瘤增大≥ 3 个月妊娠大时，于腹部可触及。巨大的黏膜下肌瘤可脱出于阴道外。

（3）压迫症状子宫体下段前壁或宫颈肌瘤压迫膀胱可发生尿频、尿急、排尿困难。子宫后壁特别是子宫体下段肌瘤可压迫直肠引起便秘等。

（4）白带增多肌壁间肌瘤可有白带增多，黏膜下肌瘤更为明显。

（5）其他可伴不孕、继发性贫血等。浆膜下肌瘤蒂扭转时可出现急腹痛。肌瘤红色变性时，腹痛剧烈且伴发热。

2. **体征**　肌瘤大于 3 个月妊娠子宫大小时可在下腹部扪及实质性不规则肿块。妇检子宫增大，表面不规则单个或多个结节突起，或触及单个球形肿块与子宫相连（浆膜下肌瘤），质硬；或宫颈口扩张，可见红色、实质、光滑包块位于宫颈管内，或脱出于宫颈口位于阴道内（黏膜下肌瘤），伴感染时可有坏死、出血及脓性分泌物。

（五）诊　断

根据病史与妇科检查即可诊断。个别患者诊断困难时可借助 B 型超声检查、宫腔镜、腹腔镜、子宫输卵管造影等协助诊断。

（六）西医治疗原则

1. **随访观察**　如肌瘤无症状尤其是近绝经期患者，可 3 ～ 6 个月复查一次。

2. **手术指征**　①肌瘤大于妊娠 10 周子宫。②月经过多，继发贫血，药物治疗无效。③有膀胱、直肠压迫症状。④宫颈肌瘤。⑤生长迅速，可疑恶性。

3. 药物治疗 适用于肌瘤小于2个月妊娠子宫大小、症状轻、近绝经年龄及全身情况不宜手术者。

4. 介入治疗 适用于症状性子宫肌瘤不需要保留生育功能，但希望避免手术或手术风险大者。

5. 妊娠合并子宫肌瘤的处理 孕期无症状者，定期产前检查，严密观察，不需特殊处理。妊娠合并子宫肌瘤多能自然分娩，但应预防产后出血。若肌瘤阻碍胎儿下降应行剖宫产术，术中是否同时切除肌瘤，需根据肌瘤大小、部位和患者情况而定。

（七）辨证论治

活血化瘀、软坚散结为本病的治疗大法。

1. 气滞血瘀证

【临床表现】小腹包块坚硬，胀痛拒按，月经量多，经行不畅，色紫黯有块，经前乳房胀痛，胸胁胀闷，小腹胀痛或有刺痛；舌边有瘀点或瘀斑，苔薄白，脉弦涩。

【治法】行气活血，化瘀消癥。

【代表方】膈下逐瘀汤。

2. 寒湿凝滞证

【临床表现】小腹包块坚硬，冷痛拒按，月经后期，经期延长，量少色黯有块，手足不温，带下量多、色白清稀；舌质淡紫，苔薄腻，脉沉紧。

【治法】温经散寒，活血消癥。

【代表方】少腹逐瘀汤加艾叶、苍术、吴茱萸。

3. 痰湿瘀阻证

【临床表现】小腹有包块、胀满，月经后期，量少不畅，或量多有块，经质稠黏，带下量多，色白质黏稠，脘痞多痰，形体肥胖，嗜睡肢倦；舌胖紫黯，苔白腻，脉沉滑。

【治法】化痰除湿，活血消癥。

【代表方】开郁二陈汤加丹参、水蛭。

4. 肾虚血瘀证

【临床表现】小腹有包块，月经量多或少，色紫黯，有血块，腰酸膝软，头晕耳鸣，夜尿频多；舌淡黯，舌边有瘀点或瘀斑，脉沉涩。

【治法】补肾活血，消癥散结。

【代表方】金匮肾气丸合桂枝茯苓丸。

5. 气虚血瘀证

【临床表现】小腹包块，小腹空坠，月经量多，经期延长，色淡有块，神疲乏力，气短懒言，纳少便溏，面色无华；舌淡黯，边尖有瘀点或瘀斑，脉细涩。

【治法】益气养血，消癥散结。

【代表方】圣愈汤加桂枝、茯苓、丹参、山楂、山慈姑、益母草、煅龙牡。

6. 湿热瘀阻证

【临床表现】小腹包块，疼痛拒按，经行量多，经期延长，色红有块，质黏稠，带下量多，色黄秽臭，腰骶酸痛，溲黄便结；舌黯红，边有瘀点瘀斑，苔黄腻，脉滑数。

【治法】清热利湿，活血消癥。

【代表方】大黄牡丹汤加红藤、败酱草、石见穿、赤芍。

二、子宫内膜癌

（一）西医病因病理

1. 病因 子宫内膜癌可能有两种发病类型。Ⅰ型即雌激素相关型，占多数，预后好。Ⅱ型为非雌激素相关型，预后不良。

2. 病理 巨检分为局灶型和弥散型。

3. 转移途径 主要转移途径为直接蔓延、淋巴转移，晚期可血行转移。

（二）中医病因病机

本病多因脏腑失和，气血失调，痰、郁、瘀等聚结胞宫，日久成癥。常见病因病机有：气滞血瘀、寒湿凝滞、痰湿瘀阻、肾虚血瘀、气虚血瘀和湿热瘀阻。

（三）临床表现

1. 症状 症状与肌瘤大小、数目关系不大，而与肌瘤部位、有无变性相关。

（1）月经异常 多表现为经量增多、经期延长。

（2）下腹包块 当肌瘤增大≥3个月妊娠大时，于腹部可触及。巨大的黏膜下肌瘤可脱出于阴道外。

（3）压迫症状 子宫体下段前壁或宫颈肌瘤压迫膀胱可发生尿频、尿急、排尿困难。子宫后壁特别是子宫体下段肌瘤可压迫直肠引起便秘等。

（4）白带增多 肌壁间肌瘤可有白带增多，黏膜下肌瘤更为明显。

（5）其他 可伴不孕、继发性贫血等。浆膜下肌瘤蒂扭转时可出现急腹痛。肌瘤红色变性时，腹痛剧烈且伴发热。

2. 体征 肌瘤大于3个月妊娠子宫大小时可在下腹部扪及实质性不规则肿块。妇检子宫增大，表面不规则单个或多个结节突起，或触及单个球形肿块与子宫相连（浆膜下肌瘤），质硬；或宫颈口扩张，可见红色、实质、光滑包块位于宫颈管内，或脱出于宫颈口位于阴道内（黏膜下肌瘤），伴感染时可有坏死、出血及脓性分泌物。

（四）诊断及鉴别诊断

1. 诊断

（1）病史 有月经紊乱史、绝经后阴道流血；或子宫内膜癌发病高危因素，如肥胖、不育、绝经延迟等；或长期应用雌激素、他莫昔芬或雌激素增高疾病史，或有乳癌、子宫内膜癌家族史。

（2）辅助检查：

①分段诊断性刮宫 是确诊本病的主要依据。刮出物分别送病理检查。

②B型超声检查 了解子宫大小、宫腔内有无占位性病变、子宫内膜厚度、肌层浸润深度，以协助诊断。

③宫腔镜检查 可直接观察宫腔及宫颈管内有无癌灶及其大小、部位，对可疑部位取材活检，有利于发现较小和早期病变。

④其他 MRI、CT及血清CA125测定。

2. 鉴别诊断 主要与绝经过渡期功能性子宫出血、子宫内膜炎及萎缩性阴道炎、子宫黏膜下肌瘤或内膜息肉、宫颈管癌、子宫肉瘤及输卵管癌相鉴别。

（五）西医治疗原则（中西医结合助理医师不考）

1. 手术治疗 是内膜癌的主要治疗方法。

2. 放射治疗 方法有腔内及体外照射两种。包括术后放疗（最主要的术后辅助治疗）、术前放疗（适用于癌细胞分化差的Ⅰ、Ⅱ期宫旁有浸润者，放疗结束2周后手术）和单纯放疗（不宜手术的Ⅰ～Ⅱ期病例）。

3. 药物治疗

（1）激素治疗 不宜手术、放疗或治疗后复发的晚期患者的首选治疗。

（2）化学药物治疗 晚期或复发病例可联合化疗。

（六）辨证论治（中西医结合助理医师不考）

1. 痰湿结聚证

【临床表现】阴道流血，淋沥不尽，质黏腻，带下量多，或黄白相间，质黏，形体肥胖，嗜睡乏力，纳呆便溏；舌淡，苔白腻，脉濡滑。

【治法】化湿涤痰，软坚散结。

【代表方】苍附导痰丸加半枝莲、夏枯草、海藻、昆布。

2. 湿热瘀毒证

【临床表现】阴道流血，色紫黯质稠，带下量多，色黄如脓，或赤白相混，恶臭，胸闷腹痛，腰酸疼痛，口干咽苦，便秘或溏泄，小便赤或涩痛不利；舌质红，苔黄腻，脉滑数或弦数。

【治法】清热解毒，活血化瘀。

【代表方】黄连解毒汤加土茯苓、薏苡仁、丹皮、赤芍、半枝莲、白花蛇舌草。

3. 肝肾阴虚证

【临床表现】阴道流血，淋沥不尽，色红或黯，赤白带下伴臭味，眩晕耳鸣，颧红咽干，五心烦热，腰酸腿痛；舌质红，少苔，脉细数或弦细。

【治法】滋阴降火，清热解毒。

【代表方】知柏地黄丸加白花蛇舌草、半枝莲、椿根皮、甘草。

4. 脾肾阳虚证

【临床表现】阴道流血，淋沥不尽，色淡质稀，带下量多，质稀秽臭不甚，腰膝酸软，头晕目眩，倦怠乏力，形寒畏冷，小便清长，纳呆便溏；舌淡胖边有齿痕，苔薄，脉沉细无力。

【治法】温肾健脾，益气化疲。

【代表方】固冲汤合肾气丸加三七。

（七）预防（中西医结合助理医师不考）

普及防癌知识，定期体检，重视绝经后妇女阴道流血和生育期妇女月经紊乱的诊治，必要时诊刮以明确诊断；规范雌激素制剂应用；对有高危因素人群应密切随访及监测。

第三节　卵巢肿瘤（中西医结合助理医师不考）

一、卵巢肿瘤组织学分类

1. 上皮性肿瘤　包括浆液性肿瘤、黏液性肿瘤、子宫内膜样肿瘤、透明细胞瘤（中肾样瘤）、纤维上皮瘤（勃勒纳瘤）、混合性上皮瘤、未分化癌、未分类癌。各种肿瘤又有良性、交界性、恶性之分。

2. 生殖细胞肿瘤　包括无性细胞瘤、卵黄囊瘤（内胚窦瘤）、胚胎癌、多胚瘤、绒毛膜癌、畸胎瘤、混合型。

3. 性索间质肿瘤　包括颗粒细胞－间质细胞肿瘤、支持细胞－间质细胞肿瘤（睾丸母细胞瘤）、两性细胞瘤。

4. 继发性肿瘤　占卵巢肿瘤的 5%～10%；其原发部位常为胃肠道、乳腺及生殖器官。

二、卵巢恶性肿瘤的转移途径及临床分期

1. 转移途径　以直接蔓延和腹腔种植为主，其次为淋巴转移，血行转移较少见。

2. 临床分期　本病采用 FIGO2014 年制定的标准，进行手术和病理分期。

Ⅰ期：肿瘤局限于卵巢。

Ⅱ期：肿瘤累及一侧或双侧卵巢，伴盆腔内扩散（骨盆入口平面以下）。

Ⅲ期：一侧或双侧卵巢肿瘤，并有镜检证实的盆腔外腹膜转移或证实有腹膜后淋巴结转移。

Ⅳ期：超出腹腔外的远处转移。

三、临床表现

1. 卵巢良性肿瘤　早期肿瘤较小，多无症状。肿瘤增大时，可出现腹胀等不适感。妇科检查可触及子宫一侧或双侧球形肿块，多为囊性，表面光滑，活动，与子宫无粘连。若肿瘤大至占满盆、腹腔时，可出现压迫刺激症状，如尿频、排尿困难、便秘等。

2. 卵巢恶性肿瘤　早期常无症状。晚期主要症状为腹胀、下腹肿块或腹水等。肿瘤若向周围组织浸润或压迫神经，可引起腹痛、腰痛或下肢疼痛；若压迫盆腔静脉，可出现下肢浮肿；功能性肿瘤可出现相应的雌、雄激素过多的症状。晚期出现消瘦、贫血等恶病质征象。三合诊检查，在阴道后穹隆触及质硬的结节，肿块多为双侧，实性或囊实性，表面凹凸不平，固定不动，常伴有腹水。有时在腹股沟区、腋下、锁骨上触及肿大的淋巴结。

四、诊断及鉴别诊断

（一）诊　断

根据病史、症状、体征可初步确定是否为卵巢肿瘤，并对良、恶性做出估计，可借助辅助检查协助诊断，但最终确诊仍需依赖病理组织学检查。辅助检查如下：

1.**B 型超声检查** 是最常用且诊断率较高的辅助诊断方法。

2.**影像学检查** 腹部 X 线平片、CT、MRI、PET。

3.**肿瘤标志物**

（1）CA125　80% 卵巢上皮性癌患者 CA125 水平升高。尤其对浆液性腺癌更具特异性，可用于病情监测。

（2）AFP　对诊断卵黄囊瘤有特异性。对未成熟畸胎瘤、混合性无性细胞瘤中含卵黄囊瘤成分者有协助诊断意义。

（3）HCG 对原发性卵巢绒癌有特异性诊断价值。

（4）性激素颗粒细胞瘤、卵泡膜细胞瘤分泌雌激素，浆液性、黏液性或勃勒纳瘤有时也分泌一定量的雌激素。

（5）CEA 原发性黏液性卵巢癌及胃肠道卵巢转移癌可升高。

4.**细胞学检查** 对腹水或腹腔冲洗液、胸腔积液行细胞学检查。

5.**腹腔镜检查** 可直视肿物外观及盆腔、腹腔、横膈等部位，并可取活检以明确诊断。还可正确估计病变范围，明确期别。

6.**病理组织学检查** 手术标本的病理检查可明确诊断。

（二）鉴别诊断

巢良性肿瘤与恶性肿瘤的鉴别见下表。

卵巢良性肿瘤与恶性肿瘤的鉴别

鉴别内容	良性肿瘤	恶性肿瘤
病史	病程长，逐渐增大	病程短，突然增大
体征	单侧多，活动；囊性，表面光滑；通常无腹水	双侧多，固定；实性或囊实性，表面不平呈结节状；常伴腹水，多为血性，可查到癌细胞
一般情况	良好	消瘦，恶病质
B 型超声	为液性暗区，可有间隔光带，边缘清晰	液性暗区内有杂乱光团、光点，肿块边界不清
CA125（＞50 岁）	＜35U/mL	＞35U/mL

五、并发症

主要有蒂扭转（约 10%）、破裂（约 3%）、感染（较少见）和恶变。

六、西医治疗原则

若卵巢肿块直径＜5 cm，疑为卵巢瘤样病变，可作短期观察。确诊为良性肿瘤或直径 5 cm以上者，首选手术治疗。恶性肿瘤以根治性手术为主，辅以化疗、放疗等综合治疗。

七、预　防

开展卫生宣教，高危妇女宜服避孕药预防。30 岁以上妇女每年行妇科检查，高危人群则应每半年行妇科检查，同时可行 B 型超声检查、AFP 及 CA125 检查；对于乳癌、胃肠癌等患者治疗后，必须严密随访、定期复查，以监测有无卵巢转移。

第四节　妊娠滋养细胞病（中西医结合助理医师不考）

一、葡萄胎

（一）西医病因病理

1.**病因** 确切病因不清。有胚胎早期死亡、病毒感染、卵巢功能失调、细胞遗传异常及免疫机制失调等假说。年龄大于 40 岁者葡萄胎发生率比年轻妇女高 10 倍。

2. 病理

（1）大体观察 ①完全性葡萄胎子宫膨大，宫腔内被大小不等之水泡所充满，绒毛干梗将无数水泡相连成串，水泡间空隙充满血液及凝血块。②部分性葡萄胎：除不等量的水泡外，可见正常的绒毛，并常见发育不良的胚胎或胎儿组织。

（2）组织学特点 滋养细胞呈不同程度增生，是葡萄胎最重要的组织学特征。

（3）卵巢黄素化囊肿 发生率为 30% ～ 50%，常为双侧，大小不等。

（二）临床表现

1. 症状

（1）阴道流血 多于停经 8 ～ 12 周左右出现，时断时续，或出现反复大出血，有时可伴见葡萄样水泡状组织排出。

（2）下腹痛 葡萄胎增长迅速，子宫急速膨大可引起下腹胀痛；葡萄胎间歇性阴道流血前常伴阵发性下腹隐痛。

（3）子宫异常增大变软 约有 2/3 患者的子宫大于相应的正常妊娠月份，且质地极软。1/3 患者的子宫大小与停经月份相符。小于停经月份的只占少数。

（4）妊娠呕吐及妊娠期高血压疾病征象 葡萄胎时出现妊娠呕吐较正常妊娠为早，持续时间长，且症状严重。少数患者孕 24 周前出现高血压、蛋白尿、水肿等妊娠期高血压疾病征象。子宫增大迅速者尤易发生。1/4 患者可发展为先兆子痫。

（5）甲状腺功能亢进现象 约有 10% 患者可出现轻度的甲亢现象，但突眼少见。

（6）贫血与感染 多因反复出血或突然大出血而致不同程度的贫血。患者可因抵抗力降低，细菌从阴道上行侵袭造成内生殖器官感染，甚至全身感染。

2. 体征

（1）子宫大小与停经月份不相符 多数大于停经月份，质软。在双侧附件多数可扪及大小不等、活动的囊性肿物，即卵巢黄素化囊肿。

（2）卵巢黄素化囊肿 部分性葡萄胎可有完全性葡萄胎的大多数症状，但程度较轻。子宫大小与停经月份多数相符或小于停经月份，一般无腹痛，呕吐较轻，多无子痫前期征象，通常不发生卵巢黄素化囊肿。

（三）诊断与鉴别诊断

1. 诊断

（1）病史 有停经史，停经时间多为 2 ～ 4 个月，平均为 12 周。

（2）临床表现 根据停经后有不规则阴道流血，较严重的妊娠呕吐，子宫异常增大变软，子宫在 5 个月妊娠大小时触不到胎体，听不到胎心，无胎动，应疑诊为葡萄胎。如果伴有子痫前期征象或甲亢现象，更有助于诊断。若阴道有水泡状组织排出，葡萄胎的诊断基本成立。诊断有疑问时需结合下述辅助检查以确诊。

（3）实验室及其他检查

①人绒毛膜促性腺激素（HCG）测定 葡萄胎时血清 β-HCG 浓度明显高于正常妊娠月份的相应值。若葡萄胎因绒毛退化，β-HCG 水平也可能低下，多见于部分性葡萄胎。

②超声检查 为最常用而又比较准确的诊断方法。

B 型超声检查：子宫腔内呈“落雪状”或“蜂窝状”影像，是完全性葡萄胎的典型表现。部分性葡萄胎在上述影像中还可见胎囊或胎儿。

超声多普勒：葡萄胎只能探测到子宫血流杂音而探测不到胎心。

2. **鉴别诊断** 需与先兆流产、双胎妊娠和羊水过多相鉴别。

（四）西医治疗及随访

1. **清宫** 一般采用吸刮术。术前应做好输液、备血准备。子宫大于妊娠 12 周或术中感到一次难以刮净时，可在1周后再刮宫1次。

2. 子宫切除术 不作为常规处理。对于40岁以上、有高危因素、无生育要求者可行全子宫切除术，保留双侧卵巢，术后需定期随访。若子宫超过孕14周大小应考虑先清除葡萄胎组织再切除子宫。

3. 卵巢黄素化囊肿的处理 一般不必处理。即使发生扭转，亦可在腹腔镜直视下穿刺吸液。若因扭转时间较长而发生坏死，需行患侧切除术。

4. 预防性化疗 一般不作常规应用。对存在高危因素，即①年龄＞40岁。②子宫明显大于停经月份，HCG值异常升高。③滋养细胞高度增生或伴不典型增生。④清宫后HCG值不呈进行性下降或始终处于高值且排除葡萄胎残留。⑤有咯血，出现可疑转移灶和随访有困难的患者，宜在葡萄胎排空前或排空时开始行预防性化疗。

5. 随访 定期随访可早期发现持续性或转移性滋养细胞疾病。随访包括：①HCG定量测定，于葡萄胎清宫后每周一次直至连续3次正常。随后3个月内仍每周复查一次，以后3个月每2周一次，然后每月一次，持续半年。如第二年未怀孕，可每半年一次，共随访2年。②应注意月经是否规则，有无阴道异常流血、咳嗽、咯血及其他转移灶症状，并作妇科检查，定期或必要时作盆腔B型超声、X线胸片或CT检查。

葡萄胎随访期间必须严格避孕1年，推荐避孕套和口服避孕药，一般不用宫内节育器，以免穿孔或混淆子宫出血的原因。

二、妊娠滋养细胞肿瘤

（一）病　理

侵蚀性葡萄胎巨检见子宫肌壁内有大小不等、深浅不一的水泡状组织，宫腔内可有或无原发病灶。当侵蚀病灶接近子宫浆膜层时，子宫表面可见紫蓝色结节。侵蚀较深时可穿透子宫浆膜层或阔韧带。镜下可见绒毛结构及滋养细胞增生和分化不良。少数绒毛结构退化，仅见绒毛阴影。

绒癌绝大多数原发于子宫，极少数原发于输卵管、宫颈、阔韧带等部位。肿瘤常位于子宫肌层内，也可突向宫腔或穿破浆膜，单个或多个，与周围组织分界清，质软而脆，海绵样，暗红色，伴出血坏死。镜下特点为滋养细胞不形成绒毛或水泡状结构，成片高度增生，排列紊乱，广泛侵入子宫肌层并破坏血管，造成出血坏死。

（二）临床表现

多数侵蚀性葡萄胎发生在葡萄胎排空后6个月内。而绒癌发病距前次妊娠时间长短不一，继发于葡萄胎的绒癌绝大多数在一年以上发病，而继发于流产和足月产的绒癌约50%在一年内发病。

1. 阴道流血 在葡萄胎排空、流产或足月产后，有持续的阴道不规则流血。或有正常月经一段时间后停经，又出现阴道不规则流血。

2. 子宫增大 常在葡萄胎排空后4～6周子宫未恢复到正常大小，质地偏软。

3. 卵巢黄素化囊肿 在葡萄胎排空、流产或足月产后，卵巢黄素化囊肿持续存在。

4. 腹痛 当子宫病灶穿破浆膜层时可引起急性腹痛及腹腔内出血症状。黄素化囊肿发生扭转或破裂时也可出现急性腹痛。

5. 转移症状 至肺、阴道、肝及脑出现的相应症状，其中脑转移预后凶险，为主要致死原因。

（三）诊断与鉴别诊断

1. 诊断

（1）病史 有葡萄胎、流产、足月产或异位妊娠史。

（2）临床表现 产后或流产后，尤其在葡萄胎排空后，阴道不规则流血，或有腹痛，妇科检查生殖道变软、着色，或阴道内见到紫蓝色结节，子宫大而软，附件区或可触及包块。若发生转移，其临床表现视转移部位而异。

（3）实验室及其他检查

①血β-HCG连续测定 葡萄胎排宫后9周以上或子宫切除术8周以上，β-HCG仍持续高于正常水平，或曾一度降至正常而又再次升高，已排除葡萄胎残留或再次妊娠，可诊断为侵蚀性葡萄胎。葡

葡胎排空后9周以上或流产、足月产、异位妊娠后4周以上，β-HCG仍持续高水平，或曾经下降后又上升，已排除妊娠物残留，结合临床表现可诊断绒癌。在怀疑有脑转移时，可作脑脊液HCG测定，当血β-HCG: 脑脊液β-HCG小于20 ：1时，有脑转移的可能。

②B型超声检查 子宫壁显示局灶性或弥漫性强光点或光团与暗区相间的蜂窝样病灶。但侵蚀性葡萄胎与绒癌难相鉴别。

③病理检查 在子宫肌层或子宫外转移的切片中，见到绒毛结构或绒毛退变痕迹，应诊断为侵袭性葡萄胎。若原发病灶与转移病灶诊断不一致，只要任一标本中有绒毛结构即可诊断。若仅见成片滋养细胞浸润及坏死出血，未见绒毛结构，诊断为绒癌。

④X线胸部摄片、CT、MRI检查 肺转移发生机会最多，CT或X线胸片检查或可见转移病灶，观察其动态变化对判断病情的发展变化意义重大。磁共振成像主要用于脑、肝和盆腔病灶的诊断。

2. **鉴别诊断** 主要与葡萄胎残留、较大的卵巢黄素化囊肿尚未萎缩、转移病灶与原发疾病相鉴别。

（四）西医治疗

1. **治疗原则** 以化疗为主，手术和放疗为辅。制定治疗方案前要做出正确的临床分期和预后评分。

2. **化疗** ①用药原则：低危病例常用单一药物治疗，高危病例宜用联合化疗，效果不佳时可选用EMA-CO方案。②疗效判定：在每一疗程结束后，每周测血β-HCG，在每个疗程结束后18日内，血β-HCG下降至少1个对数称为有效。并结合妇科检查、B超、胸片、CT等检查。③停药指征：化疗需坚持到症状及体征消失，HCG每周测定1次，连续3次正常，再巩固2～3个疗程方可停药。随访5年无复发者称为治愈。

3. **手术** 病变在子宫，化疗无效或病灶穿孔出血者可切除子宫。手术范围主张行全子宫或次广泛子宫切除术。有生育要求者，若血HCG水平不高，子宫外转移灶控制及耐药病灶为单个，可考虑行病灶剜出术；育龄妇女应考虑保留卵巢。

4. **放疗** 较少用，主要用于脑和等耐药病灶的治疗。

第十三单元　盆腔器官脱垂

一、盆腔器官脱垂

子宫脱垂是指子宫从正常位置沿阴道下降，宫颈外口达坐骨棘水平以下，甚至子宫全部脱出于阴道口外。

（一）西医病因

1. **分娩损伤** 为最主要的病因。

2. **长期腹压增加** 慢性咳嗽、长期排便困难、经常超重负荷、腹部巨大肿瘤、大量腹水等均使腹内压力增加，迫使子宫下移。

3. **盆底组织发育不良或退行性变**

（二）中医病因病机

主要病机是冲任不固，带脉失约，提摄无力。常见病因病机有中气下陷、肾气亏虚和湿热下注。

（三）临床表现

1. **症状** Ⅰ度患者一般无不适。Ⅱ度以上患者常有不同程度的腰骶部疼痛或下坠感；站立过久、劳累后或腹压增加时子宫脱垂症状明显。Ⅲ度常伴有排尿排便异常。脱出在外的子宫及阴道黏膜长期与衣裤摩擦导致宫颈、阴道壁溃疡，甚至出血，继发感染时有脓血分泌物渗出。

2. **体征** 嘱病人向下屏气，增加腹压时子宫颈外口达坐骨棘水平以下或露于阴道口。子宫脱垂常伴有直肠、膀胱脱垂，阴道黏膜多增厚，宫颈肥大并延长。

（四）临床分度

检查时嘱患者平卧并用力向下屏气。

Ⅰ度：轻型：子宫颈外口距处女膜缘＜4 cm，但未达处女膜缘；重型：宫颈外口已达处女膜缘，在阴道口可见到宫颈。

Ⅱ度：轻型：子宫颈已脱出阴道口，但宫体仍在阴道内；重型：宫颈及部分宫体已脱出于阴道口。

Ⅲ度：子宫颈及宫体全部脱出至阴道口外。

（五）诊 断

1. 病史 多有滞产、第二产程延长、难产、助产术等病史，以及长期腹压增加、体弱、营养不良、产后过早从事体力劳动等。

2. 临床表现 子宫脱垂，常伴有不同程度的腰骶部疼痛或下坠感。重度子宫脱垂者，常伴有排尿排便异常。

（六）西医治疗

1. 保守治疗 子宫托适用于子宫脱垂和阴道前后壁脱垂。但重度子宫脱垂伴盆底肌明显萎缩、宫颈或阴道壁有炎症或溃疡者均不宜使用，经期和妊娠期停用。

2. 手术疗法

（1）曼氏手术 行阴道前后壁修补、主韧带缩短及宫颈部分切除，适用于较年轻、宫颈较长希望保留生育功能的Ⅱ、Ⅲ度子宫脱垂伴阴道前、后壁脱垂患者。

（2）阴式子宫全切除及阴道前后壁修补术 适用于Ⅱ、Ⅲ度子宫脱垂伴阴道前、后壁脱垂，年龄较大无生育要求且无手术禁忌证者。

（3）阴道纵隔形成术 适用于年老体弱不能耐受较大手术、不需保留性交功能者。

（4）子宫悬吊术 可采用手术缩短圆韧带，或吊带、网片，达到悬吊子宫和阴道的目的。

（七）辨证论治

以益气升提，补肾固脱为主要治法。

1. 中气下陷证

【临床表现】阴中有物突出，劳则加剧，小腹下坠，神倦乏力，少气懒言，或面色无华；舌淡，苔薄，脉缓弱。

【治法】补益中气，升阳举陷。

【代表方】补中益气汤加枳壳。

2. 肾气亏虚证

【临床表现】阴中有物脱出，久脱不复，腰酸腿软，头晕耳鸣，小便频数或不利，小腹下坠；舌质淡，苔薄，脉沉弱。

【治法】补肾固脱，益气升提。

【代表方】大补元煎加黄芪、升麻、枳壳。

3. 湿热下注证

【临床表现】阴中有物脱出，表面红肿疼痛，甚或溃烂流液，色黄气秽；舌质红，苔黄腻，脉弦数。

【治法】清热利湿。

【代表方】龙胆泻肝汤合五味消毒饮。

第十四单元 不孕症

女性不孕症是指夫妇同居，配偶生殖功能正常，未避孕1年而未妊娠者。婚后未避孕而未妊娠者称为原发性不孕；曾有妊娠而后同居未避孕1年未妊娠者称为继发性不孕。我国不孕症发病率为7%～10%。

一、西医病因

女方因素约占45%，男方因素约占35%，其中部分是男女双方都存在不孕因素，不明原因约占20%。女性不孕因素以排卵障碍和输卵管因素居多，其他因素有子宫内膜异位症、免疫因素、子宫因素、宫颈因素、外阴及阴道因素及不明原因。

二、中医病因病机

常见病因病机有肾虚（肾气虚、肾阳虚、肾阴虚）、肝气郁结、痰湿内阻、瘀滞胞宫、湿热内蕴。

三、检查与诊断

（一）检　查

1. **卵巢功能检查**　基础体温（BBT）测定、宫颈黏液（CM）检查、阴道脱落细胞学检查、子宫内膜活组织检查等。

2. **内分泌学检查**　垂体促性腺激素（FSH、LH）、催乳激素（PRL）、睾酮（T）、雌二醇（E2）、孕酮（P）以及肾上腺皮质激素和甲状腺功能检查。

3. **输卵管通畅检查**　子宫输卵管造影或B型超声下输卵管通液术。

4. **B型超声检查**　监测卵泡发育及排卵情况，诊断子宫、附件及盆腔占位病变。

5. **免疫试验**　检测精子抗体、透明带抗体、子宫内膜抗体、封闭抗体和细胞毒抗体等。

6. **宫腔镜检查**　了解宫腔及输卵管开口情况。

7. **腹腔镜检查**　直视子宫、附件及其盆腔情况，有无粘连、输卵管扭曲和子宫内膜异位症病灶。

8. **染色体核型分析**

9. **CT或MRI检查**　对疑有垂体瘤时可作蝶鞍分层摄片。还可检查腹、盆腔情况。

（二）诊　断

1. **病史**　注意结婚年龄，健康状况，性生活情况，月经史、分娩史及流产史等。注意有无生殖器感染，是否采取避孕措施，有无结核史、内分泌病变史以及腹部手术史。

2. **临床表现**　育龄妇女，夫妇同居1年，配偶生殖功能正常，未采取避孕措施而未曾妊娠。

四、西医治疗

1. **输卵管性不孕的治疗**　选择卵泡早期行输卵管通液术，输卵管内注射药液。或经宫颈输卵管疏通术，或者腹腔镜微创技术输卵管成型再通术。

2. **内分泌性不孕的治疗**　促排卵治疗是最常用的方法。

（1）氯米芬　首选促排卵药，适于体内有一定雌激素水平者和下丘脑-垂体-卵巢轴反馈机制健全者。

（2）人绒毛膜促性腺激素　常在排卵周期卵泡成熟后，一次注射5000U，模拟内源性LH峰值作用，诱导卵母细胞成熟分裂和排卵的发生。

（3）尿促性素（HMG）　用于氯米芬抵抗或无效患者，可单独应用HMG或/和CC联合应用。当卵泡直径达18～20mm时肌注HCG诱导排卵，HCG注射日及其后2日自然性生活。

（4）卵泡刺激素（FSH）用于HMG治疗失败者。当最大卵泡直径达18mm时用HCG诱发排卵。

（5）促性腺激素释放激素（GnRH）应用GnRH-a皮下注射2～4周，可以降低P-COS患者的LH和雄激素水平，再用HMG、FSH或GnRH脉冲治疗，可提高排卵率和妊娠率，降低卵巢过度刺激综合征（OHSS）发生率和流产率。

（6）溴隐亭　适用于无排卵伴有高催乳激素血症者。

3. **子宫和宫颈性不孕的治疗**　子宫肌瘤、内膜息肉、子宫中隔、子宫腔粘连等可行宫腔镜下切除、粘连分离或矫形手术。治疗宫颈炎；改善阴道和宫颈局部环境，提高精子的成活率；雌激素疗法可用于宫颈黏液少而黏调者。

4. **免疫性不孕的治疗**　避免抗原刺激；免疫抑制剂应用。对抗磷脂抗体综合征阳性者，采用泼尼松、阿司匹林孕前和孕中期长期口服，必要时应用达肝素抑制血栓形成防止反复流产和死胎发生。治疗失败者可考虑宫腔内人工授精、必要时应用达肝素抑制血栓形成，配子输卵管内移植及体外受精。

五、辨证论治

1. **肾虚证**

（1）肾气虚弱证

【临床表现】婚久不孕，月经不调或停闭，经量或多或少，色黯；头晕耳鸣，腰膝酸软，精神疲倦，小便清长；舌淡，苔薄，脉沉细尺弱。

【治法】补肾益气，温养冲任。

【代表方】毓麟珠。

（2）肾阴虚证

【临床表现】婚久不孕，月经先期量少或量多，色红无块，形体消瘦，腰酸，头目眩晕，耳鸣，五心烦热；舌红苔少，脉细数。

【治法】滋阴养血，调冲益精。

【代表方】养精种玉汤合清骨滋肾汤。

（3）肾阳虚证

【临床表现】婚久不孕，月经后期量少，色淡或见月经稀发甚则闭经。面色晦暗，腰酸腿软，性欲淡漠，大便不实，小便清长；舌淡，苔白，脉沉细。

【治法】温肾养血益气，调补冲任。

【代表方】温胞饮。

2. 肝郁证

【临床表现】婚久不孕，经前乳房、小腹胀痛，月经周期先后不定，经血夹块，情志抑郁或急躁易怒，胸胁胀满；舌质黯红，脉弦。

【治法】疏肝解郁，养血理脾。

【代表方】开郁种玉汤。

3. 痰湿证

【临床表现】婚久不孕，经行后期，量少或闭经，带下量多质稠，形体肥胖，头晕，心悸，胸闷呕恶；苔白腻，脉滑。

【治法】燥湿化痰，调理冲任。

【代表方】启宫丸。

4. 血瘀证

【临床表现】婚久不孕，月经后期，经量多少不一，色紫夹块，经行不畅，小腹疼痛拒按，或腰骶疼痛；舌黯或紫，脉涩。

【治法】活血化瘀，调理冲任。

【代表方】少腹逐瘀汤。

5. 湿热证

【临床表现】继发不孕，月经先期，经期延长，淋沥不断，赤白带下，腰骶酸痛，少腹坠痛，或低热起伏；舌红，苔黄腻，脉弦数。

【治法】清热除湿，活血调经。

【代表方】仙方活命饮加红藤、败酱草。

第十五单元　计划生育

第一节　避　孕

避孕是指采用科学方法使妇女暂时不受孕。临床常用避孕方法有：宫内节育器、激素避孕及其他避孕方法。

以下主要介绍宫内节育器放置术：

一、适应证

已婚育龄妇女自愿要求以 IUD 避孕而无禁忌证者。

二、禁忌证

1. 生殖器官急性炎症。

2. 月经紊乱、月经过多、月经频发或不规则阴道流血、重度痛经等。
3. 生殖器官肿瘤、畸形、宫腔过大或过小、重度子宫脱垂等。
4. 宫颈过松、重度裂伤、重度狭窄等。
5. 有较严重的全身急、慢性疾患，如心力衰竭、重度贫血、血液病
6. 以及各种疾病的急性期等。
7. 妊娠或可疑妊娠者。
8. 有铜过敏史者，不能放置载铜节育器。

三、并发症

1. 子宫穿孔、节育器异位。
2. 节育器嵌顿或断裂。
3. 节育器下移或脱落。
4. 带器妊娠。

第二节 绝 育

输卵管绝育术是一种安全、永久性节育措施，目前临床上常用方法为经腹输卵管结扎或腹腔镜下输卵管绝育。

一、经腹输卵管结扎术

1. **适应证** ①已婚妇女，夫妇双方自愿绝育者。②由于疾病因素，不宜生育者。

2. **禁忌证** ①感染。②全身情况不良不能胜任手术。③严重的神经官能症或对绝育手术有顾虑。④ 24 小时内体温两次高于 37.5℃。

二、经腹腔镜输卵管绝育术（中西医结合助理医师不考）

1. **适应证** 同上。

2. **禁忌证** 主要为腹腔粘连、心肺功能不全、膈疝等，余同开腹输卵管结扎术。

3. **并发症** 出血或血肿；感染；脏器损伤包括膀胱损伤、肠管损伤、输卵管系膜撕裂与血肿；输卵管再通，其发生与手术时期、结扎方法本身缺陷以及术者的技术误差有关。

第三节 避孕失败的补救措施

一、手术流产

手术流产指妊娠 3 个月内采用手术方法终止妊娠，包括负压吸引术与钳刮术。

（一）负压吸引术

1. **适应证** ①妊娠 10 周内要求终止妊娠而无禁忌证者。②妊娠 10 周内因某种疾病而不宜继续妊娠者。

2. **禁忌证** ①生殖器官急性炎症。②各种疾病的急性期，或严重的全身性疾病不能耐受手术者。③术前两次体温高于 37.5℃者。

（二）钳刮术

1. **适应证** 妊娠 10 ～ 14 周内要求终止妊娠而无禁忌证者，或因某种疾病而不宜继续妊娠或其他流产方法失败者。

2. **禁忌证** 同负压吸引术。

（三）手术流产并发症的诊断与防治

1. 月经异常

（1）肝郁血瘀证

【临床表现】宫内置环后出现经量多于既往月经量或行经时间延长，经色黯红，有血块或经行不

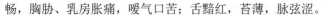

畅，胸胁、乳房胀痛，嗳气口苦；舌黯红，苔薄，脉弦涩。

【治法】理气化瘀止血。

【代表方】四草止血方。

（2）阴虚血瘀证

【临床表现】宫内置环后出现经量多于既往月经量或行经时间延长，经色黯红，有血块或经行不畅，潮热颧红，咽干口燥，手足心热；舌红，苔少，脉细数。

【治法】滋阴化瘀止血。

【代表方】二至丸加生地、炒蒲黄、茜草、山萸肉、甘草。

（3）气虚血瘀证

【临床表现】宫内置环后出现经量多于既往月经量或行经时间延长，经色黯红，有血块或经行不畅，神疲体倦，面色㿠白，气短懒言，小腹空坠；舌淡，苔薄，脉缓弱。

【治法】益气化瘀止血。

【代表方】举元煎合失笑散加血余炭、茜草。

（4）瘀热互结证

【临床表现】宫内置环后出现经量多于既往月经量或行经时间延长，经色黯红，有血块或经行不畅，心烦口渴，或伴发热，溲赤便结；舌红，苔薄，脉弦数。

【治法】凉血化瘀止血。

【代表方】清经散去黄柏，熟地黄改为生地黄，加茜草、三七。

2. 流产术后出血

（1）瘀阻子宫证

【临床表现】出血量时多时少，或淋沥不净，色紫黯，有血块，小腹阵发性疼痛，腰骶酸胀；舌紫黯，脉细涩。

【治法】活血化瘀，固冲止血。

【代表方】生化汤加益母草。

（2）气血两虚证

【临床表现】出血量多，或淋沥不净，色淡红或稍黯，小腹坠胀，或伴腰痛，腰酸下坠，神疲乏力，纳食欠佳，夜寐欠佳；舌淡红，脉细无力。

【治法】益气养血，固冲止血。

【代表方】八珍汤加乌贼骨、仙鹤草。

（3）湿热壅滞证

【临床表现】出血量时多时少，色紫黯如败酱，质黏腻，有臭气，小腹作痛，腰酸下坠，纳呆口腻，小便黄；舌红或有紫点，苔黄腻，脉细数。

【治法】清利湿热，化瘀止血。

【代表方】固经丸加马齿苋、薏苡仁。

二、药物流产

药物流产是应用药物终止早期妊娠的方法，目前临床常用米非司酮配伍米索前列醇。米非司酮具有抗孕酮特性，同时释放内源性前列腺素，促进子宫收缩及宫颈软化。米索前列醇有明显的收缩子宫作用。

1. 适应证 ①正常宫内妊娠，孕龄 7 周以内，自愿要求药物终止妊娠的健康育龄妇女。②高危人流对象，如瘢痕子宫、多次人工流产及严重骨盆畸形等。③对手术流产有恐惧或顾虑心理者。

2. 禁忌证 ①有使用米非司酮的禁忌证：肾上腺疾患、糖尿病及其他内分泌疾病、肝肾功能异常、妊娠期皮肤瘙痒史、血液病和血栓性疾患、与甾体激素有关的肿瘤。②有使用米索前列醇的禁忌证：心血管系统疾病、青光眼、胃肠功能紊乱、高血压、哮喘、癫痫、贫血。③其他：过敏体质、带器妊娠、宫外孕或可疑宫外孕、妊娠剧吐、长期服用抗结核、抗癫痫、抗抑郁、抗前列腺素药物等。

第四节 计划生育措施的选择

一、新婚期

多采用口服短效避孕药、避孕套或女性外用避孕药。一般不选用宫内节育器。

二、哺乳期

多采取避孕套、IUD，不宜选用药物避孕。

三、生育后期

各种避孕方法均适用，无生育要求者最好行绝育术。

四、绝经过渡期

可选用避孕套，亦可选用 IUD。

中西医结合儿科学

第一单元 儿科学基础

第一节 小儿年龄分期与生长发育

一、小儿年龄分期

古代医籍对小儿年龄分期划分比较详细的是《寿世保元》，其中指出：“夫小儿半周一两岁为婴儿，三四岁为孩儿，五六岁为小儿，七八岁为龆龀，九岁为童子，十岁为稚子矣。”现代儿科学一般将其分为七个阶段。各期之间既有区别，又相互联系，不能截然分开。

（一）胎儿期

从受精卵形成到小儿出生统称为胎儿期。胎龄从孕妇末次月经的第一天算起为 40 周，280 天，以 4 周为一个妊娠月，即“怀胎十月”。胎儿期完全依靠母体而生存，以组织与器官的迅速生长和功能渐趋成熟为其主要特点，尤其妊娠早期是机体各器官形成的关键时期。此时如受到各种不利因素的影响，便可影响胎儿各器官的正常分化，从而造成流产或各种畸形。因此孕期保健必须从妊娠早期开始。

（二）新生儿期

自出生后脐带结扎开始至生后满 28 天称为新生儿期。胎儿出生后生理功能需要进行有利于生存的重大调整，因此必须很好掌握新生儿的特点和护理，保证新生儿健康成长。此期小儿的发病率高，常有产伤、感染、窒息、出血、溶血及先天畸形等疾病发生。新生儿期保健重点强调合理喂养、保暖及预防感染等。

围生期又称围产期，是指胎龄满 28 周至生后 7 足天。这一时期包括了胎儿晚期、分娩过程和新生儿早期，是小儿经历巨大变化、生命遭受最大危险的时期。重视做好围产期保健可降低婴儿及母亲的发病率和死亡率。

（三）婴儿期

出生 28 天后至 1 周岁为婴儿期。此期是小儿生长发育最迅速的时期，需要摄入的热量和营养素（尤其是蛋白质）特别高，但由于其消化和吸收功能尚不够完善，因此容易发生消化功能紊乱和营养不良；半岁以后，因来自母体获得的被动免疫力逐渐消失，而自身免疫功能尚未成熟，易患感染性疾病，故应提倡母乳喂养，科学育儿，同时应做好计划免疫。

（四）幼儿期

1 ～ 3 周岁称为幼儿期。此期小儿生长速度稍减慢，但活动范围增大，接触周围事物增多，故智能发育较前突出，语言、思维和交往能力增强，但对危险事物的识别能力差，应注意防止意外创伤和中毒；断乳和添加其他食物须在幼儿早期完成，因此要注意保证营养，防止营养不良和消化功能紊乱。

（五）学龄前期

3 ～ 7 周岁为学龄前期，也称幼童期。此期生长速度减慢，但智能发育更趋完善，好奇多问，求知欲旺，模仿性强，具有较大的可塑性，是小儿性格特点形成的关键时期，因此要注意培养其良好的道德品质和生活习惯，为入学做好准备。学龄前期儿童易患肾炎、风湿热等疾病，应注意防治。

（六）学龄期

7 周岁后至青春期来临（一般为女 12 岁，男 13 岁）称学龄期。此期体格生长稳步增长，除生殖系统外其他器官的发育到本期末已接近成人水平。脑的形态发育基本完成，智能发育进一步成熟，控制、理解、分析和综合能力增强，是接受科学文化教育的重要时期。发病率较前有所降低，但要注意预防近视和龋齿，端正坐、立、行的姿势，安排有规律的生活和学习，保证充足的营养和睡眠。

（七）青春期

从第二性征出现到生殖功能基本发育成熟、身高基本停止增长的时期称为青春期。一般女孩自11～12岁到17～18岁，男孩自13～14岁开始到18～20岁。近年来，小儿进入青春期的平均年龄有提早的趋势。

此期主要特点为体格生长再度加速，出现第二个高峰，继而生殖系统发育渐趋成熟，性别差异显著，女孩出现月经，男孩发生遗精，第二性征逐渐明显。此时由于神经内分泌调节不稳定，常出现心理、行为和精神方面的不稳定。此期疾病多与内分泌及自主神经系统的功能紊乱有关，如甲状腺肿、贫血，女孩出现月经不规则、痛经等。在保健方面，除保证供给足够的营养以满足生长发育迅速增加所需外，还应根据其心理和生理上的特点，加强教育和引导，使之树立正确的人生观。

二、小儿生长发育规律

人体各器官、系统生长发育的速度和顺序都遵循一定规律进行。

（一）生长发育是连续的、有阶段的过程

生长发育在整个小儿时期不断地进行，但各年龄阶段生长发育并非等速进行。体格的生长基本上是，年龄越小增长越快，如体重、身长在生后第一年，尤其是生后最初6个月增长很快，后半年逐渐减慢，但至青春期生长速度又猛然加快。

（二）各系统、器官发育不平衡

小儿各系统的发育顺序，各器官的生长速度有其阶段性。神经系统发育较早；淋巴系统在儿童期生长迅速，于青春期前达到高峰，此后逐渐降至成人水平；其他器官如心、肝、肾和肌肉等增长基本与体格生长平行；生殖系统发育较晚。

（三）生长发育的一般规律

生长发育遵循的一般规律：①由上到下：先抬头、后抬胸，再会坐、立、行。②由近到远：从臂到手，从腿到脚的活动。③由粗到细：从全掌抓握到手指拾取。④由简单到复杂：先画直线后画圆圈。⑤从低级到高级：先从看、听等感性认识发展到记忆、思维等理性认识。

（四）生长发育的个体差异

小儿生长发育虽按一定的规律发展，但在一定范围内受遗传、营养、性别、疾病、教养、环境的影响而存在相当大的个体差异。因此每人的生长发育水平不会完全相同，在一定范围内的正常值也不是绝对的，必须结合考虑影响个体的不同因素，才能做出正确的判断。

三、小儿体格生长

（一）体　重

正常新生儿出生时的体重平均为3kg，生后3月龄的婴儿体重约为出生时的2倍；12月龄时婴儿体重约为出生时的3倍，是第一个生长高峰；2岁时婴儿体重约为出生时的4倍；2岁后到11～12岁前每年体重增长约2kg。为便于临床应用，可按公式粗略估计体重：

≤6月龄婴儿体重（kg）＝出生时体重＋0.7×月龄

7～12月龄婴儿体重（kg）＝6＋0.25×月龄

1岁至青春前期体重（kg）＝8＋2×年龄

正常同年龄、同性别儿童的体重存在个体差异，一般在10%左右，发现体重增长过多或不足，均应查找原因。

（二）身高（长）

身高是指头顶到足底的全身垂直长度；＜3岁的儿童立位测量不易准确，应仰卧位测量，称身长；3岁以后用站立测量为身高，立位与仰卧位测量值约相差1～2cm。正常新生儿出生时的身长平均约50cm；第1年内增长最快，约25cm；第2年增长稍慢，约10cm；2岁时身长约85cm。身高在进入青春早期时出现第二次增长高峰，速度达儿童期的2倍，持续约2～3年。2～12岁身高（长）的估算公式为：

身高（cm）＝7×年龄＋75。

（三）头　围

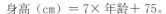

自双眉弓上缘处，经过枕骨大节绕头1周的长度为头围。生儿头围平均34cm，在第一年的前3个月和后9个月头围都约增长6cm，故1岁时头围为46cm；生后第2年头围增长减慢，2岁时头围48cm，5岁时为50cm，15岁时接近成人约为54～58cm。头围测量在2岁前最有价值，头围过大常见于脑积水和佝偻病后遗症，头围过小提示脑发育不良。

（四）胸　围

用软尺由乳头向后背绕肩胛角下缘绕胸一周的长度为胸围。出生时胸围平均为32cm，比头围小1～2cm，1周岁左右头、胸围相等，以后胸围逐渐大于头围，1岁至青春前期胸围超过头围的厘米数约等于小儿岁数减1。

四、骨骼和牙齿的发育

（一）颅　骨

根据头围大小，骨缝和前、后囟闭合迟早来衡量颅骨的发育。前囟为顶骨和额骨边缘形成的菱形间隙，其大小以对边中点连线长度进行衡量，出生时约1.0～2.0cm，以后随颅骨发育而增大，6个月后逐渐骨化而变小，约在1～1.5岁时闭合。后囟在出生时即已很小或已闭合，最迟约于生后6～8周闭合。烦骨缝在生后3～4个月闭合。检查前囟门对儿科临床很重要，早闭或过小见于小头畸形；迟闭、过大见于佝偻病、先天性甲状腺功能低下症等；前因饱满常提示颅内压增高，见于脑积水、脑炎、脑膜炎和脑肿瘤等疾病；凹陷则见于脱水或极度消瘦者。

（二）脊　柱

脊柱的变化反映椎骨的发育。3个月左右随着抬头动作的发育出现颈椎前凸；6个月后会坐时，出现向后凸的胸曲；1岁会走时出现腰椎前凸，至6～7岁时这3个脊柱自然弯曲才被韧带所固定，脊柱的生理弯曲使身体姿势得到平衡。

（三）长骨发育

临床上，婴儿早期应摄取X线片，年长儿摄左手腕骨的正位片，了解骨的发育，判断骨龄。腕部出生时无骨化中心，其出现的时间次序为：3个月左右有头状骨、钩骨；约1岁时出现下桡骨骺；2～2.5岁有三角骨；3岁左右有月骨；3.5～5岁出现大、小多角骨；5～6岁时有舟骨；6～7岁有下尺骨骺；9～10岁时出现豆状骨。10岁时出全，共10个。故1～9岁腕部骨化中心的数目约为其岁数加1。临床常测定骨龄以协助诊断某些疾病，如生长激素缺乏症和甲状腺功能低下症、肾小管酸中毒等骨龄明显延后；中枢性性早熟和先天性肾上腺皮质增生症则骨龄常超前。

（四）牙齿的发育

牙齿可分为乳牙和恒牙两种，乳牙20个，恒牙32个。约自6个月起（4～10个月）乳牙开始萌出，12个月尚未出牙者可视为异常，乳牙最晚2岁半出齐。2岁以内乳牙的数目约为月龄减4（或6）。6～7岁乳牙开始脱落换恒牙。

五、呼吸、脉搏、血压

（一）呼吸、脉搏

各年龄段呼吸、脉搏、血压常数及计算方法见下表。

各年龄段呼吸、脉搏、血压常数及计算方法

年龄分期	呼吸（次/分）	脉搏（次/分）	呼吸：脉搏
新生儿	45～40	140～120	1：3
婴儿期	40～30	130～110	1：3～1：4
幼儿期	30～25	120～100	1：3～1：4
学龄前期	25～20	100～80	1：4
学龄期	20～18	90～70	1：4

（二）血　压

血压时应根据不同年龄选择不同宽度的袖带，应为上臂长度的1/2～2/3，袖带过宽时测得血压值较实际为低，过窄时则较实际为高。新生儿和小婴儿可用多普勒血压测量仪测定收缩压，或用简易的潮红法测量。小儿年龄愈小血压愈低。

儿童时期正常血压可用公式推算：

收缩压（mmHg）=2× 年龄（岁）+80；

舒张压（mmHg）= 收缩压 ×2/3。（kPa 值 =mmHg 测定值 ÷7.5）

六、神经心理发育

（一）感觉发育

1. 视觉 新生儿已有视觉感应功能，但视觉不敏锐，只能短暂注视和反射性地跟随较近处（15～20cm内）缓慢移动的物体，可出现一时性斜视和眼球震颤，3～4周内消失。新生儿后期视觉感知发育迅速，1个月可凝视光源，开始有头眼协调；3～4个月看自己的手；4～5个月认识母亲面容，初步分辨颜色，喜欢红色；1～2岁喜看图画，能区别形状；6岁视深度已充分发育，视力达1.0。

2. 听觉 出生时中耳鼓膜有羊水潴留，听力较差；3～7日后羊水逐渐吸收听觉已相当好；3～4个月时头可转向声源，听到悦耳声时会微笑；7～9个月时能确定声源，开始区别语言的意义；1岁时听懂自己的名字；2岁后能区别不同声音；4岁听觉发育完善。

（二）运动发育

运动发育或称神经运动发育，可分为大运动（包括平衡）和细运动两大类。发育规律是：自上而下、由近到远、由不协调到协调、先正向动作后反向动作。

1. 平衡与大运动 如抬头、翻身、坐、爬、站立、走、跑、跳等。一般小儿3个月抬头较稳，4个月翻身，6个月时能独坐，8～9个月可用双上肢向前爬，1岁能走，2岁会跳，3岁才能快跑。

2. 细动作 是指手指的精细动作。新生儿两手紧握拳，生后3个月时能有意识地握物，3～4个月时能玩弄手中物体，6～7个月时出现换手、捏与敲等探索性动作，9～10个月能用拇指取细小物品，12～15个月时能用匙取食、乱涂画，2～3岁会用筷子，4岁能自己穿衣，绘画及书写。

（三）语言发育

小儿语言要经过发音，理解和表达三个阶段。新生儿啼哭是语言的开始，然后3个月咿呀作语；6个月时能发出个别音节；1岁时能连说两个重音的字，会叫“妈妈”，先单音节、双音节，后组成句子；4岁时能清楚表达自己的意思，能叙述简单事情；6岁时说话完全流利，句法基本正确。

第二节 小儿生理病理特点

一、小儿的生理特点

（一）脏腑娇嫩、形气未充

脏腑，即五脏六腑；娇嫩，即娇气、嫩弱之意；形，指形体结构，即四肢百骸，筋肉骨骼，精血津液等；气，指生理功能活动，如肺气、脾气、肾气等；充，即充实、完善之意。所谓脏腑娇嫩、形气未充，即小儿时期机体各系统和器官的形态发育及生理功能都处在不断成熟和不断完善的过程中。《灵枢·逆顺肥瘦》曰：“婴儿者，其肉脆、血少、气弱。”《小儿药证直诀·变蒸》说：“五脏六腑，成而未全……全而未壮”。这些都是对此特点的论述。虽然五脏六腑的形和气皆属不足，其中尤以肺、脾、肾三脏更为突出，故曰小儿“肺常不足”“脾常不足”及“肾常虚”。

肺位在上，为娇脏，主一身之气，司呼吸，主宣发肃降，开窍于鼻，外合皮毛。小儿肺脏尤娇，肺常不足，表现为呼吸不匀，息数较促，容易感冒、咳喘；小儿腠理疏松，肌肤薄嫩，卫外不固，感受外邪，从口鼻皮毛而入，首先犯肺。其他脏腑病变亦可累及肺，继之发病。

脾胃为后天之本，脾主运化水谷精微，升清降浊，为气血生化之源。小儿处于生长发育时期，年龄越小，生长发育速度越快，因而对营养物质的需求相对于成人较多，故脾胃功能相对不足，小儿脾常不足表现为运化力弱，饮食要注意有常、有节，否则易出现腹痛、积滞、吐泻。

肾为先天之本，肾藏精，主水，主纳气。小儿肾常虚表现为肾气未盛，肾精未充，骨骼未坚，齿未长或长而未坚；青春期前的女孩无“月事以时下”，男孩无“精气溢泻”，婴幼儿二便不能自控或自控能力弱等。小儿心肝二脏亦未充盛，功能未健。心主血脉、主神明，小儿心气未充，心神怯弱，所以易受惊吓，其思维及行为的约束能力较差；肝主疏泄、主风，小儿肝气未实，表现为好动，易发惊惕、抽搐等症。

（二）生机蓬勃，发育迅速

生机蓬勃，发育迅速，是指小儿在生长发育过程中，无论在机体的形态结构方面，还是各种生理功能方面：都在迅速地不断地向着成熟完善的方面发展。古代医家把小儿生机蓬勃、发育迅速的特点概括为“纯阳之体”或“体禀纯阳”。如《颅囟经·脉法》说：“凡孩子三岁以下，呼为纯阳，元气未散。所谓“纯”，指小儿未经情欲克伐，胎元之气尚未耗散；所谓“阳”，即以阳为用，描述小儿生机旺盛，发育迅速，好比旭日之初升，草木之方萌，蒸蒸日上、欣欣向荣的蓬勃景象。因此“纯阳”并不等于“盛阳”、有阳无阴或阳亢阴亏。

二、小儿的病理特点

小儿病理特点可以将其归纳为“发病容易、传变迅速，脏气清灵、易趋康复”。

（一）发病容易，传变迅速

由于小儿脏腑娇嫩，形气未充，为稚阴稚阳之体，对疾病的抵抗力较差，加之寒暖不能自调，乳食不能自节，一旦调护失宜，外则易为六淫所侵，内则易为饮食所伤，故病理上表现为易于发病，易于传变，年龄越小则越显突出。

小儿易发疾病，除先天禀赋及与胎产护理有关的病证外，常见病、多发病突出表现在肺、脾、肾系疾病和传染病等方面，这与其“三不足”的生理特点密切相关。

小儿病理特点的另一方面，表现为“肝常有余”“心常有余”。这是由于小儿心肝发育未臻成熟，心怯神弱、肝气未盛，外邪一旦侵袭，易于鸱张入里，化毒化火，犯肝而生风、犯心而生惊，故易发生心肝病证，如壮热、昏迷、抽搐之惊风、疫毒痢、暑温等。

小儿疾病发生之后，传变迅速的病理特点，主要表现在寒热虚实等病性的迅速转化、演变与夹杂较成人突出，也即易虚易实、易寒易热。

易虚易实，是指小儿一旦患病，则邪气易实而正气易虚。实证往往可迅速转化为虚证，或者转为虚实并见之证；虚证往往兼见实象，出现错综复杂的证候。如感受外邪，化热化火，灼伤肺津，炼液为痰，痰热闭阻肺络，发生肺炎喘嗽（实证）；肺气闭阻，心血运行不畅，出现心阳虚衰、阳气外脱之证（虚证）；又如内伤乳食，发生泄泻（实证），暴泻或久泻，津伤液脱，出现伤阴或阴损及阳、阴阳两伤之证（虚证）。

易寒易热，是由于小儿具有“稚阴稚阳”的特点，患病之后不但寒证易于转化为热证，也容易从热证转化为寒证，而尤以寒证转化为热证更为突出。因为小儿体属“纯阳”“稚阴”，所以在病机转化上寒易化热表现尤为突出。如表寒证不及时疏解，风寒可迅速化热入里，或致阳热亢盛，热盛生风。另外，小儿的生理特点又是“稚阳”，虽然生机旺盛，但其阳气并不充备，因此病理变化上也易于阳虚转寒。如急惊风（实热证），可因正不胜邪即出现面色苍白、脉微肢冷等虚寒危象；实热证误用或过用寒凉攻下，也可导致下利厥逆之证（里寒证）。

（二）脏气清灵，易趋康复

脏气清灵，易趋康复，虽然小儿发病容易，传变迅速，但小儿活力充沛，对药物的反应敏捷；病因单纯，忧思较少，精神乐观。只要诊断正确、辨证准确、治疗及时、处理得当、用药适宜，疾病就容易很快康复，正如张景岳《小儿则》云：“其脏气清灵，随拨随应，但能确得其本而撮取之，则一药可愈。”

稚阴稚阳学说的意义（**中西医结合助理医师不考**）：清代医家吴鞠通运用阴阳理论，将小儿的生理特点概括为“稚阳未充，稚阴未长”。这里的“阴”，指机体的精、血、津液及脏腑、筋骨、脑髓、血脉、肌肤等有形之质；“阳”指脏腑的各种生理功能；“稚”指幼嫩而未臻成熟。稚阴稚阳包括了机体柔嫩、气血未盛、脾胃薄弱、肾气未充、腠理疏松、神气怯弱、筋骨未坚等特点。吴鞠通的稚阴稚阳理论，从阴阳学说方面进一步阐明了小儿时期的机体，无论是在形体方面还是在生理功能方面，都处于相对不足的状态，都需要随着年龄的不断增长而不断生长发育，才能逐步趋于完善和成熟。

第三节 小儿喂养与保健

一、营养基础（中西医结合助理医师不考）

营养是保证小儿正常生长发育和身心健康的重要物质基础。胎儿依靠孕母供给营养，出生后的营养素则主要来自所摄取的食物。小儿营养与成人的不同之处，在于其提供的各种营养素和能量要保证不断的生长发育所需，故良好的营养供给可促进生长发育；营养不足则可导致生长发育迟缓，甚至引起营养不良等病证。

（一）能量的需要

机体的新陈代谢需要能量维持，能量由食物中的营养素（糖类、脂肪、蛋白质）供给。其产生热能如下：1g 糖类可供能量 16.8kJ（4kcal）；1g 蛋白质可供能量 16.8kJ（4kcal）；1g 脂肪可供能量 37.8kJ（9kcal）。小儿能量的需要分 5 个方面：基础代谢、生长发育、食物的特殊动力作用、活动所需、排泄消耗。

以上五方面所需热量的总和，称为能量需要的总量。1 岁以内婴儿能量需要的总量为每日 460kJ/kg（110kcal/kg）；以后每增加 3 岁每日减去 42kJ/kg（10kcal/kg）；到 15 岁每日约为 250kJ/kg（60kcal/kg）。

（二）营养素的需要

营养素包括蛋白质、脂肪、碳水化合物、维生素、矿物质、水等。其中，蛋白质所供热量占总热量的 10% ～ 15%。构成人体蛋白质的氨基酸有二十余种，其中 8 种必须由食物供给。脂肪是供给热量的重要来源，占总热量的 25% ～ 30%，婴幼儿需要脂肪量每日 4 ～ 6g/kg，6 岁以上需要每日 3g/kg。碳水化合物是人体热量的主要来源，占总热量的 50% ～ 60%，每克产热 17.2kJ，婴儿所需量每日 10 ～ 12g/kg，2 岁以上小儿需糖量约每日 10g/kg。维生素与无机盐每日需要量甚微，虽不产生热量，但对维持生长发育与生理功能均不可缺。维生素的种类很多，根据其溶解性可分为脂溶性（维生素 A、D、E、K）和水溶性（维生素 B1、B2、B6、B12、PP、叶酸、C）两大类。正常婴儿需水量为每日 100 ～ 150mL/kg，1 ～ 3 岁约需每日 110mL/kg，以后每隔 3 年减少每日 25mL/kg。成人需水量为每日 50mL/kg。

二、婴儿喂养

（一）母乳喂养

1. 母乳喂养优点

生后 6 个月之内以母乳为主要食品者，称为母乳喂养。母乳喂养最适合婴儿需要，《万氏家藏育婴秘诀・鞠养以慎其疾四》说：“乳为血化美如饴。”应大力提倡母乳喂养，宣传母乳喂养的优点。

优点：母乳是婴儿最适宜的天然营养品。母乳营养丰富，蛋白质、脂肪、糖之比例为 1 ∶ 3 ∶ 6；母乳易于消化、吸收和利用；含有丰富的抗体和免疫活性物质，有抗感染和抗过敏的作用；母乳温度适宜、经济、卫生；母乳喂养能增进母子感情；产后哺乳可刺激子宫收缩，促其早日恢复。

2. 保证母乳喂养成功的措施 时间主张正常足月新生儿出生半小时内就可开奶，满月前坚持按需喂哺，随着月龄增长逐渐定时喂养，每次哺乳不宜超过 20 分钟。方法乳母取坐位：每次哺乳前要用温开水拭净乳头，将小儿抱于怀中，让婴儿吸空一侧乳房后再吸另一侧。哺乳完毕后将小儿轻轻抱直，头靠母肩，轻拍其背，使吸乳时吞入胃中的空气排出，可减少溢乳。

3. 添加辅食 添加辅食时应根据婴儿的实际需要和消化系统的成熟程度，遵照循序渐进的原则进行。添加辅食的原则有：①从少到多，以使婴儿有一个适应过程。②由稀到稠，如从米汤开始到稀粥，再增稠到软饭。③由细到粗，如从菜汁到菜泥，乳牙萌出后可试食碎菜；④由一种到多种，习惯一种食物后再加另一种，不能同时添加几种；如出现消化不良时应暂停喂食该种辅食，待恢复正常后，再从开始量或更小量喂起。⑤天气炎热或婴儿患病时，应暂缓添加新品种。

4. 断乳 当婴儿长到 8 ～ 12 个月时可以完全断奶，最迟不超过一岁半。若正值夏季炎热或小儿患病之时，应适当推迟断奶。

（二）人工喂养

由于各种原因母亲不能喂哺婴儿时，可选用牛、羊乳等，或其他代乳品喂养婴儿，称为人工喂养。人工喂养不如母乳喂养，但如能选用优质乳品或代乳品，调配恰当，供量充足，注意消毒，也能满足小儿营养需要，使生长发育良好。

牛乳是最常用的代乳品，所含蛋白质虽然较多，但以酪蛋白为主，酪蛋白易在胃中形成较大的凝块，不易消化。另外，牛乳中含不饱和脂肪酸少，明显低于人乳，牛乳中乳糖含量亦低于人乳。奶方的配制包括稀释、加糖和消毒三个步骤。稀释度与小儿月龄有关，生后不满 2 周采用 2：1 奶（即 2 份牛奶加 1 份水）；以后逐渐过渡到 3 ：1 或 4 ：1 奶；满月后即可进行全奶喂养。加糖量为每 100mL 加 5 ～ 8g；婴儿每日约需加糖牛奶 110mL/kg，需水每日 150mL/kg（包含牛乳量）。目前，常用的乳制品还有全脂奶粉、配方奶粉、鲜羊乳等。在不易获得乳制品的地区或对牛奶过敏的婴儿，还可选用大豆类代乳品进行喂养。

三、小儿保健（中西医结合助理医师不考）

（一）胎儿期及围生期保健重点

儿童保健实际应从其父母婚前做起，胎儿的正常发育与孕母健康密切相关，母亲的遗传、营养、疾病、环境、生活、情绪等都可影响胎儿，故胎儿期保健应以孕母保健为重点。强调精神调摄，可令气血安和，身心健康。此外，应调摄饮食，勿乱服药，谨避六淫，预防各种感染，定期监测，以便早期发现异常。

（二）新生儿期的保健重点

此期发病率、死亡率都极高，尤以出生第一周为显，故对新生儿在第一个月应访视 2 ～ 3 次，了解小儿出生后健康、喂养、疾病等情况，进行全面体格检查，随时进行具体指导和示范。

（三）婴儿期的保健重点

婴幼儿易患呼吸系统、消化系统等感染性疾病及小儿传染病，发病率及死亡率仍高，故应提倡母乳喂养，合理添加辅食；定期体格检查，进行生长发育监测，及时发现异常；合理安排小儿生活，培养良好的生活习惯；完成基础计划免疫。

（四）幼儿期的保健重点

幼儿期的儿童体格发育较前减慢，而与周围环境接触增多，语言、动作及思维活动发展迅速。本时期的保健重点是要注意断奶前后的合理喂养，培养小儿良好的生活习惯，并重视幼儿的早期教育，预防疾病，同时也要注意防止异物吸入、烫伤、跌伤等意外事故的发生。

（五）学龄前期的保健重点

此期应继续监测生长发育，随时进行缺点矫治；重视早期教育，培养小儿独立生活能力及良好的品德；加强体格锻炼，增强体质；防止意外事故，加强传染病防治。

（六）学龄期的保健重点

此期小儿处于长身体、长知识阶段，应保证营养，加强体格锻炼；培养良好的生活、卫生习惯；加强品德教育，培养良好的性情、脾气；重视青春期卫生，对中学生进行青春期生理卫生和心理卫生教育。

（七）青春期的保健重点

青春期为体格发育的第二个高峰期，生殖器官迅速发育，女孩开始有月经，男孩可发生遗精等。因此，应进行正确的性教育，培养良好的性格和道德情感，树立正确的人生观。同时，更要注意心理及行为的教育，以保证青少年时期身心的健康成长。

四、计划免疫的实施

应注意按期完成各种预防接种，建立预防接种档案。1 岁内婴儿需完成卡介苗、脊髓灰质炎三型混合疫苗、百日咳、白喉、破伤风类毒素混合制剂、麻疹减毒疫苗及乙型肝炎病毒疫苗等预防接种。此外，根据流行地区、季节，进行乙型脑炎疫苗、流行性脑脊髓膜炎疫苗、风疹疫苗、流感疫苗、腮腺炎疫苗、甲型肝炎病毒疫苗等的接种。

第四节 儿科诊法概要

一、儿科病史采集的特点

病史采集主要 通过问诊来实现，问诊是了解病情的重要手段。近代医家何廉臣在《儿科诊断学》中列出“十问歌”，可作为临床参考：“一问寒热，二问其汗，三问头身，四问胸间，五问饮食，六问睡眠，七问饥渴，八问溲便，九问旧病，十问遗传。”儿科问诊对诊断疾病和治疗用药均有十分重要的意义。儿科问诊有以下特点：

1. 小儿“多未能言，言也未足取信”。

2. 儿科问诊中首先要紧紧围绕主要症状、体征发生的部位及持续的时间进行询问。

3. 在现病史采集中注意问诊的技巧。

4. 详细询问确切的年龄、月龄或日龄。

5. 个人史 ①出生史：包括胎次、产次、是否足月，母亲孕期健康状况，顺产或难产，接生技术，有无窒息、出血、感染，出生时体重和出生后评分等。②喂养史：包括喂养方式，代乳品种类，体重增长，添加辅食情况等。③生长发育史：身长、体重随年龄增长情况，动作发育、语言发育及社会适应能力。④预防接种史：了解实行计划免疫及免疫反应等情况。

6. 既往史。

7. 家族史。

二、中医望、闻、切诊与西医体格检查

（一）望 诊

望诊在儿科疾病的诊断上显得尤为重要，历代儿科医家都把望诊列为四诊之首。儿科望诊主要包括望神色、望形态、审苗窍、察指纹、辨斑疹、察二便等六个方面的内容。

1. 望神色 是脏腑功能与气血津液的外在表现，也指意识、精神状态和思维活动。神，反映在目光、面色、表情、意识和体态上，故应从局部到整体仔细观察。目为心之使、肝之窍，内通于脑，五脏六腑之精气皆上注于目，故察目是望神的重点。有神者，黑睛圆大，目光炯炯，转动灵活，精力充沛，表情活泼，常可逗乐。其面色红润，呼吸调匀，四肢活动自主，此为脏气清灵，气血调和。有神是健康的表现，即使有病，也轻浅易治。无神者目光呆滞，精神萎靡，面色晦暗，疲乏嗜睡，呼吸不匀，肌肉痿软，为有病或病情较重。

望色 小儿面部皮肤薄嫩，故气血盈亏、色泽变化易于显露。色泽即颜色与光泽，皮肤颜色分红、白、黄、青、黑五种，简称五色。面呈红色，多主热证；面呈白色，多主寒证、虚证；面呈黄色，多为脾虚、湿盛；面呈青色，主寒、主痛、主惊、主瘀；面呈黑色，主寒证、肾虚、痛证、瘀证、水饮内停。

2. 望形态 应按顺序观察头囟、躯干、四肢、毛发、指甲等部位。凡毛发润泽、皮肤柔韧、肌肉丰满、筋骨强健、神态灵活者，属胎禀充足，营养良好，是身体健康的表现。毛发萎黄、皮肤干枯、筋骨软弱、肌瘦形瘠、神态呆滞者，多为禀赋不足，或后天营养失调。头方发少、囟门迟闭，可见于佝偻病。头大颈缩、前囟宽大、头缝裂开、眼珠下垂者，见于解颅。皮肤干燥、缺少弹性，伴眼眶凹陷者，为脱水征象。

望姿态 “阳主动，阴主静”。喜伏卧者，多为内伤乳食；喜蜷卧者，多为内寒或腹痛；翻滚不安，呼叫哭吵，双手捧腹，多为腹痛；端坐喘促，痰鸣哮吼，多为哮喘；气促鼻扇，胸肋凹陷，常为肺炎喘嗽。

3. 审苗窍 包括头面、苗窍、指纹、二便及斑、疹、痧、痘。

（1）察目 首先观察眼神，若黑睛圆大、光亮灵活，为肝肾气血充沛；眼无光彩，二目无神，为病态；两目凝视，或直或斜，多为肝风内动；瞳孔散大，对光反射迟钝，病多危重；瞳孔缩小，多为热毒内闭，见于中毒（有机磷、毒蕈或某些药物）。注意眼窝有无凹陷，眼睑有无浮肿、下垂，结膜

是否充血、巩膜是否黄染。

（2）察耳 耳内流脓，牵耳作痛者，为肝胆火盛，见于化脓性中耳炎。若以耳垂为中心的弥漫肿胀疼痛，则为流行性腮腺炎。

（3）察鼻 鼻塞，流清涕，伴有喷嚏，为风寒感冒；鼻流黄浊涕者，多为风热客肺；鼻流浊涕，有腥臭而反复难愈者，多为肺经郁热，常见于鼻渊；鼻衄为肺经有热，血热妄行；鼻孔干燥，为肺热伤津，或燥邪犯肺；鼻翼扇动，兼有高热气促者，多为邪热壅肺。

（4）察口 依次观察口唇/口腔黏膜、齿龈及咽喉。唇干樱红，多为暴泻伤阴；上下唇紧闭者，多为风邪入络或肝风内动。口腔、舌部黏膜破溃糜烂，满口白屑，状如雪花，为脾经郁热，多见于鹅口疮；两颊黏膜有针尖大小的白色小点，周围红晕，为麻疹黏膜斑。牙龈红肿多属胃火上炎；咽红乳蛾肿大，为外感风热或胃热之火上炎；咽部有灰白色假膜，轻拭不去，重擦出血，白膜复生，常为白喉。

（5）察舌 小儿舌体柔软，活动自如，颜色淡红。望诊包括望舌质和舌苔。正常舌质呈淡红，不胖不瘦，润泽柔软，活动自如。舌质淡白为气血亏虚。外感初起，病在卫表，舌苔薄白；薄白而干，或嫩黄者，为外感风热；薄白而润者，为外感风寒。

（6）察前后二阴 女孩前阴红赤而潮湿者，多为湿热下注，兼有瘙痒者，应注意有无滴虫。肛门潮湿有红疹，多为尿布皮炎，肛门瘙痒，入夜尤甚，多为蛲虫侵扰；便后直肠脱出，多属中气亏虚，见于脱肛。

4. **察指纹** 观察指纹是儿科的特殊诊法，适用于3岁以下小儿。指纹是从虎口沿食指内侧（桡侧）所显现的脉络（浅表静脉）。以食指三指节分风、气、命三关，食指根（连掌）的第一指节为风关，第二指节为气关，第三指节为命关。正常小儿的指纹隐约可见，色泽淡紫，纹形伸直，不超过风关。临床根据指纹的浮沉、色泽、推之是否流畅及指纹到达的部位来辨证。并以“浮沉分表里、红紫辨寒热、淡滞定虚实、三关测轻重”作为辨证纲领。

浮沉分表里，浮，为指纹显露；沉，为指纹深隐。即以指纹显隐来分辨疾病的表里。红紫辨寒热，红，为红色，即指纹显红色，主寒证；紫，紫色，指纹显紫色，主热证。淡滞定虚实，淡，为推之流畅，主虚证；滞，为推之不流畅，复盈缓慢，主实证。三关测轻重，根据指纹所显现的部位判别疾病的轻重，达风关者病轻，达气关者稍重，达命关者病重。若“透关射甲”即指纹穿过了风、气、命三关达到指甲的部位，则病情危笃。指纹诊法在临床有一定的诊断意义。但若纹证不符时，当“舍纹从证”。

5. **辨斑疹** 应注意辨别斑疹形态、出疹部位、时间、顺序、按之有无退色、并发症状、发热与出疹的关系及恢复期表现。

6. **察二便** 乳幼儿大便呈果酱色，伴阵发哭吵，常为肠套叠所致；大便呈灰白色者，可见于胆道闭锁。

（二）问 诊（中西医结合助理医师不考）

1. **听声音** 啼哭是小儿的语言，由于饥饿思食、尿布浸湿、包扎过紧等护理不当时小儿常以啼哭表示不适，故小儿啼哭并非一定有病。健康小儿啼哭有泪，声音洪亮，属正常。但若啼哭声尖锐、忽然惊啼、哭声嘶哑、大哭大叫不止，或常啼无力，声慢而呻吟者，当详察原因。

2. **嗅气味** 新生儿生后3～4天内，大便呈黏稠糊状，褐色，无臭气，日行2～3次，是为胎粪。单纯母乳喂养之婴儿大便呈卵黄色，稠而不成形，稍有酸臭气，日行3次左右。牛乳、羊乳为主喂养者，大便色淡黄，质较干硬，有臭气，日行1～2次。当小儿饮食过渡到与成人接近时，大便亦与成人相似。大便燥结，为内有实热或阴虚内热；大便稀薄，夹有白色凝块，为内伤乳食；大便稀薄，色黄秽臭，为肠腑湿热；下利清谷，洞泄不止，为脾肾阳虚；大便赤白黏冻，为湿热积滞，常见于痢疾；婴幼儿大便呈果酱色，伴阵发性哭闹，常为肠套叠；大便色泽灰白不黄，多系胆道阻滞。

小便清澈量多为寒；小便色黄量少为热；尿色深黄为湿热内蕴；黄褐如浓茶，多为湿热黄疸。尿色红如洗肉水或镜检红细胞增多者为尿血，大体鲜红色为血热妄行，淡红色为气不摄血，红褐色为瘀热内结，暗红色为阴虚内热。

（三）切 诊

1. **脉诊** 小儿脉诊与成人脉诊不同，3岁以下小儿由于其手臂短，难分三部，加之诊病时小儿多有哭闹，影响脉象的真实性，故一般以察指纹诊法代替切脉。3 岁以上小儿用“一指定三关”的方法诊脉，也称作“寸口一指脉”，即一般以一指正按定关脉，向前辗定寸脉，向后辗定尺脉。7 岁以上儿童采用成人三指定寸关尺三部的诊脉方法。正常小儿脉象平和，较成人细软而快。小儿脉象有浮、沉、迟、数、有力、无力六种。浮沉分表里，迟数辨寒热，有力、无力定虚实。轻按能及为浮脉，多见于表证，浮而有力为表实，浮而无力为表虚；重按才能触及的为沉脉，多见于里证，沉而有力为里实，沉而无力为里虚；脉搏频速，一息六七次以上的数脉，多见于热证，数而有力为实热，数而无力为虚热。肝病、惊风可见弦脉；痰涎壅盛或积滞内蕴，常有滑脉。

2. 按诊

（1）按皮肤 冷汗多为阳气不足；肤热无汗为热闭于内；肤热汗出，为热蒸于外；皮肤干燥失去弹性，为吐泻阴液耗脱之证。肌肤肿胀，按之随手而起，属阳水水肿；肌肤肿胀，按之凹陷难起，属阴水水肿。

（2）按头囟 按察小儿头囟的大小、凹凸、闭合的情况，头颅的坚硬程度等。囟门隆凸，按之紧张，为囟填，多为风火痰热上攻，肝火上亢，热盛生风；囟门凹陷，为囟陷，常因阴津大伤，若兼头颅骨软者为气阴虚弱，精亏骨弱；颅骨按之不坚而有弹性感，多为维生素 D 缺乏性佝偻病。

（3）按胸腹 左侧前胸心尖搏动处古称“虚里”，是宗气会聚之所。若搏动太强，节律不匀，为宗气内虚外泄；若搏动过速，伴喘促，是宗气不继之征。胸廓高耸如鸡之胸，后凸如龟之背是为骨疳；肋骨串珠亦为虚羸之证。按察腹部，右上腹胁肋下触及痞块，或按之疼痛，为肝大；左上腹胁肋下触及有痞块，为脾大，俱多为气滞血瘀之征。剑突下疼痛多属胃脘痛；脐周按之痛，可触及团块、推之可散者，多为虫证。大凡腹痛喜按，为虚为寒；腹痛拒按，多为实为热；腹部胀满，叩之如鼓者为气胀；叩之音浊，按之有液体波动之感，脐突者，多有腹水；右下腹按之疼痛，兼发热，右下肢拘急者多属肠痈。

（4）按四肢 高热时四肢厥冷为热深厥甚；平时肢末不温为阳气虚弱；手足心发热多为阴虚内热。四肢肌肉结实者体壮，松弛软弱者脾气虚弱。

第五节 儿科辨病辨证概要

一、八纲辨证

八纲辨证各种疾病都具有错综复杂的病史、症状和体征。通过四诊收集的资料，再归纳、分析而概括为表、里、寒、热、虚、实、阴、阳八类证候，用以表示疾病的部位、性质及小儿体质强弱和病势的盛衰，这种分析疾病的方法就叫做八纲辨证。表里是辨别疾病病位的纲领；寒热是辨别疾病性质的纲领；虚实是辨别人体正气强弱和病邪盛衰的纲领；而阴阳是辨别疾病性质的总纲领。八纲辨证的前列六纲，都可以分别归入阴阳，表、热、实证属于阳证范畴；里、寒、虚证属于阴证范畴。由于小儿生长发育快，新陈代谢旺盛，故得病后，病情发展变化较迅速，传变较复杂。因此，必须结合证候仔细辨别。

二、脏腑辨证

脏腑辨证是按中医五脏六腑的生理功能和病理表现，来分析内脏病变的部位和性质。《素问·至真要大论》已建立了五脏辨证的基础，《金匮要略》创立了根据脏腑病机进行辨证的方法，《小儿药证直诀》则就儿科疾病五脏证治创立了系统的小儿脏腑辨证体系。在儿科临床上，脏腑辨证是杂病辨证的基本方法，即使在外感病辨证中也时常应用，被认为是儿科辨证最为重要的辨证方法之一。

三、三焦辨证和卫气营血辨证

温病即热性病，大多属于感染性疾病的范围，以发病急，进展快，变化多为特点。这类疾病的辨证施治，是在《伤寒论》六经辨证的基础上，根据病情发展的规律，运用三焦辨证和卫气营血辨证。一般来说，热性病的传变，在儿科可分为表证（相当于急性热病之初期，邪在卫分阶段）、表里兼证（相当于急性热病之初期或中期，邪由卫分渐入气分或营分阶段）和里证（相当于急性热病中期之邪盛期，多见营血证候，或相当于后期之正虚或正虚邪恋期，此期包括后遗症）三个阶段。

四、六经辨证

六经辨证始见于《伤寒论》，是东汉医学家张仲景在《素问·热论》等篇的基础上，结合伤寒病证的传变特点所创立的一种论治外感病的辨证方法。小儿脏腑娇嫩，卫外不固，易受六淫之邪侵袭而发生外感疾病，《伤寒论》中麻黄杏仁甘草石膏汤证、葛根芩连汤证等均在儿科外感疾病中被广泛应用。

第六节　儿科治疗概要

一、治疗原则

1. 发挥中西医优势，取长补短　在儿科疾病的防治中，中西药物各有所长，中西医有机结合，优势互补，更有利于患儿的治疗与康复。例如微小病变型肾病综合征，应用西药肾上腺皮质激素能明显缓解病情，但激素剂量大且服用时间较长时，可出现阴虚火旺证候，可给予知柏地黄丸以滋阴降火，能明显减少激素的副作用，提高治疗效果；又如治疗小儿血小板减少性紫癜，在应用免疫抑制剂的同时，采用补血、活血的中药，可减少化疗药物的不良反应，提高疗效。

2. 治疗要及时、正确和审慎　小儿属于稚阴稚阳之体，脏腑娇嫩，形气未充；发病时有变化迅速、易虚易实、易寒易热的特点。例如，小儿肺炎发病时按常证辨证施治，若治疗不及时或治疗不恰当，可转变为变证，合并心力衰竭、呼吸衰竭和感染性休克等。因此，掌握有利治疗时机，及时采取有效治疗措施十分重要。

3. 中病即止，顾护脾胃　小儿的生长发育，全靠后天脾胃化生的精微之气以充养；疾病的恢复赖脾胃的健运生化；先天不足的小儿更要靠后天来调补。因此，在疾病治疗过程中，应慎用大苦、大寒及峻下攻伐之品，以免损伤脾胃；在疾病后期，应注重调理脾胃，以利疾病恢复。

4. 注重整体治疗，合理调护　虽然小儿病因特点以外感、饮食损伤和先天因素居多，但随着儿童心理疾病的发病率日益增高，情志因素在小儿疾病中的重要作用日益显著。小儿心神怯弱，心理承受能力差，更应注重身、心两方面的治疗。

二、小儿用药药物剂量计算

小儿用药剂量较成人更须准确，计算方法有多种，按体重、体表面积、年龄或按成人剂量折算。

1. 按体重计算　按体重计算是西医最常用、最基本的计算方法。应以实际测得体重为准，或按公式计算（小儿生长发育章节）获得。每日（次）剂量 = 病儿体重（kg）× 每日（次）每千克体重需要量。年龄越小，每千克体重剂量相对越大，年长儿按体重计算剂量超过成人量时，以成人剂量为限。

2. 按体表面积计算　按体表面积计算此法较按年龄、体重计算更为准确。近年来多主张按体表面积计算。小儿体表面积计算公式为：＜ 30kg 小儿体表面积（m^2）＝ 0.035× 体重（kg）＋ 0.1；＞ 30kg 小儿体表面积（m^2）=0.02×[体重（kg）－ 30] ＋ 1.05。小儿剂量 = 剂量 /（m^2）× 小儿体表面积（m^2）。

3. 按年龄计算　适用剂量幅度大，不需十分精确的药物，如营养类药物可按年龄计算，比较简单易行。

4. 按成人量折算　小儿剂量 = 成人剂量 × 小儿体重（kg）/50，此法仅用于未提供小儿剂量的药物，所得剂量一般偏小，故不常用。

5. 小儿中药用量　新生儿用成人量的 1/6，乳婴儿为成人量的 1/3，幼儿为成人量的 1/2，学龄儿童为成人量的 2/3 或成人量。

三、常用中医内治法

1. 疏风解表法　主要适用于外邪侵袭所致的表证。使用时需辨明风寒、风热。辛温解表常用荆防败毒散、葱豉汤；辛凉解表常用银翘散、桑菊饮；解暑透表常用新加香薷饮；透疹解表常用宣毒发表汤。小儿应用发汗剂要慎重，不宜量大，不宜反复使用。

2. 止咳平喘法　主要适用于邪郁肺经所致的咳喘证。寒痰内伏，治以温肺散寒、化痰平喘，常用小青龙汤、射干麻黄汤；痰热闭肺，治以清热化痰、宣肺平喘，常用定喘汤、麻杏石甘汤。咳喘久病，多累及于肾，常在止咳平喘方剂中加温肾纳气的药物，如蛤蚧等。

3. **清热解毒法** 主要适用于邪热炽盛的实热证。按邪热之在表在里，属气属血，入脏入腑分别选方。如病邪由表入里，常用清热解毒透邪的栀子豆豉汤、葛根芩连汤；阳明里热者，常用清热生津的白虎汤；湿热滞留胃肠，常用清热解毒化湿的白头翁汤、茵陈蒿汤；热入营血常用清热解毒凉血的清营汤、犀角地黄汤、神犀丹；痈、毒、疔、疮常用泻火解毒的黄连解毒汤、泻心汤；肝胆火旺时常用清肝解毒泻火的龙胆泻汤。

4. **消食导滞法** 主要适用于小儿饮食不节、乳食内滞之证。如积滞、疳证等。消乳化积常用消乳丸；消食化积常用保和丸；通导积滞常用枳实导滞丸、木香槟榔丸；健脾消食常用健脾丸等。

5. **镇惊开窍法** 主要用于小儿抽搐、惊痫等病证。热极生风，项强抽搐，选羚角钩藤汤等清热镇惊熄风；热入营血而神昏、惊厥，可选用安宫牛黄丸、至宝丹等镇惊开窍，清热解毒；痰浊上蒙，惊风抽搐可用苏合香丸、小儿回春丹等豁痰开窍。

6. **凉血止血法** 主要用于各种急、慢性出血病证属于血热妄行者。以血热为主者，常用犀角地黄汤、小蓟饮子、十灰散、玉女煎。

7. **利水消肿法** 主要适用于水湿停聚，小便短少而致水肿者。阳水常用五苓散、越婢加术汤五苓散、五皮饮。阴水常用防己黄芪汤、实脾饮、真武汤等。

8. **益气健脾法** 主要适用于脾胃虚弱之病证。如小儿泄泻日久、疳证及病后体虚等，常用七味白术散、四君子汤、参苓白术散、补中益气汤等。

9. **培元补肾法** 主要适用于胎禀不足、肾气亏虚及肾不纳气之证。如解颅、五迟、五软、遗尿、哮喘等。常用六味地黄丸、河车大造丸、菟丝子散、金匮肾气丸等。

10. **回阳救逆法** 主要适用于阳气虚脱之危重症。常用生脉注射液、四逆汤、回阳救逆汤、参附龙牡救逆汤等。

11. **活血化瘀法** 主要用于各种血瘀之证。临床可见口唇青紫、肌肤瘀斑、痛有定处、舌质暗有瘀点等。常用方剂如桃红四物汤、血府逐瘀汤、少腹逐瘀汤等。

四、常用中医外治法

1. **推拿疗法** 推拿疗法是小儿常用的一种外治疗法。它根据经络腧穴、营卫气血的原理，结合现代医学神经、循环、消化、代谢、运动等解剖生理知识，用手法物理刺激经穴和神经，以达到促进气血运行、经络通畅，调节神经功能，增强体质和调和脏腑的作用。常用手法有按、摩、推、拿、揉、搓等法。主要用于治疗小儿泄泻、腹痛、厌食、斜颈等病证。

捏脊疗法是通过对督脉和膀胱经的捏拿，达到调整阴阳、通理经络、调和气血、恢复脏腑功能为目的的一种疗法。常用治疳证、婴儿泄泻及脾胃虚弱的患儿。

2. **针灸疗法** 就是针刺或温灸一定的穴位或部位，达到通经脉、调气血的目的，使人体阴阳平衡，以治疗疾病的一种外治法。小儿针灸循经取穴基本与成人相同，但一般采用浅刺、速刺、不留针的针法；小儿灸法常适用于慢性虚弱性疾病及以风寒湿邪为患的病证。

打刺疗法也称皮肤针刺法（梅花针、七星针），主要用于治疗脑瘫后遗症。

刺四缝疗法。四缝是经外奇穴，位于食、中、无名及小指四指中节横纹中点，是手三阴经所过之处。针刺四缝有解热除烦、通畅百脉、调和脏腑的功效，常用于治疗疳证、厌食。

3. **拔罐疗法** 本法可促进气血流畅、营卫运行，也有祛风散寒、宣肺止咳、舒筋活络的作用。常用于治疗肺炎喘嗽、哮喘、腹痛、遗尿等病证。小儿常用口径 4 ～ 5cm 的竹罐或玻璃罐。

第七节　小儿体液平衡的特点和液体疗法

一、临床常见的水、电解质和酸碱平衡紊乱

（一）脱　水

1. 脱水程度

（1）轻度脱水 失水量占体重 3% ～ 5%（30 ～ 50mL/kg）。患儿精神正常或稍差；皮肤稍干燥，

弹性尚可；眼窝、前囟轻度凹陷；哭时有泪；口唇黏膜稍干；尿量稍减少。

（2）中度脱水 失水量占体重的5%～10%（50～100mL/kg）。患儿精神萎靡或烦躁不安，皮肤干燥、弹力差；眼窝、前囟明显凹陷；哭时泪少；口唇黏膜干燥；四肢稍凉，尿量明显减少，脉搏增快，血压稍降或正常。

（3）重度脱水 失水量占体重的10%以上（100～120mL/kg）。患儿呈重病容，精神极度萎靡，表情淡漠，昏睡甚至昏迷；皮肤灰白或有花纹，干燥，失去弹性；眼窝、前囟深度凹陷，闭目露睛；哭时无泪；舌无津，口唇黏膜极干燥；因血容量明显减少可出现休克症状，如心音低钝，脉细而快，血压下降，四肢厥冷，尿极少或无尿等。

2. 脱水性质

（1）等渗性脱水 水和电解质（主要是 Na^+）以血浆含量浓度成比例丢失，脱水后血浆渗透压在正常范围内，血清钠浓度为130～150mmol/L。临床上多由呕吐、腹泻、进食不足等原因所致。

（2）低渗性脱水 电解质的损失量比水多，脱水后血浆渗透压较正常低，血清钠＜130mmol/L，细胞外液呈低渗状态。临床上多见于营养不良伴慢性腹泻、补液时输入大量非电解质溶液、慢性肾脏疾病、充血性心力衰竭病儿长期禁盐并反复应用利尿剂，以及大面积烧伤损失血浆过多者。

（3）高渗性脱水 电解质损失量比水少（失水比例大于失钠），脱水后血浆渗透压高于正常，血清钠＞150mmol/L，细胞外液呈高渗状态。临床上多见于病程较短的呕吐、腹泻伴高热、不显性失水增多而给水不足（如昏迷、发热、高温环境、呼吸增快）、口服或静脉注入过多的等渗或高渗液、垂体性或肾性尿崩症、使用大剂量脱水剂等患儿。

（二）酸碱平衡紊乱

1. 代谢性酸中毒 为最常见的一种酸碱平衡紊乱，由于细胞外液中 $[H^+]$ 增高或 $[HCO_3^-]$ 降低所致。

根据 $[HCO_3^-]$ 测定值可将酸中毒分为轻度（18～13mmol/L）、中度（13～19mmol/L）、重度（＜9mmol/L）。轻度酸中毒的症状不明显，常被原发病所掩盖。较重酸中毒表现为呼吸深而有力，唇呈樱桃红色，精神萎靡，嗜睡，恶心，频繁呕吐，心率增快，烦躁不安，甚则出现昏睡、昏迷、惊厥等。严重酸中毒，血浆pH值＜7.20时，心肌收缩无力，心率转慢，心输出量减少，周围血管阻力下降，致低血压、心力衰竭和室颤。半岁以内小婴儿呼吸代偿功能差，酸中毒时其呼吸改变可不典型，往往仅有精神萎靡、面色苍白等。

2. 代谢性碱中毒 是由于体内 $[H^+]$ 丧失或 $[HCO_3^-]$ 增加所致，儿科临床比较少见。

轻症除原发病外可无其他明显症状；重症表现为呼吸慢而浅或暂停，头晕、躁动、手足麻木；当失代偿时，血中游离钙减少，出现低钙性手足抽搦，伴低钾者出现低钾症状。

3. 呼吸性酸中毒 是由于通气障碍导致体内 CO_2 潴留、H_2CO_3 增高所致，儿科亦较多见。

除原发病表现外，缺氧为突出症状。高碳酸血症可引起血管扩张，颅内血流增加，致头痛及颅内压增高。

4. 呼吸性碱中毒 由于通气过度导致体内 CO_2 过度减少、血浆中 H_2CO_3 降低所致。

主要为呼吸深快，其他症状与代谢性碱中毒相似。

（三）电解质紊乱

低钾血症 正常血清钾浓度为3.5～5.5mmol/L。当血清钾＜3.5mmol/L时，为低钾血症。钾缺乏时，血清钾常降低，但脱水、酸中毒、组织细胞破坏等因素常能影响细胞外钾的分布，故血钾高低不与机体钾总量呈绝对相关，细胞外液钾含量也不能完全代表体内钾的量。

二、液体疗法

液体疗法是纠正失水、酸中毒、电解质紊乱，恢复和维持血容量、体液平衡的重要措施。输液前，要对脱水和电解质紊乱的性质、程度有正确的估计，并在此基础上制订合理有效的补充方案。液体疗法计算主要包括累积损失、继续损失和生理需要等三个部分。

（一）补充累积损失量

1. 定量 轻度脱水30～50mL/kg；中度脱水50～100mL/kg；重度脱水100～120mL/kg。计算总

量先给 2/3，学龄前期及学龄期小儿体液组成已接近成人，补液量应酌减 1/4 ～ 1/3。

2. 定性 输液种类根据脱水性质决定。原则先盐后糖，即先补充电解质后补充糖液。通常对低渗脱水应补给 2/3 张含钠液；等渗脱水补给 1/2 张含钠液；高渗脱水补给 1/3 ～ 1/5 张含钠液。若临床上判断脱水性质有困难时，可先按等渗脱水补充。

3. 定速 补液速度取决于脱水程度，原则上先快后慢。如重度脱水，尤其对于有明显血容量和组织灌注不足的患儿，应首先快速应用 2 ∶ 1 含钠液，按 20mL/kg（总量不超过 30DmL）于 30 分钟至 1 小时内静脉输入，以迅速改善循环血量和肾功能；其余累积损失量于 8 ～ 12 小时内输完。高渗性脱水患儿的输注速度宜稍慢。

4. 纠正酸中毒 严重酸中毒需补给碱性溶液，待循环改善、酸中毒纠正、见尿后应及时补钾，出现低钙、低镁症状亦需相应补充。

（二）补充继续损失量

在开始补液时造成脱水的原因大多继续存在，如腹泻、呕吐、胃肠引流等，以致体液继续丢失，如不予以补充又成为新的累积损失，应给予补充。此种丢失量依原发病而异，且每日有变化，必须根据实际损失量用类似的溶液补充。体液继续损失量一般每日 10 ～ 40mL/kg，予以 1/3 ～ 1/2 张含钠液。

（三）补充生理需要量

尽量口服补充，对不能口服或口服量不足者静脉滴注 1/4 ～ 1/5 张含钠液，同时给予生理需要量的钾。长期输液或合并营养不良者，应注意蛋白质的补充。

（四）其他处理

1. 补钙 补液过程中出现抽搐、手足抽搦者，可用 10% 葡萄糖酸钙 5 ～ 10mL，用等量葡萄糖液稀释后静脉滴注。心衰患儿在用洋地黄制剂时慎用。

2. 补镁 在补钙后手足抽搦不见好转或反而加重时要考虑低镁血症，可测定血镁浓度，同时用 25% 硫酸镁，每次 0.2 ～ 0.4mL/kg，深部肌肉注射，每日 2 ～ 3 次，症状消失后停用。

第 2 天的补液需根据病情重新估计脱水情况来决定补液量，一般只需补充继续损失量和生理需要量。能口服者应尽量口服。

第二单元　新生儿与新生儿疾病

第一节　新生儿黄疸

一、病因病机

1. 病理性黄疸的常见原因

（1）感染因素

①新生儿肝炎：多由宫内病毒感染引起，是新生儿期的一组临床症候群。常见的病毒有乙型肝炎病毒、巨细胞病毒、风疹病毒、单纯疱疹病毒、肠道病毒及 EB 病毒等。

②新生儿败血症：是指病原体侵入患儿血液并生长、繁殖、产生毒素而造成的全身性反应。常见的病原体为细菌，也可为霉菌、病毒或原虫等。

（2）非感染因素

①新生儿溶血病：系指母婴血型不合引起的同族免疫性溶血。我国以 ABO 血型不合最常见；其次为 Rh 血型不合引起的溶血病。ABO 溶血主要发生在母亲 O 型而胎儿 A 型或 B 型，可以发生在第一胎。在母婴 ABO 血型不合中，仅 1/5 发生 ABO 溶血病。Rh 溶血病一般不发生在第一胎，这是因为自然界无 Rh 血型物质，Rh 抗体只能由人类红细胞 Rh 抗原刺激产生。

ABO 溶血除引起黄疸外，其他改变不明显。Rh 溶血可造成胎儿重度贫血，甚至心力衰竭。重度贫血、低蛋白血症和心力衰竭可导致全身水肿（胎儿水肿）。贫血时，髓外造血增强，可出现肝脾肿大。胎儿血中的胆红素经胎盘进入母亲肝脏进行代谢，故娩出时黄疸往往不明显。出生后，由于新生儿处

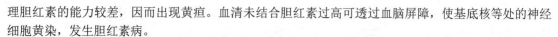

理胆红素的能力较差，因而出现黄疸。血清未结合胆红素过高可透过血脑屏障，使基底核等处的神经细胞黄染，发生胆红素病。

②胆管阻塞：先天性胆道闭锁和先天性胆总管囊肿，使肝内或肝外胆管阻塞，结合胆红素排泄障碍，导致病理性黄疸。临床特点为黄疸呈进行性加重；大便变淡，渐趋白色；尿色如红茶样；体检腹部膨隆，肝脾肿大、变硬，腹壁静脉显露。实验室检查：初期结合胆红素增高，日久未结合胆红素亦增多。

③母乳性黄疸：喂母乳后发生未结合胆红素增高，发病机制尚未完全明确。临床特点为患儿一般情况较好，暂停母乳 3 ～ 5 天黄疸减轻，在母乳喂养条件下，黄疸完全消退需 1 ～ 2 个月。

④其他：遗传疾病，如葡萄糖 -6- 磷酸脱氧酶（G-6-PD）缺陷、球形红细胞增多症、半乳糖血症等；药物因素，如由维生素 K3、K4 等药物可引起黄疸。

2. 中医病因病机

（1）湿热熏蒸　由孕母内蕴湿热传于胎儿，或胎产之时，或出生之后，婴儿感受湿热邪毒。湿热邪毒蕴结脾胃，熏蒸肝胆，以致胆汁外溢皮肤、面目，发为胎黄。湿热熏蒸，黄色鲜明，属于阳黄。若热毒炽盛，湿热化火，内陷厥阴，可出现黄疸加深、神昏、抽搐等胎黄动风之危象。若邪毒炽盛，正气不足，气阳虚衰，出现面色苍白、四肢厥冷、呼吸急促、脉微等胎黄虚脱之证。

（2）寒湿阻滞　婴儿先天禀赋不足，脾阳本虚，寒湿内生，或生后为湿邪所侵，蕴于脾胃，脾阳受困，寒湿阻滞，气机不畅，以致肝失疏泄、胆液外溢而发病。因湿邪阻滞，脾阳受遏，故黄色晦暗，精神疲乏，属阴黄之候。

（3）瘀积发黄　婴儿胎黄日久，脾湿内蕴，气机不利，血行受阻，气血郁滞，脉络瘀积，肝胆疏泄失常，胆液外溢发为胎黄。此外，亦有因胎儿先天缺陷，胆道阻塞，胆液瘀积于里，泛溢肌肤而发病。

总之，胎黄的发病与先天禀赋因素及后天感受湿邪或湿热毒邪密切相关。病机为湿邪或湿热之邪阻滞脾胃，肝失疏泄，胆汁外溢，而发为胎黄，病位主要在脾、胃、肝、胆。

二、诊断与鉴别诊断

1. 诊断

（1）生理性黄疸　①一般情况良好；②足月儿生后 2 ～ 3 天出现黄疸，4 ～ 5 天达高峰，5 ～ 7 天消退，最迟不超过 2 周；早产儿黄疸多于生后 3 ～ 5 天出现，5 ～ 7 天达高峰，7 ～ 9 天消退，最长可延迟到 3 ～ 4 周；③血清胆红素足月儿＜ 221μmol/L（12.9mg/dL），早产儿＜ 257μmol/L（15mg/dL）。符合以上 3 项，并排除病理性黄疸后方可确定为生理性黄疸。

（2）病理性黄疸　①生后 24 小时内出现黄疸；②血清总胆红素足月儿＞ 221μmol/L（12.9mg/dL），早产儿＞ 257μmol/L（15mg/dL），或每日上升超过 85μmol/L（5mg/dL）；③黄疸持续时间足月儿＞ 2 周，早产儿＞ 4 周；④黄疸退而复现；⑤血清结合胆红素＞ 34μmol/L（2mg/dL）。具备上述任何一项者均可诊断为病理性黄疸。

2. 鉴别诊断　主要对导致病理性黄疸的发病原因进行鉴别，由于新生儿黄疸产生原因较多且发病机制复杂，需详细询问病史、全面体格检查和必要的影像学、实验室检查以明确病因。

三、治疗

1. 治疗原则　治疗原则首先重视病因治疗，其次降低血中未结合胆红素浓度，防止胆红素脑病的发生。

2. 西医治疗

（1）病因治疗

①新生儿肝炎：以保肝治疗为主，供给充分的热量及维生素。禁用对肝脏有毒的药物。

②先天性胆道闭锁：强调早期诊断，早期手术治疗。

③新生儿败血症：一般应联合应用抗生素静脉给药治疗，要早用药、足疗程（一般 10 ～ 14 天），同时注意药物的副作用。

④其他：注意防止低血糖、低体温，纠正缺氧、贫血、水肿和心力衰竭等。

（2）对症治疗

①光照疗法：简称光疗，是降低血清未结合胆红素简单而有效的方法。

光照疗法原理：未结合胆红素在光照下发生光化学变化，转变成水溶性的异构体，经胆汁和尿液排出。波长 425 ～ 475nm 的蓝光和波长 510 ～ 530nm 的绿光效果较好，日光灯或太阳光也有一定疗效。

光照疗法的指征：a. 血清总胆红素水平：足月儿＞ 205μmol/L（12mg/dL ）；低出生体重儿（LBW）＞ 170μmol/L（10mg/dL）；极低出生体重儿（VLBW）＞ 102μmol/L（7mg/dL）；超低出生体重儿（ELBW）＞ 85μmol/L（5mg/dL）。b. 产前已诊断为新生儿溶血症者，出现黄疸即血清胆红素＞ 85μmol/L（5mg/dL）。此外，有学者对 VLBW 生后进行预防性光疗 3 天取得良好疗效。

光照疗法的注意事项：a. 光照时，婴儿双眼用黑色眼罩保护，以免损伤视网膜，会阴、肛门部用尿布遮盖，其余均裸露，照射时间以不超过 3 天为宜。b. 光疗可出现发热、腹泻和皮疹，但多不严重，可继续光疗。c. 蓝光可分解体内核黄素，加重溶血，故光疗时应补充核黄素（光疗时 5mg/ 次，每日 3 次；光疗后每日 1 次，连服 3 日）。d. 当血清结合胆红素＞ 68μmol/L（4mg/dL）时可使皮肤呈青铜色即青铜症，此时应停止光疗，青铜症可自行消退。此外，光疗时应适当补充水分及钙剂。

②药物治疗：a. 供给白蛋白：输血浆每次 10 ～ 20mL/kg 或白蛋白 1g/kg，以增加其与未结合胆红素的联结，减少胆红素脑病的发生。b. 纠正代谢性酸中毒：应用 5% 碳酸氢钠提高血 pH 值，以利于未结合胆红素与白蛋白的联结。c. 肝酶诱导剂：能增加 UDPGT 的生成和肝脏摄取未结合胆红素的能力。常用苯巴比妥每日 5mg/kg，分 2 ～ 3 次口服，共 4 ～ 5 日。

③换血疗法：主要是换出部分血中游离抗体和致敏红细胞，减轻溶血；换出血中大量胆红素，防止发生胆红素脑病；纠正贫血，改善携氧，防止心力衰竭。大部分 Rh 溶血病和个别严重的 ABO 溶血病需换血治疗。

3. 中医治疗

辨证论治 胎黄的辨证有寒、热、瘀的不同。湿热熏蒸所致胎黄，其黄色鲜明，舌质红，舌苔黄，一般病程较短，为阳黄。寒湿阻滞所致胎黄，其黄色晦暗，舌质淡，舌苔白腻，病程较长，为阴黄。气滞血瘀所致瘀积胎黄，其黄疸日渐加重，胁下痞块质硬，唇舌紫暗或有瘀斑、瘀点。湿热熏蒸治以清热利湿退黄，寒湿阻滞治以温中化湿退黄，瘀积发黄治以化瘀消积退黄。

（1）常证

①湿热熏蒸

【临床表现】面目皮肤发黄，颜色鲜明，精神疲倦或烦躁啼哭，不欲吮乳，小便短黄，舌质红，舌苔黄腻。重者腹胀，呕吐，甚或神昏、抽搐。

【治法】清热利湿退黄。

【代表方】茵陈蒿汤加味。

②寒湿阻滞

【临床表现】面目皮肤发黄，色泽晦暗，黄疸持久不退，精神倦怠，四肢欠温，不欲吮乳，时时啼哭，大便溏薄，或便色灰白，小便短少，舌质偏淡，舌苔白腻。

【治法】温中化湿退黄。

【代表方】茵陈理中汤加味。

③瘀积发黄

【临床表现】面目皮肤发黄，颜色晦滞，日益加重，腹部胀满，右胁下痞块，神疲纳呆，小便短黄，大便不调或灰白，舌紫暗有瘀斑、瘀点，舌苔黄或白。

【治法】化瘀消积退黄。

【代表方】血府逐瘀汤加减。

（2）变证

①胎黄动风

【临床表现】黄疸迅速加重，嗜睡，神昏，抽搐，舌质红，苔黄腻。

【治法】平肝息风，利湿退黄。

【代表方】羚角钩藤汤加减。

②胎黄虚脱

【临床表现】黄疸迅速加重，面色苍黄，气促，汗出，神昏，四肢厥冷，胸腹欠温，舌淡苔白。

【治法】大补元气，回阳固脱。

【代表方】参附汤合生脉散加减。

第二节　新生儿寒冷损伤综合征（中西医结合助理医师不考）

新生儿寒冷损伤综合征亦称新生儿硬肿症，是由于寒冷和/或多种疾病所致，以低体温和皮肤硬肿为主要临床表现，重症可发生多器官功能损害。

一、病因病机

1. 西医病因及发病机制

（1）寒冷和保温不当　新生儿尤其是早产儿的生理特点是发生低体温和皮肤硬肿的重要原因：①体温调节中枢发育不成熟。当环境温度过低时，其增加产热和减少散热的调节功能差，使体温减低。②皮肤表面积相对较大，皮下脂肪少，血管丰富，易于散热。环境温度降低时，散热增加使体温下降。③能量贮备少，产热不足。新生儿以棕色脂肪组织的化学产热方式为主，缺乏寒战等物理产热方式。因此，新生儿期易发生低体温，早产儿、低出生体重和小于胎龄儿尤为明显。④新生儿皮下的白色脂肪中，饱和脂肪酸较多，且熔点高，当体温降低时，则皮脂易发生硬化。综上所述，当环境温度过低时，新生儿易出现体温过低和皮肤硬肿。

（2）某些疾病　严重感染、缺氧、心力衰竭和休克等使能量增加，摄入不足，再加上缺氧使物质的氧化发生障碍，故产热能力明显不足。

（3）多器官损害　低体温和皮肤硬肿，可使局部血液循环瘀滞，引起缺氧和代谢性酸中毒，导致皮肤毛细血管壁通透性增加，出现水肿

2. 中医病因病机　本病的发生，内因多为先天禀赋不足，元阳不振；外因多为护理不当，感受寒冷，或患其他疾病所致。其病机主要为阳气虚衰，寒凝血涩。

（1）寒邪侵袭　小儿为稚阴稚阳之体，由于护理不当，外感风寒，寒邪直中脏腑，则寒凝气滞，血行不畅，可见肌肤僵硬，呈青紫色，形成硬肿。

（2）肾阳虚衰　先天禀赋不足，元阳不振，或复感寒邪，损伤机体阳气，阳气更加虚衰。阳气虚衰，不能温煦肌肤，故身寒肢冷，体温过低；阳虚而生内寒，寒主凝滞，寒凝则气滞血瘀，形成皮肤硬肿，颜色紫暗。严重者血不循经而外溢，出现皮下瘀斑。脾肾阳虚，水湿无以温化，则见水肿；阳衰之极，可见气息微弱，全身冰冷，脉微欲绝之危候。

二、临床表现

早期哺乳差，哭声低，反应低下，病情加重后体温＜35℃，严重者＜30℃，腋温、肛温差由正值变为负值。感染或夏季发病者不出现低体温。硬肿为对称性，依次为双下肢、臀、面颊、两上肢、背、腹、胸部等，严重时肢体僵硬，不能活动，多脏器功能损害。

三、辅助检查

血白细胞总数升高或减少，中性粒细胞增高，血小板减少。由于缺氧与酸中毒，血气分析可有血pH降低、PaO_2降低、$PaCO_2$增高。由于心肌损害，心电图可表现为Q-T延长、低电压、T波低平或S-T段下移。有DIC表现者，血DIC指标阳性。

四、诊　断

时处寒冷季节，环境温度过低或有保暖不当史；严重感染史；早产儿或足月小样儿；窒息、产伤等所致的摄入不足或能量供给低下。

五、治　疗

1. 治疗原则　及时复温，提供热量和液体，去除病因，早期纠正脏器功能紊乱。

2. 西医治疗

（1）复温　凡肛温＞30℃且腋温高于肛温者，提示棕色脂肪产热好，可置于已预热至适中温度的暖箱中，一般经6～12小时即可恢复正常体温。无论肛温＜30℃或＞30℃，只要腋温低于肛温，提示靠棕色脂肪自身产热难以恢复正常体温，应置于比肛温高1℃～2℃的暖箱中进行外加温，每小时提高箱温0.5℃～1℃（箱温不超过34℃），在12～24小时内可恢复正常体温。复温中应观察腹壁温、肛温及腋温的变化，随时调节暖箱温度，并同时监测呼吸、心率、血压及血气等。基层单位复温可用热水袋、热水瓶、火炕或电热毯包裹等方法；也可将婴儿置于怀抱中紧贴人体，比较安全。

（2）补充热量和液体　热量供给应从每日210kJ/kg（50kcal/kg）开始，逐渐增加至每日419～502kJ/kg（100～120kcal/kg）；液体量可按0.24mL/kJ（1mL/kcal）计算。有明显心、肾功能损害者，应严格控制输液速度和液体入量，可以应用多巴胺改善肾血流，以每分钟5（μg/kg）持续静脉滴注。

（3）控制感染　选择适当抗生素，防止感染，并给予必要的对症处理。

（4）防治脏器功能损害　有微循环障碍、休克者应进行纠酸、扩容；有肺出血时应及早气管内插管，进行正压通气治疗；出现肾功能障碍和DIC时要及时对症处置。

3. 中医治疗

（1）辨证论治　本病首先辨别虚与实。凡早产儿、体弱儿，喂养反应迟钝、哭声低微、气息微弱者，属于阳虚；体质尚可，皮肤硬肿、凉、暗、发紫，有冷冻史者属于寒实。阳虚者以益气温阳为主，寒实者以温经通络为主，临床上不论属于哪种证型，均应佐以活血化瘀。

①寒凝血滞

【临床表现】全身不温，四肢肌肤发凉，面颊、臀部、四肢可见硬肿，皮肤板硬，不易捏起，颜色暗红，青紫，或红肿如冻伤，反应尚可，唇色暗红，指纹沉滞不显。

【治法】温经散寒，活血通络。

【代表方】当归四逆汤加减。

②阳气虚弱

【临床表现】体质虚弱，全身冰冷，僵卧少动，反应极差，气息微弱，哭声低微无力，吸吮困难，肢体关节活动不利，全身硬肿，皮肤暗红，尿少或无尿，舌质淡，苔薄白，指纹淡红或隐伏不现。

【治法】益气温阳，通经活血。

【代表方】参附汤加味。

六、预防与调护

1. 预防

（1）做好孕妇保健，尽量避免早产，减少低体重儿的出生。防止产伤，窒息等。

（2）寒冷季节出生的小儿应加强保暖，室温一般应保持在20℃～26℃之间，若室温过低，应采取措施。同时加强合理喂养。

（3）出生后的新生儿，应经常检查皮肤及皮下脂肪的软硬情况，加强消毒隔离，防止和减少新生儿感染的发生。

2. 调护

（1）对早产儿、体弱儿要做好保暖工作，供给足够热量，使身体产热而复温。

（2）能吸吮者，尽量母乳喂哺和口服补液，对吸吮力差者，可用鼻饲，必要时静点葡萄糖注射液。

第三单元　呼吸系统疾病

第一节　急性上呼吸道感染

一、病因病机

1. 西医病因　以病毒为主，占原发上呼吸道感染的90%以上，常见有鼻病毒、柯－萨奇病毒、流感病毒、副流感病毒、呼吸道合胞病毒、冠状病毒、单纯疱疹病毒、EB 病毒、埃可病毒及腺病毒等。肺炎支原体也可引起上呼吸道感染。细菌感染多为继发，乙型溶血性链球菌 A 组、肺炎球菌、嗜血流感杆菌及葡萄球菌等多见。

2. **中医病因病机** 小儿感冒发生的原因，以感受风邪为主，常兼寒、热、暑、湿、燥邪等。小儿肺常不足，当机体抵抗力低下时，外邪易于乘虚侵入而发为感冒。外邪客于肺卫，导致卫阳受遏，肺气失宣，因而出现发热、恶风、鼻塞流涕、喷嚏及咳嗽等症。因此，小儿感冒的病机关键为肺卫失宣。病变部位主要在肺，亦常累及肝、脾等脏。

以疏风解表为基本原则。根据不同的证型分别治以辛温解表、辛凉解表、清暑解表、清热解毒。治疗兼证，在解表基础上，分别佐以化痰、消导、镇惊之法。

二、临床表现

病情轻重程度相差较大，与年龄、感染病原体和机体抵抗力有关。轻症病例仅有鼻部症状；重症病例可引起很多并发症，如中耳炎、风湿热、心包炎、骨髓炎等疾病。上感分为一般类型和特殊类型。

特殊型上感 ①疱疹性咽峡炎：由柯萨奇 A 组病毒所致。好发于夏秋季。表现为急性发热，体温大多在 39℃以上，流涎、咽痛等。体检时可见咽部红肿，咽腭弓、悬雍垂、软腭等处可见 2 ～ 4mm 大小的疱疹，周围红晕，疱疹破溃后形成小溃疡。病程约 1 周左右。②咽 - 结合膜热：由腺病毒 3、7 型所致。好发于春夏季，多呈高热，咽痛，眼部刺痛。体检时可见咽部充血，一侧或两侧滤泡性眼结合膜炎，颈部、耳后淋巴结肿大。病程 1 ～ 2 周。

三、中医治疗

辨证论治 常见兼夹证（夹痰、夹滞、夹惊）的中医病因病机及治疗原则：①夹痰：由于小儿肺脏娇嫩，感邪之后，失于宣肃，气机不利，津液不得敷布而内生痰液，痰壅气道，则咳嗽加剧，喉间痰鸣，此为感冒夹痰。②夹滞：小儿脾常不足，感邪之后，脾运失司，有饮食不节，致乳食停积，阻滞中焦，则脘腹胀满、不思乳食，或伴呕吐、泄泻，此为感冒夹滞。③夹惊：小儿神气怯弱，肝气未盛，感邪之后，热扰心肝，易致心神不安，睡卧不宁，惊惕抽风，此为感冒夹惊。④夹痰：偏于风寒者，治以辛温解表，宣肺化痰；偏于风热者，治以辛凉解表，清肺化痰。⑤夹滞：解表兼以消食导滞。⑥夹惊：解表兼清热镇惊。

（1）常证

①风寒感冒

【临床表现】发热，恶寒，无汗，头痛，鼻流清涕，喷嚏，咳嗽，咽部不红肿，舌淡红，苔薄白，脉浮紧或指纹浮红。

【治法】辛温解表。

【代表方】荆防败毒散加减。

②风热感冒

【临床表现】发热重，恶风，有汗或少汗，头痛，鼻塞，鼻流浊涕，喷嚏，咳嗽，痰稠色白或黄，咽红肿痛，口干渴，舌质红，苔薄黄，脉浮数或指纹浮紫。

【治法】辛凉解表。

【代表方】银翘散加减。

③暑邪感冒

【临床表现】发热，无汗或汗出热不解，头晕、头痛，鼻塞，身重困倦，胸闷，泛恶，口渴心烦，食欲不振，或有呕吐、泄海，小便短黄，舌质红，苔黄腻，脉数或指纹紫滞。

【治法】清暑解表。

【代表方】新加香薷饮加减。

④时邪感冒

【临床表现】起病急骤，全身症状重。高热，恶寒，无汗或汗出热不解，头痛，心烦，目赤咽红，肌肉酸痛，腹痛，或有恶心、呕吐，舌质红，舌苔黄，脉数。

【治法】清热解毒。

【代表方】银翘散合普济消毒饮加减。

（1）兼证（中西医结合助理医师不考）

①夹痰：感冒兼见咳嗽较剧，痰多，喉间痰鸣。辛温解表，宣肺化痰；辛凉解表，清肺化痰。在疏风解表的基础上，风寒夹痰证加用三拗汤、二陈汤加减。风热夹痰证加用桑菊饮加减。

②夹滞：感冒兼见脘腹胀满，不思饮食，呕吐酸腐，口气秽浊，大便酸臭，或腹痛泄泻，或大便秘结，小便短黄，舌苔厚腻，脉滑。解表兼以消食导滞。在疏风解表的基础上，加用保和丸加减。

③夹惊：感冒兼见惊惕哭闹，睡卧不宁，甚至骤然抽风神昏，舌质红，脉浮弦。解表兼以清热镇惊。在疏风解表的基础上，加用镇惊丸加减。另服小儿回春丹或小儿金丹片。

第二节 肺 炎

一、分 类

1. 病理分类 按解剖部位分为：小叶性肺炎（支气管肺炎）、大叶性肺炎、间质性肺炎、毛细支气管炎等。其中以支气管肺炎最为多见。

2. 病因分类 按病因可分为感染因素引起的肺炎如细菌性肺炎、病毒性肺炎、支原体肺炎、衣原体肺炎、真菌性肺炎、原虫性肺炎；非感染因素引起的肺炎如吸入性肺炎、坠积性肺炎、嗜酸细胞性肺炎等。

3. 病程分类 病程＜1月者，称为急性肺炎；1～3个月称为迁延性肺炎；＞3月者称为慢性肺炎。

4. 病情分类

（1）轻症呼吸系统症状为主，无全身中毒症状。

（2）重症除呼吸系统受累外，其他系统亦受累，且全身中毒症状明显。

二、病因病机

1. 西医病因、发病机制及病理

（1）病因 发达国家中小儿肺炎病原以病毒为主，发展中国家则以细菌为主。其中肺炎链球菌、金黄色葡萄球菌、流感嗜血杆菌是重症肺炎的主要病因。儿童肺炎支原体感染、婴儿衣原体感染有增多的趋势。

（2）发病机制 病原体常由呼吸道入侵，少数经血行入肺。当炎症蔓延到细支气管和肺泡时，支气管黏膜充血、水肿，管腔变窄，导致通气功能障碍；肺泡壁充血水肿，炎性分泌物增多，导致换气功能障碍。通气不足引起缺氧和CO_2潴留，导致PaO_2降低和$PaCO_2$增高；换气功能障碍主要引起缺氧，导致PaO_2降低，为代偿缺氧状态。患儿呼吸频率加快，呼吸深度加强，呼吸辅助肌参与活动，出现鼻翼扇动和三凹征，同时心率也加快。缺氧、CO_2潴留和毒血症，可导致机体其他系统器官的功能障碍和代谢紊乱。

2. 中医病因病机 本病外因责之于感受风邪，或由其他疾病传变而来；内因责之于小儿形气未充，肺脏娇嫩，卫外不固。小儿外感风邪，外邪由口鼻或皮毛而入，侵犯肺卫，肺失宣降，清肃之令不行，致肺被邪束，闭郁不宣，化热烁津，炼液成痰，阻于气道，肃降无权，从而出现咳嗽、气喘、痰鸣、鼻煽、发热等肺气闭塞的证候，发为肺炎喘嗽。其病机关键为肺气闭郁。

三、临床表现

1. 支气管肺炎 起病急，发病前多数有上呼吸道感染表现。以发热、咳嗽、气促为主要症状。发热热型不定，多为不规则发热，也可表现为弛张热或稽留热，新生儿及体弱儿可表现为不发热；咳嗽较频，早期为刺激性干咳，以后咳嗽有痰，痰色白或黄，新生儿、早产儿则表现为口吐白沫；气促多发生于发热、咳嗽之后，月龄＜2个月，呼吸＞60次/分；月龄2～12个月，呼吸＞50次/分；1～5岁，呼吸＞40次/分。气促加重，可出现呼吸困难，表现为鼻翼扇动，点头呼吸、三凹征等。肺部体征早期可不明显或仅有呼吸音粗糙，以后可闻及固定的中、细湿啰音；若病灶融合，出现肺实变体征，则表现语颤增强、叩诊浊音、听诊呼吸音减弱或管状呼吸音。新生儿肺炎肺部听诊仅可闻及

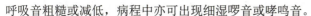

呼吸音粗糙或减低，病程中亦可出现细湿啰音或哮鸣音。

2. 腺病毒肺炎（中西医结合助理医师不考） 多见于6个月～2岁的婴幼儿。发热、咳嗽、呼吸困难为主要症状。急骤发热，大多自第1～2日起即发生高热，体温可达39℃以上，至第3～4日多呈稽留热或不规则的高热。咳嗽较剧，频咳或阵咳。呼吸困难多开始于第3～6日。重症者可出现鼻翼扇动、三凹征、喘憋及口唇甲床青紫。肺部体征出现较晚，初期听诊仅有呼吸音粗糙或干啰音，发热4～5日后方可闻及湿啰音。

3. 合胞病毒肺炎（中西医结合助理医师不考） 多见于2岁以内，尤以2～6个月婴儿多见。发热、咳嗽、喘憋为主要症状。约2/3的病例有发热，多为高热，最高可达41℃，高热时间大多为1～4天。咳嗽大多为干咳。中、重症病儿有喘憋，呼吸困难，出现呼吸增快、三凹征、鼻翼扇动及口唇发绀。肺部听诊可闻及喘鸣音、肺底部可闻及细湿啰音。毛细支气管炎在喘憋发作时，往往听不到湿啰音。

4. 支原体肺炎 多见于年长儿，婴幼儿感染率也可高达25%～69%。发热、咳嗽、咯痰为主要症状。热型不定，大多在39℃左右，热程1～3周。刺激性剧烈咳嗽为突出表现，有时阵咳酷似百日咳样咳嗽，咯痰黏稠，甚至带有血丝。年长儿常伴有咽痛、胸闷及胸痛等症状。婴幼儿则起病急，病情重，常有呼吸困难及喘憋。肺部体征因年龄而异，年长儿大多缺乏显著的肺部体征，婴幼儿叩诊呈浊音，听诊呼吸音减弱，有时可闻及湿啰音。部分婴儿可闻及哮鸣音。

四、肺炎心衰的诊断标准及主要治疗方法

1. 诊断标准 ①心率突然加快，婴儿超过180次/分；幼儿超过160次/分。②呼吸突然加快，超过60次/分。③突然发生极度烦躁不安，明显发绀，皮肤苍白发灰，指（趾）甲微血管再充盈时间延长。④心音低钝，有奔马律，颈静脉怒张。⑤肝脏迅速增大。⑥颜面、眼睑或下肢水肿，尿少或无尿。具有前5项者即可诊断为心力衰竭。

2. 治疗

（1）主要治疗方法 主要镇静、给氧，增强心肌收缩力，减慢心率，增加心搏出量，减轻心脏负荷。

（2）抗生素药物选择原则 ①根据病原菌选择敏感药物。②早期治疗。③选用渗入下呼吸道浓度高的药物。④足量、足疗程。⑤重症宜联合用药。

五、中医辨证论治

1. 常证

①风寒闭肺

【临床表现】恶寒发热，无汗，呛咳不爽，呼吸气急，痰白而稀，口不渴，咽不红，舌质不红，舌苔薄白或白腻，脉浮紧，指纹浮红。

【治法】辛温宣肺，化痰止咳。

【代表方】华盖散加减。

②风热闭肺

【临床表现】初起证候稍轻，发热恶风，咳嗽气急，痰多，痰稠黏或黄，口渴咽红，舌红，苔薄白或黄，脉浮数。重证则见高热烦躁，咳嗽微喘，气急鼻煽，喉中痰鸣，面色红赤，便干尿黄，舌红苔黄，脉滑数，指纹紫滞。

【治法】辛凉宣肺，清热化痰。

【代表方】银翘散合麻杏石甘汤加减。

③痰热闭肺

【临床表现】发热烦躁，咳嗽喘促，呼吸困难，气急鼻煽，喉间痰鸣，口唇紫绀，面赤口渴，胸闷胀满，泛吐痰涎，舌质红，舌苔黄腻，脉象弦滑。

【治法】清热涤痰，开肺定喘。

【代表方】五虎汤合葶苈大枣泻肺汤加减。

④毒热闭肺

【临床表现】高热持续，咳嗽剧烈，气急鼻扇，甚至喘憋，涕泪俱无，鼻孔干燥如烟煤，面赤唇

红，烦躁口渴，溲赤便秘，舌红而干，舌苔黄腻，脉滑数。

【治法】清热解毒，泻肺开闭。

【代表方】黄连解毒汤合麻杏石甘汤加减。

⑤阴虚肺热

【临床表现】病程较长，低热盗汗，干咳无痰，面色潮红，舌红少津，舌苔花剥、苔少或无苔，脉细数。

【治法】养阴清肺，润肺止咳。

【代表方】沙参麦冬汤加减。

⑥肺脾气虚

【临床表现】低热起伏不定，面白少华，动则汗出，咳嗽无力，纳差便溏，神疲乏力，舌质偏淡，舌苔薄白，脉细无力。

【治法】补肺健脾，益气化痰。

【代表方】人参五味子汤加减。

2. 变证

①心阳虚衰

【临床表现】骤然面色苍白，口唇紫绀，呼吸困难或呼吸浅促，额汗不温，四肢厥冷，虚烦不安或神萎淡漠，右胁下出现痞块并渐增大，舌质略紫，苔薄白，脉细弱而数，指纹青紫，可达命关。

【治法】温补心阳，救逆固脱。

【代表方】参附龙牡救逆汤加减。

②邪陷厥阴

【临床表现】壮热烦躁，神昏谵语，四肢抽搐，口噤项强，双目上视，舌质红绛，指纹青紫，可达命关，或透关射甲。

【治法】平肝息风，清心开窍。

【代表方】羚角钩藤汤合牛黄清心丸加减。

第三节　支气管哮喘

支气管哮喘，是一种反复发作的哮鸣气喘疾病。哮指声响言，喘指气息言，哮必兼喘，故通称哮喘。临床以发作时喘促气急，喉间痰吼哮鸣，呼气延长，严重者不能平卧，呼吸困难，张口抬肩，摇身撷肚，唇口青紫为特征。

常在清晨或夜间发作或加剧。本病包括了西医学所称的喘息性支气管炎、支气管哮喘。本病有明显的遗传倾向，初发年龄以 1 ～ 6 岁多见。大多数病儿可经治疗缓解或自行缓解，在正确的治疗和调护下，随年龄的增长，大多可以治愈。但如长时间的反复发作，喘息持续，难以缓解，甚至终身不愈。

本病发作有较明显的季节性，冬季及气候多变时易于发作。

一、病因病机

1. 西医病因、病机及病理

（1）病因　气道慢性（变应性）炎症是哮喘的基本病变，由此引起的气流受限，气道高反应性是哮喘的基本特征。参与这些基本病损的形成过程有：

（2）发病机制　①免疫因素：本病患儿都存在由免疫介质、淋巴细胞、嗜酸性粒细胞和肥大细胞参与的气道黏膜病理改变过程。一方面是 IgE 介导的作用，过敏原与特异性 IgE 结合，引起肥大细胞和嗜碱性粒细胞脱颗粒，释放白三烯（LTs）、血小板活化因子、组胺、前列腺素等介质，使平滑肌收缩、黏膜水肿、分泌物增加，导致支气管狭窄，发生哮喘；另一方面是非 IgE 介导作用，嗜酸性粒细胞、T 淋巴细胞能产生 IL-5 等细胞因子，IL-5 可促使嗜酸性粒细胞黏附于血管内皮细胞并促进其分化成熟，延长其存活时间。在嗜酸性粒细胞颗粒内含有的碱性蛋白（MBP）和嗜酸性粒细胞阳离子蛋白（ECP）等，能损伤呼吸道及肺上皮细胞，使神经末梢暴露，从而形成气道高反应。②神经、精神因素：β 肾上腺素能使受体功能低下和迷走神经张力亢进，或同时伴有 α 肾上腺素能神经的反应性增加，可使支气管平滑肌收缩，腺体分泌增多，促进哮喘发作。

2. 中医病因病机 肺、脾、肾三脏不足是哮喘形成的主要内因；外因感触外邪（接触异物、异味及嗜食咸酸等）。外因诱发，触动伏痰，痰阻气道所致。小儿因先天禀赋不足，或因后天调护失养，或病后体弱，导致肺、脾、肾三脏不足，水湿代谢异常，凝聚成痰，痰饮留伏于体内，这是发病的内在因素。哮喘发病，主要是因痰饮久伏，遇到诱因，一触即发，痰随气升，气因痰阻，相互搏结，阻塞气道。气机升降不利，以致呼吸困难，气息喘促。若痰气交阻气道加重，导致肺气闭阻，气滞血瘀，心血瘀阻，出现口唇、肢端发绀，甚则面色苍白，头额冷汗，肢冷脉微等阳气欲脱的危象。由于感邪的不同，体质的差异，所以病性上又有寒热虚实的区别和转化。哮喘发作，若系外感风寒，内伤生冷，引动伏痰，则为寒性哮喘；若感受风热，夹痰内阻，痰热蕴肺，则为热性哮喘；若肺络痰热未清，又感风寒，可见寒热夹杂；若体质虚弱，外邪夹痰伏留肺络，又可成为虚实夹杂的证候。哮喘反复发作，可以导致肺气耗散，寒痰伤及脾肾之阳，痰热耗伤肾之阴，故在缓解期可出现肺、脾、肾三脏的虚损之象。

二、诊断及鉴别诊断

1. 诊断要点（参照 2016 年中华医学会儿科分会呼吸学组《儿童支气管哮喘诊断与防治指南》

哮喘诊断标准：①反复发作的喘息、气促、胸闷或咳嗽，多与接触变应原、冷空气、物理或化学性刺激、病毒性上下呼吸道感染、运动等有关。②发作时双肺可闻及散在或弥漫性以呼气相为主的哮鸣音，呼气相延长。③支气管舒张剂有显著疗效。④除外其他疾病引起的喘息、气促、胸闷或咳嗽。⑤对于症状不典型的患儿，同时在肺部闻及哮鸣音者，可酌情采用支气管舒张试验协助诊断，若阳性可诊断为哮喘。

2. 鉴别诊断 鉴别诊断哮喘需与肺炎喘嗽相鉴别。

哮喘以咳嗽、哮鸣、气喘、呼气延长为主症，大都不发热，常反复发作，多有过敏史，两肺听诊以哮鸣音为主；肺炎喘嗽以发热、咳嗽、痰壅、气喘为主症，多数发热，两肺听诊以湿啰音为主。

3. 咳嗽变异型哮喘的诊断

（1）持续咳嗽＞1 月，常在夜间和 / 或清晨发作，运动、遇冷空气或嗅到特殊气味后加重，痰少，临床上无感染征象，或经较长时间抗生素治疗无效。

（2）支气管舒张剂诊断性治疗可使咳嗽发作缓解（基本诊断条件）。

（3）有个人或家族过敏史、家族哮喘史，过敏原（变应原）检测阳性可作辅助诊断。

（4）排除其他原因引起的慢性咳嗽。

三、治　疗

因为发病机制与哮喘相同，都存在气道慢性反应炎症及气道高反应性，所以较长期地应用控制药物吸入激素或 β_2 受体激动剂或长期口服白三烯受体拮抗剂能取得较好疗效。并可配合中医辨证治疗。

1. 治疗原则 采用长期、持续、规范和个体化的治疗原则。发作期，抗炎、平喘，以便快速缓解。缓解期，应坚持长期控制症状、抗炎，降低气道高反应性，避免触发因素，自我保健。

2. 西医治疗

持续状态的治疗：哮喘发作在合理应用常规缓解药物治疗后，仍有严重或进行性呼吸困难者，为哮喘危重状态（哮喘持续状态）。

（1）吸氧 用面罩或双导管吸氧。氧气浓度以 40% 为宜，每分钟约 4 ～ 5L。

（2）β_2 受体激动剂 首选吸入治疗。将 β_2 受体激动剂药液放入雾化器中，用空气压缩泵加氧吸入，第 1 小时可每隔 20 分钟吸入 1 次，以后每隔 2 ～ 4 小时可重复吸入，病情好转后，可每隔 6 小时吸入一次。

（3）静脉用药 全身应用糖皮质激素作为儿童危重哮喘治疗的一线药物，应尽早使用。甲基泼尼松龙每次 1 ～ 2mg/kg，或琥珀酸氢化可的松每次 5 ～ 10mg/kg，每 4 ～ 6 小时静脉滴注一次。好转后可口服泼尼松。静脉滴注氨茶碱可作为治疗儿童危重哮喘的一种选择。

儿童危重哮喘经氧疗、全身应用糖皮质激素、β2受体激动剂等治疗后病情继续恶化，应及时给予辅助机械通气治疗。对未做气管插管者，慎用镇静剂。

3. 中医治疗

辨证论治　本病在发作期以八纲辨证为主，缓解期以脏腑辨证为主。发作期，以邪实为主，治疗时当攻邪以治其标，并分辨寒热虚实，随证施治；缓解期以正虚为主，当扶正以治其本，治以补肺固表，扶脾益肾，调其脏腑功能；若虚中有实，虚实夹杂，则宜扶正祛邪，标本兼顾。

（1）急性发作期

①寒性哮喘

【临床表现】咳嗽气促，喉间哮鸣，咳痰清稀色白，呈黏沫状，形寒无汗，鼻流清涕，面色晦滞带青，四肢不温，口不渴，或渴喜热饮，舌淡红，舌苔薄白或白腻，脉象浮滑，指纹红。

【治法】温肺散寒，化痰定喘。

【代表方】小青龙汤合三子养亲汤。

②热性哮喘

【临床表现】咳喘哮鸣，声高息涌，痰稠色黄，发热面红，胸闷膈满，渴喜冷饮，小便黄赤，大便干燥或秘结，舌红，舌苔黄腻，脉象滑数，指纹紫。

【治法】清热化痰，止咳定喘。

【代表方】麻杏石甘汤或定喘汤加减。

③虚实夹杂

【临床表现】病程长，喘促迁延不愈，动则喘甚，面白少华，形寒肢冷，尿频或小便清长，伴见咳嗽痰多，喉间痰鸣，舌淡，苔白或腻，脉细弱。

【治法】降气化痰，补肾纳气。

【代表方】射干麻黄汤合都气丸加减。

（2）缓解期

①肺气虚弱

【临床表现】面白，气短懒言，咳嗽无力，语声低微，倦怠乏力，容易出汗，反复感冒，舌质淡，苔薄，脉细无力。

【治法】补肺固表。

【代表方】玉屏风散加减。

②脾气虚弱

【临床表现】面色虚浮少华，食少脘痞，大便不实，倦怠乏力，痰多而咳，舌淡，苔白，脉缓无力。

【治法】健脾化痰。

【代表方】六君子汤加减。

③肾虚不纳

【临床表现】面白少华，形寒怯冷，四肢不温，腿膝酸软，动则心悸气促，遗尿或夜间尿多，小便澄清，舌淡，苔薄白，或舌红，苔花剥，脉沉细无力。

【治法】补肾固本。

【代表方】金匮肾气丸加减。

第四节　反复呼吸道感染

一、诊断标准

1. 0～2岁，上呼吸道感染每年7次，下呼吸道感染每年3次；年龄3～5岁，上呼吸道感染每年6次，下呼吸道感染每年2次；年龄6～12岁，上呼吸道感染每年5次，下呼吸道感染每年2次以上。

2. 上呼吸道感染第2次距第1次至少要间隔7天以上。

3. 若上呼吸道感染次数不足，可加上、下呼吸道感染次数；不足者需观察1年。

二、中医病因病机

小儿反复呼吸道感染多因正气不足，卫外不固，造成屡感外邪，邪毒久恋，稍愈又作，往复不已之势。其发病机理大致有以下几方面。

1. **禀赋不足，体质虚弱** 若父母体弱多病或在妊娠时罹患各种疾病，或早产、双胎、胎气孱弱，生后肌骨嫩怯，腠理疏松，不耐自然界中不正之气的侵袭，一感即病，父母及同胞中亦常有反复呼吸道感染的病史。

2. **喂养不当，调护失宜** 人工喂养或因母乳不足，过早断乳，或偏食、厌食，营养不良，脾胃运化力弱，饮食精微摄取不足，脏腑功能失健，脾肺气虚，易遭外邪侵袭。

3. **少见风日，不耐风寒** 户外活动过少，日照不足，肌肤柔弱，卫外不固，对寒冷的适应能力弱，犹如阴地草木、温室花朵，软脆不耐风寒。一旦形寒饮冷，感冒随即发生，或他人感冒，一染即病。病后又易于发生传变。

4. **用药不当，损伤正气** 感冒之后过服解表之剂，损伤卫阳，以致表卫气虚，营卫不和，营阴不能内守而汗多，卫阳不能外御而易感。药物使用不当，损耗小儿正气，使抵抗力下降而反复感邪不已。

5. **正虚邪伏，遇感乃发** 外邪侵袭之后，由于正气虚弱，邪毒往往不能廓清，留伏于里，一旦受凉或疲劳后，新感易受，留邪内发；或虽无新感，旧病复燃，诸证又起。

总之，小儿脏腑娇嫩，肌肤薄弱，藩篱疏松，阴阳均较稚弱，复感儿则肺、脾、肾三脏更为不足，卫外功能薄弱，对外邪的抵抗力差；加上寒暖不能自调，一旦偏颇，六淫之邪不论从皮毛而入，或从口鼻而受，均及于肺。正与邪的消长变化，导致小儿反复呼吸道感染。

三、中医辨证论治

1. 营卫失和，邪毒留恋

【临床表现】反复感冒，恶寒怕热，不耐寒凉，平时汗多，汗出不温，肌肉松弛；或伴有低热，咽红不退，扁桃体肿大；或肺炎喘嗽后久不康复；舌淡红，苔薄白，或花剥，脉浮数无力，指纹紫滞。

【治法】扶正固表，调和营卫。

【代表方】黄芪桂枝五物汤加减。

2. 肺脾两虚，气血不足

【临床表现】屡受外邪，咳喘迁延不已，或愈后又作，面黄少华，常自汗，厌食，或恣食肥甘生冷，肌肉松弛，或大便溏薄，咳嗽多汗，唇口色淡，舌质淡红，脉数无力，指纹淡。

【治法】健脾益气，补肺固表。

【代表方】玉屏风散加味。

3. 肾虚骨弱，精血失充

【临床表现】反复感冒，甚则咳喘，面白无华，肌肉松弛，动则自汗，寐则盗汗，睡不安宁，五心烦热，立、行、齿、发、语迟，或鸡胸龟背，舌苔薄白，脉数无力。

【治法】补肾壮骨，填阴温阳。

【代表方】补肾地黄丸加味。

第四单元 心血管系统疾病

病毒性心肌炎

一、病因病机

1. **西医发病机理** 病毒性心肌炎的发病机理尚不完全清楚。急性期，病毒通过心肌细胞的相关受体侵入心肌细胞，在细胞内复制，直接损害心肌细胞，导致变性、坏死和溶解。而严重的慢性持久的心肌病变与病毒持续存在及病毒感染后介导的免疫损伤密切相关。一方面是病毒特异性细胞毒T淋巴细胞引起被感染的心肌溶解、破坏；另一方面是自身反应性T淋巴细胞破坏未感染的心肌细胞，引起心肌损伤。

2. 中医病因病机 小儿素体正气亏虚是发病之内因，温热邪毒侵袭是发病之外因。病变部位主要在心，常涉及肺、脾、肾。小儿肺脏娇嫩，卫外不固，脾常不足，易遭风热、湿热时邪所侵。外感风热邪毒多从鼻咽而入，先犯于肺卫；外感湿热邪毒多从口鼻而入，蕴郁于肠胃。继而邪毒由表入里，留而不去，内舍于心，导致心脉痹阻，心血运行不畅，或热毒之邪灼伤营阴，可致心之气阴亏虚。心气不足，血行无力，血流不畅，可致气滞血瘀。心阴耗伤，心脉失养，阴不制阳，可致心怪不宁。心阳受损，阳失振奋，气化失职，可致怔忡不安。病情迁延，伤及脾肺，脾虚水湿停聚，肺虚失于清肃，致痰浊内生，痰瘀互结，阻滞脉络。若原有素体阳气虚弱，病初即可出现心肾阳虚甚至心阳欲脱之危证。本病久延不愈者，常因医治不当如汗下太过，或疾病、药物损阴伤阳，气阴亏虚，心脉失养，出现以心悸为主的虚证，或者兼有疲阻脉络的虚实夹杂证。

总之，本病以外感风热、湿热邪毒为发病主因，瘀血、痰浊为病变过程中的病理产物，耗气伤阴、血脉阻滞为主要病理变化，病程中或邪实正虚，或以虚为主，或虚中夹实，病机演变多端，要随证辨识，特别要警惕心阳暴脱变证的发生。

二、诊　断

1. 临床诊断依据

（1）心功能不全、心源性休克或心脑综合征。

（2）心脏扩大（X线、超声心动图检查具有表现之一）。

（3）心电图改变：以R波为主的2个或2个以上的主要导联（I、II、aVF、V5）的ST-T改变持续4天以上伴动态变化，窦房传导阻滞、房室传导阻滞，完全性右或左束支阻滞，成联律、多形、多源、成对或并行性早搏，非房室结及房室折返引起的异位性心动过速，低电压（新生儿除外）及异常Q波。

（4）CK-MB升高或心肌肌钙蛋白（cTnl或cTnT）阳性。

2. 病原学诊断依据

（1）确诊指标 自患儿心内膜、心肌、心包（活检、病理）或心包穿刺液检查，发现以下之一者可确诊：①分离到病毒；②用病毒核酸探针查到病毒核酸；③特异性病毒抗体阳性。

（2）参考依据 ①自患儿粪便、咽拭子或血液中分离到病毒，且恢复期血清同型抗体滴度较第一份血清升高或降低4倍以上。②病程早期患儿血中特异性IgM抗体阳性。③用病毒核酸探针自患儿血中查到病毒核酸。

3. 确诊依据

（1）具备临床诊断依据2项，可临床诊断为心肌炎。发病同时或发病前1～3周有病毒感染的证据者支持诊断。

（2）同时具备病原学确诊依据之一，可确诊为病毒性心肌炎；具备病原学参考依据之一，可临床诊断为病毒性心肌炎。

（3）凡不具备确诊依据者，应给予必要的治疗或随诊，根据病情变化，确诊或除外心肌炎。

（4）应除外风湿性心肌炎、中毒性心肌炎、先天性心脏病、结缔组织病以及代谢性疾病的心肌损害、甲状腺功能亢进、原发性心肌病、原发性心内膜弹力纤维增生症、先天性房室传导阻滞、心脏自主神经功能异常、β受体功能亢进及药物引起的心电图改变。

三、治　疗

（一）常用的西药治疗方法（中西医结合助理医师不考）

1. 休息 急性期需卧床休息，以减轻心脏负荷。

2. 营养心肌药物 辅酶Q10（CoQ10）为细胞代谢及细胞呼吸的激活剂，有改善心肌代谢、保护细胞膜完整和抗氧自由基作用。每日1mg/kg，分2次口服，连用3个月以上。1，6-二磷酸果糖具有恢复、改善心肌细胞代谢作用，每次100～250mg/kg，每日1次静脉点滴，2周为一疗程。维生素C能清除自由基，改善心肌代谢，有助于心肌炎的恢复。维生素C每日100mg/kg，加入10%葡萄糖液

100 ～ 150mL 静脉慢滴，疗程 1 个月。

3. **肾上腺皮质激素** 通常不主张使用，主要用于心源性休克、致死性心律紊乱（Ⅲ° 房室传导阻滞、室性心动过速）等严重病例的抢救。

4. **控制心力衰竭常用药物** 有地高辛、西地兰等。

（二）中医辨证论治

1. 风热犯心

【临床表现】发热，低热绵延，或不发热，鼻塞流涕，咽红肿痛，咳嗽有痰，肌痛肢楚，头晕乏力，心悸气短，胸闷胸痛，舌质红，舌苔薄，脉数或结代。

【治法】清热解毒，宁心复脉。

【代表方】银翘散加减。

2. 湿热侵心

【临床表现】寒热起伏，全身肌肉酸痛，恶心呕吐，腹痛泄泻，心悸胸闷，肢体乏力，舌质红，苔黄腻，脉濡数或结代。

【治法】清热化湿，宁心复脉。

【代表方】葛根黄芩黄连汤加减。

3. 气阴亏虚

【临床表现】心悸不宁，活动后尤甚，少气懒言，神疲倦怠，头晕目眩，烦热口渴，夜寐不安，舌光红少苔，脉细数或促或结代。

【治法】益气养阴，宁心复脉。

【代表方】炙甘草汤合生脉散加减。

4. 心阳虚弱

【临床表现】心悸怔忡，神疲乏力，畏寒肢冷，面色苍白，头晕多汗，甚则肢体浮肿，呼吸急促，舌质淡胖或淡紫，脉缓无力或结代。

【治法】温振心阳，宁心复脉。

【代表方】桂枝甘草龙骨牡蛎汤加减。

5. 痰瘀阻络

【临床表现】心悸不宁，胸闷憋气，心前区痛如针刺，脘闷呕恶，面色晦暗，唇甲青紫，舌体胖，舌质紫暗，或舌边尖见有瘀点，舌苔腻，脉滑或结代。

【治法】豁痰化瘀，活血通络。

【代表方】瓜蒌薤白半夏汤合失笑散加减。

第五单元　消化系统疾病

第一节　小儿口炎

一、鹅口疮

本病为白色念珠菌感染所致，多见于营养不良、慢性腹泻、长期使用广谱抗生素或激素的患儿。新生儿可因奶头、乳具污染而传播，也可在出生时经产道感染。临床特征：主要为口腔黏膜上出现白色或灰白色乳凝块样白膜。初起时，呈点状和小片状，微凸起，可逐渐融合成大片，白膜界线清楚，不易拭去。如强行剥落后，可见充血、糜烂创面，局部黏膜潮红粗糙，可有溢血，但不久又为新生白膜覆盖。偶可波及喉部、气管、肺或食管、肠管，甚至引起全身性真菌病，出现呕吐、吞咽困难、声音嘶哑或呼吸困难等。

（一）中医病因病机

鹅口疮的发病，可由胎热内蕴、口腔不洁、感受秽毒之邪所致。其主要病变在心脾肾，因舌为心之苗，口为脾之窍，脾脉络于舌，少阴之脉通于舌，若感受秽毒之邪，循经上炎，则发为口舌白屑之症。

（二）中医辨证论治

1. 心脾积热

【临床表现】口腔满布白屑，周围红较甚，面赤，唇红，或伴发热、烦躁、多啼，口干或烦渴，大便干结，小便黄赤，舌红，苔黄厚，脉滑或指纹紫滞。

【治法】清心泻脾。

【代表方】清热泻脾散加减。

2. 虚火上浮

【临床表现】口腔内白屑散在，周围红晕不著，形体瘦弱，颧红，手足心热，口干不渴，虚烦不宁，舌红，苔少，脉细或指纹紫。

【治法】滋阴降火。

【代表方】知柏地黄丸加减。

（三）预防和调护（中西医结合助理医师不考）

1. 预防

（1）孕妇注意个人卫生，患阴道霉菌病者要及时治愈。

（2）注意口腔清洁，婴儿奶具要消毒。

（3）避免过烫、过硬或刺激性食物，防止损伤口腔黏膜。

（4）注意小儿营养，积极治疗原发病。长期用抗生素或肾上腺皮质激素者，尽可能暂停使用。

2. 调护

（1）母乳喂养时，应用冷开水清洗奶头，喂奶后给服少量温开水，清洁婴儿口腔。

（2）用银花甘草水轻轻搽洗患儿口腔，每日 3 次。

（3）保持大便通畅，大便干结者，适当食用水果及蜜糖。

（4）注意观察口腔黏膜白屑变化，如发现患儿吞咽或呼吸困难，应立即处理。

二、疱疹性口炎（中西医结合助理医师不考）

（一）中医病因病机

中医认为，本病多由风热乘脾，心脾积热，或虚火上炎所致。外感风热之邪，内应于脾胃，风热夹毒上乘于口而发为口疮；或调护失宜，喂养不当，恣食肥甘煎炒之品，邪热内积心脾，心火上炎，外发为口疮；或素体虚弱，或久病久泻，气阴两虚，虚火上炎，熏灼口舌而生疮。

（二）中医辨证论治

1. 风热乘脾

【临床表现】以口颊、上颚、齿龈、口角溃烂为主，甚则满口糜烂，周围黏膜色红，疼痛明显，拒食，烦躁不安，口臭，涎多，或伴发热，小便短赤，大便秘结。舌红，苔薄黄，脉浮数，指纹浮紫。

【治法】疏风清热，泻火解毒。

【代表方】凉膈散加减。

2. 心火上炎

【临床表现】舌尖、舌边溃烂，色赤疼痛，烦躁多啼，口干欲饮，小便短黄，舌尖红，苔薄黄，脉数，指纹紫。

【治法】清心泻火，凉血解毒。

【代表方】泻心导赤散加减。

3. 虚火上炎

【临床表现】口腔溃疡较少，呈灰白色，周围色不红或微红，口臭不甚，反复发作或迁延不愈，神疲颧红，口干不渴，舌红，苔少或花剥，脉细数，指纹淡紫。

【治法】滋阴降火，引火归元。

【代表方】六味地黄丸加肉桂。

第二节 小儿腹泻

一、中医病因病机

1. 病因

（1）感受外邪 小儿脏腑柔嫩，肌肤薄弱，冷暖不知自调，易为外邪侵袭而发病。外感风、寒、暑、热诸邪常与湿邪相合而致泻，盖因脾喜燥而恶湿，湿困脾阳，运化失职，湿盛则濡泄，故前人有“无湿不成泻”“湿多成五泻”之说。由于时令气候不同，长夏多湿，故外感泄泻以夏秋季节多见，其中又以湿热泻最常见，风寒致泻则四季均有。

（2）伤于饮食 小儿脾常不足，饮食不知自节，若调护失宜，哺乳不当，饮食失节或不洁，过食生冷瓜果或难以消化之食物，皆能损伤脾胃，发生泄泻。如《素问·痹论》所说：“饮食自倍，肠胃乃伤。”小儿易为食伤，发生伤食泻，在其他各种泄泻证候中亦常兼见伤食证候。

（3）脾胃虚弱 小儿素体脾虚，或久病迁延不愈，脾胃虚弱，胃弱则腐熟无能，脾虚则运化失职，不能分清别浊，清浊相干并走大肠，而成脾虚泄泻。亦有暴泻实证，失治误治，迁延不愈，风寒、湿热外邪已解而脾胃损伤，转成脾虚泄泻者。

（4）脾肾阳虚 脾虚致泻者，一般先耗脾气，继伤脾阳，日久则脾损及肾，造成脾肾阳。

2. 发病机制 小儿泄泻发生的原因，以感受外邪、伤于饮食、脾胃虚弱为多见。其主要病变在脾胃。因胃主受纳腐熟水谷，脾主运化水湿和水谷精微，若脾胃受病，则饮食入胃之后，水谷不化，精微不布，清浊不分，合污而下，致成泄泻。

二、临床表现

1. 胃肠道症状 大便次数增多，大便每日数次至数十次，多为黄色水样或蛋花样大便，含有少量黏液，少数患儿也可有少量血便。食欲低下，常有呕吐，严重者可吐咖啡色液体。

2. 重型腹泻 除较重的胃肠道症状外，常有较明显的脱水、电解质紊乱和全身中毒症状。

（1）脱水 患儿表现皮肤黏膜干燥，弹性下降，眼窝、囟门凹陷，尿少、泪少，甚则出现四肢发凉等末梢循环改变。由于腹泻患儿丧失的水和电解质的比例不尽相同，可造成等渗、低渗、高渗性脱水，以前两者多见。

（2）代谢性酸中毒 患儿可出现精神不振，口唇樱红，呼吸深大等症状，但小婴儿症状很不典型。

（3）低钾血症 患儿表现为精神不振、无力、腹胀、心律不齐等。

（4）低钙和低镁血症 腹泻患儿进食少，吸收不良，从大便丢失钙、镁，可使体内钙、镁减少，活动性佝偻病和营养不良患儿更多见，脱水、酸中毒纠正后易出现低钙症状（手足搐搦和惊厥）；极少数久泻和营养不良患儿输液后出现震颤、抽搐，用钙治疗无效时应考虑低镁血症的可能。

三、诊断与鉴别诊断

根据发病季节、病史（包括喂养史和流行病学资料）、临床表现和大便性状易于做出临床诊断。必须判定有无脱水（程度和性质）、电解质紊乱和酸碱失衡；注意寻找病因，肠道内感染的病原学诊断比较困难，从临床诊断和治疗需要考虑，可先根据大便常规有无白细胞将腹泻分为两组。

1. 大便无或偶见少量白细胞者 为侵袭性细菌以外的病因（如病毒、非侵袭性细菌、寄生虫等肠道内、外感染或喂养不当）引起的腹泻，多为水泻，有时伴脱水症状，应与下列疾病鉴别：

（1）生理性腹泻 多见于6个月以内婴儿，外观虚胖，常有湿疹，生后不久即出现腹泻，除大便次数增多外，无其他症状，食欲好，不影响生长发育。近年来发现此类腹泻可为乳糖不耐受的一种特殊类型，添加辅食后，大便即转为正常。

（2）导致小肠消化吸收功能障碍的各种疾病 如乳糖酶缺乏、葡萄糖-半乳糖吸收不良、失氯性腹泻、原发性胆酸吸收不良、过敏性腹泻等，可根据各病特点进行鉴别。

2. 大便有较多白细胞者 需与下列疾病相鉴别：

（1）细菌性痢疾 常有流行病学接触史，便次多，量少，脓血便伴里急后重，大便镜检有较多脓细胞、红细胞和吞噬细胞，大便细菌培养有痢疾杆菌生长可确诊。

（2）坏死性肠炎 中毒症状较严重，腹痛，腹胀，频繁呕吐，高热，大便糊状呈暗红色，渐出现典型的赤豆汤样血便，常伴休克，腹部X线摄片呈小肠局限性充气扩张，肠间隙增宽，肠壁积气等。

四、治 疗

1. 西医治疗

（1）饮食疗法 腹泻时应注意进行饮食调整，减轻胃肠道负担，但是由于肠黏膜的修复及蛋白丢失导致机体对蛋白质需求增加，故控制饮食应适当，以保证机体生理的需要量，补充疾病消耗，利于疾病的恢复。母乳喂养的患儿可继续母乳喂养；混合喂养或人工喂养的患儿，用稀释牛奶或奶制品喂养，逐渐恢复正常饮食；儿童则采用半流质易消化饮食，然后恢复正常饮食。有严重呕吐者可暂时禁食4～6小时，但不禁水，待病情好转，再由少到多，由稀到稠逐渐恢复正常饮食；病毒性肠炎多有继发性双糖酶缺乏，可采用去乳糖饮食，如用去乳糖配方奶粉或去乳糖豆奶粉。有些患儿在应用无双糖饮食后腹泻仍不改善，需要考虑蛋白过敏引起的过敏性腹泻，改用其他种类饮食。腹泻停止后，继续给予营养丰富的饮食，并每日加餐一次，共两周。

（2）液体疗法 主要是纠正水、电解质紊乱及酸碱失衡。常用的液体疗法有口服补液和静脉补液法。重度脱水伴有休克的补液方法：如重度脱水，尤其对于有明显血容量和组织灌注不足的患儿，应首选快速应用2∶1含钠液，按20mL/kg（总量不超过300mL）于30分钟至1小时内静脉输入，以迅速改善循环血量和肾功能；其余累计损失量于8～12小时内输完。

（3）药物治疗

①控制感染：病毒性及非侵袭性细菌所致，一般不用抗生素，应合理使用液体疗法，选用微生态制剂和肠黏膜保护剂。但对重症患儿、新生儿、小婴儿和免疫功能低下的患儿应选用抗生素。根据大便培养和药敏试验结果进行调整。黏液、脓血便患者多为侵袭性细菌感染，针对病原选用第三代头孢菌素类、氨基糖甙类抗生素。婴幼选用氨基糖甙类和其他有明显副作用的药物时应慎重。

②微生态疗法：长期腹泻者大多与肠道功能及肠道菌群失调有关，故切忌滥用抗生素，可用微生态疗法。微生态制剂有助于恢复肠道正常菌群的生态平衡，抑制病原菌的定植和侵袭，有利于控制腹泻。常用的有双歧杆菌、嗜乳酸杆菌、粪链球杆菌、需氧芽孢杆菌等菌制剂。如肠道菌群严重紊乱，应选用两种以上的菌制剂进行治疗。

③肠黏膜保护剂：与肠道黏液蛋白相互作用可增强其屏障功能，同时能吸附病原体和毒素，阻止病原微生物的攻击，维持肠细胞的吸收和分泌功能，如蒙脱石粉。

（4）迁延性和慢性腹泻病的治疗 主要是积极寻找病程迁延的原因，针对病因治疗；同时做好液体疗法、营养治疗和药物疗法。①液体疗法：预防和治疗脱水，纠正电解质紊乱，调节酸碱平衡。②营养治疗：此类患儿多有营养障碍，因此继续饮食是十分必要的。应继续母乳喂养；人工喂养者应调整饮食，6个月以下小儿，用牛奶加等量米汤或水稀释，或用酸奶，也可用奶－谷类混合物，每日喂6次，以保证足够的热量；6个月以上的小儿可用已习惯的日常饮食，应由少到多，由稀到稠；少数严重病例不能耐受口服营养物质，可采用静脉营养。③药物疗法：抗生素应慎用，仅用于分离出有特异病原的患儿，并要依据药物敏感试验结果选用。注意补充微量元素与维生素，同时给予微生态疗法和肠黏膜保护剂。

2. 中医治疗

常证：

①风寒泻

【临床表现】大便清稀，夹有泡沫，臭气不甚，肠鸣腹痛，或伴恶寒发热，鼻流清涕，咳嗽，舌质淡，苔薄白，脉浮紧，指纹淡红。

【治法】疏风散寒，化湿和中。

【代表方】藿香正气散加减。

②湿热泻

【临床表现】大便水样，或如蛋花汤样，泻下急迫，量多次频，气味秽臭，或见少许黏液，腹痛时作，食欲不振，或伴呕恶，神疲乏力，或发热烦躁，口渴，小便短黄，舌质红，苔黄腻，脉滑数，指纹紫。

【治法】清肠解热，化湿止泻。

【代表方】葛根黄芩黄连汤加减。

③伤食泻

【临床表现】大便稀溏，夹有乳凝块或食物残渣，气味酸臭，或如败卵，脘腹胀满，便前腹痛，泻后痛减，腹痛拒按，嗳气酸馊，或有呕吐，不思乳食，夜卧不安，舌苔厚腻，或微黄，脉滑实，指纹滞。

【治法】运脾和胃，消食化滞。

【代表方】保和丸加减。

④脾虚泻

【临床表现】大便稀清，色淡不臭，多于食后作泻，时轻时重，面色萎黄，形体消瘦，神疲倦怠，舌淡苔白，脉缓弱，指纹淡。

【治法】健脾益气，助运止泻。

【代表方】参苓白术散加减。

⑤脾肾阳虚泻

【临床表现】久泻不止，大便清稀，澄澈清冷，完谷不化，或见脱肛，形寒肢冷，面色皖白，精神萎靡，睡时露睛，舌淡苔白，脉细弱，指纹色淡。

【治法】温补脾肾，固涩止泻。

【代表方】附子理中汤合四神丸加减。

变证：

①气阴两伤

【临床表现】泻下过度，质稀如水，精神萎软或心烦不安，目眶及囟门凹陷，皮肤干燥或枯瘪，啼哭无泪，口渴引饮，小便短少，甚至无尿，唇红而干，舌红少津，苔少或无苔，脉细数。

【治法】健脾益气，酸甘敛阴。

【代表方】人参乌梅汤加减。

②阴竭阳脱

【临床表现】泻下不止，次频量多，精神萎靡，表情淡漠，面色青灰或苍白，哭声微弱，啼哭无泪，尿少或无，四肢厥冷，舌淡无津，脉沉细欲绝。

【治法】挽阴回阳，救逆固脱。

【代表方】生脉散合参附龙牡救逆汤加减。

第六单元　泌尿系统疾病

第一节　急性肾小球肾炎

急性肾小球肾炎（AGN）是指一组病因不一，临床表现为急性起病，多有前期感染，以血尿为主，伴不同程度的蛋白尿、水肿、高血压或肾功能不全为特点的肾小球疾患。可分为急性链球菌感染后肾小球肾炎（APSGN）和非链球菌感染后肾小球肾炎。

一、病因病机

（一）西医发病机理

1. 病因　最常见的是A组乙型溶血性链球菌的某些致肾炎菌株，细菌型随感染部位而不同：咽部感染多为12型；皮肤感染多为49型。葡萄球菌、肺炎链球菌和革兰阴性杆菌等其他细菌也可致病。另外，某些病毒（如流感病毒、腮腺炎病毒、柯萨奇病毒B4和埃可病毒等）、真菌、钩端螺旋体、立克次体和疟原虫等感染也可并发急性肾炎。

2. 发病机制　细菌感染多数通过抗原－抗体免疫反应引起肾小球毛细血管炎症病变；而病毒和其

他病原体则直接侵袭肾组织而致肾炎，在尿中常能分离到致病源。

3. **病理** APSGN 典型的病理表现是弥漫性、渗出性和增生性肾小球炎症。肾小球体积增大，内皮细胞与系膜细胞增生，系膜基质增多，可见中性粒细胞浸润，毛细血管管腔变窄。严重时肾小囊壁层细胞增生形成新月体，使囊腔变窄。免疫荧光检查在毛细血管袢和系膜区见到颗粒状 IgG、补体 C_3、IgM、IgA 等沉积物。电镜下，在基底膜上皮侧可见“驼峰”样电子致密物沉积，为本病的特征性改变。

（二）中医病因病机

感受风寒，或风热客于肺卫，阻于肌表，导致肺气失宣，肃降无权，水液不能下达，以致风遏水阻，风水相搏，流溢肌肤而发为水肿，称之为“风水”。

疮毒疖肿侵袭皮肤，邪毒湿热郁遏肌表，内犯肺脾，致使肺失通调，脾失健运，水无所主，流溢肌肤，发为水肿。又湿热下注，灼伤膀胱血络而产生尿血。

在疾病发展过程中，若水湿泛滥、热毒炽盛，正气受损，正不胜邪，可出现一系列危重变证：

1. **邪陷心肝** 湿热邪毒，郁阻脾胃，内陷厥阴，致使肝阳上亢，肝风内动，心窍闭阻，而出现头痛、眩晕，甚则神昏、抽搐。

2. **水凌心肺** 水邪泛滥，上凌心肺，损及心阳，闭阻肺气，心失所养，肺失肃降，而出现喘促、心悸，甚则紫绀。

3. **水毒内闭** 湿浊内盛，脾肾衰竭，三焦壅塞，气机升降失司，水湿失运，不得通泄，致使水毒内闭，而发生少尿、无尿。此证亦称“癃闭”“关格”。

二、临床表现

1. **前驱感染** 发病前 1 ～ 3 周有上呼吸道或皮肤等前驱感染。

2. **典型表现** 起病时可有低热、疲倦乏力、食欲不振等，肾炎症状主要表现为水肿、血尿和高血压。

（1）水肿 70% 的病例有水肿，一般仅累及眼睑及颜面部，重者 2 ～ 3 天遍及全身，呈非凹陷性。1 周后常随着尿量增多而水肿消退。

（2）血尿 50%～70% 患者有肉眼血尿。持续 1～2 周即转为显微镜下血尿。镜下血尿常持续 1～3 个月，少数病例可迁延半年或更久。

（3）高血压 30% ～ 80% 病例早期可有血压增高，1 ～ 2 周后随尿量增多血压可逐渐下降，少数可迁延 1 ～ 2 个月。

3. **严重表现**

（1）严重的循环充血 由于水钠潴留，血容量增加而出现循环充血。表现为呼吸急促、肺部闻及湿啰音，严重者可出现呼吸困难、胸闷及频咳，两肺满布湿啰音，甚至出现心界扩大、肝大及压痛，水肿加剧。

（2）高血压脑病 由于血压骤升，脑血管痉挛，导致脑组织缺血、缺氧、血管渗透性增高而发生脑水肿。常见于病程早期，血压在 150 ～ 160mmHg/100 ～ 110mmHg 以上，并有剧烈头痛、恶心呕吐、视力障碍、惊厥、昏迷等临床表现。

（3）急性肾功能不全 病初由于尿量减少可表现暂时血尿素氮增高，不同程度的高钾血症及代谢性酸中毒，一般持续 3 ～ 5 日或 1 周以上，随尿量增加而好转。少数严重病例可持续数周不恢复，预后较差。

4. **非典型表现**

（1）无症状性急性肾炎 患儿仅有血尿或血补体 C3 降低而无临床症状。此型病例多在 APSGN 发病高峰期，经尿检才被发现。

（2）肾外症状性急性肾炎 以水肿和 / 或高血压起病，严重者有高血压脑病或循环充血症状，而尿改变轻微或无改变，但有链球菌前驱感染和血补体 C3 明显降低。

（3）以肾病综合征表现的急性肾炎 患儿起病或在病程中出现大量蛋白尿、低蛋白血症和高胆固醇血症，水肿严重并部分转变为凹陷性。此类患儿肾活检病理改变类似典型病例；亦有报告此型患者肾小球毛细血管袢免疫物质沉积较一般患者为多，预后较差。

三、诊断与鉴别诊断

1. 诊断 根据急性起病，1～3周前有链球菌感染史（上呼吸道或皮肤感染），典型表现为浮肿，高血压和血尿，不同程度蛋白尿，急性期血清ASO滴度升高，总补体及C3暂时性下降，可临床诊断为急性肾炎。

2. 鉴别诊断

（1）急性肾盂肾炎 在小儿也可表现有血尿，但多伴有发热、尿路刺激症状，尿检以白细胞为主，尿细菌培养阳性可以区别。

（2）慢性肾炎急性发作 常在呼吸道感染后2～4天出现急性发作，其临床表现及尿常规变化与急性肾小球肾炎相似，但慢性者既往有肾炎的病史，可有贫血、低蛋白血症、高脂血症，血清补体浓度多正常偶有持续性降低，尿量不定而比重偏低。对有些病例能明确是急性或慢性肾小球肾炎，除了肾穿刺进行病理鉴别诊断之外，临床上可根据病程和症状、体征及化验结果的动态变化来加以判断。

（3）急进性肾炎 起病与急性肾小球肾炎相同，常在3个月内病情持续进展恶化，血尿、高血压、急性肾功能衰竭伴少尿或无尿持续不缓解，病死率高。

（4）病毒性肾炎 其特点为病毒感染的极期突然发生肉眼血尿，1～2天内肉眼血尿消失，镜下血尿持续较长，高血压、浮肿及全身症状较轻。

四、治　疗

1. 西医治疗

（1）抗感染 有链球菌感染灶者应用青霉素10～14天，以彻底清除体内病灶中残余细菌，减轻抗原抗体反应。

（2）利尿 水肿、尿少、高血压时可口服氢氯噻嗪，每日1～2mg/kg，分2次口服；明显循环充血患者可用呋塞米，每次1mg/kg静脉注射，每日1～2次。

（3）降压 凡经休息、限水、限盐、利尿而血压仍高者，或血压迅速升高至140/90mmHg，且有明显自觉症状时，应给予降压。可用利血平，首剂按每次0.07mg/kg肌肉或静脉注射（总量不超过2mg）。必要时12小时可重复1次；亦可选用钙通道阻滞剂，如硝苯地平（心痛定）口服或舌下含服，剂量开始自每日0.25～0.5mg/kg；血管紧张素转换酶抑制剂（卡托普利）作用也快，剂量自每日0.3～0.5mg/kg起，最大剂量每日5～6mg/kg，分3次口服，15分钟即见效。

（4）严重病例的西医处理原则

①高血压脑病：选用降压效力强而迅速的药物。首选硝普钠，对伴肺水肿者尤宜，起效快，但维持时间短，停用后5分钟作用消失，须维持静滴，滴速每分钟不超过8μg/kg。滴注时小儿可给5～20mg溶于100mL葡萄糖液中，以每分钟1μg/kg速度开始静滴，根据血压调整，输液瓶及输液管均应黑纸包裹避光。对持续抽搐者可应用地西泮每次0.1～0.3mg/kg，总量不超过10mg，静脉注射，利尿剂有协助降压的效果，宜采用速效有力的利尿剂和脱水剂。

②急性严重循环充血：严格卧床休息，限制水钠摄入量，使用强利尿剂（如呋塞米或利尿酸静脉注射）。必要时加用酚妥拉明或硝普钠以减轻心脏前后负荷，经上述治疗仍未能控制者可行腹膜透析、血液滤过或血液透析，以及时迅速缓解循环的过度负荷。

③急性肾功能不全：是急性肾炎的主要死亡原因。治疗原则是保持水、电解质及酸碱平衡，严格控制24小时入液量，供给足够热量，防止并发症，促进肾功能的恢复。

2. 中医辨证论治

常证：

①风水相搏

【临床表现】水肿自眼睑开始迅速波及全身，以头面部肿势为著，皮色光亮，按之凹陷随手而起，尿少色赤，微恶风寒或伴发热，咽红咽痛，骨节酸痛，鼻塞咳嗽，舌质淡，苔薄白或薄黄，脉浮。

【治法】疏风宣肺，利水消肿。

【代表方】麻黄连翘赤小豆汤合五苓散加减。

②湿热内侵

【临床表现】浮肿或轻或重，小便黄赤而少，甚者尿血，烦热口渴，头身困重，常有近期疮毒史，舌质红，苔黄腻，脉滑数。

【治法】清热利湿，凉血止血。

【代表方】五味消毒饮合小蓟饮子加减。

变证：

①邪陷心肝

【临床表现】肢体面部浮肿，头痛眩晕，烦躁不安，视物模糊，口苦，恶心呕吐，甚至抽搐、昏迷，尿短赤，舌质红，苔黄糙，脉弦数。

【治法】平肝泻火，清心利水。

【代表方】龙胆泻肝汤合羚角钩藤汤加减。

②水凌心肺

【临床表现】全身明显浮肿，频咳气急，胸闷心悸，不能平卧，烦躁不宁，面色苍白，甚则唇指青紫，舌质暗红，舌苔白腻，脉沉细无力。

【治法】泻肺逐水，温阳扶正。

【代表方】己椒苈黄丸合参附汤加减。

③水毒内闭

【临床表现】全身浮肿，尿少或尿闭，色如浓茶，头晕头痛，恶心呕吐，嗜睡，甚则昏迷，舌质淡胖，苔垢腻，脉象滑数或沉细数。

【治法】通腑泄浊，解毒利尿。

【代表方】温胆汤合附子泻心汤加减。

五、预防与调护（中西医结合助理医师不考）

1. **预防** 平时加强锻炼，增强体质；积极预防各种感染，已患感染性疾病者及时治疗。

2. **调护**

（1）彻底治疗呼吸道、皮肤、口腔、中耳等各部位感染。

（2）病初应注意休息，尤其水肿、尿少、高血压明显者应卧床休息。待血压恢复，水肿消退，尿量正常后逐渐增加活动。

（3）水肿期及血压增高者，应限制盐和水的摄入。每日准确记录尿量、入水量和体重，监测血压。

（4）急性期应限制蛋白质摄入。

第二节 肾病综合征

肾病综合征（NS）是一组由多种原因引起的肾小球滤过膜通透性增高，导致大量血浆蛋白自尿中丢失的临床综合征，具有以下四大特点：大量蛋白尿，低蛋白血症，高胆固醇血症（高脂血症）和不同程度的水肿。肾病综合征按病因可分为原发性、继发性和先天性三种类型：90% 以上患儿属原发性；继发性患者多见于过敏性紫癜、乙型肝炎病毒相关肾炎和系统性红斑狼疮等疾病；先天性患者在我国较少见。本节主要叙述原发性肾病综合征。

一、并发症（中西医结合助理医师不考）

1. **感染** 肾病患儿极易患各种感染。其原因为：①免疫功能低下。②蛋白质营养不良。③高度水肿造成局部血液循环不良。④应用激素、免疫抑制剂。常见的有呼吸道感染、肠道感染、皮肤感染、尿路感染等。

2. **电解质紊乱和低血容量** 常见的诱因为：①呕吐、腹泻、强力利尿而致水液、电解质丢失。②长期禁盐饮食。③低蛋白血症。④长期应用激素后突然停用。常见的电解质紊乱为低钾、低钠、低钙血症。严重的血容量不足时可出现低血容量性休克。

3. **血栓形成** 常见的原因为：①高脂血症时血黏稠度增加。②肝脏合成凝血物质增加。③尿中丢失抗凝血酶。④血浆纤溶酶原活性下降。⑤感染或血管壁损伤激活内源性凝血系统。⑥肾上腺皮质激素的应用促进高凝。⑦强力利尿而致血液浓缩等。肾病综合征易呈高凝状态而致各种动、静脉血栓形成，以肾静脉血栓最为多见。典型表现为突发腰痛，出现血尿或血尿加重，少尿甚至发生肾功能衰竭，双侧下肢不对称肿胀和活动障碍，但大部分病例为亚临床型，无明显症状。

4. **急性肾功能衰竭** 5% 微小病变型肾病可并发急性肾衰竭。

5. **肾小管功能障碍** 由于大量蛋白尿的重吸收，可导致肾小管（主要是近曲小管）功能损害，出现肾性糖尿或氨基酸尿，严重者呈 Fanconi 综合征。

6. **生长迟缓** 频繁复发和长期大剂量肾上腺皮质激素治疗的患儿，常出现维生素 D 及钙代谢紊乱，可见生长障碍和青春期开始时间延迟。但多数患儿在肾病缓解后有追赶生长现象。

二、诊断与鉴别诊断

1. **诊断** 大量蛋白尿［尿蛋白（+++ ～ ++++），24 小时尿蛋白定量≥ 50mg/kg］；血浆白蛋白低于 25g/L；血浆胆固醇高于 5.7mmol/L；不同程度的水肿。以上四项中以大量蛋白尿和低白蛋白血症为必要条件。

2. **分型** 依据临床表现分为两型：符合上述标准诊断为单纯性肾病；在符合单纯性肾病基础上凡具有以下四项之一或多项者属于肾炎性肾病：① 2 周内分别 3 次以上离心尿检查红细胞＞ 10 个 /HP，并证实为肾小球源性血尿者。②反复或持续高血压（学龄儿童＞ 130/90mmHg，学龄前儿童＞ 120/80mmHg）并除外使用糖皮质激素等原因所致。③肾功能不全，并排除由于血容量不足等所致。④持续低补体血症。

三、治　疗

（一）西医治疗

肾上腺皮质激素治疗目前为肾病综合征治疗首选药。

1. **初治** 病例诊断确定后应尽早选用泼尼松治疗，多采用中、长程疗法，即每日 1.5 ～ 2mg/kg，全日量不超过 60mg，分 3 次口服。若 4 周内尿蛋白转阴则自转阴后原量再用 2 周后开始减量，隔日 2mg/kg 晨顿服，继用 4 周，以后每 2 ～ 4 周减量 2.5 ～ 5mg 直至停药，疗程 6 个月（中程疗法）。若 4 周内未转阴者，可继用至转阴后 2 周，一般用药 8 周，最长不超过 12 周，然后改隔日晨起顿服，继用 4 周，减量方法同上，疗程 9 ～ 12 个月（长程疗法）。

2. **复发和糖皮质激素依赖性肾病的激素治疗（中西医结合助理医师不考）** 调整糖皮质激素的剂量和疗程，原则上再次恢复到初始疗效剂量或上一个疗效剂量。或改隔日疗法为每日疗法，或将激素减量的速度放慢，延长疗程。亦可慎用甲基泼尼松龙冲击治疗，剂量每日 15 ～ 30mg/kg（总量每日不超过 1g），溶于 10% 葡萄糖液 100 ～ 200mL 中，1 ～ 2 小时内静脉滴注，连用 3 日为一疗程，必要时隔 1 ～ 2 周再用 1 ～ 2 个疗程。两疗程之向以泼尼松 2mg/kg，隔日顿服，以后逐渐减量。

3. **激素治疗的副作用** 长期超生理剂量使用糖皮质激素可见以下副作用：①代谢紊乱。②消化性溃疡和精神欣快感，还可出现白内障、无菌性股骨头坏死、高凝状态、生长停滞等。③易发生感染或诱发结核灶的活动。④急性肾上腺皮质功能不全，戒断综合征。

（二）中医辨证论治

本证

1. 肺脾气虚

【临床表现】全身浮肿，面目为著，尿量减少，面白身重，气短乏力，纳呆便溏，自汗出，易感冒，或有上气喘息，咳嗽，舌淡胖，苔薄白，脉虚弱。

【治法】益气健脾，宣肺利水。

【代表方】防己黄芪汤合五苓散加减。

2. 脾肾阳虚

【临床表现】全身明显浮肿，按之深陷难起，腰腹下肢尤甚，面白无华，畏寒肢冷，神疲蜷卧，小便短少不利，可伴有胸水、腹水，纳少便溏，恶心呕吐，舌质淡胖或有齿痕，苔白滑，脉沉细无力。

【治法】温肾健脾，化气行水。

【代表方】偏肾阳虚，真武汤合黄芪桂枝五物汤加减；偏脾阳虚，实脾饮加减。

3. **肝肾阴虚**

【临床表现】浮肿或重或轻，头痛头晕，心烦躁扰，口干咽燥，手足心热或有面色潮红，目睛干涩或视物不清，痤疮，失眠多汗，舌红苔少，脉弦细数。

【治法】滋阴补肾，平肝潜阳。

【代表方】知柏地黄丸加减。

4. **气阴两虚**

【临床表现】面色无华，神疲乏力，汗出，易感冒或有浮肿，头晕耳鸣，口干咽燥或长期咽痛，咽部暗红，手足心热，舌质稍红，舌苔少，脉细弱。

【治法】益气养阴，化湿清热。

【代表方】六味地黄丸加黄芪。

标证：

1. **外感风邪**

【临床表现】发热，恶风，无汗或有汗，头身疼痛，流涕，咳嗽，或喘咳气急，或咽痛乳蛾肿痛，舌苔薄，脉浮。

【治法】外感风寒，辛温宣肺祛风；外感风热，辛凉宣肺祛风。

【代表方】外感风寒，麻黄汤加减。外感风热，银翘散加减。

2. **水湿**

【临床表现】全身浮肿，肿甚者皮肤光亮，可伴腹胀水臌，水聚肠间，辘辘有声，或见胸闷气短，心下痞满，甚有喘咳，小便短少，脉濡。

【治法】一般从主证治法。伴水臌、悬饮者可短期采用补气健脾、逐水消肿法。

【代表方】防己黄芪汤合己椒苈黄丸加减。

3. **湿热**

【临床表现】皮肤脓疱疮、布肿、疮疡、丹毒等，或口黏口苦、口干不欲饮、胸闷纳差等，或小便频数不爽、量少、有灼热或刺痛感、色黄赤浑浊、小腹坠胀不适，或有腰痛、恶寒发热、口苦便秘，舌质红，苔黄腻，脉滑数。

【治法】上焦湿热，清热解毒燥湿；中焦湿热，清热解毒，化浊利湿；下焦湿热，清热利湿。

【代表方】上焦湿热，五味消毒饮加减。中焦湿热，甘露消毒丹加减。下焦湿热，八正散加减。

4. **血瘀**

【临床表现】面色紫暗或晦暗，眼睑下青暗，皮肤不泽或肌肤甲错，有紫纹或血缕，常伴有腰痛或胁下癥瘕积聚，唇舌紫暗，舌有瘀点或瘀斑，苔少，脉弦涩等。

【治法】活血化瘀。

【代表方】桃红四物汤加减。

5. **湿浊**

【临床表现】纳呆，恶心呕吐，身重困倦或精神萎靡，水肿加重，舌苔厚腻，血尿素氮、肌酐增高。

【治法】利湿降浊。

【代表方】温胆汤加减。

第七单元　神经系统疾病

第一节　癫　痫（中西医结合助理医师不考）

一、中医病因病机

主要有先天因素、顽痰内伏、暴受惊恐、惊风频发、颅脑外伤等。

1. 顽痰阻窍 先天禀赋不足或生后调摄不当，导致脾失健运，聚湿生痰，痰阻经络，气机不利，阴阳不相顺接，清阳被蒙，故发癫痫。

2. 暴受惊恐 孕母受惊于外，则胎感于内，势必影响胎儿。生后若有所犯，则引发痫证。出生小儿神气怯弱，元气未充，脾常不足，痰浊内生，若乍见异物，卒闻异声，或不慎跌仆，暴受惊恐，可致气机逆乱，痰随气逆，蒙蔽清窍，阻滞经络，发为痫证。

3. 惊后成痫 古人云："惊风三发便成痫"。若小儿惊风反复发作，风邪与伏痰相搏，阻塞心窍，扰乱神明，横窜经络，因而时发时止，形成癫痫。

4. 血滞心窍 产时手术损伤，或其他颅脑外伤，使血络受损，血溢脉外，瘀血停积，血滞心窍。窍闭不通，筋脉失养，导致抽搐顿作，发为癫痫。此外，先天元阴不足，肝失所养，克脾伤心，生后不久亦可发生癫痫。

癫痫病位在心、肝、脾、肾。痰、瘀为其主要病理因素。临床发作多因风痰上涌，阻塞心窍，内乱神明，外闭经络所致。

二、临床表现

癫痫是一种反复发作性的疾患，发作形式多种多样，临床出现意识、运动、感觉、精神或自主神经功能障碍。主要表现为一过性的意识丧失或意识改变，肢体肌肉强直或阵挛性抽搐，还可出现行为、情感、知觉等方面的异常。临床根据其脑电图变化及发作时症状表现常分为局灶性发作、全面性发作两大发作类型。

癫痫持续状态指癫痫发作持续 30 分钟以上；或反复发作而发作间期意识不能恢复超过 30 分钟以上者。突然停药、药物中毒、更换药物不当或感染高热等是癫痫持续状态的常见诱因。

三、诊断与鉴别诊断

1. 诊断 包括详细病史、体格检查、脑电图检查、神经影像学检查和相关实验室检查等。

2. 鉴别诊断

（1）晕厥 晕厥是各种原因引起的一过性脑供血不足导致突然发生的意识丧失状态，常见于较大儿童。久站时易发作。发作时先有出汗、面色苍白、视物模糊，继之意识障碍，全身肌张力丧失，严重者可见惊厥发作，一般无二便失禁，无发作后有嗜睡及神经系统体征，脑电图正常。

（2）屏气发作 又称为呼吸暂停症。多于 6 ～ 18 个月起病，5 岁前多停止发作。发作多有诱因，如恐惧、生气等。临床分为青紫型和苍白型。发作时先大哭，随之呼吸暂停，青紫，重者意识丧失、躯体强直或抽动，或苍白，失张力，心率减慢，持续 1 ～ 3 分钟缓解。本病有明显诱因，脑电图正常。

四、治　疗

（一）西医治疗

1. 原则 尽快控制发作；保持呼吸道通畅；保护脑和其他重要脏器功能，防治并发症；积极寻找病因，进行治疗；发作停止以后给予抗癫痫药物治疗，防止再发作。

2. 快速控制惊厥 首选安定类药物，如地西泮、劳拉西泮或氯硝西泮。国内多用地西泮每次用量 0.3 ～ 0.5mg/kg，最大不超过 10mg，幼儿一次不超过 5mg，静脉注入，速度每分钟 1mg，新生儿每分钟 0.1 ～ 0.2mg。必要时 15 ～ 20 分钟后可重复使用，24 小时内可用 2 ～ 4 次。注射过程中若惊厥控制，剩余药液则不再注入。安定类药物可抑制呼吸，对已用过苯巴比妥的病人尤应注意。

3. 维持生命功能，防治并发症 保持呼吸通畅，吸氧，积极防治高热、脑水肿、酸中毒、电解质紊乱、呼吸及循环衰竭等。

（二）中医辨证论治

本病治疗以豁痰化瘀、镇惊息风为主。惊痫者宜镇惊安神，风痫者宜息风定痫，痰痫者宜涤痰开窍，瘀痫者宜活血通窍。若虚中夹实，则攻补兼施。

1. 惊痫

【临床表现】起病前常有惊吓史，发作时惊叫，吐舌，急啼，神志恍惚，面色时红时白，惊惕不安，如人将捕之状，四肢抽搐，夜卧不宁，舌淡红，苔白，脉弦滑，乍大乍小，指纹色青。

【治法】镇惊安神。

【代表方】镇惊丸加减。

2. 风痫

【临床表现】发作时突然仆倒，神志丧失，颈项及全身强直，继而抽搐，两目窜视，牙关紧闭，口吐白沫，口唇及面部色青，舌苔白，脉弦。

【治法】息风定痫。

【代表方】定痫丸加减。

3. 痰痫

【临床表现】发作时痰涎壅盛，喉间痰鸣，神志恍惚，状如痴呆，或为失神，瞪目直视，或仆倒于地，手足抽搐不甚明显，肢体麻木、疼痛或头痛、腹痛，骤发骤止，日久不愈舌苔白腻，脉弦滑。

【治法】涤痰开窍。

【代表方】涤痰汤加减。

4. 瘀血痫

【临床表现】常有产伤或颅脑外伤史，发作时头晕眩仆，神识不清，四肢抽搐，抽搐部位较为固定，头痛，消瘦，大便干硬如羊屎，舌红少苔或见瘀点，脉涩，指纹沉滞。

【治法】活血化瘀，通窍息风。

【代表方】通窍活血汤加减。

5. 脾虚痰盛

【临床表现】癫痫发作频繁或反复发作，神疲乏力，面色无华，时作眩晕，食欲欠佳，大便稀薄，舌质淡，苔薄腻，脉濡缓。

【治法】健脾化痰。

【代表方】六君子汤加味。

6. 脾肾两虚

【临床表现】发病年久，屡发不止，瘛疭颤动，时有眩晕，智力迟钝，腰膝酸软，神疲乏力，少气懒言，四肢不温，睡眠不宁，大便稀溏，舌淡红，苔白，脉沉细无力。

【治法】补益脾肾。

【代表方】河车八味丸加减。

第二节　化脓性脑膜炎

一、病　因（中西医结合助理医师不考）

许多化脓菌都可以引起脑膜炎，在我国脑膜炎双球菌、肺炎链球菌和流感嗜血杆菌引起者占小儿化脓性脑膜炎的 2/3 以上。不同年龄小儿感染的致病菌也有很大差异：新生儿及出生 2 ～ 3 个月以内的婴儿化脓性脑膜炎，常见的致病菌是大肠杆菌、B 组溶血性链球菌和葡萄球菌，此外还有其他肠道革兰阴性杆菌、李氏单胞菌等。出生 2 ～ 3 个月以后的小儿化脓性脑膜炎多由 B 型流感嗜血杆菌、肺炎链球菌和脑膜炎双球菌引起，5 岁以上儿童患者的主要致病菌是脑膜炎双球菌和肺炎链球菌。机体免疫力与解剖缺陷也是小儿化脑膜炎发病率高的原因。

二、临床表现

1. 前驱症状　多数患儿起病较急，发病前数日常有上呼吸道感染或胃肠道症状。暴发型流行性脑脊髓膜炎则起病急骤，可迅速出现进行性休克、皮肤出血点、弥散性血管内凝血及中枢神经系统功能障碍。

2. 全身感染中毒症状　患儿可出现高热、头痛、精神萎靡、疲乏无力、关节酸痛、皮肤出血点、瘀斑或充血性皮疹。小婴儿主要表现为拒食、嗜睡、易激惹、烦躁哭闹、目光呆滞等。

3. 神经系统表现

（1）脑膜刺激征 表现为颈项强直，Kerning 征和 Bmbinski 征阳性。

（2）颅内压增高 主要表现为头痛和喷射性呕吐，可伴有血压增高、心动过缓。婴儿可出现前囟饱满且紧张，颅缝增宽。重者可出现呼吸循环功能受累、昏迷、去大脑强直、甚至脑疝。

（3）惊厥 可出现全身或部分性惊厥。以 B 型流感杆菌及肺炎双球菌膜炎多见。

（4）意识障碍 表现为嗜睡、意识模糊、昏迷等，并可出现烦躁不安、激惹、迟钝等精神症状。

（5）局灶体征可出现Ⅱ、Ⅲ、Ⅳ、Ⅵ、Ⅶ、Ⅷ脑神经受累、肢体瘫痪和感觉异常等。

新生儿特别是早产儿化脓性脑膜炎常缺乏典型症状和体征，颅内压增高和脑膜刺激征常不明显，发热可有可无，甚至体温不升。主要表现为少动、拒食、呕吐、吸吮力差、黄疸、发绀、呼吸不规则，甚至惊厥、休克、昏迷等。

三、并发症

1. 硬膜下积液 在化脓性脑膜炎治疗过程中若出现进行性前囟饱满、颅缝分离、头围增大、呕吐、惊厥、意识障碍，查体叩诊出现破壶音等应注意并发硬膜下积液。必要时可行 B 超或 CT 检查。

2. 脑室管膜炎 临床多见于诊断治疗不及时的革兰阴性杆菌引起的小婴儿脑膜炎。

3. 脑性低钠血症 可加重脑水肿，促发惊厥发作并使意识障碍加重。

4. 脑积水 患儿头围进行性增大，骨缝分离，前囟扩大而饱满，头皮静脉扩张，叩诊呈破壶音。晚期出现落日眼。其他或可并发耳聋、失明、继发性癫痫、瘫痪、智力低下等。

四、诊断与鉴别诊断

1. 诊断 本病根据临床表现、实验室检查、脑脊液检查即可诊断。典型化脓性脑膜炎的脑脊液压力增高、外观混浊；白细胞总数明显增多，多在 1000×10^6/L 以上。脑脊液沉渣涂片找菌是明确化脓性脑膜炎病原的重要方法。脑脊液培养是确定病原菌的可靠方法。

2. 鉴别诊断

（1）结核性脑膜炎 化脓性脑膜炎若不规律治疗易与结核性脑膜炎混淆，但结核性脑膜炎起病较缓，常有结核接触史和其他部位的结核病灶。脑脊液外观呈毛玻璃状，细胞数＜ 500×10^6/L，以淋巴细胞为主，蛋白质较高，糖和氯化物含量降低；另外脑脊液涂片抗酸染色检菌、结核菌培养可帮助诊断。

（2）病毒性脑膜脑炎 病毒性脑膜炎一般中毒症状较轻。脑脊液外观清亮，细胞数 0 ～数百个，以淋巴细胞为主，蛋白质轻度升高或正常，糖含量正常，细菌学检查阴性。

五、西医治疗

1. 抗生素治疗原则 对于化脓性脑膜炎患儿应尽早使用抗生素，以静脉给药为主，所选用药物应对血脑屏障有良好的通透性。治疗用药量要足，疗程要适当；联合用药时要注意药物之间的相互作用，注意药物毒副作用。

2. 颅内高压的处理 及时给予脱水药物，一般用脱水药 20% 甘露醇每次 0.5 ～ 1.0g/kg，于 20 ～ 30 分钟内快速静脉滴注，每 4 ～ 6 小时 1 次。对于颅内压增高严重者，可加大剂量（每次不超过 2g/kg）或加用利尿药物，以防脑疝的发生。

第三节 病毒性脑炎

一、病因病机

1. 西医病因、发病机制及病理

目前国内外报道有 100 多种病毒可引起脑炎病变，但引起急性脑炎较常见的病毒是肠道病毒、单纯疱疹病毒、虫媒病毒、腺病毒、巨细胞病毒及某些传染病病毒等。

病毒进入机体的主要途径有皮肤、结膜、呼吸道、肠道和泌尿生殖系统。病毒感染机体后是否进入中枢神经系统取决于病毒的性质、病毒寄生部位以及机体对病毒的免疫反应。

病毒对神经组织的直接侵袭病毒大量增殖，引起神经细胞变性、坏死和胶质细胞增生与炎症细胞浸润。机体对病毒抗原的免疫反应剧烈的组织反应可导致脱髓鞘病变及血管和血管周围的损伤，而血管病变又影响脑循环加重脑组织损伤。

2. 中医病因病机 本病为感受温热邪毒（疫毒）所致。包括风热、暑热、燥热毒邪等，暑热之邪常夹湿邪为患。温热毒邪侵袭人体，往往起病急骤，变化迅速，热极化火生风。本病感邪轻重不一，但总不离热、痰、风的相互转化。“热盛生风，风盛生痰，痰盛生惊”，热为生风生痰的始动因素。热郁肌表，或邪热内扰，则发热；热邪烁津炼液为痰，痰蒙清窍，则神识昏蒙；火热生风，或邪陷心肝，引动肝风，则抽搐。

感邪之后，痰热互结，热炽生惊动风，痰浊蒙闭清窍，因而患儿除发热、头痛、项强外，随之心神失主，肝风妄动，轻则嗜睡，烦躁，重者昏聩不语，频频抽掣。若热势不炽，痰浊蒙闭心窍，阻滞脑络，以致神识迷乱，则可没有热盛之象，反见精神异常，如抑郁呆滞，喃喃自语，或狂躁不宁，毁物哭喊等，也有如癫痫样发作者。痰浊阻滞经络，则血行不畅，肢体失用，可见肢体麻木无力，步态不稳，甚至瘫痪。

本病病性为痰热，病变脏腑在心、肝、脑窍。证候表现为温病气营两燔或痰浊蒙蔽清窍，但多无疫邪受病的特点，也不一定按卫气营血规律传变。这是本病的特征。

二、临床表现

由于病毒性脑炎的病变部位和轻重程度差别很大，因此临床表现多种多样，且轻重不一，但大多数患儿先有全身感染症状，而后出现神经系统的症状、体征。

1. 前驱症状 可有发热，头痛，上呼吸道感染症状，精神萎靡，恶心呕吐，腹痛，肌痛。

2. 神经系统症状体征 主要为发热，颅内压增高，不同程度的意识障碍及反复惊厥发作等症状。

（1）颅内压增高 表现为头痛、呕吐、血压增高等，小婴儿表现为烦躁不安、易激惹、前囟饱满等，若出现呼吸节律不规则或瞳孔不等大，则考虑颅内高压并发脑疝的可能性。

（2）意识障碍 可表现有嗜睡、昏睡及昏迷等，部分患儿表现为精神情绪异常，如躁狂、幻觉、失语以及定向力、计算力与记忆力障碍等。

（3）惊厥 主要表现为全部或局灶抽搐发作。

（4）病理征和脑膜刺激征 均阳性。

（5）局灶性症状体征 因感染病毒不同，临床伴有症状各有特点，如肠道病毒性脑炎，可出现皮疹；单纯疱疹病毒性脑炎常有口唇或角膜疱疹；腮腺炎病毒性脑炎常有腮腺肿大。

三、诊断与鉴别诊断

1. 诊断 病毒性脑炎的诊断主要根据病毒感染的流行病史、临床表现、相应的脑脊液改变和病原学鉴定。应注意排除颅内其他非病毒感染、Reye 综合征等急性脑部疾患。

2. 鉴别诊断

（1）颅内其他病原感染 主要根据脑脊液外观、常规、生化和病原学检查，与化脓性、结核性、隐球性脑膜炎进行鉴别。

（2）Reye 综合征 具有发热、昏迷、惊厥等急性脑病表现，脑脊液无明显异常，与病毒性脑炎容易混淆。但前者有肝功能异常、部分患者血糖下降等特点。

四、治 疗

1. 西医治疗 病毒脑炎尚无特效治疗，目前以对症处理和支持疗法为主。

（1）对症处理 ①注意营养供给，维持水和电解质平衡。②控制高热，可给予物理降温及化学药物降温。③重症患儿应注意呼吸道和心血管功能的监护与支持，及时处理颅内高压和呼吸循环功能障碍。对于颅内压明显增高的重症患儿，迅速稳妥地降低颅内压非常重要。一般选用 20% 甘露醇 0.5 ～ 1.5g/kg 每 4 ～ 8 小时 1 次，必要时再联合应用速尿、白蛋白、激素等。④控制惊厥，可适当给予止惊剂如安定、苯巴比妥等。

（2）病因治疗 ①对于单纯性疱疹病毒可给予阿昔洛韦治疗，每次 10mg/kg 于 1 小时内静脉滴注，每 8 小时用 1 次，疗程 1 ～ 2 周。②对其他病毒感染可酌情选用干扰素、更昔洛韦、病毒唑、免疫球蛋白、中药等。

（3）肾上腺皮质激素的应用 对重症、急性期的病例，应考虑用肾上腺皮质激素制剂如地塞米松，可减轻炎症、水肿，降低血管通透性。但不宜长期使用。

2. 中医辨证论治

本病病位在心、肝、脑窍，病性属实，病机为热炽、痰浊。痰热壅盛者治以泻火涤痰；痰蒙清窍者治以涤痰开窍；痰瘀阻络者宜涤痰通络，活血化瘀。总之，本病早期治疗以清热、涤痰为两大法则，配合开窍、熄风、活血等方法，后期应积极配合针灸、推拿治疗以利康复。

①痰热壅盛

【临床表现】高热不退，头痛剧烈，恶心呕吐，神识不清，或谵语妄动，喉中痰鸣，唇干渴饮，颈项强直，烦躁不安，四肢抽搐，舌质红绛，舌苔黄腻，脉数或滑数。

【治法】泻火涤痰。

【代表方】清瘟败毒饮加减。

②痰蒙清窍

【临床表现】起病稍缓，表情淡漠，目光呆滞，喃喃自语，神识模糊，或见痴呆，语言不利，或见失语，口角流涎，喉间痰鸣，纳差乏力，舌质胖嫩，舌苔白，脉弦滑。

【治法】涤痰开窍。

【代表方】涤痰汤加减。

③痰瘀阻络

【临床表现】神识不明，肢体不用，僵硬强直，或震颤抖动，肌肉萎软，或见面瘫、斜视，舌紫暗或有瘀点，舌苔薄白，脉弦滑。

【治法】涤痰通络，活血化瘀。

【代表方】指迷茯苓丸合桃红四物汤加减。

第八单元 儿童常见心理障碍

第一节 注意缺陷多动障碍

一、中医病因病机

先天禀赋不足，后天饮食失调，产伤外伤，病后及情志失调，生长发育影响等均可导致小儿阴阳平衡失调，即阳动有余，阴静不足。

小儿心常有余，心火易亢，心火炽盛，炼液成痰，痰热互结，扰及心神，而出现心神不宁，多动不安。

肾主骨生髓，髓通于脑，藏志。小儿脏腑柔弱，肾常虚。若禀赋不足或病后，肾精亏虚，髓海不充，则动作笨拙、健忘、遗尿等。

肝为刚脏而性动，主筋，藏魂，其志在怒，其气急，体阴而用阳，小儿肝常有余，若久病耗损致肝体之阴不足，肝用之阳偏亢，则注意力不集中，冲动任性，动作粗鲁，兴奋不安，性情执拗。

脾属土为至阴之脏，其性静，藏意，在志为思。小儿脾常不足，若喂养不当或疾病所伤，运化失常，脾失濡养，则失静谧，而兴趣多变，做事有头无尾，言语冒失，健忘不能自制。

总之，本病的主要发病机制为阴阳平衡失调，其病位常涉及心、肝、脾、肾四脏，阴虚为本，阳亢、痰浊、瘀血为标，属本虚标实之证。

二、临床表现

本病的临床表现以动作过多、易冲动和注意力不集中为主。

1. 活动过多 患儿自幼可表现为睡眠不安、脾气不好、格外活泼、喂养困难等，至学龄前期和学龄期症状更趋明显。表现为：多动不宁，常惹人生气；课堂上小动作多，常干扰别人，不听劝阻。

2. 注意力不集中 患儿主动注意功能明显减弱，对无关的刺激却给予过分的注意。因此上课精力分散，听课、做作业易分神，做任何事情都不能善始善终。

3. **情绪不稳、冲动任性** 患儿缺乏克制能力，易激惹，对愉快或不愉快的事情常出现过度兴奋或异常愤怒的反应，想要什么，非得立刻满足不可，做事不顾后果等。情绪不稳，常会无缘无故地叫喊或哄闹。

4. **学习困难** 虽然本病患儿大多智力正常或接近正常，但因多动、注意力不集中而给学习带来一定的困难。

5. **其他** 可出现某些行为问题、认知功能障碍或合并抽动症等。

三、诊 断

注意力缺陷多动障碍病的诊断要点以动作过多、易冲动和注意力不集中为主。多发性抽动症常表现为多组肌群抽动，如频繁眨眼、甩头及耸肩等运动性抽动和发声性抽动，属神经精神障碍性疾病。注意力缺陷多动障碍临床主要表现为多动、情绪不稳、易冲动和注意力不集中，没有抽动症状。但有部分多发性抽动症患儿可同时伴有注意力缺陷多动障碍。

四、中医辨证论治

本病以八纲辨证为主，结合脏腑辨证。辩证时应分辨阴阳虚实。明确病位在心、肝、脾、肾。

治疗原则当以调和阴阳为主，根据临床见证不同，实则泻之，虚则补之，虚实夹杂者治以攻补兼施，标本兼顾。临床分为肾虚肝亢、心脾两虚、痰火内扰三个证型。

1. 肾虚肝亢

【临床表现】多动难静，急躁易怒，冲动任性，难以自控，神思涣散，动作笨拙，注意力不集中，五心烦热，睡眠不宁，或学习成绩低下，记忆力欠佳，或有遗尿，腰酸乏力，大便秘结，舌红，苔薄，脉弦细。

【治法】滋水涵木，平肝潜阳。

【代表方】杞菊地黄丸加减。

2. 心脾两虚

【临床表现】神思涣散，注意力不集中，多动不安而不暴躁，头晕健忘，思维缓慢，做事有头无尾，神疲肢倦，少寐多言，食少便溏，面色萎黄，伴自汗盗汗，舌淡，苔白，脉弱无力。

【治法】健脾养心，益气安神。

【代表方】归脾汤合甘麦大枣汤加减。

3. 痰火内扰

【临床表现】多动多语，烦躁不宁，冲动任性，难以制约，兴趣多变，注意力不集中，胸闷烦热，懊恼不眠，口苦食少，溲赤便结，舌红，苔黄腻，脉滑数。

【治法】清热化痰，宁心安神。

【代表方】黄连温胆汤加减。

第二节 抽动障碍（中西医结合助理医师不考）

一、中医病因病机

本病多由先天禀赋不足、饮食所伤、感受外邪、情志失调以及劳倦过度等因素所致。其基本病理改变为肝风、痰火胶结成疾。病位主要在肝，常涉及心、脾、肾三脏。

情志内伤或劳倦过度者，可化火生风而致肝亢风动；久病耗伤，或先天不足者，可致筋脉失养而出现虚风内动，土虚木亢，肝风挟痰上扰走窜，则噘嘴、口唇蠕动。风盛生痰，风痰鼓动，上犯清窍，流窜经络，则见眨眼、摇头、耸肩、秽语、肢体抽动。脾失健运，痰浊内生，痰阻心窍，心神被蒙，则脾气乖戾，喉发异声。心血不足，心神失养，或痰热内蕴，上扰心神，则抽动呼叫、秽语不由自主。禀赋不足，或久病及肾，肾阴亏虚，水不涵木，相火妄动，夹痰上扰，闭阻咽喉，金鸣异常，则喉发异声。

二、临床表现

1. 多发性抽动 可出现躯体多部位肌群的抽动。抽动呈突然、快速、多变、难以控制、反复发生、无节律等特点。临床表现可分为简单、复杂两类。简单性运动抽动，有眨眼、挤眉、噘嘴、作怪相、摇头、耸肩、甩臂、搓指、握拳、挺胸、扭腰、收腹、踮脚、抖腿、步态异常等；复杂性运动抽动，常呈现形态特异动作，如冲动性触摸东西、下蹲、膝部弯曲、蹲姿舐地、走路旋转、打自己等。抽动症状因情绪激动、紧张而加重，睡眠时明显减轻，当全神贯注于某种活动时，抽搐随之减少。

2. 发声抽动 症状可单独存在，也可与复杂运动性抽动同时发生。引起发声抽动最常见部位是喉部，抽动时呈爆破音、呼噜音、咳嗽、或洁喉动作声响；舌肌抽动则发出“咂舌”“吭吭”“嘘”“吱”“嘎”声；鼻部抽动呈现耸鼻声、气喘声，或嗤之以鼻状的发声动作或哽咽声等。

3. 秽语症 其特点往往发生在最不适宜的地点和场合，以罕见的抑扬顿挫、无理方式，大声地表达淫秽字语。

4. 其他 约有半数的患儿会出现共鸣，最常见的形式是模仿他人的语言、习惯等。本病还常伴有行为紊乱，轻者躁动不安、过分敏感、易激惹或行为退缩，重则呈现难以摆脱的强迫行为、注意力不集中、破坏行为及学习困难等。但患儿智力正常，体格及神经系统检查未见异常。

三、诊断与鉴别诊断

1. 诊断 可参照美国《精神障碍诊断和统计手册》第 5 版（DSM- Ⅴ）。

（1）具有多种运动抽动和一种或多种发声抽动，但不一定同时存在。所指的抽动为突然、快速、反复性、非节律性、刻板的动作或发声

（2）一天内发作多次抽动（通常是一阵阵发作），病情持续或间歇发作超过一年，其无抽动间歇期连续不超过 3 个月。

（3）上述症状引起明显的不安，显著地影响社交、就业和其他重要领域的活动。

（4）发病于 18 岁前。

（5）上述症状不是直接由某些药物（如兴奋剂）或内科疾病（如亨廷顿舞蹈病）或病毒感染后脑炎引起。

2. 鉴别诊断

（1）风湿性舞蹈病 6 岁以后多见，女孩居多，主要表现为四肢较大幅度的无目的而不规则的舞蹈样动作，常伴有肌力及肌张力减低，并可见其他风湿热症状。

（2）习惯性抽搐 4 ～ 6 岁多见。往往只有一组肌肉抽搐，如眨眼、皱眉、龇牙或咳嗽声。发病前常有某些诱因，一般病情轻，预后好，但与多发性抽动症并无严格的界限，有些患儿可发展为多发性抽动症。

（3）注意力缺陷多动障碍 本病以注意力不集中、自我控制差，动作过多、情绪不稳、冲动任性，伴有学习困难，但智力正常或基本正常为主要临床特征。往往有家族史。

四、治　疗

1. 西医治疗

（1）氟哌啶醇 该药为多巴胺受体强有力的阻滞剂。该药主要副作用为易出现锥体外系症状等。

（2）泰必利 新合成的神经精神安定药，具有阻断中脑边缘系统多巴胺能受体作用，抗抽动作用较氟哌啶醇为弱。

2. 中医辨证论治

本病辨证应以八纲辨证结合脏腑辨证为主，分清虚证、实证，明确病变所累及之脏腑。本病中医证候分为肝亢风动、痰火扰心、脾虚肝旺、阴虚风动四个证型。

治疗时，属肝亢风动者，治宜清肝泻火，息风镇惊；属痰火扰心者，治宜泻火涤痰，清心安神；属脾虚肝旺者，治宜益气健脾，平肝息风；属阴虚风动者，治宜滋阴潜阳，柔肝息风。

①肝亢风动

【临床表现】面红目赤，烦躁易怒，挤眉眨眼，噘嘴喊叫，摇头耸肩，发作频繁，抽动有力，口

出异声秽语，大便秘结，小便短赤，舌红，苔黄，脉弦数。

【治法】清肝泻火，息风镇惊。

【代表方】千金龙胆汤加减。

②痰火扰心

【临床表现】头面、躯干、四肢肌肉抽动，频繁有力，喉中痰鸣，怪声不断，甚或骂人，烦躁口渴，睡眠不安，舌质红，苔黄腻，脉滑数。

【治法】泻火涤痰，清心安神。

【代表方】礞石滚痰丸加减。

③脾虚肝旺

【临床表现】面色萎黄，精神疲惫，脾气乖戾，胸闷不适，食欲不振，睡卧露睛，喉中作声，肌肉抽动，时作时止，时轻时重，舌质淡，苔白或腻，脉沉弦无力。

【治法】益气健脾，平肝息风。

【代表方】醒脾散加减。

④阴虚风动

【临床表现】形体消瘦，两颧潮红，五心烦热，性情急躁，睡眠不安，口出秽语，挤眉眨眼，耸肩摇头，肢体震颤，大便干结，舌质红绛，舌苔光剥，脉细数无力。

【治法】滋阴潜阳，柔肝息风。

【代表方】大定风珠加减。

第九单元　造血系统疾病

第一节　营养性缺铁性贫血

一、中医病因病机

主要为先天禀赋不足，脾肾素虚，喂养不当，偏食少食或未按时添加辅食，大病、久病，诸虫损伤等原因。

血液的化生与心、肝、脾、肾的功能密切相关，而小儿营养性贫血尤与脾胃的功能最为密切。脾胃为气血生化之源，无论何种原因损伤脾胃，致使脾胃运化功能失常，精微无从运化，气血津液不能化生，即可导致气血虚弱而形成贫血。

二、临床表现

1. 一般表现　皮肤黏膜逐渐苍白或苍黄，口唇和甲床颜色浅淡，易疲乏，不爱活动，食欲减退，年长儿可自诉头晕，眼前发黑、耳鸣等症状。

2. 髓外造血表现　由于髓外造血，肝、脾可轻度肿大；年龄愈小、病程愈久、贫血愈重，肝脾肿大愈明显。

3. 非造血系统症状

（1）消化系统症状　食欲减退，少数有异食癖，或有呕吐、腹泻。

（2）神经系统症状　烦躁不安或精神萎靡不振，注意力不集中、记忆力减退，严重者智力低于同龄儿。

（3）心血管系统症状　明显贫血，心率增快，心脏扩大。

（4）其他　因细胞免疫功能降低，常合并感染。可因上皮组织异常而出现反甲。

三、实验室检查

1. 外周血象　血常规示小细胞低色素性贫血；网织红细胞数正常或轻度减少；白细胞、血小板一般无改变。外周血涂片可见红细胞大小不等，以小细胞为多，中央淡染区扩大。

2. 骨髓象　有核红细胞增生活跃，粒红比例正常或红系增多，红系以中幼红细胞增多明显，各期红细胞胞体均小，胞浆少，染色偏蓝，胞浆成熟程度落后于胞核。粒细胞及巨核细胞系一般正常。

3. 有关铁代谢的检查

（1）血清铁蛋白（SF） SF 在缺铁早期即可表现降低。当 SF < 12μg/L 时，提示缺铁。

（2）红细胞游离原卟啉（FEP） 当 FEP > 0.9μmol/L（500μg/dL）时，提示细胞内缺铁。

（3）血清铁（SI）、总铁结合力（TIBC）和转铁蛋白饱和度（TS） 这三项检查反映血浆中铁含量，通常在缺铁后期（表现明显小细胞低色素性贫血）才出现异常。表现为SI减低，< 9 ～ 10.7μmol/L（50 ～ 60μg/dL）有意义；TIBC 增加，> 62.7μmol/L（350μg/dL）有意义；TS 明显下降，< 15% 有诊断意义。

4. 骨髓可染铁 骨髓涂片观察红细胞内的铁粒细胞数，如< 15%，提示储存铁减少，细胞外铁也减少。这是一项反映体内贮铁量的敏感而可靠的指标。

四、诊断与鉴别诊断

1. 诊断

（1）病史 有明确的缺铁病史：如喂养不当，铁摄入量不足，吸收障碍，需要增多或慢性失血等。

（2）临床表现 发病缓慢，皮肤黏膜逐渐苍白或苍黄，以口唇、口腔黏膜及甲床最为明显，神疲乏力，食欲减退，或异食癖。年长儿有头晕耳鸣、眼花等症状。部分患儿可有肝脾肿大。

（3）实验室及特殊检查 ①贫血为小细胞低色素性，平均血红蛋白浓度（MCHC）< 0.31，红细胞平均体积（MCV）< 80fl，平均血红蛋白（MCH）< 26pg。②3 月～ 6 岁血红蛋白< 110g/L，6 岁以上血红蛋白< 120g/L。③血清铁、总铁结合力、运铁蛋白饱和度、红细胞原卟啉、血清铁蛋白等异常。

2. 鉴别诊断 营养性巨幼红细胞性贫血是由于缺乏维生素 B12 或 / 和叶酸所引起的一种大细胞性贫血。多见于单纯羊乳或母乳喂养，未及时添加辅食的婴幼儿。临床除贫血表现外，可出现烦躁不安，表情呆滞，嗜睡，反应迟钝，智力动作发育落后，甚则出现肢体头身震颤、肌无力等神经系统表现。末梢血中红细胞体积变大，MCV > 94fl，MCH > 32pg，红细胞的减少比血红蛋白的减少更为明显，网织红细胞、白细胞、血小板计数常减少。骨髓象增生明显活跃，以红细胞系统增生为主，各期幼红细胞均出现巨幼变。

五、治　疗

1. 西医治疗

（1）去除病因。

（2）铁剂治疗：

①口服铁剂：口服剂量以元素铁计算，口服铁的剂量按元素铁每日 2 ～ 6mg/kg，分 3 次口服。一次量不应超过 1.5 ～ 2mg/kg。二价铁盐较易吸收，常用制剂有 2.5% 硫酸亚铁合剂、富马酸亚铁和葡萄糖酸亚铁等。最好于两餐之间服药，既减少对胃黏膜的刺激，又利于吸收；同时口服维生素 C 能促进铁的吸收。牛奶、茶、咖啡及抗酸药等与铁剂同服均可影响铁的吸收。②注射铁剂：对口服不耐受或胃肠道疾病影响铁的吸收时，可用注射铁剂。但注射铁较容易发生不良反应，甚至可发生过敏性反应致死，故应慎用。

铁剂治疗有效者于 2 ～ 3 天后网织红细胞即见升高，5 ～ 7 天达高峰，2 ～ 3 周后下降至正常；治疗 1 ～ 2 周后，血红蛋白相应增加，临床症状亦随之好转。血红蛋白达正常水平后应继续服用铁剂 6 ～ 8 周再停药，以补足铁的贮存量。如 3 周内血红蛋白上升不足 20g/L，应注意寻找原因。

2. 中医辨证论治

本病以脏腑辨证为主，兼用气血阴阳辨证。临证时首先辨明病因，根据脏腑、气血和阴阳虚损的主次，抓住病机，分清轻重缓急辨证施治。

按“形之不足温之以气，精之不足补之以味”的原则，运用调理脾胃，阴阳双补，脾胃并调之法，使阳生阴长，精血互生。

①脾胃虚弱

【临床表现】面色萎黄无华，唇淡不泽，指甲苍白，长期食欲不振，神疲乏力，形体消瘦，大便不调，舌淡苔白，脉细无力，指纹淡红。

【治法】健运脾胃，益气养血。

【代表方】参苓白术散加减或异功散加味。

②心脾两虚

【临床表现】面色萎黄或苍白，唇甲淡白，发黄枯燥，容易脱落，心悸气短，头晕目眩，夜寐欠安，语声低弱，精神萎靡，注意力不集中，记忆力下降，食欲不振，舌淡红，苔薄白，脉细弱，指纹淡红。

【治法】补脾养心，益气生血。

【代表方】归脾汤加减。

③肝肾阴虚

【临床表现】头晕目涩，面色苍白，肌肤不泽，毛发枯黄，爪甲易脆，四肢震颤抽动，两颧潮红，潮热盗汗，腰膝酸软，发育迟缓，舌红，苔少或光剥，脉弦数或细数。

【治法】滋养肝肾，益精生血。

【代表方】左归丸加减。

④脾肾阳虚

【临床表现】面白虚浮，唇舌爪甲苍白，精神萎靡不振，发育迟缓，囟门迟闭，方颅，鸡胸，毛发稀疏，畏寒肢冷，纳谷不馨，或有大便溏泄，舌淡胖嫩，苔白，脉沉细无力，指纹淡。

【治法】温补脾肾，益精养血。

【代表方】右归丸加减。

六、预防与调护（中西医结合助理医师不考）

1. 预防

（1）提倡母乳喂养。

（2）做好喂养指导，合理配置饮食结构，及时添加含铁丰富且铁吸收率高的辅助食物，纠正偏食、挑食、吃零食等不良习惯。

2. 调护

（1）贫血患儿要预防感冒，注意寒暖调摄。重度贫血应避免剧烈运动，注意休息。

（2）宜摄入易于消化、营养丰富的饮食，多吃含铁丰富且铁吸收率高的食品，如肝、瘦肉、鱼等。

第二节　免疫性血小板减少症

免疫性血小板减少症（ITP）是儿童临床最常见的出血性疾病，既往称为特发性血小板减少性紫癜。

一、医病因病机

1. 西医病因及发病机制

急性 ITP 大多与前驱病毒感染有关。血小板膜糖蛋白与病毒等病原微生物之间可能存在相同或相似的抗原决定簇，当病毒感染后机体产生的抗病毒抗体可与血小板膜抗原发生交叉反应而使血小板膜损伤而被单核-巨噬细胞系统破坏，使血小板寿命缩短导致血小板减少。此外，抗病毒抗体与相应抗原形成免疫复合物附着于血小板表面，亦可导致血小板破坏增加。急性 ITP 患者血小板相关抗体 G（PAIgG）明显升高。近年研究显示，急性 ITP 时 T 细胞亚群的基因表达发生明显变化。

慢性 ITP 多数病例病因不明。近年发现，许多病毒感染，如 HIV、HCV 等常有慢性血小板减少。慢性 ITP 是一种自身免疫性疾病。本病患者血小板表面可检测到血小板相关抗体（PAIgG）且与血小板寿命缩短密切相关。

2. 中医病因病机

小儿素体正气亏虚是发病之内因，外感风热时邪及其他异气是发病之外因。本病多为本虚标实之证，病位主要在心、肝、脾、肾四脏，其主要病机在于热、虚、瘀。其热又有虚、实之分：实热是指胃火炽盛，或肝郁化火，或感受邪毒、内伏营血；虚热是指阴虚火旺、虚火内盛。虚者脾肾两虚，以致血液化生不足和失于统摄；或肝肾阴虚、阴虚内热，迫血妄行。瘀由火热伤络，络伤血瘀；或气虚血瘀、瘀伤血络。故本病病机以虚为本，热瘀为标。本病急性期多因外感风热或疫毒之邪，热毒入侵，内扰营血，灼伤血络，迫血妄行，溢于脉外，出现皮肤黏膜紫癜或伴其他出血，多属实证。慢性型常因病程迁延，气血耗伤，以致脏腑气血虚损。

二、临床表现

1. 急性型 多见于 1 ～ 6 岁小儿，男女发病数无差异。病前 1 ～ 3 周或同时有急性病毒感染史，如上呼吸道炎、流行性腮腺炎、水痘、风疹、麻疹、传染性单核细胞增多症等，偶有因接种疫苗后发生。起病急骤，出血症状较重，以自发性皮肤和 / 或黏膜出血为突出表现，瘀点、瘀斑呈针尖至米粒大，遍布全身，而以四肢多见。常见鼻衄、牙龈出血，呕血、便血少见，偶见肉眼血尿。青春期女孩可有月经过多。重者可有面色苍白、贫血和循环衰竭，偶见失血性休克。少数患者可有结膜下和视网膜出血。颅内出血者约占 1%。出血严重者可致贫血。淋巴结不肿大。肝脾偶见轻度肿大。85% ～ 90% 的患者于 1 ～ 6 个月内自然痊愈。

2. 慢性型 病程超过 6 个月者为慢性型，多见于学龄前及学龄期儿童，约 10% 的病人由急性型转化而来。大多数患儿起病缓慢，出血症状较轻，出血部位限于皮肤、黏膜，很少有内脏出血，脾脏可轻度肿大。出血症状及血小板减少时轻时重，或发作与缓解交替。有 30% ～ 50% 的病例发病数年后可自然缓解。

三、诊断与鉴别诊断

1. 诊断 本病根据病史、临床表现和实验室检查，即可做出诊断。临床以出血为主要症状，血小板计数＜ 100×10^9/L，急性型大多＜ 20×10^9/L。骨髓巨核细胞计数增多或正常，胞体大小不一，以小型为多，幼稚型和 / 或成熟未释放型巨核细胞比例增加。血清中检出抗血小板抗体。需排除其他引起血小板减少的疾病。

2. 鉴别诊断

（1）过敏性紫癜 紫癜多见于下肢、臀部皮肤，为出血性斑丘疹，呈对称分布，伸侧面多于屈侧面，血小板不减少。常伴有荨麻疹及不同程度的关节痛和腹痛。

（2）再生障碍性贫血 以贫血为主要表现，除出血及血小板减少外，呈全血细胞减低现象，红细胞、白细胞总数及中性粒细胞减少，网织红细胞不高。骨髓系统生血功能减低，三系造血细胞均减少，巨核细胞减少或极难查见。

四、中医辨证论治

本病的辨证以八纲辨证为主，兼用脏腑辨证。根据起病的缓急和临床不同的证候，分清实证、虚证、虚实夹杂证。急性型多属实证，治疗宜采用清热解毒、凉血止血之法；慢性型多属虚证，治疗宜采用益气健脾、养血摄血之法；兼有瘀血者，配合活血祛瘀法；久病伤阴者，应用滋阴清热之法。

1. 血热伤络

【临床表现】起病急骤，皮肤出现瘀斑瘀点，色红鲜明，常密集成片，伴有齿衄鼻衄，偶有尿血，面红目赤，心烦口渴，便秘尿少，舌红，苔黄，脉数。

【治法】清热解毒，凉血止血。

【代表方】犀角地黄汤加减。

2. 气不摄血

【临床表现】皮肤、黏膜瘀斑瘀点反复发作，色青紫而暗淡，伴鼻衄齿衄，神疲乏力，面色萎黄或苍白无华，食欲不振，大便溏泄，头晕心悸，舌淡红，苔薄，脉细弱。

【治法】益气健脾，摄血养血。

【代表方】归脾汤加减。

3. 阴虚火旺

【临床表现】皮肤黏膜散在瘀点瘀斑，下肢尤甚，时发时止，颜色鲜红，伴齿衄、鼻衄或尿血，低热盗汗，手足心热，心烦颧红，口干咽燥，舌红少苔，脉细数。

【治法】滋阴清热，凉血宁络。

【代表方】大补阴丸合茜根散加减。

4. 气滞血瘀

【临床表现】病程缠绵，出血反复不止，皮肤紫癜色暗，面色晦暗，舌暗红或紫或边有紫斑，苔薄白，脉细涩。

【治法】活血化瘀，理气止血。

【代表方】桃仁汤加减。

五、调护要点（中西医结合助理医师不考）

1. 急性期或出血量多时，卧床休息，限制患儿活动，消除紧张情绪。
2. 大出血者，应绝对卧床休息，密切注意患儿的生命体征变化。
3. 避免外伤和跌扑碰撞，防止创伤和颅内出血。
4. 注意饮食调护，避免进食粗纤维或坚硬食品。

第十单元　内分泌疾病

性早熟

性早熟是指女孩8岁以前、男孩9岁以前，出现青春期特征即第二性征的一种内分泌疾病。性征与真实性别一致者为同性性早熟，不一致者为异性性早熟。性早熟因引发原因不同而分为中枢性（真性性早熟）和外周性（假性性早熟）性早熟两种。真性性早熟中无特殊原因可查明者，称为特发性真性（体质性）性早熟。真性性早熟发病率近年有逐渐上升的趋势，女孩发病率为男孩发病率的4～5倍，80%～90%的女性患儿为特发性真性性早熟，而男孩真性性早熟属特发性者仅约40%，故对男性性早熟尤应注意探查原发疾患。

一、病　因

（一）病因与分类

1. 真性性早熟（中枢性）

①特发性性早熟大部分病因不明，故称为特发性性早熟。

②继发性性早熟肿瘤或占位性病变（下丘脑错构瘤、囊肿等）；中枢神经系统感染；获得性损伤（外伤、手术、放化疗等）；先天发育异常（脑积水、视中隔发育不全等）。

③其他原发性甲状腺功能减低症。

2. 假性性早熟（外周性）

①性腺肿瘤卵巢肿瘤、睾丸肿瘤。

②肾上腺疾病肾上腺肿瘤、先天性肾上腺皮质增生等。

③外源性含雌激素的药物、食物等。

④多发性骨纤维发育不良伴性早熟（McCune-Albright综合征）。

（二）发病机理

青春期的生理发育和性器官成熟是受下丘脑-垂体-性腺轴（HPGA）的调控。青春期前，儿童的HPGA轴功能处于较低水平。青春期，下丘脑以脉冲形式分泌促性腺激素释放激素（GnRH），刺激垂体前叶分泌促性腺激素（Gn），即卵泡刺激素（FSH）和黄体生成（LH），从而促进卵巢和睾丸发育，分泌雌二醇（E2）和睾酮（T）。真性性早熟表现为HPGA轴提前发动、功能亢进，可导致生殖能力提前出现。假性性早熟是由于内源性（非中枢性）或外源性激素的刺激作用，导致第二性征提前出现。但是患儿的HPGA轴并未启动，反而受到体内存在的性激素的负反馈抑制，所以患儿并无生殖能力。

二、临床表现

中枢性性早熟的临床特征与正常青春发育程序相似，但临床变异较大，症状发展快慢不一。女孩可表现为乳房、大小阴唇及阴毛的发育，男孩可表现为睾丸、阴茎增大，并出现阴毛、痤疮、变声等。

此外，由于过早发育引起患儿近期蹿长，骨骼生长加速，骨龄提前，骨骺可提前融合，故可造成终生身高落后。

外周性性早熟临床表现可有第二性征出现，但非青春期发动，一般无性腺增大，与下丘脑－垂体－性腺轴的活动无关，而与内源性或者外源性性激素水平升高有关。

三、诊断与鉴别诊断

根据性早熟的发病机制和病因，可将性早熟分为中枢性性早熟和外周性性早熟。二者均可有第二性征的明显提前。女孩可表现为乳房、大小阴唇及阴毛的发育，男孩可表现为睾丸、阴茎增大，并出现阴毛、痤疮、变声等。

真性性早熟第二性征发育的顺序与正常发育是一致的，并且由于过早发育引起患儿近期蹿长，骨骼生长加速，骨龄提前，骨骺可提前融合，故可造成终生身高落后。

假性性早熟可由于外源性激素的刺激作用导致第二性征提前出现，如误服避孕药及含性激素的食品或保健品出现性早熟表现，但停止摄入后，上述征象会逐渐自行消失。Mc-Cune-Albright 综合征除性早熟外，还伴有单侧或双侧多发性的骨纤维结构不良（X 线摄片可见），同侧肢体皮肤有片状的棕褐色色素沉着（牛奶咖啡斑），也可伴有多种内分泌腺的功能异常。

诊断真性性早熟和假性性早熟可以通过 GnRH 兴奋试验鉴别。GnRH 兴奋试验亦称黄体生成素释放激素（LHRH）兴奋试验。其原理是通过 GnRH 刺激垂体分泌黄体生成素（LH）和卵泡刺激素（FSH），从而评价垂体促性腺激素细胞储备功能，对鉴别真性和假性性早熟非常有价值。真性性早熟者静脉注射 LHRH 后 15 ～ 30 分钟，FSH 及 LH 水平成倍增高。假性性早熟不增高。

四、治 疗

1. 西医治疗（中西医结合助理医师不考） 本病由于病因不同，治疗方法各不相同。对特发性真性性早熟重症或后期，单纯采用西医治疗，可控制和延缓性成熟速度，抑制性激素引起的骨骺提前成熟，防止骨骺过早融合；对部分性真性性早熟、外源性激素引起的假性性早熟以及特发性真性性早熟早期或轻症可以采用中医辨证治疗为主。

2. 中医辨证论治 小儿性早熟出现女孩乳房发育、男孩睾丸增大等第二性征的病机，与成年妇女乳腺小叶增生以“肝”为主病机不同，本病辨证主要应以“肾”为主，阴虚火旺为本，部分伴有肝经郁热证候，治疗可以疏肝泻火为主。

①阴虚火旺

【临床表现】女孩乳房发育或伴其他性征及内外生殖器发育，甚者月经提前来潮；男孩睾丸容积增大（＞ 4mL），或伴喉结突出，变声，或有遗精。或伴有潮热、盗汗、五心烦热、便秘、舌红或舌尖红，少苔，脉细数。

【治法】滋补肾阴，清泻相火。

【代表方】知柏地黄丸加减。

②肝经郁热

【临床表现】女孩乳核增大、触之疼痛、阴道分泌物增多；男孩阴茎勃起，变声。伴胸闷不舒、心烦易怒、嗳气叹息痤疮、便秘、舌红，苔黄或黄腻，脉弦数或弦细数。

【治法】疏肝解郁，清利湿热。

【代表方】丹栀逍遥散加减。

第十一单元　结缔组织病及免疫性疾病

第一节　风湿热

一、病因及病理

1. 病因 风湿热是与 A 组 β 型溶血性链球菌感染有关的全身结缔组织的免疫炎性病变。0.3% ～ 3%

因该菌引起的咽峡炎患儿，于发病 1 ～ 4 周后发生风湿热。病变主要侵及心脏和关节，其次为脑、皮肤、浆膜及血管。反复发作可使患儿留下心瓣膜病。

2. **病理**

（1）急性渗出期 主要累及心脏、关节滑膜及其周围组织、皮肤等结缔组织，表现为变性、水肿、淋巴细胞和浆细胞浸润等渗出性炎症反应；心包膜纤维素性渗出，关节腔内浆液性渗出。本期持续约 1 个月。

（2）增生期 本期特点是风湿小体（Aschoff 小体）的形成。好发部位为心肌、心瓣膜、心外膜、关节处皮下组织和腱鞘，是诊断风湿热的病理依据，表示风湿活动。此期持续 3 ～ 4 个月。

（3）硬化期 风湿小体中央变性和坏死物质被吸收，炎症细胞减少，纤维组织增生和疤痕形成，心瓣膜增厚形成疤痕。此期持续 2 ～ 3 个月。此外，大脑皮层、小脑、基底核可见散在非特异性细胞变性。

二、临床表现

急性风湿热发生前 1 ～ 6 周常有链球菌咽峡炎病史。风湿热多呈急性起病，亦可为隐匿性进程。病初多有发热、咽痛、颌下淋巴结肿大、疲倦、面色苍白、多汗、鼻出血等症状，随后出现风湿热的特征性表现。风湿热有 5 个主要表现：心肌炎、游走性多发性关节炎、舞蹈病、皮下结节及环形红斑，这些表现可以单独出现或合并出现。

1. 心肌炎 40% ～ 50% 的风湿热患者累及心脏，心肌、心内膜、心包膜均可累及，以心肌炎和心内膜炎最多见，也可发生全心炎。心肌炎可单独出现，也可以与几个症状合并出现，一般在关节症状出现 1 ～ 2 周内出现。

（1）心肌炎 临床可见心率加快，与体温升高不成比例；心界扩大，心音减弱，可闻及奔马律，心尖部可听到轻度收缩期杂音；心律失常，可出现不同程度的房室传导阻滞、期前收缩等，心电图可显示 P-R 间期延长及 T 波低平和 ST 段异常；或有心律失常。

（2）心内膜炎 二尖瓣最常受累，主动脉瓣次之；二尖瓣关闭不全，表现为心尖部 2 ～ 3/6 级吹风样全收缩期杂音，向腋下传导，以及二尖瓣相对狭窄所引起的舒张中期杂音。主动脉关闭不全时胸骨左缘第 3 肋间可闻及叹气样舒张期杂音。

（3）心包炎 患儿有心前区疼痛，心底部听到心包摩擦音，心音遥远；积液量多时心前区搏动消失，有颈静脉怒张、肝肿大等心包填塞表现；X 线检查心影向两侧扩大呈“烧瓶状”。心电图示低电压，早期 ST 段抬高，随后 ST 段回到等电位线，并出现 T 波改变。超声心动图可确诊少量心包积液。

2. 关节炎 游走性多关节炎，主要累及四肢大关节，不对称分布，表现为局部关节红、肿、热、痛，活动受限。经治疗后可痊愈，不留畸形。

3. 舞蹈病 常在咽峡炎后 1 ～ 6 个月出现。女孩多见。特征为面部和四肢肌肉不自主、无目的地快速运动，如伸舌、歪嘴、挤眉弄眼、耸肩缩颈、语言障碍、书写困难、细微动作不协调等锥体外系神经系统症状。在兴奋或注意力集中时加剧，入睡后消失。病程 3 个月左右。

4. 皮肤症状

（1）皮下结节 起病后数周出现，常伴有严重心肌炎，小结呈圆形，质硬、无压痛，可活动，分布于肘、腕、膝、踝等关节的伸侧面，以及枕部、前额头皮、脊柱棘突处。2 ～ 4 周自然消失。

（2）环形红斑 较少见，位于躯干和四肢近端屈侧面，呈一过性，或时隐时现呈迁延性，可持续数周。

三、诊断与鉴别诊断

1. 诊断标准（中西医结合助理医师不考） 按 1992 年修订的 Jones 风湿热诊断标准，结合病史、症状和实验室检查结果进行综合分析。在确定链球菌感染证据的前提下，有两项主要表现或一项主要表现加两项次要表现，提示风湿热高度可能。但做出完整诊断应注意三点：①除外其他疾病；②有无心肌炎以决定治疗和预后；③是否处于风湿活动。由于今年风湿热不典型和轻症病例增多，硬性按照 Jones 标准，易造成诊断失误。因此应进行综合判断，必要时需追踪观察，方能提高确诊率。风湿热的诊断标准见下表。

风湿热的诊断标准

主要表现	次要表现	链球菌感染证据
心肌炎	发热	咽试培养阳性
多关节炎	关节痛	快速链球菌抗原试验阳性
舞蹈病	风湿热既往史	抗链球菌抗体滴度升高
环形红斑	血沉增快，CRP 阳性	近期猩红热病史
皮下小结	P-R 间期延长	—

2. 鉴别诊断

（1）幼年类风湿关节炎 多见于 3 岁以下小儿，侵犯小关节较多，很少呈游走性，反复发作后遗留关节畸形。病程长者 X 线骨关节摄片可见关节面破坏，关节间隙变窄和邻近骨骼骨质疏松。

（2）结核性风湿病 为结核菌感染引起的变态反应性关节炎，结核菌素试验强阳性，可有原发综合征和支气管淋巴结核等病灶，可伴有疱疹性角膜结膜炎。

（3）感染性心内膜炎 先天性心脏病或风湿性心脏病合并感染性心内膜炎时易与风湿性心脏病伴风湿活动相混淆，长期发热、贫血、脾大、皮肤瘀斑或其他栓塞症状有助于诊断，血培养阳性，超声心动图可看到心瓣膜或心内膜有赘生物。

四、治 疗

1. 急性期应卧床休息无心肌炎者卧床 2 周；心肌炎无心脏扩大者卧床 4 周；心肌炎伴有心脏扩大者卧床 6 周；心肌炎伴心力衰竭者应卧床 8 周。

2. 控制链球菌感染大剂量青霉素静脉滴注，持续 2 ～ 3 周。

3. 抗风湿治疗心肌炎时宜早期使用糖皮质激素；关节炎患儿可使用水杨酸制剂。

4. 对症治疗充血性心力衰竭者可加用地高辛，小剂量维持治疗。注意限制液体入量。舞蹈症患儿可用巴比妥类或氯丙嗪等。关节肿痛者应限制活动。

五、中医辨证论治（中西医结合助理医师不考）

本病以八纲辨证、脏腑辨证为主。初起以实证为多，根据感受风、寒、湿、热之邪的不同特点，分别以祛风、散寒、利湿、清热等法；久病耗伤气血，损及肝肾，治疗当以扶正为先，或扶正祛邪并用；若病延日久，内舍于心，则可出现心脉瘀阻、脾虚水泛、耗伤气阴的证候，应需明辨标本虚实之主次而治之。

1. 湿热阻络

【临床表现】发热恶风，汗出不解，口渴欲饮，关节肿痛，局部灼热，或呈游走性，可有鼻衄，皮肤红斑，小便黄赤，大便秘结，舌质红，苔黄厚腻，脉滑数。

【治法】清热利湿，祛风通络。

【代表方】宣痹汤加减。若热重，加生石膏、黄芩、板蓝根以清热解毒；关节肿胀，加威灵仙、牛膝、丝瓜络以通络；关节痛剧，加乳香、没药、延胡索，活血止痛；皮肤红斑，加牡丹皮、紫草以凉血化斑；口渴，加麦冬、石斛以养阴生津；鼻衄，加仙鹤草、白茅根以凉血止血。

2. 寒湿阻络

【临床表现】关节酸痛，局部不红，遇寒加剧，得温痛减，或有低热，气短乏力，心悸怔忡，舌质淡，苔白腻，脉濡缓。

【治法】散寒除湿，养血祛风。

【代表方】蠲痹汤合独活寄生汤加减。若关节肿胀，皮肤色白，可加防己、木瓜、苍术以祛湿；肌肤麻木不仁，加海桐皮、豨莶草；疼痛剧烈，局部不红，可加制附片，温经散寒。

3. 风湿淫心

【临床表现】发热不退，头重身困，心悸气短，疲乏无力，关节肿痛，纳呆泛恶，舌质淡，苔腻，脉濡滑。

【治法】祛风除湿，通络宁心。

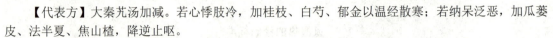

【代表方】大秦艽汤加减。若心悸肢冷，加桂枝、白芍、郁金以温经散寒；若纳呆泛恶，加瓜蒌皮、法半夏、焦山楂，降逆止呕。

4. 心脾阳虚

【临床表现】心悸怔忡，动则气短，难以平卧，面色无华，浮肿尿少，手足不温，舌质淡胖，苔薄白，脉结代。

【治法】温阳利水。

【代表方】真武汤合金匮肾气丸加减。如喘息不得卧，自汗出者，可加人参、五味子、煅牡蛎、煅龙骨等，益气敛汗固脱；心悸甚，加人参、丹参、炙甘草，养阴益气复脉。

5. 气虚血瘀

【临床表现】病程日久，神疲乏力，心悸气短，动则尤甚，面晦颧红，唇甲发绀，形体瘦弱，舌质紫暗，苔薄。

【治法】养血活血，益气通脉。

【代表方】补阳还五汤加减。若纳呆食少，疲乏无力甚者，可酌加党参、茯苓、白术以健脾益气；若咳喘甚而有黏痰者，可酌加苏子、杏仁、白芥子、法半夏以祛痰宣肺平喘；若咳嗽咯血甚者，可加三七以散瘀止血。

六、预后及预防（中西医结合助理医师不考）

1. 预后 风湿热预后主要取决于心肌炎的严重程度、是否复发，有无合并症、是否早期诊断与接受合理治疗，以及是否按期进行预防风湿热复发措施。严重心肌炎伴充血性心力衰竭者预后较差。

2. 预防

（1）初次发作的预防无风湿热病史儿童主要是增强体质，防止上呼吸道感染，避免寒冷潮湿，及时应用青霉素治疗链球菌性咽峡炎可有效预防风湿热的发生。

（2）复发的预防是指对已患过风湿热的小儿进行预防。首选药物为苄星青霉素（长效青霉素），每月肌肉注射 120 万单位以预防链球菌感染，注射期限至少 5 年，最好延长到成人期。有风湿性心脏病者，宜作终身药物预防。对青霉素过敏者可改用红霉素类药物口服，每月口服 6 ～ 7 天，疗程同前。

第二节　过敏性紫癜

一、病因病机

（一）西医发病机制

过敏性紫癜存在显著免疫异常，突出表现为 B 淋巴细胞克隆活化，患儿 T 淋巴细胞和单核细胞 CD4。配体过度表达，促进 B 淋巴细胞分泌大量 IgA 和 IgE，引起自身免疫反应，形成免疫复合物。大量的 IgA 免疫复合物沉积在血管壁上，损伤小动脉和毛细血管，进而引起广泛的毛细血管炎，使毛细血管通透性增高，导致皮下组织、黏膜及内脏器官出血及水肿。

目前认为本病的发病机制可能为：尚未明确的感染源或过敏原，作用于具有遗传背景的个体，引起机体异常免疫应答，激发 B 细胞克隆增殖，导致 IgA 介导的系统性免疫性血管炎。

（二）中医病因及病机

1. 病因 本病的发生与外感风热湿热、饮食失节、瘀血阻络等因素有关。

（1）外感因素六淫之邪侵袭，邪郁化热，由表入里，入营入血，迫血妄行，络脉损伤，血不循经，泛溢肌肤则为紫癜；内伤胃肠血络，而见呕血、便血；下注膀胱而见尿血。瘀热阻滞四肢经络，则为关节肿痛。

（2）饮食因素饮食不节或饮食不当，常导致脾胃运化失司，内热聚生，外发于肌肤，迫血外溢而成紫癜。另外，饮食不洁会导致虫积而诱发本病。

（3）虚损因素禀赋不足，或疾病反复发作后脏腑虚损，气虚血瘀，血不循经而成紫癜。

（4）瘀血阻滞离经之血不能速散，可形成瘀血，瘀血在经络脏腑之间，阻塞气机，故常伴腹痛、关节痛，尤其是反复发作者更为突出。

2. **病机** 本病多为内有伏热又感时邪而发病，临床以阳证、热证、实证居多，其病机主要为血热和血瘀。邪热入血，迫血妄行，血不循经，热盛伤络是其主要病理基础。病位在心、肺、脾，也可涉及肝肾。新病在表，但因风热湿毒之邪为患，易挟诸邪而犯胃肠，或侵肝肾，或着肢节，故其总趋势是由表入里。

二、临床表现

本病起病前 1 ～ 3 周常有上呼吸道感染史，也可伴有低热、乏力、食欲减退等全身症状。临床表现主要可见皮肤紫癜、关节肿痛、腹痛、血尿、蛋白尿等，各种症状可以不同组合，出现先后不一。以皮肤紫癜为首发症状，少数病例以腹痛、关节炎或肾脏症状首先出现。

1. **皮肤紫癜** 病程中反复出现皮肤紫癜为本病特点。多见于四肢及臀部，部分累及上肢、躯干，面部少见。典型皮疹初为小型荨麻疹或紫红色斑丘疹，高出皮肤，压之不褪色。重症患儿大片融合成大疱伴出血性坏死。皮疹无压痛，无痒或微痒，分批出现，新旧并存，呈对称性分布。

2. **消化道症状** 以脐周或下腹部绞痛伴呕吐为主。约半数病儿大便潜血试验阳性，部分病儿出现便血，甚至呕血。

3. **关节症状** 出现多发性大关节肿痛，以膝、踝受累多见，肘、腕次之，常反复发作，关节腔内为浆液性渗出积液，数日后消失，不留畸形。

4. **肾脏症状** 肾脏症状轻重不一，多数患儿出现血尿和蛋白尿，少数重症患儿伴浮肿及高血压，为紫癜性肾炎。少数呈肾病综合征表现。多数病儿肾脏病变能完全恢复，约 6% 患儿在几年后发展为慢性肾炎，偶有发生急性肾功能衰竭，死于尿毒症。

5. **其他表现** 中枢神经系统病变是本病潜在危险之一，偶可发生颅内出血、惊厥、昏迷、失语等。

三、诊断与鉴别诊断

1. **诊断** 主要依靠典型的皮肤紫癜，或同时伴腹痛、便血、关节肿痛、肾损害等表现来进行诊断。

2. **鉴别诊断**

（1）特发性血小板减少性紫癜 多为散在针尖大小出血点，不高出皮肤，易磕碰处分布较多，血小板计数减少，出血时间延长，骨髓中成熟巨核细胞减少。

（2）细菌感染 如脑膜炎双球菌菌血症、败血症及亚急性细菌性心内膜炎均可出现紫癜样皮疹，皮疹为瘀血斑点，不伴有血管神经水肿，其中心部位可有坏死。这类疾病起病急骤，全身中毒症状重，血培养阳性。

（3）急腹症 在皮疹出现前发生腹痛等症状应与急腹症鉴别。儿童期出现急性腹痛者，要考虑过敏性紫癜的可能，此时应仔细寻找典型皮肤紫癜，注意关节、腹部、肾脏的综合表现。

（4）其他 肾脏症状明显时应与链球菌感染后肾小球肾炎、IgA 肾病等相鉴别。

四、中医辨证论治

中医辨证应首先分清标本虚实，初起热毒较盛，治应清热解毒凉血；久则耗伤阴津，虚热内生，故常用滋阴清热、益气健脾等法以进一步清除余邪，调和气血；若合并瘀血之证，则佐以活血化瘀，可达到降低毛细血管通透性和改善血液循环的作用。

1. 风热伤络

【临床表现】紫癜见于下半身，以下肢和臀部为多，呈对称性，颜色鲜红，呈丘疹或红斑，大小形态不一，可融合成片，或有痒感，伴发热，微恶风寒，咳嗽，咽红，或见关节痛，腹痛，便血，尿血，舌质红，苔薄黄，脉浮数。

【治法】祛风清热，凉血安络。

【代表方】银翘散加减。

2. 血热妄行

【临床表现】起病急骤，壮热面赤，咽干，心烦，渴喜冷饮，皮肤瘀斑瘀点密集或成片，伴鼻衄、齿衄，渴喜冷饮，大便干燥，小便黄赤，舌质红绛，苔黄燥，脉弦数。

【治法】清热解毒，凉血化斑。

【代表方】犀角地黄汤加减。

3. 湿热痹阻

【临床表现】皮肤紫癜多见于关节周围，尤以膝踝关节为主，关节肿胀灼痛，影响肢体活动，偶见腹痛、尿血，舌质红，苔黄腻，脉滑数或弦数。

【治法】清热利湿，通络止痛。

【代表方】四妙散加味。

4. 胃肠积热

【临床表现】瘀斑遍布，下肢多见，腹痛阵作，口臭纳呆，腹胀便秘，或伴齿龈出血，便血，舌红，苔黄，脉滑数。

【治法】泻火解毒，清胃化斑。

【代表方】葛根黄芩黄连汤合小承气汤加味。

5. 肝肾阴虚

【临床表现】起病缓慢，时发时隐，或紫癜已退，仍有腰背酸软，五心烦热，潮热盗汗，头晕耳鸣，尿血，便血，舌质红，少苔，脉细数。

【治法】滋阴补肾，活血化瘀。

【代表方】茜根散加味。

6. 气虚血瘀

【临床表现】病程较长，病情反复发作，斑疹紫暗，腹痛绵绵，神疲倦怠，面色萎黄，纳少，舌淡边尖有瘀点瘀斑，苔薄白，脉细弱。

【治法】益气活血，化瘀消斑。

【代表方】黄芪桂枝五物汤加减。

第三节 皮肤黏膜淋巴结综合征（中西医结合助理医师不考）

一、中医病因及病机

本病主要是外感温热毒邪，犯于肺卫，蕴于肌腠，侵犯营血所致。

温热毒邪主要从口鼻而入，蕴于肺胃，导致肺胃炽热。邪热上攻咽喉，可见咽红；热毒内迫营血，流注络脉，故手掌、足底潮红；毒人血分，由里出表则出疹；温热毒邪炼液为痰，阻于脉络，故臀核肿大。温毒之邪，易从火化，伤津耗液，故舌色深绛，状如杨梅，唇红皲裂。目为肝窍，肝火上炎，发为两目红赤。热毒流注经脉而致关节肿痛。热炽营血，血液凝滞，运行不畅，造成血瘀诸症。后期热盛伤津，气血耗损，肢末失养，可见黏膜脱皮，甚至脱甲。本病初起病位主要在肺胃，随着病情发展，由于热毒炽盛，随营血走窜流注，可内侵于心，或留滞于筋脉、关节、肌肉，或影响三焦气化而致心、肝、肾等五脏均可发生病变。

二、临床表现

1. 主要症状和体征

（1）发热 持续5天以上，体温达39℃以上，呈稽留热或弛张热，抗生素治疗无效，持续7～14天。

（2）皮肤黏膜表现 ①皮疹：发热2～4天可出现多形红斑样或猩红热样皮疹，约1周左右消退。肛周皮肤发红、脱皮。②肢端变化：急性发热早期手足呈硬性水肿，继之手掌、足底弥漫性红斑，恢复期于甲床皮肤交界处出现特征性的膜状脱皮，重者指、趾甲也脱落。③黏膜表现：双眼球结膜充血，但无脓性分泌物，持续于整个发热期；口腔咽部黏膜呈弥漫性充血，口唇充血、皲裂，舌乳头突起呈草莓舌。

（3）颈淋巴结肿大 单侧或双侧，直径在1.5cm以上，坚硬有触痛，但表面不红，无化脓，常为一过性。

2. 心血管症状和体征 常于发病 1 ～ 6 周出现，也可以迟至急性期后数月，甚至数年才发生。可出现心肌炎、心包炎、心内膜炎和心律失常，严重者可出现充血性心力衰竭、心源性休克等。冠状动脉炎伴动脉瘤和血栓梗塞可引起猝死。

3. 其他伴随症状 偶见腹痛、腹泻及关节肿痛，少数患儿可出现肝肿大、黄疸，部分病儿可出现脓尿或尿道炎，偶有无菌性脑膜炎和间质性肺炎。

三、辅助检查

1. 血液检查 急性期白细胞总数及中性粒细胞比例增高，核左移。轻度贫血，血小板计数早期正常，从第 2 周开始增多，血液呈高凝状态。血沉明显增快，C 反应蛋白阳性，补体正常。

2. 心电图 心电图可见多种改变，如 ST 段、T 波异常及心律紊乱等。

3. 超声心动图 在半数病人可发现心血管病变，如心包积液、左室扩大、二尖瓣关闭不全及冠脉扩张等。

四、诊断与鉴别诊断

1. 诊断 日本 MCLS 研究会（1984 年）提出，本病诊断标准在下述六条主要临床症状中包括发热在内的 5 条即可确诊：①不明原因的发热，持续 5 天或更久。②双侧球结膜弥漫性充血。③口腔及咽部黏膜弥漫充血，唇发红及干裂，并呈草莓舌。④发病初期手足硬肿和掌跖发红，恢复期指趾端出现膜状脱皮或肛周脱屑。⑤躯干部多形充血性红斑。⑥颈淋巴结非化脓性肿大。

2. 鉴别诊断

（1）猩红热 发热、咽痛为初期症状，病后 1 ～ 2 天出现皮疹，为粟粒状弥漫性均匀皮疹，疹间皮肤潮红，指趾肿胀不明显，有口周苍白圈、帕氏线、草莓舌等特殊体征，抗链球菌溶血素“O”明显增高，青霉素治疗有效。

（2）传染性单核细胞增多症 无球结膜充血及口腔黏膜改变，四肢末端无硬肿及脱皮。外周血白细胞分类以单核淋巴细胞为主，占 70% ～ 90%，异常淋巴细胞达 10%。

（3）幼年类风湿关节炎 发热时间较长，无手指、足趾末端红肿，无掌跖潮红、球结膜充血、口唇潮红、口咽黏膜充血及杨梅舌，无冠脉损害等症状。可出现关节疼痛，类风湿因子可为阳性。

五、治　疗

1. 西医治疗

（1）阿司匹林 每日 30 ～ 50mg/kg，分 2 ～ 3 次服，2 周左右减至每日 3 ～ 5mg/kg，维持 6 ～ 8 周。有冠状动脉病变者可根据血小板数调整剂量，疗程至冠状动脉病变恢复正常。

（2）静脉丙种球蛋白（IVIG） 宜于发病早期（10 天以内）大剂量应用，可迅速退热，预防冠状动脉病变发生。应用剂量为 1 ～ 2g/kg，于 8 ～ 12 小时静脉缓慢输入。同时加口服阿司匹林，剂量和疗程同上。

（3）糖皮质激素 在其他药物治疗无效时可使用，但不宜单独使用，可与阿司匹林和潘生丁合并应用，泼尼松剂量为每日 2mg/kg，用药 2 ～ 4 周。

（4）双嘧达莫 适用于血小板显著增多或有冠状动脉病变、血栓形成者， 加用潘生丁，每日 2mg/kg，可能有促进恢复作用。

2. 中医辨证论治

中医归为“温病”范畴。本病以温病卫气营血辨证为主。初发多为卫气同病，呈现典型临床症状时则气营（血）两燔，热退后多为气阴两伤之正虚或正虚邪恋。治疗以清热解毒、活血化瘀为主，病初佐辛凉透表，气营两燔时配合凉血、活血，热退宜益气养阴。

①卫气同病

【临床表现】病起急骤，持续发热，不恶寒或微恶风，口渴喜饮，无汗，微咳，目赤头痛，口咽潮红，手掌足底潮红，面部、躯干部初现皮疹，颈部臀核肿大，胃纳减退，或有吐泻，舌边尖红，苔薄白或薄黄，脉浮数。

【治法】清热解毒，辛凉透表。

【代表方】银翘散合白虎汤加减。

②气营两燔

【临床表现】壮热不已，昼轻夜重，汗出不畅，渴欲冷饮，目赤唇红，斑疹鲜红，偶有瘙痒，单侧或双侧颈部臖核肿大，坚硬触痛，表面不红，不化脓，手足呈坚实性肿胀，掌跖及指趾端潮红，杨梅舌，指纹紫或脉细数。

【治法】清热解毒，凉营化瘀。

【代表方】清营汤加减。

③气营两伤

【临床表现】身热已退（或有低热留恋），疲乏少力，自汗盗汗，手足硬及红斑消退，指趾末端出现膜样脱皮，口渴喜饮，舌红少津，苔少，指纹紫，脉细数。有的患儿可见心悸、脉结代等。

【治法】益气养阴，清解余邪。

【代表方】沙参麦冬汤或竹叶石膏汤加减。

第十二单元　营养性疾病

第一节　小儿肥胖症（中西医结合助理医师不考）

一、中医病因病机

1. 病因　引起小儿肥胖症的主要病因为饮食失调和脾肾两虚。

（1）饮食失调　饮食不节，过食肥甘之物，则壅滞难化，损伤脾胃，脾虚则内湿不运，日久躯脂满溢，发为肥胖。

（2）脾肾两虚　先天禀赋不足，脾肾虚弱，水湿不运，聚湿成痰，壅滞于体内，发生肥胖。

2. 病机

脂膏来源于食物，属于津液的一种。正常情况下，食物经脾胃的吸收、转运，肺的输布，肝的疏泄，肾的蒸腾气化而运行、营养全身。

小儿脾常不足，若饮食不节，嗜食肥甘厚味，损伤脾气，脾不能为胃行其津液，痰湿内生，而发为肥胖；痰湿内蕴化热，导致胃中积热，胃强脾弱，消谷善饥，摄食过量，导致脾虚运化无力更甚。

小儿过于安逸，伤及一身之气，或先天禀赋不足，脾肾两虚，或肝之疏泄功能、肺之输布功能失调等，都可引起津液及脂膏的生成、输布失常，导致痰湿、脂膏停于体内，外至四肢百骸，内至脏腑，发生肥胖。

本病的基本病机是脾胃运化失常，痰湿、脂膏内停。痰湿、脂膏为其主要病理产物。病位主要在脾、胃，涉及肝、肺、肾，属本虚标实之证。

二、诊断与鉴别诊断

1. 诊断

小儿肥胖的诊断标准尚不统一，目前国内外常采用的指标有两个：身高标准体重（weight-for-height）和体重指数（body mass index,BMI）。

（1）体重大于参照人群（同年龄、同性别、同身高人群）体重的 20%。

（2）有过度营养、运动不足、行为偏差的特征。

（3）除外某些内分泌、代谢、遗传、中枢神经系统疾病引起的继发性肥胖或药物引起的肥胖。

（4）脂肪分布均匀，以腹部、肩部、面颊部、乳房等处尤为明显。

凡具有上述 4 项者，可诊断为单纯性肥胖症。

2. 鉴别诊断

单纯性肥胖确诊时需与由各种遗传、内分泌、代谢性疾病引起的继发性肥胖鉴别。

（1）性幼稚－低肌张力综合征（Prader-Willi syndrome）为常染色体显性遗传。1～3 岁开始发病，呈周围性肥胖，面部特征为杏仁样眼、鱼样嘴、鞍状鼻和内眦赘皮。

（2）其他内分泌疾病 如肾上腺皮质增生症、甲状腺功能减低症、生长激素缺乏症等虽有皮脂增多的表现，但均有其特点，不难鉴别。

三、中医辨证论治

本病按脏腑辨证，主要区分痰、湿和脏腑虚损。治疗以补脏腑和除痰湿为主。兼以清热为辅。临床分为脾虚痰阻、胃热湿阻、脾肾两虚三个证型。

1. 脾肾两虚

【临床表现】肢体虚胖、困重，疲乏无力，少气懒言，纳差，腹满，小便少，舌质淡红，苔白腻，脉沉缓。

【治法】运脾除湿。

【代表方】苓桂术甘汤合真武汤加减。

2. 胃热湿阻

【临床表现】肥胖虚浮，疲乏无力，腰膝酸软，甚者畏寒肢冷，懒言少动，舌质淡红，苔白，脉沉缓无力。

【治法】清胃泻热，兼以化湿。

【代表方】泻黄散加减。

3. 脾虚痰阻

【临床表现】肥胖臃肿，消谷善饥，肢体困倦，头胀眩晕，懒言少动，或口渴喜饮，或大便秘结，舌苔黄腻，脉滑数。

【治法】补益脾肾，温阳化湿。

【代表方】胃苓汤加减。

第二节 蛋白质－能量营养不良

一、病因病机

1. 病因

（1）原发性 因食物中蛋白质和能量摄入量长期不能满足机体生理需要和生长发育所导致。常见于食物供给不足、喂养不当、不良饮食习惯和其他一些精神因素。

（2）继发性 常与消化吸收障碍和需要量增加有关。消化系统解剖和功能上的异常，如唇裂、幽门梗阻、慢性腹泻、肠吸收不良综合征等可影响饮食的消化和吸收；长期发热、各种急慢性传染病的恢复期等均可导致分解代谢增加，营养需求量增多；慢性消耗性疾病，如糖尿病、大量蛋白尿、甲状腺功能亢进、恶性肿瘤等则可致代谢消耗过多。

另外，胎儿营养不良引起的低体重出生儿、早产、多胎、宫内感染及先天代谢缺陷病等，也可引起生后营养不良。

2. 病机 由于蛋白质和能量长期摄入不足，导致处于生长发育期的小儿新陈代谢失调、各系统组织器官功能低下、免疫功能抑制而发生一系列病生理改变。

（1）新陈代谢异常：

①蛋白质：由于蛋白摄入不足，数天后即造成血浆和肌肉蛋白含量减少，其中以白蛋白下降为主，球蛋白改变不明显，继之血浆氨基酸浓度下降。当血浆总蛋白浓度＜40g/L，白蛋白＜20g/L 时，可发生低蛋白性水肿。

②碳水化合物：由于糖原储存不足或消耗过多，血糖降低，可出现低血糖。

③脂肪：体内脂肪大量消耗导致血清胆固醇浓度降低；浮肿型 PEM 体内脂肪消耗超过肝脏代谢能力，导致大量甘油三酯在肝脏累积，引起肝脏脂肪浸润和变性。

④水、盐代谢：营养不良时 ATP 合成减少，可影响细胞膜上钠泵转运，致使细胞内水钠潴留；并

可有低钾、钙、镁症及代谢性酸中毒。

⑤体温调节：由于热量摄入不足，皮下脂肪薄，散热快，血糖低、氧耗量及周围血循环减少，导致体温偏低。

（2）各系统功能低下

①消化系统：受累最为突出，胃肠黏膜萎缩变薄，胃肠道消化液和酶分泌减少，酶活性低下，消化功能显著减退，肠蠕动减弱，易引起菌群失调而导致胃肠道感染和腹泻。

②循环系统：心肌收缩力减弱，心搏出量减少，血压偏低和脉搏细弱。

③泌尿系统：肾小球和肾小管功能差而导致肾浓缩功能降低，出现尿量增多和尿比重下降。

④神经系统：重度 PEM 时大脑总脂质、胆固醇、磷脂、神经节苷脂均减少，神经胶质细胞增殖及神经元生长和分化减慢，整个大脑的 DNA 和 RNA 含量减少，因此，影响树状突分枝、髓鞘形成和突出生成，甚至可导致永久性运动功能和智力下降。

（3）免疫功能抑制　由于蛋白质合成减少，胸腺、淋巴结、扁桃体及脾萎缩，机体各种免疫激活剂缺乏，免疫系统的各个环节均受到不利影响。非特异性和特异性免疫功能均降低，故极易并发各种感染。

二、临床表现及分型

营养不良的早期表现是体重不增，继则体重逐渐下降，皮下脂肪减少或消失。皮下脂肪层厚度是判断营养不良程度的重要指标之一。营养不良初期，身高不受影响，但随病情加重，骨骼生长减慢，身高亦低于正常。轻度 PEM 精神状态正常；重度可有精神萎靡、反应差、体温偏低、脉细无力、无食欲，腹泻与便秘交替。血浆白蛋白明显下降时出现凹陷性水肿，严重时感染形成慢性溃疡。重度营养不良可伴有重要脏器功能损害。

严重蛋白质-能量营养不良分为能量摄入不足的消瘦型，蛋白质严重缺失为主的水肿型（又称恶性营养不良）和中间型（介于两型之间）。

营养不良常见的并发症有：①营养性贫血：由于营养不良常伴有铁、叶酸、维生素 B_{12} 等营养物质缺乏而导致贫血，最常见者为营养性缺铁性贫血。②维生素及微量元素缺乏：尤以维生素 A 缺乏最为常见，还可伴有维生素 B、C 的缺乏。由于生长迟缓，钙、磷需要较少，因而继发严重的维生素 D 缺乏较为少见。③感染：由于免疫力低下，易患各种感染，感染又可加重营养不良，形成恶性循环。④自发性低血糖：迁延不愈的营养不良患儿可突然发生低血糖，若不及时诊治，可危及生命。

三、中医辨证论治

疳证病情复杂，虚实有别，主要病变部位在脾胃，可涉及五脏，钱乙曰：“疳皆脾胃病，亡津液之所作也。”故治疗应根据疳气、疳积、干疳的不同阶段，灵活运用攻、补之法，一般相气阶段以和为主；疳积则以消为主，或消补兼施；干疳阶段以补为要。出现兼证者，应按脾胃本病与他脏兼证合参而随证治之。另外，可配合针灸和推拿疗法综合治疗。

1. 疳气

【临床表现】形体略见消瘦，面色少华，毛发稀疏，食欲不振，精神欠佳，生急易怒，大便干稀不调，舌质略淡，苔薄微腻，脉细有力。

【治法】和脾健运。

【代表方】资生健脾丸加减。

2. 干疳

【临床表现】形体明显消瘦，肚腹胀大，甚则青筋暴露，面色萎黄，毛发稀疏结穗，食欲减退，精神烦躁，夜卧不宁，或伴有动作异常，揉鼻挖眉，吮齿磨牙，或善食易饥，大便下虫，或嗜食异物，舌质偏淡，苔腻，脉沉细而滑。

【治法】消积理脾。

【代表方】肥儿丸加减。

3. 疳积

【临床表现】肥胖臃肿，消谷善饥，肢体困倦，头胀眩晕，懒言少动，或口渴喜饮，或大便秘结，舌苔黄腻，脉滑数。

【治法】补益气血。

【代表方】八珍汤加减。

兼证

①眼疳

【临床表现】兼见两目干涩，畏光羞明，眼角赤烂，甚则黑睛浑浊，白睛生翳，或夜间视物不明等。

【治法】养血柔肝，滋阴明目。

【代表方】石斛夜光丸加减。

②口疳

【临床表现】兼见口舌生疮，甚者糜烂，秽臭难闻，面红唇赤，五心烦热，夜卧不宁，小便短赤，舌质红，苔薄黄，脉细数。

【治法】清心泻火，滋阴生津。

【代表方】泻心导赤散加减。

③疳肿胀

【临床表现】兼见足踝浮肿，甚则四肢、全身浮肿，按之凹陷，面色无华，神疲乏力，四肢欠温，小便短少，舌质淡嫩，苔薄白，脉沉缓无力。

【治法】健脾温阳，利水消肿。

【代表方】防己黄芪汤合五苓散加减。

第三节　维生素 D 缺乏病

一、维生素 D 缺乏性佝偻病

（一）病因病机

1. 西医发病机制

维生素 D 缺乏性佝偻病可以看成是机体为维持血钙水平而对骨骼造成的损害。

维生素 D 缺乏造成肠道吸收钙、磷减少，血钙水平降低，以致甲状旁腺功能代偿性亢进，PTH 分泌增加，以动员骨释放出钙、磷，使血清钙浓度维持在正常或接近正常的水平；但 PTH 同时也抑制肾小管重吸收磷，使尿磷排出增加，血磷降低。

当血清钙、磷浓度不足时，骺软骨正常生长和钙化受阻，软骨细胞失去增殖、分化的正常程序，骨骺端临时钙化带被新形成、未钙化的骨样组织沉积，失去正常形态，成为参差不齐、不规则的阔带，骨骺端增厚，向两侧膨出，形成临床所见的肋骨串珠和手、足镯等征，骨的生长停滞不前。

扁骨和长骨骨膜下的骨质也矿化不全，骨皮质逐渐为不坚硬的骨样组织代替，骨膜增厚，骨质疏松，容易受肌肉牵拉和重力影响而发生弯曲变形，甚至发生病理性骨折。颅骨骨化障碍表现为颅骨变薄和软化、颅骨骨样组织堆积出现方颅。

2. 中医病因病机

（1）先天禀赋不足　父母精血不足，体质虚弱而孕；或其孕母多病，长期营养失调、日照较少；或早产、多胎等因素，导致胎元失养，使小儿先天禀赋不足，脾肾内亏，气血虚弱，不能正常温煦四肢百骸、脏腑筋骨而成。

（2）后天调护失宜　婴幼儿出生后喂养未及时添加辅食，或食品的质和量不能满足小儿生长发育的需要，致使脾之后天不足，气血虚弱，脏腑失其所养而致。另外，日照不足、体虚多病等也可导致脏腑功能失调而患本病。

本病病机是脾肾两虚，病位主要在脾肾，常累及心肝肺。先天肾气不足，则骨髓不充，骨失所养，出现颅骨软化、囟门迟闭、齿迟，甚至骨骼畸形等症状。小儿若喂养失宜，或饮食失调，则可导致脾失健运，水谷精微输布无权，久之全身脏腑失于濡养则四肢、筋骨不能正常发育，致使产生多种临床症状。如肺气不足，卫外不固，则多汗，易患外感；心气不足，心失所养则心神不安；脾虚肝失所制，则肝木亢盛，而出现夜惊、烦躁。因此，脾肾不足是本病发生的关键所在。

（二）临床表现

本病发病年龄常在 3 个月～2 岁婴幼儿，临床表现主要为生长最快部位的骨骼改变、肌肉松弛和神经兴奋性改变。临床分为四期：

1. 初期（早期） 常见于 3～6 个月内的小婴儿，主要表现为神经兴奋性增高，如有烦躁、睡眠不安、易惊、夜啼、多汗等症，并可致枕部脱发而见枕秃。血生化改变轻微，血清 25-（OH）D_3 下降，PTH 增高，血钙正常或略下降，血磷降低，碱性磷酸酶正常或稍高，骨骼 X 线摄片可无异常，或见临时钙化带稍模糊。

2. 激期（活动期） 主要表现为骨骺变化和运动功能发育迟缓。

（1）骨骼改变 ①头部可见颅骨软化、方颅、前 0 门较大且闭合延迟、乳牙萌出迟。②胸部可见肋骨串珠、肋膈沟、鸡胸或漏斗胸。③四肢可见“手镯”、“脚镯”、下肢弯曲、膝内翻（“O”形）或膝外翻（“X”形），长骨可发生青枝骨折。④脊柱可有脊柱后凸或侧弯畸形，严重者可伴有骨盆畸形。

（2）肌肉改变 由于低血磷所致肌肉中糖代谢障碍，引起全身肌肉松弛、乏力、肌张力降低，坐、立、行等运动功能发育落后，腹肌张力低下，腹部膨隆如蛙腹。

（3）其他改变 重症患儿神经系统发育落后，表情淡漠，语言发育落后，条件反射形成迟缓；免疫力低下，易合并感染及贫血。

此期血生化及骨骼 X 线片明显改变。血清 25-（OH）D_3 更加下降，血钙正常或下降，血磷下降，碱性磷酸酶明显升高，X 线显示骨骺端钙化带消失，呈杯口状、毛刷状改变，骨骺软骨带增宽。

3. 恢复期 患儿经足量维生素 D 治疗后，临床症状和体征逐渐减轻、消失，血生化逐渐恢复正常，骨骼 X 线片出现不规则钙化线。

4. 后遗症期 临床症状消失，血生化和 X 线摄片正常。少数重症佝偻病可残留不同程度的骨骼畸形，多见于 2 岁以上儿童。

（三）诊断与鉴别诊断

1. 诊断要点

多见于婴幼儿，好发于冬春季节。

（1）本病分期

①初期：有烦躁夜啼，纳呆，多汗，发稀，枕秃，囟门迟闭，牙齿迟出等。血生化轻度改变或正常。

②激期：除初期表现外，以骨骼轻中度改变为主。X 线见临时钙化带模糊，干骺端增宽，边缘呈毛刷状。血清钙、磷均降低，碱性磷酸酶增高。

③恢复期：经治疗后症状改善，体征减轻，X 线片临时韩化带重现，血生化恢复正常，但可遗留骨骼畸形。

④后遗症期：重症患儿残留不同程度的骨骼畸形，多见于＞2 岁的儿童。无其他症状，理化检查正常。

（2）理化检查 初期化验血钙正常或稍低，血磷明显降低，钙磷乘积小于 30，血清碱磷酸酶增高。激期血钙降低，碱性磷酸酶明显增高。腕部 X 线摄片，可见干骺端有毛刷状或杯口状改变，也可见骨质疏松，皮质变薄。

2. 鉴别诊断

（1）先天性甲状腺功能低下 又称呆小病、克汀病。生后 2～3 个月开始出现甲状腺功能不全表现，并随月龄增大症状日趋明显，如生长发育迟缓、体格明显短小、出牙迟、前囟大而闭合晚、腹胀等，与佝偻病相似，但患儿智能低下，有特殊面容，皮肤粗糙干燥，血清 TSH、几测定可资鉴别。

（2）软骨营养不良 本病患儿头大、前额突出、长骨骺端膨出、胸部串珠、腹大等与佝偻病相似，但四肢及手指短粗，五指齐平，腰椎前突，臀部后突。骨骼 X 线可见特征性改变，如长骨粗短弯曲，干骺端变宽，呈喇叭口状，但轮廓光整，部分骨骺可埋入扩大的干骨骺端中。

（3）与其他病因所致的佝偻病相鉴别

①家族性低磷血症　本病多为X连锁遗传病，少数为常染色体隐性遗传，也有散发病例。佝偻病症状多发生在1岁以后，2～3岁后仍有活动性佝偻病表现。血钙多正常，血磷明显降低，尿磷增加，对常规治疗剂量维生素D无效，需同时口服磷。

②远端肾小管酸中毒　患儿骨骼畸形明显，身材矮小，代谢性酸中毒，多尿，碱性尿（尿PH＞6），血钙、磷、钾均低，血氯高，且伴有低钾症状。

③维生素D依赖性佝偻病　分为两型。临床上均表现为重症佝偻病，血清钙、磷显著降低，碱性磷酸酶明显升高，并继发甲状旁腺功能亢进。Ⅰ型患儿可有高氨基酸尿症；Ⅱ型患儿的一个重要特征为脱发。

④肾性佝偻病　先天或后天原因所致的慢性肾功能障碍均会导致血钙低、血磷高等钙磷代谢紊乱；甲状旁腺功能继发性亢进使骨质普遍脱钙，骨骼呈佝偻病改变。体征多于幼儿后期逐渐明显，形成侏儒状态。

（四）西医治疗

维生素D制剂的用药方法分为：口服法和突击疗法（肌肉注射）。

1. 口服法初期（轻度），维生素D每日1000～2000IU；激期（中、重度），每日3000～6000IU。

2. 突击疗法对各种原因不能坚持每日服药或重症佝偻病，可一次肌肉注射维生素D320万～30万IU，2～3个月后改为口服预防量。如临床表现、血生化检查和骨骼X线改变无恢复征象，应与其他类型佝偻病相鉴别。

（五）中医辨证论治

本病以虚为主，病位主要在肺、脾、肝、肾。初期表现为肺脾气虚，营卫不和，治宜健脾益肺，调和营卫；激期表现为脾虚肝旺，气血不和，治宜健脾助运，平肝息风；后遗症期则表现为肾虚骨弱，精血不足，治宜健脾补肾，填精补髓。

1. 肺脾气虚

【临床表现】多出现在初期，可见多汗，乏力，烦躁，睡眠不安，夜惊，发稀枕秃，囟门迟闭，或形体虚胖，肌肉松软，纳呆，大便不实，或反复感冒，舌质淡红，苔薄白，指纹偏淡。

【治法】健脾益肺，调和营卫。

【代表方】四君子汤合黄芪桂枝五物汤加减。

2. 脾虚肝旺

【临床表现】出现在激期，常见烦躁，夜啼不宁，惊惕不安，甚者抽搐；多汗，毛发稀疏，乏力，纳呆食少，囟门迟闭，出牙延迟，坐立行走无力，舌质淡，苔薄，指纹淡紫。

【治法】健脾助运，平肝息风。

【代表方】益脾镇惊散加减。

3. 肾虚骨弱

【临床表现】激期和后遗症期常见，有明显的骨骼改变，常见头颅方大畸形，肋骨串珠，手镯、足镯，甚至鸡胸、龟背，O型或X型腿，脊柱畸形等，并伴有面白虚烦，形瘦神疲，筋骨萎软，多汗，四肢乏力，舌淡苔少，指纹色淡。

【治法】健脾补肾，填精补髓。

【代表方】补肾地黄丸加减。

二、维生素D缺乏性手足搐搦症（中西医结合助理医师不考）

（一）中医病因病机

小儿先天禀赋不足、后天调护失宜为本病的主要发病原因。

1. 先天禀赋不足　父母精血不足，体质虚弱而孕，或其母受胎而多病，或早产、多胎等因素，导致胎元失养，使小儿禀赋不足，出生后脾肾内亏，气血虚弱，筋脉失于濡养而发病。

2. 后天调护失宜　小儿出生后喂养不当、调护失宜，或暴吐暴泻、久吐久泻，或它病妄用苦寒攻伐之法，导致中焦虚弱，土虚木乘，肝风内动，而筋脉拘急、抽搐。若吐泻日久，或误服寒凉，伐伤阳气，可致脾肾阳虚，阴寒内盛，不能温煦筋脉而致虚极生风。外感热病后耗伤阴液，肝肾阴虚，水不涵木，虚风内动。

总之，多属于虚证，病位主要在肝、脾、肾。其本为脾肾不足，标为肝亢有余。

（二）临床表现

临床表现主要为手足抽搐、喉痉挛和惊厥，患儿同时伴有不同程度的佝偻病表现。

1. 惊厥 为最常见的发作形式。患儿突发四肢抽动，两眼上窜，面肌颤动，神志不清，发作时间为数秒至数分钟左右，可数日发作 1 次，或 1 日发作数次。发作时间长者可伴有口周发绀；发作停止后意识恢复，精神萎靡而入睡，醒后活泼如常。发作轻时仅有短暂的眼球上窜和面肌抽动，神志清楚。

2. 手足抽搦 常见较大婴幼儿，突发性手足强直痉挛，双手腕部屈曲、手指伸直、拇指内收掌心；足部踝关节伸直，足趾同时向下弯曲。

3. 喉痉挛 婴儿多见，喉部肌肉及声门突发痉挛，呼吸困难，严重者可发生窒息、发绀、严重缺氧甚至死亡。

4. 隐匿症状 往往有出汗、睡眠不安、易惊哭等神经兴奋症状。此外，在患儿不发作时可通过刺激神经肌肉引出以下体征：①佛斯特征（Chvostek 征）：以叩诊锤或手指尖轻击患儿颧弓与口角间的面颊部（第 7 颅神经孔处）可引起眼睑和口角抽动者为阳性，新生儿期可呈假阳性。②腓反射：以叩诊锤骤击膝下外侧腓神经处可引起向外侧收缩者即为腓反射阳性。③陶瑟征（Trousseau 征）：以血压计袖带包裹上臂，使血压维持在收缩压和舒张压之间，5 分钟之内该手出现痉挛状属阳性。

（三）鉴别诊断

维生素 D 缺乏性手足搐搦症应与下列无热惊厥性疾病相鉴别：

1. 低血糖症 常发生于清晨空腹时，有进食不足或腹泻病史，一般口服或静脉注射葡萄糖液后抽搐立即停止，血糖常＜ 2.2mmol/L。

2. 低镁血症 多见于新生儿，或＜3 个月以下牛乳喂养的小婴儿，常同时合并低钙血症，可出现烦躁、惊跳、阵发性屏气，甚至惊厥，血清镁常＜ 0.58mmol/L（1.4mg/dL）。

3. 原发性甲状旁腺功能减退症 表现为间歇性惊厥或手足搐搦，间隔几天或数周发作 1 次。血磷升高＞ 3.2mmol/L（10mg/dL），血钙降至 1.75mmol/L（7mg/dL）以下，碱性磷酸酶正常或稍低；颅骨 X 线可见基底节钙化灶。

4. 婴儿痉挛症 多于 1 岁以内起病，呈突然发作，头、躯干及上肢均屈曲，手握拳，下肢弯曲至腹部，伴点头状抽搦，意识障碍，发作数秒至数十秒后自停。智力多受影响，脑电图有高幅异常节律。

（四）西医治疗

治疗原则主要是止惊、吸氧、补充钙剂和维生素 D 剂治疗。

1. 止惊 可用 10% 的水合氯醛每次 40 ～ 50mg/kg，保留灌肠；或地西泮肌肉或静脉注射，每次 0.1 ～ 0.3mg/kg；或配合中医针灸治疗。

2. 吸氧 可加压给氧。

3. 通畅气道 喉痉挛者须立即将舌头拉出口外，以保证呼吸道通畅，必要时行气管插管。

4. 钙剂治疗 10% 的葡萄糖酸钙 1 ～ 2mL/kg，加入 5% ～ 10% 葡萄糖液 10 ～ 20mL，缓慢静脉注射（10 分钟以上），以防血钙骤升导致心搏骤停。惊厥反复时，可 6 小时后重复 1 次，直至惊厥停止后改为口服钙剂，轻症手足搐搦患儿可用 10% 氯化钙加入糖水服用，每日 3 次，每次 5 ～ 10mL，约 1 ～ 2 周。

5. 维生素 D 治疗 症状控制后，补充维生素 D 可参照本章“维生素 D 缺乏性佝偻病”。

第十三单元　感染性疾病

第一节　麻　疹

麻疹（measles）是小儿时期常见的一种急性呼吸道传染病，临床以发热、流涕、流泪、咳嗽、口腔麻疹黏膜斑（Koplik's spots）及全身斑丘疹为特征。本病一年四季均可发病，以冬春季为多见，传染性较强，多见于6个月以上5岁以下小儿，传播方式主要为空气飞沫传染。

一、中医病因病机

麻疹的发病原因是感受麻毒时邪。麻毒时邪由口鼻而入，主要病变是脾两脏。麻毒犯肺，肺卫失宣，故见发热、咳嗽、鼻塞、流涕等，此为疹前期；麻毒由肺及脾，正邪抗争，驱邪外泄，皮疹透发全身，达于四末，此为出疹期；疹透之后，毒随疹泄，麻疹逐渐收没，热去津伤，便进入恢复期。这是麻疹顺证的病机演变规律。

麻疹以外透为顺，内传为逆，若正虚不能托邪外泄，或因邪盛化火内陷，均可导致麻疹透发不顺，形成逆证、险证。若麻毒内归于肺，或复感外邪侵袭于肺，以致肺气郁闭，则形成邪毒闭肺证；麻毒循经上攻咽喉，而成麻毒攻喉证；麻毒内陷厥阴，蒙蔽心包，引动肝风，则形成邪陷心肝证。

二、临床表现

1. **潜伏期** 一般10天左右。可无症状，或有精神不振，低热等症状。

2. **前驱期** 也称发疹前期，一般为3～4天。主要症状为发热、咳嗽、流涕、眼结膜充血、畏光、流泪，同时可见全身不适、食欲减退、恶心、呕吐、腹泻等。发热后2～3天，于口腔两颊黏膜近臼齿处出现直径约0.5～1mm的灰白色斑点，周围有红晕，称为“麻疹黏膜斑”，是早期诊断麻疹的重要依据。

3. **出疹期** 在发热3～4天左右开始出疹，此时发热、呼吸道症状达高峰。皮疹先见于耳后、发际、渐次延及头面、颈部，自上而下至胸、腹、背四肢，最后在手心、足心及鼻准部见疹点，疹点色泽红活，分布均匀，疹点多在3天内透发完毕。皮疹初起为玫瑰红色斑丘疹，压之褪色，大小不等，稀疏分明，继而疹色加深，呈暗红色，疹间可见正常皮肤，病情严重者皮疹可融合成片。

4. **恢复期** 出疹3～4天后，皮疹按出疹的先后顺序依次消退，体温开始下降，全身情况也随之好转。皮疹消退后皮肤可见糠麸样状脱屑，并留有浅褐色色素沉着，7～10天痊愈。

三、并发症

1. **喉炎** 多见于2～3岁以下小儿，常由继发细菌感染所致，临床表现为声音嘶哑、犬吠样咳嗽及吸气性呼吸困难，轻者随体温下降皮疹消退，严重者可窒息死亡。

2. **肺炎** 为麻疹最常见的并发症，多见于5岁以下小儿。可发生在麻疹的各个时期，是麻疹死亡的主要原因之一。主要为继发细菌或其他病毒感染。

3. **心肌炎** 多见于2岁以下小儿，轻者仅有心音低钝、心率增快、一过性心电图改变，重者可出现心力衰竭、心源性休克。

4. **脑炎** 发病率为0.1%～0.2%，常发生于出疹后2～5天。临床表现和脑脊液检查与其他病毒性脑炎类似。病死率约15%，多数可恢复，约20%～50%患儿留有运动、智力、精神障碍及癫痫等后遗症。

四、中医辨证论治

顺证：

1. 邪犯肺卫（初热期）

【临床表现】发热咳嗽流涕，喷嚏，双目红赤，泪水汪汪，畏光羞明，咽喉肿痛，体倦食少，小便短黄，或大便稀溏，发热2～3天在口腔颊部近臼齿处出现麻疹黏膜斑，是麻疹早期诊断的依据。舌质偏红，舌苔薄白或微黄，脉浮数。

【治法】辛凉透表，清宣肺卫。

【代表方】宣毒发表汤加减。

2. 邪入肺胃（见形期）

【临床表现】发热持续，起伏如潮，每潮一次，疹随外出，依序而现，疹点细小，由疏转密，稍觉凸起，触之碍手，疹色先红后暗红，伴烦渴嗜睡，目赤眵多，咳嗽加剧，大便秘结，小便短少，舌红苔黄，脉洪数。

【治法】清热解毒，佐以透发。

【代表方】清解透表汤加减。

3. **阴津耗伤（收没期）**

【临床表现】疹点出齐后，发热渐退，咳嗽渐减，胃纳增加，精神好转，疹点依次渐回，皮肤呈糠麸状脱屑，留有色素沉着，舌红少津，苔薄，脉细数。

【治法】养阴生津，清解余邪。

【代表方】沙参麦冬汤加减。。

逆证

1. **邪毒闭肺**

【临床表现】高热不退，疹点不多，或疹点早回，或疹点密集，疹色紫暗，咳嗽气促，鼻翼扇动，唇周发绀，喉间痰鸣，烦躁不宁，舌红，苔黄，脉数。

【治法】宣肺开闭，清热解毒。

【代表方】麻杏石甘汤加味。

2. **麻毒攻喉**

【临床表现】身热不退，咽喉肿痛或溃烂疼痛，饮水呛咳，声音嘶哑，咳声重浊，状如犬吠，喉间痰鸣，甚则吸气困难，胸高胁陷，面唇紫绀，舌质红，苔黄腻，脉滑数。

【治法】清热解毒，利咽消肿。

【代表方】羚角钩藤汤加减。

3. **邪陷心肝**

【临床表现】疹点密集成片，色泽紫暗，高热不退，烦躁谵妄，甚则神昏，抽搐，舌红绛，苔黄糙，脉数。

【治法】清热解毒，息风开窍。

【代表方】清咽下痰汤加减。

第二节 风疹

一、中医病因病机

风疹是感受风疹时邪，其病机为邪毒与气血相搏，外泄肌肤所致，其主要病变在肺卫。风疹时邪毒轻病浅，一般只犯于肺卫，蕴于肌腠，邪毒外泄后能较快康复。若邪毒阻滞少阳经络，则耳后、枕部臖核肿胀，或胁下可见痞块。只有少数患儿邪势较盛，可内犯气营，形成燔灼肺胃之证。

二、临床表现

1. **获得性风疹**

（1）潜伏期 一般为14～21天。

（2）前驱期 多数为1～2天，有低热或中度发热，轻咳、咽痛、流涕，或轻度呕吐、腹泻等。耳后、枕后及颈部淋巴结肿大，有轻度压痛。

（3）出疹期 多数病人发热1～2天后出疹，皮疹多为散在淡红色斑丘疹，也可呈大片皮肤发红或针尖状猩红热样皮疹。先见于面部，一天内波及全身，1～2天后，发热渐退，皮疹逐渐隐没，皮疹消退后，可有皮肤脱屑，但无色素沉着。

2. **先天性风疹综合征** 宫内感染风疹病毒者，生后可发生：

（1）一过性新生儿期表现 如肝脾肿大、紫癜、血小板减少、淋巴结肿大、脑膜脑炎等。

（2）永久性器官畸形和组织损伤 如生长发育迟缓、动脉导管未闭、肺动脉瓣狭窄、白内障、小眼睛、视网膜病、耳聋等。

（3）慢性或自身免疫引起的晚发疾病 如糖尿病、慢性进行性全脑炎、甲状腺炎、间质性肺炎等，这些迟发症状可在生后2个月至20年内发生。

三、诊　断

1. **诊断** 根据流行病学史，全身症状轻，出疹迅速，消退亦快，临床以耳后、枕后和颈部淋巴结肿大，有触痛为特点。对临床表现不典型者，可做病毒分离或血清学检测以确定诊断。

2. **先天性风疹综合征诊断标准** ①典型先天性缺陷，如白内障、青光眼、心脏病、听力丧失、色素性视网膜炎等。②实验室分离到病毒或检出风疹 IgM 抗体或血凝抑制抗体滴度持续增高等。

四、中医辨证论治

1. 邪郁肺卫

【临床表现】发热恶风，喷嚏流涕，轻微咳嗽，胃纳欠佳，精神倦怠，疹色淡红，稀疏细小，分布均匀，微有痒感，耳后、枕后及颈部淋巴结肿大，舌尖红，苔薄黄，脉浮数。

【治法】疏风清热，解表透疹。

【代表方】银翘散加减。

2. 邪入气营

【临床表现】壮热口渴，烦躁不宁，疹色鲜红或紫暗，疹点较密，小便短赤，大便秘结，舌质红，苔黄糙，脉洪数。

【治法】清热解毒，凉血透疹。

【代表方】透疹凉解汤加减。

五、预　防

孕妇在妊娠 3 个月内应避免与风疹病人接触，若有接触史者可于接触 5 天内注射丙种球蛋白，可减轻症状或防止发病。对已确诊为风疹的早期孕妇，应考虑终止妊娠，避免发生先天性风疹综合征。

第三节　幼儿急疹

幼儿急疹外因为感受幼儿急疹时邪，内因责之于正气不足。

一、中医病因病机

幼儿急疹是感受幼儿急疹时邪，从口鼻而入，侵犯肺卫，邪正交争，故发高热。由肺及脾，郁于肌表，与气血相搏，则见皮疹，疹透于肌肤，邪毒外泄，疾病渐愈。病变在肺脾两脏。

二、临床表现

发热持续 3～5 天，体温多达 39℃或更高，但全身症状较轻；高热 3～4 日后骤然热退，热退后出疹，皮疹为红色斑丘疹，迅速遍布躯干及面部，2～3 天皮疹消失，无色素沉着及脱屑。

三、诊断与鉴别诊断

1. **诊断** 根据幼儿急疹典型的临床表现诊断并不难。

2. **鉴别诊断** 本病需与麻疹、风疹及猩红热相鉴别，详见第四节猩红热。

四、中医辨证论治

1. 邪郁肺卫

【临床表现】突然高热，纳差，尿黄，或见呕吐，腹痛，泄泻，咽红目赤，但精神如常，舌红，苔薄黄，指纹浮紫。

【治法】辛凉解表，清宣肺卫。

【代表方】银翘散加减。

2. 邪蕴肌腠

【临床表现】热退身凉，周身出现红色丘疹，针尖大小，从颈部延及全身，压之退色，一二日即消退，不留疤痕，舌红苔薄黄，指纹紫滞。

【治法】疏风透疹，清热解毒。

【代表方】化斑解毒汤加减。

第四节 猩红热

一、病因病机

（一）病因及发病机制

1. **病因** A组乙型溶血性链球菌。

2. **发病机制** 病原菌及其毒素等产物在侵入部位及其周围组织引起炎症，并进入血液循环，引起毒血症及皮肤微血管弥漫性充血，形成片状或点状红色斑疹，并导致发热。其细菌表面的纤丝含的M蛋白具有抗吞噬作用，并与其相应抗体形成免疫复合物，使少数患儿对细菌毒素发生过敏反应，在病程1～5周时发生心、肾和关节滑膜等处的胶原纤维变性和坏死、小血管内皮细胞肿胀和单核细胞浸润病变，临床呈现风湿心脏病、急性肾小球肾炎、风湿性关节炎等病变。

（二）中医病因病机

猩红热的发病原是感受痧毒疫疠之邪，邪从口鼻侵入人体，蕴于肺胃二经，郁而化热、化火。火热之毒发散，犯卫、入营、伤阴，从而形成邪侵肺卫，毒在气营，疹后伤阴三个病理阶段。

病之初起，肺卫表证，见发热骤起；继而疫毒化火入里，炽盛于肺胃，肺胃热盛，熏蒸咽喉，咽喉肿烂；痧毒之邪，内蕴肺胃，外泄肌表，则皮疹发于肌腠之间。邪毒化火入里，传入气营，或内逼营血，则可见壮热烦渴，皮疹如丹，成片成斑。舌为心之苗，邪毒内盛，心火独盛，加之热耗阴津，故舌生红刺，舌光无苔，状如草莓。

若邪毒炽盛，内陷心肝，则可出现神昏抽搐。邪从火化，最易伤阴耗津，故病之后期可见肺胃阴伤之证。如失治误治，邪热久稽，余毒留滞，可致变证。邪毒炽盛而伤及心气时，可导致心悸；若邪毒未清，流窜筋骨关节，可引起关节疼痛和红肿灼热的搏证；余邪未清，内归肺脾肾，水液通调失职，膀胱气化不利，导致水湿内停，外溢肌表即可酿成水肿。

二、临床表现

1. **普通型：**

（1）前驱期 起病急骤，发热，头痛，咽痛，全身不适，体温一般在38℃～39℃，重者可高达40℃。咽及扁桃体显著充血，扁桃体上出现点状或片状白色脓性分泌物，软腭处有细小红疹或出血点。病初舌苔白，舌尖和边缘红肿，突出的舌乳头也呈白色，称为“白草莓舌”。

（2）出疹期 皮疹于发热第2天迅速出现，最初见于腋下、颈部与腹股沟，于一日内迅速蔓延至全身。在全身皮肤弥漫性充血潮红，上出现均匀、密集、针尖大小的猩红色小丘疹，呈鸡皮样，触之似粗砂纸样。疹间皮肤潮红，用手压可暂时苍白，去压后红疹又出现。面颊部潮红无皮疹，而口鼻周围皮肤苍白，形成口周苍白圈。皮肤褶皱处，如腋窝、肘窝、腹股沟等处，皮疹密集，色深红，其间有针尖大小出血点，形成深红色横纹线，称“帕氏线”。起病4～5天时，白苔脱落，舌面光滑鲜红，舌乳头红肿突起，称红草莓舌。颈前淋巴结肿大压痛。

（3）恢复期 皮疹按出疹顺序消退，体温正常，情况好转。皮疹多在1周内消退，1周末至第2周开始脱皮，先从脸部糠屑样脱皮，渐及躯干，最后四肢，可见大片状脱皮，轻症者脱皮较轻。脱皮后无色素沉着。

2. **轻型** 全部病程中缺乏特征性症状，有低热1～2天或不发热，皮疹极不典型，可仅限于腋下、腹股沟，疹稀少且色淡，1～2天即退，无草莓舌。发病1周后，在面额部、耳壳、手足指趾端发现轻微脱屑或脱皮，此时才考虑猩红热的诊断。由于容易漏诊，未能进行充分治疗，继发肾炎的可能性较大。

三、诊断与鉴别诊断

1. 诊断

（1）有与猩红热病人接触史。潜伏期通常为2～3天，短者1天，长者5～6天。

（2）临床表现：参考三期典型的临床表现。

（3）实验室检查：血常规检查白细胞总数及中性粒细胞增高。CRP升高，鼻咽拭子或其他病灶内标本细菌培养可分离出 A 族乙型溶血性链球菌。

2. 鉴别诊断

与麻疹、风疹及幼儿急疹相鉴别（见下表）。

四种出疹性疾病的鉴别诊断

病名	麻疹	风疹	幼儿急疹	猩红热
病原	麻疹病毒	风疹病毒	人疱疹病毒 6 型	乙型溶血性链球菌
前驱期	通常 3 天	0.5 ～ 1 天	3 ～ 4 天	约 1 天
常见症状及体征	呼吸道卡他症状严重，发热 2 ～ 3 天后口腔麻疹黏膜斑	卡他症状轻，耳后、颈部、枕后淋巴结肿大并触痛	一般情况好，高热时可有惊厥	高热，咽峡炎，草莓舌，帕氏线，贫血性皮肤划痕，口周苍白圈
发热与皮疹的关系	发热3～4天出疹，出疹期热更高	发热后 0.5 ～ 1 天出疹	高热3～5天出疹，热退疹出	发热1～2天出疹，出疹时高热
皮疹特点	暗红色斑丘疹；出疹顺序依次为耳后发际、前额、面、颈、躯干、四肢；3 ～ 4 天依出疹顺序回退；疹退后有细小脱屑及色素沉着	淡红色斑疹；顺序依次为面部、躯干、四肢；1 天内布满全身，3 ～ 4 天消退；无色素沉着及脱屑	玫瑰红色斑丘疹；发疹无一定顺序，颈及躯干部多见；1 天出齐，1 ～ 2 天消退；无色素沉着及脱屑	皮肤猩红，均匀且较密集的红色丘疹，高出皮面；自耳后、颈及上胸部，迅速波及全身；持续 3 ～ 5 天疹退；1 周后脱屑或大片脱皮

四、并发症

少数患儿在病后 2 ～ 3 周可发生急性肾小球肾炎、风湿性心脏病、风湿性关节炎等并发症。

五、治 疗

1. 西医治疗 目的是控制感染，消除症状，预防并发症。青霉素是治疗猩红热的首选药物，每日 5 万 U/kg，分 2 次肌肉注射。病情严重者可增加剂量并予静脉注射，疗程至少 10 天。对青霉素过敏者可用红霉素等药物。

2. 中医辨证论治

①邪侵肺卫

【临床表现】发热骤起，头痛，恶寒，灼热无汗，或伴呕吐，咽部红肿疼痛，上腭有粟粒样红疹，皮肤潮红，丹疹隐隐，舌红，苔薄白或薄黄，脉浮数有力。

【治法】辛凉宣透，清热利咽。

【代表方】解肌透痧汤加减。

②毒在气营

【临床表现】壮热不解，面赤，口渴，咽喉肿痛，伴糜烂白腐，皮疹密布，色红如丹，甚则色紫如斑。疹由颈、胸开始，继则弥漫全身，压之退色，见疹后的 1 ～ 2 天舌红起刺，苔黄燥，3 ～ 4 天后舌光红起刺，苔剥脱，状如草莓，脉数有力。

【治法】清气凉营，泻火解毒。

【代表方】凉营清气汤加减。

③疹后伤阴

【临床表现】丹痧布齐后 1 ～ 2 天，身热渐退，咽部糜烂疼痛减轻，见低热，唇口干燥，或伴有干咳，食欲不振，舌红少津，苔剥脱，脉细数。约 2 周后皮肤脱屑。

【治法】养阴生津，清热润喉。

【代表方】沙参麦冬汤加味。

第五节 水 痘

一、中医病因病机

水痘是感受水痘时邪，经口鼻侵入人体，蕴郁于肺脾而发病。邪郁肺卫则出现发热、流涕、咳嗽等肺卫表证；肺主皮毛，脾主肌肉，邪正交争，水痘时邪夹湿透于肌表，则水痘布露；因病尚在表，故水痘稀疏，疹色红润，疱浆清亮；毒炽气营则见壮热、烦躁、口渴等症；毒传营分，透发肌肤，则痘疹稠密，色紫暗，疱浆混浊。

若患儿体质虚弱，水痘时邪炽盛，易化热化火，内窜心肝而引起壮热不退、神昏、抽搐等邪陷心肝之变证。若痘疹破溃，污染邪秽，尚可引起痘疹溃烂、成疮等变证。

二、临床表现

1. **典型水痘** 潜伏期 10 ～ 20 天，平均 14 天。临床上可分为前驱期和出疹期。

（1）前驱期 可无症状或仅有轻微症状，可见低热或中等程度发热、头痛、全身不适、乏力、食欲减退、咽痛、咳嗽等，持续 1 ～ 2 天。

（2）出疹期 皮疹特点：①初为红斑疹，后变为深红色丘疹，再发展为疱疹。位置表浅，形似露珠水滴，椭圆形，3 ～ 5mm 大小，壁薄易破，周围有红晕。②皮疹呈向心分布，先出现于躯干和四肢近端，继为头面部、四肢远端，手掌、足底较少。③水痘皮疹分批出现，同一时期常可见斑、丘、疱疹和结痂同时存在（四代同堂）。

2. **重症水痘** 表现为高热及全身中毒症状重，皮疹呈离心分布，多而密集，易融合成大疱型或呈出血性，继发感染者呈坏疽型。

3. **先天性水痘** 妊娠早期感染水痘可能引起胎儿先天畸形（如肢体萎缩、头小畸形、白内障等）；若发生水痘后数天分娩亦可发生新生儿水痘。该型水痘易发生弥漫性水痘感染，呈出血性，并累及肺和肝，病死率高。

三、诊断与鉴别诊断

1. **诊断要点**

（1）起病 2 ～ 3 周前有水痘接触史。

（2）起病较急，在同一时期出现以躯干部为主，红斑、丘疹、疱疹、结痂并见的皮疹。疱疹呈椭圆形，大小不一，内含水液，周围红晕，常伴有瘙痒，结痂后不留疤痕。

（3）病情严重者，可见壮热烦躁、神志模糊、咳嗽气喘、鼻扇痰鸣、口唇紫绀，甚至昏迷、抽搐等症。

（4）实验室检查：①血常规：白细胞总数正常或稍高。②病原学检查：取新鲜水疱基底物，用免疫荧光法检测病毒抗原，敏感性高，有助于病毒学诊断。用聚合酶链反应（PCR）检测患儿呼吸道上皮细胞和外周血白细胞中的特异性病毒 DNA，是敏感、快速的早期诊断方法。

2. **鉴别诊断**

（1）脓疱疮 好发于炎热夏季，多见于头面部及肢体暴露部位，病初为疱疹，很快成为脓疱，疱液浑浊。疱液可培养出细菌。

（2）丘疹样荨麻疹 好发于婴儿，多有过敏史，无发热、咳嗽等上呼吸道感染征象，多见于四肢，呈风团样丘疹，长大后其顶部略似疱疹，较硬，不易破损，数日后渐干或轻度结痂，瘙痒重，易反复出现。

四、中医辨证论治

1. **邪郁肺卫**

【临床表现】发热轻微，或无热，鼻塞流涕，喷嚏，咳嗽，起病后 1 ～ 2 天出皮疹，疹色红润，疱浆清亮，根盘红晕，皮疹瘙痒，分布稀疏，多见于躯干、颜面及头皮，舌质淡，苔薄白，脉浮数。

【治法】疏风清热，解毒利湿。

【代表方】银翘散加减。

2. **毒炽气营**

【临床表现】壮热烦躁，口渴引饮，面赤唇红，口舌生疮，痘疹密布，疹色紫暗，疱浆混浊，甚至出现出血性皮疹，大便干结，小便黄赤，舌质红绛，舌苔黄糙而干，脉洪数。

【治法】清气凉营，化湿解毒。

【代表方】清营汤加减。

第六节　手足口病

一、病因病机

1. 西医病因病机　手足口病是由感受手足口病时邪（柯萨奇病毒A组型）引起的发疹性传染病，临床以手足肌肤、口咽部发生疱疹为特征。少数患儿可出现中枢神经系统、呼吸系统损害，个别重症患儿病情进展快，易发生死亡。

2. 中医病因病机　引起本病的病因为感受手足口病时邪，其病变部位在肺脾二经。

小儿肺脏娇嫩，不耐邪扰，脾常不足，易受损伤。时邪疫毒由口鼻而入，内侵肺脾。邪毒初犯，肺气失宣，卫阳被遏，脾气失健，胃失和降，则见发热、咳嗽、流涕、口痛、纳差、恶心、呕吐、泄泻等症；邪毒蕴郁，气化失司，水湿内停，与毒相搏，外透肌表，则发疱疹。感邪轻者，疱疹仅限于手足肌肤及口咽部，分布稀疏，全身症状轻浅；若感邪较重，毒热内盛，则疱疹波及四肢、臀部，且分布稠密，根盘红晕显著，全身症状深重，甚或邪毒内陷而出现神昏、抽搐等。此外，也有因邪毒犯心，气阴耗损，出现心悸气短、胸闷乏力，甚或阴损及阳，心阳欲脱，危及生命者。

二、临床表现

1. 病前1～2周有手足口病接触史。

2. 潜伏期2～7天，多数患儿突然起病，于发病前1～2天或发病的同时出现发热，多在38℃左右，可伴头痛、咳嗽、流涕、口痛、纳差、恶心、呕吐、泄泻等症状。一般体温越高，病程越长，则病情越重。

3. 主要表现为口腔及手足部发生疱疹。口腔疱疹多发生在硬腭、颊部、齿龈、唇内及舌部，破溃后形成小的溃疡，疼痛较剧，年幼儿常表现烦躁、哭闹、流涎、拒食等。

在口腔疱疹后出现1～2天可见皮肤斑丘疹，呈离心性分布，以手足部多见，并很快变为疱疹，疱疹呈圆形或椭圆形扁平凸起，如米粒至豌豆大，质地较硬，多不破溃，内有浑浊液体，周围绕以红晕，其数目少则几个，多则百余个。少数患儿臂、腿、臀等部位也可出现，但躯干及颜面部极少。疱疹一般7～10天消退，疹退后无瘢痕及色素沉着。

4. 血象检查：血白细胞计数正常，淋巴细胞和单核细胞比值相对增高。

三、诊断与鉴别诊断

1. 诊断要点

（1）病前1～2周有与手足口病患者接触史。

（2）起病较急，常见手掌、足趾、口腔、臀部疱疹及发热等症，部分病例可无发热。

（3）病情严重者，可见高热不退、头痛烦躁、嗜睡易惊、肢体抖动，甚至喘憋紫绀、昏迷抽搐、汗出肢冷、脉微欲绝等症。

（4）病原学检查：取咽分泌物、疱疹液及粪便，进行肠道病毒（CoxA16、EV71等）特异性核酸检测阳性，或分离出相关肠道病毒。

（5）血清学检查：急性期与恢复期血清CoxA16、EV71等肠道病毒中和抗体有4倍以上的升高。

2. 鉴别诊断

与水痘相鉴别：水痘由感受水痘病毒所致，以发热、皮肤黏膜分批出现斑丘疹、疱疹、结痂为特征。疱疹较手足口病稍大，呈向心性分布，以躯干、头面多，四肢少，疱壁薄，易破溃结痂，其长轴与躯体的纵轴垂直，在同一时期、同一部位斑丘疹、疱疹、结痂并见。

四、并发症（中西医结合助理医师不考）

1. 中枢神经系统感染：急性无菌性脑膜炎、脑干脑炎等。

2. 脊髓灰质炎样麻痹。

3. 神经源性肺水肿。

4. 循环障碍：暴发性心肌炎。

五、中医辨证论治

1. 邪犯肺脾

【临床表现】发热轻微，或无发热，或流涕咳嗽、纳差恶心、呕吐泄泻，1～2天后或同时出现口腔内疱疹，破溃后形成小的溃疡，疼痛流涎，不欲进食。随病情进展，手掌、足跖部出现米粒至豌豆大斑丘疹，并迅速转为疱疹，分布稀疏，疹色红润，根盘红晕不著，疱液清亮，舌质红，苔薄黄腻，脉浮数。

【治法】宣肺解表，清热化湿。

【代表方】甘露消毒丹加减。

2. 湿热蒸盛

【临床表现】身热持续，烦躁口渴，小便黄赤，大便秘结，手、足、口部及四肢、臀部疱疹，痛痒剧烈，甚或拒食，疱修色泽紫暗，分布稠密，或成簇出现，根盘红晕显著，疱液浑浊，舌质红绛，苔黄厚腻或黄燥，脉滑数。

【治法】清热凉营，解毒祛湿。

【代表方】清瘟败毒饮加减。

第七节　流行性腮腺炎

一、中医病因病机

流行性腮腺炎为感受风温时邪，从口鼻而入，侵犯足少阳胆经，邪毒壅阻于足少阳经脉，与气血相搏，凝结于耳下腮部所致。

1. 温毒在表　外感风温时邪，侵于足少阳胆经。邪毒循经上攻腮颊，与气血相搏结，则致耳下腮部漫肿疼痛、咀嚼困难；邪毒在表，则见发热恶寒、咽红等风热表证。

2. 热毒蕴结　温毒壅盛于少阳经脉，导致经脉气血凝滞不通，蕴结于腮颊部，则致腮部肿胀疼痛、坚硬拒按；热毒亢盛，扰及心神，则壮热烦躁；热毒内蕴阳明，则见纳少，呕吐；热邪伤津，则见口渴欲饮。

足少阳胆经与足厥阴肝经互为表里，热毒炽盛，邪陷厥阴，蒙蔽心包，引动肝风，则致高热、神昏、抽搐等症，此为邪陷心肝之变证；足厥阴肝经循少腹络阴器，热毒炽盛，则邪毒由少阳经脉传于厥阴经脉，引睾窜腹，引发睾丸肿痛，或少腹疼痛，此为毒窜睾腹之变证。

二、临床表现

潜伏期为2～3周。部分病例有发热、头痛、乏力、食欲不振等前驱症状。腮腺肿大通常先于一侧，2～4天又累及对侧。双侧腮腺肿大者约占75%。腮腺肿胀是以耳垂为中心，向前、后、下发展，边缘不清、触之有弹性感及触痛，表面皮肤不红，张口、咀嚼困难。腮肿3～5天达高峰，1周左右逐渐消退。腮腺管口可有红肿。

三、并发症

1. 脑膜脑炎　一般发生在腮腺炎发病后4～5天，个别患儿脑膜脑炎先于腮腺炎。一般预后良好。临床主要表现为发热、头痛、呕吐、嗜睡、颈强直等。重症患儿有高热、谵妄、抽搐、昏迷，甚至可引起死亡。

2. 睾丸炎或卵巢炎　睾丸炎常见于较大的患儿，多数在腮腺肿大开始消退时，患儿又出现发热，头痛、睾丸明显肿胀疼痛，可并发附睾炎。卵巢炎的发生率比睾丸炎少，可能与起病不易被临床发现有关。临床可见腰部酸痛、下腹疼痛和压痛。

3. 胰腺炎　常发生于腮腺肿大数日后。表现为中上腹疼痛和压痛，伴有体温骤然上升、恶心和呕吐等症。B超提示胰腺肿大，血清淀粉酶、脂肪酶升高有助于胰腺炎诊断。

4. 其他并发症 如心肌炎、乳腺炎、甲状腺炎、听力丧失、视神经乳头炎等并发症均可在腮腺炎前后发生。部分患儿遗留耳聋、视力障碍等后遗症。

四、中医辨证论治

常证

1. 温毒在表

【临床表现】轻微发热，一侧或双侧耳下腮部或颌下漫肿疼痛，边缘不清，触之痛甚，咀嚼不便，或有咽红。舌质红，舌苔薄白或薄黄，脉浮数。

【治法】疏风清热，散结消肿。

【代表方】柴胡葛根汤加减。

2. 热毒蕴结

【临床表现】高热不退，多见两侧腮部肿胀疼痛，坚硬拒按，张口、咀嚼困难，口渴引饮，烦躁不安，或伴头痛，咽红肿痛，食欲不振，呕吐，便秘溲赤。舌质红，舌苔黄，脉滑数。草莓，脉数有力。

【治法】清热解毒，软坚散结。

【代表方】普济消毒饮加减。

变证

1. 邪陷心肝

【临床表现】在腮部尚未肿大或腮肿后 5 ～ 7 天，壮热不退，头痛项强，烦躁，呕吐剧烈，嗜睡，严重者昏迷，惊厥，抽搐，舌质绛，舌苔黄，脉数。

【治法】清热解毒，息风开窍。

【代表方】清瘟败毒饮加减。

2. 毒窜睾腹

【临床表现】腮部肿胀渐消，男性多有一侧或两侧睾丸肿胀疼痛，女性多有一侧或两侧少腹疼痛，痛时拒按，伴有发热、呕吐，舌质红，舌苔黄，脉数。

【治法】清肝泻火，活血止痛。

【代表方】龙胆泻肝汤加减。

五、预防与调护

1. 预防

（1）本病流行期间，少去公共场所，避免感染。

（2）预防的重点是应用疫苗进行主动免疫。目前采用麻疹、风疹、腮腺炎三联疫苗，接种后 96% 以上可产生抗体。

2. 调护

（1）患儿发热期间应卧床休息，禁食肥腻之品，尤其避免酸辣等刺激性食物，并以流食、半流食为宜，注意口腔卫生，多饮开水。

（2）居室应空气流通，避免复感外邪。

（3）进入青春期的男性患儿，若已经并发睾丸炎可应用软纸及丁字带托住阴囊。

（4）患儿应按呼吸道传染病隔离至腮肿完全消退 5 天左右为止，有接触史的易感儿应检疫观察 3 周。

第八节　中毒型细菌性痢疾

一、中医病因病机

中毒型细菌性痢疾是由于染有疫毒的不洁之物，从口入腹，蕴伏肠胃所致。夏秋之季，湿热内盛，脾胃受困，秽邪疫毒最易入侵，毒聚肠中，正邪相争，则湿从热化，热盛化火，内窜营血，蒙闭心包，扰动神明则见高热神昏；热极生风，风火相扇，引动肝风则见抽搐；此为邪实内闭之证。若正不敌邪，可使阳气暴脱，则汗出肢冷，呼吸微弱，脉微欲绝，此为内闭外脱之证。邪毒蕴积肠胃，阻滞气机，气机不利则腹痛。热毒凝滞津液，伤及肠络则见赤白下痢。总之，本病的病变主要在肠腑，为邪毒滞于肠腑，凝滞津液、蒸腐气血所致。

二、临床表现

潜伏期较短，为数小时至 1 ～ 2 天。起病急骤，全身中毒症状严重，高热可＞ 40℃或更高，未腹泻前即出现严重的感染中毒表现，少数患儿体温不升，反复惊厥，迅速发生呼吸衰竭、休克或昏迷；也有在发热，脓血便 2 ～ 3 天后开始发展为中毒型。临床上按其主要表现分为四型：

1. 休克型（皮肤内脏微循环障碍型） 以周围循环衰竭为主要表现。轻者早期可见精神萎靡，面色苍白，肢端发凉，脉压变小，脉搏细数，呼吸加快，心率增快，心音低钝。重者可见神志模糊或昏迷，面色苍灰，四肢湿冷，血压下降或测不到，脉搏微弱或摸不到，皮肤花纹，口唇紫绀，可伴心、肺、血液、肾脏等多系统功能障碍。

2. 脑型（脑循环障碍型） 以神志改变、反复惊厥为主要表现。早期表现为萎靡、嗜睡、烦躁交替出现，继而频繁抽搐，神志昏迷，呼吸节律不整、叹息样呼吸、下颌呼吸等。瞳孔大小不等，对光反射迟钝或消失，视乳头水肿，眼底动脉痉挛。此型较重，病死率高。

3. 肺型（肺微循环障碍） 又称呼吸窘迫综合征，以肺微循环障碍为主，常在中毒性痢疾脑型或休克型基础上发展而来，病情危重，病死率高。

4. 混合型 以上三型症状先后出现或同时存在，由于全身严重的微循环障碍，重要器官的血流灌注锐减，是最为凶险的类型，病死率高。

三、治　疗

（一）西医治疗

中毒型细菌性痢疾病情危急，发展迅速，疾病早期应积极抢救，以西医治疗为主，采取抗感染、抗休克，防治脑水肿和呼吸衰竭等方法。

1. 降温止惊 ①降温：高热易引起惊厥，加重脑缺氧和脑水肿，应选用物理、药物降温或亚冬眠疗法，尽快使体温降至 36℃～ 37℃。如用冷盐水灌肠，既可降温，又可获取大便送检。②止惊：惊厥者可静脉注射地西泮，每次 0.3 ～ 0.5mg/kg（最大剂量每次不超过 10mg）或 10% 水合氯醛溶液，每次 0.5mL/kg 稀释灌肠。

2. 防治脑水肿和呼吸衰竭 ①脱水：首选 20% 甘露醇，每次 0.5 ～ 1g/kg，静脉注入，必要时 6 ～ 8 小时重复一次，或与利尿剂交替使用，以降低颅内压。②改善呼吸：保持呼吸道通畅；吸氧；如出现呼吸衰竭时，应采用呼吸兴奋剂或机械通气。

3. 防治循环衰竭 ①扩充血容量，纠正酸中毒，维持水与电解质平衡。②改善微循环。在充分扩容基础上应用血管活性药物以改善微循环，常用药物有东莨菪碱、酚妥拉明、多巴胺和阿拉明等血管活性药物。

4. 抗炎 如肾上腺皮质激素，具有抗炎、减轻脑水肿和抗休克作用。应早期、大剂量、短程应用。

5. 抗生素 应选用强有力的广谱抗菌药物，可适当选用头孢噻肟钠或头孢曲松钠（头孢三嗪）等药物。或根据大便培养结果选用敏感抗生素。

（二）中医辨证论治

1. 毒邪内闭

【临床表现】突然高热，烦躁萎靡，或恶心呕吐，反复惊厥，神志昏迷或见呼吸困难，节律不整，可有下痢脓血，或虽未见下痢脓血，但用棉签在肛门内检到黏液粪便，舌质红，苔黄厚或灰糙，脉数。

【治法】清肠解毒，泄热开窍。

【代表方】黄连解毒汤加味。

2. 内闭外脱

【临床表现】突然面色苍白或青灰，四肢厥冷，汗出不温，皮肤花纹，口唇紫绀，呼吸浅促，节律不匀，神志不清，脉细数无力或脉微欲绝。

【治法】回阳救逆，益气固脱。

【代表方】参附龙牡救逆汤加味。

第九节 传染性单核细胞增多症

一、中医病因病机

传染性单核细胞增多症病因为感受温热时邪。小儿脏腑娇嫩，形气未充，卫外不固，瘟疫邪毒由口鼻而入，侵于肺卫，结于咽喉，并内传脏腑，瘀滞经络，伤及营血，发生本病。

温邪从口鼻而入，首犯肺卫，故症见畏寒发热、头痛咳嗽、咽红烦渴；邪犯胃腑，可见恶心呕吐、不思饮食等；若兼夹湿，还可见困倦乏力、脘腹痞闷、面黄肢重等症。热毒进入气分，化毒化火，肺胃热甚，则大热大汗；热毒炽盛，炼液为痰，痰火瘀结，充斥脏腑，流注经络，发为淋巴结肿大；热毒内蕴，气血瘀滞，发为腹中积聚痞块；热毒痰火上攻咽喉，发为咽喉肿痛溃烂；热毒内窜营血，迫血妄行，出现皮疹发斑、尿血；热毒内陷心肝，发为抽搐昏迷；痰热内闭于肺，发为咳嗽痰喘；痰火痹阻脑络，可致口眼歪斜、失语瘫痪；湿热瘀阻肝胆，发为黄疸。热毒痰瘀易伤气阴，使疾病迁延难愈，故后期表现气阴受伤，余毒未清，病情迁延。本病以卫、气、营、血的规律进行传变，热、毒是主要病因；痰、瘀是主要病理产物。

二、临床表现

传染性单核细胞增多症发病或急或缓，半数有不适、头痛、恶心、疲乏、腹痛等前驱症状，继之出现典型症状。

1. **发热** 体温常在38℃～39℃之间，重者可达40℃以上。热型不一，一般持续1～3周，然后逐渐下降。虽高热，但中毒征象不明显。

2. **淋巴结肿大** 两侧颈部淋巴结肿大为主。有时可见全身浅表淋巴结普遍肿大、大小不等、硬度中等、活动度好。肿大的淋巴结于病程2周后逐渐消退，少数病例可持续数月甚至数年之久。

3. **咽峡炎** 咽痛是主要症状之一。咽峡部充血，扁桃体肿大、充血，严重可覆有灰白色膜状分泌物。少数悬雍垂或软、硬腭交界处见到小出血点和溃疡。

4. **肝脾肿大** 半数患者出现脾肿大，多数在肋下1～3cm，质地软；约1/3病例有肝大，肝功能异常。部分患儿可有黄疸，个别病例肝衰竭，因大块肝坏死而死亡。

5. **皮疹** 幼小儿童较为多见，以风疹样红色斑丘疹最常见，亦可呈猩红热样皮疹、荨麻疹、多形红斑或瘀点等，以躯干和前臂伸侧为主，为暂时性，约1周隐退，不留痕迹，亦不脱屑。

三、诊断与鉴别诊断

1. 诊断要点

（1）当地有本病流行，并有与本病患者接触史。

（2）临床特点：发热，咽峡炎，颈部淋巴结（可伴其他各处淋巴结）肿大，但压痛轻微，部分病例可出现肝、脾肿大，少数病例可出现黄疸、皮疹、肺炎、脑膜炎等。

（3）实验室检查

①血象白细胞总数在病初正常或偏低，继而轻度增多。淋巴细胞自第3～4病日开始增多，10天后可达50%以上，其中异常淋巴细胞占10%（或绝对值1000）以上。

②抗EB病毒IgM抗体出现，并在病程中效价增高者，可确诊。

2. 鉴别诊断

（1）巨细胞病毒感染、弓形虫病 其症状酷似传染性单核细胞增多症，应予以鉴别。血清嗜异性凝集试验阴性，特异性抗体及病毒分离可资鉴别。

（2）细菌性咽峡炎、扁桃体炎 其血象中中性粒细胞增多，咽拭子细菌培养可得阳性结果，且青霉素治疗有效。

（3）某些药物反应引起类似传染性单核细胞增多症的症状血中也可出现较高比例的异常淋巴细胞，但血清嗜异性凝集反应阴性或抗体效价很低，停用这些药物后病情迅速好转，异淋百分比很快下降。

四、中医辨证论治

1. 邪郁肺卫

【临床表现】发热，微恶风寒，微有汗，咳嗽鼻塞，流涕，头身痛，咽红疼痛，颈部臖核肿大，舌边或舌尖稍红，苔薄黄或薄白而干，脉浮数。

【治法】疏风清热，清肺利咽。

【代表方】银翘散加减。

2. 热毒炽盛

【临床表现】壮热烦渴，咽喉红肿疼痛，乳蛾肿大，甚则溃烂，口疮口臭，面红唇赤，皮疹显露，颈、腋、腹股沟处浅表淋巴结肿大，胁下痞块，便秘尿赤，舌质红，苔黄腻，脉洪数。

【治法】清热泻火，解毒利咽。

【代表方】普济消毒饮加减。

3. 热瘀肝胆

【临床表现】发热，皮肤发黄，小便短黄，肝脾肿大明显，胸胁胀痛，恶心呕吐，食欲不振，大便或溏或干结，舌红，苔黄腻，脉弦数。

【治法】清热解毒，利湿化瘀。

【代表方】茵陈蒿汤加减。

4. 正虚邪恋

【临床表现】病程日久，发热渐退，或低热不退，精神软弱，疲乏气弱，口干唇红，大便或干或稀，小便短黄，咽部稍红，淋巴结、肝脾肿大逐渐缩小，舌红绛或淡红，苔少或剥苔，脉细弱。

【治法】益气养阴，兼清余热，佐以通络化痰。

【代表方】气虚为主，宜竹叶石膏汤加减；阴虚为主，宜青蒿鳖甲汤加减。

第十四单元　寄生虫病

第一节　蛔虫病

一、病因病机

蛔虫病患者是本病的主要传染源，经口吞入感染性蛔虫卵是主要传播途径。蛔虫卵随粪便排出后，可污染土壤、蔬菜、瓜果等，小儿通过污染的手拿取食物或生吃未经洗净且附有感染性虫卵的蔬菜、瓜果等，均易受感染；蛔虫卵亦可随灰尘飞扬被吸至咽部而吞入。

二、临床表现

1. 幼虫移行引起的症状 蛔虫卵可移行至肺、脑、肝、脾、肾、甲状腺和眼，引起相应的临床表现。

2. 成虫引起的症状 症状的轻重不但取决于蛔虫数目的多少，而且与蛔虫所在部位和状态有关。患者常腹痛，位于脐周，不剧烈，喜按揉；部分病人烦躁易惊或磨牙。

3. 并发症 如胆道蛔虫症、蛔虫性肠梗阻、肠穿孔及腹膜炎。

三、中医辨证论治

本病治疗原则为驱蛔杀虫，调理脾胃；出现蛔厥证时先安蛔止痛，继以驱蛔杀虫。

1. 蛔虫证

【临床表现】脐周腹痛，时作时止，饮食不振，日见消瘦，大便不调，面色萎黄，或恶心、呕吐，或吐蛔虫，或大便下虫。睡眠不安，寐中磨牙，甚则爱挖鼻孔，咬衣角，嗜食泥土等；有的患儿面部出现淡色白斑，巩膜出现蓝色斑点，或下唇出现颗粒样大小白点。粪便镜检有蛔虫卵。

【治法】驱蛔杀虫，调理脾胃。

【代表方】使君子散加减。

2. 蛔厥证

【临床表现】具有蛔虫证的一般症状。突然右上腹阵发性绞痛，弯腰曲背，辗转不安，恶心、呕吐，肢冷汗出，常吐出蛔虫。重者腹痛持续，时轻时剧，畏寒发热，甚则出现黄疸。舌苔黄腻，脉弦数或滑数。

【治法】安蛔定痛，继以驱虫。

【代表方】乌梅丸加减。

第二节　蛲虫病（中西医结合助理医师不考）

一、病因病机

蛲虫患者是唯一的传染源。主要经口食入被虫卵污染的食物及手指而感染。虫卵可散落在衣裤、被褥玩具或食物上，而且抵抗力强，在室内可存活3周，经吞食或空气吸入等方式传播。虫卵可在肛周皮肤上自行孵化成幼虫，再经肛门入肠内发育为成虫，称为逆行感染。

二、临床表现

约有1/3的蛲虫感染者可无症状，部分蛲虫感染可引起局部和全身症状。当雌虫爬到肛门周围排卵时可引起肛周和会阴皮肤强烈瘙痒，夜间为甚，伴睡眠不安。局部皮肤发生皮炎和继发感染，并伴有全身症状。

三、防治方法

1. 切断传播途径　蛲虫成虫的寿命一般20～30天，感染性虫卵可存活3周。而蛲虫患者是唯一的传染源，本病再感染机会很多，因此，药物治疗的同时必须与预防结合。平时应开展卫生宣教，改善环境卫生，讲究个人卫生，培养良好的卫生习惯，饭前便后洗手，勤剪指甲，纠正吮指等不良习惯，切断传播途径。

2. 防止重复感染　家庭或集体儿童机构中的患儿应同时治疗，勤换衣物及被褥并用开水浸泡或煮蒸后在阳光下暴晒，以避免再感染。

第十五单元　小儿危重症的处理

第一节　心搏呼吸骤停与心肺复苏术

一、病　因

1. 心搏骤停的病因　心肌病、心肌炎、先天性心脏病、循环系统状态不稳定，如失血性休克、心力衰竭、严重低血压、严重心律失常以及各种意外损伤等。

2. 呼吸骤停的病因　新生儿窒息、婴儿猝死综合征、喉炎、喉痉挛、喉梗阻、气管异物、胃食管反流、中毒或药物过敏、呼吸衰竭、呼吸窘迫综合征、代谢性疾病等。迅速进展的肺部疾病如严重哮喘、重症肺炎、肺透明膜病，神经系统疾病急剧恶化。

3. 临床难以预料的易触发心搏呼吸骤停的高危因素　大量持续静脉滴注、不适当胸部物理治疗（拍背、吸痰等）、气道吸引、气管插管、呼吸机的撤离等。

二、诊　断

1. 突然昏迷　可在心搏停跳8～12秒后出现，可有一过性抽搐。

2. 大动脉搏动消失　颈动脉、股动脉、肱动脉搏动消失，血压测不出。年幼儿可直接触摸心尖部确定有无心跳。

3. 心音消失或心跳过缓　心音消失或年长儿心率低于30次/分，新生儿低于60次/分，初生新生儿低于100次/分均需施行心脏按压。

4. 瞳孔扩大　心脏停搏30～40秒瞳孔开始扩大，对光反射消失，瞳孔大小可反映脑细胞功能受损程度。

5. 呼吸停止或严重呼吸困难　面色灰暗或紫绀，应注意呼吸过于浅弱、缓慢或呈倒吸气样时不能进行有效气体交换所造成的病理生理改变与呼吸停止相同。

6. 心电图表现　①心搏徐缓。②室性心动过速。③心室纤颤。④心室停搏。

7. 眼底变化　眼底血管血流缓慢或停滞，血细胞聚集呈点彩样改变。提示脑血流已中断，脑细胞即将死亡。

前两项即可诊断心搏呼吸骤停，不必反复触摸脉搏或听心音，以免贻误抢救时机。

三、心肺复苏方法

（一）基本生命支持（BLS）

总的原则是尽快恢复心跳呼吸，以迅速建立有效的血液循环和呼吸，以保证全身尤其是心、脑、肾等重要器官的血流灌注及氧供应。迅速和高质量 CPR 对于循环呼吸恢复和避免复苏后神经系统后遗症至关重要。《2015 心肺复苏与心血管急救指南》推荐，从胸外按压开始心肺复苏，按 C-A-B 进行为优先程序，即胸外按压（chest compressions/circulation，C），气道（airway，A），呼吸（breathing，B）。新生儿心脏骤停主要为呼吸因素所致（已明确为心脏原因者除外），其 CPR 程序为 A-B-C 方法。

1. **胸外按压** 其目的是建立人工循环。具体方法包括：将患儿仰卧置于硬板上，8 岁以上年长儿可用双掌法，即以双手掌重叠，十指相扣，使下面之手的手指抬起，手掌根部置于患儿胸骨下半段按压，按压时双手肘关节伸直，有节奏地向脊柱方向挤压。对于 1 ～ 8 岁小儿，可用单掌按压法，用一手固定患儿头部，以便通气，另一手的手掌根部置于胸骨下半段（避开剑突），手掌根的长轴与胸骨的长轴一致。对于婴儿和新生儿，采用双手环抱按压法，即用双手围绕患儿胸部，双拇指平放或重叠置于乳头连线正下方处按压胸骨，同时其他手指挤压胸背部。按压频率为婴儿、儿童 100 ～ 120 次 / 分。按压幅度至少为胸部前后径的 1/3，对于大多数婴儿相当于大约 4cm，对于大多数儿童相当于大约 5cm，并保证每次按压后充分胸部回弹。

心脏按压有效的指征为：①可触及颈动脉或股动脉搏动，动脉血压＞ 60mmHg；②扩大的瞳孔缩小，光反射恢复；③口唇及甲床颜色转红；④肌张力增强或有不自主运动；⑤出现自主呼吸。

2. **开放气道** 建立和维持气道开放和保持足够通气是基本生命支持的重要内容。首先快速清除口咽鼻部分泌物、呕吐物或异物，保持头轻度后仰位，使气道平直，一般采用仰头抬颏法。怀疑有颈椎损伤，采用托颌手法开放气道。也可放置口腔通气管，使口咽部处于开放状态。

3. **建立呼吸** 借助人工方法进行气体交换，改善缺氧状态。需与心脏按压同时进行。

①口对口人工呼吸：适用于现场急救。操作时患儿平卧，头稍后仰，术者一手托住患儿下颌，另一手拇指与食指捏住患儿鼻孔。操作者将口覆盖患儿之口，将气吹入，每次送气时间 1 秒钟，停止吹气后，放松鼻孔，让患儿肺内气体自动排出。对 1 岁以内的小婴儿，可采用口对口鼻吹气。有效通气的判定标准为能否引起胸部扩张。数次吹气后应缓慢挤压患儿上腹部，以排除胃内气体。口对口人工呼吸时，吸入氧浓度较低（＜ 18%），难以保证通气量，故应尽快用复苏器或人工呼吸机代替。

②球囊一面罩通气：选择适合的面罩，覆盖患儿口鼻，并托举患儿下颌打开气道。可使用 E-C 钳方式进行球囊 - 面罩通气：左手拇指与示指呈“C”字形将面罩紧扣于患儿面部，中指、无名指、小指呈“E”向面罩方向托颌，另一手有节律的挤压、放松气囊。在面罩吸氧时，一定程度的头部伸展能保持气道畅通，婴儿和幼儿最好保持在中间的吸气位置，而不要过度伸展头部，以免产生气道压迫梗阻。在操作过程中注意观察胸廓起伏以了解辅助通气的效果。

③按压与通气的协调：在未建立高级气道（气管插管）时，心脏按压频率与人工通气频率之比婴儿、儿童为 15 ：2（双人操作）、30 ：2（单人操作）。高级气道建立后，胸外按压与人工呼吸不再进行协调，负责按压者以 100 ～ 120/ 分频率不间断按压，呼吸频率为 8 ～ 10 次 / 分（每 6 秒 1 次呼吸），注意避免过度通气。

4. **除颤** 在能够获取自动体外除颤仪（AED）或手动除颤仪的情况下进行。目击患儿突发性心脏骤停，或心电监护提示心室颤动或无脉性室性心动过速，可用电击除颤复律。若在医院外发生，且未被目击的心脏骤停，应先于 5 个周期的 CPR（约 2 分钟），然后给予 AED。1 岁以下首选手动除颤仪，次选能量衰减性 AED。1 ～ 8 岁儿童使用儿科剂量衰减 AED。初始除颤能量选用 2J/kg，如需要 2 次除颤，则能量至少升至 4J/kg，不超过 10J/kg。除颤后立即恢复 CPR，尽可能减少除颤前后的胸外按压中断时间。

（二）高级生命支持 (ALS)

指在 BLS 基础上及时转运到有条件的医院和医疗急救中心，建立血管通道，心电监护，建立高级气道，应用药物，对症处理，最大程度改善预后。

1. **监护** 包括心电监护、有条件者行中心静脉压、呼气末 CO_2、有创动脉压监测及脑电监测等。

2. **高级气道通气** 包括放置口咽或鼻咽气道、喉面罩通气道、食管－气管联合导气管、气管插管等。其中气管插管人工呼吸是通气效果最佳的人工呼吸方法。当需要持久通气或面罩吸氧不能提供足够通气量时，可用气管内桶管代替面置吸氧。播管时应选用与年龄相适应的不同内径的导管，如为不带套囊导管，导管内径：1 岁内 3.5m，1 ～ 2 岁 4mm，大于 2 岁可按公式：内径（mm）＝ 4 ＋年龄 /4 计算。如为带囊导管，相同年龄的患儿所选导管内径比不带囊套者减少 0.5mm。插管成功后用人工呼吸机或简易呼吸器进行有效的人工呼吸。

3. **建立血管通路** 以周围静脉穿刺最常用，必要时同时建立周围静脉通路和中心静脉通路。周围静脉穿刺困难时，应建立骨髓通路，所有需静脉输入的复苏药物均可经骨髓通路给予。

4. **药物治疗** 在心肺复苏过程中，恰当使用药物有助于促进自主呼吸与心博的恢复。其目的是提高心、脑灌注压，增加心、脑血流量；提高室颤阈值，为除颤创造条件；减少脑再灌注损伤；减轻酸中毒，以利血管活性药物发挥作用，维持脏器功能。给药途径包括静脉通道（IV）、骨髓（IO）、气管内（ET）给药。强调不能用药物治疗取代人工呼吸和人工循环。

（1）氧：复苏的关键是保证组织器官恢复氧合血灌注，因此将氧视为一种药物。在复苏时短时需要吸入 100%氧，无需顾及氧中毒。一旦缺氧缓解，只需给予使血氧饱和度稳定在 94%以上的最低吸氧浓度。

（2）肾上腺素：为复苏首选药物，适应于各种原因所致的心搏骤停。有正性肌力和正性频率作用。首次静脉（V）或骨髓内（IO）0.01mg/kg（1 ∶ 10000 溶液，0.1ml/kg），最大剂量 1mg；气管内（ET）0.1mg/kg；必要时间隔 3 ～ 5 分钟可重复 1 次。

（3）碳酸氢钠：复苏最初不宜使用，用药指征为：确立有效的通气且通气量足够，pH ＜ 7，20，严重肺动脉高压、高血钾、较长时间心停跳可考虑使用。先予 5%碳酸氢钠 5mL/kg，稀释成等张液后滴入，此后根据血气分析与生化检查结果决定补充量。如果患儿有足够通气量，第次肾上腺素给药后效果不佳即可考虑使用。

（4）阿托品：不建议常规使用。用于心脏复跳后心动过缓、Ⅱ度房室传导阻滞、预防气管插管引起的迷走神经性心动过缓。可通过静脉、骨、气管内给药。IV 或 IO 剂量每次 0.02mg/kg，ET 剂量为 0.04 ～ 0.06mg/kg，间隔 5 分钟可重复使用。最大剂量儿童不超过 1mg，青少年不超过 2mg。

（5）葡萄糖：高血糖与低血糖均可导致脑损伤，在心脏复苏时，应快速进行床旁的血糖检测，在低血糖时应立即给葡萄糖，剂量 0.5 ～ 1.0g/kg，宜 25%有萄糖静脉注射。CPR 后常可见应激性、一过性血糖升高，故在 CPR 期间宜用无糖液，血糖超过 10 mmol/L 要干预控制。

（6）钙剂：仅在已明确的低钙血症、高钾血症（非洋地黄中毒）、高镁血症、钙通道阻滞剂过量时，可考虑使用。对心跳已停搏者不宜使用。剂量：10%葡萄糖酸钙 100 ～ 200mg/kg（10%葡萄糖酸钙 1 ～ 2mL/kg），每次最大剂量 2.0g。

（7）利多卡因：具有抑制自律性和室性异位起博点，提高室颤阈值。用于复发性室性心动过速、心室颤动。剂量：首剂为 1mg/kg，负荷量给后即静脉维持，剂量为每分钟 20 ～ 50μg/kg（10% 葡萄糖酸钙 1 ～ 2mL/kg），每次最大剂量 2.0g。

（8）胺碘酮：用于多种心律失常，尤其是室性心动过速。每次 5mg/kg，IV 或 IO 给药。可重复给药 2 次，总剂量 15mg/kg，单次最大剂量为 300mg。用药时应监测心电图和血压。

（9）腺苷：抑制窦房结和房室结活性，为终止室上性心动过速的有效药物。首剂 0.1mg/kg（最大剂量 6mg）快速推注，重复剂量 0.2mg/kg（最大剂量 12mg）。禁用干预激综合征和非规则宽 QRS 波群心动过速，因可致心律变为室颤。

（10）纳洛酮：用于阿片类药物过量。IV 或 IO 给药剂量 0.1mg/kg，必要时 2 分钟重复一次，最大剂量 2mg。气管插管内给药剂量为静脉的 2 ～ 3 倍。

还可根据病情酌情选用其他血管活性药物、脱水剂、镇静剂、利尿剂、肾上腺皮质激素等。

5. **复苏后稳定处理** 经人工呼吸、心脏按压及药物急救治疗后自主循环恢复并能维持者，进入复苏后稳定阶段。还需注意维持有效循环血容量，纠正低血压、心律失常等；积极实施脑复苏，尽量避免神经系统后遗症；维持肾功能及水、电解质平衡；加强呼吸道的管理；防治继发性器官损害；治疗原发病及防治感染等，力争患儿达到最好的存活状态。

【终止复苏的指征】

经 30 分钟积极抢救，心电监护仍显示等电位线，可考虑停止复苏术。意识和自主呼吸等中枢神经系统功能未恢复的表现不能作为终止复苏的指征。在复苏期间不做脑死亡判断，必须待心血管功能重新恢复后再做判断。只要心脏对各种刺激（包括药物）尚有反应，CPR 至少应持续 1 小时。

第二节 脓毒性休克（中西医结合助理医师不考）

脓毒症是指感染（可疑或证实）引起的全身炎症反应综合征（SIRS）；严重脓毒症是指脓毒症导致的器官功能障碍或组织低灌注；脓毒性休克是指脓毒症诱导的组织低灌注和心血管功能障碍。表现为体循环、微循环功能障碍和心肺为主的多个脏器功能受损改变。

一、发病机制

1. 微循环障碍 细菌及其毒素进入人体后大量繁殖，释放其毒素，血液中儿茶酚胺、血栓素 A2（TXA2）、肿瘤坏死因子（TNF）等物质增多，交感神经兴奋，全身小血管收缩，微循环灌流减少而致组织缺血缺氧，病情进一步发展，动静脉短路开放，缺血缺氧加重，血中乳酸多而致酸中毒，此为缺血缺氧期；此时微静脉端呈痉挛状态，而微动脉舒张，出现微循环瘀血，毛细血管通透性增高，大量血浆外渗，有效循环量锐减，进入瘀血缺氧期；至休克晚期，血液浓缩，流动减慢呈瘀泥状，红细胞破坏，血小板凝聚成微聚物而致弥散性血管内凝血（DIC）。

2. 免疫炎性介质的作用 病原微生物释放内、外毒素，作用于血管内皮细胞、巨噬细胞、T 淋巴细胞、中性多形核细胞等，释放一系列促炎和抗炎介质，由于促炎和抗炎平衡失调，产生全身炎症反应综合征（SIRS），或代偿抗炎反应综合征（CARS），这是产生感染性休克的重要病理基础。

3. 神经 - 内分泌和其他体液因子作用 严重感染时，机体除发生免疫系统反应外，神经 - 内分泌系统亦迅速做出反应。首先，交感 - 肾上腺系统兴奋，循环中儿茶酚胺类激素浓度迅速增加时，外周血管强烈收缩，代偿性增加回心血量，但内脏血管收缩使脏器的血液灌注不足而缺血缺氧；在垂体 - 肾上腺轴的作用下，肾上腺皮质激素、胰高血糖素等释放也增加；诸多因素造成组织血管内皮细胞损伤，释放花生四烯酸，后经环氧化酶和脂氧化酶作用分别产生前列腺环酸（PGI2）、血栓素（TXA2）和白三烯（LT）等。这些神经 - 体液因子的调节紊乱导致血管强烈收缩，内皮细胞损伤，是休克微循环功能障碍的基础。

感染性休克是在病原体及其毒素作用下，由血流动力学异常、组织细胞能量代谢障碍、多脏器功能衰竭三种不同机制综合作用的结果。

二、临床表现

1. 休克早期（代偿期） 以脏器低灌注为主要表现。神志清楚，烦躁不安或萎靡不振，面色苍白，肢端发凉，呼吸加快，心率增快，血压正常或稍低，脉压差变小，实验室检查可出现高乳酸血症和低氧血症。

2. 休克中期（失代偿期） 表现为低血压和酸中毒。意识模糊，嗜睡，面色青灰，四肢厥冷，肛指温差＞ 6℃，唇绀，毛细血管再充盈时间＞ 3 秒。血压下降，呼吸表浅且快，心率快，心音低钝，尿少甚则无尿。此期可出现各脏器功能不全。

3. 休克晚期（不可逆期） 表现为血压明显下降，心音极度低钝，常合并多脏器功能衰竭，常规抗休克治疗难以纠正。

三、治 疗

1. 治疗原则 积极控制感染和抗休克。配合中医治以回阳救逆，益气固脱。

2. 中医辨证论治

①热毒内闭

【临床表现】高热，烦躁，或精神萎靡，甚则神志昏迷，强直抽搐，喉中痰鸣，胸腹灼热，面色苍白，手足厥冷，口渴喜饮，小便短赤，大便秘结，舌红，苔黄燥，脉细数。

【治法】清热解毒，通腑开窍。

【代表方】清瘟败毒饮合小承气汤加减，并配用安宫牛黄丸、紫雪丹、至宝丹，开窍醒神。

②气阴亏竭

【临床表现】神志不清，面色苍白，呼吸促而弱，皮肤干燥，尿少口干，四肢厥冷，唇舌干绛，苔少而干，脉细数而无力。

【治法】益气养阴，救逆固脱。

【代表方】生脉散加减。若兼见大片瘀斑扩大融合，是气脱血瘀之证，加丹参、赤芍、川芎，并重用人参，益气固脱化瘀。

③阴竭阳脱

【临床表现】神志不清，面色青灰，皮肤紫花或大片疲斑，皮肤湿冷，四肢冰凉过肘膝，汗出如油，呼吸不整，体温不升，唇紫发青，苔白滑，脉微欲绝，或指纹淡隐。

【治法】益气回阳，救逆固脱。

【代表方】参附汤或参附龙牡救逆汤加减。

第十六单元　中医相关病证

第一节　慢性咳嗽

一、中医病因病机

小儿咳嗽的发生原因，主要为感受外邪，以感受风邪为主，肺脾虚弱则是本病的主要内因。咳嗽的病变部位在肺，常涉及脾。病理机制为肺失宣肃，肺气上逆，外邪从口鼻或皮毛而入，邪侵于肺，肺气不宣，清肃失职，而发生咳嗽。小儿咳嗽亦常与脾相关。小儿脾常不足，脾虚生痰，上贮于肺，或咳嗽日久不愈，耗伤正气，可转为内伤咳嗽。

1. **感受外邪**　主要为感受风邪。风邪致病，首犯肺卫，邪壅肺络，气机不宣，清肃失司，肺气上逆，则致咳嗽。

2. **痰热蕴肺**　小儿肺脾虚弱，气不化津，痰易滋生。若素有食积内热，或心肝火盛，或外感邪热稽留，炼液生痰，痰热互结，阻于气道，肺失清肃，则致咳嗽痰多，痰稠色黄，不易咯出。

3. **痰湿蕴肺**　小儿脾常不足，易为乳食、生冷所伤，则使脾失健运，水谷不能化生精微，酿为痰浊，上贮于肺，痰阻气道，肺失宣降，气机不畅，则致咳嗽痰多，痰色白而稀。

4. **肺脾气虚**　小儿素体虚弱，或久咳耗伤正气后，致使肺脾气虚，运化失司，气不布津，痰液内生，蕴于肺络，则致久咳不止，咳嗽无力，痰白清稀。

5. **肺阴亏虚**　小儿咳嗽，日久不愈，正虚邪恋，热伤肺络，或阴虚肺失濡润，而致久咳不止，干咳无痰，声音嘶哑。

小儿咳嗽病因虽多，但其主要的病理机制为肺脏受累，宣肃失司。外感咳嗽病起于肺，内伤咳嗽可因肺病迁延，或他脏先病，累及于肺所致。

二、中医辨证论治

（一）外感咳嗽

1. 风寒咳嗽

【临床表现】咳嗽频作，咳声重浊，咽痒，痰白清稀，鼻塞流涕，恶寒无汗，发热头痛，全身酸痛，咽不红，舌苔薄白，脉浮紧或指纹浮红。

【治法】疏风散寒，宣肺止咳。

【代表方】金沸草散加减。

2. 风热咳嗽

【临床表现】咳嗽不爽，痰黄黏稠，不易咯出，口渴咽痛，鼻流浊涕，伴有发热恶风，头痛，微汗出，舌质红，苔薄黄，脉浮数或指纹浮紫。

【治法】疏风解热，宣肺止咳。

【代表方】桑菊饮加减。

（二）内伤咳嗽

1. 痰热咳嗽

【临床表现】咳嗽痰多，色黄黏稠，难以咯出，甚则喉间痰鸣，发热口渴，烦躁不宁，尿少色黄，大便干结，舌质红，苔黄腻，脉滑数或指纹紫。

【治法】清肺化痰止咳。

【代表方】清金化痰汤加减。

2. 痰湿咳嗽

【临床表现】咳嗽重浊，痰多壅盛，色白而稀，喉间痰声辘辘，胸闷，神乏困倦，纳呆，舌淡红，苔白腻，脉滑。

【治法】燥湿化痰止咳。

【代表方】三拗汤合二陈汤加减。

3. 气虚咳嗽

【临床表现】咳嗽反复不已，咳而无力，痰白清稀，面色苍白，气短懒言，语声低微，自汗畏寒，舌淡嫩，边有齿痕，脉细无力。

【治法】健脾补肺，益气化痰。

【代表方】六君子汤加味。

4. 阴虚咳嗽

【临床表现】干咳无痰，或痰少而黏，或痰中带血，不易咯出，口渴咽干，喉痒，声音嘶哑，午后潮热或手足心热，舌红，少苔，脉细数。

【治法】养阴润肺，兼清余热。

【代表方】沙参麦冬汤加减。

第二节 腹 痛

一、中医病因病机

小儿脾胃薄弱，经脉未盛，易为各种病邪所干扰。六腑以通降为顺，经脉以流通为畅，感受寒邪、乳食积滞、脾胃虚寒、情志刺激、外伤，皆可使气滞于脾胃肠腑，经脉失调，凝滞不通则腹痛。

1. **感受寒邪** 由于护理不当，衣被单薄，腹部为风冷之气所侵，或因过食生冷瓜果，中阳受戕。寒主收引，寒凝气滞，则经络不畅，气血不行而腹痛。

2. **乳食积滞** 小儿脾常不足，运化力弱，乳食又不知自节，故易伤食。如过食油腻厚味，或强进饮食，或临卧多食，致乳食停滞，郁积胃肠，气机壅塞，痞满腹胀腹痛。或平时过食辛辣香燥、膏粱厚味，胃肠积滞，或积滞日久化热，肠中津液不足致燥热闭结，使气机不利，传导之令不行而致腹痛。

3. **脏腑虚冷** 素体脾阳虚弱，脏腑虚冷，或寒湿内停，损伤阳气。阳气不振，温煦失职，阴寒内盛，气机不畅，腹部绵绵作痛。

4. **气滞血瘀** 小儿情志不畅，肝失条达，肝气横逆，犯于脾胃，中焦气机壅塞，血脉凝滞，导致气血运行不畅，产生腹痛。

二、中医辨证论治

1. 腹部中寒

【临床表现】腹部疼痛，阵阵发作，得温则舒，遇寒痛甚，肠鸣辘辘，面色苍白，痛甚者，额冷汗出，唇色紫暗，肢冷，或兼吐泻，小便清长，舌淡红，苔白滑，脉沉弦紧，或指纹红。

【治法】温中散寒，理气止痛。

【代表方】养脏散加减。

2. 乳食积滞

【临床表现】脘腹胀满，疼痛拒按，不思乳食，嗳腐吞酸，或时有呕吐，吐物酸馊，或腹痛欲泻，泻后痛减，矢气频作，粪便秽臭，夜卧不安，时时啼哭，舌淡红，苔厚腻，脉象沉滑，或指纹紫滞。

【治法】消食导滞，行气止痛。

【代表方】香砂平胃散加减。

3. 胃肠结热

【临床表现】腹部胀满，疼痛拒按，大便秘结，烦躁不安，烦热口渴，手足心热，唇舌鲜红，舌苔黄燥，脉滑数或沉实，或指纹紫滞。

【治法】通腑泄热，行气止痛。

【代表方】大承气汤加减。

4. 脾胃虚寒

【临床表现】腹痛绵绵，时作时止，痛处喜温喜按，面白少华，精神倦怠，手足不温，乳食减少，或食后腹胀，大便稀溏，唇舌淡白，脉沉缓，或指纹淡红。

【治法】温中理脾，缓急止痛。

【代表方】小建中汤合理中丸加减。

5. 气滞血瘀

【临床表现】腹痛经久不愈，痛有定处，痛如锥刺，或腹部癥块拒按，肚腹硬胀，青筋显露，舌紫暗或有瘀点，脉涩，或指纹紫滞。

【治法】活血化瘀，行气止痛。

【代表方】少腹逐瘀汤加减。

第三节 厌 食

一、中医病因病机

本病多由喂养不当、他病伤脾、先天不足、情志失调引起，其病变脏腑主要在脾胃。若脾胃失健，纳化不和，则造成厌食。

1. 喂养不当 小儿脏腑娇嫩，脾常不足，乳食不知自节。婴儿期未能及时添加辅食；或过食肥甘、煎炸炙馎之品；或恣意零食、偏食、冷食；或饥饱无度；或滥服滋补之品，均可损伤脾胃，产生厌食。

2. 他病伤脾 若患他病，误用攻伐；或过用苦寒损伤脾阳；或过用温燥耗伤胃阴；或病后未能及时调理；或夏伤暑湿，脾为湿困，均可使受纳运化失常，而致厌恶进食。

3. 先天不足 胎禀不足，脾胃薄弱之儿，往往生后即表现不欲吮乳，若后天失于调养，则脾胃怯弱，乳食难于增进。

4. 情志失调 小儿失于调护，卒受惊吓或打骂，或所欲不遂或思念压抑，或环境变更等，均可致情志抑郁，肝失条达，气机不畅，乘脾犯胃，亦可形成厌食。

二、治 疗

（一）辨证论治

1. 脾失健运

【临床表现】食欲不振，厌恶进食，食而乏味，或伴胸脘痞闷，嗳气泛恶，大便不调，偶尔多食后则脘腹饱胀，形体尚可，精神正常，舌淡红，苔薄白或薄腻，脉尚有力。

【治法】调和脾胃，运脾开胃。

【代表方】不换金正气散加减。

2. 脾胃气虚

【临床表现】不思进食，食而不化，大便偏稀夹不消化食物，面色少华，形体偏瘦，肢倦乏力，舌质淡，苔薄白，脉缓无力。

【治法】健脾益气，佐以助运。

【代表方】异功散加味。

3. 脾胃阴虚

【临床表现】不思进食，食少饮多，皮肤失润，大便偏干，小便短黄，甚或烦躁少寐，手足心热，舌红少津，苔少或花剥，脉细数。

【治法】滋脾养胃，佐以助运。

【代表方】养胃增液汤加减。

（二）中医其他疗法

1. 中药成药

（1）醒脾养儿颗粒 ＜1岁2g，1日2次；1～2岁4g，1日2次；3～6岁4g，1日3次；7～14岁6～8g，1日2次。温开水冲服。用于脾胃气虚证。

（2）儿康宁糖浆每次10mL，每日3次口服。20～30日为1疗程。用于厌食各证型。

2. 针灸疗法

（1）体针①取四缝（点刺）、足三里、三阴交，用平补平泻法。用于脾失健运证。②取脾俞、胃俞、足三里、三阴交，用补法。用于脾胃气虚证。③取足三里、三阴交、阴陵泉、中脘、内关，用补法。用于脾胃阴虚证。以上各型均用中等刺激不留针，每日1次，10次为1疗程。

（2）耳穴取脾、胃、肾、神门、皮质下。用胶布粘王不留行籽贴按于穴位上，隔日1次，双耳轮换，10次为1疗程。每日按压3～5次，每次3～5分钟，以稍感疼痛为度。用于各证型。

3. 推拿疗法

（1）补脾土，运内八卦，清胃经，掐揉掌横纹，摩腹，揉足三里。用于脾失健运证。

（2）补脾土，运内八卦，揉足三里，摩腹，捏脊。用于脾胃气虚证。

（3）揉板门，补胃经，运八卦，分手阴阳，揉上马，揉中脘。用于脾胃阴虚证。

以上各证均可配合使用捏脊法。

4. 中药外治法

（1）高良姜、青皮、陈皮、荜茇、苍术、薄荷、蜀椒各等量，研为细末，做成香袋，佩带于胸前。

（2）藿香、佩兰、槟榔、山药、扁豆、白芷、砂仁、黄芪、白术、党参各等份，用无纺棉制成11cm×9cm药棉，盖神阙穴。30日为1个疗程，每10日换药1次。

（3）牙皂30g，砂仁、茯苓、焦麦芽、神曲、焦山楂、肉豆蔻各12g，人参、白术各10g，川朴9g，广木香6g，冰片2g，麝香0.4g。粉碎，以凡士林调成膏状。敷于中脘、气海穴上，每日1换，3日为1个疗程。

第四节　积　滞

一、病因病机

积滞是因乳食不节，伤及脾胃，致脾胃运化功能失调，或脾胃虚弱，腐熟运化不及，乳食停滞不化。其病位在脾胃，基本病理机制为乳食停聚中焦，积而不化，气滞不行。

1. 乳食内积 小儿脾常不足，乳食不知自节。若调护失宜，喂养不当，则易为乳食所伤。若乳食不节，脾胃受损，受纳运化失职，升降失调，宿食停聚，积而不化，则成积滞。伤于乳者，为乳积；伤于食者，则为食积。

2. 脾虚夹积 若禀赋不足，脾胃素虚；或病后失调，脾气亏虚；或过用寒凉攻伐之品，致脾胃虚寒，腐熟运化不及，乳食稍有增加，即停滞不化，而成积滞。

若积久不消，迁延失治，则可进一步损伤脾胃，导致气血生化乏源，营养及生长发育障碍，形体日渐消瘦而转为疳证。

二、临床表现

脘腹胀满是积滞的主要临床表现。

三、诊断与鉴别诊断

1. 诊断

（1）有伤乳、伤食史。

（2）以不思乳食，食而不化，脘腹胀满，嗳气酸腐，大便溏泄或便秘，气味酸臭为特征。

（3）可伴有烦躁不安，夜间哭闹或呕吐等症。

（4）大便化验检查，可见不消化食物残渣、脂肪滴。

2. 鉴别诊断（中西医结合助理医师不考）

厌食：长期食欲不振，厌恶进食，一般无脘腹胀满、大便酸臭等症。

四、中医辨证论治

1. 乳食内积

【临床表现】不思乳食，嗳腐酸馊或呕吐食物、乳片，脘腹胀满，疼痛拒按，大便酸臭，或便秘夜眠不安，苔白厚腻，脉象弦滑，或指纹紫滞。

【治法】消乳化食，和中导滞。

【代表方】乳积者，选消乳丸加减。食积者，选保和丸加减。

2. 脾虚夹积

【临床表现】面色萎黄，形体消瘦，神疲肢倦，不思乳食，食则饱胀，腹满喜按，大便稀溏酸腥，夹有乳片或不消化食物残渣，舌质淡，苔白腻，脉细滑，或指纹淡滞。

【治法】健脾助运，消食化滞。

【代表方】健脾丸加减。

第五节　急惊风

四证：痰、热、惊、风。八候：搐、搦、颤、掣、反、引、窜、视。

一、中医病因病机

1. 感受时邪 若外感风寒或风热之邪，束于肌表，郁而化热，小儿神怯筋弱，热灼筋脉，扰动心、肝二经，可见神昏、抽痉发作；若温邪致病，如风温、春温、暑温以及四时疫邪，侵犯人体，易化热化火，入营入血，内陷心包，引动肝风，出现高热、神昏、痉厥、吐衄及发斑；若感受湿热疫毒之邪，多挟积滞，蕴阻肠胃，郁而化火，内陷心包，引动肝风，临床出现高热、呕吐、腹痛腹泻和神昏抽搐等证。

2. 暴受惊恐 小儿神气怯弱，元气未充，若目触异物，耳闻巨声或不慎跌仆，暴受惊恐，惊则伤神，恐则伤志，神明受扰则神志不宁，惊惕不安，甚则神昏抽搐。

总之，急惊风的产生主要是由于小儿感受时邪，化热化火，内陷心包，引动肝风，则惊风发作。其病变部位，主要在心、肝二经，疾病性质以实为主。

二、临床表现

1. 多见于3岁以下婴幼儿，5岁以上则逐渐减少。

2. 以四肢抽搐，颈项强直，角弓反张，神志昏迷为主要临床表现。

3. 有接触疫疠之邪，或暴受惊恐史。

4. 有明显的原发疾病，如感冒、肺炎喘嗽、疫毒痢、流行性腮腺炎、流行性乙型脑炎等。中枢神经系统感染者，神经系统检查病理反射阳性。

5. 必要时可做大便常规、大便细菌培养、血培养、脑脊液等检查，以协助诊断。

三、诊断与鉴别诊断

1. 诊断

（1）本病以3岁以下小儿多见，5岁以上逐渐减少。

（2）有明显的原发疾病，常见感冒、肺炎喘嗽、风温、春温、暑温、疫毒痢等。

（3）以发热，四肢抽搐，颈项强直，角弓反张，神志昏迷为主要临床表现。

（4）通过血常规、血培养、脑脊液、脑CT或MRI、大便常规、大便培养等检查，可协助诊断原发疾病。

2. 鉴别诊断

（1）高热惊厥　多见于6个月至3岁的患儿，先有发热，随着体温的骤然升高出现短暂的全身性惊厥发作，伴有意识丧失。惊厥持续时间短暂，一般一次发热中惊厥只发作一次。神经系统检查和脑电图均正常。

（2）中枢神经系统（CNS）感染及其毒素引起的惊厥　4岁以下的患儿中枢神经系统感染发生惊厥的比例大，约占45%；乙型脑炎多发生在夏季，流行性脑脊髓膜炎多在冬春季发生，且皮肤伴发出血性皮疹，化脓性脑炎、脑膜炎，无明显季节性；惊厥反复发作，持续时间长，发作时多伴有意识障碍、嗜睡、烦躁、呕吐及昏迷等，甚至呈惊厥持续状态。神经系统检查阳性体征，血常规及脑脊液检查可协助诊断。常见疾病有细菌性脑膜炎和脑脓肿、结核性脑膜炎、病毒性脑炎、脑膜炎和脑寄生虫病等。

（3）非CNS急性严重感染引起的惊厥　此类惊厥由全身严重感染引起的急性中毒性脑病诱发脑细胞缺血、脑组织水肿所致。常见疾病有中毒性肺炎、消化道感染（细菌性、病毒性胃肠炎）、泌尿道感染（急性肾盂肾炎）、败血症和传染病（麻疹、猩红热、伤寒）等。

四、治　疗

（一）中医辨证论治

1. 感受风邪

【临床表现】发热，头痛，咳嗽，咽红，鼻塞流涕，烦躁不安，突然痉厥昏迷，热退后抽痉自止。舌红，苔薄黄，脉浮数。

【治法】疏风清热，息风定惊。

【代表方】银翘散加减。

2. 温热疫毒

（1）邪陷心肝

【临床表现】在原发温热疾病基础上，出现高热不退，头痛项强，恶心呕吐，突然肢体抽搐，双目上视，神志昏迷，面色发青，甚则肢冷脉伏，烦躁口渴，舌红，苔黄腻，脉数。

【治法】平肝息风，清心开窍。

【代表方】羚角钩藤汤合紫雪丹加减。

（2）气营两燔

【临床表现】病来急骤，高热，狂躁不安，剧烈头痛，神昏谵妄，抽痉，颈项强直，口渴，或见皮肤发斑发疹，舌质深红或红绛，苔黄燥，脉数。

【治法】清气凉营，息风开窍。

【代表方】清瘟败毒饮加减。

（3）湿热疫毒

【临床表现】持续高热，神志昏迷，谵妄烦躁，反复抽搐，腹痛拒按，呕吐，大便黏腻或夹脓血，舌红，苔黄腻，脉滑数。

【治法】清热化湿，解毒息风。

【代表方】黄连解毒汤加减。

（4）暴受惊恐

【临床表现】暴受惊恐后突然抽痉，惊惕不安，惊叫急啼，甚则神志不清，四肢厥冷，大便色青，苔薄白，脉乱不齐。

【治法】镇惊安神，平肝息风。

【代表方】琥珀抱龙丸加减。

（二）西医急救处理

1. **一般处理** ①体位：抽搐发作时，切勿强力牵拉，扭伤筋骨，导致瘫痪或强直等后遗症。将患儿平放于床，头侧位，并用纱布包裹压舌板，置于上、下牙齿之间，以防咬伤舌体。②保持呼吸道通畅：痰涎壅盛者，随时吸痰，并给予吸氧。③密切观察患儿生命体征：注意观察患儿的面色、呼吸、血压、脉搏的变化。④维持营养及体液的平衡。

2. **抗惊厥药物的应用** 当一种抗惊厥药物疗效不满意时，可以重复应用一次或与其他药物更替使用，但不可连续使用同一药物，以免引起蓄积中毒。

①地西泮：首选药。惊厥较轻者，可用地西泮灌肠，剂量 0.5mg/kg，一般不超过 5mg；惊厥较重者，可用地西泮静注，剂量为每次 0.3 ～ 0.5mg/kg，速度每分钟 1 ～ 2mg，必要时可在 15 ～ 20 分钟后重复静脉注射，最大剂量不超过 10mg。

②苯巴比妥：止惊效果好，维持时间长，副作用少，负荷剂量 15 ～ 20mg/kg。

③苯妥英钠：一般在地西泮、苯巴比妥处理无效后使用，对惊厥持续状态时可用 15 ～ 20mg/kg。

3. **病因治疗** ①控制高热：物理降温可用冷湿毛巾较大面积敷于额头部，必要时用冰袋放于额部、枕部或颈侧。②降低颅压：严重而反复惊厥者常有脑水肿存在，可静脉注射 20% 甘露醇、地塞米松和呋塞米，进行脱水治疗。

第六节 遗 尿

一、中医病因病机

遗尿主要是膀胱不能约束所致，而造成膀胱失约的原因主要有：

1. **下元虚寒** 小儿先天禀赋不足，后天病后失调，则肾气不固，下元虚寒，膀胱气化功能失调而致遗尿。

2. **肺脾气虚** 患儿病后失调，致肺脾气虚，上虚不能制下，下虚不能上承，则水道制约无权而见遗尿。

3. **心肾失交** 若因情志失调，导致心神不宁，水火不济，故夜梦纷纭，梦中遗尿，或欲醒而不能，小便自遗。

4. **肝经湿热** 湿热之邪蕴郁肝经，致肝失疏泄，或湿热下注，移热于膀胱，致膀胱开合失司而遗尿。

二、中医辨证论治

1. 下元虚寒

【临床表现】睡中遗尿，醒后方觉，每晚 1 次以上，小便清长，面白虚浮，腰膝酸软，形寒肢冷，智力可较同龄儿稍差，舌淡，苔白，脉沉迟无力。

【治法】温补肾阳，固涩止遗。

【代表方】菟丝子散加减。

2. 肺脾气虚

【临床表现】睡中遗尿，日间尿频量多，面色无华，神疲乏力，少气懒言，食欲不振，大便溏薄，自汗出，易感冒，舌淡，苔薄白，脉缓弱。

【治法】补肺健脾，固涩止遗。

【代表方】补中益气汤合缩泉丸加减。

3. 心肾失交

【临床表现】梦中尿出，寐不安宁，易哭易惊，白天多动少静，记忆力差，或五心烦热，形体较瘦，舌红少苔，脉沉细而数。

【治法】清心滋肾，安神固脬。

【代表方】交泰丸合导赤散加减。

4. 肝经湿热

【临床表现】睡中遗尿，小便黄而少，性情急躁，夜梦纷纭，或夜间龄齿，手足心热，面赤唇红，口渴多饮，甚或目睛红赤，舌红苔黄腻，脉滑数。

【治法】清热利湿，缓急止遗。

【代表方】龙胆泻肝汤加减。

第七节 汗 证（中西医结合助理医师不考）

一、中医病因病机

1. **肺卫不固** 小儿脏腑娇嫩，元气未充，腠理不密，若先天禀赋不足，或后天脾胃失调，肺脾气虚，卫表不固，均可自汗或盗汗。

2. **营卫失调** 若小儿营卫之气生成不足，或受疾病影响，或病后护理不当，营卫不和，致营气不能内守而敛藏，卫气不能卫外而固密，则津液从皮毛外泄，发为汗证。

3. **气阴亏虚** 小儿血气嫩弱，大病久病之后，多气血亏损；或先天不足，后天失养的体弱小儿，气阴虚亏。气虚不能敛阴，阴亏虚火内炽，迫津外泄而为汗。

4. **湿热迫蒸** 小儿脾常不足，若平素饮食甘肥厚腻，可致积滞内生，郁而生热。甘能助湿，肥能生热，蕴阻脾胃，湿热郁蒸，外泄肌表而致汗出。

二、临床表现

小儿在安静状态下，正常环境中，全身或局部出汗过多，甚则大汗淋漓，尤以头颈、胸背部汗出明显。

三、诊断与鉴别诊断

1. 小儿在安静状态下及正常环境中，全身或局部出汗过多，甚则大汗淋漓。

2. 寐则汗出，醒时汗止者称为盗汗；不分寤寐而汗出过多者称为自汗。

3. 排除因环境、活动等客观因素及风湿热、结核病等疾病引起的出汗。

四、中医辨证论治

1. 肺卫不固

【临床表现】以自汗为主，或伴盗汗，以头颈、胸背部汗出明显，动则尤甚，神疲乏力，面色少华，平时易患感冒，舌质淡，苔薄白，脉细弱。

【治法】益气固表。

【代表方】玉屏风散合牡蛎散加减。

2. 营卫失调

【临床表现】以自汗为主，或伴盗汗，汗出遍身而抚之不温，畏寒恶风，不发热，或伴有低热，精神疲倦，胃纳不振，舌质淡红，苔薄白，脉缓。

【治法】调和营卫。

【代表方】黄芪桂枝五物汤加减。

3. 气阴亏虚

【临床表现】以盗汗为主，也常伴自汗，形体消瘦，汗出较多，神萎不振，心烦少寐，寐后汗多，或伴低热、口干、手足心灼热，哭声无力，口唇淡红，舌质淡，答少或见剥苔，脉细弱或细数。

【治法】益气养阴。

【代表方】生脉散加味。

4. 湿热迫蒸

【临床表现】汗出过多，以额、心胸为甚，动则益甚，汗出肤热，汗渍色黄，口臭，口渴不欲饮，大便或秘或泻，臭秽，小便色黄，舌质红，苔黄腻，脉滑数。

【治法】清热泻脾。

【代表方】泻黄散加减。

药理学

第一单元　药物效应动力学——药效学

一、药物作用与药理效应

药物进入体内后与机体细胞上的靶位结合时引起的初始反应称为药物的作用，药理效应是药物作用的结果，是机体生理生化机能或形态变化的表现。药物作用是药物对机体的初始作用，是动因。药理效应是药物作用的结果，是机体反应的表现。如去甲肾上腺素可引起血管收缩，血压上升。去甲肾上腺素作用于血管内皮细胞膜上的 α_1 受体是其作用，因为受体的激活，引起血管平滑肌的收缩，则为其药理学效应。

药物作用的选择性是指多数药物在适当剂量时，只对少数器官或组织产生明显作用，而对其他器官或组织的作用较小或不产生作用。如碘主要作用于甲状腺，对其他器官或组织影响很小。选择性高的药物大多药理活性较强，使用针对性强；选择性低的药物，应用时针对性不强，不良反应较多，但作用范围广。选择性是相对的，与剂量密切相关，一般药物在较小剂量或常用量时选择性较高，随着剂量增大，选择性降低，中毒量时可产生更广泛的作用（包括严重的中毒反应）。如苯巴比妥随着剂量增加，可依次产生镇静、催眠、抗惊厥、抗癫痫、麻醉作用，最后麻痹中枢，可引起死亡。

二、药物的不良反应

药物不良反应是指药物产生的不符合用药目的或对病人不利的反应。

1. **副作用**　指药物在治疗剂量时产生与治疗目的无关的作用。由于药物的选择性低，副作用可随治疗目的而改变。当某一作用作为治疗作用时，其他作用则成为副作用。是治疗剂量下与治疗作用同时发生的药物固有的作用，通常不可避免，可给病人带来不适或痛苦，大多是可自行恢复的功能性变化。

2. **毒性反应**　指药物剂量过大或用药时间过长引起的机体损害性反应。一般较严重，是可以预知的。毒性反应主要是对神经、消化、血液、循环系统及肝、肾等重要器官造成功能性或器质性的损害，甚至可危及生命。因剂量过大而立即发生，称为急性毒性；或因长期使用而逐渐发生，称为慢性毒性。试图用增加剂量或疗程来增强疗效，其有效性有限，甚至是很危险的。

3. **变态反应**　也称过敏反应，是指少数人对某些药物产生的病理性免疫反应。只发生于少数过敏体质者，与原药理作用、使用剂量及疗程无明显关系，在远远低于治疗量或第一次治疗应用时也可发生严重反应。变态反应通常分为 4 种类型，即速发型变态反应、细胞毒型变态反应、免疫复合体型变态反应和迟发型变态反应。临床表现有药热、皮疹、哮喘、溶血性贫血、类风湿关节炎等，严重时也可引起过敏性休克。

4. **后遗效应**　是指停药后血药浓度已降至阈浓度以下时仍残存的药理效应。如服用巴比妥类催眠药后，次晨仍有困倦、头昏、乏力等反应。

5. **继发反应**　是指药物发挥治疗作用所引起的不良后果，又称治疗矛盾。如长期服用广谱抗生素后，肠道内一些敏感的细菌被抑制或杀灭，使肠道菌群的共生平衡状态遭到破坏，而一些不敏感的细菌如耐药葡萄球菌、白色念珠菌等大量繁殖，导致葡萄球菌性肠炎或白色念珠菌病等。

6. **特异质反应**　是指少数患者对某些药物特别敏感，其产生的作用性质可能与常人不同。但其反应性质与药物的固有药理作用相关，且严重程度与剂量成正比。目前认为，这是一类先天性遗传异常所致的反应。如红细胞葡萄糖 -6- 磷酸脱氢酶缺损者服用伯氨喹时可发生严重的溶血性贫血；维生素 K 环氧化物还原酶变异者对华法林的抗凝血作用耐受；先天性血浆胆碱酯酶缺乏者在使用骨骼肌松弛药时可产生呼吸肌麻痹、严重窒息的特异质反应。这些都是遗传因素决定的异常。

7. 药物依赖性 是指病人连续使用某些药物以后，产生的一种不可停用的渴求现象。可分为生理依赖性和精神依赖性。

（1）生理依赖性 也称躯体依赖性或成瘾性，是指反复使用某些药物后造成的一种身体适应状态。其特点是一旦中断用药，即可出现强烈的戒断症状，如剧烈疼痛、严重失眠等，使患者变得身不由己，甚至为获取这些药物而不顾一切，走向严重犯罪。其原因可能是机体已产生了某些生理生化的变化。

（2）心理依赖性 也称精神依赖性或习惯性，是指使用某些药物以后可产生快乐满足的感觉，并在精神上形成周期性不间断使用的欲望。其特点是一旦中断使用，不产生明显的戒断症状，可出现身体多处不舒服的感觉，但可以自制。其原因可能只是一种心理渴求，是主观精神上的渴望，机体无生理生化改变。

根据国际禁毒公约规定，依赖性药物分为三大类：①麻醉药品（包括阿片类、可卡因类、大麻类，可产生生理依赖性）。②精神药品（包括镇静催眠药和抗焦虑药、中枢兴奋药、致幻剂）。③其他（包括烟草、酒精等，可产生心理依赖性）。我国对前两类药品的生产、供应和使用均有严格规定，严禁滥用。

三、药物的剂量与效应关系

药物作用的量-效关系（dose-effect relationship）是指剂量与效应之间的关系，药物的效应在一定范围内随着剂量的增加（变化）而增强（变化）。

1. 剂量与反应

（1）剂量 一般是指药物每天的用量，是决定血药浓度和药物效应的主要因素。包括：

①无效量，指不出现效应的剂量。

②最小有效量或称阈剂量，指刚引起药理效应的剂量。

③治疗量或称常用量，比阈剂量大而又小于极量的剂量，临床使用时对大多数病人有效而又不会出现中毒。

④最小中毒量，指刚引起中毒的剂量。

⑤致死量，指达到导致死亡的剂量。

⑥最大有效量或称极量，指引起最大效应而不出现中毒。

有一次量、一日量、疗程总量及单位时间内用药量之分。《中国药典》对剧毒药的极量有明确规定，用药时一般不得超过极量，否则可能发生医疗事故，医护人员对此应负法律责任。

（2）反应（效应）按性质可分为量反应和质反应两种。①量反应是指药物效应的强弱用数量表示的反应，如血压、心率、血脂、平滑肌收缩或舒张程度等。②质反应也称全或无反应，是指药物效应的强弱用阳性或阴性反应率来表示的反应，如死亡、惊厥、麻醉等。

2. 量-效曲线 是以药物的效应为纵坐标，剂量（或血药浓度）为横坐标所作的曲线图。分量反应量-效曲线和质反应量-效曲线。量反应量-效曲线包含4个特征性的变量，即强度、效能、量-效变化速度和差异。

（1）强度 指药物作用强弱的程度。常用一定效应所需的剂量或一定剂量产生的效应来表示。有些药物的强度用效价表示，如青霉素每瓶80万U等。

（2）效能 指药物产生的最大效应。此时已达最大有效量，若再增加剂量，效应不再增加。效能常用药物效应指标的最大数值来表示，如氢氯噻嗪的每日最大排钠量为150mmol。

药物的强度和效能不一定一致，如环戊氯噻嗪、氢氯噻嗪和呋塞米都是利尿剂，等效剂量分别为0.6、30、90mg，强度之比为1 ∶ 0.02 ∶ 0.0067，环戊氯噻嗪的强度约为后两药的50、150倍，但前两药的最大效应只能达到每日排钠150mmol，后者可达到250mmol，说明呋塞米的效能最高。临床应用时，要综合考虑同类药的强度和效能，强度高的药用量小，而效能高的药物效应强，效能高的药物可取得更强的治疗效果。

（3）量-效变化速度 是以曲线的斜率来表示，斜率大的药物剂量稍有增减，效应即有明显变化，治疗量也可能越接近中毒量。

（4）差异即生物变异性，可从曲线的两个方向来观察。纵向表示给予同一剂量而产生不同效应，横向表示产生同一效应需给予不同剂量。以此值（常用标准差）表示个体差异。

3. **半数效应量** 表示在一定范围内药物效应随着剂量的变化而变化的规律，药理效应可以是治疗作用、毒性反应或致死。S 形曲线在效应 50% 处的剂量为半数效应量。如效应为疗效，则称为半数有效量（median effective dose，ED_{50}），即引起 50% 最大反应强度或引起 50% 实验对象出现阳性反应时的药物剂量；如效应为中毒反应，则为半数中毒剂量（median toxic dose，TD_{50}）；如效应为死亡，则为半数致死量（median lethal dose，LD_{50}）。

4. **治疗指数（therapeutic index，TI）** 表示药物安全性的指标，$TI = LD_{50}/ED_{50}$。此数值越大，表示有效剂量与致死剂量（或中毒剂量）间距离越大，越安全。TI 只适用于治疗效应和致死效应的量 - 效曲线相互平行的药物。TI 是粗略的、相对的理论参数，不能完全反映药物的医疗价值。评价药物的安全性时，还应参考安全指数（safety index，SI），$SI = LD_1/ED_{99}$，或安全范围（margin of safety）即 ED_{95} 与 LD_{50} 之间的距离。

第二单元　药物代谢动力学——药动学

第一节　药物的体内过程

一、吸　收

吸收指药物由给药部位进入血液循环的过程。

静脉注射和静脉滴注，药物直接进入血液，没有吸收过程。不同给药途径吸收快慢依次为：吸入给药＞舌下给药＞直肠给药＞肌内注射＞皮下注射＞口服＞皮肤给药。常用的给药途径有：

（一）消化道吸收

1. **口服给药** 是常用的给药途径，吸收部位为胃肠道。影响吸收的主要因素有药物理化性质（脂溶性、解离度等），剂型（包括赋形剂），溶出度（包括崩解度），消化道稳定性；胃肠功能（蠕动功能、血流量）；首过消除；其他（如胃肠内 pH、食物、肠内细菌对药物的代谢等）。

首过消除或首过效应，是指药物在胃肠道吸收后都要先经门静脉进入肝脏，再进入体循环，其在肠黏膜和肝脏中极易被代谢灭活，使进入体循环的药量减少的现象。首过消除明显的药物不宜口服给药（如硝酸甘油，首过消除约 95%）。但首过消除现象也有饱和性，若剂量加大，口服仍可使血中药物浓度明显升高。

小肠是绝大多数药物吸收的主要场所，这是因为小肠 pH 范围较广（pH 值 4.8～8.2），能满足绝大多数药物吸收对 pH 值的要求；小肠黏膜表面有丰富的绒毛，绒毛上皮细胞为单细胞，吸收面积大（约 $300m^2$）；药物在小肠中移动速度较慢（4～5 小时才达回盲部）而停留时间长，故吸收充分。一般情况下，非解离型药物的吸收率远较解离型的为高；因胃黏膜表面积小（约 $1m^2$）、表层有较厚的黏液膜、药物在胃中停留时间短，故吸收较少；即使药物在肠内完全解离，小肠吸收的量也比非解离型药物在胃内吸收的量多。大肠黏膜无环形皱襞和绒毛，主要功能是贮存食物残渣和吸收水分及无机盐，与药物吸收关系不大。

2. **舌下给药** 吸收面积较小，但因血流丰富，吸收较快。药物经舌下静脉，不经肝脏而直接进入体循环，在一定程度上可避免首过消除。特别适合口服吸收时易于被破坏或首过消除明显的药物，如硝酸甘油、异丙肾上腺素等。

3. **直肠给药** 优点是防止药物对上消化道的刺激性。因吸收表面积很小，肠腔液体量少，pH 值约 8.0，对许多药物溶解不利，吸收反不如口服给药迅速和规则。

（二）药物自皮肤吸收

完整皮肤吸收较差，仅脂溶性极强的有机溶剂和有机磷酸酯类可以经皮吸收而发生中毒。一些皮肤较单薄部位（如耳后、胸前区、阴囊皮肤部位）或有炎症等病理改变的皮肤，不少药物仍能经皮吸收。儿童的皮肤含水量高，经皮肤吸收速度比成年人快。特别是当药物中加入了促皮吸收药如氮酮、二甲基亚砜、月桂酸等制成贴皮药或软膏，经皮给药（tmnsdemial）后都可到达局部或全身，如硝苯地平、雌二醇、芬太尼等制成的贴皮剂；还可制成缓释药以维持持久的作用，如硝酸甘油缓释贴皮剂用于预防心绞痛发作，每日只需贴1次。

（三）注射药物的吸收

1. 皮下注射、肌内注射 是最常用的两种注射给药途径，特点是吸收迅速而完全。注射后药物可沿结缔组织迅速扩散，再经毛细血管及淋巴内皮细胞进入血液循环。该处毛细血管壁的细胞间隙宽大（600～1200nm），一般药物均可直接通过，按膜孔扩散或脂溶扩散方式迅速吸收。

2. 注射给药的特点 与口服给药相比，注射给药具有以下特点：①适用于在胃肠中易破坏或不易吸收的药物，如青霉素G、庆大霉素。②适用于肝脏首过消除明显的药物，如利多卡因。③使药物的效应产生更快。④注射给药对少数药物不仅不能增加吸收速度或吸收量，反而会因为药物在注射部位发生理化性质的变化，而导致吸收障碍和注射部位的不适及疼痛，吸收反而比口服差。

（四）药物自呼吸道的吸收

即一些气体及挥发性药物经呼吸道直接由肺泡表面吸收的给药方式。由于肺泡表面积大（约 $200m^2$），与血液只隔肺泡上皮及毛细血管内皮各一层，血流量大，药物只要能到达肺泡，吸收极其迅速。气体及挥发性药物（如吸入麻醉药及亚硝酸异戊酯等）可直接进入肺泡被迅速吸收；液体药物及固体药物则需要经过雾化以后成极细颗粒方能有效吸收（颗粒直径3～5μm的药物可达细支气管，小于2μm才可进入肺泡）；较大雾粒的喷雾剂只能用于鼻咽部或气管的局部治疗（如抗菌、消炎、祛痰、通鼻塞等）。

二、分 布

药物分布指药物吸收后随血液循环到各组织器官的过程。各组织器官药物的分布是不均匀和动态变化的。药物作用的快慢和强弱，主要取决于药物分布进入靶器官的速度和浓度。而药物消除的快慢，则主要取决于药物分布进入代谢和排泄器官（肝脏、肾脏）的速度。影响药物分布的因素如下：

1. 血浆蛋白结合率 药物吸收后都可不同程度地与血浆蛋白结合，不同药物的结合率差异较大。药物与血浆蛋白结合后，不能透出血管到达靶器官，也不会到达代谢器官被代谢，暂时失去活性，可视为药物在体内的一种暂时贮存形式，只有游离型的药物才有药理活性。药物与血浆蛋白的结合是疏松可逆的，当血液中游离型药物减少时，结合型药物又可转化为游离型，透出血管，恢复其药理活性。游离和非游离型药物奔血管中始终处于一种动态变化过程。

由于血浆蛋白总量和结合能力有限，药物与血浆蛋白的结合是非特异性的（即多种药物均可竞争性地与血浆蛋白结合）。当同时使用两种或两种以上的药物时，因相互间竞争与血浆蛋白结合，使其中某些药物游离型增加，药理作用或不良反应明显增强。如口服抗凝药香豆素类与解热镇痛药阿司匹林合用时，将导致抗凝过度，发生出血倾向。药物与血浆蛋白结合的竞争作用并非都有临床意义。对于血浆蛋白结合率高、分布容积小、消除慢或治疗指数低的药物，临床上应注意调整剂量；当血液中血浆蛋白过少（如慢性肾炎、肝硬化）或变质（如尿毒症）时，可与药物结合的血浆蛋白减少，也容易发生药物作用的增强或中毒。

2. 体内屏障

（1）血脑屏障 指脑的血液与脑细胞外液及脑脊液间的屏障。对药物的通过具有重要屏障作用，有利于维持中枢神经系统内环境的相对稳定。脑内的毛细血管内皮细胞间连接紧密，间隙较小，基底膜外还有一层星状胶质细胞包围，药物一般很难进入脑脊液和脑细胞内，只有脂溶性高、分子量较小及少数水溶性药物可以通过血脑屏障。治疗脑病可选用极性低的脂溶性药物，如硫喷妥钠。

（2）胎盘屏障 指胎盘绒毛与子宫血窦间的屏障，能将母体与胎儿的血液隔开。但对药物而言，其通透性和毛细血管无明显区别，几乎所有药物都能穿过胎盘屏障进入胎儿体内，只是程度和快慢不同。妊娠期间应特别注意某些药物进入胎儿循环的毒性作用和妊娠早期引起畸胎的危险。

3. 器官血流量 肝、肾、脑、肺等高血流量器官，药物分布快且浓度较高，皮肤、肌肉等低血流量器官，药物分布漫且浓度较低。如静注硫喷妥钠后，其先在血流量丰富的脑中迅速发挥麻醉效应，然后迅速向体内血流较少的脂肪组织转移，使其麻醉作用在数分钟内又迅速消失。此现象被称为药物的再分布。

4. 体液pH值 药物的及体液的pH值是决定药物分布的另一因素。细胞内液pH值（约7.0）略低于细胞外液（约7.4），一般弱碱性药物在细胞内浓度较高，而弱酸性药物则在细胞外液中浓度高。

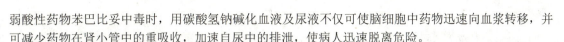

弱酸性药物苯巴比妥中毒时，用碳酸氢钠碱化血液及尿液不仅可使脑细胞中药物迅速向血浆转移，并可减少药物在肾小管中的重吸收，加速自尿中的排泄，使病人迅速脱离危险。

三、生物转化

生物转化是指药物作为外源性活性物质在体内发生化学结构改变。体内能够使药物发生转化的器官主要是肝脏，其次是肠、肾、肺等组织。

1. 生物转化的方式与步骤 转化过程一般分两个时相：第Ⅰ时相是氧化、还原、水解过程，该过程使药物分子结构中引入或暴露出极性基团，如产生羟基、羧基、巯基、氨基等；第Ⅱ时相是结合过程，该过程在药物分子结构中暴露出的极性基团与体内的化学物质如葡萄糖醛酸、硫酸、甘氨酸、谷胱甘肽等经共价键结合。

2. 生物转化的部位及其催化酶 药物在体内的转化必须在酶的催化下才能进行。催化酶分为两类：

（1）专一性酶 如胆碱酯酶、单胺氧化酶等，分别转化乙酰胆碱和单胺类等一些特定的药物或物质。

（2）非专一性酶 是混合功能氧化酶系统，一般称为肝脏微粒体细胞色素 P_{450} 酶系统（简称肝微粒体酶），因存在于肝细胞内质网上而又称“肝药酶”。细胞色素 P_{450} 酶系统是一个超家族，包含多种异构酶，能催化数百种药物的转化，现已在人体中分离出几十种具有功能活性的 P_{450} 酶系统。根据氨基酸序列的同一性分为 17 个家族和许多亚型。肾上腺、肾、肺、胃肠黏膜及皮肤等组织中也有少量存在。肝药酶系统主要由 3 部分组成：血红蛋白类（包括细胞色素 P_{450}、细胞色素 b5），黄素蛋白类（包括还原型辅酶Ⅱ－细胞色素 P_{450} 还原酶、还原型辅酶Ⅰ－细胞色素 b5 还原酶），磷脂类（主要是磷脂酰胆碱）。其中最关键的酶为细胞色素 P_{450}。

3. 生物转化的意义 绝大多数药物经过转化后，药理活性都减弱或消失，称为灭活；但也有极少数药物经转化后才出现药理活性，称为活化，如阿司匹林（乙酰水杨酸钠）只有在体内脱去乙酰基，转化为水杨酸才具有药理活性。大多数脂溶性药物经过转化生成易溶于水且极性高的代谢物，以利迅速排出体外。

4. 药物代谢酶的诱导和抑制 肝药酶是药物在机体内转化的主要酶系统，特点是：①选择性低，能同时催化多种药物。②变异性较大，常因遗传、年龄、营养状态、机体状态、疾病的影响，而出现明显的个体差异。③药酶活性易受药物的影响而出现增强或减弱。凡能够增强药酶活性的药物称为药酶诱导药；能够减弱药酶活性的药物称为药酶抑制药。药酶诱导药和药酶抑制药不仅可增强或减弱药物自身的药理学转化，导致药物本身效应强弱的变化，当合并使用其他药物时，药酶诱导药和抑制药还可使其他药物的效应比单用时增强或减弱。

四、排　泄

药物的排泄是指药物及其代谢物被排出体外的过程。排泄是药物最后被彻底消除的过程。肾脏是最主要的排泄器官，非挥发性药物主要由肾脏随尿排出；气体及挥发性药物则主要由肺随呼气排出；某些药物还可从胆汁、乳腺、汗腺、唾液腺及泪腺等排出体外。

1. 肾排泄 药物及其代谢产物经肾脏排泄主要决定于肾小球滤过、肾小管被动重吸收和肾小管主动分泌。肾小球毛细血管的基底膜通透性较大，绝大多数游离型药物及其代谢产物均可滤过进入肾小管腔内。其中脂溶性高、非解离型的药物和代谢产物又可经肾小管上皮细胞重吸收入血。尿液 pH 值影响药物的解离度从而影响排泄。当苯巴比妥、水杨酸等弱酸性药物中毒时，碱化尿液可使药物的重吸收减少、排泄增加而解救药物中毒。

少数药物经肾小管主动分泌排泄，属于主动转运过程。肾小管上皮细胞有两类转运系统，分别转运弱酸性或弱碱性药物。分泌机制相同的两类药合用并经同一载体转运时，可发生竞争性抑制，如丙磺舒可抑制青霉素的主动分泌，依他尼酸可抑制尿酸的主动分泌等。肾脏排泄药物的多少，还与药物和血浆蛋白的结合率及肾血流量等因素有关。

2. 胆汁排泄 某些药物经肝脏转化为极性较强的水溶性代谢产物，也可自胆汁排泄，由胆汁排入肠腔并随粪便排出。有些药物可经肠黏膜上皮细胞吸收，经门静脉、肝脏重新进入体循环，这种小肠、肝脏、胆汁间的循环过程称为肝肠循环（hepato-enteral circula-tion）。某些肝肠循环明显的药物（如洋地黄毒苷、地高辛、地西泮），其药物的作用时间会延长。

3. 其他途径 药物还可通过唾液、乳汁、汗液、泪液等排泄。乳汁 pH 值略低于血浆，弱碱性药物（如吗啡、阿托品）可以较多地自乳汁排泄，哺乳婴儿可能因此受影响；胃液中酸度高，某些生物碱（如吗啡等）即使注射给药也可向胃液扩散，洗胃是该类药物中毒的治疗措施；由于药物可自唾液排泄，现在临床上可用唾液代替血液标本进行血药浓度的监测。

第二节　药代动力学基本概念（中西医结合助理医师不考）

一、基本药动学参数

消除参数——半衰期（$t_{1/2}$）半衰期指血药浓度下降一半所需要的时间，也称血浆半衰期。单位为小时或分钟。在一级动力学，半衰期是一常数。$t_{1/2}$ 可从消除速率常数 Ke 计算。

$$t_{1/2}=\frac{0.693}{K_e}$$

药物 $t_{1/2}$ 的重要意义：①反映药物从体内消除的速率，根据药物 $t_{1/2}$ 的长短，可将药物分为 5 类：超短效为 $t_{1/2}\leqslant 1$ 小时，短效为 1 ～ 4 小时，中效为 4 ～ 8 小时，长效为 8 ～ 24 小时，超长效 $t_{1/2}\geqslant 24$ 小时。②可用于计算药物从体内消除的时间，4 ～ 5 个半衰期体内药量消除约 95%。③可用于计算多次用药达到稳态的时间和确定多次用药的给药间隔时间和调整给药方案。

二、多次用药浓度－时间曲线

在临床治疗中大多数药物是通过重复给药达到有效治疗浓度，并维持在一定水平。多次用药采用等量等间隔给药方案时，血药浓度波动性上升，4 ～ 5 个 $t_{1/2}$ 后 C-T 曲线在某一水平范围内波动，即到稳态血浆浓度（Css），也称坪值（plateau）。此时给药量与消除量达到相对的动态平衡。若能将坪值控制在治疗血药浓度范围内是最理想的状况，如每隔一个给药一次，采用首次剂量加倍的方法可迅速达到稳态血药浓度。

第三单元　影响药物效应的因素

药物相互作用指同一时间或间隔一定时间两种或两种以上药物合用，药物与药物之间或药物与机体之间产生的相互影响。广义上讲，药物相互作用应包括发生在体外的药剂学上的配伍禁忌和发生在体内的药理学上的疗效及毒性的增强或减弱。用药种数越多，不良反应发生率也越高。如 2 ～ 5 种药合用，则不良反应发生率为 4%；如 6 ～ 10 种药合用，则为 10%。

药物配伍禁忌（**中西医结合助理医师不考**）指两种或两种以上药物调配在一起时，发生的物理或化学反应，如混浊、沉淀、变色、减效、失效或产生有害物质。例如，去甲肾上腺素或肾上腺素在碱性药物溶液中易氧化而失效；生物碱水溶液遇酸、碘化物，则易发生沉淀。

药物在体内的相互作用包括药动学和药效学两个方面。

一、药动学方面

1. 妨碍吸收

（1）改变胃肠道 pH 如抗酸药可增加弱酸性药物磺胺类、氨苄青霉素的解离度，因而吸收减少，但可促进某些弱碱性药物的吸收。

（2）吸附、络合或结合 ①氢氧化铝凝胶可吸附氯丙嗪。②考来烯胺能与洋地黄、性激素、甲状腺素、四环素、保泰松、苯巴比妥、口服抗凝血药、噻嗪类利尿药等结合；③四环素类与钙、镁或铝等离子能形成不溶性络合物。④浓茶中含大量鞣酸，可与铁制剂或生物碱发生沉淀，因而阻碍吸收。

（3）影响胃排空和肠蠕动 多数药物主要在小肠上段吸收，抗胆碱药能延缓胃排空，减慢肠蠕动，使同服的对乙酰氨基酚吸收减慢，也可使部分在胃肠道破坏的左旋多巴吸收量大大减少。

（4）肠壁功能的改变 如细胞毒类药物会损伤肠黏膜，减少其他药的吸收。

2. **竞争血浆蛋白结合** 许多药物能与血浆蛋白呈可逆性结合，酸性药物与血浆蛋白的结合要比碱性药物的结合更强。如乙酰水杨酸、对乙酰氨基酚与血浆蛋白结合力强，可将双香豆素类从血浆蛋白结合部位置换出来，抗凝血作用增强。早产儿或新生儿服用磺胺类或水杨酸类，由于药物与血浆蛋白结合，可将胆红素从血浆蛋白置换出来，引起脑核性黄疸症。

3. **影响生物转化**

（1）影响肝药酶 许多药物诱导或抑制肝药酶而影响其他药物在体内的生物转化，从而使其半衰期、药理作用及不良反应等发生改变。如异烟肼能抑制肝药酶，可使同时合用的甲苯磺丁脲的药理作用和毒性增加；别嘌呤醇能抑制黄嘌呤氧化酶，使6-巯基嘌呤及硫嘌呤的代谢减慢、毒性增加。

（2）影响非微粒体酶 改变受此酶代谢的药物生物转化，如单胺氧化酶抑制药可延缓单胺类药物代谢，使这些药物的升压作用和毒性反应增加。

4. **影响药物排泄**

（1）影响尿液 pH 有些药物影响尿液 PH，从而影响药物的解离度，尿液呈酸性时可使弱碱性药解离型增多，使抗组胺药等在肾小管的重吸收减少，排出量增加。同样，尿液呈碱性时可使弱酸性药排出量增多。

（2）竞争转运载体 许多弱酸性药物及其代谢产物可从肾近曲小管主动转运分泌，如水杨酸类、丙磺舒、噻嗪类、乙酰唑胺、呋塞米、对氨基水杨酸、青霉素、头孢噻啶等。当这些药物合用时，排泄均可减少，使作用或毒性增加。

二、药效学方面

1. **协同作用** 指药物合用后原有作用或毒性增加，可分为3种情况。

（1）相加作用 两药合用后的作用是两药分别作用的代数和，如阿司匹林与对乙酰氨基酚合用时，解热镇痛作用相加；链霉素、庆大霉素、卡那霉素或新霉素之间联合用药时，对听神经和肾脏的毒性反应相加。

（2）增强作用 两药合用后的作用大于它们分别作用的代数和，如磺胺甲 U 恶唑与甲氧苄啶合用，使抗菌作用增加数倍至数十倍，甚至出现杀菌作用。

（3）增敏作用 指一种药可使组织或受体对另一种药的敏感性增强，如可卡因可抑制交感神经末梢对去甲肾上腺素的再摄取，使去甲肾上腺素或肾上腺素作用增强。

2. **拮抗作用** 指药物合用后原有作用或毒性减弱。根据其产生机制可分为4种情况，即药理性、生理性、生化性、化学性拮抗，前两种情况较重要。

（1）药理性拮抗 即一种药物与特异性受体结合，阻止激动药与此种受体结合，如纳洛酮可拮抗吗啡的作用，普萘洛尔可拮抗异丙肾上腺素的作用。

（2）生理性拮抗 即两个激动药分别作用于生理作用相反的两个特异性受体，如组胺可作用于H1受体，引起支气管平滑肌收缩；肾上腺素可作用于 β 受体，使支气管平滑肌松弛。

（3）化学性拮抗 如重金属或类金属可与二巯基丙醇结合成络合物而排泄，中毒时可用其解救；肝素是抗凝血药，带强大负电荷，过量可引起出血，此时可静脉注射鱼精蛋白，后者是带强正电荷的蛋白，能与肝素形成稳定的复合物，使肝素的抗凝血作用迅速消失。

（4）生化性拮抗（biochemical antagonism）即拮抗作用通过生化反应而产生，如苯巴比妥能诱导肝药酶，使苯妥英钠等药的代谢加速，作用减弱。

3. **无关作用** 指联用后的效果未超过其中作用较强者，或各自发挥相应作用，互不干扰。

第四单元 拟胆碱药

拟胆碱药是一类作用与乙酰胆碱相似或者与胆碱能神经兴奋效应相似的药物。按其作用方式不同可分为两种类型。

1. 直接作用的拟胆碱药

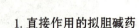

（1）M、N 胆碱受体激动药 乙酰胆碱、卡巴胆碱、醋甲胆碱等。

（2）M 胆碱受体激动药 毛果芸香碱、毒蕈碱等。

（3）N 胆碱受体激动药 烟碱等。

2. 抗胆酯碱酶药 根据对胆碱酯酶抑制程度分为：

（1）易逆性抗胆碱酯酶药 新斯的明、毒扁豆碱等。

（2）难逆性抗胆碱酯酶药 有机磷酸酯类等。

第一节 直接作用的拟胆碱药

· 毛果芸香碱 ·

毛果芸香碱（pilocarpine，匹鲁卡品）是 1875 年巴西从美洲毛果芸香属植物叶中提取的生物碱，为叔胺类化合物，水溶液稳定，现已能人工合成。

一、药理作用

对眼和腺体的选择性较高。

1. 缩瞳、降低眼内压和调节痉挛

（1）缩瞳 虹膜内有两种平滑肌，一是瞳孔括约肌（受动眼神经的副交感神经纤维 - 胆碱能神经支配），二是瞳孔扩大肌（受肾上腺素能神经支配）。毛果芸香碱可激动瞳孔括约肌的 M 胆碱受体，使瞳孔括约肌收缩，瞳孔缩小。

（2）降低眼内压 房水是由睫状体上皮细胞分泌及血管渗出而产生，由眼后房经瞳孔流入前房，使眼球内具有一定压力（即眼内压）。房水回流障碍可使眼内压升高，导致青光眼。毛果芸香碱使瞳孔括约肌收缩，虹膜向眼球中心方向拉紧，虹膜根部变薄，从而使处在虹膜周围部分的前房角间隙扩大，房水易于通过巩膜静脉窦进入循环，房水回流通畅，使眼内压下降。

（3）调节痉挛 眼睛能使晶状体聚焦以适应近视或远视的需要，称为调节。这种调节功能主要取决于晶状体的曲度变化。悬韧带受睫状肌控制，睫状肌由环状和辐射状两种平滑肌纤维组成，其中以胆碱能神经（动眼神经）支配的环状肌纤维为主。动眼神经兴奋时，环状肌向瞳孔中心方向收缩，结果使悬韧带松弛，晶状体变凸，屈光度增加，调节于近视。毛果芸香碱作用于睫状肌 M 受体，使远物难以清晰地成像于视网膜上，故看近物清楚，看远物模糊，这一作用称为调节痉挛。

2. 促进腺体分泌 尤以增加汗腺和唾液腺的分泌最为明显，对泪腺、胃腺、胰腺、小肠腺体和呼吸道腺体分泌也有增加作用。

3. 兴奋平滑肌 能兴奋肠道平滑肌、支气管平滑肌、子宫、膀胱及胆道平滑肌。

二、临床应用

1. 青光眼 青光眼分为闭角型和开角型两种，主要特征是由于眼内压升高而引起头痛、视力减退，严重时可致失明。前者为急性或慢性充血性青光眼，表现为前房角狭窄，房水回流受阻而使眼内压升高。毛果芸香碱能使前房角间隙扩大，房水回流通畅，眼内压迅速降低，因而主要用于治疗闭角型青光眼。后者为慢性单纯性青光眼，主要是因小梁网本身及巩膜静脉窦发生变性或硬化，阻碍了房水循环，引起眼内压升高。毛果芸香碱可能通过扩张巩膜静脉窦周围的小血管及收缩睫状肌，使小梁网结构发生改变而使眼内压下降，故也适用于开角型青光眼。

临床常配成 1% ～ 2% 溶液滴眼。滴眼后易透过角膜进入眼前房，作用迅速，10 分钟起效，0.5 小时缩瞳作用达高峰，降低眼内压作用可维持 4 ～ 8 小时，调节痉挛作用在 2 小时左右消失。作用温和而短暂，用药间隔时间宜短。水溶液比较稳定，易于保存。

2. 虹膜睫状体炎 与扩瞳药交替使用，使瞳孔时扩时缩，可防止虹膜与晶状体粘连。

3. 其他 口服可用于治疗口腔干燥症，但在增加唾液分泌的同时汗腺分泌也增加。

三、不良反应（中西医结合助理医师不考）

过量或吸收较多，可引起全身性反应，如流涎、出汗、恶心、呕吐等。主要由于其M样作用所致，可用阿托品拮抗。滴眼时应压迫眼内眦，避免药液流入鼻腔后被吸收。

第二节　抗胆碱酯酶药

抗胆碱酯酶药是指通过抑制胆碱酯酶，使胆碱能神经末梢所释放的Ach水解减少，造成突触间隙Ach浓度增高而发挥间接拟胆碱的作用。根据形成复合物后水解速度的快慢分两类：①易逆性抗胆碱酯酶药，如新斯的明等。②难逆性抗胆碱酯酶药，如有机磷酸脂类。

·新斯的明·

新斯的明（neostigmine）是人工合成品，属二甲氨基甲酸酯类。脂溶性低，口服吸收少且不规则，一般口服剂量为皮下注射量的10倍以上。不易透过血脑屏障，无明显的中枢作用。不易透过角膜进入前房，对眼的作用较弱。

一、药理作用

1. **抑制胆碱酯酶活性**　其特点为对骨骼肌作用最强，对胃肠道和膀胱平滑肌作用较强，对心血管、腺体、眼和支气管平滑肌的作用较弱。

2. **兴奋骨骼肌作用很强**　除抑制胆碱酯酶外，还能直接兴奋骨骼肌运动终板上的N2胆碱受体以及促进运动神经末梢释放Ach。

3. **兴奋平滑肌收缩胃肠道和膀胱等平滑肌作用较强**　新斯的明可与Ach竞争与胆碱酯酶的结合，结合后形成的复合物可进一步裂解为二甲氨基甲酰化胆碱酯酶，其水解速度较乙酰化胆碱酯酶慢，故酶被抑制的时间较长，使作用维持时间延长，但较有机磷酸酯类短，属易逆性类。

二、临床应用

1. **重症肌无力**　重症肌无力是一种自身免疫性疾病，体内产生抗N_2受体的抗体，使神经肌肉传递功能障碍，骨骼肌呈进行性收缩无力。表现为眼睑下垂、肢体无力、咀嚼和吞咽困难，严重者呼吸困难。皮下或肌内注射新斯的明后，15分钟即可使症状减轻，维持2～4小时。除紧急情况需注射外，一般口服给药，因需经常、反复给药，应掌握好剂量，以免引起“胆碱能危象”，反使肌无力症状加重。

2. **手术后腹气胀及尿潴留**　能增加胃肠蠕动和膀胱张力，从而促进排气、排尿。

3. **阵发性室上性心动过速**　通过拟胆碱作用使心室频率减慢，多用于压迫眼球或颈动脉窦等兴奋迷走神经措施无效时的阵发性室上性心动过速。

4. **肌松药过量的解救**　用于非去极化型骨骼肌松弛药（如筒箭毒碱）过量时的解救。

三、不良反应（中西医结合助理医师不考）

治疗量时较小，过量时可引起“胆碱能危象”，产生恶心、呕吐、腹痛、心动过缓、肌肉震颤和肌无力加重等，甚至呼吸衰竭死亡。其中M样症状可用阿托品对抗。禁用于机械性肠梗阻、支气管哮喘、尿路阻塞等。

第五单元　有机磷酸酯类及胆碱酯酶复活药

第一节　有机磷酸酯类

一、中毒表现

有机磷酸酯类中毒后，体内AchE活性被抑制，胆碱能神经末梢释放的递质Ach不能被有效水解，从而导致Ach在体内大量堆积。由于Ach作用极其广泛，故中毒后临床表现多样化，主要为M样、N样症状和中枢症状。

1. **急性中毒的表现**（见下表）。

有机磷酸酯类急性中毒症状

	作用	中毒表现
M样作用	兴奋瞳孔括约肌	瞳孔缩小，视力模糊
	增加腺体分泌	流涎、出汗，重者口吐白沫，大汗淋漓
	兴奋平滑肌	支气管平滑肌痉挛和腺体分泌增加而引起呼吸困难，甚至肺水肿；胃肠道：恶心、呕吐、腹痛和腹泻；泌尿道：小便失禁
	抑制心脏	心动过缓
	扩张血管	血压下降
N样作用	兴奋神经节 N_N 受体	心动过速，血压先升高后下降
	兴奋骨骼肌 N_M 受体	肌束颤动，严重者呼吸肌麻痹而死亡
中枢神经系统	先兴奋	兴奋、不安、谵语、抽搐
	后抑制	昏迷、血压下降、呼吸停止

2. **慢性毒性** 多发生于长期接触农药的人员。血中胆碱酯酶活性显著而持久地下降。主要表现为头痛、头晕、失眠、乏力等神经衰弱症候群和腹胀、多汗，偶有肌束颤动及瞳孔缩小。

二、中毒防治

1. **急性中毒的解救** 除按一般的急性中毒解救原则处理外，要及早、足量、反复地使用阿托品及氯解磷定等特殊解毒药。

（1）消除毒物 将患者移离毒物现场。经皮肤中毒者，立即用温水、肥皂水清洗皮肤；经口中毒者，先抽出胃液和毒物，并用微温的1%盐水、1∶5000高锰酸钾或2%～5%胃至不再有农药味，然后再用硫酸镁导泻。敌百虫中毒时，不宜用肥皂及碱性溶液洗胃，以免转化为敌敌畏而增加毒性；对硫磷中毒时不可用高锰酸钾洗胃，以防氧化成毒性更强的对氧磷。

（2）对症治疗 吸氧、人工呼吸、输液、用升压药及抗惊厥药等。

（3）应用特殊解毒药

①阿托品：为特异性、高效能解毒药物，能迅速对抗体内Ach的M样作用，大剂量能解除一部分中枢症状，并兴奋呼吸中枢。应尽早、大剂量给药。先用阿托品2～4mg静脉或肌内注射；如无效，每隔5～10分钟注射2mg，直至M样症状消失或出现阿托品轻度中毒症状（阿托品化）；第1天用量常超过200mg，维持48小时。

②AchE复活药：是一类能使被有机磷酸酯类抑制的AchE恢复活性的药物。不但能使单用阿托品所不能控制的严重中毒病例得以解救，也可显著缩短一般中毒的病程。常用药物有氯解磷定和双复磷。中度及重度中毒时，阿托品常与胆碱酯酶复活药合用，以彻底消除病因与症状。但胆碱酯酶复活后，机体可恢复对阿托品的敏感性，易发生阿托品过量中毒，因此应适当减少阿托品的剂量。

2. **慢性中毒** 目前尚缺乏有效的治疗措施，阿托品及胆碱酯酶复活药治疗都不满意。只有定期测定血中胆碱酯酶活性，如下降达50%，应暂时避免与有机磷酸酯类接触，加强防护，对症治疗。在慢性中毒的基础上，一次稍大剂量的吸收，即可能引起急性毒性发作。

第二节 胆碱酯酶复活药

胆碱酯酶复活药有氯解磷定、碘解磷定、双复憐等，以氯解磷定为首选药。碘解磷定为最早应用的AchE复活药，不良反应较多，作用较弱。双复磷作用与氯解磷定相似，作用较强而持久，且较易进入血脑屏障，对M、N样及中枢症状都有一定疗效，对大多数有机磷酸酮中毒有效。

·氯解磷定·

氯解磷定（PAM-Cl）溶解度大，溶液稳定，无刺激性，制成注射剂供肌内或静脉注射；不良反应少，价格低廉，为首选药。

一、药理作用

复活胆碱酯酶。氯解磷定进入有机磷酸酯类中毒者体内，分子中带正电荷的季铵氮与被磷酰化的胆碱酿酶的阴离子以静电引力相结合，肟基以共价键与中毒酶的磷酰基相结合，所形成的复合物经裂解形成无毒的磷酰化氯解磷定从尿中排出，使胆碱酯酶游离出来而恢复水解 Ach 的活性。氯解磷定还能与体内游离的有机磷酸酯类直接结合，形成磷酰化氯磷定由尿排出，从而阻止其继续与胆碱醋酶结合，避免了中毒过程的发展。

二、临床应用

主要用于中度和重度有机磷酸酯类中毒的解救。对酶复活的效果随不同的有机磷酸酯类而异，对内吸磷、马拉硫磷和对硫磷中毒的疗效较好；对敌百虫、敌敌畏中毒的疗效稍差；对乐果中毒无效，因乐果中毒时所形成的磷酰化胆碱酯酶比较稳定，酶活性不易恢复，加之乐果乳剂还含有苯，可能同时有苯中毒。

氯解磷定恢复酶活性作用在骨骼肌的神经肌肉接头处最为明显，可使肌束颤动消失或明显减轻;因不易透过血脑屏障，需较大剂量才对中枢中毒症状有一定疗效；不能直接对抗体内已积聚的 Ach,必须与阿托品合用。对中毒过久“老化”的磷酰化胆碱酯酶解毒效果差，应及早使用。生物半衰期约 1.5 小时，抢救时需反复用药。不良反应较少，但剂量过大，可直接与胆碱酯酶结合而抑制其活性，加剧中毒。

第六单元　抗胆碱药

· M 胆碱受体阻滞药 ·

一、阿托品类生物碱

本类药物从煎科植物中提取，有阿托品、山莨菪碱、东莨菪碱及樟柳碱等，化学结构均相似，能选择性地阻断节后胆碱能神经所支配的效应器细胞膜上的 M 胆碱受体，产生抗 M 样作用。主要用于内脏绞痛，又称平滑肌解痉药。

阿托品

（一）药理作用

阻断 M 受体，较大剂量阻断神经节 N_1 受体。对各种 M 受体亚型的选择性低，作用广泛。

1. 松弛平滑肌 能松弛多种内脏平滑肌，对过度活动或痉挛的平滑肌作用更明显。可抑制胃肠道平滑肌的强烈痉挛，对膀胱逼尿肌也有解痉作用，对胆管、输尿管和支气管平滑肌的作用较弱，对子宫平滑肌影响较小。

2. 抑制腺体分泌 对唾液腺与汗腺的作用最为明显，小剂量阿托品（0.3 ～ 0.5mg）即能引起口干和皮肤干燥，同时引起泪腺及呼吸道分泌大为减少。较大剂量阿托品可减少胃液分泌，但对胃酸的分泌影响较小，因为胃酸分泌主要受胃泌素等调节。

3. 扩瞳、升高眼内压和调节麻痹

（1）扩瞳　阻断瞳孔括约肌上的 M 受体，环状肌松弛，退向四周边缘，瞳孔扩大。

（2）升高眼内压　瞳孔扩大后虹膜退向周围边缘，根部增厚，前房角间隙变窄，房水回流受阻，房水积聚而升高眼内压。

（3）调节麻痹　睫状肌松弛退向外缘，悬韧带向周围拉紧，晶状体变扁，屈光度降低，不能将近距离的物体清晰地成像于视网膜上，看近物模糊不清，只适于看远物，这种作用称调节麻搏。

4. 兴奋心脏、扩张小血管

（1）兴奋心脏　阿托品对心脏的作用是加快心率。但治疗量 0.4 ～ 0.6mg 可使部分病人心率轻度短暂减慢，是因为阻断了副交感神经节后纤维上的 M_1 受体（即突触前膜 M_1 受体）抑制负反馈，使

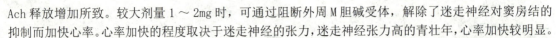

Ach 释放增加所致。较大剂量 1 ～ 2mg 时，可通过阻断外周 M 胆碱受体，解除了迷走神经对窦房结的抑制而加快心率。心率加快的程度取决于迷走神经的张力，迷走神经张力高的青壮年，心率加快较明显。

（2）扩张小血管 多数血管缺乏胆碱能神经支配。阿托品较大剂量能解除外周及内脏小血管痉挛，尤其以皮肤血管的扩张最显著，表现为皮肤潮红和温热。当微循环的小血管痉挛时，能改善微循环，增加组织的血流灌注量。此作用机制尚未完全阐明，但与抗胆碱作用无关。

5. **兴奋中枢** 较大剂量 1 ～ 2mg 可轻度兴奋大脑和延脑，2 ～ 5mg 则中枢兴奋明显加强，出现烦躁不安、谵语等，中毒剂量（10mg 以上）产生幻觉、定向障碍甚至惊厥。严重中毒则易由兴奋转入抑制，出现昏迷及呼吸麻痹而死亡。

（二）临床应用

1. **内脏绞痛** 能迅速缓解胃肠绞痛，对胆绞痛及肾绞痛疗效较差，常需与阿片类镇痛药如哌替啶合用。对遗尿症及膀胱刺激症状也有较好疗效。

2. **腺体分泌过多** 用于全身麻醉前给药，以减少呼吸道腺体的分泌，防止分泌物阻塞呼吸道而引起的窒息或吸入性肺炎。也可用于严重的盗汗和流涎症。

3. **眼科**

（1）虹膜睫状体炎 0.5% ～ 1% 阿托品滴眼可使瞳孔括约肌及睫状肌松弛，得以充分休息，有利于炎症的消退。同时还可预防虹膜与晶状体的粘连，常与缩瞳药交替应用。

（2）检查眼底 阿托品滴眼扩瞳作用维持 1 ～ 2 周，调节麻痹作用维持 2 ～ 3 天，视力恢复较慢。目前常以作用时间较短的后马托品代替。

（3）验光配眼镜 阿托品使睫状肌的调节功能充分麻痹，晶状体固定，可准确检验出晶状体的屈光度。由于视力恢复较慢，现已少用，但儿童验光仍需应用阿托品，因为儿童的睫状肌调节机能较强，需用阿托品发挥其充分的调节麻痹作用。

4. **缓慢型心律失常** 临床上常用于迷走神经过度兴奋所致窦房阻滞、房室阻滞等缓慢型心律失常，也用于窦房结功能低下而出现的室性异位节律。

5. **休克** 在补充血容量的前提下，大剂量阿托品通过解除血管痉挛、扩张外周血管、改善微循环作用而使回心血量及有效循环血量增加，血压回升，用于治疗暴发型流行性脑脊髓膜炎、中毒性菌痢、中毒性肺炎等所致的感染性休克。当休克伴有心率过速或高热时一般不用。

（三）不良反应

因作用广泛，副作用较多。①常见口干、视力模糊、心悸、便秘、皮肤潮红、体温升高、眩晕等，停药后消失。②剂量过大或误服颠茄果、曼陀罗果、洋金及莨菪的根茎时可出现中毒，出现烦躁不安、多言、谵妄、幻觉及惊厥等中枢兴奋症状，严重中毒可由兴奋转人抑制而出现昏迷、呼吸麻痹而致死。中毒的解救主要是对症处理。用镇静药或抗惊厥药对抗中枢兴奋症状，如呼吸已转入抑制，则采用人工呼吸和吸氧；同时使用毛果芸香碱、毒扁豆碱对抗其外周作用。毒扁豆碱为非季铵类，能透过血脑屏障对抗其中枢症状，故效果比新斯的明好。

（四）禁忌证（中西医结合助理医师不考）

前列腺肥大、青光眼患者禁用。前者因阿托品可能使尿道括约肌收缩而加重排尿困难。

·东莨菪碱·（中西医结合助理医师不考）

东莨菪碱是洋金花的主要成分，对中枢抑制作用最强，小剂量就有明显的镇静作用，较大剂量催眠。尚有欣快作用，易造成药物滥用。

（一）药理作用

中枢镇静和抑制腺体分泌作用强于阿托品，有中枢抗胆碱作用，防晕防吐。

（二）临床应用

麻醉前给药、帕金森病、晕动病。

·山莨菪碱·

山莨菪碱是从茄科植物山莨菪（唐古特莨菪）中分离出的一种生物碱。目前常用其人工合成品654-2。

一、山莨菪碱的药理作用和临床应用

（一）药理作用

解痉作用选择性高，可改善微循环，抑制唾液分泌、扩瞳作用较阿托品弱。

（二）临床应用

感染性休克、内脏平滑肌绞痛、血管神经性头痛、眩晕症。

二、合成及半合成衍生物

阿托品用于眼科因作用持久而视力恢复太慢，用作解痉药时副作用较多。通过化学结构改造，合成了选择性较高的代用品，如合成扩瞳药（后马托品）、合成解痉药（溴化丙胺太林、胃复康等）。

（一）合成扩瞳药

后马托品扩瞳和调节麻痹作用比阿托品快、短暂，但调节麻痹作用不如阿托品完全。用于一般眼科检查、验光。不良反应较阿托品轻微。

（二）合成解痉药

溴化丙胺太林（普鲁本辛，propantheline bromide）对胃肠平滑肌解痉作用强而持久，抑制胃液分泌。不易透过血脑屏障，中枢作用弱。用于胃及十二指肠溃疡、胃肠痉挛、胃炎、胰腺炎、多汗症及妊娠呕吐。

贝那替秦（胃复康，benactyzine）具有解察、抑制胃液分泌、中枢安定作用。

用于兼有焦虑症的溃疡病，也用于胃酸过多、肠蠕动亢进、膀胱刺激症状。

第七单元　拟肾上腺素药

第一节　α肾上腺素受体激动药

·去甲肾上腺素·（中西医结合助理医师不考）

去甲肾上腺素、间羟胺均为α受体激动药。拟肾上腺素药是一类化学结构和药理作用与肾上腺素、去甲肾上腺素相似的胺类药物，又称拟交感胺类。

去甲肾上腺素（NE）是去甲肾上腺素能神经末梢释放的主要递质。药用的是人工合成品，化学性质不稳定，见光易失效，在中性尤其在碱性溶液中迅速氧化变为粉红色乃至棕色而失效。

一、药理作用

对α受体有强大激动作用，对β_1受体作用较弱，对β_2受体几乎无作用。

1. **收缩血管**　激动血管的α_1受体，使血管收缩，主要是小动脉和小静脉收缩。以皮肤、黏膜血管收缩最明显，其次是肾脏血管。此外脑、肝、肠系膜甚至骨骼肌的血管也都呈收缩反应。小动脉收缩使外周阻力增加，血流量减少。冠状血管舒张，主要是由于心脏兴奋，心肌的代谢产物增加，从而舒张血管；同时因血压升高，提高了冠状血管的灌注压力，故冠脉流量增加。

2. **兴奋心脏**　兴奋心脏β_1受体，作用较弱。在整体情况下，由于血压升高，反射性兴奋迷走神经，可使心率减慢。同时由于血管收缩，外周阻力增加，心输出量不变或稍降。过大剂量可提高自律性，出现心律失常，但较肾上腺素少见。

3. **升高血压**　作用强。小剂量静脉滴注血管收缩作用尚不十分剧烈，由于心脏兴奋收缩压升高，而舒张压升高不明显，脉压加大。较大剂量时血管剧烈收缩，外周阻力明显增高，脉压变小。

4. **其他**　对平滑肌及代谢的作用较弱，仅在较大剂量时才出现血糖升高；对孕妇可增加子宫收缩频率。

二、临床应用

1. **休克** 休克的关键是微循环血流灌注不足和有效血容量下降。休克的治疗主要在于补充血容量，改进重要器官的血液供应，改善微循环。本药能使休克病人血管收缩，心脏兴奋，血压升高，脑及冠脉血流量增加，在短时间内保证重要脏器的血液供应。但忌长期大量应用，因为血管强烈收缩，外周阻力显著增高，心脏负担加重，心肌耗氧量增加，心输出量反而减少，组织缺血缺氧更加严重；且很多休克病人本来就血管痉挛，应用后只会进一步减少微循环的血流灌注。故仅用于各种休克（出血性休克禁用）早期血压骤降时，小剂量短时间静脉滴注以保证心、脑等主要器官的血液供应。

2. **药物中毒性低血压** 中枢抑制药中毒可引起低血压，用去甲肾上腺素静脉滴注，可使血压回升，维持正常水平。特别是当氯丙嗪中毒时应选用去甲肾上腺素，而不可选用肾上腺素。

3. **上消化道出血** 食道静脉曲张破裂出血或胃出血时，取本品 1 ～ 3mg，适当稀释后口服，收缩食道或胃局部黏膜血管，产生止血效果。

三、不良反应

1. **局部组织缺血坏死** 静脉滴注时浓度过大、时间过长或渗漏出血管外，可引起局部缺血坏死。如发现外漏或注射部位苍白，应停止注射或更换注射部位，进行热敷，或用 25% 普鲁卡因 10 ～ 20mL 局部封闭，或用 α 受体阻断剂酚妥拉明 5mg 溶于生理盐水中皮下浸润注射，以对抗其收缩血管作用。

2. **急性肾功能衰竭** 滴注时间过长或剂量过大，可使肾脏血管强烈收缩，产生少尿、无尿和肾实质损伤，故用药期间尿量至少保持在每小时 25mL 以上。

3. **停药后的血压下降** 长期静滴突然停药，可引起血压骤降，这是由于长期处于收缩状态的静脉在停药后迅速扩张所致，应逐渐减少滴注剂量后再停药。

·间羟胺·

间轻胺又名阿拉明，性质较稳定。

一、药理作用

直接兴奋 α 受体，对 β_1 受体作用较弱。除对受体的直接作用外，还可被肾上腺素能神经末梢摄取入囊泡，通过置换作用促使囊泡中的去甲肾上腺素释放而间接发挥作用。不易被单胺氧化酶（MAO）破坏，作用较持久。短时间内连续应用使囊泡内 NA 递质减少而产生快速耐受性，效应逐渐减弱。由于升压作用持久，对背血管收缩作用较 NA 弱，且较少引起心律失常及少尿等不良反应，可肌内注射。

二、临床应用

临床上可代替 NA 用于各种休克早期等。

第二节 α、β 肾上腺素受体激动药

·肾上腺素·

肾上腺素（AD）是肾上腺髓质的主要递质，可从家畜肾上腺提取或人工合成。口服后在碱性肠液、肠黏膜和肝内破坏，吸收很少，不能达到有效血药浓度。皮下注射能收缩血管，吸收缓慢，维持时间长，约 1 小时。肌内注射吸收较快，作用强但维持时间短，为 30 分钟，一般以皮下注射为宜。

一、药理作用

激动 a、β 受体。

1. **兴奋心脏** 作用于心肌、传导系统和窦房结的 β_1 受体，加强心肌收缩性，加速传导，加快心率，增加心输出量，还能舒张冠状血管，改善心肌的血液供应，是一个快速而强效的心脏兴奋剂。不利的方面是提高心肌代谢，使心肌耗氧量增加，加之心肌兴奋性提高，如剂量大或静脉注射过快，可引起

心律失常，出现期前收缩，甚至心室纤颤。

2. 收缩血管 肾上腺素主要影响小动脉及毛细血管前括约肌，能同时激动血管上的 α 和 β_2 受体，激动 α 受体产生缩血管作用，激动 β_2 受体则产生扩血管作用。皮肤、肾和胃肠道等器官的血管 α 受体占优势，故皮肤黏膜血管收缩最为强烈。内脏血管尤其是肾血管也显著收缩。对脑和肺血管收缩作用则十分微弱，有时由于血压升高反而被动地舒张。骨骼肌和肝脏的血管 β_2 受体占优势，小剂量的肾上腺素可使这些血管舒张。肾上腺素也能舒张冠状血管，除可激动冠脉 β_2 受体外，其他机制同去甲肾上腺素。

3. 升高血压 肾上腺素对血压的影响因剂量和给药途径而异。治疗量或慢速静脉滴注时（10μg/min），心脏兴奋，心输出量增加，收缩压升高。由于 β_2 受体比 α 受体对低浓度肾上腺素更敏感，骨骼肌血管的扩张抵消或超过皮肤黏膜血管的收缩作用，外周总阻力不变或降低，舒张压不变或下降，脉压加大，身体各部位的血液重新分配，有利于满足紧急状态下机体能量供应的需要。大剂量或快速静滴时，除了强烈兴奋心脏外，因 α 受体的作用占优势，皮肤、黏膜以及内脏血管的强烈收缩，超过了对骨骼肌血管的扩张作用，外周总阻力明显升高，收缩压和舒张压均升高。

肾上腺素静脉注射的典型血压变化是双向反应，即给药后迅速出现明显的升压作用，而后出现微弱的降压作用，后者作用持续时间较长。如事先给予 α 受体阻断药，则 α 受体的作用被阻断，β_2 受体作用占优势，肾上腺素的升压作用可被翻转，呈现明显的降压反应。

4. 舒张平滑肌 激动支气管平滑肌的 β_2 受体而使支气管平滑肌舒张；作用于支气管黏膜层和黏膜下层肥大细胞上的 β_2 受体，抑制肥大细胞释放组胺和其他过敏介质；还可激动支气管黏膜血管的 α 受体，使之收缩，降低毛细血管的通透性，有利于消除支气管黏膜水肿。

5. 促进代谢 治疗剂量时可使耗氧量升高 20% ～ 30%。在人体，由于 α 受体和 β_2 受体兴奋都可使肝糖原分解，而肾上腺素兼具 α、β 作用，故其升高血糖作用较去甲肾上腺素显著。此外尚可降低组织对葡萄糖的摄取，部分原因与抑制胰岛素的释放有关。还能激活甘油三酯酶加速脂肪分解，使血液中游离脂肪酸升高，可能与兴奋 β_2 受体有关。

二、临床应用

1. 心脏骤停 用于溺水、麻醉和手术意外、药物中毒、传染病和心脏传导阻滞等引起的心脏骤停。在进行心脏按摩、人工呼吸时，应用肾上腺素做心室内注射，具有起搏作用。对电击引起的心搏骤停，应配合使用除颤器及利多卡因等抗心律失常药物。

2. 过敏性休克药物或输液等可引起过敏性休克 表现为心肌收缩力减弱，小血管扩张和毛细血管通透性增强，循环血量降低，血压下降，同时伴有支气管痉挛及黏膜水肿，出现呼吸困难等症状。肾上腺素激动 α 受体，收缩小动脉和毛细血管，消除黏膜水肿，激动 β 受体，改善心功能，升高血压，缓解支气管痉挛，减少过敏介质释放，可迅速缓解过敏性休克的临床症状，为治疗过敏性休克的首选药。应用时一般皮下或肌内注射给药，严重病例亦可用生理盐水稀释后缓慢静脉注射，但需注意速度和用量，以免发生血压剧升和心律失常等危险。

3. 支气管哮喘 能解除哮喘时的支气管平滑肌痉挛，还可以抑制组织和肥大细胞释放过敏介质，并且通过对支气管黏膜血管的收缩作用，减轻支气管水肿和渗出，从而使支气管哮喘的急性发作缓解。皮下或肌内注射后数分钟内奏效。

4. 与局麻药配伍及局部止血 肾上腺素加入局麻药注射液中可延缓局麻药的吸收，减少吸收中毒的可能性，同时又可延长局麻药的麻醉时间。一般局麻药中肾上腺素的浓度为 1 ∶ 250000，一次用量不超过 0.3mg。当鼻黏膜和齿龈出血时，可将浸有 0.1% 盐酸肾上腺素的纱布填塞出血处。

三、不良反应（中西医结合助理医师不考）

主要表现为心悸、烦躁、头痛和血压升高等，有诱发脑溢血的危险，可引起心律失常，甚至心室纤颤。

·多巴胺·

多巴胺（DA）是去甲肾上腺素生物合成的前体，药用的是人工合成品。与肾上腺素相似，在体内迅速被儿茶酚氧位甲基转移酶（COMT）与MAO代谢破坏，代谢产物3，4-二羟苯乙酸和3-甲氧四羟苯乙酸由尿排出，作用短暂。不易透过血脑屏障，几无中枢作用。

一、药理作用

主要激动α、β受体及多巴胺受体。

1. **兴奋心脏** 激动心脏β_1受体，还可促进去甲肾上腺素递质的释放，使心肌收缩力加强，心输出量增加；一般剂量对心率影响不大，大剂量加快心率。

2. **影响血管** 小剂量激动血管多巴胺受体，肾脏、肠系膜、冠脉血管舒张，其他血管阻力微升，总外周阻力变化不大。收缩压因心输出量的增加而升高，舒张压不变，脉压增大。大剂量时激动血管α受体，血管收缩，外周阻力加大，血压升高。

3. **影响肾脏** 激动血管多巴胺受体，扩张肾血管，肾血流量和肾小球滤过率增加。尚有排钠利尿作用，可能是其直接作用于肾小管多巴胺受体的结果。大剂量时激动肾血管的α受体，可使肾血管明显收缩，肾血流量减少。

二、临床应用

主要用于治疗各种休克，如心源性休克、感染性休克和出血性休克等，尤其适用于伴有心肌收缩力减弱、尿量减少而血容量已补足的休克。此外，还可与利尿药等合用治疗急性肾功能衰竭。

第三节 β肾上腺素受体激动药

异丙肾上腺素（isoprenaline）是人工合成品，药用其盐酸盐。是经典的β_1、β_2受体兴奋剂。口服无效，气雾剂吸入或注射给药，均易吸收。舌下给药可从黏膜下的舌下静脉丛迅速吸收。

一、药理作用

对β受体有很强的激动作用，对β_1、β_2受体选择低。对α受体几乎无作用。

1. **兴奋心脏** 对β_1受体具有强大的激动作用，表现为正性肌力和正性频率作用。与肾上腺素比较，加快心率及加速传导的作用较强，对正位起搏点的作用比异位强，而肾上腺素则对正位及异位的作用都强，故较肾上腺素不易引起心律失常。

2. **影响血压** 激动血管平滑肌的队受体，骨骼肌血管明显扩张，肾和肠系膜血管和冠状血管不同程度扩张，外周总阻力下降。因其对心脏和血管的作用，导致收缩压升高而舒张压下降，脉压明显加大，器官的血液灌注量增加。大剂量静脉注射也使静脉强烈扩张，有效血容量下降，回心血量减少，心输出量减少，导致血压下降，此时收缩压与舒张压均降低。

3. **舒张支气管** 激动支气管平滑肌的β_2受体，有强大的舒张支气管平滑肌作用，支气管平滑肌处于痉挛状态时，效果尤为显著，此作用强于肾上腺素。也可抑制组胺等过敏性介质释放。但对支气管黏膜血管无收缩作用，故消除黏膜水肿作用不如肾上腺素。久用可产生耐受性。

4. **促进代谢** 激动β受体，促进糖和脂肪的分解，增加组织耗氧量。升高血糖作用比肾上腺素弱。

二、临床应用

1. **支气管哮喘** 用于控制支气管哮喘急性发作，舌下或喷雾给药，起效快，作用强。

2. **房室传导阻滞** 治疗Ⅱ、Ⅲ度房室传导阻滞，舌下含药或静脉滴注给药。

3. **心脏骤停** 适用于心室自身节律缓慢，高度房室传导阻滞或窦房结功能衰竭而并发的心搏骤停，常与去甲肾上腺素或间羟胺合用作心室内注射。

三、不良反应（中西医结合助理医师不考）

以心悸、头晕、皮肤潮红等常见。支气管哮喘病人已有缺氧状态，如用量过大，心肌耗氧量加大容易产生心律失常，严重者可引起室性心动过速及室颤而死亡。禁用于冠心病、心肌炎和甲状腺功能亢进病人。

第八单元 抗肾上腺素药

第一节 α 肾上腺素受体阻滞药

·酚妥拉明·

α 受体阻滞药能选择性地与 α 受体结合，阻断神经递质或拟肾上腺素药与 α 受体的结合，从而产生抗肾上腺素作用。对 α_1 受体和 α_2 受体的选择性低，分为短效类（如酚妥拉明）与长效类（如酚苄明）。

酚妥拉明（phentolamine）又名立其丁，属人工合成品，药用其磺酸盐。口服生物利用度低，效果仅为注射给药的 20%。常作肌内或静脉注射，静脉注射后 2 ～ 5 分钟起效，作用维持 10 ～ 15 分钟。口服 30 分钟后血药浓度达高峰，作用维持 1.5 小时。

一、药理作用

1. 舒张血管、兴奋心脏 通过阻断 α 受体以及对血管的直接作用而使血管扩张，血压下降。而血管扩张、血压下降可反射性兴奋交感神经，同时由于阻断了突触前膜 α 受体，去甲肾上腺素释放增加，故心脏兴奋，心率加快，心输出量增加。

2. 其他 有拟胆碱作用，胃肠平滑肌张力增加；有拟组胺样作用，胃酸分泌增加，皮肤潮红等。

二、临床应用

1. 外周血管痉挛性疾病 如肢端动脉痉挛性疾病及血栓闭塞性脉管炎。

2. 静滴 NA 药液外漏 当静脉滴注去甲肾上腺素发生外漏时，可用本品 5 ～ 10mg 溶于 10 ～ 20mL 生理盐水中做局部浸润注射，防止组织坏死。

3. 急性心肌梗死和顽固性充血性心力衰竭 能解除心功能不全时小动脉和小静脉的反射性收缩，降低心脏前、后负荷和左心室充盈压，增加心输出量，使肺水肿和全身性水肿得以改善。通过减轻心脏负荷，降低左室舒张末期压力，增加冠脉血供，可改善急性心绞痛的心肌供血。

4. 休克 酚妥拉明能扩张血管，降低外周阻力，增加心输出量，故可改善休克时的内脏血液灌注，解除微循环障碍，并能降低肺循环阻力，防止肺水肿的发生，但用药前必须补足血容量。目前主张与 NA 合用，以对抗 NA 兴奋 a 受体的收缩血管的作用，保留其 β 受体兴奋心脏、增加血输出量的作用，也可防止酚妥拉明扩张血管过度，血压过低。

5. 诊断嗜铬细胞瘤 也用于骤发高血压危象的治疗以及手术前的准备。做鉴别诊断试验时有致死报道，应慎用。

第二节 β 肾上腺素受体阻滞药

β 受体阻滞药是一类能选择性地和 β 受体结合，竞争性阻断神经递质或拟肾上腺素药物 β 受体效应的药物。

一、分 类

根据对 β_1 和 β_2 受体选择性的不同，可分为非选择性（β_1、β_2 受体阻滞药）和选择性（β_1 受体阻滞药）两类，常用药物有普萘洛尔等。有些药物除具有 β 受体阻断作用外，还具有一定的内在拟交感活性，因此又可将药物分为有内在拟交感活性和无内在拟交感活性两类。

二、药理作用

1. β 受体阻断作用

（1）抑制心脏 阻断心脏 β_1 受体，使心率减慢、心肌收缩力减弱、心输出量减少、心肌耗氧量下降、血压稍降低。还能减慢心房和房室结的传导。因对血管 β_2 受体的阻断作用，使 α 受体作用占优势，加上心脏抑制后反射性兴奋交感神经，所以血管收缩，外周阻力增加，肝、肾和骨骼肌等血流量减少。

（2）收缩支气管 阻断支气管 β_2 受体而使支气管平滑肌收缩，呼吸道阻力增加。对正常人表现较弱，但对支气管哮喘的病人，可诱发或加重哮喘的急性发作。

（3）减慢代谢 人类脂肪的分解主要与激动 α_2、β_1、β_2 受体有关，而肝糖原的分解与激动 α_1 和 β_2 受体有关。因此 β 受体阻滞药可通过阻断 β 受体而抑制交感神经兴奋所引起的脂肪分解，当与 α 受体阻滞药合用时可拮抗肾上腺素升高血糖的作用。可减少组织耗氧量。本类药物不影响正常人的血糖水平，也不影响胰岛素降低血糖的作用，但能延缓用胰岛素后血糖水平的恢复，可能是其抑制了低血糖引起儿茶酚胺释放所致的糖原分解。受体阻滞药往往还会掩盖低血糖症状如心悸等，从而延误低血糖的及时发觉。

（4）抑制肾素释放 通过阻断肾小球旁器细胞的 β 受体而抑制肾素的释放，这可能是其降血压作用的原因之一。

2. 内在拟交感活性（ISA） 是指有些 β 肾上腺受体阻滞药与 β 受体结合后除能阻断受体外，还对 β 受体具有部分激动作用。由于这种作用较弱，一般被其 β 受体阻断作用所掩盖。如预先给予利血平以耗竭体内儿茶酚胺，再用 β 受体阻滞药，其激动受体的作用便可表现出来，可致心率加快，心输出量增加。ISA 较强的药物其抑制心肌收缩力、减慢心率和收缩支气管作用一般较不具 ISA 的药物弱。

3. 膜稳定作用 有些 β 受体阻滞药具有局部麻醉作用和奎尼丁样作用，与其降低细胞膜对离子的通透性有关。但对人离体心肌细胞的膜稳定作用在高于临床有效浓度几十倍时才能发挥，而且无膜稳定性作用的 β 受体阻滞药也有抗心律失常的作用，因此认为这一作用在常用量时与其治疗作用的关系不大。

三、临床应用

1. 心律失常 用于快速型心律失常，如窦性心动过速等（见抗心律失常药）。

2. 心绞痛和心肌梗死 对心绞痛有良好的疗效。心肌梗死者长期应用可降低复发和猝死率。

3. 高血压 对Ⅰ、Ⅱ级高血压有良好的疗效，伴有心率减慢（见抗高血压药）。

4. 充血性心律衰竭 在心肌状况严重恶化之前早期应用。

5. 其他 偏头痛、嗜铬细胞瘤和肥厚型心肌病以及甲状腺功能亢进症的辅助治疗等。噻吗心安可用于青光眼。

四、不良反应

严重的表现为心功能不全、诱发或加重支气管哮喘。选择性受体阻滞药及具有内在拟交感活性的药物上述不良反应较轻，但哮喘病人仍应慎用。另外长期应用 β 受体阻滞药如突然停药，可引起原来病情加重，即反跳现象。其机制与受体向上调节有关，应逐渐减量停药。偶见眼－皮肤黏膜综合征及幻觉、失眠和抑郁症状。

第九单元 镇静催眠药（中西医结合助理医师不考）

苯二氮䓬类根据作用时间的长短分为三类。长效类：地西泮、氟西泮。中效类：硝西泮、艾司唑仑、劳拉西泮。短效类：三唑仑、奥沙西泮。

·地西泮·

一、药理作用

1. 抗焦虑 选择性地缓和焦虑患者的精神紧张、忧虑、恐惧等症状。小于镇静剂量即可产生此作用。

2. 镇静催眠 随着剂量增加，依次出现镇静及催眠作用。可明显缩短入睡时间，延长睡眠持续时间，减少觉醒次数。特点是基本不影响非快动眼睡眠（NREMS）时相和快动眼睡眠（REMS）时相出现的频率，具有缩短深睡期而延长浅睡期的倾向，因此可减少发生于此期的夜惊和夜游症。本类药物的优点包括：

①对 REMS 影响较小，停药后“后跳”现象较轻。②安全范围大，对呼吸影响小，进一步增加剂量不引起全身麻醉作用。③无肝药酶诱导作用，不影响其他药物的代谢。④依赖性和戒断症状较轻，醒后无明显后遗效应。

3. **抗惊厥和抗癫痫** 缓解、消除惊厥或癫痫症状。

4. **中枢性肌松弛** 抑制脊髓多突触反射而呈现中枢性肌松弛作用。

二、临床应用

1. **焦虑症** 持续性焦虑状态。

2. **失眠** 睡眠持续障碍者。

3. **麻醉前给药** 减轻患者对手术的恐惧情绪，减少麻醉药用量，增强麻醉药的作用及增加安全性。

4. **惊厥和癫痫** 用于小儿高热、破伤风、子痫和药物中毒所致惊厥的辅助治疗。地西泮起效快，安全性大，静脉注射用于癫痫持续状态为首选药物。

5. **肌痉挛** 缓解由中枢神经系统病变引起的肌张力增强，缓解由局部病变如腰肌劳损所致的肌肉痉挛和内窥镜检查所致的肌肉痉挛。

三、不良反应

常规用量下少有严重不良反应。常见有服药次日出现头昏、嗜睡、乏力等“宿醉”现象。长期使用可产生耐受性，亦可产生依赖性，突然停药可出现反跳或戒断症状如失眠、焦虑、震颤等。过量中毒时的特效拮抗药为氟马西尼。

第十单元　抗癫痫药

癫痫治疗用药的选择见下表。（中西医结合助理医师不考）

癫痫治疗用药的选择

癫痫类型	抗癫痫药
典型大发作	苯妥英钠、卡马西平（酰胺咪嗪）、丙戊酸钠
小发作	乙琥胺、丙戊酸钠、苯二氮䓬类
精神运动性发作	苯妥英钠、苯巴比妥、丙戊酸钠、卡马西平
部分性发作	苯妥英钠、扑米酮
癫痫持续状态	地西泮、异戊巴比妥、苯巴比妥、苯妥英钠

·苯妥英钠·

一、药理作用

1. **抗癫痫** 不能抑制癫痫病灶的高频放电，但可阻止高频放电向病灶周围的正常脑组织的扩散。

2. **镇痛作用和抗心律失常作用**

二、临床应用

1. **癫痫** 治疗癫痫强直－阵挛性发作。起效慢，故常先用苯巴比妥等作用较快的药物控制发作，在改用本药后，再逐步撤除前药，不宜长期合用。典型大发作首选。

2. **外周神经痛** 三叉神经、舌咽神经和坐骨神经等疼痛。

3. **室性心律失常** 对强心苷中毒所致室性心律失常疗效显著。

三、常见抗癫痫药的应用

1. **苯巴比妥** 是催眠镇静药，具有抗癫痫作用。对除失神性发作以外的各型癫痫，包括癫痫持续状态都有效。因中枢抑制作用明显，一般不作首选。

2. **卡马西平** 是一种有效的广谱抗癫痫药，对复杂部分性发作疗效较好，对强直－阵挛性发作和单纯部分性发作也有效。对失神性发作效果较差。卡马西平对外周神经痛的疗效优于苯妥英钠。

3. **乙琥胺** 是治疗失神性发作的首选药。

4. **丙戊酸钠** 为广谱抗癫痫药，对各种类型的癫痫都有一定疗效。对失神性发作疗效优于乙琥胺，由于肝毒性，一般不作首选药物。对强直-阵挛性发作有效，但不及苯妥英钠和卡马西平。对非典型失神性发作的疗效不及氯硝西泮。对复杂部分性发作的疗效近似卡马西平。对其他药物未能控制的顽固性癫痫有时也可能奏效。

5. **苯二氮䓬类（BZD）** 地西泮是治疗癫痫持续状态的首选药，静脉注射显效快，且较其他药物安全。硝西泮主要用于失神性发作、肌阵挛性发作及幼儿阵挛性发作。氯硝西对癫痫失神性发作疗效比地西泮好，静脉注射也可治疗癫痫持续状态。对肌阵挛性发作、幼儿阵挛性发作也有很好的疗效。

第十一单元 抗精神失常药

抗精神分裂症药物的分类及常用药

抗精神病药按照化学结构将该类药物分为吩噻嗪类、硫杂蒽类、丁酰苯类及其他药物等。常用药物如下：

吩噻嗪类：氯丙嗪（冬眠灵）、硫利达嗪（甲硫达嗪）、三氟拉嗪、氟奋乃静、奋乃静。

硫杂蒽类：氯普噻吨（泰尔登）。

丁酰苯类：氟哌啶醇。

其他类：舒必利、氯氮平。

·氯丙嗪·

一、药理作用

1. 中枢神经系统

（1）镇静 表现为安定、镇静、感情淡漠，对周围事物不感兴趣，有嗜睡感，在安静环境中易诱导入睡，但易觉醒。

（2）抗精神病 使精神分裂症的躁狂、幻觉、妄想等症状逐渐消失，理智恢复，情绪安定，生活自理。但其作用一般需连续用药6周至6个月才能充分显效。氯丙嗪的抗精神病作用不会产生耐受性。

（3）镇吐 直接抑制延髓的催吐化学感受区（CTZ）和呕吐中枢，而呈现中枢性镇吐作用。

（4）调节体温 抑制下丘脑的体温调节中枢，从而抑制机体随环境温度变化而调节体温的能力，使体温随环境温度的变化而升降。能降低发热者的体温，也能降低正常人的体温。配合物理降温可使体温降低至34℃甚至更低。反过来，在高温环境中，则可使体温升局。

（5）加强中枢抑制药的作用 与全身麻醉药、镇静催眠药、镇痛药有协同作用，因此，在与上述药物合用时，应减少后者的用量，以避免对中枢神经系统的过度抑制。

2. 自主神经系统

（1）α 受体阻断 可使肾上腺素的升压作用翻转。能抑制血管运动中枢或直接舒张血管平滑肌，使血管扩张、外周阻力降低而产生降压作用。

（2）阿托品样作用 大剂量氯丙嗪可阻断M受体，出现口干、视物模糊、尿潴留及便秘等副作用。

3. **内分泌系统** 氯丙嗪能阻断结节-漏斗通路的 D_2 样受体，使垂体内分泌的调节受到抑制。如抑制下丘脑催乳素抑制因子的分泌而使腺垂体分泌催乳素增加等。

二、临床应用

1. **精神分裂症** 用于各型精神分裂症，但并无根治作用，必须长期用药。

2. **呕吐** 治疗多种疾病（如癌症、放射病等）及药物所引起的呕吐，但对刺激前庭或胃肠道所引起的晕动性呕吐无效。氯丙嗪还可制止顽固性呃逆。

3. **低温麻醉及人工冬眠** 配合物理降温（如冰浴等），用于低温麻醉，降低心、脑等重要生命器官的耗氧量，以利于某些手术的实施。常与其他中枢抑制药合用，使患者深睡，体温、代谢及组织耗氧量均降低，进入人工冬眠状态，有利于机体度过危险的缺氧缺能阶段，争取时间进行其他有效的对因治疗。例如氯丙嗪、异丙嗪和哌替啶合用，组成冬眠合剂，用于严重感染、高热惊厥及休克等病症的辅助治疗。

三、不良反应

1. **一般反应** 嗜睡、困倦、视物模糊、口干、鼻塞、心悸、便秘及尿潴留等。少数患者注射给药时，可出现体位性低血压，注射后应卧床 1 ～ 2 小时。

2. **锥体外系反应** 长期大量使用氯丙嗪治疗精神分裂症时最常见的副作用。表现为：①帕金森综合征：主要表现为肌张力增高、面容呆板、动作迟缓、肌肉震颤、流涎等。②急性肌张力障碍：一般出现于用药后 1 ～ 5 天，表现为强迫性张口、伸舌、斜颈、呼吸运动障碍及吞咽困难等。③静坐不能：表现为坐立不安、反复徘徊等。上述 3 种反应的发生率与药物的剂量、疗程及个体因素有关。可通过减少药量、停药来减轻或消除，也可用中枢抗胆碱药来治疗。④迟发性运动障碍（tardive dyskinesia）：部分患者长期服用氯丙镲后可出现一种特殊而持久的运动障碍，表现为口面部不自主的吸吮、添舌、咀嚼等刻板运动以及广泛性舞蹈样手足徐动症，停药后仍长期不消失。

3. **内分泌** 长期用药可致乳房肿大及泌乳、排卵延迟、闭经及生长减慢等。

四、抗抑郁药物的分类、常用药（中西医结合助理医师不考）

常用的药物主要有三环类抗抑郁症药、选择性 NA 再摄取抑制剂、选择性 5-HT 再摄取抑制剂、单胺氧化酶抑制剂等。三环类抗抑郁药：丙咪嗪、阿米替林。选择性 NA 抑制剂：马普替林。选择性 5 -HT 抑制剂：氟西汀（百忧解）、帕罗西汀、舍曲林等。单胺氧化酶抑制剂：吗氯贝胺。

五、氟西汀、丙咪嗪的作用、应用、不良反应

1. **氟西汀（百忧解）** 属于选择性5-HT再摄取抑制剂，升高突触间隙5-HT的浓度而发挥抗抑郁作用。用于抑郁症，能明显改善抑郁心情及伴随的焦虑症状，提高睡眠质量。也可用于强迫症和贪食症。不良反应主要有口干、食欲减退、恶心、失眠、乏力等，少数患者可见焦虑、头痛。肝肾功能不良者应慎用。禁止合用单胺氧化酶抑制剂。

2. **丙咪嗪** 为三环类抗抑郁药，属于非选择性单胺摄取抑制剂，通过抑制神经元对 NA 和 5-HT 的再摄取而产生抗抑郁作用。正常人服用丙咪嗪后，情感活动并无增强，可出现镇静、思睡、血压稍降、头晕，并表现出口干、视物模糊等阿托品样作用。连续用药后，会出现类似于服用氯丙曝后产生的注意力不集中、思考能力低下等症状。抑郁症患者连续服用 2 ～ 3 周后，则可明显地改善患者抑郁症状，情绪提高、精神振奋。用于内源性抑郁症，伴有躁狂状态的抑郁症。也可用于反应性抑郁症、酒精依赖症、慢性疼痛、遗尿症等，但对精神分裂症的抑郁状态疗效较差。本药起效缓慢，一般需连续服用 2 ～ 3 周才能显效，故不能作为应急时使用。不良反应包括：同时阻断组胺受体、M 受体及 α_1 受体，故有镇静、抗胆碱作用及心血管作用。某些患者用药后可自抑郁状态转为躁狂，剂量过大时尤易发生，应予以注意。极少数患者可出现皮疹、粒细胞减少及黄疸等。

第十二单元 治疗中枢神经系统退行性疾病药

·抗帕金森病药·

一、左旋多巴的作用、应用

左旋多巴是多巴胺（DA）递质合成的前体物质。左旋多巴在脑内多巴胺脱羧酶的作用下生成DA，补充纹状体 DA 不足，产生抗帕金森病作用。用于帕金森病，用药 1 ～ 6 个月后出现体征的明显改善，获得最大疗效；一般对轻症及年轻患者疗效较好，而对重症及年老患者疗效较差；对肌肉强直及运动困难者疗效较好，而对肌肉震颤者疗效较差。左旋多巴对吩噻嗪类抗精神病药引起的锥体外系

症状无效，因吩噻嗪类药物阻断了中枢DA受体，使DA无法发挥作用。左旋多巴还可用于急性肝功能衰竭所致的肝昏迷辅助治疗。左旋多巴在脑内转化成DA，并进一步转化成NA，与伪递质相竞争，纠正神经传导功能的紊乱，使患者由昏迷转为苏醒。

二、卡比多巴的作用、应用

卡比多巴有较强的脱羧酶抑制作用，和左旋多巴合用，可减少左旋多巴在外周组织的脱竣作用，使较多的左旋多巴进入中枢而发挥作用。不仅可减少左旋多巴的用量和提高左旋多巴的疗效，加快左旋多巴起效时间，还可明显减轻和防止左旋多巴外周的副作用。单独应用卡比多巴无治疗作用。临床上卡比多巴是左旋多巴治疗帕金森病的重要辅助药，它常与左旋多巴合用，按剂量比1:10组成复方多巴制剂。

三、苯海索的作用、应用（中西医结合助理医师不考）

苯海索又称安坦。阻断胆碱受体而减弱黑质－纹状体通路中Ach的作用。抗震颤效果好，也能改善运动障碍和肌肉强直。外周抗胆碱作用为阿托品的1/10～1/3。闭角型青光眼、前列腺增生者慎用。

第十三单元　解热镇痛抗炎药

常用解热镇痛药作用强度比较见下表。

常用解热镇痛药作用强度比较

药物	解热	镇痛	抗炎抗风湿
阿司匹林	+++	+++	++
扑热息痛	++	+	–
布洛芬	++	++	+++
消炎痛	+++	+++	+++
保泰松	+	+	+++
塞来昔布	++	+++	+++

·阿司匹林·

阿司匹林（乙酰水杨酸），临床应用历史悠久。

一、药理作用

1. **解热、镇痛** 有较强的解热、镇痛作用，能有效降低发热患者的体温。

2. **抗炎** 作用较强，且随剂量增加而增强。

3. **抗血栓形成** 小剂量阿司匹林抑制环氧酶活性，从而减少血小板中血栓素A2（TXA2）的生成，有抗血小板聚集和抗血栓形成作用。但较大剂量的阿司匹林可抑制血管内皮细胞中环氧酶活性，减少PGI2的合成。PGI2是TXA2的生理拮抗剂，它的合成减少可能促进血栓形成。

二、临床应用

1. **钝痛** 对钝痛特别是伴有炎症者效果较好，用于治疗头痛和短暂肌肉骨骼痛，也常用于牙痛、关节痛、神经痛及痛经等。

2. **发热** 对体温过高、持久发热或小儿高热者可降低体温，缓解并发症。

3. **风湿性、类风湿关节炎** 可使急性风湿热患者于24～48小时内退热，关节红、肿、疼痛缓解，血沉减慢，症状迅速减轻。对类风湿关节炎也可迅速镇痛，使关节炎症消退，减轻及延缓关节损伤的发展。剂量比一般解热镇痛用量大1～2倍，且疗效与剂量成比例增加，因此最好用至最大耐受剂量，但要注意防止中毒。一般成人每日3～5g，分4次于饭后服。

4. **防止血栓形成** 小剂量（40～50mg）阿司匹林用于预防冠状动脉及脑血管血栓形成。

三、不良反应

1. **胃肠道反应** 最为常见。口服可直接刺激胃黏膜，引起上腹不适、恶心、呕吐，水杨酸钠尤易发生。

血药浓度高则刺激延髓催吐化学感受区（CTZ），可致恶心、呕吐。较大剂量口服（抗风湿治疗）可加重、诱发溃疡，引起胃出血。其原因主要是阿司匹林对胃黏膜的直接刺激作用引起胃黏膜损害。另外，内源性 PG 有抑制胃酸分泌及增强胃黏膜屏障的作用，本药抑制胃黏膜 PG 合成，增加了胃酸分泌，削弱了屏障作用。饭后服药，将药片嚼碎，同服抗酸药，或服用肠溶片可减轻或避免上述反应。胃溃疡患者禁用。

2. 凝血障碍 能抑制血小板聚集，延长出血时间，大剂量（5g/d 以上）或长期服用，还能抑制凝血酶原形成，延长凝血酶原时间，维生素 K 可以预防。严重肝损害、低凝血酶原血症、维生素 K 缺乏等均应避免服用。手术前 1 周也应停用。

3. 水杨酸反应 剂量过大（5g/d 以上）或敏感者，可出现头痛、眩晕、恶心、呕吐、耳鸣以及视、听力减退，总称为水杨酸反应，是水杨酸类中毒的表现。严重者可出现高热、过度呼吸、酸碱平衡失调，甚至精神错乱，应立即停药，静脉滴入碳酸氢钠溶液碱化尿液，加速水杨酸盐自尿排泄。

4. 过敏反应 少数患者可出现荨麻疹、血管神经性水肿、过敏性休克等。某些哮喘患者服阿司匹林或其他解热镇痛药后可诱发哮喘，称为“阿司匹林哮喘”。其发病机制为阿司匹林抑制环氧酶，PG 合成受阻，使白三烯及其他脂氧酶代谢产物增多，内源性支气管收缩物质居于优势，导致支气管痉挛，诱发哮喘。故哮喘、鼻息肉及荨麻疹患者禁用。肾上腺素仅部分对抗阿司匹林所致的支气管收缩。可用抗组胺药和糖皮质激素治疗。

5. 瑞夷综合征 病毒感染性疾病伴有发热的儿童和青少年服用阿司匹林后，偶致瑞夷综合征，表现为肝损害和脑病，可致死。因此，病毒感染时应慎用，可用对乙酰氨基酚代替。

四、对乙酰氨基酚、布洛芬、塞来昔布的作用特点、应用

1. 对乙酰氨基酸 又名扑热息痛，解热镇痛作用缓和持久，解热作用与阿司匹林相似，镇痛作用较强，抗炎作用很弱，用于感冒发热、头痛、牙痛、神经痛、肌肉痛、关节痛、痛经等。

2. 布洛芬（异丁苯丙酸） 抗炎镇痛比阿司匹林强 16 ～ 32 倍，用于风湿性及类风湿性关节炎，疼痛，发热。

3. 塞来昔布 选择性抑制 COX-2，在治疗剂量时对人体内 COX-1 无明显影响，也不影响 TXA2 的合成，但可抑制 PGI2 合成。主要用于类风湿关节炎和骨关节炎等风湿性疾病，一般在用药 2 周后疼痛和关节功能状态明显改善。也用于手术后疼痛、牙痛、痛经等。

第十四单元 镇痛药

第一节 阿片生物碱类镇痛药

·吗 啡·

吗啡（morphine）是阿片类镇痛药的经典代表。

一、药理作用

1. 中枢神经系统

（1）镇痛、镇静 吗啡有强大的镇痛作用。皮下注射 5 ～ 10mg 能明显减轻和消除疼痛，作用大约持续 6 小时。此外，还有明显的镇静和欣快作用，能消除由疼痛所引起的焦虑、紧张、恐惧等情绪反应，使疼痛更易于耐受。并可伴随出现内心世界得到满足的飘飘然的感觉，称为欣快感（euphoria）。在外界环境安静的情况下甚至可诱导入睡。但欣快感也是诱使病人反复使用，最终成瘾的原因之一。

（2）抑制呼吸 治疗剂量的吗啡明显降低呼吸中枢对 CO2 的敏感性，使呼吸频率减慢，潮气量减小。呼吸抑制是吗啡急性中毒致死的主要原因。

（3）其他作用 治疗量吗啡抑制延髓咳嗽中枢产生强大的镇咳作用；兴奋支配瞳孔的副交感神经而缩瞳，中毒时瞳孔可缩小为针尖样；兴奋延髓催吐化学感受区而引起恶心和呕吐；抑制促性腺激素

释放激素、促肾上腺皮质激素释放激素的释放，另一方面，催乳素、生长激素和抗利尿激素释放增加。

2. 外周神经系统

（1）胃肠道　治疗剂量吗啡兴奋胃肠道平滑肌，使胃窦张力增加，减慢胃排空速度；增加小肠和结肠的张力，使推进性蠕动减弱；同时因抑制胆汁、胰液和肠液分泌，加之对中枢的抑制作用，使便意迟钝，因而可引起便秘。吗啡还能兴奋胆道 Oddi's 括约肌，使胆道和胆囊内压增加，致上腹部不适，甚至诱发或加重胆绞痛，阿托品可部分缓解。

（2）心血管　吗啡可扩张全身血管，引起体位性低血压。抑制呼吸致 CO_2 积聚，可使脑血管扩张，颅内压增高。

（3）其他　治疗量吗啡能提高膀胱括约肌张力，导致尿潴留；也可使分娩期子宫肌张力、收缩频率和幅度减弱，而延长产程；大剂量还可收缩支气管。吗啡对细胞免疫和体液免疫均有抑制作用，使机体免疫功能低下，易患感染性疾病。

二、临床应用

1. 疼痛　吗啡可用于各种原因引起的疼痛，特别是对其他镇痛药无效的疼痛，如手术后伤口痛、骨折、严重创伤、烧伤和晚期恶性肿瘤疼痛等。对心肌梗死引起的剧痛，血压正常者也可用吗啡止痛；对胆绞痛和肾绞痛需加用解痉剂，如阿托品等；但对神经压迫性疼痛疗效较差。

2. 心源性哮喘　心源性哮喘是因左心衰竭，引起突发性的急性肺水肿而导致的呼吸困难、气促和窒息感。临床常需进行综合性治疗（包括强心、利尿、扩张血管等）。静脉注射吗啡也是治疗的主要措施，这是因为：①吗啡具有镇静作用，可消除病人的紧张和恐惧情绪。②吗啡抑制呼吸中枢对 CO_2 敏感性，使呼吸由浅快变得深慢。③吗啡还能扩张外周血管，降低外周阻力，减少了回心血量，有利于左心衰竭的缓解和肺水肿的消除。但若病人伴有休克、昏迷、严重肺部疾患或痰液过多者应禁用。

三、不良反应

1. 一般反应　治疗量的吗啡可有恶心、呕吐、呼吸抑制、嗜睡、眩晕、便秘、排尿困难等副作用。

2. 耐受性及依赖性　前者是指阿片类药物反复使用后，其药效逐渐减弱，需增加剂量和缩短给药间隔才可获得原来的作用。后者又分为躯体依赖性（即成瘾性）和精神依赖性（即习惯性）。躯体依赖性表现为机体对药物产生适应性改变，一旦停药则可出现兴奋、失眠、流泪、流涕、出汗、震颤、呕吐、腹泻，甚至虚脱、意识丧失等戒断症状，若再给以治疗量吗啡，则上述症状立即消失。精神依赖性则使患者产生一种继续需求药物的病态心理。成瘾者为追求吗啡的欣快感及避免停药所致戒断症状的痛苦，常不择手段、千方百计来获取和使用药物，称为“强迫性觅药行为”，对社会造成极大的危害。

成瘾的治疗：临床观察发现，停用阿片类 7 天左右，可基本脱瘾。但停用期间病人的戒断症状较为严重，不用药物控制，很难坚持。因此成瘾的治疗常用“替代递减疗法”帮助患者脱瘾。“替代递减疗法”是指先使用依赖性程度较低以及作用较持久的阿片类药来代替成瘾性强的吗啡或海洛因，使成瘾者平稳渡过戒断症状发作期，然后递减替代药的剂量，直至完全撤除。如用半衰期长的阿片受体激动药美沙酮，治疗开始时每天 1 次口服 10 ～ 20mg，病情稳定后剂量逐渐递减，一般先递减 50%，至剂量达到每天 5mg 时，以每日 1mg 递减。也有人推荐每日递减 10% ～ 20% 直至结束。后期出现戒断症状可用地西泮、东莨菪碱和可乐定治疗。但美沙酮也有成瘾性。

3. 急性中毒　表现为昏迷、针尖样瞳孔（严重缺氧时则瞳孔可散大）、呼吸高度抑制、血压降低，甚至休克。呼吸麻痹是中毒致死的主要原因，需用吗啡拮抗药、人工呼吸、给氧抢救。阿片受体拮抗剂纳洛酮能快速对抗阿片类药物过量中毒，对吗啡致呼吸抑制有显著效果，是最常用的抢救药物。

四、禁忌证

吗啡能通过胎盘进入胎儿体内或经乳汁分泌抑制新生儿呼吸，同时能对抗催产素对子宫的兴奋作用而延长产程，故分娩止痛及哺乳期妇女止痛禁用。由于抑制呼吸和致支气管收缩，故支气管哮喘及肺心病患者禁用。因致颅内压增高，故颅脑损伤的患者禁用。肝功能严重减退患者亦禁用。

第二节 人工合成阿片类镇痛药

哌替啶（pethidine） 又名度冷丁，药理作用与吗啡基本相同，主要激动 μ 型阿片受体，有镇痛、镇静、欣快、呼吸抑制、扩张血管和免疫抑制作用。镇痛效力弱于吗啡，常用量 100mg 与 10mg 吗啡的作用强度基本相似。亦能提高胃肠道张力和减少推进性蠕动，但因作用时间短，无明显止泻和引起便秘作用，也无明显中枢性止咳作用。可代替吗啡用于剧痛和心源性哮喘，还可用于麻醉前给药和人工冬眠。

第三节 其他镇痛药

1. 美沙酮 镇痛效价强度与吗啡相当。但欣快作用不如吗啡，成瘾性产生亦较慢，戒断症状出现较迟，程度较轻。用于各种剧痛，亦用于吗啡和海洛因脱毒。

2. 芬太尼 效价强度约为吗啡的 80 倍，也产生明显欣快、呼吸抑制和成瘾性，大剂量产生肌肉僵直。用于各种剧痛。与氟哌利多合用于神经松弛痛，帮助完成某些小手术或医疗检查，如烧伤换药、内窥镜检查等。

3. 喷他佐辛 又名镇痛新，激动 κ 阿片受体，为 μ 阿片受体的部分激动剂，对 μ 受体有一定的拮抗作用。镇痛作用为吗啡的 1/3，呼吸抑制作用为吗啡的 1/2，无明显欣快感，成瘾性小，但可诱发吗啡等 μ 受体激动药成瘾者出现戒断症状。用于慢性疼痛，已列为非麻醉性镇痛药。

4. 二氢埃托啡 镇痛作用是吗啡的 500 ～ 1000 倍。用量小。镇痛作用短暂，约 2 小时。小剂量间断用药不易产生耐受性，大剂量持续用药则易出现耐受性和依赖性。

第十五单元 抗组胺药

一、H_1 受体阻断药

本类药物品种较多，第一代 H_1 受体阻滞药中枢抑制作用强，应用受到限制，尤其是异丙嗪和苯海拉明等。第二代 H_1 受体阻滞药有吡啶类、羟嗪类及其他类，如阿司咪唑、西替利嗪、氯雷他定等，多数药物不易透过血脑屏障，无中枢抑制作用或较弱，作用较持久，被广泛用于临床。

（一）药理作用

1. 抗 H_1 受体 可完全对抗组胺引起的支气管、胃肠道平滑肌收缩。对组胺引起的局部毛细血管扩张和通透性增加有较强的抑制作用，可部分对抗组胺引起的血管扩张和血压降低，要完全对抗需同时应用 H_1 和 H_2 受体阻滞药。

2. 抑制中枢 多数药物可通过血脑屏障，产生不同程度的镇静、嗜睡等中枢抑制作用，以苯海拉明和异丙嗪最强；中枢抑制作用可能是由于中枢仏受体被阻断，拮抗了内源性组胺介导的觉醒反应所致。第二代药物如阿司咪唑无中枢抑制作用。

3. 其他 多数药物具有较弱的阿托品样抗胆碱作用，苯海拉明、异丙嗪、布克利嗪和美克洛嗪止吐和防晕作用较强，可能与中枢抗胆碱作用有关。某些药有较弱的局麻作用。

（二）临床应用

1. 皮肤黏膜变态反应性疾病 对荨麻疹、花粉症、过敏性鼻炎等疗效较好，中枢抑制作用弱的第二代 H_1 受体阻滞药常作为首选药。对昆虫叮咬所致的皮肤瘙痒和水肿亦有良效；对血清病、药疹和接触性皮炎也有一定疗效。对变态反应性支气管哮喘效果差，但酮替芬能抑制肥大细胞和嗜碱性粒细胞释放组胺和白三烯，可用于支气管哮喘的预防性治疗。

2. 晕动病和呕吐 晕动病、放射病、妊娠等引起的呕吐，常用茶苯海明、苯海拉明、异丙嗪、布克利嗪和美克洛嗪等。

此外，有些抗组胺药可用于镇静、催眠及术前给药，或作为复方抗感冒药和复方镇咳平喘药的成分。

二、H_2 受体阻断药（中西医结合助理医师不考）

H_2 受体阻滞药能选择性阻断胃壁细胞上 H_2 受体，抑制胃酸分泌作用强而持久。常用药物有西咪替丁、雷尼替丁、法莫替丁、尼扎替丁和罗沙替丁等。

（一）药理作用

1. 抑制胃酸分泌 选择性阻断胃壁细胞 H_2 受体，拮抗组胺引起的胃酸分泌。对基础胃酸、夜间胃酸和各种刺激引起的胃酸分泌均有抑制，还可减少胃蛋白酶分泌。对促胃液素、胰液、胆汁的分泌和胃的排空速率无影响。

2. 心血管系统 拮抗组胺对离体心脏的正性肌力和正性频率作用。整体实验中可部分对抗组胺的扩张血管和降压作用，与 H_1 受体阻滞药合用，可完全阻断组胺对心血管系统的作用。抑制胃酸分泌的剂量对心血管系统影响很小。

3. 调节免疫 组胺激动免疫活性细胞（特别是 T 细胞）上的 H_2 受体，使之产生一种组胺诱发抑制因子（HSF），HSF 是组胺产生免疫抑制作用的主要原因。西咪替丁阻断 T 细胞上的 H_2 受体，减少 HSF 生成，从而逆转组胺的免疫抑制作用，增强免疫功能。

（二）临床应用

用于治疗胃和十二指肠溃疡，胃肠道出血，特别是胃肠黏膜糜烂引起的出血，多米用静脉滴注给药；治疗胃酸分泌过多症（卓 - 艾综合征，ZES）和反流性食管炎，及各种原因引起的免疫功能低下或抗肿瘤的辅助治疗。

第十六单元　治疗慢性心功能不全的药物

慢性心功能不全又称充血性心力衰竭（CHF），是多种病因所致心脏泵血功能降低，不能排出足够的血液以满足全身组织代谢需要的一种临床综合征。

CHF 治疗目的为：①缓解症状。②防止或延缓心肌重构，延缓病理进展。临床常用药物有增强心肌收缩力药（强心苷类及非强心苷类正性肌力药）、减轻心脏负荷药和血管紧张素 I 转化酶抑制药等。

一、强心苷类

强心苷类是一类主要作用于心脏，能增强心肌收缩力的苷类药物，用于治疗慢性心功能不全及某些心律失常，又称洋地黄类药物。

强心苷类的常用药物有地高辛、去乙酰毛花苷（西地兰）、毒毛花苷 K（毒毛旋花子苷 K）等，以地高辛最为常用。

（一）药理作用

1. 心脏

（1）正性肌力　治疗剂量的强心苷选择性地直接作用于心脏，加强心肌收缩力，使心肌收缩更加敏捷，加快心肌收缩速度；增加衰竭心脏的心输出量；但因其收缩外周血管、增加心脏射血阻力，故对正常人心输出量增加并不明显。强心苷可使衰竭心脏的心率减慢及心室壁肌张力降低而降低心肌耗氧量，且这一作用的结果超过其正性肌力作用所增加的耗氧量，因而心肌总耗氧量减少；但对正常心脏因可使心肌收缩力增强而使耗氧量增加。

强心苷增强心肌收缩力的机制与增加心肌细胞内 Ca^{2+} 量有关。强心苷可与心肌细胞膜上的 Na^+-K^+-ATP 酶结合，抑制酶的活性使 Na^+-K^+ 交换减少，细胞内 Na^+ 增多，进而通过 Na^+-Ca^{2+} 交换而使细胞内 Ca^{2+} 量增加，从而使心肌收缩力增强。同时，导致心肌细胞内 K^+ 量减少，若剂量过大，则使心肌细胞的自律性提高，此为强心苷中毒时发生心律失常的机制之一。

（2）负性频率　强心苷减慢窦性频率的作用主要出现在心功能不全而心率加快的病人。心功能不全时，心率加快是心输出量减少，反射性兴奋交感神经而引起的一种代偿性反应。当心率加快超过一

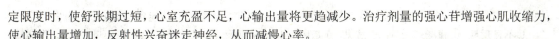

定限度时，使舒张期过短，心室充盈不足，心输出量将更趋减少。治疗剂量的强心苷增强心肌收缩力，使心输出量增加，反射性兴奋迷走神经，从而减慢心率。

（3）对心肌电生理特性的影响 主要是负性传导、缩短心房不应期、提高浦肯野纤维的自律性等。治疗量强心苷增加心输出量，反射性兴奋迷走神经，从而延长房室结的有效不应期，减慢房室结的传导速度；中毒量强心苷则直接抑制房室结，减慢房室传导。缩短心房不应期的作用亦与反射性兴奋迷走神经有关。强心苷抑制心肌细胞膜的 Na^+-K^+-ATP 酶，致心肌细胞内缺钾，最大舒张电位（MDP）负值减小，浦肯野纤维自律性升高，并使其有效不应期缩短而易诱发心律失常。

（4）对心电图的影响 治疗量强心苷影响心肌电生理，引起的心电图改变有：T 波幅度变小、低平甚至倒置，此变化出现得最早；S-T 段降低呈鱼钩状（动作电位复极化 2 相缩短），此为临床上判断是否应用强心苷的依据之一；P-R 间期延长（房室传导减慢）；Q-T 间期缩短（心室 APD 缩短）及 P-P 间期延长（心率减慢）。强心苷中毒时，可出现各种心律失常的心电图变化。

2. 其他

（1）影响神经系统 主要是兴奋迷走神经、影响交感神经系统的兴奋性、兴奋中枢神经系统等。强心苷兴奋迷走神经，除与上述反射机制有关外，还参与多种作用机制，如兴奋迷走神经中枢、敏化窦弓压力感受器等，这些作用是强心苷治疗室上性心律失常的基础。治疗量强心苷降低交感神经兴奋性，部分是反射机制作用的结果，部分是直接抑制作用的结果；中毒量强心苷则通过对交感神经中枢及外周的作用，增强交感神经的兴奋性，这与中毒时心律失常的发生有关。中毒量强心苷可兴奋延脑催吐化学感受区而引起呕吐，引起中枢神经系统兴奋症状。

（2）抑制肾素－血管紧张素－醛固酮系统（RAAS） 血管紧张素Ⅱ收缩血管，醛固酮引起水钠潴留，两者都可加重心脏负荷。血管紧张素Ⅱ和醛固酮都有促进心肌细胞肥大、增殖，引起心室重构与肥厚，加剧心衰恶化的作用。强心苷可使血浆肾素活性降低，减少血管紧张素Ⅱ的生成及醛固酮的分泌，从而产生对心脏的保护作用。

（3）利尿 强心苷对 CHF 患者除能通过正性肌力作用，增加心输出量，使肾血流量、肾小球滤过率增加外，还通过抑制肾小管上皮细胞膜 Na^+-K^+-ATP 酶酶而抑制肾小管对 Na^+ 的重吸收，产生排 Na^+ 利尿作用。

（二）临床应用

1. 慢性心功能不全（CHF） 用于多种原因引起的 CHF。强心苷可通过增强心肌收缩力、增加心输出量、改善动脉系统供血及缓解静脉系统瘀血而取得疗效对不同原因所致 CHF 的疗效不同，对高血压、心脏瓣膜病、先天性心脏病所致者疗效好，对伴心房颤动且心室率过快者疗效更好；对继发于甲状腺功能亢进、重度贫血等疾病者，由于心肌能量代谢障碍而疗效较差；对肺源性心脏病、活动性心肌炎等有心肌缺氧和损害者，不仅疗效差，且易发生强心苷中毒，引起心律失常；对机械因素所致者，如缩窄性心包炎、严重二尖瓣狭窄等，因心室舒张和充盈受限而疗效很差。

2. 某些心律失常

（1）心房颤动 由于心房异位节律点多源性快速去极化，引起心房发生大量细弱且不规则的冲动（350～600 次／分）。过多的冲动传入心室，引起过快的心室率，妨碍心室的泵血功能，可导致严重的循环障碍。强心苷的作用不在于中止心房颤动，而是通过抑制房室传导，延长房室结的有效不应期，使过多的冲动不能穿过房室结下传到心室而隐匿在房室结中，减慢心室率，从而改善心室的泵血功能，增加心输出量，缓解和消除心房颤动时的血流动力学障碍。

（2）心房扑动 虽然其异位节律较心房颤动少且规则（250～350 次／分），但却更容易穿过房室结传入心室，引起难以控制的过快的心室率。强心苷可缩短心房不应期，使心房扑动转为心房颤动，进而通过治疗心房颤动的机制产生疗效。部分病人停用强心苷后，可恢复窦性节律。

（3）阵发性室上性心动过速 包括房性、房室交界处阵发性心动过速，强心苷兴奋迷走神经而使其终止发作。但由强心苷本身引起的室上性心动过速禁用。

（三）不良反应及防治

安全范围小，一般治疗量已接近中毒量的 60%。病人对强心苷的敏感性和耐受性个体差异大，诱发强心苷中毒的因素多（低血钾、低血镁、高血钙、心肌缺血缺氧、肾功能不全等），中毒发生率高。

1. **不良反应** ①胃肠道反应：较常见，亦是中毒时的早期反应，可见厌食、恶心、呕吐、腹泻、腹痛等。应注意与强心苷用量不足、心衰未被控制、仍有胃肠道静脉瘀血所引起的症状相区别。②中枢反应：眩晕、头痛、疲倦、失眠、幻觉等，偶见惊厥。③视觉障碍：表现为黄视、绿视及视物模糊，此为强心苷中毒的特征。④心脏反应：是强心苷中毒最严重的反应，临床所见的各种心律失常都有可能出现，如室性早搏、室性或室上性心动过速、房室传导阻滞、窦性心动过缓等。其中室性早搏最多见且早见；室性心动过速最为严重，应及时救治，以免发展为致命的室颤。

2. **预防** 首先应注意避免并纠正上述诱发和加重强心苷中毒的因素，如使用排钾利尿药，应适当补钾以防加重毒性；对肾功能不全者应减小剂量以免体内药量蓄积而产生中毒。要密切观察中毒先兆和心电图变化，如出现一定数目的室性早搏、窦性心动过缓（低于 60 次 / 分）及视觉障碍，应及时停用强心苷及排钾利尿药和糖皮质激素。监测血药浓度，有助于中毒的预防和及早发现。

3. **治疗** 轻度中毒停用强心苷和排钾利尿药等即可。对于快速型心、律失常，如室性早搏、室性心动过速，应及时补钾，轻者可口服氯化钾，重者可在心电图及血钾监测下缓慢静脉滴注氯化钾（肾功能不全、高钾血症、严重房室传导阻滞者不宜用钾盐），并可选用苯妥英钠、利多卡因等抗心律失常药。静脉注射地高辛抗体 Fab 片段，可迅速有效地救治危及生命的强心苷中毒（每 80mg Fab 片段能拮抗 1mg 地高辛）。对于缓慢型心律失常，如房室传导阻滞、窦性心动过缓等可用阿托品治疗。

二、血管扩张药（减负荷药）

（一）利尿药

1. **作用特点** CHF 患者多有体内水钠潴留，血容量增加，加重了心脏的前负荷；血管壁平滑肌细胞内 Na^+ 含量增加，通过 Na^+-Ca^{2+} 交换，增加了细胞内 Ca^{2+} 含量，使血管平滑肌张力升高，外周阻力加大，加重了心脏的后负荷。利尿药特点是可促进 Na^+ 和水的排出，从而减轻心脏的负荷，改善 CHF 患者的心脏功能。

2. **常用药物** 首选噻嗪类药物，如氢氯噻嗪等，必要时选用强效髓袢利尿药呋塞米等。注意补钾或与保钾利尿药合用。

（二）血管扩张药的作用特点、常用药物

1. **作用特点** 能扩张小静脉或小动脉，减轻心脏前负荷或后负荷，改善心脏功能。各种血管扩张药对血管作用有所不同，根据患者血流动力学变化选用，应用于正性肌力药和利尿药无效的难治病例。

2. **常用药物** 硝酸甘油、肼屈嗪、硝普钠、哌唑嗪等。硝酸甘油扩张静脉，适用于前负荷加重为主，肺瘀血明显者；肼屈嗪扩张动脉，适用于后负荷加重为主，心输出量明显减少者，长期单独应用难以持续生效；硝普钠扩张静脉、动脉，适用于前后负荷均加重者，常用于急性心肌梗死及高血压时的 CHF；哌唑嗪扩张静脉、动脉，适用于前后负荷均加重者，因有快速耐受现象而难以长期有效。

三、ACEI 制剂和 AT_1 阻滞药

1. **作用特点** ①通过抑制循环及局部组织中的 ACE，降低代偿性升高的肾素 - 血管紧张素系统的活性，扩张血管以减轻心脏负荷。②抑制 CHF 时的心肌重构，逆转心室肥厚，改善心肌的顺应性和舒张功能。

2. **临床疗效表现** 为缓解或消除症状、提高患者运动耐力、改进生活质量、显著降低病死率。目前是治疗 CHF 的一线药物。常用药物有卡托普利等。

四、常用的 β 受体阻滞剂

1. **作用特点** ①恢复 β 受体对正性肌力药的敏感性。②抑制 RAS 和血管加压素的作用，减轻心脏的前后负荷。③减慢心率，从而降低心肌耗氧量，改善心肌供血，并有利于心室充盈。④减少 CHF 时心律失常的出现等。可用于心功能比较稳定的Ⅱ级 CHF 患者，尤为适用于扩张型或肥厚型心肌病患者。

2. **常用药物** 美托洛尔、卡维地洛等。

第十七单元　抗高血压药

抗高血压药物分类见下表。

抗高血压药物分类

利尿降压药	**氢氯噻嗪**	
交感神经抑制药	（1）中枢性降压药	可乐定
	（2）肾上腺素受体阻断药	普萘洛尔
	（3）影响交感神经递质药	利血平
	（4）神经节阻断药	美加明
Ca^{2+} 通道阻滞药	硝苯地平	
RAAS 系统抑制药	血管紧张素转化酶抑制剂	卡托普利
	血管紧张素Ⅱ受体阻断药	氯沙坦
直接扩张血管药	肼屈嗪、硝普钠	

一、利尿药

利尿降压药是 WHO 推荐的一线药物，常作为治疗高血压的基础药物。许多其他降压药在长期使用过程中，可引起不同程度的水钠潴留。合用利尿药能消除水钠潴留，加强降压效果，以噻嗪类最为常用，代表药为氢氯噻嗪。

氢氯噻嗪

（一）药理作用

降压作用确切、温和、持久，对卧位和立位血压均能降低。排钠利尿、使细胞外液及血容量减少是利尿药初期的降压机制。长期应用不易发生耐受性，有增强其他降压药的作用。

（二）临床应用

单用于Ⅰ级（轻度）高血压，或与其他降压药合用治疗各型高血压，联合用药可增强降压作用，并防止其他药物引起的水钠潴留。

（三）不良反应

长期大剂量使用可致低血钾，引起血脂、血糖及尿酸升高等。

二、肾素－血管紧张素－醛固酮系统抑制药

RAAS 在血压调节中起着重要的作用，作用于该系统的药物主要影响血管紧张素转化酶（ACE）、血管紧张素Ⅱ受体（AT）和肾素而产生降压作用。

RAAS 抑制药主要分为三类：①血管紧张素转化酶抑制剂：卡托普利、依那普利、赖诺普利、喹那普利等。②血管紧张素Ⅱ受体拮抗剂：氯沙坦、缬沙坦、伊白沙坦等。③肾素抑制药：瑞米吉仑等。

RAAS 抑制药的作用特点：①降压时不伴有反射性心率加快，对心输血量无明显影响。②可防止或逆转高血压患者的血管壁和心室重构。③能增加肾血流量，保护肾脏。④能改善胰岛素抵抗，不引起电解质紊乱和脂质代谢改变。⑤久用不易产生耐受性。

（一）血管紧张素Ⅰ转化酶抑制药（ACEI）

卡托普利

卡托普利（captopril）是第一个用于临床口服有效的含巯基 ACE 抑制药（1977 年）。

1. 药理作用　降低血压。通过抑制 ACE，使血管紧张素Ⅰ转化为血管紧张素Ⅱ减少，降低循环与血管组织 RAS 活性。主要作用机制：①抑制循环和血管局部 RAS 的 AngⅡ形成。②减少缓激肽降解，缓激肽是血管内皮 L-精氨酸-NO 途径的重要激活剂，可发挥强大的扩血管效应；刺激细胞膜磷脂游离出花生四烯酸（AA），促进前列腺素合成，增强扩血管效应。③减少肾脏组织中 Ang Ⅱ的生成，使醛固酮分泌减少，促进水钠排泄。

2. 临床应用　①各型高血压：如原发性高血压及肾性高血压，对血浆肾素活性高者疗效更好；Ⅱ、Ⅲ级高血压需合用利尿药。②充血性心力衰竭：基础药物。

3. 不良反应　高血钾、低血压。ACEI 抑制激肽酶，使缓激肽、P 物质堆积，引起咳嗽及血管神

经性水肿；久用降低血锌而出现皮疹、味觉及嗅觉改变及脱发等。高血钾者和妊娠初期禁用。

（二）血管紧张素Ⅱ受体阻断药

氯沙坦

氯沙坦（losartan）为第一个用于临床的非肽类 Ang Ⅱ受体拮抗药。口服易吸收，首过效应明显，每日服药 1 次，作用可维持 24 小时。

1. 药理作用 降低血压。选择性地与 AT_1 受体结合，阻断 Ang Ⅱ引起的血管收缩及促进醛固酮分泌的作用。长期用药还能抑制心肌肥厚和血管壁增厚，增加尿酸排泄。

2. 临床应用 各型高血压，效能与依那普利相似。多数患者每日服 1 次，每次 50mg，即可有效控制血压。用药 3 ～ 6 日可达最大降压效果。

3. 不良反应 头晕、高血钾和与剂量相关的体位性低血压。孕妇及哺乳期妇女禁用。

三、钙通道阻滞药

该类药物的基本作用是抑制细胞外 Ca^{2+} 的内流，使血管平滑肌细胞内缺乏足够的 Ca^{2+}，导致血管平滑肌松弛、血管扩张、血压下降。

钙通道阻滞药主要为 L 型钙通道阻滞剂，其中 L 型钙通道阻滞剂又分为二氢吡啶类和非二氢吡啶类。二氢吡啶类的常用药有：硝苯地平、尼卡地平、尼莫地平、拉西地平等；非二氢吡啶类的常用药有：维拉帕米、地尔硫䓬等。

作用特点为：①降压时不减少心、脑、肾的血流，尼莫地平、尼索地平还能增加脑、冠脉血流。②逆转高血压患者的心肌肥厚，但效果不如 ACEI，高血压合并心肌梗死患者长期使用维拉帕米可降低死亡率。③有排钠利尿作用，与直接扩血管药合用，在降压时不引起水钠潴留。④一般不影响脂质代谢及葡萄糖耐量，依拉地平、尼群地平还可轻度提高 HDL，代表药物是硝苯地平。

硝苯地平

1. 药理作用 降低血压。通过抑制细胞外 Ca^{2+} 的内流，使血管平滑肌细胞内缺乏足够的 Ca^{2+}，导致血管平滑肌松弛、血管扩张、血压下降。降压时伴有反射性心率加快，心输出量增加，血浆肾素活性增高，但较直接扩血管药作用弱。

2. 临床应用 各型高血压，尤以低肾素性高血压疗效好，可单用或与利尿药、β 受体阻滞药、ACEI 合用。若使用该药的控释剂或缓释剂，可减少血药浓度波动，减轻迅速降压造成的反射性交感活性增加，降低不良反应的发生率，延长作用时间，减少用药次数。

3. 不良反应 较轻，常见面部潮红、头痛、眩晕、心悸、踝部水肿。踝部水肿系毛细血管前血管扩张所致。本品短效制剂有可能加重心肌缺血，伴心肌缺血的高血压患者慎用。

四、肾上腺素受体阻断药

（一）β 受体阻断药

普萘洛尔

β 受体阻滞药除用于心律失常、心绞痛外，亦是疗效确切的抗高血压药。

1. 药理作用 降低血压。作用机制可能是：①减少心输出量：通过阻断心脏 β 受体，使心肌收缩力减弱。②抑制肾素分泌：通过阻断肾小球旁器部位的 β 受体，抑制肾素 - 血管紧张素系统。③降低外周交感神经活性：阻断去甲肾上腺素能神经突触前膜 β2 受体，消除正反馈作用，减少去甲肾上腺素的释放。④中枢性降压：阻断血管运动中枢的 β 受体，从而抑制外周交感神经活性。⑤促进具有扩血管作用的前列环素生成。

2. 临床应用 适用于Ⅰ、Ⅱ级高血压，对伴有心输出量偏高或血浆肾素活性增高者以及伴有冠心病、脑血管病变者更适宜。

3. 不良反应（中西医结合助理医师不考） 眩晕、神志模糊、精神抑郁、反应迟钝等，低血压所致头昏，心率过慢；偶见支气管痉挛及呼吸困难、充血性心衰。长期使用不能突然停药，以免诱发或加重心绞痛。

（二）α_1 受体阻断药

哌唑嗪（中西医结合助理医师不考）

1. 药理作用 降低血压。通过选择性阻断突触后膜 α_1 受体，对具有负反馈作用的突触前膜 α_2 受体无影响，舒张小动脉和静脉血管平滑肌，使外周阻力下降，回心血量减少，产生中等偏强的降压作用。

2. 临床应用 Ⅰ、Ⅱ级高血压及伴有肾功能障碍者，Ⅲ级高血压需合用利尿药或 β 受体阻滞药；嗜铬细胞瘤；中、重度充血性心功能不全。

3. 不良反应 眩晕、疲乏、鼻塞、口干、尿频、头痛、嗜睡及胃肠道反应等。约 50% 患者发生“首剂现象”，长期用药能致水钠潴留，可加用利尿药。

五、交感神经抑制药

（一）中枢交感神经抑制药

可乐定（中西医结合助理医师不考）

1. 药理作用

（1）降低血压 中等偏强，对正常血压及高血压病患者均有降压作用。作用机制主要是：①激动血管运动中枢突触后膜 α_2 受体和延髓的咪唑啉受体，降低外周交感张力。②激动脑内阿片受体，促进内源性阿片肽的释放。③激动外周交感神经突触前膜 α_2 受体及其相邻的咪唑啉受体，通过负反馈抑制去甲肾上腺素的释放，从而起到降压作用。

（2）镇静 通过激动中枢 α_2 受体，延长巴比妥类的催眠作用时间。

（3）镇痛 通过激动脑内阿片受体，促进阿片肽释放。

2. 临床应用 较少单独使用，常用于其他降压药无效的中度高血压，对兼有溃疡病的高血压及肾性高血压尤为适宜，与利尿剂合用有协同作用。还可作为吗啡类镇痛药成瘾者的解毒药物。

3. 不良反应 常见口干、嗜睡和便秘，其他如头痛、眩晕、腮腺肿痛、鼻黏膜干燥、阳痿、抑郁、浮肿、体重增加和心动过缓等。久用致水钠潴留，合用利尿药可减少水肿等现象。突然停药可引起交感神经亢进的停药综合征，表现为血压骤升、心悸、兴奋、震颤、腹痛、出汗等，应用可乐定或酚妥拉明可缓解或消除；需逐渐减量后再停药。

（二）交感神经末梢抑制药

利血平（中西医结合助理医师不考）

1. 药理作用 降压，缓慢而持久。通过与交感神经末梢囊泡膜上的胺泵（Mg^{2+}-ATP 酶）呈难逆性结合，抑制其摄取具有升压作用的介质（去甲肾上腺素和多巴胺），耗竭递质而降压；还能通过直接松弛小动脉平滑肌，降低外周血管阻力而降压。

2. 临床应用 不单独使用，常与其他降压药一起合用于高血压。

3. 不良反应 倦怠、晕厥、头痛、阳痿、性欲减退、乏力、精神抑郁、注意力不集中、神经紧张、焦虑、多梦、梦呓或清晨失眠；少见有柏油样黑色大便、呕血、腹痛、心律失常、室性期前收缩、心动过缓、支气管痉挛、手指强硬颤动等。

六、血管扩张药

硝普钠（中西医结合助理医师不考）

1. 药理作用 硝普钠能直接松弛全身小静脉，使血压明显下降。硝普钠属硝基类扩血管药，在血管平滑肌内产生 NO，激活血管平滑肌中鸟苷酸环化酶（GC），使 cGMP 升高，从而导致血管平滑肌松弛。

2. 临床应用 ①高血压急症：如高血压危象、高血压脑病、恶性高血压、嗜铬细胞瘤引起的高血压，也可用于麻醉时控制性降压。②慢性心功能不全：可用于难治性慢性心功能不全的治疗和伴有心力衰竭的高血压患者。

3. 不良反应 静脉滴注过快可引起血压过度降低，表现为头痛、心悸、恶心、呕吐等，停药后可消失。长期或大剂量用药其代谢产物硫氰酸盐体内积蓄而引起中毒反应，可用硫代硫酸钠抢救。硫氰酸盐还可抑制甲状腺对碘的摄取，致甲状腺功能低下。肝、肾功能不全者禁用。该药对光敏感，易被破坏，滴注时需用黑纸包裹在药瓶外。

肼屈嗪（中西医结合助理医师不考）

1. 药理作用 肼屈嗪直接扩张小动脉，降低外周阻力而降压，降压同时伴有反射性交感神经兴奋，使心率加快，心输出量增加，从而减弱其降压作用。

2. **临床应用** 与抗去甲肾上腺素神经药或利尿药合用于中度高血压。

3. **不良反应** ①由血管扩张及反射性反应引起，产生头痛、面红、黏膜充血、心动过速，并可诱发心绞痛和心力衰竭。②由免疫反应引起，大剂量长期应用（6 个月以上）可产生红斑狼疮样综合征。

七、抗高血压药物的合理应用

（一）根据高血压程度选药物

①Ⅰ级高血压：采用体育活动、控制体重、低盐、低脂肪饮食等措施未奏效时，首选作用温和的降压药，如噻嗪类利尿药、ACEI、二氢吡啶类钙拮抗药或 β 受体阻滞药等一种药物。②Ⅱ级高血压：采用两种药物联用，常用的四类一线降压药的任何两类均可。③Ⅲ级高血压：在联合用药基础上，改用或加用作用更强的米诺地尔、直接血管扩张药、中枢性降压药等。④高血压危象：宜采用静脉滴注或肌注快速起效的药物，如硝普钠。

（二）根据并发症与不良反应的特点选用药物

①伴有心绞痛者宜用硝苯地平。②伴有心力衰竭者宜用利尿药、ACEI、哌唑嗪等，不宜用 β 受体阻滞药。③伴有肾功能不全者宜用卡托普利、硝苯地平、α - 甲基多巴等。④伴有消化性溃疡者，宜用可乐定，禁用利血平。⑤伴有心动过速者宜用美托洛尔等 β 受体阻滞药。⑥伴有支气管哮喘者不宜用 β 受体阻滞药。⑦伴有糖尿病及痛风者不宜用噻嗪类利尿药。⑧伴有精神抑郁者，不宜用利血平。

（三）联合用药

高血压病的治疗需要长期系统用药甚至终生用药，力求控制在 138/83mmHg（目标血压）以下，要注意平稳持续降压，以避免血压波动过大致靶器官损害。现有药物长期单用常引起耐受性，加大剂量又易致不良反应。联合用药可从不同环节协同降压，既能减轻不良反应，药物用量也相应减少。但要注意同类药物不宜合用。

第十八单元 抗心绞痛药

心绞痛是由多种原因引起的暂时性心肌缺血所导致的一种症候群，表现为突发性心前区及胸骨后阵发性绞痛或闷痛。最常见的病因是冠状动脉粥样硬化性心脏病（简称冠心病）。

心绞痛分为三类：①劳累性心绞痛：特点是疼痛由体力劳累、情绪激动等增加心肌耗氧量的情况所诱发，包括稳定型心绞痛、初发型心绞痛、恶化型心绞痛。②自发性心绞痛：特点为疼痛发生与体力或脑力活动引起心肌耗氧量增加无明显关系，与冠状动脉血流备量减少有关。疼痛程度较重，时间较长。包括卧位型心绞痛、变异型心绞痛、急性冠状动脉功能不全、梗死后心绞痛。③混合性心绞痛：特点是在心肌耗氧量增加或无明显增加时均可发生，为冠状动脉狭窄使冠状动脉血流贮备量减少所致。

第一节 硝酸酯类

硝酸酯类药物于 1867 年开始用于临床，至今已有 100 多年的历史。主要药物有：硝酸甘油、硝酸异山梨酯、单硝酸异山梨酯、戊四硝酯等。它们作用相似，仅显效快慢和作用维持时间有所不同，其中以硝酸甘油临床最为常用。

·硝酸甘油·

一、药理作用

抗心绞痛。作用机制与舒张血管作用有关，具体如下：

1. **降低心肌耗氧量** ①扩张静脉，使回心血量减少（即降低心脏后负荷），降低心室壁张力，减少心肌耗氧量。②扩张动脉，降低心脏射血阻力（即降低心脏前负荷），减少心脏做功而降低心肌耗氧量。扩张血管后血压降低所致的反射性心率加快和心肌收缩力增加，可增加心肌耗氧量，心率加快所致的心脏舒张期冠脉灌流时间缩短不利于心绞痛治疗，合用β受体阻滞药可对抗之。

2. **改善心肌血液分布，增加缺血区供血** ①增加心内膜下的血液供应：心外膜血管垂直穿过心肌延伸成心内膜血管，故心内膜下区域的血液灌注易受心室壁张力及室内压的影响。心绞痛急性发作时，左心室舒张末期压力增高，使心内膜下区域缺血加重。硝酸醋类能扩张静脉使回心血量减少，扩张动脉降低心脏射血阻力而使排血充分，结果使心室容积或心室壁张力下降，减少了对心内膜下血管的压力，因而增加了心内膜下区域的血液供应。②选择性扩张心外膜较大的输送血管：因心肌缺血区小动脉受缺氧代谢产物腺苷等影响而高度扩张，而非缺血区血管阻力相对较高，本类药物能舒张较大的血管，增加对缺血区的血液灌注。

3. **开放侧支循环** 可刺激侧支生成或开放侧支循环，以增加缺血区的血液供应。

此外，硝酸酯类本身以及释放出的NO还能抑制血小板聚集和黏附，具有抗血栓形成的作用，有利于心绞痛的治疗。

二、临床应用

心绞痛　硝酸甘油为稳定型心绞痛的首选药。①预防发作，宜选用硝酸异山梨酯或单硝酸异山梨酯口服，也可选用硝酸甘油贴剂。②控制急性发作，应舌下含服或气雾吸入，如需多次含服可采用口服制剂，选用硝酸异山梨酯口服、单硝酸异山梨酯缓释片以及透皮制剂。③发作频繁的重症心绞痛患者，首选硝酸甘油静脉滴注，症状减轻后改为口服给药。

急性心肌梗死　急性心肌梗死早期应用可缩小心室容积，降低前壁心肌梗死的病死率，减少心肌梗死并发症的发生。

心功能不全　急性左心衰时采用静脉给药，慢性心功能不全可采用长效制剂，需与强心药物合用。

本类药物与β受体阻滞药比较，无加重心衰和诱发哮喘的危险；与钙通道阻滞药比较，无心脏抑制作用。

三、不良反应（中西医结合助理医师不考）

常见由血管扩张所继发的搏动性头痛、皮肤潮红、眼内压升高和颅内压增高。颅脑外伤、颅内出血者禁用，青光眼患者慎用。大剂量可见体位性低血压，低血容量者禁用。剂量过大使血压过度下降，可引起冠脉灌注压过低，且可反射性兴奋交感神经，使心率加快，心肌收缩力增加而增加心肌耗氧量，导致心绞痛加重。超剂量可引起高铁血红蛋白症。长期应用可出现耐受性。

第二节　β肾上腺素受体阻断药

β受体阻断药主要包括：普萘洛尔、美托洛尔、阿替洛尔、阿普洛尔、吲哚洛尔、索他洛尔、醋丁洛尔、噻吗洛尔、艾司洛尔、拉贝洛尔等。其中普萘洛尔、美托洛尔、阿替洛尔是最常用的抗心绞痛药物。

一、药理作用

1. **降低心肌耗氧量** 心绞痛发作时，交感神经活性增强，心肌局部和血液中儿茶酚胺的含量增高，激动β受体，增加心肌收缩力、加快心率和收缩血管，使心脏做功增加，其结果增加了心肌耗氧量。应用受体阻滞药后，其β受体的阻断作用可使心率减慢，心脏舒张期延长而增加冠脉灌流时间；抑制心肌收缩力，减少心脏做功，降低心肌耗氧量而发挥抗心绞痛作用。但心肌收缩力减弱，使射血时间延长，心排血不完全，左室舒张末压升高，心室容积扩大又可增加心肌耗氧量，与硝酸酯类药物合用可提高疗效，减少不良反应。

2. **增加缺血区供血** β受体阻滞药使非缺血区的血管阻力增高，而缺血区的血管则由于缺氧呈现代偿性扩张状态，促使血液更多地流向缺血区；减慢心率而延长心脏的舒张期，增加冠脉的灌注时间，有利于血液向缺血区流动。

3. 改善心肌代谢 心肌缺血时，肾上腺素分泌增加，使游离脂肪酸（FFA）增多。FFA 代谢消耗大量的氧而加重心肌缺氧。β 受体的阻断作用可使FFA的水平下降，减少心肌对其摄取，通过加强糖代谢，使心肌耗氧量降低。

此外，本类药物可促进氧合血红蛋白解离，增加心脏及全身组织的供氧。

二、临床应用

用于稳定型心绞痛和不稳定型心绞痛，可减少发作次数，对伴有高血压和快速性心律失常者效果更好。对变异型心绞痛，因本类药物阻断 β 受体后，使 α 受体作用占优势，易致冠脉痉挛，从而加重心肌缺血症状，不宜应用。心动过缓、低血压、严重心功能不全、哮喘或慢性阻塞性肺疾病患者禁用。

第三节 钙通道阻滞药

一、药理作用

通过阻滞 Ca^{2+} 通道，抑制 Ca^{2+} 内流而舒张血管。

1. 对缺血心肌的保护作用 心肌缺血或再灌注时细胞内“钙超载”可造成心肌细胞尤其是线粒体功能严重受损。钙通道阻滞药可由于阻滞 Ca^{2+} 内流而减轻“钙超载”，起到保护心肌细胞的作用。此外，有些药物还具有抑制交感神经末梢释放递质，对心绞痛治疗有利。

2. 降低心肌耗氧量 ①阻滞 Ca^{2+} 流入血管平滑肌细胞，使外周血管扩张，外周阻力降低，减轻心脏后负荷。②阻滞 Ca^{2+} 流入心肌细胞，使心肌收缩力减弱，心率减慢；③阻滞 Ca^{2+} 进入神经末梢，抑制递质释放，从而对抗交感神经活性增高所引起的心肌耗氧量增加。上述三方面综合作用使心肌耗氧量降低。

3. 增加缺血区心肌供血 通过阻滞 Ca^{2+} 流入血管平滑肌细胞、直接松弛血管平滑肌和刺激血管内皮细胞合成和释放 NO，使冠脉舒张，以增加心肌血液供应；亦可通过开放侧支循环，增加对缺血区的血液灌注；拮抗心肌缺血时儿茶酚胺诱导的血小板聚集，有利于保持冠脉血流通畅。

二、常用药物与应用

常用钙通道阻滞药有硝苯地平、维拉帕米、地尔硫䓬、普尼拉明及哌克昔林等。

1. 硝苯地平 对变异型心绞痛最有效，对稳定型心绞痛也有效。对急性心肌梗死，能促进侧支循环，缩小梗死范围，与 β 受体阻滞药合用有协同作用。也用于高血压、心衰等。

2. 维拉帕米 对变异型和稳定型心绞痛都有较好的疗效。与 β 受体阻滞药类同，都能抑制心肌收缩性和传导性，合用时应慎重。也用于心律失常、高血压等。

3. 地尔硫䓬 适用于变异型、不稳定型、稳定型心绞痛，也用于心律失常、高血压、心肌梗死等。

4. 普尼拉明 还有儿茶酚胺递质耗竭作用，适用于各型心绞痛，也用于室性早搏、室性心动过速等。

5. 哌克昔林 还有一定的利尿和扩张支气管作用，适用于伴有心衰或支气管哮喘的心绞痛。

第十九单元 抗心律失常药

心律失常是严重的心脏疾病，由于心肌自律性异常或冲动传导障碍引起心动频率或节律发生改变，并影响心脏的泵血功能。根据心率的快慢，心律失常分为缓慢性和快速性。临床上常将快速性心律失常简称为心律失常，主要包括室上性和室性早搏及心动过速、心房颤动和心房扑动、心室颤动等。

一、抗心律失常药的分类

依据药物对心肌电生理的影响，抗心律失常药分为四大类：

（一）Ⅰ类钠通道阻滞药

根据阻滞钠通道特性及程度的不同又将其分为Ⅰa、Ⅰb、Ⅰc三个亚类。

1. Ⅰa类 适度阻滞钠通道：奎尼丁、普鲁卡因胺等。

2. Ⅰb类 轻度阻滞钠通道：利多卡因、苯妥英钠等。

3. Ⅰc类 重度阻滞钠通道：普罗帕酮等。

（二）Ⅱ类 β 肾上腺素受体阻断药

代表药物有普萘洛尔、美托洛尔等。

（三）Ⅲ类 延长动作电位时程药

代表药物有胺碘酮、普萘洛尔等。

（四）Ⅳ类 钙通道阻滞药

代表药物有维拉帕米、地尔硫䓬等。

二、Ⅰ类 钠通道阻滞药

（一）Ⅰa类——适度钠通道阻滞药

奎尼丁

1. 药理作用 抗心律失常，与心肌细胞膜的钠通道蛋白结合而阻滞钠通道，适度抑制 Na^+ 内流，对 K^+ 外流和 Ca^{2+} 内流也有抑制作用。

（1）降低自律性 抑制 Na^+ 内流，使 4 相舒张期自动除极化速率减慢，坡度减小，使心房肌、心室肌和浦肯野纤维的自律性降低，其中对心房肌的作用更强。在治疗剂量下对正常窦房结的自律性影响较小，但在窦房结功能低下时，则可产生明显的抑制。

（2）减慢传导 抑制 0 相 Na^+ 内流，使 0 相上升的速率和振幅降低，从而使心房肌、心室肌、浦肯野纤维的传导减慢，对病理状态下部分除极的心肌细胞的传导有更强的抑制作用，使单向阻滞变为双向阻滞，消除折返激动。对 Ca^{2+} 内流也有一定的抑制作用，略减慢房室结的传导。

（3）延长有效不应期 减慢 2 相 Ca^{2+} 内流和 3 相 K^+ 外流，延长 APD 和 ERP。对 ERP 的延长作用更明显，使 ERP/APD 比值加大，因此可使异位冲动或折返冲动落入 ERP 中而被消除。

（4）其他 竞争性地阻滞 M 受体，具有抗胆碱作用，对抗其抑制房室传导的作用；阻滞 α 受体，扩张血管，降低血压；对心房肌、心室肌有负性肌力作用。

2. 临床应用 心房颤动、心房扑动、室上性及室性早搏和心动过速。在治疗心房颤动、心房扑动时，应先用强心苷抑制房室传导，以控制心室率。

3. 不良反应

（1）胃肠道反应 如恶心、呕吐、腹泻等。

（2）心血管反应 ①低血压、心律失常，过量引起房室和心室内传导阻滞、尖端扭转型室性心动过速。②偶见奎尼丁晕厥，或心室颤动而致猝死。③当窦房结功能低下时，可引起心动过缓或停搏。停药指征：心率减慢＜60 次 / 分，收缩压＜90mmHg，Q-T 间期延长＞30%。

（3）久用引起金鸡纳反应 轻者耳鸣、头痛、视力模糊，重者谵妄、精神失常。

（4）血栓栓塞 心房有微血栓者慎用。

4. 禁忌证 禁用于严重心肌损害、心功能不全、重度房室传导阻滞、低血压、强心苷中毒及对奎尼丁过敏者。

（二）Ⅰb类——轻度钠通道阻滞药

利多卡因

1. 药理作用 抗心律失常。

（1）降低自律性 抑制 4 相 Na^+ 内流，促进 K^+ 外流，从而降低浦肯野纤维的自律性，提高心室肌的阈电位水平，提高其致颤阈。治疗剂量对心房肌和窦房结无明显影响。

（2）对传导的影响 治疗量对正常心肌的传导性影响小；但在低血钾或心肌受损而部分去极化时，促进 K^+ 外流，使舒张电位负值加大，提高 0 相除极化速率和幅度，从而促进病区的传导，消除单向阻滞而中止折返；在心肌缺血部位，也可因抑制 Na^+ 内流而减慢传导，变单向阻滞为双向阻滞，消除折返。大剂量时，因可明显抑制 0 相除极速率而使传导明显减慢，甚至出现完全性传导阻滞。

（3）相对延长有效不应期 促进 K^+ 外流，缩短心室肌和浦肯野纤维的 APD 和 ERP，但缩短 APD 更为显著，使 ERP/APD 比值加大，相对延长 ERP，有利于消除折返。

2. 临床应用 室性心律失常，特别适用于危急病例，是治疗急性心肌梗死引起的室性心律失常的首选药，对强心苷中毒所致者也有效。

3. 不良反应 发生率约 6%。剂量过大时，出现中枢反应如嗜睡、头痛、视力模糊，过量惊厥或呼吸抑制；心血管反应如窦性心动过缓、窦性停搏、房室传导阻滞、血压下降等。禁用于严重室内和房室传导阻滞者。

苯妥英钠

1. 药理作用 抗心律失常，作用与利多卡因相似。降低浦肯野纤维自律性，相对延长 ERP，与强心苷竞争 Na^+-K^+-ATP 酶，抑制强心苷中毒所致室性心律失常，改善被强心苷抑制的房室传导；还能阻止异常放电向病灶周围的正常组织扩散，产生抗癫痫作用。

2. 临床应用 室性心律失常，对强心苷中毒所致室性心律失常疗效显著；治疗癫痫强直 - 阵挛发作和局限性发作的首选药；还用于周围神经痛。

3. 不良反应 静脉注射过快可引起心律失常，如窦性心动过缓、窦性停搏、心室颤动等，以及血压降低和呼吸抑制。窦性心动过缓、心功能不全及Ⅱ、Ⅲ度房室传导阻滞者禁用。

（三）Ⅰc 类——重度钠通道阻滞药

普罗帕酮

1. 药理作用 抗心律失常，抑制 0 相 Na^+ 内流的作用强于奎尼丁，还有较弱的 β 受体阻滞作用和钙通道阻滞作用。

（1）降低自律性，明显抑制 Na^+ 内流，降低浦肯野纤维和心室肌细胞的自律性。

（2）减慢传导，明显减慢心房、心室和浦肯野纤维的传导速度。

（3）延长 APD 和 ERP，减慢传导的程度强于延长 ERP，易引起折返，导致心律失常。

（4）轻度抑制心肌收缩。

2. 临床应用 危及生命的室性心律失常。

三、Ⅱ类 β 肾上腺素受体阻断药

普萘洛尔

1. 药理作用 抗心律失常，通过阻滞心脏的 β 受体而发挥抗心律失常作用。

（1）降低自律性，对窦房结、心房内传导组织及浦肯野纤维，可减慢 4 相自动除极化速率，降低自律性，在运动和情绪激动时作用明显。也能抑制儿茶酚胺引起的迟后除极而防止触发活动。

（2）减慢传导，大剂量时，除 β 受体阻滞作用外，还有膜稳定作用，减慢 0 相 Na^+ 内流，使 0 相除极化速率降低，减慢房室结及浦肯野纤维的传导速度。

（3）延长房室结 ERP，明显延长房室结的 ERP，与减慢房室结传导的作用构成其抗室上性心律失常的作用基础。

2. 临床应用

（1）室上性心律失常，如心房颤动、心房扑动及阵发性室上性心动过速等。

（2）焦虑、甲状腺功能亢进等引起的窦性心动过速。

（3）室性心律失常，特别是对由于运动和情绪激动引起的疗效显著。

（4）急性心肌梗死，长期使用可减少心律失常的发生及再梗死率，从而降低病死率。

四、Ⅲ类延长动作电位时程药

胺碘酮

1. 药理作用 抗心律失常。通过阻滞心肌细胞膜钾通道，阻滞钠通道和钙通道，并可轻度非竞争性地阻滞 α 受体和 β 受体。

（1）延长 ERP，明显延长房室结、心房肌、心室肌和浦肯野纤维的 APD 和 ERP，这一作用较其他类抗心律失常药为强，与其阻滞钾通道、抑制 K^+ 外流、明显抑制复极过程有关。

（2）降低自律性，降低窦房结和浦肯野纤维的自律性，与阻滞钠、钙通道和 β 受体有关。

（3）减慢传导，减慢房室结和旁路以及浦肯野纤维的传导速度，与阻滞钠、钙通道有关。

（4）拮抗 T_3、T_4 与受体结合。

（5）扩张血管，扩张冠状动脉，增加冠脉血流量，改善心肌营养；扩张外周血管，降低心脏做功，减少心肌耗氧量。

2. 临床应用 广谱抗心律失常药，用于各种室上性和室性心律失常，对心房扑动、心房颤动和室上性心动过速疗效好，对合并预激综合征者有效率达 90% 以上。因可减少心肌耗氧量，适用于冠心病并发的心律失常。

五、Ⅳ类钙通道阻滞药

维拉帕米

1. 药理作用 抗心律失常，通过阻滞心肌细胞膜的钙通道，抑制 Ca^{2+} 内流，对属于慢反应细胞的窦房结和房室结具有以下作用：

（1）降低自律性，因 4 相自动除极化速率减慢而使自律性降低。也减少或取消后除极所引起的触发活动。

（2）减慢传导，因 0 相除极上升速率减慢、振幅减小而使冲动传导减慢，可变单向阻滞为双向阻滞，从而消除折返。终止房室结的折返激动，减慢心房颤动、心房扑动时的心室率。

（3）延长 APD 和 ERP，对房室结的作用明显，高浓度时也延长浦肯野纤维的 APD 和 ERP。

（4）抑制心肌收缩力、扩张冠脉、扩张外周血管。

2. 临床应用

（1）阵发性室上性心动过速，特别是房室交界区心动过速，常在静脉注射数分钟内停止发作。

（2）强心苷中毒引起的室性早搏。

（3）对冠心病、高血压伴发心律失常者尤其适用。

快速型心律失常的用药应根据心律失常的类型、病人不同的病理生理状态选用。

六、抗快速型心律失常的合理应用

1. 窦性心动过速 β 受体阻断药。
2. 房颤、房扑 转窦律用奎尼丁，控制心室率用强心甙，必要时加用维拉帕米或普萘洛尔。
3. 房性早搏 普萘洛尔、维拉帕米。
4. 阵发性室上性心动过速 维拉帕米。
5. 室性早搏 普鲁卡因胺、丙吡胺、美西律。
6. 阵发性室性心动过速 利多卡因。
7. 心室纤颤 利多卡因、普鲁卡因胺。

第二十单元 利尿药与脱水药

利尿药与脱水药及其机制见下表。

利尿药与脱水药及其机制

分类	药物	主要作用部位	机制
高效利尿药 排 K^+ 利尿药	呋噻咪 布美他尼 依他尼酸	髓袢升枝粗段 皮质和髓质部	抑制 Na^+-$2Cl^-$-K^+ 同向转运系统，抑制 Na^+、Cl^- 的重吸收
中效利尿药 排 K^+ 利尿药	氢氯噻嗪、 氢氟噻嗪	远曲小管近段（皮质部）	抑制 Na^+-Cl^- 同向转运系统，抑制 Na^+、Cl^- 的重吸收
低效利尿药 留 K^+ 利尿药	螺内酯 氨苯喋啶	远曲小管及集合管	竞争醛固酮受体，间接地抑制 Na^+-K^+ 交换 直接抑制 Na^+-K^+ 交换

第一节 利尿药

利尿药是一类直接作用于肾脏，影响尿生成过程，促进电解质和水的排出，增加尿量，消除水肿的药物。亦用于高血压、肾结石等的治疗。

一、常用利尿药的分类和作用机制

常用利尿药按其效能及作用机制可分为以下 3 类：

1. **高效利尿药** 即 Na^+-K^+-$2Cl^-$ 同向转运抑制剂，也称为髓袢利尿药，主要作用于髓袢升支粗段。减少 Na^+、Cl^- 重吸收，降低肾脏稀释功能；同时影响肾脏浓缩功能，减少对水的重吸收，从而产生强大的利尿作用。常用药物有呋塞米、依他尼酸、布美他尼、托拉塞米等。

2. **中效利尿药** 即 Na^+-Cl^- 同向转运抑制剂，主要作用于远曲小管近端。减少 Na^+、Cl^- 的重吸收，影响肾脏的稀释功能而产生利尿作用，对尿液的浓缩过程无影响。常用药物为氢氯噻嗪、氢氟噻嗪等。

3. **低效利尿药** 包括碳酸酐酶抑制药和 K^+-Na^+ 交换抑制药，主要作用于远曲小管和集合管。前者主要有乙酰唑胺（醋唑磺胺），通过抑制碳酸酐酶，抑制 H^+-Na^+ 交换，Na^+ 排出增多而产生利尿作用；后者主要有螺内酯和氨苯蝶啶，表现为留钾利尿。

二、常用利尿药

（一）高效利尿药

呋塞米

呋塞米（速尿）作用于髓袢升支粗段，选择性地抑制 Na^+、Cl^- 的重吸收而产生强利尿作用。口服吸收迅速，约 30 分钟起效，1 ～ 2 小时达高峰，持续 6 ～ 8 小时；静脉注射 5 ～ 10 分钟起效，30 分钟达高峰，维持 4 ～ 6 小时。反复给药不易蓄积。

1. 药理作用

（1）利尿 作用强大、迅速而短暂。个体差异明显，用药应注意剂量个体化。利尿作用不受酸碱平衡失调及电解质紊乱的影响。利尿时 Na^+、K^+ 和 Cl^- 排出增多，可促进 Ca^{2+}、Mg^{2+} 排出，减少尿酸排出。

（2）扩张血管 能扩张肾血管，降低肾血管阻力，增加肾血流量，改变肾皮质内血流分布；扩张小静脉，降低左心室充盈压，减轻肺水肿。其机制可能与促进前列腺素 E 合成，抑制其分解有关。

2. 临床应用

（1）严重水肿 对心、肝、肾性各类水肿均有效，主要用于其他利尿药无效的顽固性水肿和严重水肿。

（2）急性肺水肿和脑水肿 静脉注射能迅速扩张容量血管，使回心血量减少，在利尿作用发生之前即可缓解急性肺水肿，是急性肺水肿的快速有效的治疗药物。由于利尿，使血液浓缩，血浆渗透压增高，也有利于消除脑水肿，对脑水肿合并心衰者尤为适用。

（3）急慢性肾功能衰竭 通过扩张肾血管，增加肾血流量，从而改善急性肾衰早期的少尿及肾缺血；通过强大的利尿作用冲洗肾小管，防止萎缩和坏死，用于急性肾衰早期的防治。大剂量治疗慢性肾衰，使尿量增加。但禁用于无尿病人。

（4）药物中毒 配合输液使尿量在 1 天内达到 5L 以上，可加速毒物排泄。主要用于经肾排泄的药物中毒的抢救，如苯巴比妥、水杨酸类、溴化物、氟化物等急性中毒。

（5）高血钾症和高血钙症 可增加 K^+ 排出，抑制 Ca^{2+} 重吸收，降低血钾和血钙。

3. 不良反应

（1）水和电解质紊乱 长期用药、利尿过度可引起低血容量、低血钠、低血钾、低血镁及低氯性碱中毒。以低血钾最为常见，注意及时补钾，加服留钾利尿药有一定预防作用。

（2）耳毒性 眩晕、耳鸣、听力下降、暂时性耳聋。肾功能减退或大剂量静脉注射时易发生，应避免与有耳毒性的氨基苷类抗生素合用。

（3）胃肠道反应 恶心、呕吐、上腹不适及腹泻，大剂量可致胃肠道出血。

（4）高尿酸血症 长期用药竞争性抑制尿酸，减少尿酸排泄而致高尿酸血症。

（5）其他 过敏反应，偶致骨髓抑制。严重肝肾功能不全、糖尿病、痛风及小儿慎用，高氮质血症及孕妇忌用。

（二）中效利尿药

氢氯噻嗪

1. 药理作用

（1）利尿 作用温和而持久。促进尿中 Na^+、Cl^- 排出，也促进 K^+、Mg^{2+} 及 HCO_3^- 排出；增强远曲小管对钙的重吸收，使 Ca^{2+} 从肾排出减少；减少尿酸排泄。

（2）抗利尿 能明显减少尿崩症患者的尿量，作用机制尚不明，可能是因排出 Na^+、Cl^-，使血浆渗透压下降，减轻病人渴感而减少饮水量，从而使尿量减少。

（3）降压 用药初期通过利尿作用减少血容量，后期因排钠较多，降低血管平滑肌对儿茶酚胺等加压物质的敏感性而降压。

2. 临床应用

（1）轻、中度水肿 是心性水肿的首选药；对肾性水肿的疗效与肾功能有关，肾功能不良者疗效差；对肝性水肿，与螺内酯合用可增效，避免血钾过低诱发肝昏迷，但因抑制碳酸酐酶，减少 H^+ 分泌，使 NH3 排出减少，可致血氨升高，有加重肝昏迷的危险，应慎用。

（2）轻、中度高血压 单用或与其他利尿药合用。

（3）尿崩症 用于肾性尿崩症及加压素无效的垂体性尿崩症，轻症效佳，重症效差。

（4）特发性高钙尿症和肾结石 治疗量可显著降低正常人、原发性甲状旁腺功能亢进及高钙尿症病人尿钙，防止肾钙结石的形成。

3. 不良反应

（1）电解质紊乱 长期用药引起低血钾、低血镁、低氯性碱中毒及低血钠症。低血钾症较多见，表现为疲倦、软弱、眩晕，合用留钾利尿药可预防。

（2）代谢异常 ①血糖升高，用药2～3个月后出现，停药后自行恢复，可能因其抑制胰岛素的分泌，减少组织利用葡萄糖。②高脂血症，升高 TG、TC 和 LDL，降低 HDL。糖尿病患者和高脂血症者慎用。

（3）高尿酸血症 因减少细胞外液容量，增加近曲小管对尿酸的重吸收，竞争性抑制尿酸从肾小管分泌，痛风者慎用。

（4）加重肾功能不良 降低肾小球滤过率，增高血尿素氮，肾功能不良者慎用。

（5）过敏 偶有过敏性皮炎、粒细胞减少、血小板减少等过敏反应。

（三）低效利尿药

螺内酯

1. 药理作用 具有排钠留钾的利尿作用。螺内酯结构与醛固酮相似，与醛固酮竞争远曲小管远端和集合管细胞浆内的醛固酮受体，产生与醛固酮相反的作用，作用特点为：①作用弱，起效慢，维持时间长。口服 1 天起效，2～3 天达高峰，停药后持续 2～3 天。②作用的发挥依赖于体内醛固酮的存在，对切除肾上腺的动物无效。

2. 临床应用 螺内酯配伍中、高效利尿剂，治疗伴有醛固酮升高的顽固性水肿，如肝硬化、充血性心衰、肾病综合征。

3. 不良反应 长期服用可致高血钾，肝肾功能不全及血钾过高者禁用。螺内酯因具类固醇结构而产生性激素样副作用，如男性乳房发育、性功能障碍，女性多毛、声音变粗、月经不调等，停药后消失。

氨苯蝶啶

1. 药理作用 具有排钠留钾的利尿作用。氨苯蝶啶通过抑制远曲小管和集合管的 Na^+ 通道，其保钾利尿作用不受醛固酮水平影响，对肾上腺切除的动物仍有作用。

2. 临床应用 氨苯蝶啶常与排钾利尿药合用治疗顽固性水肿。

3. 不良反应 长期服用可致高血钾，肝肾功能不全及血钾过高者禁用。氨苯蝶啶因抑制二氢叶酸还原酶，引起叶酸缺乏，肝硬化者可发生巨幼红细胞性贫血，与吲哚美辛合用可能引起急性肾衰。

第二节 脱水药

脱水药又称渗透性利尿药，是能提高血浆渗透压而使组织脱水的药物。

脱水药具备以下特点：①静脉注射后不易透过毛细血管，迅速提高血浆渗透压，对机体无毒性作用和过敏反应。②易经肾小球滤过，但不易被肾小管重吸收。③在体内不易被代谢。④不易从血管透入组织液中。临床常用药为甘露醇、山梨醇、高渗葡萄糖等。

甘露醇（中西医结合助理医师不考）

甘露醇临床常用 20% 高渗溶液静脉注射。

一、药理作用

1. 脱水 甘露醇口服不吸收，只发挥泻下作用；静脉注射因不易从毛细血管渗入组织，能迅速提高血浆渗透压，促使组织间液向血浆扩散，产生组织脱水作用，滴注后 20 分钟颅内压显著下降，2 ～ 3 小时达作用高峰，持续 6 ～ 8 小时。

2. 利尿 静脉注射后增加循环血量，提高肾小球滤过率；在肾小管内几乎不被吸收，使原尿渗透压升高，减少肾小管对水的重吸收；间接抑制 Na^+-K^+-$2Cl^-$ 同向转运体，使 Na^+、Cl^- 等重吸收减少而增加尿量。

二、临床应用

1. 脑水肿及青光眼 是目前降低颅内压安全有效的首选药。因不易进入脑组织或眼前房等有屏障的特殊组织，易使之脱水，适用于脑瘤、颅脑外伤或组织缺氧等引起的脑水肿以及青光眼病人手术前降低眼内压。

2. 预防急性肾功能衰竭 使肾小管发生渗透效应，阻止水分重吸收，维持足够尿流量，使肾小管内有害物质稀释，防止肾小管萎缩坏死；同时使血浆高渗，减轻肾间质水肿，增加血容量，改善肾血流。

三、不良反应

静脉注射过快可引起一过性头痛、眩晕、视力模糊及注射部位疼痛。

第二十一单元 消化系统药

第一节 抗消化性溃疡药

消化性溃疡发病是由于损伤胃肠黏膜的攻击因子增强或防御因子减弱所致。攻击因子包括胃酸、胃蛋白酶、幽门螺杆菌（HP）、溶血卵磷脂、促胃液素、酒精和非类固醇抗炎药等；防御因子包括胃黏液与胃黏膜屏障、黏膜修复和前列腺素等。抗消化性溃疡药可通过减弱攻击因子的影响、增强防御因子的作用而促进溃疡愈合。常用的抗消化性溃疡药有抗酸药、抑制胃酸分泌药、黏膜保护药和抗幽门螺杆菌药。

一、抗酸药

抗酸药是一类无机弱碱性药物，口服能中和胃酸，抑制胃蛋白酶活性，降低或消除胃酸、胃蛋白酶对胃、十二指肠黏膜的侵蚀和对溃疡面的刺激，缓解疼痛和促进溃疡面愈合。氢氧化铝、三硅酸镁、次硝酸铋等还能形成胶状保护膜，覆盖在溃疡面上，有保护作用。本类药物当胃排空时才能更好发挥作用，常用抗酸药作用特点见下表。合理用药为餐后 1.5 小时之后及临睡前服用。

常用抗酸药作用特点

药物	氢氧化镁	三硅酸镁	氧化镁	氢氧化铝	碳酸钙	碳酸氢钠
抗酸强度	较强	较弱	强	较强	较强	强
显效时间	较快	慢	慢	缓慢	较快	快
持续时间	持久	持久	持久	持久	持久	短
收敛作用	—	—	—	+	+	—

产生 CO_2	－	－	－	－	＋	＋
碱血症	－	－	－	－	－	＋
保护溃疡	－	＋	－	＋	－	－
影响排便	轻泻	轻泻	轻泻	便秘	便秘	－

二、抑制胃酸分泌药

（一）H_2 受体阻断药

本类药物选择性阻断壁细胞 H_2 受体，抑制胃酸分泌作用较 M 胆碱受体阻断药强而持久，治疗消化性溃疡疗程短，溃疡愈合率较高，不良反应少。常用药物有西咪替丁、雷尼替丁、法莫替丁、尼扎替丁、罗沙替丁等。

1. 药理作用

（1）抑制胃酸分泌 H_2 受体阻断药能选择性阻断壁细胞 H_2 受体，拮抗组胺引起的胃酸分泌。不仅能抑制基础胃酸分泌，对促胃液素、咖啡因、进食和刺激迷走神经等引起的胃酸分泌均有抑制作用。

（2）调节免疫 H_2 受体阻断药能拮抗组胺引起的免疫抑制，其机制为：阻断 T 细胞上的 H_2 受体，减少组胺诱生抑制因子（HSF）生成，使淋巴细胞增殖，促进淋巴因子如白细胞介素 -2.7- 干扰素和抗体生成。

（3）其他 西咪替丁有抗雄性激素和药酶抑制作用，能延缓华法林、苯妥英钠、茶碱、苯巴比妥、地西泮、卡马西平、普萘洛尔等药物的代谢，合用时应调整合用药的剂量，雷尼替丁有弱的药酶抑制作用，法莫替丁、尼扎替丁不影响药酶活性。

2. 临床应用 消化性溃疡、胃肠道出血、胃酸分泌过多症（卓 - 艾综合征）和食管炎等与胃酸分泌相关的疾病。本类药物抑制胃酸分泌作用较 M 胆碱受体阻断药强而持久，治疗溃疡病的疗程短，溃疡愈合率较高，且不良反应发生率低，但突然停药可引起胃酸分泌反跳性的增加。

（二）质子泵抑制药

质子泵抑制药又称 H^+-K^+-ATP 酶抑制药，本身无抑制胃酸分泌作用，当药物进入壁细胞分泌小管并在酸性（pH ＜ 4）环境中生成活性体次磺胺或环次磺胺，活性体的硫原子与 H^+-K^+-ATP 酶上的巯基不可逆地结合，使质子泵（H^+ 泵）失活，产生强大而持久的抑制胃酸分泌作用，同时使胃蛋白酶分泌减少，具有胃黏膜保护作用。此类药物还显示对幽门螺杆菌（HP）有抑制作用。本类药物药理作用和应用相似，只是在药动学和抑制药酶等方面有所不同。由于其疗效显著，此类药物已超过 H_2 受体阻断药，成为目前世界上应用最广的抑制胃酸分泌的药物。常用药物有：奥美拉唑、兰索拉唑、泮托拉唑和雷贝拉唑。

奥美拉唑

1. 药理作用

（1）抑制胃酸分泌 奥美拉唑口服后，可浓集于壁细胞分泌小管周围，选择性与 H^+-K^+-ATP 酶结合，抑制壁细胞 H^+ 泵功能，从而抑制胃酸的分泌，作用强且迅速持久。可缓解疼痛，增加贲门、胃体、胃窦处黏膜血流量，有利于溃疡愈合。动物试验证明奥美拉唑对阿司匹林、乙醇、应激所致的胃黏膜损伤有预防保护作用。体外试验证明奥美拉唑也有抗幽门螺杆菌作用。

2. 临床应用

（1）消化性溃疡病 用于胃、十二指肠溃疡，对其他药物无效的消化性溃疡患者能收到较好效果。服药 4 ～ 6 周，溃疡愈合率达 97%。并能缓解疼痛，增加贲门、胃体、胃窦处黏膜血流量，使幽门螺杆菌数量下降，合用抗菌药物能使幽门螺杆菌阳性患者转阴率达 90% 以上，明显降低复发率。

（2）其他 用于反流性食道炎等。

（三）胃黏膜保护药

胃黏膜保护药能增强胃黏膜屏障功能，用于消化性溃疡的治疗。胃黏膜屏障包括细胞屏障和黏液 HCO_3^- 屏障。前者由胃黏膜细胞顶部的细胞膜和细胞间隙紧密连接组成；后者由胃黏膜细胞分泌的黏液和 HCO_3^- 结合，在胃黏膜表面形成具有保护作用的黏液不动层，防止胃酸与胃蛋白酶损伤胃黏膜。当胃黏膜屏障功能受损时，可导致溃疡发作。

常用黏膜保护药有前列腺素衍生物、硫糖铝和铋制剂等。

1. 前列腺素衍生物

在胃黏膜合成的前列腺素 E（PGE）和前列环素（PGI_2）均能抑制胃酸分泌，增强胃黏膜保护屏障，防止有害因子损伤胃黏膜。PGE 能预防化学刺激引起的胃黏膜出血、糜烂与坏死。但天然的前列腺素 E 体内代谢快、作用广泛、不良反应多。而前列腺素衍生物性质稳定，保护黏膜的作用强，目前已用于消化性溃疡的防治。常用的 PGE_1 衍生药物有米索前列醇、恩前列醇、利奥前列素等。代表药物为米索前列醇，米索前列醇能抑制基础胃酸和组胺等多种刺激所致的胃酸与胃蛋白酶分泌，抑酸作用持续 3 ～ 5 小时。增加胃黏膜血流量；促进黏液和 HCO_3^- 盐分泌，增强黏液 HCO_3^- 屏障和黏膜细胞屏障；增强黏膜细胞对损伤因子的抵抗力；促进胃黏膜受损上皮细胞的重建和增殖。能预防阿司匹林、乙醇等引起的胃出血、溃疡或坏死，用于胃、十二指肠溃疡及急性胃炎出血。

2. 硫糖铝

（1）药理作用　硫糖铝在酸性环境中分解出八硫酸蔗糖阴离子复合物，可聚合成胶状膜保护溃疡面。还能促进 PGE_2 合成和释放，增加细胞和黏液 HCO_3^- 屏障；吸附表皮生长因子（EGF）在溃疡处浓集，促进溃疡愈合；有抗 HP 作用，能降低 HP 在黏膜中的密度。

（2）临床应用　主要用于消化性溃疡、慢性糜烂性胃炎、反流性食道炎。本品不能与抗酸药、抑制胃酸分泌药同用。

3. 铋制剂

枸橼酸秘钾、胶体果胶秘等锁制剂均能在胃黏膜表面形成氧化铋胶体，促黏液分泌，并能抗 HP。服药期间舌、粪染黑，偶见恶心等消化道症状，牛奶、抗酸药可降低其作用。

（四）抗幽门螺杆菌药

幽门螺杆菌（HP）为革兰阴性厌氧菌，是慢性胃窦炎的主要病原体，能产生有害物质如酶和细胞毒素，分解黏液，引起组织炎症，根除 HP 可明显降低消化性溃疡的复发率。

常用的抗幽门螺杆菌药分为以下两类：①抗菌药：阿莫西林、庆大霉素、甲硝唑、四环素、罗红霉素、克拉霉素和呋喃唑酮等在体内有抗 HP 作用。②抗溃疡病：药质子泵抑制药、铋制剂、硫糖铝等有弱的抗幽门螺杆菌作用，单用疗效较差。

临床常用 2 ～ 3 种抗菌药与 1 种质子泵抑制药或铋制剂联合组成三联或四联疗法，以增强疗效。如质子泵抑制药加克拉霉素、阿莫西林、甲硝唑或替硝唑中的任何 2 种，每日 2 次，连续 1 ～ 2 周，根除 HP 达 90%。

第二节　止吐药

呕吐是临床常见症状，多种疾病如胃肠道疾病、内耳眩晕症、手术后、妊娠、放射病等及某些药物均可引起恶心、呕吐。反复剧烈的呕吐可引起脱水、电解质紊乱。已知催吐化学感受区（CTZ）和孤束核内存在 $5\text{-}HT_3$ 受体、多巴胺 D_2 受体、M 胆碱受体和组胺 R 受体，兴奋时产生呕吐。合理选用 $5\text{-}HT_3$ 等受体阻断药，可产生良好的止吐作用。

常用止吐药可分为以下 5 类：

1. 抗胆碱药　东莨菪碱用于防治晕动病和内耳眩晕症。

2. 抗组胺药　常用药物有苯海拉明、茶苯海明、异丙嗪、美克洛嗪、羟嗪和布克利嗪等，主要用于晕动病，或内耳眩晕症、手术、妊娠呕吐。

3. 抗精神失常（抗多巴胺）药　氯丙嗪、丙氯拉嗪、硫乙拉嗪、舒必利、阿立必利等，对各种原因的呕吐有止吐作用，但对晕动病无效。

4. 胃肠促动力药　甲氧氯普胺（胃复安）、多潘立酮、西沙必利等，其中甲氧氯普胺能阻断中枢 D2 受体而止吐，阻断胃肠肌 D 受体而加强胃肠蠕动。西沙必利能激动胃肠平滑肌 $5\text{-}HT_4$ 受体，促乙酰胆碱释放，促进胃肠蠕动。用于胃食管反流病，慢性功能性、非溃疡性消化不良，胃轻瘫及便秘等。

5.5-HT_3受体阻断药 如昂丹司琼、格拉司琼、托烷司琼等能阻断中枢及迷走神经传入纤维的5-HT_3受体，止吐作用强大。对一些强致吐作用的化疗药（如顺铂、环磷酰胺、阿霉素等）引起的呕吐有迅速强大的预防和抑制作用，但对晕动病及去水吗啡引起的呕吐无效。

多潘立酮

1. 药理作用 多潘立酮（吗丁啉）为多巴胺受体阻断剂，能阻断胃肠D_2受体，加强胃肠蠕动，促进胃的排空，协调胃肠运动，防止食物反流，该药对结肠作用很弱。多潘立酮口服后吸收迅速，但生物利用度低，约15%，且不易通过血脑屏障，与甲氧氯普胺相比少有中枢神经系统的药理作用。

2. 临床应用

（1）恶心、呕吐 用于手术、抗帕金森病药、肿瘤放化疗、胃炎、肝炎、胰腺炎、偏头痛、痛经、颅脑外伤、尿毒症、血液透析、胃镜检查等各种原因引起的恶心、呕吐，以及胃食管反流病等。

（2）胃轻瘫 可使胃潴留的症状消失，并缩短胃排空时间；对中度以上功能性消化不良（FD）的患者可使餐后上腹胀、上腹痛、嗳气及恶心、呕吐等症状完全消失或明显减轻。

（3）胃溃疡的辅助治疗 用以消除胃窦部潴留。

3. 不良反应

（1）中枢神经系统反应 偶见头痛、头晕、嗜睡、倦怠等，长期大量使用可引起锥体外系反应。

（2）内分泌紊乱 本品能促催乳素分泌，大剂量使用可引起泌乳和月经失调，一些更年期后妇女及男性患者能引起乳房胀痛。

（3）其他 偶见口干、便秘、腹泻、短时的腹部痉挛性或瘙痒等。

第二十二单元 呼吸系统药

喘息、咳嗽、咳痰是呼吸系统疾病的常见症状，三者往往同时存在，互为因果。因此，临床常将平喘药、镇咳药、祛痰药联合使用，以达到协同增效的目的。这三类药物均为对症治疗，因此，应合用抗感染、抗过敏等对因治疗的药物。

第一节 平喘药

支气管哮喘（简称哮喘）是一种慢性气道炎症性疾病。其病理变化主要包括：①可逆性气管狭窄，主要由支气管平滑肌痉挛、黏膜充血性水肿及腺体分泌亢进引起；②持续性支气管阻塞，主要由于支气管平滑肌增生、基膜增厚、腺体增生、支气管重构所致；③慢性支气管炎症，以嗜酸性粒细胞浸润为主；④支气管高反应性，与黏膜上皮细胞脱落、感觉神经末梢暴露，导致支气管对可导致收缩的外界刺激（如化学物质、冷空气等）的敏感性增高有关。

平喘药是指具有预防、缓解或消除喘息症状的药物。常用药物有：①气道扩张药如β受体激动药、茶碱类、M受体阻断药、钙通道阻滞药等。各类药物通过不同的机制使支气管平滑肌细胞内的cAMP/cGMP比值升高，支气管平滑肌扩张，缓解哮喘。②抗炎抗过敏平喘药如糖皮质激素、抗过敏平喘药和炎症介质拮抗药。

常用β受体激动药 平喘作用特点、应用：①β受体激动药：分为选择性和非选择性两类，前者常用药物有沙丁胺醇、特布他林、氯丙那林、丙卡特罗、吡布特罗、克仑特罗、非诺特罗、沙美特罗等，能选择性地激动呼吸道β受体，已取代了非选择性药物用于支气管哮喘、喘息型支气管炎和伴有支气管痉挛的呼吸道疾病。后者有肾上腺素、异丙肾上腺素和麻黄碱，除激动β_2受体外还能激动α、β_1受体，不良反应较多。②β受体广泛分布于呼吸道不同的效应细胞上，调节呼吸道多方面的功能，如呼吸道平滑肌上的β_2受体兴奋后能使平滑肌松弛；纤毛上皮细胞的β_2受体兴奋可增加纤毛的运动，加速黏液运送速度；肥大细胞上的β_2受体兴奋能抑制组胺、SRS-A等过敏介质的释放。这些作用均有利于缓解或消除哮喘。

一、支气管扩张药

（一）肾上腺素受体激动药

沙丁胺醇（舒喘灵）为中效 β_2 受体激动药，对 β_2 受体的选择性高。用药后支气管明显扩张，产生平喘效果。作用强度与异丙肾上腺素相近，持续时间明显延长。

福莫特罗、沙美特罗为长效 β_2 受体激动药，作用可维持 8 ～ 12 小时，主要用于慢性哮喘与慢性阻塞性肺疾病，能缓解症状。

克仑特罗（氨哮素，克喘素）亦为中效 β_2 受体激动药。

特布他林（博利康尼，间羟舒喘灵）为中效 β_2 受体激动药，对 β_2 受体选择性高。支气管扩张作用弱于沙丁胺醇，吸入后 5 分钟内即能出现明显的支气管扩张作用，迅速缓解喘息，作用持续 4 ～ 6 小时。

（二）茶碱类

茶碱类为甲基黄嘌呤类的衍生物，代表药物是氨茶碱。

氨茶碱

1. 药理作用

（1）松弛支气管平滑肌 氨茶碱舒张支气管的作用机制有：①抑制磷酸二酯酶活性，升高气道平滑肌细胞内 cAMP 水平。②促进内源性儿茶酚胺类物质释放，但作用弱。③阻断腺苷受体，可预防腺苷诱发哮喘患者的呼吸道平滑肌收缩。④干扰呼吸道平滑肌的钙离子转运，抑制细胞外 Ca^{2+} 内流和细胞内质网贮 Ca^{2+} 的释放。

（2）其他 本品还具有利尿、强心、兴奋中枢及促进胃酸分泌等药理作用。

2. 临床应用 用于各型哮喘以及急性心功能不全、肾性水肿、胆绞痛等。

3. 不良反应 常见有兴奋不安、失眠和消化道刺激反应，剂量过大可致心悸、心律失常等。

二、抗炎平喘药

（一）糖皮质激素

糖皮质激素类药物的药理作用广泛，是目前治疗哮喘最有效的抗炎抗过敏药物。

1. 平喘作用 本类药物抑制哮喘时炎症反应通过多个环节，如：①抑制多种参与哮喘发病炎性细胞因子和黏附分子的生成。②抑制变态反应，减少过敏介质释放。③降低气道血管通透性，加强儿茶酚胺对腺苷酸环化酶的激活作用。④非特异的抗炎作用，能抑制气道高反应性。

2. 临床应用 由于长期全身使用糖皮质激素类药物能引起许多严重的不良反应，一些新型吸入用的糖皮质激素类药物，如曲安西龙、倍他米松、二丙酸倍氯米松、布地奈德、曲安奈德、氟尼缩松等用于临床，有强大的局部抗炎作用，主要用于气道扩张药不能有效控制的慢性支气管哮喘、反复发作的顽固性哮喘和哮喘持续状态。

3. 不良反应 本类药物吸入给药几无全身不良反应发生，可出现声音嘶哑等局部不良反应，但剂量较大或长期用药能引起全身不良反应。

三、抗过敏平喘药

抗过敏平喘药通过稳定肥大细胞膜，抑制过敏介质释放而对速发型过敏反应具有明显保护作用。常用药物有色甘酸钠、扎普司特、酮替芬等。

1. 药理作用 本类药物的平喘作用机制与下列因素有关：①与敏感的肥大细胞膜外侧的钙通道结合，阻止钙内流，抑制肥大细胞脱颗粒，减少组胺、慢反应物质、白三烯等多种炎症介质的释放。②直接抑制引起支气管痉挛的某些反射，保护由二氧化硫、冷空气等刺激引起的支气管痉挛。③降低病人过高的支气管反应性。④抑制感觉神经末梢释放的 P 物质、神经激肽 A 和 B 等诱导的气管平滑肌痉挛和黏膜水肿。

2. 临床应用 色甘酸钠对外源性哮喘疗效好，对内源性哮喘次之，需预防性给药，发作后给药无效。扎普司特较色甘酸钠强 20 ～ 50 倍，口服有效，对过敏性哮喘疗效较好，对过敏性鼻炎和皮炎有效。酮替芬既能抑制过敏介质释放，又有抗组胺和抗 5-HT 作用，还能上调 β_2 受体数量，疗效优于色甘酸钠，对儿童哮喘效果好。

第二节 镇咳药

镇咳药是一类能抑制咳嗽反射，减轻咳嗽频度和强度的药物。按其作用部位可分为中枢性镇咳药和外周性镇咳药，前者直接抑制延脑咳嗽中枢，后者可抑制咳嗽反射弧中的末梢感受器、传入神经或传出神经以及效应器中任一环节而镇咳。

一、中枢性镇咳药

（一）成瘾镇咳药

可待因为阿片生物碱之一。与吗啡相似，有镇咳、镇痛作用，对咳嗽中枢的作用为吗啡的 1/4，镇痛作用为吗啡的 1/7 ～ 1/10。镇咳剂量不抑制呼吸。临床主要用于剧烈的刺激性干咳。

（二）非成瘾性镇咳药

1. **右美沙芬** 为中枢性镇咳药，强度与可待因相等。

2. **喷托维林（咳必清）** 为人工合成的非成瘾性中枢性镇咳药。选择性抑制咳嗽中枢，强度为可待因的 1/30，并有阿托品样作用和局部麻醉作用，能松弛支气管平滑肌和抑制呼吸道感受器。

3. **丙哌林** 非成瘾性镇咳药。能抑制咳嗽中枢，也能抑制肺及胸膜牵张感受器引起神经反射，且有平滑肌解痉作用，是中枢性和末梢性双重作用的强效镇咳药。

二、外周性镇咳药

抑制咳嗽反射弧中的末梢感受器、传入神经或传出神经的传导而起镇咳作用。

第三节 祛痰药

祛痰药是指能稀释痰液或溶解黏痰使之液化，或增加呼吸道黏膜纤毛运动，使痰液易于咳出的药物。

常用祛痰药按其作用机制可分为两类：

1. **促进黏液分泌药** 常用药物有氯化铵、愈创甘油醚、碘化钾、酒石酸锑钾等。本类药物口服后能刺激胃黏膜引起轻度恶心，反射性地促进支气管腺体分泌；另外碘离子还可以由呼吸道腺体排出，直接刺激呼吸道腺体分泌增加，使痰液稀释，易于咳出。由于剂量大可引起呕吐，故宜空腹服用。

2. **溶解黏痰药** 常用药物有溴己新、糜蛋白酶、乙酰半胱氨酸、氨溴索、羧甲司坦、泰洛沙泊等。本类药物具有改变痰中黏性成分、降低痰的黏滞度使之易于咳出的作用，主要用于促进黏液分泌药无效者，如急、慢性呼吸系统疾病所致痰液稠厚或手术后咳痰困难等。

第二十三单元 抗贫血药

贫血是指循环血液中红细胞数量或血红蛋白含量低于参考值。临床常见贫血为缺铁性贫血、巨幼红细胞性贫血和再生障碍性贫血，而再生障碍性贫血难以治疗。缺铁性贫血可补充铁剂治疗；巨幼红细胞性贫血可用叶酸和维生素 B_{12} 治疗。

一、铁 剂

1. **临床应用** 临床用于预防和治疗缺铁性贫血，尤其用于生长发育期需求增加和慢性失血而引起的贫血。常用口服铁剂有硫酸亚铁、琥珀酸亚铁等，注射用铁剂有右旋糖酐铁等。

2. **不良反应** 口服铁剂常见胃肠道刺激症状，铁与肠腔中硫化氢的结合减少了硫化氢对肠壁的刺激作用而引起便秘。注射用铁剂可出现注射局部刺激症状、皮肤潮红、头昏、发热和关节痛等过敏反应，严重者可发生心悸、胸闷和血压下降。小儿误服铁剂 1g 以上可引起急性循环衰竭、休克和胃黏膜凝固性坏死。急救时可应用去铁胺灌胃或肌内注射以结合残存的铁。

二、叶酸类和维生素 B_{12}

（一）叶 酸

叶酸属水溶性B族维生素，广泛存在于动、植物性食品中，少量由结肠细菌合成，人体必须从食物中获得叶酸。

1. 药理作用 促进红细胞的生成。叶酸促进蛋白质的合成，与维生素 B_{12} 共同促进红细胞的生成和成熟，是制造红细胞不可缺少的物质。叶酸对细胞的分裂生长及核酸、氨基酸、蛋白质的合成起着重要的作用。叶酸在体内以四氢叶酸的形式起作用，食物中的叶酸进入体内后，在二氢叶酸还原酶作用下形成具有活性的四氢叶酸，四氢叶酸在体内参与嘌呤核酸和嘧啶核苷酸的合成和转化。人体缺少叶酸可导致红细胞的异常，未成熟细胞的增加，贫血以及白细胞减少。叶酸是胎儿生长发育不可缺少的营养素。孕妇缺乏叶酸有可能导致胎儿出生时出现低体重、唇腭裂、心脏缺陷等。

2. 临床应用 ①各种原因所致的巨幼红细胞性贫血，尤其对营养性巨幼红细胞性贫血、妊娠期和婴儿期巨幼红细胞性贫血等疗效好。②对叶酸拮抗剂甲氨蝶呤等造成二氢叶酸还原酶功能或产生障碍所致的巨幼红细胞性贫血，应用一般叶酸制剂无效，需直接选用亚叶酸钙（calcium folinate）治疗。③对恶性贫血、维生素 B_{12} 缺乏所致的巨幼红细胞性贫血，应用叶酸治疗可改善血象，但不能减轻甚至可加重神经症状。

（二）维生素 B_{12}

维生素 B_{12}（vitamin B_{12}）富含于动物的肝、肾、心脏等以及蛋、乳类食物，人体所需维素 B_{12} 必须从外界摄取。

1. 药理作用 ①促进红细胞的发育和成熟，使机体造血机能处于正常状态。②以辅酶的形式存在，促进四氢叶酸的循环利用，增加叶酸的利用率，改善叶酸代谢障碍。③保持神经系统功能健全，可消除 B_{12} 缺乏时合成的异常脂肪酸，维持正常神经鞘磷脂的合成，改善神经症状。

2. 临床应用 临床主要用于治疗恶性贫血及巨幼红细胞性贫血；神经炎、神经萎缩等神经系统疾病。

第二十四单元 作用于凝血系统药物

第一节 抗凝血药

抗凝血药是指能通过干扰机体生理性凝血过程的某些环节而阻止血液凝固的药物，临床主要用于防止血栓的形成和阻止血栓的进一步发展。

一、肝 素

肝素因首先源于动物肝脏而得名，现多自猪肠黏膜或牛肺脏中提取。肝素是一种带负电荷的硫酸化糖胺聚糖，因与硫酸和羧酸共价结合而具有酸性。

1. 药理作用

（1）抗凝 体内、体外均具有抗凝作用，作用迅速，能延长凝血酶原时间。带负电荷的肝素可与带正电荷的AT Ⅲ的赖氨酸残基形成可逆性复合物，使AT Ⅲ发生构型的改变，更充分地暴露出其活性中心，AT Ⅲ则以精氨酸残基迅速与丝氨酸蛋白酶活性中心的丝氨酸残基结合，从而加速AT Ⅲ对凝血因子Ⅱa、Ⅸa、Ⅹa、Ⅺa和Ⅻa等的灭活。肝素可加速此过程达1000倍以上。

（2）其他 肝素还具有抗血小板聚集的作用，能抑制由凝血酶诱导的血小板聚集。此外，肝素可通过调血脂、保护动脉内皮和抗血管平滑肌细胞增殖等作用而产生抗AS作用。

2. 临床应用

（1）血栓栓塞性疾病 尤其适用于快速抗凝治疗，如静脉血栓、无明显血流动力学改变的肺栓塞和外周动脉血栓形成等。

（2）缺血性心脏病 不稳定型心绞痛一般可有冠脉内血栓形成，抗凝血药和抗血小板药有一定疗效。经皮冠状动脉成形术（PTCA）术中给予肝素能防止急性冠脉闭塞的发生。

（3）弥散性血管内凝血（DIC） 早期应用，可防止因纤维蛋白原和其他凝血因子耗竭所致的出血。

（4）体外抗凝 如心血管手术、血液透析和心导管检查时防止血栓形成。

3. 不良反应（中西医结合助理医师不考）

（1）自发性出血 表现为皮肤瘀点或瘀斑、血肿、咯血、血尿、呕血、便血以及颅内出血等，严重出血需缓慢静脉注射硫酸鱼精蛋白解救，1mg 硫酸鱼精蛋白约中和 1mg 肝素，每次用量不能超过 50mg。

（2）其他 可引起皮疹、药热等过敏反应，孕妇使用可引起早产和胎儿死亡，长期应用可引起脱发、骨质疏松等。

二、香豆素类

香豆素类是一类含有 4- 羟基香豆素基本结构的口服抗凝血药，包括华法林、双香豆素和醋硝香豆素等，其药理作用与应用基本相同。

1. 药理作用 抗凝，为维生素 K 的拮抗剂。

肝脏合成含谷氨酸残基的凝血因子Ⅱ、Ⅶ、Ⅸ、Ⅹ的前体物质，必须在氢醌型维生素 K 存在的条件下，经羧化酶作用，才能使谷氨酸的残基 7 羧化而活化上述凝血因子。经过羧化反应，氢酿型维生素 K 转变为环氧型维生素 K，后者可经环氧还原酶作用还原为氢醌型，继续参与羧化反应。本类药物能抑制肝脏的维生素 K 环氧还原酶，阻止维生素 K 的环氧型向氢醌型的转变，从而阻碍维生素 K 的再利用，影响凝血因子Ⅱ、Ⅶ、Ⅸ、Ⅹ的 7 羧化，阻止了其活化，产生抗凝作用。肝脏存在两种维生素 K 的环氧还原酶，而香豆素类只能抑制其中一种，故给予大剂量维生素 K，可使维生素 K 的转化继续进行，逆转香豆素类药物的作用。此外，本类药物还具有抑制凝血酶诱导的血小板聚集作用。

香豆素类无体外抗凝作用，只能抑制凝血因子的合成，对已经形成的凝血因子无抑制作用，需待凝血因子耗竭后才出现疗效，故起效缓慢，用药后 1 ～ 3 天作用达高峰；停药后凝血因子恢复正常水平尚需一定时间，故药物作用维持时间长，停药后作用可维持 2 ～ 5 天；维生素 K 可逆转其作用。

2. 临床应用（中西医结合助理医师不考） 血栓性疾病，如静脉血栓栓塞、外周动脉血栓栓塞、心房纤颤伴有附壁血栓、肺栓塞、心脏外科手术和冠状动脉闭塞等；还可作为心肌梗死的辅助用药；亦可用于风湿性心脏病、髋关节固定术、人工置换心脏瓣膜手术后防止静脉血栓的发生。

3. 不良反应（中西医结合助理医师不考） 过量可发生自发性出血，可给予维生素 K、输注新鲜血、血浆或凝血酶原复合物治疗；调整药物剂量，使凝血酶原时间控制在 25 ～ 30 秒（正常值 12 秒）可预防出血。亦可发生皮肤和软组织坏死、胃肠道反应、粒细胞增多等，华法林可能引起肝脏损害，并有致畸作用。

第二节　纤维蛋白溶解药

纤维蛋白溶解药可直接或间接激活纤溶酶原成为纤溶酶，促进纤维蛋白溶解，又称为溶栓药。特点是：①对血浆和血栓中纤溶酶原选择性低，溶解血栓同时可呈现全身纤溶状态而易引起出血。②作用时间短：$t_{1/2}$ 多在 25 分钟以下。③临床主要用于血栓栓塞性疾病。④对新形成的血栓疗效好，对陈旧性血栓溶解作用差。

常用纤维蛋白溶解药有链激酶、尿激酶、组织型纤溶酶原激活剂、阿尼普酶、葡萄球菌激酶等。

（一）链激酶

链激酶（SK）从 C 组（3- 溶血性链球菌培养液分离或基因重组技术制备。与纤溶酶原结合形成 SK- 纤溶酶原复合物，促进纤溶酶原转变为纤溶酶。

1. 作用 具有促进体内纤维蛋白溶解系统活性作用。能使纤维蛋白溶酶原激活因子前体物转变为激活因子，后者再使纤维蛋白原转变为有活性的纤维蛋白溶酶，使血栓溶解。

2. 应用 用于治疗血栓栓塞性疾病，如深静脉栓塞、周围动脉栓塞、急性肺栓塞、血管外科手术后的血栓形成、导管给药所致血栓形成等。

（二）尿激酶

尿激酶（UK）从胚胎肾细胞培养液分离或基因重组技术制备。使纤溶酶原从 Arg560-Val561 处断裂成纤溶酶。

1. 作用 直接使纤维蛋白溶酶原转变为纤维蛋白溶酶，因而可溶解血栓。

2. 应用 用于急性心肌梗死、肺栓塞、脑血管栓塞、周围动脉或静脉栓塞等。也可用于眼部炎症、外伤性组织水肿、血肿等。

（三）组织型纤溶酶原激活剂

组织型纤溶酶原激活剂（t-PA）从人胎盘中提取纯化或基因重组技术制备。使血栓中纤维蛋白发生构型改变，易于与纤溶酶原结合，激活纤溶酶原成为纤溶酶。

1. 作用 使血栓中纤维蛋白发生构型改变，易于与纤溶酶原结合，激活纤溶酶原成为纤溶酶，促使纤维蛋白血块溶解。

2. 应用 用于心肌梗死、肺栓塞。

第三节 抗血小板药

抗血小板药物能抗血小板黏附性和聚集性，防止血栓形成，有助于防止动脉粥样硬化和心肌梗死。常用药物有阿司匹林、氯吡格雷、双嘧达莫、依前列醇等。

一、阿司匹林

1. 作用 抑制环氧酶，减少 TXA_2 生成，抑制血小板聚集而防止血栓形成。

2. 应用 小剂量用于防治心脑血栓形成、心绞痛、心肌梗死、一过性脑缺血发作等。

二、氯吡格雷

1. 作用 血小板聚集抑制剂。与血小板膜表面ADP受体结合，使纤维蛋白原无法与糖蛋白GP Ⅱb/Ⅲa受体结合，从而抑制血小板相互聚集。

2. 应用 用于防治心肌梗死、缺血性脑血栓、闭塞性脉管炎和动脉粥样硬化及血栓栓塞引起的并发症。

三、双嘧达莫（潘生丁）

1. 作用 具有抗血栓形成及扩张冠脉作用。抑制磷酸二酯酶，抑制腺苷摄取而激活腺苷酸环化酶，使血小板内cAMP升高，防止血小板黏附于血管壁损伤部位。

2. 应用 与口服抗凝药合用治疗血栓栓塞性疾病，如急性心肌梗死，防止心瓣膜置换术血栓形成。

四、依前列醇

1. 作用 具有抗血小板和舒张血管作用。为 PGI_2 的制剂，激活腺苷酸环化酶，使血小板内cAMP升高，防止血小板聚集，舒张血管作用明显。

2. 应用 用于治疗某些心血管疾病以防高凝状态，防止血栓形成。也用于严重外周血管性疾病、缺血性心脏病、原发性肺动脉高压、血小板消耗性疾病等。

第四节 促凝血药

止血药包括缩血管药和促凝血药，主要是用于治疗凝血因子缺乏、纤溶功能过强或血小板减少等原因所致凝血功能障碍的一类药物，按其作用机制可分为促进凝血因子活性的药物、凝血因子制剂和抗纤溶药等。

维生素K

维生素K是一族具有甲萘醌基本结构的物质，其中 K_1 存在于绿色植物中，K_2 来自肠道细菌或腐败鱼粉，二者均为脂溶性维生素，需胆汁协助吸收；K_3（亚硫酸氢钠甲萘醌）、K_4（醋酸甲萘氢醌）系人工合成品，为水溶性维生素。

1. 作用 止血。凝血因子Ⅱ、Ⅶ、Ⅸ、Ⅹ和蛋白质C等是在肝脏内合成的，为依赖维生素K的凝血因子。维生素K是肝脏中羧化酶的辅酶，在肝脏合成的凝血因子Ⅱ、Ⅶ、Ⅸ、Ⅹ和蛋白质C等的前体物质，

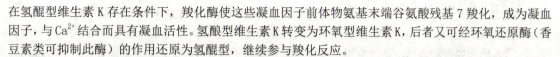

在氢醌型维生素K存在条件下，羧化酶使这些凝血因子前体物氨基末端谷氨酸残基7羧化，成为凝血因子，与Ca^{2+}结合而具有凝血活性。氢醌型维生素K转变为环氧型维生素K，后者又可经环氧还原酶（香豆素类可抑制此酶）的作用还原为氢醌型，继续参与羧化反应。

2. 应用 ①维生素K缺乏引起的出血：如口服抗凝血药过量、长期应用广谱抗生素、梗阻性黄疸、胆瘘、慢性腹泻和广泛肠段切除后因吸收不良所致的低凝血酶原血症，以及早产儿、新生儿因维生素K产生不足所致出血。可口服、肌内注射和静脉注射给药。但对先天性或严重肝病所致的低凝血酶原血症无效。②其他：维生素K肌注有解痉止痛作用，可用于胆道蛔虫所致的胆绞痛。大剂量维生素K可用于抗凝血类灭鼠药中毒的解救。

第二十五单元　肾上腺皮质激素类药

第一节　糖皮质激素

糖皮质激素（GCS）具有广泛的生理调节作用，如调节机体的主要物质代谢、调控许多器官的发育和功能、参与机体的应激反应和维持机体内稳态等。机体在受到体内外多种刺激时，可通过中枢神经系统和免疫系统调节下丘脑－腺垂体－肾上腺皮质轴（HPA轴）分泌GCS，分泌的GCS又可反馈性地调节HPA轴的分泌功能，达到完善的生理调节平衡。HPA轴是神经－内分泌以及神经－免疫－内分泌调节网络的重要组成部分，GCS在其中不仅调节机体生长、发育和代谢功能，而且在机体受到损害时起着积极的保护作用。

（中西医结合助理医师不考）临床应用的糖皮质激素类药物多为人工半合成品，全身应用按作用持续时间长短可分为短效、中效和长效三类。可的松和氢化可的松属短效类；中效类药物常用的有泼尼松、泼尼松龙、甲泼尼龙、曲安西龙（去炎松）等；长效类药物有地塞米松（氟美松）、倍他米松等。此外还有外用糖皮质激素制剂如氟氢可的松、氟轻松（肤轻松）、倍氯米松等。

一、药理作用

1. 物质代谢的影响 ①升高血糖：能增加肝糖原、肌糖原含量并升高血糖。其机制为促进糖原异生，减慢葡萄糖分解，减少机体组织对葡萄糖的利用。②负氮平衡：能促进多种组织如胸腺、淋巴结、肌肉、皮肤、骨组织等蛋白质分解，大剂量抑制蛋白质合成，使血清氨基酸含量升高及尿氮排出量增加，引起负氮平衡。③促进脂肪分解及重新分布：促进脂肪分解，并抑制其合成，使大量游离脂肪酸进入肝组织氧化分解，对糖尿病患者可诱发酮症酸血症。长期大量应用，还能提高血清胆固醇含量，并能激活四肢皮下的酯酶，使四肢脂肪减少，脂肪重新分布在面、上胸、颈、背、腹部和臀部，形成向心性肥胖。④核酸代谢：通过影响敏感组织中的核酸代谢，实现其对各种代谢的影响。如氢化可的松可诱导某些特殊mRNA的合成，并转录出抑制细胞膜转运功能的蛋白质，从而抑制细胞对葡萄糖、氨基酸等物质的摄取，最终使细胞合成代谢受抑，分解代谢增强。同时亦能促进肝细胞中多种RNA及酶蛋白的合成，影响糖和脂肪代谢。⑤水钠潴留及低K^+、Ca^{2+}：其影响与醛固酮相似但极弱，长期大量应用则作用明显。若与噻嗪类合用，易引起低钾血症。糖皮质激素还能促进肾脏对钙的排出，抑制小肠对钙的吸收，长期使用可引起低血钙，导致骨质疏松。

2. 抗炎 有强的非特异性的抗炎作用，对细菌、病毒等病原微生物无影响，但能抑制感染性炎症和非感染性（如物理性、化学性、机械性、过敏性）炎症。在急性炎症早期，可抑制局部血管扩张，降低毛细血管通透性，使血浆渗出减少、白细胞浸润及吞噬作用减弱，改善红、肿、热、痛等症状；对于慢性炎症或急性炎症的后期，能抑制毛细血管和成纤维细胞的增生及肉芽组织的形成，减轻炎症引起的瘢痕和粘连。但须注意，炎症反应是机体的一种防御功能，炎症后期的反应更是机体组织修复的重要过程。因此这种抗炎作用同时也降低了机体的防御功能，会引起感染扩散，伤口愈合迟缓。

糖皮质激素可通过以下机制产生抗炎作用：①抑制磷脂酶A_2（PLA_2）：糖皮质激素可抑制PLA_2活性，使细胞膜上的磷脂不能释放出花生四烯酸及血小板活化因子（PAF），因而减少前列腺素类（PGs）

和白三烯类（LTs）等炎症介质的生成。②稳定溶酶体膜：糖皮质激素可增加溶酶体膜的稳定性，使之不易破裂，阻止溶酶体内如组织、蛋白酶、多种水解酶的释出，减轻细胞和组织的损伤性反应。③降低毛细血管通透性：糖皮质激素能提高血管对儿茶酚胺的敏感性，收缩血管；也能抑制透明质酸酶的活性，使毛细血管通透性降低，炎症减轻。④抑制吞噬细胞功能：糖皮质激素抑制巨噬细胞的趋化性和巨噬细胞移动抑制因子（MIF），故可抑制免疫反应，减轻炎症。⑤抑制炎症细胞功能：抑制中性粒细胞、单核细胞和巨噬细胞向炎症区域的聚集，减少其在炎症区域血管内皮细胞上的黏附和聚集。⑥抑制炎症后期肉芽组织的增生：糖皮质激素可抑制成纤维细胞 DNA 的合成，也能抑制胶原蛋白及人结缔组织中黏多糖的合成，因而能阻碍细胞分裂和增生，减少胶原的沉积，抑制肉芽组织的形成。⑦抑制某些细胞因子及黏附分子的产生：糖皮质激素与其受体结合，能影响细胞因子如白介素 -1（IL-1）、白介素 -3（IL-3）、巨噬细胞集落刺激因子（M-CSF）、肿瘤坏死因子（TNF）等的转录，强烈抑制细胞因子介导的炎症反应。糖皮质激素还能在转录水平上直接抑制黏附分子如 E- 选择素和细胞间黏附分子（ICAM）等的表达，也能通过改变细胞对细胞因子的反应性而间接抑制黏附分子的表达，从而减轻由此介导的炎症反应。

3. 抑制免疫 糖皮质激素对免疫过程的许多环节都有抑制作用。可抑制巨噬细胞对抗原的吞噬和处理，阻碍淋巴母细胞的增殖，加速致敏淋巴细胞的破坏和解体，使血中淋巴细胞迅速降低。不影响淋巴因子的合成，但能抑制淋巴因子引起的炎症反应，故对皮肤迟发型变态反应和异体组织脏器移植的排斥反应具有抑制作用。小剂量主要抑制细胞免疫，大剂量也抑制 B 细胞转化为浆细胞，使抗体生成减少，抑制体液免疫。糖皮质激素可抑制抗原 - 抗体反应所致的肥大细胞脱颗粒现象，从而减少组胺、5- 羟色胺、慢反应物质（SRS-A）、缓激肽等过敏介质的释放，减轻过敏性症状。

4. 抗内毒素 能提高机体对细菌内毒素的耐受力，缓和机体对内毒素的反应，减轻细胞损伤，缓解败血症症状。但不能破坏内毒素，对细菌外毒素亦无效。

5. 抗休克 超大剂量的糖皮质激素常用于严重休克的抢救，对中毒性休克疗效尤好，对过敏性休克、心源性休克、低血容量性休克也有一定的疗效，但对其评价尚有争论。一般认为抗休克的机制除与它的抗炎、免疫抑制及抗内毒素作用有关外，还与下列因素相关：①降低血管对某些缩血管活性物质（如肾上腺素、去甲肾上腺素、加压素、血管紧张素）的敏感性，解除小血管痉挛，改善微循环。②稳定溶酶体膜，减少形成心肌抑制因子（MDF）的酶进入血液，从而阻止或减少 MDF 的产生。

6. 影响血液与造血系统 糖皮质激素能刺激骨髓造血功能，使血液中红细胞和血红蛋白含量增加，大剂量亦使血小板和纤维蛋白原增多，缩短凝血时间。刺激骨髓中的中性粒细胞释放入血而使嗜中性粒细胞增多，但降低其游走、吞噬等功能。亦可使淋巴组织退化，抑制淋巴细胞分裂，使血中淋巴细胞减少。此外，也能减少血中单核细胞和嗜酸性粒细胞，这可能是由于细胞转移至肺、脾、肠等组织的缘故。

7. 其他 ①解热作用：对严重的中毒性感染如肝炎、伤寒、脑膜炎、急性血吸虫病、败血症及晚期癌症的发热，常具有迅速而良好的退热作用。可能与其能抑制体温中枢对致热原的反应、稳定溶酶体膜、减少内源性致热原的释放有关。但在发热诊断未明确之前，不可滥用糖皮质激素类药物，以免掩盖症状使诊断困难。②兴奋中枢：氢化可的松可减少脑中抑制性递质氨基丁酸的浓度，提高中枢神经系统的兴奋性。用药后患者出现欣快、激动、失眠等，偶可诱发精神失常。大剂量对儿童可致惊厥或癫痫样发作。③促进消化：能使胃酸和胃蛋白酶分泌增多，增加食欲，促进消化。

二、临床应用

1. 肾上腺皮质功能不全 小剂量替代疗法适用于腺垂体功能减退症、肾上腺皮质功能减退症（艾迪生病）、肾上腺危象和肾上腺次全切除术后。

2. 严重感染 大剂量突击疗法用于中毒性感染或同时伴有休克者，如中毒性菌痢、中毒性肺炎、严重伤寒、流行性脑脊髓膜炎、结核性脑膜炎及败血症等。可短期应用大剂量糖皮质激素作辅助治疗，利用其抗炎、抗内毒素、抗休克作用，迅速缓解症状，有助于病人度过危险期。但应用时必须合用有效而足量的抗菌药物，以免感染病灶扩散。待急性症状缓解后，先停用糖皮质激素，直至感染完全控制，再停用抗菌药物。严重传染性肝炎、流行性腮腺炎、乙型脑炎及麻疹等病毒性感染，糖皮质激素有缓解症状的作用。但一般病毒性感染不宜使用，因目前缺乏理想有效的抗病毒药物，用后可降低机体的防御功能，反使感染病灶扩散而恶化。

3. **休克** 大剂量糖皮质激素对各种休克均有一定的疗效，是抢救休克的重要药物，但必须同时采用综合性治疗措施。对感染性休克，在有效足量的抗菌药物治疗下，及早大量突击使用糖皮质激素，产生效果后即可停药。对过敏性休克，因本药起效较慢，应先采用肾上腺素，随后合用糖皮质激素。对心源性休克，须结合病因治疗。对低血容量性休克，在补液补电解质或输血后效果不显著者，可合用超大剂量的糖皮质激素。

大剂量突击治疗一般采用静脉滴注给药，疗程不超过 3 天。

4. **防止某些炎症的后遗症** 某些炎症，如结核性脑膜炎、胸膜炎、腹膜炎、心包炎、风湿性心瓣膜炎、睾丸炎及烧伤等，早期使用糖皮质激素可减轻炎症渗出，减轻由于粘连及瘢痕形成而引起的功能障碍。

对于眼科炎症，如虹膜炎、角膜炎、视网膜炎、视神经炎等，有迅速消炎止痛、防止角膜混浊和疤痕粘连的作用。对眼前部炎症，可局部用药；眼后部炎症需全身用药；急性炎症收效快，复发少，慢性炎症复发较多。有角膜溃疡者禁用。

5. **免疫性疾病、过敏性疾病和器官移植** 一般剂量长期疗法用于：①免疫性疾病：如类风湿关节炎、风湿热、风湿性心肌炎、系统性红斑狼疮、结节性动脉周围炎、皮肌炎、硬皮病、肾病综合征、自身免疫性贫血等，应用糖皮质激素可缓解症状，但不能根治。一般采用综合疗法，不宜单用，以免引起不良反应。②过敏性疾病：支气管哮喘、血清病、血管神经性水肿、过敏性鼻炎、严重输血反应、药物性皮炎、过敏性紫癜、顽固性荨麻疹及过敏性休克等用其他药物治疗无效者，加用糖皮质激素可缓解症状，达到治疗效果。③器官移植：异体器官移植手术后也可使用糖皮质激素抑制免疫性排斥反应，与环孢素等免疫抑制剂合用，疗效更好，并可减少两药的剂量。

一般采用起初口服泼尼松 10 ～ 20mg 或相应剂量的其他糖皮质激素制剂，每日 3 次，获效后逐渐减量至最小维持量，持续数月。

6. **血液病** 一般剂量用于治疗急性淋巴细胞性白血病、再生障碍性贫血、粒细胞减少症、血小板减少症和过敏性紫癜等。能改善症状，但停药后易复发。

7. **皮肤病** 局部应用可治疗接触性皮炎、湿疹、银屑病、肛门瘙痒等，但对天疱疮及剥脱性皮炎等较严重的皮肤病仍需全身用药。

三、不良反应

1. **医源性肾上腺皮质功能亢进症（库欣综合征）** 长期大剂量应用糖皮质激素时可引起物质代谢和水盐代谢紊乱，表现为满月脸、水牛背、向心性肥胖、皮肤变薄、痤疮、多毛、浮肿、血钾降低、高血压、高血脂、高血糖等。一般不需特殊治疗，停药后可自行消退，必要时可对症治疗，如用降压药、降血糖药，并采用低盐、低糖、高蛋白饮食及加用氯化钾可减轻症状。高血压、动脉硬化、水肿、糖尿病、心及肾功能不全者禁用或慎用。

2. **诱发或加重感染** 由于糖皮质激素抗炎不抗菌，且降低机体的防御功能，细菌易乘虚而入，诱发感染或促使体内原有病灶如结核、化脓性病灶等扩散恶化，必要时应合用抗菌药。抵抗力已经低下的白血病、再生障碍性贫血、肾病综合征及肝病患者则更易引起这一不良反应。

3. **消化系统反应** 糖皮质激素可刺激胃酸和胃蛋白酶的分泌，抑制胃黏液分泌，降低胃肠黏膜对胃酸的抵抗力，可诱发或加重胃、十二指肠溃疡，甚至引起出血或穿孔。如与水杨酸类药物合用则更易发生。少数病人可诱发胰腺炎或脂肪肝。

4. **骨质疏松、延缓伤口愈合** 糖皮质激素减少钙、磷在肠道的吸收并增加其排泄，且长期应用抑制骨细胞活力，造成骨质疏松。儿童、绝经期妇女、老年人较多见，严重者可引起自发性骨折，可补充维生素 D 和钙剂。大剂量应用可引起股骨头坏死；由于糖皮质激素能抑制蛋白质合成，故可使伤口愈合迟缓。

5. **肾上腺皮质萎缩和功能不全（停药反应）** 长期应用尤其是连日给药的病人，体内糖皮质激素浓度高，通过负反馈抑制下丘脑－垂体－肾上腺皮质轴，使 ACTH 分泌减少，引起肾上腺皮质萎缩和功能不全。突然停药或减量过快或停药后半年内遇到严重应激情况（如严重感染、创伤、出血），可发生肾上腺危象，表现为肌无力、低血压、低血糖，甚至昏迷或休克等症状。因此长期用药需缓慢减量，停药前加用 ACTH 或采用隔日给药法。在停药后可连续使用适量 ACTH，停药后半年内遇应激情况时，应及时给予足量的糖皮质激素。

由于糖皮质激素的分泌具有昼夜节律性，上午 8 ～ 10 时分泌最多。临床用药可配合这种生理的节律性，即对某些慢性病采用隔日疗法，即将 2 日的总量隔日上午 7 ～ 8 时一次服完，可减轻此不良反应。

6. **反跳现象** 指患者症状基本控制后，突然停药或减量过快，引起原病复发或恶化的现象。其原因可能是患者对糖皮质激素产生依赖性或病情尚未完全控制所致。常需加大剂量再行治疗，待症状缓解后逐渐减量，直至停药。

7. **其他** 由于糖皮质激素抑制生长激素分泌和造成负氮平衡，故可影响儿童生长发育。对孕妇偶可引起畸胎。个别患者可诱发精神病或癫痫；儿童大量应用可致惊厥。大剂量长期应用可引起前房角小梁网结构胶原束肿胀诱发青光眼。还可致晶状体混浊引起白内障，局部及全身用药均可发生，用药期间应定期进行眼科检查。

四、禁忌证（中西医结合助理医师不考）

抗菌药物不能控制的病毒或真菌等感染、活动性结核病、胃或十二指肠溃疡、严重高血压、动脉硬化、糖尿病、角膜溃疡、骨质疏松、孕妇、创伤或手术修复期、骨折、肾上腺皮质功能亢进症、严重的精神病和癫痫、心或肾功能不全等禁用。当适应证与禁忌证并存时，应全面分析，权衡利弊，慎重决定。一般来说，当病情危急时，虽有禁忌证存在，仍可慎重使用，待危急情况过去后，尽早停药或减量。对慢性疾病，尤其需要长期大量应用激素时，则必须严格掌握禁忌证。

第二节　盐皮质激素

盐皮质激素主要有醛固酮和去氧皮质酮两种。

第二十六单元　抗甲状腺药

一、硫脲类

抗甲状腺药是指能阻止或减少甲状腺激素的合成和（或）分泌，用于治疗甲状腺功能亢进症的药物。常用的有硫脲类、碘和碘化物、放射性碘、β－肾上腺素受体阻断药等。

常用的硫脲类药物有：①硫氧嘧啶类，包括甲硫氧嘧啶、丙硫氧嘧啶。②咪唑类，包括甲巯咪唑（他巴唑）、卡比马唑（甲亢平）。

1. 药理作用

（1）抗甲状腺　硫脲类具有抗甲状腺的作用，其主要作用机制是抑制过氧化物酶，从而阻止酪氨酸的碘化及耦联，而药物本身则作为过氧化物酶的底物被碘化。硫脲类并不抑制贝亡存在腺泡内的甲状腺激素的释放，也不能拮抗甲状腺激素的作用，故须待甲状腺内贮存的激素消耗到一定程度才能呈现疗效。丙硫氧嘧啶还能抑制周围组织内 T4 脱碘生成乃的过程，故作用较其他药物快。

（2）抑制免疫　甲亢的发病与异常免疫反应有关，硫脲类药物还有免疫抑制作用，能轻度抑制免疫球蛋白的生成，使血中甲状腺刺激性免疫球蛋白（TSI）减少，除能控制甲亢症状外，对病因也有一定的治疗作用。

2. 临床应用

（1）甲状腺功能亢进症　适用于轻症和不适宜手术或放射性碘治疗者。也可作为放射性碘治疗之辅助用药。若剂量适当，症状可望在 1 ～ 2 个月内得到控制，基础代谢基本恢复，此时可递减至维持量，继续用药 1 ～ 2 年。

（2）甲状腺手术前准备 对需做甲状腺部分切除手术的病人，宜先用硫脲类将甲状腺功能控制到正常或接近正常，以减少发生麻醉意外、手术并发症及甲状腺危象的可能。但由于用硫脲类后甲状腺增生充血，不利于手术进行，需在手术前两周左右口服碘剂。

（3）甲状腺危象的辅助治疗 感染、外伤、手术、情绪激动等应激诱因，可致大量甲状腺激素突然释放入血，使患者发生高热、心衰、肺水肿、水和电解质紊乱等，严重时可导致死亡，称为甲状腺危象。应立即给大量碘剂，阻止甲状腺激素释放，并采取其他综合措施消除诱因、控制症状。应用大量硫脲类（较一般用量增大 1 倍）作辅助治疗，首选丙硫氧嘧啶，大剂量应用一般不超过 1 周。

3. **不良反应** 甲硫氧嘧啶不良反应较多，丙硫氧嘧啶和甲巯咪唑较少。

（1）过敏反应 常见的有皮疹、发热、荨麻疹等轻度过敏反应，多数情况下不需停药也可消失，少数发生剥脱性皮炎等严重反应，可用糖皮质激素处理。

（2）消化道反应 可有厌食、呕吐、腹痛、腹泻等消化道反应，曾报道有黄疸和肝炎。

（3）粒细胞减少 严重的不良反应是粒细胞缺乏症，发生率约 0.2%，老年人较易发生，应定期检查血象。甲状腺功能亢进症本身也可使白细胞数目偏低，须加鉴别。妊娠及哺乳期妇女禁用。

（4）甲状腺肿及甲状腺功能减退 药物过量可致甲状腺肿及甲状腺功能减退，一般不严重，及时发现并停药常可自愈。

第二十七单元 降血糖药

糖尿病是由于胰岛素绝对或相对不足所引起的以高血糖为主要表现的代谢紊乱性疾病。临床上将糖尿病分为四型：① 1 型糖尿病与胰岛 β 细胞发生自身免疫性损伤有关，胰岛素绝对缺乏，易发生酮症酸中毒。② 2 型糖尿病病人有胰岛素抵抗或胰岛素相对分泌不足。③特殊类型糖尿病。④妊娠糖尿病。糖尿病的治疗多采用综合措施，包括饮食控制、体育锻炼和药物治疗等。

常用的降血糖药主要有胰岛素和口服降血糖药两类，后者包括磺酰脲类、双胍类、α－葡萄糖苷酶抑制药、胰岛素增敏药等。口服降血糖药使用方便，但作用慢而弱，只适用于轻、中度糖尿病，不能完全代替胰岛素。

第一节 胰岛素

胰岛素是酸性蛋白质，口服易被消化酶破坏而无效，必须注射给药，常用皮下注射。皮下注射吸收快，作用持续数小时。为延长作用时间，常加入碱性蛋白质（如精蛋白、珠蛋白）和锌，制成中、长效制剂。

常用的胰岛素制剂有短效（速效）类，如普通胰岛素、半慢胰岛素锌混悬液；中效类，如低精蛋白锌胰岛素、珠蛋白锌胰岛素、慢胰岛素锌混悬液；长效（慢效）类，如精蛋白锌胰岛素、特慢胰岛素锌混悬液等。

一、药理作用

1. **降血糖** 胰岛素主要通过两种途径降低血糖：①增加葡萄糖进入细胞，加速葡萄糖的有氧氧化和无氧酵解，促进糖原的合成和储存，使血糖的去路增加。②抑制糖原分解和异生使血糖来源减少。

2. **脂肪代谢** 胰岛素促进脂肪合成，抑制脂肪分解，能减少游离脂肪酸和酮体的生成，防止酮症酸中毒的发生。

3. **正氮平衡** 胰岛素增加氨基酸进入细胞而促进蛋白质合成，并能抑制蛋白质分解，所以对人体生长过程有促进作用。

4. **促钾转运** 胰岛素促进 K^+ 进入细胞内，增加细胞内 K^+ 浓度，有利于纠正细胞缺钾症状。

5. **促生长** 胰岛素样生长因子（IGF）由生长激素诱导生成，其中 IGF-1 与机体组织生长过程有关。

胰岛素的结构与 IGF 相似，可激动 IGF-1 受体而发挥促细胞生长作用。

胰岛素通过激活靶细胞膜上的胰岛素受体而发挥广泛的生理效应和药理作用。已知胰岛素受体为细胞表面的糖蛋白，由 2 个 α 亚单位（13kD）和 2 个 β 亚单位（90kD）组成。当胰岛素与其受体 α 亚单位结合后，激活酪氨酸蛋白激酶，迅速引起 β 亚单位的自身磷酸化和细胞内其他活性蛋白的酪氨酸残基磷酸化，从而启动了磷酸化连锁反应。胰岛素受体激酶被激活后还可通过第二信使如磷脂肌醇系统等产生细胞效应。

二、临床应用

1. 糖尿病 胰岛素是治疗糖尿病的最主要药物，对各型糖尿病均有效。临床上主要用于：①1 型糖尿病，需终身用药。②糖尿病发生急性并发症者，如酮症酸中毒及高渗性高血糖状态。③合并有严重感染、高热、甲亢、妊娠、分娩、创伤及手术的各型糖尿病。因这种情况下，机体代谢增强，对胰岛素需要量增加，给药后应随时根据血糖、尿糖的变化，调整用量。④ 2 型糖尿病经饮食控制、口服降血糖药治疗效果不佳或对口服降糖药有禁忌而不能耐受者，需合用胰岛素治疗。

胰岛素治疗糖尿病时应注意：①治疗剂量因人而异，从小剂量开始逐渐增至血糖、尿糖控制满意。② 1 型糖尿病需终身用药，不得自行停用。③熟悉胰岛素的种类、主要给药途径，以便根据病情选择合适的制剂及给药途径。④了解胰岛素主要不良反应的表现及其防治方法，将药物的有害作用降到最低。⑤坚持血糖监测，适时调整治疗方案，使糖尿病得到理想控制。

2. 其他 合用葡萄糖、氯化钾静滴可促进钾内流，纠正细胞内缺钾，同时提供能量，防治心肌梗死后的心律失常，降低病死率。胰岛素与 ATP、辅酶 A 组成能量合剂，用于心、肝、肾等疾病的辅助治疗。

三、不良反应（中西医结合助理医师不考）

1. 低血糖 最为常见，多因胰岛素过量，或未按时进餐，或运动过多等引起，多见于消瘦或病情严重者。患者出现饥饿感、头晕、出汗、心悸、烦躁、震颤等，严重者可出现昏迷、惊厥、休克甚至死亡。轻者可口服糖水或摄食，严重者应立即静脉注射葡萄糖。

2. 过敏反应 一般反应轻微而短暂，如注射部位瘙痒、肿胀、红斑，少数出现荨麻疹、血管神经性水肿，偶可引起过敏性休克。必要时用氏受体阻断药或糖皮质激素处理。

3. 胰岛素耐受性 ①急性抵抗性：常由于合并感染、创伤、手术、情绪激动等应激状态所致。此时血中抗胰岛素物质增多，妨碍了葡萄糖的转运和利用。治疗方法是消除诱因，并在短时间内给大量胰岛素，待诱因消除后应减少用量。②慢性抵抗性：指无并发症的糖尿病患者每日胰岛素用量在 200U 以上。产生的原因较为复杂，可能与体内产生了胰岛素抗体、靶细胞膜上胰岛素受体数目减少或靶细胞膜上葡萄糖转运系统失常等因素有关。处理方法是换用低抗原性、高纯度胰岛素或人胰岛素制剂，并适当调整剂量或加用口服降血糖药。

4. 局部反应 注射部位出现皮下硬结、脂肪萎缩与肥厚。换用高纯度胰岛素及经常更换注射部位可减少此反应。

第二节 口服降血糖药

一、磺酰脲类

磺脲类药物已有很大发展，第一代药物有甲苯磺丁脲和氯磺丙脲，发展到第二代药物有格列本脲（优降糖）、格列吡嗪，第三代药物有格列齐特等，其降糖作用大大增强。

1. 药理作用

（1）降血糖 直接作用于胰岛细胞，刺激内源性胰岛素释放。可降低正常人和胰岛功能尚存患者的血糖，但对胰岛功能完全丧失或切除胰腺者无效。作用机制：与胰岛 β 细胞膜上特异性受体结合，抑制 ATP 敏感的钾通道，开放电压依赖性钙通道，使胞内钙浓度增加，直接刺激胰岛 β 细胞释放胰岛素。长期用药其降血糖作用与增加靶细胞膜上胰岛素受体的数目和亲和力，从而增强对胰岛素的敏感性和胰岛素的作用有关。磺酰脲类还能减少胰高血糖素的分泌，也有利于降血糖。

（2）抗利尿 格列本脲、氯磺丙脲能促进抗利尿激素分泌并增强其作用，从而发挥抗利尿作用。

（3）影响凝血功能 格列齐特可抑制血小板的黏附和聚集，刺激纤溶酶原的合成，恢复纤溶酶活力，并降低微血管对活性胺类（如去甲肾上腺素）的敏感性，改善微循环。对预防或减轻糖尿病微血管并发症有一定作用。

2. 临床应用

（1）糖尿病 用于胰岛功能尚存的 2 型糖尿病单用饮食控制无效者。产生胰岛素耐受性的患者用后可通过刺激内源性胰岛素分泌而减少胰岛素的用量。

（2）尿崩症 氯磺丙脲可使病人尿量减少，与氢氯噻嗪合用可提高疗效。

3. 不良反应

（1）胃肠道反应 胃肠不适、恶心、腹痛、腹泻等，减量或连续用药可消失。

（2）过敏反应 出现皮疹、粒细胞减少、血小板减少、胆汁瘀积性黄疸及肝损害。多在用药后 1～2 个月内发生，需定期查肝功能和血象。

（3）低血糖 可引起持久性的低血糖，造成不可逆性脑损伤，为较严重的不良反应。常因药物过量所致，尤以格列本脲和氯磺丙脲为甚。老人及肝肾功能不良者较易发生，新型磺酰脲类较少引起低血糖。

二、双胍类

双胍类药物有甲福明（二甲双胍）、苯乙福明（苯乙双胍），国内常用甲福明。

1. 药理作用 二甲双胍（降糖片）的降糖作用不依赖于胰岛 β 细胞的功能，可能机制包括：①增加肌肉组织中的无氧糖酵解。②促进组织对葡萄糖的摄取。③减少肝细胞糖异生。④减慢葡萄糖在肠道的吸收。⑤增加胰岛素与其受体结合。⑥降低血中胰高血糖素水平。此外，还可改善血脂代谢，降低 LDL 及 VLDL、甘油三酯及胆固醇水平。

2. 临床应用 用于单用饮食控制无效的轻、中度 2 型糖尿病，尤其肥胖且伴胰岛素抵抗者。常与磺酰脲类或胰岛素合用，如单用磺酰脲类无效者，加用本类药物常可获效。

3. 不良反应 二甲双胍的不良反应较磺酰脲类多见，如厌食、口苦、口腔金属味、胃肠刺激等胃肠道反应。低血糖症、维生素 B_{12} 和叶酸缺乏、乳酸血症及酮血症。慢性心、肝、肾疾病患者及孕妇禁用。

三、α－葡萄糖苷酶抑制药

α- 葡萄糖苷酶抑制药是一类新型口服降血糖药，有阿卡波糖、伏格列波糖和米格列醇等。

1. 药理作用 本类药物的化学结构与碳水化合物相似，口服后吸收甚少，在小肠竞争性抑制 α－葡萄糖苷酶阻止 1，4- 糖苷键水解，使淀粉等碳水化合物水解产生葡萄糖速度减慢，从而延缓葡萄糖的吸收，降低餐后血糖峰值。

2. 临床应用 用于轻、中度 2 型糖尿病。对应用磺酰脲类或胰岛素效果不佳者，加用阿卡波糖能明显降低餐后血糖，使血糖波动减少，可减少磺酰脲类或胰岛素的用量。因阿卡波糖是通过抑制碳水化合物酶解起作用，故应与进食同步服药。服药期间应增加碳水化合物的比例，并限制单糖的摄入量，以提高疗效。

3. 不良反应 本品主要不良反应为胃肠道反应。由于碳水化合物在肠道滞留和酵解产气，出现腹胀、嗳气、肛门排气增多甚至腹泻，溃疡病、肠道炎症病人慎用。

四、胰岛素增敏药

该类药物结构为噻唑烷酮类（TZDs）衍生物，主要药物有罗格列酮、环格列酮和恩格列酮。早期开发的罗格列酮又称文迪雅，因有心脏毒性，现已禁用。

1. 药理作用 胰岛素增效药的作用机制是通过竞争性刺激过氧化物酶增殖活化受体（PPAR-γ）起作用，转录基因的一部分被结合后可调节胰岛素反应性基因的转录，从而控制血糖的生成、转运和利用。另外还能纠正脂质代谢紊乱，增加高密度脂蛋白（HDL）水平等。

2. 临床应用 用于 2 型糖尿病，特别是有胰岛素抵抗者，可单用，也可与其他治疗糖尿病药物合用。

五、非磺酰脲类胰岛素促分泌药物

为苯甲酸类衍生物，是一种新型的胰岛素促分泌剂，“也被称为餐时血糖调节药”。我国上市的有瑞格列奈、那格列奈和米格列奈。

第二十八单元　人工合成抗菌药

第一节　喹诺酮类

一、抗菌作用

氟喹诺酮类药物为广谱杀菌药。除对革兰阴性菌有良好的抗菌活性外，对金黄色葡萄球菌、肺炎链球菌、溶血性链球菌等革兰阳性球菌，衣原体，支原体，军团菌及结核菌均有较强活性；特别是提高了对厌氧菌如脆弱类杆菌、梭杆菌属、消化链球菌属和厌氧芽孢梭菌属等的抗菌活性。对于铜绿假单胞菌以环丙沙星的杀灭作用最强。还存在抗菌作用后效应，革兰阳性或阴性菌与药物接触后，未被立即杀灭的也在其后的2～6小时内失去繁殖能力。DNA回旋酶是氟喹诺酮类抗革兰阴性菌的重要靶点，一般认为DNA回旋酶A亚基是喹诺酮类的作用靶点，通过形成DNA回旋酶-DNA-喹诺酮三元复合物，抑制酶的切口活性，阻碍细菌DNA复制而达到杀菌作用。拓扑异构酶Ⅳ是氟喹诺酮类抗革兰阳性菌的重要靶点，喹诺酮类通过对拓扑异构酶的抑制作用，干扰细菌DNA复制。

二、临床应用

氟喹诺酮类具有抗菌谱广、抗菌活性强、口服吸收良好、与其他类别的抗菌药之间无交叉耐药等特点。但是临床存在滥用的倾向。

1. **呼吸系统感染**　左氧氟沙星、莫西沙星与万古霉素合用，首选用于治疗青霉素高度耐药的肺炎链球菌感染。氟喹诺酮类（除诺氟沙星外）可代替大环内酯类用于支原体肺炎、衣原体肺炎、嗜肺军团菌引起的军团病。

2. **泌尿生殖道感染**　环丙沙星、氧氟沙星与β-内酰胺类同为首选药。环丙沙星是铜绿假单胞菌性尿道炎的首选药。氟喹诺酮类对敏感菌所致的急、慢性前列腺炎以及复杂性前列腺炎，均有较好疗效。

3. **肠道感染与伤寒**　首选用于治疗志贺菌引起的急、慢性菌痢和中毒性菌痢，以及鼠伤寒沙门菌、猪霍乱沙门菌、肠炎沙门菌引起的胃肠炎。对沙门菌引起的伤寒或副伤寒，应首选氟喹诺酮或头孢曲松。本类药物也可用于旅行性腹泻。

4. **对脑膜炎奈瑟菌具有强大的杀菌作用**　其在鼻咽分泌物中浓度高，可用于鼻咽部带菌者的根除治疗。对其他抗菌药物无效的儿童重症感染可选用氟喹诺酮类；囊性纤维化患儿感染铜绿假单胞菌时，应选用环丙沙星。

三、不良反应

1. **胃肠道反应**　可见胃部不适、恶心、腹痛、腹泻等症状。一般不严重，患者可耐受。

2. **中枢神经系统毒性**　轻症者表现失眠、头昏、头痛，重度可出现精神异常、抽搐、惊厥等。

3. **光敏反应（光毒性）**　表现为光照部位皮肤出现瘙痒性红斑，严重者出现皮肤溃烂、脱落。

4. **心脏毒性**　罕见但后果严重。可见QT间期延长、尖端扭转型室性心动过速（TDP）、室颤等。

5. **软骨损害**　在软骨组织中，药物分子中C-3羧基以及C-4羰基与Mg^{2+}形成络合物，并沉积于关节软骨，造成局部Mg^{2+}缺乏而致软骨损伤。

6. **其他不良反应**　包括跟腱炎、肝毒性、替马沙星综合征、过敏等反应。

第二节　磺胺类与甲氧苄啶

一、磺胺类

磺胺类药物是第一类能有效防治全身性细菌感染的人工合成抗菌药物。常用药物有磺胺甲噁唑

（SMZ）、碘胺异口恶唑（SIZ）、磺胺嘧啶（SD）等。为广谱抑菌药，对多数革兰阳性菌和阴性菌、沙眼衣原体、疟原虫及放线菌有抑制作用。但对病毒、立克次体、支原体、螺旋体无效。细菌对磺胺类易产生耐药。

磺胺类药物的结构与对氨苯甲酸（PABA）相似，可与PABA竞争二氢叶酸合成酶，妨碍二氢叶酸的合成，进而妨碍四氢叶酸的合成，影响核酸的合成，从而抑制细菌的生长繁殖。

主要不良反应有：①泌尿系统损害。②过敏反应。③血液系统反应。④肝损害：黄疸，肝功能减退，严重者可见急性肝坏死。⑤其他反应：如恶心、呕吐、头痛、头晕、乏力等，一般反应较轻，无需停药。

二、甲氧苄啶

甲氧苄啶（TMP）又称抗菌增效剂，属二氢嘧啶类化合物。t1/2为10～12小时，与SMZ相近。抗菌谱与磺胺类相似，抗菌作用较强，但单用易产生抗药性。其抗菌机制是干扰细菌叶酸代谢而影响细菌生长繁殖。TMP主要是抑制细菌二氢叶酸还原酶，阻碍四氢叶酸合成。与磺胺合用可使细菌叶酸代谢受到双重阻断而使抗菌作用增加数倍至数十倍，甚至出现杀菌作用，而且可减少耐药性产生，对已耐药菌亦有作用。TMP还可以增强四环素、庆大霉素等多种抗生素的抗菌作用。

TMP常与SMZ和/或SD制成复合片剂，以发挥协同抗菌作用，如复方甲噁唑片（复方新诺明、SMZ+TMP）、双嘧啶片（SD+TMP）、增效联磺片（SD+SMZ+TMP）；还与其他抗菌药合用，治疗呼吸道、泌尿道、软组织感染，败血症，脑膜炎以及伤寒、副伤寒、菌痢等肠道感染。

第三节 硝咪唑类

一、甲硝唑（灭滴灵）

是目前临床治疗各种厌氧菌感染的重要药之一，广泛用于敏感厌氧菌所致腹腔、盆腔感染，牙周脓肿，鼻旁窦炎，骨髓炎，脓毒性关节炎，脓胸，肺脓肿等；幽门螺旋杆菌所致消化性溃疡等；与广谱青霉素或氨基糖苷类合用预防术后厌氧菌感染；还可用于治疗肠内外阿米巴病及阴道滴虫病。消化道不良反应多见，如口腔金属味、恶心、呕吐、厌食、腹泻、腹痛等；大剂量见头痛、头晕等神经系统症状，偶有感觉异常、肢体麻木、共济失调和多发性神经炎等；少数人发生荨麻疹、皮肤潮红、瘙痒等变态反应及排尿困难、黑尿。不良反应停药后均可自行消退。

二、替硝唑

抗厌氧菌和原虫的活性较甲硝唑为强，临床应用与甲硝唑相同。

第四节 硝基呋喃类

一、呋喃妥因

又称呋喃坦啶，酸性尿中抗菌活性增强，尿中浓度高，主要用于大肠埃希菌、肠球菌和葡萄球菌引起的泌尿道感染，如肾盂肾炎、膀胱炎、前列腺炎和尿道炎等。

二、呋喃唑酮

又名痢特灵，口服很少吸收，主治菌痢、肠炎等消化道感染，栓剂可治阴道滴虫病。还可用于溃疡病。

第二十九单元 抗生素

第一节 β-内酰胺类抗生素

β-内酰胺类抗生素是一类化学结构中含有β内酰胺环的抗生素，除临床上广泛应用的青霉素类、头孢菌素类抗生素外，还包括非典型β-内酰胺类和β内酰胺酶抑制剂。此类抗生素具有抗菌活性强、毒性低、抗菌范围广、临床疗效好的优点。

一、β-内酰胺类抗生素药物分类

（一）青霉素类

1. **天然青霉素** 代表药物有青霉素 G 等。

2. **半合成青霉素**

(1) 耐酸青霉素类 代表药物有青霉素 V 等。

(2) 耐酶青霉素类 代表药物有甲氧西林、氯唑西林、氟氯西林等。

(3) 广谱青霉素类 代表药物有氨苄西林、阿莫西林等。

(4) 抗铜绿假单胞菌广谱青霉素类 代表药物有羧苄西林、哌拉西林等。

(5) 抗革兰阴性菌青霉素类 代表药物有美西林、匹美西林等。

（二）头孢菌素类

1. **第一代头孢菌素** 代表药物有头孢拉定、头孢氨苄等。

2. **第二代头孢菌素** 代表药物有头孢呋辛、头孢克洛等。

3. **第三代头孢菌素** 代表药物有头孢哌酮、头孢噻肟、头孢克肟等。

4. **第四代头孢菌素** 代表药物有头孢匹罗等。

（三）非典型 β 内酰胺类

1. **头霉素类** 代表药物有头孢西丁、头孢美唑、头孢替坦等。

2. **碳青霉烯类** 代表药物有亚胺培南、美洛培南等。

3. **氧头孢烯类** 代表药物有拉氧头孢、氟氧头孢等。

4. **单环 β-内酰腔类** 代表药物有氨曲南等。

（四）β-内酰胺酶抑制药

1. **氧青霉烷类** 代表药物有克拉维酸等。

2. **青霉烷砜类** 代表药物有舒巴坦、他唑巴坦等。

二、青霉素类

青霉素 G

1. **抗菌作用** 青霉素对敏感病菌有强大的杀菌作用，对宿主无明显毒性。抗菌谱为：

①革兰阳性球菌：如对溶血性链球菌、肺炎链球菌、草绿色链球菌等作用强，但对肠球菌的作用较差。②革兰阳性杆菌：如白喉杆菌、炭疽杆菌及革兰阳性厌氧杆菌（如产气荚膜杆菌、破伤风梭菌、难辨梭菌、丙酸杆菌、真杆菌、乳酸杆菌等）均对青霉素敏感。③革兰阴性球菌：对脑膜炎球菌和淋球菌敏感，但易耐药。④其他：如对梅毒螺旋体、钩端螺旋体、回归热螺旋体、鼠咬热螺菌、放线杆菌等高度敏感。对真菌、立克次体、病毒和原虫无效。金葡菌、肺炎球菌、脑膜炎球菌和淋球菌对本品易耐药。

2. **临床应用** 对敏感的革兰阳性球菌、阴性球菌、螺旋体感染，可作为首选治疗药。如溶血性链球菌引起的咽炎、扁桃体炎、猩红热、蜂窝组织炎、败血症等；草绿色链球菌引起的心内膜炎；肺炎链球菌所致的大叶肺炎、中耳炎等；脑膜炎球菌引起的流行性脑脊髓膜炎；还可作为治疗放线菌病、钩端螺旋体病、梅毒、回归热等及预防感染性心内膜炎发生的首选药。亦可与抗毒素合用治疗破伤风、白喉等。

3. **不良反应**

（1）变态反应 为青霉素类最常见的不良反应，在各种药物中居首位，各种类型的变态反应均可出现，以皮肤过敏（荨麻疹、药疹等）和血清病样反应多见。最严重的是过敏性休克。

（2）赫氏反应 青霉素在治疗梅毒、钩端螺旋体病、雅司、鼠咬热或炭疽时，可有症状加剧现象，称赫氏反应或治疗矛盾。

（3）水电解质紊乱 钾、钠盐大量静脉注射易引起高血钾、高血钠症。

（4）其他 肌注局部可发生周围神经炎，钾盐肌注疼痛较钠盐明显；鞘内注射和全身大剂量应用可引起青霉素脑部疼痛。

4. **过敏性休克的防治**

（1）详细询问病史，有过敏史者禁用。

（2）皮试，初次使用、用药间隔 3 天以上、药品批号或厂家改变时均应做皮试，阳性禁用。

（3）不在无急救药物（如肾上腺素）和抢救设备的条件下使用。

（4）避免滥用和局部用药。

（5）避免在饥饿时注射。

（6）注射液应当新鲜配置，立即使用。

（7）注射后观察 30 分钟；一旦休克发生，立即皮下或肌内注射肾上腺素 0.5 ～ 1.0mg，严重者静脉注射或心腔内注射，必要时可加用糖皮质激素和抗组胺药。

三、头孢菌素类

1. **抗菌作用** 第一代头孢菌素对革兰阳性菌抗菌作用较第二、三代强，但对革兰阴性菌作用弱。可被细菌产生的 β - 内酰胺酶所破坏。

第二代头孢菌素对革兰阳性菌作用略逊于第一代，对革兰阴性菌有明显作用，对厌氧菌有一定作用，但对铜绿假单胞菌无效。对多种 β - 内酰胺酶比较稳定。

第三代头孢菌素对革兰阳性菌的作用不及第一、二代，对革兰阴性菌包括肠杆菌类、铜绿假单胞菌及厌氧菌有较强的作用。对 β - 内酰胺酶有较高的稳定性。

第四代头孢菌素对革兰阳性菌、革兰阴性菌均有高效，对 β - 内酰胺酶高度稳定。

2. **临床应用** 第一代头孢菌素主要主要用于革兰阳性菌所致呼吸道和尿路感染以及皮肤、软组织感染等。头孢唑啉肌注血药浓度最高，是第一代中应用最为广泛的品种之一。

第二代头孢菌素主要用于治疗革兰阴性杆菌，如大肠杆菌、克雷伯菌、肠杆菌、吲阳性变形杆菌等所致的肺炎、胆道感染、菌血症、尿路感染和其他组织器官感染。应用较多的是头孢呋辛及头孢孟多等。

第三代头孢菌素主要用于多种革兰阳、阴性菌所致的尿路感染及危及生命的败血症、脑膜炎、骨髓炎、肺炎等，均可获满意疗效；头孢他定是目前临床上用于抗铜绿假单胞菌最强的抗生素；头孢曲松和头孢噻肟对肠杆菌科细菌的作用相仿；新生儿脑膜炎和肠杆菌科细菌所致的成人脑膜炎也可选用第三代头孢菌素。

第四代头孢菌素主要用于耐第三代头孢菌素的革兰阴性杆菌所致的严重感染和耐药金黄色葡萄球菌感染。

3. **不良反应** 不良反应较少，常见有：

（1）过敏反应 皮疹及荨麻疹、发热等，偶见过敏性休克，5% ～ 10% 与青霉素类抗生素有交叉过敏现象。

（2）肾脏毒性 第一代大剂量可出现肾近曲小管坏死，第二代肾脏毒性降低，第三代更低，第四代对肾脏基本无毒。

（3）神经系统 大剂量应用偶可发生头痛、头晕、抽搐、可逆性中毒性精神病反应等。

（4）血液系统 第二代的头孢孟多和第三代的头孢哌酮可有凝血酶原或血小板减少。

（5）二重感染 第三、四代头孢菌素偶见二重感染或肠球菌、铜绿假单胞菌和念珠菌的增殖现象。

（6）其他 静脉给药可发生静脉炎，口服可引起胃肠反应，大量静脉注射还应注意高钠血症的发生。

各代特点归纳如下：

1. 对 G^+ 菌：第一代＞第二代＞第三代
2. 对 G^- 菌：第三代＞第二代＞第一代
3. 肾毒性：第一代＞第二代＞第三代（无）
4. 对酶稳定性：第三代＞第二代＞第一代
5. 第四代头孢菌素对 G^+ 菌、G^- 菌均有高效，对 β - 内酰胺酶高度稳定。

第二节 大环内酯类、林可霉素类及多肽类抗生素

一、大环内酯类

大环内脂类抗生素是一类具有 14 ～ 16 元内酯环结构的抗生素。常见的具有 14 元内酯环结构的药物如红霉素、罗红霉素、地红霉素、克拉霉素、泰利霉素（替利霉素）和喹红霉素；15 元大环衍生物如阿奇霉素；16 元环衍生物如麦迪霉素、乙酰麦迪霉素、螺旋霉素、乙酰螺旋霉素、吉他霉素、乙酰吉他霉素、罗他霉素、交沙霉素等。

大环内酯类抗生素的特点：主要用于需氧 G^+、G^- 球菌和厌氧球菌等感染，对 β－内酰胺类抗生素过敏或耐药患者的治疗。

阿奇霉素

阿奇霉素为第二代半合成大环内醋类抗生素。

1. 抗菌作用 抗菌谱较红霉素广，增加了对革兰阴性菌的抗菌作用，对红霉素敏感菌的抗菌活性与其相当，而对革兰阴性菌明显强于红霉素，对某些细菌表现为快速杀菌作用。口服吸收快、组织分布广、半衰期长。

2. 应用 临床上主要用于化脓性链球菌引起的急性咽炎、急性扁桃体炎以及敏感菌引起的急性支气管炎、慢性支气管炎急性发作，用于肺炎链球菌、流感杆菌以及肺炎支原体所致的肺炎，用于衣原体引起的泌尿道感染和宫颈炎，也用于敏感菌所致皮肤软组织的感染。

3. 不良反应 不良反应发生率较红霉素低，主要有胃肠道反应，偶见肝功能异常与外周白细胞下降等。

二、林可霉素类

1. 抗菌作用 两药的抗菌谱与红霉素类似，克林霉素的抗菌活性比林可霉素强 4 ～ 8 倍。主要特点是对各类厌氧菌有强大的抗菌作用。对需氧革兰阳性菌有显著活性，对部分需氧革兰阴性球菌、人型支原体和沙眼衣原体也有抑制作用，但肠球菌、革兰阴性杆菌、MRSA、肺炎支原体对本类药物不敏感。

2. 应用 主要用于厌氧菌，包括脆弱类杆菌、产气荚膜梭菌、放线菌等引起的口腔、腹腔和妇科感染。治疗需氧革兰阳性球菌引起的呼吸道、骨及软组织、胆道感染及败血症、心内膜炎等。对金黄色葡萄球菌引起的骨髓炎为首选药。

3. 不良反应

（1）胃肠道反应 表现为恶心、呕吐、腹泻。长期给药也可引起二重感染、伪膜性肠炎。

（2）过敏反应 轻度皮疹、瘙痒或药热，也可出现一过性中性粒细胞减少和血小板减少。

（3）其他 偶见黄疸及肝损伤。

第三节 氨基糖苷类抗生素

一、抗菌作用

氨基糖苷类对各种需氧革兰阴性杆菌包括大肠埃希菌、铜绿假单胞菌、变形杆菌、克雷伯菌属、肠杆菌属、志贺菌属和枸橼酸杆菌属具有强大的抗菌活性；部分品种对分枝杆菌属等也有一定的抗菌作用；对淋球奈瑟菌、脑膜炎奈瑟菌等革兰阴性球菌作用较差；对革兰阳性球菌中各组链球菌作用微弱，对厌氧菌不敏感。抗菌机制主要是抑制细菌蛋白质合成，并能破坏细菌胞浆膜的完整性，为静止期杀菌剂。

二、临床应用

氨基糖苷类主要用于敏感需氧革兰阴性杆菌所致的全身感染，如脑膜、呼吸道、泌尿道、皮肤软组织、胃肠道、烧伤、创伤及骨关节感染等；但对于败血症、肺炎、脑膜炎等严重感染，需联合应用其他抗革兰阴性杆菌的抗菌药，如广谱半合成青霉素、第三代头孢菌素、氟喹诺酮等；口服可用于治疗消化道感染、肠道术前准备、肝性脑病，如新霉素；制成外用软膏或眼膏或冲洗液可治疗局部感染。

此外，链霉素、卡那霉素可作为结核病治疗药物。

三、不良反应

1. **耳毒性** 由于药物在内耳蓄积，对前庭神经功能和耳蜗听神经有损害作用。对前庭神经功能的损害表现为头昏、视力减退、眼球震颤、眩晕、恶心、呕吐、共济失调。对耳蜗神经的损害表现为耳鸣、听力减退和永久性耳聋。氨基糖苷类的耳毒性直接与其在内耳淋巴液中较高药物浓度有关，可损害内耳柯蒂器内、外毛细胞的能量产生及利用，引起细胞膜上 Na^+-K^+-ATP 酶功能障碍，造成毛细胞损伤。

2. **肾毒性** 氨基糖苷类可诱发药源性肾衰。通常表现为蛋白尿、管型尿、血尿等，严重者可导致无尿、氮质血症和肾衰。停药后一般可恢复。老年人及肾功能不全者慎用，忌与肾毒性药物合用。

3. **过敏反应** 可见皮疹、发热、血管神经性水肿、口周发麻等过敏反应。接触性皮炎是局部应用新霉素最常见的反应。链霉素可引起过敏性休克，其发生率虽较青霉素低，但死亡率高，应引起警惕。

4. **神经肌肉阻断作用** 常见于大剂量腹膜内或胸膜内应用后或静脉滴注剂量过大、速度过快，出现急性肌肉麻痹，四肢无力，甚至呼吸停止。可用钙剂或新斯的明等胆碱酯酶抑制剂治疗。临床用药时应避免合用肌肉松弛药、全麻药等。血钙过低、重症肌无力患者禁用或慎用该类药物。

第四节　四环素类与氯霉素类

一、四环素

为广谱抗生素，能抑制敏感细菌的蛋白质合成。对革兰阳性菌的抑制作用强于阴性菌，但作用不如青霉素类和头孢菌素类；对革兰阴性菌的作用不如氨基糖苷类及氯霉素类。极高浓度时具有杀菌作用。对伤寒杆菌、副伤寒杆菌、铜绿假单胞菌、结核分枝杆菌、真菌和病毒无效。

二、氯霉素

为广谱抗菌药，对革兰阴性菌的抑制作用强于革兰阳性菌，一般为抑菌药，但对流感嗜血杆菌、肺炎链球菌、脑膜炎奈瑟球菌具有杀灭作用；氯霉素对伤寒杆菌、流感杆菌、副流感杆菌和百日咳杆菌的作用比其他抗生素强，对立克次体属、支原体、螺旋体和沙眼衣原体等也有抑制作用，但对革兰阳性球菌的作用不及青霉素和四环素，对结核分枝杆菌、真菌、原虫和病毒无效。

第三十单元　抗真菌药与抗病毒药

第一节　抗真菌药

一、两性霉素 B（庐山霉素）

为广谱抗真菌药，对各种深部真菌如念珠菌、新隐球菌、荚膜组织胞浆菌及皮炎芽生菌等有强大抑制作用。高浓度有杀菌作用。两性霉素 B 可选择性地与真菌细胞膜上固醇类结合，在细胞膜上形成孔道，增加细胞膜通透性，导致细胞内核苷酸、氨基酸等重要物质外漏，使真菌死亡。细菌细胞膜不含类固醇，故对细菌无效。静脉滴注用于深部真菌感染，脑膜炎时还可配合鞘内注射。口服仅用于肠道真菌感染。局部应用可治疗浅部真菌感染。

二、制霉菌素

对白色念珠菌及隐球菌有抑制作用，毒性大。局部用于防治皮肤、口腔及阴道念珠菌感染；口服用于胃肠道感染；可与广谱抗生素合用防止真菌引起的二重感染。

三、咪康唑（双氯苯咪唑）

为咪唑类广谱抗真菌药。对大多数真菌都有抑制作用，目前临床主要局部应用治疗五官、皮肤、阴道的念珠菌感染。

四、特比萘芬

是丙烯类广谱抗真菌药。对皮肤癣菌有杀菌作用，对念珠菌有抑菌作用。临床用于治疗由皮肤癣菌引起的甲癣、体癣、股癣、手癣及足癣。

五、氟胞嘧啶

为人工合成抗真菌药，抗菌谱窄，仅对酵母菌（新型隐球菌属）和酵母样菌（念珠菌属）有较强的抑制活性，另对着色霉菌、烟曲菌等也有抗菌作用。主要用于敏感菌引起的深部感染。

第二节　抗病毒药

·利巴韦林（又称病毒唑）·

1. **作用**　属广谱抗病毒药，对多种DNA、RNA病毒有效，如A型流感病毒、B型流感病毒、呼吸道合胞病毒、沙粒病毒、麻疹病毒、甲型肝炎病毒、流行性出血热病毒等。

2. **应用**　临床用于治疗流感病毒引起的呼吸道感染、疱疹病毒性角膜炎、结膜炎、口腔炎、小儿病毒性肺炎等。对甲型肝炎也有一定疗效。

·阿昔洛韦（无环鸟苷）·

1. **作用**　为核苷类抗DNA病毒药物。属广谱高效抗病毒药，其中对单纯疱疹病毒（HSV）的作用最强，对乙型肝炎病毒也有一定作用。阿昔洛韦在被感染的细胞内，在病毒腺苷激酶和细胞激酶的催化下，转化为三磷酸无环鸟苷，对病毒DNA多聚酶呈强大的抑制作用，阻止病毒DNA的合成。阿昔洛韦对RNA病毒无效。

2. **应用**　治疗HSV感染的首选药。局部应用治疗HSV引起的皮肤和黏膜感染，如角膜炎、皮肤黏膜感染、带状疱疹病毒感染，口服或静注治疗生殖器疱疹、疱疹病毒脑炎等。对乙型肝炎有明显近期效果。

第三十一单元　抗菌药物的耐药性

一、抗菌药耐药性产生的原因和危害

耐药性又称抗药性，是指细菌与抗菌药物反复接触后对药物的敏感性降低甚至消失。由于细菌耐药性的产生，如耐药金黄色葡萄球菌、耐甲氧西林金黄色葡萄球菌（MRSA），耐万古霉素肠球菌（VRE）等，给感染性疾病的治疗造成极大的困难，这加快了临床对新抗菌药物的需求速度。细菌耐药性产生的主要方式有：

1. **产生灭活酶**　通过产生灭活酶将药物灭活是微生物产生耐药性的重要机制。如细菌产生的β-内酰胺酶可以水解破坏青霉素类和头孢菌素类的抗菌活性结构β-内酰胺环，使它们失去杀菌活性。革兰阴性菌产生的乙酰转移酶可以使氨基糖苷类的抗菌必需结构一NH_2乙酰化而失去对细菌的作用。

2. **靶位的修饰和变化**　抗菌药物影响细菌生化代谢过程的某环节、某部位，从而抑制或杀灭细菌。该环节或部位即为抗菌药作用的靶位。耐药菌可以通过多种途径影响靶位，从而产生耐药性，如：①降低靶蛋白与抗生素的亲和力。②增加靶蛋白的数量，使自身在药物存在的情况下仍有足够量的靶蛋白可以维系生存。③合成新的、敏感菌没有的、功能正常但与抗菌药亲和力低的靶蛋白。④产生靶位酶代谢拮抗物（对药物有拮抗作用的底物），通过这些方式抵御抗菌药的作用。如耐链霉素菌株的核蛋白体30S亚基上的P10蛋白质（链霉素结合位点）发生结构改变后，链霉素与之结合力下降，作用减弱。又如耐喹诺酮类细菌由于基因突变引起自身DNA回旋酶A亚基变异，降低了喹诺酮类与DNA回旋酶的亲和力，使其失去杀菌作用。再如耐磺胺菌株经突变或质粒转移使二氢叶酸合成酶（靶位酶）与磺胺亲和力降低；金黄色葡萄球菌则增加自身产生对氨基苯甲酸（合成四氢叶酸的底物）的量，竞争性地与磺胺药竞争二氢叶酸合成酶，这两种耐药方式均使磺胺的抗菌作用降低甚至消失。

3. 降低外膜的通透性 耐药菌的这种改变使药物不易进入靶部位。如革兰阴性菌外膜孔蛋白的量减少或孔径减小，将减少经这些通道进入的物质的量。又如耐喹诺酮类细菌基因突变，使喹诺酮进入菌体的特异孔道蛋白的表达减少，使喹诺酮类不易进入菌体，在菌体内蓄积量减少。

4. 加强主动流出系统 大肠杆菌、金黄色葡萄球菌、铜绿假单胞菌和空肠弯曲杆菌等均有主动流出系统，流出系统由运输子、附加蛋白和外膜蛋白三个蛋白组成。三种蛋白的联合作用可将药物泵出细菌体外。细菌由于加强主动流出系统外排而致耐药的抗菌药物有四环素类、氯霉素、氟喹诺酮类、大环内酯类和内酰胺类，如耐四环素细菌由质粒编码的排出因子（泵蛋白）在细菌细胞膜上表达，介导了 Mg^{2+} 依赖性药物外排，使四环素不能在菌体内蓄积而产生耐药性。

二、降低抗菌药耐药性的措施

由于抗菌药的广泛应用，各种抗菌药物的耐药发生率逐渐增加。为了减少和避免耐药性的产生，应严格控制抗菌药物的使用，合理使用抗菌药物；可用一种抗菌药物控制的感染绝不使用多种抗菌药联合；窄谱抗菌药可控制的感染不用广谱抗菌药物；严格控制抗菌药物预防应用、局部使用的适应证，避免滥用；医院内应对耐药菌感染的患者采取相应的消毒隔离措施，防止细菌的院内交叉感染；对抗菌药物要加强管理，使用或购买抗菌药物必须凭医生处方。

第三十二单元 抗结核病药

目前临床上应用抗结核病药的品种较多，主要分为一线抗结核药和二线抗结核药两大类。前者包括异烟肼、利福平、链霉素、乙胺丁醇、吡嗪酰胺，以及近年开发的喹诺酮类的环丙沙星、氧氟沙星、利福喷汀、利福定和司帕沙星等；后者包括氨基水杨酸、乙硫异烟胺、卡那霉素、卷曲霉素、阿米卡星等药物。一线抗结核药的抗结核疗效高、不良反应较少，在治疗中首选。二线抗结核药毒性较大或疗效较低，主要用于对一线抗结核药产生耐药性时的替换治疗。

抗结核病药也可按作用机制的不同分为：①阻碍细菌细胞壁合成的药物，如环丝氨酸、乙硫异烟胺。②干扰结核杆菌代谢的药物，如对氨基水杨酸钠。③抑制 RNA 合成药，如利福平。④抑制结核杆菌蛋白合成药，如链霉素和紫霉素等。⑤多种机制共存或机制未明的药物，如异烟肼、乙胺丁醇。

·异烟肼·

异烟肼（INH），又名雷米封，是治疗结核病的主要药物。

1. 药动学特点（中西医结合助理医师不考） 口服吸收快而完全，吸收后迅速广泛分布于各种体液和组织中，易通过血脑屏障。异烟肼主要在肝内代谢为乙酰化异烟肼和异烟酸，代谢产物与少量原形药物由肾脏排出。

2. 临床应用 异烟肼是治疗各种类型结核病的首选药。除早期轻症肺结核或预防应用可单用外，均需与其他一线抗结核药合用，对急性粟粒型结核和结核性脑膜炎应加大剂量，必要时静脉滴注给药。

3. 不良反应

（1）神经系统反应常见周围神经炎，表现为手脚震颤、麻木、步态不稳等。剂量过大时可引起中枢神经系统反应，出现头痛、头晕、惊厥、精神异常。同服维生素 B_6 可以防治。

（2）肝脏毒性 可引起药物性肝损害，可见转氨酶升高、黄疸，严重者可致死亡。

（3）其他 易发生胃肠反应，偶见过敏反应，如药热、皮疹。

·利福平·

利福平又名甲哌利福霉素，是人工半合成的利福霉素的衍生物。

1. 抗菌作用 具有广谱抗菌作用，对结核杆菌和麻风杆菌作用强，对繁殖期和静止期的结核杆菌都有效。由于穿透力强，对细胞内、外的结核杆菌均有作用。抗结核效力与异烟肼相当。此外，该药对多种革兰阳性和阴性球菌有强大抗菌作用；对革兰阴性菌如大肠杆菌、变形杆菌、流感杆菌等，以及沙眼衣原体和某些病毒也有抑制作用。利福平的抗菌作用机制是特异性抑制细菌依赖于 DNA 的 RNA 多聚酶，阻碍 mRNA 合成，但对动物细胞的 RNA 多聚酶无影响。

2. **应用** 单用容易产生耐药性，故主要与其他抗结核药合用治疗各种结核病及重症患者。也可用于耐药金黄色葡萄球菌及其他敏感细菌所致的感染。还可用于治疗麻风病。此外利福平局部用药可用于沙眼、急性结膜炎及病毒性角膜炎的治疗。

·链霉素·（中西医结合助理医师不考）

链霉素（streptomycin）是第一个有效的抗结核药物，抗结核作用仅次于异烟肼和利福平。其组织穿透力弱，不易渗入细胞、纤维化、干酪化及厚壁空洞病灶。常与其他抗结核药合用于浸润性肺结核、粟粒型结核等，对急性渗出型病灶疗效好。本药易产生耐药性和严重的耳毒性，因此目前用于结核病的治疗已大为减少。

·乙胺丁醇·

乙胺丁醇为人工合成的一线抗结核药。

1. **应用** 选择性对结核杆菌有较强的抑制作用，对异烟肼或链霉素耐药的结核杆菌也有效，对其他细菌无效。本药不单独使用，常与异烟肼或利福平合用治疗各型结核病。

2. **不良反应** 治疗剂量不良反应较少。长期大量应用可致球后视神经炎，表现为弱视、视野缩小、红绿色盲或分辨能力减退，偶见胃肠道反应、过敏反应和肝损伤。

抗结核病药的合理应用（中西医结合助理医师不考）

合理化疗是指早期、适量、联合、规律及全程用药。

1. **早期用药** 早期病灶内结核分枝杆菌生长旺盛，对药物敏感，病人抵抗力强，故早期用药可获得较好疗效。

2. **联合用药** 根据不同病情和抗结核病药物的特点联合两种或两种以上药物以提高疗效、降低毒性、延缓耐药性，并可交叉消灭对其他药物耐药的菌株。

3. **适宜剂量** 是指用药剂量要适当。药物用量不足，达不到治疗目的，且容易诱发细菌产生耐药性，导致治疗失败；剂量过大，不良反应多而严重，而使治疗难以继续。

4. **坚持全疗程规律用药** 用药时用时停或随意变换剂量，是导致结核病化疗失败的主要原因，难以保证抗结核药效果，且容易产生耐药性或引起复发。因此，在强化治疗阶段联合应用作用强的药物，病情好转后，再继续使用两种抗结核药巩固治疗，减少复发。

第三十二单元　抗恶性肿瘤药

一、抗恶性肿瘤药物的分类及常用药物（中西医结合助理医师不考）

（一）根据药物的化学结构和来源分类

1. **烷化剂** 又称烃化剂，是一类化学性质很活泼的化合物。它们具有活泼的烷化基团，能与细胞的多种功能成分起作用，从而影响肿瘤细胞的增殖。该类药属周期非特异性抗肿瘤药，能直接破坏 DNA 并阻止其复制。如氮芥类、乙烯亚胺类、亚硝脲类等。

2. **抗代谢药** 多是模拟正常机体代谢物质的化学结构而合成的类似物。该类药属周期特异性抗肿瘤药，可阻止核酸代谢。如二氢叶酸还原酶抑制药、嘧啶类核苷酸拮抗药、嘌呤类核苷酸拮抗药。

3. **抗肿瘤抗生素** 该类药主要干扰转录过程及阻止 RNA 合成，属周期非特异性抗肿瘤药。如蒽环类抗生素、普卡霉素类、放线菌素类。

4. **抗肿瘤植物药** 该类药属周期特异性抗肿瘤药，影响蛋白质的合成。如鬼臼毒素类、长春碱类、喜树碱类。

5. **激素** 该类药主要调节体内激素的水平。如肾上腺皮质激素、雌激素及其拮抗药、雄激素等激素。

6. **铂类配合物** 该类药属周期非特异性抗肿瘤药，能阻止核酸代谢。如顺铂及卡铂等。

（二）根据细胞增殖周期分类

根据肿瘤细胞生长增殖特点，可将肿瘤细胞分为增殖细胞群和非增殖细胞群。前者能不断地按指数分裂繁殖，这些细胞与全部肿瘤细胞群之比称为生长比率（growth fraction，GF）。增长迅速的肿瘤细胞群的 GF 值较大（接近 1），对药物最敏感，药物疗效好；增长缓慢的肿瘤细胞群的 GF 值较小（0.01 ～ 0.5），对药物不敏感，药物治疗效果差。一般早期 GF 值大，对化学治疗药物敏感性高，疗效也较好。

肿瘤增殖细胞群中细胞生长繁殖周期分为 4 个时期：DNA 合成前期（G1 期）、DNA 合成期（S 期）、DNA 合成后期（G2 期）和有丝分裂期（M 期）。非增殖细胞群主要是静止（G0 期）细胞，G0 期细胞有增殖能力，但暂不进行分裂，当周期中细胞被药物大量杀灭时，G0 期细胞即可进入增殖期，是肿瘤复发的根源。

1. **细胞周期非特异性药物（CCNSA）** 主要杀灭增殖期细胞，如烷化剂、抗肿瘤抗生素等。此类药物对恶性肿瘤细胞的作用较强，能迅速杀灭肿瘤细胞。

2. **细胞周期特异性药物（CCSA）** 仅杀灭某一增殖周期细胞，对静止期细胞不敏感的药物，如抗代谢药物主要作用于 S 期，长春碱类主要作用 M 期。此类药物的抗肿瘤作用一般较弱，需应用一段时间才能发挥杀伤作用。

（三）根据抗恶性肿瘤药作用机制分类

1. **干扰核酸生物合成的药物** 核酸的基本结构单位是核苷酸，其合成需要嘌呤、嘧啶类前体及其合成物。本类药物分别在核酸合成的不同环节阻止核酸合成，影响细胞分裂增殖。根据药物主要干扰的生化步骤可分为：

（1）二氢叶酸还原酶抑制剂（抗叶酸药），如甲氨蝶呤等。

（2）胸苷酸合成酶抑制药，如氟尿嘧啶等。

（3）嘌呤核苷酸互变抑制药，如巯基嘌呤。

（4）核苷酸还原酶抑制剂，如羟基脲等。

（5）DNA 多聚酶抑制剂，如阿糖胞苷等。

2. **破坏 DNA 结构与功能的药物** 药物通过破坏 DNA 结构或抑制拓扑异构酶活性，影响 DNA 复制和修复功能。

（1）烷化剂，与细胞中的亲核基团发生烷化反应，破坏 DNA 的结构与功能，导致细胞分裂、增殖停止或死亡，如环磷酰胺等。

（2）铂类配合物，与 DNA 的碱基结合，破坏其结构与功能，如顺铂。

（3）丝裂霉素和博来霉素，前者作用机制与烷化剂相同，后者使 DNA 单链断裂。

（4）依托铂苷，抑制拓扑异构酶，使 DNA 不能修复，如喜树碱类。

3. **干扰转录过程和阻止 RNA 合成的药物** 可嵌入 DNA 碱基对之间，干扰转录过程，阻止 mRNA 的形成，如柔红霉素、阿霉素、表阿霉素、吡喃阿霉素等蒽环类抗生素。

4. **干扰蛋白质合成与功能的药物** 药物可干扰微管蛋白聚合功能、干扰核蛋白体的功能或影响氨基酸供应。

（1）影响纺锤丝形成和功能的药物，如长春碱类、紫杉醇等。

（2）干扰核蛋白体功能的药物，如三尖杉生物碱类。

（3）影响氨基酸供应的药物，如门冬酰胺酶，可降解血中门冬酰胺，使肿瘤细胞缺乏此氨基酸，干扰蛋白质合成。

5. 影响激素平衡的药物

(1) 通过影响激素平衡从而抑制某些激素依赖性肿瘤，如糖皮质激素、雌激素、雄激素等激素类或其拮抗药可抑制某些肿瘤的生长。

(2) 通过与芳香化酶结合，并阻断其将雄激素转化为雌激素，抑制肿瘤生长，如氨鲁米特、弗隆。

二、抗恶性肿瘤药物的主要不良反应

1. 骨髓抑制 大多数抗恶性肿瘤药物均有不同程度的骨髓抑制。寿命短的外周血细胞数量容易减少，通常先见白细胞减少，后出现血小板减少。

2. 消化道反应 恶心、呕吐是常见的毒性反应，系药物直接刺激胃肠道、作用于延脑呕吐中枢以及刺激呕吐化学感受区所致。

3. 脱发 正常人头发中的 10% ～ 15% 生发细胞处于静止期，其他大部分处于活跃生长，因此多数抗恶性肿瘤药物都能引起不同程度的脱发。

4. 重要器官及神经系统损害 心脏毒性以阿霉素常见；博来霉素长期大量应用可引起肺纤维化；门冬酰胺酶、环磷酰胺等可引起肝损害；大剂量环磷酰胺可引起出血性膀胱炎；铂损害肾小管；长春碱类、顺铂有神经毒性。

5. 过敏反应 凡属于多肽类化合物或蛋白质类的抗恶性肿瘤药物如门冬酰胺酶、博来霉素等静脉注射后容易引起过敏反应。

6. 第二原发恶性肿瘤 烷化剂等抗恶性肿瘤药物具有致癌性、致突变性及免疫抑制作用，产生与化学治疗相关的第二原发恶性肿瘤。

7. 不育和致畸 烷化剂等抗恶性肿瘤药物可影响生殖细胞的产生和内分泌功能，产生不育和致畸作用。男性患者睾丸生殖细胞的数量明显减少，导致男性不育；女性患者可产生永久性卵巢功能障碍和闭经，孕妇则可引起流产或畸胎。